CW01654665

CRIMINOLOGIE ET PSYCHIATRIE

Ouvrage collectif

Sous la direction de
Thierry ALBERNHE

ellipses

ISBN 2-7298-4700-6

Liste alphabétique des auteurs

ABALAN F. Psychiatre des Hôpitaux, Centre Hospitalier Charles Perrens, Bordeaux.
AIRAULT R. Psychiatre des Hôpitaux, Centre Hospitalier Barthélémy Durand, Étampes.
ALBERNHE K. Psychiatre des Hôpitaux, Centre Hospitalier, Montfavet.
ALBERNHE T. Psychiatre des Hôpitaux, Centre Hospitalier, Montfavet.
ALLILAIRE J.-F. Professeur de psychiatrie, Groupe Hospitalier Pitié-Salpêtrière, Paris.
ALONSO-FERNANDEZ F. Real Academia Nacional de Medicina, Madrid. ∞
AMIC F. Psychiatre des Hôpitaux, Centre Hospitalier, Montfavet.
AMPHOUX G. Neuropsychiatre, Centre Hospitalier Universitaire, Nîmes. ∞
ASSOUN P.-L. Psychanalyste, professeur à l'Université Paris VII.
AYME J. Psychiatre des Hôpitaux, Paris. ∞
AZORIN J.-M. Professeur de psychiatrie, Hôpital Sainte Marguerite, Marseille.
BABAZ W. Psychiatre des Hôpitaux, Centre Hospitalier Sainte Anne, Paris.
BALIER C. Psychiatre des Hôpitaux, psychanalyste, Proveyzieux. ∞
BARUK H. Membre de l'Académie de Médecine, Paris. ∞
BARTE H.N. Psychiatre des Hôpitaux, professeur associé à l'Université, Paris.
BÉNÉZECH M. Psychiatre des Hôpitaux, Maison d'Arrêt de Bordeaux-Gradignan.
BERGERET J. Psychanalyste, professeur à l'Université Lyon II. ∞
BERNARD H. Psychiatre des Hôpitaux, Centre Hospitalier, Montfavet.
BÖKER W. Professeur de psychiatrie, Psychiatrische Universitätsklinik, Bern.
BONHOMME G. Neuropsychiatre, psychanalyste, Toulon.
BONNAFÉ L. Psychiatre des Hôpitaux, La ville du bois. ∞
BORNSTEIN S. Neuropsychiatre, Expert national, Université Paris XI.
BOUCHARD J.-P. Psychologue, Centre Hospitalier, Cadillac.
BOURGEOIS D. Psychiatre des Hôpitaux, Centre Hospitalier, Montfavet.
BOUSTANY A.-L. Chef du Département de psychiatrie, Université libanaise, Beyrouth.
CANOVA L. Psychiatre, Pisa, Italie.
CARIO R. Maître de Conférences, Unité Jean Pinatel de sciences criminelles comparées, Pau.
CARLIER M. Professeur de psychologie expérimentale, Université de Reims.
CASTRO B. Psychiatre des Hôpitaux, Centre Hospitalier Maison Blanche, Neuilly-sur-Marne.
CELLIER C. Psychiatre des Hôpitaux, Centre Hospitalier Lenval, Nice.
CHABANNES J.-M. Psychiatre des Hôpitaux, Centre pénitentiaire des Baumettes, Marseille.
CHERKI-NICKLÈS C. Psychanalyste, Paris.
CLEMENT J.-P. Psychiatre des Hôpitaux, Centre Hospitalier Esquirol, Limoges.
COLIN M. Professeur de psychiatrie, Université de Lyon I. ∞
COURAUD S. Psychanalyste, Juvisy.
COUVRAT P. Professeur à la Faculté de Droit et de Sciences sociales, Poitiers.
DEBUYST C. Professeur à l'Université catholique de Louvain, Belgique. ∞
DEL PISTOIA L. Psychiatre, Camaiore, Italie.
DIGNEFFE F. Professeur à l'Université catholique de Louvain, Belgique.
DUCHÉ D.-J. Membre de l'Académie de Médecine, Paris. ∞
DUGUET A.-M. Service de médecine légale, Faculté de médecine, Toulouse.
DUVERGER P. Psychiatre des Hôpitaux, Centre Hospitalier Universitaire, Angers.
ELKAÏM M. Directeur de l'Institut d'études de la famille et des systèmes humains, Bruxelles.
ERLICH M. Psychiatre, attaché des Hôpitaux, Paris.
ÉTIENNE B. Psychiatre, Association de Santé mentale du XIIIe arrondissement, Paris.

FARISSE J. Service de psychiatrie, Hôpital Sainte Marguerite, Marseille.
FONTAA V. Psychiatre des Hôpitaux, Centre Hospitalier, Sarreguemines.
FOUILLET M. Psychiatre, Hôpital de « L'eau vive », Soisy-sur-Seine.
FRAY E. Service de psychiatrie, Centre Hospitalier Esquirol, Limoges.
FRISCH S. Psychiatre, psychanalyste, Luxembourg.
GARRABÉ J. Psychiatre des Hôpitaux, Institut Marcel Rivière, Le Mesnil Saint Denis.
GARRÉ J.B. Professeur de psychiatrie, Centre Hospitalier Universitaire, Angers.
GASSIN R. Professeur à la Faculté de droit et de sciences politiques, Aix-Marseille. ∞
GAYRAL L.-F. Professeur de psychiatrie, Faculté de Médecine de Toulouse. ∞
GLÉZER D. Psychiatre des Hôpitaux, Centre pénitentiaire des Baumettes, Marseille.
GOLSE B. Professeur de pédopsychiatrie, Hôpital Saint Vincent de Paul, Paris.
GOUREVITCH D. École pratique des Hautes Études, Paris.
GRUNBERG F. Professeur de psychiatrie, Hôpital Louis-H. Lafontaine, Montréal.
GUYOTAT J. Professeur de psychiatrie, Université de Lyon I. ∞
HÄFNER H. Professeur de psychiatrie, Zentralinstitut für Seelische Gesundheit, Mannheim.
HAYEZ J.-Y. Professeur de psychiatrie, cliniques universitaires Saint Luc, Bruxelles.
HENRY J.-M. Psychiatre, chef de clinique, Centre Hospitalier Timone, Marseille.
HERY F. Directeur de Recherche, INSERM Unité 297, Faculté de Médecine Nord, Marseille.
HUGON DE SCŒUX P. Chef de clinique, Centre Hospitalier Purpan-Casselardit, Toulouse.
KANIA E. Service de psychiatrie, Centre pénitentiaire des Baumettes, Marseille.
KERFORN I. Service de psychiatrie, Centre Hospitalier Esquirol, Limoges.
KOUPERNIK C. Professeur au Collège de Médecine des Hôpitaux de Paris. ∞
KUNTZBURGER F. Psychiatre, Centre Hospitalier, Nancy.
LAMBERTI-ZANARDI G. Psychiatre, Asola, Italie.
LAMONTAGNE Y. Professeur de psychiatrie, Centre Fernand Seguin, Montréal.
LANÇON C. Psychiatre des Hôpitaux, Hôpital Sainte Marguerite, Marseille.
LANTERI-LAURA G. École des Hautes Études en sciences sociales, St Maurice.
LAXENAIRE M. Professeur de psychiatrie, Centre Hospitalier Universitaire, Nancy.
LÉGER J.-M. Professeur de psychiatrie, Centre Hospitalier Esquirol, Limoges.
LEMONNIER E. Psychiatre, Groupe hospitalier Pitié-Salpêtrière, Paris.
LHUILLIER J.-P. Psychiatre des Hôpitaux, Centre Hospitalier Universitaire, Angers.
LÔO H. Professeur de psychiatrie, Centre Hospitalier Sainte Anne, Paris.
LOPEZ G. Psychiatre, Paris.
LUTS A. Psychiatre, Service de psychopathologie, Cliniques Universitaires Saint Luc, Bruxelles.
MALLEVAL J.-C. Professeur de psychopathologie, Université de Rennes II.
MARTINO P. Psychanalyste, chargé de cours d'ethnopsychiatrie, Université de Bordeaux II.
MASSARDIER L. Psychiatre des Hôpitaux, Maison d'Arrêt de Nice.
MASSÉ G. Psychiatre des Hôpitaux, Mission Nationale d'Appui en Santé Mentale, Paris.
MAURIAC F. Psychiatre, Hôpital Charcot, Plaisir.
MILLE C. Professeur de pédopsychiatrie, Centre Hospitalier Universitaire, Amiens.
MOUCHÈS A. Institut de psychologie et sociologie appliquées, Angers.
MOULIN V. Centre d'Études et de Recherches en psychopathologie, Université de Toulouse II.
MOUREN-SIMEONI M.-C. Professeur de psychiatrie, Hôpital Robert Debré, Paris.
NASSIF R. Psychiatre, Centre Hospitalier, Sète.
NAUDIN J. Psychiatre, phénoménologue, Marseille.
NÉGRIER-DORMONT L. Présidente du Centre international de sciences criminelles, Paris.
NIVEAU G. Psychiatre, médecin adjoint, Institut universitaire de médecine légale, Genève.
OTTENHOF R. Criminologue, professeur à l'Université de Nantes.
OUEDRAOGO A. Psychiatre, maître-assistant, Ouagadougou, Burkina Faso.

OUGHOURLIAN J.-M. Professeur de psychopathologie clinique, Université de Franche-Comté.
PAILLERE-MARTINOT M.-L. Psychiatre des Hôpitaux, Hôpital Pitié-Salpêtrière, Paris.
PAULIN S. Chef de clinique, Service de psychiatrie, Centre Hospitalier Esquirol, Limoges.
PÉRISSÉ Y. Psychanalyste, Carpentras.
PÉRIVIER E. Professeur de psychiatrie, Centre Hospitalier Henri Laborit, Poitiers.
PICAT J. Psychiatre des Hôpitaux, psychanalyste. †
PINARD G.-F. Psychiatre, Hôpital Louis-H. Lafontaine, Montréal.
POUGET R. Professeur de psychiatrie, Centre Hospitalier Universitaire, Montpellier.
PRADEL J. Professeur à la Faculté de droit et des sciences sociales, Poitiers.
PUNTI R. Professeur de psychiatrie, Hôpital Louis-H. Lafontaine, Montréal.
RAPPARD P. Maître de Conférences au Collège hospitalier Pitié-Salpêtrière, Paris. ∞
RAYMOND S.-G. Psychologue, Centre Hospitalier de Ville Evrard, Neuilly-sur-Marne.
RENNEVILLE M. Historien, anthropologue, Université Paris VII.
RICHARD D. Chef de service, Centre Hospitalier Henri Laborit, Poitiers.
ROUILLON F. Professeur de psychiatrie, Hôpital Louis Mourier, Colombes.
ROUSSAUX J.-P. Professeur de psychiatrie, Cliniques Universitaires Saint Luc, Bruxelles.
RUMEN J.-P. Psychiatre des Hôpitaux, Centre Hospitalier de Castelluccio, Ajaccio.
SAUVAGNAT F. Professeur de psychopathologie, Université de Rennes II.
SCHMITT L. Professeur de psychiatrie, Centre Hospitalier Purpan-Casselardit, Toulouse.
SCHARBACH H. Neuropsychiatre, Centre Hospitalier Universitaire, Nantes.
SCIORATO F. Psychiatre des Hôpitaux, Centre pénitentiaire des Baumettes, Marseille.
SENNINGER J.-L. Psychiatre des Hôpitaux, Centre Hospitalier, Sarreguemines.
SENON J.-L. Psychiatre des Hôpitaux, Centre Hospitalier Henri Laborit, Poitiers.
SINGER L. Professeur de psychiatrie, Université de Strasbourg. ∞
SKURNIK N. Psychiatre des Hôpitaux, Centre Hospitalier Maison Blanche, Neuilly-sur-Marne.
SUTTER J. Professeur de psychiatrie, Marseille. ∞
SZABO D. Centre international de criminologie comparée, Université de Montréal, Québec.
VAISSERMANN A.. Psychiatre des Hôpitaux, Centre Hospitalier, Villejuif.
VANELLE J.-M. Psychiatre des Hôpitaux, Centre Hospitalier Sainte Anne, Paris.
VANTALON V. Chef de clinique, Hôpital Robert Debré, Paris.
WIDLÖCHER D. Professeur de psychiatrie, Groupe hospitalier Pitié-Salpêtrière, Paris.

Le symbole ∞ signifie : honoraire

Présentation générale de l'ouvrage

L'esprit du livre est de créer un *trait d'union* entre la *criminologie* et la *psychiatrie*, pour reprendre l'heureuse expression utilisée par Tarde et Lacassagne dans leurs Archives d'Anthropologie Criminelle, lesquelles se voulaient en effet « *un trait d'union entre les hommes de loi et les hommes de science* ». Se trouvent donc ici réunies les contributions originales de cent vingt-quatre intervenants spécialisés en psychiatrie et en criminologie, également en psychologie, sociologie, philosophie, histoire, médecine légale, biologie et anthropologie.

L'ouvrage devait être initialement conçu en trois grandes parties : l'auteur et la criminologie de l'acte, la victime et la criminologie victimologique, les tiers et la réaction sociale. Raymond Gassin m'a cependant fait remarquer que ce mot de « tiers », emprunté au langage du droit civil, pouvait prêter ici à confusion dans la mesure où il désigne classiquement des personnes étrangères à l'acte qui lie les cocontractants. D'où une première partie explicative et introductive aux trois autres, qui lève l'ambiguïté sémantique en posant des questions fondamentales : les tiers — également en tant que représentation de l'instance tierce et symbolique — ne fondent-ils pas le cadre de loi qui définit chacun en tant que sujet de droit ? Quels sont les liens entre le crime, phénomène individuel, et la criminalité, phénomène collectif ? Le fait criminel est-il forcément un fait psychopathologique ? Peut-on proposer une synthèse sur le concept de dangerosité ? Ce n'est qu'après avoir longuement porté sa réflexion sur ces questions de base que le criminologue devrait, logiquement, s'interroger sur la dynamique du couple pénal, sur la responsabilité des malades mentaux ou sur les modalités institutionnelle de prises en charge.

Le trait d'union gagnerait aussi à s'établir entre les différents coauteurs, qui ont bien voulu accepter de se soumettre à la règle du jeu définissant les délais impartis et le volume des textes. Cet ouvrage est le leur. Je n'ai fait que catalyser les bonnes volontés et architecturer de précieuses contributions qui seraient restées sans cela isolées et éparses. Que tous soient donc chaleureusement remerciés pour leur participation irremplaçable et la qualité de leurs œuvres. Des remerciements tout particuliers sont à adresser à Madame Vache-Picat, qui a eu la gentillesse de me confier un manuscrit inédit de Monsieur Jean Picat sur la culpabilité criminelle, à Monsieur le Professeur Henri Baruk, doyen des coauteurs, qui a accepté d'écrire quelques lignes sur le sens de la victimologie clinique, et surtout aux trois préfaciers : Messieurs les Professeurs Régis Pouget, mon Maître, pour la *psychiatrie* et la France, Christian Debuyst pour la *psychologie* et la Belgique, et Denis Szabo pour la *sociologie* et le Canada. Triple symbole : celui de l'engagement de ces pays dans la recherche criminologique contemporaine, celui de la nécessaire complémentarité des trois disciplines, et celui lié à la reconnaissance de l'œuvre même de chacune de ces trois personnalités scientifiques. Que cet ouvrage vive par les réflexions qu'il suscitera nécessairement, les passions qu'il déchaînera peut-être, et les critiques certaines dont il sera bien sûr tenu compte pour les éditions ultérieures.

Thierry Albernhe

Préface

Christian Debuyst

Chercher à préciser les rapports entre *psychiatrie* et *criminologie* est une entreprise particulièrement complexe et l'on ne peut avoir que de l'admiration pour la manière dont elle a été menée à bien, dans le présent ouvrage, par le Docteur Albernhe. Dans ces quelques lignes d'introduction, nous ne pourrons que très imparfaitement répondre à sa demande qui est de préciser une attitude que j'ai été amenée à prendre et qui nous conduit à distinguer deux types de criminologies à l'intérieur desquelles prennent place les différents apports des sciences humaines, qu'ils soient psychiatriques, psychologiques ou même sociologiques. Ceci n'a sans doute rien d'original. Mais il importe de voir que, si l'on opte pour l'une ou l'autre de ces criminologies, la manière de poser les problèmes et l'utilisation des concepts se posent en termes différents. Cette opposition a sans doute quelque chose d'artificiel ; elle n'en paraît pas moins indiquer deux orientations. De quoi s'agit-il ?

Le crime est essentiellement une infraction à la loi pénale. À partir de là, on peut considérer la criminologie comme une « étude scientifique du crime et du criminel » qui vise à comprendre la raison d'être de ce comportement. La question sous-jacente reste néanmoins celle de savoir ce que recouvrent ces diverses appellations et de préciser ce que veut dire le terme d'« étude scientifique ». Le mot de « science » nous laisse en effet croire que le délinquant devient ainsi *objet d'investigation ou d'étude* (par les sciences humaines) après avoir été *objet de décision* (de par l'application de la loi pénale par le juge). C'est de cette manière que la question fut posée dans une première conception de la criminologie et qu'en même temps se sont développées les diverses disciplines qui s'intéressent au champ criminologique. La délinquance devient nécessairement dans ce cas un « fait » négatif qui sera considéré comme étant l'expression d'une *faille* (ou d'une défaillance psychologique ou sociale) qui caractérise la personnalité du sujet et ses fonctions relationnelles. Cette option, prise par l'école positive italienne au moment de la naissance de la criminologie, pourrait être qualifiée de *criminologie de la différence* et les rapports entre criminologie, psychiatrie et psychologie visent à expliciter cette différence et à en déduire, dans un deuxième temps, la dangerosité sociale que présente le sujet. Ce type d'attitude fait évidemment l'économie de toute problématisation de la loi (qui détermine ce qu'est la délinquance) et de la manière dont elle est appliquée. Ce fait n'est pas sans justification. Selon ce qu'en dit le sociologue Boltanski (1989), le discours pénal, comme d'ailleurs les discours psychiatrique ou psychologique, peuvent être considérés comme des « discours de type fort ». Ils émanent en effet de personnes qui ont un pouvoir de décision, mais en plus présentent une cohérence interne et se réfèrent à un système interprétatif reconnu et faisant l'objet d'un certain consensus. *A contrario*, se trouve minimisée la possibilité de prendre en compte le discours du sujet en tant que tel (et qui devient forcément un discours de type faible) ainsi que les éléments de vérités qu'il pourrait contenir, ou encore, de ne considérer ces « vérités » que comme manifestations (ou confirmations) de la « faille » qui paraît expliquer son comportement ou sa personnalité.

L'autre alternative qui nous réfère à ce qu'on pourrait appeler une *criminologie du processus*, situe le comportement délinquant à l'intérieur d'un *conflit* auquel le groupe social réagit en le qualifiant d'infraction avec les conséquences qui en résultent. Mais parler de *conflit* nous oblige à passer d'une représentation du *délinquant-objet* à celle d'un *délinquant-sujet* parce que la notion du conflit nous réfère, implicitement ou explicitement, à une pluralité de points de vue en compétition et qui doivent pouvoir s'exprimer (Habermas, 1986). Que ce conflit soit un conflit intérieur (intrapsychique) ou qu'il se situe dans un cadre inter-relationnel, ou encore qu'il marque plus expressément une opposition au groupe social en tant que créateur de normes, constitue sans doute une question importante et qu'il importerait d'aborder. Nous dirons seulement que cette perspective nous amène à adopter comme *fiction directrice* du système de justice pénale une autre définition de l'homme : non plus la fiction d'un « homme raisonnable » que présuppose abstraitement le droit pénal, ni celle qui ferait de lui « le lieu de la réaction à un stimulus » ou plus largement, « le lieu où se nouent les divers déterminismes » (comme c'est la position des sciences humaines dans une *criminologie de la différence*). L'homme est défini essentiellement sujet, ou, si l'on veut, comme un « être qui cherche à donner un sens cohérent aux données de son univers intérieur et extérieur » (nous reprenons la formule de Moscovici[1]). Il le fait en étant porteur d'un point de vue particulier qui dépend à la fois de la position qu'il occupe dans un cadre social donné, de l'histoire qui a été la sienne, des projets autour desquels son activité s'organise et éventuellement des éléments propres qui peuvent caractériser sa personnalité. Ce dernier point nous fait retrouver le jeu possible des « failles » dont nous avons parlé au début, mais dans une autre forme de relation.

Quelles sont, à partir d'une telle conception de la criminologie, les déductions que nous pourrions faire et qui interpellent directement les sciences humaines ? Une première nous amène à dire qu'un comportement délinquant se situe dans un *contexte* qui détermine, dans une certaine mesure, son apparition et le sens qu'il prend, ainsi que les problèmes qu'il pose directement ou indirectement au groupe social et les responsabilités auxquelles celui-ci se trouve confronté. Un vol commis dans un grand magasin n'est pas la même chose qu'un vol qui se déroule dans le cadre d'une délinquance organisée, non seulement parce qu'il est d'une gravité moindre, mais parce qu'il met en scène, dans le contexte dont il s'agit, des acteurs sociaux différents, qu'en plus, le type de problèmes qu'il pose est également différent et que les acteurs en sont conscients. De la même manière, avoir affaire à un groupe de jeunes sous-prolétaires ou immigrés n'est pas la même chose que lorsqu'il s'agit de jeunes de la classe moyenne, et nous pourrions multiplier les exemples de ce genre. En d'autres termes, on ne peut, me semble-t-il, isoler ce qui est défini comme transgression de la loi, du contexte dans lequel la transgression se déroule, non seulement pour la comprendre, mais pour trouver une réponse au type de conflit face auquel nous sommes confrontés.

Une deuxième remarque porte sur la notion de loi. Si, en effet, nous reprenons la définition donnée par Moscovici, il ne s'agit pas seulement de l'appliquer à l'homme délinquant (ou à la victime) auquel la criminologie nous réfère, mais aussi au groupe social qui élabore les lois, qui les applique et qui le fait également en vue de maintenir une certaine forme de cohérence. De multiples travaux sociologiques ou juridiques ont porté sur les questions de la « création » de la loi ou de son application. Ils traduisent le fait qu'ici également, nous avons affaire à des « points de vues » à travers lesquels se traduisent de manière plus ou moins subtile, le jeu des différents groupes de pression en vue d'infléchir la loi ou son application dans tel ou tel sens et pour des raisons très diverses. Cette réalité nous paraît difficilement pouvoir être gommée dans les relations que nous avons à propos des transgressions de la loi, même si, d'une manière plus générale, elle ne nous empêche pas de reconnaître que l'existence même de la loi est nécessaire et constitue un élément structurant de la personne ; qu'en plus, la vie sociale se fonde sur un certain nombre de grands interdits.

Une troisième conséquence, pour le psychologue ou le psychiatre, est qu'est mis en cause, dans cette perspective, le primat de l'*observation* sur le traitement ou l'intervention psycho-sociale (qui d'ailleurs supposent l'accord du sujet et sa participation). L'on sait, particulièrement en Europe continentale, combien l'observation a pris le pas sur ce qui était de l'ordre de l'intervention ou du traitement. Nous nous rallions bien volontiers aux conclusions d'un rapport présenté au Conseil de l'Europe par le Docteur Elchardus (1995) et selon lesquelles « dans l'évolution souhaitée en psychiatrie pénitentiaire, une prévention de la récidive [doit être] entièrement intégrée au projet thérapeutique dans une prise en charge débutée à l'occasion d'une rencontre avec le système pénal ». Cela suppose, par le fait même, que lorsqu'on parle de diagnostic, celui-ci ne peut avoir « fonction de préalable, mais d'accompagnement tout au long du vecteur thérapeutique » (Colin, 1961). Si un grand nombre de praticiens seront d'accord avec cette troisième déduction, il est loin d'être certain que sa réalisation ne rencontre des obstacles, car elle suppose des changements importants dans les pratiques pénitentiaires et plus largement dans le système de justice. Mais cela n'empêche qu'elle soit possible. Le travail du Docteur Balier dans le cadre du SMPR le montre, comme d'ailleurs les interventions socio-cliniques axées sur la sortie qui existent dans le cadre des prisons allemandes (V. Lösel, 1995). Mais d'autre part, si ce troisième point

1. Citée par DESCHAMP J.-C., *L'attribution et la catégorisation sociale*, Publ. Univ. Européennes, Berne.

sera plus facilement accepté, nous savons que, d'une manière générale, l'accueil sera beaucoup plus réservé pour les deux premiers qui ne nous semblent pas moins essentiels. Il importerait de les discuter dans une confrontation plus large. C'est d'ailleurs là que réside l'intérêt de les poser.

BOLTANSKI L., *L'amour et la justice comme compétences*, Métailié, Paris, 1989.
COLIN M., *Examen de personnalité et criminologie*, Masson, Paris, 1961.
ELCHARDUS J.-M., « Problèmes des interventions thérapeutiques auprès de catégories spécifiques de délinquants », in *Les interventions psychosociales dans le système de justice pénale*, Conseil de l'Europe, 1995.
HABERMAS J., *Morale et communication*, Éditions du Cerf, Paris, 1986.
KINABLE J., « Le sens de la délinquance », in *Acteur social et délinquance*, Éditions Mardaga, Bruxelles, 1990.
LÖSEL F., « L'évaluation des interventions psychosociales en prison et dans d'autres contextes pénaux », in *Les interventions psychosociales dans le système de justice pénale*, Conseil de l'Europe, 1995.

Préface

Régis Pouget

À quoi sert une préface ?

« À rien » aurait répondu, un jour, Théophile Gauthier.

A-t-elle pour objet de présenter l'auteur ? Dans le cas présent, il est bien connu par ses précédents ouvrages.

Doit-elle faire l'exégèse de sa pensée, interpréter ses idées, traduire les références historiques ou expliquer les symboles de ses écrits ? Pour cela il conviendrait que l'auteur eût disparu. Dans le cas qui nous occupe, heureusement contraire, il est le mieux placé pour le faire lui-même et éviter d'avoir à rectifier des opinions qui le surprendraient, l'étonneraient ou plus simplement le consterneraient à moins que son humour ne l'entraîne spontanément à en rire.

Le plus souvent, la préface sert à celui qui la rédige à se faire plaisir en exposant ses vues personnelles sur un sujet que l'auteur de l'ouvrage connaît mieux que lui. Qu'une place privilégiée lui ait été réservée est un honneur et une chance à saisir sans en abuser. J'y vois, pour ma part, un témoignage d'amitié envers un vieux professeur, de la part d'un élève qui a su entendre jadis ce qu'il enseignait.

Dès que les hommes ont vécu en sociétés organisées, même sur un mode primitif, ils ont réglé les rapports entre eux par des usages, des coutumes, des habitudes, destinés à faciliter les choses. Rassemblés en codes qui n'avaient pas besoin de l'écriture pour être respectés, leur but est d'une part de canaliser, en la rendant acceptable et même utile, l'agressivité inhérente à la nature humaine, d'autre part de réhabiliter le fautif et enfin de réparer auprès de la victime le dommage subi.

La transgression de ces règles orales, transmises de génération en génération, a toujours été accompagnée de sanctions diverses graduées : corporelles, économiques ou morales pouvant aller jusqu'à l'exclusion du groupe, cette dernière synonyme de mort dans les sociétés primitives.

Pourtant, le fait même que des sanctions aient été prévues montre que la transgression est aussi vieille que la loi. Un proverbe espagnol affirme que la manière de contourner la loi est concomitante de sa création.

Dans les sociétés plus élaborées, cette recherche de la fissure entre la loi et les possibilités de la contourner tout en évitant de contrevenir, appartient de plus en plus à des professionnels : experts, avocats, conseillers financiers ou juridiques. Leur rôle est de permettre de ne pas franchir la frontière entre ce qui est autorisé et l'interdit, en restant dans cet espace indéfinissable, si habituel et tellement extensible dans la France d'aujourd'hui, qu'est le toléré. Parallèlement se développait des institutions religieuses ou laïques chargées de magnifier le respect de la loi en lui accolant l'aspect moral attribué au Droit Naturel.

Devant cette inévitable transgression, très tôt des hommes se sont interrogés sur ceux qui ne respectent pas la règle commune et ce faisant, mettent en cause la cohésion et jusqu'à l'existence même du corps social. Il a toujours existé, dans le nombre, quelques individus qui n'ont pas conscience de l'aspect interdit de l'acte qu'ils commettent ou qui ne peuvent pas intégrer la notion d'interdit. Les comportements bizarres ou aberrants ont préoccupé les sociétés au cours de l'histoire. Le droit romain avait prévu de tels cas. Le Moyen Âge, quoique certains en aient écrit, et la Renaissance ont continué dans ce sens. Pendant longtemps, les idées en sont restées là. La psychiatrie a pris, plus tard, le relais.

Les temps modernes enivrés par l'illusion pseudo-scientifique de tout expliquer sont allés au-delà, en ne se contentant pas de chercher à étudier la personnalité de ces individus qui transgressent la loi, étude légitime qui s'est dénommée criminologie, mais en croyant expliquer par cela la totalité de l'acte criminel, et, quand les faits ont contredit leurs théories, en essayant de transformer les faits. S'appuyant sur des sciences exactes et sur les sciences humaines qui émergeaient et en particulier la psychiatrie, la criminologie a rendu d'inappréciables services. Le mérite de Lombroso, tellement brocardé par la suite, aura été d'apporter des idées que d'autres ont pu critiquer et d'amorcer ainsi un mouvement de recherches fécondes. L'erreur a été de ne pas savoir se limiter et d'en arriver à vouloir tout prévoir.

Qu'en est-il aujourd'hui ?

Depuis une trentaine d'années en France et davantage aux États-Unis, un amalgame a été réalisé entre comportement fou et comportement d'un fou. Tout comportement déviant a reçu une connotation de pathologie mentale. Par un glissement pervers, la notion d'anormal est identifiée à celle de pathologique. Une idéologie exclusive s'est alors imposée un peu partout, a été enseignée dans des lieux privilégiés dont ceux qui l'ont refusée, peu écoutée et pas entendue, ont été écartés et rejetés.

Heureusement (ou malheureusement) les faits sont têtus et se plient rarement aux idéologies fumeuses et aux constructions intellectuelles absconses. Ils finissent par avoir raison, certes, mais les dégâts sont faits, certains irréversibles. Combien d'innocents ont perdu la vie ou ont subi des dommages inacceptables parce que des magistrats, des médecins, des psychologues, des éducateurs ont, dans leurs états d'âme, confondu anormal et pathologique et surtout, prisonniers d'une idéologie hors de la réalité, n'ont pas admis qu'ils pouvaient se tromper et qu'il y ait une autre voie. Les derniers tristes et consternants scandales survenus dans un pays voisin, où l'école criminologique a connu ses plus grandes applications, et ses heures de gloire, sont l'illustration des aberrations de ces déviations.

Que dire des nouvelles dispositions pénales, en France, qui prévoient un suivi psychiatrique pour les pervers sexuels pédophiles ou autres. L'expérience apprend que de tels individus ne respectent la loi que quand elle a les moyens et la force de se faire respecter. L'un d'eux examiné longuement au cours d'une expertise invoquait des pulsions sexuelles pour justifier deux viols suivis de meurtres, dans des conditions horribles, de deux fillettes. Comme nous lui faisions observer que lors d'un séjour d'un an aux États-Unis il n'avait eu aucune pulsion de cet ordre, il nous répondit que dans l'État où il résidait existait la peine de mort. Quel psychiatre oserait prétendre qu'il peut obtenir une quelconque amélioration psychique chez cet homme ? Pourtant il ne manque ni de magistrats ni d'hommes politiques pour le croire et surtout pour l'imposer.

Il semble, à entendre certains d'entre eux, sans doute pas les plus nombreux, mais les seuls entendus, que la sanction n'ait plus d'intérêt et ne soit pas efficace. Certes il ne convient pas d'ajouter à la sanction l'humiliation. Tout être humain a droit au respect de sa personne. Nous le pensons et nous essayons de l'enseigner par la parole et par l'exemple. Mais nous pensons aussi aux victimes.

Que deviennent les victimes dans cette belle construction idéologique ? Si elles n'appartiennent pas à un groupe de pression, elles ennuient et on les oublie vite. Il est prévu un suivi psychiatrique pour les violeurs . Les victimes, elles, n'ont droit à rien. Cela coûterait sans doute trop cher. Le législateur dans sa grande mansuétude et dans son sens de l'intérêt général, les a oubliées. Comme aurait pu l'écrire Montesquieu, « comment peut-on être victime ? ». Quelle idée d'être victime ? Que diable allaient-elles faire dans cette galère ?

Faut-il en rester là ? L'espérance d'une criminologie et d'une psychiatrie au service de l'homme doit-elle disparaître ?

Non. La véritable science criminologique psychiatrique, celle que développe dans cet ouvrage et dans la pratique, avec tellement de talent, de sérieux, d'expérience et de connaissances, le docteur Thierry Albernhe, n'est pas réductrice. Elle étudie l'homme délinquant ou criminel dans son unité, non pour l'excuser ou l'amnistier, mais pour mieux saisir non les motivations comme disent certains, car elles sont inconscientes et comme telles, insaisissables, mais pour étudier les mécanismes de l'acte criminel et les moyens d'en empêcher la récidive y compris par la sanction. L'étude de l'acte criminel lui-même et de son déroulement y retrouve sa place prédominante en criminologie psychiatrique. La prévention ne peut être qu'hypothèse et la prévention absolue une illusion porteuse de danger. La déresponsabilisation que représentent la confusion et l'amalgame, volontaires ou non, entre l'anormal et le pathologique en est un des avatars inéluctablement dangereux.

Dans un rapport à la Société de Médecine Légale, le docteur Lacan écrivait « en humanisant la peine, on a déshumanisé le criminel ».

Il ajoutait : « La détermination majeure du crime, c'est la conception même de la responsabilité que le sujet reçoit de la culture où il vit ».

Ne pas être capable d'affronter l'agressivité, dans la direction et la conduite des hommes, fait surgir, à distance, la violence. C'est la douloureuse énigme et l'impuissance fondamentale des sociétés évoluées de cette fin de siècle et peut-être la tare qui les emportera.

Préface

Denis Szabo

Est-ce l'immuable ordre alphabétique qui me vaut l'honneur du « dernier mot » parmi les distingués préfaciers de cet imposant ouvrage collectif ? Sociologue et généraliste, je ne me sens pas confortable devant la tâche échue.

L'initiative du savant psychiatre de Montfavet vient à son heure : après une longue éclipse, les sciences médico-psychologiques, dans le champ pénal, lèvent à nouveau leur tête. Une telle initiative, brave et rare, mérite encouragement.

L'honneur m'échoit maintenant d'être un des préfaciers de l'ouvrage achevé. Je ne puis que livrer quelques réflexions générales que m'inspirent les retrouvailles de la criminologie empirique et appliquée avec les sciences psychologiques. Je précise : je me sens parfaitement à l'aise dans la compagnie des élèves et descendants intellectuels de Juliette Favez-Boutonnier, de Daniel Lagache, d'Henri Ey, de Georges Heuyer, d'Henri Baruk, ou de Marcel Colin et tant d'autres maîtres illustres dont l'œuvre honore l'art médical français.

La criminologie, science sociale et appliquée s'alimente aux sources des sciences pénales — juridiques — comme les sciences psychiatrique et psychologique se nourrissent à celle des sciences de l'homme. Son statut, longtemps incertain, fut clarifié et codifié par ce grand serviteur de notre discipline, maître en taxinomie, élève d'Étienne De Greeff, que fut Jean Pinatel. Dans ses écrits, et surtout, dans son Traité (1975), il mit de l'ordre dans le foisonnement d'études consacrées aux criminels (provenant des sciences psychologiques), aux crimes (venant des pénalistes) et à la criminalité (produit par les sciences sociales).

Jean Pinatel travailla en concorde avec ce grand comparatiste que fut Marc Ancel, qui a redéfini le champ de la politique criminelle humaniste au lendemain du deuxième conflit mondial. Suivant les indications de Jean Pinatel, nous construisions jusqu'à la fin des années 70, des cadres de références théoriques et pragmatiques de la criminologie. Celle-ci était destinée à former des criminologues, chercheurs et intervenants spécialisés dans le vaste champ que constitue la justice pénale, la sécurité publique, son administration, le traitement et la prévention de la criminalité. Nous collaborions étroitement avec la descendance de Marc Ancel telle que Mireille Delmas-Marty ou Christine Lazerges. Nous nous pénétrions des écrits de Jean Carbonnier, de Roger Bastide et d'autres encore qui approfondirent la problématique socio-anthropojuridique. Sans oublier leur descendance à eux, telle que Norbert Rouland et ses compagnons dont l'œuvre en anthropologie juridique s'impose brillamment sur la scène intellectuelle.

Survint alors le temps des troubles au cours de la décennie de 70-80. Ses effets furent gravement perturbateurs. D'œuvres importantes résultèrent des mouvements d'idées et sociaux radicaux post-soixanthuitards, appelés aussi « post-modernes ». Les intellectuels doués, portés par l'esprit du temps visaient la remise en question radicale des fondements mêmes de l'ordre social. Leurs écrits furent amplifiés par les médias dans le vent. Des auteurs tels que Michel Foucault, Pierre Bourdieu, Gilles Deleuze, Jean Lapassade ou Félix Guattari pour ne mentionner que les plus connus occupèrent les devants de la scène. Ils ont jeté de graves troubles dans l'esprit de maints chercheurs dans les sciences des comportements. Ils tentaient aussi à délégitimiser la criminologie, « pseudo-science » subordonnée aux pouvoirs, simples sous-produits des aléas de la procédure pénale à qui revient la responsabilité de définir, de « construire » le crime et le « criminel ».

Les épigones heidegeriens, lacaniens, et marxistes ajoutaient au foisonnement des idées, provoquant des débats contradictoires, lançant des défis et, surtout, des ex-communications semant ainsi une grande confusion dans les milieux thérapeutiques comme criminologiques. La France n'avait point l'exclusivité de ces débats : ils faisaient rage dans les pays occidentaux des deux côtés de l'Atlantique. Les Drs Basaglia en Italie, Laing en Angleterre, Szasz aux États-Unis sont notés parmi les leaders de la « nouvelle psychiatrie » ou de la « nouvelle criminologie ». C'est dans ces années que l'on ferme l'École de criminologie de l'Université de Californie à Berkeley, à la vive satisfaction de la droite comme de la gauche universitaire et politique. La relative sérénité des années 60 et 70 appartenait définitivement au passé (A. Bloom, 1987).

Les bases de la légitimité démocratique des pouvoirs publics (législatifs, judiciaires) furent mises en question. Les bases de la connaissance de l'homme (la médecine psychosomatique) fut sévèrement contestées. L'homme résultait d'une construction à partir de relations sociales commandées par des relations de pouvoir. Tout l'édifice, appuyé sur ces évidences jadis incontestées — État de droit démocratique, le Vivant dans ses dimensions bio-psycho-sociales — fut soumis à des critiques radicales et dévastatrices. Il s'est agit de la redéfinition de l'homme, celle de la société, de tous leurs attributs et finalités. Le pouvoir de procéder à cette opération fut mis au centre de la plupart, sinon de tous les intérêts de l'investigation intellectuelle, dans les universités, dans les ministères, dans les organismes comme les Nations Unies ou l'Unesco.

Sur le plan des pratiques, la confusion et la désorientation furent grandes. De quel côté se trouve-t-on ? Auprès de qui se trouve-t-on ? Au nom de qui prend-on la parole ? Quelle est la finalité de la sanction et comment distinguer la victime du coupable ? Milles questions furent posées, et des milliers de réponses forcément contradictoires, souvent confuses, furent proposées. Les lois, l'origine de leur légitimité, étaient entachées par le doute. Le droit était considéré comme simple résultante d'un compromis négocié par des pouvoirs dans des temps révolus et en présence d'autres enjeux entre représentants de pouvoirs, jadis importants. Ce compromis entre défenseurs ou dépositaires d'autres valeurs et d'autres intérêts, ce droit peut-il encore servir de point de référence aux agents chargés d'intervention, de respect des lois, de l'ordre et de la sécurité publique ? En ont-ils la légitimité ? On devine la réponse d'une majorité bruyante, soutenue par une presse complaisante.

En ce qui concerne l'homme, ne s'est-il pas justement libéré des servitudes de son bagage biologique, héréditaire et génétique ? N'est-il pas, enfin, libéré aussi des forces sociales oppressives, aliénantes ? Ne devient-il, enfin, le sujet d'un mouvement dont l'objectif est de refaçonner l'homme ? Comment ? En lui rendant enfin sa liberté pour se redéfinir, en légitimant enfin la transformation de ses désirs en besoins, socialement encouragés, consacrés et légalement autorisés. La cascade de révolutions technologiques ont effectivement transformé, parfois radicalement, les structures et les organisations sociales. Elles provoquèrent un impact profond sur les genres de vie, les aspirations des populations, les dispositions normatives et les orientations aux valeurs. Si les sciences de l'homme ont perdu, dans ces conditions, quelque peu leur boussole, seuls des êtres vivant hors du temps pourraient s'en étonner ou s'en scandaliser.

Les conséquences pratiques de ces vastes mouvements d'idées n'ont pas manqué d'affecter gravement le fonctionnement des institutions. Écoles, hôpitaux, tribunaux, prisons, familles : l'autorité fut contestée de l'intérieur comme de l'extérieur, par des patients comme par des professionnels. Tous étaient devenus soit des victimes, soit des bourreaux. Il n'y avait plus que des « dominants » et des « dominés ». Une nouvelle branche de droit s'est constituée pour traiter de ces problèmes dont le nombre s'accroît chaque jour.

Tous ces bouleversements, qui eurent lieu dans le monde des idées, n'affectèrent que fort superficiellement les drames qui se déroulaient chaque jour sur les théâtres d'opérations de la vie quotidienne. Vols, cambriolages, assassinats, fraudes, corruptions, abus de pouvoir et sexuels — on peut énumérer toute la nomenclature du Code pénal — continuèrent à affliger nos concitoyens. Dans un premier temps, ils furent troublés par les échos parvenant des médias et de la grande presse. Des débats confus se déroulaient d'abord dans des cénacles intellectuels feutrés puis débordèrent devant le grand public. Parfois, ils touchèrent des milieux professionnels. D'un autre côté le public, inquiet et secoué, a rapidement demandé des comptes aux pouvoirs publics chargés de sa protection. Le problème de la sécurité intérieure devenait aussi important, aux yeux de l'opinion, que celui de la sécurité extérieure. Or, les moyens disponibles pour faire face aux deux types de danger ne se comparèrent guère favorablement au profit de la sécurité des personnes et des biens des payeurs de taxes. Les rapports Delmas-Marty, Cartier, Rassat, la mission, plus récemment confiée au magistrat Truche ont largement puisé dans l'arsenal conceptuel de la politique criminelle ; toutefois, sans résultat apparent jusqu'à présent. Le public attend des faits, exige des résultats concrets. La « redéfinition » des problèmes, la recherche d'« alternatives », la révision des « normativités », de leur histoire tortueuse et sinueuse, voire même la dénonciation des injustices, des « affaires », des iniquités de toute sorte, ne satisfont plus une population de plus en plus exaspérée, exigeant la restauration des conditions élémentaires de sécurité et de liberté. La poursuite légitime des idées de la justice sociale, la restauration incontournable des valeurs et des vertus républicaines, le respect indispensable des droits de l'Homme dont la Charte fut paraphée par la France à Strasbourg, ne peuvent plus servir d'excuse dans la faillite des mesures pour assurer la sécurité des personnes et des biens des citoyens. L'aspiration à la décence des dirigeants responsables, pratiquant des vertus simples, est profondément ancrée dans la population.

Les criminologues d'aujourd'hui, comme d'ailleurs leurs collègues psychiatres, doivent lutter sur deux fronts. Au gré des vicissitudes de l'histoire, un front éclipse parfois l'autre. On peut avoir l'illusion momentanée qu'il n'existe plus. Il n'est pourtant que provisoirement phagocyté. Ce n'est qu'à nos risques et périls que nous nous permettons de l'ignorer. Il s'agit plutôt d'une illusion d'optique. Le « front » ne manque jamais de s'ouvrir à nouveau.

Le premier front : c'est la lutte pour la justice sociale, contre les exclusions injustifiées, pour la préservation de nos droits individuels et collectifs encadrés par un minimum de solidarité collective. Il s'agit là d'une tâche prioritaire. Elle est « conaturelle » de notre condition d'intellectuel, de citoyen républicain. Nos règles de la procédure pénale doivent être des remparts par excellence dans la défense de ces droits et de ces libertés. Leur respect ne peut souffrir d'exception. D'ailleurs, les juridictions européennes, à Strasbourg et à Luxembourg, veillent à l'application scrupuleuse de ces dispositions. La condamnation des manquements français à cette législation ne sont pas rares.

Mais, **le second front** est tout aussi important : il n'existe pas de hiérarchie entre les deux ! La criminalité doit être combattue, grâce à l'affinement constant des méthodes préventives, répressives et curatives, mises au point par la criminologie appliquée. Allant main dans la main avec la politique criminelle humaniste, la criminologie appliquée doit expérimenter constamment des nouvelles méthodes d'intervention, instaurées par des recherches en cours dans ses laboratoires, dans ses instituts universitaires. Les écrits qui émanent du jeune « Institut des hautes études judiciaires de Paris », ainsi que des études publiées par l'« Institut des hautes études de la sécurité intérieure », illustrent bien l'esprit de cette orientation nouvelle.

Dans mon esprit, il n'existe pas de contradiction dans la poursuite de nos efforts sur les deux fronts simultanément. Les objectifs tactiques diffèrent. Les problèmes à résoudre sont différents. Les objectifs stratégiques sont cependant les mêmes. Le tout est complémentaire. La réinsertion de la victime dans le procès pénal, l'équipement des services pour restaurer victimes et accusés dans leur dignité d'homme est tout aussi indispensable et prioritaire, pour la criminologie appliquée, que la mise au point de dispositions permettant l'extension des procédures d'arbitrage, de conciliation, de mesures alternatives à l'incarcération, etc. Les nouvelles expériences de la police communautaire, la volonté de rapprocher l'appareil judiciaire aux citoyens a de l'importance pour toutes les victimes potentielles que nous sommes. L'aménagement des conditions de détention pour les rendre aptes à préparer les dispositions assurant le déclenchement d'un processus de résipiscence, s'impose de plus en plus. Une telle catharsis, pour le condamné, est une condition indispensable à l'apparition d'une aptitude à réintégrer, en citoyen responsable, la société. Tout doit être fait pour stimuler les synergies favorisant l'inclusion au détriment des passions poussant vers l'exclusion.

Présentés tels quels, nos propos n'invitent pas, espérons-le, à la contradiction. Qui peut s'opposer à l'aide « aux veuves et aux orphelins » ? ! Notre thèse rend compatible la vocation intellectuelle du criminologue, avec ses fonctions de service, d'aide technique ou scientifique, accomplis dans les services publics ou privés. Fonction critique, relation d'aide, collaboration au maintien de l'ordre et de la paix sociale, la sauvegarde des libertés publiques, les criminologues deviennent les garants de la dignité de l'homme, de la liberté des citoyens.

Quoi de plus banal que de tels propos ! Et, pourtant, il existe un conflit vif et profondément ancré qui sépare deux publics. D'une part, il y a la vaste cohorte des intervenants hospitaliers, para-hospitaliers ou ambulatoires, des criminologues engagés en tant que professionnels ou exécutants des recherches commanditées par les services publics. D'autre part, il y a tout ceux qui, épousant l'histoire, recherchent la « généalogie » des normes morales qui commandent des normes socio-judiciaires actuelles. Ils considèrent ces dernières comme résultant des jeux ou des luttes de pouvoir entre forces socio-économiques antagonistes, faisant écho d'évidentes réminiscences marxistes. Ils observent par conséquent une attitude plus que réservée et critique à l'égard de la gestion quotidienne de l'appareil de sécurité et de l'administration de la justice. Ce dernier point de vue, qui a conduit jusqu'à l'occultation du terme « criminologie » du vocabulaire courant (Robert, 1986), a causé un dommage considérable à la cause de la réforme socio-judiciaire. Les défenseurs de l'immobilisme, de la manière forte, y ont trouvé amples justifications à leur position. La criminologie appliquée, ainsi occultée dans les milieux intellectuels dominants dans l'Hexagone, a perdu son rôle de critère ou de pôle de référence dans les débats publics.

Jetons un coup d'œil instantané à **l'histoire**. Tout a commencé au XVIIe siècle lorsque Hobbes, puis Leibniz, suivis au XVIIIe par Holbach, Helvetius et de la Mettrie ont assimilé l'homme comme la société aux objets constitutifs de la Nature. Ils postulaient aussi que les lois qui gouvernent celle-ci sont universelles. Elles s'étendront à la nature physique, psychique et sociale. Les biologistes prennent les devants de la scène à partir du XVIIIe et du début du XIXe siècles. Ils ont assoupli cette position, cette hypothèse inspirée de la « physique sociale ». Ils ont compris plutôt l'homme et la société comme une anatomie « sociale » dont il a fallu scruter des lois et qu'il fallait traiter en conformité avec celles-ci. On expliquait des cas d'espèces, des individus souffrants ou des sociétés en crise comme étant des espèces déviantes, déviant du modèle « anatomique » universel. Les lois gouvernant celui-ci avaient une validité universelle. Elles s'exprimaient, en fin de compte, dans l'idée d'une civilisation — moderne — et universelle. Leur prospérité était due aux bienfaits de la science de la médecine en particulier. Les savants dans leur laboratoire poursuivent inlassablement des expériences, gages de progrès nouveaux. Les réalisations foudroyantes de la technologie, à partir de la seconde moitié du XIXe siècle, leur semblait amplement donner raison.

L'application des connaissances scientifiques universelles exigeait cependant des aptitudes personnelles, aptitudes affinées et développées au contact avec des réalités : avec les patients, avec des institutions, avec des victimes et des délinquants. Comme en médecine, en science sociale (en criminologie), la connaissance scientifique de l'homme postulait la connaissance concrète du sujet. Finalement, la médecine est autant un art qu'une science ; on peut en dire autant de la pratique de l'intervenant-criminologue.

Or, ceux qui s'alignaient sur le premier front furent tributaires d'une épistémologie, inspirant des hypothèses qui appréhendaient la réalité par des méthodes déductives (mathématiques-physiques) ou inductives (sciences biologiques). Ils résonnaient en termes de « modèles » et cultivaient des niveaux d'abstractions élevés. Il faut admettre que les sciences sociales — dont la criminologie — sont des enfants de ce grand espoir implicite dans des épistémologies holistiques : la capacité d'appréhender des parties à partir du tout. De Darwin à Marx, de Saint-Simon à Comte et Spencer, on anathémisait l'intuition, la sensibilité au singulier, le rôle de la volonté d'un individu en face des forces de son destin, en face du déterminisme qui l'accable. Celui-ci fut dominé par son anatomie physique, son héritage génétique, chimique, individuel et social. À part du miracle, on n'en échappait pas. Désormais, l'intelligence, informée, fonctionnait suivant le canon de la méthodologie des sciences. Celle-ci éclairait la lanterne du praticien, qu'il soit médecin, soignant des individus, criminologue soignant des sociétés, comme des particuliers, voire des nations. Ils appelaient cela « la politique scientifique » ; son dérivé est la « politique criminelle ».

Toute l'histoire du XXe siècle est une démonstration tragique des conséquences non anticipées de cette démarche. Elle résulte d'une erreur qui découle d'une position épistémologique erronée. Les anticipations produites par déduction ou par induction, s'avérèrent erratiques sinon fausses et leurs conséquences souvent désastreuses. Le prix à payer pour le choix de stratégies mauvaises déduites ou inspirées à partir de la science fut terrifiant. Ses effets, sur les esprits, bien décourageants, bien démoralisants.

En science sociale et politique, le recours indiscriminé à la méthode déductive connut une faillite retentissante. On prétendait en déduire une loi générale. À partir de celle-ci, existerait des lois régissant des situations historiques particulières.

Que penser maintenant des résultats provenant de l'application de la méthode inductive ? Établir des règles basées sur un très grand nombre d'observations et d'en déduire des lois s'est avéré un exercice aussi futile et dommageable que la démarche précédente. Toute l'histoire de la gestion des vastes services de l'État providence, édifié entre la fin du XIXe siècle et celle du XXe, subit une crise qui s'aggrave à partir de la fin du XXe siècle. L'exercice est là pour illustrer une méthode de gestion basée sur des prévisions « scientifiques », recueillies par des techniques inductives. L'examen des résultats dans la gestion de l'emploi, de la santé publique, de l'économie industrielle ou financière n'est pas non plus probant. On a tendance à oublier que l'empirie ne peut point générer des « normes ».

Quelles leçons tirer de ces expériences des deux derniers siècles alors que l'on aborde le troisième ? La prudence s'impose, bien évidemment chaque fois qu'on suppute l'avenir. Il apparaît cependant de plus en plus nettement qu'il faut comprendre l'homme, le patient, le prévenu, le condamné, la victime, comme un acteur au sein des situations sociales secouées par des crises, des bouleversements, parfois violents et révolutionnaires. Ils sont fortement tributaires de constellations qui sont uniques, exceptionnelles. Elles résultent toutes de circonstances ou de conjonctures historiques singulières.

Les mécanismes déclenchant des passages à l'acte, individuels ou collectifs, relèvent largement de l'accident, du hasard, des opportunités diverses. Ils n'obéissent pas aux déterminismes imposés ou inspirés par un modèle général universel. Il n'y a pas de place pour la « pensée unique ».

Le gestionnaire, le clinicien, le diagnosticien, l'homme d'étude comme l'homme de l'art — l'intervenant — succédera dans l'accomplissement de ses tâches dans la mesure où il est à même d'appréhender tous les éléments qui composent une situation ou qui caractérisent un processus complexe. Ce qui est principalement requis ici, ce n'est pas le brio de l'analyste, du manipulateur de concepts théoriques abstraits. La condition d'une réussite consiste dans la capacité d'intégrer, d'amalgamer un ensemble de détails, de faits, d'observations, d'expériences diverses dans une synthèse. Celle-ci alimentera une intuition d'autant plus sûre qu'elle est informée correctement et abondamment. Sans ce don, sans cette capacité de synthèse doublée d'une juste intuition, il est illusoire d'espérer influencer les destinées individuelles ou collectives. Or c'est bien là l'objectif des sciences psychiatriques comme des sciences criminologiques.

Comment désigner cette qualité, cette capacité d'intervention auprès des individus comme auprès des sociétés ? Comment s'assurer des chances de succès pour porter remèdes à des situations individuelles ou collectives « déviantes », « criminelles », crimino- ou victimogènes, causant manifestement des dommages et des souffrances à la collectivité comme aux sujets eux-mêmes ? Isaiah Berlin (1996) historien et essayiste anglais réputé qualifie cette qualité de « sagesse pratique ». Il s'agit d'un sens informé pour établir un diagnostic et de faire appel à des « remèdes » qui conviennent en discernant et en écartant celles qui ne conviennent pas. Cette qualité (de sagesse pratique), requiert davantage de qualité pour établir des synthèses qu'un esprit analytique pénétrant, brillant pour l'analyse. C'est le même genre de connaissance qu'ont des parents de leurs enfants, des chefs d'orchestre de leurs musiciens, des médecins de leurs patients.

Berlin dénonce cette puissante tentation d'omnipotence, d'omniscience qui imposa à partir du XVIIIe siècle la tendance à accepter le modèle unique de références, déductivement ou inductivement vérifiées « prouvées ». Bien qu'ils soient les fruits de la puissance de l'esprit scientifique, ils ne sont pas qualifiés pour appréhender et pour rendre compte de l'homme et de la société en vue de la diriger. L'influence de ces modèles fut grande dans les sciences de l'homme, de la sociologie à la médecine. Pour ce qui concerne la pratique : l'auteur égrène comme un chapelet la liste des catastrophes qui furent les conséquences directes de cette volonté de diriger l'homme — voir l'eugénisme par exemple — comme des sociétés — voir : planification centrale, des dictatures totalitaires, par exemple.

Il s'élève contre la « vivisection » de l'homme et de la société. Il condamne l'expérimentation « in vivo », justifiée par des théories qui, telles quelles, ne sont pas applicables au caractère complexe, souvent évanescent, que constituent des réalités humaines et sociales.

Comment ne pas voir dans les critiques d'I. Berlin un avertissement pour le respect des limites de l'application inconsidérée des méthodes scientifiques à la complexité subtile des relations ou des situations impliquant l'homme ? (Veuillez noter le « h » minuscule). Comment ne pas s'apercevoir que l'accent doit être placé sur l'homme : on doit être attentif à ses particularismes. Ceux-ci les rendent uniques parmi les espèces. Ils ne manifestent qu'en second lieu des qualités qui en font des variantes évidentes du « vivant », de l'Homme avec cette fois-ci, une franche majuscule !

On ne peut pas ne pas être frappé par la dureté de l'attaque de Berlin contre les abus du « scientisme positiviste » tout comme contre les abus de la « modélisation », insinuant une abstraction excessive des relations sociales complexes. Il estime qu'il y a là encouragement et incitation au relativisme qui prévalurent dans les sciences humaines au cours des dernières décennies, et à laquelle la criminologie aussi a payé un lourd tribut. On oubliait, ou plutôt on ignorait le célèbre mot de l'anthropologue Clifford Geertz (1996) « *l'être humain est comme un animal suspendu au milieu d'une toile de significations dont l'enchevêtrement est sa propre œuvre...* ».

Conclusion : la complémentarité est réelle entre science et art dans le travail du clinicien. Alimenté constamment par les apports des sciences humaines, ceux-ci modulent son intervention. Un maximum d'informations en filtre. Celles-ci éclairent, à travers sa propre expérience, son talent d'homme de l'art, de diagnosticien et de thérapeute.

C'est bien ce constat qui justifie le foisonnement étourdissant des sujets qui sont traités dans ce volume et dont la sélection et la responsabilité revient au savant psychiatre de Montfavet. Ressent-il sans doute qu'après deux décennies de traversée de désert, de l'éclipse de la psychiatrie (comme de la criminologie d'ailleurs), au profit d'écrits prophétiques, de cataclysmes épistémologiques, annonçant régulièrement la fin de tout, on touche à sa fin ? Nous fûmes submergés d'écrits littéraires ou historiques parfois laborieux, souvent éblouissants. Le militantisme éphémère et généreux qu'ils inspirent ne compense guère cependant la coupure radicale avec la réalité judiciaire, carcérale, dont les problèmes continuent à affliger notre société. Car les vieux besoins, toujours insatisfaits, sont toujours là, panachés par des nouveaux. La surcharge croissante de l'appareil judiciaire, policière et carcérale finit par frapper de paralysie les autorités suprêmes de l'État. Le désordre qui en résultait était à l'origine de la tragédie des pédophiles en Belgique. La légitimité de l'État de droit démocratique s'ébranle. La crise belge doit nous servir à tous d'avertissement.

Ce foisonnement d'idées, d'expériences des plus diverses, suggèrent des recoupements multiples, trans- et inter-disciplinaires, trans- et inter-professionnels. Le praticien qui réfléchit au fond de sa bibliothèque ou de son laboratoire tirera des informations justes et sages (Berlin), pour intervenir auprès des victimes, auprès des marginalisés, des exclus, auprès des serviteurs du public, fonctionnaires ou bénévoles qui, souvent au risque de leur vie, ont vocation de nous protéger dans nos personnes et dans nos biens. Et, par dessus tout, dans nos libertés. Notre liberté de vivre sans crainte pour nous et les nôtres dans une société qui a payé son juste tribut à la solidarité et à la justice sociale ne peut faire l'objet d'aucun marchandage, ni d'expérimentations hasardeuses. Sa protection est la raison d'être et la justification finale de l'État de droit libéral et démocratique, trésor de la civilisation occidentale.

Car, et c'est le mot de la fin : tout se tient. La science trahit sa vocation si elle cautionne des laxismes irresponsables. La zone grise qui couvre les larges plages de notre ignorance de scientifiques et de thérapeutes ne peut justifier des mesures (des alibis) qui risquent au-dessus d'un seuil raisonnable la sécurité des citoyens. Notre besoin d'assurer notre sécurité ne justifie cependant en rien l'atteinte portée aux droits de quelque citoyen que ce soit, fut-il accusé. La dignité de l'homme d'être préservé devant toutes les menaces. C'est bien la base du droit commun européen (ou mondial) dont parle la juriste Mireille Delmas-Marty. Et cette défense ne peut souffrir de concession. Dans nos débats publics, peu de résistances sont relevées au niveau des principes. Presque toutes sont cependant cachées — en compagnie du diable — dans les détails, camouflées par les « manques de moyen », de « bavures », non sanctionnés, phagocytés, négligences et indifférences, de petites lâchetés, qui relèvent de la non assistance de personnes en danger... Voir, encore une fois, l'écœurant déballage d'irresponsabilités devant la Commission d'enquête parlementaire belge.

Réaliser tout cela est sans doute le plus important résultat des lentes mais indispensables retrouvailles de la médecine (psychiatrique), de son art comme de sa science, avec la criminologie, appliquée et empirique, alimentée par des recherches de toutes les sciences sociales et politiques. Que le maître d'œuvre de cet ouvrage qui s'y consacre trouve ici l'expression de notre gratitude.

BENDER Th., *Politics Intellect and the American University,* 1945-1995, in Daedalus, Winter 97.
BERLIN I., *On Political Jugement,* in *The N.Y. Times Review of Books,* January 1996, pp. 26-30.
BLOOM A. (1987), *L'Âme désarmée.,* Julliard.
DELMAS-MARTY M. (1995), *Pour un droit commun,* PUF, Paris.
PINATEL J. (1975), « Traité de droit pénal et de criminologie », Tome III, *Criminologie,* Dalloz.
ROBERT Ph. (1986), *L'état des sciences sociales en France,* La Découverte, février 1997, p. 309 .

Table des matières

DEUXIÈME PARTIE ❑

D'une question préliminaire :
Le fait criminel est-il un fait psychopathologique ?

Dans quelle mesure le *fait criminel* peut-il être considéré comme un *fait psychopathologique* ? Daniel Widlöcher, professeur de psychiatrie à l'Université Pierre et Marie Curie, nous a paru être le mieux placé pour répondre à cette question fondamentale. Il écrit que la substitution de l'expression de *psychologie pathologique* à celle de *psychopathologie* a reflété un important glissement de sens : « *Curieusement d'ailleurs, psychopathologie signifie à la fois le trouble mental étudié et la science qui l'étudie. Ce double sens se comprend dans la mesure où, avec le temps, la science psychopathologique a cherché non seulement à décrire les différences, mais aussi à définir la nature du trouble, son mécanisme et ses origines*[1]. » La criminologie — tout au moins à ses débuts — semble avoir fait de même, à la différence qu'elle a toujours eu tendance à connoter négativement certaines conduites, les condamnant au nom de la morale. La question qui nous intéresse ici n'est pas tant de savoir dans quelle mesure le fait criminel peut être considéré comme immoral, que de comprendre en quoi l'acte immoral peut relever de la psychopathologie.

L'apport de la psychopathologie en criminologie s'est révélé considérable, non seulement en matière de compréhension du *fait criminel* lui-même [cf. chap.2] mais aussi en matière d'aide thérapeutique et de prise en charge sociale [cf. chap. 4]. Bien qu'il s'agisse du même mot [le *fait*, ce qui est fait, et donc l'*acte* ; mais aussi le *fait* en tant que *phénomène*], parle-t-on de la même chose lorsque l'on s'interroge sur les rapports, non de la criminologie avec la psychiatrie, ni du crime avec la folie, mais du *fait criminel* avec le *fait psychiatrique* ou avec le *fait psychopathologique* ?

Le fait criminel est-il un fait psychopathologique ?

D. Widlöcher

Si la notion de fait criminel ne souffre guère d'ambiguïté, du moins pour le psychopathologue, il n'en est pas de même pour celle de fait psychopathologique. Ceci tient au caractère polysémique de ce dernier terme. Il sert en effet à désigner aussi bien un domaine scientifique qu'une méthode. Ceci est dû sans doute aux imprécisions de son origine étymologique (le rapport entre le *pathos* et le *logos*), aux différences de sens dans les langues voisines (allemand et anglais) mais surtout à l'emploi qui en est fait selon que le terme est entendu en référence au langage médical ou philosophique.

Dans le langage de la médecine, « pathologie » a très vite désigné l'approche scientifique d'un domaine de la maladie, pour rapidement d'ailleurs désigner le domaine lui-même. Il s'agit d'expliquer pourquoi et comment la maladie survient et, par déplacement, de dénommer la maladie elle-même. En ce sens, désigner le fait criminel comme un fait pathologique c'est le caractériser comme le symptôme d'une maladie et expliquer son origine. Cette démarche s'est avérée très fructueuse. Elle a permis des mesures d'assistance appropriées quand il s'est agi de reconnaître derrière des conduites criminelles un trouble mental qu'il s'agissait donc de soigner. Identifier le délire, la dissociation schizophrénique ou la détérioration intellectuelle permet de soustraire le malade à la sanction juridique. Du point de vue scientifique, cela a permis d'expliquer dans de nombreux cas l'origine de la conduite criminelle. Constater une forme de co-morbidité entre l'acte et la maladie contribue à une meilleure connaissance des processus qui leur sont communs.

D'une référence nosologique, on est d'ailleurs passé plus récemment à une démarche dimensionnelle. L'exemple le plus caractéristique est celui de l'impulsivité. Celle-ci est un trait « transnosographique ». Elle s'observe dans des maladies mentales diverses, en particulier dans certains états schizophréniques et certains états dépressifs. On peut même l'observer de manière relativement isolée sous forme d'une pathologie du caractère. On peut, par ailleurs, lui donner une explication de nature neuro-physiologique en montrant une altération de la régulation de la sérotonine au niveau synaptique (ce dont témoignent des dosages réalisés précisément sur des délinquants incarcérés !). Le domaine de la pathologie

1. WIDLÖCHER D. (1994) : *Traité de psychopathologie*, PUF, Paris.

n'est donc plus seulement celui de la maladie mentale identifiée selon des critères nosographiques mais celui du syndrome, voire du symptôme.

Il est inutile de souligner combien la prise en considération d'un domaine de la comorbidité demeure une démarche utile, tant pour l'explication causale que pour les soins et les mesures de nature juridique et sociale. La question, amplement débattue, est celle des limites. Selon quels critères pouvons-nous tenir pour pertinente l'adéquation entre fait criminel et fait pathologique ? Inutile ici de rappeler la complexité du débat. Ce qui vaut pour le malade mental criminel s'applique-t-il à l'acte criminel isolé ? L'explication biologique ou psychologique suffit-elle à exclure le sujet du cadre de la responsabilité et de la sanction ?

Il est d'autant plus difficile d'apporter une réponse claire à de telles question que, outre l'imprécision des limites du domaine du pathologique, l'explication psychopathologique entre en compétition directe avec d'autres de nature sociologique. On sait que ce qui peut être tenu pour une perversion individuelle dans un cadre social donné perdra tout caractère psychopathologique propre à la personne quand l'acte est accompli dans un cadre social anomique ou collectivement pervers. D'où une tendance à élargir l'analyse psychopathologique et la définition de son domaine aux comportements collectifs. Sinon on se contentera d'inclure dans le domaine du pathologique le fait criminel qui n'est marqué d'aucune comorbidité psychiatrique et qui survient dans un cadre social qui l'interdit.

Toute autre est la démarche que j'ai qualifiée de philosophique. Elle mérite cette épithète non parce qu'elle s'inscrirait dans le cadre d'une réflexion philosophique mais parce qu'elle a été proposée par des philosophes d'inspiration positiviste qui cherchaient à fonder une psychologie scientifique s'inscrivant dans le cadre des sciences naturelles. Tel fut, en France, le mouvement inspiré par Taine et par Ribot, à la suite de Claude Bernard.

La méthode pathologique consiste non à expliquer mais à se servir, en vue d'une explication du normal, du fait pathologique. C'est la théorie, demeurée fameuse, de l'expérience produite par la nature. Celle-ci crée des modifications de fonction qu'aucun expérimentateur ne pourrait, ni ne voudrait, réaliser délibérément. Les variations, ainsi offertes par la nature, permettent d'observer leurs effets, par différence avec la situation normale. La clinique médicale a fait un large usage de cette méthode qui donnait à l'observation un statut scientifique égal à celui de l'expérimentation.

Dans cette perspective, il est clair que le fait criminel, de variable à expliquer, devient source d'une variation permettant d'expliquer le mécanisme de la vie morale ; par défaut, pourrait-on dire. L'approche est différentielle en ce sens qu'elle s'adresse à l'anomalie, pour reprendre la distinction de Canguilhem, et non plus à l'anormal. Le fait criminel laisse voir des processus de pensée et de comportement qui éclairent par leur différence (ou leur défaut) ce qui se fond dans la conduite morale habituelle. On connaît l'aphorisme de Leriche : « *La santé est le silence des organes* ». Oserait-on le paraphraser ici en disant que la vertu est le silence des régulations morales ?

C'est du moins dans cette perspective qu'il convient de situer une certaine psychopathologie de la délinquance, qui ne prétend pas expliquer le fait mais l'étudier pour mieux comprendre les régulations habituelles de la vie morale. La psychanalyse a joué un rôle important dans ce mouvement. Freud n'avait-il pas dit que le rêve pouvait être considéré comme un objet de la psychopathologie ? Les travaux d'Aichorn chez des enfants et adolescents délinquants sont fidèles à la même démarche. Le rôle des anomalies des processus d'identification a été ainsi bien mis en évidence (pathologie du surmoi, identification à l'agresseur). En France, Lacan a repris l'étude des rapports entre identification et agression, tandis que Lagache s'intéressait à la distinction entre Moi-idéal et Idéal du Moi.

Sans doute, la tentation a été grande chez les psychanalystes d'expliquer le fait criminel par des mécanismes que l'étude psychanalytique des névroses et des perversions avait par ailleurs rendu possible. Que n'a-t-on fait dire au Complexe d'Œdipe, à l'influence précoce de la mère, à la carence paternelle pour expliquer le fait criminel ! Outre le caractère passe-partout de telles explications, il a bien fallu reconnaître qu'elles n'expliqueraient que partiellement le passage à l'acte lui-même (on citera, comme exception, le « cas Aimée » décrit par Lacan).

Mais le principal mérite des travaux cliniques des psychanalystes a moins été d'expliquer le fait que de l'observer dans certains de ses traits pour en décrire le mécanisme. La notion de fait psychopathologique ne s'applique plus au fait criminel mais à tel ou tel processus de pensée que celui-ci laisse voir. À ce qu'il révèle d'anomalies des processus identificatoires, il faudrait ajouter maintenant celles qui concernent le rapport narcissique à autrui, la difficulté de construire une théorie de l'esprit d'autrui. Reconnaître de tels processus à l'œuvre dans le fait criminel n'implique pas qu'ils en soient la cause. On se dégage ainsi du problème insoluble du normal et du pathologique. Une psycho-criminogenèse devient possible qui ne prétend pas réduire le fait criminel au fait psychopathologique.

PREMIÈRE PARTIE ❑

Questions fondamentales

Tenter de faire le point sur les liens entre la criminologie et la psychiatrie constitue une tâche d'autant plus délicate que le sujet d'étude lui-même ne fait pas l'objet d'un consensus. Essayons donc de contourner la difficulté en nous posant plusieurs questions :

■ Quelles sont les différences entre l'*agressivité* et la *violence* ? Qu'est-ce que la violence, et quelles en sont ses modalités ? Existe-t-il une « violence fondamentale », thème cher à Jean Bergeret ? En quoi la violence peut-elle être considérée comme fondatrice des rapports sociaux ? Comment est gérée l'agressivité dans une relation soignante ? Vastes questions, qui débordent évidemment du cadre de cet ouvrage, mais que les intervenants dans les champs de la justice, de la sociologie, de la psychologie et bien sûr de la psychiatrie sont amenés à se poser, en particulier lorsqu'ils se trouvent confrontés à des situations particulièrement délicates à gérer sur le terrain, qui « font violence » à leur savoir-faire... Comment enfin aborder la question de la *dangerosité* ? Par l'épidémiologie (à l'instar de Heinz Häfner et Wolfgang Böker), par le structuralisme (Serge Bornstein), par la clinique psychiatrique traditionnelle (Cyrille Koupernik) ? Il revenait à Régis Pouget, auteur d'une étude princeps sur le sujet, de faire ici la synthèse.

■ À trop parler de l'agressivité et de la dangerosité, on en oublie parfois ceux qui retournent leur violence contre eux-mêmes. Quels sont les liens entre l'hétéro-agressivité et l'*auto-agressivité ?* Comment aborder la question des relations suicide-homicide ? Arouana Ouedraogo, puis Henri Georges Bonhomme traiteront de ce problème complexe.

■ Pourquoi la Loi peut-elle être considérée comme fondatrice du Sujet ? Dans quelle mesure également parle-t-on des mêmes choses, lorsque sont utilisés les mêmes termes, mais dans des contextes différents ? L'exemple du mot *loi* est significatif ; de la formule de Platon « *La loi est le maître des dirigeants et les dirigeants sont les esclaves de la loi* » à celle de Lacan « *Le désir du père c'est la loi* », il y a eu plus de deux millénaires... Yvonne Périssé nous éclairera sur l'apport de la théorie analytique à la compréhension de cette délicate question.

■ Qu'est-ce que la *norme* en matière de criminologie et/ou de psychiatrie ? Vaste thème, que chacun pourra développer à loisir, à partir de deux exemples qui nous ont semblé significatifs : celui des limites du concept de « délinquance sexuelle » (sujet traité par Henri Nhi Barte), et celui de l'utilisation personnelle de produits stupéfiants (Alain Luts et Jean-Paul Roussaux envisageront le cas particulier de l'usage illicite de cocaïne en Belgique).

■ Quels sont les liens épistémologiques tissés par l'Histoire entre le *savoir psychiatrique* et le *savoir criminologique*, et quel a été l'apport du premier au second ? Françoise Digneffe, criminologue, et Georges Lanteri-Laura, psychiatre, présenteront chacun leur vision sur cette question passionnante.

■ Quels sont enfin les liens entre le *crime*, phénomène individuel, et la *criminalité*, phénomène collectif ? Raymond Gassin était certainement le mieux qualifié pour nous éclairer sur ce point fondamental.

1. Comment comprendre la séquence agressivité-dangerosité-violence ?

Dans la pensée de Régis Pouget, *agressivité* et *violence* semblent occuper chacune une berge du grand fleuve de la vie, se trouvant reliées entre elles par le pont de la *dangerosité*. La *dynamique criminogène* correspondrait au passage étroit, et parfois aléatoire — d'où la référence à la *théorie des jeux* — de l'*agressivité* à la *violence* (*i. e.* à l'agression violente).

1.1. La violence

Jean Bergeret, professeur émérite de l'Université Lyon II et co-fondateur de l'Institut de Psychanalyse de Lyon, explique l'importance du concept du *violence fondamentale* en criminologie, et rappelle que, pour Freud, l'agressivité représente un « *mélange des deux instincts de base : violence et libido*[1] ».

Violence, psychopathologie et criminologie

J. Bergeret

La criminologie, depuis son entrée en scène dans l'étude des aléas délictueux ou criminels des rapports entre humains, n'a cessé de chercher des références et des repères utilisables du côté de la psychologie et des déboires pathologiques de l'esprit. Cette démarche a conduit le criminologue à s'intéresser aux conséquences manifestes de l'agressivité, de la haine, ou du sadisme. Or ce ne sont là que des attitudes assez voisines et un autre aspect des origines des exactions humaines ne s'est sans doute pas trouvé assez attentivement pris en compte. Il s'agit de la violence au sens spécifique, à la fois étymologique et psychodynamique, du terme. On a, depuis bien longtemps, pris l'habitude de dénoncer « les violences », c'est-à-dire les méfaits résultant sur un individu de l'action néfaste exercée par un autre individu. Ce pluriel, utilisé dans le sens d'une globalité, recouvre aussi bien des faits en eux-mêmes fort divers qu'une grande variété de causes pouvant se trouver à l'origine de tels faits. Le terme de « violence » se voit employé de façon trop générale, imprécise et souvent fallacieuse. Une telle confusion s'est avérée de nature à entretenir des erreurs parfois assez graves dans le cadre des connaissances psychologiques tout autant que dans les diagnostics portés au registre psychopathologique, et également, ce qui nous intéresse particulièrement ici, en criminologie.

Le concept de violence

La notion de violence a bien souvent prêté à équivoque. Même chez les psychanalystes qui ont longtemps confondu violence et agressivité, malgré les mises en garde répétées tout au long de l'œuvre de Freud pour réserver une place à part à une catégorie de dynamismes très archaïques, brutaux mais non sadiques, communs, dit Freud, à l'être humain et aux animaux. On n'a pas assez retenu cet aspect pourtant très évident de la pensée freudienne ouvrant une porte importante sur une métapsychologie essentielle de la violence instinctuelle en rapport avec l'étape narcissique première de toute psychogenèse.

Le terme de « violence » dérive directement du latin « *violentia* » qui découle lui-même par l'intermédiaire du grec « *Bios* » (qu'il y a lieu de prononcer « *Vios* ») d'un radical indo-européen qui signifie « force vitale ». Du point de vue étymologique, c'est-à-dire dans la façon de traduire en mots l'inconscient collectif commun à toute une socio-culture, la violence c'est donc avant tout la vie, la vie et la survie de soi-même, et non la blessure voire la mort de l'autre.

La théorie psychanalytique nous a livré une conceptualisation assez élaborée du groupe des pulsions sexuelles tournées vers le plaisir sexuel et la procréation. Cette théorie reconnaît d'autre part l'existence d'un second courant instinctuel envisagé comme opposé au premier

1. BERGERET J. (1995) : « *Les délinquances dites sexuelles. Le point de vue du psychanalyste* », Nervure, 8, 7, 62-77.

et en opposition d'égalité synchronique avec ce premier groupe. On reconnaît là la conception psychanalytique classique du « conflit ». De nos jours cette théorie se voit révisée dans une optique diachronique, c'est-à-dire postulant que le conflit de base véritable chez tout humain se présente comme un conflit entre générations de conflits. Il s'agirait donc d'un conflit concernant les difficultés éventuelles (et non obligatoires) survenues dans l'articulation des pulsions sexuelles (registre œdipien) sur les dynamismes violents beaucoup plus archaïques destinés à assurer la survie du sujet, dès sa naissance, et avant même qu'entrent en jeu les pulsions sexuelles avec leurs conflits intrinsèques de nature œdipienne.

L'instinct violent naturel n'est ni « bon » ni « mauvais » en lui-même. Il existe, et c'est son destin qui marquera l'orientation affective, principale ou accessoire, du sujet. Le rôle de la violence instinctuelle n'est pas d'attaquer l'autre et surtout pas par plaisir. Il s'agit fondamentalement de protéger l'existence et l'intégrité narcissique du sujet, quitte secondairement et par simple voie de conséquence à porter atteinte à l'autre, et pour des raisons non pas agressives mais purement défensives. La violence ne procure aucun plaisir à faire éventuellement mal, contrairement à l'agressivité, à l'attitude sadique et à la haine qui comportent toutes trois une part plus ou moins notable d'érotisation. L'évolution heureuse de l'instinct violent consiste à s'intégrer au sein du courant pulsionnel de nature sexuelle pour apporter à celui-ci le renfort de son propre dynamisme en direction de l'amour et de la créativité. Dans les évolutions plus fâcheuses, au contraire, c'est une partie de la libido sexuelle qui se voit récupérée par la violence et qui vient érotiser celle-ci pour donner naissance à l'agressivité.

Une pathologie de la violence ?

Les dynamismes authentiquement et exclusivement violents se présentant comme à la fois naturels et constants chez tout individu, il n'est donc pas question d'envisager une pathologie propre de la violence. Tant que les dynamismes instinctuels primitifs demeurent d'ordre simplement violent, ce n'est point leurs éventuelles régressions sur un mode infantile qui seraient de nature à inquiéter le psychopathologue voire le criminologue. Il peut s'agir le plus souvent de plus ou moins vifs « caprices » d'ordre narcissique, caractériel et affectif qui ne risqueront pas d'engendrer des actes répréhensibles bien conséquents ; la « légitime défense » constituant un motif absolutoire. La psychopathologie apparaîtra au contraire dans la façon dont la violence naturelle se verra économiquement traitée à l'intérieur du fonctionnement mental global du sujet.

Le modèle le plus redoutable d'évolution de la violence naturelle découle d'une érotisation de cette violence en direction de l'agressivité. Le sujet non seulement peut, à telle ou telle occasion et de façon passagère et fortuite, ajouter un supplément de plaisir à sa pensée puis à son action issue de la violence. On entre ainsi dans le domaine des manifestations agressives. Il ne s'agit pas alors d'une véritable « pulsion d'agression ». On connaît l'opposition de Freud à l'égard des théories émises en 1908 par A. Adler. Les conduites agressives ne correspondent pas à une pulsion originale et surtout originelle. Il n'y a pas de courant naturellement agressif comme il existe des courants naturels d'ordre sexuel ou violent. L'agressivité se limite à une notion affective ou à un comportement manifeste alliant les deux grands courants pulsionnels fondamentaux qui, eux seuls, ont un statut naturel et originel.

Cette conception psychanalytique mitigée des origines de l'agressivité ne peut nous faire minimiser l'importance des mécanismes agressifs dans la vie courante et surtout en matière de psychopathologie. En effet, si l'agressivité se trouve de façon plus ou moins banale en rapport avec l'ambivalence obligatoirement présente chez tout individu, dans certaines situations l'agressivité va au contraire envahir l'essentiel du fonctionnement affectif du sujet. On retrouve cette primauté de l'agressivité exercée de façon foncière à l'intérieur du mécanisme psychotique. On peut considérer en effet que si la structure névrotique, triangulaire et œdipienne, s'établit autour d'un primat organisationnel exercé par les pulsions sexuelles tout de suite après le passage de l'Œdipe, la structure psychotique de son côté, dépend d'un primat organisationnel très précoce, et bien avant l'Œdipe, exercé par une violence primitivement érotisée en agressivité. Le passage à l'étape œdipienne puis l'adolescence apporte non pas une chance d'échapper à un tel primat agressif mais au contraire un renforcement de l'érotisation agressive, si constante dans l'univers psychotique.

À l'opposé de ce mode de fonctionnement affectif, et à l'intérieur du groupe des structures névrotiques organisées sous le primat du génital, on peut rencontrer à tout moment, selon les aléas environnementaux, des poussées agressives plus ou moins importantes mais demeurant ponctuelles et parcellaires et n'altérant jamais l'essentiel du mode spécifique d'organisation profonde de la personnalité.

En dehors et à côté de ces deux variétés bien classiques de structures, il convient de considérer comment la violence se voit économiquement traitée à l'intérieur de la très vaste catégorie clinique des organisations dépressives. Ces modes d'organisations demeurées fragiles et d'une durabilité toujours incertaine, ont dépassé le risque psychotique mais pas encore atteint pourtant un statut structurel névrotique.

À l'intérieur d'une telle palette de variétés de déficiences narcissiques, les deux groupes de tendances classiques se voient également et fortement réprimés. Une poussée défensive assez globale à l'égard de tout ce qui peut apparaître comme pulsionnel se développe chez le sujet. Tout autant en direction des pulsions sexuelles qu'en direction des dynamismes violents. L'idéal de Soi subtilement grandiose sous des allures parfois de modestie apparente, conduit à des inhibitions, à des dénégations et à des contre-investissements divers destinés à masquer et à repousser du mieux possible (ou du moins mal possible) la plus grande part des exigences naturelles. On ne peut parler de masochisme puisque le plaisir (composante nécessaire de tout masochisme authentique comme de tout véritable sadisme) est exclu. Il s'agit surtout d'une sorte d'autopunition tout autant narcissique que génitale prenant parfois l'aspect évident d'une autodestruction plutôt que d'une manifestation masochique.

Le traitement des dérapages éventuels de la violence naturelle nous ramène aux attitudes classiques, bien sûr, de thérapeutique des débordements psychotiques, des conflits névrotiques ou des différentes variétés de poussées dépressives. Il ne semble pas avoir beaucoup à ajouter à tous ces registres. Par contre la prévention des dérapages fâcheux de la violence instinctuelle naturelle se révèlent d'une particulière importance. Ces mesures préventives ne concernent pas spécifiquement le psychopathologue. Elles sont du ressort de tous les environnements habituels d'un enfant ou d'un adolescent qui rencontrent des difficultés dans l'intégration des dynamismes violents au sein du courant des pulsions sexuelles. Les défaillances intégratives auxquelles il est fait ici allusion ont intérêt à se voir détectées de la façon la plus précoce possible. Mais qui va se trouver dans la situation la meilleure pour détecter cette sorte de défaillance ? Sinon les environnements naturels qui auront eux-mêmes une part plus ou moins importante de responsabilité relationnelle en cette affaire ? Même dans les cas où, plus tardivement, les divers environnements (familiaux éducatifs, ou sociopolitiques) se déclarent par la suite victimes d'une mauvaise intégration de la violence naturelle et de sa dégénérescence en agressivité, on comprend pourquoi une sorte de cercle vicieux interactionnel a pu s'établir précocement, en générant d'abord des dysfonctionnements évolutifs au registre des dynamismes violents puis aussi des effets secondaires de ces dysfonctionnements, dont on aura projectivement tendance par la suite à se plaindre et à se poser en victime.

Violence et criminologie

L'usage du terme « violences », au pluriel, apparaît sans aucun doute comme des plus habituels en criminologie. Tout comme il est employé sous cette forme assez générique dans le langage courant pour couvrir l'ensemble des exactions qui portent physiquement ou moralement atteinte à une victime. Un autre emploi du terme de « violence », au singulier cette fois, en criminologie, se rapporterait plutôt au climat affectif passionnel intime ayant déterminé une exaction dont on chercherait à discuter le degré de responsabilité du sujet. Ces deux usages diffèrent sensiblement de l'idée que le psychologue ou le psychopathologue se font de la notion de « violence », mais ne sont pas sans rapport avec une telle conception.

Un des soucis majeurs en effet de la criminologie consiste en la recherche du degré d'imputabilité des comportements répertoriés comme répréhensibles. On se trouve amené dans cette optique à rechercher le rôle exact qu'a pu jouer la violence dans une conduite ayant entraîné des dommages à autrui, et souvent des dommages graves, vitaux même parfois. C'est à ce propos que le psychanalyste peut se sentir autorisé à intervenir pour tenter d'éclaircir une situation affective dont il s'agit de comprendre les motivations profondes et le but réel poursuivi. De manière à apprécier avec le plus de rigueur possible une éventuelle atténuation dans la responsabilité des dégâts causés aux victimes. Éventuellement le rôle volontaire ou non, conscient ou non, joué par les victimes dans les méfaits qu'elles ont finalement endurés.

Beaucoup de nuances sont sans aucun doute indispensables dans l'application à des faits précis des données théoriques ou cliniques présentées de façon plutôt synthétique par les psychanalystes. Mais les travaux progressivement conduits à partir des postulats freudiens d'origine se présentent comme des repères importants pour la réflexion propre au criminologue ; en particulier en matière de violence.

À l'origine des attitudes physiquement ou affectivement dommageables, le psychanalyste est à même de montrer qu'il est important, en matière d'imputabilité, de reconnaître la différence foncière et intentionnelle existant entre la violence telle qu'il la conçoit, d'une part et d'autre part le groupe des attitudes hostiles, sadiques, haineuses, etc. dont le prototype, pour un psychanalyste, se voit représenté par l'agressivité. C'est sur une telle distinction qu'il paraît utile d'insister.

La première différenciation entre violence et agressivité passe sur l'intentionnalité de ces deux attitudes : le sujet qui fait preuve d'agressivité prend un plaisir réel, même si cela n'est pas évident, à causer un dommage à l'autre. L'agressivité est toujours érotisée et vise vraiment à trouver une satisfaction dans l'attente de l'autre. La simple violence naturelle ne comporte aucune trace de plaisir ; la violence correspond à un besoin instinctuel de défense du sujet. Il s'agit, comme nous l'avons vu plus haut, d'un instinct d'auto-conservation. Même si l'attaque de l'objet comporte des conséquences fâcheuses pour celui-ci, le but recherché par le sujet n'est pas de porter préjudice à l'objet mais de se protéger contre cet objet. Que la menace vécue par le sujet soit réelle ou simplement imaginaire, on ne peut pas dire qu'il existe chez ce sujet une préméditation pernicieuse dans la motivation de ses attitudes les plus cruelles en fin de compte. Éventuellement même l'élimination de l'objet peut se voir réalisée, mais uniquement pour des raisons défensives.

L'agressivité d'autre part vise un objet nettement défini et auquel sont attribuées des caractéristiques précises d'un point de vue relationnel. Un tel objet est associé à l'imaginaire œdipien et au passé affectif libidinal du sujet ; même si cette association de représentations demeure d'ordre fantasmatique. La simple violence instinctuelle au contraire n'a pas à relier l'objet à son histoire personnelle de sujet sexualisé. Dans la violence, la spécificité de l'objet n'entre pas en compte. L'objet est perçu sous la simple forme d'un « non soi » et non pas comme représentant réellement un autre sujet (ce qu'on appelle en ternes relationnels œdipiens un « objet »).

La violence, comme nous l'avons vu plus haut, représente un dynamisme instinctuel inné et en cela naturel, tout comme les pulsions sexuelles. La violence, tout comme la sexualité en tant qu'instinct, ne peut être l'objet d'un jugement de valeur. Elle s'exerce naturellement et ne peut faire, de ce fait, l'objet d'une réprobation. Ce qui importe avant tout ce n'est point la présence (obligatoire) de la violence naturelle mais simplement l'utilisation qui en est faite par le sujet : soit mettre cette violence au service des forces d'amour et de créativité, soit au contraire retirer à ces forces positives une part de leur érotisation pour mettre celle-ci au service de la violence et perversifier ainsi cette violence pour donner naissance à une dose plus ou moins importante d'agressivité.

Du point de vue du criminologue, on peut considérer que les actions purement défensives relevant de la simple violence conservatrice constituent une « légitime défense » alors que les actions agressives doivent être examinées au crible des circonstances qui, dans l'histoire du sujet, ont pu justifier, ou non, de telles manifestations, ainsi qu'au regard aussi du degré de conscience que le sujet a pu avoir de sa détermination personnelle dans de telles actions.

Un exemple de réflexion différentielle destinée à séparer violence et agressivité peut être tiré de faits divers qui posent des problèmes difficiles à reconnaître dans leur verticale nature. Il s'agit de ce qu'on appelle dans le passé une « bavure policière ». Des nuances sont certes toujours indispensables mais nous pouvons cependant dire, en gros, qu'il y a simplement violence naturelle et instinctive si le policier a tiré sur un antagoniste qu'il conçoit (à tort ou à raison d'ailleurs) comme le menaçant vraiment. Alors qu'il y a agressivité si le policier a tiré au contraire dans une finalité affective reconnaissable dans sa spécificité au cours de l'expertise. Par exemple si l'antagoniste est conçu par le policier comme ayant des traits communs avec un parent (ou un apparenté) maudit, d'un rival affectif, ou ayant un rapport quelconque avec des événements réels du passé, ou simplement des caractéristiques symboliques chargées d'un sens conflictuel spécifique (situation sociale, politique, ethnique, etc.).

En poussant les choses plus loin encore, nous pouvons reconnaître que dans la violence la réalité du fonctionnement affectif de l'autre ne joue pas un très grand rôle du fait même que la violence, d'essence fondamentalement narcissique, ne s'intéresse pas tellement à la spécificité objectale. Dans la réaction agressive du sujet, au contraire, nous assistons à des débats affectifs qui se déroulent au registre de la libidinisation et de l'altérité objectale. La part de l'interaction qui revient à l'autre ne peut être alors passée sous silence. Quand on étudie les motivations profondes d'une attitude agressive, on ne peut ignorer l'obligatoire interaction multilatérale en jeu dans toute construction, imaginaire. Cet aspect complexe de bien des exactions agressives n'a pas échappé aux criminologues qui se sont penchés sur l'étude des différentes formes de viol. Beaucoup de viols n'ont qu'une très minime composante sexuelle, juste de quoi montrer que l'agressivité comporte une part d'érotisation. Mais l'acte, essentiellement agressif, prenant allure de viol sexuel met en cause la façon dont l'objet (en le voulant ou non) s'est vu représenté par le sujet agressif. Il en est de même de certains parricides ayant défrayé les chroniques judiciaires. Les motifs de l'agressivité du meurtrier peuvent-ils se voir compris en faisant abstraction de la longue interaction familiale qui a précédé le meurtre ? La pression sans cesse montante des non-dits successifs conduit à une explosion agressive devenue fatale et inéluctable. Le meurtre commis par le sujet jouant finalement le rôle d'émissaire a peut-être été précédé par une longue période d'agressivité familiale (qui n'est pas forcément évidente) de la part des victimes. Le meurtre final peut prendre, pour le psychopathologue, valeur de suicide individuel ou collectif. De tels développements fort complexes ne se rencontrent jamais quand il s'agit d'une simple violence instinctuelle défensive.

Bibliographie

(1) BERGERET J. (1995) : « Les délinquances dites sexuelles. Point de vue du psychanalyste », Nervure, VIII, 7, 62-79.
(2) BERGERET J. (1996) : *La violence fondamentale*, Dunod, 3e éd., Paris.
(3) BERGERET J. (1994) : *La violence et la vie*, Payot, Paris.

1.2. L'agressivité et la violence en psychiatrie

Agressivité et *violence* sont trop souvent confondues[1]. Pourtant, ainsi que le relève Reynaldo Perrone[2], « *l'agressivité sert à définir le territoire de chacun, à faire valoir "son droit". Elle est une force de construction et de définition de l'individu. La violence, elle, fait éclater le territoire de l'autre et le sien propre, elle envahit et rend confuses les limites. Elle est une force de destruction de soi et de l'autre.* » L'*agressivité*, « positive », et la *violence*, « négative », conditionnent évidemment les rapports interpersonnels. Interrogeons-nous sur les circonstances émergentes des *actes violents* dans la praxis psychiatrique, non seulement du côté des soignants mais aussi du côté des malades.

1.2.1. La violence envers les malades

Lorsque Philippe Pinel est représenté en libérateur mythique des aliénés, séparant ainsi les fous des autres prisonniers, il se pose d'emblée, par cet acte symbolique — car la paternité de l'acte réel historique lui est aujourd'hui contestée — en défenseur des malades, victimes d'un malheureux

1. Erich Fromm distingue l'*agressivité bénigne* (pseudo-agression ludique par exemple, agression défensive) de l'*agressivité maligne* (ainsi dénommée car destructrice, et dont le comble est représenté d'après lui par la nécrophilie). [FROMM E. (1973) : *La passion de détruire. Anatomie de la destructivité humaine*, Théo Carlier trad., Robert Laffont, Paris, 1975].
2. PERRONE R., NANNINI M. (1995) : *Violence et abus sexuels dans la famille*, ESF, Paris.

amalgame qui les laissait croupir dans l'incurie punitive des geôles. Cet acte fondateur de la psychiatrie — car tout à la fois humaniste, prometteur d'une nouvelle façon d'aborder la folie, et surtout curatif — engagera les aliénistes dans un rôle, sans cesse renouvelé, de protection des malades mentaux, considérés comme des victimes potentielles d'une justice qui ne semblait pas vraiment faite pour eux (d'où la lutte d'Esquirol par exemple pour faire échapper à l'échaffaud les « criminels irresponsables mentaux » [cf. IV, § 1.1.], mais aussi la mise en place de tout un système médico-légal spécifique : internements, tutelles...). L'idée d'une *vulnérabilité* particulière des patients [III, § 2.2.1.], récemment exprimée à nouveau en France par exemple dans les textes relatifs à la protection des personnes qui se prêtent à des recherches biomédicales, contrebalance en quelque sorte l'idée d'une *dangerosité* potentielle particulière [cf. I, § 1.3.]. Le malade mental n'est-il pas plus souvent victime qu'agresseur[1] ? Gérard Amphoux nous livre ici sa grande expérience de clinicien.

Les malades mentaux... des victimes ?

G. Amphoux

À première vue, c'est bien le contraire à quoi l'on pense. En effet la violence et l'agressivité des malades mentaux ne sont ni exceptionnelles, ni facilement contrôlables. Mais certains malades en raison de leur faiblesse peuvent à l'inverse être la proie et la victime de leur entourage.

I. La victimologie

A. Dans quels endroits et de qui sont-ils victimes ?

1. Les lieux

Aucun lieu ne protège ces malades. Certes on pensera d'abord à la rue où, sans méfiance ni capacité de réaction efficace, ils peuvent être abordés, manipulés et violentés. Mais les lieux publics, en dépit de la foule, et malgré la présence de nombreuses personnes (salles de spectacles, transports en commun, etc.) peuvent être concernés.

Les faits peuvent se dérouler aussi dans un établissement de soins, où cependant une surveillance permanente par les membres du personnel est organisée. C'est aussi le cas des établissements pénitentiaires où, en dépit de leur pathologie, maints malades mentaux sont détenus. Le cadre familial lui-même peut être en cause.

2. Qui sont les auteurs ?

a. Dans la rue et les lieux publics

Dans la rue et dans les lieux publics, il s'agit de personnes à l'affût d'une proie facile : psychopathes ou marginaux, qui ont le flair et l'expérience pour repérer leurs victimes et les détrousser de leur argent ou de leurs vêtements. Ils peuvent les suivre jusqu'à leur domicile, où ils poursuivent leur racket et où ils peuvent même s'implanter. Sont responsables aussi des pervers sexuels : la passivité et le manque de discernement de certains malades les désigne comme des partenaires dociles. La violence gratuite, si fréquente dans les bandes d'adolescents, celle d'individus qui se défoulent sadiquement, sans raison apparente, peuvent aussi s'exercer sur les personnes les plus faibles que sont les malades. Parfois c'est le comportement bizarre de ceux-ci qui est à l'origine d'un enchaînement agressif qui, à partir du quolibet, monte jusqu'à des extrémités inimaginables.

Des délinquants professionnels ou en puissance peuvent repérer nos malades pour détourner progressivement leurs biens. Les trafiquants de drogue, en fait les petits dealers, recherchent parfois la complicité de malades qui deviennent ainsi des receleurs.

b. En milieu de soins

Les malades mentaux

On doit simplement indiquer ici quelle est la pathologie des malades mentaux agresseurs. Cette violence, en institution, a été souvent étudiée et ses causes principales mises en lumière. Un large éventail de la pathologie mentale est concerné.

L'hétéro-agressivité est souvent le fait des caractériels et des psychopathes. Elle éclate sans autre raison que circonstancielle, et elle se répète sans fin. Elle peut être très violente. Le

1. Lire en particulier, de Hubert Mignot (1988, †) : « *Sur la violence à l'hôpital psychiatrique, hier et aujourd'hui* », L'Inform. Psy., 64, 3, 337-340.

Docteur Maillard, lors d'une discussion dans une société savante, a rapporté le cas d'un asocial (qu'il n'y avait peut-être pas lieu de considérer comme un malade ?) qui avait brisé le nez d'un schizophrène interné, parce qu'il voulait fermer la fenêtre de leur chambre, et qui avait aussi fracturé les côtes d'une autre malade.

Le schizophrène est lui aussi à l'origine d'agressions souvent impulsives et donc difficilement prévisibles, même en milieu hospitalier. On doit citer aussi l'agressivité du sadique, du pervers. Le revendicateur (délirant, petit paranoïaque, ou hypochondriaque) s'attaque bien entendu à celui qu'il considère comme responsable de préjudices divers. On peut donc prévoir ses réactions.

Quand il s'agit de rivalité, l'agressivité en institution est assez rare. On la rencontre plus souvent dans le milieu extérieur, lorsque deux patients ont entre eux des relations personnelles plus ou moins étroites.

On comprend facilement que la fureur d'un accès épileptique ou maniaque puisse se traduire non pas uniquement par une crise clastique, mais aussi par des dommages corporels (pas nécessairement délibérés) dont sont victimes les personnes dont le seul tort est de se trouver à portée.

Les médecins

Il est à peine nécessaire pour aborder la responsabilité des médecins de signaler un cas de figure qui est exceptionnel : celui des internements abusifs. Au temps des *Lettres de cachet*, ils ont peut-être existé au détriment de personnes saines d'esprit (en tout cas dans les fantasmes collectifs). À l'heure actuelle, il ne pourrait s'agir que de prolongation abusive d'une hospitalisation. Mais bien plus fréquentes sont les sorties prématurées.

En matière d'essais thérapeutiques et d'expérimentations, on connaît la responsabilité de certains régimes politiques, qui ont traité les malades mentaux comme des cobayes. On sait qu'une telle dérive est à l'heure actuelle impossible en France, compte tenu des exigences du Code de déontologie — le consentement éclairé des malades pose cependant des problèmes importants dès lors qu'il s'agit de malades mentaux — et de la réglementation très contraignante des expérimentations humaines.

c. L'entourage familial

La responsabilité des agressions dans le milieu familial est le fait soit de la personnalité pathologique ou de la maladie mentale d'un membre de la famille, soit d'une situation conflictuelle ou de relations équivoques entre plusieurs membres de la famille ; par exemple : enfants handicapés ayant fait naître une forte culpabilité chez leurs géniteurs qui se considèrent responsables de cette infortune, conflits conjugaux dont l'enfant est le bouc émissaire, sadisme, sexopathie du père, couple parental alcoolique...

d. En prison

Sont responsables de sodomisation et de violences physiques (coups, tortures) de nombreux psychopathes incarcérés, des caïds, des pervers. Il n'est pas toujours facile (en dehors peut-être des pervers sexuels) de prévoir la persistance des actes de violence après la libération, comme nous allons le voir, et pas toujours aisé de la prévenir en milieu carcéral.

B. Qui sont les victimes ?

Certains malades sont les victimes fortuites de sujets violents dans la mesure où seul le hasard les a mis en présence de l'agresseur (dans la rue, et surtout à l'hôpital). Nous n'en parlerons pas.

En revanche, d'ordinaire, c'est la nature de leurs troubles mentaux, ou les relations qu'ils ont établies avec l'auteur de l'agression, qui explique leur condition de victime. À cela, il faut ajouter le rôle de circonstances particulières.

Les enfants psychotiques ou arriérés et les déments séniles ou organiques, sont la proie de pervers, de sadiques, ou d'escrocs s'il s'agit d'atteinte à leurs revenus ou à leur patrimoine.

L'hystérique, le mythomane en raison d'attitudes de séduction ou de provocation, favorisent le passage à l'acte des violeurs et des escrocs. La névrose d'échec, la névrose de destinée, le masochisme moral, placent les malades dans des situations dangereuses. C'est dans ces conditions qu'ils peuvent être victimes d'agressions, qu'ils n'ont pas consciemment désirées (certaines « femmes battues » présentent cette pathologie).

La vénalité, la cupidité, le déséquilibre psychique, peuvent placer ceux qui présentent ces troubles dans des impasses : interventions de bandes, de racketteurs, de souteneurs, de rivaux. La conclusion peut être au mieux des coups et blessures, au pire le viol, la prostitution, l'homicide...

Les toxicomanes encourent les mêmes dangers. Les alcooliques aussi, mais à un moindre degré. Il s'agit de violence entre ivrognes, ou bien de couples d'alcooliques psychopathes sadomasochistes.

Parfois les déprimés sans défense s'exposent à des mauvais traitements. H. Ranjeva, dont nous citerons le travail, relate à ce sujet une observation curieuse d'une femme, âgée et dépressive, qui fait naître chez son mari (lui-même dépressif, mais à un bien moindre dégréé) le projet d'un suicide à deux ; il l'étrangle en la bâillonnant (lui-même arrivant à survivre).

Des situations particulières peuvent aussi être citées : par exemple l'attitude provocante d'un maniaque, l'imprudence (en matière sexuelle surtout) d'une jeune fille immature, la légitime défense (ou considérée comme telle) de celui qui se croit menacé par un délirant ou un psychopathe, une situation de crise ou de deuil qui pousse celui qui la traverse à rechercher imprudemment des appuis, très aléatoires. Tout cela fait de ces sujets des proies faciles.

En milieu institutionnel, des réseaux relationnels s'établissent avec un jeu de statuts et de rôles parfois complexe ; d'où la survenue de rivalités, de jalousies, de délations. L'agresseur et sa victime sont donc liés par des relations, qui peuvent être conflictuelles. Le passage à l'acte est prémédité, ou en tout cas prévisible, même pour la victime. Une situation voisine peut se rencontrer en milieu carcéral.

À la limite de la pathologie, nous pouvons encore mentionner les risques multiples courus par toutes sortes de jeunes plus ou moins désocialisés, errants, à la recherche de « grands espaces amis » (décrits par L. Millet[1]), et chez ceux dont Schifres[2] se demandait : « *Que vont-ils chercher à Katmandou, ces milliers de jeunes ?* »

C. Victimes de quoi ?

Pour traiter ce chapitre, nous relaterons un certain nombre d'observations de violences ou de spoliations dont sont victimes des malades mentaux. En indiquer la fréquence ou envisager une étude statistique nous paraît être une tâche impossible. Beaucoup de faits ne sont pas divulgués ou ne font pas l'objet de plainte. Lorsqu'il y a cependant une intervention judiciaire, les non-lieux sont fréquents. La réparation des dommages est souvent aléatoire. Pour autant une telle évaluation ne serait peut être pas d'un grand intérêt et n'apporterait pas d'élément d'information utilisable pour la mise en place de moyens de prévention, comme nous allons le voir. À titre d'exemple, indiquons cependant une source d'informations, dont le caractère est fragmentaire : cinquante psychiatres ont été mis en cause par des plaintes déposées contre eux en 1994 (en fait il s'agit des déclarations faites à la compagnie d'assurances « Le sou médical »). Il s'agissait dans sept cas d'une allégation de défaut de surveillance ; deux concernaient les personnes tuées à l'hôpital par des malades.

1. En matière d'atteinte aux biens

Nous avons la connaissance personnelle de nombreux malades, schizophrènes pour la plupart, dont l'appartement est squatté par d'autres malades mentaux ou des marginaux, vivant plus ou moins à leur charge. Ils peuvent même chasser le malade de son domicile.

Des gens âgés ont rédigé des testaments au profit de personnes ayant su capter leur sympathie et qui ont exercé un ascendant suffisant pour obtenir l'établissement d'un acte à leur profit. L'une d'elle était un homosexuel de qui un jeune marginal a pu obtenir d'abord beaucoup d'argent puis un testament en sa faveur (mais il a pu être annulé par la suite) [cas personnel].

Nous avons connu aussi une schizophrène paranoïde dont le frère était le curateur ; il avait pu détourner pendant plusieurs années une partie de son allocation de handicapée adulte.

1. MILLET L. (1981) : « *Vagabondage, espaces et philobalisme* », Ann. Médico-Psychol., n° de fév.
2. SCHIFRES (1970) : « *Réalités* », n° de nov.

Les médias, il y a plusieurs années, ont relaté le cas d'un malade, interné depuis plusieurs années, qui avait été dépossédé alors de son appartement par un infirmier de l'établissement.

2. En matière de coups et blessures

Leur fréquence est telle qu'ils échappent à toute comptabilisation et qu'ils font rarement l'objet d'une publication. Citons quelques cas personnels :

■ Dans les rues : H. Didier, schizophrène paranoïde, interprétant, présentant de nombreux thèmes d'influence, réclame des « explications » avec une attitude agressive, à des inconnus. Le ton finit par monter, et Didier se retrouve aux Urgences de l'hôpital, avec le nez cassé et des plaies au visage. A. Belaïd, toxicomane très dépendant et revendeur de drogues dures, a été à plusieurs reprises violenté par d'autres dealers. R. Stéphane, schizophrène très doux et homosexuel, parfois prostitué, reçoit à plusieurs reprises des menaces, puis des coups de la part de souteneurs ou de prostitués rivaux auprès de qui il s'incruste en racontant son délire.

■ En milieu hospitalier : B. Henri, débile, mythomane, caractériel et surtout pervers (à l'âge de quatorze ans il a sauvagement sodomisé un adolescent avec un manche à balai) est souvent hospitalisé ; il agresse sans raison un malade sans résistance, durant son sommeil. Z. Michel, schizophrène halluciné, agresse aussi d'autres malades, sans raison apparente, d'une façon impulsive. N. Alexandre, âgé de quinze ans, caractériel un peu pervers, confié par le juge à des institutions, renverse durant une brève hospitalisation une malade âgée et lui brise la clavicule.

De tels faits se rencontrent en grand nombre dans les Unités pour malades difficiles [IV, § 2.2.1.]. Caractériels, schizophrènes ou pervers organisent de véritables rackets, frappent et terrorisent les plus faibles. S'il s'agit de schizophrènes délirants, les blessures par arme blanche ou instruments contondants ne sont pas rares. Mlle B. Fabienne, qui a des compulsions agressives, parfois aggravées par la prise d'alcool, tente ainsi d'étrangler sans aucune raison une autre malade, âgée.

3. En matière d'homicides

■ *En dehors des institutions soignantes* : H. Scharbach relate l'histoire de Loïc, qui étrangle à son domicile, où il l'a recueillie, une jeune fille de seize ans, en fugue d'un foyer d'hébergement, et cela sans raison apparente. Il coud ensuite son corps dans un sac. Ranjeva rapporte le cas d'un caractériel brutal, alcoolique et amoral, tué par sa femme. L'une de nos malades, Laurence L., jeune schizophrène, à l'occasion d'une fugue, est prise en voiture par un automobiliste avec qui, réfugiée dans son autisme et son monde délirant, elle aura des relations sexuelles non consenties pendant deux jours.

■ Voici quelques illustrations *en milieu hospitalier* : L. Louis égorge un malade qui était entré dans son délire où l'OAS tenait une large place. L. Lydia, délirante paranoïde elle aussi, tue par strangulation une autre malade. D. Jean-Michel (psychose infantile) crève les yeux d'un malade et en tue un autre (par le feu).

4. Le viol [cf. également II, § 1.2.5.3.]

La personnalité des femmes victimes de violences sexuelles a été souvent décrite ; de nombreuses observations ont été publiées par ailleurs.

Il arrive que des rapports sexuels, en milieu hospitalier, engendrent des conflits liés à la jalousie du partenaire habituel de l'un des malades, ou soient très mal vécus par des familles qui peuvent porter plainte (le libre consentement étant contesté). Citons encore trois observations, dont les auteurs ont dû être transférés en UMD : Monsieur L., schizophrène paranoïde, viole une malade (et en agresse une autre avec un gourdin). Monsieur N., héboïdophrène, est l'auteur de toutes sortes d'agressions sexuelles dans le service où il est hospitalisé. Monsieur S., débile et autiste, viole une malade et est transféré dans une UMD.

5. L'homosexualité

Elle occupe une place particulière en matière d'agression. Les auteurs sont soit des homosexuels occasionnels du fait de leur isolement en milieu strictement masculin (prisons ou services hospitaliers fermés). Ils abusent alors de victimes fragiles, principalement de malades jeunes, suggestibles ou déficients mentaux. C'est ainsi que l'un de nos malades, incarcéré à ce moment-là pour un viol, a dû subir en prison des actes de sodomie, au cours desquels il a contracté un SIDA. Nous connaissons aussi le cas de deux malades, internés en services fermés, l'un débile mental caractériel, l'autre psychopathe, qui abusent très souvent d'autres malades plus faibles et qu'ils dominent aussi psychologiquement.

D'autres sont des pédophiles ou des homosexuels pervers, ou devenus secondairement psychotiques. Ils poursuivent à l'hôpital leur quête de victimes, qu'ils ont préalablement sélectionnées.

Il y a quelques années, un adolescent psychotique, issu d'un milieu familial privilégié, ayant eu plusieurs aventures homosexuelles dans l'institution où il avait été placé, est inculpé pour avoir, semble-t-il après sodomisation, donné la mort à sa victime (un arriéré mental épileptique) en lui plongeant la tête dans un seau d'eau de Javel ; il a bénéficié d'un non-lieu.

6. Quelques situations particulières pouvant encore être relatées

Parmi les prostitués, de l'un ou l'autre des deux sexes, on trouve quelques malades mentaux, le plus souvent contrôlés par un souteneur qui apprécie leur docilité.

Divers malades mentaux peuvent, de même, être manipulés par des trafiquants de drogue. Devenus complices ou receleurs, ils risquent des condamnations pénales. Arrivés eux-mêmes à un état de dépendance, c'est leur vie qui est en danger. Auparavant ils peuvent être pris dans un engrenage de violence (rivalités entre revendeurs, agressions pour se procurer de l'argent, prostitution, etc.).

L'euthanasie peut être pratiquée sur des handicapés profonds, par exception sur des déments. Les auteurs, poussés par la culpabilité, le désespoir, une compassion mal comprise, bénéficient la plupart du temps de la compréhension des jurys d'assise, et la presse s'en fait périodiquement l'écho.

L'élimination systématique des malades mentaux, sur une grande échelle, à des fins eugéniques, n'est à l'heure actuelle qu'un souvenir ; de même que certaines expérimentations effectuées sur eux (pour en avoir été tenu comme le principal responsable, un médecin Nazi a été condamné à mort par le Tribunal international de Nuremberg) [II, § 3.1.].

II. Les moyens de prévention

Il est extrêmement difficile de faire une étude épidémiologique ou simplement d'évaluer la fréquence des agressions dont sont victimes les malades mentaux, comme nous l'avons déjà dit. Certes quelques cas particuliers sont médiatisés ; lorsqu'une secte est en cause, par exemple, ou un crime commis par un malade sorti depuis peu d'un hôpital. La plupart du temps, ce sont les psychiatres qui publient des cas sporadiques. Cela est suffisant en tout cas pour justifier que soient envisagées des mesures préventives, compte tenu de l'importance de ce problème.

A. En milieu hospitalier

1. C'est, paradoxalement, la mise en place de la sectorisation de la psychiatrie publique qui a permis le développement des accidents que nous analysons :

- Les unités de soins de petites dimensions où sont en contact permanent, avec un régime de surveillance problématique, des malades fragiles et des sujets violents, impulsifs, agressifs, sont en cause.
- La mixité qui en découle favorise bien évidemment les agressions sexuelles. Elle facilite la normalisation de l'ambiance des hôpitaux psychiatriques, mais elle entraîne des difficultés de fonctionnement, comme l'indiquent de nombreuses publications[1].

2. À cela il est possible d'apporter quelques éléments de réponse :

- Favoriser la création de structures intersectorielles qui permettent d'éviter la concentration dans une seule unité des malades lourds et de sujets fragiles.
- Il existe aussi un besoin de structures légères où peuvent être pris efficacement en charge des sujets jeunes, des psychoses débutantes[2].

---

1. Citons parmi elles : Andreu (Thèse Paris n°689, 1967), Anglereau (Thèse Bordeaux II, n°74, 1971), Colliard (Thèse Paris VI, n°36, 1975), Crouchez (Thèse Paris VI, n°115, 1972), et les publications de P. Lambert (Ann. médico-psychol., 1969, n°1) ou de P. Rappart (L'Inform. Psy., sept. 1968).
2. Cela a été signalé par J.-C. Scotto en 1980 (Ann. médico-psychol., vol. 138, n°6).

■ Il serait souhaitable que puissent se développer des unités fermées pour malades difficiles.

■ Il est de même évident que la capacité en lits des UMD est, en France, notablement insuffisante.

B. Dans la cité

Ce qui doit être évité, c'est d'abandonner des malades mentaux sans prise en charge cohérente dans la cité. Recherche-t-on les responsables et les coupables de cette situation de rejet et d'abandon ?

1. Les sorties prématurées de l'hôpital

Elles sont assez fréquentes de nos jours et liées à un avatar de la politique de secteur, sorte de passion de désinstitutionnaliser...

La mise en place de moyens de prise en charge extra-hospitalière insuffisants aggrave la situation de précarité dans laquelle se trouve le malade, s'il n'a pas de soutien familial adéquat. Bien avant la mise en place de la politique du « secteur », en 1925, H. Claude avait traité des « aliénés en liberté » et établi que les « drames de la folie » seraient réduits par de meilleures prises en charge après la sortie. Ce ne sont pas seulement les soins médicaux qu'il convient de prescrire et dont il faut vérifier l'observance, mais il faut s'assurer aussi de l'existence d'un appartement décent et de ressources matérielles suffisantes, ainsi que de la mise en place des avantages sociaux indispensables.

M. Leconte et B. Halpern[1], dès 1955, avaient déjà indiqué les règles de prudence à observer au moment de la sortie des patients, et énuméré les contre-indications à celles-ci : persistance de symptômes péjoratifs (réticence, absence critique de l'épisode aigu, persistance des troubles de l'humeur), état physique médiocre, entourage absent ou inefficace, ressources pécuniaires insuffisantes, absence de logement.

Un peu avant, A. Fribourg-Blanc[2] recherchait les causes de ces « libérations prématurées » et estimait qu'elles étaient liées à la dissimulation de leurs troubles par les malades, à des rémissions spontanées, ou à la pression des familles. Il n'abordait pas, ce faisant, la responsabilité des médecins.

En raison des difficultés de mise en place et de fonctionnement des différents modèles de désinstitutionnalisation en Italie, aux États-Unis d'Amérique, en France, il convient de rappeler la question que posait J.-F. Reverzy en 1980 : « *La désinstitutionnalisation : mythe ou réalité ?* » et de réfléchir en profondeur sur les conditions de sortie des malades hospitalisés.

2. Les difficultés pour obtenir le placement d'un malade dans un service hospitalier ou para-hospitalier

Bien des secteurs de psychiatrie générale cherchent à éviter le surencombrement de leurs unités de soins hospitaliers en refusant l'admission de certains malades. Il s'agit bien entendu de malades « difficiles », ou bien dont l'insertion socio-professionnelle et familiale médiocre rend aléatoire une prise en charge au long cours, ou encore de personnes sans domicile fixe. Ce sont justement des malades dont l'existence précaire fait d'eux les victimes désignées des marginaux qu'ils sont obligatoirement conduits à croiser dans des « restaurants du cœur », des centres d'hébergement provisoire, des squats et dans tous les lieux de regroupement des exclus.

Les médecins justifient les rejets, ou les hospitalisations beaucoup trop brèves, par une interprétation de la réglementation des secteurs psychiatriques (limitation des prises en charge aux personnes domiciliées dans une aire géographique déterminée), ou bien par ce que l'on appelle un « contrat de soin » (le malade devant adhérer à un projet de prise en charge, et y apporter une collaboration active).

En 1981, G. Massé[3] indique qu'à l'hôpital de Perray-Vaucluse, en 1974, sur 2.339 hospitalisations, on dénombrait 708 « sans domicile fixe » et 238 malades hors-secteurs, proportion énorme dont on comprend bien que la prise en charge puisse laisser à désirer. Or,

---

1. Cf. Ann. médico-psychol., juillet 1955.
2. Cf. *Le Guide du Praticien*, juillet 1953.
3. Cf. Actualités Psychiatriques, n°8.

parmi ceux-ci, se trouvent des schizophrènes et des psychotiques divers, dont la réadaptation, quoique difficile, est théoriquement possible.

Une autre catégorie de malades rencontre des freins à une hospitalisation envisagée ou souhaitée par l'entourage ; il s'agit de psychopathes ou de malades violents. On se demande alors si ce sont de « vrais malades », s'il est légitime de les « psychiatriser » et par conséquent de les déresponsabiliser. On avance aussi le manque de moyens de surveillance. D'où l'interrogation de J.-P. Olié[1] : « *Le malade récalcitrant doit-il et peut-il être hospitalisé ?* » À vrai dire, ces malades-là exposent les autres à la violence et sont bien plus rarement des victimes.

3. Une prise en charge extra-hospitalière insuffisante

Ainsi nombreux sont les malades que leur famille ou leur médecin adresse d'un hôpital à une institution, dans l'espoir d'y trouver une prise en charge au long cours et une aide à la réinsertion ultérieure. Malgré des moyens importants, la prise en charge extra-hospitalière ne parvient pas à résoudre tous les problèmes que pose une assistance médico-sociale correcte. Le partage des tâches et des responsabilités entre les équipes médicale et sociale est souvent mal défini. Les médecins ne sont pas toujours prêts aux prises en charge que nécessitent des catégories nouvelles de malades jadis peu importantes (nouvelles addictions, etc.).

Les centres d'hébergement et de réadaptation médico-sociale prévus par la loi du 19.11.1974 pour recevoir non seulement des détenus libérés et des prostituées, mais aussi des malades mentaux, ne suffisent pas, loin de là, à répondre aux besoins.

C. Dans les familles

Il arrive parfois que les parents d'un malade freinent activement un projet de sortie qui les dérange. H. Baruk[2] avait déjà étudié les mesures qu'il était possible de prendre dans le cadre de la loi du 30.6.1838 à l'encontre de « *certaines familles récalcitrantes, notamment en cas de refus de visites, d'opposition systématique à la sortie ou de faux témoignage.* » Ces difficultés sont moindres dans le cadre de la nouvelle législation.

Un travail d'information doit cependant être fait pour obtenir que les familles coopèrent plus activement à la surveillance et à la prise en charge des malades, qu'ils vivent ou non au foyer. Il faudrait aussi que les parents de malades mentaux, ayant besoin d'une surveillance extra-hospitalière, s'assurent que les prescriptions soient bien suivies, signalent les signes prémonitoires d'une rechute, connaissent l'emploi du temps et les fréquentations de leur malade.

D. Le rôle de l'État et de la justice

Pour terminer, ajoutons quelques remarques concernant le rôle de l'État. Informé par les acteurs sociaux et médicaux de ces problèmes, l'État se doit d'organiser les formes de prises en charge dans le sens souhaitable, d'en construire le cadre administratif et d'en fournir le financement. Il faudrait au préalable définir ce qui, dans le domaine de la marginalité, de la précarité, de l'inadaptation, relève ou non de la médecine... Vaste programme, loin d'être réalisé !

Dès lors, la justice pourrait sanctionner les responsables des actes de violence que nous venons de décrire. Bien entendu elle le fait. Mais encore faut-il que ceux-ci soient signalés, ce qui est loin d'être toujours le cas, malgré la médiatisation de certaines affaires (viols, sectes...).

Les médecins doivent savoir qu'ils peuvent aussi être tenus pour responsables (Arrêt de la cour d'Aix, 18.1.1962) ; cela peut ne concerner que le seul établissement public si la faute n'est pas détachable du service. Le viol et la grossesse consécutive sont le plus souvent en cause[3], mais le champ de cette responsabilité est très large[4].

Dans les établissements pénitentiaires, une meilleure ségrégation devrait jouer en faveur des plus faibles pour mieux les protéger de la violence, la mise en place actuelle de soins psychiatriques réguliers ne pouvant pas seule régler ce problème...

1. Cf. Revue du Praticien, 25.5.1980.
2. Cf. Ann. médico-psychol., 114, T. I, n°5.
3. Cf. M. Cottin et C. Ruellon, Congrès de Psychiat. et de Neurol. de langue franç., 1980.
4. Cf. le rapport de F. Jeanson lors de ce même congrès (1980), et l'étude de G. Amphoux et J.-M. Bobillo dans Psychiatrie Franç., 1979.

1.2.2. L'agressivité envers les soignants. Le cas, exceptionnel, du iatricide

Le soignant est toujours surpris lorsqu'il se fait agresser par un patient. Cette situation, prenant des proportions plus ou moins graves (insultes, menaces de mort, érotomanie, coups et blessures entraînant une incapacité de travail...), fait pourtant partie des « risques du métier ». Nombreux sont les patients, malades mentaux ou non, qui se vivent d'ailleurs eux-mêmes agressés, sinon directement par le soignant, du moins par l'institution dans son ensemble : toute « proposition de soins » qui bascule vers une « imposition de soins », quelles qu'en soient finalement les raisons, concourt à créer un inévitable et surtout inégalitaire rapport de forces, pouvant parfois faire effet de boomerang (dynamique bien connue et que les antipsychiatres ne sont pas privés de dénoncer). La praxis psychiatrique nous habitue donc à travailler avec le non-consentement des malades, voire de leurs familles, avec l'absence de demande de prise en charge, et parfois avec des actes de violence physique (ce sont la plupart du temps les équipes infirmières, parce qu'elles sont en « première ligne », qui « amortissent le choc »).

Alliée à la psychothérapie institutionnelle, la « révolution neuroleptique », selon l'expression consacrée, a permis la sédation des grandes agitations délirantes d'antan, modifiant en profondeur l'atmosphère des anciens « services d'agités » et autres « pavillons de force ». Elle a favorisé le suivi extra-hospitalier de nombreux psychotiques chroniques, pouvant dès lors bénéficier d'une chimiothérapie par neuroleptiques d'action prolongée, et surtout d'un autre mode de prise en charge sur le secteur. Ces données sont maintenant bien connues de tous, et il n'est pas nécessaire de s'y appesantir ici. Ces changements institutionnels considérables n'ont toutefois pas réussi à supprimer les risques liés à d'autres formes de pratiques, dans lesquelles le « travail sans filet », en ambulatoire et en prise directe avec la souffrance du malade, ne fait bien souvent qu'exposer davantage les équipes de terrain (les urgentistes pourraient probablement en dire long sur ce sujet). Être soignant revient donc à s'engager, à s'exposer, et tôt ou tard à « *surfer sur la violence* » du patient, si l'on peut dire.

Nous avons donc demandé à Luc Massardier, responsable du SMPR de Nice, et qui a approfondi la question des homicides de médecins, de bien vouloir nous faire partager ses réflexions sur la dynamique du iatricide[1]. Il s'associe ici à Chantal Cellier, également praticien hospitalier, pour nous faire partager ses recherches sur un sujet peu abordé, car heureusement rare[2].

Violence à psychiatre

L. Massardier, C. Cellier

Le meurtre d'un psychiatre par son malade est un fait criminologique exceptionnel. Lorsqu'il survient, c'est avec effroi que nous l'apprenons, comme le rappel cinglant de la relativité de notre supposé savoir-faire psychiatrique. Interpellés sur la validité de nos connaissances et de notre pratique, nous nous interrogeons : qu'est-ce qui peut entraîner nos malades à vouloir notre mort, et les pousser à la mettre en acte ? S'agit-il d'un acte fou, délirant, d'un sujet aliéné, ou autre chose ? Quelle est la part de responsabilité qui circule entre le malade et le médecin ? Qui est visé à travers sa personne ? Est-ce un avatar du transfert, ou est-ce le pouvoir temporel du psychiatre qui est attaqué ? Pour répondre à toutes ces questions, il faudrait pouvoir recenser et analyser tous les cas de iatricide. Ce travail, à notre connaissance, n'existe pas encore.

Nous tenterons d'apporter ici les indices retrouvés à partir d'une enquête faite dans une UMD auprès des malades internés, suite à l'agression de leur psychiatre : il y en avait sept. Leur passage à l'acte remontait en moyenne quatre ans en arrière. Sur les huit victimes au total, une est décédée. Les autres ont été blessées, avec des ITT allant de deux jours à six

1. MASSARDIER L. (1988) : « *Le praticide. À propos de 7 observations* », Mémoire C.E.S. Psychiatrie, Montpellier. Le « *praticide* » y est défini comme étant « *le geste criminel commis par un malade sur la personne de son médecin* ». Les cas présentés concernent uniquement des agressions envers des psychiatres. Il écrit : « *La démarche psychiatrique a tendance à intégrer l'homicide comme symptôme caractéristique de telle ou telle affection mentale. Il y a là un risque de réduction de la complexité humaine à une équation simplifiante éloignée de la réalité* ». [Cf. aussi : POUGET R., MASSARDIER L., MERLIN L., AGUILAR E. : « *Meurtriers de médecin* », Séance du 30.5.1988 de la Société médico-psychologique, Paris].

2. Lire également : CELLIER C. (1991) : « *Un travail institutionnel avec un psychotique dangereux* », Mémoire C.E.S. Psychiatrie, Montpellier. Elle écrit : « *Que le danger, face à un patient psychotique, soit réel ou imaginaire, la situation de peur évoque des émotions désagréables, confronte à de scénarios bouleversants, peut nous rendre soudain incapable de penser et de percevoir. [...] nous pensons que cette notion de violence n'est pas fondamentalement différente des autres formes d'expression clinique de la psychose, et qu'elle s'inscrit dans le même type structurel de fonctionnement* ».

mois. L'UMD n'est pas un lieu neutre et suppose qu'il s'agit de malades dangereux. Mais malades de quoi et dangereux pourquoi ? Pour comprendre la genèse de leur agression, nous en avons recherché les mobiles et tenté de les relier à leur histoire. De l'autre côté, nous avons interrogé les victimes pour confronter les témoignages et saisir le sens que l'on pouvait donner à cet acte tant dans la trajectoire du malade que dans l'analyse du travail thérapeutique effectué en amont.

Les agresseurs

Profil psychopathologique

En dehors d'un portrait-type, forcément réducteur et caricatural, on retrouve néanmoins de nombreux points communs dans l'histoire des agresseurs et leur mode de fonctionnement. Ce sont tous des malades chroniques, hommes, dépendant de l'institution psychiatrique, avec de lourds antécédents médico-légaux. Six sont des psychotiques dont quatre paranoïaques, un schizophrène (forme paranoïde) et un héboïdophrène. Le dernier est un psychopathe alcoolo-dépendant. L'histoire familiale de ces sujets met en évidence pour quatre d'entre eux la gravité des carences éducatives et affectives dans la petite enfance. L'image du père est alors franchement négative, tandis que la mère est toujours idéalement représentée, avec identification à sa victimité. Le sujet schizophrène nous décrira, quant à lui, une mère fusionnelle, phallique, et castratrice, et un père ambivalent. Le milieu socio-économique est franchement défavorisé dans trois cas, avec désinsertion, violence et alcoolisme du père. Une famille seulement avait des investissements culturels qui ont permis au sujet de faire des voyages et d'atteindre le niveau du baccalauréat. L'insertion scolaire des futurs agresseurs a toujours été conflictuelle. Ces difficultés proviennent, au-delà des carences éducatives, des difficultés internes avec QI bas pour deux sujets et troubles caractériels pour deux autres. Seulement deux patients ont réussi à s'investir dans une activité professionnelle relativement stable sur une période de dix ans. Enfin, un seul a pu se marier et vivre en famille avec ses trois enfants pendant cinq ans. Pour tous les autres, la sexualité et la vie affective ont toujours été conflictuelles sans engagement et sans satisfaction.

Sur ce socle majoritairement défavorisé et déficitaire, les troubles psychopathologiques vont rapidement apparaître. Il s'agit, pour trois malades, de décompensations psychotiques aiguës, type bouffée délirante aiguë, apparues à l'âge de vingt ans, de délire paranoïaque (persécution, érotomanie, revendication) pour trois autres, et d'un alcoolisme avec ivresses pathologiques pour le dernier. Enfin, on retrouve des antécédents suicidaires pour cinq malades, trois d'entre eux ayant attenté à leur vie à plusieurs reprises. Désinsérés, malades mentaux, leur existence va s'émailler encore de décompensations médico-légales graves, allant de la petite délinquance aux menaces de mort, incendie, coups et blessures volontaires, attentat à la pudeur, tentative d'homicide, et meurtre, tout cela avant l'agression du psychiatre.

Cinq d'entre eux connaîtront la prison avec des peines allant de quelques mois, jusqu'à une condamnation effective de sept ans. Trois seront internés en UMD, dont un sur une période de quatre ans. La liste de leurs PO est longue et répétitive. Tous les sujets, sauf deux, en ont fait l'objet avec des durées de placement allant de quelques mois jusqu'à huit ans, pour les motifs médico-légaux déjà évoqués.

Situation hospitalière au moment du iatricide

Du fait de leur pathologie et des mesures médico-légales prises, ce sont tous des malades qui ne peuvent vivre de façon autonome. La désinsertion et la durée des internements, ont alimenté avec la psychose, une logique de chronicisation à l'hôpital. La durée moyenne des hospitalisations antérieures varie entre cinq et vingt ans, que ce soit en PO, PV, ou PL[1] avec des intervalles de sortie souvent de très courtes durées. Isolés dans leur déni et leur toute puissance, ils se sont peu à peu isolés des réalités du monde pour devenir des malades dépendants et incapables majeurs.

L'hospitalisation sous contrainte dont ils sont, ou ont été l'objet, oblige les praticiens à imposer des mesures médico-légales et des traitements neuroleptiques souvent lourds qui

1. PO : 1 cas. – PV : 2 cas. – PL : 2 cas. – Sortie libre : 2 cas. Les termes PO (placement d'office) et PV (placement volontaire) ont été maintenus, l'enquête ayant été faite avant la loi du 27.6.1990.

entretiennent leur vécu d'irresponsabilité et les confortent dans leur victimité. Sans ressources, sans engagement réel à l'extérieur, qui va les attendre à leur sortie, qui va remplacer l'hôpital qui les a nourri et soigné pendant si longtemps ? De lieu de soin, l'hôpital est devenu lieu de vie, et son fonctionnement ne peut s'appréhender qu'à travers sa durée. Ce facteur temps va entraîner des modifications dans l'institution et, notamment, la multiplication des intervenants médicaux.

Le malade n'est pas le malade du psychiatre, mais le malade du pavillon. Les médecins, les internes, les assistants, les chefs de service se succèdent, et paraissent interchangeables. Les règlements pavillonnaires aussi se font et se défont. Peu enclin à l'échange et à l'engagement relationnel, le malade se vit peu à peu comme un objet, soumis au bon vouloir des « docteurs »... Le projet thérapeutique s'appuie sur une préoccupation utilitaire de conformité qui prend le pas sur la préoccupation identitaire du sujet. L'échange avec le médecin passe uniquement par des tractations concernant les médicaments, les permissions de sortie, les ateliers, les modes de placements, etc. Seul un malade bénéficiera de la part de sa future victime, d'un accompagnement psychothérapique avec entretiens hebdomadaires pendant 4 mois au dispensaire.

Les facteurs déclenchant le iatricide

Réduits à une place et à un statut d'objet, ils vivent le pouvoir médical comme tout puissant et destructeur. Ils s'articulent autour de 2 axes : les mesures réglementaires imposées et la non reconnaissance de la demande du sujet. Le désir de réparation et de vengeance s'adresse en premier lieu au médecin prescripteur. L'intolérance aux effets secondaires des neuroleptiques est la doléance première, toujours mise en avant, et vécue comme une agression intolérable à leur intégrité physique. Vient ensuite l'intolérance au contenu des expertises. Les internements qui en découlent brisent leurs projets et aliènent leur liberté. Enfin, ce sont les aléas de la chronicisation et de la vie institutionnelle qui les frustrent et les exaspèrent. Les refus de permission, la mise sous tutelle, les changements de traitement, sont autant de brimades qui s'accumulent pour désigner « les docteurs » comme leurs futures victimes. À ces mesures vexatoires, s'ajoute l'effet pervers de l'incommunicabilité. Tous sans exception se plaignent ainsi de ne pas être entendus, de ne pas être reconnus comme des sujets souffrants. Refus de prendre en compte leurs protestations contre les règlements, mais également leurs tentatives d'alerter les soignants de la gravité de leur situation. Ces signaux d'alarme sonnent dans le vide et personne ne fait rien...

Ainsi, ce patient paranoïaque écrivait lettres sur lettres de réclamation, de protestation et de menaces à la DDASS. Toujours sans réponse, il agresse alors un premier psychiatre à son cabinet, mais là aussi pas de réponse. Impuni, il se retrouve une fois encore face au vide. Ce sentiment d'abandon aggrave son vécu de persécution et l'aliène dans une représentation fausse de sa toute puissance qui l'amènera un mois plus tard à agresser sa deuxième victime.

Un autre patient s'était vu retirer une somme sur son pécule : vécu d'injustice qu'il tentera de faire reconnaître par les gendarmes et les Prud'hommes, mais « *on ne le reçoit même pas et on se moque de lui.* »

Pour un autre, dans les quatre mois qui précèdent le praticide, il veut se faire hospitaliser ailleurs dans un autre secteur. Par trois fois, il essuiera le même refus et le même retour imposé dans le service où on le reçoit à nouveau sans l'accueillir, sans rien changer. Il demande alors à être envoyé en UMD où il a déjà fait deux séjours. Mais, là encore, pas de réponse. Il multiplie alors des accusations délirantes contre les médecins, sans que rien ne bouge : « *le plus dur, c'était de voir qu'on me croyait pas...* » Idem pour un autre : « *J'allais déposer plainte, mais ils ne me prenaient pas au sérieux. Je les ai menacés de mort, ils ne me prenaient pas en considération...* »

Enfin, nous ne pouvons pas ne pas rappeler ici le déni pour le sujet schizophrène qui portait sur sa problématique identitaire, et qui ne sera jamais abordé dans un cadre psychothérapique. Vécues comme la preuve d'un refus de les prendre en compte, ces revendications pouvaient-elles être satisfaites ? Exprimées dans le registre du symptôme et de sa surenchère, comment pouvaient elles échapper au cercle vicieux de la chronicisation qu'elles entretenaient ?

Ce dysfonctionnement va encore être favorisé quand l'institution est grippée. Ainsi, dans deux cas, le clivage observé entre le médecin, son équipe et la direction, va précipiter la dynamique dangereuse. Un sujet paranoïaque y trouvera là la consécration de sa toute puissance, mais aussi le cadre favorable à une fuite en avant dans ses revendications les plus folles, comme le psychopathe qui en jouera pour aller toujours plus loin dans sa manipulation et ses passages à l'acte.

À côté de ces deux axes, on en trouve un troisième où la haine iatricide est alimentée de convictions délirantes (2 cas) :

Un sujet est en effet persuadé que son psychiatre est aussi responsable de l'internement de sa propre mère. Dans un véritable délire de filiation, il a la conviction de reconnaître sa mère sous les traits d'une vieille femme internée dans le pavillon d'à côté. Le psychiatre devient ainsi doublement persécuteur (ce sera la seule victime qui décédera de ses blessures). L'autre qui fut un adolescent schizoïde, avec doutes de l'identité sexuelle, se persuadera que le meurtre allait solutionner ses questionnements : « *Si j'agressais un psychiatre, je me disais que je deviendrais un dur, un homme. Je suis une calamité, j'ai jamais eu l'occasion de coucher avec une fille. Je me disais que si je tuais quelqu'un, on m'isolerait dans un bagne ou à la légion étrangère, on m'aurait circoncis, et j'aurais eu beaucoup de femmes à moi. J'avais l'impression que les circoncis dominaient le monde. Je pensais que la circoncision était une ouverture de la peau des testicules. Je m'étais mis dans la tête qu'il fallait tuer quelqu'un pour la mériter…* »

Le désir de faire mal et/ou de se faire du bien est bien sûr lié à l'intensité du désir de réparation et doit être à la hauteur du mal subi. Il va de la volonté de donner une simple correction dans un cas au désir homicide pour tous les autres. Ce désir homicide se décompose pour deux d'entre eux en détermination froide sans lutte anxieuse, deux autres ont la même détermination mais avec lutte anxieuse. Le désir homicide du schizophrène est frappé d'ambivalence, alors que le passage à l'acte du sujet héboïdophrène se colore d'une forte représentation sadique avec la jouissance de « faire peur ». Dans un seul cas, on retrouve une absence de représentation psychique, le geste étant banalisé et vécu comme une simple décharge motrice réactionnelle à une dernière frustration. Deux malades sur sept étaient en état d'imprégnation éthylique au moment de l'agression. L'habitus alcool était ancien, et le jour du iatricide, l'alcool n'avait pas été pris pour favoriser le passage à l'acte. Il n'a fonctionné que comme le facilitateur habituel des décharges agressives.

Enfin, à tous ces mobiles s'ajoute pour tous une revendication sourde contre leur souffrance et leur victimité. Revendication qui ne peut s'exprimer à la longue qu'à travers une victime expiatoire. Elle est chargée de tous les maux, de toutes les misères. La tuer, c'est l'illusion de se débarrasser de l'insupportable. Elle devra payer de sa personne parce que la souffrance est indicible, impartageable. Seul le passage à l'acte est sensé y mettre un terme.

Peu importe à la limite la réalité de ce qu'a fait le médecin. C'est ce pouvoir médical haï, impersonnel et transmissible qui est visé à travers sa personne. Sur les sept agresseurs, quatre passeront à l'acte sur un psychiatre qu'ils ne connaissaient même pas, n'ayant pris aucune part dans leur traitement, et qui n'avait que le tort de passer par là : « *Il fallait que j'en pique un…* »

Les avertissements aux tiers

Six sujets sur sept avaient clairement prémédité leur agression, et cinq avaient averti l'entourage de leurs menaces. Un malade l'avait fait par courrier à la DDASS, un autre l'avait dit à sa sœur et trois avaient informé les infirmiers du service. Une seule victime sera pourtant informée de ces menaces. Parmi les facteurs ayant empêché leur transmission, on retrouve à côté du dysfonctionnement institutionnel déjà mentionné, la soudaineté de l'exécution qui prendra de cours l'équipe et, d'autre part l'incrédulité de la sœur qui « *n'y croyait pas, sinon elle aurait appelé la police…* »

Dans le lot des deux malades qui n'avertirent personne, on retrouve le psychopathe alcoolique qui n'avait pas prémédité son geste et un paranoïaque qui n'avait jamais rien exprimé de son projet.

Blessures et suites de l'attentat

La mort	1 cas : survenue dans les 6 mois et en relation directe avec l'agression Agresseur : paranoïaque, arme : marteau
ITT 6 mois	Agresseur : paranoïaque, arme : couteau Plaies profondes nuque et thorax – arrêt cardiaque – hémiplégie post traumatique – syndrome algique épaule et main – tremblements parkinsoniens intermittents – troubles humeur et sommeil résiduels
ITT 6 semaines	Agresseur : paranoïaque, arme : baïonnette plaies profondes thorax, bras, section du nerf cubital amyotrophie et paresthésies séquellaires
ITT 21 jours	Agresseur : psychopathe, arme : couteau blessures bras et jambes (suture et plâtre)
ITT 5 jours	Agresseur : schizophrène, arme : couteau blessures bras, dos, superficielles
ITT 2 jours	Agresseur : paranoïaque, arme : pistolet 24 points de suture – plaies superficielles thorax
ITT 0 jour	Agresseur : paranoïaque – le même qui a occasionné l'ITT de 2 jours à la victime précédente Correction à main nue du psychiatre libéral à la sortie de son cabinet
ITT 0 jour	Agresseur : héboïdophrène Scénario sadique avec menace de mort agie avec revolver et couteau pendant une quinzaine de minutes Intervention rapide police secours

Réactions des meurtriers après l'agression

Elles sont très variables, allant du soulagement à la panique, du remords à la promesse de recommencer. Dans les suites immédiates de l'acte, on retrouve dans trois cas un fort impact émotionnel avec réaction de panique, alors que pour tous les autres, l'agression n'a en rien perturbé leur tranquillité et leur bonne conscience. Les trois réactions émotionnelles peuvent se décomposer ainsi :

■ Réaction de panique franche dans un cas, avec image obsédante de l'agression et cauchemars pendant plusieurs semaines. La réaction de panique du sujet schizophrène peut être qualifiée d'« ambivalente » avec expression de plusieurs vécus contradictoires, mêlant l'affolement « d'avoir fait ça », et la mise en scène méthodique de son arrestation. Quant au sujet paranoïaque qui revient de lui-même dans le service trois heures après le drame pour se justifier, estimant « *qu'ayant traversé le thorax à droite, on lui doit d'avoir su préserver la vie du médecin* » (ITT 6 mois), on peut interpréter sa sthénicité comme la marque d'un trouble émotionnel de prestance.

■ À l'opposé de ces réactions de panique, un sujet exprimera clairement un vécu de soulagement : « *Je suis rentré chez moi, je me suis couché, j'attendais la police. Je m'étais vengé. C'était ça le plus important.* » Un autre, 1/2 heure après l'agression, verbalisera avec « *froideur et calme, la nécessité d'un passage à l'acte sur une tête psychiatrique pour réaliser la justice des hommes...* ».

■ Enfin, les deux sujets psychopathes banaliseront à l'extrême leur geste : le premier s'est en effet endormi après l'agression, puis il s'est rendu, comme d'habitude au dispensaire, pour exiger, preuve à l'appui, qu'il avait besoin d'aller dans un autre service, et le deuxième, lors de son arrestation rangera aussitôt cette affaire, avec humour, dans le cadre des avatars qui lui ont déjà valu « *une vingtaine de PO...* ».

Réponse médico-légale à l'attentat

Un seul malade sera jugé par un tribunal correctionnel. Le court-circuitage de la justice a été la règle pour six d'entre eux, l'hôpital ayant géré lui-même les suites de l'agression (mise immédiate en chambre d'isolement, forte neuroleptisation et transfert en UMD). Les quatre patients qui étaient déjà hospitalisés au moment des faits ne verront même pas les forces de police. Celles-ci n'interviendront que dans trois cas, deux fois pour conduire le malade au service des urgences, et une seule fois pour le mettre en garde à vue. Trois sujets exprimeront clairement le regret de ne pas avoir été incarcérés, non parce qu'ils estiment que leur geste méritait une sanction pénale, mais pour rompre toutes relations avec les psychiatres et les médicaments, comme leur geste visait à le signifier. Nous verrons plus loin, dans le chapitre concernant les victimes, ce qui en a été du problème de la plainte et de l'absence de suites judiciaires.

Devenir des malades dans les cinq ans après l'acte meurtrier

Qu'en est-il, dans l'après-coup des représentations de leur acte ? Le temps passé a-t-il modifié leurs convictions ? Comment jugent-ils ce qui s'est passé ? Là encore, le lieu de l'enquête n'est pas indifférent à leur réponse. Ils se retrouvent en effet quatre ans plus tard en UMD, ce qui ne fait que les conforter dans leurs représentations d'un pouvoir médical tout puissant.

L'illusion de le renverser n'a duré que le temps du passage à l'acte, et la réalité de leur internement leur prouve bien qu'ils avaient raison : « *Je suis là, je paye, j'attends, je reste dans mon coin, les psychiatres, ils sont intouchables...* ». Aucun n'exprimera de remords et le seul regret exprimé par un sujet concernera non pas son geste, mais ses suites et ses conséquences pour lui-même. La conviction d'avoir fait ce qu'il fallait demeure intacte plusieurs années plus tard : « *Ils voulaient que je le fasse, je ne pouvais pas faire autre chose, ils sont bien responsables de cette affaire, les docteurs...* ». Le seul sujet qui rationalise la nécessité d'une sanction exprime avant tout le regret narcissique de ne pas avoir été jugé « *comme un homme...* ».

La prégnance de leur sentiment de victimité est intacte et alimente pour six d'entre eux un rationalisme morbide, justifiant leur acte et ce, malgré les années. Ce qui a disparu, c'est la sthénicité de la revendication. La représentation des médecins et du pouvoir médical n'a pas changé, même si aucun n'a réitéré de nouvelles menaces.

Un seul sujet a parfois des réactions agressives envers les autres malades et les infirmiers du service. Dans l'ensemble, ils donnent l'image d'une adaptation passive à l'UMD, vécue comme une fatalité.

L'avenir semble ne plus leur appartenir. Ils se vivent comme des victimes condamnées sans savoir quelle sera la durée de leur peine. Résignés, passifs, ils attendent une hypothétique sortie, à laquelle ils ne croient pas vraiment, et qu'ils sont en tout cas incapables d'imaginer et de préparer. Seul le malade schizophrène semble porteur d'un projet construit : conscient de son handicap, il souhaite retourner en HO dans son département d'origine, pour aller ensuite dans une famille d'accueil. « *Ici, je reste seul dans mon coin, je m'isole sur mon banc, je dors en chien de fusil. Je reste tout seul. À cause des médicaments, j'ai tout le temps envie de rester couché. J'ai lu à l'hôpital où j'étais avant que j'étais schizophrène, mais c'est un mot vague, ça. On peut expliquer la paranoïa, mais pas la schizophrénie. Qu'est ce que ça veut dire ? Je sais pas, une maladie mentale vague. On doit me prendre pour un schizophrène...* »

Les victimes

Victimes substitutives et victimes responsabilisées

Nous devons faire d'emblée la distinction entre *victimes substitutives* et *victimes responsabilisées*. Nous appelons victimes substitutives celles qui n'avaient pris aucune part personnelle dans les soins donnés au malade. Nous en retrouvons quatre sur huit (deux médecins chefs et deux praticiens hospitaliers) agressées pour ce qu'elles représentent et non pour ce qu'elles ont fait. Le désir de vengeance et de réparation passe par dessus la réalité de la différence dans un mécanisme de déplacement et de dilution de la personne dans le groupe, fonctionnant en miroir pour les deux protagonistes du drame. Le sujet n'est plus porteur de son identité propre, mais de celle du groupe. Ainsi, le médecin sera confondu dans la masse des « docteurs ». Peu importe alors sa personne et ce qu'il a fait. Si celui qui était visé n'est pas là, sous la main, peu importe, c'en sera un autre. Sur ces quatre victimes substitutives, une seule, en fait, était véritablement étrangère à l'histoire du malade. Elle rencontrait seulement pour la deuxième fois, au moment de son agression au dispensaire, ce malade schizophrène qui devait changer de secteur. Les autres étaient par contre impliquées, même si c'était de façon indirecte, dans la thérapeutique. Deux, en tant que chefs de secteur, et un en tant que praticien hospitalier, à l'occasion de remplacements ou de congés du médecin habituel du service.

À l'inverse, les *victimes responsabilisées* sont celles qui ont pris une part active dans le soin hospitalier (quatre sur huit : trois médecins-chef + un psychiatre libéral). Quelle était leur place de thérapeute ? Nous retrouvons un seul cas où le praticien avait réellement pris une place de soignant, exercée dans la continuité et la diversité des structures de soins intra- et extra-hospitalières. Les deux autres avaient limité leur intervention à une place de garant institutionnel, et de chimiothérapeute, sans engagement dans la dimension relationnelle du soin. Quant au psychiatre libéral qui avait accepté à contrecœur de prendre en charge ce malade sortant d'UMD, il le voyait « *se dégrader malgré les médicaments* », sans jamais aller au delà de la chimiothérapie.

La victime décédée fait, elle aussi, partie du lot des victimes responsabilisées. Dans les mois précédents le meurtre, elle était intervenue pour refuser une permission, modifier les médicaments, et demander une transformation PO-PV pour permettre l'accès aux ateliers d'ergothérapie.

Représentation et appréciation de la dangerosité

La dangerosité représente une manière d'être du sujet : on le décrit comme dangereux, au vu de ses antécédents, mais aussi parce que chez lui le passage à l'acte agressif paraît structural, le sujet induisant de manière inconsciente les situations qui l'amènent inéluctablement à ce type de réponse. L'appréciation de la dangerosité repose non seulement sur une connaissance approfondie de la psychopathologie du patient, mais aussi sur la connaissance des mécanismes interactifs environnementaux à l'œuvre. Elle suppose enfin qu'il y ait une confrontation directe à l'un ou l'autre de ces deux facteurs.

Ici, toutes les victimes, même substitutives, connaissaient les antécédents médico-légaux des malades, mais deux seulement avaient la conscience d'une situation de dangerosité, alors qu'aucune ne se sentait personnellement en danger.

Parmi les deux praticiens qui jugeaient la situation comme dangereuse, on retrouve une victime responsabilisée confrontée directement au comportement agressif du malade et une substitutive, témoin direct du dysfonctionnement institutionnel causal; selon elle, de son agression.

À côté de cette appréciation, la conscience du danger est une interprétation subjective, un ressenti, un éprouvé de peur, face à cette situation.

Ce vécu ne repose pas sur de simples éléments objectifs, mais procède d'une reconstruction avec participation affective. Aucune victime n'avait ressenti cette peur du malade, y compris celles qui appréciaient la situation comme dangereuse et celle qui venait d'apprendre l'agression du confrère libéral. Dans ces cas, nous retrouvons une interprétation qui déniera la dangerosité, déni présenté comme une incrédulité et dont le sens ne pourrait se retrouver que dans une analyse du contre-transfert en cours.

Relation soignant/soigné observée en amont du iatricide

Trois types de prise en charge se retrouvent avec, comme constante, l'obligation du traitement médicamenteux, toujours imposé, même s'il met le praticien en position de persécuteur.

D'un côté, pour trois malades, l'hôpital reste à sa place de lieu de soin. La chronicisation du malade intervient quand même sans qu'elle soit imputable au dysfonctionnement institutionnel. Un seul médecin cependant avait pu s'engager sur la durée, à une véritable place de soignant avec investissement de sa personne dans une prise en charge globale, y compris psychothérapique. Les deux autres venaient de prendre en charge le malade, ou allaient le recevoir dans leur nouveau secteur, et n'avaient donc pas pu ou pas eu le temps de prendre cette place.

À l'opposé, pour trois autres patients, nous retrouvons une prise en charge de type asilaire, contre laquelle les patients tenteront de mettre un terme par leur passage à l'acte. L'hôpital, de lieu de soins, est devenu lieu de vie, et il ne reconnaît plus les malades comme des personnes, mais comme des pions qui doivent se conformer aux règlements internes. Figés dans leur statut d'incapables majeurs, ils sont indifférenciés, perdus dans la masse des malades chroniques. Le médecin n'est plus un interlocuteur privilégié, mais un simple prescripteur ponctuel, dont la seule exigence, le seul projet thérapeutique, serait la conformité et la normalisation institutionnelle. À titre d'exemple, un de ces malades restera huit années pleines en PV, suite à des menaces de mort contre un procureur. Huit années pendant lesquelles il se fait oublier, rase les murs, puis, subitement, sans que rien ne le laisse prévoir, s'évade. L'évasion est transformée en sortie d'essai, c'est le tout ou rien. Après toutes ces années d'internement, on ne fait plus rien, on ne s'en occupe plus. On estime qu'il peut faire ses preuves et se débrouiller tout seul. Cet abandon précipitera le iatricide quinze jours plus tard.

Nous retrouvons enfin, dans deux cas, une institution qui ne peut pas entendre le malade, en raison du dysfonctionnement institutionnel. Le malade existe, il parle, mais son discours n'est plus relié à lui-même, mais uniquement à l'institution et à ses dérapages. Le clivage et l'agressivité étaient tels entre administration, chef de service, praticien hospitalier et infirmiers, que le malade ne pouvait qu'en profiter pour jouir de sa toute puissance destructrice. Sa folie était entendue, mais pas la réalité de ses besoins.

La plainte

Sur les quatre victimes substitutives, une seule a porté plainte, s'appuyant sur l'argument éthique de reconnaître l'agresseur comme un sujet responsable de son acte. Les trois autres ont eu, semble-t-il, plus de mal à se positionner et se sont laissées déposséder d'une plainte qu'elles reconnaîtront par la suite, peut-être avoir dû poser. Si elles ne l'ont pas fait dans l'immédiat, cela est dû pour deux d'entre elles à la gravité de leurs blessures avec hospitalisation et réanimation. Le traumatisme physique et psychologique ayant laissé peu de place à une demande de réparation judiciaire.

Le court-circuitage de la justice par l'administration hospitalière est un autre facteur de réalité qui limitera leur choix. La prise en charge immédiate du malade en chambre d'isolement et son transfert en UMD, représentent un état de fait qui donne à la victime le sentiment que les choses sont déjà réglées. Enfin, on retrouve comme étayage ou comme justification de cette non-plainte des arguments éthiques. L'agression est assimilée à un symptôme et l'agresseur est vécu comme un malade « *contre lequel on ne porte pas plainte* ». Une autre victime substitutive qui défend cet argument, le conforte encore par la conviction que la plainte, si elle avait été posée, n'aurait fait qu'aggraver le dysfonctionnement institutionnel causal de l'agression, et pour une autre qui s'estimait avant tout victime du dysfonctionnement institutionnel : « *c'est contre tout l'hôpital qu'il aurait fallu porter plainte* ».

A posteriori, ces victimes qui n'ont pas porté plainte pour des raisons de principe, doutent fortement de cet *a priori* et reconnaissent qu'il s'agit là d'une décision discutable qui a fortement été influencée par le court-circuitage de la Justice, alors que le praticien qui a immédiatement porté plainte en maintient le bien-fondé, mais pose le problème de son efficacité puisqu'aucune suite judiciaire n'y a été donnée.

Les victimes responsabilisées porteront toutes plainte, sauf celle qui succombera à ses blessures six mois plus tard. À noter à ce propos que ni sa famille, ni l'Administration hospitalière, ne l'ont fait.

Les trois psychiatres qui porteront plainte appuient leur décision sur des arguments éthiques : reconnaissance de l'acte, et valeur structurante d'une inscription du sujet dans la réalité civique. Sur les quatre plaintes déposées au total, une seule aura une suite judiciaire avec une condamnation à neuf mois de prison. Pour trois victimes se pose donc le problème du détournement de leur plainte. Le psychiatre libéral, après son agression, court au commissariat et écrit à toutes les autorités : DDASS, mairie, procureur, police, hôpital, mais rien : « *j'avais l'impression que la société m'abandonnait...* ». On retrouve ce même vécu d'injustice, d'abandon et de spoliation pour les deux autres.

Il semble que la justice fonctionne là aussi comme le reste du corps social, reprenant à son compte les mêmes arguments des uns et des autres : l'acte d'un fou, relevant d'un conflit médical et administrativement réglé par le transfert en UMD. La contention immédiate imposée par l'hôpital dispense alors l'autorité judiciaire de donner suite à la plainte. La seule qui sera suivie d'une condamnation le doit, semble-t-il, à l'intervention directe de la victime auprès des experts, insistant sur la valeur thérapeutique de la sanction. Ce malade, arrêté à son domicile, n'était pas hospitalisé au moment de l'agression. C'était, faut-il le préciser, le seul praticien qui avait engagé avec le malade un travail psychothérapique. Les experts confirmèrent l'accessibilité du patient au jugement. Il fut condamné à la peine de neuf mois même si, à sa libération, un nouvel expert le fit interner en UMD.

Position des administrations hospitalières et des confrères face à la plainte

Dans aucun cas, l'administration hospitalière n'a elle-même porté plainte, s'appuyant sur une position de principe de ne pas intervenir dans un conflit jugé comme relevant exclusivement de la compétence médicale. Discutable ou non, ce positionnement ne sera en fait jamais abordé de façon officielle, ni en CME, ni en collège médical, malgré la sincérité des témoignages compassionnels de tous les confrères et de tous les administratifs à la victime.

Là encore, pour tous, il semble que l'argument éthique de ne pas porter plainte contre un malade, de ne pas envenimer les situations, de ne pas interférer dans des relations privées, ait fonctionné comme un *a priori*, permettant de s'en tenir là. L'internement en UMD représente, semble-t-il, en soi une sanction, ou, en tout cas, une mesure autoritaire qui vient clore le débat. Dès lors, il n'est plus nécessaire d'en parler, et le non-dit se recouvre d'un silence compassionnel, évitant toute confrontation publique au sens du drame.

Changements apparus dans la pratique professionnelle et hypothèse d'un retour du malade

Dans l'ensemble, les victimes n'ont pas modifié leur pratique professionnelle. L'agression a raisonné comme un « rappel à l'ordre », une prise de conscience, une sensibilisation à la dangerosité : mais sans « réaction de paranoïa ».

Dans les suites immédiates de l'agression, la peur est reconnue par trois psychiatres et des troubles du sommeil et de l'humeur ont été mentionnés deux fois. Un médecin-chef, victime substitutive, a profité de cette agression pour demander et obtenir sa mutation. Un autre, victime responsabilisée, a obtenu de son administration l'installation d'un équipement sécuritaire (alarme, serrures électroniques) dans son dispensaire.

L'hypothèse d'une reprise d'une relation thérapeutique avec l'agresseur suscite des réactions très diverses, toujours liées à l'impact du traumatisme psychologique. Cinq victimes sont unanimes pour refuser une telle éventualité, alors que deux peuvent l'envisager.

Dans le lot des refus, les réponses se répartissent en deux groupes avec ou sans participation affective. Refus catégorique : trois cas ; l'hypothèse est incôncevable, « *hors de question* » et susciterait des demandes de mutation « *à 300 km...* » immédiates. Parmi les deux refus sans passion, on retrouve deux praticiens pour lesquels la question ne se poserait même pas. L'un ayant déjà obtenu sa mutation, et l'autre, ne ferait qu'appliquer la sectorisation avec retour du malade dans son secteur d'origine.

Deux praticiens, par contre, estiment possible un retour du malade dans leur service. L'un par conscience de sa responsabilité de chef de secteur : « *Ça ne me ferait pas plaisir, mais je l'assumerai* » (victime substitutive ITT six semaines — séquelles algiques et amyotrophiques). L'autre, par déontologie, et souci de maintenir la relation thérapeutique rendue à nouveau possible par l'exécution de la sanction pénale. À noter que ce chef de service (victime responsabilisée — ITT deux jours) s'est d'ailleurs rendu plusieurs fois à l'UMD pour rencontrer son agresseur. Un seul praticien enfin, chef de service, victime substitutive avec ITT de trois semaines, rentrant dans le cadre des refus sans passion, a exprimé le désir de revoir le patient pour « *lui demander des explications et pour l'engueuler. Ce qui m'aurait permis d'évacuer...* ».

Psychose, dangerosité et responsabilité médicale

Le nombre réduit de cas étudiés, ainsi que le lieu et le temps de l'enquête, ne sauraient recouvrir l'ensemble des problèmes posés par la dangerosité des patients pour le psychiatre. Il s'agit ici d'un type bien particulier de patients : psychotiques chronicisés et en révolte contre leur dépendance à l'hôpital.

Le iatricide est rationalisé comme la conséquence de l'incommunicabilité avec le médecin, et vise avant tout la vengeance contre un ordre médical, temporel, vécu comme persécuteur et tout puissant. La pauvreté relationnelle des patients psychotiques, comme la gravité de leurs antécédents médico-légaux, les fige dans un statut d'incapables majeurs, que l'hôpital va s'illusionner pouvoir contenir par sa toute puissance. Dans ce détournement de la fonction de soin au profit de la fonction de garde, l'exigence essentielle est la prise des médicaments et le respect des règles pavillonnaires. La conformité au règlement et la contention prennent le pas sur toute autre forme de projet et de thérapie. Le pavillon, devenu centre de tout, écarte tout autre intervenant extérieur, tandis qu'à l'intérieur, les médecins se succèdent sans pouvoir enrayer cette logique de la chronicisation.

Le décalage de représentation entre les malades qui sur-responsabilisent le psychiatre, et le médecin qui, dans la grande majorité des cas « *ne les connaît presque pas...* », souligne la distance qu'il y a entre eux. Leurs paroles, leurs avertissements, leurs demandes, ne peuvent être entendus et se répètent alors comme des symptômes qui appellent la même non-réponse. Cette absence de communication n'est pas le seul facteur en jeu dans le iatricide, mais elle en fut le cadre et la justification. Il est alors de notre responsabilité médicale et, dans une perspective de prévention, d'en retrouver les causes.

La psychose, structure mentale qui façonne l'être-au-monde du sujet, l'expose toute sa vie durant à des décompensations qui mettent le soignant en position de toute puissance dans un jeu compliqué de miroir où la déresponsabilisation de l'un appelle la sur-responsabilisation de l'autre. La fragilité extrême de ces sujets met *de facto* le soignant en position de pouvoir plus manifestement encore, quand leur dangerosité appelle des mesures d'internement et d'exclusion. Mettant en jeu la sécurité des personnes, cette dangerosité doit être contenue. La contention physique fait partie du soin. Ce doit être un engagement thérapeutique qui responsabilise et le soignant et le patient, dans un projet. C'est un outil thérapeutique parmi d'autres, dont la pertinence dépend du bon usage. L'histoire nous a montré que, si la réponse asilaire ne peut plus être retenue comme unique solution, il importe de rester vigilant et de ne jamais la croire définitivement écartée.

La contention physique doit rester une réponse ponctuelle, permettant d'accompagner et de susciter chez le patient une dynamique de réaménagement psychique. Elle est un moment thérapeutique, à articuler avec d'autres. La responsabilité du médecin intervient à ce niveau ; elle est d'organiser ce soin dans une perspective institutionnelle et pluridisciplinaire. Pluridisciplinaire parce que, si le recours à l'hôpital est inévitable, il n'en demeure pas moins qu'au-delà de ses murs, la réalité du dehors et de l'après continue d'exister. Travail institutionnel, parce que, sans lui, la souffrance du sujet ne trouvera pas le cadre thérapeutique favorable à son émergence et à son expression. Les conflits, les clivages et la tentation de la facilité, présents au cœur de chaque soignant et de chaque institution, risquent de prendre le pas si l'équipe n'y prend pas garde. Pour être structurante, l'institution doit rester vigilante et ne jamais rien considérer comme acquis. Le chaos psychotique ne peut être contenu sans aménagements, sans relais, sans crises, par l'équipe soignante elle-même. Ces moments féconds sont des signifiants qu'il lui faut savoir reconnaître pour les dépasser.

Lorsque le cap thérapeutique est incertain, lorsque le soin s'enlise, il importe de le reconnaître, et de définir ce travail d'analyse institutionnelle comme l'un des outils thérapeutiques que notre obligation de moyens nous impose. Partenariat, pluridisciplinarité et psychothérapie institutionnelle ne sont pas des mots magiques, garants d'une illusoire option zéro risque. Celle-ci n'existe pas. Ce sont des outils qu'il faut apprendre à utiliser pour garder sa fonction soignante.

En dernier lieu, il nous apparaît indispensable de réaffirmer que, même si dans cinq cas sur sept, le dysfonctionnement institutionnel a précipité le passage à l'acte, celui-ci appartient d'abord à son auteur. Une lecture réductrice du dénouement tragique à la seule responsabilité médicale relèverait de la méconnaissance de la complexité du psychisme humain. Le psychotique appartient d'abord à lui-même. Son mal, sa souffrance, sa dangerosité s'originent bien avant l'intervention du médecin. Le psychiatre ne peut tout maîtriser de la folie de son patient, et en prévenir tous les écarts. Sa responsabilité relève de sa seule obligation de moyens, mais elle l'engage à accompagner son patient dans les aléas de sa maladie. La qualité de ses soins, c'est avant tout de le reconnaître comme un sujet, et de l'aider à restaurer sa part d'humanité.

1.3. Comment aborder la question de la dangerosité ?

On dirait que la question de la *dangerosité*, parce qu'intuitivement si évidente, n'en est que plus complexe[1]. Le mot lui-même n'a pas le même sens pour un juriste, un psychiatre,

1. Il s'agit, on l'aura compris, d'une question capitale en matière de criminologie psychiatrique, non pas tant en raison des passions qu'elle suscite — souvent liées aux positions doctrinales des uns et des autres — que des conséquences idéologiques qu'elle sous-entend, elles-mêmes liées à des conceptions de politique criminelle parfois radicalement opposées. Là où certaines équipes psychiatriques accepteront de prendre la responsabilité de traiter en ambulatoire ou à domicile un schizophrène délirant, évidemment susceptible de commettre un acte médico-légal, d'autres enverront sans tarder ce patient difficile-indésirable en unité fermée d'un service ordinaire, quand bien même, surestimant parfois sa dangerosité, elles ne demanderont pas tout simplement son admission d'urgence en UMD [IV, § 2.2.1.].

un sociologue, un anthropologue ou un épidémiologiste. Une telle question a bien sûr fait l'objet de travaux très importants, essentiellement dans le domaine de la *criminologie clinique*. Peuvent être considérées comme références princeps les Actes du 2e Cours international de criminologie, regroupés par Jean Pinatel (« *Le problème de l'état dangereux* », Paris, 1953), et ceux du Rapport de médecine légale sur « *La dangerosité* » (Bordeaux, 1987) dont Régis Pouget nous offre ci-après une synthèse absolument remarquable.

1.3.1. Par le recours à l'épidémiologie

Le recul fourni par les résultats des études épidémiologiques est particulièrement précieux pour combattre le stéréotype social de la dangerosité des malades mentaux. L'étude menée par Heinz Häfner, professeur émérite de psychiatrie à l'Université de Heidelberg et Directeur du Département de recherche de la schizophrénie (Zentralinstitut für Seelische Gesundheit, Mannheim), et Wolfgang Böker, Directeur (Psychiatrische Universitätsklinik, Bern), sert de référence historique pour affirmer que les patients ne font pas courir au reste de la population un risque d'agression plus grand que celui qu'elle encourt déjà ordinairement de par la constitution sociale même. Bien qu'anciens, ces résultats peuvent être extrapolés au contexte contemporain, ce qui, grâce à l'esprit avec lequel ils ont été menés, en fait un modèle du genre[1].

Actes de violence et troubles psychiques en RFA

H. Häfner, W. Böker

L'existence d'actes violents commis par des malades mentaux, tels des attentats revendiqués comme politiques ou des meurtres en série à mobile incompréhensible, renforce l'impression, pour l'opinion publique, que ces sujets sont déconcertants et, finalement, dangereux.

Angermeyer et coll. (1994) montrent, par exemple, que les attentats perpétrés dans ces conditions sur deux hommes politiques, Oskar Lafontaine (candidat du SPD à la chancellerie) et Wolfgang Schäuble (candidat de la CDU à la succession du chancelier fédéral Helmut Kolh), ont profondément troublé l'opinion et détérioré l'image des malades mentaux.

Cette notion, ajoutée au fait que jusqu'alors, avaient été seulement entreprises des études sur groupes sélectionnés (détenus et population hospitalisée en milieu psychiatrique), nous a incité à mener une large étude, à l'échelle nationale, concernant l'ensemble des malades mentaux auteurs de gestes de violence en République Fédérale Allemande sur une période de 10 ans.

Méthodologie

Dans cette étude, le terme de maladie psychique recouvre les psychoses et les arriérations mentales (Q.I. inférieur à 70), névroses et troubles graves de la personnalité en étant exclus. L'acte violent y est défini par le fait que, perpétré contre un être humain, il a conduit soit au décès de la victime, soit à une blessure grave susceptible d'aboutir à un décès si non soignée avec diligence et compétence, soit à une mutilation. Les actes de négligence en sont exclus. Sont concernés par notre étude, tous les auteurs d'actes violents présentant ces critères et effectués entre le 01.01.1955 et le 31.12.1964. Ont été recoupées trois sources :

- Les archives de la Police Nationale Allemande et des Offices Criminels des Landers. Y ont été recensés les auteurs d'actes criminels qui, en raison de leurs troubles psychiques, n'ont pas été condamnés pénalement mais ont été placés en hôpital psychiatrique.
- Les dossiers d'enquêtes et les actes des tribunaux des 93 barreaux d'avocats de la RFA.
- Les archives des hôpitaux et cliniques psychiatriques agréées où ont été placés pour soins, expertise, ou pour raisons de sécurité, les auteurs d'actes violents ci-dessus définis.

Un total de 533 malades a pu être étudié ; le bilan cumulé de leurs actes s'établissant à 293 morts et 362 blessés. Pour pouvoir apprécier le risque violent chez ces sujets, nous

1. Remercions très chaleureusement Monsieur Richard Bourgeois pour sa traduction fidèle et compétente, ainsi que Monsieur le Docteur Didier Bourgeois pour la relecture soigneuse du texte et sa mise en forme définitive pour publication.

l'avons comparé statistiquement avec le risque analogue retrouvé dans la population allemande ordinaire. Ceci a été fait une première fois au niveau des auteurs d'acte de violence pour la même période, une seconde fois au niveau des cas mortels d'acte de violence ; les données statistiques provenant, elles aussi, des services policiers et juridiques de RFA. Ces comparaisons ont été conduites en prenant en considération des données épidémiologiques stables, disponibles pour cette époque, et portant sur la fréquence, dans la population, des cas entrant dans les groupes diagnostiques choisis.

Résultats

Le risque d'un passage à l'acte violent (d'après la définition choisie) est sensiblement identique dans la population des malades mentaux et dans la population normale.

Concernant la répartition par tranche d'âge, le risque violent chez le malade mental apparaît décalé : l'âge moyen retrouvé est de 34,7 ans pour le « malade violent » alors qu'il n'est que de 26,4 ans pour le « violent non malade » ; soit un décalage d'environ 8 ans. On ne retrouve aucune différence entre les deux cohortes pour ce qui est de la répartition par sexe.

Les malades mentaux auteurs d'acte de violence renvoient à près de 3 % de la totalité des actes et à 5,6 % du nombre de cas mortels perpétrés en RFA durant cette période. La différence serait due à la moindre part d'issue non mortelle dans les actes de violence commis par des malades mentaux.

Les analyses individuelles fournissent une répartition diagnostique variable : schizophrénies et délires paranoïdes sont sur-représentées, psychoses affectives sont sous-représentées. Soit : schizophrènes à risque violent : 50/100.000 ; psychoses affectives à risque violent : 6/100.000. Pour le groupe des schizophrénies, les syndromes paranoïdes chroniques sont également sur-représentés.

La notion de passage à l'acte violent considéré comme symptôme initial d'une psychose débutante, diagnostic d'élimination autrefois fréquent (Birnbaum 1926, Willmanns 1940) n'y trouve pas de confirmation : 3,3 % seulement des schizophrènes auteurs d'actes violents commettraient leur geste dramatique dans les 4 semaines suivant les premiers signes de leur maladie. Plus de la moitié étaient déjà malades depuis 5 ans.

Dans cette étude, le début de la maladie est défini par la date du premier contact avec la psychiatrie qui peut se produire, dans la réalité, plusieurs années après l'apparition des premiers signes morbides (Häfner et coll. 1995).

Les facteurs considérés comme classiques d'un risque de passage à l'acte violent, dans la population ordinaire (jeune âge, sexe masculin, célibat, inadaptation sociale, statut social dévalorisé, éthylisme chronique) ne se reflètent pas exactement dans la population des malades mentaux. Les auteurs de violence issus de cette catégorie sont plus fréquemment mariés, plus rarement désavantagées socialement, et comme nous l'avons déjà mentionné, plus âgés que ceux appartenant à la catégorie ordinaire. Seuls la répartition par sexe et le taux de dépendance aux toxiques sont retrouvés comme analogues dans la population malade et dans la population saine. Parmi les facteurs de risque classiques, se retrouvent des comportements antisociaux (capacité agressive élevée et alcoolisme chronique), qui sont probablement les éléments de la personnalité sous-jacente et non des conséquences directes de la schizophrénie.

Pour la période d'observation concernée, deux homicides multiples, portant sur cinq victimes ou plus, ont été retrouvés. Ces deux séries meurtrières ont été l'œuvre de sujets étiquetés schizophrènes paranoïdes. Un schizophrène paranoïde, sous l'influence de voix qui le commandaient, âgé de 22 ans, avait attaqué et blessé avec un marteau, dans la rue, dix passants inconnus de lui. Un schizophrène paranoïde, âgé de 43 ans, avait carbonisé, à l'aide d'un lance-flammes qu'il avait lui-même fabriqué, dix écoliers et deux enseignantes. Dans cette affaire, qui s'était déroulée dans un bâtiment scolaire, 22 autres personnes furent, par ailleurs, blessées gravement. Le seul motif, retrouvé rétrospectivement, était la vengeance, dans un contexte de désillusion, réelle ou vécue comme telle.

C'est au niveau des motivations de l'acte, notion sur laquelle ces deux cas extrêmes attirent l'attention, que se perçoivent des différences significatives :

- dans le sous-groupe des schizophrènes, dominent les motivations à caractère délirant et les conflits inter-humains en milieu intra-familial ;

■ dans le sous-groupe des psychoses maniaco-dépressives, dominent les déterminations suicidaires altruistes ;

■ dans le sous-groupe des sujets porteurs de déficit des fonctions intellectuelles, à la différence des sujets schizo-affectifs et maniaco-dépressifs, on retrouve des motivations et des facteurs contextuels analogues à ceux de la population ordinaire. Cette catégorie est préférentiellement issue de familles déstructurées ou de milieux marqués par l'asocialité. Elle présente, avant les faits incriminants, des antécédents de troubles comportementaux ainsi que des traits d'asocialité et d'agressivité. Au sein de ce groupe, le profil des motivations est comparable à celui des auteurs de violence sans antécédents : il s'agit de motivation d'ordre affectif ou pécuniaire, d'actes impulsifs et instinctuels, de désir de se couvrir ;

Parallèlement aux différences dans la motivation criminelle, on retrouve des variations inter-groupales, concernant les relations préalables entre l'auteur du geste et sa victime :

■ dans le sous-groupe des schizophrènes, les victimes sont susceptibles d'appartenir, en priorité, au cercle familial (58 % des cas). Un deuxième groupe victimel, plus petit (11 %), est celui des « personnes investies de l'autorité » (politiciens, juges, médecins) ;

■ dans le cadre des actes dont les auteurs sont porteurs de psychose affectives, 94 % des victimes sont membres de la proche famille. Pour ce qui est des actes commis en contexte suicidaire (suicide altruiste), les enfants (80 % des victimes) sont très exposés.

Si les victimes sont des personnes étrangères au cercle familial ou à l'entourage proche, (65 % globalement), les motivations renvoient : aux pulsions, aux problèmes affectifs, à l'intérêt pécuniaire, au désir de se protéger.

En conclusion

Le résultat le plus important de cette étude est que les faits de violence issus de la population des malades mentaux sont globalement comparables à ceux issus de la population ordinaire.

Parmi les sous-groupes cliniques spécifiques, isolables au sein de cette population, une différence nette est constatée : les schizophrénies et les délires chroniques paranoïdes ou systématisés y sont sur-représentés tandis que les « psychoses affectives » y sont sous-représentées. Il y a, aussi bien chez le les schizophrènes que chez les « affectifs », de nettes corrélations dans les motivations et dans les relations préalables au geste entre la victime et l'auteur de la violence. Exemple extrême : les enfants de maniaco-dépressifs sont les plus menacés en cas de suicide altruiste. Cependant, un sur-risque significatif et limité, collectif, étonnant, existe pour les « personnes investies de l'autorité ». Ce sur-risque est lié aux schizophrènes porteurs de délire paranoïde et systématisé.

Le résultat statistique le plus important de cette étude, par ses répercussions, est que le risque violent de la part de malades mentaux n'est pas supérieur à celui renvoyant à la population ordinaire. Ceci a des implications considérables, du point de vue social, susceptibles de déterminer une prise en charge thérapeutique de ces sujets plus ouverte, moins contraignante, et aussi moins responsabilisante pour le psychiatre.

Bibliographie

(1) ANGERMEYER M.C., SIARA C.S. (1994) : « *Auswirkungen der Attentate auf Lafontaine und Schäuble auf die Einstellung der Bevölkerung zu psychisch Kranken* », Teil 1 : Die Entwicklung im Jahr 1990, Der Nervenarzt, 65, 41-48.

(2) ANGERMEYER M.C., SIARA C.S. (1994) : « *Auswirkungen der Attentate auf Lafontaine und Schäuble auf die Einstellung der Bevölkerung zu psychisch Kranken* », Teil 2 : Die Entwicklung im Jahr 1991, Der Nervenarzt, 65, 49-56.

(3) BÖKER W., HÄFNER H. (1973) : *Gewalttaten Geistesgestörter*, Springer-Verlag, Berlin-Heidelberg-New York.

(4) HÄFNER H., NOWOTNY B. (1995) : « *Epidemiology of early-onset schizophrenia* », European Archives of Psychiatry and Clinical Neuroscience, 245, 80-92.

1.3.2. L'apport du structuralisme à la compréhension des phénomènes de dangerosité

Se plaçant dans une perspective d'anthropologie sociale, Mary Douglas[1] avait étudié les mécanismes de défense d'une société face à des phénomènes jugés anormaux, voire dangereux car incompris ou non maîtrisés ; elle décrivait alors cinq mécanismes : les tentatives d'interprétation du phénomène, sa suppression pure et simple, son évitement, la qualification de dangerosité, le recours à une symbolique rituelle volontairement ambiguë. C'est bien sûr le quatrième mécanisme de défense qui nous intéresse ici. Voici ce qu'elle écrit : « *[...] il arrive que les phénomènes anormaux soient qualifiés de dangereux. Il est vrai que des individus confrontés avec une anomalie en éprouvent parfois de l'anxiété. Mais on aurait tort de traiter les institutions comme si elles évoluaient de la même façon que les réactions spontanées des personnes. Ces croyances générales surgissent le plus souvent lors d'une tentative d'harmonisation de deux interprétations, l'une individuelle et l'autre générale. Festinger a montré que l'individu, lorsqu'il découvre que ses convictions ne sont pas celles de ses amis, hésite, ou encore essaie de convaincre ses amis qu'ils se trompent. En qualifiant un phénomène de dangereux, on le dérobe à la discussion. On atteint par la même occasion un plus haut degré de conformisme [...].* »

Même si le phénomène de la dangerosité n'a pas été au centre des débats structuralistes, le structuralisme et l'anthropologie structurale alimentèrent ici des débats passionnés, car, écrivent Gérard Lopez et Serge Bornstein[2], « *une telle conception, qui annonçait la fin prochaine de l'humanisme, l'éclatement de l'idéologie prônant l'universalité de la raison occidentale, et la mythologie du progrès linéaire, prêta le flanc à une cascade de critiques : déresponsabiliser le criminel, abolir les valeurs fondamentales de l'humanisme ordinaire, ne pas prendre en compte les apports culturels extérieurs [...], appauvrir et simplifier la complexité du réel et en particulier de la criminalité.* » S. Bornstein, neuropsychiatre et expert national (Paris), nous explique donc l'apport du structuralisme et de l'anthropologie structurale à la compréhension des phénomènes de dangerosité *psychiatrique*.

Structuralisme et anthropologie structurale de la dangerosité

S. Bornstein

Après des décennies de recherches et de travaux, au cours desquelles la psychiatrie a pu se dégager de l'emprise de l'asile en se hissant dans le champ des sciences médicales et humaines, voici une chausse-trape qui semble ramener le praticien à un rôle de grand sorcier ou de pythonisse.

Par définition, sous le terme de *danger* nous rangerons les conduites arbitraires de domination et de puissance qui font courir à autrui un risque d'agression physique pouvant être mortelle. Rappelons que nous avons, par définition, éliminé l'insécurité auto-agressive qui ne génère pas un « dommage évident pour autrui », et qui reste proche des conduites suicidaires, pour certains.

Ainsi, dans son sens le plus étroit, l'état dangereux concerne les comportements qui menacent la personne dans sa permanence, son intégrité et son développement. Cependant, il est habituel de distinguer la dangerosité sociale ou criminologique et la dangerosité médico-légale ou psychiatrique résultant d'une pathologie mentale génératrice de passage à l'acte. Il appartient en général au psychiatre de répondre à cette épineuse question de *l'état dangereux* dans le cadre de l'expertise mentale. Mais la société, par juriste interposé, lui pose une question concernant la dangerosité dans sa globalité bien qu'il existe de nombreux criminels qui ne présentent pas une pathologie mentale nettement individualisée, et dûment observable. Nous affirmons qu'il faut se garder de « psychiatriser » tous les comportements qui se déroulent sur la scène sociale.

Trois conceptions sont habituellement admises pour tenter d'approcher la rencontre entre l'individu dangereux et sa potentielle victime :

- la première, *clinique et victimologique,* a été développée par M. Colin. Elle est essentiellement descriptive, post-délictuelle ;
- la deuxième, *sociologique,* a été définie par G. Garofalo (1885). Elle met l'accent sur la notion de *témébilité,* c'est-à-dire l'aptitude d'un sujet à pouvoir modifier son comportement

1. DOUGLAS M. (1967) : *De la souillure. Études sur la notion de pollution et de tabou,* Guérin A. (1992) trad., La Découverte, Paris.
2. LOPEZ G., BORNSTEIN S. (1994) : *Les comportements criminels,* PUF, « Que sais-je ? », Paris.

en tirant profit d'une sanction. Elle aborde, ainsi, la notion de capacité criminelle résiduelle, et celle d'adaptabilité sociale (reprise bien plus tard par J. Pinatel) ;

■ la troisième conception, *juridique*, pose la question en terme de pré- ou post-délit. Elle soulève un problème de droit : la société est-elle fondée à intervenir préalablement auprès d'un individu qui présente une forte probabilité de domination arbitraire, sans porter atteinte aux libertés fondamentales ?

Les différents comportements criminels, individualisés par R. Vouin et J. Léauté en 1956, empruntent déjà trois sources : médicale, psychologique et sociale.

Ce concept d'état dangereux est controversé. Webster et Ben-Aron, notamment, se sont livrés à de virulentes attaques en affirmant :

■ il est scientifiquement impossible de prédire une conduite dangereuse ;

■ même si cela le devenait, ce serait au détriment de la liberté des patients et des personnes ;

■ les professionnels de la santé mentale, même en situation d'expertise, ne devraient pas tenter de telles prévisions car elles interfèrent avec le rôle statutaire de soignant.

On peut, à travers les concepts mythologiques, retrouver, dans une certaine mesure, en jeu de transformation, l'approche structuraliste à condition de dépasser la combinatoire qui préside au repérage des signaux de danger émis par le déviant du groupe, celui qui enfreint volontairement ou involontairement le système. L'absolution de la folie connaît des fortunes diverses selon l'époque. Mais le *structuralisme évolutif*, bâti sur l'analyse des liens qui s'établissent entre les structures sociales et symboliques ouvre la lecture de la « violence symbolique », nouveau champ d'étude, qui dépasse les seuls supports économiques mais cerne également le « capital symbolique », essentiellement celui de la culture, entre les mains de la classe dirigeante, nantis et parvenus se déchirant les deux pôles du pouvoir et du savoir, mais aussi celui plus subtil des médias et de la gestion de l'éthique. La notion de violence et de danger est une préface à l'exclusion qui sera l'enjeu criminologique du XXIe siècle.

1.3.3. L'apport de la clinique psychiatrique à la compréhension des phénomènes de dangerosité

Si le thème de la *dangerosité* effectue son « *éternel retour* » en psychiatrie, c'est peut-être parce que la question est inépuisable, mais peut-être aussi surtout parce qu'elle n'est pas résolue... Elle revient par exemple sous une forme institutionnalisée, sémantiquement mal dissimulée sous le masque de la « difficulté » : les Unités pour Malades Difficiles [IV, § 2.2.1.] sont en fait des « Unités pour Malades Dangereux »... Alain Hesnard utilisait l'expression de « *dangerosité de retour* » pour désigner des situations dangereuses de récidive chez un criminel ; le « *retour dangereux* », écrivait-il, se révèle « *par une appréciation des changements apparents possibles de la personnalité du délinquant.* » Il insistait, à la suite d'Étienne De Greeff, sur la répétition fréquente de l'ancienne situation criminogène. Mais la dangerosité peut aussi apparaître d'emblée, surprenante et désarmante, comme lors d'une entrée médico-légale implosive d'une schizophrénie [II, § 2.1.4.1.]. Cyrille Koupernik, professeur honoraire au Collège de médecine des Hôpitaux de Paris, nous propose un tour d'horizon actualisé sur le thème de l'apport de la clinique psychiatrique à la compréhension de la dangerosité.

La dangerosité en cette fin de siècle

C. Koupernik

Dangerosité. Le mot est récent ; il date de 1969 (Petit Robert). Il n'a pas été accueilli à bras ouverts. Pour un peu, on le dirait mal bâti. Il n'en est rien ; il a des analogues de bonne qualité : « porosité », « morosité ». C'est en fait le signifié que l'on conteste, et ce parmi les plus éminents des criminologues : « *Cet ouvrage de criminologie devait s'intituler* L'Homme dangereux, *tant il est difficile de s'affranchir de cette notion de "dangerosité", fondatrice de la criminologie clinique classique*[1] ». De même Bornstein et Raymond[2] concluent qu'il n'existe que des *situations de danger*.

Ces réserves une fois faites, on ne peut nier que l'expert et le tribunal ont parfois quelques difficultés à prendre une décision concernant un sujet donné et qu'ils peuvent être

1. LOPEZ G., BORNSTEIN S. (1994) : *Les comportements criminels*, PUF, « Que sais-je ? », Paris.
2. BORNSTEIN S., RAYMOND S.G. (1987) : « *État dangereux* », E.M.C., 37145 A10, Paris.

littéralement écartelés entre deux impératifs : la sécurité publique et l'équité. Nous définirons donc la dangerosité comme étant le degré de risque d'une conduite, mettant autrui en danger d'atteinte à l'intégrité corporelle et à la vie. Pourquoi faisons-nous référence à la fin de siècle ? Ce n'est pas un siècle-charnière (s'il en est), mais plutôt un siècle charnier. En se remémorant les fleuves de sang qu'ont fait couler les hommes que rien, apparemment, ne distinguait de la normale, on peut se demander en effet si « nous ne sommes pas tous des assassins ». Nous le sommes potentiellement et l'admirable ouvrage de P. Karli[1] est aussi et surtout une réflexion éthique. Néanmoins, il convient de faire le point, brièvement, sur quelques aspects neurologiques de la menace potentielle, et plus longuement sur une universalisation de l'image et l'implantation d'un stéréotype. Enfin, nous rappellerons qu'un nombre impressionnant d'armes à feu, dont des armes semi-automatiques, se trouvent en possession de particuliers ; également qu'une soumission excessive à une force de « political correctness » a pour effet de contrecarrer la répression de la pédophilie ; laquelle à la fois sous forme de tourisme sexuel et de commerce de vidéo clandestine se mondialise.

Quelques aspects neurologiques

L'accord semble être général pour abandonner la notion de *furor epilepticus*. En revanche, certaines formes partielles complexes d'épilepsie peuvent aboutir à un meurtre. Le somnambulisme peut, lui aussi, se solder par un homicide (voir notamment la récente et très impressionnante observation de Hache[2]). Kraus, à propos de « serial killer », chez qui on a trouvé un caryotype 47 YY, met l'accent sur les facteurs criminogènes biologiques. Pour la majorité des auteurs, ce n'est pas la règle. Autrement dit, il ne saurait être question de prendre des mesures de limitation de liberté en se fondant uniquement sur une telle constatation.

Pathologie psychiatrique et dangerosité

C'est évidemment la bouteille à encre. En quelques cent ans, on passe ainsi du criminel-né de Lombroso, caractérisé par un mystérieux « fond épileptoïde » à la notion actuelle, à savoir que le concept de « fou dangereux » est tout aussi mythique. Nous prendrons la liberté de nous attarder quelque peu sur ce point car il nous paraît relever, pour rester dans la pénombre prudente des anglicismes, du « *wishful thinking* » et de la « *political correctness* ». On nous dit que compte tenu du fait que la criminalité est un phénomène répandu, il est normal qu'on trouve parmi les transgresseurs un certain nombre de malades mentaux. Mais le pourcentage élevé plaide en faveur d'une plus grande prévalence chez ces derniers. Les chiffres cités par Bénézech et coll.[3] sont trop éloquents : 61 % de malades dangereux admis dans l'hôpital à haut risque de Broadmoor sont des schizophrènes.

Nous nous référerons plutôt à une étude statistique américaine portant sur neuf ans et sur mille patients coupables de violences (avec une série témoin de cinq cents sujets). Il s'agit de la *Mac Arthur Violence Risk Assessment*[4]. Les schizophrènes ne représentent certes pas la catégorie la plus fréquente : 11 % contre 40 % de déprimés. Mais surtout, deux facteurs de risque majeur apparaissent à la lumière de cette étude (que nous désignerons sous le sigle MAVRAS) :

- Le schizophrène commet le maximum d'actes agressifs dans le mois qui suit sa sortie. Cela est dû le plus souvent à l'arrêt spontané et décidé par lui des neuroleptiques. Peu d'auteurs se sont penchés sur cet aspect de la situation potentiellement dangereuse. Un article de Geller[5] nous a paru très instructif.
- L'autre facteur de risque qui ressort de MAVRAS est l'énorme poids de la dépendance vis-à-vis de l'alcool et des drogues (23,9 % des récidives de comportements violents). Par contre, la catégorie « troubles de la personnalité » représente 1,7 %, ce qui va à l'encontre des théories innéistes.

---

1. KARLI P. (1987) : *L'homme agressif*, Odile Jacob, Paris.
2. HACHE E., GUEGUEN B., BORNSTEIN S. (1996) : « *Syndrome d'Elpénor, ou meurtre somnambulique* », Ann. Méd.-Psych., 154, 3, 195-201.
3. BÉNÉZECH M., ADDAD M., GRASSET A. (1981) : « *Criminologie et psychiatrie* », E.M.C., 37906 A10, Paris.
4. DYER C. (1996) : « *Violence may be predicted among psychiatric patients* », Br. Med. J., 313, 318.
5. GELLER J.L. (1990) : « *Clinical guidelines for the use of Involuntary out patient Treatment* », Hospital and Community Psychiatry, 41, 7, 749-755.

Le meurtre au féminin

La femme a, du fait de son infériorité musculaire, peu de chances de tuer un homme sinon en préméditant ou en se servant d'une arme[1]. Il lui faut en règle générale attendre le sommeil de l'homme. Elle tue souvent par jalousie. Parfois, elle loue le service d'un tueur. Ce sont évidemment les filicides et, d'une façon plus générale, les infanticides qui représentent l'essentiel de la dangerosité féminine. C'est notamment le très classique meurtre des enfants suivi d'un homicide qui représente la variété la plus commune. Cependant, un cas donne à réfléchir : celui d'une mère qui aurait tué son enfant à cause de son état de tension prémenstruelle[2]. Suzan Smith, elle, pour garder son amant que ses enfants agaçaient s'est livrée à une soigneuse mise en scène et les a noyés en les attachant à une voiture qu'elle a précipitée dans un lac, après quoi elle a fait plusieurs appels émouvants à l'aide de la nation.

Deux cas de meurtre chez des femmes ayant reçu la diagnostic de syndrome de Munchhausen sont relatés dans la bibliographie de Scott[3]. Un autre cas plus récent est celui de la jeune infirmière Beverley Allitt, qui a tué quatre enfants en bas âge dans un service de Pédiatrie (Koupernik, 1993 b[4]). Ces cas sont instructifs dans la mesure où ils dénotent une érotisation des relations soignants-soignés sur un fond de fantasmes sadiques. Enfin, parfois le filicide se produit dans une perspective psychotique évidente : une Américaine du nom d'Amanda Wallace pend son fils âgé de trois ans ; elle était apparemment automutilatrice depuis l'âge de neuf ans[5]. On la savait « instable » ; les psychiatres avaient déconseillé le retour de son petit garçon jusque là en nourrice. Les services sociaux ont estimé qu'il n'y avait pas de danger.

Les enfants meurtriers

Nous avons en vue avant tout l'atroce lapidation de Jamie Bulger, deux ans et demi, par deux enfants âgés de moins de dix ans au moment du meurtre (Koupernik, 1993 a[6]). Ces deux enfants sont condamnés à une peine de privation de liberté, le ministre de l'Intérieur britannique envisage de les maintenir ainsi pendant quinze ans. Seront-ils moins dangereux à la sortie, ne va-t-on pas mutiler leur vie en prolongeant ainsi leur détention ? C'est là le cœur du problème ici abordé.

Les meurtriers par exaspération

Un homme de 27 ans a tué successivement trois de ses enfants en bas âge (en les étouffant et en simulant une mort subite du nourrisson) parce qu'ils le dérangeaient par leurs cris (*Times* du 5 juillet 1996).

La « road rage »

Il y a eu plusieurs cas de meurtres au cours d'une querelle d'automobiliste[7]. La voiture représente à la fois une extension du schéma corporel et une sorte de territoire mobile analogue à celui des animaux.

Les « serial killers »

Ils ont fait l'objet d'innombrables études, notamment celles de Holmes[8], de Hale[9], qui affirment que l'on ne naît pas « serial killer », mais qu'on le devient grâce à des mécanismes cognitifs que l'on peut reprendre dans un but thérapeutique, également de Adler[10], de

---

1. BELLERET R. (1989) : « *Une jeune "punk" poignarde un passant pour une cigarette* », *Le Monde*, 3-4.9.1989.
2. YOUNG R. (1989) : « *Depressed mother placed on probation after killing son* », *The Times*, 16.5.1989.
3. SCOTT J. (1996) : « *Serial homicide* », Brit. J. Med., 312, 2-3.
4. KOUPERNIK C. (1993b) : « *Le Sall n°4* », Conc. Méd., 115, 24, 2021.
5. TERRY D. (1996) : « *Woman who hanged her son to the Imprisoned for life. Fathes failed for life for murder of three babies* », *The Times*, 5.7.1996.
6. KOUPERNIK C. (1993a) : « *Enfants meurtriers* », Conc. Méd., 115, 4, 1117.
7. BRADBERRY G. (1996) : « *Rage that can drive someone to kill* », *The Times*, 21.5.1996. – NORMAND J.-M. (1996) : « *Les comportements dangereux restent élevés chez les automobilistes* », *Le Monde*, 29.7.1996.
8. HOLMES R.M., De BURGER J.E. (1985) : « *Profiles in terror. The serial murderer* », Federal Probation, 49, 3, 29-34.
9. HALE R.L. (1993) : « *The application of learning theory to serial murders, or "you too can learn to be a serial killer"* », Ann. J. Crim. Justice, 17, 2, 37-45.
10. ADLER M., LINDBERG L. (1995) : « *Characteristic of repeat killers in Sweden* », Criminal Behaviour and Mental Health, 5, 9-13.

Kraus[1]. En fait, en raison de la constitution d'un lien conditionné entre la torture et le meurtre d'une part, et le plaisir de l'autre, c'est le type-même du sujet amené à récidiver. Lire notamment ce que Karli rappelle de la découverte de Olds et Milner concernant le circuit de la récompense.

On peut donc en rapprocher les pervers sexuels meurtriers. Le meurtrier violeur de la petite Sophie Hooks vient d'accomplir son forfait ; quelques heures plus tard, il tente de récidiver avec une autre enfant. Dutroux, condamné à treize ans de réclusion pour viols d'enfants est relâché sept ans plus tard ; il sombre aussitôt dans la même abomination. Il faut rapprocher son cas (tortures, viols de mineurs suivis de meurtres) de celui du sinistre ménage West à Gloucester.

Cette catégorie est à différencier des industriels du meurtre, du type Landru, et des meurtriers de foule. Dans cette dernière catégorie, Thomas Hamilton, auteur du massacre de seize enfants de Dunblahe (Écosse) tient la vedette. On connaît tout de lui, on le savait solitaire (« *loner* »), un brin pédophile. On aurait pu ne pas lui accorder le port d'arme, mais que pouvait-on faire de plus[2] ? Il en est ainsi du multi-meurtrier de Tasmanie, Martin Bryant[3] ; il avait lui des antécédents psychiatriques encore plus caractérisés.

En conclusion, il faut s'efforcer de prévenir ce qui peut être prévenu. Cette prévention doit s'adresser aux schizophrènes dans les premiers mois de leur retour dans la communauté. Le pédophile avéré et coupable de meurtre devra choisir entre la détention prolongée et la Cyprotérone retard (Dépo-provera[4]) et être l'objet d'une surveillance incessante. Quel que soit le danger présenté par ces sujets, nous ne pouvons quant à nous nous prononcer en faveur de la peine de mort, ou de la castration chirurgicale (*Times* du 7.9.1996). Enfin, une part importante de la prévention réside manifestement dans le contrôle de la vente des armes ; il en est question en Angleterre, aux États-Unis et en Australie, et partout le lobby des armes se prépare à combattre cette mesure pourtant nécessaire. C'est au nom de cette liberté d'achat des armes qu'un ennemi du système fédéral américain a fait sauter le Centre civique d'Oklahoma City (près de 200 victimes). Quant à une éventuelle censure de la pornographie sur Internet, c'est un autre problème, mais qui me paraît plus technique qu'éthique. Même en démocratie, il y a des limites à la liberté.

1.3.4. Synthèse

La dangerosité

R. Pouget

S'il est difficile de définir la violence, il ne l'est pas moins de définir la dangerosité. L'étymologie d'après Stappers renverrait à *Damnarium*, issu lui-même de *Damnium* : l'amende, le châtiment et aussi le dommage. *Damnarium* a donné en premier lieu Damnier, puis Danger. Pour J. Picoche, danger apparaît au XIIe siècle avec le sens de pouvoir, domination. Il prend au XIIIe siècle le sens de péril à partir d'expressions « être en danger de quelqu'un ». Il s'est produit une altération peut-être sous l'influence du terme *dam* de l'ancien français *dongier*, issu de *domniarium*. L'adjectif *dangereux* se retrouve au XIIe siècle et l'adverbe *dangereusement* au XVIe siècle. On appelait, au Moyen Âge, *fief de danger*, celui dont le titulaire ne peut prendre possession sans avoir fait hommage de vassal au suzerain, sous peine de confiscation.

Ainsi nous sommes en présence d'une double origine de sens du mot danger : le *dommage* et le *pouvoir*. Lequel des deux est à l'origine de l'autre ? Historiquement, le premier sens est de pouvoir, le sens dérivé de dommage. Être en danger est la possibilité pour un sujet de subir un dommage, une atteinte à son intégrité physique ou à ses biens. Le danger est une visée, intentionnelle ou non, vers autrui, tendant à le nier, le détruire ou le diminuer en tant que sujet. C'est obtenir que cessent son opposition et sa résistance, et c'est le contraindre à réaliser ce qu'il n'aurait pas fait librement sans y être contraint. Si nous rapprochons de la définition du pouvoir : un sujet A a un pouvoir sur le sujet B s'il obtient

1. KRAUS R.T. (1995) : « *An enigmatic personality. Case report of a serial killer* », J. of Orthomolec. Med., 10, 1, 11-24.
2. BOWDITCH G. (1996) : « *Hamilton was not mentally ill inquiry told* », *The Times*, 9.6.1996.
3. MAYNARD R. (1996) : « *On trail of casual killer who clailed 34 lives* », *The Times*, 30.4.1996.
4. WHITTELL G. (1996) : « *Persistant abusers face statutory castration* », *The Times*, 28.8.1996.

que B fasse ce qu'il n'aurait pas fait sans son intervention, nous comprenons mieux le glissement de sens entre pouvoir et danger. Le danger, c'est le pouvoir plus la violence. C'est pourtant le pouvoir véritable, celui qui légitime, crée, nomme, organise, décide et pousse en avant, anticipant sur l'avenir (Jean Sutter), qui protège l'individu contre la violence des autres et le garantit de la sienne propre. La Sécurité, c'est ce pouvoir-là qui l'assure. La marge entre les deux est faible.

Pour que naisse une situation de danger, trois facteurs sont nécessaires : un auteur potentiel, une victime potentielle et un tiers, réel ou symbolique.

L'agression, la violence, qu'elles s'exercent sur la personne ou sur les biens, sont une visée intentionnelle ou non vers un autre, tendant à le détruire, à le diminuer physiquement ou moralement, à faire cesser son opposition ou sa résistance, le contraindre à exécuter ce que le raisonnement et la persuasion n'ont pas réussi à obtenir, supprimer, en le supprimant, un témoin gênant ou une image insupportable dont il est chargé. Elle a pour effet de rendre au néant ou de réduire l'opposition de celui ou celle dont on n'a pas pu ou pas su capter l'intérêt, l'estime, l'attention, l'amitié, la complaisance ou l'amour. C'est la destruction du sujet dans l'être existant. L'agression, la violence ont comme fin de rendre le sujet, objet, de briser le lien d'égalité donc d'échange et de sceller l'absence de communication, l'échec du message qui ne sera jamais enregistré. C'est donc à la fois une prise de pouvoir arbitraire et, en même temps, un échec total avéré et dérisoire de ce pouvoir qui ne sera exercé que sur un être mort, diminué ou passif. C'est la condamnation définitive de tout échange, c'est la suppression ou plutôt l'inexistence de la parole, cet acte qui distingue le sujet et lui donne une présence. La violence et l'agression ne permettent de régner que sur un monde d'esclaves. Le violent, l'agresseur ne supportent que les esclaves et ne respectent que les autres.

Dangerosité et maladie mentale

Les statistiques de la Police Judiciaire montrent qu'en France, entre 1974 et 1983, les 393 malades mentaux auteurs d'homicides ou tentatives d'homicide ont représenté entre 1,52 % et 6,25 % des 12.228 auteurs de ces mêmes actes, soit en moyenne 3,2 1 %. Addad, Bénézech (1982) sur 116 malades atteints de schizophrénie trouvent 63 auteurs d'actes de délinquance. Yesavage, Bénézech et all. rapportent 50 cas d'incendiaires criminels parmi lesquels 27 malades mentaux. Les mêmes auteurs étudient la récidive chez les malades mentaux. L'étude comparative des violences contre les personnes révèle que dans 22,8 % des cas, le crime suivant est plus important, dans 24,4 % il est moins important et dans plus de la moitié des cas, 52,8 %, il est de même importance. Pour eux, le risque de récidive est d'environ 3 %. J. Boscredon, R. Pouget et E. Reynaud, ainsi que B. Merlin, Addad et Bénézech, Bénézech, Teplin et Zitrin apportent des résultats comparables.

La crainte qu'inspire le malade mental et son éventuelle dangerosité relèvent de l'irrationnel. Nous relèverons deux phénomènes bien connus : celui du bouc émissaire présent dans la plupart des cultures, et celui du sentiment collectif d'insécurité qui se situe à mi-chemin entre l'anxiété et la peur, auxquels s'ajouterait un troisième qui est le sentiment d'être victime d'une injustice lorsqu'un sujet est victime de violences dont le motif n'est pas logique. La différence est fondamentale entre la dangerosité réelle et l'idée que l'on peut en avoir suivant le lieu ou les circonstances dans lesquels on se trouve.

Évaluation de la dangerosité

Très tôt les hommes chargés de responsabilité publique ont essayé de définir des critères de dangerosité et de mettre en œuvre des moyens de la réduire puis de la prévenir. Nous en trouvons les marques dans les lois mosaïques, le bannissement chez les Grecs et les Latins. Au Moyen Âge, l'église, par la papauté où les évêques tentent de protéger les individus contre les excès du pouvoir royal ou seigneurial, et prononcent des peines ecclésiastiques. À la Renaissance le modèle en est la *Constitutio Carolina* édictée par l'empereur Charles Quint en 1532. Au XVIIIe siècle en France, une instruction aux intendants prévoit des mesures de sûreté et en Espagne la Pragmatique de Charles III introduit la clause de rétention. Le Code pénal français prévoit la peine de relégation dans certaines conditions de récidive.

À la fin du XIXe siècle, en 1887, Lombroso publie « *l'homme criminel* » dont l'aspect scientifique est négligeable mais qui est appelé à un grand succès par son aspect philosophique. L'aboutissement en sera l'anthropologie criminelle qui va aboutir à une notion aujourd'hui contestée : « *l'état dangereux* ».

La première définition sera donnée en 1920 par Jimenez de Asua comme : « *la probabilité la plus manifeste qu'un sujet a de devenir auteur de délits ou de commettre de nouvelles infractions.* » Le concept va infiltrer toute la politique judiciaire et pénitentiaire pendant plus de soixante ans et progressivement dériver après avoir eu son heure de gloire avec De Greeff dont les théories ont inspiré la législation belge. Dublineau, Kinberg, Sjobring, Stromgren vont faire évoluer le concept. La législation suivra, dans la plupart des pays d'Europe ou d'Amérique du Nord.

Cette notion d'état dangereux prend son origine dans le désir d'humaniser et de personnaliser la sanction d'un acte délictueux. Elle aboutit en fait à l'inverse surtout en raison de la difficulté d'établir des critères précis et logiques de cet état présumé.

Très tôt de nombreux auteurs s'y sont employés. La plupart ont manqué de rigueur faute d'une méthodologie sérieuse. Le premier travail important, celui de Heuyer en 1946, malgré une méthodologie insuffisante, a le mérite de donner des indications relevant du bon sens, en particulier de tenir compte des rapports de l'acte délictueux avec la personnalité de son auteur, de la préparation de l'acte, de la manière dont il a été exécuté, des comportements qui ont suivi et des difficultés d'adaptation du sujet dans les divers milieux qu'il fréquente.

Des auteurs plus récents ont essayé de dégager des signes de prédiction. Pour les uns, d'ordre physiologique (Lelord, Lubs et Rule). À la limite, le lien avec le chromosome supplémentaire Y a connu un succès éphémère démenti par les faits. D'autres ont privilégié les facteurs psychologiques. Kramer avec l'aide du test de frustration de Rosenzweig, Sheldon avec des batteries de tests projectifs. Les résultats peu probants étaient prévisibles. Ces tests explorent l'agressivité du sujet, qui n'est qu'un élément de la dangerosité, qui seul ne la détermine pas.

Des tentatives de planification ont été faites en particulier dans les pays anglo-saxons. Zubin (1967), Frederick et Harding (1973), Pfohl (1978) mettent en doute la possibilité de prévoir, et l'existence même de l'état dangereux. L'Organisation Mondiale de la Santé a financé des travaux de recherche sur ce thème. Stengel (1954), Rutter (1959), Astrup (1970), Helmchen (1973) Shepher et Sartorius (1974) n'aboutiront pas à des conclusions concordantes sur cette prédiction. Dans une étude multicentrique de par le monde, Cl. Montandon et Th. Harding (1984) font pronostiquer la dangerosité par trois groupes professionnels différents dans une douzaine de pays. Leur conclusion, malgré les biais méthodologiques importants, est qu'il n'y a pas de critères scientifiques de prédiction de la dangerosité, et que le psychiatre n'est pas le mieux placé pour porter un pronostic de la dangerosité d'un individu.

Monaham et Wexler (1978) concluent que quand il porte un diagnostic de dangerosité, sans autre précision, le psychiatre exprime trois affirmations :

- Le sujet examiné présente certaines particularités.
- Ces particularités sont associées à une probabilité de comportement violent.
- La probabilité de comportement violent est assez forte pour justifier des mesures préventives.

Les deux premières affirmations peuvent être vérifiées par des preuves standardisables. La troisième est un compromis de politique sociale réalisé dans un processus politique.

Ainsi, malgré le caractère pas vraiment fiable de ces études, plusieurs éléments se dégagent que l'expérience peut parallèlement confirmer :

- Le concept d'état dangereux ne résiste pas à une observation sérieuse et prolongée.
- La dangerosité existe mais il s'agit d'une dynamique donc sujette à variation et non d'un état immuable.
- Sa prédiction, sauf exception, n'a aucun caractère de certitude.

Si nous reprenons les travaux des psychiatres cliniciens, nous constatons une concordance intéressante en ce qui concerne la dangerosité des malades mentaux. La plupart des études relèvent chez les auteurs de violence la pauvreté culturelle qui se traduit par des activités hors du travail peu enrichissantes, peu exaltantes, essentiellement passives et sans aucune nécessité d'effort : fréquentation des cafés, des cinémas, des boîtes de nuit, ou spectacles de télévision. La lecture est généralement délaissée. Le nombre de ceux qui lisent régulièrement est loin d'atteindre les 11 % de la population générale qui lisent habituellement. À de rares exceptions, les violents et les délinquants n'ont pas de projet et n'ont pas la maîtrise de leur système de communication. Celui-ci passe par la maîtrise du langage qui permet de traduire dans ses moindres nuances la pensée et de symboliser, donc de prendre de la distance, envers les pulsions agressives et envers la violence. L'agressivité verbale dispense souvent de l'acte d'agression.

Lafon et Pouget (1957), parlant des attentats sexuels sur les enfants et les adolescentes, insistaient sur le faible niveau culturel des auteurs et insistaient sur l'impact de cet aspect sur le danger. Ils sont privés du pouvoir de mise à distance de l'événement pour l'estimer, le juger, l'intégrer, le prévoir et éventuellement, l'éviter. Nombre de délinquants violents, rencontrés en prison, ne savent pas s'exprimer oralement ou par écrit, ne savent pas même dessiner leur propre corps.

Une autre surprise vient de ce que dans leur enfance on retrouve peu souvent une éducation sévère. Le plus souvent, dans la génération de ceux qui ont moins de 40 ans, c'est le laisser-aller qui a dominé l'éducation de leur enfance et de leur adolescence. La fonction d'interdiction, un des aspects de la fonction paternelle, n'est pas remplie ou elle l'est d'une manière rigide, caricaturale, sans recours à une loi commune et sans payer d'exemple.

Il est banal de signaler, quel que soit l'acte et quels que soient les auteurs, une immaturité affective qui se manifeste par une dépendance envers l'entourage, un manque d'autonomie de la conduite, une absence de projet de vie, des relations affectives de type anaclitique. Ils auraient subi des frustrations dans l'enfance.

Ayant participé à l'établissement de ces constatations, nous sommes à l'aise pour en dire la précarité. À notre connaissance, il n'a jamais été fait de comparaison avec un groupe témoin, aléatoire, pris dans la population générale. Le point de comparaison est toujours une maturité affective idéale qui sans doute n'a jamais existé et sûrement n'est pas et ne sera pas atteinte, comme les axes des abscisses et des ordonnées par rapport à une courbe asymptote...

L'utilisation de tests psychologiques, tel que le myokinétique de Mirra, celle des tests projectifs : Rorschach, Szondi, Rosenzweig ou TAT ou des questionnaires tels le MMPI, donne une photographie au moment donné, mais aucune certitude. Ces tests explorent l'agressivité qui seule ne suffit pas pour provoquer la dangerosité. Quelques critères se dégagent :

a) *Les antécédents de dangerosité* : le malade qui a un passé judiciaire ou des internements dans ses antécédents n'est pas nécessairement dangereux et il n'y a pas de parallélisme entre le nombre et la nature des condamnations et la dangerosité pour Heme, dans son étude des états alcooliques dangereux. Cependant, nous croyons que les antécédents de dangerosité représentent un indice social, non pas de dangerosité, mais d'incapacité de se soumettre à un frein.

Un schizophrène qui est déjà passé à l'acte, un psychopathe connu pour ses actes de violence, un paranoïaque qui s'est déjà manifesté par ses conduites médico-légales devraient, lors de l'examen par le médecin ou de la relation avec le psychiatre, entraîner de leur part un surcroît d'attention, surtout si se reproduisent les circonstances particulières qui avaient, dans un premier temps, accompagné les passages à l'acte. Non que les antécédents de dangerosité ou de passage à l'acte dangereux soient intrinsèquement des signes de dangerosité, tout au plus les témoins d'une capacité du sujet à réagir d'une façon violente dans un contexte précis dont les détails ont quelquefois le mérite d'être parfaitement connus.

Il est parfois possible de voir se mettre en place, de manière quasiment identique, les circonstances qui avaient favorisé de précédentes dynamiques dangereuses. L'antécédent, dans un tel cas, agit comme signal d'alerte au thérapeute.

b) *La menace* : définie par le dictionnaire ROBERT comme « *Toute manifestation extérieure par laquelle on marque à quelqu'un sa colère, son ressentiment, avec l'intention de lui faire craindre le mal qu'on lui prépare* », la menace est donc un sévère avertissement destiné à intimider et à effrayer. Le Code pénal (articles 305, 308) définit la menace comme l'expression du projet de nuire à autrui. La fonction de la menace, en tant qu'information en rapport avec un danger potentiel, n'est pas univoque. Ainsi, certaines menaces augurent un passage à l'acte immédiat ou imminent, d'autres tiennent lieu de celui-ci, prennent symboliquement sa place. Il faut discriminer, arbitrairement il est vrai, menace du sujet capable de la symboliser, de celle de celui qui n'en est pas capable.

Le schizophrène ne menace guère avant d'être dangereux (Senninger, Bénézech), l'intention déclarée de nuire à autrui étant déjà la démarche vers une rencontre. Au contraire du paranoïaque (Sichel), chez lequel on assiste à la lente maturation du processus criminogène dont la menace n'est que la première étape, non obligée, le paranoïaque pouvant devenir combattant sans avoir menacé. Classiquement, le paranoïaque menace à chaque étape de l'évolution du conflit : il menace d'un procès, il menace d'aller en appel, puis il menace de mort tant que sa protestation n'a pas été enregistrée. Le psychopathe déséquilibré est plutôt menaçant dans l'action que porteur d'une parole de menace, car le passage à l'acte remplace, chez lui, faute de réflexion, la parole (Picat, Tonnelier). L'hypocondriaque, par le meurtre du médecin, supprime l'image de celui qu'il voulait tout-puissant et qu'il met perpétuellement en échec ; il y associe en même temps la réalisation de son désir profond d'être « le Médecin Imaginaire » (H. Maurel). Le névrotique peut menacer dans toutes sortes de situations, mais les plus communes sont la colère, l'échec et la frustration.

c) *La tentative de partage avec un tiers du dessein criminel* : bénéficiant d'une place privilégiée, de la confiance de son malade, le psychiatre va se trouver confronté à un des graves problèmes de sa pratique : distinguer dans la parole du soigné l'intention criminelle du fantasme agressif. Combien de meurtres symboliques s'accomplissent dans le cabinet du psychiatre ou sur le divan du psychanalyste qui sont autant de voies d'accès vers la libération, l'individuation et la maturation.

M. Bourgeois, M. Bénézech et M.J.F. Daubech (1980) ont qualifié de « *psychiatrie de délation* » la situation conflictuelle dans laquelle se trouve le psychiatre « *soucieux avant tout de se conformer dans l'exercice de sa profession aux dispositions légales et administratives, aux pressions et exigences (plus ou moins implicites) des autorités de tutelle et d'éviter ainsi tout risque de procès de la part du patient et de sa famille et tout ennui avec la bureaucratie* », illustrée par la *loi Tarasoff* ou l'obligation de dénoncer le malade supposé dangereux.

Le médecin est alors dans une position difficile et cette intervention antédélictuelle ou précriminelle, la seule autorisée par la loi, n'est réalisable que si le patient est un aliéné. Ainsi, l'article 344 du Code de la Santé Publique stipule « *qu'en cas de danger imminent, attesté par le certificat d'un médecin ou par la notoriété publique, les commissaires de police à Paris, et les maires dans les autres communes, ordonneront, à l'égard des personnes atteintes d'aliénation mentale, toutes les mesures provisoires nécessaires, à la charge d'en référer dans les 24 heures au Préfet qui statuera sans délai.* » Dans l'hypothèse d'école où le sujet examiné ne serait pas délirant, halluciné, alcoolique ou toxicomane, le médecin ne pourrait pas, en principe, intervenir : lié par son secret et dans l'impossibilité de signer un placement d'office. Il n'y a pas, en droit français, d'équivalent de la *loi Tarasoff*, et si l'article 62, alinéa 2 du Code Pénal, oblige celui qui a eu connaissance d'un crime consommé ou déjà tenté « *à informer les autorités administratives ou judiciaires* », il n'est pas autorisé, ni obligé d'avertir la personne concernée en tant qu'éventuelle et prochaine victime, ou sa famille. De plus, la loi précise bien que le crime doit avoir été consommé ou tenté. Cependant, l'obligation de révéler existe dans l'article 63, alinéa 1, du Code Pénal qui « *réprime celui qui, pouvant empêcher par son action immédiate, sans risque pour lui ou pour des tiers, soit un fait qualifié crime, soit un délit contre l'intégrité corporelle de la personne, s'abstient volontairement de le faire.* » Les auteurs précédemment cités estiment qu'il s'agit là de « *l'équivalent potentiel de la loi Tarasoff dans le droit français* », même si l'article 378 du Code pénal et l'article 10 du Code de déontologie relatifs au secret professionnel garantissent dans une certaine mesure l'impunité du psychiatre.

L'intime conviction du médecin dépend de plusieurs paramètres : les symptômes de dangerosité tels que les présente le malade : sa pathologie, ses antécédents, son discours actuel, ses menaces et tous les « signaux » émis qui peuvent évoquer l'imminence d'un passage à l'acte ; l'impact de ces signaux sur l'esprit du médecin. Les réactions de celui-ci seront influencées par sa personnalité, sa disponibilité, sa formation, son éthique, sa propre angoisse, éventuellement sa peur. Tous ces éléments sont culturels, contingents et n'ont aucun caractère scientifique.

Les victimes

Dire que la victime joue un rôle dans l'agression et dans la dynamique de danger n'a jamais signifié qu'elle le désire consciemment, ni qu'elle est en faute. La responsabilité n'est pas la faute. Dire qu'elle peut avoir et qu'elle a souvent une part de responsabilité, au sens étymologique *res-pondere,* n'a rien d'insultant pour la victime. Cela traduit simplement que dans l'enchaînement tragique de la situation de danger, elle a joué un rôle le plus souvent à son insu. On s'explique mal les polémiques qui ont pu se développer à ce sujet, sinon par la passion et les *a priori.*

L'étymologie communément admise est *Vigere* : être fort ; *victima* était une bête importante offerte en remerciement pour une victoire à la guerre, tandis qu'*hostia* était une petite bête sacrifiée avant d'engager le combat contre l'ennemi, en expiation pour apaiser le courroux des dieux. Il y a dans *victime* un sens de sacrifice et de danger.

Bieder attribue à Mendelsohn (1947) l'étude des victimes, tandis qu'il mentionne qu'Abdel Fattah privilégierait Von Hentig (1948). Gelma (1923), puis Gelma et Singer (1952), dans une étude sur l'état mental des victimes d'attentats à la pudeur, ne cherchent pas à disculper les délinquants mais à étudier les conséquences de la rencontre de deux comportements. Fattah (1967) définit la victimologie comme « *une branche de la criminologie qui s'occupe de la victime directe du crime et qui désigne l'ensemble de connaissances biologiques, psychologiques, sociologiques et criminologiques concernant cette victime.* » On admet donc que la victime, par son comportement, peut contribuer à la genèse de l'acte délictueux. On nomme ce comportement « *victimel* ». D'après Boule (1985), la victimologie a pour but, entre autres, d'étudier les prédispositions psychologiques (potentiel de réceptivité victimal) et les prédispositions socio-biologiques (ou potentiel de victimité) qui réunissent certains sujets qualifiés de victimels, terme décalqué de celui de criminel et impliquant l'idée d'une participation.

Dans leurs travaux, Mendelsohn et Von Hentig repris par Ezzat Abdel Fattah décrivent :

■ La *victime latente* sur laquelle pèse « un potentiel de victimité » caractérisé par des facteurs spéciaux biologiques : une singularité physique, une taille exceptionnelle ou un handicap, les âges extrêmes de la vie, le sexe ; sociaux : une différence culturelle marquée, l'appartenance à certains milieux socio-économiques (richesse, pauvreté, profession décriée ou exposée) ; psychologique : une faiblesse de jugement, une pauvreté intellectuelle. Des facteurs psychologiques plus transitoires existeraient également. Des particularités psychologiques anormales peuvent prédisposer une personne à devenir victime : la vénalité, la cupidité, la crédulité, l'âpreté au gain, la vanité, l'immoralité, la labilité émotionnelle, la dévalorisation de soi-même, la timidité. Des états psychopathologiques peuvent renforcer le potentiel de victimité de certains sujets. Il en est ainsi des idées d'indignité, de culpabilité dans le cadre d'états dépressifs ou de conduites pathologiques de paranoïaques, schizophrènes, alcooliques, toxicomanes et pervers instinctuels.

■ La *victime née.* Il s'agit d'un adulte, né à la victimité par suite d'une structuration névrotique de sa personnalité, selon un axe masochiste s'exprimant dans une conduite d'échec. Boule préfère le terme de « victime engendrée » qui exclut, dit-il, le définitif, l'irréversible.

■ La « victime liée » dont le passé affectif empêche l'organisation de défenses actives adaptées aux agressions de l'environnement.

Plus qu'une victime consentante, la victime fatale inspire le meurtrier ; le *fatum,* le destin agit alors comme un tiers, une force implacable qui fusionne deux désirs complémentaires. La victime peut être « innocente », mais dans certains cas son comportement victimel va provoquer sa mort. Von Hentig, cité par E. Abdel Fattah, approfondit cette thèse lorsqu'il écrit : « *Beaucoup d'actes criminels sont beaucoup plus caractéristiques par la relation sujet-objet que par le délinquant seul. Il y a là une sorte de réciprocité, dont l'aboutissement mécanique peut représenter un gain pour l'un, une perte pour l'autre. Dans le long processus conduisant progressivement à l'acte délictueux, le débit et le crédit sont souvent impossibles à distinguer.* » Di Tullio (1967) fait remarquer que l'importance de l'interaction entre le criminel et la victime est due au fait qu'entre les deux se développent en général « *différents processus psychiques d'attraction ou de répulsion, de récusation ou de rébellion, de passivité ou de provocation, qui sur des sujets en états de perturbation affective ou dominés par la fureur, la colère, la peur ou les excitations plus ou moins graves qui affectent la personnalité, peuvent contribuer au déclenchement de réactions anormales ou violentes.* » Hesnard (1963) qualifie cette réaction de « *catastrophe de l'intersubjectivité humaine.* »

Ont été retenus par la plupart des auteurs cités certaines conduites de victime qui, à leur insu, prédisposent l'autre à l'infraction : la provocation, le défi, le déni du discours de l'autre, la minimisation du danger, l'aveu, l'adhésion aux idées délirantes éventuelles, l'humiliation. Lafon, Trivas et Pouget (1958) dans une étude sur 225 cas d'agression sexuelle constatent la provocation dans un cas sur quatre. Scherrer (1958) donne les mêmes pourcentages. La pratique montre que la victime peut jouer, le plus souvent inconsciemment, un rôle dans la dynamique de danger.

Rôle du tiers

Sous ce vocable, nous entendons tout ce qui ne dépend ni de l'auteur, ni de la victime. Souvent, un tiers, par une intervention inopportune ou maladroite et quelquefois en s'abstenant d'agir, provoque l'apparition d'une situation de danger, alors qu'il n'y avait jusque là qu'agressivité ou violence latente. Dès qu'il y a un tiers présent ou symbolique, il y a référence à la loi et à l'image : celle qu'il a de lui, celle qu'il veut donner de lui, celle de lui que l'autre lui renvoie, celle dont l'autre est porteur et ce qu'elle lui rappelle de son inconscient. Le tiers peut être un ailleurs, un code de référence que l'on appelle morale ou éthique suivant les périodes.

La situation de danger qui succède à la situation d'agressivité, précède la violence et le passage à l'acte. Cet espace de temps n'a pas de durée déterminée. Il est porteur d'un risque à venir. Ce passage étroit de l'agressivité à la violence peut s'arrêter dans une impasse dans les cas les plus heureux, et peut être facilité par une parole, un acte, un événement étranger, qui vient s'inscrire à son insu dans la dynamique de danger pour la précipiter, compte tenu de la place de celui qui en est à l'origine, dans la vie et dans l'imaginaire du sujet en devenir dangereux.

Cette dangerosité évolue vers la violence quand la situation de danger a été sous-estimée, surestimée ou seulement mal évaluée.

a) Elle peut être sous-estimée :

- par le médecin traitant ou consultant lorsqu'il ne connaît pas parfaitement la situation entre le sujet qui va devenir violent et son éventuelle victime, ou qu'il prend parti pour l'un ou pour l'autre. Sa parole, d'homme de l'art, a un impact qu'il est souvent incapable de soupçonner ;
- par l'avocat ou le conseiller juridique qui s'identifie à son client ;
- par les autorités chargées de la sécurité publique ;
- par le magistrat ;
- quand l'État ne souhaite pas appliquer la loi qu'il a édictée.

b) Elle est souvent surestimée :

- par la famille du sujet présumé dangereux ;
- par le médecin ;
- par les autorités administratives.

c) Elle est mal évaluée dans un certain nombre de cas par les experts ou les magistrats.

Conclusion

La dynamique de danger est le passage de l'agressivité à l'agression, de l'agressivité à la violence. L'agressivité dans sa fonction de donner à voir, de dévoilement, dans sa fonction même d'intimidation, de faire savoir, dans sa finalité de faire « comme si », protège contre la violence. Depuis que les États existent, ils ont toujours utilisé ces démonstrations d'agressivité pour se protéger de la guerre, pour empêcher l'adversaire de faire le geste irréparable qui engagerait irrémédiablement les hostilités. En lui montrant leur image de force et aussi le risque et le danger que cela pourrait avoir pour son image propre, ils cherchent, par l'affrontement, à se protéger du conflit plus coûteux.

Ils créent, en même temps, une situation de danger. Le risque existe qu'insensible à ces images, quelqu'un jette l'allumette dans le baril de poudre. Parallèlement, derrière ces démonstrations, les diplomates maintiennent le contact et la négociation comme l'illustrent les modèles de la théorie des jeux. Seuls sont autorisés à en découdre les petits États, ceux qui ne présentent pas de valeur stratégique en Économie. Les grands, selon la boutade d'un diplomate, se contentent de savoir jusqu'où ils peuvent aller trop loin. C'est dans ce trop que se trouve le risque, le danger. L'évaluation est subjective et non scientifique.

Les mêmes difficultés se présentent à nous, psychiatres, médecins, psychologues, magistrats, dirigeants, lorsque nous devons nous prononcer sur la dangerosité et sur les moyens d'éviter que cette dangerosité ne devienne ou ne redevienne violence.

Apparaît là une des difficultés de l'étude et de l'évaluation de la dangerosité : son estimation, son pronostic, la représentation que l'on en a, les mesures prises, peuvent la faire disparaître mais aussi l'aggraver. Aucune méthode, aucune donnée, aucun critère scientifique n'est utilisable.

Nous savons qu'elle est sous-tendue par l'agressivité, mais, l'agressivité est inhérente à la nature humaine et a peut-être permis à l'espèce humaine de mettre les autres à son service. Lorenz l'exprime par une formule simple : un homme en colère ressemble plus à un chat en colère qu'à un autre homme calme.

L'agressivité, qui sous-tend toute action violente, a des racines génétiques, physiologiques, psychologiques, ethnologiques. Elle existe aussi loin que l'on remonte dans l'Histoire de l'Homme. Il est possible de l'évaluer mais elle n'est qu'un élément de la dangerosité.

La violence, elle, vient du fond des âges. L'histoire, les légendes, les contes populaires, les mythologies, les religions en sont imprégnés et lui donnent un caractère sacré. L'ethnologie nous révèle le sens profond des sacrifices humains et de leurs équivalents, les sacrifices d'animaux. Pour Joseph de Maistre, « *les victimes animales ont toujours quelque chose d'humain, comme s'il s'agissait de mieux tromper la violence* ». Le sang versé a été longtemps réservé à la divinité et son contact et sa consommation par les hommes considéré comme impurs, voire sacrilèges. Il n'est guère de violence qui ne puisse se traduire en terme de sacrifice. Dans la tragédie grecque, Médée d'Euripide, ou Ajax de Sophocle, nous enseignent la vérité la plus élémentaire de la violence. Dans la Bible, ce qui surprend ce n'est pas tellement le meurtre d'Abel, ni la sanction qui s'exerce contre son meurtrier, c'est que IAVE met sa marque sur Caïn, défendant que quiconque y touche (Genèse, IV, 15). C'est pourtant le modèle même d'exercice de la Justice. Le meurtrier doit être sanctionné, non traqué, ni humilié. L'exercice de la Justice, qui est une violence suprême, n'appartient qu'à la Loi et s'exerce au nom de tous, dans l'intérêt général. C'est le seul moyen, non de supprimer la violence, mais de lui faire une place déterminée. C'est la différence entre la sanction légale et le lynchage. On ne peut tromper la violence qu'en ne la privant pas d'exutoire.

Cela ne peut se faire que dans le cadre exclusif de la loi, à condition que le pouvoir légitime, chargé de la faire respecter, le puisse et le fasse. La sanction du délinquant constitue le reliquat du sacrifice. Est sacrifié celui qui n'appartient pas totalement au groupe considéré, mais qui ressemble aux membres du groupe par certains aspects : l'esclave, le prisonnier de guerre, l'otage, l'individu enlevé à un autre groupe, le délinquant. Le meurtrier lui-même, supprimant sa victime, la fait disparaître de son champ, de son espace, mais pas de son temps. Le pessimisme de Nietzsche lui fait écrire : « *Si nous n'avons pas un crime sur la conscience, c'est que le moment favorable nous a manqué* ». Freud pouvait lui répondre que les criminels tuent ou violent, et que les honnêtes gens rêvent. La différence entre les deux tient à la fonction imaginaire. Elle tient aussi au fait que si tout individu peut être dangereux pour un ou plusieurs autres individus, certains le sont plus que d'autres. Chacun de nous peut répéter après Hamlet : « *Il y a en moi quelque chose de dangereux* ». Peu le deviennent réellement.

La notion de danger est contingente : elle tient d'abord à la loi qui introduit la culture dans ce qui vient de la nature. La tragédie grecque nous interroge : sans dieux, qu'est-ce que le mal ? Paul de Tarse, lui-même au carrefour du monde juif et de la pensée grecque, dans l'Épitre aux Romains, développe les relations de la faute et de la loi, et leurs rapports avec la Grâce et aussi la contingence de la loi.

Entre l'agressivité et la violence, l'étroit passage à franchir est le danger. Le temps pendant lequel des êtres s'y trouvent engagés représente la dynamique de dangerosité. À un point précis de ce passage, la situation est irréversible. Il est plus facile de provoquer la violence que de l'apaiser. Dans cette aire géométrique de dangerosité, vont se rencontrer l'auteur, la victime et le tiers, ce dernier dans les rôles de public, chœur antique, catalyseur de mort ou *deus ex machina*.

La représentation du danger n'est pas la même pour les trois types de protagonistes : l'auteur, la victime et le tiers. Dans le cas de l'alcoolique chronique, il est rare qu'il considère qu'il représente un danger, tandis que ses proches ne se sentent pas rassurés et que les collègues de travail le considèrent comme très calme, à moins que ce ne soit l'inverse. Dangerosité objective, sentiment d'insécurité, fausse dangerosité sont difficiles à apprécier. Dès qu'en qualité de médecin, nous sommes conduits à donner un avis, nous revêtons le costume de scène du tiers, quelquefois pour certains, celui de la victime.

La dynamique de la dangerosité suppose la rencontre entre la potentialité de dangerosité que porte chaque individu et une situation objective, à laquelle on peut ajouter un comportement de la victime. Elle suppose que l'image que l'auteur a de lui-même, de la situation et de la victime, vienne percuter les images qu'il a de certaines situations antérieurement vécues. Haines et inimitiés spontanées ont souvent la même origine. La victime innocente paye pour un coupable réel ou imaginaire. C'est à travers ces images, par le jeu des identifications, que nous nous construisons. Cette relation imaginaire se déroule dans une situation duelle éminemment narcissique. Ses débouchés sont : la maladie mentale, l'acte délictueux ou la symbolisation, cet élément tiers qui intervient pour rompre une relation imaginaire sans issue. Mauss rappelle que les structures de la société sont symboliques. L'individu normal s'en sert pour des conduites réelles. Le malade mental l'exprime par des conduites symboliques.

Dans la relation triangulaire de la dynamique de dangerosité, le retour en arrière est toujours possible jusqu'à ce que le tiers bascule dans un camp, s'identifie à lui, d'une manière active ou passive, c'est-à-dire quand il cesse d'exister en tant que représentant de la culture et les victimes potentielles sont en danger.

Peut-on prévoir ce mouvement, ce déclic qui vont entraîner une dynamique de dangerosité ? Dans le cas d'une réponse positive, peut-on prévenir la mise en route d'une telle dynamique, la freiner, la stopper et faire évoluer la situation en sens contraire ? Peut-on, lorsqu'une telle dynamique s'est réalisée jusqu'à sa fin brutale, en rendre la réapparition difficile et même impossible ?

Si oui, que faire du sujet dangereux « scientifiquement » ? Peut-on déterminer un degré, un indice de dangerosité ? Que faire si cet indice est élevé ? S'il s'agit d'un sujet non-malade mental, peut-on envisager son exclusion définitive du groupe ? S'il s'agit d'un malade mental, l'internement à vie est-il concevable ? Enfin, quelle proportion de sujets peut-on raisonnablement traiter de la sorte ? Si nous utilisions des données à prétention scientifique, nous obtiendrions une distribution gaussienne. Environ la moitié des auteurs de violences seront considérés comme dangereux.

Tout concept est guetté par deux dérives majeures : le glissement qui en facilite l'extension jusqu'à l'absurde, et l'institution qui le prend en charge pour en faire sa chose. La conjonction de ces deux facteurs ne permet plus son évolution suivant son sens premier.

Ce que nous reprochons au concept d'état dangereux, ce n'est pas le concept lui-même, c'est sa reprise par des hommes qui l'ont dévié de son sens et par des institutions qui l'ont perverti. On peut comprendre que l'on veuille juger un homme sur sa vraie personnalité. Le danger est qu'en étendant le champ sans limites, on aboutit à l'absurde et au contraire de ce pourquoi le concept avait été établi. Un simple voleur, déclaré présentant, selon la formule de l'expertise pénale, « un état dangereux » sera sanctionné deux fois : une pour son acte et une pour ce qu'il est. Dans une perspective de prévention absolue, n'importe quel individu, même non délinquant, pourrait être mis en quarantaine. Le concept d'état dangereux, en essayant d'humaniser la peine, a déshumanisé le sujet délinquant.

La dangerosité prédite par la Science est une utopie, elle-même porteuse de dangerosité. La Science ne prédit pas la dangerosité, elle peut seulement apporter des éléments sur l'agressivité. L'incertitude recouverte du manteau de la Science est dangereuse, rien ne la distinguant d'une certitude. Être déclaré dangereux par le représentant de la loi permet la révolte. Être déclaré dangereux par la Science, ne permet que le suicide ou la folie. Or, c'est la révolte qui est le propre de la nature humaine. Le médecin est un homme de l'art, pas un homme de Science. Dans la représentation que le public a de lui, et parfois même dans celle qu'il a de lui-même, cet homme de l'art s'identifie la Science et de ce fait donne à penser qu'il est infaillible.

La dangerosité de l'homme sain ou malade mental est une notion contingente. Elle varie chez un même sujet suivant la situation et suivant le temps. C'est un concept culturel et politique au sens le premier, non une donnée scientifique absolue. Son évaluation ne peut reposer sur aucune certitude, seulement sur des probabilités et sur une impression subjective. Elle est un acte personnel qui, comme tel, contient des possibilités d'erreurs.

C'est pourquoi l'expert-psychiatre, au lieu d'essayer d'entendre en quelques minutes, voire quelques heures, l'Inconscient du sujet, qui, justement parce qu'il est Inconscient, ne se laisse pas cerner à volonté, devrait avoir pour seule et unique tâche de discerner si l'acte violent a un motif pathologique — au sens de la pathologie mentale — ou non. À sortir de sa place, il arrive que l'on n'en ait plus.

Quant à l'évaluation de la dangerosité d'un individu condamné à la réclusion perpétuelle assortie d'une peine incompressible de trente ans, telle qu'elle est prévue par le nouveau Code pénal, il est difficile d'imaginer sur quels critères elle se fondera.

L'évaluation de la dangerosité ne relève pas de l'expérimentation, action reproductible à loisir, sans risque pour l'expérimentateur et transmissible. Elle ne peut être que le résultat de l'expérience, acte à risque, non reproductible et intransmissible.

Bibliographie

(1) ADDAD M., BÉNÉZECH M. (1977) : « *Schizophrénie et délinquance* », Ann. méd.-psychol., 1, 1-33.

(2) ANCEL M. (1954) : « *État dangereux en droit comparé* », 2e Cours Int. Crim., Edit Centrale Melun, 467-481.

(3) BÉNÉZECH M., ADDAD M., GRASSET A. (1981) : « *Criminologie et psychiatrie* », E.M.C., Paris. 37906 A 10.

(4) BOSCREDON J. (1976-1977) : « *Homicides et maladies mentales* », Mémoire, Université Descartes, Paris V, 82 p.

(5) DEBUYST C. (1959) : « *Criminels et valeurs vécues* », Edit. Publications Universitaires, Louvain.

(6) DE GREEFF E. (1953) : « *Introduction générale au problème de l'état dangereux* », 2e Cours Int. de Crim., Paris, Maison Centrale de Melun, 1954, 21-39.

(7) FURET J.P. (1976) : « *Actualité du meurtre pathologique* », Mémoire de C.E.S. de Psychiatrie, Montpellier, 121 p.

(8) KINBERG O. (1952) : « *L'étude psychiatrique des situations pré-criminelles* », 1er Cours Int. Crim., Maison Centrale de Melun, 193, I, 173-188.

(9) LACAN J. (1951) : « *Réponse aux intervenants sur le rapport* », *Revue Française de Psychanalyse*, PUF, 1, janvier-mars, 84-88.

(10) LAFON R., TRIVAS J., POUCET R. (1957) : « *Aspects psychologiques des attentats sexuels sur les enfants et les adolescentes* », Sauvegarde de l'enfance, novembre, 12e A, 9, 929-937.

(11) MONTANDON C. HARDING T. (1984) : « *The rehability dangerousness assessments. A decision making exercise* », Brit. J. Psychiatr., 144, 149-155.

(12) POUGET R. (1987) : *La dangerosité*, Masson, Paris, 235 p.

(13) SCHERRER P. (1959) : « *La sexualité criminelle en milieu rural* », Congrès de Psychiatrie de Langue Française. LVIe session, Strasbourg, 21-26 juillet 1958, Masson, 599-691.

(14) SHELDON W.H. (1952) : « *A manual of procedures for application of the prédiction table* », Youth Board Institute of New York.

2. Quels sont les liens entre l'hétéro-agressivité et l'auto-agressivité ?

Les relations entre le *suicide* et l'*homicide* sont d'autant plus complexes et ambiguës qu'il s'agit du même auteur qui est a été l'origine des deux... Dans l'ancien droit où l'homicide de soi-même était considéré par les tribunaux ecclésiastiques comme un crime de lèse-majesté divine — Dieu ayant seul pouvoir de vie et de mort sur les Hommes — le suicidaire, et même le suicidé et parfois ses proches, faisaient l'objet de sanctions sévères : excommunication du suicidaire, impossibilité pour le suicidé de recevoir les sacrements liés à l'inhumation en cimetière catholique, confiscation des biens du défunt, voire même peines infligée au cadavre... Il arrivait aussi que la tentative de suicide soit punie... de mort : « *En 1704, à Paris, Jeanne Guyneau se coupe les veines mais peut être sauvée in extremis ; ordre est donné de la soigner « avec repos et bonne nourriture », après quoi elle sera pendue, car la tentative est assimilée à un crime* » écrivait Georges Levasseur[1]. Notre époque a gardé le souvenir de cette période, pas si lointaine (pour le regard de l'historien), et certains « secrets de famille » (presque toujours liés à des histoires de morts ou d'abus sexuels) illustrent cette difficulté à pouvoir parler du suicide d'un proche, comme s'il s'agissait d'une « faute » dont le poids devait être inexorablement porté par la descendance.

Le psychiatre s'intéressera également aux suicides contraints, tels ceux perpétrés dans des sectes [II, § 1.1.3.], mais aussi aux suicides dits « accompagnés » du mélancolique (suicide altruiste), du paranoïaque ou du pervers. Il arrive en effet qu'un suicidant combine stratégiquement son suicide pour l'associer à un homicide voire à un autre suicide (pensons à certains crimes passionnels [II, § 1.2.1.2.] et à des vengeances *post-mortem*). Des réactions névrotiques aiguës avec homicide peuvent aussi s'accompagner d'un retournement auto-agressif grave. L'expert sera interrogé, au pénal, sur la dynamique de la séquence homicide-suicide, schème « *dont la complexité analytique revient au fait qu'il peut être à la fois abordé comme une unité psychopathologique différenciée et comme des séquences temporelles nosologiquement référenciables*[2] ». Ailleurs, dans un contexte de guerre, l'héroïsme auto-sacrificiel aura les honneurs posthumes de la nation [III, § 2.1.2.1.]. Henri Georges Bonhomme (Toulon) nous fait ici bénéficier de son expérience de psychiatre expert, cependant que Arouana Ouedraogo (Ouagadougou) nous invite à réfléchir sur l'importance de l'honneur — donc de la honte [IV, 1.3.2.] — dans le mécanisme psychopathologique criminogène de certains suicides culturellement contraints.

Les suicides criminels

A. Ouedraogo

Le suicide est un phénomène qui prend place parmi les grandes causes de mortalité dans les sociétés contemporaires. À côté du suicide classique au cours duquel le fait de se donner la mort a pour instigateur la victime elle-même, on peut distinguer les cas de mort suspecte où la responsabilité d'autrui est en cause. C'est une réalité criminologique qui intéresse de plus en plus les experts psychiatres en raison de certaines situations équivoques où l'intentionnalité et la responsabilité de l'individu dans sa propre mort peuvent être sujettes à caution.

Le *suicide criminel* ou *suicide forcé* est une expression consacrée pour désigner le suicide effectué sous la pression d'autrui, sans le consentement du sujet. Son diagnostic n'est le plus souvent établi qu'à l'autopsie psychologique. Tout comme les autres variétés d'homicides, les suicides forcés sont à déterminisme multiple et complexe, faisant intervenir tout autant la personnalité du sujet que les facteurs socio-culturels et religieux. Reconnus par les lois modernes actuelles comme actes criminels et sanctionnés comme tels, dans les sociétés anciennes ou dans les sociétés traditionnelles actuelles, ces suicides forcés étaient ou demeurent des actes licites, voire socialement codifiés.

Circonstances d'émergence

Les circonstances des suicides forcés sont variables en fonction des sociétés et des époques. Le déroulement de l'acte est fonction du degré d'implication active de la victime. La mort est le plus souvent imposée par la société comme un devoir et la victime se trouve dans une position de déshonneur où la mort est l'une des issues, voire la seule issue. Elle se soumet à un impératif qui s'impose à elle ou accomplit son acte dans un sursaut d'orgueil à défendre.

Les moyens utilisés sont très variés, avec une préférence pour les moyens « efficaces » à potentialité létale avérée comme la pendaison, les armes à feu, les substances toxiques. L'accomplissement de l'acte peut se faire en présence de l'entourage, intégré dans un rituel préétabli. La provocation au suicide peut obéir à des impératifs religieux. La victime se donne la mort pour le salut des hommes ou pour accéder à un paradis céleste.

Le sujet peut être contraint à se suicider pour échapper à la vindicte populaire. Ailleurs la provocation au suicide n'a autre motivation que de se débarrasser d'un individu pour une raison ou pour une autre.

Victimes

Le suicide forcé est rapporté dans les légendes des peuples. Ainsi, à l'instar de ce que l'on retrouve chez les autres peuples, en pays mossi, une fois jugé indigne pour gouverner le

1. LEVASSEUR G. (1994) : « *Le suicide en droit pénal* », in : Terré F. (dir.) : *Le suicide*, PUF, Paris.
2. KOTTLER C. (1992) : « *À propos du schème comportemental homicide-suicide* », Forensic, 1, 49-51.

royaume, le chef traditionnel mossi avait le « choix » entre d'une part, fuir le territoire et d'autre part se suicider par pendaison ou à l'aide d'une flèche empoisonnée. Aux suicidés de cette catégorie à qui le sens commun impute l'idée d'un courage exemplaire, on peut en rapprocher les suicides des chefs, utilitaires, « contraints » pour avoir perdu une bataille, de se suicider dans un sursaut d'orgueil à défendre et de dévouement à l'égard à leurs troupes.

De part ces circonstances, on peut aisément reconnaître que la plupart de ces suicidés sont indemnes de maladie mentale avérée. Toutefois, des études complémentaires sont indispensables pour mieux préciser le profil psychologique de ces suicidés.

Parmi les victimes des suicides forcés on peut ajouter les sorciers, les enfants malformés, les vieilles personnes et autres personnes jugées marginales, voire encombrantes, par la communauté.

Aspects juridiques

Du point de vue juridique, le suicide criminel est considéré comme une variété d'acte homicide souvent méconnu comme tel par la justice pour de multiples raisons, et relevant de ce fait du chiffre noir de la criminalité.

Si sa définition théorique ne souffre pas d'ambiguïté, la différence est ténue qui existe entre les actes meurtriers relevant du suicide criminel et le suicide entendu au sens de mort résultant d'acte accompli par la victime elle-même sans influence extérieure.

La plupart des lois modernes considèrent comme auteurs de ces crimes, tous ceux qui ont joué un rôle déterminant quelconque, soit en excitant la victime à se donner la mort, soit en la conseillant, soit en lui fournissant les instruments nécessaires. Le fait que la victime soit un enfant est une circonstance aggravante.

Le crescendo des métamorphoses suicide-homicide

G. Bonhomme

Pour mieux souligner l'importante dangerosité potentielle de ces métamorphoses nous envisagerons quelques tableaux cliniques, du plus anodin au plus dramatique, de l'esprit de sacrifice au carnage, ce qui donnera en pratique trois paliers de gravité : pas de cadavre, un cadavre, plusieurs cadavres, mais pour tenir compte de la dangerosité potentielle (non encore réalisée), nous n'envisagerons le problème du cadavre unique qu'en dernier lieu, puisque c'est celui où les aléas sont les plus grands.

Parler d'intrication suicide-homicide sans cadavre ou avec un seul cadavre (qu'il ait été obtenu par auto- ou hétéro-agression) peut paraître un non-sens du point de vue de la criminologie objective, et pourtant du point de vue psychopathologique, le seul qui nous intéresse vraiment dans cet exposé, un suicide ou un homicide apparemment simples cachent bien souvent une « intrication » qui ne s'est pas réalisée, et il faut bien sûr tout faire pour qu'elle ne se réalise pas par la suite ou au moins qu'elle aboutisse de préférence à un suicide simple et non pas à un homicide simple, même si celui-ci paraît rétrospectivement avoir eu quelque effet thérapeutique sur le meurtrier et c'est précisément ce dernier cas de figure particulièrement navrant qui m'a incité à faire cet exposé.

I. Cadavre absent physiquement sinon moralement

Il ne faut jamais oublier qu'en pratique on passe progressivement de la bouderie à la fugue, de la fugue au suicide, de la violence verbale à la violence physique, de l'agressivité contre les objets, à l'auto ou à l'hétéro-agressivité. Beaucoup de situations psychopathologiquement mortifères de la vie courante sont potentiellement dangereuses mais évoluent heureusement le plus souvent sans effusion de sang, sans grande douleur physique mais avec une douleur morale d'autant plus intense que les mécanismes empêchant le passage à l'acte sont de meilleure qualité. Un exemple emprunté à Kristeva (page 93 de *Soleil noir*) : « *L'activité blanche, exempte de signification, peut indifféremment prendre un cours mortifère (tuer la rivale qui ravit le partenaire) ou un cours anodin (s'épuiser à faire le ménage ou à faire réviser les leçons aux enfants).* » En sens inverse évoquons la paradoxale protection contre le suicide que vous procure le désir qu'autrui a de vous voir mourir, ce qui explique vraisemblablement que l'on se suicidait très peu dans les camps de la mort.

II. Cadavres multiples

A. Homicide suivi de suicide

Les journaux en sont pleins et donnent beaucoup de travail aux laboratoires de médecine légale, même si en tant qu'expert psychiatre nous ne les voyons que si le suicide a échoué et n'a pas été réitéré avec succès (ce qui pose déjà un important problème psychopathologique, comme nous le verrons dans la rubrique avec un seul cadavre).

Dans une étude qui veut prouver l'existence d'un *état zéro*, contentons-nous de rappeler la très « belle » observation d'André B. citée par Heuyer, Deshaies, et enfin Baechler : « *Après une fugue à 10 ans, et trois tentatives de suicide (à 7, 9 et 13 ans), au décours d'une journée de chasse, à 14 ans, il tue de plusieurs balles son père, banalement couché. Nouvelle tentative de suicide dans la colonie d'enfants où il est interné mais il s'en évade pendant la débâcle de 1940 et s'engage en Angleterre dans un commando où il aurait tué 12 ennemis de sa main. Après un bref séjour chez sa mère remariée et s'être brouillé avec son beau-père, il s'engage pour l'Indochine mais avant de partir, il tue sa maîtresse puis se constitue prisonnier. Il est condamné aux travaux forcés à perpétuité, et réussit enfin son suicide après sept ans de maison centrale.* »

B. Suicide suivi d'homicide (à retardement)

Les trésors de perversité que mettent en œuvre certains « diaboliques » pour se venger et tuer après leurs morts sont classiques, ne serait-ce qu'en faisant de telle sorte que leur suicide soit considéré comme un meurtre et entraîne ainsi l'inculpation de la personne qu'ils ont délibérément choisie comme « victime post-mortem », mais ce ne sont pas tant les énigmes policières, les problèmes de médecine légale ou de criminologie qui doivent retenir ici notre attention, mais les problèmes psychopathologiques que nous illustrerons par un cas personnel et l'évocation des cas collectifs de « concaténations » suicidaires.

1. Suicide par homicide entraînant un suicide qui était en fait un homicide à retardement avec suicide préalable

C'est le cas très simple et très embrouillé d'un jeune homme de 17 ans que nous n'avons connu que lors de son autopsie et qui avait décidé de se faire suicider par sa mère. Convié par celle-ci à venir souper, il lui glisse par dessous la porte la clé de sa chambre dans laquelle il s'est enfermé et la mère, qui ne s'inquiète pas d'une telle procédure, en tirant la porte, tire aussi sur une ficelle coulissant le long de pitons fermés, ficelle qui tire à son tour sur la gâchette d'une carabine 22 long rifle de telle sorte qu'elle suicide ou tue son fils comme l'on voudra : elle lui a ainsi involontairement retiré la vie qu'elle lui avait généreusement donnée 17 ans plus tôt. Imaginez les dégâts que cela a entraîné chez cette pauvre mère qui s'est suicidée quelque temps plus tard mais un certain nombre de raisons convergentes incitent à penser que c'était au fond ce que désirait son fils en adoptant un tel procédé de suicide.

2. Les concaténations suicidaires avec leur étonnante contagiosité

Les suicides collectifs, les suicides par entraînement ont fait l'objet d'une littérature importante et on sait que le suicide d'une « star », d'une célébrité, entraîne toujours dans son sillage un certain nombre de morts qu'il faut à tout prix essayer d'éviter car il s'agit d'un mécanisme d'identification passager comme en témoignent de nombreux vécus psychanalytiques rétrospectifs et où des mécanismes de transfert massifs incontrôlés, « hors cure » avaient joué à plein. Cet aspect passager même s'il n'a pas entraîné d'actes irrémédiables sur le moment est à tempérer car au cours d'une cure-type tout à fait classique, il nous a été donné de le voir se réactiver *mutatis mutandis* : le « mortifiant » antérieur étant devenu heureusement « vivifiant » d'où la nécessité d'avoir un analyste apparemment heureux.

Un simple roman peut obtenir le même résultat et Goethe qui se serait guéri d'une déception amoureuse en décrivant « *Les souffrances du jeune Werther* » a entraîné à la publication de son ouvrage une véritable épidémie de suicides « romantiques » et les malheureux parents même s'ils étaient quelque peu aveuglés par la douleur, avaient en un sens raison de penser que Goethe leur avait indirectement tué leur enfant.

III. Cadavre unique

A. Le suicide qui évite un homicide

C'est le schéma psychanalytique classique (Freud, Stekel, P. Friedman etc.). « *Le suicide est l'équivalent subjectif du meurtre d'autrui, par identification à l'objet et retournement de l'agressivité contre le sujet lui-même* », comme nous le rappelle brièvement Moron dans son *Que-sais-je ?* Tout praticien en a de multiples exemples dans sa pratique mais il faut quand même se demander si l'on n'a pas eu tendance à se laisser enfermer trop facilement dans ce schéma psychanalytique classique qui n'épuise pas la complexité de la réalité, mais évoquons brièvement des données statistiques et une observation personnelle.

Statistiquement, Roth par exemple, en 1972, notait que 23 % de patients violents médicolégaux avaient eu des tentatives de suicide, et il faut bien souligner cyniquement que s'ils n'avaient pas été sauvés de leur suicide, leurs futurs victimes ne seraient certainement pas mortes de leur fait.

Par ailleurs, un exemple personnel tout à fait récent de cette dure réalité : une femme d'une cinquantaine d'années qui depuis les débuts des études de médecine de son fils unique loin de Toulon a fait six tentatives de suicide toutes gravissimes, à l'occasion de la fausse-couche spontanée de sa belle-fille, évoque à son tour ses multiples fausses-couches provoquées personnelles, mais dans la même phrase sans aucune transition alors qu'elle n'en avait encore jamais parlé nous déclare que, si elle avait une arme, elle n'hésiterait pas à abattre son père comme un chien, père qui l'ignore superbement d'ailleurs depuis sa première tentative de suicide la considérant comme déjà morte... Elle imagine ensuite que son fils médecin puisse gentiment l'euthanasier avec un cocktail lytique. Elle ne subsiste d'ailleurs qu'en adoptant une attitude qu'elle qualifie de zen mais que j'aurais tendance à qualifier de *zéro* où elle essaie de se détacher de tout, dans une espèce d'athymhormie volontaire, délibérée, qui me paraît d'ailleurs essentiellement antalgique mais qui entretient bien sûr la chronicité de son état.

B. L'homicide qui évite un suicide

Après avoir évoqué rapidement trois observations personnelles, on envisagera derrière leurs différences évidentes leurs analogies structurales.

1. Évocation de trois cas personnels

a. Élimination d'une œuvre ratée

La première observation, la plus ancienne, je ne l'ai pas connue comme expert, mais comme médecin de la victime.

Une femme d'architecte, quelques jours après avoir appris qu'elle était atteinte d'un cancer, noie dans la baignoire familiale son fils d'une dizaine d'années après lui avoir fait avaler une grande quantité de barbituriques. Ce fils était en fait un encéphalopathe qui avait de très importantes séquelles cérébrales vraisemblablement dues à des manœuvres abortives jamais reconnues clairement par l'intéressée. On pensait qu'elle allait elle-même rapidement se suicider, mais apparemment soulagée d'avoir fait place nette et n'ayant plus devant elle la honte permanente que représentait cet enfant pour elle, elle a vécu semble-t-il assez sereinement ses derniers mois avant de mourir de son cancer, la justice mettant à profit pour une fois sa lenteur légendaire pour éviter d'avoir à statuer en la matière. Bien sûr elle évoquait le fait qu'elle ne pouvait pas laisser après sa mort une telle charge à son mari et à ses autres enfants, mais le médecin traitant que j'étais depuis plusieurs années savait bien que cela n'était pas vrai et qu'ils étaient manifestement plus attachés qu'elle à cet enfant. Plusieurs années avant le drame, elle m'avait même dit qu'elle enviait son architecte de mari qui pouvait mettre facilement au panier les projets dont il n'était pas content et ce n'est que rétrospectivement en relisant le dossier après le drame que cette petite phrase a pris tout son relief, de même que s'expliquait mieux la jalousie de cette femme dès que son enfant s'attachait à telle ou telle éducatrice qui le lui rendait bien, sans arrière-pensée.

b. Élimination de son « ombre »

Le deuxième cas est celui d'un jeune homme d'une vingtaine d'années de très bonne famille mais dont l'*état zéro* me paraît avoir été favorisé ou aggravé par la prise d'une certaine quantité de Témesta absorbée dans un but suicidaire ? ou hypnotique ?, ou simplement ludique ?, peut-être même pour les trois raisons à la fois, puisque cela correspond aux trois portes dont parle Deshaies : la porte de secours quand on est à bout et que l'on veut s'enfuir, la porte de sortie quand on se résout à partir, et la porte d'entrée quand on désire pénétrer dans la nuit.

Malheureusement à ce moment-là un camarade vient le chercher chez lui pour faire un petit tour avec des copains dans le petit port de pêche où ils habitent. Il boit quelques bières et aurait fumé peut-être un peu de « hasch ». On le trouve vaguement bizarre mais sans plus et son copain le quitte assez tard sans inquiétude particulière. En fait au lieu de rentrer chez lui, il va hurler « comme un loup à la lune » sur une plage déserte en faisant peur à des propriétaires de Home-car qui préfèrent s'éloigner sans se préoccuper de savoir le pourquoi de cet étrange comportement. Il ne paraît alors ni confus ni amnésique puisque c'est de lui que l'on tient un grand nombre de ces détails qui ont pu être par la suite vérifiés par la police qui sans cela n'en aurait jamais eu connaissance. En fait, ce jeune homme habituellement assez inhibé, renfermé même paraît se trouver alors dans un état d'excitation et de désinhibition parfaitement inhabituel chez lui.

Quelques temps plus tard, il ne se retrouve pas à nouveau au bord de la mer mais cette fois-ci en pleine ville dans un jardin public et c'est là qu'il tue sans raison apparente, si ce n'est une vague idée de propreté, un « gentil » clochard qui dormait tranquillement et qui n'en est pas encore revenu. Peut-être qu'un chat s'il s'était trouvé là aurait tout aussi bien pu faire l'affaire. Il se fait arrêter presqu'aussitôt par une « ronde » de police qui ne constate pas d'ailleurs tout de suite le meurtre et croit devoir simplement faire coucher au poste un paumé comme beaucoup d'autres. Il n'y a pas eu de dosages toxicologiques dans les urines et le dosage sanguin relativement tardif a conclu de façon très catégorique à une quantité modérée de Témesta ne dépassant pas les doses thérapeutiques. On n'a pas pu personnellement mettre en évidence de stigmates de personnalité dite pathologique, tout au plus une tournure d'esprit assez raide, tranchée mais que l'on retrouvait chez d'autres membres de la famille et surtout une grande intelligence parfois ironique, avec une certaine distanciation par rapport aux faits qu'il n'essayait absolument pas d'expliquer ou de justifier.

Des investigations bibliographiques à la recherche d'autres meurtres sous benzodiazépines ont été menées très activement et ont été tout spécialement diligentées par un de ses parents, psychiatre, auprès des banques de données internationales et des différents laboratoires ou organismes concernés (Centre de Pharmacovigilance) mais cela ne nous a rien rapporté de concluant, si ce n'est la notion prévalante de désinhibition par rapport à celle de confusion avec des notions d'amnésie qui nous ont paru plus alléguées que réelles dans la mesure où l'on peut se faire une idée à travers des comptes rendus très disparates et qui de toutes les façons ne concernaient pas des actes aussi graves que celui que nous avions à expertiser.

Par contre j'ai eu la surprise de trouver dans le rapport du Pr. Pouget un cas un peu semblable qui nous aurait été bien utile aux Assises, il y a quelques mois et l'on ne peut que regretter qu'il n'y ait pas de recension plus rigoureuse de tels cas au moment où l'informatique est reine. Il n'a pas été envisageable d'évoquer l'article 64 et même aux Assises j'ai eu la surprise d'apprendre que le juge d'instruction et l'avocat de la défense n'ayant pas voulu demander une contre-expertise, le Parquet trouvant mon expertise beaucoup trop favorable à l'intéressé avait décidé de la traduire (la pauvre !) devant je ne sais trop quelle instance judiciaire supérieure qui l'a trouvée très présentable telle quelle, tant et si bien que le procureur aux Assises spécifia qu'étant donné la perplexité des experts à expliquer un tel cas, cela l'incitait à ne plus demander 17 ans mais seulement 13 ans de réclusion criminelle mais les jurés inquiets de ces personnalités qui sont capables de faire les meilleures et les pires des choses ont décidé que ce jeune homme de très bonne famille, très bien noté par ses chefs dans l'armée passerait théoriquement 15 ans en prison. En fait avec le comportement exemplaire qu'il aura très certainement, il fera beaucoup moins mais cette mise en observation prolongée arrivera-t-elle à élucider cet acte gratuit (qui fait penser aux *Caves du Vatican* de Gide) ?

Assistera-t-on à une évolution schizoïde ou schizophrène ? Une action psychothérapique de « perlaboration » ne serait-elle pas souhaitable au cours de sa détention et n'aurait-elle pas pu prévenir le meurtre si elle avait été faite au cours d'une adolescence qui avait été parfois problématique mais la famille très religieuse avait tout misé sur les effets positifs de l'éducation religieuse. Cette éducation a-t-elle au contraire accentué le manichéisme de l'intéressé ? Cet épisode inexpliqué pourra-t-il se reproduire ? Ces multiples questions auront-elles un jour des réponses ? Devant un tel cas on a envie de devenir pour un temps jungien et de se dire qu'il a voulu tuer son « ombre », mais, Dieu sait pourquoi, il ne l'a pas fait en rêve comme tout le monde !

c. Élimination de son « idéal » ou attrait pour l'au-delà, pour le vide

Le dernier cas est nettement plus psychiatrique : c'est celui d'un jeune homme d'une trentaine d'années, assez fruste, qui bénéficie de l'allocation aux adultes handicapés pour une affection soignée depuis une dizaine d'années par des médications antipsychotiques qu'il ne prend que de temps en temps et cela le plus souvent en ambulatoire, dans le cadre d'une famille très négligente et qui n'ose pas le contrarier. Personne ne le « suit » vraiment car on attend son adhésion à un projet thérapeutique qu'il dénie d'autant plus que depuis son adolescence en 68, il est contre le « système ». C'est dans cet état d'esprit qu'il rencontre une jeune femme charmante, cultivée, artiste et qui à l'occasion d'un travail d'été en milieu psychiatrique s'est imprégnée d'idées antipsychiatriques. Ils se comprennent fort bien pendant un certain temps à la grande surprise de la famille qui n'admet pas que l'on puisse vivre avec un tel gars mais ne dit mot, soucieuse de respecter son évolution sentimentale. Au bout de quelques mois la jeune femme, s'étant rendu compte que son amour ne suffisait pas à améliorer suffisamment son partenaire comme elle l'espérait semble-t-il, prend pour lui un rendez-vous chez un psychanalyste que l'on croit assez « antisystème » et même peut-être vaguement antipsychiatre du fait des ouvrages écrits par un de ses parents, mais la veille du rendez-vous en question il tue son amie, semble-t-il sans son consentement et tente de se suicider en avalant de la Javel qui se trouvait là.

Quand nous l'avons vu pour la première fois au service de réanimation, vraisemblablement sous l'action des neuroleptiques prescrits dans un but médical et non psychiatrique, il était déjà semble-t-il quelque peu amélioré mais on pouvait retrouver sa structure schizophrénique sous-jacente même si elle était pauci-symptômatique, tant et si bien que nous avons bien été obligés de conclure en tant qu'experts à l'application de l'article 64, mais à la suite de la reprise d'un traitement neuroleptique banal, en quelques jours ses « esprits » lui sont revenus selon sa propre expression, et il était catastrophé d'avoir tué la femme qu'il aimait toujours ; tant et si bien qu'après deux expertises de psychiatres des hôpitaux favorables à sa sortie (sans précaution particulière), les juges étonnés d'une demande de sortie qui leur paraissait prématurée malgré les (presque) deux ans qui s'étaient écoulés, décident que je le réexamine ayant été l'un des deux médecins à avoir conclu à l'article 64. Je suis bien obligé alors de constater qu'on est en présence d'une personnalité pathologique mais stabilisée et qui a souci de rendre hommage de toutes les façons possibles à sa « chère disparue », qui est pour lui une sainte qui le protège du haut du ciel, et il souhaite mener une vie écologique en Corse loin du système et des grandes villes…

J'ai donc conclu à sa sortie, à condition, bien sûr, qu'il ne revienne pas dans la ville du crime, parce que les camarades de la jeune femme et sa famille l'auraient très mal supporté, et par ailleurs insistant pour qu'un contrôle thérapeutique sinon judiciaire puisse être assuré par le service de secteur, en insistant sur le fait que l'on pouvait redouter que ce « beau gars », pouvant paraître à quelqu'un de non averti juste un peu « paumé », puisse rééditer le même scénario avec une nouvelle victime particulièrement dévouée et généreuse comme la première. La famille qui a suivi toute l'aventure du commencement jusqu'à sa fin tragique sait fort bien comment leur fille « s'est fait avoir » et ils imaginent aisément comment cela pourra se reproduire. Ils me font confiance pour prévenir une récidive même si mes différentes démarches ne font que l'objet d'une approbation polie, un peu amusée : il n'est bien sûr pas en Corse comme prévu mais le plus souvent à Toulon où il se fait d'ailleurs remarquer. Heureusement le chef du secteur psychiatrique dont il dépend est un ami qui le convoque régulièrement pour des injections de neuroleptiques retard, mais cette façon de faire paraît très réactionnaire à certains membres de l'équipe… et pourtant si l'on attend une demande de soins formulée très clairement par ce patient elle ne sera pas faite auprès du secteur mais auprès d'une gentille fille, le cœur sur la main… et à ce propos, même s'il ne faut pas faire preuve d'un fatalisme exagéré ne convient-il pas de rappeler que la police n'obtient bien souvent des succès qu'en se basant sur les comportements répétitifs des délinquants.

Une chose est certaine ; la famille de la victime reste très « artiste », mais elle est définitivement vaccinée contre les idées antipsychiatriques et admet la coexistence de facteurs sociologiques, psychologiques et... biologiques. Sa perception de la dangerosité est tout à fait différente de ce qu'elle était avant, ce qui fait contraste avec certaines attitudes encore trop souvent soutenues en milieu « psy » qu'elle continue à fréquenter et qui pense entre autre chose que la notion de dangerosité potentielle ou de personnalité à risque n'est qu'un « épouvantail à moineaux ». La « vraie psychologie » c'est la « vie sexuellement épanouie » et les « médicastres » n'imposent leur pouvoir dérisoire qu'en brandissant le spectre de la mort...

Juste avant de partir au congrès de Bordeaux, sur les conseils du médecin-chef de secteur, l'intéressé a tenu à me voir, ce que j'ai essayé d'éviter mais je n'ai pu échapper à cette entrevue au cours de laquelle, l'intéressé m'a dit qu'il ne voyait pas du tout l'intérêt qu'il y avait à « jouer les prolongations » et que de toutes les façons il allait sûrement partir en Nouvelle Calédonie, aux Antipodes, fugue existentielle qui m'a étrangement rappelé tel ou tel de ses antécédents... Partira-t-il pour ce voyage pour l'au-delà seul ou accompagné ?

2. Commentaires sur ces trois cas

Les *différences* entre ces trois cas sont évidentes, mais énumérons-les rapidement :

- Du point de vue sanction : dans le premier cas, simple attente de la mort naturelle ; dans le deuxième cas, quinze ans de réclusion criminelle ; dans le troisième cas, à peine deux ans d'internement et un suivi thérapeutique assuré de façon précaire, mais l'on peut se demander quel était celui des trois qui, au moment des faits, étaient effectivement le plus lucide, le plus lui-même...
- Les éventuelles contestations des données expertales ne se sont pas du tout déroulées dans les mêmes conditions : dans le premier cas, on se contente de laisser délibérément traîner la procédure ; dans le deuxième cas le procureur chargé de la défense sociale a contesté une expertise agréée par le juge d'instruction et l'avocat de la défense et qui se contentait d'essayer de trouver avec beaucoup de perplexité une explication à ce qui paraissait être un acte gratuit. Cette contestation parfaitement exceptionnelle du ministère public se plaçait-elle dans le cadre d'une campagne anti-drogue ou craignait-elle la diffusion d'un racisme anti-clochard qui avait défrayé la chronique locale et nationale quelques mois auparavant. Bien que cette expertise ait reçu un label de qualité de la part des instances judiciaires supérieures, les circonstances atténuantes n'ont pas été retenues par mesdames et messieurs les jurés. Dans le troisième cas l'article 64 très facilement obtenu a été contesté au bout de quelques mois d'hospitalisation et de « guérison » par les thérapeutes mais le procureur aurait tout aussi bien pu le mettre en doute en évoquant des motifs permettant de comprendre, au sens de Jaspers, ce geste : dépit amoureux, crainte d'abandon, rejet dans le monde médicalisé...
- Au niveau de la compréhension des événements, dans le troisième cas, on vient de l'évoquer. Dans le deuxième cas, elle reste totalement mystérieuse à moins d'invoquer un génie du mal « fascisant » comme ont cru pouvoir le faire les policiers mais par contre, dans le premier cas, elle paraît particulièrement facile au moins superficiellement et l'appareil judiciaire l'a fort bien compris : n'importe qui peut avoir une tentative d'avortement raté, un enfant inadapté puis un cancer et il y a tout intérêt à laisser s'éteindre d'elle-même l'action de la justice. Elle est plus aléatoire dans les deux autres cas mais n'est-ce pas éminemment justifiable par les structures communes que nous allons évoquer maintenant.

Ces trois cas personnels, très différents par leur contexte, leur environnement bio-psycho-social, sont en effet sous-tendus par un mécanisme psychopathologique sinon identique tout au moins très proche et qui a le mérite de mettre en évidence la confusion, la « coalescence » des valeurs au moment de l'*état zéro* :

- Ces trois conduites homicides ont évité le suicide du meurtrier, suicide qui a parfois été ébauché mais n'a jamais été renouvelé alors qu'on aurait pu logiquement s'y attendre et paradoxalement on a assisté à une indéniable amélioration de l'humeur du meurtrier qui paraît d'une certaine façon en meilleure forme avant qu'après. Remarquons que ce cas de figure, même s'il peut paraître à certains une élucubration psychopathologique fait partie des « *vieux fantasmes qu'on retrouve dans les légendes ou encore chez des peuples primitifs : l'appropriation de la vie d'un autre pour prolonger sa propre vie* » ... « *On retrouve ce thème dans les mythes des jumeaux, dont l'un est mortel et l'autre immortel ; d'où l'exposition ou le sacrifice de l'un pour assurer la survie de l'autre. [...] Le fondement de tout pouvoir, c'est la peur de la mort ; être du côté du pouvoir, c'est être du côté de la vie, car disposer de la vie d'un autre a pour corrolaire l'espoir insensé et informulable d'échapper soi-même en y précipitant l'autre.* » Ces trois citations sont empruntées aux pages 64, 92 et 98 de « *La mort apprivoisée* » de Ruth Menahem. Au fond ce n'est pas si étonnant que cela puisque c'est un mécanisme psychologique qui a déjà été décrit dans une lettre de 1922 qu'Abraham adresse à Freud, où il dit : « *J'ai l'impression qu'un grand nombre de personnes présentent, peu après une période de deuil, un accroissement libidinal* » ; et à ce propos Maria Torok (« *L'écorce et le noyau* », pages 230 et 245) parle de « *fantasme du cadavre exquis* » et « *relève à juste raison qu'immédiatement après la mort d'un être cher et avant le travail du deuil proprement dit, le Moi réagit à cette perte par une brève euphorie — le plus souvent tue pour des raisons évidentes — que n'explique pas seulement le déni de la mort, mais plutôt la satisfaction triomphante du moi d'être resté en vie. Le deuil maniaque ou le renversement de la mélancolie en manie, illustrent les ressources défensives du Moi qui fait preuve ici de beaucoup plus que d'une belle indifférence.* » (Green, page 277 de « *Narcissisme de vie, Narcissisme de mort* »).

■ Mais dans ces trois exemples, il n'y a pas que les mécanismes compensatoires que l'on vient d'évoquer, il y a eu surtout une espèce d'épuration de soi-même par meurtre interposé, ce qui assure à l'intéressé non seulement sa survie mais encore une certaine rééquilibration personnelle, une certaine distanciation par rapport à telle ou telle partie de soi que l'on désavoue : le meurtre ainsi perpétré est donc une sorte de suicide partiel du sujet, qui se débarrasse après l'avoir projeté sur autrui d'une partie de lui-même qui lui paraît encombrante pour les raisons les plus diverses, mais qui sont plutôt de l'ordre de la honte narcissique que de la culpabilité objectale, ce qui leur donne un aspect très particulier et où l'on ne sait plus, dès lors, où situer la classique notion de culpabilité que les tribunaux ont vocation à « traiter », puisqu'ils fonctionnent pour des tas de raisons plus sur le mode de l'avoir ou du faire que sur le mode de l'être, qui est plus spécifiquement le nôtre en psychiatrie, mais quand on en a pris conscience, le dialogue est malgré tout possible quoiqu'en disent certains qui ne voient dans l'expertise qu'une honteuse compromission entre le pouvoir médical et le pouvoir judiciaire.

■ Ces trois observations se sont en effet toutes trois déroulées dans un certain climat, sinon esthétique, tout au moins témoignant d'une certaine recherche de valeurs, même s'il s'agit de valeurs particulières et perverties : ce ne sont pas des crimes crapuleux de l'ordre de l'avoir ou des crimes de l'ordre du faire (je te fais ce que tu m'as fait), et dans ce sens-là elles nous mettent effectivement en cause plus directement.

Ces cas d'homicide paraissant éviter un suicide paraissent assez rares mais notre attention n'est peut-être pas suffisamment retenue par cette possibilité, et si cet exposé pouvait en favoriser le dépistage et la prévention, il n'aurait pas été inutile. »

Le lecteur pourra utilement enrichir sa réflexion sur le sujet en se reportant à la passionnante contribution théorique sur l'*état zéro* de Henri Georges Bonhomme, présente dans la discussion du Rapport de médecine légale sur *la dangerosité* (Bordeaux, 15-19 juin 1987).

3. Pourquoi la Loi est-elle fondatrice du Sujet ?

Qu'est-ce que la Loi ? Si l'on voulait répondre par une boutade, on dirait que la loi est une *limitation* : par exemple celle qu'a mise l'éditeur au nombre maximal de pages de ce livre... Cette limitation a cependant une *fonction structurante*, puisque sans une définition claire et contractuelle, d'une *limite supérieure infranchissable*, l'ouvrage n'aurait jamais paru, puisque sans fin !

3.1. Quelques réflexions très générales

T. Albernhe

Une encyclopédie entière ne suffirait pas à traiter de la question, tant elle fait appel à des notions philosophiques, métaphysiques, éthiques, juridiques, anthropologiques, criminologiques... Il importera donc ici de bien préciser de quelle place on parle et à qui l'on s'adresse[1].

D'un *point de vue philosophique,* la loi s'oppose à l'arbitraire. Elle a valeur de convention intersubjective, et fonde les obligations entre les citoyens, dans un État de droit. Depuis le Moyen Âge et la pensée de Thomas d'Aquin, le courant dit de *rationalisme juridique* estime que la loi est primordialement œuvre de la droite Raison, cependant que le *courant volontariste,* issu de penseurs tels que Jean Duns Scot et Guillaume d'Ockham, considère au contraire la loi comme résultant de l'impérativité (l'Autorité, et non plus la seule Raison, ferait force de loi).

D'un *point de vue sociologique,* la loi pose des limites aux actions possibles des individus, leur permettant ainsi de vivre en collectivité de manière organisée et évolutive, dans le respect les uns des autres ; elle est à la fois un processus répressif et un processus de normalisation sociale.

D'un *point de vue anthropologique,* ainsi que l'a souligné Malinowski[2], « *les prescriptions de la loi diffèrent de toutes les autres en ce qu'elles sont ressenties et considérées comme des obligations pour les uns et des revendications justifiées pour les autres. Elles tirent leur sanction, non de simples mobiles psychologiques, mais d'un mécanisme social défini, possédant un pouvoir de contrainte, reposant [...] sur le principe de la dépendance réciproque, stipulant l'équivalence des services réciproques et établissant entre les différentes réciprocités des rapports aux combinaisons multiples.* » La tradition lie les hommes à la loi, en ce sens qu'elle s'inscrit dans la continuité culturelle qui enveloppe les individus et les amène à considérer les choses de la même manière, surdéterminant ainsi nombre de leurs choix.

D'un *point de vue psychologique,* la Loi (avec un L majuscule, car du registre du symbolique) *fait advenir le Sujet,* c'est-à-dire instaure un individu à une place telle que désormais il acquiert des droits et des devoirs, ceux d'un sujet libre dans une société libre. Parce qu'elle est elle-même processus de symbolisation, la loi relève du langage (qui en assure la transmission culturelle et transgénérationnelle) et de l'élaboration mentale des

---

1. Le droit, considéré sous l'angle d'une gestion de « bonnes conduites » humaines, ne peut que refléter les mœurs d'une société. La question n'est donc plus « *de savoir si le droit n'est qu'une technique destinée à assurer l'harmonie sociale quitte à brimer les aspirations individuelles, ou bien un système général mis au service de l'épanouissement de l'individu et de la satisfaction des aspirations individuelles* » ainsi que l'écrit Jean-Pierre Royer, mais de réfléchir sur son adéquation aux mœurs qu'il encadre, tout à la fois en les précédant et en étant à leur service. [ROYER J.-P. (1991) : « *L'homme et le droit* », in : POIRIER J. (dir.) : *Histoire des mœurs,* Encyclop. de la Pléiade, Gallimard, Paris]. La transgression des règles que le droit édicte ne peut donc se comprendre que dans une perspective d'*anthropologie criminelle,* laquelle relativise l'importance donnée à telle époque à tel crime. Selon les cultures en effet, non seulement les lois, et donc les normes sociales, varient, mais aussi les différentes formes de leur transgression, ainsi que les modes et les agents de la répression mis en place pour assurer le misonéisme du système. L'histoire du droit nous apprend d'ailleurs que le centrage de la légitimité du droit autour de l'individu s'est constitué peu à peu, autour de la notion de contrat (en particulier sous l'influence de la pensée de Thomas Hobbes), sur les bases d'une légitimation traditionnelle dont le paradigme grec est suffisamment connu : les lois de la Cité, qui concernaient les citoyens, vivants, coexistaient avec les lois divines, des morts, selon une topologie religieuse classique basée sur le clivage vie-mort. L'outrage suprême consistait alors à empiéter volontairement dans le domaine légal qui n'était pas le sien. L'exemple célèbre de l'« *Antigone* » de Sophocle illustre cette pensée : en condamnant Polynice à ne pas recevoir les honneurs des funérailles dues à son rang, Créon, qui le considère comme un traître aux lois de Thèbes, pousse indirectement Antigone à accomplir le geste rituel consistant à répandre un peu de terre sur le cadavre de son frère, mais par là même à prendre le risque de désobéir au décret royal. Antigone était en effet prise dans une situation de double contrainte : respecter la loi fondamentale des morts et donner une sépulture décente à son frère, ou respecter la loi du roi et de la cité en ne donnant pas de sépulture à un traître. La loi des morts sera respectée dans la tragédie, mais Antigone sera condamnée à être enterrée vivante. L'individu accepte ici le sacrifice, car il lui apparaît « dans l'ordre des choses », conforme aux normes sociales ; il n'a évidemment pas le vécu individualiste qui sera développé ultérieurement dans le droit moderne. Sa vie n'a de sens que parce qu'elle est reliée à la vie sociale, de la cité.
2. MALINOWSKI B. (1933) : *Mœurs et coutumes des Mélanésiens,* Payot, Paris.

rapports intersubjectifs. Elle crée la distance avec l'Autre, et sert tout à la fois de repère individuel et collectif[1].

Il est bien connu que la reconnaissance d'une maladie mentale change la place sociale du patient et peut même altérer ses droits ; elle peut lui imposer de nouvelles limitations, tant que durent les troubles (évoquons les hospitalisations sous contrainte et d'une manière générale les traitements imposés, ou encore les mesures de protection relatives à la capacité civile de gestion d'un patrimoine personnel). Mais la loi continue de s'appliquer à sa personne ; en cas de transgression de sa part à une loi pénale par exemple, il sera tenu compte de son état mental, mais en aucun cas une exonération systématique de responsabilité sera appliquée [IV, § 1.1.]. La loi sous-entend en effet la *responsabilité*, comme elle créait la subjectivation. Le sujet n'est en effet responsable de ses actes que dans la mesure où il est reconnu pouvoir en rendre compte à une instance tierce.

Ce terme de *loi* est donc polysémique, d'où sa richesse mais aussi son ambiguïté. C'est ainsi qu'il sera question, selon le contexte, des *lois de la nature*[2], qui sont les lois physiques et chimiques (loi de la gravitation universelle, etc.) et qui structurent l'univers ; des *lois humaines*, d'inspiration religieuse (« lois divines », recueillies par exemple dans les « Tables de la loi » ; droit canon, etc.), ou d'inspiration laïque[3], et qui s'expriment par exemple sous forme de « lois civiles » et de « lois pénales ». En parlant de *lois psychologiques* ou *sociologiques*, ou même *criminologiques*, les chercheurs en sciences humaines ont tenté d'appliquer des règles explicatives à des comportements[4], mais il ne s'agit pas de véritables *lois* telles qu'elles seront définies ci-après. L'expression « faire sa loi » évoquera, dans le langage psychologique, la toute-puissance ; un adolescent délinquant par exemple « fait sa loi » lorsqu'il transgresse les interdits à loisir. Le paranoïaque « fait sa loi » également — mais sa structure psychique l'empêche de faire autrement — en ce sens qu'il ne donne qu'une seule interprétation aux faits qui le concernent, son discours n'admettant donc pas la contradiction.

Nous nous intéresserons essentiellement ici aux *lois pénales*, et à leurs transgressions, objet commun de la pénologie et de la criminologie (tout au moins de la criminologie dans ses rapports avec le droit pénal). Il y aura ici volontairement confusion entre la loi et la *règle pénale*, cette dernière étant définie par plusieurs critères complémentaires :

■ L'existence d'un *caractère incontournable* : une loi définit une *norme de comportement* dans la mesure où est non seulement interdit le non-respect de la règle [« *Tu ne tueras pas* »], mais où est puni le manquement [« *Est passible de... celui qui...* »]. Ce caractère *normatif* incontournable s'exprime lui-même à plusieurs niveaux :

– il *ne peut être ignoré* (« *nul n'est censé ignorer la loi* »), en ce sens que le sujet est considéré comme ayant été prévenu des conséquences possibles de sa transgression. Le « *je ne savais pas* » ne peut constituer une excuse valable, et même les malades mentaux ou les

1. Dans « *Totem et tabou* », Sigmund Freud explique l'universalité de la Loi par le mythe du parricide dans la horde primitive : les fils exaspérés se liguèrent un jour contre leurs pères, qui refusaient de partager avec eux les femmes, et commirent un parricide collectif pour prendre le pouvoir ; mais afin d'éviter de se retrouver à leur tour victimes de leurs propres fils, ils édictèrent des interdits sévères qui protègeront finalement la génération précédente de la génération suivante, grâce à un processus de culpabilisation révélé par exemple par le « complexe d'Œdipe ». Parmi ces lois, la prohibition de l'inceste occupe une place toute particulière, puisqu'elle oblige l'adolescent à trouver un conjoint d'origine extra-familiale, donc à développer ses rapports sociaux. Ces interdits furent progressivement structurés, de plus en plus élaborés, parfois contractuels et en tout cas méticuleusement contrôlés par l'organisation sociale naissante.

2. Cette expression n'est pas à prendre au sens de celle de *loi naturelle*, cette dernière reposant sur une théorie du bien et du mal [au sens de Hugo Grotius ou de Samuel Pufendorf, par exemple].

3. L'organisation de la *cité*, dans la Grèce antique, nous rappelle que la *loi* s'oppose à l'arbitraire, et qu'elle [*nomos*] a permis, justement, de construire socialement cette cité. Elle est donc intimement liée au politique et aux institutions, mais avec la différence très importante qu'introduit Philippe Rappart entre les finalités de ces deux derniers termes : « *L'institution et la loi diffèrent dans la mesure où l'institution organise et oriente l'action et dans la mesure où la loi la limite. C'est la raison pour laquelle les régimes démocratiques insistent sur l'institutionnel là où les régimes autoritaires insistent sur la loi* ». [RAPPART P. et coll. (1991) : « *La raison psychiatrique et la raison juridique* », Rapport de Méd. Lég., Lille, 18-23 juin 1990, Masson, Paris].

4. Parmi les divers sens du mot loi, réservons une place particulière à ce que l'on appelé « lois du fonctionnement psychique ». Henri Baruk a parlé des « *lois profondes de la nature humaine, lois qui consistent dans l'unité par l'association et les combinaisons des contraires* ». Pour lui, la « *loi de polarisation* » reflèterait l'existence de deux pensées opposées mais complémentaires et interpénétrées, dans un dualisme inspiré du cartésianisme et qui n'est pas sans rappeler la conception philosophique chinoise du Yin et du Yang.

personnes frappées d'incapacité juridique ne peuvent être considérées comme ignorantes, de fait, de la loi. La contrepartie en est l'*intelligibilité* de la loi : pour pouvoir être valablement intériorisée par chacun, la loi doit être comprise par tous[1]. Le déficit intellectuel peut évidemment constituer un obstacle majeur à cette intériorisation [cf. chap. II., 2.1.7.][2] ;

– il est à la fois *verbalisé et écrit* : l'interdit est d'abord un « *inter-dits* »[3], c'est-à-dire un *acte de paroles*, ainsi qu'un *écrit* (sous forme de Codes, de brochures réglementaires, etc.)[4]. Cette nécessaire *inscription de la loi dans le langage* constitue une donnée symbolique, et culturelle, primordiale[5] ;

– il est *généralisé*, appliqué à tous et toutes de la même façon, sans distinction de race, de naissance, d'intelligence, de richesse, d'éducation, etc. Une des grandes victoires de la Révolution Française fut justement la disparition des privilèges de classe, basée sur la théorie du nivellement général égalitaire des citoyens libres. Il pénètre toutes les niches sociales, s'appliquant également à l'intérieur de la famille (pensons à la répression de l'inceste, par exemple [II, § 1.2.5.6.]). L'égalité devant la loi ne voudra cependant pas dire obligatoirement l'égalité devant la peine, puisqu'il sera tenu compte des singularités de chacun, et du contexte pénal, pour trouver au mieux l'adéquation la plus judicieuse — à défaut d'être la plus juste, sur un plan moral, il s'entend — entre le condamné et la sanction qui le frappera. Les malades mentaux, ainsi que les mineurs [II, § 2.2.2. & IV, § 1.1.5.], feront l'objet d'une réflexion pénale particulière, puisque leur « libre arbitre » et leurs possibilités évaluatives des conséquences de leurs actes sont considérés comme différents de ceux de la population tout venant, servant de référence normative [I, § 4.1.].

■ Le respect d'un *intérêt supérieur* au sien propre. La loi a en effet un *sens*, même si ce dernier échappe en première analyse au sujet, et même si elle lui apparaît parfois injuste ; cet intérêt universel, évidemment social et parfois transcendantal, peut en effet ne pas être compris — voire admis — par le sujet, en particulier lorsqu'il est adolescent, psychopathe ou paranoïaque[6]. Qu'une loi ait une *utilité sociale* n'est d'ailleurs contesté par personne[7] ; que cette même loi ne serve pas les intérêts du plus grand nombre, voilà qui se discute, politiquement parlant. Le psychiatre quant à lui est parfois conduit à expertiser ou soigner des sujets que Dide et Guiraud qualifiaient en leur temps d'idéalistes passionnés (souvent des paranoïaques), et qui s'avèrent incapables de mettre de la distance entre leurs propres

1. Cesare Beccaria note à ce sujet que « *si l'interprétation des lois est un mal, l'obscurité qu'entraîne cette interprétation en est évidemment un autre, qui sera encore bien plus grand si les lois sont écrites en un langage étranger au peuple et qui le met dans la dépendance d'un petit nombre d'hommes, sans qu'il puisse juger par lui-même ce qu'il adviendra de sa liberté et de celle des autres* ». [BECCARIA C. (1965) : *Des délits et des peines*, Droz, Genève].

2. Il n'est pas le seul obstacle. Des textes de lois trop complexes ne sont évidemment pas compréhensibles par le grand public (bien que leurs principes fondateurs le soient, eux). L'exemple du tyran Denis est souvent également cité : il faisait accrocher ses textes de lois si haut qu'aucun citoyen n'arrivait à les lire, ce qui lui permettait un arbitraire absolu…

3. La transmission de la loi est d'abord verbale, avant d'être écrite (pensons à Moïse consignant par écrit la parole divine, mais également à l'enfant qui s'entend énoncer des interdits éducatifs). C'est la parole qui produit le droit. Le « verdict » (le dit vrai, droit) est toujours oral, lors du procès pénal, comme sont verbales les accusations et plaidoiries. Quant à la parole elle-même, elle est remplie d'interdits (de gros mots ou de suggestions « obscènes », justement sur une « autre scène », cachée). Pour Geneviève Calame-Griaule, ces interdits verbaux ont « *pour but essentiel de neutraliser les dangers de la parole, d'une part en diminuant les possibilités de conflit, d'autre part en atténuant la force de certaines paroles trop chargées d'efficacité* ». [CALAME-GRIAULE (1991) : « *La parole et le discours* », in : POIRIER J. (dir.) : *Histoire des mœurs*, Encyclop. de la Pléiade, Gallimard, Paris].

4. L'écriture de la loi assure la pérennité de la parole qu'elle transcrit, ainsi que son caractère incontestable. Citons quelques exemples : le Decalogue, le Code d'Esnunna (- V^e^ millénaire), de Code de Hammourabi (- IIe millénaire), le Code des XII Tables (- Ve siècle, Rome), le Manâvadharma-sastra (texte sanscrit, védique).

5. Bien que n'étant pas à proprement parlé une loi, mais ayant valeur conventionnelle et contractuelle, la Charte du patient hospitalisé, par exemple, représente, à l'instar de la Déclaration des droits de l'Homme et toutes proportions gardées évidemment, à la fois une information de base portant sur les libertés fondamentales de la personne, et une énumération des droits et des devoirs du patient (et à ce dernier titre une sorte de « code de bonne conduite des soignants »).

6. Lorsque Polos estime, dans le « *Gorgias* », qu'il est préférable de commettre une injustice que de la subir, il fait en somme l'apologie de la force et surtout de son propre intérêt ; l'on connaît les discussions qui ont opposé Socrate aux Sophistes et surtout où cela l'a conduit…

7. Claude Lévi-Strauss a montré, à partir du paradigme représenté par la prohibition de l'inceste, qu'une loi avait une fonction structurante (instituant par exemple ici la séparation entre le lien social d'alliance et le lien biologique de filiation)… d'où la sévérité de la répression sociale en matière d'inceste à mineurs.

convictions (délirantes) et l'intérêt collectif ; d'où par exemple des assassinats d'hommes politiques, rationalisés par une conception délirante magnicide et réformatrice de la société.

■ La possibilité d'un *recours à une instance tierce*, garante non seulement de la production de la loi (sénateurs et députés) mais du respect de celle-ci (magistrats et policiers). C'est pourquoi lorsque l'on envisage la question de la dynamique du crime sous le prisme de la relation criminel-victime, l'analyse est nécessairement incomplète car il manque à ce « couple pénal » le tiers, qui donne le sens à l'acte commis : c'est l'instance tierce qui, ayant précédemment défini la loi, officialise en quelque sorte l'agresseur à une place de criminel et l'agressé à une place de victime.

Il s'en suit que l'énoncé du droit révèle le licite — et évidemment son opposé, l'illicite — de *l'agir.* Toute notre philosophie pénale repose sur cette donnée essentielle, qui vient percuter la réflexion psychopathologique, laquelle s'intéresse par essence à la *pensée* des individus, sans pour autant se désintéresser de leurs actes, en tant que conséquences de celle-ci. L'interface criminologique entre le champ du judiciaire et le champ du psychiatrique concerne les conséquences très concrètes de comportements posant socialement problème parce qu'elles enfreignent une loi pénale ou menacent de le faire [I, § 5.].

3.2. Le concept de Loi en psychopathologie

La *loi* dont parle le juriste, n'est pas celle, symbolique, du discours du psychologue ou du psychiatre. Pour Freud rappelons-le, la référence princeps à la Loi est celle du Tabou, de la *prohibition de l'inceste* [et du parricide] en tant qu'interdit, non du désir, mais de la jouissance, le Surmoi étant l'instance tierce, en tant que censure des pulsions du Ça. Pour Lacan, le *Nom-du-Père* [qui est aussi, d'une certaine façon, le « non » dit par le père] jouerait un rôle primordial dans le processus d'intériorisation des interdits. La faillite de ce système de construction identitaire expliquerait que certains sujets soient dans l'impossibilité de « s'empêcher » de passer à l'acte. Pourquoi sinon les uns arriveraient-ils à « s'empêcher de » et les autres pas ? Nul mieux que Lacan n'a en tout cas réussi à approfondir les liens entre les différents sens d'un même mot, aussi est-ce à une psychanalyste lacanienne chevronnée, Yvonne Périssé, que nous faisons appel pour éclairer « l'obscur sujet du désir »...

Ainsi soit-il, dans la parole et la loi

Y. Périssé

Il n'est pas de crime sans système social, sans loi. La loi définit le champ du crime par-delà le bien et le mal, elle proclame l'interdit et ainsi ouvre la brèche de la transgression. C'est par cette faille du crime que la loi se manifeste. Dans l'écho que le crime éveille en nous, il y a la réactualisation de notre position de parlant soumis à la loi. Le crime est l'acte qui justifie la loi, justement parce qu'il la met en acte. Il n'y a pas de loi sans crime. « *Nul n'est censé ignorer la loi... parce que la loi est la loi du langage*[1]. »

La loi et la parole sont co-existentielles et indépendantes de l'existence du sujet, qui est parlé avant sa naissance et sera parlé après sa mort physique. Par la parole instituante « *toi, que je nomme ainsi, tu es mon fils/ma fille ; je suis ton père/ta mère* », le sujet est différencié de l'Autre, introduit au désir de l'Autre, est soumis à la loi de la génération et de l'articulation signifiante. La nomination est ainsi la première introduction au pacte symbolique. Il n'y a pas de loi, sans parole qui la fonde, pour un sujet parlant, qu'elle place dans « *la dialectique du désir et dans la subversion du sujet.* »

La fonction de la parole est d'instituer une distance entre les sujets et à l'intérieur du sujet. La loi est la garantie du respect de cette distance qui permet le maintien de la parole et par elle l'existence psychique du sujet.

L'enfant est proposé au pacte symbolique par sa mère parce qu'à double titre elle est porte-parole. Elle est porte-parole du monde extérieur, quand elle lui nomme son père, les uns et les autres, son cadre de vie, le temps, les goûts... Elle est porte-parole de lui-même, quand elle lui nomme ses affects en interprétant ses joies et ses souffrances, son plaisir et son déplaisir, jusqu'à son amour pour elle et pour les autres. Cette parole que la mère lui porte lui est autant nourriture que le lait. Cette parole dans laquelle la mère l'enveloppe lui est

1. LACAN J. : « *Écrits* », cf. page 272.

autant soins et caresses que les mains qui s'occupent de lui. Telle est la langue maternelle, qui n'en est pas moins langue, c'est-à-dire code, valable pour tous les sujets d'une même langue, auquel ils sont soumis. En cela, la mère est pour l'enfant le premier représentant de l'Autre, au champ duquel depuis l'éternité des commencements s'origine la parole.

Pour qu'il y ait réellement vie psychique, il ne suffit pas que la porte du champ de l'Autre soit ouverte, encore faut-il qu'entre la mère et l'enfant ça se dérègle, que les réponses à ses demandes se fassent attendre et surtout qu'elle ne réponde pas, que les interprétations soient fausses, en un mot qu'elle déchoit. Ce sont ces frustrations et l'opposition des termes de la présence-absence, qui constituent les conditions fondamentales d'un ordre symbolique. Mais cet ordre ne sera totalement instauré que par la mise en place du terme du père qui lie ensemble la mère — l'enfant — le manque, dans une relation symbolique, c'est-à-dire soumise à la loi.

Avec l'avènement du père — celui qui va représenter les autres — ce sont les règles du système de parenté qui s'édictent pour une culture donnée. Elles permettent l'accès à l'alternative de l'ensemble et de l'individu, de l'universel et du singulier. Par elles, le sujet entre dans une historicité qui éclaire son passé d'un savoir, qui n'est plus soutenu uniquement par ses parents. Ce qui s'édicte dans les lois de la parenté, c'est un encadrement de l'imaginaire par des énoncés fondés sur la loi. L'identité singulière est possible, reconnue par tous dans sa nomination, indépendamment des places permutables occupées par le sujet en fonction de ses liens (fils, frère, cousin, père...), en fonction de son sexe. Il peut se situer dans une chronologie, où il repère, avant lui, que sa fonction a été exercée par d'autres, et que d'autres l'exerceront après lui.

Les règles du système de parenté sont fondées sur la loi qui est celle de l'*interdit de l'inceste*. Telle est la loi fondamentale, liée à la structure même du désir. Le désir fondamental est le désir de l'inceste, qui est inceste avec la mère, en tant que premier objet d'amour. Le véritable inceste est un retour à l'origine, à ce temps sans parole, sans distance. Le véritable interdit de l'inceste pourra s'édicter ainsi : « *tu ne retournera pas là d'où tu es sorti.* » Tu n'y retourneras pas, car sinon c'est le chaos d'un monde, où aucune alliance n'est possible puisqu'il n'y a plus de chronologie, plus de générations. Affronté à cet interdit, qui dit son désir, le sujet naviguera entre deux impossibles, sur les mers de la quête de l'objet introuvable puisque perdu, mais pour autant inlassablement recherché. Cette quête fait de lui un sujet vivant, qui trouve dans la loi le ressort de sa vie psychique. Cet interdit est fondamental parce que par lui passe la garantie du maintien de la parole. Sans lui, sans la distance qu'il établit entre le sujet et l'objet cause de son désir, la parole se meurt, devenue inutile. À partir de ce fondement que constitue l'interdit de l'inceste, les commandements de la loi n'auront d'autres fonctions que de renforcer la distance entre le sujet et l'objet de l'inceste. Ils seraient interprétables comme garants du maintien de la parole.

Par le commandement, la loi dit le meurtre : « *tu ne tueras pas* » ; le vol : « *tu ne voleras pas* » ; le mensonge : « *tu ne porteras pas de témoignage mensonger contre ton prochain* ». Ce faisant, elle dit la division de l'homme entre ses pulsions et son désir. Notre rencontre avec le commandement ne se fait que dans la révélation de la pulsion que nous soumettons aux limites de la loi qui nous vient de l'Autre. Loi, qui si elle dit les pulsions, ne s'origine pas d'elles, mais au contraire, par la parole, les articule au désir. La question de la vie et de la mort posée au corps, celle de la vérité et du mensonge posée au discours, interrogent le désir de l'homme en tant que désir de l'Autre. Le glaive de la parole de la loi, qui tranche en l'homme et entre les hommes, le sauve d'une noyade dans le lac de l'identification impossible à lui-même. Ce glaive au cœur de l'homme qu'est la parole de la loi est l'ancrage du désir de l'homme, garantie de sa vie psychique, à condition de s'y conformer.

Être sujet de la loi, c'est accepter que sa vie psychique soit liée au respect de la vie des autres ; parce qu'à tuer son semblable, sous l'emprise de la violence de la pulsion, c'est le sujet qui sera tué, puisque son existence est liée à l'Autre. Entre la pulsion de meurtre et le passage à l'acte, la médiation de la loi par le commandement « *tu ne tueras pas* » édicté du lieu de l'Autre, situe la mort dans l'ordre symbolique (celui des signifiants). « *Tu ne tueras pas* » parce qu'il est impossible d'être un vivant en ôtant la vie à un autre vivant, dont le corps est le lieu symbolique de l'Autre. Le désir d'être un vivant parmi d'autres s'oppose à la pulsion de meurtre qui saisit l'autre comme objet partiel, entraînant la perte du sens entre la vie et la mort, confondant l'un dans l'Autre, en se voulant Un-Sans-Autre.

Cette lutte entre la pulsion et le désir, médiatisée par l'ordre de la loi, qui différencie l'imaginaire et le réel, se joue sur les oppositions fondamentales : la vie et la mort, le vrai et le faux, le sujet et l'Autre, l'homme et la femme. La loi maintient l'opposition entre ces termes, alors que le déni pervers de la loi entraîne l'indifférence entre les mots qui cessent d'être des signifiants, la parole meurt entraînant le passage à l'acte délictuel (crime, parjure, vol, viol).

La loi dont nous parlons ici, celle qui soumet le désir inconscient du sujet, n'est pas écrite par le législateur, mais se dit dans les récits des mythes, s'écrit dans les tragédies. Denis Vasse, dans « *Un parmi d'autres* », étudie l'opposition violente entre pulsion et désir, à travers le jugement de Salomon, en faisant l'hypothèse théorique (analytique) que les deux femmes n'en font qu'une. Deux femmes vivant ensemble, sans homme, mettent au monde un enfant, sans témoin. Une nuit, un des enfants meurt, écrasé par sa mère, qui substitue le mort au vivant. Les deux femmes demandent l'arbitrage de Salomon, chacune des deux cherchant à conserver l'enfant. Dans cette situation de non-droit, puisque nul ne peut témoigner de la filiation, Salomon n'est pas en position de juge mais de psychanalyste, face à des énoncés contraires qui se répètent. Il lui faudra interpréter au sens psychanalytique, face à une spécularité du vrai et du faux, car il ne peut rendre un jugement. « *Fendez en deux l'enfant vivant* » ; d'un vivant il fait deux moitiés mortes, interrompant ainsi l'identité apparente des deux discours : « *En faisant chuter l'objet enfant qui organise le discours vrai et/ou faux des deux femmes, Salomon le psychanalyste autorise l'irruption du désir juste de l'une et de la pulsion aveugle de l'autre* » (Denis VASSE, *op. cit.*, p. 55).

Comme toute interprétation, celle de Salomon se juge dans ses effets sur les deux femmes. L'une témoignera très rapidement, sans justification, de son vrai désir de mère, renonçant à l'objet de sa pulsion : « *donnez-lui l'enfant vivant, ne le mettez pas à mort* ». L'autre manifestera son faux désir de mère, offrant l'enfant au sacrifice : « *il ne sera ni à toi, ni à moi. Fendez-le* ». L'une s'adresse au Roi, porteur de la loi, l'autre s'adresse à sa rivale, dans une relation spéculaire. Le récit se termine par l'attribution de l'enfant vivant à sa mère, sans aucune allusion à l'autre : « *donnez à celle-là l'enfant vivant, ne le mettez pas à mort. C'est elle qui est la mère.* » « *Par la médiation des deux femmes, l'auteur du 1er livre des Rois renvoie le lecteur à s'interroger sur le rapport qu'en tant que sujet, partagé entre la pulsion et le désir, il entretient avec la parole qui tranche et qui sépare, avec le père, ou le Roi, en tant qu'il est gardien de la loi* » (Denis VASSE, *op. cit.*, p. 44). On peut considérer ce texte du jugement de Salomon comme un récit mythique des fondements de la loi, en ce sens que par la parole, Salomon institue la référence tierce, qui permettra de faire émerger le vrai et le faux, du chaos.

On peut entendre le récit œdipien dans les deux tragédies de Sophocle sur ce mode-là. L'histoire ne commence pas avec le *fatum* qui prédit à Laïos et à Jocaste, que s'ils ont un fils, celui ci tuera son père et deviendra le mari de sa mère. Nous ne sommes là qu'au niveau préhistorique, au chaos. Ce chaos est transmis à Œdipe (aux pieds percés, abandonné, sauvé, adopté, dénoncé) par l'oracle de Delphes, qui lui prédit les crimes du parricide et de l'inceste. Le parricide, l'inceste seront accomplis. La pièce commence, au moment où tout est accompli. Œdipe, pris dans l'action de l'impulsion, s'est enfoncé aveuglément dans le piège. Ce sera dans la lente découverte de sa vérité de parricide et d'incestueux qu'il entrera dans le champ de la parole, qui différencie le vrai du faux, le père du fils, le fils de la mère, le réel de l'imaginaire. Aveuglé par la révélation, Œdipe peut enfin apparaître : « *j'apparais aujourd'hui ce que je suis en fait : un criminel issu de criminels* », porteur singulier de sa souffrance : « *mes maux à moi, il n'est point d'autre mortel qui soit fait pour les porter.* » Œdipe est sur la voie de son avènement en tant que sujet, il parle et cesse d'être le jouet de ses pulsions. Il s'arrête à Colonne, humble, mendiant, résigné à tous les affronts mais digne, et exigeant, il obtient des habitants l'autorisation de rester. Il proclame son innocence, car c'est la main des dieux qui a fait de lui un criminel. « *C'est exactement le malheur où j'ai été, moi, conduit par la main même des dieux.* » Œdipe pourra mourir à Colonne et devenir le protecteur d'Athènes non sans avoir auparavant maudit son fils Polynice.

Le texte de Sophocle se termine par l'injonction du *Coryphée* : « *Assez ! n'éveillez plus de deuil. L'histoire ici se clôt définitivement.* » Pourtant c'est là qu'elle commence, dans les effets instituant du mythe, obéissant à la demande d'Œdipe lui-même, avant sa mort : « *au milieu de ce bonheur, ne m'oubliez pas, même mort, si vous voulez que la postérité reste votre lot à jamais.* »

C'est après le long déroulement du mythe œdipien que ses effets d'interprétation vont se faire jour. C'est dans la clôture de l'histoire, qui instaure la parole, à la place du chaos, que tous les Laïos, toutes les Jocaste, vont pouvoir parler à tous les Œdipe en puissance, et traverser le champ de l'imaginaire par le chemin du symbolique. Après Œdipe, il ne s'agit plus d'échapper au *fatum*, mais de se soumettre à la loi : « *tu ne tueras pas – tu ne partageras pas le lit de ta mère.* » Car si tous les mortels ont, dans leurs rêves, partagé le lit de leur mère, après avoir tué leur père, la parole de la loi substitue le symbolique à l'imaginaire.

Dans la tragédie de Médée (version de Sénèque), Médée tue ses enfants en rendant Jason témoin de la mort du deuxième. C'est quand elle réalise l'amour que Jason porte à ses enfants, que Médée, prise dans la violence destructrice des pulsions, envisage leur meurtre. Jason lui a refusé l'exil en amenant ses enfants : « *ils sont ma raison de vivre... on m'arracherait avant eux le souffle, les membres, la lumière.* » Alors Médée voit l'issue : « *c'est à ce point qu'il aime ses enfants ? C'est bien. Je le tiens : le point vulnérable est découvert.* » Tout est dit : elle n'est plus mère, la vie de ses enfants devient un objet. Enfants de ses entrailles, ils sont en elle la marque, qui devient honnie, du père.

En réponse à Jason, qui après l'avoir trahie, la sépare de ses enfants, elle devient meurtrière. « *Dès que le corps de l'enfant cesse d'être le lien symbolique où s'exercent et pour ainsi dire s'entrecroisent la puissance sensorielle de la mère et le pouvoir séparateur du père, puissance et pouvoir ne se limitent plus l'un l'autre et deviennent meurtriers* » (Denis Vasse, *op. cit.*, p. 63). « *Oui, ce genre de punition me plaît et à juste titre : j'y reconnais le crime suprême auquel il faut que mon âme s'apprête : enfants autrefois miens, c'est à vous d'expier les crimes de votre père.* » Tel est le cri de Médée prise dans la pulsion avant de vaciller fugitivement dans la polarité du désir maternel : « *mon amour maternel reparaît tout entier, chassant mes sentiments d'épouse.* »

Ainsi, tout y est dit de la violence où s'entrechoquent « femme pulsionnelle » et « femme désirante ». Dans ce combat, la pulsion gagnera : « *qu'ils soient, puisque l'on t'exile, perdus pour leur père* », atteignant son paroxysme dans l'évocation de ses entrailles, qui portent la marque de l'homme et des enfants. « *Si quelque gage de nos amours se cache encore en mes flancs maternels, je fouillerai mes entrailles avec le glaive et mon fer l'en arrachera.* » Médée est devenue la perversion du glaive de la parole. Après ce meurtre, Médée s'envole sur un char ailé, accompagnée de l'imprécation de Jason : « *va à travers les hautes régions du ciel supérieur, attester qu'il n'y a point de dieux dans l'espace où tu t'élèves.* » C'est là dire qu'il n'y a plus ni parole, ni loi.

Ainsi, si au commencement était la parole, qui se met en acte, ce sont ces actes qui répondent de la vérité ou de la perversion du désir du sujet, dans son rapport à la loi édictée par l'Autre. « *Autrement dit, le pacte est toujours préalable à la violence avant de la perpétuer et ce que nous appelons le symbolique domine l'imaginaire, en quoi on peut bien se demander si le meurtre est bien le maître absolu* » (Jacques Lacan, *Écrits*, p. 810). Quand l'homme se pose la question du bien, recherché inconsciemment dans les structures sociales, il découvre que la loi est liée au désir.

En illustration de cette découverte, terminons notre parcours tragique avec Antigone (à travers la pièce de Sophocle).

Créon, roi de Thèbes, après la mort des deux fils d'Œdipe, défend, sous peine de mort, d'ensevelir Polynice, coupable d'avoir porté les armes contre Thèbes. Antigone s'oppose à ce commandement et enterre son frère. Elle sera condamnée à entrer vivante au tombeau. Créon, c'est le chef qui, en tant que tel, veut le bien de la cité. Ennemi de Thèbes, Polynice ne peut qu'être banni. À cette loi, tout doit céder, même le respect des liens du sang. C'est là que réside son erreur de jugement : sa loi souveraine passe la limite, déborde dans un autre champ, celui des lois non écrites des dieux. Il spolie les dieux d'en bas d'un mort qu'il expose aux dieux d'en haut. Les lois des humains ne peuvent s'appliquer aux morts. Cependant, Antigone ne se place même pas sur cette opposition-là, mais se réfère à l'amour familial et, à sa loi non écrite et éternelle, qui vaut au-delà de la mort, jusque dans les enfers. Elle va vers le malheur, parce qu'elle ne peut pas faire autrement. Elle ne peut faire autrement parce qu'elle campe sur une limite, où elle est inattaquable, un horizon découpé à partir du langage des mots, qui lui fait dire que son frère est son frère. Ce faisant, elle le détache de toute historicité, elle le coupe du bien et du mal, le fixant dans cette pure limite d'être ex-nihilo. « *Subir la mort, pour moi n'est pas une souffrance ; c'en eût été une, au contraire, si j'avais toléré que le corps d'un fils de ma mère, n'eût pas après sa mort obtenu un tombeau...* » « *Pourrais-je cependant gagner plus noble gloire que celle d'avoir mis mon frère au tombeau ?* »

Tout l'échange, entre elle et Créon, après son acte, se fixe sur cette répétition incessante du mot frère pour se conclure par cet engagement : « *je suis de ceux qui aiment, non de ceux qui haïssent.* » Ce n'est qu'après avoir été délivrée de la présence de Créon qu'elle pourra se plaindre, de la perte de la vie, qu'elle ne voit qu'en entrant dans cette zone entre la vie et la mort. Son malheur est celui de ceux qui sont pris dans le jeu des dieux, mais si c'est malgré elle qu'elle est là, elle sera totalement, jusqu'au bout, ce qu'elle est. Issue du désir incestueux de sa mère, comme sa sœur et ses frères, elle choisit l'amour fraternel parce que seul amour irremplaçable, alors que mari ou enfant peuvent être remplacés. Fille du désir incestueux, elle va jusqu'au bout de l'accomplissement d'un désir pur de mort, perpétuant la ruine de sa race, décidée par les dieux. « *Les lois du ciel en question, ce sont bien les lois du désir* » (Jacques Lacan, *L'éthique de la psychanalyse*, p. 375).

Bibliographie

(1) Jacques LACAN : « *Le Séminaire, Livre IV (La relation d'objet), Livre VII (L'éthique de la psychanalyse), Livre XI (Les quatre concepts fondamentaux de la psychanalyse), Écrits* ».
(2) Denis VASSE (1978) : *Un parmi d'Autres*, Seuil, Paris.
(3) SOPHOCLE : *Œdipe Roi, Œdipe à Colonne, Antigone*, Paul MAZON trad., Les Belles Lettres.
(4) SÉNÈQUE : *Médée*, Léon HERRMANN trad., Les Belles Lettres.

4. Qu'est-ce que la norme en psychiatrie et en criminologie ?

4.1. Quelques considérations générales

T. Albernhe

Nous avons vu que le *fait criminel*, de même que le *fait psychopathologique*, correspondaient au franchissement de certaines *limites*. En criminologie, se pose la question essentielle (comme cela s'est également posé en son temps en psychiatrie), de définir une *norme*, que l'on pourrait concevoir ici comme étant un comportement acceptable globalement, n'entraînant pas de riposte pénale. Dans les deux cas, des variations comportementales trop importantes par rapport à la moyenne entraînent des réactions groupales particulières, de fascination, d'admiration, de rejet ou de réclusion, mais dont la voie finale commune est la normalisation sociale dans le réel, parfois au prix de la violence, celle-là même qui est combattue. « *Quand le système de croyance est menacé dans sa cohérence, une action visant à normaliser "l'autre réalité" devient nécessaire : l'acte violent peut être interprété comme "un message analogique de normalisation de l'autre" ou encore comme une action visant la normalisation de l'autre réalité*[1]. »

La question de la normalité d'un sujet criminel en contient donc en réalité deux : d'abord celle de sa *normalité sociale*, sur laquelle le pénaliste peut se prononcer dans la mesure où de trop importantes variations dans le cadre sociétal sont source de transgression pénale [c'est pourquoi, dans cette logique, le *fait criminel* sera envisagé comme un *comportement social différentiel* : cf. II, § 3.7.] ; celle ensuite de la *normalité psychique*, sur laquelle le psychiatre, et le psychologue, peuvent être consultés dans le cadre d'une expertise psychiatrique ou médico-psychologique. Cette distinction n'est pas sans évoquer celle, devenue classique par les travaux de Georges Canguilhem, entre anormalité et anomalie. Daniel Widlöcher écrit à ce sujet[2] : « *L'anomalie est ce qui se laisse voir en se dégageant de l'ensemble lisse et uni qui l'entoure. On peut donc dire que la psychopathologie s'intéresse à l'anomalie plus qu'à l'anormalité. L'anormalité se réfère à la norme et, comme il existe non pas une mais des anormalités, ce concept revêt un caractère éminemment relatif. L'anomalie est la conduite qui se laisse voir, celle qui constitue un "marqueur comportemental" prêtant à son observation.* »

1. PERRONE R., NANNINI M. (1995) : *Violence et abus sexuels dans la famille*, ESF, Paris.
2. WIDLÖCHER D. (1994) : *Traité de psychopathologie*, PUF, Paris.

C'est un truisme de dire que la complexification des rapports sociaux, et surtout l'accroissement quantitatif d'une population, imposent de profonds remaniements sociaux, liés à de nouvelles règles — d'où de nouvelles transgressions — qui laissent en marge du système un nombre de plus en plus conséquent d'inadaptés, de « marginaux » au sens gaussien du terme, parmi lesquels effectivement des criminels et des malades, dont Michel Foucault a montré, non sans polémique, la tendance à se regrouper — bien involontairement ! — dans des lieux d'exclusion et parfois de « renfermement ». L'histoire de la psychiatre atteste également les difficultés rencontrées par les premiers aliénistes à obtenir des pouvoirs publics de l'époque une reconnaissance officielle du statut de malade mental pour de nombreux détenus qui croupissaient dans les prisons [IV, § 2.2.2.].

La question de la normalité et du normatif[1] est ici d'autant plus importante que le droit lui-même est par essence « normatif » en ce sens qu'il impose des règles de comportement obligatoires. Pour beaucoup, normalisation est synonyme de répression[2]. Pour Danièle Lochak[3], le droit est instrument de normalisation en ce sens qu'il « *impose subrepticement une certaine image des rapports sociaux que chacun est implicitement incité à reproduire, indépendamment de toute notion d'obligation juridique. On voit ainsi se profiler un double rapport entre normalité et légalité : le droit confère force juridique à des normes (sociales) préexistantes, convertissant le "normal" en "légal" ; mais, à son tour, la règle juridique — le "légal" — va servir d'étalon de ce qui est socialement reconnu comme normal. Le droit est donc le garant de la normalité instituée, en ce sens qu'il impose le respect et donc assure la reproduction (forcée) des comportements considérés comme normaux [...]* ». Les antipsychiatres en ont dit autant de la psychiatrie, plus violemment...

L'idée de dissocier du groupe des « bien-pensants » et des « honnêtes gens » celui des marginaux de toutes sortes semble donc être une constante sociale, tout au moins dans notre culture. Mireille Delmas-Marty souligne à ce propos que la question la plus importante est « *de savoir s'il est vraiment opportun d'assimiler criminels et déviants — ou tout au moins de considérer les premiers comme nécessairement déviants.* » En fait le criminel ne s'oppose pas au malade mais au citoyen honnête ; à la rigueur, le malade (mental) s'opposerait au « bien-pensant » si cette expression désignait l'opposé du « mal-pensant »...

L'existence d'individus à la fois malades mentaux *et* criminels [sans forcément relation de cause à effet : ce sera l'objet de l'expertise] pose donc le problème d'une double différence — ou si l'on préfère « déviance » — à deux niveaux bien différents (pénal et médical). La question est donc en fait de savoir dans quelle mesure un de ces niveaux peut retentir sur l'autre ; autrement dit d'évaluer par l'expertise, dans une dynamique criminelle, ce qui revient à la maladie et ce qui lui est étranger.

Une tout autre question sera de savoir dans quelle mesure une sanction peut prendre véritablement la forme d'un « *traitement pénal* » (au sens de : *normalisation sociale*). En amplifiant le raisonnement, certains auteurs n'hésitent pas à considérer tout marginal comme un inadapté social, et tout signe d'inadaptation sociale comme le témoin d'une inadaptation mentale. Une telle rationalisation, excessive au plan théorique et en tout cas inexacte au plan pratique, a conduit aux dérives bien connues de l'utilisation de la psychiatrie à des fins répressives, dans les États soumis à un régime totalitaire [II, § 3.1.]. Des investigations psychologiques intrusives ont également pu être mises au service de procédures d'instructions coercitives, aboutissant à des procès pénaux ne respectant pas les droits de l'Homme ; l'utilisation policière de l'hypnose et de la narcose en constituent le meilleur exemple [IV, § 2.1.7.].

1. Ce terme est ici utilisé au sens que lui a donné Georges Canguilhem lorsqu'il écrit : « *L'homme ne se sent en bonne santé — qui est la santé — que lorsqu'il se sent plus que normal — c'est-à-dire adapté au milieu et à ses exigences — mais normatif, capable de suivre de nouvelles normes de vie* ».

2. Cette répression stigmatise l'échec des rapports sociaux dits normaux. Les philosophes se sont d'ailleurs largement interrogés sur l'origine du phénomène normatif général en tant que ciment social. Dans « *Les deux sources de la morale et de la religion* », Henri Bergson estime que ce lien inter-individuel résulte de la conjonction naturelle entre l'instinct social de conservation d'une part et l'élan vital de l'autre (ce dernier caractérisant le processus d'hominisation).

3. LOCHAK D. (1988) : « *Le droit : du normatif à la normalisation* », in : *Le sujet et la loi. La petite délinquance. Approche juridique et psychanalytique*, Ères, Toulouse.

Tout semble se passer comme si la loi pénale reflétait un « code de bonne conduite », selon la hiérarchie des valeurs sociales et politiques du moment[1], les interdits représentant en quelque sorte « l'ombre », le négatif, de la société. La loi pénale ne saurait cependant se confondre avec les *us et coutumes* (bien que certains juristes aient imaginé des sociétés dépourvues de lois pénales). De plus, l'immense majorité des rapports sociaux est régie par des lois civiles, le recours au pénal n'étant — ne devant être — que l'exception.

La question de la normalité psychique lors de l'expertise psychiatrique représente la question par excellence — bien que n'étant jamais posée sous cette forme — parfois transformée en interrogation sur la normalité de l'acte lui-même, ce qui n'a évidemment aucun sens : d'une part, il n'existe pas d'« acte anormal » en soi (et dans cette logique il ne saurait être question de « meurtre pathologique » par exemple, mais de « sujet ayant commis un meurtre alors qu'il présentait des troubles mentaux »), et d'autre part ce n'est pas l'acte lui-même, ni ses circonstances, qui définissent le caractère « normal » (au sens, en fait, de « normatif », c'est-à-dire du meilleur choix adapté à une situation donnée). La fréquence actuelle outre-Atlantique des tueurs en série [II, § 1.2.2.2.] relance le débat : dans quelle mesure peut-on valablement considérer ces sujets comme étant « psychiquement normaux », alors que les expertises peuvent parfois décrire certains d'entre eux comme ayant relativement peu de traits franchement pathologiques [II, § 1.2.2.1.] ?

Que serait également un sujet « anormalement normal », si tant est qu'il existe ? Charles Benqué[2] nous rappelle à ce propos que lors du célèbre procès de Marie Besnard, dans les années 1950 en France, « *les experts avaient conclu que l'inculpée était "anormalement normale". Qu'est-ce que cela veut dire ? Qu'il est effectivement anormal d'être normale en ayant commis un crime aussi violent, cru, inexplicable. Les psychiatres ici ont été pris au piège de leur propre mission. Ou peut-être ne sont-ils justement pas tombés dans ce piège, si l'on se souvient du débat qui a animé le procès et de la question restée sans réponse : il se pourrait bien que Marie Besnard n'ait pas été l'auteur du crime...* »

En matière de déviances sexuelles par exemple, la question de la normalité n'est pas résolue, aucun consensus n'existant actuellement sur ce qu'est réellement un « comportement sexuel normal » ou sur ce que sont des « fantasmes sexuels normaux »... De même, la présence de fantasmes homicides (d'un rival, d'un supérieur hiérarchique, d'un conjoint...) n'a pas, en elle-même, un caractère pathologique (l'envahissement de la pensée par de tels fantasmes témoignerait en revanche d'un dysfonctionnement, ainsi et surtout que leur passage dans le champ du réel). Un tel passage ne peut s'expliquer uniquement comme le résultat d'un simple choix. Christian Debuyst, s'appuyant sur les travaux de de Greeff sur la dynamique de l'homicide, écrit ceci[3] : « *L'homicide, comme n'importe quel acte délinquant, n'est pas le résultat d'une décision prise à un moment donné après avoir pesé le "pour" et le "contre". Il est l'aboutissement d'un processus psychologique au cours duquel nous assistons à une modification progressive de la personnalité et à la mise en place d'un système de justification. Un tel bouleversement rend finalement l'acte possible. [...] Il nous semble [...] que le "choix" lorsqu'il se pose, ne porte pas tellement sur l'acte lui-même, mais sur le fait d'éviter ou non de se mettre progressivement dans une situation qui fera de cet acte une solution acceptable.* »

La psychanalyse nous a appris en effet que la personnalité dite normale résultait d'un savant, et fragile, équilibre de « micro-personnalités pathologiques » si l'on peut dire, assorties comme une « mosaïque psychique ». L'anormalité pourrait alors se comprendre comme résultant du recours dominant, voire exclusif, du fonctionnement mental à une variante qui éclipserait les autres, générerait un dysfonctionnement psychique et ferait en conséquence souffrir le sujet. Selon que la dominante serait de nature qualitative ou quantitative, on parlerait respectivement de maladie ou d'anomalie (position toute théorique et loin d'être consensuelle).

L'expertise mentale — c'est-à-dire la réponse aux interrogations du magistrat sur les conséquences médico-légales de l'insanité mentale éventuelle du sujet — devrait alors

1. Mireille Delmas-Marty écrit à ce sujet : « *Il faut [...] considérer que le droit pénal décrit, en quelque sorte en négatif, ce qui compte le plus pour un peuple à un moment donné de son histoire, conception classique d'un Code pénal apparaissant comme le code des valeurs sociales essentielles, ou officielles* ».

2. BENQUE C. (1989) : *Propos utopiques sur l'expertise psychiatrique*, Synapse, 55, 37-40.

3. DEBUYST C. (1968) : « *Le comportement délinquant de l'homme normal et la clinique criminologique* », in : *La criminologie clinique. Orientations actuelles*, Charles Dessart, Bruxelles.

logiquement concerner non seulement les auteurs de crimes de sang mais ceux de n'importe quel crime : existe-t-il davantage de malades mentaux parmi la première catégorie ? De deux choses l'une : soit les interrogations du législateur portent sur l'ensemble des criminels (et dans cette logique il est évidemment capital de repérer ceux d'entre eux, très minoritaires, qui n'étaient pas « psychologiquement indemnes » lors des faits incriminés, ou qui présentent un risque majeur de récidive), soit ces interrogations n'intéressent plus personne en particulier et dans ce cas il n'y a pas de raison que l'expertise mentale soit systématique. Il sera toutefois rétorqué à ce raisonnement que la gravité d'un crime de sang impose à elle seule de faire toute la lumière sur l'événement[1]. Pourquoi alors laisser volontairement dans l'ombre d'autres dynamiques criminelles, apparemment moins « graves » de conséquences (les connaît-on vraiment toutes) ?

Bibliographie

(1) BERGERET J. (1996) : *La personnalité normale et pathologique*, Dunod, Paris.
(2) CANGUILHEM G. (1966) : *Le normal et le pathologique*, PUF, Paris.
(3) DUYCKAERTS F. (1954) : *La notion de normal en psychologie clinique*, Vrin, Paris.

4.2. Deux exemples illustrant les limites du concept de « normativité » en matière de criminologie psychiatrique

4.2.1. Les limites du concept de « sexopathie »

Qui s'interroge sur ce que peut être un comportement sexuel dit « normal » mesure son impossibilité — pour ne pas dire ici son impuissance — : autant de partenaires, autant de fantasmes et de « préférences sexuelles », et surtout autant de « fantasmes agis » en des pratiques sexuelles très différentes, à propos desquelles le clinicien ne s'autorise pas à porter de jugements de valeur.

La position du psychiatre — ou du psychologue clinicien — sera ici très claire : en dehors du contexte expertal, il s'agira d'écouter la souffrance du sujet, de l'aider à comprendre en quoi il est lui-même acteur du comportement et du vécu dont il vient se plaindre en entretien, et de l'inviter à un travail sur lui-même dans lequel une nouvelle façon de considérer le problème l'amènera à développer son « champ des possibles » (selon l'heureuse expression de Mony Elkaïm). Une thérapie de couple pourra au besoin être proposée, sous réserve évidemment de l'assentiment des deux protagonistes.

Il en ira tout autrement dans le cadre d'une expertise, puisque ce ne sera pas au titre de thérapeute que se présentera l'expert [IV, § 1.2.]. De plus, la diversité des situations expertales en sexologie psychiatrique (expertise de prélibération conditionnelle d'un pédophile, expertise d'une victime de viol, etc.) rend ici impossible toute généralisation péremptoire d'une quelconque conduite à tenir : là encore, tout se déroulera au cas par cas.

Mais quelle que soit la situation, le clinicien sera tôt ou tard conduit à s'interroger sur la *double déviance* (psychopathologique et/ou criminologique) dont il est ici question :

◊ la « déviance psychopathologique » concernera le choix de *l'objet sexuel* (fétichisme, zoophilie, etc.) et celui du *mode de concrétisation* de la jouissance (sadomasochisme, prostitution...). Or cette déviance-là n'est pas forcément de nature criminologique, puisque non systématiquement sanctionnable (sous réserve toutefois de pratiques librement consenties entre individus majeurs).

◊ la « déviance criminologique » ne sera pas nécessairement, quant à elle, de nature psychopathologique : très peu de violeurs par exemple sont reconnus pénalement « irresponsables » [IV, § 1.1.].

Il sera donc possible d'imaginer trois combinaisons théoriques, que chacun illustrera en fonction de sa propre expérience clinique ou criminologique. Ces trois grands cas de figure dépassent le champ des crimes sexuels, pour s'appliquer à l'ensemble de la criminologie psychiatrique :

* Cas n°1 : *déviance criminelle isolée*
Exemple : viol, sans trouble psychique associé

* Cas n°2 : *déviance psychopathologique isolée*
Exemple : fétichisme, sans conduite délictuelle associée

1. Cela revient-il à admettre qu'à partir du moment où un homicide est commis, son auteur est systématiquement suspecté de trouble psychique ?

* Cas n°3 : *déviance criminelle avec déviance psychopathologique*
Exemple : pédophilie

Il nous a paru intéressant de demander à Henri Nhi Barte, docteur en psychologie et chef de service de psychiatrie (Paris) de bien vouloir nous exposer son point vue original — et peut-être marginal — sur ce qu'il appelle la *sexopathie* criminelle.

La notion sexopathie en matière de criminologie sexologique

H.N. Barte

Nul n'ignore que la société a quelque chose à faire avec le sexe et la jouissance. En effet, aucune société ne laisse sans règles les rapports sexuels entre ses membres. Ainsi la déviance sexuelle renvoie avant tout à une infraction pénale, à un agissement désigné comme répréhensible par la société. Le Code pénal français désigne cette conduite interdite par le terme d'*agression sexuelle.* Celle-ci est définie par l'article 222-22 comme « *une atteinte sexuelle commise avec violence, contrainte, menace ou surprise* ». Visées dans la section 3 du chapitre II « Des atteintes à l'intégrité physique ou psychique de la personne », articles 222-22 à 222-33 du nouveau Code pénal entré en vigueur le 1.3.1994 (loi du 22.7.1992 portant réforme sur les dispositions générales du Code pénal), les agressions sexuelles sont divisées respectivement en : viol, autres agressions sexuelles (au nombre desquelles figure l'exhibition sexuelle et le harcèlement sexuel, nouvelle infraction ajoutée pour permettre de sanctionner les personnes qui, abusant de l'autorité que leur confèrent leurs fonctions, exercent des pressions sur un sujet afin d'obtenir des faveurs de nature sexuelle). Les agressions sexuelles constituent toujours des infractions contre la famille, des troubles du comportement érotique, mettant l'individu criminel hors la norme du moment. Celle-ci connaît des variations considérables, on le sait, d'une société à l'autre, à l'intérieur d'une même société, d'une époque à l'autre. Le législateur en ce domaine reste inspiré par deux principaux objectifs :

- réprimer les agissements portant atteinte à la liberté sexuelle des individus et, en conséquence, préserver ici leur consentement,
- et préserver la morale publique.

À ces deux objectifs, s'ajoute, semble-t-il aujourd'hui, le désir de traiter, ou du moins de prendre en charge ces auteurs de délits et crimes sexuels incarcérés, en mettant au point les techniques de soins dans les Services Médico-Psychologiques Régionaux, les Maisons centrales et autres Centres de détention. Cette aspiration contemporaine d'une prise en charge spécifique des *sexopathes* résulte d'une croyance de la société occidentale dans la possibilité de pouvoir désormais mieux agir sur la vie sexuelle des citoyens *sui generis.* Concourent à cette croyance, l'affirmation des spécialistes d'une meilleure compréhension psychodynamique de la sexualité humaine, et la dissociation à peu près acceptée par tous entre sexualité et procréation ; cette dernière pouvant être de plus en plus influencée (insémination artificielle, contraception sophistiquée, manipulations génétiques, etc.).

Au niveau pratique, les sexopathes délinquants, de l'ordre de 3 % de la population carcérale sur le plan national en 1983, sont semble-t-il de l'ordre de 12 % en 1993. Cet accroissement est lié à une augmentation des dénonciations et des poursuites ouvertes (incestes et viols), plutôt semble-t-il qu'à une hausse du nombre réel des crimes, difficilement évaluables et sans doute sous-estimés, ce qui inquiète, à juste titre, l'administration pénitentiaire. Celle-ci prend conscience des problèmes soulevés par ce type spécifique de détenus généralement rejetés par le reste de la population carcérale. À ces problèmes de rejet, voire même de maltraitance, s'ajoutent désormais ceux introduits avec l'application de la *loi Méhaignerie* (peines incompressibles dans le cas de crimes et délits sexuels graves).

Se posent ainsi à présent avec acuité la question de traiter ces détenus particuliers, celle épineuse de la prévention de la récidive, bref au bout du compte, celle générale des soins des sexopathes, délinquants ou non. En effet, la question du traitement en détention n'a aucun sens, si, en amont comme en aval de la prison, n'existe aucune structure de prise en charge pour le suivi ou la prévention.

La création d'une *Commission Santé-Justice* constituée de médecins, de magistrats et d'administrateurs de la Direction Générale de Santé, animée par le Docteur Claude Balier et d'une *Commission relative à la prévention des récidives,* constituée après la promulgation de la *loi*

Méhaignerie, doivent en principe apporter quelques réponses à ces nombreuses interrogations. Si différentes approches sont proposées par ces deux commissions, approche centrée sur le délit lui-même, approche médicamenteuse, approche psychodynamique, etc., il reste qu'il existe le risque de limiter abusivement la question de la sexopathie aux seuls agresseurs sexuels, donc aux actes qui leur sont reprochés et qu'on ne saurait naturellement éluder. Or l'effet constant et pervers d'une société de plus en plus organisée et maîtrisée est de pointer davantage certains types spécifiques d'actes criminels, au détriment d'autres crimes utilitaires, crimes par exemple en col blanc considérés comme des crimes propres. Les crimes sexuels, par nature *crimes sales,* font de l'agresseur ou de l'abuseur sexuel le bouc émissaire idéal pour une société qui fonde encore trop souvent son pouvoir sur l'anonymat des décideurs, la non transparence des rapports, et parfois la corruption des Affaires. En effet, les agresseurs sexuels sont à la portée d'une vindicte personnelle, alors que les terroristes, les ripoux divers en col blanc ou autres criminels par la raison d'État ou l'ampleur même de leur crime, échappent au simple citoyen. L'agresseur sexuel est presque toujours le voisin, le familier des lieux, l'homme de la région, même s'il est parfois un marginal, un galvaudeux voire en errant, un sans-domicile-fixe ou un exclu. Les crimes sexuels sont certes des actes délinquantiels mais aussi des situations de crise régionale, locale, familiale, comme par exemple l'inceste, ou de crime de voisinage comme le viol. Le principal mérite de l'agresseur sexuel est d'autoriser l'émergence de la violence archaïque de l'individu, de permettre à chaque citoyen de percevoir en miroir sa nature et ses abyssales profondeurs.

On conçoit dans ce contexte le désir du spécialiste, comme de chacun, de tracer une ligne de démarcation entre sexualité normale et sexualité pathologique. Avec la perversion, la médecine va tenter de décrire ce qui est hors-norme. Mais cette « appropriation médicale des perversions » va obscurcir plutôt le problème. En effet, comme l'écrit G. Lantéri-Laura, « *en matière de perversions [...] l'opinion vient indiquer le domaine des comportements pervers et la connaissance reste, à cet égard, tributaire de l'opinion, même si elle modifie en cours de route l'étendue de ce champ* ».

C'est généralement à la demande de la Justice, qui réprouve certains comportements, que se développent les études. Celles-ci cherchent surtout à rattacher ces comportements à une pathologie médicale, à l'aliénation mentale, plutôt qu'à poser l'interrogation première et fondamentale : à savoir s'il existe une Norme sexuelle humaine ? L'étude des perversions va souffrir ainsi de ce défaut fondamental, comme du jeu de déplacement d'un concept théologico-moral dans le champ clinique. Les mots de perversion « *changement de Bien en Mal* », ou de pervers, celui « *dont l'âme est tournée vers le Mal* » (Littré 1966) sont des concepts moraux. Aussi, écrit J. Chazaud, reprise dans le champ de la psychopathologie, la perversion sexuelle devient une anomalie dans la réalisation de la satisfaction, ce qui évoque un plaisir dénaturé et explicitement ou implicitement, un plaisir contre nature ; avec le jugement éthique, le pervers devient le dépravé, le corrompu, le vicieux, le monstre...

C'est sans doute pour éviter cette connotation morale péjorative que Krafft-Ebing (1840-1902) va parler de paresthésies. Cette formulation savante n'empêchera pas Krafft-Ebing de ranger dans la catégorie des perversions tous les comportements sexuels qui n'ont pas pour but la conservation de l'espèce. Ainsi, pour l'auteur, la norme de la vie sexuelle restera la procréation, ou ce qu'on peut appeler, dit D. Cettour, la *nuptialité*. Le commerce nuptial ne doit conduire qu'à la production des enfants et la multiplication des personnes. Nous ne devons pas en jouir, en faire un usage abusif, convertir la finalité en moyen de simple plaisir : est perversion toute recherche exclusive de plaisir. Mais Krafft-Ebing va retrouver la théorie de la dégénérescence en vogue à son époque et systématisée alors par Morel (*Traité des dégénérescences physiques, intellectuelles et morales de l'espèce humaine*,1857) pour différencier ce qui est la maladie, de la simple transgression criminelle. Il va distinguer ainsi deux types d'homosexualités, l'une acquise, générée par la débauche, la promiscuité, l'autre volontaire, délibérément transgressive. Il y a pour Krafft-Ebing, écrit G. Lantéri-Laura dans son remarquable travail, *Lecture des perversions*, de bons et de mauvais pervers. D'un côté, il y a les homosexuels, souvent brillants, individus estimables et moraux, bien insérés socio-professionnellement, mais tourmentés et coupables quant à leur penchant, êtres dans l'angoisse de leur propre condition et qui méritent compassion. De l'autre côté il y a les mauvais pervers, marginaux, ridicules et grotesques (sadisme, masochisme, fétichisme, exhibitionnisme) ou monstrueux, violents et sans culpabilité (zoophilie, pédophilie et gérontophilie). L'acceptation médicale du terme de perversion va se poursuivre sans problème jusqu'à nos jours, à travers les diverses théories.

Magnan (*Des anomalies, des aberrations et des perversions sexuelles*, 1885), comme S. Freud, vont retenir l'usage de ce terme, dont la signification devient exclusivement sexuelle. Se référant au fonctionnement du système nerveux central comme norme, Magnan va distinguer la sexualité normale (lorsqu'il y a fonctionnement harmonieux et équilibré des relations hiérarchiques entre l'arc réflexe spinal et les centres corticaux) de l'anomalie sexuelle lorsque il y a dysfonctionnement. Ainsi distingue-t-il les spinaux (onanisme, certaines impuissances et nymphomanies), les spino-cérébraux antérieurs (fétichisme), les spino-cérébraux postérieurs (satyriasis, homosexualité, exhibitionnisme), les cérébraux psychiques, etc. Ceux-ci sont caractérisés à partir de la destruction ou de la désorganisation de centres spécifiques, et de l'irritation de certains autres. Le pervers est donc un déséquilibré et la perversion est due à un déséquilibre mental. Comme on le voit, la théorie de Magnan va conduire à inscrire solidement les perversions sexuelles dans le domaine de la Médecine mais aussi à ériger le déséquilibré pervers sexuel, tout comme le criminel de l'école lombrosienne, comme un homme à part, pas comme les autres, ce qui est rassurant pour les honnêtes gens. Désormais la clinique va s'attacher à rechercher les signes de déséquilibre, les stigmates de dégénérescence.

A. Tardieu (1818-1879), dans son ouvrage consacré aux *attentats aux mœurs* (1857), va décrire par exemple les signes caractéristiques de la pédérastie passive (développement excessif des fesses, relâchement du sphincter, déformation de l'anus, ulcérations, fissures, excroissances anales, crêtes et caroncules, etc.) de la pédérastie active (forme et dimensions du pénis, etc.).

Avec le courant positiviste, on assiste à un déplacement de la norme sexuelle, qui ne passe plus par la reproduction ou la conservation de l'espèce, mais par le bon fonctionnement anatomo-physiologique du système nerveux central lié à la dégénérescence-hérédité et aux localisations cérébrales. Avec le XXe siècle, l'idée du pervers-né sera portée à son acmé par E. Dupré (1912), qui voit dans celui-ci la présence d'une constitution congénitale et immuable d'où « *l'amendement moral des pervers est une illusion* ». L'évolution des connaissances biologiques, à travers la génétique, l'endocrinologie et la neurologie, va tenter à chaque fois de relancer cette thèse. Georges-F. Pinard indique que « *trois grandes périodes se dégagent ainsi. Les travaux des années 60 se concentrent sur l'identification du chromosome de l'agressivité. Les années 70 sont marquées par l'essor de la recherche portant sur les hormones, et les années 80 par celui découlant des sciences neurologiques.* » Mais quelles que soient les richesses de ces recherches, les résultats actuels ne peuvent guère définir, à partir de ces domaines, une normalité sexuelle utilisable en matière criminologique. La découverte des anomalies chromosomiques dans les années 60 (notamment le syndrome XYY et le syndrome XXY dit *syndrome de Klinefelter*) ne permit pas de conclure que les sujets porteurs de ce bagage génétique se montraient plus agressifs ou antisociaux, notamment en matière de criminalité sexuelle.

La plupart des études ont fait l'objet de critiques méthodologiques et les résultats n'ont pas toujours été tous confirmés. Tout au plus, peut-on admettre aujourd'hui que de telles anomalies, du fait des troubles qu'elles entraînent, peuvent faciliter un comportement déviant. L'explication *endocrinologique* n'est guère davantage concluante, même si le mythe du violeur hyper-viril et violent reste tenace. Le rôle de la testostérone dans l'agression sexuelle n'a pas été démontré de façon certaine, même si certains comportements sexuels déviants commencent à bénéficier de médicaments anti-androgéniques. Les études *neurologiques* ne sont pas non plus probantes ; les résultats sont trop fragmentaires. À l'autre extrémité, les théories *sociales,* ou *comportementales,* n'apparaissent guère, non plus, susceptibles d'éclairer pleinement le problème des perversions. Le comportement sexuel déviant est approché en théorie comportementale en termes d'excès ou de déficits d'excitation sexuelle et d'habiletés sociales (Marshall, Earls, Segal et Darke, 1983 cités par J. Proulx).

Ainsi, il revient surtout aujourd'hui aux théories *psychanalytiques* d'indiquer l'existence d'une norme sexuelle en affirmant le primat de la génitalité dans le développement de la sexualité humaine. De ce point de vue, l'ouvrage de S. Freud (1856-1939), *Trois essais sur la théorie de la sexualité* paru en 1905, permet une approche radicalement nouvelle, notamment des perversions. Freud va proposer une classification claire des perversions, en les regroupant par rapport à l'objet sexuel et par rapport au but. Les perversions par rapport à l'objet sexuel, idéalement le partenaire du sexe opposé, sont donc l'homosexualité (la pédophilie et la zoophilie étant plus exceptionnelles). Les perversions par rapport au but, sont d'une part l'utilisation des parties non génitales en vue de l'orgasme (fellation, sodomie, fétichisme), d'autre part la fixation aux actes préparatoires ou aux conditions extérieures au coït (voyeurisme, exhibitionnisme, sadisme et masochisme). L'originalité du discours freudien sera donc de reconnaître ce qui est décrit comme comportements pervers, habituels dans la sexualité normale, notamment à titre de préliminaires à l'orgasme. De même sa description de la sexualité infantile, se développant progressivement par stades privilégiés de cette sexualité infantile et de fixation à ce stade. L'adulte pervers répète sans évoluer et sans rien changer tel ou tel stade de la sexualité infantile. Dans l'évolution de la sexualité infantile, les pulsions sexuelles qui existent dès la naissance vont s'investir sur telles ou telles parties du corps, définies comme zones érogènes. Ces pulsions partielles, existant chez l'enfant dans les préliminaires du coït, se retrouvent dominantes chez le pervers. Elles ne sont pas les éléments d'un tout, mais elles deviennent le tout. J. Aubut écrit ainsi : « *les pulsions partielles chez le pervers dominent sa sexualité et subordonnent l'orgasme, qu'il y ait ou non union génitale* ».

Le développement de la sexualité adulte est obligatoirement conflictuel. Seule la résolution heureuse des conflits amène l'individu à une hétérosexualité harmonieuse. Ainsi avant de parvenir au stade génital, l'enfant doit surmonter la situation œdipienne (entre trois et cinq ans). La non résolution du complexe d'Œdipe avec l'angoisse de castration afférent à ce stade phallique (angoisse inhérente à la reconnaissance de la différence des sexes), conduisent l'individu à deux écueils : la névrose et la perversion. Dans la névrose, la pulsion sexuelle refoulée ne peut réapparaître que sous la forme déguisée du symptôme, de l'acte manqué, etc. Dans la perversion, la pulsion passe dans l'acte d'où la célèbre formule de S. Freud : « *la névrose est pour ainsi dire le négatif de la perversion.* » L'appréhension freudienne de la perversion ne conduit pas à considérer le pervers comme un être à part, un être différent des autres humains. Le pervers n'est plus un monstre. Mieux encore, il note : « *il est intéressant de constater que l'enfant, par suite d'une séduction, peut manifester une perversité polymorphe et être amené à toutes sortes de transgressions. Il est donc prédisposé à la perversité.* » Après 1905, S. Freud ne traitera les perversions que de manière incidente. Dans une étude sur le narcissisme, il affirme que celui-ci est un trait général à tous les pervers.

Dans son article de 1927 sur le fétichisme, il propose une nouvelle théorie des perversions : le sujet croit que sa mère a un pénis. Confronté à la perception d'absence du pénis sur le corps de sa mère, il se refuse à prendre connaissance de la réalité de sa perception (déni de la différence sexuelle) et éprouve une angoisse paralysante dont l'intensité atteint « la panique » et que S. Freud associe à une menace d'effondrement des idéaux du moi. S. Freud écrit ainsi : « *Dans le psychisme de ce sujet, la femme possède certes bien un pénis, mais ce pénis n'est plus celui qu'il était avant. Quelque chose d'autre a pris sa place, a été désigné pour ainsi dire, comme substitut et est devenu l'héritier de l'intérêt qui lui avait été porté auparavant* ». Ce quelque chose est le fétiche perçu comme une protection contre la menace de castration. À côté de la perception déniée, S. Freud va introduire d'autres concepts pour expliquer le fonctionnement mental du pervers. Ce sera le clivage du moi, coexistence de deux courants de pensée opposés chez le pervers, lui permettant de tolérer deux attitudes différentes devant la réalité, l'une déniant les effets de la perception, l'autre les reconnaissant. À la différence du déni psychotique où il y a une prévalence de la première attitude sur la seconde, le déni de la position fétichiste a la particularité d'osciller en « *un va et vient incessant entre déni et reconnaissance.* »

Pour les successeurs de S. Freud, l'accent va être mis sur les phases plus précoces du développement sexuel, notamment sur le stade oral au niveau de la séparation-individualisation, sur la relation avec la mère tutélaire dotée d'un contrôle tout puissant sur le corps de l'enfant et ses plaisirs, sur l'exclusion de l'enfant à jamais de la scène primitive. Ainsi les scénarios pervers ne sont autrement que des transformations en jeux excitants à la fois, surérotisés et suridéalisés, des expériences traumatiques subies face à la potentialité destructrice de l'objet maternel. La solution a de multiples fonctions que rappelle J. Aubut : maîtrise des angoisses liées à la scène primitive, établissement des limites de soi et différenciation, confirmation du fait d'être encore vivant, désir d'incorporation, etc.

Les psychanalystes contemporains concordent aujourd'hui pour admettre une structure perverse. Mais il semble bien qu'il ne s'agit nullement d'une structure unique. Il existe une grande variabilité des structures perverses, difficiles à classifier, sinon comme le suggère J. Mc. Dougall en les situant sur l'axe de développement des stades évolutifs de la sexualité.

Comme on le voit, le modèle psychanalytique définit clairement une norme sexuelle. Les perversions sont reconnues par rapport à un acte sexuel normal, le coït par pénétration du pénis dans le vagin. Il y a perversion s'il ne s'agit pas de vagin mais d'anus, de bouche ou de tout autre orifice. De même, il y a perversion si le partenaire est du même sexe, ou un enfant, voire des animaux. Pire encore, la perversion serait aussi de recourir à soi-même (onanisme) ou à des objets (fétichisme). Si les auteurs actuels parlent d'orgasme, il faut bien souligner que S. Freud n'en parle guère. Sans doute à son époque une telle préoccupation n'avait pas cours...

Avec l'évolution des mœurs, cette conception sur certains points est devenue caduque, comme celles de l'homosexualité, d'une primauté absolue du rôle pathogène de la mère, d'un masochisme féminin incorrigible qui révèle son immaturité sexuelle (Rush, 1980). Aussi, sans répudier ce modèle, avons-nous introduit le concept de *sexopathie* et refuser le principe d'une sexualité normale distincte d'une sexualité pathologique.

Sexopathies et sexopathes

La sexualité est ce qui fonde le grave et le sérieux, mais aussi le pathétique et le tragique de l'existence humaine. Grave et sérieuse, elle permet la procréation et la continuité de l'espèce humaine. Pathétique et pitoyable, elle ne peut que procurer la jouissance brève et précaire. On comprend ainsi pourquoi pendant longtemps l'Amour voire la Nuptialité ont tenté d'entremêler procréation et plaisir. Tragique, elle est source de douleur et de souffrance indicible si la rencontre sexuelle inter-humaine se révèle difficile voire impossible, ou *proscrite* par la Loi. Or, ce dernier fait souligne clairement que ce n'est pas à partir de la structure sexuelle de l'être humain que se définit l'Anormalité ou la Normalité.

Ainsi posé, l'existence d'une sexualité saine, différente radicalement de la sexualité pathologique, est illogique. Car elle ne s'articule sur aucune réalité. Il est impossible d'identifier et de distinguer la sexualité humaine en dehors de la rencontre avec l'autre. Celle-ci ne peut se déployer que dans le champ d'une organisation sociale. Il est donc aléatoire de constituer l'objet de la *criminologie sexologique* à partir d'une norme médicale illusoire ou à partir d'une norme morale évolutive. L'appropriation médicale de concepts théologico-moraux, comme la perversion, la perversité, le pervers, etc., contraint médecins, juristes, profanes, etc., à un dialogue de sourds. Il faut donc nous engager résolument dans une voie théorique qui doit satisfaire à l'expérience clinique des criminologues ou psychiatres, aux exigences des chercheurs qui ont approfondi l'étude de l'homme, de son cerveau et de ses différentes mécaniques, et enfin qui ne soit pas une pure spéculation sans intérêt.

Cette perspective nous a conduit, en nous inspirant de la *conception organo-dynamique* de H. Ey, à définir la notion de ***Sexopathie***. Dire qu'un individu est un *sexopathe*, ne signifie rien d'autre que ceci : *qu'il est dans l'impossibilité d'établir de façon adaptée une rencontre sexuelle inter-humaine*. Le sujet est ici au service non plus d'un désir mais d'un besoin incoercible. La sexopathie n'est donc pas un simple dysfonctionnement de l'activité sexuelle mais une perturbation de la rencontre inter-sexuelle, une modalité pathologique d'être-au-monde. Si le besoin du sujet est acceptée par le partenaire, que la pratique de celui-ci se produit dans un champ privé, la souffrance amoureuse ici librement consentie n'a rien de pathologique. Mais si le besoin franchit le seuil du champ public et qu'il transgresse les interdits sociaux du moment, la souffrance amoureuse ici, consentie ou non, fait chuter le sexopathe dans la criminalité.

Il s'agit donc pour saisir tous ces éléments, de nous référer à une conception psychodynamique de l'être, capable d'intégrer le fait que *la sexopathie n'est ni une simple maladie, ni une simple déviation sociale.* Autrement dit qu'elle n'est pas l'unique effet d'une causalité personnelle, individuelle et constitutionnelle, mais aussi d'une difficulté ou d'une impossibilité du sujet à intégrer les interdits sociaux, eux-mêmes évolutifs. C'est en tenant compte de ces différentes données que nous pouvons comprendre que la prise en charge du sexopathe doit se concevoir, non comme un simple traitement de l'individu, mais comme une prise en charge de celui-ci aux différents moments de son existence.

En tout cas, placés dans cette perspective, ce qui se dévoile au regard du criminologue ou du psychiatre, est bien la sexualité, phénomène central de l'existence humaine. Ce phénomène est là pour nous rappeler que l'Homme ne peut être appréhendé sans cette réalité. Aussi, il nous faut admettre que l'être humain est une organisation hiérarchisée qui doit franchir des étapes, des stades, pour parvenir dans son développement sexuel finalisé, à la génitalité adulte. Mais tandis que l'être humain cesse d'être oral, anal, etc., renvoyant ces données à des profondeurs ontologiques, en tant que sujet se déployant dans le champ social, il peut ne pas se constituer comme être-au-monde, par une désorganisation de sa vie de relation, notamment au niveau sexuel. Si l'on étudie le développement et la constitution de l'être humain dans son axe évolutif longitudinal, on s'aperçoit naturellement qu'à chaque étape de son développement sexuel il a pu rencontrer toutes sortes d'obstacles, fixation, blocage, arrêt puis régression, involution, affaiblissement, etc. Il s'agit ici de pathologie qui relève de l'urologue, de l'endocrinologue ou du sexologue, voire d'autres spécialistes.

Le second développement de l'être humain correspond à un axe transversal, celui du champ social dans lequel il doit se déployer pour aller à la rencontre d'autrui. En effet l'être humain sexué ne peut se fonder comme personne que dans sa rencontre avec l'autre, pour se fusionner « *dans une solitude partagée* ». C'est dans cette rencontre que l'Homme s'achève comme être-au-monde. Sa vie de relation est une structuration elle aussi hiérarchique et dynamique. La construction de l'être humain s'effectue ainsi à partir de son développement sexuel personnel, d'une organisation vitale, mais aussi dans ses capacités à intégrer les normes sociales du moment, à être auteur et acteur de sa vie de relation, à se défendre contre l'angoisse de la rencontre par le déni, le désaveu, le clivage ou toutes autres positions de défense. Sa sexopathie apparaît comme une sexualité en crise d'impuissance à articuler le sexe, l'activité sexuelle avec l'expérience de la vie de relation.

Le sexopathe est celui qui a perdu la liberté d'être en solitude partagée dans sa rencontre avec l'autre, soit qu'il s'estime supérieur à l'autre dans sa toute jouissance personnelle, soit qu'il souffre lui-même de ne pouvoir éprouver ni jouissance, ni plaisir, ni plénitude, pris dans le clivage, le déni ou la compulsion à l'infini d'un désir jamais assouvi ou enfin, pour quelques-uns, dans la prévalence des seules pulsions destructrices (sexopathes assassins d'enfants).

Pour terminer ce bref exposé, essayons de classer succinctement les différents types de sexopathes :

- sexopathes névrotiques cherchant aide et traitement (par exemple les exhibitionnistes) ;
- sexopathes capables de se contraindre au conformisme relationnel du milieu ;
- sexopathes criminels, caractérisés par des passages à l'acte et par la récidive, subdivisés en :
  - sexopathes violeurs et agressifs par rage, par vindicte, etc. ;
  - sexopathes abuseurs d'enfants, types tripoteurs, attoucheurs, prédateurs, etc. ;
  - sexopathes assassins d'enfants, sadiques animés par des scénarios rituels et où les pulsions agressives prennent le pas sur les pulsions sexuelles ;
  - sexopathes malades mentaux avérés…

Cette classification sommaire permet d'intégrer différentes données cliniques manifestes. De même elle est loin d'exclure les connaissances apportées par les études psychanalytiques, neurophysiologigues, endocrinologiques, ou autres. Elle a juste une valeur indicative, laissant à chaque chercheur le soin de s'en inspirer ou non.

Notre hypothèse de travail situe clairement la *sexopathie* comme une *désorganisation de l'être psychique sexué* d'une part avec l'intégration ou non des interdits sociaux, bref l'intégration ou non de l'organisation sociale d'autre part. Ainsi la sexopathie est immanente à notre structure psychique qui la contient, mais elle ne se constitue que par l'effet de notre impossibilité à évoluer avec la norme criminologique du moment, ou à trouver au niveau privé un partenaire consentant.

Le dernier mot que cette conception dont chacun peut apprécier si elle est pure construction ou thèse nécessaire pour faire avancer une réalité contemporaine confuse, sera naturellement celui de souligner qu'il reste ici tout à faire. Sur le plan heuristique, notre spéculation n'aura pas été vaine, si elle permet de saisir que la nécessité première est une bonne articulation entre médecins, magistrats et divers autres intervenants intéressés. Le sexopathe, notamment le sexopathe criminel ne peut être traité ou pris en charge que dans le cadre de la Loi d'une société donnée. Ceci ne doit pas conduire à une confusion entre châtiment et soins.

L'obligation de soins qui s'impose à ce type de sujets ne doit pas non plus rebuter le thérapeute. Celui-ci doit travailler sur la négation ou le déni du sexopathe de ses troubles. Notons qu'il n'est guère à l'aise non plus s'il est confronté avec l'aveu et la demande de faire « quelque chose ». L'avenir thérapeutique des sexopathes, criminels ou non, réside dans l'héroïsme de notre imagination, l'information et la formation des équipes soignantes et enfin dans l'acceptation que *la sexualité n'est pas sans doute une obligation pour les êtres humains de demain ?* »

4.2.2. L'utilisation illicite de substances stupéfiantes

Jean-Paul Roussaux, chef du service de psychopathologie des Cliniques Universitaires Saint Luc (Bruxelles) et Alain Luts, psychiatre, présentent un état des lieux sur l'usage actuel de la cocaïne en Belgique. Un autre exemple eût évidemment été possible, mais l'intérêt de celui-ci réside, outre la qualité de cette contribution, dans le fait qu'il lance bien le débat : cet usage, parce qu'il a souvent tendance à passer inaperçu — en particulier dans les milieux aisés, ou intellectuels, dans lesquels la cocaïne est prisée pour ses effets cognitifs dynamisants — pose le problème de la liberté de chacun à pouvoir consommer ce qu'il peut acheter (ce qui est évidemment le principe d'une société de consommation). L'utilisation de l'alcool, ou de divers stupéfiants, est « culturellement compréhensible » chez les poètes (pensons à Baudelaire ou à Rimbaud), ou les artistes, groupes d'appartenance volontiers socialement « excusés » de ce recours créatif, peut-être un peu trop facilement jugé comme étant indispensable à l'inspiration. Nous touchons bien là du doigt la limite, l'interdit, et pour paraphraser Pascal... « vérité en deçà, inconnu au delà... » Le criminel va où l'honnête citoyen s'empêche d'aller... Doit-on pour autant condamner l'usage personnel de toxique, à titre d'expérience visant à entraîner un état modifié de conscience [II, § 2.1.3.] ? À trop vouloir décourager les explorateurs de terres d'inconnues, ne prend-on pas le risque d'ignorer de nouvelles Amériques ? Mais d'un autre côté est-il acceptable que certains individus bafouent les lois et deviennent de leur propre fait une charge pour la société, entraînant dans leur sillage des adolescents ou des adultes jeunes en recherche d'un sens à leur vie ou en manque de sensations fortes ?

À propos de l'usage de la cocaïne en Belgique

A. Luts, J.-P. Roussaux

Pendant les années 80, il était légitime de se poser la question de savoir si la consommation de cocaïne n'était pas exclusivement un problème américain dans lequel l'Europe n'avait pas de rôle à jouer ? Entre l'Amérique du Sud, premier producteur mondial, et l'Amérique du Nord, premier consommateur mondial, la cocaïne représentait à la fois un objet de trafic, d'échange économique et de discorde politique.

Actuellement, la situation en Europe est tout autre et nous voudrions examiner précisément le cas de la Belgique, qui nous semble pouvoir servir de paradigme régional, par opposition aux situations particulières que présentent l'Espagne (à cause de ses liens étroits avec l'Amérique latine) ou la Hollande (par sa politique de tolérance).

En fait, la consommation de cocaïne n'a pas pris une grande ampleur en Belgique. Néanmoins, elle s'avère problématique d'un triple point de vue : tout d'abord, le produit est encore mal connu des milieux sanitaires, ensuite il n'existe aucun programme spécifique de traitement, enfin son utilisation est largement liée à la délinquance. À partir des données disponibles, nous allons tenter de situer la place de la consommation de cocaïne parmi les assuétudes en Belgique, de préciser le profil des utilisateurs et d'élaborer quelques propositions thérapeutiques.

La cocaïne : une drogue parmi d'autres ?

L'alcool, principalement sous forme de bière, reste le produit psychotrope le plus largement utilisé : 85 % de la population en consomme régulièrement. D'après la dernière publication du Comité de Coordination Inter-communautaire (CCI, 1993), la prévalence annuelle des assuétudes pour l'ensemble de la population belge (un peu plus de 10 millions de personnes) s'élève à 3 % pour l'alcoolisme, 0,3 % pour les toxicomanies aux drogues illégales et, en particulier, moins de 0,1 % pour les usagers de cocaïne.

La loi belge interdit l'usage de la cocaïne (aussi bien l'usage personnel que la vente) et la prescription médicale n'est pas possible. Ainsi, la consommation étant en soi un acte illégal, le cocaïnomane se trouve d'emblée hors-la-loi.

Si l'usage du crack reste très limité, l'approvisionnement en hydrochloride de cocaïne s'avère assez simple dans les grandes villes. À cause de la surproduction et de l'abondance de l'offre, il est remarquable que les prix aient chuté de moitié au cours de ces 5 dernières années. En réalité, il apparaît de plus en plus clairement que la Belgique est un carrefour de la réexportation vers les États-Unis.

Tableau 1 • ***La cocaïne en Belgique***
(Données de la police)

Année	Nombre de saisies	Quantité (kg)	Nombre de personnes impliquées
1991	451	757	902
1992	921	1221	1768
1993	957	2892**	1857
1994	927	497	1474*

** dealers 138 ** opération de grande envergure*
usagers 1336

D'après les données de la police (tableau 1), la plus importante saisie de cocaïne réalisée en 1993 dépasse de loin la consommation locale. En 1996, pour un produit de concentration de 80 à 90 % en cocaïne pure, le prix de gros est de 900.000 francs belges (150.000 francs français), le prix au détail avoisinant 2.400.000 francs belges (un gramme = 400 francs français). La marge bénéficiaire entre le prix d'achat en gros et le prix de vente au détail ne montre qu'une multiplication par 2,5 ce qui est très peu en comparaison des marges du trafic de l'héroïne.

Le tableau 2 montre les résultats d'une étude réalisée par Navarro (1992) parmi les jeunes scolarisés. L'usage de la cocaïne est loin d'être habituel, mais il apparaît plus fréquent (0,5 %) au sein de la communauté francophone du pays.

Tableau 2 • ***Prévalence chez les étudiants (de 14 à 18 ans)***
(Navarro, 1992)

Drogues	Communauté francophone (n = 2,256)		Communauté néerlandophone (n = 2,050)	
	Nombre d'usagers	%	Nombre d'usagers	%
Cannabis	128	5.7	75	3.6
Toxiques volatiles	39	1.7	12	0.6
Cocaïne	12	0.5	3	0.1
Opiacés (héroïne)	4	0.2	4	0.2
Amphétamines	14	0.6	5	0.2
LSD	6	0.3	5	0.2
Benzodiazépines	63	2.8	4	0.2
HKSR (leurre !)	2	0.1	-	-
Total	**268**	**11.8**	**108**	**5.1**

En 1993, le CCAD (Comité de Concertation sur l'Alcool et les Autres Drogues) a réalisé une enquête fort intéressante dans la partie francophone du pays. Elle montre les drogues de premier, de deuxième et de troisième choix, telles qu'elles sont indiquées par les toxicomanes demandeurs de soins, lors de leur première consultation dans un centre thérapeutique.

Cette enquête met bien en évidence que si seulement 2,2 % des toxicomanes prennent préférentiellement de la cocaïne, largement 32 % d'entre eux en consomment finalement. Selon les toxicomanes interrogés, la cocaïne est consommée en second choix lorsque l'héroïne est peu disponible sur le marché ou trop chère, suite par exemple à des opérations policières de grande envergure.

Tableau 3 • *Usage de drogues évalué lors du premier contact avec le thérapeute* **(1599 patients)**
(CCAD, 1993)

Type de drogue	Premier choix	Second choix	Troisième choix	Nombre total d'usagers
Héroïne	253 (80 %)	122	45	1420
Cocaïne	35 (2.2 %)	359 (23 %)	118 (7.5 %)	512 (32 %)
Benzodiazépines	23	113	175	311
Hallucinogènes	1	2	9	12
Toxiques volatiles	-	-	3	3
Cannabis	49	208	185	442
Alcool	235	138	37	410
Autres	3	2	3	8

Des précisions importantes concernant l'usage de cocaïne par les toxicomanes emprisonnés sont fournies par une étude du CAPITI (Centre d'Accueil Post-Pénitentiaire-Information aux Toxicomanes Incarcérés).

Tableau 4 • *Toxicomanes incarcérés*
(Capiti, 1993)
(n= 312)

		MODE DE PRISE			
Type de drogue	Premier choix	Second choix	Fumettes	Sniff	I.V.
Héroïne	79 %	3,7 %	51,5 %	6,1 %	29,1 %
Cocaïne	16,8 %	5,1 %	45,1 %	15,7 %	23,5 %
Cannabis	15,8 %	6,4 %	100 %	-	-

Il est frappant de constater qu'en prison, 16,8 % des toxicomanes utilisent la cocaïne comme drogue de premier choix. En effet, ce nombre est considérablement plus élevé que celui relevé parmi les usagers de drogue non incarcérés dont seulement 2,2 % choisiraient préférentiellement la cocaïne. Il nous semble possible de s'interroger dans trois directions pour comprendre ce phénomène. Premièrement, il est légitime de se demander s'il n'y a pas un choix sélectif de la cocaïne par des utilisateurs dont le type de personnalité psychopathique sous-tend la délinquance qui motive les incarcérations. Deuxièmement, la situation même de l'incarcération, assez déprimante en soi, n'augmente-t-elle pas la tendance à rechercher un produit aux effets inflatifs et stimulants ? Enfin, il se pourrait aussi que la cocaïne soit plus souvent « choisie » pour des motifs économiques, l'héroïne atteignant de très hauts prix à l'intérieur des prisons. Seules des recherches ultérieures et plus différenciées quant aux motivations permettront de décider.

La propagation du Sida parmi les toxicomanes

Une autre caractéristique de la toxicomanie en Belgique consiste en un très faible pourcentage de patients HIV positifs. Le tableau 5 montre que moins de 30 % des toxicomanes utilisent la voie intraveineuse.

Le nombre de toxicomanes injecteurs étant estimé généralement à 30.000 personnes, une très faible proportion d'entre eux se trouve affectée par le virus HIV (environ 1,5 %), ce qui contraste fortement avec les chiffres avancés pour certains pays de l'Europe du Sud, dans lesquels 55 % des injecteurs sont contaminés. Comme nous avons tenté de le démontrer dans une étude précédente [Roussaux, 19], ce phénomène peut s'expliquer par la faible propension des toxicomanes belges à partager leur matériel d'injection et par la facilité de se procurer des seringues stériles dans toutes les pharmacies sans aucune prescription médicale.

Tableau 5 • *HIV*
(IHE, 1996)

Transmission	Belges			Non Belges			Total*		
	H	F	T	H	F	T	H	F	T
Homo-Bisex.	1274	-	1274	319	-	319	1673	-	1673
Usage IV de drogue	87	46	133	183	43	226	296	97	393
Usage IV de drogue + Homo-Bisex	22	-	22	20	-	20	46	-	46
Hémophilie	23	-	23	7	-	7	35	-	35
Transfusion	46	41	88	45	79	125	97	125	224
Rel. hétérosexuelles	417	298	715	945	1031	1982	1415	1377	2800
Mère-enfant	27	26	53	51	63	114	94	102	203
Inconnu	385	105	492	398	268	674	1881	1058	3103
Total	2281	516	2800	1968	1484	3467	5537	2759	8477

* *Y compris les patients de sexe ou de nationalité inconnus*

Clinique et approches thérapeutiques

En Belgique, il n'existe pas de programme de traitement spécifique pour les usagers de cocaïne, qui sont pris en charge dans les centres ambulatoires ou résidentiels créés dans les années 1980 pour le traitement des héroïnomanes. Outre la relative rareté de l'utilisation de cocaïne comme drogue de premier choix, les héroïnomanes constituent un groupe aux caractéristiques socio-psychologiques plus homogènes que celui des cocaïnomanes.

Nous voudrions maintenant, d'un point de vue clinique, distinguer trois catégories d'utilisateurs de cocaïne. Les deux premières sont constituées par les classes favorisées, utilisateurs « traditionnels » du produit, tandis que la dernière concerne des personnes défavorisées, présentant le profil social classique du « toxico ». La première catégorie est constituée de professionnels des métiers de la création (design, couture, médias, show-business, comédiens...). La prise d'une ligne de cocaïne apparaît comme un comportement valorisant réservé à une élite « libérée ». La consommation de cocaïne se trouve associée au tonus, à l'esprit pétillant, à la résistance à la fatigue, à la capacité d'invention.

La deuxième catégorie rassemble des hommes d'affaires et des diplomates (souvent en relation avec l'Amérique latine). La cocaïne, par son effet stimulant, est la drogue de prédilection de certains « businessmen » de la nouvelle génération. Quand la compétitivité, la productivité et la réussite vont de pair, un jeune cadre dynamique doit à la fois travailler énormément et rester frais et dispos.

Dans la troisième catégorie d'usages, on trouve les polytoxicomanes, usagers d'héroïne et de cocaïne. Ils peuvent consommer tour à tour l'une et l'autre mais ils les associent régulièrement dans une injection intraveineuse (le « *speed ball* »). Ces toxicomanes considèrent généralement ce mélange comme incomparable : l'héroïne a tendance à endormir la souffrance psychique alors que la cocaïne stimule les sens et les émotions. Le mélange apporte à la fois euphorie et sentiment de toute-puissance, suivi de somnolence.

Les consommateurs des deux premières catégories ne demandent généralement un traitement que lorsqu'ils y sont poussés par des contraintes individuelles (psychiques) ou sociales (judiciaires). Leur entourage proche ne représente que rarement une incitation au traitement.

L'usager occasionnel a rarement recours à une aide médicale soutenue. Pour contre, il pratique couramment l'auto-médication : les anxiolytiques classiques suffisent à atténuer les troubles les plus fréquents (insomnies, anxiété, troubles de l'humeur). Lorsque ce n'est pas le cas, il peut être amené à consulter. Les cocaïnomanes appartenant aux deux premières catégories préféreront les cabinets privés et restent donc en dehors des circuits institutionnels. Le traitement consiste alors en une thérapie de soutien et un traitement pharmacologique symptomatique (la desipramine).

Si nous considérons les polytoxicomanes qui constituent la troisième catégorie, ils doivent être traités comme des héroïnomanes, avec tous les moyens disponibles pour une intervention thérapeutique. Que le traitement soit ambulatoire ou résidentiel, il est apparu avantageux de mobiliser la famille du patient. Celui-ci doit dès lors être pris en charge au long cours par une équipe multidisciplinaire spécialisée, qui assumera traitement psychologique et soutien social.

La polytoxicomanie rend le traitement psychothérapeutique particulièrement délicat. En effet, il est illusoire de vouloir entamer un travail thérapeutique avec une personne intoxiquée. Dès lors, la question peut paraître insoluble puisque le travail psychothérapeutique est impossible avec un patient intoxiqué et qu'il n'est pas davantage envisageable lorsque celui-ci présente une anxiété paroxystique. C'est alors qu'il faut considérer le recours aux centres de postcure. La structure institutionnelle offerte par ceux-ci calme souvent l'angoisse des patients et permet d'entamer un travail psychothérapeutique au long cours dans de bonnes conditions. Enfin, la prison ne peut absolument pas être considérée comme un instrument thérapeutique. Au contraire, elle représente toujours un élément aggravant du tableau de la toxicomanie.

Conclusion

En Belgique, l'usage de la cocaïne ne pose pas un problème épidémiologique majeur. L'usage de cocaïne reste l'apanage de groupes particuliers, situés aux deux extrémités de l'échelle sociale et l'épidémie, si souvent annoncée, ne s'est toujours pas déclarée. Les raisons de ce phénomène sont à rechercher dans des attitudes culturelles : l'effet stimulant de la cocaïne n'est pas actuellement investi chez les adolescents et les jeunes adultes. Pour sa part, le toxicomane belge recherche plutôt une sensation de bien-être, de paix, de quiétude et, dès lors, préfère l'héroïne. De façon générale, nous pouvons aussi nous réjouir de ce que le réseau délinquant de vente soit assez mal organisé, le marché étant trop étroit et n'intéressant donc pas le grand trafic. Par contre, il y a lieu de rester très attentif aux développements à venir : la pression à la performance et l'internationalisation de la culture nord-américaine ne vont-elles pas accroître chez nous l'appétence pour la cocaïne ?

Bibliographie

(1) BARRIO G., DE LA FUENTE L., CAMI J. (1993) : « *The consumption of drugs in Spain and its position in European context* », Med. Clin. (Barc.), sept. 25, vol. 101, 9, 344-355.

(2) CAPITI (1993) : Centre d'Accueil Postpénitentiaire : « *Information aux Toxicomanes Incarcérés* », Bilan d'activités, Bruxelles.

(3) CCAD (1993) : Comité de Concertation sur l'Alcool et les Autres Drogues : « *Données de l'Unité Permanente pour la Fiche Commune* », Bruxelles.

(4) CCI (1993) : Commission de Coordination Intercommunautaire : « *Les assuétudes en Belgique* », Bruxelles.

(5) DAS G. (1993) : « *Cocaine abuse in North America : a milestone in history* », J. Clin. Pharmacol., avr., vol. 33, 4 : 296-310.

(6) DOUMIC Z. (1992) : *L'État cocaïne*, PUF, Paris.

(7) IHE (1996) : Institut d'Hygiène et d'Épidémiologie : « *Le sida en Belgique* », Rapport trimestriel, 43, 30.6.1996, Bruxelles.

(8) MENDELSON Jack H., MELLO Nancy K. (1996) : « *Management of cocaine abuse and dependence* », New Engl. J. Med., Drug Therapy, april, vol. 334, 5, 965-972.

(9) NAVARRO F. (1992) : « La consommation des drogues illicites par les jeunes scolarisés des communautés française et flamande de Belgique », Mémoire de Licence Spéciale en Santé Publique, ULB ; Bruxelles.

(10) PICKERING H., STIMSON G.-V. (1994) : « *Prevalence and demographic factors of stimulant use* », Addiction, nov., vol. 89, 1, 1385-1389.

(11) ROUSSAUX J.-P., JACQUES J.-P. (1991) : « *How to explain the low figures of aids among intravenous drug addicts in Belgium ?* », in : « Drug Addiction and Aids » (N. Loimer, R. Schmid, Editors), Springer Verlag, Wien-New-York, 40-49.

(12) SANCHEZ-RAMOS J.-R. (1993) : « *Psychostimulants* », Neurol. Clin., aug., vol. 11, 3, 535-553.

(13) WALLACE B.-C. (1991) : « *Crack cocaïne : what constitues state of the art treatment ?* », Journal of Addictive Diseases, 11, 79-95.

(14) WASHTON A.-M. (1992) : « *Structured outpatient group therapy with alcohol and substance abusers* », in : « Substance Abuse : A Comprehensive Textbook », 2nd ed., Lowinson J.-H., Ruiz P., Millman R.-B. and Langrad J.-G. (eds.), Baltimore, Williams and Wilkins, 508-519.

5. Quel est l'apport, réciproque, de la psychiatrie à la criminologie ?

Françoise Digneffe, philosophe et criminologue, professeur à l'Université catholique de Louvain, s'interroge sur des questions d'histoire et d'éthique relatives à l'apport du savoir psychiatrique à la connaissance criminologique. Sa contribution est suivie de celle de Georges Lanteri-Laura, chef de service de psychiatrie à l'Hôpital Esquirol (Saint Maurice), qui rappelle que « *la pathologie mentale ne peut fournir un paradigme de la dangerosité*[1] » puisqu'il n'y a pas davantage de criminels dans la population des malades mentaux que dans la population générale [I, § 1.3.1.].

Psychiatrie et criminologie face à l'institution pénale

F. Digneffe

Intervenant comme philosophe et criminologue dans un ouvrage de criminologie psychiatrique, je ne puis évidemment me situer comme peuvent le faire un psychiatre ou un spécialiste de la psychiatrie en criminologie compétents pour envisager l'aspect proprement thérapeutique ou d'assistance que tout médecin clinicien vise à apporter au patient qu'il rencontre dans le cadre de l'entretien clinique. C'est plutôt une attitude réflexive que j'adopterai en limitant mon propos à quelques considérations relatives à deux aspects du champ psychiatrique qui peuvent concerner le criminologue. En premier lieu, qu'en est-il de l'apport du savoir psychiatrique à la criminologie ? En quoi fut-il marquant et avec quels effets ? En second lieu, quels sont les rapports qu'entretiennent les institutions judiciaire et psychiatrique et quelles sont les formes de contrôle social qu'elles exercent respectivement ?

Mais avant d'entreprendre l'analyse de ces deux questions, il me semble devoir préciser la position que, en tant que chercheuse dans le champ criminologique, je suis susceptible d'occuper. Il faut rappeler, en effet, que l'activité criminologique comme activité de connaissance, renvoie à deux manières différentes de construire son objet, c'est-à-dire le crime[2]. La première relève d'un code de langage que l'on peut appeler institutionnel ou substantiel, la seconde relève d'un code qui s'efforce d'être plus descriptif. Plus précisément, la première manière de définir l'objet central de la criminologie consiste à étudier le crime comme un fait objectif, un acte ou un comportement, bref à admettre qu'il y aurait de véritables « délits naturels », indépendamment de leur qualification juridique. La seconde utilise un code de langage plus descriptif qui considère le crime comme un objet construit par le droit pénal et qui, dès lors, s'intéressera de manière centrale aux phénomènes de criminalisation de certains comportements par la loi pénale, ainsi qu'aux modalités de contrôle de ces comportements. L'histoire des savoirs en criminologie montre que celle-ci s'est construite autour de ces deux manières d'envisager le crime : comme une étude du crime, du criminel et de la criminalité d'une part, comme une étude du contrôle pénal sous ses différentes formes d'autre part.

Dans cette contribution, je tenterai de mettre en évidence l'impact spécifique de la psychiatrie sous ces deux aspects. Je le ferai dans une perspective que l'on peut qualifier de « critique » au sens où, comme je l'ai indiqué d'emblée, il ne s'agira pas de voir quelle aide aux personnes ou même aux institutions la psychiatrie est susceptible d'apporter, mais de tenter de comprendre comment elle a contribué à la construction de savoirs susceptibles d'être utilisés dans l'approche de la question criminelle et dans ses modes de gestion. J'envisagerai la question de la psychiatrie considérée comme savoir, mais aussi celle de la psychiatrie comme pouvoir institutionnel, comme instance susceptible d'intervenir dans la recherche de solutions aux problèmes sociaux et dans l'organisation du contrôle social. Je tenterai de montrer comment les pouvoirs judiciaires et psychiatriques se « partagent », de manière consensuelle, conflictuelle ou complémentaire, la prise en charge de situations déviantes.

Quels sont les éléments qui interviennent dans la définition de situations-problèmes en terme de pathologie, en terme de délinquance, ou encore en cumulant les deux ? Quels sont

1. LANTERI-LAURA G. (1991) : « *La dangerosité en psychiatrie. Perspectives historiques* », in : D. Barbier (dir.) : *La dangerosité. Approches pénale et psychiatrique*, Privat, Toulouse.
2. Cf. Pires, 1995 : 58 et *sq*.

les effets de ces définitions sur les réponses sociales apportées ? Dans un premier temps, j'évoquerai le rôle de la psychiatrie au moment de la « naissance » de la criminologie comme activité de connaissance qui s'institue. Plus particulièrement sera envisagé son rôle dans la mise en place d'un modèle de « défense sociale » qui organise la réaction sociale autour d'une représentation de l'homme criminalisé considéré comme anormal ou malade. Dans un second temps, à travers la mise en place, en Belgique, de la loi dite de « défense sociale » sur les criminels malades mentaux et les délinquants d'habitude (1930), on verra comment ont été tracées les lignes de partage entre les prises de décisions des psychiatres et des juges. Enfin, dans le contexte contemporain, suite au mouvement de déshospitalisation des malades mentaux, je présenterai quelques aspects de recherches réalisées au Québec et qui montrent comment se réorganisent les prises en charge de personnes considérées comme présentant des problèmes de santé mentale.

Ces trois « moments » de l'analyse devraient mettre en évidence la complexité des rapports entre la psychiatrie et le droit pénal. Celle-ci pose question au criminologue, tant dans les analyses qu'il est susceptible de produire que lorsque, comme intervenant, il est amené à travailler au sein de l'administration de la justice pénale et en rapport avec les institutions psychiatriques.

1) On sait que Lombroso était médecin psychiatre avant de devenir un spécialiste de la question du crime, qui l'amènera à être considéré comme le père de la criminologie. Au départ de ses recherches dans ce champ, sa préoccupation fut de mettre en évidence ce qui pouvait distinguer l'homme criminalisé de l'individu normal d'une part, du malade mental d'autre part. Le criminel-né n'était d'abord pas un fou mais un représentant de l'homme primitif, un individu atteint d'atavisme, puis de dégénérescence. Par la suite cependant, Lombroso crut reconnaître dans l'épilepsie la source du mal qui frappe le criminel et qui explique son crime. De toute façon, la représentation qu'il donne de l'infracteur est celle d'un homme différent des autres hommes, malade dans son corps ou dans son esprit. À sa suite, ses disciples de l'école positive italienne vont s'efforcer de préciser ces différences, cette anormalité afin de construire des typologies de criminels qui pourront servir à proposer comme peine des traitements adaptés à chaque type.

Ce qui caractérise la criminologie à ses débuts, ce qui en fera une discipline institutionnellement reconnue, c'est donc le fait que le criminel n'est plus vu comme quelqu'un qui a commis un acte appelé crime, mais comme quelqu'un qui possède des caractéristiques spécifiques qui le différencient de l'homme dit normal. Cet homme, dès lors, ne doit plus simplement être puni pour l'acte qu'il a commis, il doit être traité si c'est possible, ou mis à l'écart du groupe social s'il présente un danger pour lui. Comme le fou pour qui l'on avait organisé l'internement (Castel, 1976), le criminel doit être traité en fonction de sa dangerosité.

Même si les « découvertes » de Lombroso sont rapidement critiquées et contestées, il n'en reste pas moins qu'elles exercent une influence considérable sur la pensée de l'époque, entraînant médecins, psychiatres, anthropologues dans de nombreuses recherches et observations sur les détenus. Il s'agit de mieux connaître ces populations que l'on disait perverties sur le plan moral mais que maintenant on considère aussi sur le plan physique et psychique. Dans une certains mesure donc, c'est la psychiatrie qui a permis à la criminologie naissante de se donner un statut. C'est la psychiatrie, intervenant dans un domaine qui était auparavant celui de la justice, qui permet l'émergence d'un nouveau savoir mais aussi la mise en place de nouveaux modes de gestion du crime. Certes, avant Lombroso, des savants comme Esquirol, pour ne citer que lui, avaient introduit le psychiatre au tribunal afin de diagnostiquer la « folie » éventuelle d'un criminel pour le déresponsabiliser de son acte. Mais ici, c'est chaque criminel et non plus seulement les aliénés-criminels, qu'il faut étudier, non pas pour les disculper éventuellement, mais pour les soumettre à une sanction « scientifiquement » pertinente, efficace pour éviter la récidive[1].

---

1. « *On a donc, en principe au moins, un continuum psychiatrique et criminologique, qui permet d'interroger en termes médicaux n'importe quel degré de l'échelle pénale. La question psychiatrique n'est plus localisée à quelques grands crimes et, même si on doit lui donner une réponse négative, il convient de la poser à travers le domaine entier des infractions* » (Foucault, 1981 : 415).

Sous l'emprise de ces idées, et dans un contexte européen troublé par de nombreux conflits sociaux, le mouvement de défense sociale naît alors, sous l'égide de l'Association internationale de droit pénal (Tulkens, 1988). Tout en exigeant que le droit pénal et donc l'État conservent le pouvoir de décider des incriminations, c'est-à-dire des actes considérés comme crime, les pénalistes participant à ce mouvement vont se tourner vers la criminologie (et plus particulièrement la criminologie psychiatrique) comme science auxiliaire, susceptible de les aider à réprimer plus efficacement les infracteurs. Il ne s'agira plus de punir quelqu'un pour une faute qu'il a commise, mais de trouver la sanction adéquate à sa « pathologie » propre, de lui imposer une mesure ou un traitement apte soit à le mettre hors d'état de nuire, soit à le normaliser ou à le réadapter à la société.

La criminologie et avec elle les savoirs psychiatrique et psychologique qu'elle utilise serviront à caractériser les criminels en fonction de leur « personnalité dangereuse », selon une certaine conception de l'ordre social. Ce qui importe pour le droit pénal, c'est l'adaptation des individus à un système de valeurs donné ; leur personnalité sera donc examinée en fonction de cette demande admettant implicitement que les valeurs défendues par le droit pénal sont en quelque sorte les seules valeurs auxquelles il convienne de se référer (Debuyst, 1981 : 32). L'utilisation que la justice pénale fait du savoir psychiatrique ne sera pas celle du médecin traitant qui « *a le droit de se placer uniquement du point de vue de l'état mental de l'individu* » (Prins, 1910 : 73), mais celle de la société qui doit « *prendre des mesures de sécurité et de protection sociale contre des délinquants dont l'état est dangereux, peu importe d'ailleurs que ces délinquants soient normaux ou anormaux* » (Prins, 1910 : 74). Ainsi, le mouvement de défense sociale se fait le porte-parole d'une politique criminelle qui distribue les tâches entre le juriste et le criminologue et/ou le psychiatre, appelés chacun à concourir à une défense efficace contre les individus estimés dangereux, de manière à garantir la stabilité sociale.

2) C'est à titre d'exemple ou d'illustration de la manière dont les collaborations entre les instances judiciaires et médico-psychiatriques ont pu se réaliser, dans un esprit proche de celui du mouvement du défense sociale, que j'ai choisi d'évoquer la mise en place, en 1930 en Belgique, de la *loi du 9 avril de défense sociale à l'égard des anormaux et des délinquants d'habitude.* Il ne s'agit plus d'examiner les rapports entre le savoir psychiatrique et la criminologie, mais entre le pouvoir médico-psychiatrique et le pouvoir judiciaire. Le criminologue voit ici son rôle comme celui d'un chercheur qui tente d'éclairer et de comprendre la manière dont s'organisent, dans une société donnée, la réaction à des comportements, des attitudes ou des états, considérés comme indésirables ou posant problème au groupe social.

De ce point de vue, l'adoption de la loi dite de défense sociale en 1930 est une occasion de voir comment le législateur belge a tenté de répondre à un objectif précis et clairement affirmé. Pour lui, « *le Code pénal de 1867, basé exclusivement sur le principe de responsabilité, ne défend pas la société contre les aliénés*[1] ». Jusque là, en effet, le fait de considérer les criminels « déments » comme s'ils n'avaient pas commis d'infraction laissait au pouvoir médical le soin de décider de leur sortie indépendamment de la prise en compte de la sécurité de la société. De même, les individus dits anormaux se voyaient appliquer des circonstances atténuantes qui leur permettaient d'être libérés plus rapidement que les condamnés dits normaux. L'idéologie de la défense sociale exigeant que l'on prenne en compte de manière prioritaire les intérêts de la société, il convenait donc de modifier cette situation. Il s'agit alors de mettre sur pied un régime de défense sociale applicable aux malades mentaux ayant commis un crime, mais aussi d'y englober les individus qui, dit-on, se situent entre « *l'homme normal et libre de ses actes,... et, d'autre part, le dément complet* » (Cornil, 1930 : 846) On utilise la notion d'*internement* pour qualifier un régime « *médico-légal, intermédiaire entre un régime purement pénal et un régime purement médical* » (van de Kerchove, 1983 : 353).

La loi prévoit une articulation des pouvoirs psychiatrique et judiciaire à trois niveaux : celui du prononcé de la mesure d'internement, celui de l'exécution de la mesure et celui de sa levée. Tout d'abord, la mesure est prononcée par le tribunal pénal, qui peut et est encouragé à demander une expertise psychiatrique accompagnée éventuellement d'une mise en observation dans l'annexe psychiatrique d'une prison. En second lieu, le choix de l'établissement et d'éventuels transferts est confié à une commission de défense sociale composée d'un

1. Exposé des motifs de la loi, in Doc. parl., Chambre, 1922-1923, n°151. Les éléments d'analyse de la loi auxquels je me réfère se basent sur une étude réalisée par M. van de Kerchove (1983 : 353-363).

magistrat, d'un avocat et du médecin de l'annexe psychiatrique. Enfin, la durée de l'internement est prévue au moment du prononcé de la mesure ; elle est de 5, 10 ou 15 ans en fonction de la qualification des faits. Elle peut cependant être avancée ou prorogée selon l'évolution de l'état mental de l'interné et du danger social qu'il représente. Pour comprendre les rôles de chacun, il est intéressant d'examiner brièvement les réactions que cette loi, dès qu'elle fut votée suscita dans le monde juridique et dans le monde médical (Tulkens, 1973, 202-203 ; van de Kerchove, 1983, 357-363).

Un élément de consensus semble, au delà des divergences d'opinion, pouvoir se dégager. La loi est bien une loi qui vise à protéger la société et chacun se sent, à un point de vue qui lui est propre, la mission de contribuer à cette fin. Il ne s'agit plus, ni pour le médecin, ni même pour le juge, de déterminer la responsabilité de l'inculpé. Il s'agit surtout, pour le Dr Ley, par exemple, de trouver, face à la dangerosité d'un individu, la mesure la plus adéquate (Ley, 1954-55 : 421). Certes, l'adéquation de la mesure s'évalue, pour le médecin, en fonction de la nature du traitement qui sera administré. Mais elle peut facilement devenir simple mesure de défense sociale quand il s'agit de donner son opinion sur la durée de la sentence elle-même. Ainsi, le même Dr Ley dira-t-il que « *les principes de la défense sociale et de la peine indéterminée devraient être étendus à tous les délinquants, même normaux* » (Ley, 46-47 : 730). Un autre médecin, le Dr Vervaeck se félicite par ailleurs de la mise en place de cette loi soulignant que, si « *le criminel anormal dangereux... échappe à la répression, ce sera pour être éliminé de la société pour un terme peut-être plus long que s'il eût été condamné, et, au point de vue de la sécurité publique, il importe peu que ce soit pour le soigner ou pour le punir* » (Vervaeck, 1926 : 995).

Le point de vue judiciaire est encore plus clair. Alors qu'avant la loi de défense sociale, l'examen médical pouvait avoir pour effet d'aboutir à une peine réduite (en fonction d'une responsabilité atténuée), il pourra à présent provoquer l'application d'un régime « médico-légal » plus rigoureux, en fonction de la gravité de l'état mental de l'individu et la levée de ce régime dépendra de l'évaluation du danger social qu'il représente. Certes, suite à certaines revendications, en 1964, une nouvelle loi prévoit l'assistance d'un avocat à tous les stades de la procédure. Mais sa mission même peut paraître ambiguë. Tantôt, on le voit comme un « *collaborateur de la justice... qui n'a d'autre but que de servir les internés sans méconnaître les intérêts de la justice* » (Dierckx de Casterle, 1965-66 : 26). Tantôt on reconnaît qu'il doit jouer le rôle de défenseur. « *Si le parquet commet des abus, c'est que l'avocat a eu tort de ne pas l'empêcher de les commettre... Si nous avons besoin du médecin, nous n'échapperons à sa dictature que si l'avocat est capable de discuter ses constatations* » (Cornil, 1932 : 18).

La loi de 1964, modifiant celle de 1930, va encore plus loin dans l'idée de défense sociale. En effet, elle consacre le principe de l'internement de durée indéterminée absolue et renforce les conditions de mise en liberté de l'interné demandant que les « conditions de sa réadaptation sociale » soient réunies. Ainsi est mise en place une collaboration constante des instances médicales et judiciaires. Même si les opinions des médecins et des juristes divergent sur un certain nombre de points comme le sens attribué à la responsabilité, la classification des malades mentaux etc., les rôles respectifs qu'ils sont effectivement amenés à tenir semblent bien concourir à la même finalité, la défense sociale. Et pourtant, la mesure d'internement ne semble pas toujours la meilleure manière de préserver l'ordre social. Il arrive parfois qu'une personne internée durant une certaine période en application de la loi de défense sociale récidive après sa sortie de l'établissement. Dans ce cas, on verra souvent le magistrat la condamner à une peine ferme, même si rien ne vient confirmer que cette personne a cessé d'être « anormale ». On peut dès lors se poser la question de savoir quels sont effectivement les critères qui interviennent dans le choix de l'intervention pénale ou médicale[1].

3) Ce sont certains éléments de réponse à cette question qui sont proposés dans la recherche canadienne que j'évoque pour terminer (Laberge et alii, 1995). Elle pose au départ

1. L'analyse d'une cohorte d'expertises psychiatriques réalisées entre 1965 et 1986 et concluant à l'irresponsabilité pose explicitement la question de savoir si « *les expertises psychiatriques n'apportent pas... une pseudo-légitimité au jugement normatif ?* ». On pourrait le penser, disent-ils, puisque « *on vérifie qu'en dépit de la non pertinence du contenu (des expertises) par rapport aux questions posées, les experts continuent d'être requis* ». On pourrait aussi penser que « *le psychiatre ... contribue au renforcement des paradigmes socio-culturels d'une société conventionnelle, en indiquant des signes de bonne et de mauvaise hygiène mentale* » (Thys & Kom, 199 : 347).

la question de savoir comment, dans la pratique, on différencie la délinquance de la maladie mentale. Et surtout, comment s'effectue l'orientation d'une personne dans une filière ou dans l'autre ? Comment jouent les représentations que se font les uns et les autres et quelles sont les contraintes rencontrées à chaque étape du cheminement de l'affaire ? Même s'ils ne sont pas les seuls acteurs centraux à intervenir dans ces situations, je me limiterai ici à définir le rôle et les représentations des psychiatres, qui nous intéressent plus particulièrement[1].

Dans cette recherche, il importe de noter que l'on a délibérément choisi d'étudier des situations-problèmes mettant en scène des personnes définies par la plupart des acteurs comme des malades mentaux et qui n'ont, par ailleurs, commis que des infractions peu graves. On se trouve dès lors dans un contexte relativement différent de celui qui présida à la création de la loi de défense sociale belge qui tentait de répondre, au moins au niveau des discours, aux agissements de personnes considérées comme dangereuses entre autres par la gravité des faits commis ou par leur répétition. Différents cas de figure sont évoqués, dans lesquels le comportement de quelqu'un pose un problème tel qu'une plainte est déposée au service de police.

Soit un client refuse de payer sa note de restaurant et « fait une scène » ; soit la police est appelée par le service psychiatrique d'un hôpital pour un patient qui a déjà détruit à plusieurs reprises des meubles et de l'équipement ; soit encore un jeune homme « en crise » est trouvé à l'entrée d'un immeuble, les occupants ont peur et font appel à la police et aux services médicaux d'urgence. Chacun des cas de figure ou situation-problème peut, théoriquement, faire l'objet d'une intervention soit médicale, soit pénale. Et la décision dépendra d'un certain nombre de facteurs parmi lesquels l'« état mental » de la personne concernée semble loin d'être déterminant, puisque, chaque fois, la plupart des acteurs la définissent au départ comme malade mentale. Par exemple, dans le cas du jeune homme « en crise », la première intervention verra le médecin d'urgence faire transporter la personne vers un hôpital psychiatrique pour y subir un examen, tandis que la police n'intervient pas, se contentant de rassurer les habitants de l'immeuble. La première intervention est donc de nature médicale. À l'hôpital cependant, le médecin estime que la personne ne doit pas être hospitalisée et la renvoie[2].

Quelques heures après, la police et les secours d'urgence sont rappelés par les mêmes plaignants. Cette fois, lorsque l'on tente d'immobiliser la personne, elle se débat et casse une vitre de l'immeuble. La police porte alors une accusation de méfait et renvoie l'affaire au niveau du judiciaire avec indication de la mention « malade mental ». On constate donc que, de l'avis unanime, cette situation n'est pas considérée comme pénale au départ et pourtant, c'est cette intervention là qui est finalement décidée. C'est qu'un ensemble d'événements et surtout de représentations de la part des acteurs en ont décidé ainsi. S'il était clair pour le médecin des urgences que la personne devait être amenée à l'hôpital, le psychiatre qui l'a ensuite examinée a estimé qu'elle ne devait pas être maintenue contre son gré. C'est que le critère de dangerosité présent dans la loi sur la protection du malade mental laisse une grande latitude à l'interprétation. C'est aussi parce que le personnel hospitalier a une perception négative de ce jeune homme et enfin parce que des soins administrés sous la contrainte sont en contradiction avec les principes mêmes qui fondent la relation thérapeutique. Dans le cas présent, c'est sans doute parce que le contrôle pénal était le plus facilement coercitif que l'on y a eu recours, dans la mesure où la situation était définie comme « menaçante » pour les plaignants.

La recherche s'est aussi intéressée à la manière dont, lorsqu'une procédure pénale est entamée, s'organisent les rapports entre psychiatrie et justice. La population de justiciables étudiée, je le rappelle, a été choisie sur base du fait que, du point de vue des policiers et des magistrats, il s'agissait, à l'entrée du processus au moins, de personnes considérées comme souffrant de problèmes de santé mentale et étant poursuivies pour des infractions peu graves (vol à l'étalage, mendicité, état d'ivresse, action indécente...). Ces personnes ont d'abord fait,

1. Il semble en effet, que, si l'on part de l'émergence de la situation problématique telle qu'elle se manifeste, le rôle de la police soit central en ce qu'il constitue le plus souvent le premier moment de la construction de définition et d'interprétation des situations et des caractéristiques des personnes. « *Les policiers sont vraiment au cœur du processus de repérage et de judiciarisation de la clientèle psychiatrique* » (Laberge et alii, 1995 : 84).

2. Il se fait que le personnel de l'hôpital la connaît, car elle était suivie en traitement ambulatoire. Elle venait irrégulièrement et le personnel en avait peur car elle se montrait hostile et menaçante.

suivant la procédure canadienne, l'objet d'un examen par un médecin généraliste. L'aptitude à subir le procès a été mise en doute pour plus de la moitié d'entre elles (85 sur 143) qui ont alors été envoyées en observation psychiatrique. Là, seulement 6 d'entre elles ont été jugées inaptes à subir le procès parce qu'elles ne répondaient pas, selon les psychiatres, aux critères d'inaptitude. La plupart de ces personnes avaient néanmoins été hospitalisées entre 11 et 20 jours. De manière étonnante si l'on s'en tient aux faits incriminés, 30 % des inculpés ont été condamnés à des peines de prison.

Afin de comprendre les processus de gestion de ces cas, les chercheurs se sont tournés vers une étude des pratiques et des représentations des différents intervenants. En ce qui concerne les psychiatres, il apparaît que ceux qui travaillent dans le champ appelé de la « *psychiatrie-légale, c'est-à-dire qui ont à répondre fréquemment à des demandes de la justice, se font du système pénal une image particulière* ». Pour eux, le système pénal est conçu comme un « outil thérapeutique » aux fins du système psychiatrique. Il s'agit souvent d'« *obtenir un encadrement légal qui force l'observance au traitement* » (Laberge et alii, 1995 : 95 et *sq*.). On mise alors sur l'effet dissuasif, punitif de la prise en charge pénale pour obtenir la soumission au traitement. On veut « *responsabiliser les patients par rapport aux conséquences de leurs gestes* » et on suppose que l'intervention pénale va les amener à reconnaître leur besoin d'aide. Les deux systèmes, pénal et médical, sont considérés comme devant fonctionner de pair. Le recours au système pénal « *vise une certaine clientèle perçue comme réfractaire au traitement, dangereuse lorsqu'elle abandonne sa médication, qui se déstabilise et commet des infractions à répétition* ». Cette clientèle est alors soumise à un « double contrôle social », qui implique une collaboration plus ou moins grande entre les deux systèmes. Paradoxalement, ceci aboutit à pénaliser des individus que l'étiquette de malade mental devrait au contraire protéger vis-à-vis du pénal. Mais ici, ils sont punis parce que les médecins estiment cette punition « thérapeutique[1] » dans la mesure où elle fait appel à un sentiment de responsabilité vécue.

On se trouve ainsi ramené à un vieux paradoxe, que Tarde avait énoncé y il a cent ans, que De Greeff étudia dans les années 1930, mais qui rejaillit sans cesse. La responsabilité pénale, fiction du droit pénal et sur laquelle celui-ci prétend légitimer la punition, ne coïncide que rarement avec le sentiment de responsabilité vécue. Pourtant, beaucoup d'intervenants psycho-médicaux prétendent s'appuyer sur la première pour faire émerger le second. C'est oublier que l'on passe alors du cadre de référence clinique à un autre cadre qui construit autrement le sujet. Car le système pénal se « *fonde sur un cadre de référence unique qui ne se discute pas* » et c'est à partir de celui-ci, considéré comme la norme, que va être défini le comportement délinquant (Debuyst, 1976 : 159). Une fois le comportement défini comme infraction, toute l'attention va se concentrer sur la seule personne incriminée, le juge procédant à une attribution de responsabilité qui, très souvent, produit en réaction un sentiment d'injustice subie. Celui-ci peut souvent être considéré comme partiellement légitime dans la mesure où une situation-problème émerge d'un ensemble de circonstances au sein duquel la personne de l'infracteur ne constitue qu'un élément parmi d'autres ; que de plus la situation vécue est souvent bien éloignée de la reconstruction qu'en fait le système judiciaire. Dès lors, le cadre pénal paraît peu propice à susciter un sentiment de responsabilité source d'émancipation qui ne peut naître qu'au sein d'interactions où chacun est reconnu et écouté comme sujet.

Tant qu'il en sera ainsi, il est à craindre que, comme le montre l'étude précédente, une partie du système médico-psychiatrique ne fonctionne plutôt comme une instance de contrôle social qui tend à conforter le contrôle pénal que comme une instance d'aide aux personnes. La question qui se pose alors est celle de savoir si, quand et comment, la psychiatrie qui, en tant que clinique, entend être surtout un lieu d'aide et de soins, peut légitimement utiliser la contrainte — fut-ce la contrainte pénale — à des fins thérapeutiques ? Outre la question pragmatique de l'efficacité d'une telle procédure, se pose la question de son caractère éthique.

1. Qu'une telle constatation soit faite à un moment où la majorité des observateurs du pénal constatent l'échec du « modèle thérapeutique » en droit pénal pour revenir à un modèle plus rétributif n'est d'ailleurs pas sans poser problème et peut paraître paradoxal.

Bibliographie

(1) CASTEL R. (1976) : « *L'ordre psychiatrique. L'âge d'or de l'aliénisme* », Éditions de Minuit, Paris.

(2) CORNIL L. (1930) : « La loi de défense sociale à l'égard des anormaux et des délinquants d'habitude du 9 avril 1930 », Revue de droit pénal et de criminologie, p. 840 et *sq*.

(3) CORNIL L. (1932) : « *Les avocats et la loi de défense sociale* », Revue de droit pénal et de criminologie, p. 18 et *sq*.

(4) DE GREEFF E. (1931) : « *La notion de responsabilité en anthropologie criminelle* », Revue de droit pénal et de criminologie, p. 445 et *sq*.

(5) DEBUYST C. (1976) : « *Les conceptions criminologiques de la responsabilité* », Annales de l'université des sciences sociales de Toulouse, 24, 1&2, p. 151 et *sq*.

(6) DIERCKX de CASTERLE J.L. (1965-66) : « *La loi de défense sociale du ler juillet 1964* », Revue de droit pénal et de criminologie, p. 26 et *sq*.

(7) LABERGE, D. et alii (1995) : « *Maladie mentale et délinquance* », Bruxelles, Montréal, Ottawa, De Boeck, Presses Univ. Montréal, Presses univ. Ottawa, « Perspectives criminologiques ».

(8) LEY J. (1946-47) : « *La notion de responsabilité et l'expertise psychiatrique* », Revue de droit pénal et de criminologie, p. 720 et *sq*.

(9) LEY J. (1949-50) : « *L'opinion médicale concernant la réforme de la loi de défense sociale* », Revue de droit pénal et de criminologie, p. 509 et *sq*.

(10) LEY J. (1954-55) : « *Faut-il modifier notre loi de défense sociale ?* », Revue de droit pénal et de criminologie, p. 425 et *sq*.

(11) MARY P. (1990) : « *Adolphe Prins ou la légitime défense sociale* », Revue de droit pénal et de criminologie, 70, 1, p. 15 et *sq*.

(12) PRINS A. (1910) : « *La défense sociale et les transformations du droit pénal* », Bruxelles, Institut Solvay de Sociologie, coll. « Actualités sociales », Misch et Thron, réédité dans la collection « Classiques » de *Déviance et Société,* avec une introduction de F. Tulkens, Genève, Médecine et Hygiène, 1986.

(13) THYS P., KORN M. (1992) : « À propos de l'expertise pénale : analyse d'une cohorte d'expertises psychiatriques concluant à l'irresponsabilité », Déviance et société, 16, 4, p. 333 et *sq*.

(14) TULKENS F. (1973) : « À propos du statut du malade mental en droit pénal. Des questions qui subsistent », Annales de droit de l'U.C.L., 2-3, p. 195 et *sq*

(15) TULKENS F. (1988) : « *Un chapitre de l'histoire des réformateurs. Adolphe Prins et la défense sociale* », in : *Généalogie de la défense sociale en Belgique,* Textes recueillis par F. Tulkens, Bruxelles, E. Story-Scientia, p. 17 et *sq*.

(16) van de KERCHOVE M. (1983) : « *Le juge et le psychiatre. Évolution de leurs pouvoirs respectifs* », in : GÉRARD P., OST F., van de KERCHOVE M. : *Fonction de juger et pouvoir judiciaire, transformations et déplacements,* Bruxelles, Publications de Facultés universitaires Saint-Louis, p. 311 et *sq*.

(17) VERVAECK L. (1926) : « *Le projet de loi de défense sociale* », Revue de droit pénal et de criminologie, p. 990 et *sq*.

Pertinence de la réflexion psychiatrique en criminologie

G. Lanteri-Laura

[*À la mémoire de mon ami Jacques Léauté*]

Dans les pages qui suivent, et en nous inspirant au moins en partie d'un enseignement que nous assurons depuis des années à l'Institut de Criminologie de l'Université de Paris II, nous nous proposons de réfléchir un instant sur ce que la psychiatrie, comme discipline clinique, mais aussi la réflexion psychopathologique, peuvent apporter d'un peu écairant dans le domaine de la criminologie. Nous allons d'abord nous souvenir que l'un et l'autre de ces types de savoir et de savoir-faire constituent des connaissances secondes, car elles présupposent l'existence préalable soit d'un certain droit pénal positif, soit d'une conception sociale et culturelle de quelque chose de tenu pour folie. Nous envisagerons ensuite le domaine où la psychiatrie peut apporter quelques éclaircissements qui relèvent certainement de sa compétence. Puis nous préciserons certaines extrapolations opérées à partir de cette compétence elle-même. Nous réfléchirons enfin sur les conséquences inéluctables de pareils dépassements, en adoptant alors une position résolument critique.

I. Deux disciplines secondes

Nous ne pouvons nous interroger un instant sur la situation de la criminologie, soit que nous la dations de la parution du *Trattato dei delitti e delle pene* de Beccaria, en 1764, soit que nous la fassions débuter plus tard, avec Lombroso ou avec Lacassagne, sans nous apercevoir qu'elle suppose nécessairement l'existence préalable de conduites tenues par l'opinion pour des infractions et d'un droit pénal positif, même rudimentaire.

Avant, en effet, que l'on étudie de manière rigoureuse et objective les phénomènes caractéristiques de la délinquance et de la criminalité et les répliques sociales à ces phénomènes, il faut qu'ils existent et qu'ils se trouvent reconnus comme tels, faute de quoi la criminologie demeure sans objet d'investigation, et risque fort de se réduire à une théorisation sans rien à théoriser, avec un *a priori* qui caractériserait non le nécessaire, mais le vide.

La criminologie peut, éventuellement, délimiter son objet, mais elle ne saurait le créer, de telle manière que son existence elle-même dépend de deux conditions. La société en question doit tenir certaines conduites pour inadmissibles, avec assez peu d'incertitudes, et parmi ces conduites, elles doit à la fois qualifier certaines, sinon toutes, d'*infractions*, c'est-à-dire de comportements spécifiquement reconnus comme devant entraîner une réprobation officielle et une action publique de l'ordre de la réparation et du châtiment. Il ne suffit pas qu'existent des agissements nuisibles, mais il faut en plus que la société repère au moins certains d'entre eux comme caractéristiques de ce qu'elle doit sanctionner.

En bref, la criminologie ne peut apparaître que dans une culture qui satisfasse à deux conditions impératives. D'un côté, toutes les manières de faire n'y rencontrent pas l'indifférence ou l'approbation, mais certaines y sont réprouvées ; de l'autre, parmi ces dernières, certaines doivent être qualifiées d'infractions et poursuivies comme telles.

C'est dire que la criminologie ne peut apparaître que dans une culture où existe avant elle un *droit pénal positif*, qui prévoit la liste des infractions reconnues et les manières de sanctionner les infracteurs. C'est dans cette acception que nous affirmons que la criminologie constitue une discipline seconde : il existe beaucoup de cultures possédant un droit pénal, et dépourvues de criminologie, mais nous ne saurions trouver une culture qui aurait une criminologie sans droit pénal, et sans droit pénal antérieur, logiquement et chronologiquement, à la criminologie.

Pareille préséance n'empêche évidemment pas, une fois la criminologie constituée, qu'elle envisage, à partir des connaissances qu'elle aura éventuellement dégagées, de réformer certaines parties de ce droit pénal pourtant antérieur, voire de se tenir pour le fondement d'un nouveau droit pénal, désormais rationnel ; mais une telle prétention, en elle-même tout à fait légitime, n'empêche pas un instant le droit pénal antérieur de constituer la condition préalable d'existence de la criminologie.

Il en va d'une certaine manière de même pour la psychiatrie, qui, elle aussi, mais d'une autre manière, constitue une discipline seconde. Que nous relisions, en effet, les réflexions de Ph. Pinel sur ce qui fonde les études sur l'aliénation mentale ou les commentaires de J. Pigeaud sur la folie d'Ajax, conçue par les tragiques grecs ou réinterprétée dans le Corpus hippocratique, nous voyons bien qu'il existe d'abord des représentations de ce que la culture ambiante entend par *folie*, puis qu'à propos de certaines de ces représentations, voire de toutes, la médecine opère une *réduction*, dont le résultat produit cette partie de la médecine qui s'en occupe, *id est* la *psychiatrie* ; elle présuppose donc une certaine culture, qui la précède logiquement et chronologiquement, et où figurent des représentations sociales de cette folie, qui doivent être là au préalable, pour que la médecine puisse trouver une certaine matière sur quoi tenter d'opérer une certaine réduction.

C'est dire que dans les deux occurrences il existe d'abord des discours et des pratiques propres à une société donnée, et sur lesquels une discipline, qui se veut rationnelle et dépassant le pur empirisme, traite les phénomènes tenus pour *infractions* ou les phénomènes tenus pour *folie* à la manière dont, en linguistique, un métalangage rend compte d'un langage objet, langage objet inférieur quant à son statut de connaissance, mais nécessairement antérieur, pour que ce métalangage ne se retrouve pas le métalangage de rien.

II. Rapports à deux masquant des liens à trois

Il s'agit moins, si nous tenons à rester rigoureux, des relations duelles de la criminologie et de la psychiatrie, que des rapports, notablement plus nombreux, entre ces deux disciplines, entre chacune d'entr'elles et le droit pénal positif, et inversement, de telle sorte que si nous voulions résumer cette dernière précision, nous proposerions comme schéma, d'ailleurs sans aucune prétention, non pas [*psychiatrie vs criminologie*], mais plutôt une formule un peu plus compliquée et qui, sans nous illusionner sur semblables formulations, s'écrirait plutôt [*psychiatrie vs (criminologie vs droit pénal)*] pour bien marquer que les liens se tissent terme à terme entre trois occurrences.

C'est alors que peut se poser la question de la responsabilité pénale, à une période charnière, celle qui fait passer de ce droit pénal de l'Ancien Régime qui, empreint certes de références régaliennes, dues pour une bonne part à la redécouverte du droit impérial par les légistes depuis Philippe-le-Bel et à l'adage *rex, imperator in regno suo,* mais tout autant nourri de rapports avec le sacré, à un droit pénal nouveau, débutant avec les premières années de la Révolution française, mais se formulant d'une façon durable en 1810, et, quant à lui, pour une bonne part, laïcisé, et ne voulant tirer sa légitimité que d'une certaine optimalisation du bien public et de la prospérité de tous.

Auparavant, et sauf pour le régicide ou le blasphème, l'on considérait que Dieu avait assez puni l'insensé par sa folie elle-même, pour que les hommes n'allassent point rajouter une peine humaine à un châtiment divin, quitte à priver de sa liberté l'insensé, mais par une simple mesure de protection sociale, en dehors de toute infamie et de toute condamnation. À partir du Code de 1810, pareille compassion d'origine religieuse ne se trouve plus de mise, et si *le prévenu en état de démence au temps de l'action* ne peut continuer à être poursuivi, et encore moins jugé, puis condamné, ce n'est nullement par charité ou par compassion, mais par ce que cet *état de démence,* c'est-à-dire ce défaut de lucidité, interdit que les actes que le sujet peut perpétrer se trouvent qualifiables de crime ou de délit, précisément faute du discernement nécessaire à pareille qualification : changement radical de perspective.

Or, cette conception du rôle de l'absence de qualification d'un comportement comme raison de l'absence d'infraction nous semble relever, non d'un droit pénal pur et simple, mais d'une conception juridique élaborée et subtile, qui distingue le comportement lui-même, dans sa facticité, et la qualification ou l'absence de qualification de ce comportement comme infraction. Il y faut une réflexion d'ordre anthropologique, qui constitue, au moins de façon élémentaire, quelque chose comme une criminologie.

La psychiatrie n'y a pas imposé tout de suite un rôle légitime que les magistrats auraient accepté d'emblée. L'étude de quelques procès mémorables de la Restauration montre, en effet, que les hommes de l'art ont d'abord été sollicités pour dire si l'accusé se trouvait en état ou non d'assister à l'audience, par souci d'humanité et pour éviter le scandale d'un accusé n'entendant rien à ce qui s'y déroulait ; mais assez longtemps, le juge d'instruction ou les conseillers de la Chambre des mises en accusation de la Cour d'appel se sont estimés tout à fait capables de décider de l'*état de démence au temps de l'action,* en leur seule qualité d'hommes éclairés par la raison et l'expérience.

Plus tard, en particulier à l'occasion des affaires d'exhibitionnisme, les experts ont acquis une place acceptée durant l'instruction, puis au prétoire ; peu à peu, l'avis documenté du spécialiste a paru utile, puis souhaitable, et enfin nécessaire, en particulier dès que l'on est passé du paradigme de l'aliénation mentale au singulier au paradigme des maladies mentales au pluriel, cet *état de démence* devenant alors l'affaire, non plus des hommes éclairés par la raison et l'expérience, mais des spécialistes.

La question avait d'ailleurs pris un tour très violent pendant la Monarchie de Juillet, en particulier avec cette polémique qui opposa durement Me. Reignault, brillant membre libéral du Barreau de Paris, à Étienne Georget, élève préféré d'Esquirol, et d'ailleurs tout aussi libéral. C'est à lui que l'on doit un glissement de sens, à notre avis, décisif, et dont nous ne sommes pas encore sortis. Il ne met pas clairement en question l'identité entre l'*état de démence* au sens de l'article 64 du Code de 1810 et le *défaut de discernement* qui entraîne l'absence d'imputabilité, mais il estime que si l'expert considère le prévenu comme atteint d'aliénation mentale, même dans les formes les plus légères de monomanie, il était bien en état de démence au temps de l'action. C'est cette manière nouvelle de concevoir l'article 64, bien éloignée de l'esprit des Conseillers d'État de 1810, qui va changer le sens même de l'expertise pénale et imposer la nécessité du recours à l'homme de l'art.

À partir de là et du fait même que la multiplication des expertises produisait peu à peu un savoir cumulatif, où la psychiatrie clinique enseignait quelque chose sur les comportements d'infraction et où l'étude des comportements d'infraction apprenait quelque chose aux cliniciens, il s'organisait un certain type de savoir. Mais sa pertinence en demeurait plutôt limitée, car, par exemple, les recherches sur la kleptomanie ne fournissaient pas un instant un modèle d'intelligibilité susceptible de rendre compte de l'ensemble des conduites de vols, en particulier dans le cas des voleurs de profession. *Ejusdem farinae* pour les rapports éventuels entre les conduites d'homicide et toutes les connaissances relatives au sadisme ; et nous retrouvons dans ce registre les mêmes limitations que nous venons de rappeler : le tueur à gages exerce quelque chose qui ressemble à un métier, avec ses aléas et ses adaptations, alors que le sadique demeure contraint par une mise en scène étroitement spécifiée, de telle manière que la cruauté de ce dernier ne nous fournit guère d'explication, fût-ce par analogie, avec le savoir-faire de l'autre.

III. Du jugement des faits à celui des hommes

C'est en raison même des développements positifs que l'opinion éclairée attribuait à la criminologie dès la fin du XIXe siècle, que Chaumié, Garde des Sceaux en 1905, dans une *circulaire* demeurée célèbre, enjoignait à ses Procureurs généraux de demander aux Juges d'instruction de compléter la mission confiée aux experts en matière criminelle. Ils devaient toujours, certes, se prononcer sur l'article 64, comme la loi leur en faisait obligation ; mais, dans le cas où le prévenu n'aurait pas été en état de démence au temps de l'action, ils avaient à rechercher — et là résidait l'innovation — si ce prévenu montrait des anomalies physiques, psychiques ou mentales susceptibles de tenir lieu de circonstances atténuantes.

La perspective, croyons-nous, commençait à changer et à changer radicalement. Jusque là il s'agissait d'établir si le prévenu état lucide au moment des faits qui lui étaient reprochés ou non, mais l'expert ne s'intéressait à lui, avec son savoir supposé, que dans la mesure où pareil savoir permettait d'aboutir à une affirmation techniquement étayée sur la question de la lucidité. À partir de cette circulaire, l'expert, en se guidant sur ses connaissances médicales et psychiatriques, mais aussi sur quelque *de omni re scibili et quibusdam aliis,* qui le rapprochait de Pic de la Mirandole, faisant feu de toute chose connaissable et surtout de quelques autres, se trouvait obligé d'établir, avec la présence de stigmates dégénératifs, de singularités biographiques et d'anomalies supposées héréditaires, si le prévenu pouvait avoir droit à ne se trouver condamné qu'à la peine immédiatement inférieure à celle qu'il aurait eue à subir sans circonstance atténuante. Il tombe sous le sens que pareil usage de cette circulaire Chaumié avait une portée décisive quand elle permettait à l'accusé de faire l'économie de la décapitation. C'est pourquoi les avocats de la défense, qui abhorraient l'article 64, attachaient un grand prix à l'application de cette circulaire, dans les cas malaisés, où les faits se trouvaient établis avec une certitude acceptée par tous, où la préméditation était rendue indiscutable — l'accusé, non seulement avait acquis le couteau deux jours avant l'homicide, mais encore l'avait fait aiguiser la veille — et où n'existait pas d'autre circonstance atténuante que celles qui dérivaient par analogie du texte de 1905.

Sans nous attarder à des anecdotes, nous devons souligner ici deux points. D'un côté, il fallait indiscutablement un homme de l'art pour donner une consistance à un regroupement de traits personnels disparates et le faire passer pour une sorte de diagnostic, grâce surtout à ce qu'il était exposé par écrit, puis au prétoire, par un médecin. De l'autre, l'on commençait à prendre en compte, fût-ce avec maladresse, les particularités personnelles de l'accusé, et, le plus souvent, dans son intérêt ; c'est dire que l'on commençait à s'éloigner du précepte *juger des actes,* pour passer peu à peu à la pratique selon laquelle une bonne administration de la justice exigeait que l'on *jugeât des personnes.* Ce n'était, certes, qu'un premier pas, mais nous l'estimons décisif. Il contient en germe une modification de l'esprit même de l'expertise médicale, l'introduction ultérieure de l'expertise médico-psychologique, l'interrogatoire dit de personnalité qui, à l'audience, suit la lecture de l'acte d'accusation, et ainsi du reste, jusqu'à la justice pour mineur, qui porte à son comble l'intérêt pour le sujet et qui a longtemps passé à la Chancellerie pour l'avenir humaniste de toute la pratique pénale.

Or, quels sont les savoirs à mettre en œuvre pour éclairer une telle praxis, grâce à l'emploi judicieux de disciplines ayant fait leurs preuves et théoriquement estimables ? Cette question nous semble devoir être posée ici dans toute son ampleur et de manière quasi kantienne, car la mutation théorique et pratique dont nous venons de parler, dépend à l'évidence de la rigueur de ce qui se trouve utilisé pour aboutir à la connaissance effective de la personnalité du prévenu.

Notons d'abord qu'il ne s'agit guère d'une discipline unitaire et autonome, car s'il existe bien une anthropologie physique, conjoignant à peu près ce qu'apportent la paléontologie, la préhistoire, l'ostéologie, la génétique et l'hématologie, ainsi qu'une anthropologie sociale, fondée sur l'ethnologie et la linguistique, il nous paraîtrait bien hasardeux de soutenir qu'il se trouvât quelque part une sorte d'anthropologie générale, dont nous aurions cependant bien besoin ; mais, pour désirable qu'elle soit, elle relève de ce que l'Arioste disait du Phénix arabe : *chè sia, voi la dite ; dove sia nessuno lo sa.* C'est dire que l'on ne saurait parler de quelque chose comme d'une criminologie clinique que par ouï-dire, sinon par antiphrase ; certes, en disposant bout à bout de la psychologie de l'enfant, empruntée à H. Wallon pour une part et à J. Piaget pour l'autre, de la métapsychologie venue de quelques textes de S. Freud, des considérations sur les groupes issues de K. Rogers, de J.L. Moreno et de K. Lewin, avec certains souvenirs d'E. de Greeff et quelques spéculations sur l'état dangereux et le passage à l'acte, l'on parviendra tant bien que mal à bricoler une sorte de guide propre à dire quelque chose d'un prévenu à un juge d'instruction, mais sans nous masquer l'hétérogénéité foncière d'un pareil type de connaissance et l'aléatoire irrémédiable de sa mise éventuelle en pratique. C'est reconnaître que nous manquons ici d'une théorisation tant soit peu fiable et unifiée.

IV. Au péril des extrapolations

La psychiatrie, dès qu'elle se trouve sollicitée, non plus de donner un avis sur l'éventualité de l'état de démence au temps de l'action ou sur la présence d'une pathologie mentale précise et avérée, mais de rendre compte d'une grande partie des conduites d'infraction, se retrouve devant un dilemme. Ou bien elle mesure lucidement les limites de son savoir et aussi de son savoir-faire, mais au prix de décevoir une demande à certains égards légitime et de laisser sans réponse des questions graves, faute d'explications rationnelles fondées sur ses connaissances effectives ; ou bien elle dépasse ce qu'elle sait, allant vers un usage sans critique de l'analogie et de l'à-peu-près, c'est-à-dire, au bout du compte, vers un *croire savoir* et *faire croire* que l'on sait infiniment préjudiciable à la vérité et à la déontologie.

À chercher à rendre ainsi compte des conduites d'infraction, l'on risque d'abord de se trouver en porte-à-faux par rapport à la question de la liberté individuelle et du déterminisme, qu'aucune réflexion rigoureuse ne saurait éluder, même en adoptant une position probabiliste ; certains l'écarteraient peut-être en la qualifiant de métaphysique.

Mais cette confiance dans des connaissances qui évoquent l'épistémologie du *patchwork*, entraîne aussi quelques difficultés dans la pratique, qui nous obligent à reprendre quelques-unes des réflexions que nous avons déjà envisagées.

D'abord nous ne pouvons éviter de considérer que ce savoir présumé sur le prévenu, qui lui échappe, tende à constituer une vérité sur lui-même supérieure à ce qu'il en peut savoir, non sans référence à l'inconscient et sans un peu de confusion entre fantasme et conduite ; or, s'il peut en être éventuellement ainsi, au moins pendant quelque temps dans la situation de l'analysant à l'égard de son analyste, il nous semble que la position du prévenu par rapport à l'expert est tout à fait différente, et même si l'on prétendait que la première fût le prototype éclairant de toutes les relations humaines, encore ne devrait-on pas méconnaître les exigences de la déontologie. Les droits du prévenu à se défendre et à être défendu par ses conseils, essentiels à un droit pénal civilisé, risquent gravement de pâtir d'une confiance peu critique dans un savoir d'autre part sans rigueur ; mais même s'il s'avérait au bout du compte réellement fondé, les devoirs de l'expert ne s'en trouveraient nullement changés.

Cette extension risque également de ne plus distinguer l'instruction de la démarche clinique, alors qu'il s'agit de deux types d'activité radicalement distincts, non seulement dans les buts qu'ils poursuivent, mais déjà dans les méthodes qu'ils mettent en œuvre ; et ni la médecine, ni encore davantage la psychiatrie, n'ont rien à gagner à faire croire à leur omnipotence et à leur ubiquité : le sentiment de toute-puissance correspond presque toujours à un processus démentiel.

Il en va presque de même pour deux autres équivoques cependant vues de nos jours comme de quasi-évidences. L'une, qu'illustre la notion anti-déontologique d'injonction thérapeutique, consiste à garder le moins de différence entre le jugement et la prescription, et l'autre, à assimiler la peine au traitement. Peu soutiennent clairement pareilles positions, elles sont cependant à l'arrière-plan de tout ce que nous avons discuté dans les pages qui précèdent, et renvoient, les unes comme les autres, à une identification sans réserve véritable de la commission d'infraction à une pathologie psychiatrique étendue démesurément. Nous avons seulement cherché à limiter de façon critique son domaine de pertinence effective.

Bibliographie

(1) BECCARIA C. (1764) : « *Dei delitti e delle pene* », P. Calamandrei éd., Firenze, F. Le Monnier, 2e ed., 1965.

(2) GEORGET E. (1825) : *Examen médical des procès criminels des nommés Léger, Lécouffe, Feldtmann, Jean-Pierre et Papavoine...*, Migneret, Paris.

(3) GEORGET E. (1826) : *Discussion médicolégale sur la folie ou aliénation mentale...*, Migneret, Paris.

(4) GEORGET E. (1828) : « *Nouvelle discussion médicolégale sur la folie...* », Migneret, Paris.

(5) LACASSAGNE A. (1883) : *Précis d'hygiène privée et sociale*, Masson, 3° éd., Paris.

(6) LANTERI-LAURA G. (1979) : *Lecture des perversions. Histoire de leur appropriation médicale*, Masson, Paris.

(7) LANTERI-LAURA G. (1986) : « *L'appropriation médicale des perversions* », Psychologie médicale, 18,3,443-450.

(8) LANTERI-LAURA G. (1991) : « La dangerosité en psychiatrie. Perspectives historiques », in : D. Barbier (dir.) : La dangerosité. Approche pénale et psychiatrique, Privat, Toulouse, 39-50.

(9) LANTERI-LAURA G. (1993) : *Histoire de la phrénologie*, PUF, 2° éd., Paris.

(10) LANTERI-LAURA G. (1993) : « *Aspects criminologiques de l'œuvre de F.J. Gall* », Analise psicològica, 1, 5-11.

(11) LANTERI-LAURA G. (1994) : « *Phrénologie et criminologie : les idées de Gall* », in : L. Mucchielli (dir.) : *Histoire de la criminologie française*, L'Harmattan, Paris, 21-28.

(12) LANTERI-LAURA G. (1995) : « *Haine et agressivité dans la psychiatrie contemporaine* » in P.-L. Assoun & M. Zafiropoulos (dir.) : *Psychanalyse et pratiques sociales, II, La haine, la jouissance et la loi*, Anthropos, Paris, 99-112.

(13) LANTERI-LAURA G. (1995) : « *Perversion et perversité* », Les cahiers de la Société française de psychologie légale, 1,14-26.

(14) LANTERI-LAURA G. (1996) : « *Réflexions historiques sur certaines questions relatives aux singularités des conduites sexuelles* », L'Évolution psychiatrique, 1,17-26.

(15) LOMBROSO C. (1887) : *L'homme criminel*, F. Alcan, Paris.

(16) MUCCHIELLI L. (dir.) (1994) : *Histoire de la criminologie française*, L'Harmattan, Paris.

(17) PHESANS B. (1995) : « *La perversion en question* », Les cahiers de la Société française de psychologie légale, 1, 2-13.

(18) PIGEAUD J. (1985) : *Folie et cures de la folie chez les médecins de l'Antiquité gréco-romaine. La manie*, Les Belles Lettres, Paris.

(19) PINEL P. (1809) : « *Traité médico-philosophique sur l'aliénation mentale* », J.A. Brosson, 2e éd., Paris.

(20) REGNAULT E. (1828) : *Du degré de compétence des médecins dans les questions judiciaires relatives aux aliénations mentales, et des théories physiologiques sur la monomanie*, J.B. Baillère, Paris.

(21) RENNEVILLE M. (1994) : « *La réception do Lombroso en France* », in : (16).

(22) SENNINGER J.-L., FONTAA V. (1996) : *Psychopathologie des malades dangereux*, Dunod, Paris.

6. Quels sont les liens entre le crime, phénomène individuel, et la criminalité, phénomène collectif ?

Raymond Gassin, Professeur émérite à la Faculté de Droit et de Science Politique d'Aix-Marseille, Directeur honoraire de l'Institut de Sciences Pénales et de Criminologie d'Aix-en-Provence, traite de cette importante question, trop souvent délaissée. Lorsque l'on s'interroge sur l'articulation du phénomène individuel et du phénomène collectif, « *ce qu'il est intéressant de savoir, c'est à quels niveaux s'opère cette jonction entre les deux phénomènes, où se réalise l'articulation du phénomène individuel et du phénomène collectif*[1] ». Sont envisagés les trois niveaux de la formation de la personnalité, de la constitution des situations précriminelles, et du processus d'interaction débouchant sur l'acte criminel.

1. GASSIN R. (1994) : *Criminologie*, Dalloz, 3e éd., Paris.

Les relations entre le crime, phénomène individuel et la criminalité, phénomène collectif

R. Gassin

Pendant longtemps, les auteurs ont étudié les facteurs de la délinquance sans distinguer entre les facteurs de la criminalité comme phénomène collectif et ceux du crime comme phénomène individuel. Si l'on consulte par exemple les *Principes de criminologie* de Sutherland et Cressey, la première partie de leur ouvrage intitulée « Étude de la criminalité » est formée d'une succession de treize chapitres dans lesquels sont traités sur le même plan, la criminalité et l'organisation sociale, les facteurs physiques et psychologiques de la criminalité, la psychopathologie et la criminalité, les aires de culture et la criminalité etc[1]. Une observation comparable peut être faite pour bien d'autres manuels de criminologie.

Si l'on excepte Ferri qui, dans sa *Sociologie criminelle*[2], distinguait entre les « *données fournies par l'anthropologie criminelle* » et les « *données fournies par la statistique criminelle* », il aura fallu attendre la fin des années 50 pour voir clairement apparaître, non seulement l'utilité, mais la nécessité de cette distinction. Le mérite en revient à Jean Pinatel qui a formulé avec une grande clarté la règle méthodologique dite des niveaux d'interprétation. Selon cette règle, il existe en criminologie trois niveaux d'interprétation qu'il est essentiel de distinguer : la criminalité, le criminel et le crime. Les diverses données recueillies sur l'action criminelle doivent être groupées sur la base de ce critère et leur interprétation être opérée uniquement en fonction du niveau auquel leur groupement appartient[3]. Ainsi les données relatives à la criminalité, telles que les relations entre guerres ou révolutions et délinquance, n'ont de signification qu'à l'échelon de la société globale, tandis que les données qui concernent la personnalité du criminel ne peuvent éclairer que le phénomène individuel. Depuis lors, la plupart des criminologues ont pris l'habitude de distinguer dans leurs écrits la criminalité, phénomène collectif, du crime, phénomène individuel[4].

Mais Jean Pinatel ajoutait, au terme de la présentation de la règle des niveaux d'interprétation : « *Si les niveaux d'interprétation doivent être obligatoirement séparés dans le recueil des faits, il n'est pas interdit de s'efforcer, dans un deuxième temps, de saisir les rapports qui peuvent s'établir entre passage à l'acte et personnalité, entre personnalité et société globale, entre passage à l'acte et société globale*[5] ». Or, si la distinction entre la criminalité et le crime phénomène individuel a été bien assimilée par la criminologie contemporaine[6], l'examen des rapports entre ces deux niveaux a été négligé malgré son importance capitale pour une compréhension aussi complète que possible de l'action criminelle. Peut-être a-t-on été dissuadé d'en entreprendre la recherche par la dernière phrase du développement de Jean Pinatel : « *Il faut ici, cependant, se défier de la tentation de conclure trop rapidement. C'est parce que l'interprétation est hérissée de difficultés en criminologie...* ». Il reste qu'elle demeure indispensable. Car, pas plus qu'en économie on ne peut comprendre l'activité économique si l'on ne croise pas les données macroéconomiques avec les données de la micro-économie, on ne peut pas non plus ignorer les rapports entre la macro-criminologie et la micro-criminologie, la criminalité et le crime, phénomène individuel, n'étant en effet que les deux aspects complémentaires d'un même phénomène, l'action criminelle. Ce sont précisément les

---

1. Edwin H. SUTHERLAND & Donald D. CRESSEY (1956) : *Principes de criminologie*, traduction française, Cujas, p. 93 et *sq*.
2. Enrico FERRI (1905) : « *La sociologie criminelle* », traduction française, Paris. Encore doit-on remarquer que la classification des facteurs criminogènes par Ferri manquait de rigueur en ce qu'elle situait au même niveau tous les facteurs [Cf. R. GASSIN : *Criminologie*, Dalloz, 3e éd. 1994, n°185].
3. J. PINATEL (1960) : « *La criminologie* », Spes, Paris, p. 101-103 ; nouvelle édition, Les éditions ouvrières, Paris, 1979, ibidem ; BOUZAT & PINATEL : « *Traité de droit pénal et de criminologie* », tome III, *Criminologie* par Jean PINATEL, Dalloz, Paris, Ire éd. 1963, n°34, 3e éd. 1975, même numéro. Adde G. HOUCHON : « *Le principe des niveaux d'interprétation en criminologie* », Rev. dr. pen. et crim. 1962-1963, 185-209 ; Ph. DELEBECQUE (1977) : « *La règle des niveaux d'interprétation* », mémoire DEA, Aix-en-Provence.
4. Voir notamment : J. LEAUTE (1972) : *Criminologie et Science pénitentiaire*, PUF, collect. Thémis, p. 195 à 661 ; R. GASSIN : *Criminologie*, précitée, p. 219 à 442.
5. *La criminologie*, précitée, p. 103 ; *Traité de criminologie*, précité, p. 85-86.
6. La distinction entre le niveau du criminel et celui du crime, acte délictueux, qui concernent tous deux le phénomène individuel est plus discutable et ne paraît d'ailleurs pas être reprise comme distinction cardinale, malgré le traité de Pinatel, p. 259 à 540.

relations entre ces deux aspects que l'on va reprendre ici, après les avoir développées dans notre manuel[1].

L'étude de ces relations nous paraît au demeurant se présenter sous un double éclairage. Elle pose d'abord la question de savoir comment phénomène collectif et phénomène individuel s'articulent l'un sur l'autre (I). Mais elle conduit également à se demander, plus profondément, si phénomène collectif et phénomène individuel n'exercent pas, l'un sur l'autre, des influences qui en font autre chose qu'une simple arithmétique criminelle (II).

I. L'articulation du phénomène individuel et du phénomène collectif

Posons au départ, temporairement[2], le postulat selon lequel la criminalité est la somme de tous les actes délictueux individuels et que, corrélativement, chaque acte délictueux résulte de la division de la criminalité en autant d'unités que de crimes qui la composent. Dès lors, lorsque le nombre des crimes individuels augmente, la criminalité elle-même s'accroît d'autant et, à l'inverse, lorsque le nombre des actes délictueux diminue, la criminalité se trouve réduite dans la même mesure. Mais, par delà cette déduction — pour ne pas dire cette constatation — élémentaire, le problème essentiel est de savoir comment s'opère l'articulation des deux phénomènes, individuel et collectif, l'un sur l'autre. Pour répondre à la question, il convient avant tout de rechercher quels sont les points où se nouent les deux phénomènes. Après quoi, on illustrera les divers lieux d'articulation par quelques exemples. Enfin on recherchera s'il n'existe pas, sinon des lois de l'articulation, du moins des principes qui paraissent dominer celle-ci ainsi que des mécanismes psycho-sociaux qui assurent concrètement le passage d'un phénomène à un autre.

A. Pour déterminer quels sont les points d'impact et de combinaison du phénomène collectif et du phénomène individuel, on peut théoriquement partir soit de l'analyse des facteurs de la criminalité, soit de celle des facteurs et des processus du crime individuel. À vrai dire, la causalité de la criminalité est encore insuffisamment modélisée pour servir utilement à une analyse pertinente de son articulation avec le crime individuel. De plus, on ne doit pas oublier que, dans le complexe criminalité-crime, c'est l'acte individuel qui est premier, la criminalité ne se constituant qu'au fur et à mesure de la commission des crimes individuels dont elle forme la sommation progressive.

C'est donc vers le *modèle du crime phénomène individuel* qu'il convient de se tourner pour rechercher les lieux de l'articulation des deux phénomènes. Or, l'analyse modélisée du crime individuel représente celui-ci comme une fonction dynamique qui combine l'équation célèbre de Kurt LEWIN : B = f (P.E), soit Behavior = fonction de {la Personnalité et la situation environnementale}, avec la modélisation du processus du passage à l'acte de Cohen représentée par la figure de l'arbre dont les segments A, AA, AAA etc. décrivent les étapes de l'« *iter criminis* », tandis que les segments B, AB, AAB etc. désignent le cours non délictueux qu'aurait pu prendre l'action du sujet en situation aux divers carrefours de l'« *iter criminis* », si sa personnalité ou la situation, ou les deux facteurs, avaient connu une modification suffisante pour réorienter le cours de son action[3].

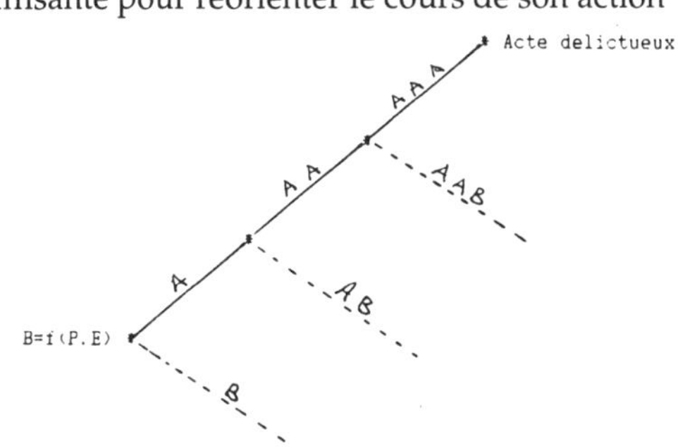

1. *Criminologie*, précité, n°597 à 613.
2. Temporairement, parce que comme on le verra ultérieurement, la réalité est plus complexe et invalide le postulat ou du moins conduit à le nuancer grandement.
3. Sur ce modèle, cf. A.K. COHEN (1971) : « *La déviance* », éd. Duculot, p. 94-96 et 204-210, et R. GASSIN : « *Criminologie* » précitée, n°527-529.

Sur la base de ce modèle, on peut repérer que l'articulation de la criminalité et du crime individuel peut s'opérer, analytiquement, à trois niveaux :

- Au niveau de la formation de la personnalité des délinquants.
- Au niveau de la constitution des situations précriminelles.
- Au niveau des processus du passage à l'acte délictueux.

Il convient de remarquer toutefois que cette distinction entre les trois niveaux de l'articulation qui est indispensable pour les commodités de l'analyse, ne correspond pas toujours à la réalité. Il arrive en effet, assez souvent, que dans les faits, l'articulation du crime individuel et de la criminalité combine deux de ces niveaux, ou même les trois, comme on va le voir à travers quelques exemples destinés à illustrer cette présentation théorique.

B. Pour construire ces exemples, la meilleure méthode consiste à prendre un facteur de la criminalité à l'échelle de la société globale, tel que la guerre ou la révolution, la crise économique, l'urbanisation, l'immigration..., et à rechercher le ou les facteurs du crime individuel qui lui correspondent, personnalité à faible seuil délinquantiel, situation précriminelle dangereuse ou encore processus de passage à l'acte délictueux favorisant. La corrélation qui en résulte exprime alors l'articulation des deux phénomènes. Celle-ci se retrouve d'ailleurs aussi bien dans une tendance lourde d'augmentation de la criminalité, comme celle que les pays occidentaux ont connu de manière quasi continue depuis les années 50, que dans une conjoncture éphémère de baisse de la délinquance, ainsi que cela s'est produit au cours des années 80 dans la plupart de ces pays[1].

Ainsi, prenons le phénomène de l'affaiblissement de la famille qui est, sans doute, l'un des facteurs de l'accroissement de la criminalité contemporaine les moins contestables, sinon les moins contestés par certaines idéologies à la mode. Par ailleurs, référons-nous à l'explication généralement admise de la délinquance individuelle des jeunes, à savoir l'existence de carences éducatives et affectives. La corrélation entre les deux phénomènes est manifeste. Le mouvement collectif d'affaiblissement de la famille entraîne une multiplication des cas individuels de carences éducatives et affectives, donc une augmentation du nombre des jeunes à seuil délinquantiel peu élevé, à laquelle s'ajoute aussi celle des situations précriminelles dangereuses pour les jeunes en raison du manque de surveillance, ainsi, probablement, que celle des facilitations du passage à l'acte, notamment pour la même raison.

Prenons maintenant, dans un registre tout différent, cet aspect de la culture occidentale contemporaine que constituent le développement et la généralisation de l'usage des stupéfiants qui sont considérés comme un facteur de plus en plus lourd de la criminalité actuelle. Tournons-nous maintenant vers la personnalité du toxicomane vrai qui se caractérise avant tout par un état de dépendance vis-à-vis de la drogue qui le conduit, pour entretenir sa déviance et acquérir les doses nécessaires à sa toxicomanie, à faire le dealer, à voler de l'argent, à cambrioler les pharmacies, fabriquer de fausses ordonnances et parfois commettre concurremment ces divers délits. Ici encore la correspondance entre les deux phénomènes est évidente. Le contexte culturel favorable à l'usage de drogues, d'ailleurs savamment entretenu sinon propagé par les trafiquants, engendre une multiplication, non seulement des usagers occasionnels de drogues, dais aussi des toxicomanes vrais qui pèsent d'un poids sans cesse croissant dans la criminalité globale.

Si nous nous tournons encore vers cet autre facteur non négligeable de la criminalité que représente le relâchement notable des politiques contemporaines de lutte contre le crime dans leur globalité, il n'est pas difficile non plus de percevoir sa correspondance tant avec la psychologie particulière des « nouveaux délinquants » qu'avec ce qui peut aller jusqu'à l'encouragement au passage à l'acte. Les « nouveaux délinquants » ne ressentent le plus souvent aucun sentiment de culpabilité, tant on leur dit — ou laisse croire — que leur comportement est normal, voire même justifié, et que d'ailleurs tout le monde le fait. Quant au prix à payer, il est souvent si minime, du moins pour les jeunes, que le jeu en vaut largement la chandelle.

On pourrait ainsi multiplier les exemples de telles corrélations entre criminalité et crimes individuels aux trois niveaux de l'articulation[2], y compris, ainsi qu'on l'a dit

---

1. Cf. Ph. BONFILS (1996) : « *Pourquoi la criminalité a-t-elle baissé au cours des années 1980 ? Le cas français* », Rev. int. crim. et pol. tech., 192-213.
2. Pour d'autres exemples, cf. R. GASSIN : « *Criminologie* » précitée, n°601, 602, 606 et 607.

précédemment, dans le cas de baisse de la criminalité. On a cru pouvoir expliquer la baisse ponctuelle de la criminalité en France dans les années 80 par la convergence de plusieurs facteurs inhibants : le ralentissement démographique, le regain d'efficacité du système de politique criminelle, la baisse des occasions de délinquance et pour une grande part le coup de fouet donné au contrôle policier du crime pour lutter contre le terrorisme[1]. Pour s'en tenir à ce dernier aspect et à la baisse conjoncturelle toute récente de la criminalité concomitante à la mise en place du plan vigipirate de septembre 1995 à février 1996[2], il n'est pas douteux que la multiplication considérable des patrouilles de surveillance des lieux publics ait sérieusement entravé les passages à l'acte délictueux individuels des délinquants de droit commun. Ce dispositif de prévention situationnelle du terrorisme algérien en France a ainsi induit un effet bienfaisant, quoique non recherché sur la délinquance ordinaire.

C. Il est possible, par delà ces cas particuliers, de formuler quelques principes généraux susceptibles de contribuer à la théorisation de l'articulation du phénomène individuel et du phénomène collectif :

1. S'agissant en premier lieu de l'articulation des deux phénomènes au niveau de la formation de la personnalité des délinquants, on peut avancer de manière générale que plus le nombre et l'intensité des facteurs de la criminalité sont élevés dans la société globale, plus grand sera le nombre des individus à seuil délinquantiel peu élevé et donc particulièrement sensibles à l'influence des situations précriminelles. En effet, certains facteurs, ou certains aspects de ces facteurs, ont pour conséquence d'engendrer des perturbations plus nombreuses et plus profondes dans la formation de la personnalité des individus qui composent cette société et d'accroître ainsi la fréquence et l'intensité de la structuration de personnalité dans un sens délinquant ; il y a ainsi correspondance entre les facteurs de la criminalité dans la société globale et les facteurs du milieu particulier qui influencent la formation de la personnalité des délinquants. Cette correspondance permet en même temps d'expliquer pourquoi les facteurs généraux de la criminalité n'affectent pas tous les individus qui composent la société, mais seulement certains d'entre eux ; ce sont ceux dont la formation de la personnalité s'est réalisée dans les milieux qui expriment les facteurs criminogènes de la société, sans compensation suffisante de l'action éducative. Poussant l'analyse plus profondément, Jean Pinatel s'est employé à mettre en évidence les mécanismes psycho-sociaux par lesquels les stimuli criminogènes du milieu social général s'impriment dans le milieu personnel des futurs délinquants[3]. Il a ainsi cru pouvoir identifier quatre phénomènes : l'indigence économique et culturelle qui génère la délinquance d'inadaptation ; les divers modes de communication et notamment les media qui transmettent l'apprentissage criminel ; l'opposition juvénile qui conduit les jeunes à la drogue et à la violence ; la contagion hiérarchique enfin qui conduit tout à la fois à imiter les classes supérieures (recherche du plaisir et du luxe), le système de l'organisation administrative (bureaucratisation du crime) et le comportement antisocial (diffusion en Europe de l'exemple criminel américain comme celui du premier pays du monde).

2. Pour ce qui est, en deuxième lieu, de l'articulation de la criminalité et du crime individuel au niveau de la constitution des situations précriminelles, on peut dire que, toutes les choses étant égales par ailleurs, c'est-à-dire notamment même si le seuil délinquantiel de l'ensemble de la population demeure identique, la multiplication des occasions particulières de délinquance entraînera une augmentation de la criminalité et vice-versa. C'est ce qui fait la part de pertinence de théories criminologiques telles que la théorie du « mode de vie des victimes » (*routine activity*) de Cohen et Felson[4] et explique l'efficacité des mesures de

1. Ph. BONFILS : article précité, sp. p. 201 et *sq*.
2. Le phénomène de décrue s'est poursuivi cependant à Paris après l'allégement du plan vigipirate qui s'était traduit par un retour à des conditions normales à partir de février-mars. Le ministère de l'intérieur attribue cette persistance au renforcement des forces de police dans les rues, au recours à l'informatique qui permet de tenir, en temps réel, la cartographie de la délinquance parisienne et à la mise en place du fichier automatisé des empreintes digitales (Christophe CORNEVIN : *Le Figaro* du 13.7.1996), autant de mesures qui entravent à leur manière les passages à l'acte des délinquants potentiels individuels.
3. PINATEL J. (1971) : « *La société criminogène* », Calmann-Lévy, p. 113 à 124.
4. COHEN L.E. & FELSON M. (1979) : « *Social change and crime rate trends. A routine activity approach* », American sociological review, 588-608.

prévention situationnelle[1]. À ce cadre général, on doit ajouter deux précisions essentielles, l'une qui concerne les délits et l'autre les délinquants. Dans un contexte d'augmentation des situations précriminelles, la nature du supplément de délinquance est fonction de la nature même des nouvelles occasions de criminalité ; ceci explique, par exemple, que l'accroissement de la criminalité occidentale contemporaine affecte proportionnellement plus les infractions contre les biens que les autres types d'infractions pénales : cela est dû, en effet, à l'augmentation considérable des biens susceptibles de prédation sur le « marché du crime ». Par ailleurs, on constate que les individus qui tombent dans la délinquance lorsque les occasions de délinquance se multiplient ne sont pas indistinctement tous ceux qui côtoient ces occasions ; le supplément de criminalité est imputable aux individus dont le seuil délinquantiel était suffisamment élevé pour résister à l'état antérieur des situations précriminelles, mais qui, bien qu'inchangé, cesse de l'être à la suite de la multiplication des situations dangereuses ou de l'aggravation du caractère dangereux des situations précriminelles existantes. L'observation a été faite notamment dans les périodes troublées de guerre ou de révolution.

3. Quant à l'articulation au niveau des processus du passage à l'acte, on peut supposer que toutes les choses étant égales par ailleurs, l'ampleur plus ou moins grande des entraves appotées dans le déroulement de ce processus aura une influence notable sur le volume et la structure de la criminalité. Plus précisément, comme le cours du passage à l'acte ne peut pas être également interrompu par les mesures de prévention dites situationnelles au sens large que sont les patrouilles de police ou les alarmes contre les vols, on s'explique que de telles mesures agissent principalement sur « la délinquance de voie publique », les cambriolages et les vols de voiture. Ces remarques ne concernent toutefois que la théorisation de l'articulation de la criminalité phénomène collectif et du crime phénomène individuel et présentent de ce fait une part d'inexactitude ou à tout le moins d'imprécision aux marges des diverses articulations. Aussi doit-on les compléter par l'analyse même des influences respectives du phénomène individuel sur la criminalité et du phénomène collectif sur le crime individuel.

II. Les influences respectives des deux phénomènes l'un sur l'autre

Si le postulat suivant lequel la criminalité est la somme de tous les actes délictueux individuels est commode pour comprendre comment les deux phénomènes s'articulent l'un sur l'autre, il n'en est pas moins inexact. Il procède en effet d'une image statique du complexe phénoménal, alors que celui-ci est essentiellement dynamique. Il se produit en effet une interaction constante entre la criminalité et le crime individuel de telle sorte que, si l'on arrête le film des événements à un moment déterminé du temps, l'image sur laquelle on fait la pause donne une représentation de leurs relations beaucoup plus complexe que celle d'une simple sommation ou, à l'inverse, d'une simple division. Pour approcher correctement cette complexité, il convient de recourir à ce qu'enseignent la méthode de « l'individualisme méthodologique[2] » pour l'analyse de l'influence du phénomène individuel sur la criminalité (A) et, à l'opposé, ce que l'on peut appeler « le sociologisme méthodologique » pour l'examen de l'influence du phénomène collectif sur le crime individuel (B).

A. Selon l'individualisme méthodologique, les phénomènes collectifs doivent être considérés comme la résultante de la composition, appelée encore l'agrégation, d'une multitude de comportements individuels hétérogènes. Or cette agrégation ne consiste pas nécessairement en une sommation ; elle peut prendre des formes très diverses plus complexes[3].

Tel est le cas précisément de l'agrégation des crimes individuels en criminalité. Celle-ci présente plusieurs variétés qui caractérisent l'influence du phénomène individuel sur le phénomène collectif.

---

1. Mais sur les limites de ces mesures, cf. R. GASSIN (1996) : « *Les relations entre la prévention situationnelle et le contrôle de la criminalité* », Rev. int. crim et pol. tech., n°3.
2. BOUDON R. & BOURRICAUD F. (1986) : *Dictionnaire critique de la sociologie*, PUF, 2e éd., voir *Individualisme*, p. 301-309, sp. 305-309 (Individualisme méthodologique) ; BOURRICAUD F. (1977) : *L'individualisme institutionnel. Essai sur la sociologie de Talcott Parsons*, PUF, Paris.
3. Cf. sur la notion d'*agrégation* et ses diverses modalités : BOUDON R. (1984) : *La place du désordre*, PUF, p. 39 et *sq*.

On peut relever au moins trois types d'agrégation. En premier lieu, lorsque la criminalité a le même volume au cours de deux périodes distinctes ou dans deux pays différents, mais que les crimes qui la composent n'ont pas la même nature ou le même degré de gravité, la criminalité n'est pas la même dans les deux cas bien que son volume soit le même : on dit que l'effet de structure l'emporte sur l'effet de volume. Deuxièmement, lorsque la criminalité conserve la même structure, mais augmente de volume, quand un certain seuil est dépassé, il ne se produit plus seulement un changement quantitatif, mais on assiste à une véritable modification qualitative ; on exprime cette dernière en disant notamment que la criminalité est passée du stade d'un phénomène marginal à celui d'un « phénomène de société ». De la même manière, en cas de diminution notable de la criminalité, il se produirait sans doute un effet de démultiplication qui refoulerait celle-ci dans la catégorie des phénomènes marginaux ; cet effet se perçoit assez bien dans les variations de place que les sondages d'opinion donnent à la délinquance dans l'échelle des maux sociaux. Enfin, on ne peut négliger le retentissement donné par les médias à tel ou tel crime particulier, ou à une série de crimes déterminés (terrorisme, trafic de drogues, viols, pédophilie...) ; l'insistance des médias engendre un effet multiplicateur qui déborde très largement une simple sommation (cf. les effets de l'affaire Dutroux en Belgique mais aussi en France), de même que le silence des mêmes médias entraîne une sorte de démultiplication qui va bien au delà de la soustraction d'une ou de quelques unités du total de la criminalité.

B. À l'inverse de l'individualisme méthodologique, le sociologisme méthodologique postule que, du point de vue méthodologique, les phénomènes collectifs doivent être considérés comme des réalités autonomes, de sorte que les comportements individuels apparaissent comme la décomposition ou désagrégation de cette réalité. Or, ici encore, cette décomposition ne se présente pas comme une simple division en autant de conduites particulières, mais elle a l'aspect d'un processus plus complexe qui présente, à son tour, des modalités variées. Tel est précisément le cas lorsque l'on étudie l'influence du phénomène collectif sur le crime individuel.

Trois modes de décomposition au moins peuvent être repérés. Premièrement la décomposition comparée de deux criminalités de volume égal, mais de structure différente, ne donne pas l'image d'unités criminelles élémentaires semblables, qu'il s'agisse des délits ou des délinquants. Deuxièmement, quand on compare deux criminalités de structure analogue, mais de volume différent, leur décomposition ne fait pas apparaître des auteurs semblables ; on y repère en effet dans la criminalité la plus élevée des « nouveaux délinquants » à la personnalité différente de celle des anciens. Enfin et peut-être plus encore, le niveau d'une criminalité a un effet multiplicateur sur les comportements individuels lorsqu'il dépasse une certaine vitesse de propagation, comme on a pu le voir dans les années 60-70 pour les vols dans les grands magasins et dans les années 70-80 pour l'usage de stupéfiants. La diffusion rapide de ces types de délinquance entraîne l'accroissement du nombre des délinquants individuels de manière exponentielle et non linéaire, car plus un comportement est répandu, plus il paraît normal et la population a tendance à l'adopter.

Articulation
Fantasmer la mort d'autrui n'est ni crime ni folie...

Serge Frisch, psychanalyste au Grand Duché de Luxembourg, nous montre la fonction de régulateur des rapports intersubjectifs que possèdent les fantasmes hétéro- ou auto-agressifs, à condition de rester contenus dans l'imaginaire... Ils seraient nécessaires pour supporter la réalité et ses lois. Le psychiatre s'interrogera sur les mécanismes psycho-pathologiques de leur *concrétisation sous une forme illicite*, c'est-à-dire dans leur expression médico-légale et sans possibilité d'élaboration mentale suffisante, et aussi sans finalement que le sujet se trouve libéré de son problème une fois l'acte réalisé (pensons par exemple à la pédophilie). De ce point de vue, la dangerosité refléterait la probabilité de concrétisation des fantasmes agressifs.

Les menaces de mort et la gestion des fantasmes de mort dans le travail de psychothérapie psychanalytique

S. Frisch

Les fantasmes sont à la base de toute activité mentale. Ils prennent leur origine dans les activités pulsionnelles du corps dont ils sont les représentants mentaux mais peuvent également être les mécanismes de défense contre ces pulsions. Les fantasmes, du moins ceux qui sont conscients, remplissent un rôle important dans l'économie psychique de tout individu puisqu'ils permettent d'imaginer de faire un certain nombre de choses qui sont irréalisables ou interdites dans la réalité externe. Une vie psychique saine se caractérise, donc, par une multitude de fantasmes et parmi ceux-ci certains fantasmes de mort qui peuvent concerner aussi bien la personne elle-même (fantasme de suicide ou d'auto-destruction), qu'autrui (fantasme de meurtre). D'après Mélanie Klein, ces notions de mort, de violence et de tendances criminelles existent très précocement chez les enfants même normaux. Freud, avait dès 1920 dans *Au-delà du principe de plaisir* souligné l'existence concomitante de pulsions qui veulent unir, conserver et de pulsions qui veulent détruire, tuer. Dans *Totem et tabou* il écrit : « *Une tendance à tuer existe réellement dans notre inconscient et cette tendance de tuer est plus forte que nous le croyons* ».

Fantasmes et mise en actes

Si certains fantasmes sont facilement acceptés parce que socialement plus valorisés (fantasme de réussite professionnelle...), d'autres, par contre, sont très souvent rejetés hors de la conscience parce que jugés comme négatifs ou mauvais (fantasme de meurtre, d'envie, de haine...). Reconnaître ces fantasmes « négatifs » comme des fantasmes et accepter d'en être le créateur témoigne d'une souplesse psychique... à condition qu'il n'y ait pas passage à l'acte car, ce n'est pas en agissant ses fantasmes qu'on s'en débarrasse. Mais, lorsqu'il y a passage du fantasme de mort à la menace de mort, le saut qualitatif du fantasme vers le passage à l'acte est franchi. On ne se situe plus dans la représentation mais dans l'agir ou la mise en acte du fantasme.

Le nombre grandissant de tentatives de suicides et de morts par suicide dans les pays européens nous interroge sur les fantasmes de morts et leurs mises en actes, d'autant plus que toutes les campagnes de prévention du suicide et de la violence ne réussissent manifestement pas à endiguer cette tendance. Les menaces de mort proférées — et parfois exécutées — dans le climat actuel de violence croissante, ceci non seulement dans les quartiers dits « chauds » de certaines villes mais aussi ou encore en regard des menaces de mort de certains groupes extrémistes ou terroristes, nous interrogent également.

Menaces envers soi-même

Les fantasmes de mort peuvent survenir chez des personnes de structures psychiques très différentes suite à des mouvements psychiques également très différents. Les processus psychiques qui donnent naissance à ces fantasmes-là plutôt qu'à d'autres sont difficiles à comprendre cependant, les causes déclenchantes telles que rupture sentimentale, blessure narcissique, perte réelle ou menace de perte sont habituellement faciles à retracer. Pour pouvoir être intégrées par le patient dans le cadre d'une approche de thérapeutique psychanalytique, ces causes doivent être revécues dans le transfert.

Madame F. a consulté pour une psychanalyse il y a 4 ans dans un contexte de risque de rupture avec son compagnon de longue date. Son histoire infantile est caractérisée par l'abandon précoce de la famille par le père et de nombreux déménagements ainsi que par une succession de personnes de la famille chez qui elle a été placée. Les premières années, l'impact émotionnel de mes vacances est nié avec détermination. Mais la perspective des grandes vacances, lors de la 4e année d'analyse, lui fait prendre conscience du sentiment de solitude, d'abandon et de dépendance à l'analyste. Au retour des vacances, Madame F. me fait part de ses idées suicidaires qui l'ont accompagnée tout au long de ces semaines de séparation. Ces fantasmes étaient omniprésents, envahissants mais, paradoxalement, ils lui procuraient un soulagement certain. Elle se souvient, qu'avant que ces fantasmes suicidaires ne s'installent, elle a ressenti une souffrance psychique intolérable du fait d'être séparée de son psychanalyste. Ses fantasmes suicidaires, en lui donnant une échappatoire, lui ont permis alors de juguler son malaise interne et son impression, terriblement angoissante, de se liquéfier, de disparaître dans le néant, de ne plus exister pour personne pendant mon absence.

Certaines causes déclenchantes induisent chez certaines personnes une souffrance psychique profonde et un tel état de désorganisation d'eux-mêmes, qu'ils ne sont plus capables de gérer mentalement leurs émotions. Il n'y a plus de représentation mentale possible des conflits. L'idée de la mort est alors la seule et unique solution envisagée et envisageable pour mettre fin à ce désarroi interne. Il s'agit d'évacuer le malaise interne en se donnant la mort. Mais, ce n'est pas la mort qui est recherchée mais bien plus le silence du sommeil, un état de tension « zéro » en supprimant par le geste suicidaire tout le malaise interne que la personne n'arrive pas à verbaliser ou à communiquer à quelqu'un d'autre. « *Tous mes maux viennent de ne pas supporter de souffrir* » me dit une patiente. Très souvent, d'ailleurs, ces personnes disent qu'elles sont incapables d'exprimer par des mots ce qu'elles ressentent, qu'elles ont « *du blanc* » ou « *du chaos* » dans la tête, qu'elles sont « *sur le point d'éclater* ». Elles peuvent donner l'impression d'être complètement sidérées, de ne penser à rien ou alors, elles se sentent envahies d'une agitation désordonnée.

Bien souvent, le passage à l'acte suicidaire ou les jeux fantasmatiques avec des pensées suicidaires calment la personne comme si cela lui avait permis d'évacuer ou de contrôler un excès d'excitation interne non élaborable et non représentable psychiquement. « *Le désinvestissement libidinal des proches sur lesquels s'appuyait le sujet entraîne un désinvestissement du Moi, une profonde désorganisation narcissique où ce Moi perd en quelque sorte sa substance et toute sa résistance. La force du courant régrédient et de l'énergie psychique ainsi déliée serait telle qu'elle rend impossible toute expression symbolique, sublimée ou fantasmatique, toute possibilité d'élaboration mentale du conflit actuel, toute possibilité de faire jouer les représentations permettant les qualifications des affects.* » (5)

Ces personnes ont un pare-excitation ou un contenant interne de mauvaise qualité. Habituellement, une personne bien spécifique de leur entourage (en thérapie, le psychothérapeute ou le psychanalyste) plus rarement plusieurs personnes jouent ce rôle de pare-excitation et de contenant. Si cette personne fait défaut (par exemple à cause de son absence, après une rupture ou un décès), alors le sujet a l'impression de s'effondrer souvent avec des impressions fort angoissantes de liquéfaction ou de se dissoudre dans le rien. Il décrit la sensation d'un déchirement interne à cause de cette perte d'étayage externe qui ne peut être relayée par un appui interne et il a l'impression de s'écouler par cette déchirure. On peut décrire cette notion de « contenant » comme éprouver d'avoir une réalité pour soi même et pour autrui c'est-à-dire qu'on existe pour autrui, éprouver qu'on a une forme, une réalité pour soi-même et pour les autres.

Monsieur P. est un homme de 38 ans, marié et père de 2 enfants. Alors qu'il mène dit-il une vie tout à fait normale, il consulte parce qu'il a régulièrement des accès d'alcoolisation aigus qui durent plusieurs jours et se terminent habituellement par une tentative de suicide dont certaines, très graves, ont mis sa vie en réel danger. Dans l'intervalle il ne boit pas, il mène une vie familiale apparemment sans problèmes et il a une vie professionnelle très en vue. Néanmoins, sa femme qui n'accepte plus ses beuveries, pour lesquelles il disparaît durant plusieurs jours, en faisant d'énormes dettes, menace de divorcer et son employeur parle de le licencier. Il nous a fallu faire un long parcours analytique avant de nous rendre compte que, par le biais de son alcoolisation, il maintenait les liens de dépendance et d'amour avec sa mère éthylique chronique qu'il a totalement rejetée à l'adolescence. Cette identification à cette mère honnie est recherchée et trouvée durant ces phases alcoolisation mais, comme c'est en même temps une idée totalement inacceptable, il fait une tentative de suicide pour tuer sa mère à l'intérieur de lui. À partir du moment où je peux lui interpréter cela, ses accès s'interrompent sauf de façon très atténuée à des moments de tension à l'intérieur même de l'analyse comme, par exemple, autour des moments de progrès dans l'analyse. Il met ainsi à l'épreuve le travail effectué ensemble pour expérimenter qu'il peut toujours retrouver ses anciens mécanismes de fonctionnement et retrouver sa relation avec sa mère interne, fût-ce sur un mode très destructif pour lui.

Certaines personnes préfèrent garder un lien avec des objets internes pathologiques qu'ils connaissent bien et dont ils connaissent les réactions plutôt que de s'engager dans l'inconnu d'une nouvelle relation. Le fantasme inconscient est qu'il vaut mieux avoir une relation avec un mauvais objet interne connu que de courir le risque de ne pas avoir de relation du tout. Le mauvais objet est fidèle, il n'abandonne jamais le sujet. C'est ce qu'une de mes patientes a joliment exprimé en disant : « *Qui fréquente le diable, se sent le mieux en enfer.* » D. Campbell (1) exprime cela en disant que le patient suicidaire souhaite tuer son corps identifié à une mère primitive non-aimante, dangereuse et non-fiable. En même temps, il fantasme qu'une partie de lui, le « self survivant », continue à vivre dans un état conscient a-corporel et souhaite fusionner avec une imago maternelle idéalisée.

Madame S. 36 ans, célibataire, me consulte dans un important état de délabrement psychique et physique — plusieurs maladies psychosomatiques invalidantes — tout en étant encore professionnellement active. Elle a perdu sa mère malade d'un cancer lorsqu'elle avait 18 mois, quelques semaines après l'accouchement de sa sœur. Son père, un homme peu affectueux, taiseux et envieux se remarie avec une femme à tendances masochiques et autodestructrices qui meurt également de cancer pendant l'adolescence de ma patiente. Sans rentrer dans les détails et pour les besoins de ce chapitre je relève simplement que, durant ce travail analytique à raison de 4 séances par semaine, la patiente idéalise aussi bien sa mère, sa belle-mère que son analyste en déniant éprouver la moindre critique transférentielle. Au plus le travail analytique progresse, au plus les symptômes invalidants surtout somatiques, augmentent. Nous avons pu comprendre cela comme la nécessité de rester fidèle à ses deux mères malheureuses et malades qui n'ont pas eu la chance, comme elle, de trouver des médecins et un psychanalyste pour soulager leur souffrance. Chaque avancée est, immédiatement, dans les séances suivantes, attaquée, anéantie. Après des années d'analyse, cette agressivité retournée contre soi peut s'exprimer dans les séances où elle tape rageusement des poings et des pieds sur le divan en étant incapable d'exprimer verbalement tout le vécu infantile de détresse ainsi que sa rage, sa haine envers cette mère qui l'abandonne en mourant. Petit à petit, elle m'exprime alors une rage terrible : elle fantasme me déchirer en morceaux, me piétiner le visage, m'arracher les yeux, démolir tout mon intérieur... Elle ne s'est jamais sentie regardée, pensée par cette mère mourante préoccupée par le cancer qui s'est développé lorsqu'elle est enceinte de ma patiente. Pendant très longtemps elle craint que ses fantasmes deviennent réalité et que le simple fait de les exprimer et même de les penser vont les rendre réels. Lorsque ces fantasmes surviennent chez elle, elle les coupe par un nouvel accès de maladie psychosomatique, s'empêchant ainsi de rester proche de ses émotions. Au début, lors des séances elle s'enfuit hors de mon cabinet mais, progressivement, elle peut rester en ma présence. Néanmoins, elle se lève du divan pour bien me regarder en face et vérifier que ses fantasmes agressifs ne m'ont pas tué comme elle imagine qu'ils ont rendu sa mère malade puis l'ont tuée quand elle était bébé. Elle éprouve une culpabilité insoutenable face aux objets abîmés contre laquelle elle se défend, par exemple, en attaquant le cadre analytique et tous les progrès de la psychanalyse.

Les objets internes font partie de la scène interne et sont constitués des traces de toute notre histoire et des traces de toutes nos relations essentielles (père, mère, fratrie et autres personnes importantes de notre vie). Tous ces personnages, en dialogue constant entre eux sur cette scène intérieure, sont donc vivants à l'intérieur de nous. Ne pas se sentir regardé, tenu dans le regard de sa mère et, donc, ne pas se sentir pensé constitue une blessure terrible pour le bébé l'empêchant d'intérioriser un sentiment de continuité et de stabilité interne sur lesquelles il peut s'appuyer. Nous pensons que certains suicides commis dans le décours de psychothérapies sont la conséquence directe de ce que le patient s'est senti non regardé, lâché par la pensée du thérapeute répétant ainsi le traumatisme infantile, cet effondrement psychique déjà vécu. Un équivalent de cette destructivité suicidaire peut également se retrouver sous forme d'attaques internes contre la pensée, contre les capacités de perception et contre les émotions comme Bion l'a admirablement décrit[1].

Menaces envers autrui

Monsieur X. est un jeune homme qui a des séquelles cérébrales au niveau du lobe frontal, suite à un traumatisme crânien consécutif à un accident de la circulation qui l'a plongé plusieurs semaines dans un coma profond. Après de longs mois de convalescence et de rééducation il peut reprendre une

1. C'est Bion qui a introduit la notion de contenant-contenu dans *Aux sources de l'expérience* (1962). Il y décrit « *l'idée d'un contenant dans lequel un objet est projeté et l'idée d'un objet qui peut être projeté dans le contenant, objet que je désignerai du terme de contenu (...). Le contenant et le contenu sont susceptibles d'être conjoints et pénétrés par l'émotion. Ainsi conjoints ou pénétrés, ou les deux, ils subissent ce type de transformation que l'on appelle croissance. Lorsqu'ils sont disjoints ou dépouillés de l'émotion, ils perdent leur vitalité, autrement dit, se rapprochent des objets inanimés* ». Bion, élargissant la notion d'identification projective décrite par Mélanie Klein, montre que l'enfant projette à l'intérieur de sa mère des émotions pour lui ingérables et non symbolisables et que la mère les détoxifie, les transforme et ainsi les lui restitue sous une forme symbolisée, sécurisante parce que désamorcée de sa charge angoissante. Lorsque la mère remplit cette fonction elle est ce contenant permettant la croissance et le développement psychique de son enfant. Si la mère faillit dans cette fonction alors les potentialités de croissance psychique restent inhibées ce que Jean Bégoin appelle « *les parties non nées du self* ».

vie au sein de sa famille mais est inapte à reprendre son activité professionnelle. Il me consulte parce que ses sautes d'humeur, son irritabilité, son impulsivité et ses explosions de rage, conséquences directes de ses séquelles neurologiques, empoisonnent sa vie familiale.

Durant nos entretiens, il lui arrive, de façon impulsive et, habituellement, totalement imprévisible, de menacer de me flinguer, de faire la peau aux membres de ma famille ou encore de me découper en morceaux lorsque son agressivité augmente à la suite d'une de mes interventions ou d'un silence mais aussi simplement parce que l'émotion liée à ce qu'il me dit déborde le seuil critique de ses capacités de la contenir et de la symboliser. Dans une situation particulière, mais banale pour la plupart des personnes, il tue un policier avec une arme à feu.

Cet exemple illustre bien comment, dans une situation banale de la vie sociale, la rencontre imprévue avec un policier fait littéralement exploser le contenant interne de ce patient, certes fragilisé, par les atteintes neurologiques. C'est ce même phénomène de rupture brusque qui peut survenir dans certains raptus mélancoliques ou encore chez des personnes aux grandes fragilités narcissiques révélant une fragilité jusque là insoupçonnée. Il est évident que ses menaces envers mon « impertinente santé » témoignent d'une envie destructrice, sorte de destructivité primaire, équivalent de la pulsion de mort.

Les fantasmes de mort envers autrui sont des mouvements agressifs qui concernent des objets internes primaires mais qui sont projetés vers l'extérieur dans d'autres personnes. Haïr l'autre, c'est en fait haïr une partie de soi, un objet interne haï. Étant donné qu'il est projeté dans autrui, le sujet ne se rend pas compte que cette haine le concerne en premier chef. C'est d'autant plus facile que l'autre apparaît extérieurement comme différent de soi. C'est ce qu'on retrouve avec tellement d'évidence dans toute haine raciale ou réaction xénophobe.

Un autre de mes patients qui a, lors d'une attaque à main armée d'une banque, tué une personne n'a aucun contact avec cette partie « tueuse » en lui. Quand je l'évoque avec lui, il semble parler d'une autre personne. Il ne s'agit pas d'un souvenir refoulé mais bien d'un clivage de la partie tueuse de lui, partie avec laquelle il n'a plus de contact et qui donc ne le fait pas souffrir. Cela l'empêche aussi de ressentir la moindre compassion pour la personne tuée et de remords pour son acte. Ce clivage d'avec leur propre partie en souffrance, leur partie tueuse, empêche certains criminels de demander une aide thérapeutique étant donné qu'ils ne ressentent pas cette partie d'eux comme faisant partie de leur personnalité. Ceci limite également toute la portée des injonctions des juges aux criminels de « faire une psychothérapie ».

Bien souvent les fantasmes de mort constituent pour le sujet une tentative désespérée de se rassembler dans la haine, l'agressivité, l'opposition... Ces fantasmes constituent alors un « liant » entre des parties du Soi qui, sinon, risqueraient de s'éparpiller sous la force de la souffrance des objets internes.

Un patient était obsédé par une image qui s'imposait continuellement contre sa volonté à lui : une main tendait vers un fusil accroché au mur. Il ne pouvait donner d'autres détails ni d'autres précisions. La situation se débloque à partir du moment où il accepte l'idée que le fusil doit quand même représenter, par nature, quelque chose de violent. Au courant des semaines qui suivent l'image se construit petit à petit : la main appartient à un bras qui lui-même appartient à un corps, le sien. Il peut reconnaître sa propre violence meurtrière en lui, jusque là déniée, lorsqu'il fantasme que la main prend le fusil et tue les personnes avec lesquelles il se sent en conflit.

Cette image montre bien la pulsion de tuer et la défense contre ces désirs violents en soi. À partir de ce moment-là le travail thérapeutique a pu intégrer la composante violente de sa personnalité dans un sens progrédiant pour lui.

Souffrance psychique et contenant psychique

Jusqu'à présent notre propos a été fort descriptif et nous souhaiterions maintenant suivre certains axes théoriques du développement et du fonctionnement psychique qui peuvent nous apporter une compréhension plus approfondie. Pour cela, il nous semble important de nous étendre quelque peu sur la notion de *souffrance psychique* dont le sujet tente de se débarrasser et sur celle de fonction de pare-excitation ou de *contenant,* à la base des problèmes d'intégration des pensées et des émotions.

Pour comprendre l'origine de la fragilité du contenant, il faut se remémorer qu'il se construit à l'intérieur du sujet à partir de la *qualité des relations précoces* avec la mère et le père et d'autres personnes importantes de la petite enfance et de l'enfance. Le bébé ressent les mouvements pulsionnels à l'intérieur de lui comme des agitations ou orages émotionnels qui doivent être calmés, contenus, stabilisés par la fonction maternante et contenante sous risque d'entraîner une désorganisation psychique et/ou organique de l'enfant. Ces turbulences qui sont ressenties par le bébé comme la présence à l'intérieur de lui-même d'un mauvais objet interne sont données ou projetées dans la mère pour qu'elle les contienne, leur donne une forme stable, les calme, les organise en représentations pensables et communicables. À partir de là, le bébé peut les réintégrer sans se sentir désorganisé, attaqué de l'intérieur par ses mauvais objets. Didier Houzel décrit ce mécanisme de *stabilité structurelle* et l'oppose à la notion de *stabilité simple* qui correspondrait à cette décharge simple des émotions et tensions désagréables que recherchent certaines personnes et qui s'apparente à la notion de pulsion de mort décrite par Freud. « *La notion de stabilité structurelle décrit un processus dynamique qui permet qu'un objet garde le même contour, et par conséquent nous le reconnaissons comme identique à lui-même, malgré les perturbations des forces qui s'appliquent sur lui, ou mieux malgré des perturbations du système dans lequel l'objet est plongé... La fonction contenante est un processus de stabilisation de mouvances pulsionnelles et émotionnelles qui permet la création de formes psychiques douées de stabilité structurelle.* » (4)

Cette définition montre qu'il ne s'agit pas d'un système fermé sur lui-même mais qu'il a des échanges avec le milieu externe qui exerce certaines pressions sur lui. Cette fonction contenante possède à la fois certaines qualités maternelles telles que pouvoir se laisser pénétrer, distendre, déformer, ceci témoignant d'une certaine souplesse et à la fois, certaines qualités paternelles telles que fermeté, force et résistance. Cette fonction contenante ne se résume pas à calmer les tensions mais possède aussi un aspect de rassemblement, d'unification, de contention et d'organisation de ces tensions. Sans cette fonction de transformation la fonction contenante n'aurait qu'un effet de modulation par rapport au monde extérieur qui faciliterait certes le développement mais ne serait pas un facteur essentiel pour le développement du processus de pensée donc de la symbolisation (3).

La relation patient-psychothérapeute

Dans un précédent travail (2) nous avons montré combien les médecins se sentent mal à l'aise devant les suicidants et tentent de cliver entre une attitude de citoyen (oui pour le suicide, si on pose la question au niveau des droits et des libertés) et l'attitude professionnelle (contre la diffusion des modes d'emploi au suicide)... Les médecins imaginent mal que des concepts comme le devoir de guérir, de sauvegarder la vie, la foi en la santé puissent, un jour, être remplacés par celui de « *la liberté de laisser à des personnes en souffrance psychologique le droit à la mort.* » Ceci témoigne de toute la contrainte dans laquelle les thérapeutes se retrouvent avec des patients aux fantasmes suicidaires et de mort. Comme les vignettes cliniques l'ont montré la souffrance psychique de ces patients est toujours en relation avec le sentiment de ne pas trouver en soi-même un soutien solide, souple et fiable. Ces défaillances du contenant interne sont dues à l'intériorisation de la qualité insuffisamment bonne, fiable et constante des premières relations bébé-mère ou bébé-entourage. Dans le monde interne du patient, sur sa scène intérieure, il existe donc des personnages porteurs du signe de la négativité, du « mauvais » qui sont issus d'expériences relationnelles traumatisantes.

« *En projetant sur son corps propre la mère primitive haïe, engloutante ou abandonnante et en tuant alors ce corps, le self survivant est libre de fusionner avec la mère clivée, idéalisée, désexualisée, toute gratifiante et qui est représentée soit par des états de bonheur océanique soit par un sommeil éternel sans rêves, soit par un sentiment de paix éternelle soit encore de faire un avec l'univers ou de parvenir à un état de rien.* » (1) Il est donc vain de croire que les fantasmes suicidaires puissent disparaître « par promesse » ou parce que le suicidaire a « appris la leçon ».

Ces expériences traumatisantes et désorganisantes internes harcèlent le sujet de l'intérieur parce qu'elles n'ont pu être symbolisées. Comme le dit R. Roussillon, le sujet va non pas refouler mais cliver c'est-à-dire se construire contre ces expériences et non pas en s'appuyant dessus.

En psychothérapie psychanalytique le patient éprouve toutes ces émotions négatives envers son thérapeute pour pouvoir les travailler dans le *hic et nunc* de la relation thérapeutique en les reliant à son histoire. Ceci ne se fait souvent qu'après une plus ou moins longue période de « lune de miel », témoin de la crainte du patient que s'il exprime ouvertement qu'il ressent le thérapeute comme mauvais, insuffisamment bon, froid, distant ou ne l'aidant pas assez, ce dernier va l'abandonner. Petit à petit, les patients ressentent alors la relation thérapeutique comme une relation aux qualités sado-masochiques. Les scénarii de mort surgissent alors avec force et acuité. Néanmoins, se retrouver identifié à tous les mauvais objets internes haïs et haineux est l'inévitable chemin de croix des psychothérapeutes s'ils veulent aider les patients à perlaborer leur souffrance psychique en relation avec les traumatismes de leur passé. Parfois, les analystes, pour des raisons personnelles inconscientes, peuvent vouloir s'y soustraire. Ils se sentent contretransférentiellement moins impliqués par les risques de passages à l'acte, ce que le patient ressentira alors comme un abandon par la fonction analytique *paternelle* le rejetant dans les bras de la relation sadomasochique maternelle.

Ces moments qui mettent la relation thérapeutique sous tension extrême sont cruciaux dans tout travail analytique. Le patient tente alors inconsciemment d'agir sur le psychanalyste pour qu'il réagisse d'une façon qui confirme ses convictions transférentielles qu'il a au sujet du psychanalyste. Le passage du scénario vers l'agir suicidaire ou de meurtre au cours d'un travail psychothérapeutique ou psychanalytique peut résulter d'une collusion inconsciente du thérapeute avec le rôle que son patient tente de lui imposer.

Parallèlement, certaines réactions thérapeutiques négatives peuvent se comprendre par la crainte de certains patients d'aborder la position dépressive, dont le vécu les pousserait, pensent-ils, au suicide ou à la folie. Ces patients forment alors fantasmatiquement un couple inséparable, figé et dénué d'amour avec leur psychanalyste-mère primitive. Le but de l'analyse de chercher un changement est perverti en une tentative désespérée de ne rien changer. Le patient ne cherche plus à se faire comprendre et à comprendre les interventions du psychanalyste, à vivre une relation émotionnelle avec lui, mais de figer la relation pour ainsi la capter à tout jamais dans une relation sidérée et d'indistinction. Toute amélioration du patient ou toute tentative du psychanalyste d'attirer l'attention sur cette indistinction, ce qui revient à introduire la différenciation du moins fantasmatique, provoque une réaction immédiate du patient qui va de plus en plus mal, pour ainsi rétablir l'équilibre ancien. Lors de ces moments de différentiation, c'est-à-dire quand se profilent la perte possible de l'objet (avant les périodes d'interruption des vacances par exemple) et donc des affects de tristesse, de dépression et l'ambivalence de la culpabilité, les idées de suicide font irruption dans la psyché du patient souvent avec une violence inouïe. Parallèlement, tout ce qui va à l'encontre de cette différenciation, par exemple une augmentation du nombre de séances hebdomadaires, supprime les idées suicidaires. Ces vécus dramatiques de perte, de désespoir et de souffrance psychique de ne pas pouvoir garder l'objet, de ne pas pouvoir le réparer après l'avoir fantasmatiquement détruit ne peuvent être évités en psychanalyse. Ce n'est que comme cela que le patient peut trouver sa liberté interne et du même coup retrouver l'objet et l'amour pour l'objet et de l'objet pour lui à l'intérieur de lui-même.

Bibliographie

(1) CAMPBELL Donald (1995) : « *The role of the father in a pre-suicide state* », Int. J. Psycho-Anal., 76, 315-323

(2) FRISCH Serge, SOURIS Michel, URBAIN Dominique (1986) : « *Le suicide : conceptions éthiques du médecin hospitalier* », Psychologie Médicale, 18, 6.

(3) HAAG Geneviève (1993) : « *Hypothèse d'une structure radiaire de contenance et ses transformations* », in : *Les contenants de pensées*, Dunod, Paris.

(4) HOUZEL Didier (1994) : « *Enveloppe familiale et fonction contenante* », in : *L'activité de la pensée*, Dunod, Paris.

(5) SOURIS Michel (1983) : « *L'évacuation de l'excitation par la tentative de suicide* », Rev. Belge de Psychanalyse, 3.

DEUXIÈME PARTIE ❑

Les crimes, les criminels et la criminogenèse

Nous centrons ce chapitre sur la *criminologie de l'acte*, considérant le problème à la fois sous l'*angle pénal* (quels sont les actes pouvant faire l'objet d'une *sanction pénale* ?), et sous l'*angle psychiatrique* (quels sont les auteurs, malades mentaux, susceptibles de commettre ces actes ?), étant entendu qu'il n'existe pas de relation causale automatique entre le trouble mental et l'acte : ce n'est évidemment pas parce qu'un patient, par exemple schizophrène paranoïde, commet un vol que cet acte doit être imputable au délire [IV, § 1.1.].

La logique du raisonnement sera la suivante : le sujet ne devient criminel que par l'*acte* illicite qu'il pose, et non par ce qu'il pense (même si le contenu de sa pensée détermine l'acte, et même si certains auteurs admettent l'existence de « crimes intellectuels »). Ce n'est qu'après s'être intéressé à l'acte que l'on en vient à s'intéresser à l'*auteur*. C'est donc dans cet ordre que nous envisagerons le plan de cette seconde partie de l'ouvrage : après un tour d'horizon sur les principaux actes criminels, étudiés en eux-mêmes et pour eux-mêmes (homicides, vols, crimes sexuels, etc.), nous en proposerons un second sur leurs auteurs possibles, en rappelant une fois encore que le taux de criminalité globale des malades mentaux est tout à fait comparable à celui de la population générale, ainsi que l'ont exposé les travaux de H. Häfner [I, § 1.3.1.][1].

Puisque ce n'est qu'une fois que l'acte a été accompli, que le sujet est socialement déclaré « criminel » — les situations de dangerosité anté-délictuelle, nécessitant le recours à une mesure préventive de sûreté représentent un cas particulier —, la question qui se pose ensuite est celle de la compréhension de l'acte, autrement dit de sa *criminogenèse* : l'acte criminel a-t-il été le résultat d'une pensée psychopathologique particulière, aux conséquences criminogènes ? Après l'étude des crimes [II, § 1.] et des criminels [II, § 2.], viendra par conséquent celle de la *criminogenèse* et de la construction intellectuelle de référentiels théoriques possibles, sous forme d'un panorama actualisé de l'apport des sciences humaines à la compréhension du *fait criminel* [II, § 3.].

1. Cela ne signifie pas que notre intention soit ici de séparer le criminel de son acte, attitude qui pourrait avoir comme conséquence la déresponsabilisation du sujet, telle qu'elle pouvait être vécue par Althusser par exemple. Nous soulignons simplement, par cette manière de présenter les choses, deux idées : le sujet ne peut se réduire à l'acte qu'il a posé, d'une part, et d'autre part, il n'existe pas de lien automatique entre le sujet et son acte. La première idée repose sur une expérience clinique simple : en Unité pour Malades Difficiles par exemple [IV, § 2.2.1.], les patients sont souvent « étiquetés » par le personnel soignant selon l'acte qui a motivé leur admission : tel malade sera « celui qui a creuvé les yeux », tel autre sera « celui qui a tué sa mère », et ainsi de suite ; à l'étiquette diagnostique habituelle (le schizophrène, le paranoïaque, etc.) se substitue celle, non moins violente et défensive, de l'acte criminel. Cette vision du malade, réduit ainsi à son acte, fige la situation au moment de cet acte, et si elle a la fonction d'un rappel obsédant d'une histoire dont il arrive que les patients ne se reconnaissent plus volontiers acteurs, elle ne permet pas d'amener le malade à une autre vision de lui-même et des autres, et donc perpétue le misonéisme. La seconde idée-maîtresse est qu'il n'existe pas de lien automatique entre le sujet et l'acte et que l'influence du contexte est déterminante : soumis à un stress intense, à des substances addictives, à la torture, personne n'est plus en mesure de contrôler ses pensées, ses paroles ou ses actes. Dans le domaine de la psychiatrie, nous dirons simplement que tel acte n'est pas pathognomonique de telle pathologie mentale (le vol peut aussi bien être le fait d'un schizophrène que d'un névrosé, etc.), et que ce n'est pas parce qu'un acte criminel est le fait d'un malade mental qu'il est obligatoirement lié à la pathologie mentale de ce dernier.

1. Les crimes et la criminologie de l'acte

Il importe ici d'opérer une double distinction, fondamentale entre, d'une part les crimes s'exprimant à la dimension collective, *macrocriminologique* (les crimes de guerre, le terrorisme d'État...) et ceux s'exprimant à un niveau individuel ou faiblement collectif, *microcriminologique* (tels les vols, les incestes...), et d'autre part entre les *actes criminels* et les *conduites criminelles*. Les constructions théoriques élaborées au niveau macrocriminologique ne peuvent être transposées telles quelles au niveau microcriminologique — et réciproquement —, quant aux enjeux, ils ne sont évidemment pas identiques. Les actes constitueront des épiphénomènes, non ou difficilement reproductibles (pensons au parricide, par exemple), et représentent, en général, un « accident diachronique » de l'histoire du sujet, infléchissant de manière originale, processuelle et définitive sa trajectoire existentielle. Les conduites criminelles constituent à l'inverse une façon-d'être-au-monde, qui est de nature transgressive, profondément inscrite dans la personnalité (ce qui ne signifie pas pour autant qu'elle soit constitutionnelle). Au niveau microcriminologique donc, les deux manières de transgresser la loi pénale, la première exceptionnelle pour l'auteur, la seconde habituelle, débouchent sur deux réponses sociales différentes, ainsi que l'avait noté Georges Devereux, qui écrivait, dans une perspective évidemment ethnocriminologique[1] : « *les auteurs de crimes de violence et ceux, en particulier, qui commettent les meurtres les plus "révoltants" (parricides, infanticides, etc.) font notoirement des prisonniers modèles et sont parmi les sujets les plus susceptibles de réhabilitation, alors que le vulgaire pickpocket est rarement récupérable. Aussi bien la loi le sait-elle et certains tribunaux tiennent-ils compte de cette constatation lorsqu'ils infligent la prison à vie aux multirécidivistes, et cela même pour des méfaits relativement mineurs. Les psychiatres sont donc à peu près les seuls à s'accrocher obstinément au mythe d'une similitude fondamentale entre le crime isolé et la criminalité habituelle.* »

1.1. Dans le champ macrocriminologique

1.1.1. La guerre

Il serait, si l'on en croit Héraclite, impossible d'échapper à la logique de la guerre ; elle atteste de l'antagonisme guerre-paix, couple auquel nul ne peut évidemment être indifférent. C'est la question de la *normalisation sociale de la violence* qui est posée, dans le sens où l'état de guerre aliène l'individu à une violence collective, qui l'absorbe et le dépasse, et dans laquelle il se trouve projeté sans n'avoir personnellement rien demandé, la plupart du temps. La guerre, véritable catastrophe éthique intemporelle, nous introduit en fait dans un autre univers moral, variable selon qu'il existe — ou pas ! — des règles polémologiques. Décrivant « les horreurs de la guerre » du Pacifique (quel paradoxe !) à Guadalcanal en 1942-43, l'écrivain[2] James Jones[3], qui se trouvait sur le théâtre des opérations, décrit des soldats « *pris d'une espèce de folie sanguinaire, comme si l'on avait décrété un congé de moralité. Ils pouvaient tuer impunément, et ne s'en privaient pas.* »

Tout se passe comme si la prohibition de l'homicide se trouvait soudainement levée, et les actes de cruauté rationalisés par la nécessité de se défendre, trop facilement confondue avec l'opportunité d'attaquer le premier, et d'y prendre du plaisir. Gaston Bouthoul[4] écrivait aussi : « *Au point de vue du droit, la guerre nous fait retourner à certaines formes de la vie primitive : l'étranger ou, tout au moins, une certaine catégorie d'étrangers (les membres du groupe adverse) est de nouveau placé hors la loi. On peut le tuer, le blesser, le dépouiller, le chasser de chez lui, l'astreindre à des travaux forcés sans encourir de blâme. Plus encore (et c'est là l'un des phénomènes qui montrent de la façon la plus frappante la profondeur de cette*

1. DEVEREUX G. (1970) : *Essais d'ethnopsychiatrie générale*, Gallimard, Paris.
2. La guerre fait en effet toujours couler beaucoup d'encre [... et de sang !]. Lire plus particulièrement : *La guerre des Gaules*, de César ; et de Jean Lartéguy : « *Les centurions* » & « *Les mercenaires* ».
3. JONES J. (1962) ; *Mourir ou crever*, F.-M. Watkins trad., Stock, Paris.
4. BOUTHOUL G. (1952) : *Les mentalités*, PUF, Paris. Voir également du même auteur (1951) : *Les guerres. Éléments de polémologie*, Payot, Paris.

hallucination partagée qu'est la vie sociale), les hommes les plus moraux et les plus scrupuleux n'éprouvent en général aucun remords lorsque après les rites de déclaration de guerre ils accomplissent les pires cruautés ou se rendent complices des pires rapines. » On comprendra donc l'importance de l'étude dans un tel contexte, des manifestations psychopathologiques[1], et l'intérêt des psychiatres pour les travaux de polémologie[2], en particulier en période prémonitoire du conflit armé[3].

Antoine Boustany, chef du Département de Psychiatrie à la Faculté des Sciences médicales de l'Université libanaise (Beyrouth) et médecin-chef du Centre médical spécialisé pour le traitement des maladies de l'addiction (Hôpital Saint Charles) a connu de près ces situations de grands conflits. Son témoignage n'en est que plus authentique. Le lecteur pourra également se reporter aux contributions traitant du génocide, signées par Léonard Singer et Jean Garrabé [II, § 3.1.], ainsi que par Marcel Colin [IV, § 2.2.2.], et à celle de François Abalan sur la pathologie de déportation [III, § 3.3.].

Génocides et crimes de guerres

A.-L. Boustany

L'agressivité, tout comme l'angoisse, est un état inhérent à la condition humaine. Fondamentale, elle se manifeste dès la prime enfance, se traduisant tout le long de la vie par des réactions, des attitudes, des comportements idéiques, verbaux ou moteurs d'intensité, de durée ou de visée variables. L'animal aussi est agressif, mais à la différence de l'homme, son agressivité n'est jamais gratuite ni sophistiquée. Il lui manque toujours la dimension perverse qui porte en elle une connotation pathologique.

Aussi loin que remontent les origines des civilisations, des indices de conflits et d'hostilité sont toujours présents et sont retrouvés tantôt sous forme de symboles, tantôt sous forme de traces plus directes, humaines ou matérielles. L'Histoire de l'Humanité est sous-tendue par les conflits meurtriers qui constituent l'aspect le plus régulier de la trame socio-culturelle des hommes dont ils jalonnent l'évolution. Ils ont toujours été et ne cessent d'être des repères du Temps humain et des dates marquantes dans son déroulement. Ils réveillent souvent nos sentiments de fierté ou d'humiliation, de joie ou de tristesse, parfois de dégoût, mais nous laissent rarement indifférents.

Quelle que soit la justification d'un conflit meurtrier, il n'est jamais « propre ». Un meurtre peut-il être propre ? Le droit de légitime défense est la raison souvent invoquée pour décharger la conduite de sa dimension criminelle et funeste et en disculper l'auteur. Sans vouloir sombrer dans des considérations théoriques de morale, d'éthique ou de religion, le fait est que la légitime défense a toujours été considérée comme un droit fondamental voire une condition de survie pour tout être vivant. Un consensus en admet le principe, justifie l'acte et blanchit l'auteur. Cependant, la subjectivité donnée à cette notion, l'extension

1. Il est habituel de distinguer les manifestations psychologiques et psychiatriques qui précèdent la guerre, c'est-à-dire celles qui apparaissent dans la période de troubles sociaux qui semble conduire inexorablement vers le conflit armé, des manifestations concomitantes de la guerre elle-même, et enfin des manifestations dites séquellaires, présentes dans les suites de la guerre. Les premier et troisième cas de figure illustrent des situations de paix, mais très particulières, car instables et socialement imprévisibles ; la guerre étant, dans cette optique, vécue comme une situation de crise — véritable *paroxysme des sociétés* selon l'expression de Roger Caillois — ne soyons pas étonnés du nombre, et de la gravité, des décompensations psychiques recensées par les services de santé à ces périodes-là. L'expérience des pays en conflits armés perpétuels nous montre toutefois un second cas de figure, où l'état d'alerte permanent des populations devient un véritable mode de vie, dans lequel les décompensations liées au traumatisme guerrier ont une place, et surtout une gestion sociale, fort différente de celles du cas habituel.

2. Si l'on admet habituellement qu'une guerre permet à la médecine de réaliser de substantiels progrès, la dette de la psychiatrie à la Première Guerre mondiale fut toute relative, même si elle permit à Milliau (1915) d'étudier ce qu'il appela « l'hypnose des batailles », à Dupré (1917) de décrire « l'ictus émotif », ou à Léri (1918) d'analyser « l'état de distraction des grands terrifiés », manifestations qui nous apparaissent aujourd'hui davantage refléter les visages variés de l'hystérie que conduire à l'individualisation d'authentiques ensembles syndromiques.

3. Des *manifestations particulières d'anxiété* sont décrites, qui s'expriment selon divers tableaux psychopathologiques (état de subexcitation générale et « fébrilité psychique », divers troubles du sommeil, recours à des conduites addictives ou boulimiques, etc.), renforcés par des comportements de groupe liés aux préparatifs de guerre (accumulation de denrées alimentaires, d'alcools et de médicaments, etc.). Certains individus tentent de concrétiser leurs désirs latents, dans une atmosphère apocalyptique de « fin du monde » (ivresses d'avant-guerre, hyperactivité sexuelle, etc.) avec le vécu que « *c'est autant de pris* » et « *qu'on ne sait pas de quoi demain sera fait* ». Chez les patients psychotiques, la thématique délirante emprunte à la réalité du moment, la travestissant au gré des fantasmes de chacun (« *j'envoie à l'ennemi des fusées qui partent de ma tête* », « *je sais capter les messages, mais je ne dirai rien* », etc.).

apportée à ses limites, fausse le sens et en dénature la portée. Et c'est là qu'apparaissent les comportements pathologiques et débutent les débordements morbides, qui aboutissent aux massacres collectifs, aux exterminations malheureusement assez fréquents dans l'Histoire de l'Humanité.

Comment l'esprit humain peut-il tolérer l'idée même d'un génocide et comment peut-il en supporter la responsabilité sans coup férir ? Est-il possible qu'un Hérode ou un Charles IX qui ont ordonné le massacre de milliers d'enfants innocents, un Hitler ou un Staline qui ont commandité la mort de millions de personnes dont la « culpabilité » était d'appartenir à telle religion ou telle ethnie, aient été des individus sains d'esprit et équilibrés ? Les exécuteurs et les bourreaux peuvent-ils se cacher derrière leurs alibis de discipline et d'obéissance pour décaper la dimension pathologique de leur comportement ? Et subsidiairement, n'importe quel individu peut-il s'exécuter à de pareils ordres ou s'agit-il d'individus « prédisposés » psychiquement à ce genre de besogne ? Que les génocides eussent été des exceptions dans l'Histoire aurait simplifié notre analyse du phénomène. Mais leur fréquence est telle qu'ils sont devenus presque aussi banalisés que les guerres, ce qui suscite inquiétude et malaise devant ce comportement humain. On finit par se demander s'il existe une structure mentale spécifique à ces criminels de l'Histoire ou s'ils ont des traits psychopathologiques qui constituent un dénominateur commun entre eux. Y aurait-il une sous-jacence spécifique qu'on pourrait appeler profil ou terrain qui prédisposerait ces individus à commettre de pareils actes ?

Il va sans dire qu'une atmosphère de guerre crée un univers psychologique particulier. Les concepts moraux, les notions de valeur, les normes sociales subissent des modifications de façon à rendre leurs représentations mentales et leur usage conformes aux besoins de la cause. L'individu, conditionné à vivre selon certains principes, à suivre certains idéaux, à appliquer certaines règles dont l'ensemble constitue un mode de vie et une éthique, se voit soudainement demandé à geler cette vision des choses, voire même parfois à l'inverser. Un exemple parmi d'autres et qui, dans ce contexte, saute aux yeux est celui qui concerne la mort donnée à autrui : normalement bannie en temps de paix, la voilà qui devient permise voire encouragée en temps de guerre. Il en est de même de la haine soigneusement cultivée et de l'intolérance fortement animée. Et pour ceux qui n'arrivent pas à opérer ce revirement psychologique, les substances déréalisantes au rôle capital dans l'Histoire et pour certains dans la destinée des guerres, viendront à bout de ce processus. Tout est mis en œuvre pour déculpabiliser la conscience et la décharger, pour s'arroger le plein droit et attribuer à l'ennemi tous les torts. Passe encore quand il s'agit de s'entretuer dans un combat à armes plus ou moins égales. Un consensus humain en a fait un aspect des événements de la vie et une page de l'Histoire des peuples. Mais là où le bât blesse et que les choses commencent à prendre une tournure pathologique bien sûr, mais surtout monstrueuse, c'est quand il s'agit d'ordonner ou de donner une mort collective à des individus désarmés, prisonniers soient-ils ou civils femmes, vieux et enfants.

La première pathologie à évoquer est la paranoïa. C'est une personnalité qui réunit un ensemble de traits qui deviennent, au-delà d'une certaine intensité, favorables à des passages à l'acte parfois démesurés. Méfiant, suspicieux, d'une grande sensibilité, le paranoïaque a tendance à voir des motifs cachés dans le comportement des autres. Peu enclin aux compromis, il ne connaît pas de demi-mesures et fonctionne selon la loi du tout ou rien. Le monde à ses yeux est divisé en forts, source de danger et de menaces, à ménager ou à attaquer selon les circonstances, et en faibles à mépriser. Il se laisse aller à des fantaisies de puissance pour se fabriquer une image de soi agrandie ou grandiose. Ce tableau est couronné par une affectivité instable, le plus souvent restreinte, caractérisée par sa froideur et sa distanciation. Mais au fur et à mesure que le paranoïaque s'élève dans les échelons de la hiérarchie, sa pathologie devient plus évidente et sa manifestation plus dangereuse. Non seulement qu'il lui est plus facile de déraper vers un délire à thématique persécutive ou de grandiosité, mais il commence à avoir les moyens d'application de cette pathologie, alimentée par la puissance et en interaction avec elle. Et c'est à ce niveau que réside le danger qui consiste à franchir de l'individuel au collectif et à dépasser ainsi la limite du « tolérable ». Mais un délire connaît-il des limites ? L'impossibilité de compromis et de mesure favorise un processus de généralisation qui permet alors de confondre l'individu et sa race, son ethnie, sa religion, sa couleur, son peuple... l'enfant hypothétiquement dangereux pour le trône de

Hérode et tous les autres enfants, ou tout un peuple qui partage et endosse la culpabilité de l'homicide ou de l'erreur de l'un des siens... C'est dans un pareil contexte psychopathologique, animé et renforcé par un environnement particulier, que génocides et massacres collectifs trouvent leur terrain d'élection.

Si la paranoïa est la pathologie la plus évidente pour expliquer de pareils crimes contre l'humanité, elle ne peut constituer l'unique creuset de cette catégorie de malades criminels, tant et si bien que ce terme trouve une adéquation d'usage dans ce cas. Et ce n'est pas la structure paranoïaque de la personnalité telle que décrite ci-haut qu'on retrouve toujours. Il peut s'agir parfois de réactions paranoïaques qui surviennent chez certains types de personnalité qui se prêtent plus facilement et mieux que d'autres à ces réactions, telles la personnalité antisociale ou psychopathique et la personnalité compulsive.

S'il est vrai que génocides et crimes collectifs laissent des marques indélébiles dans la mémoire des peuples (pourra-t-on jamais oublier l'holocauste de la deuxième guerre mondiale, les goulags de Staline, ou le génocide des chrétiens du Liban en 1860 et 1983, ou les « minigénocides » serbo-croato-bosniaques survenus à l'orée du vingt et unième siècle...), il est des comportements non moins affreux qu'on a tendance à minimiser ou à mettre sur le compte des « actes de guerre », à savoir les tortures et les supplices. Il est fort possible qu'ils soient apparus avec l'hominisation des hominidés parce qu'il semble qu'ils soient l'apanage des êtres humains. A-t-on jamais vu un animal savourer la torture d'un autre ? Beaucoup plus courants que les génocides, on les retrouve en tous temps, en tous lieux et en toutes circonstances, en temps de paix comme en temps de guerre. Aussi loin qu'on puisse remonter dans le temps, des tribus les plus primitives aux sociétés les plus évoluées, des époques les plus sombres à celles les plus avancées dans l'éthique et les sciences, tortures et supplices sont retrouvés, avec moins d'ostentation de nos jours. Dans ce domaine, la sophistication et le raffinement dans la souffrance physique et psychique du supplicié atteignent leur comble. Il va sans dire que bourreaux et tortionnaires ne pourraient commettre de pareils actes s'ils ressentaient de la culpabilité au moment des faits. Celle-ci est tellement insupportable devant ces horreurs, que les alibis de hiérarchie, de discipline, d'exécution des ordres ou autres, sont incapables d'endiguer son poids ou de tempérer le remords, dont les effets dépressogènes et parfois suicidaires se manifestent chez les auteurs par la suite.

Les divers états psychopathologiques retrouvés, qui facilitent ces passages à l'acte criminels collectifs sont, en résumé, les suivants :

- L'ivresse excito-motrice, courante lors des guerres, et durant laquelle l'individu perd le contrôle de ses actes et voit ses fonctions cognitives, de perception, de mémoire, de jugement, de volonté, fortement perturbées. Il est pris d'un état de fureur, parfois d'un raptus impulsif au cours desquels il peut commettre les actes les plus graves et cruels, avoir un comportement aveugle et se retrouver en fin de crise dans un état de torpeur. Il s'agit là d'un état second appelé aussi ivresse épileptoïde. Il existe aussi des états d'ivresse hallucinatoire, visuelle et auditive, d'ivresse délirante à thématique de persécution ou de mégalomanie qui poussent à des comportements similaires et qui se terminent aussi dans un état de prostration suivi d'une amnésie postcritique. S'ils deviennent rares dans les rangs des armées modernes, disciplinées et bien contrôlées de nos jours, ces états sont toujours retrouvés au sein des milices dans les guerres civiles et devaient être courantes durant des siècles et des millénaires.
- Les conduites antisociales appelées psychopathies constituent un creuset d'individus qui s'adonnent à des actes horribles dans une indifférence affective et une absence de culpabilité constitutionnelles, voire même avec joie lorsqu'une dimension perverse vient s'ajouter à cette structure de personnalité. Entraînés mais surtout excités par l'atmosphère de guerre, d'agressivité et de violence, enflammés par l'usage banal et courant d'alcool et de drogues, ces malades trouvent dans pareils contextes un terrain idéal pour s'adonner à leur pathologie. Naguère réprimée par la loi, abhorrée par la société, elle se trouve du jour au lendemain « justifiée » par celle-ci, « comprise » voire « appréciée » par celle-là. Nombre de ces individus sont ainsi consacrés « héros » par leurs concitoyens et auréolés de gloire.
- Les états délirants à thématique mystique ou idéologique. Derrière le comportement de ces personnes, existent des convictions inébranlables qui enveloppent et

colorent leur vision du monde et des êtres. Éliminer « l'autre » devient un devoir, peut-être même un ordre, voire une responsabilité pour le bien de la foi, de la cause ainsi que pour la sécurité. Crimes et tortures ne suscitent plus de culpabilité, neutralisée par le délire.

Génocides et tortures seraient apparus avec la socialisation de l'homme, l'ont accompagné à toutes les époques et perdureront probablement longtemps encore. La dénonciation, la signature de traités, la création de tribunaux internationaux pour le jugement des criminels de guerre, ont à notre avis un effet assez limité pour au moins deux raisons. La première se rapporte au pathologique : depuis quand une menace prospective a empêché la manifestation d'un trouble mental et modifié le comportement de son auteur ? Quant à l'autre, elle est d'ordre humain : qui fait une guerre pour la perdre ? Et l'Histoire ne nous a-t-elle pas appris que seuls les perdants ont des comptes à rendre sur les crimes et les atrocités de guerre ?

1.1.2. Le terrorisme

Le terrorisme pose, comme la guerre, dont il est une des formes, le problème de la violence d'État, dans son existence même, dans sa légitimité et dans sa finalité. Hannah Arendt[1] écrivait : « *Que Clausewitz qualifie la guerre de "continuation de la politique par d'autres moyens", ou qu'Engels définisse la violence comme l'accélérateur du développement économique, c'est toujours un processus continu, une continuité politique ou économique, qui sont mis en valeur et que déterminent des éléments antérieurs à l'action violente.* » C'est justement l'existence de cette continuité jusqu'au boutiste dans l'action qui légitimise, aux yeux du terroriste, l'acte même, lequel peut apparaître comme la riposte à une agression politique subie ailleurs ; à la limite, le terroriste peut rationaliser ses revendications et son geste par la légitime défense… D'où la question de la moralité du terrorisme, posée par Christopher W. Morris[2] qui écrit, en pensant aux victimes : « *Est-on jamais en droit de nuire intentionnellement à l'innocent ? La justification de la violence terroriste doit-elle se fonder sur les conséquences, salutaires ou non ? Les actes terroristes sont-ils mauvais quelles que soient leurs conséquences ?* » Quant à la finalité de l'acte terroriste, on lit souvent que « *le but de l'action terroriste est politique […], au-delà de la violence meurtrière apparente ou au-delà des actes du "combattant", comme sont parfois nommés les terroristes dans les déclarations pudiques et ambiguës de chefs d'État*[3] ». Les aspects psycho-sociologiques et psychopathologiques du terrorisme sont ici traités par Francisco Alonso-Fernández, professeur émérite de psychiatrie à l'Université Complutense (Madrid), académicien de l'Académie royale nationale de médecine, directeur de l'Institut des psychiatres de langue espagnole et président de l'Association espagnole de psychiatrie sociale.

Aspects psycho-sociologiques et psychopathologiques du terrorisme

F. Alonso-Fernández

I. Délimitation du phénomène dénommé terrorisme

Le mot *terrorisme* provient de *terreur*. La signification du mot *terreur* a évolué depuis son sens primitif de « tremblement physique » jusqu'au sens actuel qui désigne un état émotionnel de *peur extrême avec répercutions viscérales*. C'est durant la Révolution Française que l'on commença à parler de terrorisme comme un « système ou régime de la terreur », conçu alors comme le règne de *la Terreur*, période de peur intense pratiquement généralisée, comprise entre août 1792 et juillet 1794, moment où prend fin la terreur collective induite par les Jacobins, une fois emprisonné puis guillotiné Robespierre.

« *L'art de tuer une personne pour en terroriser dix mille* », c'est là un proverbe chinois qui recouvre magistralement l'essence opératoire du terrorisme. D'un coté, la *tactique* de la violence ; de l'autre, la *stratégie* qui consiste à provoquer l'intimidation collective par la terreur. Tout acte de violence envisagé pour semer la terreur se trouve inclus dans l'orbite des comportements terroristes. Mais le terrorisme en soi se caractérise par la production de comportements de violence terrifiants pris en charge par une organisation collective, en général un groupe clandestin ou une institution publique, dans le but de réaliser un objectif nationaliste, social, politique, religieux ou économique.

---

1. ARENDT H. (1969) : *Du mensonge à la violence. Essai de politique contemporaine*, Calmann-Lévy, Paris.
2. MORRIS C.W. (1996) : « *Terrorisme et torture* », in : CANTO-SPERBER M. (dir.) : *Dictionnaire d'éthique et de philosophie morale*, PUF, Paris.
3. DUFOUR-GOMPERS R. (1992) : *Dictionnaire de la violence et du crime*, Ères, Toulouse.

Mis à part ce terrorisme *macrosocial* ou terrorisme *stricto sensu*, il existe toute une gamme de formes particulières de terrorisme *microsocial*, dispersées sous des formes de terrorisme scolaire, familial et du travail.

II. Mouvements terroristes classiques et modernes

Les formes les plus représentatives du terrorisme sociopolitique classique débutent par des actions de cruauté, commises depuis le Pouvoir par l'autorité civile ou religieuse, pour semer la terreur parmi la population et se consolider dans une position de commandement. Au cours des temps, la modalité habituelle du terrorisme a consisté en un terrorisme d'État ou de Gouvernement, ou toute autre forme de *terrorisme institutionnalisé*.

La spirale classique de la violence s'établissait lorsque certains groupes de sujets opprimés s'unissaient pour intégrer des bandes organisées de défense et d'attaque contre la terreur institutionnalisée, employant la même combinaison de violence et de terreur que celle projetée sur eux. Jusqu'à un passé récent, le terrorisme subversif, terrorisme réalisé d'en bas, était attisé ou provoqué par un régime totalitaire qui ne permettait pas les divergences d'idées ni la discussion.

La liquidation du totalitarisme en tant que système politique prédominant a été facilitée par trois événements marquants du progrès vers l'humanisme, vers la rationalité et la Liberté, soit successivement le Siècle des Lumières, la Révolution Française et l'Idéalisme Allemand. Ce ne fut qu'au cours du XXe siècle qu'est apparu le terrorisme subversif unilatéral et originaire, sans aucun précédent et sans aucun prétexte fourni par les instituions de l'État.

III. Le terrorisme subversif unilatéral actuel

L'opinion *erronée*, partagée par certains auteurs et par beaucoup de personnes, selon laquelle le terrorisme actuel est un phénomène nouveau, peut être comprise à la lueur des trois motifs suivants : premièrement, en raison de la tendance à justifier les activités terroristes institutionnalisées, quasiment constantes au cours de l'histoire, comme des gestions nécessaires afin de préserver l'ordre et la paix ; deuxièmement, parce que sa représentation subversive antécédente fut « l'anarchiste de la bombe », dont le comportement était totalement différent de celui des terroristes actuels ; troisièmement, parce que le terrorisme actuel représente un profil psychosocial particulier à la violence organisée, dont les caractéristiques consistent à la fois en un emblème totalitaire et antidémocratique, de droite ou de gauche, une organisation en commandos affiliés à une espèce d'armée, une grande portée publicitaire grâce au développement démesuré des moyens d'information et au maniement d'une technologie destructrice qui permet de tuer avec supériorité et pratiquement en toute impunité. Parfois, les groupements terroristes antidémocratiques contemporains reçoivent l'appui de certains pays totalitaires et peuvent s'unir pour constituer un véritable terrorisme *transnational*.

Dans la seconde moitié du XXe siècle, le terrorisme a adopté la physionomie d'une violence sans discrimination contre les masses, incluant tous les types d'individus. Afin d'éviter une excessive indignation de la population face à leurs actions, les terroristes dosent soigneusement leurs opérations de destruction massive.

Le mouvement terroriste basque connu sous le nom de ETA endosse déjà la responsabilité de la mort de nombreux enfants et femmes. Leur fuite irrationnelle de la réalité s'est produite en 1978 lors de l'accord, pris en assemblée, de non-reconnaissance des différences sociopolitiques existant entre l'État espagnol totalitaire de l'époque franquiste et l'État démocratique instauré en 1976.

IV. Personnalité du terroriste

Le terroriste moderne peut provenir de n'importe quelle strate socio-économique. Les nombreuses femmes qui participent aujourd'hui aux campagnes terroristes en font partie soit parce qu'elles partagent l'idéologie fanatique, soit parce qu'elles entretiennent des liens d'amitié ou amoureux avec un terroriste masculin. Les individus exposés dès l'enfance aux pratiques de ce genre de violence, ceux qui y sont préparés par une instruction scolaire déformée, ainsi que ceux élevés dans un contexte de manque affectif possèdent une tendance particulière à devenir des terroristes.

Le psychiatre américain Hacker[1] répertorie les terroristes selon trois modalités : les idéalistes ou croisés, les criminels, et les malades mentaux ou sujets anormaux. Sans aucun doute, la modalité la plus répandue de nos jours est la première citée.

En réalité, le comportement terroriste se divise selon les trois séquences successives suivantes : au point de départ figure comme plate-forme fondamentale — qu'il ne perdra plus — la *terroidéologie* du fanatisme ; au cours de son développement, le fanatisme, infiltrant sa personnalité, se complique d'une certaine *terropathologie* et dans la phase finale une terrible et méprisable *terrocriminologie* s'impose de toute évidence.

Bien qu'il n'y ait pas de profil propre à la personnalité du terroriste, on retrouve présente dans la *conduite* de la plupart d'entre eux la constellation propre du sujet *lutteur fanatique*. Le reste de la personnalité montre des caractéristiques variables, même si dans les moments d'irruption du fanatisme combattif elle présente la réaction commune pratiquement généralisée de soumission fidèle à la directive marquée par le contenu du fanatisme.

Le fanatisme de type religieux fut le premier décrit. Fanatisme est un mot dérivé de *fanum* qui en latin signifie « temple » ou « édifice religieux ». Selon une phrase heureuse de Levy, lorsqu'un type quelconque d'idéologie politique est sacralisé, la barbarie n'est pas loin. Les idéaux de l'ETA résultent d'une touche de socialisme étatisé donnée à un nationalisme sacralisé et raciste. La confection de leur plan stratégique initial s'est développée en majeure partie au sein des sacristies.

L'idéologie qui peut conduire au terrorisme résulte de l'absolutisme d'un système d'idées répandu dans les domaines religieux, sociopolitique et/ou nationaliste. À partir de cette plate-forme, tout comportement visant à imposer aux autres le thème absolutisé, se déplaçant entre le prosélytisme, le bellicisme et la criminalité, semble justifié. C'est ainsi que se constitue la constellation personnelle définissant le combattant fanatique.

Le système psychique absolutiste, ou survalorisé comme axe du fanatisme, est renforcé par une surcharge d'affectivité prenant la forme d'une *passion absolue* installée au centre de la vie psychique du sujet et qui gouverne sa pensée et ses actes. Le combattant fanatique croit être en possession de la vérité totale et ne tolère pas la contradiction, au point de qualifier celui qui n'est pas de son avis de traître ou d'ennemi. Très peu apte au discours rationnel et au dialogue, il développe sa pensée concrète et directe, ne connaissant que l'option « noir ou blanc », sans aucune capacité pour reconnaître que la vie est tissée de nuances et de tons intermédiaires. Le combattant fanatique contemple la vie à travers sa *formation survalorisée* et perçoit la réalité de façon déformée, conséquence de sa *catatimie*, comme si tous les événements de la réalité étaient avec lui, pour lui donner raison.

La survalorisation d'un idéal sociopolitique ou religieux conduit à lutter pour cet idéal tout en essayant de le mener à bien en l'imposant aux autres, par tous les moyens possibles. Dans de telles circonstances, le sujet tend à rendre responsables les autres de leurs propres maux et par conséquent s'il rencontre une limitation au développement de ses idées, il recourt rapidement à l'*expression violente* de ses sentiments négatifs, sous forme de colère, haine, hostilité, vengeance et autres. Il est en même temps incapable d'assumer la responsabilité et les fautes qui lui incombent. Il s'agit, par conséquent, d'un comportement *extrapunitif* flagrant. Généralement les terroristes sont incapables d'un sentiment de culpabilité ou de remords, et très souvent même lorsque plus tard ils abandonnent le maniement des armes.

La *structure* de la personnalité du terroriste actuel souffre de fissures abondantes malgré sa rigidité mentale et sa force extrapunitive. La *faiblesse* de son Moi, manipulé par le self ou l'image de soi, en complicité avec le Surmoi et le Ça, est notoire. *L'image de soi* s'en trouve agrandie et même un peu glorifiée, au moins en tant que porteuse d'idéologie et de convictions, à tel point qu'il se sent en possession de toute la vérité. Les pulsions d'agressivité du Ça, au service du *self*, sont promptes à se projeter contre toutes les tendances sociopolitiques ou religieuses qui ne coïncident pas avec les siennes, sans vaciller dans l'usage des moyens destructeurs. Son Surmoi est puissant mais rempli de lacunes : d'une part, *dominé* par les idéaux absolutisés inhérents au self, le rendant sûr de lui, en possession de la justice et de la raison absolues ; et d'autre part *désintéressé* des intérêts altruistes, des inhibitions morales et de sa propre culpabilité.

---

1. HACKER F. (1976) : « *Crazies, criminals and crusaders* », Norton, New York.

Le fonctionnement de la personnalité assumé par un self idéologique exalté qui a absorbé le Moi, qui envahit le Surmoi, l'érodant et le couvrant de lacunes, et qui dirige le Ça, lui donnant un sens antisocial, nous permet de conclure suivant les orientations de Kernberg[1], que nous nous trouvons devant *un narcissisme idéologique, pas proprement pathologique, ayant des traits antisociaux.*

Une telle structure narcissique non pathologique, sur laquelle se fonde le comportement du combattant fanatique, peut être soit *primaire,* se développant comme telle depuis l'enfance, stimulée par des expériences centrées sur la privation affective ou sur la violence familiale, soit *secondaire,* transmise par la cohabitation avec un groupe de fanatiques. La première est généralement globale, et la seconde partielle. L'induction du fanatisme-narcissisme est un processus rendu plus aisé chez les adolescents et les jeunes en raison d'un bas niveau d'estime de soi, de problèmes d'identité et d'anxiété. Dans tous les cas, le fanatisme partagé avec le groupe représente, pour le jeune nouvel arrivant, une soupape de sûreté et en même temps une opportunité qu'il vit comme une promesse de libération, se sentant soutenu par les autres membres d'un groupe compact, calfeutré dans une même idéologie.

V. Psychopathologie des victimes

Il est rare que la première réaction psychique à l'attaque terroriste prenne la forme *adéquate* d'une défense ou d'une fuite, si l'on ne dispose pas d'une personnalité solide ayant une attitude vigilante face à une possible attaque. Dans tous les autres cas, on voit s'imposer des réactions peu efficaces pour surmonter le risque, réparties en plusieurs phases : au début, la négation ou l'incrédulité et le choc émotionnel prédominent, puis des *sentiments craintifs* s'imposent, lesquels s'échelonnent de la peur et de la crainte jusqu'à la terreur et l'anxiété, généralement accompagnés d'un certain état modifié de conscience. La *conscience altérée* de ces victimes s'exprime depuis le retrécissement crépusculaire et l'obscurcissement jusqu'à la dégradation de la lucidité sous forme de confusion mentale. En réalité, l'état crépusculaire et la confusion mentale sont des troubles plus répandus dans les altérations psychiques *précoces* induites par une attaque terroriste. Ils s'accompagnent parfois d'éléments paranoïdes, d'altérations perceptives telles que les illusions et les hallucinations, de troubles psycho-somatiques et de signes dépressifs.

Au bout du troisième mois à compter de l'attaque terroriste, l'état mental d'un tiers des victimes est rétabli et asymptomatique, tandis que les deux tiers restants se partagent à égalité entre la névrose traumatique classique de la psychopathologie française, aujourd'hui dénommé *syndrome de stress post-traumatique,* et une série bigarrée de troubles dont l'état dépressif, le syndrome paranoïde, la constriction de la personnalité ou l'alexithymie, les troubles psycho-somatiques et l'altération isolée du sommeil.

À l'intérieur de ce groupe de *troubles non spécifiques tardifs,* le trouble le plus fréquent est le *syndrome dépressif* dont le tableau clinique, conformément à notre modèle structurel tétradimensionnel[2], est conçu comme un effondrement de la vitalité, et va depuis des formes complètes — qui affectent les quatre dimensions : l'humeur dépressive, l'anergie ou perte des impulsions, la discommunication ou blocage de la syntonisation avec l'extérieur et la rythmopathie ou disrégulation des rythmes — jusqu'à des formes uni-, bi- ou tridimensionnelles. À ce stade, les états dépressifs les plus fréquents sont ceux d'expression incomplète, et dans lesquels seule la sémiologie d'une, de deux ou de trois dimensions sur les quatre précitées, est présente. Dans ces tableaux incomplets, l'humeur dépressive fait souvent défaut. L'existence de véritables dépressions en l'absence d'un état d'âme dépressif est un fait assez fréquent chez les victimes du terrorisme.

À mon avis, l'empreinte spécifique de la *névrose traumatique* par rapport aux modalités habituelles des névroses — pour lesquelles le conflit psychique responsable du tableau clinique se trouve refoulé dans l'inconscient, les unes et les autres dominées par l'anxiété —

1. KERNBERG O.F. (1994) : « *Los trastornos antisocial y narcisista de la personalidad* », in : *La agresión en las perversiones y en los trastornos de personalidad*, Paidos, Buenos Aires, 117-144.
2. ALONSO-FERNANDEZ F. (1988) : « *La depresión y su diagnóstico. Nuevo Modelo Clínico* », Éditorial Labor, Barcelona. – (1996) : « *Vencer la depresión, con ayuda del médico, la ramifia y los amigos* », 2 edición, Temas de Hoy, Madrid.

consiste dans le pouvoir exercé sur le plan de la conscience par l'expérience traumatique, souvent même sous forme de *reviviscence.*

À l'*âge infantile,* les expériences de terreur produiront leurs effets les plus dévastateurs et permanents, surtout sous forme d'un développement de la personnalité aberrant ou dévié. En outre, l'enfant peut se sentir mortifié par d'autres circonstances telles que la perte de ses parents ou la sensation que les adultes n'ont pas su le protéger. Lors de la réhabilitation des enfants, il faut essayer à tout prix de ne pas les séparer de la famille.

Dans la psychopathologie des victimes du terrorisme figurent, en plus des troubles non spécifiques référés, les deux tableaux *spécifiques* suivants : le *syndrome de la culpabilité du survivant* et le *syndrome de Stockholm.*

Le premier d'entre eux se caractérise par un grand sentiment de culpabilité pour n'être pas mort avec les autres. Il est très fréquent que ce sentiment de culpabilité conduise à un état dépressif complet ou incomplet, deux manifestations de la dépression auxquelles nous nous sommes référés plus haut.

Le syndrome de Stockholm est défini par la présence d'un sentiment positif des séquestrés ou des otages vis-à-vis de leurs kidnappeurs. Le terme est né en Suède lorsqu'en 1973 une employée de banque appelée Kristin, qui fut retenue durant plusieurs jours par un cambrioleur nommé Olson, établit une relation amoureuse avec celui-ci. À partir de ce moment-là, les comportements en faveur des kidnappeurs se sont répétés chez de nombreux otages des deux sexes et de différentes nationalités. Le syndrome de Stockholm se produit uniquement dans le cadre d'une cohabitation maintenue durant un certain temps entre le captif, ayant bien souvent un psychisme en état régressif, et les kidnappeurs, et son apparition n'est possible que lorsque s'établit une relation personnelle des deux cotés. La victime qui ne fait pas l'objet de mauvais traitements, par au moins un des kidnappeurs, commence à élaborer une gratitude qui peut servir de base à des sentiments plus profonds, dans une gamme qui va depuis la justification, la coopération et la sympathie, jusqu'à l'amitié et l'amour. Quant au mécanisme opératoire, nous pouvons distinguer trois degrés dans ce syndrome, l'*idéalisation* en étant le degré le plus superficiel, l'*identification* le degré intermédiaire, le plus profond étant le *transfert* infantile ou régressif.

En général, le kidnappeur ne reste pas indifférent à la réaction positive du séquestré, mais au contraire il développe aussi un sentiment positif envers sa victime, et la probabilité de survie de celle-ci en est extraordinairement accrue. Pour la police et les autorités, les otages avec un syndrome de Stockholm posent problème, les difficultés se multipliant lorsque l'attitude de sympathie ou d'affection envers les kidnappeurs s'étend à des membres de la famille de la victime. « *Un otage hostile est le prix que la loi doit payer pour un otage vivant* » (Strentz[1]).

La récupération des victimes du terrorisme requiert une intervention psychiatrique ou psychosociale afin de rétablir l'équilibre émotionnel, l'organisation de la personnalité et le climat subjectif de confiance et sécurité. En plusieurs occasions, il conviendra d'éloigner immédiatement la victime de l'aire émotionnelle de la terreur ou du cadre dans lequel ont eu lieu les faits. Lorsqu'un état morbide tardif s'est instauré, du style d'une maladie dépressive, un syndrome paranoïde ou un trouble psychosomatique, il sera indispensable de renforcer le traitement général à l'aide de psychopharmacos et de la psychothérapie correspondants.

VI. Prévention du terrorisme[2]

La prévention du terrorisme est une stratégie qui se systématise à trois niveaux :

1. La prévention *primaire*, qui tente de neutraliser les facteurs déterminants du terrorisme et, en général, des sources de violence, en même temps qu'elle essaie d'améliorer les conditions de cohabitation de la société.

2. La prévention *secondaire*, distribuée en une série de mesures anti-terroristes : anti-terrorisme gouvernemental, policier, juridique, d'information, civique et pédagogique, les trois derniers ayant le plus besoin d'un conseil psychiatrique.

---

1. STRENTZ Th. (1980) : « *The Stokolm Syndrome : Law enforcement policy and ego defenses of the hostage* », in : Wright, Bahn and Rieler (dirs.) : *Forensic Psychology and Psychiatry*, Annals New York Academy sciences, 347, 137-50.
2. Pour le développement de ces différents paragraphes, se reporter à : Alonso-Fernández F. (1994) : « *Psicologia del terrorismo (la personalidad del terrorista y la patología de sus víctimas)* », Salvat-Masson, Barcelona.

3. La prévention *tertiaire*, qui se charge de planifier le programme d'assistance des victimes afin d'éviter la propagation de la terreur à d'autres secteurs de la société, et qui s'occupe d'envisager correctement les conditions de réclusion des terroristes, visant ainsi un double objectif : éviter qu'ils ne continuent à transmettre depuis la prison des ordres criminels et leur appliquer un plan de réhabilitation dans la mesure du possible.

1.1.3. Les sectes et les crimes d'emprise

Si le fait d'appartenir à une secte, ou d'être soi-même à l'origine de sa création, ne constitue évidemment pas un *fait criminel*, les dérives éthiques pouvant résulter de la *manipulation mentale* et de l'*abus de pouvoir* peuvent, elles, se révéler de nature criminelle[1].

La présence d'un tel chapitre dans un ouvrage de *criminologie psychiatrique* se justifie, non pas tant en raison de la révoltante actualité des « suicides » collectifs de membres de certaines sectes criminelles, que par les interrogations des tutelles sur la santé mentale des dirigeants de ces sectes, et sur la relation d'emprise psychique qu'ils instaurent avec des personnalités vulnérables, lesquelles, parce qu'elles deviennent des victimes, méritent une protection particulière, quand ce n'est pas une prise en charge psychologique de soutien en rapport avec les abus qu'elles ont pu subir (escroquerie, abus sexuels, outrages...). William Babaz, psychiatre des Hôpitaux à Sainte Anne (Paris), fait le point sur ce sujet particulièrement d'actualité car fortement médiatisé.

Les sectes

W. Babaz

« À quoi bon libérer les esclaves puisqu'ils naissent libres de mourir ? »

Les considérations qui vont suivre s'appuient pour l'essentiel sur le rapport n°2468 de la Commission d'enquête de l'Assemblée Nationale sur « *Les sectes en France* » adopté le 20.12.1995 (Rapport Guyard). Il poursuit le travail demandé à Monsieur Alain Vivien par le Premier ministre et publié en 1985 sous le titre « *Les sectes en France : expression de la liberté morale ou facteurs de manipulation.* » Ce premier rapport n'a pas été suivi d'effets. Ces travaux ont été placés sous le régime du secret afin de permettre la plus grande liberté de parole et de témoignage lors des auditions. Ils s'appuient aussi sur des avis d'experts : juristes, médecins, hommes d'Église et sur le concours de différentes administrations qui ont montré un empressement et un zèle inégaux, en particulier la Direction générale des impôts et la Direction des affaires criminelles et des grâces n'ont transmis leurs informations que très tardivement... Ce secret n'a pas été tenu, ainsi que le révélait la presse en octobre 1996. Ces fuites ont fait l'objet d'un dépôt de plainte de la part de M. Seguin, Président de l'Assemblée Nationale aux fins de poursuite contre les auteurs non dénommés du détournement des pièces litigieuses. Les fonctionnaires de l'Assemblée et les parlementaires membres de la Commission d'enquête se regardent depuis en chien de faïence. Nous apprenions aussi par les mêmes articles que la Présidente de l'Église de Scientologie assistait à l'Assemblée Nationale aux débats publics sur ledit rapport ; quelqu'un lui avait ouvert la loge réservée aux invités du Gouvernement.

Les sectes ont toujours existé. Les schismes religieux comme les hérésies étaient poursuivis déjà chez les Romains. Plus récemment, les sectes désignaient les groupes religieux minoritaires, les hérésies comme l'arianisme. Le protestantisme est un bel exemple de réussite sectaire. Il faut dire que toute forme de protestation politique ou sociale devait prendre des formes religieuses, ce que l'on a pu encore constaté récemment dans les pays de l'Est, en Pologne par exemple.

1. Tout se passe comme s'il existait des sectes « sur mesure », aménagées par des marchands [du Temple] d'un bonheur mythique. Pour Yves Saint-Gérard, le recours d'individus aux sectes s'expliquerait par la crise des valeurs, sans précédent, que traverse notre société actuellement. Il écrit : « *La crise économique et la misère livrent les esprits à l'exaltation du sentiment religieux puisque les individus deviennent craintifs et très sensibles face à l'imprévisible. Le malaise propre de l'individu perturbé par les structures sociales de plus en plus inadéquates nous fait penser à la monomanie, phénomène "embrassant toutes les mystérieuses anomalies de la sensibilité, tous les phénomènes de l'entendement humain, tous les effets de la perversion de nos penchants, tous les égarements de nos passions" (Esquirol).* » Et d'ajouter : « *[...] de nos jours, les sectes pullulent. Nécessité sociopsychologique, elles occupent un vide qui revient de droit à des structures d'hygiène mentale* ». [ST-GERARD Y. (1989) : « *De la crise économique à la crise individuelle. La prolifération des sectes et la crise individuelle* », Transitions, 27-28, 127-133].

Mais aujourd'hui la notion de secte déborde le religieux minoritaire. Elle est considérée comme un phénomène difficile à définir, dont la classification est impossible du fait de son foisonnement. Le succès actuel des sectes serait lié :

- à la déconsidération des politiques à cause des Affaires,
- des religions à cause de l'Histoire,
- d'une société de consommation à l'individualisme forcené ne pouvant plus consommer du fait de la crise économique et du chômage,
- à la dégradation de la vie urbaine avec la violence, les émeutes,
- aux tensions internationales avec le regain des nationalismes et des fanatismes religieux, la crainte de guerres et les conflits incessants,
- des syndicats obsolètes en crise,
- de la dislocation familiale, de la disparition fréquente du père...

La télévision qui nous présente complaisamment conflits, meurtres, attentats et massacres ne peut qu'accentuer le doute qui saisit chacun quant à l'avenir. Mais l'homme a toujours besoin du merveilleux, du religieux, de transcendant et d'irrationnel et plus encore en des temps difficiles. Les sectes répondent à ces attentes.

Critères d'approche d'une secte

Si la définition paraît impossible, les sectes présentent néanmoins un certain nombre d'éléments caractéristiques. Toutes représentent un danger pour le libre arbitre, l'esprit critique, la liberté. Après une phase de séduction identificatrice, succédera une communication persuasive qui entraînera l'adhésion et l'engagement. Les façades idéologiques ou doctrinales sont séduisantes, universalistes, et parfois exotiques. Des groupes mobilisateurs et attirants proposeront des causes humanitaires, écologistes, le développement personnel, l'amélioration, le bonheur, l'équilibre, la paix, la sérénité, la réussite, la santé, l'harmonie, l'efficacité, la puissance, la révélation mystique. Le groupe est fort, chaleureux ou très sévère, son maître connaît les secrets de l'Univers et fascine les foules, il propose des certitudes, des convictions, un but, la nouveauté contre les vieux systèmes, la progression et la participation à une élite, et enfin la reconnaissance. Au charlatanisme pseudo-ésotérique s'ajoutent parfois des voyages initiatiques au Mexique, aux Indes, au Pérou.

Retenons parmi les *thèmes de propagande* :

- les *thèmes éthiques* : par exemple, le journal de l'Église de Scientologie s'intitule « *Éthique et Liberté* » et de nombreuses associations rattachées agissent officiellement pour le respect des droits de l'Homme, celui des libertés ou la promotion de la tolérance. Notamment, le « *Comité français des Scientologues contre la discrimination* », la « *Commission des citoyens pour les droits de l'homme* » et le « *Mouvement pour la paix en Europe* ». De la secte Moon dépendent l'« *Association des femmes pour la paix mondiale* », la « *Fédération inter-religieuse pour la paix mondiale* », l'« *Association des Familles internationales* » et l'« *Association Familles et Vie* » ;
- les *thèmes écologiques* : « *SOS Déserts* » ou « *Ecoovie* » prônent le retour au mode de vie des tribus indiennes primitives ;
- les *thèmes médicaux*. Ce sont les sectes guérisseuses qui peuvent créer des centres de soins pour toxicomanes, qui s'occupent de soins palliatifs ou de maladies incurables ;
- les *thèmes culturels* : la *Nouvelle Acropole* est devenue très à la mode ;
- les *thèmes éducatifs* : nombreuses écoles privées, écoles de musique, de dessin, d'art dramatique. Cours d'informatique, de management, de communication, de nutrition... ;
- les *thèmes féministes ;*
- les *thèmes de l'épanouissement sexuel ;*
- les *thèmes de la transformation personnelle*, de la perfection ;
- enfin, bien sûr, les *thèmes religieux* : groupes évangéliques et pseudocatholiques, mouvements apocalyptiques, néo-païens, sataniques, orientalistes et syncrétiques.

Fascination par le gourou dont l'autorité est indiscutée, rapport toxicomaniaque à la doctrine, aux textes et utilisation parfois d'un néo-langage qui est un vocabulaire pour initiés. La soumission au groupe est exigée et absolue ; le dévouement total, l'obéissance, paraissent la valeur morale essentielle. L'embrigadement totalitaire entraînera le prosélytisme et la rupture avec l'extérieur vécu comme intolérant et persécutant, avec la famille, les amis, les amours. À l'endoctrinement succéderont les contraintes en temps et en argent, l'exploitation physique et sexuelle. Enfin, la difficulté à sortir du groupe est une constante.

La vie en société

Le phénomène sectaire ne se réduit pas à la manipulation de personnalités fragiles par des groupes coercitifs. Il existe une demande, des besoins. La contestation du productivisme, du scientisme, l'incertitude devant l'avenir, l'ébranlement des croyances traditionnelles dans les religions classiques et les idéologies politiques entraînent une tentative de redéfinition des besoins spirituels. Le retour du religieux est parallèle au déclin des Églises traditionnelles du fait du décalage entre l'attente des fidèles et leurs discours. Les trois grandes religions judéo-chrétiennes furent des sectes à l'origine, des groupuscules suivants des illuminés, elles réussirent et on tua beaucoup en leur nom, on continue d'ailleurs. Pour détourner la formule de Malraux, nous dirions que le XXIe siècle sera religieux et ne sera bientôt plus car les barbus de toutes les intolérances sont bien capables de déclencher la première guerre nucléaire. Le gourou, le maître à penser, le dealer de la transcendance est toujours mis en avant. Mais, le désir de soumission, l'idée d'une servitude volontaire fait beaucoup plus scandale que les manifestations du pouvoir parce que la lutte pour le pouvoir semble aller de soi.

La civilisation se constituerait sur le meurtre du chef de la horde, qui devient ainsi un père tout puissant, idéalisé par la vertu de son absence, énonçant la loi de la prohibition de l'inceste nécessaire à l'instauration du social. Elle exige une soumission respectueuse à un être dominant, sacré, objet d'horreur et de vénération, énonçant des lois transcendantes. L'homme occidental a affirmé sa personnalité en rejetant les lois venues des Dieux pour affirmer les siennes. Mais cet homme libre devenu obéissant, stéréotypé, parlant des langues de bois se plaint de la répression ambiante. Peut-il exister une société sans emprise, sans soumission, sans aliénation, fondée sur une sexualité épanouie et des sublimations réussies et où la pulsion de mort n'aurait plus sa place ?

Remettre en cause les relations de domination par les Dieux revient à en instaurer d'autres. Le peuple Dieu inventera de nouveaux critères de hiérarchie et d'inégalité. Lévi-Strauss disait : « *le grand problème de la civilisation a été de maintenir un écart.* » Ce fut l'esclavage, le servage, le prolétariat, le colonialisme. Toujours des groupes dominants et des groupes dominés, dont l'écart est de plus en plus provisoire. Toute société fondée sur la référence paternelle et des interdits qui l'accompagnent proclame que les relations de pouvoir et de soumission sont indispensables à la vie en commun. Dans les sociétés démocratiques, historiques, le conflit permanent est la règle. La lutte pour le pouvoir est le principe de fonctionnement. Les sociétés qui ont des hiérarchies arbitraires et inébranlables ferment le jeu social ; aussi bien les régimes totalitaires, le Reich de mille ans, que les sectes se veulent des communautés organiques immuables. Mais le conflit est difficile à vivre, l'individu doit s'y engager au péril de sa vie. L'esclave préfère une vie misérable dans une situation a-conflictuelle à la liberté. Les individus pris dans les mailles du groupe y trouvent la protection d'un père omniscient, des lois non discutables et une assurance pour leur existence. Cette soumission peut avoir des bénéfices non négligeables, l'homme peut devenir un petit chef ; le grand étant la projection de ce qu'il aimerait être devient un objet de croyance. L'état de dépendance totale, la misère affective, intellectuelle et physique font que l'adepte a d'autant plus besoin d'être consolé et protégé par une autorité tutélaire. « *L'homme est une machine à faire des Dieux* ».

Le pouvoir, consubstantiel à la vie sociale, s'appuie sur l'obéissance et sur le désir de soumission enraciné dans l'être ; le conformisme et l'aliénation sociale en sont le résultat ; certes l'apprentissage des règles de la vie commune constitue une des bases de l'hominisation. C'est celui qui se veut seul et unique, qui croit à son destin, et joue sa vie, qui devient le personnage scandaleux. Paradoxales, les sociétés démocratiques réclament un pouvoir stable et l'innovation, l'obéissance et l'autonomie. L'homme est partagé entre ses exigences de reconnaissance de son altérité, les interdits structurants et son désir profond de soumission. Les sectes sont les ratés de ce long processus.

Techniques d'emprise

La secte est une entreprise totalitaire. Les prières, les exercices répétitifs, la lecture en groupe des textes de référence, les cérémonies initiatiques qui ont pour but de provoquer une émotion collective, les témoignages d'enthousiasme rythment la vie du novice. Il travaillera par deux, la délation encouragée, l'autocritique publique, tout dire de soi-même, font que le groupe exerce un contrôle total sur ses adhérents. Toute vie privée est connue, analysée et réutilisée. Petit à petit, le monde extérieur disparaîtra au profit du groupe sans autre perspective. La mobilisation émotionnelle par des techniques de groupe, des témoignages bouleversants, la musique, les chants, seront repris dans le discours qui fait lui-même appel à l'émotion de l'amour, de la haine et non à la raison. Les émotions paraissent toujours plus vraies que les mots.

Voici un exemple de journée type d'un adepte en Ashram ou en communauté fermée : le lever se fait bien avant le soleil pour les premières prières ou méditations avec ablution et purification, le petit-déjeuner communautaire frugal est accompagné de lecture (les groupes imposent généralement des régimes alimentaires carencés). Viennent ensuite l'heure de la formation par les plus anciens, puis le travail intérieur (ménage, cuisine, potager) ou extérieur (prosélytisme, mendicité). Souvent il n'y a pas de repas à midi. Le soir après les prières, les méditations et le repas toujours carencé, viennent les initiations, les révélations, les témoignages. Vers 20 heures, coucher, réveil après une première phase de sommeil pour la prière et la méditation au cœur de la nuit. Les hommes et les femmes sont généralement séparés, ainsi que les enfants pris en charge par d'autres membres du groupe.

Qui dit secte dit gourou. S'il est vivant la secte est naissante, son charisme est essentiel, s'il est mort, il est omniprésent dans les portraits, les commémorations, et sa vie, source d'hagiographies. Il faut vraisemblablement beaucoup d'assurance en soi et de force de conviction.

Classification des sectes

1. Classification retenu par le Rapport Guyard, fournie par les Renseignements Généraux

■ Les groupes « *Nouvel Âge* ». Ils apparaissent dans les années 70 ; c'est un ensemble de pratiques de consommation (nourriture biologique, médecines douces) en rupture avec les habitudes majoritaires. Le monde est sur le point de pénétrer dans l'ère du Verseau ce qui va entraîner une nouvelle prise de conscience spirituelle, une nouvelle religion mondiale va se substituer aux religions chrétiennes de l'ère du Poisson qui avait succédé aux religions mosaïques de l'ère du Bélier et Babyloniennes de l'ère du Taureau. Ce courant néo-spiritualiste se référant à une « énergie-conscience » et utilisant des techniques pour connecter l'adepte avec l'absolu, a pour objectif une conscience planétaire et déclare la nature divine de la conscience individuelle.

■ Les groupes « *alternatifs* » ont pour but d'éradiquer la violence et la souffrance personnelle. Ils luttent contre la discrimination, les monopoles, le commerce mondial, les modes de production. Ils proposent un retour à la terre.

■ Les groupes « *évangéliques* » et « *pseudo-catholiques* » se réfèrent à la tradition chrétienne. Nous citerons la *secte Moon* (association pour l'unification du christianisme mondial) qui professe l'échec de Jésus ; il revient à Moon de vaincre Satan.

■ Les mouvements « *apocalyptiques* » : les *témoins de Jéhovah* ont annoncé quatre cataclysmes déjà en se référant à l'Apocalypse de Saint Jean ou à la doctrine hindouiste des cycles.

■ Les mouvements « *néo-païens* ». Néo-paganistes, ils se réfèrent à d'autres dieux qu'à celui de la Bible et font appel aux mythologies celtiques ou nordiques voire à l'animisme.

■ Les mouvements « *sataniques* » font un culte à l'Adversaire ; citons l'Église *philosophique luciférienne* ou les *Croisés de la nouvelle Babylone.*

■ Les mouvements « *guérisseurs* » extrêmement divers. Ils proposent l'harmonisation des vibrations, le déblocage des canaux d'énergie, l'injection d'énergie universelle. Rappelons la mode des médecines parallèles, des médecines énergétiques. Pour les *Antoinistes,* c'est l'intelligence qui crée la souffrance et c'est la foi qui la supprime et non l'intervention des professionnels de la santé.

■ Les mouvements « *orientalistes* » se référant au bouddhisme, à l'hindouisme et au taoïsme. Ils sont très nombreux. Citons l'importante *Soka Gakkaï* en référence à la doctrine d'un moine bouddhiste du XIIIe siècle qui professait une version nationaliste et intolérante du bouddhisme. C'est une religion universelle qui veut unifier le bouddhisme et la société. Citons l'article du *Monde* du 30.10.1996 « *la force tranquille du bouddhisme en France : on compte 600.000 pratiquants dont 150.000 français de souche ou naturalisés* ».

■ Les mouvements « *occultistes* » qui pratiquent l'alchimie, l'astrologie, la cartomancie, la divination, la magie, la nécromancie, la radiesthésie, la télépathie. Pour ceux-ci, il convient de rétablir un lien entre le visible et l'invisible, ce que l'on perçoit et ce qui échappe au sens.

■ Les mouvements « *psychanalytiques* » qui prétendent guérir l'inconscient de traumatismes divers. Citons la *faculté de parapsychologie*, la *famille de Nazareth*, et surtout la puissante *Église de Scientologie* pour qui l'homme est un être spirituel, fondamentalement bon, immortel, dont l'expérience va bien au-delà de la durée d'une vie et dont les capacités sont illimitées.

■ Les mouvements « *ufologiques* ». L'ufologie est la croyance en la pluralité de mondes habités et à la réalité des visiteurs de l'espace. Très représentatif est le *mouvement raëlien*. La baleine de Jonas était un sous-marin atomique, la tour de Babel une fusée spatiale. Cette secte postule l'existence des *Elohim*, habitants d'une planète lointaine qui ont révélé la véritable signification des événements relatés dans la Bible au prophète de la secte. Il propose la méditation sensuelle qui permet d'atteindre l'orgasme cosmique.

■ Les mouvements « *syncrétiques* », très nombreux, dont l'ésotérisme est fondé sur une synthèse de différentes religions. Citons les *Chevaliers du Lotus d'Or*, et le *Christ Roi de la Nouvelle Alliance.*

■ Enfin pour terminer, de très nombreux mouvements associent un type sectaire « dominant » à un type sectaire « associé ». Par exemple, les *mouvements apocalyptiques* peuvent être évangéliques ou orientalistes. Certaines sectes sont franchement folkloriques comme celle de l'Église *universelle du Bien* qui repose sur l'anglo-israëlisme et selon laquelle les descendants des dix tribus israéliennes sont les anglo-saxons. La Reine d'Angleterre est l'héritière légitime du Roi David.

Ce catalogue à la Prévert est insatisfaisant.

2. Classification selon la dangerosité présentée

Ce sont tout d'abord des *illégalités variées* : si la dérive totalitaire de ces embrigadements est le danger essentiel, nous relevons des délits relatifs aux atteintes physiques à la personne humaine, des mauvais traitements, des coups et blessures, des séquestrations, la non-assistance à personne en danger et parfois la pratique illégale de la médecine, la violation de certaines obligations familiales, notamment de parents adeptes de sectes à l'égard de leurs enfants. Les sectes utilisent volontiers la diffamation, la dénonciation calomnieuse, la violation de la vie privée. Les escroqueries, la tromperie, les abus de confiance. Les violations du droit du travail et de celui de la sécurité sociale, enfin des agissements criminels, assassinats, attentats, suicides collectifs. De petits groupes comme la *secte du Temple solaire*, la *secte des Davidsoniens* ou la *secte Aoum* et la *secte du Temple du peuple* ont pu avoir un retentissement médiatique mondial.

Ce sont ensuite des caractéristiques d'une *nocivité* qui dépasse le champ des illégalités, à savoir : déstabilisation mentale, viol psychique, manipulation, aliénation, dépendance. Des exigences financières exorbitantes. Des atteintes à l'intégrité physique : agressions sexuelles, inceste, prostitution. L'embrigadement des enfants. La rupture avec l'environnement d'origine. Le discours antisocial. Des détournements des circuits économiques d'où la multiplication des démêlées judiciaires.

3. Classification en fonction du type d'organisation et de la puissance financière

Il y a une grande différence entre le petit groupe fanatisé par un gourou qui élabore sa doctrine en communication directe avec ses adeptes et la multinationale pyramidale ayant des moyens financiers énormes, une doctrine élaborée à travers de nombreux ouvrages distribués par de puissants réseaux. L'infiltration des hautes sphères de la finance et de la politique est devenue une tactique commune aux sectes les plus riches et à la mafia. Elles représentent des empires immobiliers, des centres de formation, à la limite une puissance par la violence. Au Japon, une secte, la *Soka Gakkaï* a les moyens de faire voter 7 millions de citoyens comme un seul homme. La *secte Moon*, l'Église *de Scientologie*, les *Mormons*, les *Témoins de Jéhovah*, la *Conscience de Krishna* représentent des millions d'adeptes.

Conclusion

L'*Agence France Presse* signalait le 5.11.1996 que des experts du Comité des droits de l'homme de l'ONU ont soulevé la question du traitement des sectes en Allemagne, notamment de l'*Église de Scientologie*. En effet, l'État de Bavière, depuis le 1er novembre, interdit l'accès de la fonction publique aux scientologues, et la CDU du Chancelier Helmut Kohl a récemment adopté une motion en ce sens. Cette position a été comparée « *à la propagande nazie des années 30* » par l'Église *de Scientologie* qui est basée aux États-Unis.

Le film « *Mission impossible* » a fait l'objet d'un boycott en Allemagne car Tom Cruise, comme John Travolta d'ailleurs, ferait partie de cette secte. En France où *Le Monde* a consacré une page à ce film, le problème n'a même pas été évoqué. Certes, la frontière est étroite entre protéger les citoyens et respecter les droits d'expression et de croyance religieuse. Entre silence et condamnation sans appel, l'information devrait avoir le rôle principal.

Le 13.11.1996, nous apprenions la mise en place d'un *Observatoire interministériel sur les sectes* qui aura pour mission de faire des propositions pour mieux lutter contre le phénomène sectaire. La création d'un dispositif législatif anti-sectes n'a pas été jugée réaliste parce qu'il n'est pas possible de donner une définition juridique d'une secte et en raison du principe de la liberté de conscience reconnue en France. Cet Observatoire présidé par le Premier ministre comprend un rapporteur général, dix-huit représentants de différents ministères, six parlementaires et six « personnalités qualifiées » ; tous nommés pour trois ans.

1.2. Les crimes et la criminologie de l'acte dans le champ microcriminologique

1.2.1. Les agressions intra-familiales

1.2.1.1. Panorama des violences intra-familiales

Alors que la famille devrait être le « havre de paix » idéal décrit par les poètes, elle est parfois le lieu de violences graves, dont les victimes peuvent être des mineurs, des femmes[1] ou des personnes âgées[2]. Les professionnels sont unanimes sur ce point. Cloé Madanes par exemple écrit[3]. « *De même que la violence est le problème le plus sérieux entre les nations, entre différents groupes ethniques et dans les rues de nos villes, elle est aussi le problème le plus sérieux dans la famille. L'abus de la femme par le mari et des enfants par les parents constitue le problème de santé mentale le plus insidieux, le plus grave et le plus*

1. Le phénomène de maltraitance domestique des femmes occupe une place particulière en criminologie dans la mesure où il a été à l'origine, pour une grande part, du courant dit de *seconde victimologie* [III, § 2.2.]. Les associations féministes nord-américaines ont en effet courageusement œuvré pour que s'instaure un *a priori* social positif en faveur des femmes battues, et par extension de l'ensemble des victimes. Les noms de Betty Begg, Dorothy Hicks ou Carolyn Agosta méritent d'être cités comme étant à l'origine de cette évolution des mœurs. L'analyse systémique des familles dans lesquelles existe ce grave problème montre que la dynamique d'agression n'est pas aussi évidente que ce que laisse penser le schéma causaliste et linéaire trop classique de l'homme violent, souvent alcoolique et désargenté, qui bat sa femme et ses enfants... Il existe des familles dans lesquelles chaque membre peut devenir agresseur à son tour, les coalitions intrafamiliales se faisant et se recomposant au fil du temps, en fonction des nœuds d'équilibre trouvés par le système.

2. La constatation selon laquelle on est finalement « moins en sécurité chez soi que dehors », ou du moins en famille que seul, pourrait s'expliquer par l'important temps de présence, en face à face, passé en famille entre les divers protagonistes. À partir du moment en effet où l'on considère la relation intersubjective sous l'angle de ses possibilités conflictuelles, voire criminogènes, il devient évident d'admettre que le risque de conflits est d'autant plus important que le sont elles-mêmes les occasions, donc à la fois que sont réduites les possibilités d'explications (pensons à la pauvreté des échanges, ou aux modalités paradoxales de communication dans les familles dysfonctionnelles), et que le conjoint ou l'enfant sert d'exutoire à l'agressivité. Tout se passe en effet souvent, dans des familles dysfonctionnelles, comme si un bouc-émissaire était nécessaire pour cimenter à son détriment les relations en évitant de trop grands changements [sur la théorie de la victime émissaire, lire : III, § 2.1.2.4., et sur la dynamique familiale, lire : II, § 3.6.3.]. Un auteur comme M.A. Strauss (1979) a proposé des échelles de mesure des conflits et de la violence intrafamiliale (*the conflict tactics scales*). [Lire également : AUSSENBERG J., CZERNICHOW S., GEBEROWICZ B. (1994) : « *Violences familières* », « Questions d'enfance », Syros, Paris].

3. MADANES C. (1995) : *Préface* à : *Violence et abus sexuels dans la famille*, de Reynaldo Perrone et Martine Nannini, ESF, Paris.

destructeur auquel les thérapeutes doivent faire face. » Jean-Claude Chesnais[1] relève également ce paradoxe et pense même que « *la violence y est forte, plus forte qu'en tout autre milieu.* » Il ajoute que la violence interne à la famille est souvent dissimulée (« le linge sale se lave en famille »), silencieuse (pensons à l'inceste) et que « *seules les violences manifestes, c'est-à-dire les plus atroces ou les plus visibles (découverte de cadavre, traces de coups) sont détectées.* » Et de même qu'il décrit une « criminalité familiale » spécifique dans ce qu'il appelle « *la face cachée de la famille* », il est tout à fait possible de mettre en évidence une « victimité familiale », regroupant l'ensemble des phénomènes de maltraitance domestique, en étant cependant conscient du fait que, dans notre culture, l'homme est plus souvent, si l'on peut dire, un « battant » qu'un « battu »...

Laurent Schmitt, Pierre Hugon de Scœux et Anne-Marie Duguet (Toulouse) dressent un panorama des principales situations de violences familiales. Ces violences peuvent emprunter de nombreux visages, d'autant que l'état de la législation en la matière est souvent en décalage avec les faits et la réalité vécue ; pour ne citer qu'un exemple, rappelons simplement que le viol entre époux, autrefois juridiquement dénié, n'a été reconnu que grâce au combat des mouvements féministes. Les questions de la maltraitance infantile [III, § 3.1.], de l'infanticide [II, § 1.2.1.4.], de l'inceste et des abus sexuels [II, § 1.2.5.6.], du crime passionnel [II, § 1.2.1.2.], ainsi que du parricide [II, § 1.2.1.3.], font l'objet de chapitres distincts. De même, la maltraitance des personnes âgées est-elle traitée séparément, car représentant également un problème tout particulier [III, § 3.2.].

Les violences intra-familiales

P. Hugon de Scœux, L. Schmitt, A.-M. Duguet

Les violences intra-familiales s'expriment selon trois modalités, selon que la victime soit une femme (violence intra-conjugale), une personne âgée, un enfant. Quelque soit le type de comportement, les violences intra-familiales renvoient à des caractéristiques précisant d'une part le statut de victime et d'autre part celui d'auteur. Certains marqueurs socio-familiaux ou psychopathologiques de l'auteur permettant de définir des situations à risques ont été identifiés[2]. Mais dans ce type de passage à l'acte, le dysfonctionnement familial s'individualise avant tout par la qualité, le statut et le mode de relation à la victime. Sur l'ensemble des violences familiales, la discrétion et la pudeur masquent les brutalités observées, l'existence d'un consensus familial participe à leur méconnaissance.

Approche descriptive

Les comportements violents dans la famille visent essentiellement deux types de victimes adultes : le conjoint et les grands-parents. Les femmes sont les premières victimes des violences conjugales. Quant aux personnes âgées, les mauvais traitements dont elles sont victimes sont encore mal connus et mal documentés. Quelque soit le type de violences familiales (violence à l'égard de l'enfant, de la fratrie, des femmes, des personnes âgées), il faudra tôt ou tard être en mesure d'évaluer son impact sur l'enfant.

Violence conjugale

La violence entre époux met en présence le pouvoir exercé par l'un sur l'autre conjoint. Dans le meurtre passionnel, ce pouvoir est exercé à l'extrême. Quelles que soient les circonstances du crime (existence de violence antérieure, jalousie, conflit, rupture), son apparente logique et son caractère intime en firent autrefois un acte fréquemment excusable. De Greeff[3] avait tenté d'en décrire la phénoménologie distinguant les crimes « à chaud » survenant lors d'un « orage passionnel », de ceux survenus « à froid » après maturation. Mais cette approche centrée sur l'auteur négligeait le lien d'intimité le rapprochant de sa victime. Or, le projet criminel s'installe le plus souvent insidieusement dans un contexte conjugal où l'intimité du couple renvoie à certains dysfonctionnements ou à la pathologie mentale. Les violences peuvent alors se manifester par des coups mais aussi plus discrètement par une absence d'intimité. La communication verbale n'est pas le seul langage du couple, le silence, le regard peuvent être plus éloquents ou plus cruels parfois que des actes. Le mépris d'un regard, le caractère angoissant d'un silence installent la victime dans un jeu relationnel où sous l'indifférence apparente, couvent la méfiance, la haine ou le rejet. Donc la violence se

---

1. CHESNAIS J.-C. (1981) : *Histoire de la violence en Occident de 1800 à nos jours,* Robert Laffont, Paris.
2. BOTSIS A., PLUTCHIK R. (1995) : « *Parental lap family violence as correlates of suicide and violence risk* », Suicide life treat. behav., 25, 2, 253-260.
3. De GREEFF E. (1937) : *Introduction à la criminologie,* Éd. de l'Écrou, Louvain.

manifeste ici par des attitudes affectives atteignant l'autre dans sa propre affectivité. Ceci s'exprime sous le vocable de cruauté mentale, terme utilisé lors des divorces.

La question des femmes battues renvoie d'une part au comportement agressif inhérent à la personnalité humaine, et d'autre part au statut de la femme au cours des siècles et des civilisations. Les sources les plus anciennes du Droit admettent la violence conjugale comme une manifestation naturelle de la supériorité de l'homme vis-à-vis de sa femme[1]. Depuis une trentaine d'années, le problème de la violence familiale a fait l'objet de nombreuses études. L'une des premières études fut celle de C. Kempe et de F.N. Silvermann, décrivant tour à tour la violence visant l'enfant, la femme, le mari ou les grands-parents. Sur le plan victimologique, le statut de la femme battue paraît assez similaire à celui des victimes de viols[2]. En effet, la femme dans cette situation n'est jamais considérée comme innocente par le groupe social. Cela renvoie historiquement et théoriquement à un statut de l'épouse coupable-victime dont le sentiment de culpabilité et de honte la pousse encore aujourd'hui à ne pas porter plainte.

Même si les violences intra-conjugales sont de plus en plus signalées, le « chiffre noir » de cette forme de criminalité est beaucoup plus important que les populations évaluées aux services d'urgence. Sur le plan statistique, l'étude de Duguet retrouve 25 % de femmes victimes de violences intra-familiales dans les certificats de coups et blessures délivrés en 1990. La victime-type est âgée de moins de 40 ans, mariée ou vivant maritalement (60 %). Elles exercent une profession pour la moitié d'entre elles. Environ une femme sur trois semble confrontée à la violence intra-familiale au moins une fois dans son existence. Le conjoint serait l'auteur dans 90 % des cas et l'existence d'un alcoolisme intriqué se retrouve dans 20 % des situations.

Enfin, il semble exister une transmission transgénérationnelle de la violence conjugale. Dans de nombreux cas, la biographie des acteurs et des victimes de violence retrouvent l'existence d'une relation parentale pathologique. La violence s'installe dans un système familial où des règles sont retranscrites dans un but de cohérence et de stabilité. Tout se joue en fonction des relations vécues au sein du tout premier environnement affectif. L'intégration de la violence naturelle de chaque individu semble dépendre de la façon dont l'entourage familial a su négocier sa violence propre.

Malgré une organisation et une multiplication des permanences médico-légales, malgré les campagnes visant à sensibiliser la population générale aux violences intra-familiales, les femmes battues ne dénoncent pas leur mari et portent rarement plaintes par honte, peur, ou besoin de sauvegarder une situation personnelle. 70 % des femmes victimes de sévices souhaitent simplement faire constater leurs blessures sans intenter d'action judiciaire.

Les violences intra-familiales ne sont donc pas un problème isolé. Il s'agit d'un problème réel qui ne peut être traité sans l'action concertée des services médicaux, sociaux ou de justice. La violence se surajoute souvent à d'autres dysfonctionnements sociaux ou familiaux. Depuis quelques années, cette concertation semble se mettre en place entre le Centre d'Information sur le Droit des Femmes (CIDIF), les bureaux d'Aide Sociale, le Service d'Accueil et Prévention des Commissariats Centraux (SAP) et les permanences médico-légales.

Les personnes âgées

Leur nombre croissant, leur dépendance sociale extrême, familiale voire institutionnelle, font des personnes âgées un enjeu économique où la froideur des chiffres efface la place de l'affect. Ainsi, le coût du vieillissement sans cesse réévalué installe la personne âgée dans un statut d'assisté, donc d'exclu potentiel et de victime à venir. D'après Elchardus[3], 4 % des sujets de plus de 65 ans seraient victimes de sévices corporels et psychologiques. Mais si l'on inclut les négligences et les escroqueries, on estime à 16 % les personnes âgées victimes de leur milieu familial. De plus, la sous-estimation de ces chiffres est évidente de part l'isolement social ou le silence des victimes.

---

1. SOUCHON H. (1980) : « *Les femmes battues* », Revue de Police Nationale, 114, 13-28.
2. DUGUET A.-M., SAPANET M. (1995) : « *État actuel de la jurisprudence en matière de viol dans le couple* », Jour. de Méd. Légale et Droit Médical, 38, 1, 63-69.
3. ELCHARDUS J.-M., MILANI-BACHMANN (1989) : « *Le vieillard victime* », XXXVe congrès de criminologie, Grenoble, 13-14.10.1989.

Le dernier Code pénal tente de dissuader les auteurs dans le choix de certaines victimes « vulnérables » mais l'affaiblissement des capacités d'autonomie, la solitude et parfois l'altération du fonctionnement intellectuel font de la personne âgée une victime prédisposée[1].

Les violences perpétrées peuvent être physiques. Elles représentent 25 % des sévices. Ce sont parfois de simples gifles ou des coups, voire des séquestrations. La négligence (privation de l'assistance nécessaire aux besoins quotidiens) et notamment le manque d'alimentation et d'hygiène, passent fréquemment inaperçus et ne sont dépistés qu'à l'occasion d'une consultation chez le médecin. Les sévices les plus fréquents demeurent les violences psychologiques. Dans 38 % des cas en effet, des menaces et autres agressions verbales (insultes, propos humiliants) sont décrites. L'isolement, la relégation dans un asile constituent les menaces les plus courantes dont la répétition et le caractère intimidant installe le vieillard dans un statut de parasite, position cruelle et désaffectisée. Comme le rappelle Charazac[2], les relations familiales ou institutionnelles font de la personne âgée la cible d'une hostilité issue de la problématique œdipienne. La coexistence ambivalente du désir de soigner et d'un désir de vengeance renvoie à des attitudes dérivées de « l'Œdipe inversé » du vieillard. Depuis une vingtaine d'années, les différences de sexe et de génération participent à la réorganisation du schéma familial dans lequel la personne âgée ne retrouve plus son rôle de filiation et de retranscription d'une histoire.

Si la plupart des statistiques judiciaires confirment le lien entre le taux de délinquance d'un quartier et le sentiment d'insécurité exprimé par les personnes âgées, la position victimelle de ces populations doit pourtant être réinsérée dans une histoire personnelle. Les caractères biographiques (solitude, veuvage) intriqués à l'existence ou non de troubles psychiatriques (démence, troubles du comportement) font que les personnes âgées ont plus de chance d'être victimes de sévices[3].

Les conséquences de ces sévices sont d'une part socio-économiques car elles contribuent à l'isolement de la personnes âgée et d'autre part psychopathologiques (accès confusionnel, troubles du comportement et agitation, suicide, démence). Comme pour les femmes maltraitées, le dépistage et le traitement de cette forme de violence nécessite l'aide du médecin dans l'écoute et la compréhension des relations familiales. Si cette approche reste impossible, le médecin pourra recourir à une mesure de protection si l'abus porte sur les biens (curatelle) ou la personne (signalement au procureur de la République). D'autre part, certaines villes bénéficient d'associations d'aide aux personnes âgées victimes de sévices.

Aspect juridique

Dans le chapitre du Code pénal concernant « les atteintes volontaires à l'intégrité physique et psychique de la personne », les qualifications de base restent inchangées (tortures, actes de barbarie, violences, menaces). L'innovation la plus intéressante demeure l'introduction d'une nouvelle notion de « *vulnérabilité* ». Ainsi le choix d'une victime dont l'âge, l'infirmité physique ou psychique, ou la maladie en font une personne vulnérable, constitue une circonstance aggravante. La notion de menace s'intègre au quotidien dans le cadre des violences intra-familiales. Qu'elle soit ou non matérialisée par un écrit, une image ou un autre objet, elle demeure punissable. Étroitement corrélée aux comportements violents, la menace constitue par sa répétition un traumatisme psychique. La menace et le stress créent ainsi un sentiment de peur et cette expérience subjective de la peur peut se structurer sur un mode pathologique (angoisse, trouble panique et phobie).

Quels que soient les types d'atteintes physiques ou psychiques, le législateur propose une liste de victimes dont l'âge, le statut ou la profession en font une cause d'aggravation de la sanction (mineur, conjoint, personne âgée, infirme). Concernant la protection du mineur, cette nouvelle rédaction du Code pénal ne constitue pas une réelle avancée notamment depuis l'Ordonnance de 1945. Sur le plan familial, le concubin se voit inclus dans le groupe des victimes protégées par leur statut.

---

1. LACHS M., PILLEMER K. (1995) : « *Abuse and neglect of ederly persons* », New England J. of Medecine, 337, 7, 493-497.
2. CHARAZAC P. (1983) : « *Tabou du vieillard et fantasme de renversement de l'ordre des générations* », L'Evol. Psy., 48, 4, 1025-1039.
3. LOYNE A., REICHMAN W., BERBIG (1993) : « *The relationship between demenced and elder abuse* », Am. J. of Psychiatry, 150, 643-646.

Le Code pénal de 1992 consacre donc l'idée que selon la victime, le crime commis ne mérite pas la même peine. Le législateur après avoir cherché à personnaliser la peine en fonction de l'auteur, s'intéresse enfin à la victime pour adapter la sanction. Cette nouvelle approche victiminologique permettra peut-être de repérer plus précisément les différents types de violences intra-familiales et d'en dégager des solutions thérapeutiques et préventives plus adaptées.

Conclusion

Les femmes battues représentent encore une faible proportion des consultations pour coups et blessures et peu d'entre elles poursuivent leur quête de réparation jusqu'à la plainte. Malgré la sous-estimation de cette population de femmes victimes et le peu d'études statistiquement significatives[1], on reconnaît que le critère socio-économique est non prédictif et que la femme victime appartient à tous les milieux. Pour comprendre les difficultés d'appréhension des violences conjugales, il faudrait pouvoir analyser la relation duelle d'un couple dont l'histoire personnelle les avait déjà confronté aux violences (dans la famille, lors d'un précédent mariage), ou à d'autres carences. Il s'agit bien là d'une manifestation pathologique du lien conjugal et il convient d'éviter la « modélisation de la victime » ou d'en faire trop simplement un partenaire volontaire ou non de l'auteur.

Le vieillissement de la population ne cesse de s'accentuer, 95 % de ces personnes âgées vivent à leur domicile, seuls ou plus rarement avec leur famille. L'accompagnement et de la prise en charge de cette frange de la population doit inciter une réflexion sur les moyens de repérer les situations à haut risque. Informer les intervenants médico-sociaux, favoriser les liens entre les différentes structures de soins devraient permettre un meilleur repérage de violences dont sont victimes les personnes âgées.

La dépendance des personnes âgées pèse lourdement sur le quotidien. L'accueil familial d'une personne âgée devrait être accompagné d'un ensemble de mesures (garde-malade, aide-ménagère) qui limiterait le recours à l'agressivité, ultime manifestation d'un débordement et d'une saturation. C'est seulement à cette condition que ce type de violence pourra être mieux appréhendé. Mais les violences familiales renvoient avant tout à une dynamique relationnelle mettant en présence l'auteur, la victime et les autres membres du groupe familial. Cette violence s'exprime à un moment donné dans cette famille et prend donc un sens individuel et interpersonnel qu'il faut rapidement appréhender pour permettre l'équilibre de chacun et l'homéostasie familiale.

1.2.1.2. Le cas particulier du crime passionnel

Source d'inspiration d'œuvres d'art, parfois initiatrice d'aventures humaines grandioses, la passion qui, dans l'imagerie populaire flirte avec la démesure et la Folie, est aussi à l'origine d'actes criminels parmi les plus sauvages. La passion, disait Pierre Janet, « *ressemble tout à fait à une folie aussi bien dans son origine que dans son développement et son mécanisme.* » Mais si la passion s'oppose à la Raison, est-ce à dire que le crime passionnel, « déraisonnable » — ou plutôt irraisonné —, serait l'envers d'un « crime raisonnable », commis de sang froid ?

Le crime passionnel

T. Albernhe, E. Kania

D'un point de vue historique, rappelons que l'École italienne de la fin du XIXe siècle a fait du « criminel passionnel » un « type social » lié à un « entraînement irrésistible » : dans son ouvrage « *L'homme criminel* » (1876), Cesare Lombroso étudie le crime passionnel en tant qu'aboutissement logique d'une personnalité bio-psychologique prédéterminée, constituée de traits tels qu'une « excitabilité exagérée » ou une « affectivité excessive » ; il maintiendra cette position dans « *La femme criminelle et la prostituée* » (1895). Lorsqu'il compare les crimes passionnels entre les sexes, il écrit également[2] : « *Contrairement [...] à ce que nous observons chez l'homme, la femme criminelle par passion tend à se rapprocher tantôt de la criminelle-née, tantôt*

1. BATES L., REDMAN S., BROWN W., HANCOCK L. (1995) : « *Domestic violence experienced by women attending an accident and emergy departement* », Avdt J., Public Health, June, 19, 3, 233-239.
2. LOMBROSO C. (1895) : « *La femme criminelle et la prostituée* », L. Meille trad., Jérôme Millon éd., Grenoble, 1991.

de la criminelle par occasion : la préméditation et la perversité ont une plus grande part dans les délits passionnels de la femme que dans ceux de l'homme. » Laissons-lui la responsabilité d'un tel jugement, et relevons que les premières études sur le crime passionnel ont eu pour berceau géographique l'Italie, pays de la vendetta... Plus sérieusement, ce crime « *remettait en cause, par son existence, les théories régnantes du criminel-né, puisqu'il pouvait être le fait de gens parfaitement honorables*[1] ».

Notons également que, dans le contexte psychiatrique du début du XXe siècle, les « passionnés » étaient classés, à la suite des travaux de Dide et Guiraud, parmi les « idéalistes », voisins des « psychopathes asociaux ». Hesnard par exemple écrivait[2] : « *La passion vulgaire peut s'identifier [chez les passionnés] jusqu'à la passion morbide, exclusive et tyrannique, qui précipite fatalement l'individu vers la fin de lui-même et de sa race.* » Il admettait l'influence négative de la passion sur le contrôle de soi, entraînant le sujet dans un « syndrome de perte de contrôle », dirions-nous actuellement, le mettant en prise directe avec la violence du processus primaire[3]. Sur le thème « *la passion est-elle une folie ?* », furent jouées de nombreuses variations, depuis Platon dans le *Timée* jusqu'à Kambouchner[4], en passant bien sûr par saint Augustin et la « *Passion* » auto-sacrificielle du Christ...

Si Gaétan Gatian de Clérambault[5] s'est passionné surtout pour l'érotomanie, l'automatisme mental, et les étoffes..., c'est, également après Lévy-Valensi et son Rapport de 1931 sur *Les crimes passionnels*, le criminologue belge Étienne de Greeff[6] qui a réellement donné ses lettres de noblesse à la criminogenèse des *homicides passionnels*, ce qui le conduit à distinguer :

- Le *crime passionnel utilitaire*, ou « pseudo-passionnel », que le sujet réalise pour tenter de recouvrer sa liberté ; il s'agit d'actes souvent prémédités, précautionneux, mais obsédants pour le futur criminel qui n'entrevoit d'ailleurs pas d'alternative à l'homicide de sa victime.
- Le *crime passionnel vrai*, qui réalise un « crime de destruction », assimilé au « crime d'amour », engendré par un conflit à bascule d'amour et de haine (analysé avec beaucoup de finesse par Daniel Lagache dans « *La jalousie amoureuse* »). Ainsi que l'avait déjà indiqué Freud, ce genre de crime est souvent placé sous le signe de l'autopunition et de la justice[7], car même si le criminel ne tente pas de se suicider après l'homicide, sa « maladresse » lors de l'enquête ou sa fausse indifférence de névrosé rongé par le remords en font un coupable facilement appréhendable [II, § 3.6.2.].

D'un point de vue épidémiologique, rappelons que les crimes passionnels concernent, proportionnellement aux autres crimes, en moyenne une femme pour trois hommes. Un tiers

---

1. BARTE H.N., OSTAPTZEFF (1992) : *Criminologie clinique*, Masson, Paris.
2. HESNARD A. (1924) : *Les psychoses et les frontières de la folie*, Flammarion, Paris.
3. Tel l'homme coléreux ou ivre devenu « furieux » [*ira brevis furor est*], le passionné franchit une limite qui dépasse apparemment ses capacités de maîtrise habituelle. Henri Amoroso a raison de situer le problème sur le plan métaphysique lorsqu'il écrit : « *"Dans un des plateaux de la balance, il y a le libre arbitre, mais cette balance n'a pas de fléau, donc je ne peux pas me déterminer". Ainsi s'exprimait Koestler pour qui le problème était insoluble, nul ne pouvant, selon lui, résister à ses pulsions, alors que le libre arbitre l'aurait engagé à un choix décisif. Peu de temps après, il cautionnait un doute par un suicide méthodiquement prémédité, se proposant d'entrer spontanément, timidement et faiblement convaincu, dans un monde inaccessible à notre intelligence et à notre imagination* ». [AMOROSO H. (1995) : « Limites de la psychiatrie », Psychiatrie franç., 26, 129-132]. Parce qu'elle submerge momentanément le sujet en le faisant « sortir des sillons » [*delirare*], la passion tend à l'irresponsabiliser, lui qui « ne se rend plus compte de ce qu'il fait » ; d'où la clémence de certains jurés (surtout en pays latins).
4. KAMBOUCHNER D. (1995) : *L'Homme des passions : commentaires sur Descartes*, Albin Michel, Paris.
5. Georges Lanteri-Laura relève à ce propos que c'est G. Gatian de Clérambault « *qui, de 1913 à 1923 [...] va reprendre cette notion de psychoses passionnelles, la distinguer de la paranoïa, tout en admettant des formes mixtes, et en distinguant les trois variétés principales : érotomanie, revendication, jalousie [...]. Or, dans ces trois variétés principales, la dangerosité se trouve au premier plan : chez l'érotomane, scandales publics durant la phase de dépit et homicide à la phase de rancune ; chez le revendiquant, voies de fait et risque d'homicide ; chez le jaloux, quête de l'aveu...* » [LANTERI-LAURA G. (1991) : « *La dangerosité en psychiatrie. Perspectives historiques* », in : D. Barbier (dir.) : *La dangerosité. Approche pénale et psychiatrique*, Privat, Toulouse].
6. L'année 1942 correspond à la publication à la fois du livre de E. de Greeff *Amour et crimes d'amour* et de celui de l'*Œuvre psychiatrique* de G. Gatian de Clérambault (dont un important chapitre sur *Les psychoses passionnelles*).
7. « *Le crime passionnel a un aspect justicier pour le criminel lui-même, et le garde dans le suicide qui le suit souvent* » écrit Régis Pouget [POUGET R., COSTEJA J.-M. (1987) : « *La dangerosité* », Rapport de médecine légale, LXXXVe congrès de psychiatrie et de neurologie de langue française, Bordeaux, 15-19.6.1987, Masson, Paris, 1988].

des cas sont immédiatement suivis d'un suicide. Il est rare que l'agresseur ait eu des antécédents psychiatrique ou pénal. La victime est fréquemment le partenaire, parfois le rival.

Les études de dossiers montrent que les mobiles sont variables : interviennent pêle-mêle les blessures narcissiques, le vécu d'injustice subie, la dévalorisation, la solitude, la vanité, la peur du ridicule... Pour Léon Rabinowicz[1], les motivations sont loin d'être univoques : « *Le composé de toutes les basses passions de la terre, le mélange de l'égoïsme, de la jalousie, de l'amour-propre froissé, de la haine, de la vengeance, voilà la passion homicide.* » Les affects dépressifs seraient cependant importants, l'angoisse d'abandon étant également massive.

Dans son *Approche clinique de la psychiatrie*, Pierre Scherrer écrivait, avec indulgence, que le crime passionnel est « *le crime de l'honnête homme* », cependant qu'Étienne de Greeff en faisait un « *crime digestif* », par allusion aux stades prégénitaux décrits par Freud. Dans sa *Psychologie du crime*, Hesnard insiste sur l'important égocentrisme de ces criminels, et Jean Pinatel dans son *Traité* rappelle que « *O. Kinberg a distingué les jaloux qui réagissent à la frustration érotique par la projection et les tueurs de maîtresse qui, menacés d'une rupture, réagissent en ruminant des projets de suicide qui font tomber les barrières dressées contre l'acte criminel*[2] ». Dans le déroulement du crime, on distinguera également le crime survenant « à froid », après maturation réfléchie (par exemple par empoisonnement), du crime « à chaud » lors d'un « orage passionnel » favorisé par une ivresse éthylique par exemple.

Dans son analyse de la criminogenèse, De Greeff décrit un processus particulier, qu'il appelle « réduction », et par lequel disparaît progressivement la protection conférée à l'être aimé par le phénomène de sacralisation lié à l'idéalisation amoureuse. Au fur et à mesure que s'installe la période de désillusion dans le couple, l'objet d'amour devient vulnérable car le criminel en puissance revendique son argent trop facilement donné, se sent trahi, incompris, narcissiquement blessé, etc. [Ivan Boszormenyi-Nagy a également beaucoup étudié, sous l'angle des « conflits de loyauté », et dans le cadre de ses recherches en thérapie familiale contextuelle, cette marche descendante, vers la rupture du couple]. Un autre processus, dit « processus suicide », correspondrait à la revalorisation maximale de l'être aimé, devenu inaccessible pour l'amant blessé, et dont la vie sans réciprocité affective perd tout intérêt. Si le sujet ne réalise pas son projet suicidaire, il reste désengagé, comme indifférent à son avenir et aux conséquences de ses actes, et s'achemine progressivement vers la concrétisation de son idée criminelle. Ce cheminement passerait par quatre phases :

- D'abord une période d'assentiment inefficace, durant laquelle l'idée de la disparition accidentelle de la (future) victime vient à l'esprit du (futur) criminel, le fantasme homicide se réalisant parfois au travers d'actes manqués, de lapsus, etc.
- Ensuite une phase d'assentiment formulé, au cours de laquelle l'individu, en lutte avec lui-même, se laisse envahir par la perspective du crime, en oscillant parfois entre l'auto- et l'hétéro-agressivité.
- Puis l'état de crise se traduit par un sentiment de souffrance imméritée, un malaise physique, une perte de l'automatisme des habitudes, l'ensemble conduisant le sujet à mettre en accusation la future victime, rendue responsable de ces souffrances. L'autre devient vécu comme un danger à neutraliser. Se surajoutent à cette tension psychique extrême des provocations (ou vécues telles...) de la victime ; c'est dans ce climat émotionnel intense que le moindre choc supplémentaire (parfois un mot, une allusion malheureuse...) pourra déclencher le passage à l'acte, au cours duquel le psychisme se trouvera dans un état modifié de conscience [II, § 2.1.3.], parfois aggravé par une alcoolisation.
- Enfin survient une phase post-critique, abréactive, dont le paradigme pourrait être « le cri du cœur » lancé par Madame Lefebvre venant de tuer sa bru : « *Maintenant je suis tranquille*[3] *!* ».

Au plan expertal, nous avons vu que le crime passionnel soulève la question de la distinction entre un état passionnel non pathologique (en rapport avec des éléments du réel, par exemple un adultère) et un authentique délire sous-tendu par un état passionnel (avec des thèmes de jalousie morbide chez un paranoïaque par exemple) ; plaidera en faveur de ce

1. RABINOWICZ L. (1931) : « *Le crime passionnel* », Marcel Rivière, Paris.
2. BOUZAT P., PINATEL J. (1970) : « *Traité de droit pénal et de criminologie* », T. III, Dalloz, Paris.
3. BONAPARTE M. (1927) : « *Le cas de Madame Lefebvre* », Rev. Franç. psychan., I, 1.

second groupe la réaction apparemment indifférente ou au contraire satisfaite du meurtrier. Le diagnostic différentiel sera plus facile à poser avec l'érotomanie. Les avocats de la défense tenteront évidemment de jouer ici sur la corde sensible des jurés ; ils chercheront à « *trouver dans des conditions de vie pénibles, dans des harcèlements continuels et exaspérants, des excuses qui sont facilement exploitables et parfois efficaces*[1] ». C'est en effet le crime le plus facilement « compréhensible » par les tiers, celui qui mobilise peut-être le plus de mouvements identificatoires des jurés, car il est étroitement lié au contexte et semble pouvoir être le fait de chacun (crime de jalousie, par exemple) : « *de manière générale, le crime passionnel est moins réprouvé que les autres types de crimes*[2] ».

Ce n'est évidemment pas parce que le sujet semblera avoir « épuisé sa dangerosité » (au sens d'Olof Kinberg) qu'il sera considéré, sinon comme guéri, du moins comme non récidiviste potentiel...

L'amour, comme le crime ou la folie, a multiples visages. Ses rapports, justement, avec eux deux n'ont toujours pas trouvé d'explication vraiment satisfaisante, tant ils reflètent la complexité des relations intersubjectives. « *Pour certains, l'amour s'assimilait à une crise de folie destructrice, consumante, et pour les autres il était sécurisant, maturant, rééquilibrant* » relevait V. Gilles-Latourelle à propos d'un débat télévisé sur le thème de l'amour[3]. Le crime passionnel, parce qu'il mobilise des affects contradictoires — chez le criminel, ceux qui le défendent, l'examinent, l'accusent et le jugent — traduit donc l'ambivalence fondamentale de la relation amoureuse, dans son plus tragique avatar. Ce type très particulier de crime, bien que ne constituant ni un concept criminologique ni une entité psychopathologique, méritait bien quelques pages dans cet ouvrage car, ainsi que l'écrit Roger Dufour-Gompers, il a constitué « *l'une des étapes ayant permis de relier la criminologie pénale à la prise en compte du processus criminogène et de la dynamique psychologique de la conduite criminelle*[4]. »

1.2.1.3. Les parricides

Le parricide est le « Roi des crimes » en ce sens que, nous dit Pierre Legendre dans « *Le crime du caporal Lortie* » il constitue « *un meurtre de la Référence.* » Si le parricide occupe donc une place toute particulière parmi les homicides, c'est peut-être au Père de la psychanalyse qu'il la doit, lui qui s'est efforcé de décrire deux grands types de « criminels par sentiment de culpabilité » [II, § 3.2.6.] : ceux qui « tuent le père » (patricides) et/ou qui « aiment leur mère », conduites cumulées par Œdipe. Déjà Sophocle (*Œdipe*), Shakespeare (*Hamlet*) et Dostoïevski (*Les frères Karamazov*) avaient fasciné par la mise en scène de parricides, devenus célèbres. La clinique psychiatrique traditionnelle nous montre que le patricide est plus fréquent que le matricide, qu'il est souvent l'œuvre de patients psychotiques (généralement schizophrènes paranoïdes), alléguant des idées de persécution ou de préjudice, souvent d'ailleurs en rapport avec la tyrannie bien réelle du père, parfois alcoolique (ou à l'inverse sa totale démission, laissant vacante la place du phallus symbolique). Le matricide peut également résulter d'une invivable accumulation de micro-traumatismes à charge affective croissante, le patient meurtrier se plaignant presque toujours de ne plus avoir d'espace intime. Dans les deux cas, l'effet abréactif du passage à l'acte homicide est rationalisé par le malade comme étant lié à la disparition définitive — et anticipée comme devenant salutaire ! — d'une « présence parentale insupportable », d'où parfois la curieuse « compréhension empathique » de certains soignants : « *Dans la société occidentale, le parricide et le matricide sont, dans la plupart des cas, des névrosés graves ou des psychotiques, et cela malgré le fait que leurs victimes méritent généralement leur sort* » soutenait Georges Devereux[5].

Jean-Pierre Rumen, psychiatre des Hôpitaux (Ajaccio), nous fait prendre conscience de l'importance, et de la fonction psychodynamique, des fantasmes parricides, en abordant l'étude de ce sujet sous l'angle analytique.

1. POROT A., BARDENAT C. (1960) : *Anormaux et malades mentaux devant la justice pénale*, Maloine, Paris.
2. DUPERET J.-P. (1993) : *La passion en criminologie clinique : limites avec la folie et aspects médico-légaux*, Synapse, 97, 31-37.
3. GILLES-LATOURELLE V. (1987) : *De l'Amour à la Folie*, Synapse, 39, 65-68.
4. DUFOUR-GOMPERS R. (1992) : *Dictionnaire de la violence et du crime*, Ères, Toulouse.
5. ALBERNHE T., ALBERNHE K. (1996) : « *Quelques réflexions d'ethno-criminologie psychiatrique* », in : « *Schizophrénie et ethnologie* », Revue *Prise en charge de la schizophrénie*, Agilis/Labo. Diamant, Paris. Mais Devereux ajoutait : « *Il en va tout autrement dans une civilisation où le meurtre des parents âgés est un geste de piété filiale* ». O. Klineberg par exemple disait qu'aux îles Fidji où « *il est bon de mourir jeune* », le fait de « *tuer son père et sa mère peut constituer un acte pie* ». À notre époque, certaines formes d'euthanasie de personnes âgées peuvent être considérées comme des actes parricides [III, § 3.2.].

Le parricide

J.-P. Rumen

Un peu d'histoire, et de légende

Le parricide n'est certes plus ce qu'il était. Il n'a, à vrai dire, jamais cessé de changer. L'attitude sociale à son égard, les peines infligées, ont connu de constantes modifications. Mais à force de varier, voilà qu'il a disparu. Disparu du Code pénal français. « *Est qualifié de parricide le meurtre des pères ou mères légitimes, naturels ou adoptifs, ou de tout autre ascendant légitime* » disait l'article 299 de l'ancien Code. Et l'article 323 précisait : « *Le parricide n'est jamais excusable.* »

La circulaire du 14.5.1993 qui commente la nouvelle rédaction, expose ce qu'il faut entendre par « *meurtre aggravé* » (Art. 221-4), dans lequel le parricide s'est dilué : c'est « *le meurtre commis sur un ascendant légitime ou naturel ou sur les pères et mères adoptifs.* » et précise : « *la qualité d'ascendant de la victime ne constitue pas une circonstance aggravante nouvelle, même si la qualification spécifique de parricide a été abandonnée pour éviter de stigmatiser l'auteur d'un tel crime* » (bien entendu ce crime est puni de la réclusion criminelle à perpétuité depuis que la loi n°81-908 du 9.10.1981 a aboli la peine de mort). Il s'agit en fait d'une transformation — on n'ose dire capitale — qui témoigne d'une rupture dans l'histoire du parricide qui n'avait connu jusque-là qu'une lente évolution et restait le crime le plus grave, le crime par excellence.

Tous ceux qui se sont penchés sur cette question, notamment A. Ochonisky, auteur d'une étude de référence[1], ont toujours rapporté l'horreur, la fascination, voire l'admiration que ce crime engendrait. « *La fortune du parricide en littérature est de fait prodigieuse et ininterrompue* » écrit F. Goutefangeas[2], qui rapporte qu'Aristote, dans sa *poétique*, pouvait déjà conseiller aux auteurs débutants en quête de succès : « *les cas où c'est entre personnes amies que se produisent les événements tragiques, par exemple un frère qui tue son frère, un fils qui tue son père...* » S'il n'y avait pas de mots ni de sanctions assez forts pour le stigmatiser, rien n'a découragé la fascination que le parricide engendrait et engendre encore, bien au contraire. Récemment, le cas de Roberto Succo a inspiré une pièce de théâtre, et le succès de l'essai de M. Foucault sur Pierre Rivière est sans doute à partager entre eux deux...

Les héros mythiques de l'humanité furent volontiers parricides et incestueux. On dit que le sage Solon n'avait pas prévu le parricide dans ses lois tellement cette atrocité lui paraissait improbable et ne pouvait appartenir qu'à un espace inhumain, hors commune mesure, hors castration pour tout dire. Ce ne serait que depuis 451-450 avant J.-C. que la *Loi des Douze Tables* prévoit et réprime le parricide. Plutarque dit que Publicius Malleolus fut le premier à empoisonner sa mère et fut suivi de Lucius Ostius qui tua son père. Il est probable qu'ils subirent tous deux le supplice du *culleus :* cousus dans un sac avec des serpents et jetés à l'eau. Ce supplice fut aboli par Hadrien au bénéfice du bûcher ou des bêtes féroces. Plus tard, l'ancienne jurisprudence française prévoyait la calcination de la main criminelle, le déchirement des membres par des tenailles ardentes, plomb fondu, huile bouillante, écartèlement, etc. En 1791, la Révolution fit qu'on se contenta de conduire le parricide à l'échafaud, la tête recouverte d'une étoffe noire. La mutilation du poing réapparaît dans le Code impérial de 1810 mais est supprimée en 1832. Toutefois, l'article 13 du Code pénal prévoyait encore jusqu'en 1981 que le parricide soit conduit à l'exécution pieds nus, en chemise, la tête voilée de noir. Devant cet appareil répressif et son histoire, Mme Ochonisky pouvait écrire en 1963 : « *C'est que le législateur est un père. Il réprime impitoyablement le meurtre d'un autre père* ».

La chose

L'étymologie apporte-t-elle un secours à la compréhension ? *Parricide* dans l'ancien droit romain désignait le meurtre de tout homme libre. Ce ne serait que tardivement qu'il aurait pris le sens de meurtre du père, ou d'un proche parent. Plus justement peut-être s'agissait-il du meurtre d'un membre de la « Gens », groupe social élémentaire soumis à l'autorité d'un chef et reconnaissant un ancêtre commun, le clan sous d'autres latitudes. Quoi qu'il en soit, c'est un meurtre, si l'on peut dire, endogame.

---

1. OCHONISKY A. (1963) : « *Contribution à l'étude du parricide. À propos de douze observations cliniques* », La psychiatrie de l'enfant, 6, 2, PUF, Paris.
2. GOUTEFANGEAS F. (1992) : « *Petite histoire psychiatrique du parricide* », Perspectives psychiatriques, 31, 34, 4.

Il y aurait une acception archaïque de « *parricida* », qui signifierait : « *passible d'un contre-meurtre* », passible de la vendetta donc. C'est sur quoi était fondée la loi de Numa, successeur de Romulus, aux temps légendaires. Mais pour certains, la loi de Numa devrait se lire : « *qu'il soit cousu dans un sac* » : « *Parici datos esto* », nouvelle étymologie donc[1]. L'étymologie classique *pater caedere* était donc bien controversée dès cette époque au bénéfice de *par* : égal par nature. On a encore en grec : *parent*, et le sanscrit *pursa* (homme) fait reculer jusqu'à d'hypothétiques racines indo-européennes. Parricide n'est pas *patricide,* même si l'usage dans ce sens s'est imposé, rendant indispensable *matricide,* puis *fratricide, aviolicide* enfin...

Si le meurtre abominable fut donc le meurtre du père, ce ne fut que sous l'effet de l'évolution. Abominable, il ne le reste que très partiellement. Si le parridde a évolué, c'est d'abord l'effet de la transformation de la notion même de *paternité.* Il fut une époque où le père était le dieu, dieu local ou dieu de la tribu, avant d'être l'ancêtre éponyme, puis la personne du père, le *pater familias* néanmoins divinisable *post mortem.* On peut donc dire que le parridde fut d'abord une offense au *père symbolique,* générateur (et non géniteur) et ciment du clan. Était donc châtié comme parricide celui qui portait atteinte à la parenté garante par la fonction paternelle, son fruit. La réduction du parricide à la seule personne du père réel est déjà une dévaluation. Or le dieu, le totem, l'ancêtre n'est pas autre chose qu'un signifiant (métaphore phallique selon Lacan). Le parricide originaire est donc d'abord coupable d'un crime contre un signifiant : le *Nom-du-Père.* C'est un crime contre l'ensemble des significations, l'édifice social lui-même. Plus que de la fonction paternelle, c'est du *Nom-du-père* dont nous suivons le déclin. Ce « déclin du Nom-du-Père », selon la formule de Lacan, avait été abordé par lui, dès son article de 1938 sur la famille[2]. Or cette dévaluation peut se lire dans d'autres modifications du Code pénal. C'est ainsi que l'article 316 en a également disparu : il punissait le crime de castration, qui ne connaissait comme excuse que l'outrage violent à la pudeur (article 325 de l'ancien Code). Le nouveau Code y substitue les atteintes à l'intégrité de la personne et la circulaire de 1993 ne commente pas cette disparition. Doit-on penser qu'il s'agit seulement de prévoir les interventions chirurgicales demandées par les transsexuels ?

Toujours est-il que la suppression des insignes d'une paternité biologique potentielle, parricide donc en un certain sens, devient équivalente aux lésions infligées à n'importe quel autre organe. Évolution ultime : le parricide semble désormais jouir de la compréhension générale car dorénavant c'est le meurtre sadique de l'enfant qui est « *au premier rang des préoccupations du public comme des rétablisseurs de peine de mort*[3] ». Certains ont pu dire que cette transformation était de la plus haute importance, éliminant la dimension symbolique au profit de l'imaginaire et la dimension de la dette au profit des espoirs, voire du bénéfice escompté. Le discours de la science qui fait équivaloir n'importe quel organe à n'importe quel autre dans la dimension de la greffe (du clone ?) va dans le même sens. Chaque organe, sans exception, peut se voir affecter d'une équivalence marchande, il n'y a plus dette possible. Les trafiquants n'ont pas manqué de s'en aviser...

Sociologie

Mme Ochonisky notait d'abord la difficulté qu'il y avait à établir des données statistiques fiables sur le parricide. Il n'en est bien sûr plus question du tout puisque les statistiques ne pourront plus porter que sur les « meurtres aggravés ». Le psychopathologiste ne trouvera pas son compte à cet escamotage, si toutefois il persiste à penser que le parricide présente une certaine spécificité criminologique...

Dans les années soixante on savait néanmoins qu'en France, les parricides n'étaient pas méditerranéens et qu'ils étaient des hommes jeunes et ruraux. De nos jours, la lecture des faits divers laisse l'impression que s'il s'agit toujours de sujets jeunes, leur ruralité s'efface bien sûr avec celle de la France. Surtout, il s'agissait d'un crime rare sinon exceptionnel, ce qui n'est plus le cas actuellement. Quoique non catégorisés, les parricides se multiplient... Fait nouveau supplémentaire, le parricide, son crime accompli, semble assez souvent

1. GOUTEFANGEAS F. : *loc. cit.*
2. LACAN J. (1938) : *La famille,* L'Encyclopédie française.
3. LAMOTHE P., GRAVIER B. (1992) : « *Remarques sur l'évolution clinique du parricide* », Perspectives psychiatriques, 31, 34, 4.

continuer à tuer au hasard d'une errance consécutive au premier meurtre, comme si celui-ci suffisait à lever toute inhibition, toute interdiction. Le père réel mort, tout est permis...

En 1963, on relevait que les juges, en ce qui concerne les peines infligées, restaient souvent en deçà de la législation : le mouvement évolutif qui a conduit jusqu'à la situation actuelle était déjà bien amorcé. Même déclarés responsables, après expertise psychiatrique, les parricides « *bénéficiaient de l'idée qu'un tel crime ne pouvait qu'être marqué du sceau de la pathologie* ». Toutes ces données ont été confirmées par une enquête[1].

Psychopathologie

À la stigmatisation morale et sociale des siècles précédents, succède, avec les Lumières, la Révolution et la clinique, l'idée encore vivace de nos jours, que l'abominable ne peut être que pathologique. Esquirol décrira parmi les parricides, outre les délirants et les hallucinés, des sujets « qui paraissent jouir de toute leur raison » mais sont en fait affectés de « monomanie raisonnante », de « monomanie sans délire ». En effet, « *la raison peut-elle se concilier avec le meurtre de ce qu'on a le plus cher ?* » Le parricide est donc une offense faite à la Raison, et de ce fait, pathologique : la persistance moderne de cette idée dans le champ politique est connue, ainsi que ses conséquences... La théorie de la dégénérescence qui succédera ne fera que tenter de donner un substrat organique à la chose. Régis écrit en 1901 : « *Derrière le parricide, cherchez toujours le dégénéré.* » La tare organique située à l'origine du scandale achève et complète la conception « déraisonnable » substituée à la conception morale.

Mais quels sont les rapports entre le parricide et la pathologie ? Existe-t-il un profil pathologique du parricide ? La réponse fut toujours nuancée. Quelques éléments se dégagent cependant : le schizophrène est plus volontiers matricide, alors que le mélancolique tue plus volontiers femme et enfants. Et surtout, il n'y aurait pas de névrosé parricide !

M. Bénézech[2] s'appuyant des études américaines et britanniques a complété ces données, et a pu dresser un portrait robot du parricide : 9 fois sur 10 c'est un homme, 2 fois sur 3 il tue son père, 9 fois sur 10 il est d'intelligence normale. Mais alors que bon nombre de parricides ne présentent aucune affection mentale caractérisée, il s'en dégage toutefois certains traits constants : impulsivité, absence d'inhibition notamment, ce qui, on le concédera, n'est guère surprenant.

L'étude « victimologique[3] », quant à elle, montre que les victimes peuvent être qualifiées de « criminogènes », qu'il s'agisse de pères « bourreaux domestiques », où le passage à l'acte se fait à l'occasion de violences sur la mère, soit au contraire de pères faibles et passifs. Le même contraste se retrouve chez les mères victimes qui peuvent être frustrantes à l'excès ou au contraire hyperprotectrices. Si le parricide est un enfant ou un adolescent, la victime était tyrannique. Mais s'il est adulte, le parricide est psychotique et présente fréquemment une schizophrénie délirante, toujours selon M. Bénézech qui précise : s'il tue sa mère il est enfant unique et vivait seul avec celle-ci, dominatrice et possessive. S'il tue son père sa relation avec lui était cruelle et agressive, et il avait une fratrie nombreuse et une mère protectrice et tolérante. Le meurtre, enfin, a souvent lieu dans la chambre du parent victime, dit l'enquête, ce qui ne manque pas de faire surgir la question de l'inceste, ou au moins celle de la sexualité... On rappellera à ce titre la très remarquable observation de Jean-Pierre par H. Ey. Le parricide confie ceci, qu'il situe après le meurtre de sa mère âgée de quatre vingts ans : « *Je me suis vu en érection. J'avais un membre énorme... Je me suis sorti cette affaire énorme et je l'ai décalottée pour voir si j'étais sale*[4] ». Le surgissement dans le réel de ce phallus persécuteur est véritablement indicatif de la signification du geste parricide : assomption d'un « hors castration ».

La clinique psychanalytique a élaboré une psychopathologie interprétative, une métapsychologie. On a d'abord avancé chez le parricide l'absence de hiatus entre le réel et

1. DEVAUX G., PETIT G., PEROL Y., POROT M. (1974) : « *Enquête sur le parricide en France* », Ann. Méd.-Psychol., I, 132, 2.
2. BÉNÉZECH M. (1992) : « *De quoi soufrent les parricides ?* », Perspectives psychiatriques, 31,34, 4.
3. Il fut un temps où la victimologie était l'étude psychologique des victimes en ce qu'elle pouvait expliquer le crime. Là aussi changement : la victimologie intéresse dorénavant ce qui appartient à la réparation, on connaît même la « victimisation » ou l'art de faire intégrer à un sujet le statut de victime, de façon à traiter son traumatisme...
4. EY H. (1954) : « *Étude n°26* », in : *Études psychiatriques*, D. de Brouwer éd.

l'imaginaire. Il n'y aurait pas chez lui l'écart qu'il y a ordinairement et qui empêche que la haine adressée à l'image de l'objet puisse se concrétiser dans le geste meurtrier. On notera avec intérêt que la formalisation topologique introduite par Lacan permet de rendre compte de cette mise en continuité des espaces du réel de l'imaginaire et du symbolique dans le nouage trèfle, nouage psychotique qui efface le nouage borroméen où les trois ronds du réel du symbolique et de l'imaginaire sont distincts quoique noués[1].

On a encore envisagé le sens très particulier de l'acte : celui de la mort de l'Autre. Il ne s'agit pas seulement de tuer, mais aussi d'anéantir. Le parricide a souvent songé à se tuer, et cette équivalence du suicide et du parricide se lit dans cette mort de l'Autre qui anéantirait aussi le sujet. Il se lit également dans le fait que le parridde ne se suiciderait jamais une fois son acte accompli, comme si cela n'était plus nécessaire... On a encore évoqué l'intrication archaïque de la haine et de l'amour, des besoins de possession destructeurs également archaïques avec une absence d'identification aux personnages parentaux. On a encore insisté sur le rôle des frustrations affectives précoces.

Ces caractéristiques dégagent l'aspect anté-œdipien du parricide. Pour Balier[2] il y aurait destruction parce que volonté de possession, d'annihilation de l'autre dans un système pulsionnel très marqué d'analité. S'agirait-il d'un « au-delà du meurtre », d'un anéantissement, d'une seconde mort ? En tout état de cause tout ceci peut se lire comme un refus de la reproduction semée, de l'altérité, de la différence des sexes, donc de la castration symbolique.

Zagury[3], à juste titre, met en garde contre la confusion entre le fantasme œdipien et l'acte « *par lequel toute amarre à la généalogie humaine est rompue.* » Se penchant sur le cas de R. Succo, où le parridde s'est élargi en tuerie de masse, il écrit : « *c'est bien d'avoir des pères, d'avoir retrouvé le chemin qu'ils nous ont tracé, de nous être réapproprié leurs découvertes qui nous sauve. Si nous les avons "tués en fantasme" pour nous frayer péniblement une place, c'est bien à eux que nous reconnaissons notre dette, là où quelques-uns, pour tenter de survivre, n'ont plus que le crime* ». La difficulté principale pour penser le parricide est donc liée à l'indistinction du parricide mythique, symbolique, et du parricide réel ; à l'indistinction des registres du réel, du symbolique et de l'imaginaire. On peut même penser que cette confusion au sein de la psychanalyse, a contribué au « déclin du Nom-du-Père » dans nos sociétés en désacralisant la paternité que chacun rêve d'abolir. Cette insuffisance théorique a sans doute pour conséquence la persévération de la conception défectologique : le parricide est pathologique et lié à un défaut constitutif dont l'homme normal serait à l'abri (conception que l'on retrouve lorsqu'on s'étonne du surgissement périodique des massacres ethniques, jamais entravés par l'expérience, surgissement qui est un phénomène de structure non sans lien avec la question du père...).

La psychanalyse n'a donc pas réussi à rendre caduc cet héritage, et en son sein même, des notions comme l'archaïsme, l'impulsivité, les défauts d'identification, sont des concepts qui se rangent sous le chapitre de l'anomalie. Un point de vue authentiquement psychanalytique examinerait ce qui inhibe le parricide. Dans la continuité de « *Malaise dans la civilisation*[4] », il y a à tenir compte de ce que la névrose est le prix à payer pour la civilisation, comment le malaise est le prix à payer pour l'interdiction intériorisée de l'inceste et du parricide et énoncerait ainsi sa question : « *qu'est-ce qui inhibe le meurtre, le parricide, pourtant tellement présents dans nos représentations ?* »

Relire Freud peut-il aider ? Le parricide, mieux, le meurtre du père, est au centre de l'élaboration freudienne. Il l'est au plan individuel : le complexe d'Œdipe associe le désir pour la mère à celui d'évincer le père. Le garçon aura à s'identifier à celui-ci. La crainte de la rétorsion, de la castration fait renoncer l'enfant, et ce désir refoulé est à l'origine de la culpabilité. Sur le plan collectif, Freud fonde toute la vie sociale sur le parricide. Dans « *Totem et tabou* », il énonce un véritable mythe, celui du meurtre originaire du père, perpétré par les frères, ses enfants, coalisés. Ce meurtre est paradoxalement à l'origine de toute vie sociale, de la religion et de l'échange des femmes. Ce meurtre fonde la culpabilité qui en

1. LACAN J. : « *Le synthome* », leçon du 10.2.1976, inédit.
2. BALIER C. (1992) : « *Le viol du tabou* », Perspectives psychiatriques, 31, 34, 4.
3. ZAGURY D. (1992) : « *Le double parricide, un crime d'auto-engendrement* », Perspectives psychiatriques, 31, 34, 4.
4. FREUD S. (1994) : *Le malaise dans la culture*, *Œuvres complètes*, T. XVIII, PUF, Paris.

interdit la réitération ; c'est la névrose, la civilisation et son malaise. C'est bien la névrose œdipienne qui interdit le parricide. Elle l'interdit car il a déjà été consommé. Non comme le mythe le met en scène, mais comme phénomène de structure. Et cette interdiction se formule « au Nom du père ». C'est parce que le père symbolique est le père mort que son meurtre n'est pas possible : la culpabilité, la dette sont dans le registre symbolique. En ce sens le *Nom-du-Père* est un symptôme névrotique... On peut dire enfin que le parricide commet le meurtre dans le réel parce que celui-ci n'est pas advenu dans le registre symbolique. C'est ce que met en évidence de façon particulièrement éclairante M. Gourevitch[1] dans son étude sur les derniers Tsars, où il écrit : « *Jusqu'en 1796 l'empereur pouvait désigner son successeur à sa guise. D'où une toute puissance paternelle illimitée et supérieure à toute loi. Le parricide apparaît alors comme un substitut de règle de succession...* » « *Parmi les huit derniers tsars russes (1762-1917) tous sauf un, et encore, ont commencé leur règne ou fini leur vie par un meurtre.* »

On peut dire finalement que le parricide prend un être pour un signifiant (le meurtre de la mère, pour renvoyer à une problématique sans doute plus archaïque que celui du père, n'en est pas moins transgression de la Loi du père...). Il souhaite supprimer le signifiant de la métaphore phallique, de la Loi, de la différence. C'est une problématique qui se retrouve dans un phénomène aussi actuel, celui du transsexualisme où le sujet qui prend un organe pour le signifiant de l'appartenance sexuelle y est aidé par l'instance sociale, le code, voire la science...

Il apparaît de plus que les caractères du parricide — confusion des registres du réel et de l'imaginaire, négation de l'altérité, de la différence des sexes, de la castration — ne sont pas sans évoquer la structure psychotique. La collaboration du social à l'entreprise doit évidemment faire élargir la question de la psychose au social même. Peut-être devons-nous alors élargir notre clinique pour rendre compte de l'ensemble fonctionnel comportant psychose individuelle et psychose sociale... Notre source pourrait être la rubrique des faits divers, une des rares désormais accessible et dont le fonctionnement, le style même, est un indicateur symptomatique de la dimension sociale[2].

Conclusion

Le parricide, s'il se multiple actuellement dans les faits, disparaît comme concept. Il n'est pas « stigmatisé », son interdit n'est même plus prononcé, il est devenu presqu'équivalent à tout autre meurtre, sa victime à tout autre victime. On a pu dire (Lacan) que la cure psychanalytique avait pour objet de mettre en place un « *Nom-du Père* » pour apprendre à s'en passer. Le déclin du « *Nom-du Père* » dans nos sociétés pose avec acuité la question : « *Que mettre à la place ?* » Les tentatives du discours de la science (sciences humaines aussi bien) de chercher dans le réel un ordre dont les fondements symboliques s'effondrent, ne peuvent déboucher que sur un comptage, renforçant un mode social non plus fondé sur une parole mais sur la valeur, le chiffrage. Il s'agit d'un monde purement marchand, non plus fondé sur la parole mais sur l'échange, le « *deal* », la valeur. Il faut compter au nombre de ses effets la reviviscence des formes religieuses ou politiques de l'intégrisme. Que serait une psychopathologie qui ne se soucierait plus d'y obvier ?

1.2.1.4. Les infanticides et les filicides

T. & K. Albernhe

Les *conflits entre les générations* ont de tout temps constitué un irremplaçable moteur social. Mais peut-on valablement envisager sous un tel angle les *phénomènes de maltraitance* aux personnes âgées, ou à l'autre extrémité de la vie, aux enfants ? Si de nombreux comptes semblent effectivement se régler dans l'espace intime du foyer, entre parents, entre enfants, ou entre parents et enfants, assez peu cependant d'actes de violence semblent être portés à la connaissance de la collectivité, quand bien même le corps social lui-même n'encourage pas certaines conduites hétéro-agressives, horizontales (entre collatéraux ou entre conjoints) ou verticales (entre parents et enfants). L'ambivalence fondamentale de toute relation affective et les fantasmes personnels hétéro- ou auto-agressifs complexifient grandement l'étude criminologique systématique de tels comportements.

---

1. GOUREVITCH M. (1992) : « *Le parricide bicéphale* », Perspectives psychiatriques, 31, 34, 4.
2. RUMEN J.-P. (1994) : « *Parricides* », Psychiatrie française, 25, 1, 114-115.

Classiquement défini comme étant le meurtre ou l'assassinat[1] d'un enfant nouveau-né viable, l'*infanticide* se distingue du *libéricide* par le fait que ce dernier concerne les enfants plus âgés, c'est-à-dire ayant déjà vécu au moins trois jours, délai légal en France de déclaration de la naissance d'un enfant à la mairie[2]. On parlera par extension de parent infanticide ou libéricide pour désigner l'auteur du crime. Infanticides et libéricides, souvent dénommés par facilité et de manière générique *infanticides* ou même *filicides*, constituent la forme extrême de *sévices physiques à mineurs*. La monographie princeps que consacra Ambroise Tardieu, au XIXe siècle, aux aspects médico-légaux des infanticides ainsi que les analyses de Sigmund Freud, sur un plan psychopathologique, constituent des références historiques incontournables en ce domaine.

Le nombre d'infanticides, leurs modes de perpétration, et surtout le sens qui est donné à l'acte, varient ici considérablement d'une culture à une autre. Actuellement en France, le travail de prévention des UME (Unités hospitalières Mères-Enfants) limite les cas d'infanticides commis par des malades mentaux (il s'agit alors en pratique presque toujours de patientes présentant de graves troubles de type psychotique ou limite). De toutes façons, et ceci est valable pour les homicides, quels qu'ils soient, les cas relevant d'une étiologie psychiatrique sont rares. Jean-Claude Chesnais[3] conclut que « *malgré sa dépendance et sa fragilité, le nouveau-né ne risque, aujourd'hui, pas plus d'être tué que la personne adulte.* »

L'infanticide dans la littérature et la littérature de l'infanticide

Les infanticides, dont le mythe de Médée, chanté par Euripide, représente probablement le paradigme, pullulent dans les littératures grecque et romaine. En 1948, E. Stern a utilisé cet exemple pour parler du *medea complex*, expression désignant désormais le « complexe » de « désir mortifère maternel inconscient » (cf. également les travaux de P. Cannat, 1948). Pensons aussi à la tentative de filicide de Laïos sur Œdipe, par perforation des chevilles avec un crochet et exposition de l'enfant sur le mont Cithéron[4].

La dynamique de ces filicides célèbres fait appel aux sentiments éternels que sont la vengeance jalouse et haineuse (Médée), le sacrifice (Agamemnon pour Iphigénie, d'après Eschyle et Euripide, Abraham pour Isaac, d'après la Bible), la rivalité (le grand Cronos dévorant ses enfants dès qu'ils sortent du ventre sacré de Rhéa, comme si la suppression de la génération suivante pouvait retarder la fuite du temps...). Un mythe égyptien, *l'Aventure de Satni*, illustre l'assassinat de ses propres enfants par le prince Satni, amoureux fou de la belle Tabubu qui refusait justement de se donner à lui s'il ne commettait pas ce filicide[5].

Rappelons la position historique à ce sujet de Cesare Beccaria, pour qui l'infanticide est à classer dans la catégorie des « *délits difficiles à prouver* ». Il écrit[6] : « *L'infanticide (...) est le*

1. Sont donc exlus du champ d'étude, au sens strict, les exécutions de mineurs dans le cadre légal de la peine capiale, dans les États où elle existe encore (États-Unis, Iran, Irak, Arabie Saoudite, Bengladesh, Pakistan, Yémen...).
2. Glauco Carloni et Daniela Nobili réservent le terme de *filicide* à l'homicide commis par une mère sur son enfant, cependant que l'*infanticide* sera pour eux l'homicide perpétré par les autres parents ou les étrangers. D'autres auteurs désignent sous le nom d'*infanticides* à la fois les homicides de nouveau-nés ou *néonaticides* et ceux d'enfants plus âgés ou *libéricides*. Le terme de *puéricide* peut également être proposé. L'ancienne distinction pénale (infanticide = homicide d'un nouveau-né de moins de trois jours [anc. art. 300 CP franç.], et libéricide = homicide d'un mineur ayant plus de trois, cette période correspondant au temps autorisé pour déclarer l'enfant à l'état civil) était également intéressante sur le plan psychopathologique, car la dynamique homicide est différente avant et après le post-partum initial (il serait par exemple ridicule d'assimiler un libéricide à l'équivalent d'un avortement, alors que cette hypothèse psychopathologique est souvent avancée en matière de néonaticide). Nous continuerons ici à parler d'*infanticide* en référence aux homicides commis sur des enfants de moins de trois jours, et de *libéricide* après ce délai.
3. CHESNAIS J.-C. (1981) : *Histoire de la violence*, Robert Laffont, Paris.
4. Nous devons à Mélanie Klein d'avoir attiré l'attention des chercheurs sur cet épisode capital de la jeunesse d'Œdipe, car le regard qu'à porté Sigmund Freud sur la pièce de Sophocle *Œdipe Roi*, a abouti à la vision d'Œdipe en tant qu'adulte involontairement incestueux envers sa mère et parricide (ceci pouvant peut-être expliquer cela).
5. Après avoir donné tous ses biens à Tabubu, et également déshérité ses enfants au profit de ceux, à venir, de son amante, Satni, pour parvenir enfin à son désir, céda encore à la demande de Tabubu : « *Cette maison sera ta maison ! Mais je suis chaste, je ne suis point une personne humble ! Pour faire ce que tu désires, il faut que tu fasses tuer tes enfants, afin qu'ils ne puissent disputer avec les miens sur ton héritage. » Et Satni, accablé par la puissance de l'amour, consentit encore ! – « Que l'on fasse — dit-il — l'abomination que ton cœur a conçue... » Alors, elle fit tuer les enfants de Satni devant lui ; elle les fit jeter par la fenêtre devant les chiens et les chats. Et les bêtes mangèrent la chair des victimes, pendant que le prince buvait avec Tabubu* ». [Extrait de « *Égyptiens et Sémites* », Librairie L. Borel, Paris, 1895].
6. BECCARIA C. : *Des délits et des peines*, Flammarion, 1991.

résultat inéluctable de l'alternative où est placée une femme qui a succombé par faiblesse ou qui a été victime de la violence. Entre la honte et la mort d'un être incapable d'en ressentir les atteintes, comment ne choisirait-elle pas ce dernier parti, plutôt que d'être exposée, avec son malheureux enfant, à une misère certaine ? La meilleure manière de prévenir ce délit serait de protéger par des lois efficaces la faiblesse contre la tyrannie, qui accuse bien haut les vices qu'on ne peut pas couvrir du manteau de la vertu ».

La littérature romanesque fait largement état de cas d'infanticides, drames dont le grand public est toujours friand. Pensons par exemple à Émile Zola dans « *Pot-Bouille* », à Guy de Maupassant dans « *Rosalie Prudent* », ou à Léon Tolstoï dans « *La puissance des ténèbres* ». De nombreux contes font état d'enfants dévorés ou assassinés avec perversité (Barbe bleue, le petit chaperon rouge, le petit poucet). L'infanticide était en effet assez fréquent au XIXe siècle, à la fois comme crime en milieu rural chez des paysans miséreux et illettrés ayant déjà trop de « bouches à nourrir », et comme crime en milieu urbain bourgeois chez des domestiques « bonnes à tout faire » abusées par le maître de maison et qui, se retrouvant brusquement enceintes, n'avaient d'autre recours que l'avortement ou l'infanticide. La pression sociale peut également conduire les parents à l'infanticide, pour des motifs politiques ou économiques (élimination des enfants en surnombre en Chine, sacrifice du dernier-né en cas de famine chez les aborigènes australiens), et dans ce cas l'acte devient légitimé, compréhensible car encouragé et donc non punissable dans une telle logique.

Il existe quelques cas d'infanticides à répétition, commis par les mêmes parents, dans un contexte très particulier mais pas forcément psychiatrique, ainsi que l'ont décrit Wilkins (1985) ou Funayama (1994). Le « *baby farming* » constitue aussi une forme dissimulée de meurtre en série de nourrissons, par omission ou incurie.

Dans les pays où elle a eu lieu, la légalisation de l'avortement a fait diminuer de manière substantielle le nombre d'infanticides ; les motivations des parturiantes pour mettre un terme à leurs grossesses n'étaient pas univoques et répondaient à des facteurs d'ordre social ou économique, ou simplement personnel, psychologique voire parfois psychiatrique ; la pression de l'entourage en matière de filiation illégitime pouvait conduire à des avortements clandestins, insalubres et douloureux, parfois même solitaires, tels que les décrivent nombre de romans noirs[1]. Les mères infanticides étaient souvent laissées dans l'impunité, faute d'établissement de la matérialité des faits. Les pouvoirs publics n'étaient pas dupes des explications fournies quant au taux anormalement élevé de mortinatalité, et en particulier de la surmortalité relative des filles, mais n'avaient pas véritablement les moyens de faire face au problème, l'opinion publique n'étant pas encore suffisamment prête à admettre la libéralisation de l'avortement, ni à envisager une approche médiatique du problème sous forme d'un vaste débat (lequel aurait aussi révélé alors l'existence de nombreuses formes de maltraitance infanto-juvénile).

La littérature psychiatrique sur le sujet comprend de nombreuses contributions, souvent traitées dans le cadre plus général des sévices à enfants. Citons quelques travaux intéressants : ceux américains de F. Ingraham (1954) sur les hématomes sous-duraux du nourrisson dus à une maltraitance parentale, et ceux de P.-J. Resnick (1970) portant sur 37 infanticides (dont 35 commis par des femmes) et 125 libéricides (dont 82 commis par des femmes)[2] ; ceux de P. Scherrer sur *l'infanticide par passivité*[3] ; ceux de J. Léauté[4] avec ses

1. A. Hesnard parlait à ce sujet d'*infanticide commun*, c'est-à-dire « *commis pour des raisons sociales banales dans leur apparition* » et souvent œuvre de « *femmes célibataires appartenant à des milieux sociaux ou à des familles où règne une morale absurdement impitoyable à l'égard des jeunes filles : enceinte et souvent, de plus, abandonnée par l'amant ou le pseudo-fiancé, la jeune fille se croit déshonorée, redoute la colère sacrée du père et est tentée de fuir ou de faire disparaître l'enfant, même l'enfant à terme lorsqu'elle a pu cacher sa grossesse dans l'angoisse et le désespoir* ». [HESNARD A. (1963) : *Psychologie du crime*, Payot, Paris].

2. Resnick indique que l'infanticide est surtout le fait de multipares mariées, de la troisième décennie de la vie, qui utilisent préférentiellement la suffocation, par étouffement, strangulation, noyade ou gaz de cuisine comme moyens de perpétration criminelle. Il cite cinq catégories d'infanticide : altruiste (mélancolique), psychotique aigu (psychose du post-partum), accidentel (« mort au berceau »), par rejet de l'enfant (nouveau-né non désiré), par vengeance d'époux (un parent devenant jaloux du nouveau-né car l'autre parent est totalement accaparé par l'enfant).

3. La mère, qui présente une importante immaturité affective sur un fond névrotique et qui vit généralement isolée au sein même de sa famille, laisse mourir l'enfant d'incurie, par omission de soins, ou au contraire par maltraitance physique avec commission (l'asphyxiant à l'aide d'un oreiller, par exemple) et ne paraît pas affectée

Recherches sur l'infanticide (1955-1965), également ceux de C. Kempe (1977) et surtout ceux de P. Straus et M. Manciaux (1982) dans le cadre plus général de la maltraitance infantile.

E. de Greeff, dans sa célèbre *Introduction à la criminologie*, en étudie les principales motivations (brutalité, vengeance, troubles psychiques critiques de la mère, maladie mentale ancienne, circonstances socio-économiques, question d'honneur).

E. Seelig distingue, dans son *Traité de criminologie*, les infanticides prémédités et dissimulés, des infanticides liés à la crise de l'accouchement[1] ; il écrit que dans ce dernier cas « *si l'idée du meurtre ne se fait jour qu'au moment de la naissance, il s'agit alors le plus souvent d'une réaction primitive.* » Il précise également que l'infanticide est en règle générale « *un meurtre actif* », par commission délibérée davantage que par omission avec incurie.

Si tous les auteurs insistent sur la pauci-criminalité des femmes en général, plusieurs d'entre eux, dont O. Pollak en particulier, dans *The Criminality of Women* (1950), pensent que de tels actes criminels sont largement sous-évalués ; la vision « machiste » considère que le statut de « femme au foyer » peut donner tout le temps nécessaire à l'élaboration soigneuse d'un libéricide. La rareté des affaires portées à la connaissance des tribunaux peut aussi s'expliquer, pour partie, par le fait qu'elles se trouvent en quelque sorte étouffées en amont, peut-être par des certificats médicaux complaisants de décès d'enfants, peut-être par un blocage inconscient des enquêteurs, peut-être enfin parce que l'opinion publique n'est toujours pas prête à entendre de telles accusations...

Notons enfin que l'abandon d'enfant peut constituer une forme d'infanticide déguisé et différé, par omission, et n'est pas sans rappeler l'antique « exposition » d'enfants déclarés d'autant plus indésirables qu'ils présentaient des malformations néonatales.

Quelques considérations anthropologiques sur l'infanticide

Si l'infanticide nous choque, parce qu'il brise un tabou ancestral et paraît tellement injuste, soyons cependant conscients du fait que si nous avions vécu autrefois, ou même si nous vivions actuellement dans certains pays où le concept même de *droits de l'enfant* n'existe pas, nous éprouverions de grandes difficultés à prendre du recul sur cet acte, lequel se trouverait socialement banalisé, voire encouragé parfois à grande échelle.

Les procédés de rationalisation sociale de l'infanticide peuvent se situer à plusieurs niveaux : dans une logique de guerre (pensons aux génocides dans lesquels les enfants et les femmes enceintes sont exterminés de façon délibérée et systématique), dans une logique politique et économique (évoquons les infanticides d'« enfants surnuméraires » en Chine), dans une logique religieuse ou mystique (pensons aux sacrifices rituels ou sacrés, aux « messes noires »), ou enfin simplement parce que les parents considèrent que leur statut de géniteur les autorise à reprendre la vie qu'ils ont donnée[2] (comme dans l'Antiquité à Rome, où le *pater familias* disposait du droit de vie et de mort sur ses enfants comme sur ses esclaves).

---

par le décès. La grossesse a souvent été dissimulée, voire niée, la mère comptant sur une sorte d'intervention magique extérieure pour l'aider le moment voulu. « *Ce qui dominait dans tous ces cas, heureusement peu nombreux, c'était la passivité angoissée en présence de l'événement, de la grossesse considérée comme une malédiction fatale, l'incapacité d'en parler à quiconque, d'entreprendre la moindre action pour changer quelque chose au cours des événements, l'espoir puéril que la grossesse disparaîtrait par une sorte de miracle, se dissoudrait en quelque sorte, ou que la mort survenue comme une grâce du ciel les sauverait de la honte. Dans leur famille, ces jeunes filles, ces futures mères, vivaient dans l'isolement moral le plus total* ». (Pierre SCHERRER : « *Note sur une forme d'infanticide : l'infanticide par passivité* », séance du 8.7.1974 de la Société médico-psychologique, Paris).

4. Jacques Léauté avait coordonné une très importante étude, portant sur 257 femmes infanticides détenues dans les établissements de Doullens et Haguenau durant la période 1945-1950 (Annales de la Fac. de Droit et des Sciences politiques et économiques de Strasbourg, 1968).

1. « *Quelquefois des crimes qui sont le plus souvent déterminés par [des] situations psychologiques peuvent (...) être le fait de réactions primitives, tel par exemple le crime d'infanticide, lorsque la mère n'a eu avant la naissance aucune intention de tuer l'enfant attendu et agit (surprise seulement par la délivrance prématurée) sous le coup de l'impulsion du moment* ». (Ernst SEELIG : *Traité de criminologie*, PUF, 1956).

2. Julia Kristeva, interrogée par M.-J. Guedj (in : Collectif sur l'infanticide, Nervure, 1988), disait que : « *(...) la toute-puissance de la procréation se déplace dans la toute-puissance du droit de mort : "C'est moi qui t'ai fait, je te supprime", cela se dit parfois. Auparavant, même si on tuait des enfants, la religion impliquait que c'était un péché. Actuellement, avec la faillite des interdits moraux et religieux, il n'y a plus de valeur tierce entre [le parent et l'enfant] (...)* ».

Pour Lucien Lévy-Bruhl, l'explication de certains infanticides tiendrait à la représentation sociale particulière du petit enfant, ce dernier n'étant pas complètement né tant qu'il n'est pas reconnu par sa famille et agrégé au groupe social par les rites d'appartenance. Tout se passe ici comme si la naissance n'étant pas réellement achevée, l'infanticide n'avait pas valeur d'homicide, ce terme signifiant en effet la mort provoquée d'une personne, véritablement adulte, authentiquement achevée car sociale. Citant des exemples empruntés aux coutumes d'Afrique et d'Inde, il écrit[1] : « *Selon cette croyance si répandue, le nouveau-né n'est donc qu'à moitié né. C'est là une des raisons qui font que l'infanticide, quand il s'agit de l'enfant à peine venu au monde, soit fréquent dans ces sociétés. Il n'y révolte pas les sentiments que nous considérons comme naturels (...) Au bout d'un temps plus ou moins long, le nouveau-né est transformé en un être humain définitif (...) Par la suite, ni la vie ni la mort d'un enfant, même après qu'il a reçu un nom, n'ont l'importance et les conséquences de celles d'un adulte.* »

L'Afrique a toujours fasciné les anthropologues... Mary Douglas[2] note : « *Dans certaines tribus d'Afrique occidentale, on tue les jumeaux dès la naissance ; on élimine ainsi une anomalie sociale, car on estime que deux êtres humains ne peuvent pas naître en même temps d'une même femme.* » L'infanticide devient ici une sorte d'horrible « correction eugénique postnatale ».

Cesare Lombroso, tant décrié pour sa théorie du criminel-né — et surtout pour ses soubassements idéologiques à l'origine de dérives éthiques gravissimes [II, § 3.1.] —, s'est montré, comme toujours, fort documenté lorsqu'il a proposé un tour d'horizon ethnologique de l'infanticide dans son célèbre ouvrage *La femme criminelle et la prostituée*. Il écrit[3] : « *Parfois, le soin de sa propre beauté et la jalousie en sont la cause. Les femmes des Abipones, au Paraguay, ne pouvant avoir des rapports avec leur mari pendant l'allaitement, tuent l'enfant, pour ne pas le voir avec d'autres femmes [...]. Beaucoup d'Australiennes — raconte Grant, à qui on demandait pour quelles raisons elles tuaient leurs enfants — répondaient simplement : « Pour n'avoir pas l'ennui de les élever » [...]. D'autres fois l'excessive luxure en est la cause. À Otahiti existait l'association mystico-lubrique des Areos, dans laquelle les femmes étaient communes et où se commettaient des orgies effrénées ; elles narraient tranquillement les massacres de leurs fils en les justifiant par le désir de ne pas interrompre les plaisirs de leurs fêtes [...].* » Mais il n'en tire pas de véritable conclusion.

Les modes de perpétration de l'acte infanticide varient évidemment selon le contexte culturel ; évoquons par exemple le cannibalisme parental (pensons aux repas de Tantale, évoqués par Euripide), et le « passage à Molek » (rite cananéen d'infanticide par crémation) ; c'est ce même contexte qui désigne les victimes (premier-nés massacrés par Hérode, infanticide des filles en milieu rural en France au XIXe siècle, ou encore des filles dans certaines castes de l'Inde du XVIIIe siècle).

Les différents types d'infanticides

Si le point commun médico-légal des infanticides est l'homicide d'un enfant, ou seulement sa tentative, une grande variété d'actes est en fait recouverte par ce terme. Sans avoir ici la prétention d'arriver à l'exhaustivité, il est cependant possible de présenter un *panorama des infanticides*, en fonction du critère présélectionné :

– **Selon les caractéristiques de l'auteur de l'acte :**

– selon le degré de parenté de l'auteur (mère, père, collatéral, voisin, etc.) ; les pères commettraient essentiellement des filicides de grands enfants ou d'adolescents, et les mères des infanticides, néonataux ;

– selon le sexe de l'auteur, ou selon son âge (la majorité des infanticides sont actuellement le fait de mères âgées entre 30 et 40 ans, dans notre culture) ; les auteurs libéricides sont très rares après 40 ans ;

– selon la situation de famille et la biographie personnelle de l'agresseur (les mères multipares infanticides seraient plus nombreuses que les primipares, et auraient eu une enfance difficile, marquée à la fois par les carences affectives et la misère socio-économique).

---

1. LEVY-BRUHL L. : *L'âme primitive*, Alcan, 1927.
2. DOUGLAS M. (1967) : *De la souillure. Études sur la notion de pollution et de tabou*, GUERIN A. (1992) trad., La Découverte, Paris.
3. LOMBROSO C. (1895) : « *Le Crime chez les femmes sauvages et primitives* », in : « *La femme criminelle et la prostituée* », L. Meille trad. (1991), « Mémoires du corps », Jérôme Millon éd., Grenoble.

– **Selon l'état psychique de l'auteur :**

– selon le contexte passionnel néonatal (naissance d'un enfant non désiré ; malformation congénitale impossible à assumer par un parent, lequel délègue inconsciemment l'autre pour commettre l'homicide) ;

– selon l'existence de troubles psychiques éventuels : psychose puerpérale, état délirant chez les mères (les pères infanticides sont, eux, rarement délirants) ; on recherchera systématiquement une psychose maniaco-dépressive ou une schizophrénie, une épilepsie, une psychopathie, une débilité mentale, des stigmates d'alcoolisme ;

– selon les motivations de l'auteur : colère et frustrations longtemps contenues, hypersensibilité et irritation dues aux cris stridents du nouveau-né, maladresse et actes involontaires de négligence, accident.

– **Selon les caractéristiques de l'acte lui-même :**

– selon les modes de perpétration : étranglement, noyade, chute, etc., et selon la modalité médiate (à l'aide d'objet) ou immédiate (à mains nues) ; il est ici classique de noter que les pères ont volontiers recours aux armes, tandis que les mères étouffent l'enfant par des linges ou en le serrant contre leur poitrine (symbolique de l'étreinte mortelle et du mauvais sein suffoquant) ; la suffocation résultant d'un étouffement volontaire était une modalité fréquente d'infanticide à l'époque classique, où parents et nourrices, faisant dormir le nourrisson avec eux dans leur lit, pouvaient facilement asphyxier l'enfant et déguiser leur crime en accident ;

– selon le caractère aigu de l'acte : infanticide impulsif d'un raptus anxieux, ou d'une séquence comitiale (imprévisibilité et absence de préméditation, acharnement féroce et incompréhensible, indifférence apparente à l'acte, absence de culpabilité et amnésie totale des faits) ;

– selon la séquence homicide : homicide simple, homicide suivi de suicide, suicide altruiste ou accompagné ; la survenue d'un état dépressif post-infanticide est fréquente lors d'une décompensation puerpérale ; ailleurs, l'homicide a un effet abréactif, de soulagement momentané de l'anxiété de son auteur ; des épisodes confuso-oniriques ou crépusculaires peuvent être responsables d'une amnésie lacunaire de l'acte.

– **Selon les caractéristiques de la victime :** si l'illégitimité de l'enfant ne semble pas être un facteur déterminant, le contexte de naissance est ici primordial, ainsi et surtout que la pression sociale s'exerçant sur les parents et la victime.

Si la majorité des infanticides ne relève pas d'une dynamique criminelle liée à une pathologie mentale authentifiée, nombreux sont les cas où l'acte s'explique à la fois par un contexte de grande précarité sociale et par l'existence de problèmes psychodynamiques particuliers : par exemple des parents immatures qui reprennent avec eux leur enfant, dont ils s'étaient séparés à cause d'une mésentente conjugale grave, et qui n'arrivent plus à gérer la violence ou l'instabilité de l'enfant (qui fait écho à la leur) ; après des épisodes répétés de maltraitance et de carence affective importantes, un des parents, voire les deux à la fois, s'alcoolisent et commettent l'acte infanticide dans une situation de crise et de débordement total ; s'il n'arrive pas à s'enfuir, l'enfant décède de blessures plus graves que d'habitude, et la famille tente de camoufler l'acte en accident. L'enquête sociale de voisinage, les antécédents personnels des parents, le parcours institutionnel de l'enfant, et l'examen médico-légal permettront toutefois d'arriver à la reconstitution criminelle des faits.

Quelques considérations psychopathologiques

Peut-on concevoir une typologie de l'infanticide ?

La principale difficulté d'une analyse psychopathologique de l'infanticide réside dans la variété de cette forme si particulière de criminalité, rendant ainsi peut-être d'avance vouée à l'échec toute catégorisation péremptoire des mécanismes qui y conduisent. Faut-il renoncer pour autant à des tentatives de stigmatisation d'un archétype, de l'agresseur, de la victime, ou du contexte ? Hugues Scharbach[1], à partir de l'étude d'une vingtaine d'expertises d'infanticides, parvient à dresser un portait-type de la mère infanticide : « *Il s'agit d'une femme, grande adolescente ou jeune adulte, ayant une personnalité organisée sur un mode dysharmonique, avec défaillance de l'intégration d'un projet d'existence élaboré. On repère l'existence*

1. SCHARBACH H. (1993) : « *Les infanticides* », C. R. du Congrès de psychiatrie et de neurologie de Pointe-à-Pitre.

d'une immaturité, de traits régressifs narcissiques et infantiles, de faibles capacités d'insight et de créativité. Il existe une situation de dépendance en certains secteurs au niveau de la famille avec dysfonctionnement dans les échanges intergénérationnels. Des mécanismes d'exclusion interne avec pauvreté de la verbalisation expliquent que puisse se dérouler une gestation non reconnue, même si la jeune fille vit au sein de la famille. Bien sûr, il n'y aura aucun suivi médical et l'auto-accouchement se déroulera dans des conditions clandestines, parfois sous le toit parental dans une chambre. Le passage à l'acte homicide suivra rapidement, le corps étant jeté par la suite, dans une fosse septique ou un caniveau. Après annulation de la grossesse, il y a en quelque sorte fécalisation du produit de celle-ci. »

Mais il existe aussi des cas de filicide paternel. À partir de six observations personnelles, Benoît de Prémorel estime que la pathologie mentale aiguë du parent est prépondérante dans de tels cas, bien qu'« *une discussion nosographique restait parfois en suspens, indépendamment des prises de position des experts*[1] ».

L'infanticide, en tant que trouble de la relation mère-enfant

Les équipes travaillant en UME ont une habitude et une compétence particulières en matière de maltraitance grave et de risque d'infanticide. Elles utilisent en général des grilles d'observation des interactions mère-enfant (étude de la relation alimentaire, des soins corporels, etc.), qui les renseignent de manière précise sur la capacité de la mère à faire face aux besoins de son enfant (coping maternel), ainsi bien sûr que sur les réactions de ce dernier à répondre de manière adaptée aux sollicitations de sa mère. Très souvent est constatée une dynamique transactionnelle dysfonctionnelle, tout se passant comme si la mère, ne vibrant plus « naturellement » aux besoins du nourrisson, le vivait comme étranger; voire menaçant, et comme si ce dernier, ne donnant plus aucun signe de gratification à sa mère, avait une attitude telle qu'il ne pouvait que se faire rejeter. Dans le cas d'un trouble profond de la capacité de maternage d'une mère psychotique, avec disparition de la sollicitude primaire anxieuse (D.W. Winnicott), les angoisses de morcellement ou d'anéantissement, ou encore de fusion délirante, peuvent conduire la mère à des comportements totalement inadaptés envers l'enfant, et même dangereux (sans parler de l'impossibilité de construire l'assise du narcissisme primaire).

Les thérapeutes peuvent être amenés à guider la mère dans des actes très simples (lui montrant comment changer son bébé, comment préparer les biberons, comment lui donner le bain), fournissant ainsi des modèles éducatifs, voire identificatoires, qu'elle n'a souvent jamais eu de la part de ses propres parents ou de leurs faisants fonction. Il est parfois nécessaire de presque tout reprendre à zéro, d'apprendre à la mère à être une « mère suffisamment bonne », tant elle est désemparée, en post-natal, dans le nouveau rôle qu'elle ne parvient à assumer seule.

La prise en charge médico-légale et psychothérapique

Nous laisserons ici volontairement de côté les infanticides commis par des parents ou des tiers non malades mentaux, bien qu'ils représentent la majorité des cas.

La question centrale, celle de la *responsabilité* (pénale mais aussi morale[2]), se pose avec une acuité particulière dans les situations d'infanticides eugéniques ou commis sous la pression sociale, dans les pays où l'appartenance à la collectivité est plus importante que celle à sa propre famille : les parents peuvent se vivre ici comme étant pris en situation de double contrainte, dans la mesure où d'un côté ils désireraient peut-être garder leur enfant, mais d'un autre côté ce dernier présente des malformations telles, ou est socialement stigmatisé de façon telle, qu'il deviendrait rapidement une charge pour la société, ce que les parents ne sauraient admettre, respectueux qu'ils sont avant tout de l'intérêt collectif supérieur. À l'inverse, dans les cultures où la religion est déterminante dans la vie privée et les rapports sociaux, la mise à l'index, par exemple par excommunication, des parents qui se seraient rendus coupables du crime d'infanticide, a joué un rôle préventif important.

La *prévention des actes infanticides* commis par des malades mentaux a fait d'importants progrès en France, grâce aux actions coordonnées des équipes de psychiatrie et des équipes de maternité : dépistage des cas sociaux et des populations à risque, nursing de qualité de la

1. De PREMOREL B. : « *Le filicide paternel* », in : VIAUX J.-L. (dir.) : « *Enfance en justice* », PUR, Rouen.
2. En 1825-1826, l'*affaire Henriette Cornier* défraya la chronique et donna à l'école d'Esquirol (essentiellement E. Georget) l'occasion de soutenir la thèse de l'irresponsabilité pénale de la « monomanie homicide ».

mère et de l'enfant, surveillance de l'apparition du « syndrome du troisième jour » et d'une manière plus générale de troubles psychotiques ou thymiques[1]. L'hospitalisation de la mère suspectée de tendances infanticides s'impose, quitte à réaliser une séparation momentanée entre la mère et le nourrisson, sous couvert de l'accord du juge des enfants[2]. Les fantasmes maternels d'infanticide peuvent conduire la patiente à un véritable état de panique à cause de leur caractère parfois obsédant, et entraîner un passage à l'acte si l'entourage n'a pas su mesurer correctement l'importance du risque.

Le déni de grossesse constitue un important facteur de risque de survenue d'un infanticide, tout semblant se passer comme si, submergée d'angoisse lors de l'accouchement, la mère n'avait d'autre solution que d'éliminer physiquement l'enfant rejeté depuis le début de la maternité[3]. Un travail sur les fantasmes de la future mère sera mené, prudemment, par des thérapeutes rompus à ce genre de situation.

Sur un plan thérapeutique, il importe de garder à l'esprit le fait qu'un parent peut commettre un infanticide, exceptionnellement et dans un certain contexte, tout en se montrant bon père ou bonne mère pour d'autres enfants. Toutefois, un suivi médico-psychologique de longue durée est nécessaire pour l'auteur qui aurait bénéficié d'un non-lieu, ne serait-ce que pour analyser en quoi un tel acte, souvent vécu comme étranger à son auteur, peut arriver à être repris par le sujet, afin de le conduire à ne pas vivre le restant de son existence dans la culpabilité ou le rachat.

En pratique, tout se gère au cas par cas, en fonction bien sûr de l'importance de la pathologie mentale de la mère, mais aussi et surtout du réseau relationnel capable de l'étayer dans sa nouvelle maternité. Toute la difficulté consiste donc en l'appréciation, la plus réaliste possible, de la compétence de la mère à assumer la responsabilité effective des soins nécessaires à son bébé. Si les situations extrêmes sont relativement simples à gérer, de nombreux cas de figure s'avèrent délicats dans la mesure où les équipes soignantes sont ici prises dans la double contrainte de, d'une part, respecter le désir et les droits des parents, et de l'autre de veiller à ce que l'enfant soit assuré d'un bien-être physique et psychologique, seul garant de son développement harmonieux. Le recours à une surveillance éducative instituée par voie de justice s'avère nécessaire en cas de conflit important entre la mère et l'équipe thérapeutique. Parfois même, l'hospitalisation sous contrainte de la mère s'impose.

La particularité de l'infanticide d'un enfant n'ayant pas encore eu accès au langage, parmi les autres formes d'homicides, réside dans l'impossibilité d'avoir pu converser avec la victime, car l'échange verbal eût ici probablement sauvé l'enfant ; la prise en charge psychothérapique s'orientera donc vers le non-dit, l'ineffable et vers la recherche de solutions non agressives. Contrairement en effet aux mauvais traitements, itératifs et souvent orientés vers une finalité correctrice, sadique, ou simplement répétitive de ce que l'on a soi-même subi, l'infanticide représente l'acte unique, irréversible et irréparable, la mort de l'enfant venant parfois « libérer » le parent d'une souffrance jusque-là intolérable (fonction abréactive de l'homicide). La mise en mots de l'acte et la reconstruction de l'histoire de l'auteur, à la fois personnelle et dans ses rapports à la filiation, représentent ici un passage obligé vers un travail de deuil de l'enfant tué.

Sur un plan médico-légal, la mère infanticide, contrairement à son éventuel complice, bénéficie généralement de la compréhension ou de l'indulgence de la cour, à cause de l'état psychologique particulier lié au post-partum, encore que la loi française du 22.7.1992 ait

---

1. La surveillance psychologique commence avant la naissance, par exemple dans un centre de consultations pour femmes enceintes ; sera ainsi considérée comme « à risque » une future mère, socialement isolée, suspecte de schizophrénie, et éprouvant d'importantes difficultés à anticiper ce que pourrait être sa nouvelle vie avec l'enfant.

2. Les équipes travaillant en UME jouent la carte de la prudence, et proposent une hospitalisation préventive à la mère qui, même sans idée infanticide, a cependant des idées suicidaires ou un laisser-aller général avec mauvaise hygiène, un manque d'assiduité aux consultations ou une automédication anarchique, etc. L'important est en effet ici de créer les meilleures conditions pour l'accueil de l'enfant, ce qui passe évidemment par un soutien psychologique très important de la mère. En cas d'hospitalisation de celle-ci, le devenir du bébé est capital : le père — s'il se manifeste — sera-t-il en mesure de s'occuper de l'enfant ? Comment planifier au mieux une hospitalisation conjointe de la mère et du bébé ? Quelle est la position du reste de la famille ?

3. Catherine Bonnet a montré que le déni de grossesse masquait des pulsions infanticides qu'il convenait de prendre particulièrement au sérieux. [BONNET C. (1990) : *Geste d'amour. Accouchement sous X*, Odile Jacob, Paris].

supprimé le crime spécifique d'infanticide (art. 221-1 nouveau Code pénal) ; cet homicide peut même constituer un homicide aggravé du fait de l'âge de la victime[1].

Les conséquences psychopathologiques, sur les victimes, des tentatives d'infanticides ont été relativement peu étudiées, par rapport aux motivations infanticides des auteurs. La paralysie sidérante de la pensée et la difficulté, voire l'impossibilité, de parler à des tiers de cet événement vital hautement traumatique, donnent à l'acte une gravité toute particulière, dont seule une psychothérapie individuelle au long cours peut arriver à diminuer les conséquences sur le développement affectif et intellectuel de l'enfant. La prise en charge de la victime s'effectuera sur le modèle des thérapies d'enfants victimes d'abus sexuels.

L'infanticide d'un enfant sur un autre est un cas particulier extrêmement délicat à prendre en charge, même s'il s'est avéré être purement accidentel. La culpabilité immense de l'enfant qui a tué un frère ou un ami ne peut évidemment avoir qu'un retentissement préjudiciable à l'harmonie du développement psychoaffectif de la personnalité. Le discours des parents est ici déterminant pour l'évolution ultérieure de l'enfant.

Bibliographie

(1) BRIL J. (1989) : *L'« affaire Mildebrand » ou le meurtre du fils*, PUF, « Le Fait psychanal. », Paris.
(2) BOURGUIGNON O. (1984) : *Mort des enfants et structures familiales*, PUF, « Le fil rouge », Paris.
(3) BRAZELTON T.B., CRAMER B. (1990) : *Les premiers liens*, Stock, Paris.
(4) BROUARDEL P. (1897) : *L'infanticide*, Baillière, Paris.
(5) CARIO R. (1992) : *Femmes et criminelles*, Erès éd., (ainsi que la thèse du même auteur : « *La criminalité des femmes. Approche différentielle* », Univ. de Pau et des Pays de l'Adour, Pau, 1985).
(6) CARLONI G., NOBILI D. (1977) : *La mauvaise mère*, Payot, Paris.
(7) COLIN M. (1963) : « *Complexes infanticides et matriopathies* », in : COLIN M. (dir.) : *Études de criminologie clinique*, Masson, Paris.
(8) COLLECTIF (1988) : Dossier « *Infanticide* », Nervure.
(9) CRAMER B. (1992) : *Psychothérapies mère-bébé*, PUF, Paris. – (1996) : *Secret de femmes : de mère à fille*, Calmann-Lévy, Paris.
(10) DAVID P. (1995) : *Enfants sans enfance*, Hachette, Paris.
(11) DECOURT E. (1979) : « *L'infanticide ou le suicide du double* », Thèse méd., Paris VII.
(12) DELAY J., LEMPERIERE T., ESCOUROLLE R., DEREUX J.-F. (1957) : « *Contribution à l'étude de l'infanticide pathologique* », Sem. Hôp. Paris, 33, 69, 4068-4080.
(13) DESSEIGNE F., CARRERE J. (1974) : « *Contribution à l'étude des libéricides* », Séance du 27.5.1974 de la Société médico-psychologique.
(14) POUGET R., LEFEUVE D. (1979) : « *Actualité de l'infanticide* », Séance du 12.3.1979 de la Société de médecine légale.

1.2.2. Les homicides, dans le champ extra-familial

Les médias finissent par nous convaincre que la prohibition sociale de l'homicide ne cesse d'être enfreinte, sans parler des guerres. Faut-il obligatoirement des exceptions pour confirmer une règle, des transgressions pour réaffirmer une loi ? Pour Paul Ricœur[2], « *l'interdiction du meurtre perdrait son caractère normatif si nous ne la jugions pas valable pour tous, en toutes circonstances et sans exception. Que, dans un second temps, nous cherchions à justifier des exceptions, qu'il s'agisse de l'aide à personne à danger, de la guerre dans l'hypothèse controversée de la guerre juste, ou, pendant des millénaires, de la peine de mort, cette tentative pour rendre raison des exceptions est un hommage rendu à l'universalité de la règle.* »

---

1. L'infanticide, parce qu'il choque, peut entraîner certains jurés et même des professionnels à des prises de position passionnelles, sous-tendues par une idéologie moralisatrice dont ils n'ont guère conscience. Jean Marquiset par exemple, pour qui avortement et infanticide ne peuvent être que le fait de « parents dénaturés », écrit avec un lyrisme et une certitude de plaidoirie : « *on a quelque peine à concevoir qu'une femme ait la cruauté de faire mourir son enfant. Ne devrait-il pas y avoir en elle une révolte de l'instinct maternel et, quand le petit être gracile et frêle pousse son premier cri, ne devrait-elle pas être émue et troublée dans toute sa chair ? C'est que l'idée criminelle est si violente qu'elle abolit toute réflexion et que l'exécution s'impose comme une nécessité impérieuse et pressante* ». (MARQUISET J. : *Le crime*, PUF, 1970).
2. RICŒUR P. (1995) : *Le juste*, Esprit, Paris.

1.2.2.1. Les classifications des homicides

Il existe en criminologie et en psychopathologie de nombreuses classifications (basées sur un ou plusieurs principes classificateurs présélectionnés : âge, sexe, origine géographique du sujet, antécédents médico-légaux, etc.), et d'encore plus nombreux classements (ne tenant pas compte d'un élément commun servant de référence pour classer). La difficulté consiste donc à proposer une classification et non classement... S'agissant d'homicide, la grande question est de savoir s'il existe une différence fondamentale entre l'acte commis par un sujet sain d'esprit et celui commis par un malade mental. Il semblerait en tout cas que leur dynamique séquentielle soit commune, passant par les quatre phases de la représentation imaginaire du futur acte, de sa légitimation, du passage à l'acte conclusif, puis de l'abréaction. « *Il ne nous paraît pas qu'il y ait, en dehors de la qualité des motivations, de différence entre meurtre normal et meurtre pathologique. Il est des meurtres dont l'enchaînement et la logique sont plus accessibles, de l'extérieur, que d'autres. La question primordiale, dans les deux situations, est celle de la récidive* » écrit Régis Pouget[1]. Michel Bénézech, chef du service de psychiatrie pénitentiaire à la Maison d'Arrêt de Bordeaux-Gradignan, fait le point sur ce délicat problème.

Essai de taxonomie des homicides pathologiques

M. Bénézech

Le problème de la classification médico-légale des homicides semble peu intéresser les criminologues cliniciens et les professionnels de la psychiatrie pénitentiaire. Aucune étude récente de langue française ne porte exclusivement sur ce sujet[2]. Dans ce bref chapitre, nous tenterons de mette en évidence les principales catégories de meurtres commis par des personnes souffrant d'anomalies mentales à l'origine de leur crime.

Les typologies d'homicides

Une rapide revue de la littérature montre que les diverses classifications utilisées peuvent se ranger sous six grandes rubriques que nous illustrerons par quelques exemples.

I. L'âge et le sexe de l'agresseur (adolescent, femme)

Ainsi, Briguet-Lamarre[3] classe les homicides commis par les adolescents en quatre groupes différents, compte tenu des motivations qui les ont apparemment déterminés. Elle individualise :

- les meurtres prémédités en vue d'un vol ;
- les meurtres non prémédités, généralement perpétrés dans un moment de panique, le plus souvent au cours d'un vol lorsque le propriétaire ou un témoin surprend le voleur ;
- les meurtres passionnels déterminés par toutes motivations autres que le vol : jalousie, rivalité amoureuse, parricide, matricide, fratricide, vengeance, motif politique ;
- les meurtres sans motivation apparente ou gratuits chez des sujets psychologiquement fragiles ayant gardé une importante fixation œdipienne à la mère.

II. L'état mental du meurtrier (du normal au très pathologique)

Ces typologies empruntées à la nosographie psychiatrique sont le mode de classement le plus utilisé. Dans un ouvrage toujours intéressant, Guttmacher[4] distingue onze types de meurtriers : normal, antisocial, alcoolique, par vengeance, schizophrène, passagèrement psychotique, suicidaire, gynocide, homosexuel, passif agressif, sadique.

Leyrie[5] rappelle la typologie de Guttmacher et propose de différencier plusieurs catégories de meurtriers selon le déroulement du crime (motivations), l'approche victimologique (rôle neutre ou actif de la victime) et la démarche médico-légale dans le cadre de l'activité expertale (état mental du meurtrier). Cet auteur répartit ensuite les auteurs d'homicides en quatre groupes :

1. POUGET R., COSTEJA J.-M. (1987) : « *La dangerosité* », Rapport de médecine légale, 15-19.6.1987, Bordeaux, Masson, Paris, 1988.
2. À l'exception d'un mémoire personnel : BÉNÉZECH M. (1996) : « *Classification des homicides volontaires et psychiatrie* », Ann. méd.-psychol.
3. BRIGUET-LAMARRE M. (1969) : *L'adolescent meurtrier*, Privat, Toulouse.
4. GUTTMACHER M. (1965) : *La psychologie du meurtrier*, PUF, Paris.
5. LEYRIE J. (1977) : *Manuel de psychiatrie légale et de criminologie clinique*, Vrin, Paris.

■ les malades mentaux meurtriers (alcooliques, paranoïaques, schizophrènes, délirants passionnels, maniaco-dépressifs, épileptiques, débiles) ;

■ les meurtriers à dimension pathologique sans irresponsabilité manifeste (névrotiques, déséquilibrés, pervers, passifs agressifs, passagèrement psychotiques et auteurs de meurtres gratuits) ;

■ le meurtrier passionnel ;

■ le meurtrier normal.

Howells[1], dans son étude sur les rapports entre trouble mental et comportement violent, met en évidence les catégories diagnostiques considérées comme les plus importantes : schizophrénie, dépression, syndromes organiques, désordre psychopathique.

III. La qualité de la victime (femme, ascendant, conjoint, descendant, frère ou sœur, rival, personne appartenant à un groupe politique, religieux, ethnique ou racial)

Au quotidien, nous sommes ici dans le domaine de l'homicide domestique : uxoricide, parricide, infanticide, filicide. Il ne faut pas oublier cependant les crimes contre l'humanité. Moutin et Schweitzer[2] analysent les conséquences sur le psychisme des victimes des génocides et des autres situations extrêmes (torture, exil, prise d'otage, attentat, agressions diverses, guerre et catastrophes).

IV. La motivation de l'homicide (passionnelle, sexuelle, délirante, utilitaire, politique, vengeresse, émotive)

Citons Hesnard[3] qui range parmi les grandes conduites criminelles le vol avec conduite homicide, le meurtre passionnel et pseudo-passionnel, les crimes spéciaux (parricide, infanticide), les meurtres idéologiques (religieux, politiques), les crimes de motivation partiellement névrotique et les crimes imparfaits (inachevés, non préparés, non volontaires).

Dans leur traité de criminologie, Bouzat et Pinatel[4] se livrent à des considérations générales sur l'homicide volontaire et les formes du crime : primitif, utilitaire, pseudo-justicier (passionnel), organisé.

Gassin[5] consacre deux vastes chapitres aux typologies criminelles. Dans le premier, il fait la revue des typologies de délinquants (classifications bio-psychologiques, sociologiques, de Seelig) et des grandes catégories de délinquants (malades et anormaux mentaux, délinquants d'occasion et d'habitude, délinquants jeunes et adultes). Dans le second chapitre, qui concerne plus particulièrement notre propos, Gassin étudie les typologies des crimes avec leur classement selon leurs motivations (crime primitif, utilitaire, pseudo-justicier, organisé), selon les systèmes de comportement criminel de Sutherland et Cressey et selon le nombre des participants (crime commis isolément, en association, en foule).

V. Le style du scénario criminel ou le niveau d'élaboration du crime (organisé prémédité, désorganisé-absence de préméditation)

Il s'agit ici de typologies multidimensionnelles intégrant différents paramètres en relation réciproque. Ainsi, Morrison[6] reconnaît onze type de meurtriers groupés en quatre classes :

■ les meurtriers malades mentaux (psychotique, psychopathe, agresseur sexuel violent) ;

■ les meurtriers ayant volontairement choisi un style de vie antisocial (meurtrier voleur, tueur à gage, assassin politique) ;

■ les meurtriers « Square Johns » (passionnel et accidentel ne s'identifiant pas à un modèle criminel) ;

■ les meurtriers appartenant à une sous-culture violente (meurtrier par provocation de la victime, meurtrier par sous-culture violente, meurtrier par émeute de foule).

---

1. HOWELLS K. (1982) : « *Mental disorder and violent behaviour* », in : *Criminal behaviour*, vol. II : *Violence*, John Wiley & Sons, Chichester.
2. MOUTIN P., SCHWEITZER M. (1994) : « *Les crimes contre l'humanité. Du silence à la parole* », Presses Univ. de Grenoble, Grenoble.
3. HESNARD A. (1963) : *Psychologie du crime*, Payot, Paris.
4. BOUZAT P., PINATEL J. (1970) : « *Traité de droit pénal et de criminologie* », T. III : *Criminologie*, Dalloz, Paris.
5. GASSIN R. (1988) : *Criminologie*, Dalloz, Paris.
6. MORRISON W.A. (1973) : « *Criminal homicide and the death penalty in Canada : Time for re-assessment and new directions : Toward a typology of crime* », Canadian Journal of Criminology and Corrections, 15, 367-396.

L'Unité des Sciences du Comportement de l'Académie du FBI[1] divise les auteurs d'homicides sexuels en deux catégories selon le profil criminologique de l'agresseur et les caractéristiques de la scène du crime : meurtrier organisé et meurtrier désorganisé. Cette même équipe de spécialistes catalogue l'ensemble des homicides par style et type selon le nombre de victimes, d'actions criminelles, de lieux d'exécution et selon l'existence d'une période de calme émotionnel entre les meurtres : homicide unique, double, triple, de masse (4 victimes ou plus simultanées), de bordée (2 victimes ou plus en quelques heures), en série (3 victimes ou plus en des événements séparés par une période de calme).

MacCulloch et al.[2] scindent les violences physiques répétitives en attaques préméditées et attaques non-préméditées dont ils donnent les caractéristiques en tenant compte du mode opératoire, du contact avec la victime, de l'usage des armes et du diagnostic psychiatrique de l'agresseur récidiviste. Nous avons brièvement schématisé sur le tableau suivant quelques éléments spécifiques de ces deux catégories d'agressions potentiellement meurtrières (tableau 1).

Tableau 1 • *Classification et caractères distinctifs des violences physiques multiples* (MacCulloch et al., 1995)

Attaques non préméditées	Attaques préméditées
- absence de préparation - self-control faible ou absent - plusieurs victimes simultanées - lieu du crime non choisi - mode opératoire désorganisé - victime connue de l'agresseur - violences non systématisées sur la victime - arme trouvée sur place - incendie improvisé - diagnostics psychiatriques courants chez les agresseurs : état maniaque, troubles mentaux organiques, schizophrénie paranoïde, schizophrénie non paranoïde, troubles de la personnalité, tumeur cérébrale, débilité mentale, traumatisme crânien et intoxications, abus et dépendance à l'alcool et aux drogues	- préparation soigneuse - bon self-control mais évolution possible vers la fureur - attaques en série - lieu du crime préparé - planification et organisation - sélection d'une victime inconnue - contrôle et violences systématisées sur la victime - arme amenée et ramenée - usage possible du poison et d'explosifs - diagnostics psychiatriques courants chez les agresseurs : état dépressif, état maniaque, schizophrénie paranoïde, troubles de la personnalité, abus et dépendance à l'alcool et aux drogues - sous-groupe des agresseurs opportunistes

VI. Les catégories du droit pénal (qualifications légales des codes criminels)

Ces typologies purement juridiques restent peu usitées par les criminologues cliniciens et les psychiatres.

La classification du FBI

Dans un ouvrage à notre connaissance unique en son genre, le *National Center for the Analysis of Violent Crime* du FBI tente de définir et de standardiser les techniques et la terminologie utilisées par la justice criminelle des États-Unis en matière de crime violent. Il s'agit de la première édition (1993) du « *Crime Classification Manual* » (CCM[3]). Ce manuel caractérise chaque infraction par son mobile principal : par exemple, meurtre par profit individuel pour un mari qui tue son épouse pour toucher l'assurance-vie ou l'héritage bien que cette dernière lui refusait en outre le divorce et qu'il ait mis le feu pour cacher son homicide. La répartition de l'infraction par catégorie dépend des réponses obtenues par les enquêteurs aux interrogations concernant la victime, la scène du crime, la nature des relations entre l'agresseur et la victime. Le CCM classe les crimes violents en trois groupes : 1. l'homicide ; 2. l'incendie volontaire ; 3. le viol et l'agression sexuelle. Seul le premier

1. RESSLER R.K., BURGESS A.W., DOUGLAS J.E. (1988) : « *Sexual homicide. Patterns and motives* », Simon & Schuster, London, 1993.
2. MacCULLOCH M., BAILEY J., ROBINSON C., (1995) : « *Mentally disorder attackers and killers : toward a taxonomy* », Journal of Forensic Psychiatry, 6, 1, 41-61.
3. RESSLER R.K., DOUGLAS J.E., BURGESS A.W., BURGESS A.G. (1993) : « *Crime classification manual. The standart system for investigating and classifying violent crimes* », Simon & Schuster, London.

groupe concerne notre propos. La classification des homicides par mobile comprend quatre grandes catégories :

■ L'homicide par entreprise criminelle. Il s'agit du meurtre commis pour un gain matériel (argent, biens, territoires, faveurs). Ces homicides vont du meurtre par contrat ou du meurtre lié à la drogue au meurtre crapuleux, en passant par les morts liées aux affaires d'assurance ou d'héritage (profit individuel ou commercial).

■ L'homicide par motif personnel. Il résulte d'une agression interpersonnelle qui n'est motivée ni par un gain matériel, ni par un mobile sexuel et qui n'est pas approuvée par un groupe. Il est la conséquence d'un conflit émotionnel sous-jacent qui pousse le coupable à tuer. Ces homicides comprennent entres autres le meurtre érotomaniaque, le meurtre domestique, le meurtre par discussion ou conflit, le meurtre par autorité, le meurtre par vengeance, le meurtre sans mobile spécifique, le meurtre euthanasique ou héroïque.

■ L'homicide sexuel. Il comporte un élément sexuel (activité) comme étant à la base de la séquence d'actes entraînant la mort. Le meurtre peut aller du véritable viol avec pénétration (avant ou après la mort) jusqu'à l'attaque sexuelle symbolique telle que l'insertion d'objets étrangers dans les orifices corporels de la victime. Ces homicides peuvent être organisés, désorganisés, mixtes, sadiques.

■ L'homicide par motif de groupe. Il concerne des personnes ayant une idéologie commune et qui sanctionnent un acte commis par l'un des membres du groupe ou de la communauté sociale. Ces homicides sont le meurtre de culte, le meurtre extrémiste (paramilitaire ou d'otage) et le meurtre par excitation de groupe.

Le catalogue des homicides établi par le CCM, quoique exhaustif ou presque, semble pourtant peu adapté aux sociétés occidentales et plus spécialement à la société française. En Europe, les meurtres domestiques et entre personnes connues représentent encore une fraction importante de la criminalité de sang contrairement aux États-Unis où la grande majorité des homicides surviennent maintenant entre personnes non apparentées et/ou inconnues. De surcroît, ce classement fait peu de place aux facteurs psychopathologiques dont l'incidence sur les comportements criminels violents n'est plus à démontrer. La description de chaque catégorie d'homicide, d'agresseur et de victime n'évoque pas systématiquement l'existence ou l'absence de troubles mentaux et de conduites addictives. Bien que le CCM ne soit pas un traité de psychiatrie, on peut cependant s'étonner que les termes délire, psychose, dépression ne figurent que dans le texte concernant le meurtre par autorité, en dépit du parti pris d'objectivité et d'athéorisme de l'ouvrage. On trouvera sur le tableau ci-après les informations psychiatriques notées dans le CCM pour chaque catégorie de came (tableau 2).

L'homicide fou et l'homicide du fou

Les meurtres absurdes, illogiques, imprévisibles, monstrueux, révoltants, hors de proportion avec les causes avouées ou même sans mobile apparent sont souvent étiquetés comme des actes « fous » par le commun des mortels. On suppose que leurs auteurs présentent des altérations mentales profondes, seules susceptibles d'expliquer le déchaînement gratuit des violences, l'acharnement morbide sur les victimes. Pourtant ces homicides fous ne sont pas obligatoirement commis par « des fous ». Ainsi donc, folie du crime n'est pas obligatoirement synonyme de folie de son auteur, l'infraction folle ne préjugeant pas obligatoirement d'un criminel fou. Ces homicides d'une violence exceptionnelle et témoignant du comportement désorganisé des agresseurs peuvent être en effet perpétrés par des psychotiques, mais aussi par des sadiques sexuels, des sujets traversant des crises passionnelles, existentielles, coléreuses, émotives liées à des difficultés familiales, professionnelles sociales[1]. Nous avons rapporté sur le tableau suivant les principales caractéristiques de ces crimes paraissant *a priori* très pathologiques (tableau 3).

---

1. BÉNÉZECH M. (1994) : « *Des crimes fous commis par les fous et les autres* », Forensic, 5, 41-44.

Tableau 2 • *Psychiatrie et classification des homicides du FBI*

Anomalies mentales	Abus d'alcool et/ou de drogue
- agresseur d'un meurtre désorganisé par profit individuel (impulsivité, intelligence médiocre) - agresseur d'un homicide par motif personnel (conflit émotionnel) - agresseur d'un meurtre érotomaniaque (fixation obsédante, fantasme de fusion ou d'érotomanie, menace sur l'identité) - agresseur d'un meurtre par discussion ou conflit (impulsivité, instabilité, prédisposition violente) - agresseur d'un meurtre par autorité (délire psychotique ou paranoïaque, conspiration imaginaire, comportement paranoïaque, maladie mentale ou émotionnelle, réactions dépressives, paranoïa ou psychose paranoïde, médications psychiatriques) - agresseur d'un meurtre par vengeance (état émotionnel chargé, fantasmatisation importante) - agresseur d'un meurtre sans mobile spécifique (solitude, isolement, comportement excentrique) - agresseur d'un homicide euthanasique (sentiment de pouvoir et de contrôle issu du meurtre) - agresseur d'un homicide sexuel désorganisé (intelligence inférieure à la normale, fantasmes sexuels ritualisés, inadaptation sociale, fort sentiment d'être inadéquat, nécrophilie insertionnelle, solitude, bizarrerie, déambulation noctume) - agresseur d'un meurtre sadique (fantasmes sexuels sadiques, domination, dégradation, excitation sexuelle sadique, érotisation de la mort)	- agresseur et victime d'un meurtre lié à la drogue - conflit agresseur-victime d'un meurtre lié aux affaires d'assurance ou d'héritage (alcool) - agresseur d'un meurtre crapuleux (drogue) - conflit agresseur-victime d'un homicide domestique - agresseur d'un meurtre par discussion ou conflit - agresseur d'un désorganisé (alcool) - agresseur d'un homicide sexuel mixte - agresseur d'un meurtre sadique (drogue) - agresseurs d'un homicide par excitation de groupe

Tableau 3 • *Les douze particularités de l'homicide dit fou*

1) C'est un meurtre individuel commis par un agresseur unique : il n'y a pas de signes de coupables multiples.
2) Le mobile semble inexistant ou illogique.
3) La scène du crime témoigne d'un comportement désorganisé.
4) On constate des blessures multiples ne visant pas spécifiquement les organes vitaux.
5) Il y a acharnement excessif sur la victime.
6) Il y a dépersonnalisation de la victime.
7) Il y a souvent étranglement de la victime.
8) Des actes sexuels pré- et post-mortem sont possibles sur la victime.
9) Il y a utilisation d'une arme d'opportunité : pieds, mains, objet contondant, arme blanche ou à feu, lien.
10) C'est un meurtre réalisé de près et d'ordre confrontationnel : blessures défensives possibles chez la victime.
11) Il n'y a pas de mise en scène de maquillage du meurtre.
12) La victime est souvent connue du meurtrier ou ciblée dans son voisinage.

Notre classification psychiatrique des homicides

La catégorisation d'un crime violent n'est possible qu'après recherche et discussion des données médico-légales et policières de l'infraction. Ces données fournissent des indications en faveur de l'existence ou de l'absence de perturbations psychiques chez l'auteur ou les auteurs de l'homicide. Pour ce faire, il faut examiner successivement quatre composantes :

■ La *scène du crime*. Situation, heure, environnement, étendue, nombre de lieux du crime, nombre d'agresseurs, degré d'organisation, armes(s) utilisée(s), disposition du cadavre, mise en scène ou maquillage, indicateurs particuliers, témoins.

■ La *victime du crime*. Sexe, âge, race, profession, habitus, habillement, mode de vie, risque de victimisation, moyens de contention, nature des lésions et traumatismes, cause de la mort, agression sexuelle, personnalisation, examens de police scientifique.

■ L'*auteur du crime*. Histoire, antécédents, intelligence, personnalité, état mental, relation à l'alcool et la drogue, activité, contact précriminel avec la victime, sélection et ciblage de la victime.

■ Le *mobile du crime*. Nature, rationalité, intelligibilité, nombre, mobile(s) principal(aux) et secondaire(s).

L'analyse criminalistique de l'ensemble des éléments recueillis par l'enquête doit être intégrative et croisée selon le schéma suivant :

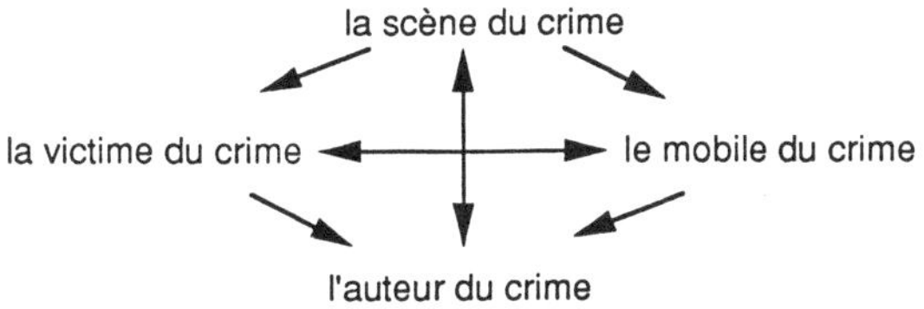

Résumons maintenant la classification personnelle des homicides pathologiques que nous utilisons dans notre pratique. Les auteurs de ces crimes souffrent d'anomalies psychiques plus ou moins importantes qui sont à l'origine de leur comportement antisocial. Ils se différencient des délinquants dotés d'une personnalité sensiblement normale ou présentant des traits caractériels à un niveau non pathologique. Ces derniers commettent de préférence des meurtres perpétrés librement et lucidement et dont la motivation est rationnelle et utilitaire : homicides par règlement de comptes, crapuleux, par intérêt, par vengeance, euthanasiques, etc. Nous reconnaissons huit groupes de meurtres dits pathologiques :

■ L'*homicide impulsif*. Son auteur présente des troubles intellectuels (débilité) et/ou caractériels (psychopathie, prépsychose), souvent sur fond d'alcoolisme, troubles qui le rendent anormalement violent (colère pathologique) lors d'un conflit, d'une dispute, d'une frustration, d'une crise. La motivation est d'ordre émotionnel et le passage à l'acte se produit souvent en état d'ivresse. La victime peut être un proche ou une personne inconnue de l'agresseur.

■ L'*homicide passionnel*. Son auteur tue car il est incapable de supporter la séparation ou la menace de séparation ou d'abandon de la part d'une personne investie affectivement (conjoint, concubin, maîtresse, partenaire homosexuel). La perte de l'objet entraîne une souffrance intolérable à l'origine d'un processus émotionnel meurtre-suicide. La personne aimée est généralement la victime, comme le sont parfois les enfants du couple[1].

■ L'*homicide sexuel*. Son auteur agit avant tout soit pour dominer la victime, soit par colère (haine des femmes ou haine indifférenciée), soit par plaisir (sadisme). Le crime sera d'autant moins planifié et organisé que l'agresseur est jeune, inexpérimenté, sous l'influence de la drogue ou de l'alcool, ou enfin malade mental. La scène du crime reflétera alors la nature spontanée et désordonnée du passage à l'acte[2]. La motivation est intellectuelle et/ou émotionnelle. La victime est généralement inconnue du meurtrier. Elle sera sélectionnée en cas de crime organisé ou simplement ciblée (victime aléatoire d'opportunité) en cas de crime désorganisé.

---

1. BÉNÉZECH M. (1987) : « *La perte d'objet en clinique criminologique ou la passion selon Werther* », Ann. méd.-psychol., 145, 4, 329-340.
2. BÉNÉZECH M. (1995) : « *De quelques perspectives médico-psychologiques sur les homicides sexuels. Présentation de trois observations* », Ann. méd.-psychol., 153, 8, 501-511.

■ L'*homicide dépressif*. Son auteur est un névrotique, un prépsychotique limite ou un psychotique maniaco-dépressif ou autre qui va entraîner ses proches dans la mort au cours d'un moment émotionnel mélancolique ou mélancoliforme. La régression fusionnelle avec la victime s'accompagne de culpabilité et de douleur morale intenses. La victime est quelquefois consentante en cas de « pacte suicidaire ». La motivation de l'agresseur se veut altruiste[1].

■ L'*homicide psychotique non délirant*. Son auteur souffre soit de schizophrénie de type hébéphréno-catatonique ou héboïdophrénique, soit de séquelles de psychose infantile sous forme de dysharmonie évolutive. La motivation est d'ordre intellectuel plus qu'émotionnel. Le crime se produit parfois pour des causes insignifiantes dans un contexte de réaction impulsive brutale échappant à tout contrôle. Parents et personnes proches sont les victimes les plus exposées.

■ L'*homicide psychotique délirant*. Son auteur est atteint d'un état délirant aigu ou chronique en période féconde provoquant une altération sérieuse des rapports avec la réalité. Le passage à l'acte survient habituellement lors d'un état émotionnel intense s'accompagnant parfois d'un niveau de conscience abaissé et d'une destruction de la personnalité. C'est la projection délirante sur la victime qui est à l'origine des sentiments de peur, de jalousie et de persécution qui motivent la réaction meurtrière défensive de l'agresseur. Là encore, les proches parents ont un risque victimologique élevé.

■ L'*homicide de cause organique*. Son auteur est soit sous l'emprise d'un ou plusieurs toxiques, soit porteur d'une pathologie somatique susceptible de provoquer des perturbations émotionnelles criminogènes : trouble métabolique, tumeur cérébrale, démence, trouble du sommeil. Le meurtre est réalisé souvent au cours d'un état d'excitation confuso-délirant aigu par perception erronée de l'environnement avec vécu onirique persécutoire. Parmi ces troubles mentaux organiques, il faut citer les ivresses alcooliques pathologiques et les syndromes induits par d'autres substances psychoactives : stupéfiants, antidépresseurs, stéroïdes anabolisants[2].

■ L'*homicide non classable ailleurs*. Ce dernier groupe comprend une grande variété de crimes pathologiques, depuis le meurtre compulsif de motivation névrotique jusqu'au meurtre passagèrement psychotique, en passant par le meurtre réalisé par une personne souffrant d'hyperémotivité, de sentiments d'infériorité, de traits de personnalité passive-agressive.

Tel que d'autres systèmes de classement, notre essai de catégorisation est bien entendu réductionniste. Il est évident par exemple qu'un homicide passionnel possède une connotation dépressive, comme d'ailleurs certains meurtres impulsifs, sexuels ou psychotiques. Notre classification, basée pour l'essentiel sur l'état mental des meurtriers et leur motivation éventuelle, nous paraît cependant correspondre à une certaine réalité clinique des affaires d'homicides pathologiques. Pour autant, notre typologie ne préjuge pas de la responsabilité pénale des agresseurs. En pratique expertale actuelle, seuls les criminels psychotiques ou dépressifs graves peuvent espérer bénéficier encore d'un non-lieu psychiatrique si les faits paraissent en relation de causalité directe avec les anomalies psychiatriques aliénantes constatées.

Deux autres considérations intéressantes méritent d'être mentionnées ici. Tout d'abord, les auteurs de crimes familiaux sont souvent perturbés psychologiquement selon deux pôles dominants : un versant psychotique/vengeur pour le parricide et le fratricide, un versant passionnel/dépressif pour l'uxoricide et le filicide. Ensuite, un meurtre avec agression sexuelle n'est pas obligatoirement synonyme d'homicide à motivation sexuelle principale (homicide sexuel). L'association meurtre-viol peut se rencontrer encore dans le meurtre crapuleux aléatoire (homicide planifié avant le vol ou le cambriolage), dans le viol par un agresseur rageur, hostile ou vengeur qui finit par tuer, dans un acte pédophilique aggravé

---

1. BÉNÉZECH M. (1991) : « *Dépression et crime. Revue de la littérature et observations originales* », Ann. méd.-psychol., 149, 2, 150-165. – (1994) : « *Suicide élargi aux enfants et dislocation de la cellule familiale. Deux tentatives de filicides par les pères au cours de moments dépressifs de niveau mélancolique* », J. de méd. lég. droit méd., 37, 5, 351-356. – (1996) : « *Suicide programmé d'un assassin sur la tombe de ses trois victimes* », Ann. méd.-psychol.
2. BÉNÉZECH M., SERIN N. (1994) : « *Murder-suicide under fluoxetine and methyltestosterone* », Journal of Forensic Psychiatry, 5, 3, 607-608. – BÉNÉZECH M. (1995) : « *La psychiatrie légale et le fait divers criminel contemporain. Réflexions sur les mobiles apparents des homicides spectaculaires* », Ann. méd.-psychol., 153, 2, 129-134.

par la mort de la victime et dans un homicide par excitation de groupe. Dans ces quatre dernières catégories d'homicides, le mobile principal et premier est respectivement l'attaque contre la propriété, le viol, la relation pédophilique et, enfin, le goût de l'excitation violente à l'état pur. Par contre, l'existence de voies de fait sur les organes sexuels est assez caractéristique d'un crime sexuel sadique.

Conclusion

Les systèmes classificatoires des homicides sont nombreux et parfois arbitraires. Nous avons exposé succinctement notre propre taxonomie des auteurs d'homicides pathologiques après avoir individualisé les douze caractères médico-légaux du crime paraissant « fou ». Terminons en soulignant que le meurtre est un phénomène très complexe qu'il est toujours arbitraire de réduire à une ou deux composantes permettant de le cataloguer plus facilement. Seule une typologie à visée multidimensionnelle est susceptible de ne pas trop défigurer la réalité de cet acte antisocial majeur qu'est le crime de sang.

1.2.2.2. Le problème des tueurs à victimes multiples

Les *tueurs à victimes multiples*, dont les *tueurs en série* (*serial killers*), représentent une catégorie très particulière d'assassins. Le nombre de cas répertoriés par les services de police est en constante augmentation en Amérique du Nord, et l'Europe, très vigilante sur ce sujet, commence à craindre le développement de cette nouvelle forme de criminalité de fin de siècle sur son territoire[1]. Face à la monstruosité de certains crimes [monstrueux également au sens de : être montrés] « *on peut s'interroger sur cet étrange singe tueur qu'est l'homme* » écrit William Babaz[2], praticien hospitalier à Sainte Anne, qui nous montre justement ici que la plus dure réalité peut rejoindre la plus délirante fiction.

Les tueurs en série

W. Babaz

« *Harm's our delight and mischief all our skill* ».
W. Shakespeare

« *S'il ne restait que deux hommes, le plus fort n'hésiterait pas à tuer son unique compagnon afin d'en prendre la graisse pour frotter ses bottes* ».
A. Schopenhauer

Série noire

L'expression « *Série Noire* » serait de Prévert. La collection comprenait pour l'essentiel des titres de romans américains traduits (Chandler, Mac Coy...). C'est le tableau noir où l'Amérique inscrit ses maux, la violence, la mort, les obsessions sexuelles. Les personnages les plus sympathiques sont des paumés, fauchés sans envergure et des femmes fatales et cyniques ; les méchants représentent l'ordre, le pouvoir politique et la finance. Le héros noir est incapable de distinguer le bien du mal, il est à la dérive, pétri de contradictions, gagné par une amertume existentielle dans une période de données socio-économiques particulières, la guerre puis les bouleversements de la décennie suivante. Il tend vers la normalité sans pouvoir l'atteindre, victime des coups du sort. Le noir est la couleur métaphorique de l'état d'esprit du héros dans une impasse tragique et déjà mort à l'intérieur. Choisir ou non ne change alors pas grand chose, les grands ratés n'essaient pas de s'en sortir.

---

1. D'après les services de l'Académie nationale du Bureau Fédéral d'Investigation de Quantico, en Virginie (USA), et ceux d'Interpol, ce phénomène augmenterait de façon inquiétante. Les travaux de Lygia Négrier-Dormont [« *Criminologie de l'acte. Étude sur les tueurs en série* », Litec, 1995] répertorient sur le sujet ceux du NCAVC (*National center for the analysis of violent crime*), du *BSU* (*Behavioural science unit*), et du CISCP (Centre international de sciences criminelles de Paris). Ces études concordent à distinguer deux catégories de tueurs en série : les *tueurs organisés* sont décrits comme étant des sujets ordonnés, voire obsessionnels, socialement bien adaptés, et surtout intelligents ; ils sélectionnent calmement leurs victimes (selon un profil-type), préparent leurs crimes, effacent leurs traces et restent très vigilants quant au déroulement de l'enquête. Les *tueurs inorganisés* sont moins intelligents, impulsifs, mal intégrés socialement et souvent solitaires, avec d'importantes difficultés sexuelles ; ils ne sélectionneront pas, eux, un archétype de victime, ni un mode de perpétration particulier, agissant de manière un peu bâclée, spontanée ; les pratiques perverses sont ici fréquentes (masturbation sur la victime, mutilations sexuelles, etc.). Dans l'immense majorité des cas, ces tueurs en série sont de sexe masculin et solitaires.
2. BABAZ W. (1922) : « *Tueurs en série. Serial killers* », Nervure, V, 4, 83-84.

On retrouve les thèmes de l'aliénation, de la psychose, de la paranoïa ou de l'angoisse dépersonnalisante et une quête incessante pour la survie. Le thème du tueur en série est déjà traité dans la littérature policière et le cinéma et les États-Unis bien engagés dans la production en série industrielle.

Série rouge

Nous aborderons plus précisément le *serial killer* (SK) avec l'apparition de la couleur au cinéma et son apothéose quelques années plus tard dans le genre *gore*. Nous ne ferons qu'évoquer ce que les anglo-saxons appellent les *snuff movies* qui seraient des films érotico-sadiques produits par la mafia ou des sectes sataniques ; leur réalité reste à prouver. Rappelons cependant au passage ce père de famille tueur en série anglais de l'actualité récente qui martyrisait même ses enfants avec sa femme dans son triste cottage. Il proposait quelques années avant d'être arrêté des films de ce genre à la sortie des pubs en soulignant par un « *mais c'est du vrai* » pathétique, sans être cru. Évoquons pour être très actuel la sinistre affaire Dutroux, le bien nommé, apparemment très lucrative avec une clientèle importante dont les ramifications sont assez inquiétantes pour la Belgique et l'Europe en général.

L'expression *serial killer* est utilisée depuis peu en France, elle a été créée en 1970 par Robert Ressler du FBI qui enquêtait sur une affaire complexe de meurtres en série. Les États-Unis fournissent 75 % des 1200 cas ayant abouti à une arrestation.

L'attention du grand public a été attirée sur ce phénomène par la littérature policière, nous pensons en particulier à des auteurs comme James Ellroy, Elmore Leonard et Brett Easton Ellis et par le cinéma. Rappelons en 1991 la sortie du « *Silence des Agneaux* » de Jonathan Demme, d'après le roman de Thomas Harris et de « *Henry, portrait of a serial killer* » de John Mac Naughton qui est resté une semaine à l'affiche avant d'être interdit pour son réalisme sanglant. Le grand classique « *Psychose* » d'Alfred Hitchock est de 1960. Il est basé sur l'*affaire ED STEIN* ainsi que le film « *Massacre à la tronçonneuse* » interdit en France de 1974 à 1986. « *L'Étrangleur de Boston* » de Richard Fleischer a pour point de départ l'affaire De Salvo, père de famille doux et respecté, mari plein d'attentions qui a tué 13 femmes de 1962 à 1964. Il intentera un procès en diffamation à la FOX lors de la sortie du film en 1968. Le juge déclarera que ce film est la représentation responsable d'un problème sociologique. « *M. le Maudit* » et le « *Vampire de Düsseldorf* » sont inspirés de l'*affaire KUERTEN* en Allemagne. Pour revenir en France, rappelons les films tirés des cas Désiré Landru et du Docteur Marcel Petiot. Plus récemment, « *Mortelle randonnée* » de Claude Miller traite d'une histoire complexe de vadrouilleuse du crime et de psychose.

L'histoire et la littérature nous relatent de nombreux exemples de meurtriers tuant des dizaines voire des centaines de personnes devenus tristement célèbres comme Gilles de Rais et la Comtesse Bathory ou moins connus comme le bandit indien Burham, l'allemand Bruno Ludke et le colombien Pedro Alonso Lopez qui figurent dans le *Guinness Book of Records* à la rubrique *société*. Le nombre parfois effarant de victimes nous fait nous interroger sur la part de vérité de ces faits divers sanglants et nous donne envie d'essayer de cerner ce que recouvre cette notion de *Serial killer*.

Nous écarterons de notre propos les tueurs de la Mafia et du grand banditisme, des barons de la drogue et les tueurs d'enfants du Brésil ou de la Colombie, les sectes dites « sataniques » comme celle de Charles Manson, qui serait responsable avec sa « famille » de 39 morts, dont la femme de Roman Polanski, les « suicides » collectifs de sectes comme celui de Guyana, les phénomènes de type Amok (*to go bersek*), les Haschichin ou les mythiques étrangleurs Thugs, les Dacoits Hindous très complexes dans leur déterminant sociologique et culturel, ainsi que les dérèglements liés aux guerres.

Nous ne traiterons pas des cas où la psychose est d'emblée diagnostiquée, connue : le schizophrène qui, à la croisée des chemins de son village, tue au fusil de chasse ses voisins de toujours, le paranoïaque, le forcené délirant qui de la tour d'un campus ou dans un restaurant abat 20 personnes. Nous n'évoquerons pas non plus pour terminer les cas où un facteur organique, le delirium tremens, les hallucinogènes ou l'épilepsie expliquent l'explosion meurtrière.

Les *Serial killers* sont des hommes de race blanche dans 75 % des cas. Très rarement, des femmes sont mises en cause, il faut lire à ce propos le cas clinique de « Monsieur Macho » dans le DSM-III R., cas cliniques paru chez Masson en 1991. Les captures sont souvent le fait du hasard. Ils inspirent confiance, sont souvent intégrés dans une famille, un emploi, ils passent inaperçus et sont imprévisibles. Cette normalité ne peut qu'embarrasser ; il est vraisemblable que derrière ces docteurs Jekyll se cachent plusieurs types de Mr Hyde. La presse relate périodiquement des trajets sanglants sur de nombreuses années et si effrayants qu'ils en paraissent invraisemblables. La lecture des articles évoque cependant les deux grandes orientations diagnostiques en filigrane, alors que la psychose ou le grand sadisme pervers ne sont pas évoqués dans la presse.

Pourtant dans certains cas le scénario est le même, la série de meurtres débute ou aboutit à celui du père et de la mère qui sont alors atrocement mutilés. La psychose jusque là inapparente se dévoile alors dans les circonstances de l'aveu, les auto-accusations, la vantardise puérile, la symbolique insensée, la bizarrerie des actes, et des réactions paradoxales.

Dans d'autres cas la sélection rigoureuse et rituelle du type de victimes associée à l'extrême cruauté évoquent le grand sadisme pervers et la jouissance par les meurtres. Nous avons alors à faire à des gens habituellement prudents qui vivent dans une dépendance relative vis-à-vis du meurtre et de sa jouissance, si bien qu'ils séviront de très nombreuses années, le hasard seul mettra un terme à leur carrière. Très rarement, les comportements masochistes les amènent à se propulser au centre de l'enquête et à se désigner. L'augmentation aux États-Unis de ce genre de meurtriers peut faire craindre leur apparition en Europe. Reste alors un fourre-tout de cas où le diagnostic paraît très complexe dans lequel nous pouvons opérer une double description.

Dans certains cas, il s'agit d'hommes se déplaçant sans arrêt dans une fuite perpétuelle en voiture sur des autoroutes sans fin, jalonnées de motels et de bars tous semblables remplis de la même misère humaine. Les brèves rencontres sont fatales. Le film « *Henry* » et l'histoire de « *Monsieur Macho* » en sont une parfaite illustration. Nous avons peut-être là des aspects atroces de l'envers de la civilisation américaine de l'éphémère où l'image de télévision est la seule référence, parfois le seul plaisir, la solitude est extrême. Ces nouveaux psychopathes n'attirent pas l'attention dans un monde mouvant où tout travail est temporaire, le mariage et le divorce une affaire d'heures, les familles éclatées, sans passé et à l'avenir incertain. La possibilité d'acheter un revolver au drugstore en présentant son permis de conduire doit certes faciliter le passage à l'acte. Une mince frontière sépare le médiocre du tragique.

Il existe par ailleurs des meurtriers pour lesquels ce mode de vie n'est pas évoqué. Ils font d'autant plus peur qu'ils paraissent normaux, inoffensifs. On ne retrouve pas de motivation évidente, ils inspirent confiance à leurs victimes, ils ne tuent pas pour de l'argent, il n'y a pas de logique apparente, ils peuvent s'arrêter quelques temps avant de recommencer. Ils sont affables, prudents, insaisissables et leur comportement est complètement inattendu. Ils vivent très bien avec leurs crimes, le sadisme coexiste avec une existence tranquille, ordonnée, sur le plan familial et professionnel. La question de l'Homo Ludens des chasses du Comte Zaroff qui joue au jeu le plus dangereux et le plus distrayant selon lui, la chasse à l'homme, est à poser.

Les chimères construites par les écrivains pour représenter les SK sont faites de morceaux empruntés à différents tueurs, leurs cohérences relèvent du talent littéraire plus que de la psychologie. Les modèles réels sont plus simples et plus énigmatiques et la question n'a pas de réponse. Il y a rarement un message dans les passages à l'acte, le *SOS* (*son of Sam*) est une construction romantique, le retranchement social est habituel, le silence atroce. Certains de ces morts vivants cherchent un mystère dans le corps des autres qu'il ne peuvent trouver en eux-mêmes, celui de l'humanité qui est plus que la vie qu'ils détruisent à loisir mais sans rien apprendre. Cependant la description de Ressler du tueur désorganisé et organisé nous paraît pertinente. Parfois, les meurtres en série sont une tentative paradoxale de promouvoir et de faire tenir un être qui n'a ni existence ni consistance. Le passage à l'acte réussit, dans le crime, à soulager l'ennui total et à colmater l'angoisse de l'absence d'identité et d'une existence désaffectivée. Dans d'autres cas la rationalisation paranoïaque invoque des systèmes justificatifs et explicatifs plus ou moins vraisemblables ou franchement exotiques, étranges et délirants. Évoquons le cas du « *Serpent* » Charles Sobbrage français, de père hindou et de mère vietnamienne, toujours emprisonné en Inde et réclamé aussi pour meurtres par la Thaïlande. Ses biographies, une douzaine, se vendent fort bien ; il est devenu une vedette médiatique équivalente au personnage du docteur Hannibal Lecter, le psychiatre cannibale qui a eu tant de succès au cinéma. Lire « *Le Dragon rouge* » et « *Le Silence des agneaux* » de Thomas Harris et le très dérangeant « *American Psycho* » qui n'est pas prêt pour cette raison d'être porté à l'écran. Devant l'immense ennui de la nature, la violence serait une envolée de la chair hors de sa fatalité. L'aporie de la psychanalyse est la pulsion de mort. Enfin l'assassinat considéré comme un des beaux arts (de Quincey), le Lacenaire du Boulevard du crime et des « *Enfants du Paradis* », où une esthétique du crime pourrait être mise en avant nous paraît aussi relever de la création littéraire plus que de la réalité. « *L'avenir te regardera avec horreur, mais l'avenir parlera de toi* » [« *le Thyeste* » de Sénèque].

La production en série et la société du spectacle

L'abondance de la production en série a entraîné la civilisation de l'éphémère et la société de spectacle. La violence et l'abondance marchent peut-être du même pas. Cette violence bien réelle dans notre quotidien innommable et absurde paraît curieusement accentuée par la profusion et le bien-être, la consommation sans fin et sans objet. Il est vrai que tout le monde ne consomme pas et que la grande majorité de la population mondiale est laissée sur le bord de la route. Par ailleurs la violence spectaculaire si appréciée des mass médias et du public a peut-être des conséquences. En l'an 2000 le flou entre cinéma, télévision et jeux vidéos sera grand. La réalité deviendra peut-être virtuelle avec l'informatique interactive. Les technologies actuelles permettant de faire dire n'importe quoi à n'importe qui, le passé comme le présent peut être manipulé, l'hypocrisie peut être artistique, la fiction passe pour vérité vraie. Notre réalité est déjà en grande partie médiatique, nous vivons en quelque sorte dans un espace-temps hallucinogène. Sommes nous confrontés avec le SK à un phénomène accentué par la civilisation de l'éphémère et de l'image plus vraie que la réalité qu'elle altère et qui banalise la violence comme c'est manifeste aux États-Unis ? Est-ce que la société de spectacle accentue la résonance médiatique de la cruauté pour un public nostalgique des jeux du cirque romain ?

La série animale

Il y a plus d'animal chez l'homme que d'humain. Nos cousins les singes ont une hérédité, nous y avons ajouté un héritage : celui du temps inscrit, l'outil a constitué notre premier support de mémoire, la transmission des techniques constitue une mémoire longue, une circulation des traces. Une mise hors cortex d'une mémoire non génétique, cumulable et transmissible qui permettait à l'homme de sortir des boucles programmées de la répétition et du surplace des animaux. Mais les premiers outils furent vraisemblablement des armes. L'homme est devenu la sentinelle armée du néant dont il est issu. La raison profonde de l'humanisation d'un primate devenu tueur reste obscure mais les deux phénomènes paraissent liés, un loup garou sommeille en chacun de nous. L'homme est fuyant, l'humain échappe comme l'air d'une baudruche, la vie est une épreuve incessante avec ses risques mortels. Certains SK tuent pour éviter la mort psychique.

L'histoire devenue possible nous montre que le plus riche corpus de SK que nous connaissions se trouve dans le corpus des mythes de la Grèce antique, l'étripage en série paraît la règle aussi dans les mythologies nordiques et germaniques et, de fait, le crime est fondateur où émaillent toutes les grandes civilisations, les empires, les religions. La culture la plus sophistiquée ne la protège de rien, la destruction systématique de l'homme par l'homme comme à Auschwitz n'a pas de signification intelligible et paraît l'œuvre de l'a-humain ; faut-il pour cela ne pas tenter de dire l'indicible ?

Conclusion

Alors, barbarie ou phénomène de civilisation décadente ? Si des auteurs font un sort au mythe des Thugs il n'en reste pas moins que le culte de Kali est une réalité ancienne. La liste des civilisations, des religions, des idéologies où le meurtre et le sacrifice sont au premier plan serait fort longue à dresser. Évoquons les sacrifices d'enfants, de vierges, de guerriers, les meurtres de vieillards, d'infirmes, de malades mentaux, sans parler de l'holocauste et autres génocides présentés sur nos écrans au jour le jour.

L'énigme de la violence est liée à l'incertitude de notre statut d'être humain : plus l'incertitude est grande, plus grande est la violence. Il y a chez tout individu quelque chose d'irréductible aux qualifications sociales du bien et du mal. L'humanisation du ça par le moi et le sur-moi est précaire, la violence est peut-être nécessaire, ce serait la condition négative d'un ordre humain. Le « mal » est peut-être l'expression culturelle de l'énergie animale, le « bien » la rationalité répressive et culturelle ; dans la nature il n'y a ni bien ni mal. L'argument d'une jouissance et l'intention malveillante seraient alors des tentatives de donner une raison aux actes qui n'en ont pas mais sont l'expression d'un monde chaotique sans amour et sans loi. Le crime est naturel, la vertu artificielle, il a fallu des millénaires, des dieux et des prophètes pour l'enseigner à l'humanité. Le mal est sans pourquoi parce que la vie n'a aucun sens, n'obéit à aucun ordre, ne suit aucun but, force pure au non sens total.

Il faut devant ces répétitions d'atrocités avoir le courage de reconnaître que le crime est une caractéristique de l'homme, ce qui ne veut pas dire qu'il faut l'accepter et en faire du prime time ou l'argument récurrent de la réussite commerciale d'un film. Mais le spectateur en redemande, c'est l'évidence « *comme s'il avait besoin de patauger dans le sang d'autrui pour se sentir vivant, délicieusement vivant* ». Enfin le SK fait office d'amateur insignifiant à côté des bouchers du Cambodge, de la Yougoslavie, de l'Afrique décimée (Rwanda par exemple). La liste est là aussi interminable. L'histoire regorge de violences inouïes, de Terreurs noire, brune, rouge, blanche, verte qui font de l'État une religion et d'une religion un fanatisme sanglant. Elles sont toutes sur le même banc d'infamie des plus grands crimes contre l'humanité. Il serait dérisoire de traiter des SK, certes très appréciés des médias, faits pour eux en quelque sorte, sans évoquer ces professionnels, les militaires dévoyés, les fanatiques religieux, les gouvernants fous furieux qui tuent tous les jours dans l'indifférence. Nous espérons que le développement de l'humanitaire qui marque une prise de conscience ne sera pas détourné vers un marché de l'humanitaire. Curieuse époque où le don du sang est récupéré par des tueurs mercantiles, où les greffes d'organes vont après des circuits complexes permettre à quelques-uns de vivre quelques années de plus, alors que pour le plus grand nombre la malnutrition et les épidémies tuent encore comme au Moyen Âge. Nous terminerons sur la formule de la stèle japonaise aux victimes d'Hiroshima : « *Reposez en paix, les erreurs ne se répéterons pas* » ; elle résume à notre avis toute l'ambiguïté humaine.

1.2.2.3. Un exemple particulier d'homicides : ceux commis par les patients schizophrènes

Nous avons demandé à Jean-François Allilaire, chef de service de psychiatrie pour adultes à l'Hôpital de la Salpêtrière et professeur à l'Université Paris VI, de bien vouloir développer cette question du passage à l'acte homicide chez les schizophrènes. Avec Éric Lemonnier et Marie-Laure Paillère-Martinot, il nous montre toute l'importance d'une étude *symptomatique* de la question.

Schizophrénie, passage à l'acte, homicide et criminalité

J.-F. Allilaire, E. Lemonnier,
M.-L. Paillère-Martinot

Pour illustrer la question, nous commencerons par une brève histoire : Mme D. vient de mettre au monde un garçon. Un soir, son mari âgé d'une trentaine d'années se bat avec elle, la prenant pour le diable. Il l'immobilise à terre, se saisit d'un stylet, puis se tourne vers le nourrisson cherchant un signe d'acquiescement, convaincu que l'enfant est un envoyé de dieu. Un mouvement de tête est interprété comme une invite à se débarrasser du diable qu'il tue alors d'un coup dans la gorge. Mr D. est adressé à l'infirmerie de la préfecture de police où l'on constate un état délirant et, devant l'évolution, le diagnostic de schizophrénie paranoïde est posé. Cette vignette clinique, au-delà de l'épouvante, rend compte de l'aspect irrationnel de ce type d'homicide, où l'on voit bien l'emprise de la pathologie responsable du passage à l'acte.

De tout temps, certains homicides, par leur aspect inexplicable, ont été l'objet d'interrogations. Aujourd'hui, l'actualité nous interroge régulièrement à propos d'actes de cette nature. De nombreux auteurs ont analysé les relations entre la psychopathologie et la violence, tentant de mettre en évidence des facteurs de risque afin de prévenir ce type de passage à l'acte. Si Monahan et Steadman en 1983 concluent que la relation entre homicide et affection mentale s'éteint statistiquement lorsque l'on contrôle des variables telles que l'âge, le sexe, la race et la classe sociale, en revanche, la plupart des auteurs concluent à un lien entre homicide et pathologie mentale. Hodgins (1992) étudiant une population de criminels, retrouve quatre fois plus de malades mentaux. Gottlieb et coll. (1987), Lindquist et Allebeck (1990) s'accordent pour dénombrer environ 20 % de schizophrènes responsables de crimes. Ces derniers auteurs calculent que le risque de passage à l'acte violent est de 1,2 chez les hommes schizophrènes et de 2,2 chez les femmes. Cette différence plaide en faveur de l'influence de la schizophrénie en raison du fait qu'il y a beaucoup plus de crimes commis par des hommes que par des femmes (dans un rapport de 1 à 10).

Plusieurs études s'intéressent à la proportion de personnes schizophrènes parmi les auteurs d'homicides. Cote et Hodgins (1992) retrouvent 12,6 % de schizophrènes, Gottlieb et col. (1987) 20 % et une étude anglaise constituée d'un recueil sur 12 ans, 16 % de schizophrènes. Sans doute, ces chiffres reflètent plutôt la réalité qu'ils ne la représentent réellement. En effet, il y a toujours un certain nombre d'affaires criminelles non élucidées ; dans d'autres cas l'homicide est suivi d'un suicide. *A priori* les criminels échappant à la police doivent plutôt être indemnes de pathologies mentales, ce qui aurait pour conséquence de diminuer ces chiffres. En tout état de cause, la proportion de criminels schizophrènes est bien supérieure au 1 ‰ environ de prévalence de cette pathologie dans la population générale. Dès lors, naturellement, des auteurs ont essayé de classifier plus précisément de quel type de patient il s'agissait. Aucune étude ne permet de faire ressortir un sous-type de schizophrénie par rapport à un autre (paranoïde, schizoaffectif, hébéphrénique, indifférencié). De ce point de vue, la dimension du passage à l'acte violent doit être considérée comme transnosographique au sein du groupe de la schizophrénie. Cependant, à la suite de ces études non concluantes, les publications se sont intéressées aux symptômes et nous permettent alors une approche plus pertinente.

■ Le premier des symptômes, l'acte lui-même, a été relevé. Ainsi en 1965, à propos du matricide, on a vu apparaître le terme de « crime schizophrénique » ; sans doute cette analogie était par trop simplificatrice. Green (1981) et Clark (1993) ne retrouvent respectivement que 74 % et 24 % de schizophrènes ayant commis un matricide. Plus prosaïques, ces auteurs concluent que les matricides sont dans la plupart des cas commis par des malades mentaux, mais pas seulement par des schizophrènes. Ceux-ci sont cependant sur-représentés dans ce type de crime par rapport aux autres crimes. Une autre spécificité du passage à l'acte est la récidive. Là encore on retrouve une sur-représentation de la schizophrénie ; ceci provoque bien sûr la mise en question des traitements et plus généralement de la fonction du psychiatre. Aujourd'hui, nous sommes dans l'incapacité de garantir une absence complète de récidive pour un patient, nous élargirons la discussion sur ce point dans la conclusion. Modestin et Ammann (1996) notent que le taux de récidive chez les patients schizophrènes est moins important que dans d'autres pathologies (paranoïaque, trouble de l'humeur).

■ Au deuxième rang des symptômes, il s'agit de comprendre les mécanismes psychopathologiques qui provoquent le passage à l'acte. Bleuler proposait déjà une hypothèse psychopathologique dans laquelle le passage à l'acte serait la conséquence d'un trouble de l'affectivité rendant possible la violence qui, elle, découlerait des symptômes psychotiques. L'affectivité jouerait, en quelque sorte, le rôle de déclencheur d'une action jusqu'à présent contenue. Buchanan (1993) dans la même perspective retrouve l'effroi, l'anxiété et la tristesse comme « moteur » du passage à l'acte. Nombre de publications concernent les symptômes psychotiques à proprement parler. Pour Modestin et Ammann (1996), il semble se dessiner une corrélation entre le passage à l'acte et l'intensité de la symptomatologie qui augmente au moment d'une poussé évolutive. Vielma et coll. (1993) soulignent que pour 27 % des schizophrènes l'entrée dans le système de soins se fait à l'occasion d'un passage à l'acte. Les hallucinations, les illusions, la présence de thèmes de persécution, le degré de distorsion de la réalité lorsque le délire est systématisé, voire pour certains l'existence d'un délire de persécution systématisé, sont les éléments sémiologiques ou syndromaux mis en avant dans ces publications.

Insistons un moment sur les illusions dont certaines peuvent être rattachées au syndrome de Capgras. On retrouve ce dernier chez certains patients ayant un trouble bipolaire ou dans certaines psychoses organiques (incluant les psychoses toxicomaniaques et les psychoses iatrogènes), mais il émaille plus volontiers l'évolution d'une schizophrénie. La dangerosité est alors plus importante si l'illusion d'identification concerne les autres ; cependant dans un tiers des cas le patient éprouve également pour lui-même le trouble de l'identification. Ces troubles de l'identification portent surtout sur des membres de la famille. Mais si l'on interroge les patients, on retrouve deux situations différentes. Dans l'une, la personne familière est redoutée dans un mécanisme délirant direct ; en revanche elle est soupçonnée d'être responsable des illusions d'identification dans la seconde, ce qui n'a pas la même signification psychopathologique Dans quelques cas, l'apparition d'un syndrome de Capgras au cours d'une schizophrénie est contemporaine du passage à l'acte. Junginger (1990) montre qu'à côté de la présence d'un syndrome de Capgras, il existe des caractéristiques particulières des hallucinations qui semblent liées au passage à l'acte. Si celles-ci sont clairement identifiées à une personne ou à une « entité » (dieu, le diable), la dangerosité est plus nette, et 66 % des patients identifiant les voix hallucinées leur obéissent, alors qu'ils ne sont que 34 % à obéir à des voix non identifiées. Le degré de conviction au délire est très important chez les patients au moment du passage à l'acte violent, de même que la perte de contrôle. Vielma et coll. (1993) chez 83 patients, auteurs d'homicide, ne retrouvent aucun cas où le passage à l'acte s'inscrivait dans un délire de jalousie, ceux-ci sont d'ailleurs rares chez les schizophrènes.

■ On trouve au troisième rang des symptômes ceux présents chez les schizophrènes comme dans les autres pathologies mentales ou chez les auteurs d'homicide indemnes de toute pathologie mentale. On ne peut ni les considérer en relation de co-morbidité stricte ni non plus les intégrer à la schizophrénie. Ils semblent cependant déterminants dans le passage à l'acte.

D'abord les conduites addictives. On note que dans 30 à 50 % des cas, le passage à l'acte fait suite à une absorption de drogues ou d'alcool. Les caractéristiques des conduites addictives ne diffèrent pas chez ces patients de celles des schizophrènes n'ayant pas fait de passage à l'acte violent. La présence de troubles de la personnalité est également évoquée mais les difficultés méthodologiques, associées aux nombreux cadres psychopathologiques proposés, ne permettent pas de clarifier plus avant ce point. On trouve également dans ce cadre des comportements plus fréquents, ainsi la colère et l'impulsivité. On voit bien l'absence de spécificité de ces différents symptômes.

Du point de vue psychosocial, les choses semblent moins tranchées, puisque certains auteurs soulignent la désinsertion sociale des schizophrènes ayant commis un homicide sans toutefois les comparer à celle d'une population appariée de schizophrènes témoins. Plus informative semble être la remarque de Lapierre (1995) : « *Il semble y avoir plus de violence chez les patients ayant un niveau de fonctionnement social élevé, sans doute en raison du plus grand nombre de situations conflictuelles que génère toute activité humaine* ». Il faut noter que chez les schizophrènes, les victimes sont presque toujours connues du patient ; il s'agissait même de familiers dans 60 % des cas.

La prise en charge psychiatrique, et notamment hospitalière, semble en revanche avoir un rôle protecteur en permettant de prévenir le passage à l'acte. Ceci trouve une traduction dans la forte proportion de passage à l'acte « inaugural » de la schizophrénie, et la fréquence des ruptures de traitement quelques mois avant le passage à l'acte. Les autres facteurs, tels le sexe, l'âge, les antécédents d'abus sexuels (dans l'enfance), de même qu'un climat de violence familiale, sont identiques dans tous les cas d'homicide, sans dégager de spécificité chez les schizophrènes.

Du point de vue psychobiologique, peu d'études ont été publiées. Barber (1986) trouve chez les schizophrènes, ayant eu une histoire de violence, une modification du tracé électro-encéphalographique dans la région frontale. Plusieurs autres travaux vont dans le sens d'un lien entre la violence et le cortex préfrontal. Volkow et Tancredi (1987) par exemple notent une baisse du flux sanguin ainsi qu'une baisse de la consommation de glucose ; Rain et coll. (1994) précisent que ces modifications biologiques sont repérables au niveau du cortex frontal supérieur, médio-antérieur et orbito-frontal. Cette baisse d'activité semble prédominer à gauche. Cependant, ces données concernent des cohortes très faibles de patients et manquent réellement de spécificité que ce soit en regard de la schizophrénie aussi bien que des actes de violence (étudiés pour eux-mêmes en pet-scan). De manière très anecdotique, relevons le cas présenté par Blake et coll. (1995) d'un patient schizophrène ayant un myxœdème au moment de l'homicide.

Pour conclure, il faut souligner la nécessité d'une prise en charge précoce et durable de la schizophrénie ; c'est sans doute ainsi que l'on arrivera à faire baisser le nombre d'homicides perpétrés par ces patients. Lorsque l'homicide est commis, il est intéressant de noter que 50 % des patients appellent immédiatement un service de police. Dans tous les cas, la prise en charge diffère d'un pays à l'autre. Dans la plupart des pays industrialisés, ces patients sont pris en charge dans des unités pour malades difficiles. Parmi les actes de violence dont la responsabilité incombe à des malades mentaux, la schizophrénie répond à peu près idéalement à la loi actuelle (article 122-1 du Code pénal) qui, de ce point de vue, s'inscrit dans le prolongement de l'article 64 du Code pénal napoléonien. Il s'agit bien de « *personne qui était atteinte, au moment des faits, d'un trouble psychique ou neuropsychique ayant aboli son discernement ou le contrôle de ses actes* », ce trouble pouvant bénéficier d'un traitement ici par neuroleptiques. Nous avons vu que le risque de récidive était réel ; dès lors une contradiction apparente se fait jour entre la curabilité de l'état pathologique et le risque de récidive. Cette contradiction vient de ce que la loi s'inscrit dans le champ de la symbolique politique où il s'agit de respecter des principes intangibles (respect des valeurs morales du groupe social, de la constitution, d'une certaine éthique politique), tout en respectant la notion de crime qui doit être puni ; alors que le psychiatre est dans le champ thérapeutique où rien n'est gagné définitivement.

L'absence de thérapeutique étiologique rend bien illusoire d'imaginer que le psychiatre puisse répondre aux aspirations de la société ; il faut dès lors que cette dernière sache que la récidive est toujours possible chez les patients notamment schizophrènes. Enfin, tous les auteurs s'accordent pour dire que seul un petit nombre de schizophrènes sont susceptibles de commettre un homicide. Il ne faudrait pas que, dans un réflexe sécuritaire, on imagine individualiser les schizophrènes comme étant potentiellement plus dangereux que la population générale.

Bibliographie

(1) BARBER J.W., KERLER R., KELLOG E., GODLESKI L., GLICK J., HUNDLEY P., VIEWEG W. (1986) : « *Clinical and demographic characteristics of chronic inpatients : Implication for treatment and research* », British Journal of Psychiatry,142, 256-263.

(2) BLAKE P.Y., PINCUS J., BUCKNER C. (1995) : « *Neurologic abnormalities in murderers* », Neurology, 45, 1641-1647.

(3) BUCHANAN A., REED A., WESSELY S., GARETY P., TAYLOR P., GRUBIN D., DUNN G. (1993) : « *Acting on delusions : II. The phenomenological correlates of acting on delusions* », British Journal of Psychiatry, 163, 77-81.

(4) CLARK S.A. (1993) : « *Matricide : the Schizophrenic Crime ?* », Med. Sci. Law, 3, 325-328.

(5) COTE G., HODGINS S. (1992) : « *The prevalence of major mental disorders among homicide offenders* », International Journal of Law and Psychiatry, 15, 89-99.

(6) GOTTLIEB P., GABRIELSEN G., KRAMP P. (1987) : « *Psychotic homicides in Copengahen from 1959 to 1983* », Acta Psychiatr. Scand., 76, 285-292.

(7) GREEN C.M. (1981) : « *Matricide by Sons* », Med. Sci. Law, 21, 207-214.

(8) HODGINS S. (1992) : « *Mental disorder, intellectual deficiency and crime : evidence from a birth cohort* », Arch. Gen. Psychiatry, 49, 476-483.

(9) JUNJINGER J. (1990) : « *Predicting compliance with command hallucinations* », American Journal of Psychiatry, 147, 245-247.

(10) LAPIERRE D., BRAUN C., HODGINS S., TOUPIN J., LÉVEILLÉE S., CONSTANTINEAU C. (1995) : « *Neuropsychological Correlates of Violence in Schizophrenia* », Schizophrenia Bulletin, 2, 253-262.

(11) LINDQIST P., ALLEBECK P. (1990) : « *Schizophrenia and crime : A longitudinal follow-up of 644 schizophrenics in Stockholm* », British Journal of Psychiatry, 157, 345-350.

(12) MODESTIN J., AMMANN R. (1996) : « *Mental Disorder and Criminality : Male schizophrenia* », Schizophrenia Bulletin, 1, 69-82.

(13) MONAHAN J. et STAEDMAN H. (1983) : « *Crime and mental disorder : an epidemiological approach* », in : Tonry M. and Morris N. eds. : « Crime and justice : an annual review of research », 4, 145-189.

(14) RAIN A., BUCHSBAUM M., STANLEY J., LOTTENBERG S., ABEL L. and STODDARD J. (1994) : « *Selective Reductions in Prefrontal Glucose Metabolism in Murderers* », Biol. Psychiatry, 36, 365-373.

(15) VIELMA M., VINCENTE B., HAYES G., LARKIN E. and JENNER F. (1993) : « *Mentally Abnormal Homicide - review of a special hospital male population* », Med. Sci. Law, 1, 47-54.

(16) VOLKOW N.D., TANCREDI L. (1987) : « *Neural substrates of vilent behavior : A preliminary study with positron emission tomography* », British Journal of Psychiatry, 151, 668-673.

1.2.3. Les autres variétés de crimes et délits

1.2.3.1. Les escroqueries et la mythomanie

« *L'escroc est un gros producteur de mensonges. Dit-on de lui qu'il est malade ? Le fait que des psychiatres aient étudié les personnalités mythomaniaques n'est pas un argument décisif en faveur de la maladie ; convenons toutefois que l'opinion commune penche dans ce sens, tenant le mythomane au minimum comme un sujet anormal* » note Gilbert Maurey[1]. L'existence de conduites délictuelles liées à la mythomanie pose en effet question. Lorsque l'expert psychiatre se trouve désigné ès qualité pour examiner un sujet suspect d'allégations mensongères (pensons par exemple aux hétéro-accusations génitales d'enfants ou d'adolescents envers leurs parents ou leurs faisants fonction[2]), ne transfigure-t-il pas une relation médicale traditionnellement fondée sur la confiance et l'*a priori* positif réciproques — voire synallagmatiques dans le cadre d'une relation thérapeutique, ce que n'est pas l'expertise — car à mettre en doute l'authenticité des faits rapportés par un sujet ne risque-t-on pas également de remettre en question l'authenticité de sa souffrance ? Il s'agit là d'un problème éthique lié à la singularité de la pratique expertale en matière de crédibilité. D'un autre côté, à qui d'autre qu'à un psychiatre ou à un psychologue clinicien avoir recours pour démasquer un discours supposé être mythomaniaque ? Qu'en est-il alors de la responsabilité pénale du sujet, et dans quelle mesure peut-on considérer ces sujets comme des malades[3] ? La récente mode des TPM [cf. II, § 2.1.2.] repose l'éternel problème de la crédibilité et du mensonge[4]. Le faux témoignage et l'aveu mensonger débordent évidemment du champ de la psychiatrie, mais obligent l'expert à s'interroger sur les questions de la simulation, de la sursimulation et d'une manière générale de la sincérité. Sur un tout autre plan, le déni d'un acte violent posera la question de savoir « *sur quoi le jugement et le châtiment [...] reposent et quels sont leurs objectifs et leurs effets, si la personne est punie pour un acte dont elle reconnaît la réalité, mais pas le fondement, pas ce qui le sous-entend et le provoque, c'est-à-dire la violence*[5] » ? Nous avons demandé à François Amic, psychiatre des Hôpitaux (Montfavet), de bien vouloir synthétiser ici ses réflexions.

Les conduites mythomaniaques délictuelles

F. Amic

Étymologiquement manie du mythe, la mythomanie apparaît aujourd'hui comme un concept psychiatrique vague et quelque peu désuet sur lequel, même en France, seul Scherrer (8), en 1981, s'attarde quelque peu. Le terme de mythomanie reste pourtant un terme générique, très clinique, pour tout un ensemble de manifestations quelquefois florides, tel que le syndrome de Munchausen, ou à l'inverse pauci-symptomatiques comme par exemple certaines simulations opportunistes de maladies. Bon nombre de conduites mythomaniaques ne s'affrontent qu'au champ de la psychiatrie qui ne lui rend que de façon inconstante, au moins sur le plan thérapeutique, tout l'intérêt qu'elles suscitent chez elle. Selon qu'elles soient événementielles (fausses tentatives de suicides), à expressions somatiques (pathomimie, simulation) ou encore fabulatrices, elles éveillent très différemment l'intérêt du clinicien plus naturellement enclin à s'attarder sur des pathologies novatrices ou

1. MAUREY G. (1996) : « *Le mythomane et ses mensonges* », Études psychothérapiques, 13, De Boeck, Bruxelles.
2. Lire en particulier : SUTTER J. (1956) : *Le mensonge chez l'enfant*, PUF, Paris.
3. François Amic prend position ainsi : « *En décidant de l'entière responsabilité pénale du mythomane, l'expert croit satisfaire à son devoir d'auxiliaire de justice, mais l'expérience nous permet d'affirmer qu'il n'en est rien. En effet, l'emprisonnement est une mesure répressive qui, isolée, ne tend pas à réduire les récidives. Cette constation nous conforte dans l'idée que les conduites mythomaniaques délictueuses sont tout autant du ressort de l'institution psychiatrique que de l'institution pénitentiaire. Les effets structurants de l'une se conjuguent aux effets maturants de l'autre* ». [AMIC F. (1986) : « *Contribution à l'étude des conduites délictueuses mythomaniaques* », Mémoire C.E.S. Psychiatrie, Marseille].
4. Dans le *Livre premier* de ses *Essais*, Montaigne reprend à son compte la différence que font les grammairiens entre mensonge et mentir : « *[...] dire mensonge, c'est dire chose fausse, mais qu'on a prise pour vraie* » tandis que « *la définition du mot mentir en latin [...] peut vouloir signifier aller contre sa conscience, et que par conséquent cela ne touche que ceux qui disent contre ce qu'ils savent [...]* ». Il ajoute : « *En vérité le mentir est un maudit vice. Nous ne sommes hommes et ne nous tenons les uns aux autres que par la parole. Si nous en connaissions l'horreur et le poids, nous le poursuivrions à feu plus justement que d'autres crimes* ». Cette thématique a d'ailleurs toujours hanté les écrivains (pensons à Louis Aragon dans « *Le Mentir vrai* »), qui ont trouvé là une source inépuisable de récits imaginaires, fantastiques, mais aussi matière à réflexion sur la fonction du langage : le langage verbal est-il fait pour cacher sa pensée derrière le mensonge et mieux ainsi manipuler autrui ? Qu'en serait-il de la « responsabilité » d'hommes politiques, professionnels de la duperie des masses ?
5. LAURENT M. (1992) : « *Du déni à l'aveu : le travail de l'aveu et ses effets psychiques* », Mémoire DEA Psychopathologie clinique, Nice.

sophistiquées, si possible également très anecdotiques, et de surcroît évocatrices d'une problématique dite, au sens large, hystérique.

De fait, par son caractère « imageant », par son inauthenticité foncière, et la fréquence de ses formes de bovarysme, la mythomanie fait couramment référence à l'hystérie. L'une comme l'autre ne se laissent pas facilement appréhender et réclament un effort de théorisation somme toute assez attractif car il puise dans des mouvements transférentiels et contre-transférentiels complexes animés par le couple séduction-répulsion. Mais si la péripétie mythomaniaque fascine le grand public par sa structure de partie de poker, elle interroge également sur des questions plus profondes, existentielles et philosophiques, touchant à la transcendance de l'être, à l'abandon à un moi idéal omnipotent, ou encore aux stratégies défensives afin de se délivrer du poids oppressant de la mémoire... Lorsque la fable imaginaire s'inscrit en actes, la justice et les médias s'emparent du mythomane. Démasqué, celui-ci abandonne son rôle à regret prêt à renaître ailleurs avec d'autres dupes. Quelquefois, il inaugure pour de bon un véritable cursus psychiatrique par le biais d'épisodes psychotiques ou dépressifs sévères qui révèlent alors la fonction protectrice qu'assurait son mensonge.

Les annales journalistiques sont riches de ces affaires romanesques (usurpation de fonctions, escroqueries, anonymographies) et parfois dramatiques (hétéro-dénonciations calomnieuses, syndrome de Polle). Nous renvoyons ainsi aux multiples incarnations d'Anthelme Collet dont Balzac s'est inspiré pour le personnage de Vautrin dans les « *Illusions perdues* », aux exploits du capitaine de Kopenick, objet d'un véritable culte de la part des Allemands au début de ce siècle, ou plus près de nous à l'affaire Marthe Hanau, à l'origine du film « *La banquière* », ou encore aux mystifications d'Alexandre Stavinsky. À ce jour, la délinquance mythomaniaque s'est accordée à l'air du temps avec toujours une prévalence des escroqueries classiques auxquelles les personnages pseudo-charismatiques, notamment à la tête de sectes, volent la vedette en exploitant la panne spirituelle, nouveau filon de la crédulité humaine.

Quelques éléments historiques et psychopathologiques

C'est peu de temps après le scandale Humbert, la très médiatique escroquerie familiale des « cent millions » que Dupré (5) créa en 1905 le terme de *mythomanie*. Thérèse, l'héroïne fabulatrice et vénale, aurait pu d'ailleurs servir de modèle à la « constitution » dès lors décrite, articulée par des « mobiles divers » (vanité, malignité, cupidité, lubricité...) et caractérisée par le mensonge considéré ici non pas comme un symptôme mais comme une tendance pathologique. Avant Dupré, les auteurs allemands de la fin du siècle dernier, en particulier Delbruck (4), créèrent le nom de *pseudologie fantastique* pour ces états constitués d'un « *mélange de mensonges, d'idées délirantes et de falsifications de souvenirs* ». À propos de ces sujets menteurs, qui se trompent eux-mêmes dans une sorte d'écho de la pensée, Delbruck évoque l'idée d'une conscience maîtrisant avec peine la totalité de ses intentions, idée reprise en 1920 par Achille Delmas quand il parle de psychose mythomaniaque.

Avec les descriptions de Charcot et les études sur le pithiatisme de Babinski, la mythomanie de Dupré recouvre le vaste cadre de l'hystérie et de la simulation. Mais c'est Bernheim, donnant à la suggestibilité un rôle prépondérant dans les accidents mythomaniaques qui va relancer d'autres réflexions en particulier chez Janet (7) qui observe que l'autosuggestion, en isolant certains concepts, favorise leur traduction en « conduites ». Janet, en philosophe de formation, s'attachera aussi à démontrer comment la croyance, qu'il érige en fonction intellectuelle, peut surdéterminer par ses avatars une grande variété de troubles mentaux et plus spécialement les fabulations du pseudologue. Freud lui-même confie s'être interrogé sur la crédivité — ou faculté de croire — après avoir constaté que l'un de ses enfants demandait toujours à la fin de chaque conte de fée : « *est-ce une histoire vraie ?* » Mais sur la base du fait que les fabulateurs sont sujets aux phénomènes de conversion, il relia structurellement la mythomanie à l'hystérie et suggéra simplement que la nostalgie du père était à la racine du besoin religieux et, par extension, de la croyance.

La mythomanie garde aujourd'hui une réalité clinique et médico-légale mais est sans existence nosographique. Les conduites mythopathiques impliquent il est vrai davantage l'expert que le clinicien bien que quelques travaux, comme celui de M. Bénézech (2), à travers l'analyse biographique du peintre Pierre Molinier, grand producteur pervers de « récits mensongers à finalité provocatrice, vaniteuse et perverse », réactualisent cette notion.

Les questions d'ordre médico-légal

De l'inventaire fait par Trubert (9) [cf. annexe] en 1929 des accidents mythomaniaques, la plupart restent d'une édifiante actualité. Si les « fanfarons de Guerre » décris par Sutter constituent une entité en voie de disparition, les « faux prophètes », « les faux devins », les adolescents animateurs de « maisons hantées » ou bien les escrocs sont toujours très actifs. Il y a donc encore aujourd'hui une remarquable hétérogénéité dans ces comportements, et par voie de conséquence les difficultés médico-légales s'avèrent nombreuses. Parmi celles-ci la première pourrait bien être l'évaluation de la morbidité : Zeegers (10) montre ainsi que le plus conventionnel des escrocs est perturbé dans sa relation avec la réalité, les objets, et carencé par rapport au temps dans une sorte de « pathologie de l'instant » favorable à la production de confabulations. Il insiste aussi, de façon plus pragmatique, sur l'intérêt de « peser le projet » et distingue en particulier un type d'escroqueries hypomaniaques marquées par la légèreté, et pour lequel l'atténuation de responsabilité semble évidente, des projets prémédités et savamment construits dont les affaires de fausses factures pourraient être à ce jour le prototype.

La clinique, comme l'expertise l'enseigne, montre qu'il n'y a pas de frontière bien délimitée entre manifestations mythomaniaques psychiatriques pures et conduites délictueuses du même nom. Tout semble dépendre en fait de la force « projetante » du fabulateur et de son impact sur des dupes prises comme dans une pêche au filet, de façon quasiment aléatoire. Seules certaines pathomimies, simulations et fausses accusations calomnieuses sont focalisées sur une victime particulière dans une intention soit manipulatrice (médecin) soit vengeresse. Dans ces derniers cas, le caractère morbide est plus difficile à affirmer, mais des positions plutôt libérales considèrent toute simulation comme une maladie en soi, même lorsque la note transgressive apparaît dominante.

Avec le syndrome de Polle ou syndrome de Munchausen par procuration (6) [cf. également chap. III, § 3.1.], la mythomanie prend des accents dramatiques. Cette iatrogènie effroyable, qui peut conduire au meurtre indirect de l'enfant par sa mère, implique dangereusement le médecin en tant que dupe active dans le syndrome de maltraitance. Sa fiction criminelle identifiée, la mère est le plus souvent reconnue psychotique et est dédouanée assez constamment de sa responsabilité pénale. Le pédiatre peut alors tout à loisir réfléchir à sa naïveté.

La fausse accusation de viol pose avec le plus d'acuité la question du témoignage. Bien que rare, elle nous met devant l'alternative de savoir s'il faut prendre le risque de condamner un innocent dans l'espoir de ne laisser échapper aucun coupable ou d'accepter de laisser échapper un coupable pour ne pas rendre le risque de condamner un innocent. L'expertise de crédibilité peut être ici d'un réel secours mais dans les limites d'un art davantage susceptible de débusquer une aptitude à la distorsion de la vérité, des tendances histrioniques, voire une agressivité perverse et compulsive que d'affirmer la crédibilité ou l'incrédibilité absolues. Si l'expert doit tendre vers l'évaluation la plus juste de la crédibilité du sujet, et aussi dans le même mouvement de sa crédivité, il doit le faire en tenant compte de sa propre subjectivité, toujours facilement contaminée en pareil cas, et en se défendant d'une appréciation de la vraisemblance, domaine réservé du juge et du jury populaire. Mais il doit aller plus loin dans la recherche du sens de la falsification. J. Bieder (3) signale dans ses observations qu'une hétéro-dénonciation calomnieuse de viol peut en effet avoir une valeur de punition, au hasard et à distance, vis-à-vis d'un autre attentat sexuel lui-même bien réel. Pour ce type de mythomanie perverse, nous rappelons qu'il a été évoqué, considérant la nécessité de connaître l'existence de viols ou d'allégation de viols antérieurs, la création d'un casier victimologique mais ce dernier a été aussitôt fortement controversé.

D'une manière plus générale, les mythomanes délictueux seraient à classer dans trois catégories principales : les vengeurs (anymographie, dénonciations calomnieuses...), les profiteurs regroupant une grande variété de cas de Bovarysme (escrocs, usurpateurs de fonctions, etc.) et les ludiques pervers (simulateurs, criminels de vanité, mystificateurs dangereux, colporteurs de rumeurs, etc.). Devant la justice, rares sont ceux qui pratiquent l'aveu, phénoménologiquement drame vécu de la culpabilité, car il risque l'intégrité psychique du fabulateur. Lorsqu'il existe, l'aveu se révèle plus fréquemment utilitaire que rédempteur et le risque de récidive n'en est pas réduit. L'appréciation de la responsabilité pénale du mythomane délictueux souligne plus qu'ailleurs l'ambiguïté de la notion d'un libre discernement. Généralement considérés comme responsables de leurs actes, les mythomanes, en raison de la trop originale structuration de leur personnalité, font régulièrement l'objet d'une atténuation de leur responsabilité pénale. Leur potentiel de récidive amène pourtant à de sévères condamnations sur l'idée, peut-être spécialement valable pour eux, que la prison a sur ces existants inauthentiques une valeur particulièrement structurante.

Bibliographie

(1) AMIC F. (1986) : « *Contribution à l'étude des conduites mythomaniaques délictueuses* », Mémoire de C.E.S. de Psychiatrie, Marseille.
(2) BÉNÉZECH M. (1994) : « *La mythomanie perverse de Pierre MOLINIER. En hommage à Ernest DUPRE* », communication à la Société médico-psychologique, Ann. méd.-psychol., 152, avril, 4, 239-241.
(3) BIEDER J., MAES-BIEDER F.L. (1995) : « *Fausses accusations de viol* », Ann. méd.-psychol., 153, 6, 409-413.
(4) DELBRUCK A. (1891) : « *Die pathologische lüge and die psychisch abnormen Schwindler* », Stuttgard.
(5) DUPRE E. (1905) : « *La mythomanie* », Clinique des maladies mentales (Institut de médecine légale et de psychiatrie), Bulletin Médical, mars & avril 05.
(6) GUEDJ M.-J. (1989) : « *Le syndrome de Munchausen par procuration* », Nervure, T. II, n°3, avril, 37-40.
(7) JANET P. : « *De l'angoisse à l'extase* », réédition 1975, T. 1, 2e partie, chap. II : « *Les deux croyances* », 207-276, lib. Felix Alcan, Paris.
(8) SCHERRER P. (1981) : « *Approche clinique de la psychiatrie* », T. 4, Simep éd., Villeurbanne.
(9) TRUBERT E. (1929) : « *Contribution à l'étude de l'hystérie et de la mythomanie* », Thèse méd., Paris.
(10) ZEEGERS M. (1959) : « *L'escroc dans sa relation avec la réalité* », L'Evol. psy., 437-454.

ANNEXE **Les accidents mythomaniaques** (d'après E. Trubert, 1929)

I. *Mythomanie simple* (vanité)

1 - Simulation d'attentat : Récit avec ou sans mise en scène d'attaques dont le sujet serait sorti héroïquement victorieux. Une enquête policière fait découvrir la simulation.
2 - Invention et colportage de fausses nouvelles.
3 - Mystifications anodines ou dangereuses (sans intention de lucre). Ex : délire malicieux de Dally.
4 - Usurpation de titres, d'insignes etc.

II. *Mythomanie et alignité associées*

1 - Simulation de suicides : faux suicide pour émouvoir ou faire chanter.
2 - Émission de lettres anonymes (anymographie).
3 - Maisons hantées : l'enquête révèle presque toujours le rôle provocateur d'un adolescent du voisinage.
4 - Empoisonneurs (-neuses) étudiés par René Charpentier.
5 - Hétéro-dénonciations calomieuses (ex : faux attentats à la pudeur allégués par des fillettes).
6 - Simulation d'attentat avec mise en scène pour cacher la participation à un vol, ou à un crime, ou en vue d'une fausse dénonciation (affaire La Roncière).
7 - Crime de vanité.

III. *Mythomanie, perversité et excitation constitutionnelle associées*

1 - Production médiumnique (tous convaincus de fraude).
2 - Thaumaturges, faux miracles, faux devins, faux prophètes, faux guérisseurs de la médecine illégale, compères, manager-compères et mythomanie à deux ou collective.
3 - Scandales et drames suscités par la coquetterie perverse (affaire de la Tarnowska, en Italie, 1909-1910).
4 - Escroqueries mythomaniaques : allégation de faux héritage (affaire Thérèse Humbert).

1.2.3.2. Les vols et la kleptomanie

Les vols représentent un des *délits patrimoniaux* les plus fréquents — en particulier lors de l'adolescence — et constituent le paradigme des crimes dits « utilitaires », d'où la difficulté des magistrats à retenir ici l'irresponsabilité pénale des auteurs. La kleptomanie cependant interroge le criminologue sur le caractère « impérieux » — ira-t-on jusqu'à dire : de « contrainte interne » ? — d'un acte dont la logique est finalement moins évidente qu'il n'y paraît[1]. Il était donc nécessaire de bien

1. Lire en particulier : JUQUELIER P., VINCHON J. (1914) : *Les limites du vol morbide*, Alcan, Paris. – Ainsi que,

séparer cette conduite, finement analysée par Régis Airault, psychiatre des Hôpitaux dans le 6e secteur de l'Essonne, d'autres formes de vols, tels celui commis à main armée (*robbery*) et rappelant parfois le crime dit organisé. L'équipe du Service de Psychiatrie et de Psychologie médicale du CHU d'Angers (Jean-Bernard Garré, professeur de psychiatrie, Philippe Duverger, psychiatre des Hôpitaux, Jean-Paul Lhuillier, psychiatre des Hôpitaux) présente une importante étude qui reflète bien la réalité de terrain que l'on rencontre en milieu carcéral, distinguant deux sous-groupes : « *d'une part delui des sujets jeunes (70 %). Dans ce cas, l'auteur de vol à main armée, comme la plus grande partie des criminels, ne présente pas de caractères particuliers qui permettraient de le différencier nettement de la population générale. D'autre part celui des sujets âgés, dépassant la quarantaine (20 %). Il s'agit alors de sujets qui semblent présenter des caractéristiques particulières. Outre leur âge, il apparaît en effet que ce sont des sujets intelligents et bien insérés socio-professionnellement. L'attaque à main armée, soudaine et le plus souvent peu réfléchie, ne répond pas aux mêmes motivations et mobiles que ceux du premier groupe mais apparaît plutôt signer une problématique existentielle* » (2).

Les auteurs de vols à main armée

P. Duverger, J.-P. Lhuillier, J.-B. Garré

Les vols à main armée augmentent régulièrement au fil du temps. Il apparaît intéressant de faire le point de la situation en France et d'analyser, d'un point de vue psychopathologique, ce qu'il en est de ces criminels. Dans un premier temps, nous définissons certaines caractéristiques du vol à main armée. Puis, nous reproduisons les principales données chiffrées de la Direction Centrale de la Police Judiciaire Française. Enfin, à partir de 141 rapports d'expertises psychiatriques et d'examens médicopsychologiques d'auteurs de vol à main armée, nous établissons quelques particularités psychopathologiques. Loin de nous l'idée d'établir un « portrait robot » du sujet braqueur, à l'instar de Lombroso, ou d'établir une échelle de prédiction à l'image des époux Glueck, mais plutôt de mettre en évidence certaines caractéristiques de ces criminels.

Qu'est-ce qu'un vol à main armée ?

Le braqueur est un « *agresseur qui utilise une arme à feu* » (Robert). Dans notre étude, nous incluons les autres voleurs à main armée, qu'ils utilisent des armes blanches par elles-mêmes voire des armes factices.

Un vol à main armée est un geste de menace plus un vol. C'est le geste de menace qui confère un caractère particulier à ce type de vol. À propos de geste de menace, Lacan précise : « *ce n'est pas un coup qui s'interrompt, c'est bel et bien quelque chose qui est fait pour s'arrêter et se suspendre (...) En tant que geste de menace, il s'inscrit en arrière. Cette temporalité très particulière, définie par le terme d'arrêt, et qui crée derrière elle sa signification, c'est elle qui fait la distinction du geste et de l'acte* ».

Le geste de menace est là pour intimider, faire peur, dissuader l'autre d'attaquer, de résister ou de se défendre. L'arme est l'outil qui prolonge la main du braqueur. Véritable objet métonymique, l'arme représente, dans son ensemble, l'agresseur qui ne doit inspirer que crainte et terreur ; cette arme pouvant être chargée ou non, vraie ou factice, hors d'usage ou non. Le sujet qui prépare un vol à main armée ne prévoit ni de se battre ni de se servir de son arme ; un tel recours signifierait l'échec de sa tentative.

Principales données statistiques françaises

D'après la Direction Centrale de la Police Judiciaire Française (1), nous observons pour l'année 1990, une hausse de plus de 15,23 % de l'ensemble des vols à main armée : 8.669 faits contre 7523 en 1989. Globalement, les vols à main armée représentent 0,38 % de l'ensemble des vols (0,35 % en 1989). Cette stabilité signifie que les vols à main armée évoluent au même rythme que l'ensemble des vols considérés dans leur globalité. La progression enregistrée résulte essentiellement des agressions perpétrées à l'encontre des établissements financiers (+16,21 %), industriels et commerciaux (+16,19 %) et de particuliers sur la voie publique (+19,37 %). Ces trois catégories représentent 91 % des vols à main armée.

émanant du Centre de formation et de recherche de l'éducation surveillée (1965) : *Vols et voleurs de véhicules à moteurs*, Cujas, Paris. – MOYSON R. (1967) : *Le vol dans les grands magasins*, Éd. de l'Inst. de Sociol. de l'Univ., Bruxelles. – DEBUYST C., LEJOUR G., RACINE A. (1960) : « *Petits voleurs de grands magasins* », Centre d'étude de la délinquance juvénile, Bruxelles.

Résultats statistiques de 141 rapports d'expertise psychiatrique

Les résultats de notre étude sont similaires à ceux des services de la Police Judiciaire Française. Nous retrouvons 3 femmes pour 138 hommes. L'origine sociale des inculpés est généralement modeste. Dans 66,5 % des cas, il existe une notion de milieu familial dissout à l'origine ou désuni par la suite ; ou bien encore comportant un décès de l'un des parents. Concernant le niveau scolaire, 70,2 % des sujets braqueurs ont un niveau supérieur ou égal au BEPC (brevet des collèges) ; parmi ceux là, 20,6 % ont un niveau supérieur au niveau scolaire secondaire. D'un point de vue de la situation professionnelle au moment des faits, 61,7 % des inculpés sont sans emploi. De plus, au travers des biographies retracées dans les rapports d'expertises, 57,34 % présentent une grande instabilité sur le plan professionnel et 28 % sont décrits comme ayant une bonne, voire très bonne insertion socio-professionnelle. Cela pose la question des motivations et mobiles de ces vols à main armée chez ces sujets *a priori* bien insérés dans la société ; aspect que nous développons plus loin.

Concernant les conclusions des expertises et les réponses aux questions généralement posées aux experts, nous constatons que :

- 72,3 % des inculpés ne présentent aucune anomalie psychique ou mentale ;
- 74,4 % ne sont pas considérés comme dangereux ;
- 94,3 % sont accessibles à la sanction pénale ;
- 86, 5 % sont considérés comme réadaptables ou curables ;
- 77,3 % sont considérés comme entièrement responsables ;
- 17,7 % ont une responsabilité légèrement atténuée ;
- enfin, 2,2 % sont déclarés « *en état de démence au moment de l'action* » au sens de l'ancien art. 64 CP.

Considérations psychopathologiques

À partir de l'analyse statistique des 141 rapports d'expertises psychiatriques, nous avons mis en évidence deux groupes de sujets, individualisés en premier lieu par l'âge :

- 1er groupe (70 %) de sujets dont l'âge moyen est de 21 ans ;
- 2e groupe (20 %) de sujets, âgés de plus de 40 ans.

Les 10 % restant se répartissent de manière très aléatoire sans caractéristique particulière significative. Un troisième groupe pourrait être isolé : celui des braqueurs de « haut vol » dont les médias se délectent et que le cinéma a immortalisés. Nous n'avons pas de données expertales les concernant ; ces hold-up étant souvent le fait d'organisations nationales voire internationales, regroupant des professionnels du crime. Nous étudions donc les deux groupes de braqueurs définis, dont les motivations apparaissent bien différentes.

Premiers groupe d'inculpés : sujets jeunes de moins de 30 ans (70 %)

Au-delà des facteurs généraux (crise économique, chômage, société de consommation, cinéma...) nous nous intéresserons aux facteurs individuels. Aujourd'hui, la thèse du criminel-né, chère à Lombroso (1895), est complètement abandonnée, même si des études américaines et dernièrement celles de Bouchard (Minnesota, 1990) tentent de relancer le débat. La découverte d'un chromosome supplémentaire chez quelques criminels ne permet pas d'affirmer que des facteurs génétiques ou héréditaires interviennent. Parmi les facteurs biologiques, seul l'alcool semble avoir un rôle ; sans être la cause du crime, il en facilite l'exécution. Enfin, aucun facteur psychiatrique particulier n'est mis en évidence dans l'étiopathogénie des vols à main armée de ces sujets jeunes.

Plus riche d'enseignement semble la recherche des motivations qui peuvent intervenir dans la réalisation d'un vol à main armée. Nous y retrouvons une *composante hédoniste.* L'opposition du vol et du travail est bien connue, notamment sous la forme du contraste entre la poursuite d'une satisfaction immédiate et la poursuite d'une satisfaction différée. Cette recherche du plaisir immédiat (possible grâce au butin convoité) se fait au mépris des conséquences plus tardives.

Nous retrouvons d'autre part une *valeur héroïque* du passage à l'acte. Le délinquant n'a pas pu trouver dans son entourage un modèle d'identification virile. Le braqueur va substituer à ce modèle qui lui manque un héros : sorte d'homme tout puissant, dominateur, qui n'existe que par lui-même et pour lui-même ; « identification héroïque » selon Lagache (7).

Enfin, il semble exister une certaine référence à la symbolique de la virilité dans le vol à main armée : l'arme, rarement utilisée mais toujours montrée, exhibée. Braquer une banque, avoir beaucoup d'argent s'inscrivent dans le cadre d'une tentative de réassurance et d'affirmation virile. Dans cette problématique, le fait de braquer une banque en exhibant une arme, se révèle pour certains sujets, à l'analyse des tests de personnalité (TAT), l'équivalent d'un acte sexuel.

Pour Winnicott : « *le voleur ne cherche pas l'objet qu'il prend. Il cherche une personne ; il cherche sa mère... Lorsqu'un enfant vole à l'extérieur du foyer, il cherche toujours sa mère, mais il la cherche avec un sens plus grand de la frustration et un besoin croissant de trouver, en même temps, l'autorité paternelle qui peut limiter les conséquences réelles de son comportement.* » (11).

La dimension du jeu, elle aussi, intervient. Après un premier hold-up réussi, un second s'impose puis un troisième est nécessaire. Seule l'arrestation permettra de mettre un terme à la série. Aucune somme ne semble assez importante pour assouvir le besoin de braquer. Ce comportement s'apparente à celui du joueur qui ne peut résister à la tentation de jouer et de tout rejouer, paraissant espérer un gain en quelque sorte infini, inaccessible. Charles-Nicolas et Valleur, dans un texte consacré au toxicomane, parlent pour celui-ci, mais aussi pour le joueur et certains suicidants, de « conduite ordalique » définie comme la répétition d'une épreuve comportant un risque mortel, dans laquelle le sujet s'engage afin, par sa survie, de prouver sa valeur intrinsèque, ainsi reconnue par les puissances transcendantes du destin. Vainqueur de l'épreuve ordalique, le sujet va avoir l'impression de renaître, d'exister de nouveau. Alexis Ivanovitch, le joueur de Dostoïevski, nous livre : « *Avec l'argent de mon premier gain, cela faisait 1700 florins en cinq minutes ! En vérité, à de pareils moments on oublie tous les échecs antérieurs. N'avais-je pas atteint cela en risquant plus que ma vie ? J'avais eu l'audace de prendre ce risque et voilà que je comptais de nouveau parmi les hommes* ».

Mais ni le joueur ni le braqueur ne s'arrêtent après un succès, aussi éclatant soit-il. Leurs exigences sont effrénées, sans aucune limite. L'enjeu, c'est rien ou tout. Dans cette relation qui se situe sur le plan imaginaire, la seule alternative nous dit Lacan est « *l'extinction du désir (pervers) ou bien la disparition de l'objet* ». Pour le joueur, l'extinction du désir, c'est de « se ruiner au jeu » ; la disparition de l'objet, c'est « faire sauter la banque ». La fortune ne peut réussir à les satisfaire ; le risque mortel ne suffit pas à les faire reconnaître en tant qu'homme. Dans la mesure où il en a la possibilité, le braqueur cherche à rencontrer la loi pour réduire l'alternative : avoir ou ne pas avoir.

Deuxième groupe d'inculpés : sujets âgés de plus de 40 ans (20 %)

Si dans le premier groupe, le jeu et l'enjeu du braquage semblent reposer sur une problématique de l'Avoir, il semble que dans ce deuxième groupe, il s'agisse, pour leurs auteurs, d'une problématique de l'Être. Notre objectif n'est pas de décrire et de définir un type de personnalité du braqueur. Nous soulignons seulement ici certains éléments psychopathologiques qui apparaissent caractéristiques de ce groupe d'inculpés. Ils s'agit le plus souvent de sujets d'une quarantaine d'années, estimés d'un bon niveau intellectuel voire parfois d'une intelligence supérieure à la normale, mariés ou divorcés, père d'un ou plusieurs enfants, sans antécédent psychiatrique ou judiciaire et bien insérés socio-professionnellement.

Pour l'ensemble de ces inculpés leur existence apparaît construite au prix d'efforts considérables et d'une opiniâtreté étonnante. Au travers de la biographie de ces sujets, nous retrouvons quasi constamment cette caractéristique : leur situation professionnelle, leur insertion sociale semblent acquises au prix d'une dépense d'énergie psychique pour se maintenir dans une trajectoire qu'ils s'imposent. Ils apparaissent très souvent à la limite de la chute ; leur existence semble être une perpétuelle fuite en avant afin d'éviter cette chute et une éventuelle confrontation à leurs propres insuffisances. Leur existence tient, se soutient à ce prix.

Cette vulnérabilité, cette fragilité existentielle semblent caractériser ces sujets qui, à l'occasion d'un échec ou d'une frustration minime, vont décompenser sur un mode délictuel. Le vol à main armée apparaît alors comme la possibilité, dans une confrontation à la loi, de mettre un terme à cette fuite en avant. À la lecture des rapports d'expertises, leur arrestation est pressentie comme inéluctable, comme la seule issue à leur aventure et simultanément comme un soulagement, une délivrance. Dans la mesure où il en a la possibilité, ce type de braqueur chercherait une loi, la Loi, pour réduire l'alternative : Être (pris) ou ne pas Être (pris).

Le vol à main armée, délinquance d'un jour, apparaît comme révélateur d'un échec, d'une impasse dans leur existence. La fuite en avant n'est plus possible : elle s'arrête ; le sujet n'assumant plus des conditions de vie qu'il s'est forgé progressivement au prix d'efforts, de surinvestissement et d'acharnement. « Les soubassements et la façade » vacillent ; son existence ne paraît alors plus soutenue par quoi que ce soit et tout devient possible : le sujet « décroche » dans un passage à l'acte délictueux... De nombreuses répliques de ces inculpés illustrent cet aspect : « *J'ai disjoncté... Je ne comprends pas ce qu'il m'est arrivé... C'est comme si j'avais déconnecté... Un plomb a sauté... Un coup de folie... Je ne savais plus ce que je faisais...* » Ces vols à main armée sont le plus souvent soudains, mal ou non organisés, peu voire non réfléchis. Ils peuvent même surprendre par leur naïveté pour des sujets décrits comme intelligents.

Au décours de leur arrestation et de leur inculpation, ces braqueurs présentent une grande culpabilité. En effet, après l'apaisement de leur arrestation, des sentiments de honte et de culpabilité se lisent au travers de leur discours. De plus, ils ont beaucoup de mal à justifier leur passage à l'acte. L'impasse financière est bien sûr le mobile le plus souvent cité mais il ne semble pas répondre aux réelles motivations — inconscientes — du sujet braqueur. Incapable de justifier réellement l'accès délinquant, l'inculpé est perplexe, l'entourage surpris.

D'un point de vue psychopathologique, certains traits sont retrouvés. Il s'agit de sujets le plus souvent réservés, introvertis mais qui ont su développer une grande ouverture avec les autres et se créer tant bien que mal, au prix d'efforts importants, une position sociale parfois très honorable voire oblative. Ces sujets sont anxieux et le mécanisme principal de défense contre l'angoisse semble être le déplacement. Ainsi, ils diffèrent l'affrontement comme s'il leur fallait, pour vivre, passer à côté, quitter les lieux de la contrainte, fuir. Malgré un bon niveau intellectuel, ces sujets n'ont pas forcément les aptitudes et la rigueur suffisantes pour analyser les problèmes qui peuvent se poser à eux. Ils n'en mesurent jamais exactement leurs données. C'est alors un processus de fuite en avant, s'accélérant toujours un peu plus et qui aboutit, un jour, à une réelle impossibilité. Ces braqueurs d'un jour vivent dans l'illusion ; illusion qu'ils entretiennent à leur insu ; règne du faux et de l'apparence (3). Dans leur présentation, ils tendent à donner une image favorable d'eux-mêmes, les exposant répétitivement à des situations conflictuelles et anxiogènes ; menace de mort et d'angoisse sont les corollaires inévitables d'une certaine fascination par l'image de soi, image de toute façon illusoire, éphémère et sans cesse menacée tant par la réalité que par une conviction inconsciente de n'être jamais à la hauteur d'une certaine idéalisation. Le passage à l'acte vient mettre un terme à cette fuite en avant avec cette caractéristique de constituer une confrontation à la loi. Ainsi, il semble que ces vols à main armée soient des passages à l'acte où le sujet même est en question ; ils signent une impasse existentielle. L'ensemble de ces traits de personnalité caractérise une frange importante des auteurs de vol à main armée. Ces considérations semblent intéressantes au niveau de la lecture de l'acte. À défaut de prévention, l'expertise psychiatrique est en effet une occasion permettant l'analyse des cas particuliers et donc le repérage des problématiques du braqueur et la dimension du passage à l'acte.

Les conclusions de l'expertise nous semblent devoir prendre en compte ces caractéristiques. En effet, dans la prise en charge de ces sujets — responsables de leur acte et accessibles à une sanction pénale — la résolution des conflits inconscients, de problématiques existentielles ne peuvent être faites que dans une psychothérapie qu'il convient de proposer. Une prise en charge adaptée permettrait une remise en question du passage à l'acte, de ses réelles motivations et de sa signification ; elle offrirait au sujet la possibilité d'une rectification subjective pour éviter une récidive délictuelle et mieux concevoir et assumer sa propre condition existentielle.

Bibliographie

(1) DIRECTION CENTRALE DE LA POLICE JUDICIAIRE (1991) : « *Aspects de la criminalité et de la délinquance contatés en France en 1990* », Rapport National, La document. Franç. éd., T. I & II, Paris.
(2) DUVERGER P., LHUILLIER J.P., GARRÉ J.B. (1996) : « *Considérations psychopathologiques sur les auteurs de vols à main armée* », Forensic, 11, 22-26.
(3) ECO U. (1985) : « *La guerre du faux* », Livre de Poche-Essai/Grasset, Paris.
(4) FREUD S. (1981) : *Malaise dans la civilisation*, 32-104, PUF, Paris.
(5) FREUD S. (1988) :« *Au-delà du principe du plaisir* », « Essai de psychanalyse », 41-115, Payot, Paris.
(6) GANDAR P. (1983) : « *Contribution à l'étude du profil mental des auteurs de vol à main armée* », Thèse Méd., Angers.
(7) LAGACHE D. (1979) : *Œuvres II — Le psychologue et le criminel*, 184-232, PUF, Paris.
(8) LEYRIE J. (1977) : *Manuel de Psychiatrie Légale et de criminologie clinique*, Vrin, Paris.
(9) ROUSSEL C., GUILLON F., DEJOURS C., PROTEAU J. (1982) : « *Problèmes médicaux et médico-légaux posés par les agressions à main armée dans les établissements bancaires* », Archives Méd. Prof., 43, 5, 435-438.
(10) TOSTAIN R. (1967) : « *Le joueur — Essai psychanalytique* », L'inconscient, 117-132, Paris.
(11) WINNICOTT D.W. (1972) : *L'enfant et le monde extérieur*, 159-173, Payot, Paris, 1972.

La kleptomanie[1]

R. Airault

Le vol : « *acte de prendre ou de s'approprier sans autorisation le bien d'autrui* » est largement répandu. Il fait partie de l'histoire de l'humanité (Eve n'a-t-elle pas volé la pomme ?). Il est présent dans toutes les cultures, accompli à tous les âges, indépendant de toute origine, classe ou croyance et implique une désapprobation morale et sociale. Conduite fréquente chez l'enfant et l'adolescent (4), le vol quand il persiste chez l'adulte est une réaction antisociale, souvent pathologique. La tolérance dont font preuve certaines cultures vis-à-vis de ces passages à l'acte à l'adolescence, nous fait penser que c'est peut-être un phénomène s'inscrivant dans une phase du développement humain et que seule sa persistance a valeur de symptôme : le vol comme solution à un conflit sous-jacent inconscient, qu'il soit utilitaire (occasionnel, professionnel) ou franchement pathologique. C'est un fait juridique puni par la loi (à de rares exceptions près bénéficiant de l'application de l'art. 122-1 CP français), même si on lui reconnaît parfois des motivations sociologiques.

Nous centrerons cette étude sur la *kleptomanie* ou « *désir irrationnel de voler pour des motivations distinctes de l'utilité et reliées à l'inconscient chez un individu dont les autres aspects de la personnalité sont par ailleurs intactes* ». Cette entité nosologique est apparue en France dans la première moitié du XIXe siècle. Pinel la distinguait déjà des autres formes de vols pathologiques : « *Combien de malades, dit-il, au retour de leur accès ne peuvent s'empêcher de voler et de faire des tours de filouterie, tandis que dans leurs moments lucides on les cite comme des modèles d'une probité austère. Mais dans le cas dont je veux parler ici, le penchant au vol est permanent et n'est point accompagné d'aliénation mentale. La raison conserve tout son empire, elle résiste contre cette impulsion secrète ; mais le penchant l'emporte, il subjugue la volonté* » (6).

« L'impulsion à voler ou vol sans nécessité » a été décrite (sous le terme de *klopémanie*) pour la première fois en 1816 par Matthey, puis par Marc en 1840 qui lui donna son nom de kleptomanie (du grec : « je vole » et « folie »). Elle fut d'abord considérée comme une maladie (monomanie) puis comme un syndrome, et enfin comme un symptôme. Elle a parfois été niée, certains en faisant une « *affection mentale fictive au profit des classes aisées* » comme Anteaume en 1925.

Sa définition première rejoint celle du DSM-IV : impossibilité répétée de résister aux impulsions de vol d'objets n'ayant ni utilité immédiate ni valeur monétaire avec tension croissante avant de commettre l'acte et grande satisfaction après sa réalisation. C'est un acte solitaire qui n'est pas dû à un trouble des conduites (ex : toxicomanie), ou le fait d'une personnalité antisociale. Il n'est pas commis sous l'influence d'une hallucination ou d'idées délirantes, ni pour exprimer la colère ou la vengeance. Ce vol pathologique doit être distingué d'un vol utilitaire « conscient et organisé » et d'un trouble mental organique (débilité, épilepsie, démence, troubles post-encéphalitiques...). On peut y associer les troubles bipolaires avec le vol du mélancolique (1) ou du maniaque.

---

1. « Nom que l'on donne au vol quand il est commis par une personne appartenant aux classes dirigeantes » (selon un humoriste du début du XXe siècle).

Les discussions actuelles à propos de la kleptomanie s'efforcent d'expliquer la conduite kleptomaniaque et sa signification inconsciente plutôt que de lui assigner une place nosographique qu'elle a eu du mal à reconquérir en 1980 dans le DSM-III. C'est une pathologie très répandue mais difficile à évaluer car les patients ne viennent pas consulter spontanément (il s'agit souvent d'obligations de soins suite à des problèmes judiciaires). D'autres l'évoquent avec plus ou moins de culpabilité au cours de thérapies comme un phénomène transitoire lié à des moments difficiles de leur vie.

Véritable court-circuit des processus de mentalisation et des affects, la kleptomanie est souvent associée à d'autres troubles comme l'anxiété, la dépression, la boulimie ou des troubles sexuels (2). Les conditions de réalisation transgressives dans le suspens et la peur permettent de dénier l'angoisse mais aussi d'avoir une réelle fonction antidépressive tant au niveau des mécanismes de défense et de la symbolique du vol qu'au niveau biochimique.

Cette fonction thérapeutique du vol a été décrite dans le cadre de pathologies dépressives : psychasthénie, psychopathie : « *pour revigorer un élan vital déficient* » ou « *comme compensation à l'auto-dépréciation par la satisfaction du vol réussi* » (5), mais aussi, bien que rarement, dans le cadre de la mélancolie comme une conduite symbolique compensatoire de la perte d'objet (7). Pierre Janet rapporte ainsi en 1911 l'observation d'une patiente mélancolique qui au décours d'un troisième accès dépressif grave guérit brutalement en découvrant par hasard le vol dans les grands magasins. « *L'explication de celle-ci fut que, en pratiquant son premier vol, elle avait senti un "bouleversement délicieux" à l'idée qu'elle était une vraie voleuse et qu'elle s'était sentie guérie en rentrant chez elle* ». Elle recommence par la suite ces vols dès qu'elle a un nouvel affaissement de l'humeur et cela pendant plusieurs mois jusqu'à l'arrestation qui provoque la rechute mélancolique. « *On peut facilement vérifier, dit P. Janet, les rapports entre impulsion et dépression, et constater comment l'impulsion tire sa force du besoin d'excitation qui se développe au cours de la dépression par les sentiments d'incomplétude qu'elle engendre* » (3). Cette patiente devient en quelque sorte dépendante de sa « thérapie par le vol » avec une façade de kleptomane qui fait écran quelques temps à la maladie cyclothymique. Cela démontre la limite du concept de kleptomanie qui n'est en fait qu'une « impulsion-symptôme », la plupart du temps sans obsession préalable (l'impulsion kleptomane étant le plus souvent sollicitée par la vue de l'objet, ce qui la distingue de l'obsession-impulsion de la névrose obsessionnelle). Il s'agit plutôt d'une contrainte interne à laquelle le patient ne peut résister sous menace de rechute dépressive (réelle ou fantasmée).

Mais il peut aussi prendre un autre « raccourci » associant recherche de sensations et impulsivité. Ainsi la boulimie, ou d'autres conduites addictives dont on connaît la co-morbidité et qui ont pour caractère commun leur répétion, l'envahissement de la vie psychique, et la destruction du champ de conscience au moment de l'acte : achats pathologiques, jeux pathologiques, dépendance à une substance psychoactive, etc. En effet : « *l'imagination du kleptomane transforme la réalité en un monde autre où il peut agir à sa guise. Il atténue les vives informations de la conscience et se transpose par l'imaginaire en un état hypnoïde qui permet la réalisation du désir* » (Stekel, in [8]). Cette compulsion à se remplir de nourriture ou d'objet nous renvoie à des carences précoces de la petite enfance. Car, comme nous le rappelle Winnicot : « *L'enfant qui vole ne cherche pas l'objet volé mais cherche la mère sur laquelle il a des droits (...). Il réclame à sa mère et à son père des dommages et intérêts parce qu'il se sent privé de leur amour.* » Il rapproche également cette boulimie d'objets de la gloutonnerie « précurseur du vol ». « *En d'autres termes, si un enfant est glouton, il y a une certaine carence affective et une certaine recherche compulsive d'une thérapie par l'environnement en rapport avec cette carence* » (9).

Le kleptomane ferait donc payer inconsciemment à la société la faillite de l'environnement de sa petite enfance, mais l'impulsivité se limiterait à un territoire restreint (chez un individu par ailleurs normal, ayant bien repéré la loi), et ne deviendrait pas comme chez le psychopathe un mode de relation aux autres. Certains auteurs distinguent ainsi selon le type de kleptomanie, la symbolique des objets volés, une fixation orale, anale (collectionneurs) ou phallique (2).

Winnicot associe également vol et vagabondage à l'adolescence : le vol étant un geste centripète, « *ce geste de la main qui se tend vers le fruit mûr* » (Lacan), véritable déplacement de l'interdit sexuel, et le vagabondage une tendance centrifuge, fuite du monde sexué des adultes et de l'acceptation de sa propre finitude. Dans les deux cas il s'agit de refuser de grandir et de garder l'illusion infantile du sentiment d'éternité et de la toute puissance. Être obligé de grandir c'est en quelque sorte être volé de son enfance ; en volant, le kleptomane se fait ainsi justice et se réapproprie avec jouissance l'objet de ses désirs : sa mère. Cet acte s'accomplit le plus souvent en public dans les grands magasins avec le risque d'être pris, ce qui augmente l'excitation. On peut ainsi avancer l'hypothèse que la kleptomanie est un acte quasi-incestueux avec en toile de fond la recherche inconsciente de la punition, de la loi du père. Ce serait donc un aménagement pervers, une solution permettant au sujet de conserver la mégalomanie primaire sans pour cela verser dans la psychose, l'objet volé étant le fétiche à moins que ce ne soit l'acte en lui-même. Mais la signification sexuelle du vol échappe en règle au kleptomane alors qu'elle est nettement perçue par le fétichiste. Il s'agit ici plutôt d'un substitut de la satisfaction sexuelle que d'une réelle jouissance. « *L'objet d'amour du kleptomane est bien plus qu'un simple fait isolé, c'est le lieu d'invasion et de fixation de la réalité amoureuse, sensuelle et érotique, dans un acte qui dépasse ne fusse qu'un instant très court les limites de temps et d'espace* » (8). La kleptomanie permettrait ainsi de manière transitoire à l'adolescence ou à certains moments de la vie le retour à l'unité première où sujet et objet étaient confondus, où le narcissisme ne connaissait aucune fissure.

Beaucoup d'auteurs font remarquer sa plus grande fréquence chez la femme et le lien avec la vie génitale, véritable « remède » contre la perte d'objet : stérilité, décès ou départ d'enfant, ménopause, etc. ; d'autres mettent l'accent sur la crainte de la castration, l'envie du pénis, et justifient ainsi sa fréquence en période menstruelle. La kleptomanie se caractérise donc par deux pôles : d'un côté la révolte contre l'interdit du vol et de l'inceste, de l'autre le désir de punition. C'est dans le sens de cette recherche de limites que le kleptomane doit être puni mais avec une « peine atténuée » car même s'il agit sous la « contrainte pulsionnelle » il reste responsable de ses actes et ne peut être totalement exonéré de sa responsabilité pénale.

Nous avons remarqué au cours de notre pratique que beaucoup de « kleptomanes débutants » arrêtaient dès le premier procès, et d'autres dès qu'ils avaient une vie affective satisfaisante. En effet « *les conditions favorables peuvent avec le temps permettre à l'individu de trouver une personne à aimer, au lieu de poursuivre sa quête en jetant son dévolu sur des substituts de l'objet dont la valeur symbolique est perdue* » (9).

Cette étude nous a permis de situer la kleptomanie comme solution dans la reconquête de la complétude narcissique et de démontrer qu'il se joue là quelque chose de la perte de l'objet et de la jouissance. Le péché originel n'est-il pas plutôt d'avoir « croqué la pomme » (acte sexuel) que d'avoir volé (sans nécessité) le fruit défendu du jardin d'Éden ? Ce mythe fondateur de notre société ne renvoie-t-il pas simplement à l'insatisfaction fondamentale de l'Homme et à sa crainte d'être dépouillé ou privé d'affection ?

Bibliographie

(1) DUBOIS J.-C., RANCUREL G. (1967) : « *Vol et mélancolie : à propos de 5 observations* », Société Médico-Psychologique, séance du 20.3.1967, 572-579.
(2) GOLDMAN M.J. (1991) : « *Kleptomania : making sense of the nonsensical* », Am. J. Psychiatry, 148, August 91.
(3) JANET P. (1911) : « *La kleptomanie et la dépression mentale* », J. de Psychiatrie, 97-103.
(4) LAUZEL J.P. (1960) : « *Les vols chez l'enfant* », Cahiers de l'Hôpital Henri Rousselle, 4.10.1960.
(5) MARTIMOR E. : « *Contribution à l'étude médico-psychologique du vol. Les états dépressifs* », Annales Médico-Psychologiques, 2, 124e année, 5, 635-643.
(6) PINEL P. : « *Traité Médico-Philosophique sur l'aliénation mentale ou la manie* », Paris, Richard, Caille et Ravier, an. IX, 318.
(7) RAMELLI E,. MAPELLI G. (1979) : « *Du vol mélancolique* », Acta. Psychiat. Belg., 79, 56-74.
(8) SEGUIER H. (1966) : « *Revue historique de la notion de kleptomanie* », Encéphale, 55, 4 : 336-369, 5 : 452-466.
(9) WINNICOTT D.W. (1969) : *De la Pédiatrie à la Psychanalyse*, Payot, Paris.

1.2.3.3. Les actes incendiaires et la pyromanie

Michel Laxenaire, professeur de psychiatrie, et Florence Kuntzburger, psychiatre à l'Unité d'accueil des urgences psychiatriques au Centre Hospitalier de Nancy, résument ici leurs travaux sur ce thème. Si l'acte, en lui-même, n'est pathognomonique d'aucune maladie mentale (embrasement maniaque, débilité mentale, démence, etc.), sa persistance obsédante sous forme de *pyromanie* interroge l'expert sur le « choix », la liberté d'action réelle d'un sujet en lutte avec des fantasmes qui l'envahissent, le fascinent et semblent le « brûler du dedans », d'où une délicate réflexion sur l'« atténuation » possible de la responsabilité pénale [IV, § 1.1.]. Dans un tout autre domaine, le psychiatre-criminologue s'intéressera au suicide par le feu (sous forme d'immolation volontaire en Inde par exemple), ou à l'homicide par le feu (transformant l'adversaire en torche vivante). On a bien ici l'impression de toucher du doigt l'extrême de la « Folie criminelle »... et à plus grande échelle, ce macro-assassinat par le feu pourrait-il s'appeler : la guerre nucléaire... ?

L'approche médico-légale des incendiaires

F. Kuntzburger, M. Laxenaire

L'approche médico-légale des incendiaires, à l'interface de la psychiatrie et de la justice, demeure un exercice rare et difficile. Malgré un affinement de la compréhension psychopathologique et une modulation des sanctions judiciaires, la pratique de l'expert psychiatre reste marquée par le sceau d'une société inquiète et d'une justice sévère vis-à-vis de ces criminels hors du commun. Nous évoquerons ainsi le contexte juridique dans lequel se situe l'expert psychiatre, la mission qui lui est demandée et les éléments de réponse qui détermineront le profil de l'incendiaire.

I. Le contexte juridique

A. Une justice sévère

La justice s'est toujours montrée d'une extrême sévérité avec les incendiaires. Avant l'instauration du Code pénal, l'incendiaire était souvent condamné à périr par le feu ; en France, il était conduit au bûcher vêtu d'une robe rouge (P. Grapin, 1979). C'était une mort symbolique, un anéantissement radical à la hauteur du fléau déclenché. Avec le Code pénal de 1810, les peines sont plus nuancées : la mort punit celui qui met le feu à des lieux « *habités ou servant à habitation* » ; l'emprisonnement à perpétuité est prononcé pour les incendies qui n'impliquent pas de vies humaines ; puis les peines s'échelonnent de 5 à 20 ans selon l'importance économique du bien détruit et son appartenance à l'incendiaire, la destruction de biens personnels étant punie moins sévèrement que la destruction de biens appartenant à un tiers. Cependant, toute tentative d'incendie est considérée comme une tentative d'assassinat.

B. Les nouvelles lois

Le texte de 1810, en vigueur jusqu'en 1981, sera modifié successivement avec la loi « Sécurité-Liberté » du 2.2.1981 puis avec la loi du 22.7.1992.

En 1981, la notion de destruction des biens propres disparaît ; la peine de mort est remplacée par la condamnation à perpétuité et la nature des biens s'efface derrière la notion d'infirmité et de handicap des victimes. Une mesure d'interdiction de séjour de 2 à 10 ans, prise par arrêté du ministre de l'Intérieur, peut accompagner la peine prononcée. L'incendie volontaire est donc resté en dehors de la correctionnalisation des crimes contre les biens.

Avec la loi de 1992, la peine minimale passe de 5 à 10 ans, puis est échelonnée selon la gravité de l'atteinte corporelle des victimes : 15 ans pour une Incapacité Totale de Travail inférieure à 8 jours ; 20 ans si cette Incapacité Totale de Travail est supérieure à 8 jours ; 30 ans s'il existe une mutilation ou une infirmité permanente, et perpétuité si la ou les victimes sont décédées. De plus, une nouvelle notion, le manquement volontaire ou involontaire à une obligation de sécurité ou de prudence, stigmatise une éventuelle négligence.

En 1996, l'incendie volontaire reste donc un crime, passible de la Cour d'assise, d'où cette aura de dangerosité qui entoure l'incendiaire et ses actes.

C. La notion de dangerosité

Deux données permettent de déterminer la dangerosité de l'incendiaire : les antécédents d'incendies volontaires et l'existence d'actes médico-légaux avec une réponse judiciaire qui tend vers une responsabilisation accrue.

Le passé en incendies volontaires est souvent méconnu ; lors de son interpellation, il est fréquent que l'incendiaire révèle être l'auteur d'autres incendies pour lesquels il n'a jamais été inquiété. Ceci tient à la fois aux difficultés de faire les preuves de tels sinistres et au caractère dissimulé de l'incendiaire. Ainsi, un tiers échapperait à la justice d'où l'effet aléatoire de cette donnée. En ce qui concerne l'existence d'actes médico-légaux, les antécédents médico-légaux sont très variables, corrélés à des troubles psychiatriques lourds, tels ceux présentés par les incendiaires d'Unités pour Malades Difficiles, avec une prédominance des destructions de biens par rapport aux agressions physiques. Quant à l'acte médico-légal associé à un incendie, il ne s'observe que dans 15 % des cas ; il s'agit d'un vol neuf fois sur dix.

L'incertitude de ces données chiffrées explique en partie la responsabilisation observée depuis une vingtaine d'années pour les incendiaires : l'irresponsabilité cède la place à une responsabilité atténuée dans le cadre d'une personnalité pathologique (A. Cohen-Adad, 1987). Mais le pourcentage d'incendiaires reconnus en état de démence au sens de l'ancien article 64 (26 %) est bien supérieur à la moyenne générale des expertisés (3 %). L'expression de la dangerosité passe par l'existence de troubles psychiatriques invalidants ; la mission de l'expert psychiatre sera de déceler toutes les facettes de la personnalité de l'incendiaire et d'expliquer l'inscription du passage à l'acte dans son histoire personnelle.

II. La situation de l'expert psychiatre

A. Un rappel historique

Chronologiquement, le rôle de l'expert psychiatre a évolué en trois phases : sous l'école classique du *libre arbitre*, il lui était demandé un simple tri entre « déments » et « non déments » ; l'école du *positivisme*, ensuite, introduit la notion « d'atténuation de la responsabilité » ; l'école de la *défense sociale*, enfin, affine la mission de l'expert et lui demande une étude approfondie de la personnalité de l'inculpé pour définir des possibilités de soin et de réinsertion sociale. Pour les incendiaires, l'expertise psychiatrique est complétée d'office, selon l'article D. 17 du décret du 23.2.1959, par un examen médico-psychologique, stigmatisant ainsi le souci de compréhension de ces étranges criminels.

Cependant, il est relativement rare pour un expert psychiatre d'expertiser un incendiaire. En 1958, Pichaud note 3 % d'incendiaires sur 5.000 condamnés présentés au Centre National d'Observation de Fresnes ; en 1967, Th. Kammerer estime qu'une expertise sur 45 concerne un incendiaire et en 1981, G. Blumberg avance le chiffre de 4 %. Cette rareté n'a d'égale que la difficulté des expertises psychiatriques d'incendiaires où chaque question reflète la complexité de l'approche psychopathologique de l'incendiaire.

B. Les questions posées à l'expert

L'expert psychiatre se voit donc poser cinq questions :

1. « *L'examen psychiatrique ou physiologique révèle-t-il chez lui des anomalies mentales ou psychiques ?* » L'incendiaire expertisé présente le plus souvent une pathologie psychiatrique invalidante avec une surreprésentation des psychoses et des états borderline (W. Barnet, 1994).

2. « *L'infraction qui lui est reprochée est-elle ou non en relation avec de telles anomalies ?* » Ce lien est difficile à établir en raison d'une motivation complexe, parfois inexistante, dissimulée ou niée.

3. « *Le sujet présente-t-il un état dangereux ?* » Question-clé posée à l'expert, elle reflète la hantise des juristes et de la société par rapport au risque de récidive. Des pathologies telles que la pyromanie, la psychopathie et l'alcoolisme grave centrent ce débat.

4. « *Le sujet est-il accessible à une sanction pénale ?* » Se pose ici le problème des pervers et des déficients intellectuels. De même, l'absence exprimée de motivation amène à s'interroger sur l'impact d'une sanction pénale.

5. Enfin : « *Le sujet est-il curable ou réadaptable ?* » Les possibilités thérapeutiques représentent un choix ardu, en particulier pour les incendiaires pyromanes, pervers, psychopathes ou alcooliques.

C. Les éléments de réponse

Les réponses de l'expert se basent sur trois éléments : la formation de la personnalité, la situation pré-criminelle et la victime. Chez l'incendiaire psychopathe, déficient intellectuel ou alcoolique chronique, souvent retrouvé en expertise, est repéré un « noyau délinquant » composé d'égocentrisme, de labilité de l'humeur, d'agressivité et d'indifférence affective. Ces éléments déterminent la témibilité ou capacité criminelle et permettent d'évaluer le risque de récidives et les possibilités de soins. S'y ajoutent deux attitudes inductrices d'un comportement antisocial, selon E. de Greeff : le sentiment d'injustice subie, illustré par les nombreuses humiliations ressenties par l'incendiaire, et l'altération du mode de rattachement à l'ambiance, représentée pour l'incendiaire par son isolement social (R. Grassin, 1990).

Concernant la situation pré-criminelle, l'existence d'un événement originaire, décisif pour le passage à l'acte et les conditions de réalisation — disponibilité d'allumettes, de matériel inflammable — renseignent sur le caractère fortuit ou prémédité de l'incendie. Mais, l'élément le plus intéressant et le plus complexe reste la motivation avec trois motifs principaux : la vengeance, la pulsion et l'attirance par le feu ; J. Oulès considère ainsi l'absence de motivation comme « *la première et la plus grande caractéristique médico-légale de l'incendiaire* ». L'amnésie parfois alléguée par l'incendiaire, qu'elle soit simulée ou en rapport avec une pathologie épileptique ou alcoolique complique les investigations de l'expert psychiatre. Sont également considérées : les expériences antérieures avec le feu — contacts répétés, spectateur d'incendie — ; la tonalité affective au moment du passage à l'acte, colère et désespoir étant fréquemment retrouvés chez l'incendiaire ; la connaissance réelle ou supposée des attitudes de la collectivité, enfin, l'incendiaire connaissant implicitement la terreur et la fascination du public pour le feu (R. Grassin, 1990).

La victime, enfin, est indissociable du criminel et peut être, selon la conception victimologique de Von Hentig, indifférenciée, spécifique — surtout dans les actes de vengeance — ou criminelle-victime (H. Barte, 1988).

L'expert psychiatre s'engage ainsi dans une mission dont la complexité réside en trois points : des troubles psychiatriques invalidants, une motivation en mosaïque avec un fort déterminisme inconscient et une attente parfois exorbitante de la justice et de la société face au risque de récidives. C'est à travers ce puzzle que l'expert psychiatre devra restituer l'acte incendiaire dans l'histoire personnelle du sujet et par rapport à son environnement.

III. Le profil de l'incendiaire expertisé

A. Une vie de solitude

La solitude de l'incendiaire expertisé fait l'unanimité parmi les experts psychiatres ; l'incendiaire est avant tout un homme seul, solitude qui s'exerce tant sur le plan familial, personnel que social.

Familial, tout d'abord, car dès l'enfance, le futur incendiaire évolue dans un milieu où les parents sont absents, sur un plan réel ou symbolique ; la communication est pauvre, parasitée par une prédominance de troubles psychiatriques des parents — dépression, personnalité immature, impulsive — sur des problèmes médico-légaux ou d'alcool. Ainsi, souvent en position de bouc émissaire, le futur incendiaire fait très tôt l'apprentissage du rejet et de l'humiliation. Il se montre instable, inhibé et réalise une scolarité assez médiocre.

L'enfant inhibé et instable deviendra un adulte solitaire, souvent hospitalisé pour des troubles psychiatriques centrés sur des difficultés de communication et compliqués par une déficience intellectuelle ou des problèmes d'alcoolisation. Cette solitude induit un lien privilégié entre incendie et auto-agressivité. De nombreux auteurs ont souligné les affects dépressifs et les antécédents suicidaires des incendiaires (G.T. Harris, E. Lange).

Sur un plan social, l'incendiaire est souvent célibataire, introverti et en situation d'échec professionnel. W. Hurley a mis en évidence cette dimension d'introversion sociale en proposant des questionnaires à trois populations : des délinquants incendiaires, des non délinquants et des délinquants non incendiaires. Pour les incendiaires par rapport aux non délinquants, il existe un taux supérieur de stress et d'échecs au niveau familial, professionnel et relationnel avec un fort pourcentage d'incendies et de gestes suicidaires. Par rapport aux délinquants non incendiaires, le contexte social des incendiaires présente trois nuances : un sentiment marqué de rejet, une forte tendance à l'inhibition et une destruction plus fréquente des biens d'autrui.

Ainsi, l'incendiaire expertisé utiliserait le feu pour affirmer un pouvoir défaillant en raison de difficultés affectives ou intellectuelles, l'incendie représentant un substitut de communication avec autrui.

B. L'estimation de récidives

Si cette solitude est souvent sous-tendue par des attitudes d'immaturité, d'inhibition ou de déficience intellectuelle, il existe d'autres troubles psychiques qualifiés d'invalidants par la souffrance qu'ils engendrent, les difficultés de prise en charge et surtout le risque de récidives. Ce taux de récidives, au centre de la notion de dangerosité, représente un chiffre très variable — de 8 à 38 % selon la population étudiée — et difficile à apprécier — seulement 11 à 20 % des récidives seraient repérées — (W. Hurley, H. Molnar).

Ainsi, ce taux serait objectivement faible ; W. Hurley souligne que le taux de récidives des incendiaires incarcérés est significativement moins élevé que celui des incarcérés non incendiaires. En 1967, Th. Kammerer évoquait ce faible taux : 6 récidivistes sur 72 incendiaires arrêtés. En 1973, K.L. Soothil et P.J. Pope réalisent une des rares études de cohorte sur vingt ans avec 77 hommes incendiaires condamnés : trois ont récidivé, un dans la même année, un schizophrène treize ans plus tard et un pyromane quinze ans plus tard (G.T. Harris, 1984). Trois hypothèses tentent d'expliquer ces faits : un temps d'incarcération ou d'hospitalisation très long, la résolution d'une vengeance qui s'interrompt avec le soulagement d'avoir vaincu son ennemi ou l'interruption par la loi, qui est souvent une puissance recherchée par l'incendiaire.

S. et M. Maudoux désignent deux modes de récidives, soit très rapprochés dans le temps, dans un contexte ludique ou alcoolique, soit très éloignés après plusieurs années.

C. Profil de l'incendiaire récidiviste

Le profil du récidiviste serait le suivant : un homme jeune dans 90 % des cas — entre 15 et 25 ans — ayant subi de graves carences dans l'enfance et présentant une schizophrénie ou un alcoolisme grave. Un grand absent est le pyromane ; plusieurs hypothèses sont avancées : la rareté objective de la pyromanie, des troubles psychiatriques associés prédominants ou la réticence d'accoler un diagnostic synonyme d'incurabilité et de dangerosité.

Son passé serait riche en contacts répétés ou intenses avec le feu, en particulier des actes incendiaires dans l'enfance et des brûlures par imprudence. Selon D. Kafry, il existe une corrélation entre une fascination pathologique pour le feu chez les enfants âgés de 5 à 10 ans et l'utilisation de cet élément à l'âge adulte lors de situations conflictuelles (G.A. Sakheim, 1985).

Deux motifs sont fréquemment retrouvés : la pulsion et l'attirance par le feu ; chez les récidivistes, vengeance et utilitarisme sont secondaires. Il existerait donc une compulsion de répétition qui s'inscrit dans un étroit rapport inconscient au feu. Quant à l'objet incendié, il est dépourvu de toute valeur affective ; le geste devient quasi-mécanique, avec une ampleur croissante des incendies témoignant de l'assurance et de l'exaltation du récidiviste (H.F. Jackson, 1987).

Conclusions

Ces considérations médico-légales sur les incendiaires amènent à insister, en conclusion, sur trois points spécifiques :

- La sévérité des lois qui s'explique par le pouvoir de fascination et de répulsion que le feu exerce sur les hommes. La justice et son arsenal juridique reflètent seulement la peur ancestrale du feu et la terreur de ses conséquences incontrôlables.
- Les difficultés nosologiques : Il n'y a pas *un* mais *des* incendiaires, aux motivations multiples ; de l'escroquerie à l'assurance à l'acte d'un semi-débile fasciné par le feu, toute la nosologie psychiatrique peut être évoquée en fait d'étiologie.
- La tâche ardue de l'expert qui manque de critères valables pour apprécier les degrés de responsabilité et les dangers de récidives... sans parler de ses rapports personnels avec le feu et le mythe que, depuis des millénaires, celui-ci véhicule.

Bibliographie

(1) BARNETT W., SPITZER M. (1994) : « *Pathological Fire-setting, 1951-1991 : a review* », Med. Sci. and Law, 34, 1, 4-20.
(2) BARTE H. (1988) : « *Le passage à l'acte : aspects médico-juridiques* », Actual. Psy., 1, 62-65.

(3) BLUMBERG G. (1981) : « *Arson update : a review of the litterature on firesetting* », Bull. of the Am. Acad. of Psy. and Law, 8, 4, 255-265.
(4) CODE PÉNAL (1991-1992), Dalloz, Paris.
(5) CODE PÉNAL (1993-1994), Dalloz, Paris.
(6) COHEN-ADAD A. (1987) : « *Contribution à l'approche médico-légale des incendiaires* », Thèse Méd., Aix 2.
(7) GRAPIN P. (1979) : *Les incendies*, PUF, « Que sais-je ? », Paris.
(8) HARRIS G.T., RICE M.E. (1984) : « *Mentally disordered firesetters* », Intern. J. of Law in Psy, 7, 19-34.
(9) HURLEY W., MONAHAN T.M. (1969) : « *Arson : The criminal and the crime* », Br. J. of Crimin., 9, 4-21.
(10) JACKSON H.F., GLASS C., HOPE S. (1987) : « *A functional analysis of recidivistic arson* », Br. J. of Clin. Psy., 26, 3, 175-185.
(11) KAMMERER T., SINGER L., MICHEL D. (1967) : « *Les incendiaires : étude criminologique, clinique et psychologique de 72 cas* », Ann. Méd.-Psychol., 1, 5, 687-716.
(12) LANGE E. (1988) : « *Heimweh-Brandstiftun* », Psychiatrie, Neurologie and medizinische Psychologie, 40, 9, 572-574. - LANGE E. (1989) : « *Brandstifter mit sexueller motivation* », Psychiatrie, Neurologie und medizinische Psychologie, 41, 6, 361-366.
(13) LAXENAIRE M., KUNTZBURGER F. (1995) : *Les incendiaires*, Masson, « Médecine et Psychothérapie », Paris.
(14) MAUDOUX M., MAUDOUX S. (1992) : « *Les jeunes incendiaires, psychopathologie et aspects évolutifs* », Ann. Med. Psychol., 150, 6, 417-422.
(15) MOLNAR G., KEITNER L., HARWOOD B.T. (1984) : « *A comparison of partner and solo arsonist* », J. of Forensic Sciences, 29, 574-583.
(16) OULES J. (1952) : « *La personnalité de l'incendiaire* », Évol. Psych. 1, 295-313.
(17) SAKHEIM G.A., VIGDOR M.G., GORDON M., HELPRIN L.M. (1986) : « *A psychological profile of juvenile firesetters in residential treatment* », Child Welfare, 65, 5, 495-503.

1.2.3.4. Les « crimes virtuels »

Les crimes « virtuels » — bien réels ! — sont ceux d'un nouveau mode de vie, car liés à l'informatique. Ce sont les crimes de demain, d'autant plus inquiétants que le législateur est actuellement en retard sur l'utilisation criminelle des nouvelles technologies, n'ayant peut-être pas eu le temps d'en comprendre les aboutissants et surtout d'en démonter les mécanismes. Didier Bourgeois, psychiatre des Hôpitaux (Montfavet), fait ici une fois de plus œuvre de création, pour notre plus grand plaisir.

Crimes virtuels, crimes réels

D. Bourgeois

La civilisation occidentale est intrinsèquement hypersensible aux progrès technologiques auxquels elle a puissamment contribué et qui colorent son environnement culturel. Conséquences de certaines avancées, les limites entre le virtuel, le potentiel et le réel sont de plus en plus incertaines.

La mise à disposition du public du Minitel*, en France (1980) complétée par le développement exponentiel des serveurs et réseaux spécialisés, avait déterminé et concrétisé des possibilités nouvelles de mise en relations inter-humaines virtuelles et ainsi autorisé, contribuant à les « réaliser » par une « logique de sélection perverse » (2), les fantasmatisations les plus marginales, quitte à amener le sujet plongé dans cette démarche à des extrémités l'effrayant, le déstabilisant et ne lui ressemblant pas totalement (3)(6)(9).

Calqué sur le modèle de réseaux locaux ou spécialisés (*APARnet* (1969), *Token ring, Ethernet*) la mise en place d'*Internet**, réseau mondial polyvalent de connexions, a dévoilé un nouveau type d'homme, *l'internaute*, « surfant » sur ces espaces de néo-communication, capable, virtuellement, à partir de son écran devenu « fenêtre sur le monde » de rentrer en contact avec des masses inégalées de données numérisées, de lancer des messages susceptibles d'être reçus et traités sur la planète entière. Les capacités informatives de ce nouveau produit sont immenses et on a pu assister à la « première interpellation policière par Internet » : Interpol y avait diffusé la photographie d'un sujet en fuite depuis plusieurs années et il a pu être reconnu, localisé par son voisin en Amérique du Sud, puis arrêté (1996).

Dans une perspective criminologique, il est intéressant d'évaluer les conséquences de telles néo-pratiques et potentialités sur la clinique criminologique. On peut distinguer deux types d'implications déviantes du monde virtuel.

1. Utilisation délinquante des nouvelles technologies connectives

Forcer à distance, depuis l'intimité de son poste de travail télématique, avec la « complicité » de son ordinateur (sa « bécane »), un verrou informatique et pénétrer (violer !) l'espace et l'univers secret autant que virtuel d'une Grande Compagnie un peu abstraite, procure sans doute une intense satisfaction ludique, d'essence perverse à ces « pirates informatiques », individus isolés le plus souvent mais aussi parfois regroupés en associations militantes ou en bandes délinquantes (« Cybergangs »). L'effraction commise, le pirate peut neutraliser à distance le système par l'envoi d'une impulsion électromagnétique, se contenter de laisser un message anodin (un moindre mal !) ou initialiser un « virus informatique » (fin 1994, il y avait environ 39.000 virus répertoriés !), véritable bombe logique à retardement transmissible de logiciel à logiciel. Ces attaques coûtent très cher aux entreprises touchées et tout un marché de la décontamination informatique se développe, recrutant à l'occasion d'anciens pirates, « petits génies de l'informatique » pour déjouer les pièges posés ou concevoir des stratégies vigilantes défensives. De l'espionnage et du sabotage industriel ou militaire (le film *War games* (1) en est une illustration) au chantage et à l'escroquerie banale à but lucratif, tout est possible à partir du moment où l'ordinateur est pénétré. Ces délits et crimes, virtuels mais aux conséquences bien réelles, définissent un pan nouveau de la criminalité impliquant des individus souvent d'un haut niveau intellectuel et contre lesquels la sanction sociale est encore mal codifiée.

2. Troubles du comportement induits ou favorisés par un contexte virtuel

Dans notre fin de millénaire, marquée par l'abandon des utopies, époque inquiétante par bien des aspects, le recours à des pratiques ésotériques traditionnelles remises au goût du jour (astrologie), le refuge dans les sectes apocalyptiques, le fanatisme religieux grandissant rendent compte du désarroi des populations et de leur désir croissant de s'affranchir d'une réalité difficile à vivre. Paradoxalement, les grandes concentrations humaines urbaines, lieu géométrique d'une explosion qualitative et quantitative des moyens technologiques de communication, accroissent chez certains individus, un sentiment de solitude au milieu de la foule, d'exclusion, d'incommunicabilité. La révolution télématique, permet maintenant, dans une certaine mesure une immersion complète et prégnante dans des mondes virtuels fascinants, quasi « hallucination consensuelle » (W. Gibson, cyberpunk, *The Neuroromancer*, 1984 [8]) totaux au sens de Goffmann, en deux ou trois dimensions, qui relèguent les contingences du réel à l'accessoire.

Quelques repères chronologiques : invention du Kriegspiel, jeu de guerre et de confrontation militaire, précurseur des Wargame* (1780), mise en service du premier « computer » (Von Neumann, début des années 1940), la télévision en tant que phénomène de masse en France (1965[1]), Premier jeu vidéo (Atari*, 1972), premier jeu sur micro-ordinateur (1980), premier jeu de simulation, avec la volonté de faire vivre aux joueurs une action réaliste (1980), jeux électroniques programmables, interactifs avec la télévision, *Captain Power*, 1987). Les *war games* les plus sophistiqués imitent parfaitement la guerre et le « Cybercombat » transforme le guerrier moderne en une sorte de « joueur » ne percevant du champ de bataille que des images synthétiques, numérisées, reconstruites, triées, virtuelles. La différence n'est plus évidente.

Le *Télétravail* peut être la meilleure et la pire des choses, comme la langue d'Esope ; il peut permettre à un employé handicapé ou malade de rester inséré dans son entreprise ; il contribue aussi à détruire les irremplaçables liens naturels de convivialité et de solidarité tissés habituellement entre collègues de travail.

On décrit déjà au Japon, où sont conçus et distribués beaucoup de logiciels de jeux vidéo (SONY*, SEGA*), ces cadres et étudiants qui passent plusieurs heures par jour en moyenne, dans des « Bars-vidéo », des « karaokés » ou des « Cyber-cafés », accrochés à leur console de jeux hypersophistiqués, s'y ruinant et négligeant famille et travail.

Le jeu « *Dragon quest* » (ENIX*, 1988) a eu un tel retentissement négatif en milieu scolaire, au Japon, que le ministère de l'éducation a dû intervenir. La vente massive, en

1. On a pu calculer qu'en moyenne un jeune adulte américain avait assisté à la télévision (en deux dimensions !) à 8.000 meurtres et 100.000 actes violents (13e congrès de l'IACAPAP, association internationale de psychiatrie de l'enfant et de l'adolescent, San Francisco, USA, juillet 1993).

France et dans les pays économiquement développés, de tels jeux, a pour conséquence la création d'une nouvelle culture mondiale. Les jeunes générations de tout pays admettent maintenant comme héros et modèles universels, outre les *Mickey**, *Donald** etc., héros de papier avant d'être des héros télévisuels ou de jeux électroniques, *Super Mario,* Yoshi's.**, qui eux, sont initialement, des personnages totalement virtuels. Parallèlement, répondant sur support papier à ces néo-mondes, la vente des *mangas*, bandes dessinées japonaises, ultra-violentes et hyper-sexuées, se trouve décuplée. Les progrès dans la conception d'images synthétiques (première image de synthèse : 1950) permettent de concevoir pour un avenir proche, la sortie de films dont les acteurs, virtuels, seront des « effets spéciaux » synthétisés à partir d'acteurs disparus et/ou contemporains : un clone de Charlot partenaire d'un clone de Naomi Campbell dans un film « réalistement » situé au troisième millénaire, c'est possible !

Le premier film utilisant des effets spéciaux informatiques date de 1982 [« *TRON* » de Steven Lisberger (7)]. On sait maintenant effacer ou incruster des personnages sur des photographies ou des films ; en conséquence, ce qui est perçu et visible n'est plus qu'une probabilité de la réalité, une hallucination (au sens de « perception sans objet »), ce n'est plus une preuve. Cette technique de reconstruction de la réalité avait été inaugurée par le NKVD stalinien pour purger les documents historiques publiés de l'image des membres du parti en disgrâce.

Ont déjà été diffusées des émissions télévisées animées par une *présentatrice* plastiquement parfaite, douée de goûts et d'un caractère particuliers et 100 % virtuelle ! Au Japon, *Kyoko Date** est une chanteuse de *Disco* virtuelle ; « *née à Tokyo en 1979, 163 cm, 43 kg, une sœur âgée de 15 ans, un père qui tient un restaurant de sushis, elle suit un régime pour rester mince et fait de la danse* » ; elle a un succès important ! (4)

Les héros classiques de cinéma, personnages à fort potentiel identificatoire sont maintenant détrônés auprès des adolescents, par ces nouveaux « *characters* » interactifs dont les caractéristiques sont :

- Ils sont doués d'un nombre infini de vies car le « *game over* » peut aisément être contourné et la partie recommencer au gré du joueur.
- Au cours d'une partie, le but est, presque toujours, de détruire, éliminer, pulvériser, l'ennemi ; pour cela, tous les moyens sont bons et les arsenaux les plus dévastateurs sont à la disposition du héros. Cela contribue à laisser croire aux jeunes joueurs que la vie et la mort sont de valeur relative puisque l'on peut dans ces mondes et histoires potentiels, mourir, être désintégré, broyé, mille fois et renaître à chaque fois par la magie du « *give up* » ou d'une nouvelle partie. Il suffit de gagner une « nouvelle vie » souvent symbolisée par des pièces d'or !
- Mouvements, activités, sentiments sont étroitement reliés au joueur qui n'est plus « spectateur passif devant l'histoire que raconterait un film » mais qui, au moyen de sa console, est devenu un véritable virtuose virtuel, acteur, metteur en scène et sujet de l'aventure qui se déroule devant ses yeux, sur l'écran.
- Leur monde est anglophone : la langue anglaise qui domine dans le domaine du « Trois Dimensions » constitue, en elle même, une mise à distance, une virtualisation ludique supplémentaire un peu analogue à certains effets de l'argot sur ce que désignerait le mot français : être un *serial killer* n'est pas la même chose qu'être un *assassin*, « *niquer une meuf* » n'est pas la même chose que *violer une femme !* Tous ces éléments contribuent à déréaliser fortement actes et pensées.

Il y avait, autrefois, une certain contrôle *a posteriori*, sinon une censure, sur ce qu'était censé raconter un film dont la même version était présentée à l'ensemble des spectateurs ce qui pouvait être prétexte à des échanges : discuter d'un film entre amis. Quelques films illustrent justement le type de monde dans lequel prennent maintenant plaisir à être immergés les adolescents et exposent les dangers modernes de telles virtualisations de l'existence [*The Net* (10), *War games* (1)]. L'interactivité actuelle abolit toute distance entre le joueur et le monde dans lequel celui-ci évolue virtuellement, ce qui le coupe profondément du monde réel. Le réel n'est alors plus qu'une probabilité parmi d'autres.

Il est très difficile de « sortir » un joueur de son para-monde et les « descentes », à l'instar des « trips hallucinatoires » par psychodysleptique sont souvent douloureuses (sentiment de frustration, irritabilité), et parfois partielles. Les sujets sont plongés chroniquement, dès leur enfance, dans ces pratiques — qui ont aussi des bons côtés — parfois relayées et complétées à l'adolescence par la lecture de « livres interactifs » (« Le livre dont vous êtes le héros ») et l'immersion dans des « jeux de rôles » (*Donjons et Dragons**, G. GIGAX 1973), collectifs, à thématique ésotérique, fantastique, voire érotico-satanique, qui peuvent se dérouler sur plusieurs mois et se concrétiser à l'occasion en « scénario G.N. » (Grandeur Nature, pour les initiés) prenant pour cadre un lieu émotionnellement fort tels les cimetières. Les jeux de rôles toucheraient plus de cent mille personnes en France. Cette génération n'a que peu d'alternative et la concentration qui lui est demandée sur la réalité fade du travail scolaire ou sur la peur du chômage paraît bien fragile, dérisoire et aléatoire. Si une relation de qualité n'est pas conservée en milieu familial, scolaire ou professionnel, tendant à construire et maintenir une insertion dans la réalité, si ne sont pas cultivées les possibilités naturelles d'accommodation interrelationnelle utilisant un phénomène rétroactif qui permet à chacun de s'adapter et d'ajuster son comportement au contexte interpersonnel, mouvant, il y a possibilité de dérapages collectifs ou individuels.

L'adolescence est naturellement une période charnière au cours de laquelle le sujet peut avoir tendance à se complaire dans un monde imaginaire plus satisfaisant pour lui que la réalité des mutations existentielles douloureuses et des pertes de repère anxiogènes qu'il subit [« *Le complexe du Homard* », (5)]. Des cas de passages à l'acte criminels illustrent ce risque. Des meurtres d'adolescents par d'autres adolescents renvoient à des broutilles ou à la notion d'acte gratuit (perte du sens de la valeur de la vie humaine et/ou recherche des limites) ; d'autres se déroulent dans un contexte trouble de marginalisation groupusculaire, où messes et magies noires, idées d'être « succube », jeux de rôle cruels, toxicomanie d'appoint, troubles naissant de la sexualité, musique satanique revendiquée comme destinée à être déstabilisante et dont les noms de groupe sont évocateurs (« *Christian Dead* » ou « *Alien Sex Fiend* »), idéologie néo-nazie parfois, se conjuguent en un pernicieux mélange détonnant. Il y a là quelque chose, profondément de l'ordre du viol d'un tabou sociologique car les codétenus ne s'y trompent pas et traitent les individus incarcérés pour de tels actes comme ils traitent les « pointeurs » (criminels sexuels) : passages à tabac, vexations.

Les auteurs de crimes en masse impulsifs (« mass murders »), sont rarement pris vivants car leur course folle et meurtrière, qui ressemble par bien des aspects à la course d'*Amok* malaise, se termine souvent par un suicide ou par une mise hors d'état de nuire par les forces de police. L'hypothèse souvent proposée, d'un passage à l'acte schizophrénique, rassure la société dans une certaine mesure, confortant au passage le rejet collectif vis-à-vis de la maladie mentale, mais ne peut être vérifiée en dehors d'antécédents patents. Ces actes antisociaux relèvent, individuellement, d'un cheminement original multi-factoriel du point de vue socio-pathogénique mais des points de convergence existent.

Arrêtés après un viol collectif en état second, facilité ou non par un apport exotoxique, un meurtre gratuit ou de motivation dérisoire, un incendie volontaire ou une mise à sac de cimetière dans un contexte satanique, ces adolescents ne montrent, individuellement, à l'expert que rarement des troubles psychiatriques patents. Le concept d'« acte gratuit », initiatique ou propre à la problématique identitaire adolescente, se complique alors de la notion de virtualité. C'est la dynamique collective, la perte des repères essentiels, l'immersion revendiquée dans une virtualité dépersonnalisante les satisfaisant qui forge le contexte de ces passages à l'acte. Les victimes elles-mêmes participent parfois de ce fantasme collectif.

Le milieu social n'expliquant pas non plus leur anomie, justice et psychiatrie, interpellées, se trouvent désarmées et perplexes. L'irresponsabilisation n'est pas de mise dans ces affaires douloureuses car ces sujets ne relèvent pas de l'art. 122-1 CP et seule une condamnation autorisant qu'ils puissent purger leur peine et ainsi payer leur dette envers la société, sanctionnant leur acte et le plongeant ainsi dans la « réalité vraie », peut être structurante et rassurante à terme pour eux, leur préservant un avenir social. Il est cependant important, devant de tels actes de garder à l'esprit la prégnance de la virtualité sur les sujets fragiles qui les accomplissent.

Bibliographie

(1) BADHAM J. (1983) : « *War games* », film U.S.

(2) BOURGEOIS D. (1991) : « *À propos d'une logique de sélection perverse : la relation aux réseaux spécialisés du Minitel* », Synapse, 77, 39-42.

(3) BOUVET DE LA MAISONNEUVE O. (1996) : « *3615 code rose et bleu* », *Humeurs*, Numéro thématique sur les connexions, N.H.A. diffusion, 18, 20-21.
(4) « Kyoko Date », marque déposée de l'agence Hori Pro, Tokyo.
(5) DOLTO F., DOLTO-TOLITCH C. (1989) : *Paroles pour adolescents. Le complexe du homard*, Hatier éd., Paris.
(6) LEJOYEUX M., SIBONY L., RINGENBACH M., BOUCHEZ S. (1996) : « *La dépendance à l'ordinateur et au Minitel* », *Humeurs*, numéro thématique sur les connexion, N.H.A. diffusion, 18, 18-19.
(7) LISBERGER S. (1982) : « *Tron* », film U.S.
(8) MIZIO F. : « *L'ultime fascination de l'internet* », *Libération* du 22.8.1996, 6 réf. biblio.
(9) WELZER-LANG D., DURAND S. (1994) : « *Minitel rose : le cyber-sexe à la française ? Approche anthropologique de la sexualité machine à l'ère du Sida* », Université Lumière, Lyon, 162 p.
(10) WINKLER I. (1995) : « *The net* » (Traque sur Internet), film U.S.

1.2.4. Les actes pervers

Cette expression d'*actes pervers* ne doit pas être prise ici au sens d'un *jugement moral,* même si la perversité est souvent décrite comme étant « l'envers de la morale » ; de plus, la perversité n'est pas la perversion. Nous allons ici nous intéresser à des actes très particuliers (représentant davantage des conduites que des épiphénomènes) tels que ceux relatifs à l'anthropophagie ou à la nécrophilie par exemple, ou encore au viol ou à la pédophilie ; mais dans ce second groupe, l'expression, consacrée par l'usage, de *crimes et délits sexuels* fait basculer l'acte, ou la conduite, de l'acte pervers proprement dit à la *perversion sexuelle,* d'où la nécessité d'un chapitre distinct [II, § 1.2.5.].

Il existe en effet une ambiguïté — mais n'est-ce pas la marque de la perversion ? — dans les termes eux-mêmes, et surtout dans leur usage hors contexte : la perversité désigne classiquement « *une malignité plus ou moins affirmée dans la conception ou l'exécution d'un acte, sinon dans la conduite occasionnelle ou habituelle d'un individu*[1] » et se rapproche en cela de la méchanceté (terme emprunté à la morale, et qui signifie, pour Littré, un « *penchant à faire du mal* ») et de la cruauté.

Willy Pasini, dans « *La méchanceté* », distingue quatre archétypes d'individus « méchants » : le « *méchant authentique* », structurellement sadique, le « *méchant occasionnel* », souvent vengeur (délit d'honneur), le « *méchant conjoncturel* », rendu tel sous l'effet de la frustration et de l'envie, et enfin le « *méchant stratégique* », calculateur qui détruit pour mieux reconstruire à son avantage. Il conclut son livre en expliquant qu'il existe une « *bonne méchanceté* » — reflet des multiples facettes d'un concept très relatif — et envoie le lecteur se confronter à André Glucksmann[2] qui « *pointe un doigt accusateur sur les idéalisateurs du bien, coupables d'avoir fait plus de mal que de bien dans leur tentative de fondation d'un nouveau paradis sur terre.* » [L'enfer serait pavé de bonnes intentions...]. Une vision systémique nous montrerait que, chacun ayant ses bonnes [ou mauvaises] raisons dans un conflit, et personne ne voulant spontanément admettre ses torts, la connotation moralisante est affaire de point de vue...

La perversion évoque essentiellement des conduites sexuelles déviantes, c'est-à-dire « *lorsque l'acte sexuel s'écarte de la forme et des moyens que la physiologie assigne à son exécution*[3] ». Cette position laisse cependant de côté le vaste débat de type structuraliste sur la Perversion, objet d'importantes polémiques doctrinales. Résumons donc : la perversité est la jouissance dans la souffrance provoquée à autrui, et la perversion une déviance sexuelle.

Ce que Georges Lanteri-Laura[4] appelle l'*appropriation médicale des perversions* renvoie à ce que Michel Foucault appelait l'appropriation médicale de la folie. La criminologie clinique s'est maintenant, à son tour, appropriée cette question, dans la mesure où le législateur sanctionne de manière particulière les auteurs de délits et crimes sexuels.

De plus, dans le cadre des doctrines relatives au criminel, nombreux sont les chercheurs à s'être interrogés sur l'existence d'un type particulier de criminel, appelé pour la circonstance « pervers constitutionnel ». C'est ainsi que Pierre Bouzat et Jean Pinatel[5] écrivent que

1. Écrit Charles Bardenat in : POROT A. (dir.) (1975) : *Manuel alphabétique de psychiatrie*, PUF, Paris.
2. GLUCKSMANN A. (1992) : *Le Onzième Commandement*, Flammarion, Paris.
3. POROT A., BARDENAT C. (1960) : *Anormaux et malades mentaux devant la justice pénale*, Maloine, Paris.
4. LANTERI-LAURA G. (1979) : *Lecture des perversions*, Masson, Paris.
5. BOUZAT P., PINATEL J. (1970) : *Traité de droit pénal et de criminologie*, Dalloz, Paris.

« la perversité constitutionnelle se situe dans une sphère de la personnalité tout à fait différente de celle où se situent les troubles psychopathologiques ordinaires. [...] étant donné sa nature héréditaire, la perversité constitutionnelle apparaît comme irréductible. Mais, pour reprendre la formule célèbre de Dupré, la tendance à l'acte n'implique pas la fatalité de l'action. C'est dire qu'il faut toujours tenir compte des facteurs du milieu, lorsqu'on veut expliquer la criminalité des pervers constitutionnels. Il n'y a pas hérédité des actes, mais seulement hérédité des tendances. »

1.2.4.1. Les actes d'anthropophagie

Pourquoi choisir d'évoquer l'*anthropophagie* dans un ouvrage de criminologie psychiatrique ? Non tant en raison de l'attrait, quelque peu morbide, que cette conduite si particulière peut exercer sur tout un chacun, ni en raison de l'intérêt suscité par sa rareté actuelle — rareté qui mériterait que l'on s'interroge justement sur la fonction qu'une telle conduite remplissait dans d'autres sociétés, et sur sa sublimation — mais parce qu'il semble y avoir ici un double enjeu théorique, d'importance particulière : la maladie mentale peut-elle entraîner le sujet dans un acte aussi archaïque et monstrueux, aussi stigmatisé que condamné, aussi « anormal en temps normal » [I, § 4.1.] ? En d'autres termes, le « fou » est-il capable de tout, perdant par sa folie toute responsabilité et tout sens éthique ?

De plus, à partir du moment où Freud avait posé le triple interdit (de l'inceste, du meurtre et du cannibalisme) comme fondateur de la vie en collectivité, il devenait pertinent de s'interroger sur les « reliquats » de la « vie animale », pré-sociétale de l'Homme, et de se demander dans quelle mesure la maladie mentale, ainsi que l'a souvent écrit Henri Ey[1], amenait le sujet à une « régression ». L'anthropophagie constitue-t-elle le paradigme le plus fascinant d'un fantasme agi ? Mais ne nous y trompons pas : l'anthropophagie telle que la décrivent les ethnologues est fort différente d'une conduite criminelle anthropophagique due à une décompensation mentale de nature psychotique : elle était particulièrement codifiée et socialisée, voire sacralisée, rationalisée par tout un système de croyances complexes mais cohérent et parfaitement accepté, et totalement dépourvue du caractère explosif et imprévisible de la psychose ou du caractère froid et sadique de la perversion.

L'anthropophagie criminelle

D. Bourgeois, T. Albernhe

De toutes les conduites déviantes, l'anthropophagie (du grec antique *anthrôpophagos*), appelée aussi cannibalisme (de l'espagnol *cañibal*, emprunté à l'indien Arawak *caniba* désignant les anthropophages des Antilles), est l'une de celles qui choquent le plus la conscience humaine. Cette pratique, qui constitue une véritable « *irruption de la nature au sein de la culture* » selon l'expression de Pouillon, s'ancre dans un système culturel précis à composante religieuse renvoyant à des phénomènes proches de la pensée magique superstitieuse ou liés au sacré à travers le Tabou. Elle est pourtant l'une des plus anciennes pratiques rituelles puisque attestée, dès la préhistoire, par l'existence de certains restes osseux crâniens humains portant des traces évidentes de découpes (dans la grotte de Fontbregoua, dans le Var, avec des restes datés de -6000 av. J.-C., mais aussi dans la grotte de Montesquieu-Avantès, en Ardèche, ou encore à Cuzol-de-Mousset, dans le Lot). Mais il semblerait que les hommes préhistoriques ne se soient livrés à l'anthropophagie que de manière tout à fait exceptionnelle[2].

Le point de vue anthropologique

La consommation rituelle, coutumière, d'une partie ou de la totalité du corps d'un ennemi ou d'une victime élue et sacrifiée, a perduré jusqu'au milieu du XXe siècle au sein de certaines communautés tribales. Claude Lévi-Strauss, dans une perspective anthropologique structurale, comparant des mythes issus de différents continents, relate ces pratiques, centrées souvent sur une partie seulement du corps de la victime : Lune, de la tribu « *Nez-percé* » ne mange que les testicules (5)...

De nombreuses cultures rejettent maintenant le cannibalisme mais celles qui l'admettent en font une obligation : « tous doivent manger, ou doit être mangé », ce qui peut contribuer à

1. ALBERNHE T., ROUX J. (1990) : *La pensée de Henri Ey*, Spécia, Paris.
2. Pour Noël Ballif, « *aux yeux du préhistorien comme à ceux de l'ethnologue, deux conditions sont indispensables pour qu'une ethnie devienne anthropophage : la pénurie des aliments dont elle se nourrit habituellement et une densité de population suffisante pour la mettre en contact puis en lutte ouverte avec un groupe voisin* ». [BALLIF N. (1991) : « *L'homme et le cannibalisme* », in : *Histoire des mœurs*, J. POIRIER dir., Gallimard, NFR, Paris].

distinguer, dans une première approche, l'anthropophagie totale (culturelle) de l'anthropophagie partielle, aliénante, psychotique, perverse ou oligophrénique profonde. Certaines pratiques perverses, d'inspiration satanique, font cependant état de conduites anthropophagiques partielles (sang, cœur...).

Diverses variantes illustrent l'extraordinaire inventivité culturelle humaine dans ce domaine : au Pérou, selon H. Fresquet, cité par Nicolaïdis (6), les Indiens dévoraient les enfants nés de leur union avec des femmes captives et élevés jusqu'à l'âge de 12 ans dans ce seul but ! Il s'agit là d'un cannibalisme compliqué de pédophagie et de « filiophagie » ce qui représente un cas extrême. Chez les Batta de Sumatra, l'anthropophagie était rationalisée en un système « judiciaire » : on dévorait vivants les adultères, certains voleurs, les prisonniers. Les Tupinandas (Amérique latine) ne mangeaient leurs prisonniers qu'après les avoir engraissés plusieurs années durant et donc après avoir cohabité avec eux[1]. Christophe Colomb croyait trouver des indiens qui, écrit-il dans son *Journal de navigation,« mangent de la chair humaine.* »

Tout se passe comme si le cannibalisme culturel était une conduite sociale très élaborée, nécessitant donc un certain niveau d'organisation sociale, avec un recours constant au sacré, et ne pouvant donc pas être le fait d'hommes trop « primitifs » ou « barbares » : aussi paradoxal que cela puisse paraître, l'anthropophagie nécessite une vision religieuse de la vie, ainsi que l'avaient relevé Montaigne, puis Mircea Eliade.

La mythologie européenne est également riche en telles pratiques : de Chronos qui avalait (en fait incorporait, mais ne métabolisait pas) ses enfants issus de son union avec sa sœur Rhéa — illustré par un tableau fameux de Goya — aux histoires fantastiques de vampires (Dracula), des descriptions des Cyclopes et des Lestrygons de *l'Odyssée*, du Sphinx, d'ogres (pensons aux contes de Charles Perrault), de croque-morts (une pratique sociale !) et croque-mitaines qui peuplent les comptines enfantines et les légendes populaires[2]. Ces thèmes infiltrent encore l'inconscient collectif contemporain et il n'est pas rare de les voir resurgir, sous une forme ou sous une autre, dans la production délirante de nos patients ou dans leurs angoisses et donner un sens archaïque, ainsi, à des conduites incompréhensibles sans ces clefs.

La pratique chrétienne eucharistique, la prise de l'hostie, théophagique[3] et métaphorique (6) [« *Ceci est mon corps, ceci est mon sang* »] s'éclaire de l'étymologie du mot *hostie* (du latin classique *hostia*, victime offerte en expiation, par opposition à la victime offerte en remerciement) (8).

Immergé dans ce contexte virtuel, magique, paralogique, sacré, hostile, certains patients peuvent se vivre comme victimes de tels agissements ou se sentir poussés à agir activement. Issu de la culture maghrébine, un de nos patients, en milieu carcéral, se sentait, la nuit, dévorer le sommet du crâne par ce qu'il appelait des « djinns glacés ».

---

1. A. Mairet citait également l'exemple des Polynésiens, des Mélanésiens et des Vitiens. Il écrivait que chez ces derniers « *une extrême déconsidération s'attachait à quiconque n'avait jamais tué et mangé d'ennemi. On encourageait même alors une punition dégradante, on était condamné à battre la boue avec le casse-tête déshonoré dont n'avait pas su se servir. Mais tout n'était pas fini pour cela. Après la justice humaine, venait la justice divine. Dans la vie future des Vitiens, des dieux jaloux, grands amateurs de sang, attendaient sévèrement combien d'hommes ils avaient massacrés et dévorés dans leur passage sur la terre* ». [MAIRET A. (1907) : *La responsabilité. Étude psychophysiologique*, Masson, Paris]. Il est encore rapporté des cas contemporains de conduites anthropophagiques culturelles papoues dans certaines vallées reculées de Papouasie-Nouvelle-Guinée, chez les *Fore* : dans ces régions, l'existence des cas sporadiques de *Kuru*, maladie dégénérative neurologique dont il a été déterminé qu'elle était transmissible par consommation de cervelle humaine – l'un des morceaux les plus prisés dans ces cultures infiltrées de pensée magique – indique la persistance souterraine de cette pratique jusqu'à nos jours (10). Le Tabou de l'anthropophagie reste donc très présent et contribue, dans la mentalité universelle, à distinguer l'humanité de la bestialité. La rumeur a attribué il y a quelques années des conduites anthropophagiques à certains hauts dignitaires africains, ivres de puissance, ce qui montre bien, au-delà de la réalité des faits qui n'a pas été établie, le potentiel fantasmatique du cannibalisme.
2. Dans son célèbre conte *Candide*, Voltaire s'amuse à vouloir faire « *mettre un jésuite en broche* » par les sauvages Oreillons ; heureusement le bon Carambo prend la défense de l'infortuné Candide... Des écrivains comme Daniel Defoe (*Robinson Crusoé*) et Herman Melville (*Typee*) ont exploité ce thème de l'anthropophagie dans leurs œuvres. Pensons également au film « *Le Silence des agneaux* » de Jonathan Demme, où Hannibal Lechter, serial killer et psychiatre de surcroît, met en actes avec une intelligence diabolique ses fantasmes homicides et cannibaliques.
3. Philippe Jaffé signale qu'au Moyen Âge, « *le cannibalisme était encore pratiqué par des groupes de Chrétiens croyant littéralement à la transsubstiation* ». [JAFFE P. (1995) : « *Cadavres exquis... Un cas de nécrophilie* », in : « *Justice et sexualité : le pervers* », Les Cahiers de la SFPL, Rouen].

L'épidémie actuelle d'Encéphalopathie Bovine Spongiforme (EBS, dite communément « maladie de la vache folle ») présentant des analogies cliniques, para-cliniques et physiopathogéniques (maladie à prions) avec le *Kuru*, et la maladie humaine de Kreutzfeld-Jakob, certains commentaires moraux ont pu être portés sur cette nouvelle épidémie humaine décrite comme résultant d'un acte cannibalique, « contre nature » : pour des raisons liées à la recherche d'un rendement optimal, les éleveurs obligeaient des bovins à manger la chair d'autres bovins de la même espèce, via les farines animales utilisées comme supplément alimentaire et issues de produits contaminés d'équarrissage.

En dehors des conduites cannibaliques rituelles, culturelles et séquellaires renvoyant à des civilisations maintenant déclinantes, l'anthropophagie ressort du domaine de l'extraordinaire et de la pathologie mentale. L'approche criminologique en intégrera les composantes éthiques, culturelles et psychiques (psychopathologie et psychiatrie).

Le point de vue psychodynamique

La notion de « *pulsion cannibalique* » est apparue dans « *Totem et tabou* » (1912) et renvoie au mythe anthropologico-psychanalytique du « *meurtre du père* » se concluant en un « *repas totémique* » et fondant, dans la pensée freudienne, avec la prohibition de l'inceste qui lui est liée, la civilisation : « *Un jour les frères chassés se sont réunis, ont tué et mangé le père, ce qui a mis fin à l'existence de la horde paternelle. [...] par l'acte de l'absorption, ils réalisaient leur l'identification avec lui, s'appropriaient chacun une partie de sa force* » (3). Dans ce mythe du parricide commis par la horde primitive, les fils, en dévorant le Père, s'approprient toutes les femmes, d'où les trois interdits du parricide, de l'anthropophagie et de l'inceste. Selon Michel Laxenaire, l'apport ici fondamental de Freud est qu'il situe l'anthropophagie au-delà de l'individu, dans son universalité phylogénétique (4). L'incorporation d'une partie anatomique (objet partiel) de l'autre « transfère » par incorporation les qualités attribuées intrinsèquement à cet objet (comme dans le cas de la dévoration cannibalique de la tête d'un ennemi, pour s'attribuer ses meilleures pensées et sa force, d'où également la transmission épidémique du *Kuru*, l'agent infectieux s'enkystant dans l'encéphale).

Est condensé là, en tant que matériel psychique, ce qui est à l'œuvre, sous forme de fantasmatisation ou de fragments de délire, dans le psychisme des patients soumis à des « pulsions cannibaliques » ou les mettant en acte. D'ailleurs le terme de *cannibalisme* est maintenant admis dans une acceptation précise dans la théorisation analytique et concerne le stade oral (cf. « *Trois essais sur la théorie de la sexualité* », 1915) ou, plus précisément, à la suite des travaux de K. Abraham, la phase de morsure ambivalente propre à ce stade. Citons également le crime des sœurs Papin, qui a donné l'occasion à J. Lacan d'étudier les relations entre le réel, l'imaginaire et le symbolique, à partir de l'observation fascinante de la dévoration d'yeux.

Le point de vue clinique

L'anthropophagie de nécessité

L'exemple connu le plus récent est celui des passagers survivants d'un avion de ligne uruguayen qui s'était écrasé dans la Cordillère andine en 1972. Bloqués des jours durant sans secours et ayant épuisés leurs vivres, certains ont été réduits à se nourrir de restes des passagers tués lors de l'accident. À cette occasion, seuls les cadavres ont été mangés, après préparation préalable par des passagers volontaires, destinée à leur ôter toute apparence humaine, et il n'a jamais été question de sacrifier quelqu'un pour le manger. Sans juger cette conduite qui a cependant marqué douloureusement les survivants, on peut cependant pointer qu'elle se situe entre deux bornes :

- il existe évidemment des cas où des hommes ont préféré mourir de faim plutôt que de consommer de la chair humaine (cf. « le radeau de la Méduse ») ;
- la légende, relayée par les chansons de marins, relate, au contraire, des cas où le plus faible, après un naufrage, aurait été dévoré !

L'anthropophagie pathologique

L'autophagie

Il existe des conduites autophagiques mineures et restreintes, limitées (par exemple l'onychophagie), traduisant simplement chez un sujet subnormal un état de tension ou d'anxiété. Ce n'est pas le cas de celles retrouvées chez des sujets porteurs de troubles psychotiques graves, à expression déficitaire, ou présentant d'authentiques états déficitaires. Les doigts et le dos de la main sont, dans ce cas, les parties les plus fréquemment atteintes car situées à portée immédiate de la bouche. Les doigts peuvent être rongés, jour après jour, jusqu'à amputation osseuse, par ces malades apparemment insensibles à la douleur, à moins que la stimulation algique et l'excitation obtenue ne soient le but de ce geste (pensons à certains cas d'autismes infantiles très graves, au syndrome de Lesch-Nyhan).

L'autophagie peut compliquer d'autres conduites stéréotypées auto-mutilatrices de signification voisine, et compte tenu du déficit intellectuel, il s'avère problématique d'attribuer à ce type de comportement un contenu psychopathologique facilement exploitable. Les équipes soignantes restent souvent désarmées par de telles blessures et la contention temporaire (s'il y a notion d'état de crise) ou le port de moufles protectrices sont parfois les seuls et dérisoires moyens à disposition pour réduire l'intensité et l'extension des blessures. Le recours à une « cure de packs » (enveloppements humides thérapeutiques) peut calmer les angoisses du malade... et de l'équipe.

Dans une perpective criminologique, une enquête institutionnelle soigneuse peut seule faire la part de blessures et mutilations auto-infligées, auto-phagiques et de blessures infligées par un autre patient.

L'hétéro-anthropophagie au cours d'un épisode délirant

Au cours de l'accès de *Psychose Windigo*, chez certaines tribus indiennes du Canada, décrit par Ellenberger (1), « *l'individu éprouve une faim pour la chair humaine, et un état d'anorexie et de nausée. Il tombe dans la dépression et demande qu'on le tue. Il peut passer à l'acte cannibale.* »

Émile A., sujet d'origine ouest-africaine, sans antécédents psychiatriques connus, cohabitait dans une chambre d'un foyer SONACOTRA avec l'un de ses compatriotes. Il l'a un jour tué et en partie mangé, dans un contexte délirant impliquant des éléments magiques et culturels sans doute, bien que le patient ne soit pas issu d'une ethnie connue, même dans le passé, pour ses pratiques cannibaliques. Le patient a pu le relier par la suite au cours de son hospitalisation et après résolution partielle du syndrome délirant, à un passage à l'acte morbide étayé par des mécanismes hallucinatoires polymorphes.

Certaines conduites anorexiques graves, sous nos climats aussi, peuvent être reliées à la crainte délirante de consommer de la chair humaine, étayée par un syndrome hallucinatoire ou interprétatif comme dans la psychose Windigo.

Mickaël, 23 ans, après avoir brutalement cessé de manger aux alentours de Pâques, ce qui a entraîné une perte de poids de 12 kg en quelques semaines, a été hospitalisé sans consentement, à la demande de sa mère, lorsqu'il a commencé à restreindre ses boissons et ceci sous l'emprise d'un syndrome hallucinatoire auditif repérable grâce aux attitudes d'écoutes fréquentes. Sous traitement neuroleptique, la reprise d'alimentation a été rapide (cinq jours). Mickaël n'a jamais voulu parler de ce qu'il entendait alors, ceci étant par trop horrible, que l'année précédente, en bouffée délirante également, il avait pu verbaliser une thématique mystique cannibalique.

L'anthropophagie perverse

À l'incorporation délirante des qualités morales, se superpose ou se substitue ici la connotation sexuelle de l'acte cannibalique : « on mange ce que l'on aime ».

L'anthropophagie perverse indirecte

Au cours des jeux du cirque, dans la Rome antique, la plèbe se délectait du spectacle de condamnés livrés vivants aux fauves[1]. Ainsi périrent de nombreux martyres chrétiens

1. L'utilisation criminelle cruelle d'animaux, sous forme de supplices bestiaux, évoque la « criminologie animale », part éteinte de la criminologie, qui fait référence à un niveau de civilisation où l'animal, dans une perspective directement anthropomorphique, pouvait se trouver accusé et condamné pour crime. Les Pharaons donnaient parfois leurs ennemis comme nourriture de leurs dogues. Les conquérants espagnols firent également dévorer par leurs chiens quantité d'Incas et d'Aztèques. Du Moyen Âge, en France, nous est restée l'histoire de cette truie jugée, condamnée et exécutée pour avoir « dévoré un enfançon ». De même, la femme reconnue adultère pouvait en Turquie être mise nue dans un grand sac, avec des chats affamés ; le sac était cousu puis jeté à l'eau. De même, il existait un supplice qui consistait à placer sur le ventre d'un condamné nu un chaudron renversé sous lequel avaient été préalablement placés des loirs ; pour fuir la chaleur, ces derniers se frayaient un passage à travers le

(Sainte Blandine, dit-on, ne fut cependant pas du goût des lions...). De telles conduites collectives se placent aux confins des anthropophagies perverses et criminelles puisque le pouvoir politique impérial trouvait profit à exploiter ainsi les pulsions les plus basses. Ces cannibalismes indirects, utilisant les animaux comme médiateur/outil, flattaient la « pulsion anthropophagique » populaire, avatar de sa pulsion sadique, sans dépasser une certaine limite sociale, constituant une forme d'anthropophagie non culturelle mais socialisée.

En situation plus moderne de pouvoir absolu sur autrui, ce type de dérapage a parfois pu être constaté, dans des camps d'extermination, par exemple.

L'acte anthropophagique, qui s'apparente ici à une torture, s'inscrit dans une logique perverse, sadique et profondément antisociale (jouissance du spectacle de la souffrance et de la dévoration, réalisation d'une fantasmatique) qui ne renvoie pas au contenu magique présent dans le cannibalisme rituel, mais concrétise l'objectalisation des victimes considérées alors comme de la marchandise au même titre que la fabrication d'abat-jour en peau tatouée.

Anthropophagie et nécrophilie (cf. également le chapitre suivant)

À un niveau éthologique, il y un monde entre la « morsure dans le vif » qui renvoie à la prédation et la nécrophagie (conduite charognarde). Analogiquement, cela évoque la différence au niveau des conduites sexuelles, entre la morsure, à composante sadique mais renvoyant, en tant que préliminaire, dans certaines limites, aux conduites érotiques normales, et la nécrophilie[1].

En littérature, certains aspects des textes de D.A.F. de Sade, paraboles philosophiques autant qu'expressions fantasmatiques, illustrent la problématique perverse de l'anthropophagie. Citons par exemple : « *J'ai conservé ces goûts ; tous les débris de cadavre que vous voyez ici ne sont que les restes des créatures que je dévore ; je ne me nourris que de chair humaine ; j'espère que vous serez contents du régal que je veux vous en faire faire [...] J'ai deux harems. Le premier contient deux cents petites filles, de cinq à vingt ans, je les mange quand à force de luxure elles se trouvent suffisamment mortifiées [...] Toutes les viandes sont faites pour sustenter l'homme. [...] En disant cela, mon époux enfonça une fourchette dans un quartier de garçon* » (9). On retrouve dans ce texte le contenu sexuel de la consommation de chair humaine, degré suprême de la luxure pour le puissant libertin Minski.

Le cas du « Japonais cannibale » (Issei Sagawa, 1981) qui avait tué, dépecé, cuisiné et dévoré partiellement son amie, s'attardant, selon ses dires, sur certaines parties à connotation génitale, avait défrayé la chronique. Il s'agissait sans doute d'un acte à participation archaïque, psychotique, illustrant la perte de la métaphore mais aussi d'essence perverse sadique (sadique-orale ?). Le sujet, après un temps d'internement (art. 64 ancien CP) avait été transféré dans son pays où d'autres experts ayant conclu à l'absence de dangerosité, il a été libéré, a pu écrire un livre, et serait actuellement indemne de symptomatologie psychotique.

Sexe, nourriture et modernité

Il est maintenant commercialisé de la lingerie féminine comestible, faite de pâte d'hostie parfumée destinée à être consommée durant l'acte sexuel. Cette « innocente pratique » condense à la fois le caractère profondément sexuel de l'acte cannibalique et évoque, par la présence de pâte d'hostie, le caractère sacré de l'acte.

L'anthropophagie perverse partielle

La consommation des excrétions humaines constitue un cadre significatif dont le prototype est la consommation lactée. Du point de vue nutritionnel, l'allaitement, mammi-

---

ventre du supplicié. Toute la rituelle renvoyant au bouc émissaire ou/et au sacrifice puis à la consommation de l'animal totémique montre ici la limite ténue, dans la fantasmatique, entre l'homme et l'animal. Serait à rapprocher de ces pratiques perverses le cas d'« anthropophagie forcée », dont on retrouve un exemple littéraire dans l'ouvrage de Bernard Clavel : « *L'un des tortionnaires coupa le pouce droit du prêtre et vint l'enfiler de force dans la bouche du chef huron qui, trois fois de suite, le recracha. La quatrième fois, les guerriers lui tinrent le menton levé si longtemps que Bisontin vit sa gorge se gonfler, sa pomme d'Adam saillir. Il venait de l'avaler* ». [CLAVEL B. (1981) : *Compagnons du nouveau monde*, Robert Laffont, Paris].

1. De l'anthropophagie sacrée à la fascination pour la mort traduite en jeux avec la mort, nous viennent les pratiques musicales indiennes, utilisant des flûtes tibicinnes. Faire de la musique en utilisant des ossements humains illustre la convergence entre l'art, la sexualité, la mort et le cannibalisme qui transcende toutes ces composantes humaines.

fère, est logique, mais on peut noter qu'il n'existe aucun fromage à base de lait de femme... cette idée saugrenue serait-elle tabou ?

La consommation des autres excrétions humaines a une connotation nettement perverse : le sperme (fellation), l'urine (ondinisme), les selles (coprophagie/coprophilie), le sang (vampirisme)...

N. Nicolaïdis (6) décrit un cas d'anthropophagie partielle fétichiste : il s'agit de l'histoire de M. A., hospitalisé dans les suites d'une occlusion iléale par trichobézoard, qui avait avalé les cheveux de sa fiancée. « *Ainsi il avale les cheveux de sa fiancée ; cheveux (objet partiel) qui, par une sursexualisation par condensation, deviennent objet total, voire fétiche.* » On pourrait évoquer aussi une parenté avec les « coupeurs de nattes », fétichistes mais collectionneurs.

Des conserves culturelles anthropophagiques...

Pour conclure plus agréablement, nous aborderons des pratiques anodines, inspirées de loin de l'anthropophagie, véritables « conserves culturelles ». Friandises sucrées anthropomorphes au nom évocateur de « tête de nègre », de « Jésus », angelots et autres sujets en pâte d'amande ou d'hostie sont allègrement croqués sans arrière-pensée par beaucoup lors de festivités. Il s'agit là de conduites banales et innocentes mais pour un sujet psychotique, ayant perdu tout sens de la métaphore, cela peut signifier beaucoup !

Bibliographie

(1) ELLENBERGER H.F. (1965) : « *Ethnopsychiatrie* », E.M.C., 37725, A10 & B 10.
(2) FREUD S. : *Trois essais sur la théorie de la sexualité*, Traduit de l'allemand par B. REVERCHON-JOUVE, Gallimard, « Idées » n°3, 1962. (Texte originel : « Drei Abhandlungen zur sexualtheorie », édition de 1915).
(3) FREUD S. : « *Totem et Tabou* », traduit par S. JANKELEVITCH (« Interprétation par la psychanalyse de la vie sociale des peuples primitifs »), n°77, Petite bibliothèque PAYOT, Paris. (Texte originel : « Totem und Tabu »),1912-1913, in : « The standart edition of the complete works of Sigmund FREUD », The Hogarth press London, 1962, G. W. IX, 171-2 ; S.E., XIII, 142-2 ; Fr., 195-6).
(4) LAXENAIRE M. (1983) : *La nourriture, la société, le médecin*, Masson, Paris.
(5) LEVI-STRAUSS C. (1991) : *Histoire de Lynx*, p. 199, 202, 271 ; Plon, Paris, 1991. Citons également : Mythologiques* « *Le cru et le cuit* »,1964 ; Mythologiques** « *Du miel aux cendres* »,1967 ; Mythologiques*** « *L'origine des manières de table* », 1968, Plon.
(6) NICOLAIDIS N. (1968) : *La théophagie, oralité primaire et métaphorique*, Dunod, « Psychismes », Paris.
(7) POUILLON J. (1972) : *Manières de table, manières de lit, manières de langage*, N.R.P. n°6, Gallimard, Paris.
(8) REY A. (dir.) : *Dictionnaire historique de la langue française*, Le Robert éd., Paris.
(9) SADE : Texte issu de « *Juliette ou la suite de Justine* » (1796), cité par A. BRETON p. 43 et suivantes in *Anthologie de l'humour noir* (1939), réédité aux éditions J.J. Pauvert, Paris, 1966.
(10) ZIGAS V., D.C. GADJUSEK (1957) : « *Degenerative disease of the central nervous system in New-Guinea : The endemic occurence of Kuru in the native population* », N. Engl. J. Med., 257, 974-978.

1.2.4.2. Les actes de nécrophilie

La *nécrophilie* est présente dans de nombreux mythes, mais aussi dans des pratiques de *vampirisme* et de *satanisme*. La littérature s'est volontiers emparée du sujet, avec délectation, car l'horreur fascine... et fait vendre. La conception classique, héritée des travaux de Richard von Krafft Ebbing, différencie les nécrophiles en deux groupes :

- les nécrophiles intéressés par le contact sexuel avec le cadavre, et qui ne sont donc pas forcément assassins ;
- les nécrophiles assassins, souvent particulièrement cruels (vivisection sexuelle, anthropophagie...), que Havelock Ellis dénommera « nécrosadiques ».

D'autres auteurs ont distingué une « nécrophile sexuelle » (avec désir d'un homme d'accomplir un rapport sexuel avec le cadavre d'une femme) et une « nécrophilie asexuée » (avec le désir d'être au contact d'un cadavre, sans pour autant se livrer à un rapport sexuel, mais en général en le dépeçant ou le démenbrant[1]).

Il a également été distingué des nécrophiles homicides (nécrophile tueur pour abuser sexuellement ensuite le cadavre), des nécrophiles « typiques » [première catégorie de Krafft Ebbing], des nécrophiles seulement en fantasmes [sans passage à l'acte], des « pseudonécrophiles »

1. SMITH S.M., BRAUN C. (1978) : « *Necrophilia and lust murder : report of a rare occurrence* », Bull. of the Am. Academy of Psychiatry and Law, 6, 3, 259-268.

[« nécrophilie asexuée » de Smith et Braun, mais ici le nécrophile a aussi des rapports sexuels avec des partenaires vivants[1]].

Jean-Claude Malleval, psychanalyste, professeur de psychopathologie à l'Université de Rennes, nous offre sur ce thème une riche contribution, et nous invite à réfléchir sur le rapport de la sexualité à la mort, déjà pressenti par Freud, par Brill[2], ainsi qu'en France par Jean Picat[3].

Nécrophilie, psychose et perversion

J.-C. Malleval

Quand l'objet du désir se propose nu, affirme Lacan, en 1963, « *c'est un cas de nécrophilie*[4] ». Il nuance cette assertion, quelques années plus tard, en soutenant, à l'encontre de l'opinion commune, que « *le fantasme et le désir sont des barrières à la jouissance*[5] ». Il trace ainsi une nette ligne de partage entre, d'une part, fantasme et désir, qui servent le principe de plaisir, et d'autre part, ce qui se discerne dans l'« au-delà » de ce principe, ce qui insiste dans la souffrance attachée au symptôme, la pulsion de mort, un des noms freudiens de la jouissance. L'objet du fantasme apparaît alors comme possédant une fonction de leurre et de protection à l'égard de l'objet réel de la pulsion. C'est ce dernier qui n'émerge jamais de manière plus manifeste que dans une clinique peu étudiée, celle de la nécrophilie, clinique du pire, en laquelle le signifiant défaille à éponger le réel. En d'autres termes, clinique de la désintrication la plus pure d'Éros et de Thanatos.

L'œuvre du Marquis de Sade peut y introduire par l'imaginaire en nous donnant « *l'idée d'une technique orientée vers la jouissance sexuelle non sublimée*[6] ». Quand le beau se retire, quand l'objet cesse d'être érotisé, il arrive que se dévoile une chose immonde, indiquant que l'objet réel de la pulsion n'est pas celui de l'amour. L'intuition en vient au poète dans ces quelques vers tirés des « Fleurs du mal » :

> « *Quand elle eut de mes os sucé toute la moelle*
> *Et que languissamment je me tournai vers elle*
> *Pour lui rendre un baiser d'amour, je ne vis plus*
> *Qu'une outre aux flancs gluants, toute pleine de pus.* »

Pour convenir au fantasme, l'image corporelle, valorisée par le narcissisme, doit constituer un obstacle esthétique à l'appréhension du déchet causal. Un prêtre du Moyen Âge, Odon de Cluny, le discerne fortement dans les lignes suivantes : « *La beauté du corps, écrit-il, est toute entière dans la peau. En effet, si les hommes voyaient ce qui est sous la peau, doués comme les lynx de Béotie d'intérieure pénétration visuelle, la seule vue des femmes leur serait nauséabonde : cette grâce féminine n'est que saburre*[7]*, sang, humeur, fiel. Considérez ce qui se cache dans les narines, dans la gorge, dans le ventre : saletés partout. Et nous qui répugnons à toucher du bout du doigt de la vomissure ou du fumier, comment donc pouvons-nous désirer de serrer dans nos bras le sac d'excréments lui-même*[8] *?* ».

Cette désexualisation de l'objet, qui laisse plus ou moins entrevoir le paquet de chair, se trouve parfois au principe de certains dégoûts hystériques ; en ces circonstances la défaillance du fantasme incite le sujet à se détourner de l'objet. En revanche, le fantasme psychotique, dans sa structure, se caractérise de se soutenir hors-castration, il n'inclut pas la fonction de négativation phallique, de sorte que nulle impuissance ne coordonne le sujet à l'objet dont il jouit. Cela induit chez certains, nous allons le constater, une quête directe de l'objet pulsionnel, sans en passer par les phallophanies corporelles, ils cherchent alors à prélever des objets partiels sur le sac d'excréments, voire en celui-ci. Quand on avance dans la direction du vide central qui se trouve au cœur du désir, en tant que sous cette forme se

1. ROSMAN J.P., RESNICK P.J. (1989) : « *Sexual attraction to corpses : a psychiatric review of necrophilia* », Bull. of the Am. Academy of Psychiatry and Law, 17, 2, 153-163.
2. BRILL A.A. (1941) : « *Necrophilia* », J. of Criminal Psychopathology, 2, 433-453 & 3, 51-73.
3. PICAT J. (1982) : *Violences meurtrières et sexuelles*, PUF, Paris.
4. LACAN J. : « *Kant avec Sade* » (1962) in *Écrits*, Seuil, Paris. 1966, p. 780.
5. LACAN J. : « *L'objet de la psychanalyse* », Séminaire inédit du 8 juin 1966.
6. *Ibid.*, p. 234.
7. Selon Littré, *saburre* est un terme de médecine désignant des matières que l'on a supposées retenues et amassées dans l'estomac à la suite de mauvaises digestions.
8. Cité par Huizinga J., in « *Le déclin du Moyen Âge* », Paris, 1948, p. 167-168.

présente pour nous l'accès à la jouissance, Lacan note que « *le corps du prochain se morcelle*[1] ». Malgré cette indication précise, la clinique de la nécrophilie n'a pas fait l'objet de développements particuliers en son enseignement. Tout juste indique-t-il qu'« *il n'y a pas du tout à cacher la face réaliste des atrocités de Sade, les choses dont il s'agit s'étalent dans Suétone, dans Dion Cassius, dans quelques autres. Lisez "Les mémoires sur les Grands jours d'Auvergne" d'Esprit Fléchier, pour apprendre ce qu'à l'orée du XVII*e *siècle un grand seigneur pouvait se permettre avec ses paysans*[2] ».

L'évocation de cette clinique a retenu Lacan afin de mettre en évidence que « *la présence du sexe chez le vivant est liée à la mort*[3] », nous invitant dès lors « *à ne pas camoufler en mouton frisé du Bon Pasteur, Éros, le Dieu noir*[4] », et nous incitant à prendre au sérieux la découverte freudienne de la pulsion de mort, si décriée par nombre de ses élèves. Il existe, affirme Lacan, deux faces de la pulsion, de sorte qu'à la fois « *elle présentifie la sexualité dans l'inconscient et elle représente dans son essence la mort*[5] ». C'est son intrication avec Thanatos qui fait d'Éros un Dieu noir, puisque « *la pulsion, pulsion partielle, est foncièrement pulsion de mort, et représente en elle-même la part de la mort dans le vivant sexué*[6] ». En désintricant pulsion sexuelle et pulsion de mort, la clinique de la nécrophilie atteste, nous allons le constater, combien ces notions s'avèrent pertinentes.

Précisons d'emblée que la clinique la plus pure de la pulsion de mort ne coïncide pas avec celle de la nécrophilie au sens strict. Pratiquer le coït avec un cadavre ne signe pas un mode spécifique de fonctionnement du fantasme. Plus d'un préposé à la morgue, plus d'un prêtre, et plus d'un garde chargé de veiller sur une morte ont été surpris à se livrer à de tels actes. Tout indique que la vivante était pour eux désirable, c'est elle qu'ils étreignent, elle qui ne peut plus se refuser, mais qui reste parée d'une aura phallique. En général, pour de tels sujets, c'est l'occasion qui suscite le comportement, celui-ci n'est pas répétitif, le trait nécrophilique n'est pas nécessaire à leur jouissance. D'autre part, la clinique de la réduction de l'objet du fantasme à celui de la pulsion dépasse de beaucoup le champ de la nécrophilie : nous montrerons qu'elle se rencontre principalement dans les cadres suivants : outre dans ce que l'on nomme parfois le nécrosadisme, dans l'assassinat par lubricité et dans le suicide auto-érotique. La liste n'est sans doute pas exhaustive. On rencontra dans les deux premières rubriques plusieurs *serial killers*.

Le sergent Bertrand

Partons de l'observation la plus célèbre d'un nécrophile, celle du sergent Bertrand, qui a suscité de multiples études psychiatriques dans la seconde moitié du XIXe siècle. Le plaisir extrême qu'il trouvait à couper en morceaux des cadavres de femmes lui fit prendre des risques de plus en plus graves, jusqu'à devenir, le 15 mars 1849, la victime d'une machine infernale, mise en place par les gardiens du cimetière Montparnasse pour le piéger. Il fut condamné à un an d'emprisonnement par un tribunal militaire. Un témoignage écrit de sa main, lu lors de son procès, constitue un précieux document : « *Dès l'âge de sept à huit ans, confie-t-il, on remarqua en moi une espèce de folie, mais elle ne me portait à aucun excès ; je me contentais d'aller me promener dans les endroits les plus sombres d'un bois où je restais quelquefois des journées entières dans la plus profonde tristesse. Ce n'est que le 23 ou 25 février 1847, qu'une sorte de fureur s'est emparée de moi et m'a porté à accomplir les faits pour lesquels je suis en état d'arrestation. Voici comment cela m'est arrivé. Étant un jour allé me promener à la campagne avec un de mes camarades, nous passâmes devant un cimetière ; la curiosité nous y fit entrer. Une personne avait été enterrée la veille, le fossoyeur, surpris par la pluie, n'avait pas entièrement rempli la fosse, et avait, de plus, laissé les outils sur le terrain. À cette vue des idées noires me vinrent ; j'eus comme un violent mal de tête, mon cœur battit avec force, je ne me possédai plus [...] À peine débarrassé de mon camarade, je retournai au cimetière, je m'emparai d'une pelle, et je me mis à creuser la fosse. Déjà j'avais retiré le corps mort et je commençais à le frapper avec la pelle que je tenais avec une rage que je ne puis encore expliquer* ».

---

1. LACAN J., *op. cit.*, p. 237.
2. *Ibid.*, p. 235.
3. LACAN J. (1973) : « *Les quatre concepts fondamentaux de la psychanalyse* », *Le séminaire*, Livre XI, Seuil, Paris.
4. LACAN J. (1966) : *La direction de la cure*, in : *Écrits*, Seuil, Paris, p. 607.
5. LACAN J. (1973) : « *Les quatre concepts fondamentaux de la psychanalyse* », *op. cit.*, p. 181.
6. *Ibid.*, p. 187.

Un ouvrier qui survint à la porte du cimetière le mit en fuite. « *Deux jours après, continue-t-il, je suis retourné au cimetière, non plus de jour, mais à minuit [...] N'ayant pas trouvé d'outils, je creusai la même fosse avec mes mains ; j'avais les doigts en sang, mais je ne sentais pas la douleur. Je retirai le corps, je le mis en pièces, après quoi je le jetai dans la fosse que je remplis entièrement de la même manière que je l'avais creusée*[1] ». La rencontre fortuite d'un cadavre accessible suscita un appel à une jouissance impérative à laquelle le sujet n'essaya pas de résister. L'approche de cet objet le mettait dans un état d'excitation extrême, à tel point qu'il ne ressentait plus la douleur. Il faut souligner que son but, à l'encontre de celui des nécrophiles évoqués précédemment, n'était pas de violer le cadavre, mais de le déchiqueter. Il mutilait toutes les parties, il fendait les bouches jusqu'aux oreilles, il séparait et dispersait les membres, parfois ouvrait les intestins. Il ne lui importait guère que la femme déterrée fût jeune ou vieille, même un enfant pouvait le satisfaire ; en revanche, il faisait remarquer avoir une répugnance à mutiler un homme.

Bertrand souligne à plusieurs reprises que la jouissance qu'il trouvait en ses pratiques n'était pas d'ordre sexuel. Lors de son procès, quand le président lui demanda quel était le but de ses actes, il répondit : « *Je n'avais aucun but. J'éprouvais le besoin irrésistible de la destruction, et rien ne m'arrêtait pour me lancer dans un cimetière afin d'y assouvir cette espèce de rage de mutiler des cadavres, mais sans m'occuper ni rechercher le sexe*[2] ». Il déclara même par ailleurs que « *la jouissance avec une femme vivante n'était rien en comparaison de la jouissance avec une femme morte*[3] ». Or il y insiste, et il y a de fortes raisons de le croire, par recoupement avec d'autres observations, son extrême jouissance était obtenue, non par le coït avec le cadavre, mais par le morcellement de celui-ci. C'est pourquoi, à l'encontre du diagnostic de « monomanie érotique » porté à son égard par le Dr Michéa, Bertrand affirma qu'il s'agissait chez lui de « monomanie destructive ». « *Quant à la monomanie érotique, écrit-il, je soutiens qu'elle n'a pas précédé la monomanie destructive, et que le besoin de violer avant de mutiler, s'est fait sentir pour la première fois à moi, à Douai. Or, avant cette époque, j'ai mutilé huit ou dix cadavres de femmes [...] sans penser à me livrer sur ces femmes à des actes impudiques. Je faisais sur ces corps, ce que j'avais pratiqué autrefois sur des animaux, c'est-à-dire que je mutilais toujours les corps aussitôt déterrés, et ce n'était qu'après cet acte accompli que je me masturbais en contemplant les débris des cadavres. Au cimetière de Douai [...] le contraire arriva, et ce fut la monomanie érotique qui précéda la monomanie destructive. Mais cette dernière était au moins aussi forte que la première, car j'éprouvais autant, je puis dire, plus de plaisir en mutilant le cadavre après l'avoir violé, qu'en me livrant sur celui-ci à toutes sortes de profanations. Oui ! la monomanie destructive a toujours été plus forte en moi que la monomanie érotique, c'est incontestable, et je crois que je ne me serais jamais exposé pour violer un cadavre, si je n'eusse pu le détruire après. Donc la destruction l'emporte sur l'érotique, quoi qu'on en dise, et personne n'est capable de prouver le contraire ; je sais mieux ce qui se passait en moi que qui que ce soit. La mutilation des corps n'avait donc pas pour but, comme quelques personnes ont voulu le dire, de cacher ma passion, et les excès auxquels je me livrais : le désir de mutiler était plus impérieux chez moi que celui de violer*[4] ».

L'on devine à sa véhémence que la question lui tient à cœur. Il n'y a pas lieu de supposer qu'un reste de pudibonderie lui dicterait ses propos : d'une part parce qu'il ne cache pas qu'il lui arrivait quelquefois de pratiquer le viol, et surtout parce que son témoignage se trouve confirmé par beaucoup de sujets qui présentent des troubles semblables. Nous verrons par exemple que Schaefer, cent trente ans plus tard, rapporte avoir d'abord trouvé une extrême satisfaction dans la destruction, n'ajoutant que dans un second temps un « concept » sadique à ses pratiques. Il faut donc souligner que la jouissance la plus achevée de Bertrand ne tient pas au sexe : elle fait sauter les limites de la jouissance phallique pour ouvrir sur la jouissance Autre. Quand la médiation phallique n'opère plus, une Autre jouissance se lève qui donne un accès direct au corps. Or, pour jouir du corps de l'autre, pas d'autre moyen que d'établir sa toute-puissance sur celui-ci en le mettant en morceaux. De tels phénomènes, qui mettent à nu la pulsion de mort désintriquée de la pulsion sexuelle, n'adviennent que lorsque la jouissance du sujet s'est arrachée aux contraintes instaurées par la chaîne signifiante. Seule la

---

1. DANSEL M. (1991) : *Le sergent Bertrand. Portrait d'un nécrophile heureux*, Albin Michel, Paris, p. 124.
2. *Ibid.*, p. 114.
3. *Ibid.*, p. 149.
4. *Ibid.*, p. 173.

structure psychotique est compatible avec la mise en acte de ces conduites, si l'on considère que la carence de la fonction phallique constitue l'une des conséquences majeures de la forclusion du Nom-du-Père. Les autres sujets, névrotiques et pervers, ne copulent jamais qu'avec le phallus. Pour ceux-là, la relation sexuelle ne donne pas un rapport direct au corps de l'autre, parce que, souligne Lacan, le « *sujet est "aphligé" — à écrire comme ça — réellement d'un phallus qui est ce qui lui barre la jouissance du corps de l'autre*[1] ».

Le trait nécrophile attaché à un objet qui suscite une jouissance de l'au-delà du sexe signe la manifestation de la pulsion de mort. Malgré la carence de la signification phallique, il n'est pas douteux que la fonction du fantasme n'est pas absente. La variété de la clinique des nécrophilies nous le montrera. Écoutons à cet égard Bertrand confier l'antériorité d'un fantasme nécrophilique sur ses pratiques criminelles. À l'adolescence, rapporte-t-il, « *me voyant dans l'impossibilité d'avoir des corps humains, je cherchai des corps morts d'animaux que je mutilai comme plus tard ceux de femmes et d'hommes. Je leur fendais le ventre et, après en avoir arraché les entrailles, je me masturbais en les contemplant, après quoi je me retirai, honteux de mon action, et me promettant bien de ne plus recommencer ; mais la passion était plus forte que ma volonté. J'éprouvais dans ces circonstances un plaisir extrême, une jouissance que je ne puis définir. Il m'est arrivé de mutiler depuis le cheval jusqu'aux plus petits animaux, tels que les chats, les petits chiens, etc.* » Il note lui-même que ses pratiques masturbatoires d'adolescent, parfois répétées 7 ou 8 fois par jour, manquaient de bornes. Un rien l'excitait : la seule vue d'un vêtement de femme aussi bien que le dépeçage d'un animal. À l'évidence une limite n'est pas intervenue pour canaliser sa jouissance dans les voies de la sublimation signifiante.

Néanmoins il dispose dès cette époque de scénarios imaginaires aptes à lui procurer une satisfaction indépendante de leur réalisation par l'entremise de la masturbation. « *Je me transportais en imagination, écrit-il, dans une chambre où des femmes se trouvaient à ma disposition ; là, après avoir assouvi ma passion sur elles et m'être amusé à les tourmenter de toutes les manières, je me les figurais mortes et j'exerçais sur leurs cadavres toutes sortes de profanations*[2] ». Nul doute que ce scénario se trouve au service du principe de plaisir. Le sujet s'y perçoit tout-puissant tandis qu'une incarnation de l'objet pulsionnel se présentifie de manière très peu voilée sous la forme du cadavre. Le fantasme psychotique, celui du « *sujet de la jouissance*[3] », articule le sujet à l'objet sans qu'intervienne la coupure instaurée par le poinçon, il se structure hors-symbolique, par une connexion de l'imaginaire et du réel. Quand l'objet pulsionnel s'y trouve voilé, ce n'est que par une image phallique, n'incluant pas la fonction de négativation du phallus. Le fantasme psychotique se forme hors-castration, c'est pourquoi, en certaines circonstances, quand se rompent de fragiles barrières imaginaires, acquises par imitation, il peut donner au sujet le sentiment qu'il peut jouir sans limites de l'objet de sa satisfaction.

Les recherches de Dansel lui ont permis de retrouver quelques traces du devenir du sergent après sa peine d'emprisonnement d'un an effectuée au bagne de Belle-Ile en Mer. À sa sortie, en 1850, au lieu de réintégrer la vie civile, il entre au 2e bataillon d'Infanterie légère d'Afrique, implanté à Birkadem, aux environs d'Alger. Il est libéré le 28.7.1852. Les documents militaires précisent « *Certificat de bonne conduite refusé* ». Sans doute peut-on en induire quelques troubles de comportements. L'on sait que dans son enfance il était capable de « *terrifiantes colères à la moindre contrariété* ». Dansel retrouve ensuite sa trace dans la ville du Havre. Il se marie en 1856, il a plusieurs enfants, et exerce successivement les emplois de commis, de gardien de navire, de garde-magasin et d'employé de mairie. Il meurt en 1878 à l'âge de 55 ans. Or, en dépouillant le journal du Havre de l'époque, Dansel a découvert la relation de plusieurs violations de sépulture ayant eu lieu entre 1864 et 1867. Trois cas sont mentionnés. Dans l'un d'entre eux, le cadavre d'une femme de 82 ans a été mutilé ; dans un autre, c'est le corps d'une femme plus jeune qui a subi le même sort. De surcroît les seins, les intestins et les organes génitaux avaient été emportés dans le linceul par le nécrophile. Il est vraisemblable que ces affaires recueillies par le journal local en masquent d'autres passées

---

1. LACAN J. : RSI. Séminaire du 11 mars 1975 in *Ornicar ?* Bulletin périodique du champ freudien, hiver 1975-1976, 5, p. 27.
2. DANSEL M., *op. cit.*, p. 96.
3. LACAN J. : Présentation des « Mémoires d'un névropathe », *Cahiers pour l'analyse*, Novembre-Décembre 1966, 5, p. 70.

inaperçues. En raison de leur mode opératoire conforme aux pratiques antérieures de Bertrand, il existe une grande probabilité pour qu'il ait été l'auteur de ces faits.

La persistance de la quête réelle d'un objet de satisfaction, totalement démuni de la chasuble phallique, est un phénomène qui n'est compatible qu'avec le fonctionnement du fantasme psychotique, le seul à pouvoir hausser l'objet de la pulsion au niveau de celui du fantasme. Bertrand semble révéler que le fantasme du psychotique possède une consistance que les cliniciens de la psychose ont peut-être tendance à minimiser. Cela d'autant plus que la nécrophilie se trouve souvent rangée dans le champ des perversions en se fondant sur une assimilation sommaire du cadavre au fétiche. Que ce dernier ait pour fonction de masquer la castration maternelle interdit pourtant de le confondre avec un cadavre morcelé qui actualise une castration réelle. Les nombreux aliénistes du XIXe siècle qui se sont intéressés à Bertrand ne s'y sont guère trompés, bien qu'il n'ait présenté ni délire, ni hallucination, tout juste pouvait-on noter dans son comportement quelques ébauches d'alternances maniaco-dépressives, tous se sont accordés à porter à son égard un diagnostic de trouble majeur, tous l'ont considéré comme un aliéné, et déclarèrent que sa responsabilité se trouvait atténuée par son état mental.

À l'encontre de ce que l'on pourrait supposer, les pratiques de Bertrand ne sont nullement caractéristiques de celles des nécrophiles, elles s'avèrent même très exceptionnelles. Trouver sa jouissance à mutiler des cadavres connaît beaucoup d'autres exemples, nous allons le voir, mais il est d'une extrême rareté que le sujet, pour satisfaire sa passion, aille chercher ceux-ci en des cimetières.

Les assassins par lubricité

Les nécrophiles les plus connus sont ceux que l'on nomme les « assassins par lubricité », en anglais « *lust killers* ». Krafft-Ebing range dans cette catégorie des « *cas d'assassinat dans lesquels le meurtre est en concordance immédiate avec l'excitation de la volupté. Beaucoup, et peut-être même la plupart des cas rapportés par les journaux comme assassinat par lubricité, ne se rangent donc pas ici. Ainsi les cas où la victime d'un attentat est assassinée pour supprimer le témoin, n'ont rien en commun avec l'assassinat par lubricité*[1] ». Une telle définition est insuffisante, néanmoins les exemples qu'il donne permettent de mieux cerner la spécificité du phénomène.

D'abord celui d'Andréas Bichel, rapporté par Feuerbach. « *Sur l'assassinat d'une de ses victimes, il déclara à l'interrogatoire : "Je lui ai ouvert la poitrine et j'ai tranché avec un couteau les parties charnues du corps. Ensuite, j'ai apprêté le corps de cette personne comme le boucher apprête le bétail, et je l'ai débité à la hache, comme il me le fallait pour le trou que j'avais fait dans la montagne, afin de l'enfouir. Je peux dire qu'en ouvrant le corps, j'avais une telle convoitise, que je tremblais et que j'aurais voulu détacher un morceau pour le manger"* ». L'extrême jouissance éprouvée lors du dépeçage du corps est ce qu'il convient de souligner ici. Âgé de 48 ans, Bichel n'avait pas une réputation particulièrement mauvaise. Il était catholique, se signalait par son zèle à accomplir ses devoirs religieux et allait régulièrement à la messe. Il fut exécuté.

Un des plus célèbres criminels de l'histoire, Jack l'éventreur, constitue le type même du tueur lubrique. Krafft-Ebing lui consacre quelques lignes : « *Entre le 1er décembre 1887 et le 10 septembre 1889, on trouva, dans des quartiers de Londres, des cadavres de femmes, tuées et mutilées de façon singulière. On ne put arrêter l'assassin. Il est probable que, par volupté bestiale, il tranchait d'abord le cou de ses victimes, qu'ensuite il leur ouvrait l'abdomen, pour fouiller les entrailles. Dans de nombreux cas, il sectionna les parties génitales externes et internes, et les emporta avec lui, manifestement pour s'exciter encore plus tard à leur vue. D'autres fois, il se contentait de les déchirer sur les lieux du crime. Il est à présumer que l'inconnu ne commit aucun acte sexuel sur les 11 victimes de son instinct sexuel pervers, mais que la mise à mort et la mutilation lui étaient des équivalents de l'acte.* »

Un expert américain en médecine légale, Jean-Paul de River, attire l'attention sur la spécificité des pratiques de ces sujets. « *Il est de la plus haute importance, écrit-il, de différencier les assassinats par lubricité des autres formes d'homicides. Dans les cas où a été commis l'assassinat par lubricité, nous devons toujours trouver à l'évidence que la mort est survenue à l'occasion de tortures, avec les marques caractéristiques du tueur dégénéré, c'est-à-dire la mutilation des organes génitaux, la morsure, la dissection ou l'amputation de certaines parties, la lacération de l'abdomen,*

1. KRAFFT-EBING R. (1963) : *Psychopathia sexualis*, Payot, Paris, p. 151.

avec exposition des viscères abdominaux et très souvent éviscération. Fréquemment le tueur [...] lacère et mutile les intestins, les enlève par incision ou les arrache[1] ». L'auteur propose plusieurs observations recueillies de ses expertises dans les années 40 pour illustrer cette forme d'assassinat. Bien qu'elle soit assez rare, elle est suffisamment spécifique pour avoir été isolée dès la fin du XIXe siècle dans les premiers travaux de criminologie.

Les meurtres de Jack l'Éventreur firent beaucoup pour attirer l'attention sur ces phénomènes. En 1902 une thèse de médecine leur est consacrée à Lyon portant un titre évocateur : « *Du dépeçage criminel*[2] ». Il convient en effet d'insister plus sur le « dépeçage » que sur le sadisme pour saisir la spécificité de l'assassinat par lubricité : il s'agit d'atteindre, au-delà de l'image corporelle, dans les viscères de la victime, l'objet de jouissance supposé s'y trouver. À l'encontre de l'opinion de Jean-Paul de River, il n'est pas pertinent de faire de la torture une caractéristique de ces actes : les mutilations s'avèrent le plus souvent effectuées après le décès, tandis qu'il n'est pas rare que le meurtre advienne si rapidement que la victime éprouve à peine le temps de la souffrance. Que l'on songe par exemple à l'extrême rapidité avec laquelle procédait Jack l'Éventreur. C'est sans doute parce qu'il est de coutume en médecine légale de ranger les assassins par lubricité dans le fourre-tout du sadisme que de River porte au rang de trait majeur un phénomène exceptionnel. Qui plus est, quand malgré tout il se rencontre, le témoignage de Schaefer le montrera, il s'avère participer d'une construction secondaire. À l'égard des tueurs essentiellement intéressés par le démembrement post-mortem, on ne peut que partager la réponse de Zagury, quand il se demande s'il s'agit de sadisme, « *au sens populaire ou policier, peut-être, au sens freudien, sûrement pas*[3] ».

La plupart assurent que leur but n'est pas de faire souffrir leur victime. C'est ce qu'affirma Monsieur P. après avoir tué une fillette de huit ans à coup de briques. Il précisa même qu'il n'était pas parvenu à la noyer, parce que cela le faisait pleurer et lui était trop difficile. Il avait commis cet acte, selon ses dires, « *parce que c'était l'occasion d'avoir un corps humain à sa disposition* » et qu'il considérait de son destin de devoir « *forniquer avec un cadavre* » afin de tout connaître du sexe[4]. À l'évidence le « sexe », tel qu'il l'entend, déborde les limites de la jouissance phallique : ses fantasmes étaient d'exercer sur une femme qu'il aurait noyée « toutes sortes de perversions ». Il parlait de « *manger ses excréments, boire son urine, mordre son oreille, la sodomiser et déchirer son dos avec les ongles* », ou encore de « *sucer ses globes oculaires, lui ouvrir l'abdomen* » pour y mettre la main. Il arracherait alors l'utérus et se l'introduirait dans l'anus. Il voulait « *mordre une oreille, le nez ou la langue tout en violant le cadavre* », manger différentes parties du corps, tels que les seins, le nez, la vulve et la langue, et il se demandait s'il mangerait le clitoris et les lèvres du vagin « *cru ou bien cuit* ». Les fantasmes de Monsieur P. le portent à jouir sans limite et sans médiation du corps de l'autre. Dans ce champ il n'y a plus d'interdit : il devient possible de s'approprier l'objet partiel prélevé sur la victime. N'importe quel morceau du corps s'avère à cet égard convenir, bien qu'il soit ordinaire que les assassins par lubricité privilégient ceux qui réfèrent de manière plus manifeste à la jouissance : les seins, le vagin et l'utérus. La seule pensée que tout cela était réalisable « *lui procurait un plaisir certain et chacun de ces fantasmes l'excitait sexuellement, en particulier ceux se rapportant à l'anus du cadavre. Il imaginait qu'il faisait pénétrer son poing dans l'anus, parfois même qu'il le mangeait.* » Les thèmes de cannibalisme et l'idée de s'introduire l'utérus dans l'anus sont particulièrement démonstratifs de la volonté de posséder l'objet de jouissance. Chercher à réaliser un tel rapport à l'objet a signé la structure psychotique. Dans le cas de Monsieur P., il s'agit même d'une psychose déclarée, tantôt prophète, tantôt Antéchrist, il était certain d'être quelqu'un « *d'important pour la religion* » ; ses idées délirantes non structurées ont fait porter le diagnostic moderne de « troubles schizotypique de la personnalité », ce qui lui a évité de justesse la peine de mort.

---

1. RIVER J.-P. de (1956) : *The sexual criminal. A Psychoanalytical Study*. Charles C. Thomas. Springfield, p. 99.
2. Parois Augustin de Saint-Vincent de. Thèse de médecine de Lyon, A. Stock, 1902.
3. ZAGURY D. (1996) : « *Entre psychose et perversion narcissique. Une clinique de l'horreur : les tueurs en série* », L'Évolution psychiatrique, 61, 1, p. 100.
4. *La fin des temps* in DSM-III-R. Cas cliniques. Masson. Paris. Milan. Barcelone. Bonn. 1991, p. 290-293.

L'assassin par lubricité ne doit pas être confondu avec le « tueur en série ». À cela plusieurs raisons. D'une part, Monsieur P. suffit à le montrer, l'acte criminel de l'assassin par lubricité peut rester unique. Toutefois, s'il n'est pas arrêté très tôt, sa pente paraît être de rechercher de plus en plus souvent l'extrême jouissance que lui procure cette forme de meurtre. Jusqu'à son arrestation, laquelle est de règle quand il ne recourt pas à un autre moyen d'autopunition. D'autre part, ces sujets sont portés à des actes parfois nommés, d'un mauvais terme, « nécrosadiques[1] », afin de souligner que l'aboutissement de leur conduite criminelle réside dans la mutilation du cadavre, or, celle-ci n'est pas recherchée par tous les tueurs en série. Ce dernier concept n'est pas issu du discours de la psychopathologie : il trouve son origine dans le vocabulaire policier. C'est un agent du FBI, Robert Ressler, qui l'introduit dans les années 70[2]. Nul doute cependant que le phénomène soit aussi ancien que l'être humain. S'il s'isole dans le monde occidental contemporain, c'est probablement parce que les guerres ne permettent plus de le canaliser, mais il n'est pas radicalement nouveau. Il suffirait d'évoquer là Gilles de Rais[3] ou Erzebeth Bathory[4].

L'assassinat par lubricité connaît des avatars divers selon les époques et selon les cultures. Avant d'affirmer sa recrudescence contemporaine, il faudrait sans doute apprendre à le discerner en des formes aujourd'hui disparues. La folie louvière ou lycanthropie, connue depuis l'Antiquité comme une manifestation de la mélancolie, constituait parfois l'une d'elles[5]. Mentionnons à cet égard l'exemple d'un loup-garou bien observé, au début du XVIIe siècle, par le conseiller de Lancre, chargé de poursuivre les sorciers au pays Basque. Il s'agissait d'un jeune garçon de 13-14 ans nommé Jean Grenier. Il fut accusé en 1603 de se transformer en loup-garou. Arrêté il confessa aisément les faits. D'après lui, un mystérieux « Monsieur de la Forêt », possédant toutes les caractéristiques du Diable, lui aurait parfois donné une peau de loup et un onguent conférant la capacité de se changer en loup. Voici quelques extraits de sa déposition : « *Confesse toutes les violences et excès dont il est accusé sauf qu'il dit qu'il avait bien tué un chien blanc mais non pas bu le sang. Interrogé quels enfants il a tués et mangés ainsi transformé en loup. Dit qu'une fois en allant de Coutras à Saint Anlaye, suivant les villages de la Double, il entra dans une maison où il ne vit personne, et y trouva un enfant d'un an dans le berceau, lequel il prit à la gorge à belles dents, l'emporta derrière une palisse de jardin, en mangeant tant qu'il voulut et bailla le reste à un loup qui était là près. Que vers la paroisse Saint Antoine-du-Fizon, il se rua sur une fille qui gardait les brebis portant une robe noire, la tua et en mangea ce qu'il voulut comme de l'autre, puis bailla le reste à un loup qui était là près de lui [...] On fait une seconde information pour savoir si pendant le temps que cet accusé confesse avoir mangé des enfants, il s'en trouve pas un de mangé es villages dont on a parlé en son audition. Les pères qui ont des enfants mangés de ce loup-garou sont ouïs, et lui sont confrontés. Il se trouve que lesdits témoins et l'accusé sont entièrement conformes*[6] ».

Les faits criminels apparaissent donc bien attestés ; tandis que le thème du « Monsieur de la Forêt », qui l'aurait marqué à la fesse gauche, ainsi que l'évocation de restes jetés à des loups proches de lui, semblent indiquer la présence d'hallucinations et d'idées délirantes. En outre, la description de son comportement ultérieur n'était pas sans évoquer quelques modernes schizophrènes. Condamné à la réclusion à perpétuité dans le monastère des Cordeliers de Bordeaux, De Lancre le rencontra en 1610 : « *Je trouvai, écrit-il, que c'était un*

1. Le terme *nécrosadisme* a été forgé par Epaulard pour désigner « *la mutilation de cadavre d'origine sexuelle* ». EPAULARD A. (1901) : « *Vampirisme, nécrophilie, nécrophagie, nécrosadisme* », Thèse de médecine, Lyon.

2. Le centre d'analyse des crimes violents du FBI a établi une classification descriptive des homicides multiples qui comporte les trois catégories suivantes. Le « mass murder » implique quatre victimes ou plus à un même endroit lors d'un même événement. Le « spree killer » se caractérise d'effectuer des meurtres à des endroits différents dans un laps de temps très court. Ces crimes découlent d'un événement unique, et leur enchaînement peut s'étendre sur une certaine période de temps. Enfin le « serial killer » se définit de perpétrer trois homicides distincts, ou plus, avec un intervalle de temps séparant chacun des événements. Lors de ceux-ci il peut tuer plusieurs victimes à la fois. Le « mass murder » et le « spree killer » ne s'intéressent guère à l'identité de leurs victimes : ils massacrent ceux qui ont la malchance de les rencontrer. Le « serial killer », lui, choisit ses victimes. [BOURGOIN S. (1993) : *Serial killers. Enquête sur les tueurs en série*, Grasset, Fasquelle, Paris, p. 16-17].

3. BRESSLER J. (1981) : *Gilles de Rais*, Payot, Paris.

4. PENROSE V. (1962) : *La Comtesse sanglante*, Mercure de France.

5. NYNAULD Jean de. : *De la lycanthropie, transformation et extase des sorciers [1615] Étude critique augmentée d'études sur les lycanthropes et les loups-garous*, Frénésie, Paris, 1990.

6. DE LANCRE : *Tableau de l'inconstance des mauvais anges et démons*, [1612] Aubier-Montaigne, Paris, 1982, p. 215.

jeune garçon de l'âge environ de 20 à 21 ans [...] les yeux hagards, petits, enfoncés, et noirs, tout égarés, par la vue desquels il faisait paraître qu'il était comme honteux de son désastre, duquel il avait quelque connaissance, n'osant quasi regarder le monde au visage. » La référence à la honte tente ici de donner sens à la fuite du regard si fréquente chez les schizophrènes. « *Il était un peu hébété, continue-t-il, non pas qu'il n'entendit bien raison, et ne fit promptement ce que les bons pères lui commandaient* », néanmoins de capacité intellectuelle limitée. « *Il me confessa ingénument, rapporte De Lancre, qu'il avait été loup-garou, et qu'en cette qualité il avait couru les champs par commandement de Monsieur de la Forêt [...] Il avait une merveilleuse aptitude à aller à quatre pattes au commencement qu'il entra dans le monastère, et à sauter des fossés comme le font des animaux de quatre pieds*[1]. » « *[...] Il me confessa aussi sans aucune cérémonie, qu'il avait encore inclination à manger de la chair de petits enfants parmi lesquels les petites filles lui étaient ou seraient en délices. Je lui demandai s'il en mangerait s'il n'était prohibé, il me dit franchement qu'oui, et mieux des filles que des enfants parce qu'elles sont plus tendres*[2] ». Faute de la mise en fonction du signifiant phallique, l'on notera ici que la prise à la lettre de la tendresse des filles incite le jeune homme, non à des rêveries de copulation, mais à des envies d'incorporation de l'objet a prélevé sur le corps de l'autre. Ce n'est pas sans quelques raisons que le qualificatif de loup-garou — et celui de vampire — se trouvaient parfois encore associés dans les années 1920 à des meurtriers tels que Kürten, Haarmann ou Denke.

Dès la fin du XIXe siècle, Krafft-Ebing était porté à suggérer un apparentement entre l'assassinat par lubricité et certaines nécrophilies. En sa monumentale « *Psychopathia sexualis* », il fait suivre les premiers par les seconds, en rangeant les uns et les autres dans la catégorie fourre-tout du sadisme, à laquelle il ajoute quelque « dégénérescence héréditaire » pour tenter de rendre compte de la spécificité de ces phénomènes. Lecteur attentif de Krafft-Ebing, Freud connaît ces diverses pathologies : il mentionne dans les « *Trois essais sur la théorie de la sexualité* » l'existence de sujets « *qui violent les cadavres*[3] », et dans l'« *Introduction à la psychanalyse* », il évoque ceux qui vont « *jusqu'à vouloir transformer le porteur de l'objet sexuel désiré en un cadavre inanimé, et ne sont pas capables d'en jouir tant qu'ils n'ont pas obéi à leur criminelle impulsion*[4] ». Il considère que leur pulsion libidinale, à l'instar de celle des homosexuels, a subi une dérivation quant à l'objet. C'est sur ce seul critère, fondé en dernière analyse sur un trait de comportement, que depuis lors ces sujets ont été rapidement assimilés à des pervers. L'étude attentive de leur discours, à laquelle Freud n'eut pas l'occasion de procéder, semble au contraire conduire à les en différencier. Nous allons tenter de le montrer.

Les suicides auto-érotiques

Les meurtriers par lubricité font souvent les gros titres des journaux, certains d'entre eux deviennent célèbres, il n'est pas rare qu'on les affuble de qualificatifs propres à frapper les imaginations, les plus fréquents étant « l'Éventreur », le « Vampire » ou le « Monstre » ; il est en revanche d'autres sujets qui mettent en acte la pulsion de mort dans une extrême discrétion, et à propos desquels les documents et les études sont rares. L'on conçoit que la nature même de leur acte, le suicide auto-érotique, crée à cet égard une difficulté ; de surcroît l'expérience montre que lorsque les proches découvrent le corps ils cherchent à faire disparaître les indices compromettants afin de maquiller la mort en suicide ordinaire. La forme la plus commune semble intervenir à l'occasion d'asphyxies auto-érotiques. Il s'agit du recours à une asphyxie partielle, contrôlée et réversible, dans le but de provoquer ou d'augmenter le plaisir sexuel au cours de manœuvres d'onanisme. Cette pratique repose sur la croyance selon laquelle la pendaison suscite une érection et sur celle qui attribue à l'asphyxie la propriété de susciter des sensations voluptueuses. Pour s'y livrer la plupart des sujets s'entravent dans des positions diverses et dans des mises en scène variées. Ce n'est guère qu'à la faveur d'accidents (étranglements, asphyxies, électrocutions, etc.) qu'ils sortent de l'ombre. Or, en de nombreux cas, souvent associés à de sévères sévices corporels auto-infligés, il apparaît que les sujets jouent avec la mort : plus ils l'approchent, plus le plaisir obtenu semble important. L'entravement quelquefois extrême indique chez certains une

1. DE LANCRE : *Tableau de l'inconstance des mauvais anges et démons*, [1612] Aubier-Montaigne, Paris, 1982, p. 229.
2. *Ibid.*, p. 230.
3. FREUD S. : *Trois essais sur la théorie sexuelle*, [1905], Gallimard, Paris, 1987, p. 73.
4. FREUD S. : *Introduction à la psychanalyse*, [1916-17], Payot, Paris, 1951, p. 285.

recherche intense du danger. Knight a recueilli quatre observations dans lesquelles « *il apparaît clairement qu'aucune possibilité de retour à la vie ne pouvait être attendue* », de sorte que l'hypothèse d'une autodestruction doit être sérieusement envisagée : la méthode utilisée ne pouvait qu'être fatale aux yeux mêmes de la victime[1].

La fantasmatique qui détermine ces phénomènes s'avère d'une grande difficulté d'accès : les sujets ne laissent pas d'écrits pour expliquer leur acte et sont très peu enclins à se confier avant celui-ci[2]. Il existe cependant des textes qui permettent quelque peu de lever le voile : ils se rencontrent dans l'œuvre de Yukio Mishima. Sans doute n'associa-t-il jamais la masturbation à des pratiques masochistes d'entravement, en revanche il apparaît nettement que son suicide peut s'inscrire dans les modalités auto-érotiques de celui-ci.

L'on en connaît les circonstances spectaculaires. Le 25.11.1970, après avoir tenté d'haranguer les soldats, afin qu'ils restaurent le Japon éternel, il se fait *hara-kiri*[3], avant d'être décapité par le chef de sa milice personnelle. On ne manquera pas de noter les similitudes factuelles entre cette forme de suicide et l'assassinat par lubricité : dans les deux cas, il s'agit non seulement de produire le cadavre, mais par surcroît de le morceler et d'en sortir les entrailles. En effet, après s'être poignardé, Mishima s'est en outre ouvert le ventre jusqu'à ce que les intestins s'en échappent. Ces faits ne sauraient cependant suffire pour conclure à un suicide auto-érotique si nous ne trouvions de nombreuses indications en ses écrits incitant à le concevoir ainsi. Il en fait même en 1970 la confidence explicite à un visiteur, lui affirmant que le hara-kiri constitue à ses yeux « *la masturbation suprême*[4] ». Il en a d'ailleurs laissé une étonnante description dans l'un de ses romans considérée dans sa post-face comme le récit « *d'un grand bonheur* ». Elle est particulièrement révélatrice de ce que l'on a pu nommer à juste titre son « esthétique nécrophile ».

Voici le point culminant de la mort du héros de *Patriotisme* : « *cinq ou six pouces de lame nue s'étaient complètement enfoncés dans sa chair. Il reprit connaissance. La lame avait dû percer la paroi de l'estomac, pensa-t-il. Il avait du mal à respirer, la poitrine lui battait et, tout là-bas, en un lieu profond qu'il avait peine à croire lui appartenir, une horrible, une atroce douleur grossissait comme si le sol s'était ouvert, déversant un torrent bouillonnant de lave fondue. La douleur se rapprocha soudain à une vitesse terrifiante [...]. Quand le lieutenant eut enfin tiré le sabre du côté droit de l'estomac, la lame, déjà, n'entaillait plus qu'en surface, on en apercevait la pointe nue, onctueuse de sang et de graisse. Pris soudain d'un vomissement, le lieutenant parti d'un grand cri rauque. Le vomissement rendait la douleur encore plus cruelle, et voici que l'estomac, jusque-là demeuré ferme et compact, se soulevait brusquement, sa blessure grande ouverte par où les entrailles s'étalaient comme si la blessure, elle aussi, avait vomi. Ignorant, semblait-il, la souffrance de leur maître, les entrailles avaient un air de santé, de vitalité presque déplaisante à glisser doucement par l'ouverture pour se répandre dans l'entrejambes. La tête du lieutenant s'affaissa, ses épaules se soulevèrent, ses yeux ne furent plus que des fentes étroites tandis qu'un mince filet de salive s'échappait de sa bouche*[5] ».

L'idée de la mort, affirme Mishima par ailleurs, « *est à mes yeux la seule idée vivante, érotique*[6] ». Par trois fois il interpréta au cinéma des scènes de hara-kiri ; il écrivit une étrange nouvelle, *Paons*, qui relate l'histoire d'un homme qui frappe à mort une troupe de paons ; en une autre, le héros rêve de mettre en pièces le frêle corps d'une fillette pour « *devenir un libre habitant de ce monde de désordre.* » La mort n'est pas seulement omniprésente dans son œuvre littéraire et théâtrale : il découvre dès son adolescence qu'elle constitue le véritable but de sa vie[7], et surtout il rapporte dans *Confessions d'un masque* la teneur nécrophilique de ses fantasmes masturbatoires. Ses premiers émois érotiques sont liés à des « *images de jeunes*

---

1. KNIGHT B. (1979) : « *Fatal masochism – accident or suicide ?* », Mod. Scien. Law, 19, p. 118-120.
2. Le témoignage de Nelson Cooper constitue une des très rares exceptions. (MONEY J., WAINWRIGHT G., HINGSBURGER D. : « *The breathless orgasm. A lovemap biography of asphyxiophilia* » Buffalo New York, Prometheus, 1991). Il nous est probablement parvenu, comme le note D. Nobus, parce que le Dr Money le considère comme une excellente promotion pour démontrer l'efficacité de sa thérapeutique biologique : une diminution des pratiques masturbatoires du sujet fut obtenue par des injections intramusculaires hebdomadaires. [Cf. NOBUS D. (1995) : « *Une jouissance à couper le souffle : à propos d'un cas d'asphyxie auto-érotique* », La Cause freudienne. Revue de psychanalyse, 31, p. 117-123].
3. Littéralement : « coupure au ventre ».
4. STOKES H.S. (1985) : *Mort et vie de Mishima*, Balland, Paris, p. 313.
5. Cité par NATHAN J., in : *La vie de Mishima*, Gallimard, Paris, 1980, p. 202.
6. STOKES H.S., *op. cit.*, p. 147.
7. MISHIMA Y. (1971) : *Confessions d'un masque*, Gallimard, Paris, p. 177.

samouraïs s'ouvrant le ventre ou de soldats frappés par des balles[1] », tandis que sa première éjaculation est suscitée par une reproduction du martyr de Saint Sébastien de Guido Reni[2]. Son désir le porte non seulement vers les hommes, mais par surcroît il penche vers « *la Mort, la Nuit et le Sang*[3] ». Ses fantasmes masturbatoires s'avèrent analogues à ceux de certains assassins par lubricité. « *Combien de ces jeunes gens, s'apostrophe-t-il, n'as-tu pas mentalement dépouillés de leurs vêtements hier ? Ton imagination est pareille à l'un de ces sacs employés pour récolter des spécimens de plantes. Tu y recueilles les corps de tous ces éphèbes vus au cours de la journée, puis, revenu chez toi et au lit, tu choisis dans ta collection le sacrifice rituel pour célébrer ta cérémonie païenne [...] Ce qui suit alors est absolument répugnant : tu conduis ta victime vers un curieux pilier hexagonal, en cachant une corde derrière ton dos. Puis tu attaches son corps nu au pilier avec la corde, en lui étendant les bras au-dessus de la tête. Tu exiges qu'il oppose une vive résistance et crie très fort. Tu fais à la victime une minutieuse description de sa mort prochaine et pendant tout ce temps, un étrange sourire innocent se joue sur tes lèvres. Tirant de ta poche un couteau bien aiguisé, tu te presses contre lui et tu chatouilles la peau de sa poitrine tendue avec la pointe du couteau, légèrement, comme pour une caresse. Il pousse un cri désespéré en se tordant pour tenter d'échapper au couteau ; sa respiration gronde, avec des halètements terrifiés, ses jambes tremblent et ses genoux s'entrechoquent avec fracas. Lentement le couteau pénètre dans le côté de la poitrine (voilà l'acte atroce que tu as commis !). La victime arque son corps, poussant un cri d'abandonné, un cri pitoyable et un spasme crispe les muscles autour de la blessure. Le couteau a été enfoui dans la chair frémissante avec autant de calme que s'il avait été introduit dans un fourreau. Un ruisseau de sang bouillonne, se répand et se met à couler sur ses cuisses lisses*[4] ».

Un objet partiel, arraché au corps, le sang, domine l'érotique de Mishima. Ses masturbations d'adolescent reposaient sur « *d'habituelles visions ruisselantes de sang [...] ses plus intimes amies*[5] ». Il se complaisait à imaginer « *une sorte de théâtre du meurtre.* » En celui-ci, écrit-il, « *de jeunes gladiateurs romains offraient leur vie pour mon amusement, et toutes les morts qui y avaient lieu, devaient non seulement ruisseler de sang, mais aussi s'accomplir avec le cérémonial qui convenait. Je prenais plaisir à toutes les formes de scènes capitales et à tous les moyens d'exécution. Mais je n'admettais ni instruments de torture ni gibets, car ils n'auraient pas offert d'effusion de sang*[6] ».

Lorsque Mishima imagine qu'il fait à la victime une minutieuse description de sa mort prochaine, il semble viser l'angoisse de celle-ci, de sorte qu'un fantasme sadique pourrait paraître convoqué. Or il faut souligner que l'acmé de la jouissance n'est obtenue qu'avec le surgissement de ces incarnations de l'objet pulsionnel que constituent le cadavre et le sang. Qui plus est, même dans les préliminaires du sacrifice, ce n'est pas la souffrance de la victime qui est recherchée. Écoutons Mishima préciser : « *La victime offerte en sacrifice devait lancer de longs cris, lugubres et pathétiques, afin que ceux qui les entendaient vinssent à sentir l'inexprimable solitude de l'existence.* » C'est en quelque sorte le cri du cadavre qu'il voudrait entendre : un cri exprimant la déchéance de l'être. Grâce à quoi il a le sentiment d'atteindre enfin à « *un véritable sentiment humain "et même de toucher à" la force vitale de ses sauvages ancêtres*[7] ». À cet égard, ses fantasmes lui donnent l'illusion d'entrer en connexion avec un principe ancestral, dont il éprouve par ailleurs l'insuffisance, mais dans lequel il fonde l'espoir de trouver de quoi asseoir les carences douloureuses de sa conscience existentielle de lui-même. En mourant en martyr pour la cause impériale il ne doutait pas de rejoindre l'essence même de l'esprit japonais[8]. Son acte devait servir la re-fondation du Japon. Atteindre au fondamental constituait l'une de ses préoccupations majeures qu'il ne pouvait satisfaire que par le recours au sang ou à la mort.

Quand il fit un pacte avec des étudiants d'extrême droite, qui allaient former le noyau de sa milice privée, il leur demanda de sceller celui-ci par le sang. Il écrivit ce jour-là sur une feuille de papier « *Par la présente nous jurons d'être la base du Japon impérial* », puis il s'entailla

1. MISHIMA Y. (1971) : *Confessions d'un masque*, Gallimard, Paris, p. 40.
2. *Ibid.*, p. 43.
3. *Ibid.*, p. 27.
4. *Ibid.*, p. 170.
5. *Ibid.*, p. 221.
6. *Ibid.*, p. 92.
7. *Ibid.*, p. 171.
8. NATHAN J., *op. cit.*, p. 241.

le petit doigt au moyen d'un canif, et pria chacun des autres de faire comme lui. « *Tous, debout, firent couler le sang de leurs doigts dans une coupe jusqu'à ce qu'elle fut pleine ; alors, chacun plongea un pinceau dans la coupe et signa avec le sang la feuille de papier... Certains se sentaient défaillir ; l'un dut aller vomir en toute hâte.* » Tout cela pourrait rester dans le cadre assez banal d'un romantisme adolescent, or Mishima y apporte sa note personnelle en proposant, non plus d'écrire avec le sang, mais de le boire. « *Il prit le verre et demanda : Y a-t-il ici quelqu'un de malade ? Personne d'entre vous n'a de maladie vénérienne ? Il semblait que non. Il demanda une salière et sala la tasse*[1] ». Notons ce curieux détail. Pour estimer que le goût du sang est meilleur quand il est salé, n'est-il pas nécessaire d'avoir l'expérience de l'ingestion de ce breuvage ? Le sang que Mishima but le premier ce jour-là, avant que les étudiants ne l'imitent, avait vraisemblablement pour lui une saveur familière[2].

Ce qui motive son suicide, et signe sa structure psychotique, consiste à restaurer l'ordre du monde et le principe paternel défaillant. En 1936, quand il avait onze ans, éclata une révolte d'officiers au sein des forces armées japonaises, nommée l'affaire Ni Ni Roku. Ils s'emparèrent du centre de Tokyo et assassinèrent trois des principaux membres du Gouvernement. « *Cette action, déclarèrent-ils, était menée pour le compte de l'Empereur, et visait ses mauvais conseillers. Après une brève hésitation, Hirohito lui-même sortit de sa réserve et leur donna l'ordre de se rendre. La révolte fut matée en quelques jours*[3] ». Cette intervention de l'empereur dans la vie politique, très exceptionnelle, marqua profondément Mishima. « *À coup sûr, écrit-il, quelque grand dieu mourut quand l'affaire Ni Ni Roku échoua. À l'époque, je n'avais que onze ans, et cela ne m'a pas fait grande impression. Mais à la fin de la guerre, j'avais vingt ans, âge très vulnérable ; j'ai ressenti quelque chose de la terrible cruauté de la mort de ce dieu, liée en quelque manière à mon intuition de ce qui s'était passé quand j'avais onze ans[...] Depuis trente ans cette affaire me poursuit, faisant la navette entre ma conscience et mon subconscient [...] Le désir de consoler les mânes de ces authentiques héros qui depuis si longtemps m'influencent, de les réhabiliter, a toujours été au fond de moi*[4] ». Mishima possède une certitude : un dieu est mort quand il était enfant. Il sait qu'un principe paternel a fait faillite et qu'il doit réhabiliter ceux qui entendaient le soutenir. Un autre écho de la forclusion structurale du Nom-du-Père se discerne par l'entremise de son sentiment selon lequel l'Empereur manque à la fonction impériale. Chaque fois qu'il s'interroge sur l'affaire Ni Ni Roku, il l'associe à la *ningen sengen* de l'Empereur, dont « *il ne sait que penser*[5] ». Il s'agit d'une déclaration faite par Hirohito en 1946, nommée la « *proclamation humaine* », lors de laquelle pour la première fois un Empereur du Japon admet implicitement n'être pas un dieu vivant. En 1966 Mishima écrit un bref ouvrage[6] dans lequel revient de manière lancinante la question : « *Pourquoi faut-il que l'Empereur soit devenu un être humain*[7] ? ». Sa perplexité quand il s'affronte au problème témoigne de l'approche d'une béance dans le symbolique. Il est tourmenté par ce qu'il ressent comme une douloureuse défaillance du principe paternel et il sait que tout le mal vient de là. « *Pensez-vous, lui demande un journaliste en 1966, que pour la nation le régime impérial d'avant-guerre soit le seul valable ? — Oui, répondit-il. Le kokutai (régime national) s'est effondré depuis que l'Empereur a fait sa ningen sengen. Toute la confusion morale de l'après-guerre en découle. Pourquoi l'Empereur devrait-il être un être humain ? [...] L'Empereur était l'absolu pour nous autres japonais*[8] ». Mishima constate que l'ordre du monde est troublé, pour le restaurer, il propose la solution psychotique, l'appel au Père, en prônant un renouveau des valeurs ancestrales : peu de temps avant sa mort, c'est au nom des principes de l'éthique samouraï qu'il dresse un terrible réquisitoire contre la société moderne.

D'après l'enseignement du *Hagakuré*, ouvrage composé au XVIIIe siècle par un samouraï retiré du monde, « *la voie du samouraï, c'est la mort* », de sorte que, dans certaines circons-

---

1. STOKES H.S., *op. cit.*, p. 247.
2. L'on notera que plusieurs tueurs nécrophiles apparaissent fascinés par le sang et trouvent une extrême satisfaction à boire celui de leurs victimes (Kürten, Tchikatilo).
3. *Ibid.*, p. 238.
4. *Ibid.*, p. 240-241.
5. *Ibid.*, p. 241.
6. MISHIMA Y. (1966) : « *Les voix des morts héroïques* », in : « *Œuvres complètes* », Shinchosha, Tokyo, 1973-1975 [N'est pas traduit en français].
7. STOKES H.S., *op. cit.*, p. 242.
8. *Ibid.*, p. 243.

tances, « *la mort par épée ou l'éventration* » peuvent devenir « l*e degré ultime de l'apprentissage de la perfection*[1] ». Le suicide de Mishima trouve sa source, non seulement dans son érotisme nécrophilique, mais aussi dans un effort délirant pour remettre sur son socle la statue du Père et les valeurs ancestrales. S'il se tue dans un camp militaire c'est afin de s'adresser aux forces armées dans l'espoir que son geste leur montre la voie de la restauration du Japon impérial. « *Nos valeurs fondamentales, en tant que Japonais, sont menacées, affirme-t-il dans son manifeste testamentaire. L'on ne donne pas à l'Empereur la place qui lui est due au Japon [...] Restaurons Nippon dans son état véritable, et mourons. N'accorderez-vous de valeur qu'à la vie, et laisserez-vous l'esprit mourir ?... Nous vous montrerons une valeur plus grande que le respect de la vie. Ni la liberté ni la démocratie. Nippon ! Nippon, terre de l'histoire et de la tradition. Le Japon que nous aimons*[2] ».

L'omniprésence de la mort dans la fantasmatique de Mishima ne saurait faire confusion avec celle d'un obsessionnel, ne fût-ce que parce qu'il ne s'agit pas de frapper le phallus paternel, mais au contraire de tenter de restaurer le Père symbolique sur ses bases. De surcroît, si l'obsessionnel caresse l'idée de la mort, c'est soit parce qu'elle réfère à une annihilation du désir, soit parce qu'elle évoque la disparition du Père imaginaire, en revanche la pensée de sa propre mort reste particulièrement angoissante[3]. Rien de comparable avec Mishima qui dès l'enfance éprouve au contraire un étrange plaisir à imaginer sa disparition[4], et dont les émois érotiques font une place majeures à « *des visions ruisselantes de sang* », désignées comme ses « *plus intimes amies*[5] ». Est-ce que le fait de verser son sang prouvera qu'il existe ?, se demande Osamu, l'un des héros romanesques de Mishima, explicitement considéré par l'auteur comme un aspect de lui-même[6] ; or il lui arrivait aussi d'avoir de la peine à sentir qu'il vivait réellement[7], parfois même lui venait l'idée de chercher à vérifier son existence par la douleur, voire par la mort[8]. Nul plus que lui ne fut convaincu que le suicide, selon l'expression de Lacan, est le seul acte réussi, en tant que le sujet y rejoint son être. La fin de Mishima n'est pas celle d'un désespéré, c'est celle d'un métaphysicien qui, dès sa jeunesse, eut le sentiment de découvrir dans la mort « *le véritable but* » de sa vie[9]. Ses textes autobiographiques constituent un document exceptionnel pour introduire à la fantasmatique, gouvernée par un appétit du sang et de la mort, qui conduit à la mise en acte de la pulsion de mort à l'occasion du suicide auto-érotique. Lui-même ne manqua pas d'avoir conscience de ses affinités avec les assassins par lubricité : « *Je voudrais tant tuer un homme, notait-il en 1948 ; je veux voir le rouge du sang. Un écrivain, poursuivait-il, écrit des histoires d'amour parce qu'il n'est pas bien vu des femmes ; moi, je me suis mis à écrire des romans pour ne pas finir par être condamné à mort*[10]... ».

« *Killer fiction* »

En ce qui concerne les assassins par lubricité, il est difficilement concevable de disposer de textes équivalents : l'auteur éprouverait les plus grandes peines à se faire publier, ses écrits risquant d'être interdits pour apologie du meurtre, en outre ce serait un criminel dangereux si son témoignage était authentique. Pourtant, du fond du pénitencier de Starke, dans l'état de Floride, Gérard J. Schaefer, un « serial killer », a réussi, non sans peine, à tourner les difficultés de publication, en affirmant écrire des fictions s'inscrivant dans une École artistique prenant « l'horreur pour sujet ». Et de se référer notamment aux « Désastres de la guerre » de Goya ou à son « Saturne dévorant les enfants ». Cet ancien policier, licencié en géographie, est un homme instruit, qui se pose en expert sur l'assassinat et sur la mort. Il n'ignore ni le sergent Bertrand, ni les diverses pratiques nécrophiliques évoquées précédemment, ni celles de ses semblables qui tuent par lubricité.

---

1. MISHIMA Y. (1985) : *Le Japon moderne et l'éthique samouraï*, Gallimard, Paris, p. 18.
2. STOKES H.S., *op. cit.*, p. 53.
3. LECLAIRE S. (1956) : « *La mort dans la vie de l'obsédé* », La Psychanalyse, II, p. 111-140.
4. MISHIMA Y. : *Confessions d'un masque, op. cit.*, p. 34.
5. *Ibid.*, p. 221.
6. STOKES H.S., *op. cit.*, p. 159-160.
7. NATHAN J. (1980) : *La vie de Mishima*, Gallimard, Paris, p. 183.
8. *Ibid.*, p. 189 & p. 266.
9. MISHIMA Y. : *Confession d'un masque, op. cit.*, p. 177.
10. NATHAN J., *op. cit.*, p. 124.

Il vit en prison depuis plus de vingt ans condamné en 1973 à deux cent seize ans de réclusion pour meurtre. Il se présente lui-même ainsi : « *J'ai été injustement accusé d'avoir assassiné 34 femmes [...] On m'a appelé le "serial killer n°1 du XXe siècle", ce qui me confère un certain statut, une notoriété négative*[1] ». Selon la police il a violé, torturé, puis tué 34 femmes et est soupçonné d'en avoir fait disparaître quelques autres. La justice des États-Unis l'a condamné pour le meurtre et la mutilation de deux adolescentes découvertes décapitées dans un marais.

De tels sujets ne sont guère portés à venir se confier à un analyste, ni d'ailleurs à quiconque. C'est pourquoi *Killer fiction*[2] présente un particulier intérêt. À ma connaissance, il n'existe guère que deux textes comparables : la confession de Peter Kürten faite au Dr Karl Berg en 1931 après son arrestation, et les récits de Ted Bundy à deux journalistes dans les années 1980. De ces trois assassins par lubricité, seul Kürten reconnaît les faits, prenant même plaisir à en rapporter chaque détail, dont il avait gardé un souvenir d'une extrême précision. En revanche, Schaefer et Bundy refusent d'assumer leurs actes, mais ils consentent à les évoquer par l'intermédiaire de la fiction. Les journalistes ne parvinrent à obtenir quelques informations de Bundy qu'en usant d'une technique d'interview lui permettant de parler de lui-même à la troisième personne : chacun accepta l'hypothèse qu'il ne faisait qu'imaginer ce qu'auraient pu être les pensées d'un tueur en série[3]. Ce ne fut que dans les derniers mois de sa réclusion, sachant qu'il n'avait plus d'espoir d'échapper à la chaise électrique, qu'il admit sa culpabilité, sans vouloir cependant confier ses secrets.

Schaefer utilise une technique semblable en écrivant *Killer fiction*. Il proclame son innocence mais affirme en même temps que ses fictions sont fondées sur des faits réels[4]. Il se présente volontiers comme un savant sur la mort. « *Je suis, écrit-il, un expert en techniques d'assassinat et aussi sur ce qui peut suivre la mort*[5] », c'est-à-dire en particulier la décomposition des corps. Il est exact qu'il a étudié ces phénomènes avec grande attention ; il prétend de surcroît avoir eu l'occasion, pendant sa détention, au pénitencier de Starke, de recueillir les confidences de certains grands criminels — tel que précisément Bundy. Les dates et les lieux concordent, l'assertion est vraisemblable, bien que l'on soupçonne que les faits rapportés souffrent d'être quelque peu romancés, en particulier parce qu'il se donne avec complaisance un rôle avantageux.

Il est vrai que Schaefer écrit de la fiction. Et c'est aussi un des grands intérêts de son texte. Il tente de significantiser des faits que d'autres, à l'instar de Kürten, ne font guère plus que de relater. *Killer fiction* n'est pas à lire en rapport à une vérité factuelle mais pour la richesse d'élaborations fantasmatiques associées à l'exercice de la pulsion de mort chez un psychotique.

Certaines pratiques de Schaefer confirment la parenté structurale précédemment décelée entre l'assassinat par lubricité et les suicides auto-érotiques. « *Souvent, confie-t-il, quand je désirais une femme et que je voulais la tuer, je volais ses vêtements, je m'en revêtais et je me pendais moi-même à sa place*[6] ». Or l'on sait que des conduites de travestissement furent plusieurs fois constatées lors de la découverte de sujets qui s'étaient suicidés à l'occasion de pratiques masturbatoires. En notant qu'il se mettait à la place de la femme qu'il voulait tuer, Schaefer indique déjà la spécificité de la relation qu'il entretenait avec celle-ci : un pur rapport spéculaire allant jusqu'à la confusion des êtres. « *C'est bien connu, poursuit-il, que les hommes éjaculent lorsqu'on les pend*[7] ». Une méthode de plaisir solitaire pratiquée dès le Moyen Âge et encore aujourd'hui est ce que j'appellerai la pendaison « *do-it-yourself* ». La sensation d'étouffement produit une érection qui culmine avec un orgasme violent, parfois au moment où la mort survient. Tout porte à croire qu'il n'est pas sans quelque expérience de ces phénomènes.

---

1. SCHAEFER G.J. (1992) : *Journal d'un tueur*, Jacques Bertoin, Paris, p. 7.
2. Nous préférons garder ici le titre original mal rendu par la traduction française.
3. Michaud Stephen G. Aynesworth H. Ted Bundy. Conversations with a killer. Penguin books. New York. 1989.
4. SCHAEFER G.J., *op. cit.*, p. 13.
5. *Ibid.*, p. 105.
6. *Ibid.*, p. 110.
7. Les recherches effectuées sur cette question ne semblent pas confirmer cette croyance répandue. Il faut chercher ailleurs, écrit Gibbe, l'explication du recours à l'asphyxie auto-érotique. La part du fantasme est ici prépondérante. « *Le plaisir vient plus des circonstances de sa recherche et de l'idée que le sujet s'en fait, que de phénomènes purement mécaniques* » [GIBBE S. (1985) : « *Les asphyxies auto-érotiques* », Thèse Médecine, Strasbourg, n°16, p. 22].

À l'instar de la plupart des tueurs nécrophiles, il rapporte avoir découvert ses tendances à la faveur d'une expérience précoce et fortuite[1]. « *Une fois, écrit-il, au lycée, j'ai étranglé une fille pour jouer, jusqu'à ce qu'elle perde connaissance, et, depuis ce jour, je suis à la recherche de la sensation que cet acte m'avait procurée. J'ai toujours aimé l'idée d'étrangler les femmes.[...] La pendaison semble être la façon la plus excitante de se débarrasser d'une victime, mais, dans l'urgence, j'utiliserais volontiers l'étranglement.* » Il emploie ici le conditionnel en vertu de son postulat d'innocence, mais rien ne porte à douter de l'authenticité de son témoignage concernant ses fantasmes masturbatoires. « *Le fait d'imaginer une femme pendue, ajoute-t-il, produit une excitation sexuelle intense. C'est toujours la même chose : les préliminaires à la pendaison de la femme et ensuite l'éjaculation pendant qu'elle disparaît par une trappe imaginaire*[2]*...* ».

S'il faut en croire sa fiction sur ce point, il semble avoir mis maintes fois son fantasme à exécution. Il invitait une femme à monter dans sa voiture, la menaçait avec un pistolet, puis lui passait les menottes. Arrivé dans un endroit isolé, il la forçait à descendre. « *Je l'emmène auprès du coffre, relate-t-il, je l'ouvre, je prends le nœud coulant, le lui passe autour de la tête, lance l'autre bout par-dessus une branche, l'attache au crochet de la remorque ; je retourne dans la voiture, je démarre, je passe la première et la pute se retrouve en l'air. Nous parlons de trois minutes en moyenne, cinq tout au plus, entre les menottes et la pendaison. La victime ne réalise pas ce qui se passe jusqu'à ce qu'elle se balance au bout de la corde. C'est aussi rapide que ça.* » Beaucoup de meurtres étaient parfaitement impersonnels. Le meurtre était généralement fait rapidement, sans violence sexuelle, viol ou autres sévices[3].

Quand bien même tout cela serait-il pure invention — ce qui en l'occurrence est peu probable — que le texte de Schaefer n'en resterait pas moins un document de premier ordre sur les fantasmes de certains psychotiques. Ses victimes sont interchangeables : elles ne valent que par leur commune aptitude à incarner le déchet. Selon lui toutes celles qui acceptent de monter dans sa voiture sont des « putes » dont il doit débarrasser la Société. Il les appréhende comme puantes, désespérantes, dégoûtantes. Une lycéenne est pour lui « *soixante kilos de sang et de merde.* » Elles ont des haleines fétides, des odeurs de graisse rance, des pellicules et de la vermine dans les cheveux, etc. Sa perception des hommes et de lui-même apparaît du même ordre : tous des « *bouffeurs de merde.* » Un autre prisonnier qui avait été contraint à des pratiques homosexuelles est décrit comme « *une machine de mort à pattes pourrie de sida*[4] ». Lors des meurtres, la montée de plaisir est obtenue par l'accentuation de l'objectalité de la victime jusqu'à l'acmé produite par l'advenue du cadavre. Schaefer entretient un rapport passionnel avec le sang, la mort et la pourriture. À l'instar de la plupart des nécrophiles, son fantasme majeur s'avère centré sur l'objet anal, ce que nul plus que lui ne montre à l'évidence. Ses descriptions de la décomposition des corps sont difficilement soutenables[5]. Les odeurs et la saleté des femmes qu'il exécute semblent constituer l'une de ses principales préoccupations. Attirance et répulsion se conjoignent. Lors de son premier meurtre, l'odeur de la victime, souillée par l'urine, l'aurait fait éjaculer ; il insiste cependant sur son souci de propreté, sur ses efforts pour éviter les mauvaises odeurs dans sa voiture, il rapporte les précautions prises dans ses débuts pour limiter la défécation au moment de la pendaison, etc. En même temps, il peut s'émerveiller de la manière dont pourrit un cadavre. Il trouve dans la possession de déchets humains une jouissance dont il indique nettement qu'elle n'est plus d'ordre sexuel. « *Quand on y regarde de près, note-t-il, il n'y a rien de particulièrement sexy dans ce truc. Les auteurs populaires donnent l'impression que le meurtre est quelque chose d'érotique, comme si c'était le comble de l'excitation sexuelle, mais la réalité est toute autre. C'est sale*[6] ». Il rapporte que l'une de ses victimes « *se croyait entre les mains d'une bête*

---

1. « *La plupart des serial killers, constate S. Bourgoin, donnent des signes de comportement déviants dès leurs jeunes années* ». Ils confient souvent avoir voulu tuer ou être tués dès leur enfance. Ainsi, dès l'âge de huit ans, Ed. Kemper jouait avec sa sœur à la chaise électrique et à la chambre à gaz. Un peu plus tard, il dépeçait des chats, tandis que ses rêveries érotiques se centrèrent bientôt sur la possession de têtes coupées de jeunes femmes. (Bourgoin S. : « *Serial killers* », *op. cit.*, p. 165-167).
2. SCHAEFER G.J., *op. cit.*, p. 111.
3. *Ibid.*, p. 54.
4. *Ibid.*, p. 149.
5. *Ibid.*, p. 68-70.
6. *Ibid.*, p. 64.

sexuelle », l'appréhension qu'il se forme de lui-même n'est pas de cet ordre : « *ce n'était pas du tout le cas, précise-t-il. Elle était en réalité entre les mains d'un assassin maniaque*[1] ».

Quand par exception la beauté d'une femme l'émeut, ce qui n'apparaît en son ouvrage que dans une seule occurrence, il nous permet de mieux appréhender la logique à l'œuvre dans son fantasme. « *Jamais, écrit-il, je n'avais été séduit à ce point par une pute. J'étais furieux. Elle me charmait et me laissait sans défense, tant j'étais intimidé par sa sexualité. Elle méritait de souffrir pour cela [...] J'allais la mettre au fouet avant de la pendre. Elle allait payer pour l'attirance qu'elle exerçait sur moi*[2] ». La beauté de cette femme lui est insupportable parce qu'elle éveille en lui un sentiment de division. En présence de ce qu'elle incarne du manque, Schaefer s'éprouve ébranlé. Elle suscite quelque chose de la haine originelle que le sujet éprouve à l'égard de l'objet perdu. Il ne s'agit pas de satisfaire le désir sexuel : il indique clairement qu'il n'atteint l'apaisement que dans un dépassement de celui-ci. « *Je suis à la merci de cette pulsion folle qui me pousse à commettre les crimes les plus horribles, confie-t-il. C'est seulement quand ils sont accomplis que je retrouve la paix*[3] ». Le cadavre s'avère un objet pleinement satisfaisant car il est possible de jouir de lui sans qu'il puisse y objecter. Toute trace de médiation phallique effacée la jouissance trouve un accès direct au corps de l'autre. « *Je découvrirai le corps pendu à un arbre, imagine Schaefer, et ce n'est qu'à ce moment que je lui prêterai attention. Peut-être que je le caresserai, peut-être même que je lui ferai l'amour. J'examinerai l'expression de son visage, la position de son corps ; j'en explorerai chaque recoin. Peut-être que je la mutilerai et que je me régalerai de l'odeur de l'urine ou des excréments qu'elle aura expulsés pendant qu'elle pendait là.* » La barrière que la beauté érige à l'appréhension de l'objet de jouissance n'opère plus : ce qui rend l'objet attrayant réside en dernière analyse dans son aptitude à incarner le déchet, en l'occurrence par l'entremise d'un cadavre, de surcroît puant, et éventuellement mutilé. Une autre caractéristique importante de l'objet réside dans sa totale docilité, grâce à quoi il devient possible de se situer en Maître à son égard. Ce n'est pas la souffrance de la victime qui est fondamentalement recherchée par Schaefer mais la toute-puissance sur celle-ci. Dès les préliminaires du meurtre il trouve un grand plaisir dans le fait de tenir une femme à sa merci : il veut que « *toute leur attention* » se porte sur lui et qu'elles épient chaque nuance de ses paroles. Après avoir passé les menottes à l'une d'elles, il relate son exaltation : « *Elle était à moi. Toute à moi. Pour toujours*[4] ». Nulle impuissance dans son rapport à l'objet dont il peut alors jouir hors-castration.

La possession d'un objet de jouissance qui n'inclut pas la fonction phallique génère des thèmes mégalomaniaques chez celui qui en dispose. Bundy s'avère à cet égard plus explicite encore. « *Il confia qu'après un moment le meurtre n'est plus seulement un crime de jouissance ni même de la violence. On est comme possédé. Les victimes sont une partie de vous. Après quelques temps, quand vous préparez ces meurtres, la personne choisie devient une partie de vous, et vous ne faites plus qu'un à jamais. Il affirma que même après vingt ou trente meurtres ça ne change pas, parce que vous restez le dernier à être là. Vous ressentez véritablement, ajouta-t-il, le dernier brin de souffle quitter leur corps. Vous les regardez dans les yeux, de sorte que dans une telle situation, fondamentalement, cette personne c'est Dieu ! Alors vous les possédez et ils deviennent à jamais une part de vous-même. Et les lieux où vous les avez tués ou abandonnés deviennent sacrés pour vous, si bien que vous serez toujours ramenés vers eux*[5] ».

À propos de Jeffrey Dahmer, responsable de dix-sept meurtres, à Milwaukee, dans les années 80, parfois associés à des pratiques cannibales, le Dr Ashok Bedi fait à cet égard une analyse semblable à la nôtre quand il affirme qu'une « *personne vivante ne pouvait satisfaire ses besoins. Seulement la victime décédée qu'il contrôlait totalement, sans risque de représailles, de bagarre, d'humiliation ou d'abandon. C'était moins du sadisme qu'un désir de contrôler*[6] ». Dahmer ne supportait aucune séparation à l'égard de l'objet de sa pulsion. Dès qu'un de ceux qui lui plaisaient voulaient le quitter, « *il était capable de leur prouver qu'il pouvait les garder avec lui aussi longtemps qu'il le voudrait. Il était aux commandes*[7] ! ». De tels fantasmes de contrôle

1. SCHAEFER G.J., *op. cit.*, p.198.
2. *Ibid.*, p. 56.
3. *Ibid.*, p. 109.
4. *Ibid.*, p. 57.
5. MICHAUD S., AYNESWORTH H. (1984) : « *The only living witness* », Penguin books, New York, p. 328.
6. DON D. (1993) : *L'affaire Jeffrey Dahmer. Le monstre de Milwaukee*, Éd. *J'ai lu*, Paris, p. 221.
7. *Ibid.*, p. 40.

absolu ne s'avèrent pas propres aux assassins par lubricité : divers sujets de structure psychotique en expriment de semblables. Il en est certains qui les formulent tellement bien que leur comportement passif et intimidé ne les pousse en aucune façon à les agir. « *Karim m'affirma dans le cours de sa cure : Je veux que l'autre soit un objet et que je sois tout-puissant par rapport à lui. Je veux pouvoir utiliser sa carte bleue, son argent, manger son steack. Je voudrais que vous soyez à mes pieds. Avec une femme, c'est la même chose, je veux qu'elle soit entièrement en ma possession, je veux régler toute son existence, il faudrait qu'on ne fasse qu'un seul corps. C'est ce que je m'imagine quand je me masturbe. Cette domination sur une femme est pour moi beaucoup plus importante que la baise. Mais dans l'amour je me rends compte que sa tête est sa tête, sa chatte est sa chatte, nous ne sommes pas pareils et c'est très pénible.* » Dans la vie quotidienne il souffrait par ailleurs d'une totale inhibition de toute agressivité agie, laquelle le livrait sans défense au moindre assaillant. Englué dans une pure relation spéculaire, il n'y pouvait tenir qu'une position intimidée, corrélée à des fantasmes masturbatoires de féminisation. En revanche, dans le rapport sans médiation à l'autre, les tueurs nécrophiles se placent résolument dans la position intimidante.

La mise en acte de la pulsion de mort procure un sentiment de complétude si exaltant qu'il s'accompagne le plus souvent du surgissement de thèmes mégalomaniaques. Le sujet s'éprouve comme maître et possesseur de l'objet de jouissance. Il réalise ce que le paraphrène significantise. Il prend la place de l'exception paternelle : il se sent l'égal de l'Ancêtre de « *Totem et tabou* » dont la jouissance est sans limite. Bundy exprime clairement ce sentiment de devenir Dieu pendant ses agissements criminels, précisant même que les lieux de ses meurtres deviennent « sacrés ».

En ce qui concerne Schaefer une thématique paranoïaque semble discernable en ses écrits. Il divise les femmes en deux catégories : « *d'un côté les vierges, de l'autre les putes*[1] ». Or quand se lève le désir de l'Autre, il se sent lui-même en danger de mort. À plusieurs reprises, il fait état d'un fantasme d'après lequel il était persuadé, dans ses débuts, « *que les putes avaient des maladies et que le moindre contact de leur chatte était potentiellement mortel*[2] ». Pour ce jeune homme catholique, elles incarnaient « *les agents du mal*[3] », dès lors, pour restaurer l'ordre du monde, il s'avérait nécessaire de les éliminer. Il ne conçoit de limite à cet égard qu'inhérente à la faiblesse de ses moyens, de sorte qu'il commente avec cynisme : « *J'en avais rencontré, des débiles, des dingues, des monstres, et j'avais fait ma part de ménage. Mais il faut être réaliste : on ne peut pas tous les avoir*[4] ».

Son incarnation paranoïaque du justicier paraît avoir subie une évolution à la faveur de son emprisonnement. *Killer fiction* est un ouvrage censé délivrer « *un message social sérieux [...] message rédempteur* » adressé tout spécialement à ses admiratrices[5]. Message au demeurant assez vague tantôt censé ouvrir les yeux du lecteur « *sur l'atroce réalité du meurtre et de la violence*[6] », tantôt affirmant que « *le crime et son prétendu traitement, la prison, sont destructeurs, socialement aussi bien qu'individuellement* », de sorte que « *le système tout entier est une horreur*[7] ». La dénonciation du système social constitue l'un des thèmes favoris du délire paranoïaque. Aussi constatons-nous sans surprise qu'il fournit aux assassins par lubricité une de leurs justifications les plus fréquentes quand ils tentent de donner une raison à leurs actes (Kürten, Tchikatilo[8]). Leurs certitudes nourrissent volontiers des thèmes mégalomaniaques. Ainsi Schaefer considère avoir inventé un genre, « le schaeférisme », censé explorer de nouvelles voies dans la littérature de l'horreur. Il attend de son œuvre une « *récompense spirituelle* » qui lui semble déjà promise puisque sa foi en Jésus lui assure « *l'avenir d'un enfant de Dieu*[9] ». Il signe *Killer fiction* d'un curieux pseudonyme « *Votre massacreur de l'Anglais du Roi* » qui semble faire allusion à son style obscène et féroce, en tant qu'il viserait à frapper le principe paternel inhérent à un anglais châtié, celui censé être utilisé

1. SCHAEFER G.J., *op. cit.*, p. 23.
2. *Ibid.*, p. 40.
3. *Ibid.*, p. 53.
4. *Ibid.*, p. 71.
5. *Ibid.*, p. 8.
6. *Ibid.*, p. 7.
7. *Ibid.*, p. 201.
8. CULLEN R. (1993) : *L'ogre de Rostov*, Presses de la cité.
9. *Ibid.*, p. 9.

à la Cour d'Angleterre, pris pour référence. À l'évidence, en se présentant comme l'inventeur d'une nouvelle langue de l'horreur, l'écriture lui sert à entretenir sa mégalomanie, c'est essentiellement pour la conforter qu'il a déployé tant d'efforts en prison pour parvenir à se faire publier. Ses travaux ne lui masquent pas totalement la déchéance de son être : il a conscience que sa vie est brisée et il lui arrive de se définir comme « *un enfoiré récalcitrant [...] plus fou qu'un rat de chiottes.* » Néanmoins les bénéfices procurés par l'écriture lui permettent de trouver « *presque amusant d'être un martyr*[1] ».

Le pseudo-fantasme pervers

La plupart des assassins par lubricité embarrassent les experts lors de leur procès. Pour les situer dans la nosologie, depuis Krafft-Ebing, il est volontiers fait référence au fourre-tout du sadisme, défini trop sommairement comme « *le fait d'éprouver une sensation de plaisir sexuel, allant jusqu'à l'orgasme, lors d'humiliations, de châtiments et de cruautés de toute sorte, exercés sur un autre individu humain ou même sur un animal*[2] ». D'autres experts sont tentés d'évoquer la folie, mais les signes de psychose manifeste sont souvent absents.

Les assassins par lubricité s'appréhendent parfois eux-mêmes comme des sadiques, bien qu'ils puissent considérer des criminels de leur sorte comme des fous. Ainsi Schaefer qui, en ses débuts, tuait par surprise[3], aurait expliqué à Bundy « *que l'aventure valait beaucoup plus la peine d'être vécue si l'on pouvait faire traîner la victime, jouir de sa terreur et savourer l'attente*[4] ». Il lui semblait que Bundy « *ne pouvait pas très bien comprendre, lui qui était tellement pressé de tuer la femme pour passer aux horribles activités sexuelles qui suivaient. J'en conclus, affirme Schaefer, que Ted n'était pas un sadique, mais un vampire.* » Il est vrai que beaucoup d'assassins par lubricité, à l'instar de Bundy, et plus encore de Kürten, s'avèrent pressés de tuer. Les victimes du dernier, dit le vampire de Düsseldorf, n'avaient guère le temps d'être angoissées : le plus souvent il les frappait par surprise, trouvant sa principale satisfaction à faire jaillir et à boire le sang[5]. En revanche, il en est d'autres, tels Schaefer, qui semblent viser l'angoisse de la victime ; faudrait-il dès lors supposer que dans certains cas il s'agit de perversion et non de psychose ?

De nouveau *Killer fiction* s'avère à cet égard riche d'enseignements. Notons tout d'abord que lors de ses premiers homicides, à l'instar de la plupart de ses congénères, Schaefer aurait exécuté ses victimes en quelques minutes, se bornant au temps nécessaire pour mettre en place le scénario de la pendaison. Or, plus tard, il aurait éprouvé le besoin de rendre le jeu plus intéressant en y ajoutant du « concept ». C'est alors seulement qu'il aurait pris plaisir à la terreur de la victime. Dans ce second temps il semble que le fantasme pervers soit bel et bien convoqué. On sait qu'il se caractérise de faire porter toute la charge de la castration sur le partenaire tandis que le sujet incarne l'objet diviseur. La position des deux éléments hétéroclites connectés par le poinçon se trouve inversée. La victime est vouée à l'extrême du manque à être par un tourmenteur sans faille dont il n'y a rien à espérer comme recours. Tel un bourreau sadien, Schaefer se révèle inflexible, sans repentir, ni remords ; il n'hésite pas, sa cruauté est décidée. Il tient la position objectale d'un instrument de la jouissance de l'Autre. En poussant à l'extrême l'angoisse de sa partenaire, il met en évidence la division subjective de celle-ci ; par surcroît, en instaurant par la pendaison une coupure au niveau du cou, il est nettement souligné que toute la charge de la castration se trouve reportée sur elle dans le réel. De même que Monsieur M., désigné comme masochiste par de M'Uzan, qui en rapporte l'observation[6], mettait en acte sur son propre corps, en se mutilant, ce que d'autres se contentent de mettre en scène[7] ; de même Schaefer réalise ce qui dans le fantasme pervers authentique n'est que semblant.

1. CULLEN R. (1993) : *L'ogre de Rostov*, Presses de la cité, p. 51.
2. KRAFFT-EBING R., *op. cit.*, p. 146.
3. SCHAEFER G.J., *op. cit.*, p. 39.
4. *Ibid.*, p. 95.
5. WAGNER M.S. (1932) : « *The monster of Düsseldorf. The life and trial of Peter Kürten* », Faber and Faber, London, p. 11.
6. M'UZAN M. de (1972) : « *Un cas de masochisme pervers. Esquisse d'une théorie* », in : *La sexualité perverse*, Ouvrage collectif, Payot, Paris.
7. Nous avons indiqué par ailleurs les raisons pour lesquelles Monsieur M. doit être considéré comme un sujet de structure psychotique [Cf. Malleval J-C. (1995) : « *Suppléance perverse chez un sujet psychotique* », La Cause freudienne, Revue de psychanalyse, 31, p. 109-116].

Les pratiques de tels sujets témoignent certes d'une inversion de la position des termes au sein de la structure du fantasme, en cela ils s'apparentent à des pervers, cependant il se trouve que de surcroît la fonction du poinçon fait défaut : rien n'instaure de coupure entre le sujet et l'objet, corrélativement la négativation phallique s'avère carente, de sorte que les objets de jouissance ne sont pas frappés d'impossibilité et que la jouissance folle ne rencontre pas de blocage. Les homicides de Schaefer se sont trouvés enrichis dans un second temps par la mise en place d'un pseudo-fantasme pervers ; mais ses meurtres relèvent fondamentalement de la logique du fantasme psychotique qui se détermine d'accoler le sujet non barré à l'objet cause.

Écoutons Schaefer préciser ce qu'il entend par un ajout de « concept ». « *Les putes, écrit-il, étaient pour la plupart des jeunes femmes tristes, stupides, sans morale, qui, confrontées à la finalité de leurs actes, craquaient totalement [...] Plus j'étais gentil, plus j'essayais de leur faire comprendre, et plus elles se dissolvaient en gros sanglots bruyants.* » Qu'essaie-t-il de leur faire « gentiment » comprendre ? « *Que leur intérêt et celui de la Société exigent leur élimination*[1] ». Le concept consiste en ceci : « *il était préférable que la pute comprenne qu'elle allait être pendue et accepte ma décision de la détruire, elle et ce qu'elle représentait* » — c'est-à-dire « un agent du mal ». « *J'avais le sentiment, ajoute-t-il, que si elle comprenait que le but était bon, notre expérience serait enrichie par cette intimité partagée*[2] ». Il apparaît que ce qu'il cherche fondamentalement par l'entremise du meurtre ne réside pas dans la souffrance de la victime, c'est la plus grande intimité atteignable avec l'objet qui le pousse, celle que seule la réduction de l'autre à la totale docilité du cadavre permet d'obtenir. Schaefer trouve plaisant d'anticiper ce moment par le concept en instaurant une préalable intimité intellectuelle qui consiste à faire accréditer ses convictions par la victime elle-même. Que celle-ci accepte de consentir à sa propre disparition procurerait au meurtrier une satisfaction supplémentaire. Il s'agit dès les préliminaires du crime d'une quête de toute-puissance sur l'objet et d'une tentative de fusion avec celui-ci. Le pseudo-fantasme pervers se trouve déterminé par le fantasme psychotique qui conjoint un sujet non barré, mégalomane, à un objet de jouissance cernable, réifié, parce que la fonction de l'impossible lui fait défaut. Il s'agit pour l'assassin par lubricité de mettre l'objet cause du désir dans sa poche. Certains le font d'ailleurs très concrètement, en conservant par dévers eux des bouts de corps mutilés, voire en collectionnant des têtes (Gilles de Rais, Dahmer).

L'ajout de concept, c'est-à-dire la tentative de prendre au signifiant la jouissance pulsionnelle, voilà encore ce qui détermine l'écriture de Schaefer. On constate qu'un pseudo-fantasme pervers s'y trouve à l'œuvre. En prenant « *l'horreur pour sujet* », selon ses termes, il est manifeste qu'il vise la division du lecteur, en cherchant à forcer sa pudeur, tandis que lui-même apparaît inflexible, sans remords, ni hésitations. Nulle division de son côté : la charge de la castration n'est supportée que par ses victimes — et ses lecteurs. « *Ces histoires, affirme-t-il, sont conçues pour vous faire vomir et vous faire vous retourner pour regarder par-dessus votre épaule, plutôt deux fois qu'une. Pour ces âmes sensibles qui me lisent et me détestent : bravo ! Mon but est de déclencher une réponse émotionnelle.* » Schaefer restitue l'objet a au champ de l'Autre, ce qui caractérise le fonctionnement pervers, avec pour conséquence de faire exister l'Autre. « *Un Autre non défaillant, affirme Lacan, donne la clef de la perversion*[3] », de sorte que le pervers se pose très volontiers comme un érudit concernant la jouissance : « *ma recherche sur le pourrissement des corps, écrit Schaefer, je l'ai effectuée dans les manuels de taxidermie et des livres d'enquête sur les homicides. Les livres de science mortuaire sont particulièrement bons parce qu'ils entrent en détail dans la chimie de la putréfaction*[4] ». Ce qui cesse d'être du registre pervers tient au surgissement de l'objet de la pulsion dans le champ du fantasme.

Notre conclusion à cet égard rejoint le travail de Mme Bouchet-Kervella quand elle établit une différenciation au sein des conduites pédophiliques : il convient là aussi de distinguer les pédophiles pervers des meurtriers d'enfants. En ce qui concerne les premiers, note-t-elle, la destructivité parvient « *à être suffisamment liée par l'érotisation pour échapper aux*

1. SCHAEFER G.J., *op. cit.*, p. 102.
2. *Ibid.*, p. 55.
3. LACAN J. : « *D'un autre à l'Autre* », Séminaire inédit du 30 avril 1969.
4. SCHAEFER G.J., *op. cit.*, p. 207-208.

dérapages de la violence physique mortifère » ; tandis que pour les seconds ce sont les processus de déliaison de Thanatos qui prennent le dessus[1].

Il apparaît très clairement dans le récit de Schaefer que l'objet de jouissance du tueur nécrophile se trouve désexualisé, ce qui signe le travail de déliaison classiquement attribué à la pulsion de mort. Donnons cependant un apparent contre-exemple, l'un de ces rares cas où l'objet pulsionnel du nécrophile se trouve masqué par l'objet d'amour. Lorsque Issei Sagawa, étudiant japonais, assassine Renée Hartevelt, étudiante hollandaise, le 18.6.1981, à Paris, il n'est nullement motivé par l'intention de la détruire, ni par celle de lui faire mal. Il la tue par surprise, d'une balle dans la nuque, et non avec un couteau, comme il en avait d'abord formé le projet, car il était écœuré par l'idée de la voir se débattre dans sa souffrance. Il était depuis longtemps tourmenté par le fantasme de manger une femme blanche. Après le meurtre, il dépèce le corps de cette jeune fille, qu'il connaissait depuis peu, et avec laquelle il avait une relation amicale, puis il mange ses lèvres, sa langue et le bout de son nez. Il considère son cannibalisme comme « *une sorte d'expression de l'amour* » : en l'incorporant il voulait « *sentir l'existence d'une personne qu'il aimait.* » Il s'agit pour lui de la réalisation de ce rapport sexuel dont Lacan a si fortement souligné qu'il n'y en a pas, pour ceux qui sont « aphligés », sauf, précisait-il justement, incestueux ou meurtrier, quand la limite phallique n'opère pas. Tout indique que la fonction du signifiant qui aurait permis à Sagawa de s'orienter dans la relation entre les sexes lui faisait radicalement défaut. Il ne savait pas comment y faire pour aimer Renée, c'est sans doute ce qui justifie la pensée qui lui vient devant le cadavre : « *J'ai perdu une amie au lieu d'avoir conquis une femme blanche*[2] ». Il faut souligner par surcroît que nul fantasme pervers n'est ici convoqué, bien au contraire : l'objet de son adoration devait être sans faille. « *Si nous avions dîné ensemble un soir de plus, assure-t-il, je n'aurais jamais fait tout cela [...] Je sentais que si je prenais une conscience suffisante de l'identité réelle de la fille, il me serait impossible d'aller jusque-là.* » S'il faut entendre par ces notations que tout ce qui l'aurait rendue plus humaine l'aurait rendue moins adorable, on discerne combien l'horreur de l'objet pulsionnel risque très vite d'infiltrer l'objet d'amour. Bien que le fantasme de Sagawa soit très différent de ceux des tueurs nécrophiles étudiés précédemment, ils n'en partagent pas moins la caractéristique structurale essentielle : la carence de la fonction de négativation du phallus qui laisse libre cours au surgissement de la pulsion de mort. Son observation nous indique que d'autres fantasmes peuvent être mobilisés par le psychotique pour donner une réponse au désir de l'Autre. La fonction du fantasme consiste à mettre à distance l'objet de la jouissance, il instaure à son égard une distance respectueuse, il protège du réel, si bien que tout porte à penser que la structure psychotique est compatible avec un recours à l'ensemble des stratégies défensives névrotiques et perverses. Cependant, la volonté de jouissance attachée au fantasme pervers suscite les pires meurtriers quand elle se prend au fantasme psychotique et que les fragiles limites de celui-ci se trouvent débordées. Lorsque de tels sujets ont franchi une fois les bornes instaurées par la crainte et par la beauté, ils accèdent à une jouissance sans commune mesure avec la jouissance d'organe, la tentation de la connaître à nouveau s'avère extrêmement forte. On sait qu'il est de règle qu'ils récidivent.

Sagawa montre plus que d'autres encore que la nécrophilie n'est ni une forme de sadisme ni même une perversion. L'objet visé par le nécrophile est un objet pulsionnel a-sexuel, de sorte qu'un cadavre en décomposition peut parfois le satisfaire, tandis que, dans bien des cas, les assassins par lubricité tuent aussi bien des hommes que des femmes, des jeunes et des vieux, parfois des enfants, et même, à défaut, des animaux. C'est pourquoi me paraît pertinente l'opinion de Zagury selon laquelle le facteur prédictif le plus fiable de l'assassin par lubricité serait « *la cruauté à l'égard des animaux supérieurs*[3] » — souvent constatable dès son enfance.

Les sujets qui mettent en acte les diverses formes de nécrophilies, fournissent un matériel clinique précieux pour appréhender la spécificité du fantasme psychotique. Ils montrent qu'il se révèle presque toujours discernable très tôt, lors de l'enfance, et surtout à l'occasion des pratiques masturbatoires de l'adolescence. L'objet de la jouissance et celui du

---

1. BOUCHET-KERVELLA D. (1996) : « *Pour une différenciation des conduites pédophiliques* », L'Evol. psych., 61, 1, p. 56.
2. KARA J. (1984) : *La lettre de Sagawa*, Robert Laffont, Paris, p. 42.
3. ZAGURY D. : « *Entre psychose et perversion narcissique* », *op. cit.*, p. 100.

désir tendent à s'y confondre, ce dont on peut inférer une carence du refoulement. Cependant les principales fonctions du fantasme ne cessent d'être remplies : il confère une étoffe au sujet, il donne une armature au désir, il met en forme une relation du sujet à ses objets, il sert de défense contre le désir de l'Autre, enfin il appareille la jouissance. Non pas la jouissance phallique, mais celle qui se situe à l'articulation de l'imaginaire et du réel, dite jouissance de l'Autre. La volonté de jouissance qui anime le pseudo-fantasme pervers ne saurait atteindre l'objet réel qu'en le dépouillant d'une image censée le contenir. Le franchissement d'une limite imaginaire apparaît nécessaire à sa satisfaction. Celle-ci vise un objet dévitalisé, séparé de ce qui l'anime, disjoint du phallus, abandonné par ce qui conjoint le logos au corps. C'est pourquoi il faut en passer par le meurtre, la dissection, la violation de sépulture ou le suicide. La totale possession de l'objet de jouissance implique d'écarter tout obstacle à sa saisie. Quand un sujet n'y recule pas, il s'éprouve au-delà des lois humaines. Tout cela est bien différent des mises en scène du pervers, dont le rapport à l'objet reste médiatisé par le semblant, « *une certaine forme de manque de sérieux, note Lacan, est peut-être ce qu'il y a de plus solide pour définir la perversion*[1] ». Si l'on entend le sérieux, comme il le fait parfois, au sens de la série, on concevra immédiatement, que les *serial killers* n'en manquent pas.

Il est cliniquement bien avéré qu'il existe chez des sujets de structure psychotique des scénarios imaginaires d'une grande diversité pour soutenir la volonté de jouissance instaurée par le pseudo-fantasme pervers. Ces scénarios s'avèrent aptes à procurer un gain de plaisir indépendant de leur réalisation : le phénomène est manifeste quand il se discerne au fondement des pratiques masturbatoires. Pour Mishima, la scène représente un jeune héros mis à mort, pour Bertrand la mutilation d'un cadavre de femme exercée par lui-même[2], pour Schaefer la justice rendue par pendaison d'une prostituée. Dans l'imaginaire de Mishima, le cadavre se trouve magnifié, il s'agit en général d'un beau jeune homme d'exception, parfois incarné par lui-même ; dès lors on discerne que très tôt, en ce fantasme majeur, se trouve déjà là « l'esthétique nécrophile » qui préside par la suite à son existence, développée en son œuvre, parachevée en sa mort. Notons encore que ceux qui tuent ses héros restent indéterminés, tandis que ceux qui les mettent en scène sont des artistes, peintres ou écrivains. Si une destinée d'esthète se révèle prise au fantasme majeur de Mishima, il n'en va pas de même pour Schaefer. Ceux qui pendent Cattle Kate, dans la scène photographique qui possède pour lui une fonction équivalente, sont considérés comme de respectables citoyens américains du Wyoming. Il précise qu'ils étaient, comme lui, « *décents et respectueux de Seigneur* », comme lui, ils la pendirent pour « *nettoyer la communauté*[3] », c'est-à-dire pour rendre la justice à leur manière. Il appelait toutes les victimes ses « Kate » en référence à cette image. Il ne les considérait pas comme des êtres humains et n'éprouvait aucun sentiment à leur égard : elles n'étaient que les reproductions interchangeables d'un type unique[4]. Il semble que Mishima comme Schaefer trouvent dans leur fantasme majeur une identification imaginaire, l'un à l'artiste nécrophile, l'autre au justicier impitoyable, qui contribue à donner consistance à leur moi. Autant qu'on puisse le discerner avec les documents dont nous disposons, le même phénomène n'apparaît ni chez Bertrand, ni chez Kürten. Pourtant la prégnance des modèles imaginaires se révèle décelable chez la plupart des assassins par lubricité. Il est de règle qu'ils confient s'être particulièrement intéressés à certains de leurs prédécesseurs : Kürten copia Jack l'Éventreur jusqu'à envoyer aux journaux des lettres semblables aux siennes ; s'il faut croire Schaefer, Bundy se serait inspiré de ses propres méfaits[5] ; lui-même, pendant ses études à l'école de police, avait fait un devoir sur un tueur en série, Harvey Glatman ; Albert Fish possédait toute une collection de coupures de presse concernant Fritz Haarmann, qui, comme lui, fut un tueur cannibale[6] ; en des temps plus lointains, Gilles de Rais avait trouvé ses références dans la description des orgies de Tibère et de Caligula rapportées par Suétone[7], etc. La multiplication du *serial killer* aux États-Unis, depuis quelques décennies, est certainement favorisée par le fait que celui-ci est devenu un

1. LACAN J. : « *D'un discours qui ne serait pas du semblant* », Séminaire inédit du 17 février 1971.
2. DANSEL M., *op. cit.*, p. 96.
3. SCHAEFER G.J., *op. cit.*, p. 24.
4. *Ibid.*, p. 97.
5. *Ibid.*, p. 84.
6. BOURGOIN S. : « *Serial killers* », *op. cit.*, p. 105.
7. KRAFFT-EBING, *op. cit.*, p. 145.

héros hollywoodien. Bref, il n'y a pas lieu de récuser le concept de fantasme, ni celui de sujet, s'agissant des psychotiques. En revanche, il faut souligner, avec Jacques-Alain Miller, que chez le névrosé, comme chez le pervers, l'implication de la castration dans le fantasme, en imaginarise celui-ci ; tandis que dans la psychose, l'absence d'implication de la castration, réalise le fantasme[1].

Quand défaille la fonction phallique, quand surgit une jouissance Autre, non sublimée, trouvant un accès direct au corps de l'Autre, la pulsion sexuelle se retire, l'objet cause dévoile ses affinités avec la nécrophilie ; alors ne subsiste qu'une épure de la pulsion, réduite au plus fondamental de celle-ci, c'est-à-dire à la pulsion de mort. Ses manifestations les plus évidentes se discernent par l'entremise de conduites diverses : du meurtre lubrique au suicide auto-érotique en passant par la nécrophilie au sens strict. Sans doute certaines pratiques toxicomaniaques et certaines formes d'alcoolisme pourraient-elles prendre place en cette série, quand elles allient une volonté de dépassement de la jouissance phallique à une quête de la déchéance de l'être parfois poursuivie jusqu'à une mort rapide.

Bien qu'un élément essentiel du processus de symbolisation fasse défaut au psychotique, il n'est pas hors-langage, de sorte qu'il est introduit au meurtre de la chose et à l'existence d'une perte incontournable. Le fréquent dépeçage du corps des victimes des nécrophiles s'enracine dans l'expression de la haine originelle du sujet à l'égard de l'objet perdu. Quand la castration n'est pas symbolisée, la rage à l'égard de tout objet propre à l'évoquer risque toujours de verser en une destructivité sans limites. À cet égard la pulsion de mort doit d'abord être conçue comme une dépendance douloureuse à un objet de jouissance. La déliaison qui selon Freud se trouve au principe de Thanatos n'est autre que cette perte originelle de l'objet ; tandis que les efforts d'Éros sont au service de sa récupération, ce qu'en d'autres termes on nomme un travail de liaison. Plus le fantasme défaille dans sa fonction d'érotisation, au service du principe de plaisir, plus se discerne une atroce dépendance à un objet de jouissance, à laquelle le sujet est porté à réagir par la haine et la destruction, ce que montre aussi bien la clinique de la mélancolie, dans laquelle « *l'ombre de l'objet tombe sur le moi* », incitant dès lors fortement le sujet au suicide.

Pour qui supposerait que les tueurs nécrophiles et les *serial killers* sont des phénomènes corrélés aux phénomènes de destruction de masse du XXe siècle, camps de concentration et bombe atomique, rappelons qu'aucun particulier moderne n'a égalé le nombre de meurtres de Gilles de Rais ou d'Erzebeth Bathory. En présence de faits qui répugnent à la conception que l'être humain se forme de lui-même, chaque époque est prête à considérer qu'ils sont inouïs et générés par quelque décadence moderne. Il faut sans cesse rappeler que la pulsion de mort est inhérente au parlêtre. Écoutons Leuret affirmer en 1834 qu'il existe une identité entre la monomanie homicide, la lycanthropie et certains états désignés sous le nom de possessions. « *La lycanthropie, ajoute-t-il, et les possessions étaient autrefois très fréquentes, elles sont très rares de nos jours ; loin donc que nous méritions le blâme que des esprits chagrins voudraient jeter sur nous, disons que la nouveauté prétendue de la monomanie homicide est une preuve que cette maladie est devenue tellement rare qu'elle est oubliée quand elle reparaît et que si on la regarde comme nouvelle, c'est uniquement parce qu'on ne la connaît plus*[2] ». Sans doute veut-il là trop prouver, en suggérant qu'elle serait devenue plus rare au XIXe siècle, mais il nous rappelle fort pertinemment qu'en chaque période de bouleversement social, il s'élève des voix prophétiques pour dénoncer l'émergence de crimes nouveaux ; non seulement elles sont oublieuses du passé, mais elles s'avèrent parfois orienter vers le pire, quand elles se révèlent le prélude à l'annonce des moyens définitifs pour remédier au malaise social.

1.2.4.3. Les actes de torture et de barbarie

La torture, propre de l'Homme, a toujours existé et existera probablement toujours, sous des formes variées et sans cesse affinées, nouvelles technologies aidant (électricité, fauteuils rotatoires, méthodes d'isolation sensorielle, etc.). Elle occupe une place importante dans la mythologie ; pensons aux *supplices du Tartare* et au *Livre sixième* de l'*Enéide* : il y existe un lieu infernal et magique contrôlé

1. MILLER J.-A. : « *Du symptôme au fantasme* », Séminaire inédit du 4 mai 1983.
2. LEURET F. (1834) : *Fragments psychologiques sur la folie*, Crochard, Paris, p. 114.

par la Furie geôlière Tisiphone, et d'où s'échappent, écrit Virgile[1], des « *gémissements, résonnent de cruels coups de fouet, et le grincement du fer et des chaînes que l'on traîne.* » Pensons aussi en littérature à l'œuvre de William Shakespeare, qui dans *le Roi Lear* par exemple, met en scène le comte de Gloucester, qui se fera arracher les yeux. Certaines descriptions, par leur précision diabolique ou au contraire leur impressionnisme suggestif participent au succès de l'œuvre littéraire, qu'elles pimentent d'un voyeurisme dérangeant mais savamment étudié pour fasciner le lecteur[2].

La torture peut prendre différents masques, à des degrés divers, et n'est pas seulement physique : insultes et menaces de mort, harcèlement sexuel, mutilation sexuelle rituelle, bizutages estudiantin ou militaire, « ratonade », et bien sûr « interrogatoires » policiers évoquant l'extorsion judiciaire d'aveux et la soumission à la Question inquisitoriale[3]. Ubiquitaire, parfois avec des complicités médicales, la torture apparaît donc hélas comme un fait social universel. Elle a été parfois utilisée comme « technique éducative » pour apprendre à maîtriser sa douleur, dans l'ancienne Sparte par exemple ou chez les Indiens[4], et reste encore utilisée à notre époque comme « technique rééducative » des individus plus récalcitrants[5].

Mais il y a de quoi être ici perplexe : les études psychologiques ne décrivent pas les tortionnaires comme des sujets forcément très différents de tout un chacun, et on assiste parfois à des guérisons psychiques spectaculaires de victimes ayant été torturées avec la plus grande cruauté. Certaines victimes deviennent bourreaux à leur tour (identification à l'agresseur), et des sujets apparemment au-dessus de tout soupçon peuvent dériver vers un sadisme incompréhensible, ainsi que l'ont clairement démontré les expérimentations avec les « machines à agresser » : technique de Buss (1961), paradigme de Berkowitz (1962) et procédure de Taylor. Milgram (1963), dans son célèbre livre « *Soumission à l'autorité* » a montré à quel point plus d'un candidat sur deux était capable de soumettre un « cobaye humain » à des décharges électriques de plus en plus algiques [fictives, mais le candidat l'ignorait !], simplement parce que la « règle du jeu » le voulait ainsi...

Consternant, est bien le qualificatif qui revient le plus souvent en pareil domaine, et qui peut laisser parfois pessimiste sur les valeurs morales de l'Homme. Au-delà de ses états d'âme, le psychiatre s'efforcera de prendre en charge les victimes de la torture, en tentant d'amener le sujet à « mettre en mots ses maux », d'autant plus ineffables que profonde aura été la blessure. Des techniques comme l'hypnose, la relaxation ou le yoga peuvent cependant amener le patient à une

---

1. VIRGILE : *L'Enéide*, H. Berthaut trad. (1966), Hatier, Paris. Tisiphone était, avec Alecto et Mégère, une des Erinnyes, divinités chargées de punir les criminels aux Enfers.

2. « *Après quelques semaines d'interrogatoire intensif, quelques passages à tabac, quelques piments rouges introduits dans son vagin et son anus, des cure-dents glissés sous ses ongles, la jeune femme avait craqué* ». [Han Suyin : *Jusqu'au matin*, M. Berger trad., Stock, 1982].

3. Le but du tortionnaire est d'amener sa victime à une décompensation algique suraiguë, avec un vécu proche de la dépersonnalisation délirante. Le bourreau essaie de « *déposséder le prisonnier de tout secret, de toute intimité, de le mettre à nu, dans une nudité encore plus radicale que celle de son corps ; le rendre "transparent", incapable de ne rien cacher, obligé de tout avouer ; le prisonnier sera vaincu, définitivement, s'il accepte cette prémice perverse du tortionnaire : il a perdu sa capacité de penser secrètement, il a perdu les secrets de son corps ; il est transparent : tout essai de préservation est vain parce qu'il ne reste plus rien à préserver* ». [GOMEZ-MANGO E. (1988) : « *De la torture et du secret* », L'Inform. Psy., 64, 3, 313-319].

4. Un panorama des supplices indiens est contenu dans l'ouvrage de Bernard Clavel *Compagnons du nouveau monde* (Robert Laffont, Paris, 1981).

5. Dans l'opuscule antimilitariste « *Les bagnes de l'Armée française* » figurent plusieurs descriptions choquantes de pratiques de châtiments corporels cruels infligés aux « fortes têtes », les soldats les plus récalcitrants. Au Fort d'Aiton par exemple, bagne situé près de Chambéry, l'enquête menée par André Ruff, Gérard Simonet et Michel Tachon (Maspéro, 1971) aboutit à la dénonciation journalistique de scènes de sadisme et de règlements de comptes à tonalité homosexuelle. Les brimades et punitions étaient infligées avec raffinement : sur le plan psychique, avec des procédés pervers visant à rechercher l'humiliation du détenu : blessure narcissique du rasage capillaire total, appelé ici « *tonsure à zéro* », pratique de la fouille au corps (« *complètement déshabillé, on m'a fouillé, vérifié que je ne "cachais rien dans le trou de mon cul". On m'a donné un pantalon et une chemise sans boutons et conduit au calbot* »). Ce dernier terme désigne l'endroit très spécial qui servait de prison (« *le calbot, à Aiton, c'est la terreur* »). Un témoin relate : « *(...) il y a une chose que peu de gens vous raconteront parce que c'est difficile à comprendre quand on ne l'a pas vécue : c'est l'atmosphère morale pernicieuse, déprimante qui est soigneusement entretenue dans ce camp par un chantage continuel et odieux, par la peur, l'humiliation, les brimades injustifiées* ». Dans un tel contexte, les suicides, ou déclarés tels, n'étaient pas exceptionnels. Les tentatives de suicide, effectuées le plus souvent par ingestion d'objets (fragments de fourchette, de couteau, de lame de rasoir, etc.), y auraient été considérées comme équivalents de mutilations volontaires et punies en tant que telles, une fois effectués les soins de premier secours. Sur le plan physique, avec des tortures par omission, liées à toutes sortes de privations volontaires, à commencer par la nourriture, et par commissions, sous forme de coups et blessures ou d'exercices forcés. Les conditions de détention au pénitencier y sont décrites comme étant particulièrement inhumaines et dégradantes. Un témoin raconte : « *(...) beaucoup [de soldats] auraient eu besoin d'un peu d'affection, d'humanité, certains d'un psychiatre, et non d'un "garde-chiourme", car les plus sadiques, les plus asséchés sur le plan humain, étaient parmi les cadres* ».

meilleure acceptation de son corps, et surtout le conduire tout doucement à verbaliser ce qu'il a dû ressentir de force.

Les actes de torture et de barbarie

H.N. Barte

Les actes de tortures et de barbarie constituent aujourd'hui non plus des circonstances aggravantes de certaines infractions mais un crime puni comme tel de quinze ans de réclusion criminelle assortis d'une période de sûreté automatique (art. 221-1 CP). De nombreuses peines complémentaires sont ajoutées à la réclusion elle-même, comme par exemple, l'interdiction des droits civiques, civils et de famille, l'interdiction de séjour, etc. Les sanctions sont accrues, de même, dans différentes circonstances, comme les infractions commises sur mineur par ascendants, commises de manière habituelle sur mineur ou personne vulnérable, ou s'il y a mutilation, infirmité permanente, mort de la victime, etc.

L'expression *tortures et actes de barbarie* utilisée dans le Code pénal français se réfère globalement à l'article 1er de la Convention adoptée à New York le 10.12.1984 contre la Torture et autres peines ou traitements cruels, inhumains ou dégradants. Il s'agit ici « *de tout acte par lequel une douleur ou des souffrances aiguës, physiques ou mentales sont intentionnellement infligées à une personne* ». Les auteurs visés dans le Code pénal français ne sont pas limités, comme dans le texte de la Convention de New York, aux seuls agents de la fonction publique perpétrants ces actes pour des mobiles divers. En effet, ces agissements peuvent entrer dans le cadre d'une pratique institutionnelle (torture d'État) dans le but traditionnel d'obtenir des aveux ou des renseignements (interrogatoire) ou dans celui d'intimider et de châtier. Ils peuvent aussi être de simples actes délinquants d'individus agissant de leur propre initiative ou à l'instigation de groupes criminels organisés comme par exemple la Mafia.

La criminalisation des actes de torture et de barbarie marque de façon claire la volonté du législateur de prendre en compte désormais ce type d'atteinte à l'intégrité à la personne, sa gravité comme celle du préjudice subi par la victime. Toutefois la définition des actes de tortures, malgré sa précision, n'efface pas toutes les ambiguïtés d'un phénomène tantôt honni tantôt légitimé, suivant les époques et les sociétés.

Notre époque s'illustre par une attitude ambivalente. En effet, si les sociétés utilisent plus ou moins ouvertement la torture pour asseoir ou maintenir leur domination, les sociétés démocratiques, unanimes à la condamner, continuent à y recourir hypocritement de façon ponctuelle. La torture ou la soumission à la question reste ainsi tolérée, comme dans la guerre ou la lutte contre le terrorisme par exemple. Les gouvernements feignent ici l'ignorance ou parlent de « bavures ».

L'approche historique et géographique de la torture montre que toutes les sociétés ont toujours recouru à l'usage de la torture quand elles étaient en période de crise, ou en cours d'organisation. L'histoire des sociétés anciennes est remplie de récits des supplices et tortures subis par les individus comme expiation à leur transgression des tabous. La torture prenait dans ces temps valeur de punition et d'exemplarité. Ainsi en Égypte comme en Chine ancienne par exemple, à chaque crime correspondait un supplice précis, amputation de la main pour le voleur, ablation du pénis pour le prisonnier capturé, etc. Bref, en dehors de certaines « tortures aveugles » (M. Ternisien et D. Bacry) qui sont le fait de la sauvagerie de certaines bandes armées cherchant à terroriser les populations, la torture fut longtemps « *une méthode et un instrument de justice et le constant levier coercitif de l'intolérance* ». Ce ne fut que progressivement qu'elle pût se dégager, mais sans jamais malheureusement disparaître, dans les sociétés dites civilisées, des problématiques de châtiment, de vengeance et de domination. À chaque époque, chaque société la justifiait par des idéologies d'efficacité, d'exception, de protection de la collectivité contre quelques indésirables par le moyen de recherche de la vérité (ordalie ou jugement de Dieu).

Avec les sociétés romaines, l'esclave ravalé ainsi au rang, non d'une personne libre mais de marchandise ou de bétail humain laborieux, de sous-homme, est soumis naturellement à la torture pour crédibiliser soit ses aveux, soit son témoignage. Avec l'apparition du Christianisme, la torture servira à faire abjurer les nouveaux croyants qui mettaient en péril le pouvoir en place. L'Inquisition médiévale consacre le « triomphe de la Chrétienté » qui pour se constituer, va user à son tour de la torture pour poursuivre les hérétiques. La recherche et le dépistage des hérétiques imposent aux frères inquisiteurs l'emploi de moyens d'interrogatoire qui ne doivent ni mutiler, ni verser le sang, ni tuer le supplicié. Les missionnaires du Saint-Office vont ainsi rédiger de véritables petits manuels de pratique de la torture, férocités diverses raffinées, instruments sophistiqués, estrapade, chevalet, brodequins, charbons ardents, puis bûchers, qui vont permettre de faire disparaître par le feu des milliers de renégats.

L'époque contemporaine va s'illustrer avec l'élimination massive des individus, génocides (génocides des Juifs de la deuxième guerre mondiale, des Tsiganes, des Arméniens...) et déportations diverses, bref *crimes contre l'Humanité* au cours desquels les actes de tortures et de barbarie ne sont pas hélas rares.

Avec le Nazisme, le Stalinisme, et les diverses guerres révolutionnaires de libération, les actes de torture et de barbarie sont devenus planétaires. Ils ne sont plus par contre le phénomène central, mais éclipsés par des actes plus effrayants, plus radicaux, comme l'assassinat, l'extermination, la déportation, la réduction en esclavage de masses de gens ou d'ethnies entières. Actuellement, reconnus dans le Code pénal et sanctionnés, ils sont divisés en génocide (art. 211-1 CP) et autres crimes contre l'humanité : déportation, réduction en esclavage, exécutions sommaires massives et systématiques, enlèvement de personnes suivis de tortures ou d'actes inhumains, crimes commis en temps de guerre contre des combattants luttant contre un système idéologique prônant et perpétuant des crimes contre l'humanité (art. 212-2 CP). Les crimes contre l'Humanité sont imprescriptibles.

Les méthodes de tortures

Elles sont multiples, diverses évolutives. Il serait trop fastidieux de les énumérer. L'ingéniosité humaine est ici sans borne. Sur l'esprit de cruauté, Anciens comme Modernes se rejoignent avec pour les Seconds des méthodes de torture de plus en plus sophistiquées et « propres ». Mais généralement on retrouve toujours dans la panoplie des bourreaux les techniques traditionnelles de la bastonnade, des instruments de torture moyenâgeuse mais éprouvés pour leur efficacité comme le carcan, le poteau, le cheval de bois, les griffes de fer, les étrilles, le bâton piquant, etc., le régime de décomposition avec la mise au cachot, l'isolement sensoriel, la faim, le travail forcé, les mauvais traitements divers... Les visages de la torture moderne, parfois moins folkloriques, restent tout aussi parlants. On retrouve toujours l'ancienne falanga ou bastonnade sur la plante des pieds, la balançoire où le sujet, placé sur une barre de fer horizontale, tête suspendue, est pieds et poings attachés. La mise dans des cachots noirs pendant une année, voire plus, reste la pratique de routine etc.

La torture moderne va faire appel à l'électricité, appliquée sur les organes génitaux, introduite dans l'anus, etc. : gégène de la guerre d'Algérie, chaises électriques de certains pays latino-américains, chaise du dragon au Brésil. La médecine comme la psychiatrie vont de même être détournées de leur intentionnalité thérapeutique. Ainsi verrons-nous des tortures médicales et mentales : expérimentations scientifiques sur des cobayes humains, provoquant naturellement souffrance mais aussi de graves mutilations sinon la mort, méthodes de privation sensorielle, utilisation des cages à tigres si petites que le prisonnier ne peut ni bouger ni se tenir debout, internements arbitraires dans les hôpitaux psychiatriques avec administration abusive ou forcée de drogues, sédatifs divers, neuroleptiques majeurs, etc.

Comme on le voit, il existe une certaine interpénétration entre torture, supplices, sévices, traitements avilissants et inhumains, etc., malgré les délimitations que nous avons rappelées au début de cet article. Cette difficulté tient au fait que pour l'opinion publique, la torture renvoie plus généralement à la notion de destruction physique. Ainsi les tortionnaires ont commencé à rechercher des techniques raffinées ne laissant pas de traces, de marques sur le corps des victimes, pas de sang, pas de mutilations, bref une « torture propre ». Cette distinction entre *torture sale* et *torture propre* marque incontestablement désormais la préférence contemporaine pour les contraintes psychiques au dépens des contraintes physiques estimées sans doute comme trop primitives, trop sauvages. Ainsi l'emploi de l'électricité apparaît aujourd'hui universel. L'aspect psychologique des interrogatoires est mis en avant. L'interrogatoire est comparé à une relation sexuelle : « c'est comme quand on fait l'amour ». Il faut prendre son temps, savoir se retenir, maintenir la douleur comme le plaisir à son paroxysme. Si la victime avoue, c'est l'orgasme, quoi !

La différenciation de la torture par la contrainte physique ou psychique nous semble singulièrement inadaptée, désuète, reflétant encore le clivage traditionnel Corps-Esprit.

Aussi, en nous référant à la conception organo-dynamique de Henri Ey, nous proposons plutôt de classer les actes de torture et de barbarie suivant deux axes différents mais ayant une finalité commune : la recherche de la déstructuration de l'Être conscient. Celui-ci est organisé dans sa verticalité comme champ de la conscience, c'est-à-dire des expériences, du vécu, actualisation ici et maintenant des modalités d'adaptation aux événements, et dans sa longitudinalité comme conscience de soi, c'est-à-dire comme construction biologique, culturelle, affective et sociale en individu ou personne. Ainsi les actes de torture « sales ou nobles », « somatiques ou psychologiques », occasionnels ou intentionnels et répétés, ne sont rien d'autre que des tentatives de déstructuration ou de dissolution de l'Être conscient. Ils visent tout simplement à briser, anéantir, avilir voire détruire un sujet dans un but d'obtenir des aveux, d'intimider, de dominer, voire de jouir sadiquement de sa douleur et de sa souffrance. Les techniques pour obtenir ces résultats consistent à utiliser des procédés physiques ou psychiques divers pour altérer et désorganiser l'individu. Celles-ci, par l'intensité de la douleur ou de la souffrance mentale infligée à la victime, provoquent une déstructuration de l'Être, le rendant vulnérable. Ainsi les méthodes employées par le tortionnaire sont avant tout programmées pour une efficacité maximum, surtout si la torture est institutionnalisée.

La torture reste parfois naturellement le fait d'individus isolés, violents, sadiques ou malades. Toutefois, elle est bien dans notre monde contemporain un mal institutionnalisé lorsqu'elle est utilisée « *par des agents de la fonction publique ou à leur instigation* ». À ce niveau, le tortionnaire est un professionnel, formé intentionnellement à cette activité. Les acquis de la science servent à développer des techniques où la souffrance peut apparaître sans recours à aucune brutalité physique. On peut ainsi dire que certaines tortures psychologiques arrivent à désintégrer un homme sans lui provoquer de douleur (« torture noble » !). Définis isolément, certains actes peuvent ne pas être qualifiés d'actes de torture, mais ce rapprocher plutôt des mauvais traitements, cruels et inhumains. Aussi, c'est à juste raison que beaucoup d'autres décrivent la torture sous l'angle d'un processus de déstructuration de la personne obtenu par des actes précis : « enlèvement, isolement, mise au secret amenant la victime à perdre ses repères ; à sentir qu'elle est désormais à la merci du bourreau. Celui-ci a droit de vie et de mort ! » (Travaux d'Amnesty International). Dans cette perspective contemporaine notre classification des méthodes de torture, certes artificielle, prend en compte le problème global de la personne humaine en tant qu'être au monde. Ainsi nous distinguons :

- Les méthodes de *déstructuration du champ de la conscience* c'est-à-dire du vécu de l'individu, de sa saisie du monde, de ses expériences actuelles, etc. Cette altération est acquise par des procédés divers, coups répétés sur la tête, hypoxie, privation de nourriture ou de sommeil, drogues, etc. Ces moyens brutaux ou doux ont pour but principal de désorienter le sujet, de l'amener à des niveaux inférieurs de la conscience, comme l'état de panique, l'état délirant, l'état dépressif-anxieux aigu, l'état confuso-onirique, etc.
- Les méthodes de *déstructuration de la conscience de soi*, c'est-à-dire de la personne, dans son historicité, son identité. Cette altération est atteinte par la répétition de la désorganisation du champ de la conscience ou encore par des procédés de stress, de déafférentation sensorielle. Le facteur important est ici naturellement celui de la durée des pertes de repères. Ainsi la situation de privation sensorielle est par excellence une situation de déstructuration de l'individu, d'où son emploi de plus en plus fréquent de nos jours comme châtiment ou comme préliminaire à la torture. En effet les études scientifiques (recherche spatiale) comme les expériences des tortionnaires ont montré que la réduction sensorielle des cinq sens conduit inexorablement l'homme soumis à un bruit de fond permanent neutre, en station debout contre un mur, tête enfermée dans une cagoule, privé de sommeil, de nourriture voire de boisson, etc., à des vécus d'angoisse, de dépersonnalisation, à des hallucinations, bref à des troubles mentaux, parfois irréversibles. Aussi, pour ne pas risquer ces atteintes irréversibles, les réductions sensorielles sont modulées pour laisser l'individu en état de désorganisation psychique. Dans cet état, il est essentiellement suggestible, maniable. Ainsi peut-on le réorganiser dans le sens désiré par le bourreau. On parle dans ce contexte de véritable « lavage de cerveau » !

Les effets de la torture

Il n'est guère difficile de concevoir les séquelles laissées par les actes de torture et de barbarie. Quelle que soit la forme sous laquelle la torture est infligée à la victime, elle laissera toujours chez celle-ci des marques aussi bien physiques (spécifiques dans certains cas de torture : séquelles à l'électricité, séquelles dentaires, plantaires, etc.) que psychiques. Si les traces somatiques peuvent parfois ne pas être apparentes, les traces psychologiques sont toujours là, avec *a minima*, troubles du sommeil, cauchemars, rumination mentale, difficultés de communication, tendances dépressives. Des troubles psychiques avérés peuvent apparaître à long terme : angoisse chronique, dépression, paranoïa, sénescence précoce.

On doit dans le domaine des études des séquelles de la torture beaucoup aux travaux des médecins Danois. Sans doute les médecins militaires des différents pays connaissent aussi bien ces problèmes, mais l'accès à leurs recherches n'est pas toujours possible.

Le tortionnaire

S'il existe des tortionnaires qui relèvent de la pathologie mentale (cas de psychopathes agressifs et sadiques agissant sous l'effet de leurs pulsions dans un contexte d'alcoolisation, d'abus de drogues ou non, de dynamique de groupe, etc.), la plupart des tortureurs institutionnalisés n'ont pas de personnalité spécifique qui les distinguerait d'autrui. Beaucoup ne sont que des fonctionnaires, des militaires, des serviteurs du régime en place, obéissant aux ordres reçus. Le fait que la torture s'effectue dans le secret, ne permet pas toujours l'étude de ces agents particuliers. Toutefois, les confessions de ces tortureurs, les témoignages des victimes, révèlent peu de chose, sinon comme on peut s'en douter, leurs obsessions d'ordre sexuel, leurs pulsions sadiques pré-génitales, etc. En fait l'élément constamment relevé reste le contrôle, sinon la maîtrise, de ces professionnels, qui se dévoilent comme des individus obéissants, soumis à l'autorité. Approbatifs, ils intègrent la hiérarchie comme une instance morale supérieure à laquelle il faut adhérer. Ils effacent leur propre discernement au profit de celui admis comme supérieur.

Pour assumer au quotidien l'exécution de leur travail, ils projettent leur propre doute sur la victime dans un mécanisme de renversement de leur responsabilité et de dévalorisation de la victime : « *C'est de leur faute. Ils n'ont qu'à avouer. Au fond ils ne sont pas des êtres humains. Ce sont des criminels, si on les avait relâchés, ils auraient recommencé. La torture est ignoble mais il fallait bien sauver tous les autres, les Innocents* ». On est toujours déçu de ne pouvoir retrouver chez ces tortureurs des caractéristiques significatives. Nous oublions en cela que la nature humaine est dressable. La norme n'a pas d'existence en soi. Elle est par essence variable, évoluant avec les croyances du moment d'une société.

Le traitement des victimes

Celui-ci s'avère difficile en raison de la relative inexpérience du corps médical qui manque d'informations, du problème épineux des institutions permettant la prise en charge de ces sujets. Les États tolérant la torture ne sont guère enthousiastes pour réaliser de tels états des lieux, car c'est reconnaître que cette pratique existe.

L'expérience thérapeutique de ces victimes, aujourd'hui diffusée par les informations entre spécialistes dans les réunions, colloques divers recommande :

- le recours aux psychotropes (sédatifs divers, anxiolytiques voire neuroleptiques) ;
- le recours à la psychothérapie de soutien, aux techniques psychothérapiques de relaxation ou psychologiques d'intériorisation comme la méditation ;
- le recours à différentes mesures de rééducation et de réinsertion socio-professionnelle, quand c'est possible.

Le traitement des victimes de la torture passe par la reconnaissance de ces sujets et enfin surtout par une action de lutte contre la torture elle-même.

La lutte contre la torture

Cette lutte passe par la reconnaissance internationale de la nécessité de mettre sur pied un édifice législatif des *Droits de l'Homme*. À partir de cette reconnaissance, l'acte de torture peut être condamné.

Ainsi l'article 5 de la Déclaration Universelle des Droits de l'Homme de 1948 spécifiait déjà : « *nul ne sera soumis à la torture, ni à des peines ou traitements inhumains cruels ou dégradants* ». Les pactes de l'ONU vont donner une valeur à cette déclaration par la ratification de certains États à cet engagement. En fait, il faut bien admettre que les bonnes intentions se heurtent trop souvent à la tolérance de ces mêmes États, d'où des ambiguïtés. Ainsi se dessine l'intérêt des actions d'organisations à caractère non gouvernemental. Il semble que la plus représentative dans le domaine de lutte contre la torture soit *Amnesty International*, organisation dont l'action, centrée sur la condition des prisonniers, s'oppose sans réserve contre peine de mort, torture, ou traitements cruels, inhumains ou dégradants. Pour la prévention de la torture, cette Association a développé un programme en douze points, en octobre 1983, que nous rappellerons ici en guise de conclusion à ce bref exposé :

1 - condamnation officielle de la torture
2 - limites imposées à la détention au secret
3 - pas de détention secrète
4 - mesures de protection pendant la détention et les interrogatoires
5 - enquêtes indépendantes sur les allégations de torture
6 - nullités des déclarations arrachées sous la torture
7 - la torture doit être proscrite par la loi
8 - poursuites contre les tortionnaires
9 - dispositions relatives à la formation
10 - indemnisation et réadaptation
11 - réaction internationale
12 - ratification des instruments internationaux.

Bibliographie

(1) ARON R. (1973) : *Histoire et dialectique de la violence*, Gallimard, Paris.
(2) AZIZ P. (1974) : *Les criminels de guerre*, Denoël, Paris.
(3) KRIEGEL A. (1972) : *Les grands procès dans le système communiste*, Gallimard, Paris.
(4) LAURET J.-C., LASIERAND R. (1975) : *La torture propre*, Grasset, Paris.
(5) MELLOR A. (1961) : « *La torture* », Tours Mame. - (1972) : « *Je dénonce la torture* », Tours Mame.
(6) TERNISIEN M., BACRY D. (1980) : *La torture, la nouvelle Inquisition*, Fayard, Paris. (cet ouvrage contient une importante bibliographie).
(7) VIDAL-NAQUET P. (1972) : *La torture dans la République*, Éd. de Minuit, Paris. - (1977) : *Les crimes de l'Armée française*, Maspéro, Paris.
(8) Publications d'*Amnesty International* : rapports annuels, rapports d'enquêtes (août 1996), chroniques d'informations internationales.

1.2.4.4. Les relations sadomasochistes

Si le criminologue s'intéresse à l'*acte transgressif* relevant du domaine pénal, le psychiatre quant à lui se questionnera sur le vécu lié à l'*acte sexuel* en tant que « rapport » relationnel concrétisant et concluant une intersubjectivité. Mais finalement personne n'est d'accord sur ce qu'il convient d'entendre par une « sexualité normale », tant les fantasmes de chacun et surtout le contexte culturel sont ici variables [I, § 4.]. Là où le bât blesse en matière de relations sadomasochistes, c'est lorsque la société, dépassée car décadente, commence à s'interroger avec fascination sur la normalité et donc sur la tolérance de telles pratiques, loin d'être rares. Celui dont la jouissance dépend de la souffrance d'autrui, ou de la sienne propre, est-il forcément un « malade mental », et que faire de lui, au plan pénal et au plan thérapeutique ? Est-il un tueur en série potentiel [II, § 1.2.2.2.], comme le fut par exemple Ted Bundy qui, avant d'être finalement exécuté sur la chaise électrique, a avoué avoir séduit dans sa carrière criminelle une soixantaine de jeunes filles blondes, qu'il a violées puis savamment charcutées vivantes, et dont il a dit avoir éparpillé les morceaux aux quatre coins des États-Unis, retournant parfois déterrer quelques restes pour les caresser ?

Si les traditionnelles tenues de cuir, les maîtresses-fouetteuses et la référence un peu surannée au marquis de Sade ne constituent que la partie visible — ou plus exactement donnée à voir, pour contenter la galerie —, d'autres pratiques, homosexuelles ou à la fois homo- et hétérosexuelles, échangistes, avec *piercing* et pose sanglante de bijoux intimes, ou encore avec *branding*, inquiètent quant à leurs dérives criminelles possibles. Ce genre d'actes est-il toujours « librement consenti », et dans quelle mesure l'existence des dérives, entre adultes, voire entre adultes et mineurs comme parfois dans les cas de sectes ou de rituels sataniques [II, § 2.1.2.], sont-elles portées à la connaissance de la justice ? Où se situe la limite avec les tortures et les mutilations sexuelles, très sévèrement punies par le Code pénal [II, § 1.2.5.7. et § 1.2.5.8.] ?

Le journaliste Éric Brunet s'est livré à une étrange enquête sur l'esclavage sexuel des milieux pervers de Paris, Londres et Amsterdam, et explique que la jouissance suprême du masochiste est de supporter coûte que coûte (aux sens propre et figuré) la douleur (physique intense, par exemple en cas de suspension à une poulie par les parties génitales et les seins, mais aussi morale, par exemple en s'humiliant dans une ingestion scatologique face à un public de « connaisseurs »). Ce serait le masochiste qui contrôlerait la situation, le sadique étant en fait dépendant du masochiste comme l'est le maître en pratique envers son esclave. Mais les rôles s'inversent parfois, des dérapages horribles se produisent, et « *dans les faits, certains sortent détruits de l'expérience*[1]. » Didier Bourgeois, psychiatre des Hôpitaux au Centre Hospitalier de Montfavet, nous livre ici, d'une manière tout à fait originale, ses réflexions sur ce sujet très spécial.

Conduites sadiques et masochistes : approche criminologique

D. Bourgeois

Les conduites sadiques et masochistes appartiennent à la constellation perverse et sont cliniquement parfois intriquées avec d'autres aménagements pervers. L'apport psychanalytique a contribué à les isoler conceptuellement mais, en raison de leur logique de complémentarité clinique, sadisme et masochisme demeurent souvent appréhendés symétriquement, comme un couple de conduites, ce qui a contribué longtemps à restreindre leur sens psychopathologique propre mais a autorisé, dans une certaine mesure, une approche psychodynamique intégrée du phénomène. L'évolution conceptuelle psycho-clinique tend cependant à dédifférencier ces deux conduites, certes sous-tendues par des mécanismes psychiques communs mais à destinée différente, étant maintenant communément admis que le masochisme n'est plus seulement le négatif clinique du sadisme. Dans une perspective criminologique, ces deux prototypes comportementaux, non symétriques quant à la morale humaine, qui est l'un des fondements de la criminologie, et à leurs positions dans le champ médico-légal, admettent maintenant des réponses spécifiques renvoyant à leur singularité respective.

Nous distinguerons, artificiellement, car elles peuvent être pratiquement intriquées, les conduites masochistes sexuelles des conduites masochistes relationnelles.

Les conduites masochistes sexuelles

Depuis leur description initiale, littéraire, par L. Von Sacher Masoch (4) et leur inclusion dans le champ sexopathologique (Kraft-Ebing, 5) ces conduites spécifiques, sans changer de fondement psychopathologique qui les place résolument dans le champ des aménagements psycho-existentiels pervers (1, 2, 4, 7) admettent des formes cliniques modernes, en fonction d'effets de mode et aussi d'une évolution socio-psychologique collective. Elles ont cependant, bien sûr, de tout temps existé — l'empereur Neron en reste un exemple historique — et trouvent même, peut-être, des racines éthologiques humanoïdes (8).

Le socle de la relation masochiste sexuelle, discrète et intime, acte privé, reste le contrat (décrit par Von Sacher Masoch), qu'il soit tacite ou *écrit et signé* entre deux ou plusieurs partenaires. Les sujets, si majeurs et consentants, ne commettent aux yeux du législateur, sinon de la morale, aucun délit si leurs pratiques ne sont pas publiques.

La perspective historique relativise fortement le contenu de la réponse sociale aux pratiques sexuelles marginales : les *sodomites* étaient, il y a quelques siècles, brûlés puis ils furent embastillés ; les homosexuels étaient, il y a peu, mis à l'index et devaient assumer leur pratique dans une clandestinité favorable à l'établissement de réseaux de solidarité, minorité revendiquant peu à peu un statut moins clandestin, profitant de l'évolution des mœurs et des mentalités. À travers l'activation de clubs privés ou l'organisation de soirées spécialisées, tolérés puisque n'enfreignant aucune loi, accessibles aux initiés par petites annonces de moins en moins cryptées, se développent, ou plutôt s'officialisent, ces variantes sexuelles marginales. Ce n'est que si les faits se déroulent en un lieu public ou si l'un des partenaires n'est pas en mesure de donner son consentement, étant mineur ou incapable majeur, ou se

1. BRUNET E. (1996) : *Enquête chez les S. M. Six mois chez les sadomasos*, Albin Michel, Paris.

trouvant forcé d'une manière ou d'une autre à tenir l'un des rôles, que se trouve constitué un délit. Violer ces limites peut, bien sûr, pour certains individus, constituer un sel supplémentaire à leur mise en situation perverse. Les pratiques sadomasochistes ne relèvent donc du médico-légal, voire de la criminologie, que si elles se compliquent d'autres pratiques perverses, punissables elles (pédophilie, barbarie...), ou de conduites antisociales plus directement délictueuses (proxénétisme).

Les « accidents » restent rares, ou tus, car les partenaires connaissent en général leurs limites physico-psychiques, maîtrisent à leur guise le contenu sexuel asymétrique qui les excite comme le cadre de leur relation, le principe n'étant pas l'accomplissement réel de l'acte mais l'accès au plaisir sexuel à travers le *jeu* sadomasochiste. L'importance de la fantasmatique psycho-sexuelle, primant sur la composante algolagnique des sévices, les atteintes corporelles physiques demeurent limitées, codifiées, symboliques, superficielles, et en tout cas ne font pas l'objet de plainte. Ce n'est qu'en cas de dérapages accidentel (décès par arrêt cardiaque au cours de l'acte sexuel ou par blessure aléatoire) que le contexte sexuel peut être porté à la connaissance de la justice et contribuer à la requalification d'actes.

L'évolution des pratiques a débouché, via l'Angleterre, à des conduites modernes et périphériques sortant de ce cadre mais d'essence masochiste. *Piercing* (se faire percer, chirurgicalement et sans anesthésie certaines parties sensibles et sexuellement significatives pour y glisser, à demeure, un anneau métallique « esthétique ») et *branding* (marquage au fer rouge) en sont deux formes cliniques : là encore la « victime », consentante, revendiquant son acte à travers un recadrage philosophique ou culturel, situe un partenaire, lui aussi consentant, voire en jouissant, en position de passer à l'acte sur elle. La loi interdit de telles conduites qualifiées en actes de barbarie, qui se déroulent, plus ou moins aseptiquement, dans certaines boutiques spécialisées, semi-clandestines, par des professionnels souvent issus du milieu du tatouage, ce qui laisse entrevoir la filiation psychosociologique de ces pratiques. En cas d'accident, la responsabilité du « pierceur » est entière...

Les conduites sexuelles sadiques

Si elles demeurent dans les limites de « contrats » de type sadomasochiste avec un partenaire consentant ou rétribué, ces conduites ne relèvent, elles aussi, du champ légal qu'à l'occasion d'accidents ou de complications. Longtemps, la dureté de la société a autorisé, dans une certaine limite, la canalisation, la sublimation, la tolérance ou la réapproppriation sociale d'actes clairement sadiques. Certaines fonctions (bourreau, « mâtons ») ou certaines circonstances sociopolitiques (la guerre) pouvaient être l'occasion pour certains individus d'exercer en une relative impunité leur penchant sexuel sadique mais l'évolution de la société mondiale vers un état de droit, y compris en période de guerre (conventions internationales), a restreint considérablement les opportunités sadiques et l'on ne retrouve dans une perspective socialisée, heureusement, que la partie considérablement sublimée de ces pratiques. Désormais, tout acte sadique est punissable, qualifié en acte de torture et de barbarie, passible du pénal (les Assises) ou du tribunal pénal militaire international si ces actes ont été commis en temps de guerre, qui reste généralement une circonstance favorisant leur émergence. Rappelons que le tribunal pénal international de La Haye s'est réuni pour la première fois en 1996, cinquante ans après les procès de Tokyo et de Nuremberg et s'est vu confier la mission de juger des auteurs d'actes barbares s'étant produits en Bosnie durant le conflit (1992-1996).

Les conduites sadomasochistes relationnelles

Autant les pratiques sexuelles sadiques et masochistes sont à différencier dans leur approche psychopathologique, clinique, médico-légale et criminologique, autant les conduites sadomasochistes relationnelles ne peuvent être appréhendées cliniquement et criminologiquement qu'à travers leur logique propre. Freud parlait, à leur propos, de « masochisme moral ».

Relation limitée à un fonctionnement en couple

La clinique psychiatrique quotidienne se nourrit de ces « couples sadomasochistes », égrenant, au fil de prises en charge désespérantes, un cortège chronique de violences conjugales destructrices, génératrices de souffrances mentales aussi bien pour chacun des conjoints que pour les enfants, souvent placés en situation d'enjeu ou de témoins de ces actes, le tout dans un climat pathogène. L'alcool, la misère et la pauvreté culturelle se conjuguent généralement pour conforter un tableau dense, susceptible de mobiliser équipes socio-éducatives et soignantes, mais les relations sadomasochistes peuvent aussi avoir pour cadre un milieu socialement favorisé ce qui a généralement pour conséquence de retarder l'intervention thérapeutique ou sociale, les protagonistes ne consultant ou n'étant signalés qu'en situation de crise dramatique.

Le médecin traitant ou le psychiatre peuvent être interpellés par l'un ou l'autre des partenaires pour constater ou soigner une blessure infligée au cours d'un affrontement paroxystique et il est particulièrement important dans ce cadre de s'en tenir aux règles déontologiques les plus strictes car manipulations et utilisations pathogènes *a posteriori* sont à anticiper, d'autant que, dans le cas de couples pathogènes, l'important pour chacun des acteurs, consciemment ou non, n'est malheureusement pas de rompre le système vicieux qu'il s'agit avant tout de nourrir, en continuant « à faire comme avant » dans un fonctionnement clos. Le secret scellé et les apparences restant longtemps gardées, surtout dans les milieux « où cela ne se fait pas », la mise à jour de tels débordements à deux reste fortuite, accidentelle.

La violence conjugale peut être abordée dans une logique culturelle ou éducative, à travers l'action solidaire associative (tel « S.O.S. femmes battues »), la prise en compte de la dimension judiciaire (dépôt de plainte ou de « main courante ») qui ouvre sur la psychiatrie légale à travers la fonction expertale occultant la fonction thérapeutique, la dimension criminologique clinique qui contribue à éclairer l'acte et le contexte. L'apport complémentaire de la victimologie, tant du point de vue psychodynamique que socio-culturel est de ce point de vue fondamental.

Parfois, le passage à l'acte violent est si intense que le mur du secret s'en trouve brutalement rompu et qu'une hospitalisation est nécessaire (fracture, brûlure, blessure par arme blanche...). C'est à cette occasion et sous le couvert, parfois, d'une hospitalisation sans consentement pour trouble grave de l'ordre public, que peut réellement démarrer une prise en charge, « les choses ne pouvant plus continuer comme avant » !

Au delà du cadre des violences conjugales strictes existe tout le champ des relations pathologiques sadomasochistes à expressions particulières qui en sont des variantes cliniques, l'alcool pouvant compliquer ou masquer le tableau :

- Violence féminine contre l'homme, souvent âgé, handicapé ou affaibli.
- Vieux couple où l'un des partenaires se comporte en tyran domestique.
- Le couple proxénète-prostituée.
- La violence des enfants sur les parents longtemps tue, colorée de culpabilisation parentale qui peut être abordée dans une perspective transgénérationnelle. Dans ces cas se repère souvent une coloration pathogène masochiste plus ou moins consciente, ouvrant sur la culpabilité névrotique, l'autopunition ou la jouissance perverse de la victime à laisser se perpétuer (ou à entretenir) cette situation d'objectalisation.

Le masochisme social et le cas particulier des femmes escrocs

Les escrocs constituent une population particulière que le psychiatre rencontre le plus souvent en milieu carcéral, dans un contexte d'expertise médico-pychologique mais aussi en tant que psychiatre pénitentiaire traitant. L'escroquerie relève du délit et les auteurs de tels actes en sont le plus souvent jugés responsables et relèvent alors, naturellement, de peines de droit commun. Il est exceptionnel que de telles affaires aboutissent à un non-lieu psychiatrique. Le cas des femmes escrocs est encore plus particulier, illustrant de façon saisissante la problématique masochiste morale agie et la recherche affleurant parfois à la conscience du châtiment et de la souffrance. Cette souffrance, intense car le milieu carcéral n'est pas tendre, peut aboutir à de véritables passages-à-l'acte auto-agressifs, autolytiques ou mutilatoires ainsi, à l'occasion, qu'à d'authentiques demandes d'élucidation psychothérapeutiques.

Mme A, 63 ans, ancienne aide-soignante est incarcérée pour avoir escroqué d'une forte somme une vieille dame âgée et très malade dont elle était la « garde-malade » et la dame de compagnie. Ces faits bruts, restitués sèchement, ne portent sans doute pas à considérer cette personne avec sympathie. Dès son arrivée, précédée de son histoire, Mme A s'est retrouvée en butte aux vexations et à la violence de ses codétenues. Dépressive, elle fit une tentative de suicide et fut montrée au psychiatre de la maison d'arrêt. Les entretiens ont restitué un matériel psychodynamique pathogène à composante autopunitive et masochiste particulièrement riche. Mme A avait perdu, quelques années plus tôt, sa mère d'une maladie dégénérative inéluctable identique à celle dont était porteuse la vieille dame dont elle était sensée s'occuper. La victime avait par ailleurs un âge comparable à celui de la mère de la patiente au moment de sa disparition. Mme A se culpabilisait depuis ces années de n'avoir pu soulager sa mère lors de sa maladie, s'en voulait et en voulait « quelque part » à sa victime, dès lors identifiée dans une certaine mesure, à sa mère. Toute cette ambivalence morbide se trouvait condensée dans l'amalgame ambigu des soins attentifs qu'elle prodiguait et de l'escroquerie simultanée, sordide, vis-à-vis de sa vieille victime. Elle punissait ainsi inconsciemment « sa mère » (à travers la vieille dame victime) d'avoir échappé à ses soins, l'abandonnant, et de l'avoir mise en échec en mourant, elle, la « soignante ». D'autre part, le mécanisme de son escroquerie étant grossier, elle s'était fait coincer au deuxième chèque présenté. Elle se trouvait donc, conjointement, en partie soulagée car n'ayant plus à s'occuper de cette vieille dame qui lui rappelait autant sa mère, son échec, son abandon, et auprès de qui elle n'avait pu assumer sa problématique de réparation, et se retrouvait, surtout, satisfaite dans son désir de punition (pour n'avoir su sauver sa mère).

Mme A jouissait ainsi réellement de sa déchéance sociale, de la punition judiciaire appliquée et des sévices de ses codétenues, la confirmant dans sa position et rentrant totalement dans sa problématique masochiste autopunitive. La tentative de suicide pouvait dans ce cadre, et à l'aide du matériel apporté par la patiente, être comprise non comme une tentative d'échapper à la punition mais bien comme une humiliation supplémentaire auto-infligée. Il y avait peu d'éléments névrotiques, dans cette culpabilité, mais plutôt l'indice d'une structuration « narcissique », abandonnique, de la personnalité sous forme « borderline » avec aménagements pervers.

Au delà de cette observation, il est important de souligner que tous les escrocs ne sont pas des masochistes mais une partie de ceux qui se font prendre (conduite d'échec !) relèvent de tel type de personnalité. Cela est à prendre en considération au détour de prises en charge psychiatriques en milieu carcéral ou d'analyses expertales.

La dimension masochiste dans la paranoïa

En dehors des délires passionnels structurés, d'essence psychotique, profondément dangereux pour l'entourage, il existe, chez les procéduriers comme chez les érotomanes (« je suis trahie donc je suis » [3]), une faculté puissante et inépuisable à se mettre dans le pétrin, à « donner le bâton pour se faire battre » et se retrouver finalement dans la position inconfortable qu'ils avaient dénoncée : « *Il mène alors son affaire avec deux caractéristiques qui montrent l'ambiguïté de son rapport à la forme de la chose juridique. Il connaît très bien tous les délais, mais, moitié actes manqués, moitié défi à un formalisme qu'il dénonce, il n'attend pas la signification du jugement, il s'oppose quand il ne faut pas, il fait appel à contretemps, bref, il est débouté, et souvent l'on ne l'a même pas jugé quant aux faits.* » (7)

L'examen psychologique de tels sujets restitue là encore un matériel psychodynamique heureusement plus souvent situé dans le champ de la structuration narcissique de la personnalité que dans celui de la psychose. Il s'agit là encore pour une part, et sans omettre ce qui est dû à la psychose, d'une conduite à composante masochiste agie dans le champ interrelationnel psychosocial, d'une perversion relationnelle.

Le psychiatre, à l'image de la société, doit sans cesse, dans de tels cas, maîtriser sa pulsion sadique extraordinairement excitée par ce type de fonctionnement projectif, provocatif, narcissique, et veiller à rester positionné en référence à la loi.

Les conduites masochistes, sexuelles ou relationnelles, et les pratiques sadiques s'opposent donc du point de vue de leur incidence criminologique clinique alors que leurs fondements sexologiques et psychopathologiques, parallèles, pourraient laisser attendre plus de similitudes. Leur fréquente intrication clinique complique encore le tableau.

Bibliographie

(1) BOURGEOIS D., FAYE-ALBERNHE K. (1993) : « *Contribution au démembrement de la constellation masochiste* », Communication à la Société de Psychiatrie de Marseille et du Sud-est méditerranéen, Psychologie Médicale, 25, n° spécial, 12, 1203-1206.

(2) BOURGEOIS D., FAYE-ALBERNHE K. (1995) : « *Réflexions sur le bondage* », Revue européenne de sexologie médicale, vol. IV, 17, 11-14.

(3) BOURGEOIS D., FAYE-ALBERNHE K. (1995) : « *Regard sur un cas d'érotomanie médicale* », Revue européenne de sexologie médicale, vol. IV, 17, 6-10.

(4) DELEUZE G. (1973) : « *Présentation de SACHER MASOCH* », n°571, Union gén. d'Édition, « 10/18 », Paris.
(5) VON KRAFT-EBING R. (1931) : *Psychopathia sexualis*, réédité dans la coll. « Climat », Payot, Paris.
(6) LANTERI-LAURA G., DEL PISTOIA L., BEL HABIB H. (1985) : « *Paranoïa* », E.M.C., 37299 D10.
(7) ROSOLATO G. : « *Étude des perversions et du fétichisme* » in *Le désir et la perversion*, Seuil, « Point » n°124, Paris.
(8) DE WAAL F. (1989) : « *La réconciliation chez les primates* », La Recherche, 5, 210, 588-597.

1.2.5. Les crimes et délits sexuels

Ce n'est qu'après avoir réfléchi sur la question de la *norme* en matière de comportement sexuel [I, § 4.2.] que l'on peut s'interroger sur les formes, les méthodes, et les conséquences de sa transgression illicite. Là où la majorité des individus commet crimes et délits sexuels seulement en fantasmes — à croire que les fantasmes sont faits pour remplir cette fonction... — quelques sujets ne peuvent s'empêcher de concrétiser, bien qu'ayant presque toujours conscience du caractère immoral de leur acte. À la question « pourquoi le font-ils ? », répondons par celle-ci : peut-on concevoir que tout le monde ait les mêmes fantasmes, les mêmes pulsions et surtout les mêmes défenses ?

En pareil domaine, le terme de *perversion* revient souvent [II, § 1.2.4.]. Il existe ici un intérêt étiopathogénique et thérapeutique à distinguer :

- D'une part, les conduites perverses que l'on peut rencontrer au décours de nombreuses pathologies : névrose obsessionnelle (exhibitionnisme...), manie (attentat à la pudeur...), schizophrénie (crime sexuel avec mutilations génitales...), démence artériopathique (pédophilie...). Ces conduites peuvent constituer un insolite mode d'entrée médico-légal révélateur de la maladie.
- D'autre part, les conduites perverses profondément ancrées dans le caractère du sujet, lequel se reconnaîtra comme tel (pédophile, par exemple), puisqu'il s'agit là de sa façon-d'être-au monde, ce qui ne signifie nullement qu'il n'en souffrira pas.

Il n'est pas question d'envisager ici l'ensemble des perversions sexuelles. Cela n'aboutirait d'ailleurs pas forcément à une meilleure compréhension du phénomène, ni de sa prise en charge thérapeutique. Le « choix » de la déviance est de toutes façons fonction de l'histoire du sujet. Les conséquences médico-légales d'un « coupeur de nattes », d'un fétichiste de la soie, ou d'un *serial killer* violeur et nécrophile ne seront, elles, pas du tout les mêmes...

1.2.5.1. La prostitution et le proxénétisme

La prostitution ne constitue pas en elle-même un comportement criminel, ni une conduite relevant de la psychiatrie. Bien que les entretiens effectués avec des prostitué(e)s mettent assez souvent en lumière des troubles de la personnalité de type abandonnique, psychopathique, limite, hystérique ou parfois psychotique, rien n'autorise à inclure la prostitution parmi les « troubles psycho-comportementaux » d'aucun traité de psychopathologie. Pourquoi alors en parler ici ? D'abord parce qu'une telle conception n'a pas toujours été, et ne va pas forcément de soi dans certains milieux ; ensuite parce que la prostitution a longtemps été considérée — par les hommes — comme l'apanage des femmes, ceux-ci allant même jusqu'à en faire un équivalent criminel pouvant expliquer la pauci-criminalité féminine ; également parce qu'elle constitue une réalité sociale à laquelle sont périodiquement confrontés psychiatres, psychologues, assistants socio-éducatifs et travailleurs sociaux, policiers et magistrats ; enfin parce que, même si elle a toujours existé, le visage actuel de la prostitution reflète celui d'une société vivant une période troublée à la fois par des conflits sociaux graves qui mettent à la dérive des millions d'individus en situation de précarité (dont certains recourent à la prostitution occasionnelle ou structurelle pour subsister) et par des maladies sexuellement transmissibles, qui constituent un grave problème de santé publique, dont les conséquences psychologiques sur les adolescents et les adultes jeunes n'ont peut-être pas été encore suffisamment prises en compte.

La prostitution et le proxénétisme

T. Albernhe, D. Bourgeois

C'est probablement Cesaro Lombroso qui contribua à stigmatiser le comportement prostitutionnel féminin en tant qu'acte appartenant au registre criminel. Le titre même du célèbre ouvrage qu'il co-signa en 1896 avec Guillaume Ferrero *La femme criminelle et la prostituée*[1] constitue une invitation intellectuelle à considérer d'une part la prostitution comme étant un fait criminel féminin et d'autre part à faire l'impasse — la morale de l'époque y aidait ! — sur les autres formes de prostitution, homosexuelles en particulier, ainsi que sur les fondements socio-économiques, voire politiques du phénomène. Karl Marx, dans le domaine de la réflexion philosophique politique et Charles Dickens dans celui de la littérature dite populaire ont chacun, très différemment, bien relaté cette « clinique de la misère sociale ».

Fortement imprégné par les théories de l'évolution et de la dégénérescence, Lombroso écrit, en comparant la criminalité des deux sexes : « *[...] si force a été pour nous de conclure que la femme donne dans la prostitution l'équivalent de la criminalité innée, il nous a fallu admettre que cet équivalent, bien qu'il ait la même origine atavique et la même note d'infamie dans l'opinion publique, exerce cependant une influence moins perverse, moins dangereuse et moins redoutable ; la prostitution peut devenir, même très souvent, un dérivatif, une soupape de sûreté pour la moralité publique ; quoiqu'il en soit, elle n'aurait jamais surgi et surtout n'aurait pu persister à travers les siècles, si elle n'eût été encouragée par le vice masculin auquel elle donne une issue aussi utile que honteuse, ce qui permet de dire, avec raison, que la femme nous est toujours utile, même par ses vices* ». Nous avons confirmation de son opinion de la femme dans les lignes suivantes : « *Si enfin nous avons dû prouver que la femme est intellectuellement et physiquement un homme arrêté dans son développement, le fait même qu'elle a plus de pitié et qu'elle est moins criminelle que lui, compense avantageusement cette infériorité* ».

La prostitution ne se concevait d'ailleurs, dans son discours, que comme étant une relation de type hétérosexuel, vectorisée dans le sens homme-femme ; se trouvaient donc éliminés de la question, car tabous, les cas de prostitutions pédophiliques ainsi que les cas homosexuels ou encore les cas de prostitution messalinique[2].

La définition classique de la prostitution était en effet celle d'une conduite sexuelle déviante et expiatoire, relevant d'un « abandonnement à l'impudicité », et dont il était même honteux de parler en public, puisqu'elle témoignait de l'abaissement de l'homme à ses plus bas instincts...

Si les conceptions en ce domaine ont très largement évolué depuis, en particulier grâce aux mouvements féministes, la question de savoir dans quelle mesure l'acte prostitutionnel constitue réellement un fait criminel reste toujours posée. Certains s'interrogent non pas tant, en effet, sur la libre disposition par chacun de son propre corps, que sur la relation liant la prostituée au proxénète, ou d'une manière générale aux incitateurs à la prostitution. Envisagée sous cet angle, ce ne serait donc pas tant l'acte prostitutionnel en lui-même qui poserait problème, ou la personne qui s'y prêterait, que celles et ceux qui l'y inciteraient, voire l'y contraindraient, pour des raisons spéculatives ou de simple jouissance perverse.

La victimologie s'est particulièrement intéressée à cette question du lien entre la prostituée et son proxénète, au point d'en faire le paradigme d'une relation sadomasochiste, dans laquelle la composante financière ne semblerait pas tenir une place aussi importante que l'on a cru. Cependant, la restriction de cette approche au binôme « proxénète/prostituée » ne doit pas faire oublier que ce microsystème est lui-même inclus dans un ensemble interactif plus vaste, la société.

Comment définir la prostitution ?

Il s'agirait de mettre en relation une critériologie comportementale, une critériologie socio-culturelle et économique ainsi qu'une critériologie psychodynamique. Pour être appréciées à leur juste valeur, les différentes définitions proposées de la *prostitution* sont à replacer dans le contexte socio-culturel qui les a vu naître. Une licence sexuelle, telle qu'elle a été décrite chez des primitifs, ne peut être assimilée à une conduite prostitutionnelle, de même que des pratiques échangistes ou une relation régulière et stable de plusieurs hommes convergeant vers la même femme ne peuvent entrer valablement dans ce cadre.

---

1. LOMBROSO C. (1896) : *La femme criminelle et la prostituée*, trad. Pierre Darmon (1991), Jérôme Millon éd., Grenoble.
2. Messaline, impératrice, selon la légende, allait se perdre, nuitamment, dans la suburbe romaine, à la recherche de rencontres d'un soir...

I. Une « critériologie comportementale de la prostitution » mettrait donc l'accent sur :

A – L'existence de relations sexuelles (homo- ou hétérosexuelles) consommées ; les perversions sexuelles peuvent tout à fait entrer dans cette catégorie (par exemple lorsque certaines prostituées utilisent des fouets ou un appareillage spécial pour faire jouir leur partenaire/client).

B – L'existence de relations sexuelles suffisamment fréquentes et régulières pour devenir librement consenties ; cela ne signifie pas que toutes les personnes qui se prostituent le fassent librement, ou aient librement choisi ce mode d'existence, car les enquêtes de police montrent que majoritaires sont les cas de prostitution avec maltraitance, menaces variées, en particulier chez les mineurs ; les « prostituées indépendantes », les « *Call girls* », ne constituent qu'une minorité, échappant par ailleurs à toute imputation criminologique, s'adressant préférentiellement, et cela est significatif, à une clientèle d'un niveau socio-culturel très élevé.

C – L'existence de relations sexuelles limitées au seul plaisir charnel, sans attachement au(x) partenaire(s), et même fuyant une liaison affective possible et durable avec l'un d'eux ; les prostituées font en effet une grande différence entre l'amour total et entier donné à celui qu'elles ont choisi (souvent leur souteneur) et l'amour « en-dessous de la ceinture » réservé aux amants de passage ; les raisons de ce « choix » (qui n'en est pas un) renvoient à la psychodynamique.

D – Le changement fréquent de partenaires, même si l'un d'eux, voire plusieurs, peuvent avoir été choisis en tant que « partenaires privilégiés », assurant de ce fait une certaine stabilité sexuelle ; l'anonymat des partenaires constitue un critère relatif, dans la mesure où les personnes qui se prostituent peuvent être amenées à sélectionner leurs partenaires, là où d'autres doivent accepter le « tout venant » (cf. « l'abattage »).

E – Le recours à ce mode de vie comme moyen social de subsistance, c'est-à-dire à la fois comme gagne-pain (cf. la « vénalité ») et comme statut social, l'entourage et le voisinage étant évidemment au courant de ce mode de vie. La circulation d'argent, ou de son équivalent en avantage matériel quelconque, fonde le rapport vénal sans lequel il n'est pas de phénomène de prostitution.

F – L'ensemble créant une existence particulière, c'est-à-dire occupant non seulement une grande place dans la vie du sujet mais encore l'empêchant de concevoir un autre destin ; la personne prostituée se vit et se définit comme prostituée, et conçoit sa conduite comme un « métier », rétribué et finalement tout aussi utile qu'un autre...

La prostitution entre souvent dans le cadre d'une multidéviance intriquée (exemple : prostitution et toxicomanie, la victime se prostituant pour « se payer sa dope » et se droguant pour supporter la prostitution, ou bien : prostitution incluse dans une constellation déviante : prostitution, fugue, vols, kleptomanie...).

Envisagé par les brigades financières, le phénomène de la prostitution, par les masses financières occultes considérables qu'il génère, constitue une forme de délinquance très particulière. Le criminologue s'intéressera au caractère consenti ou imposé de l'acte, ce qui l'amènera à débattre de la responsabilité à la fois de la personne qui se prostitue mais aussi de celle qui l'y incite, voire l'y force, d'où un décentrage de l'intérêt de la prostituée elle-même vers le proxénète, ce dernier étant sanctionnable à la fois en tant que profiteur financier non déclaré, et en tant que sujet criminel violent, maltraitant, exerçant un chantage et arrivant à ses fins par intimidation.

Le client, troisième élément du trio, est rarement inquiété. Il participe pourtant du rapport de force (matérialisé par l'argent) et met en acte une domination (sexuelle, financière). Du point de vue victimologique, le client est fondamentalement intéressant selon qu'il accepte de mettre un préservatif ou non, voire paye plus cher un rapport non protégé au risque de maladie sexuellement transmissible, ou encore, se mette en situation d'être agressé et dépouillé de son argent.

Les divers visages de la prostitution

La prostitution varie :

- Selon l'objet sexuel : prostitutions homo-, hétéro-, bi-sexuelle, pédophilie/multipartenariat sexuel...

■ Selon le moyen d'accéder au plaisir : prostitution compliquée ou non d'acte pervers entre le client et la prostituée, entre le proxénète et la prostituée encore que cette dernière relation puisse être considérée, par nature, comme perverse.

■ Selon le contexte : hôtel, maison close, lieu public, domicile d'une « call girl »...

S'il existe autant de formes de prostitution que de prostitué(e)s, il est cependant possible de décrire, dans notre culture et à notre époque, quelques grands tableaux, confirmés par les études criminologiques sur le sujet : la prostitution des enfants constitue une catégorie particulière ; la prostitution des hommes également (qu'elle se réalise sous une forme homosexuelle « gay » ou sous la forme hétérosexuelle du « gigolo ») ; la prostitution hétérosexuelle, la plus commune, c'est-à-dire dans le sens homme-femme, peut se subdiviser, selon le niveau critériologique choisi, en des formes de prostitution volontaire, semivolontaire ou involontaire, avec ou sans violence, avec ou sans proxénétisme.

Les circonstances dans lesquelles s'exerce le comportement sexuel peuvent également constituer un critère distinctif, si bien que l'on n'envisagera pas la prostitution de rue de la même manière que la prostitution de luxe (en particulier au Japon) avec la prostitution de misère, etc. Parmi les formes modernes de prostitution, citons le recours aux services du Minitel et du « téléphone rose », les voyages dits d'affaires, le « tourisme sexuel » dans le sud-est asiatique et ses réseaux pédophiliques, sans omettre les cas de prostitution en rapport avec le milieu militaire ou carcéral. De plus, il importe de distinguer les « professionnelles » des « occasionnelles », ces dernières ayant recours à la prostitution pour « arrondir leurs fins de mois » ou pour se constituer, pour certaines, un pécule pour « les vieux jours »...

On dit cependant que « *toutes les prostituées ont commencé par être des occasionnelles* » dans une perspective analogue au rapport entre « toxicomanie aux drogues douces » susceptible de faire le lit de celles aux « drogues dures » pour ce qui concerne les conduites addictives.

II. Critériologie psychodynamique et socio-dynamique de la prostitution

La trajectoire vitale prostitutionnelle peut être définie comme la rencontre d'une histoire, d'une personnalité et d'un contexte socio-économique.

La période préprostitutionnelle

Il s'agit d'une période particulièrement délicate à étudier, dont les seules informations biographiques ne peuvent être qu'indirectes, basées sur l'évocation des souvenirs de la personne prostituée elle-même ou sur les témoignages de tiers sachant qui, l'ayant connue dans sa jeunesse, peuvent se manifester à l'occasion d'un procès ou d'une affaire pénale.

Il a été souvent avancé que les prostituées (au féminin, forcément...) avaient été victimes de carences affectives, voire de maltraitance, d'abus sexuels divers, phénomènes entraînant de profondes et durables faillites narcissiques dont la prostitution ne serait qu'un aménagement existentiel cicatriciel. Ceci les aurait « prédestinées » (avec toutes les réserves sur un tel mot, trop chargé d'histoire en matière de criminologie) à devenir des « filles perdues ». Considérées comme victimes, lors de leur jeunesse, plus que délinquantes, elles se retrouvaient en revanche regardées comme des délinquantes une fois leur majorité obtenue, par un curieux phénomène de balancier...

Le rôle des facteurs socio-économiques favorisant l'entrée dans la voie prostitutionnelle semble déterminant, et en tout cas tout aussi important que les facteurs de niveau strictement psychologique ; ont ainsi été évoqués les problèmes liés aux difficultés d'insertion, l'inactivité, les dettes à rembourser (ces dernières étant parfois à l'origine d'une « prostitution de fin de mois »).

La réalité nous montre des femmes qui se sont résignées un temps à la « carrière sexuelle », la voie de la prostitution étant finalement celle qui, par entraînement, par facilité ou par contrainte le plus souvent, a été la plus vite prise. Pour beaucoup de femmes jeunes, post-adolescentes, immatures affectivement, désargentées, socialement désinsérées, sans projet professionnel ni attache affective sérieuse, la tentation de capituler est évidemment très grande. « *Le legs de la mère*, disait Phyllis Chesler, *c'est la capitulation* ». Le harcèlement du souteneur, ses manœuvres itératives d'intimidation, l'amour qu'il sait habilement susciter durant la « lune de miel », l'exemple cruel des sanctions qu'il donne aux « dissidentes », sont autant d'arguments pour glisser dans une prostitution, d'abord occasionnelle, puis d'entraînement et enfin d'habitude et de résignation. Une fois pris, le virage se négocie difficilement dans l'autre sens... Le recours à des convictions religieuses, ou à des conceptions morales rigoureuses, peut toutefois aider certaines prostituées d'occasion à refuser d'aller plus avant, de « s'enfoncer » disent-elles, et peut être, sinon une voie de salut, au moins une voie d'espoir de changement. Une aide concrète à la réinsertion, un soutien psychologique volontariste et une disponibilité réelle telle que la dispensent certaines associations y contribuent encore plus sûrement.

L'enquête sociologique menée par Laurent Plancke et Stéphanie Pryen[1], à partir de questionnaires et d'entretiens, montre que si l'image de la prostituée ne peut être univoque, celle des clients est tout aussi variée. Parlant des motivations et des circonstances qui ont présidé au mode de vie prostitutionnel, les auteurs écrivent que « *globalement, c'est la notion de non-choix qui prédomine dans la prostitution, entendu comme choix dans un univers des possibles éminemment restreint. Les personnes sont plus ou moins actrices de leur destin, selon les intervenants sociaux, mais leur cheminement n'est jamais le fruit du hasard, l'inconscient ou des facteurs sociaux étant explicatifs.* » Autrement dit, ne devient pas prostitué n'importe qui ; mais est-ce vraiment résoudre le problème qu'avancer, une fois de plus, qu'un comportement déviant ne devient un mode de vie que s'il est favorisé par un certain contexte, fruit de certaines rencontres, faisant effet de sens chez certaines personnalités ?

La période prostitutionnelle proprement dite

L'inaffectivité classiquement décrite chez les filles prostituées a été à l'origine de la classification de ces dernières parmi les psychotiques ou les déficientes mentales. Sans sous-estimer le nombre de ces dernières dans la population des prostituées — certaines venant d'ailleurs régulièrement en consultation médico-psychologique pour un simple soutien ou pour une authentique prise en charge psychiatrique — force est de constater que cette vision est elle-même quelque peu simpliste : davantage qu'une véritable indifférence affective, laquelle témoignerait d'une athymhormie ou d'un état de cataraxie, il semble ici s'agir d'un clivage, de nature obsessionnelle, entre d'un côté « le travail », c'est-à-dire l'utilisation libre de son corps, et de l'autre l'affection, celle-ci étant réservée au partenaire élu et idéalisé, qui se trouve d'ailleurs être en général le proxénète. Il semblerait en résulter une bipolarité affective, avec laquelle la prostituée se trouve parfaitement au clair : c'est son corps qu'elle vend, pas son âme, est une formule qui semble assez bien, superficiellement, résumer la situation.

En revanche, pour se retrouver, à un niveau narcissique, et garder une estime de soi suffisante, il convient que l'acte de prostitution soit le seul acte véritablement « délinquant », au sens de socialement déviant, non assorti à des vols, à des actes de violence envers les partenaires, etc., faute de quoi la prostituée se retrouverait complètement marginalisée, en proie à des angoisses intenses, car elle n'a pas le sentiment de mal faire en faisant don de son corps aux hommes. Certaines se considèrent, de bonne foi, comme étant investies d'une mission d'éducation sexuelle, et se spécialisent par exemple dans le dépucelage (le rapport P. Simon et coll. (1972) faisait état du chiffre de 33 % de Français reconnaissant avoir eu des relations sexuelles préconjugales avec des prostituées).

Si la majorité des prostituées préfèrent agir dans l'ombre, quelques-unes acceptent de s'expliquer à travers les médias, défendant leur corporation, et tenant à attirer l'attention du public sur les aléas et les difficultés du métier : choix judicieux d'un emplacement, élaboration d'une technique personnelle d'appât, négociation d'un prix suffisamment attractif, sélection des pratiques sexuelles permises avec « dépassement d'honoraires » en cas d'« extra », etc. La protection contre les maladies sexuellement transmissibles, l'hépatite et le SIDA en particulier, devient une priorité des prostituées interrogées, même si une minorité admet ne pas imposer un préservatif au partenaire/client si celui-ci accepte de payer un supplément à la passe. Environ un tiers des prostituées seraient toxicomanes, mais les multiples biais épidémiologiques inhérents à ce genre d'enquête en relativisent les résultats, d'autant que nombreuses sont les prostituées marginalisées qui ne sont même pas affiliées en France à un régime de sécurité sociale.

1. PLANCKE L., PRYEN S. (1995) : « *La prostitution dans le département du Nord* », Rev. Fr. des affaires sociales, 49, 2-3, 113-136.

Quelques considérations psychopathologiques

Pour Georges Teboul[1], il existerait deux grands tableaux psychopathologiques de prostitution féminine hétérosexuelle. Le premier, dont le paradigme est le couple prostituée-proxénète, repose sur la toute-puissance du second acteur sur la première actrice, dans une relation immature et perverse de nature sadomasochiste. Sa théorie personnelle est alors celle d'une homosexualité latente du souteneur, résolue par cette relation perverse : « *Dans ce lien duel analogue à ceux tissés par chacun avec sa propre image maternelle qu'une image paternelle n'a pu modifier, l'un et l'autre n'ont pas accédé à la perception de la différence sexuée : la mère est le seul parent. Tout se joue par rapport à cette image maternelle toute puissante, comme chez la plupart des homosexuels pratiquants ; c'est dans ce sens que l'on peut dire à la fois que la prostituée sauve le proxénète de l'homosexualité, et qu'à la fois l'un et l'autre sont dans un état d'homosexualité latente. Ce qui corrobore cette opinion est la pathologie réelle sexuelle de l'un et de l'autre : deux fois sur trois, la prostituée est frigide, même avec le proxénète ; quant à ce dernier, le mythe d'une virilité exceptionnelle s'écroule : il est souvent éjaculateur précoce voire impuissant la plupart du temps, leur sexualité est très pauvre* ».

Le second tableau concerne ceux qu'il appelle « les prostituants » ; ils seraient « *des ratés de la relation "domination-soumission" vécue avec leur mère à la période anale* ». Les uns sont des homosexuels honteux, qui n'ont de relation hétérosexuelle qu'en payant et qui se méprisent d'un tel recours jugé dégradant ; les autres ont le vécu qu'il leur est impossible de trouver chez une même femme et la tendresse et la passion, car leur mère « *trop aimée [les] place [...] dans une angoisse de transgression de l'inceste ; la seule façon de s'en sortir est de dichotomiser l'image de la femme : d'un côté la tendresse, qu'ils vivront avec des femmes ressemblant à leur mère, femmes estimées (avec lesquelles il ne pourra pas avoir de relation sexuelle), de l'autre, leur virilité qu'ils agiront avec une femme qu'ils mépriseront* ».

Il semblerait également que la relation proxénète-prostituée soit de type anaclitique, eu égard à l'organisation perverse de la personnalité du premier et au vécu abandonnique du second personnage du couple. Tout l'art du proxénète consiste en effet à persuader la prostituée qu'elle a obligatoirement besoin de lui, qu'elle s'écroulerait sans son soutien psychologique (d'où le terme de « souteneur »), alors qu'en réalité c'est lui qui dépend financièrement d'elle. Il s'en suit une conception criminologique particulière, dans laquelle le proxénète est identifié à l'agresseur (mot masculin...) et la prostituée à la victime (mot féminin...)[2].

Les entretiens à visée psychothérapique avec les prostituées font presque toujours ressortir une incomplétude sexuelle, liée à une frigidité par exemple, et d'une manière générale à une impossibilité de réellement prendre du plaisir lors de la relation coïtale, même avec le partenaire qu'elle choisit « pour le plaisir », ce dernier pouvant être le proxénète. C'est cette impossibilité à accéder à la jouissance sexuelle qui entraînerait d'une part une fuite dans la recherche de partenaires multiples, à l'image de ce que fait l'hystérique, et d'autre part la possibilité tout simplement de continuer, de répéter les passages à l'acte sexuel sans véritablement échanger au niveau affectif avec les « hommes de passage ». Si la prostituée était comblée, au niveau physique, sexuel, et au niveau affectif, elle ne pourrait plus continuer à se prostituer. La répétition témoigne ici du manque.

L'aide aux victimes de la prostitution et la lutte contre le proxénétisme

Quelques questions préalables s'imposent : faut-il lutter collectivement ? Lutter contre qui et contre quoi ? Si l'on considère en effet la prostitution comme un « mal nécessaire », ce qui souvent été dit, et si l'on respecte la fonction sociale du phénomène, alors à quoi bon lutter ? Poussant la logique à l'extrême, certains ont avancé que la prostituée protégeait finalement la femme honnête...

De plus, si l'on admet que la prostitution ne constitue pas une infraction dans notre droit pénal actuel, c'est admettre implicitement sa tolérance (cf. les « maisons de tolérance » qui ont existé en France jusqu'en 1946[3]). Ce que l'on a considéré comme « le plus vieux métier du

---

1. TEBOUL G. (1995) : « *La prostitution (homosexualité latente et trépied de la prostitution)* », Sexologies, IV, 17, 52-55.

2. L'image de la « Mère maquerelle » fait exception et renvoie à une « imago de la femme » bien spécifique...

3. Malgré l'existence d'incriminations réelles, telles que les comportements de racolage, actif ou passif, ou l'incitation à la débauche ; mais en pratique, malgré des rafles régulières de police, les épisodes de garde à vue et le « paiement-impôt », les prostituées se disent finalement assez peu entravées dans leur activité... Les poursuites

monde » devient, dans une culture puritaine, un acte avilissant, choquant car portant atteinte à la dignité de la personne, et par là même répréhensible. Tout semble donc dépendre, une fois de plus, de la façon dont est envisagé le problème au niveau macrosociologique, et il convient de noter qu'à cet égard les gouvernements sont loin d'avoir eu une attitude univoque, puisque coexistent des régimes politiques de tout type : abolitionnisme, prohibitionnisme, sanitarisme, réglementarisme. Nous n'entrerons donc pas dans un tel débat, hors sujet ici, laissant à chacun le soin de se positionner par rapport à cette question à la fois morale et politique.

La conclusion qui semble s'imposer est que, quoique l'on fasse en pareil domaine, la prostitution existera toujours, ayant de tout temps existé, et que la question centrale est finalement celle de la meilleure gestion des problèmes qui lui sont liés.

Le rôle du psychiatre sera donc ici à la fois de prendre en charge les situations relevant de sa compétence, et de conseiller, guider et « soutenir » (si l'on peut dire, vu le contexte) celles et ceux qui en expriment la demande ou qui cherchent à faire le point sur leur propre sexualité (pensons aux consultations de jeunes éprouvant des difficultés à assumer une homosexualité vécue comme honteuse, ou à la prise en compte psychochirurgicale du transsexualisme). Le psychiatre pourra animer des groupes de rencontres entre prostituées, toujours en activité ou « recyclées », à l'instar par exemple de ce qui se pratique avec les groupes de paroles pour alcooliques.

Le cas particulier des personnes à la fois prostituées et toxicomanes relève d'une prise en charge spécialisée, en cothérapie (psychiatre et omnipraticien[1]) ou mieux en équipe pluridisciplinaire, vu la spécificité de la gestion de ce genre de problème. Rappelons que le plus souvent ce n'est pas la prostitution qui conduit à la toxicomanie, mais plutôt l'inverse : c'est pour avoir suffisamment d'argent pour acheter des stupéfiants que le patient recourt à la prostitution ; le sevrage toxique est alors largement prioritaire sur le « sevrage sexuel »... Le développement du SIDA enfin a donné une acuité particulière à une situation qui dépasse largement le champ de la santé mentale pour devenir un problème de santé publique au niveau international.

Bibliographie

(1) CORBIN A. (1982) : *Les filles de noce. Misère sexuelle et prostitution au XIXe siècle*, Flammarion, Paris.
(2) DUCLOS A. (1963) : « *Considérations cliniques sur la prostitution* », in : COLIN M. (dir.) : *Études de criminologie clinique*, Masson, Paris.
(3) MANCINI J.-G. (1962) : *La prostitution et le proxénétisme*, PUF, Paris.
(4) WELZER-LANG D. (1994) : *La prostitution : les uns, les unes et les autres*, Métailié, Paris.
(5) Littérature : « *Le deuxième sexe* », par Simone de Beauvoir (1949). Lire également le témoignage poignant car autobiographique de Christine, best-seller en Allemagne : « *Moi, Christine F., 13 ans, droguée, prostituée...* », témoignages recueillis par Kai Hermann & Horst Rieck, trad. Léa Marcou, Mercure de France, 1981.

1.2.5.2. Le harcèlement sexuel

Le harcèlement sexuel est à la mode... dans certains « milieux virils », ou aimant paraître tels ; il correspond alors à une conduite obligée pour gagner l'estime des amis du groupe d'appartenance ; ailleurs, la conduite est quasi-ludique, presque hypomane, la conclusion semblant moins importante que le plaisir pris à harceler une victime d'autant plus attractive que résistante. Le sujet est pourtant la plupart du temps délaissé dans les ouvrages de criminologie. Georges-Franck Pinard, psychiatre à l'Hôpital Louis-Hippolyte Lafontaine, fait ici magistralement le point sur la question, en rappelant l'importance médico-légale particulière de ce problème outre-Atlantique.

à l'encontre des proxénètes sont autrement plus sérieuses, qu'il s'agisse du délit de souteneur ou de celui de tolérance ; rappelons que les années 1975 et 1981 ont été marquées en France par une lutte renforcée contre le proxénétisme.

1. Une consultation vénérologique ou urologique peut s'imposer médicalement, mais la dispersion ainsi que les difficultés d'identification des prostituées elles-mêmes (et surtout des clients !) ne permettent plus une véritable surveillance sanitaire, comme il était possible de le faire lorsqu'un médecin agréé visitait régulièrement les maisons de tolérance. L'orientation de la personne prostituée vers une structure de type associatif (par exemple en France *Le Nid*) peut s'avérer ici d'un grand secours, en abordant le problème sous un autre angle. Les organismes humanitaires ou religieux ont également à leur actif de nombreux sauvetages de ce genre.

Le harcèlement sexuel : regard sur les harceleurs

G.-F. Pinard[1]

Aux États-Unis, le harcèlement sexuel n'est reconnu illégal que depuis 1964 (Friedland et Friedland, 1994). Jusqu'aux années 1970, le phénomène n'est pas encore nommé (Fitzgerald, 1990). Depuis 1976, le système judiciaire américain reconnaît le harcèlement sexuel en tant que discrimination sexuelle (McKinney et Maroules, 1991). Les premiers cas légaux apparaissent dans les années 1980 (Fitzgerald, 1993).

Le harcèlement sexuel, le viol, l'abus sexuel de mineurs incluant l'inceste et la prostitution sont regroupés sous le concept de « *coercition sexuelle* » qui met l'emphase sur une dimension de contrainte exercée (Dixon, 1991). Différentes catégories de harcèlement sexuel ont été décrites : le harcèlement de genre, le comportement séducteur, le chantage sexuel, l'attention sexuelle non désirée, l'imposition sexuelle et l'assaut sexuel (Fitzgerald, 1990 ; Stockdale, 1996 ; Tata, 1993). La plupart des définitions du harcèlement sexuel mettent l'emphase sur la grande variété possible de comportements, le fait que ces comportements ne sont pas désirés par la victime, qu'ils sont agis de façon délibérée et répétée, que la victime en éprouve des conséquences négatives et elles évoquent l'existence d'une relation de pouvoir entre le harceleur et la victime (McKinney et Maroules, 1991). Les perceptions, croyances et attitudes à l'égard du harcèlement sexuel diffèrent selon les sexes et les individus, ce qui contribue à la difficulté d'adopter une définition qui convienne à tous. Dépendamment des juridictions, différents types de harcèlement sexuel sont identifiés, par exemple :

- Le « *quid pro quo* », où les faveurs sexuelles sont explicitement ou implicitement liées à l'obtention ou la perte de bénéfices. Il s'exerce souvent par l'utilisation de chantage ou de menaces (Bondurant et White, 1996 ; Stockdale, 1996).
- « *L'environnement hostile* » comprend des actions de nature sexuelle non désirées qui ont le but ou l'effet d'interférer avec la performance au travail en créant un environnement intimidant, hostile ou offensant (Stockdale, 1996).
- Le « *harcèlement de genre* » consiste à traiter une femme différemment parce qu'elle est une femme par des remarques ou des comportements sexistes (Fitzgerald, 1990). Ce type de harcèlement peut créer un environnement hostile (Bondurant et White, 1996).

Le *harcèlement de genre* et l'*environnement hostile* seraient plus fréquents que le « *quid pro quo* », l'assaut sexuel et le viol (Bondurant et White, 1986). Pour des données juridiques concernant le harcèlement sexuel dans la législation française, nous référons le lecteur à un autre chapitre (Albernhe et Tyrode, 1996). Dans ce chapitre, nous traiterons du phénomène du harcèlement sexuel en mettant l'emphase sur l'individu qui harcèle et nous examinerons de façon plus spécifique certaines caractéristiques propres au harcèlement en milieu de travail et en milieu académique, les deux champs qui ont fait l'objet de plus de recherches.

Si le harcèlement en milieu de travail est bien identifié depuis longtemps, celui en milieu académique l'est moins. Pourtant, entre le quart et les deux tiers des étudiants (les deux sexes mis ensemble) rapportent avoir vécu des commentaires sexistes, des regards suggestifs, des touchers ou des remarques sexuelles inappropriées de la part de professeurs (McKinney et Maroules, 1991). De 25 % à 30 % des étudiants (les deux sexes mis ensemble) rapportent avoir été victimes d'au moins un incident de harcèlement sexuel à l'université (McKinney et Maroules, 1991). Sur 235 professeurs de sexe masculin d'une université américaine, plus de 26 % rapportaient avoir eu une rencontre sexuelle ou une relation avec un ou une étudiante (Fitzgerald, Weitzman, Gold et Ormerod, 1988). En milieu académique, les femmes professeurs peuvent aussi être victimes de harcèlement de la part de leurs collègues masculins, d'autres membres du personnel et même d'étudiants.

Bondurant et White (1996) proposent d'analyser les harceleurs sexuels selon quatre niveaux : individuel, interpersonnel, institutionnel et socio-culturel. C'est cette approche que nous utiliserons.

Niveau individuel : le harceleur

Tout comme pour les agresseurs sexuels, il n'y a pas un type unique de harceleurs sexuels. Ainsi, par exemple, au niveau psychopathologique, trois types de harceleurs

1. L'auteur tient à remercier Linda Pagani, Ph.D., chercheuse titulaire, Centre de Recherche de l'hôpital Louis-H. Lafontaine (Montréal) et professeur adjointe, Université de Montréal, pour ses précieuses contributions lors de la révision du manuscrit de ce chapitre.

peuvent être distingués : l'hypomane constitutionnel, l'hystérique et le pervers (Albernhe et Tyrode, 1996). À ces types, on peut ajouter l'érotomane et le psychotique.

Les harceleurs tendent à présenter différentes caractéristiques telles une adhésion à un rôle sexuel masculin traditionnel, des attitudes négatives envers les femmes et le féminisme, une tolérance au harcèlement sexuel, une perception adversariale des relations hétérosexuelles, un système de croyances supportant la violence sexuelle et le viol et une plus grande chance d'agresser sexuellement (Bondurant et White, 1996 ; Pryor, 1987 ; Pryor, La Vite et Stoller, 1993 ; Reilly, Latt, Caldwell et al., 1992). Certains harceleurs semblent établir un lien entre dominance et sexualité (Bargh, Raymond, Pryor et al., 1995 ; Pryor et Stoller, 1994).

En milieu de travail, le harceleur est plus susceptible d'être marié et il est souvent plus vieux que la ou les victimes. Les victimes au travail sont habituellement des femmes âgées entre seize et trente-cinq ans, célibataires et de statut professionnel inférieur (McKinney et Maroules, 1991).

À partir de plus de 400 victimes de harcèlement sexuel dans des universités, une typologie de professeurs harceleurs a été élaborée (Dzeich et Weiner, 1984) qui comprend le « harceleur public », souvent vu en train de socialiser avec les étudiants, aux manières désinvoltes, passant des remarques sexistes, plus susceptible de s'engager dans des formes moins sévères de harcèlement sexuel et le « harceleur privé », qui présente une nette différence entre son comportement en classe et celui dans l'intimité, plus susceptible de s'engager dans le « *quid pro quo* » et l'assaut sexuel. Les mêmes auteurs décrivent cinq rôles ou attitudes qui caractérisent la façon de procéder de ces professeurs, soit ceux de « conseiller », de « confident », de « séducteur intellectuel », d'« opportuniste » ou d'« abuseur de pouvoir » (« *power broker* »).

Zalk (1990) offre trois autres continuums à la dimension privée / publique, soit le « séducteur demandeur » versus le « non-initiateur réceptif », « l'intouchable » versus le « preneur de risques » et le « professeur amoureux » versus le « conquérant sexuel ». Plusieurs de ces catégories peuvent aussi s'appliquer au harcèlement sexuel dans d'autres milieux.

Niveau interpersonnel

Au niveau interpersonnel, l'emphase est mise sur des enjeux d'affirmation, de maintien, d'acquisition ou de peur de perdre le pouvoir ou un statut. En milieu de travail, les harceleurs sont plus souvent les collègues mais les superviseurs constituent une minorité substantielle. Les cas de harcèlement plus sévères, moins fréquents, sont plus susceptibles d'être commis par les superviseurs (Loy et Stewart, 1984). Au niveau académique, un certain nombre de facteurs ont été décrits pour les professeurs harceleurs (Dzeich et Weiner, 1984), telles l'ambiguïté de la mission et de la méthode d'enseignement, une trop grande autonomie professionnelle et une perception des étudiants comme des subordonnés sans pouvoir.

Niveau institutionnel

Au niveau institutionnel, différents facteurs ont été identifiés comme pouvant contribuer au harcèlement sexuel, tels la structure et les politiques organisationnelles, l'attitude des dirigeants et des superviseurs, la proportion des employés masculins et féminins, l'occupation par des femmes de métiers traditionnellement masculins et le climat de travail (Bondurant et White, 1996 ; Stockdale, 1996). Au niveau académique, d'autres facteurs sont identifiés (Dzeich et Weiner, 1984), soit un trop grand conservatisme académique ou une tolérance pour l'excentricité, une autorité institutionnelle diffuse, des inégalités et des tensions entre les sexes et un manque de directives sur les limites à l'autorité et au pouvoir des professeurs sur les étudiants.

Niveau socio-culturel

Au niveau socio-culturel, la nature du marché du travail, les inégalités socio-économiques, les attitudes et les rôles sexuels, les attentes respectives selon ces rôles, les valeurs et les croyances culturelles et les sanctions légales qui prévalent ont été identifiés comme pouvant contribuer au harcèlement sexuel (McKinney et Maroules, 1991 ; Terpstra et Baker, 1986).

Conclusion

L'étude du harcèlement sexuel comporte certaines difficultés méthodologiques, telle la possibilité d'avoir des échantillons adéquats, le fait que beaucoup d'hommes admettent rarement s'engager dans des comportements de harcèlement sexuel et que la majorité des incidents ne sont pas rapportés. Il serait intéressant de continuer d'approfondir ce qui est commun et ce qui distingue les harceleurs sexuels, les agresseurs sexuels, les conjoints abusifs et les professionnels qui abusent de leurs patients ou de leurs clients, notamment en ce qui a trait au développement longitudinal de leur histoire de comportements abusifs.

Les conséquences sur les victimes sont multiples et ressemblent à celles observées dans les réactions psychologiques au stress. Les conséquences peuvent être émotionnelles, cognitives, physiques et peuvent avoir un impact déterminant sur la performance, la carrière ou les études.

Au niveau individuel, le harceleur peut bénéficier de counselling à propos des comportements et attitudes appropriés et tirer leçon par différents types de sanction. À un niveau plus global, les politiques et les structures organisationnelles peuvent être révisées et on ne peut que souhaiter que les mentalités continuent d'évoluer à ce sujet.

Bibliographie

(1) ALBERNHE T., TYRODE Y. (1996) : « *Le corps et la sexualité* », in : T. Albernhe & Y. Tyrode : *Législation en santé mentale : Pratique médico-éthique* (p. 145-192), T. IV, Sédip Médical éd., Lyon.

(2) BARGH J.A., RAYMOND P., PRYOR J. et al. (1995) : « *The attractiveness of the underling : an automatic power-sex association and its consequences for sexual harassment and aggression* », Journal of Personality and Social Psychology, 68, 768-781.

(3) BONDURANT B., WHITE J.W. (1996) : « *Men who sexually harass : An embedded perspective* », in : D.K. Shrier (Ed.) : *Sexual harassment in the workplace and academia* (p. 59-78), American Psychiatric Press, Washington.

(4) DIXON J. (1991) : « *Feminist reforms of sexual coercion laws* », in : E. Grauerholz et M.A. Koralewski (Eds.) : *Sexual coercion : A sourcebook on its nature, causes and prevention* (p. 161-171), Lexington Books, Lexington.

(5) DZEICH B.W., WEINER L. (1984) : *The lecherous professor*, Beacon Press, Boston.

(6) FITZGERALD L.F. (1990) : « *Sexual harassment : The definition and measurement of a construct* », in : M. Paludi (Ed.) : *Ivory power : Sexual harassment on campus* (p. 21-44), State University of New York Press, Albany.

(7) FITZGERALD L.F. (1993) : « *Sexual harassment : Violence against women in the workplace* », American Psychologist, 48, 1070-1076.

(8) FITZGERALD L.F., WEITZMAN L.M., GOLD Y., ORMEROD M. (1988) : « *Academic harassment : Sex and denial in scholarly garb* », Psychology of Women Quarterly, 12, 329-340.

(9) FRIEDLAND L., FRIEDLAND D. (1994) : « *Workplace harassment : What mental health practitioners need to know* », in : L. Vande Creek, S. Knapp et T.L. Jackson (Eds.) : *Innovations in clinical practice : A source book*, vol. 13, (p. 237-253), Professional Resource Press, Sarasota.

(10) LOY P.H., STEWART L.P. (1984) : « *The extent and effects of sexual harassment of working women* », Sociological Focus, 17, 31-43.

(11) McKINNEY K., MAROULES N. (1991) : « *Sexual harassment* », in : E. Grauerholz et M.A. Koralewski (Eds.) : *Sexual coercion : A sourcebook on its nature, causes and prevention* (p. 29-44), Lexington Books, Lexington.

(12) PRYOR J.B. (1987) : « *Sexual harassment proclivities in men* », Sex Roles, 17, 269-290.

(13) PRYOR J.B., LA VITE C.M., STOLLER L.M. (1993) : « *A social psychological analysis of sexual harassment : The person/situation interaction* », Journal of Vocational Behavior, 42, 68-83.

(14) PRYOR J.B., STOLLER L.M. (1994) : « *Sexual cognition processes in men who are high in likelihood to harass* », Personality and Self Psychology Bulletin, 20, 163-169.

(15) REILLY M.E., LATT B., CALDWELL D. et al. (1992) : « *Tolerance for sexual harassment related to self-reported sexual victimization* », Gender and Society, 6, 122-138.

(16) STOCKDALE M.S. (1996) : « *What we know and what we need to learn about sexual harassment* », in : M.S. Stockdale (Ed.) : *Sexual harassment in the workplace : Perspectives, frontiers and response strategies* (p. 3-25), Sage Publications, Thousand Oaks.

(17) TATA J. (1993) : « *The structure and phenomenon of sexual harassment : Impact of category of sexually harassing behavior, gender, and hierarchical level* », Journal of Applied Social Psychology, 23(3), 199-211.

(18) TERPSTRA D.E., BAKER D.D. (1986) : « *A framework for the study of sexual harassment* », Basic and Applied Social Psychology, 7, 17-34.

(19) ZALK S.R. (1990) : « *Men in the academy : A psychological profile of harassment* », in : M.A. Paludi (Ed.) : *Ivory power : Sexual harassment on campus* (p. 141-175), State University of New York Press, Albany.

1.2.5.3. Le viol

Si le viol — considéré en France comme un crime depuis 1980, et donc relevant de la cour d'assises — peut être le fait de psychopathes, de pervers multirécidivistes, de débiles mentaux ou d'autres patients, il est commis dans l'immense majorité des cas par des individus indemnes de tout trouble mental et parfaitement responsables de leur acte. Gérard Lopez, psychiatre aux Urgences médico-judiciaires de Paris, et co-auteur d'un ouvrage sur le sujet[1], traite ici du viol chez l'adulte, la question du viol chez l'enfant étant abordée au chapitre II, § 1.2.5.6.

Le viol chez l'adulte

G. Lopez

La définition pénale du viol se place dans le réel :

Art 222-23 CP : « *Tout acte de pénétration sexuelle de quelque nature qu'il soit, commis sur la personne d'autrui par violence, contrainte, menace ou surprise est un viol. Le viol est puni de 15 ans de réclusion criminelle.* »

Art 222-24 CP : « *Le viol est puni de 20 ans de réclusion criminelle (...) 2° Lorsqu'il est commis sur mineur de 15 ans (...) 4° Lorsqu'il est commis par un ascendant légitime, naturel ou adoptif, ou par toute personne ayant autorité sur la victime. (...)* »

Art 222-29 CP : « *Les agressions sexuelles autres que le viol sont punies de 7 ans d'emprisonnement et de 700 000 F d'amende.* »

Le mot viol est étymologiquement suspect dans nos langues occidentales. *Ravir* du latin *rapere*, a donné le mot anglais *rape* qui signifie à la fois *viol* et *plaisir extatique* ; l'italien *stupro* contient l'idée de débauche (*stupre*). À cette difficulté sémantique s'ajoutent les idées reçues et la réelle fascination qu'il exerce sur l'imagination (viols héroïques, récits, contes de fées, médias, scénarios érotiques...), mais aussi la place que lui attribuent les psychanalystes comme fantasme inconscient structurant de la personnalité. L'inceste qui, pour la loi, est un viol commis sur un « *mineur de 15 ans par ascendant légitime (ou ayant autorité)* », pose des problèmes très différents.

La reconnaissance du viol s'est faite au prix d'une très lente évolution dont on trouve les premières traces dans la civilisation babylonienne ou dans la Genèse, mais très peu dans les livres d'histoire ou les archives militaires. Mais c'est surtout la pression efficace du mouvement féministe qui a permis de « *violer le silence*[2] ».

Le viol est désormais un banal crime de comportement, une « *caricature paroxystique des relations hommes-femmes* ». Certains viols (*date rape*) sont, par exemple, des rendez-vous qui tournent mal en raison de non-dits ou de codes relationnels incompréhensibles pour chacun des acteurs. Des campagnes de prévention éducative ont été mises en place dans les collèges et les campus d'Amérique du Nord. Le harcèlement sexuel est à présent réprimé. G. Gozlan[3], quant à lui, a dénoncé les abus sexuels des thérapeutes à l'égard de leurs patients.

Pendant longtemps, les conséquences psychologiques, pourtant redoutables, ont été curieusement mésestimées. À ce propos, la pratique clinique et expertale permet de faire une distinction là encore radicale entre la *victime aiguë* et la *victime chronique*. La première subit une agression isolée, un accident, une catastrophe individuelle ou collective, qui la confronte subitement à la mort et au désespoir. Elle est brusquement expulsée de la communauté humaine à laquelle elle appartenait. La négation de sa personne, c'est-à-dire le refus de prendre sa parole en considération, est caractéristique de toutes les agressions. Dans les agressions sexuelles, se surajoute la destructrice négation de son désir intime. Cette victime souffre très fréquemment de syndromes psycho-traumatiques spécifiques[4]. C'est dans cette rubrique que se recrutent les victimes de viols et notamment les mineurs de viols pédophiliques uniques.

Les victimes d'agressions qui se prolongent dans le temps, subissent des conséquences très différentes. La victimation prolongée entraîne de profonds réaménagements défensifs et

1. LOPEZ G., PIFFAUT-FILIZZOLA G. (1993) : *Le viol*, PUF, Paris.
2. E. Thomas, in « *Le viol du silence* ».
3. GOZLAN G. (1992) : « *Abus sexuels de patients par leur thérapeute* », Journ. de Med. Lég. Droit Méd., 35, 7.
4. Appelés PTSD (*post traumatic stress disorder*) dans le Manuel statistique des troubles mentaux de l'Association Américaine de Psychiatrie (DSM-IV), ou névrose traumatique (entre autres) dans la nosologie européenne classique.

à terme non plus une expulsion brutale mais une exclusion symbolique progressive hors de la communauté humaine, laquelle les transforme en *sans-domicile-fixe symbolique*[1]. Ce type de victimation très grave survient dans les violences familiales, la maltraitance en particulier, mais aussi dans les violences d'État (génocides, tortures, emprisonnements, guerres en particulier civiles), les manipulations mentales pratiquées par certaines sectes et dans certaines prises d'otages prolongées. L'exclusion sociale, les conduites déviantes ou délinquantes, touchent en priorité ces victimes chroniques qui posent de difficiles problèmes médico-psychologiques, sociaux et judiciaires. Elle ne nous concernent pas dans ce chapitre.

L'adulte victime de viol

Statistiques

Elles ne prennent en compte que les dépôts de plainte.

Nombre de viols commis annuellement en France

1986	1990	1991	1993
2.937 cas	4.582 cas	5.048 cas	5.605 cas

Source : Ministère de la justice

Les résultats des enquêtes de victimation (exceptionnelles en France) dépendent de la teneur des items qui vont de l'agression avec pénétration sexuelle à la simple attitude équivoque selon les enquêtes.

Ainsi, aux États-Unis, 21 à 23 % des femmes vivant en milieu urbain seraient, à un moment quelconque de leur vie, victimes d'un ou de plusieurs viols, tandis que l'incidence annuelle du viol serait d'environ 3 %. L'étude de l'Agence Nationale de Recherche sur le SIDA et de l'INSERM concernant la sexualité des Français a révélé que 7 % des femmes âgées de 20 à 34 ans ont subi des rapports sexuels imposés par la contrainte. Dans tous les cas, les statistiques sont loin de refléter la réalité des faits dans un domaine où règne le silence.

Du point de vue socio-démographique, une étude pratiquée aux Urgences médico-judiciaires de l'Hôtel-Dieu de Paris a permis d'établir le *portrait-robot* de la victime qui a déposé plainte à Paris :

Études UMJ-Paris (> 2000 cas entre 1986 et 1991)

Femmes	Âge moyen	Local. de la victime	Local. de l'agresseur	Viols collectifs
95 %	26 ans	30 %	35 %	25 %
Agresseur connu	Agresseur inconnu	Pénétrations multiples	Violences physiques	Présence de sperme
35 %	65 %	30 %	35 %	43 %

Les hommes sont sous-représentés car il n'osent pas déposer plainte en raison des archétypes « machistes ».

Clinique

L'agression

L'agression se déroule souvent sans trace de violence apparente, dans un état de stress intense généré par la frayeur (mort imminente) qui se manifeste le plus souvent par une sidération anxieuse anesthésiant les victimes ou au contraire par une agitation inadaptée.

Le DSM-IV insiste sur le rôle que joue un *trouble dissociatif* dans les traumatismes. Au moment de l'impact traumatique, il permet à la victime de se soustraire à la frayeur qui résulte de la confrontation avec la mort. Il se manifeste cliniquement par l'inhibition anxieuse, l'amnésie des faits, le déni, mais aussi par des symptômes de dépersonnalisation (sentiment de dépossession de son intégrité physique ou psychique) ou de déréalisation (sentiment d'étrangeté et d'irréalité du monde, sans altération de la perception). La

1. LOPEZ G. et BORNSTEIN S. (1995) : *Victimologie clinique*, Maloine, Paris.

dépersonnalisation donne une impression de détachement, laquelle transforme la victime en une sorte d'automate ou de spectateur.

Pour parvenir à leurs fins, les auteurs ont recours à des violences, plus ou moins graves, dans 40 % des cas. L'oubli total ou partiel des faits, très fréquent, est une amnésie dissociative qui constitue un handicap pour l'interrogatoire policier et médical initial.

La plainte

Le dépôt de plainte doit être le plus proche des faits afin de pouvoir faire pratiquer un examen médico-légal (sur réquisition), de préférence dans un centre habilité, dans le but de recueillir des preuves et de mettre en route une prise en charge globale. De nombreuses victimes ne déposent pas plainte bien que l'accueil policier se soit considérablement amélioré.

Enquête UMJ-Paris (120 répondants)

Hésitation pour porter plainte	41 %
Bon accueil de la police	55 %
Accueil policier neutre, administratif	26 %
Accueil policier moqueur, suspicieux	16 %

L'examen médico-légal

L'examen initial est le temps médico-légal primordial. Il obéit à des règles à présent bien établies. La salle d'examen doit être confortable. Le centre doit disposer d'une salle de bains. La présence des policiers ou de la famille est exclue pendant l'examen. La présence d'une infirmière est indispensable (surtout si l'examinateur est un homme). L'interrogatoire, sans être inquisitorial, doit prendre patiemment en compte toutes les doléances sans le moindre commentaire (de mise en doute), faire préciser le mode d'agression : type des menaces, usage d'alcool ou de drogue, description des blessures pouvant confiner à des actes de barbarie, type de pénétration (vaginale, orale, anale, pénienne, digitale ou instrumentale, utilisation de préservatifs, avec ou sans éjaculation intra-corporelle), le délai écoulé et la conduite de la victime concernant une éventuelle toilette intime ou un changement de vêtements. Les blessures physiques doivent être décrites, portées sur un schéma et parfois photographiées. Les vêtements sont examinés à la recherche de déchirures confirmant les violences, puis confiés à la police pour expertise médico-légale éventuelle (matériel génétique). L'examen gynécologique commence par l'inspection des organes génitaux externes à la recherche de lésions traumatiques externes ou orificielles (plaies, hématomes) en faveur d'une tentative ou d'une pénétration sexuelle confirmant les dires de la victime. L'examen endovaginal, pratiqué avec un spéculum introduit sans lubrifiant et avant les touchers pelviens pour visualiser l'état des parois vaginales et le col utérin, permet certains prélèvements au niveau du col, de l'endocol et des culs de sacs vaginaux. L'examen de l'hymen est essentiel lorsqu'une défloration est alléguée.

La recherche de spermatozoïdes se pratique au niveau vaginal, anal ou buccal, selon la nature du viol. Elle se pratique au microscope optique après fixation sur lame, ou par les techniques d'empreintes génétiques pour confondre un agresseur (écouvillons séchés à l'air libre puis congelés). La fréquence de résultats positifs dépend de la conduite de la victime et notamment d'une toilette intime, laquelle détruirait nombre de spermatozoïdes. Les empreintes génétiques s'effectuent sur le sperme, le sang, les phanères, sur des échantillons de plus en plus minimes et avec une fiabilité quasi absolue.

La détection des MST (maladies infectieuses sexuellement transmissibles) : gonococcies, mycoplasmes et chlamydiae. Un test HIV est nécessaire afin d'éliminer une séropositivité antérieure au viol, il sera renouvelé 1 puis 3 mois après l'agression (un seul cas de séroconversion connu en France en 1994). Seront également pratiqués un dépistage immédiat de la syphilis, 1 puis 3 mois après l'agression et un dépistage de grossesse systématique.

Un entretien de déchocage psychologique immédiat serait idéal bien que les victimes se plaignent d'être obligées de trop se répéter. Il faut veiller à remettre un carnet de rendez-vous précisant que des prélèvements (HIV, MST, grossesse) seront effectués 1 puis 3 mois après l'agression et pourquoi. Il est enfin nécessaire de prescrire systématiquement la « pilule du lendemain » en absence de contraception, avant d'adresser systématiquement la victime à son médecin traitant.

Le rapport médico-légal obéit aux règles du genre. Une brève conclusion reprend les faits, les données de l'examen (avec le retentissement psychologique) et précise les rendez-vous ultérieurs. Le retentissement fonctionnel, apprécié sur l'importance des blessures et sur le retentissement psychologique immédiat, détermine la durée de l'ITT qui, en l'absence de preuve matérielle de viol, peut être l'unique motif d'une procédure judiciaire pour coups et blessures. Il convient de préciser que des complications pourront survenir, et notamment un stress post-traumatique (PTSD) après une phase de latence très variable.

Évolution

L'évolution est variable. Un *syndrome de stress aigu (acute stress disorder, ASD)* dont la durée n'excède pas le mois au-delà duquel il s'agirait, par définition, d'un stress post-traumatique (PTSD), est fréquent. Selon D. Spiegel, il est un bon indicateur de PTSD ultérieur. La décompensation d'un état antérieur psychiatrique ou autre est possible, mais certaines complications sont fréquentes. Les dépressions surviennent dans 70 % des cas environ. Les complications psycho-traumatiques spécifiques, c'est-à-dire les PTSD chroniques, surviennent dans 37,5 % des cas. Leurs spécificités sont résumées dans le tableau suivant :

Enquête UMJ-Paris (120 répondants)

Modification importante du caractère et/ou du comportement	53 %
Perturbation des échanges avec l'entourage	71 %
Changement d'emploi	15 %
Changement de domicile	28 %
Oubli partiel	38 %

Certains facteurs aggravants ont été repérés, lesquels sont les agressions armées, les viols avec pénétration multiples, les viols perpétrés par des inconnus (et non pas les viols collectifs ou les viols avec violences physiques comme le supposaient initialement les auteurs de cette étude pratiquée aux Urgences Médico-judiciaires de l'Hôtel-Dieu de Paris). Les viols commis chez l'agresseur ont entraîné des troubles psychologiques intenses mais moins fréquents.

1.2.5.4. Le voyeurisme

Voyeurisme (voir) et exhibitionnisme (être vu) font penser aux deux faces d'une même médaille. Aussi, était-il logique que le même auteur, Georges-F. Pinard (Montréal), traitât les deux chapitres.

Le voyeurisme

G.-F. Pinard[1]

La langue française nous livre certains mots ou expressions à caractère savoureux. « Reluquer », « lorgner », « zieuter » évoquent une curiosité insistante, voire une certaine convoitise et « se rincer l'œil », le plaisir (Larousse, 1994). Souvent utilisés avec une connotation sexuelle, ces termes illustrent l'importance naturelle du sens de la vue dans la sexualité humaine. Ce sens est d'ailleurs très exploité par la pornographie qu'il s'agisse de revues, de cassettes vidéo X, de spectacles de danseuses érotiques, de « peep-shows » et même de sites Internet. Si voir procure un plaisir, ce plaisir devient pathologique lorsque l'individu en tire sa source principale d'excitation sexuelle, en préférence à l'acte sexuel normal.

À partir des définitions proposées par différents auteurs (Allilaire, 1991 ; Bonnet, 1993 ; Karpman, 1954 ; Smith, 1976), on peut retenir que le voyeurisme ou « scoptophilie » est de façon large une pratique perverse qui consiste à regarder ou épier autrui (sans son consentement), dans son intimité quotidienne, lors d'activités impliquant une certaine forme de nudité. Il peut s'agir de soins intimes (hygiène, habillage/déshabillage) ou d'activités physiologiques sexuelles (masturbation, relations sexuelles) ou d'élimination (miction,

1. L'auteur tient à remercier Linda Pagani, Ph.D., chercheuse titulaire, Centre de Recherche de l'hôpital Louis-H. Lafontaine (Montréal) et professeur adjointe, Université de Montréal, pour ses précieuses contributions lors de la révision du manuscrit de ce chapitre.

défécation). On parlera d'un voyeurisme de *forme non exclusive* quand le sujet a des désirs sexuels conventionnels en plus de cette paraphilie et de *forme exclusive* lorsque cela n'est pas le cas.

Le voyeurisme est relativement commun, mais sa fréquence exacte n'est pas connue (Rhoads, 1989). Il s'agit surtout d'un phénomène masculin mais le voyeurisme féminin est aussi rapporté (Smith, 1976). Ce chapitre aborde successivement les critères diagnostiques du voyeurisme dans le DSM-IV, les principales théories étiologiques, certains aspects pénaux, les caractéristiques à considérer lors de l'évaluation clinique et les principales approches thérapeutiques.

I. Critères diagnostiques

Le DSM-IV définit le *voyeurisme* (F65.3 [302.82]) de la façon suivante :

A. Présence de fantaisies imaginatives sexuellement excitantes, d'impulsions sexuelles, ou de comportements, survenant de façon répétée et intense, pendant une période d'au moins six mois, consistant à observer une personne nue, ou en train de se déshabiller, ou en train d'avoir des rapports sexuels et qui ne sait pas qu'elle est observée.

B. Les fantaisies, impulsions sexuelles ou comportements, sont à l'origine d'une souffrance cliniquement significative ou d'une altération du fonctionnement social, professionnel ou dans d'autres domaines importants (APA, 1994).

II. Théories étiologiques du voyeurisme

A. Théories psychodynamiques

L'historique et l'évolution de la théorie psychoanalytique des perversions avec emphase sur le voyeurisme ont été synthétisés et discutés par plusieurs auteurs (Bonnet, 1993 ; Lanyon, 1991 ; Rosen, 1996 ; Smith, 1976). De façon très simplifiée, il est question entre autres du traumatisme de la scène primitive (Katchadourian et Lunde, 1974) et que le voyeur désirerait en quelque sorte nier que la castration existe (Smith, 1976). Tout comme pour l'exhibitionnisme, les contributions de la théorie psychoanalytique sont fondamentales dans la compréhension de l'origine du voyeurisme mais elles sont difficilement étayables par l'étude empirique.

B. Théories comportementales

Ces théories expliquent le développement du voyeurisme par une excitation lors de l'observation accidentelle d'une femme se déshabillant ou d'un couple ayant des relations sexuelles et son maintien par la pratique répétée (Lanyon, 1991 ; McConaghy, 1993). Ces théories postulent également des déficits entre autres au niveau d'habiletés interpersonnelles (Lanyon, 1991). Ces théories accordent en général moins d'attention aux origines de la paraphilie mais elles procurent des préceptes utiles pour le traitement.

C. Théories biologiques

Le voyeurisme a fait l'objet de moins de recherches que l'exhibitionnisme sous cet angle. Selon une perspective d'éthologie humaine, K. Freund et ses collaborateurs (Freund, 1990 ; Freund et Blanchard, 1986 ; Freund, Scher et Hucker, 1983 et 1984) ont développé le concept de « *courtship disorder* » (voir chapitre sur l'exhibitionnisme) dans lequel le voyeurisme consisterait en une distorsion de la phase de localisation d'une partenaire potentielle.

D'autres recherches intéressantes mais qui ne semblent pas avoir été faites encore pourraient consister à étudier les électro-encéphalogrammes ou les potentiels évoqués visuels de voyeurs exposés à différentes images à contenu érotique.

III. Aspects pénaux

De par la nature de leur paraphilie, les voyeurs sont moins susceptibles de se faire remarquer que d'autres délinquants sexuels et beaucoup se font rarement prendre (Johnson, 1973). La plupart sont signalés à la police par des passants ou des voisins (Katchadourian et Lunde, 1974). Lorsqu'ils se font arrêter, les voyeurs sont plus susceptibles de faire face à des charges de vagabondage, flânage, entrée illégale, troubler la paix, suspicion de vol et le voyeurisme est généralement considéré comme un crime mineur dans la plupart des juridictions (Smith, 1976).

IV. Caractéristiques à considérer lors de l'évaluation clinique

A. Âge

En tant que groupe, dans la série des délinquants sexuels étudiés par Gebhard, Gagnon, Pomeroy et Christenson (1965), les voyeurs étaient en moyenne plus jeunes que la plupart des autres groupes. Certains enfants ou adolescents peuvent parfois faire du voyeurisme par curiosité de façon transitoire avant de devenir eux-mêmes sexuellement actifs (Smith, 1976). Les jeunes qui font du voyeurisme procèdent habituellement à deux ou plusieurs contrairement au voyeur adulte qui procède presque toujours seul (Smith, 1976). De façon générale, les voyeurs sont des sujets dans la jeune vingtaine (Crooks et Baur, 1983 ; Katchadourian et Lunde, 1974 ; Smith, 1976).

B. Éléments d'histoire personnelle et familiale

Dans la série de Gebhard, Gagnon, Pomeroy et Christenson (1965), les voyeurs avaient tendance à provenir de familles où ils sont les cadets, ont moins de sœurs ou encore sont fils uniques. Leurs parents sont souvent décrits comme peu démonstratifs dans l'expression de leurs émotions (Rubins, 1969). On rapporte aussi une tendance à une qualité relationnelle plutôt pauvre avec le père et une mère décrite comme surprotectrice (Dwyer, 1988 ; Holmes, 1991).

C. Développement psychosexuel

Comme pour les exhibitionnistes, adolescents, les voyeurs ont souvent tendance à se décrire comme gênés avec les filles et plus lents que leurs pairs à les fréquenter (McConaghy, 1993 ; Smith, 1976). Un traumatisme sexuel précoce (Dwyer, 1988), une immaturité et une frustration sexuelles (Chesser, 1971), des activités masturbatoires précoces et chroniques (Holmes, 1991) et des connaissances sexuelles peu élaborées (Dwyer, 1988) sont rapportés. Adultes, la majorité d'entre eux seraient mariés ou dans une relation sexuelle décrite comme satisfaisante (McConaghy, 1993).

Coexistence d'autres paraphilies

Tout d'abord, mentionnons qu'une certaine dimension voyeuriste semble présente dans la plupart des paraphilies où le regard joue un rôle important ; par exemple, la *pédophilie*, la *coprophilie* et différentes pratiques sexuelles à plusieurs comme le *triolisme* (ou *troilisme*) et le *candaulisme* (Smith, 1976). Pour certains (Freund, 1990), le recours à des lignes téléphoniques érotiques est considéré comme une forme auditive de voyeurisme.

Avec le voyeurisme, il peut y avoir coexistence d'autres paraphilies (Smith, 1976). Certains vont jusqu'à dire souvent (Lanyon, 1991) et pour d'autres ce serait la règle plutôt que l'exception (Yalom, 1960). Parmi soixante-deux voyeurs étudiés par certains auteurs (Abel, Becker, Cunningham-Rathner, Mittelman et Rouleau, 1988), seulement 1,5 % d'entre eux rapportaient n'avoir qu'une paraphilie, la moyenne étant de 4,8 par sujet.

Voyeurisme et *exhibitionnisme* peuvent coexister chez un même sujet (Rooth, 1973 ; Rhoads, 1989). Depuis Freud, le voyeurisme et l'exhibitionnisme sont souvent vus comme étant conceptuellement reliés (Allilaire, 1991 ; Lanyon, 1991 ; Tollison et Adams, 1979). Plusieurs auteurs ont souligné la relation entre ces deux paraphilies (Allen, 1967 ; Bergler, 1957 ; Rhoads, 1987 ; Saul, 1952 ; Smith, 1976). Dans ces deux paraphilies, le regard joue un rôle central et toutes deux peuvent être comprises comme des formes d'agression. Dans une étude (Freund et Blanchard, 1986), les exhibitionnistes rapportaient occasionnellement des épisodes de voyeurisme et les trois-quarts des voyeurs s'étaient exhibés.

Le *fétichisme*, la *pédophilie*, le *masochisme* et le *sadisme* ont aussi été rapportés (Allilaire, 1991). Pour certains, comme Lacan, il y aurait une dimension masochiste dans le voyeurisme, soit « *la honte d'être vu voyant* » (Bonnet, 1993). Certains ont souligné la présence d'une dimension sadique dans le voyeurisme (Fain, 1954 ; Bonnet, 1993), le voyeur pouvant s'imaginer voir la victime surprise, fâchée, embarrassée, ridiculisée, humiliée ou honteuse.

D. Antécédents personnels judiciaires

La plupart des voyeurs n'ont pas un dossier judiciaire important mais beaucoup ont commis des délits mineurs comme des vols (Katchadourian et Lunde, 1974 ; Smith, 1976). Le voyeurisme et le vol partagent en fait certaines caractéristiques communes qu'il serait intéressant d'étudier plus à fond : localisation d'un endroit, convoitise, excitation durant l'activité, vol ou « viol » d'une intimité. Dans la série de Gebhard, Gagnon, Pomeroy et Christenson (1965), 29 % des voyeurs adultes avaient eu des condamnations en Cour juvénile. Dans une autre étude (Markley, 1950), la plupart des adolescents voyeurs avaient été impliqués dans des délits non sexuels et dans la série de Gebhard, Gagnon, Pomeroy et Christenson (1965), 11 % des adolescents voyeurs avaient commis des délits sexuels. L'âge moyen à la première condamnation pour voyeurisme était de 23,8 ans. Une association avec le vol ou l'assaut sexuel a été rapportée chez certains voyeurs opportunistes (Langevin et Lang, 1987).

E. Modus operandi

Les voyeurs peuvent passer un temps considérable à errer à pied ou en voiture la nuit dans les quartiers résidentiels à la recherche de chambres à coucher ou de salles de bain allumées (McConaghy, 1993). Certains cherchent à épier des couples d'amoureux dans les parcs ou les stationnements. D'autres rentreront carrément dans les toilettes publiques pour dames. Aux deux extrêmes d'un spectre, certains présentent un voyeurisme à caractère plutôt opportuniste et d'autres, un voyeurisme à caractère plutôt prédateur.

Les moyens utilisés peuvent aller du plus simple au plus sophistiqué : trou de serrure, trou dans les cloisons, jumelles, appareil photo, caméra vidéo, miroir de poche tenu en main, morceau de miroir sur le soulier (Bonnet, 1993 ; Holmes, 1991). Certains prennent de grands risques et font de grands efforts pour s'adonner à la pratique de leur paraphilie (Tollison et Adams, 1979 ; Holmes, 1991 ; Rhoads, 1989).

Les voyeurs peuvent se masturber durant ou après l'activité voyeuriste. L'orgasme peut aussi être spontané (Smith, 1976). Grâce à des moyens comme une caméra vidéo, certains chercheront à revivre dans leur intimité des scènes qui les ont stimulés et ces séances de visionnement pourront s'accompagner d'activités masturbatoires. Habituellement, les voyeurs cherchent à passer inaperçus et dans 95 % des cas, ils observeraient des inconnues (Gebhard, Gagnon, Pomeroy et Christenson, 1965 ; Katchadourian et Lunde, 1974).

F. Caractéristiques psychologiques

Comme pour les exhibitionnistes, les voyeurs ne présentent habituellement pas d'autre trouble mental que leur paraphilie sur l'axe I du DSM-IV.

Une recherche de sensations fortes, une tendance à la gratification immédiate, une certaine impulsivité et des tendances obsessionnelles compulsives à rechercher les situations de façon répétée ont été rapportées (Freund et Blanchard, 1986 ; Lanyon, 1991 ; Smith, 1976). Toutefois, dans l'étude de Gebhard, Gagnon, Pomeroy et Christenson (1965), jusqu'à 89 % des délits étaient prémédités et il n'est pas rare qu'un voyeur ait en tête un certain nombre d'endroits où il peut retourner (Smith, 1976). L'aspect préméditation pour la majorité des voyeurs correspond à notre expérience clinique.

Pour certains sujets, le voyeurisme est plutôt égo-syntonique (le sujet ne percevant pas sa paraphilie comme étant problématique), pour d'autres, plutôt égo-dystonique (la paraphilie est perçue comme étant en conflit avec les valeurs du sujet et lui causant une certaine détresse). Le voyeurisme est plutôt égo-syntonique chez les plus antisociaux ou psychopathes. De façon générale, les voyeurs comme les exhibitionnistes ont tendance à se déresponsabiliser par rapport à leur problème (Dwyer, 1988).

Comme pour les exhibitionnistes, l'excitation sexuelle peut se produire avant l'activité voyeuriste et les sujets rapportent une excitation anxieuse pouvant être associée à un état d'excitation centrale plus généralisée (McConaghy, 1993). Comme pour les exhibitionnistes, les voyeurs ont tendance à se sentir inadéquats et inférieurs aux autres (Dwyer, 1988). Nous référons le lecteur au chapitre sur l'exhibitionnisme pour d'autres caractéristiques psychologiques communes aux deux conditions.

G. Alcool et drogues

Dans la série de Gebhard, Gagnon, Pomeroy et Christenson (1965), seuls 16 % des voyeurs étaient intoxiqués à l'alcool et aucun par la drogue lors du délit.

H. Évaluation du risque de récidive et de la dangerosité

Nous référons le lecteur au chapitre sur la récidive chez les délinquants sexuels pour certains facteurs associés à un risque accru de récidive chez les délinquants sexuels en général.

Comme les exhibitionnistes, les voyeurs sont plus souvent considérés comme une nuisance qu'une menace réelle (Bonnet, 1993 ; Holmes, 1991 ; Rhoads, 1989). Toutefois, une tendance à progresser de délits mineurs à plus sérieux a été remarquée chez certains sujets qui font du voyeurisme (de River, 1956 ; Yalom, 1960) si bien que ce comportement peut n'être qu'une étape ou une facette d'un délinquant sexuel potentiellement dangereux (Abel, Barlow, Blanchard et Guild, 1977).

Le voyeurisme peut comprendre un certain espionnage de la victime sur une période de temps la rendant ainsi plus familière au voyeur (Burgess, Hazelwood, Rokous, Hartman et Burgess, 1988). Le fait qu'un individu pénètre les limites physiques d'un endroit pour s'adonner au voyeurisme ou qu'il attire l'attention de ses victimes sur le fait qu'il est en train de les observer sont des indices d'une dangerosité potentielle (Yalom, 1960). Le comportement voyeuriste peut connaître une escalade (ex. : introduction par effraction avec vol fétichiste), être accompagné de fantaisies de viol et progresser vers des gestes plus violents. En effet, plusieurs violeurs, violeurs en série, pervers multirécidivistes, meurtriers sexuels, meurtriers en série peuvent être ou avoir été impliqués dans des activités de nuisances sexuelles comme le voyeurisme ou l'exhibitionnisme (Abel, Barlow, Blanchard et Guild, 1977 ; Burgess, Hazelwood, Rokous, Hartman et Burgess, 1988 ; Gebhard, Gagnon, Pomeroy et Christenson, 1965 ; Holmstrom et Burgess, 1980). Chez les voyeurs comme les exhibitionnistes, il importe donc de rechercher la présence d'une escalade paraphilique, de fantaisies d'agression (sexuelle et non sexuelle) et d'une violence physique croissante dans les comportements (sexuels et non sexuels).

V. Traitement du voyeurisme

Beaucoup de voyeurs et d'exhibitionnistes ne se considèrent pas comme ayant un problème et conséquemment, ils ne viennent presque jamais en traitement sans une certaine pression externe habituellement de nature légale (Rhoads, 1989). Ils ont été arrêtés ou ont peur ou s'attendent à l'être, ce qui colore fortement leur motivation. Ceux dont la problématique est plutôt égo-dystonique peuvent demander de l'aide en dehors d'un contexte légal lorsqu'ils en éprouvent un certain malaise ou que leur paraphilie interfère significativement avec leur quotidien.

Comme c'est le cas pour le traitement général des paraphilies, le traitement du voyeurisme ne doit pas viser simplement l'éradication du symptôme mais plutôt le contrôle du comportement déviant en s'adressant aux zones problématiques (ex. : conflits intrapsychiques) et aux déficits sous-jacents. Le traitement visera entre autres à augmenter la qualité du fonctionnement social, la capacité relationnelle (intimité) et l'estime de soi. Pour cela, plusieurs approches thérapeutiques sont possibles (voir le tableau 1) et comme pour l'exhibitionnisme, une combinaison de différentes modalités donnera habituellement de meilleurs résultats. Ces modalités sont utilisées dans le traitement de différentes paraphilies et leur choix se fera en fonction des caractéristiques individuelles.

Une motivation fluctuante, un aspect égo-syntonique prédominant, différentes résistances, l'absence de levier légal (ex. : probation avec conditions, sentence suspendue), les traits de personnalité sous-jacents sont autant de facteurs qui viennent compliquer le traitement (Smith, 1976 ; Rhoads, 1989).

Conclusion

Les voyeurs sont encore moins nombreux que les exhibitionnistes à se faire arrêter et à être évalués cliniquement. Comme eux, ils constituent un groupe hétérogène et devraient être étudiés selon diverses typologies basées sur les dimensions suggérées dans le chapitre sur l'exhibitionnisme. De façon plus spécifique, il nous semble pertinent de savoir ce qui distingue les voyeurs qui développent d'autres paraphilies et l'ordre dans lequel celles-ci apparaissent et ceux qui commettent des délits violents sexuels et/ou non sexuels. L'étude de la relation entre le voyeurisme et le vol devrait aussi être approfondie. Pour terminer, nous pensons qu'il est important d'intervenir précocement lorsque des adolescents présentent des comportements de nuisances sexuelles.

Tableau • *Approches thérapeutiques du voyeurisme*

◊ **Thérapies psychodynamiques :**
approche psychoanalytique, individuelle ou de groupe (Rosen, 1996)

◊ **Traitements cognitifs-comportementaux :** (Abel, Osborn, Anthony et al., 1993) (Smith, 1976)
prévention de la récidive (Berlin, Malin et Thomas, 1995)
entraînement aux habiletés sociales (Rhoads, 1989)
affirmation de soi (Murphy, 1990 ; Rhoads, 1989 ; Stoudenmire, 1973)
techniques de reconditionnement
ex. : sensibilisation voilée (Quinsey et Earls, 1990)
thérapie aversive (Berlin, Malin et Thomas, 1995)
(Gaupp, Stern et Ratlieff, 1971 ; Smith, 1976)

◊ **Traitements cognitifs : (Murphy, 1990)**
restructuration cognitive (Abel, Osborn, Anthony et al., 1993)
(Berlin, Malin et Thomas, 1995)
counselling (Smith, 1976)
bloc de la pensée (Murphy, 1990 ; Stoudenmire, 1973)

◊ **Traitements pharmacologiques**
ex. : agents sérotonergiques : fluoxétine (Emmanuel, Lydiard et Ballenger, 1991)

Bibliographie

(1) ABEL G.G., BARLOW D.H., BLANCHARD E.B., GUILD D. (1977) : « *The components of rapists'sexual arousal* », Archives of General Psychiatry, 34, 895-903.
(2) ABEL G.G., BECKER J.V., CUNNINGHAM-RATHNER J., MITTELMAN M., ROULEAU J.L. (1988) : « *Multiple paraphilic diagnoses among sex offenders* », Bulletin of the American Academy of Psychiatry and the Law, 16 (2), 153-168.
(3) ABEL G.G., OSBORN C., ANTHONY D. & al. (1993) : « *Current treatment of paraphilias* », in : J. Bancroft, C.M. Davis & H.J. Ruppel (Eds.), *Annual Review of Sex Research* (p. 255-290) Mount Vernon, Society for the Scientific Study of Sex.
(4) ALLEN C. (1962) : *A textbook of psychosexual disorders*, Oxford University Press, Oxford.
(5) ALLEN D. (1967) : « *Exhibitionistic and voyeuristic conflicts in learning and functioning* », Psychoanalytic Quarterly, 36, 546-570.
(6) ALLILAIRE J.F. (1991) : « *Voyeurisme* », in : R. Doron et F. Parot, *Dictionnaire de psychologie* (p. 719), PUF, Paris.
(7) American Psychiatric Association : « *Mini DSM-IV. Critères diagnostiques* », (Washington D.C., 1994), Trad. franç. J.-D. Guelfi & al. (1996), Masson éd, Paris.
(8) BERGLER E. (1957) : « *Voyeurism* », Archives Crim. Psychodyn., 2, 211-22.
(9) BERLIN F.S., MALIN H.M., THOMAS K. (1995) : « *Nonpedophiliac and nontransvestic paraphilias* », in : Gabbard, G.O. (Ed.) : *Treatments of psychiatric disorders* (p. 1941-1958), American Psychiatric Press, Washington.
(10) BONNET G. (1993) : « *Les perversions exhibitionnistes et voyeuristes* », in : G. Bonnet : *Les perversions sexuelles* (p. 86-99), PUF, Paris.
(11) BURGESS A.W., HAZELWOOD R.R., ROKOUS F.E., HARTMAN C.R., BURGESS A.G. (1988) : « *Serial rapists and their victims : Reenactement and repetition* », in : R.A. Prentky & V.L. Quinsey (Eds.), *Human sexual aggression : Current perspectives*, Annals of the New York Academy of Sciences, 528, 277-295.
(11) CHESSER E. (1971) : « *Strange loves : The human aspects of sexual deviation* », William Morrow éd., New York.
(12) CROOKS R., BAUR K. (1983) : « *Our sexuality* », Menlo Park : Benjamin/Cummings.
(13) De RIVER J.P. (1956) : « *The sexual criminal* », Springfield : Charles C. Thomas.
(14) DWYER M. (1988) : « *Exhibitionism/voyeurism* », Journal of Social Work and Human Sexuality, 7(1), 101-112.
(15) EMMANUEL N.P., LYDIARD R.B., BALLENGER J.-C. (1991) : « *Fluoxetine treatment of voyeurism* », American Journal of Psychiatry, 148(7), 950.

(16) FAIN M. (1954) : « *Contribution à l'étude du voyeurisme* », *Revue Française de Psychanalyse*, 17, 177-192.
(17) FREUND K. (1990) : « *Courtship disorder* », in : W.L. Marshall, D.R. Laws, H.E. Barbaree (Eds.) : *Handbook of sexual assault* (p. 195-207), Plenum, New York.
(18) FREUND K., BLANCHARD R. (1986) : « *The concept of courtship disorder* », Journal of Sex and Marital Therapy, 12, 79-92.
(19) FREUND K., SCHER H., HUCKER S. (1983) : « *The courtship disorders* », Archives of Sexual Behavior, 12(5), 369-379.
(20) FREUND K., SCHER H., HUCKER S. (1984) : « *The courtship disorders : A further investigation* », Archives of Sexual Behavior, 13(2), 133-139.
(21) GAUPP L.A., STERN R.M., RATLIEFF R.G. (1971) : « *The use of aversion-relief procedures in the treatment of a case of voyeurism* », Behaviour Therapy, 2, 585-588.
(22) GEBHARD P., GAGNON J., POMEROY W., CHRISTENSON C. (1965) : « *Sex offenders : An analysis of types* », Harper and Row, New York.
(23) HOLMES R.M. (1991) : « *Nuisance sex behaviors* », in : R.M. Holmes (Ed.), *Sex crimes* (p. 17-30), Sage Publications, Newbury Park.
(24) HOLMSTROM L.L., BURGESS A.W. (1980) : « *Sexual behavior of assailants during reported rapes* », Archives of Sexual Behavior, 9(5), 427-439.
(25) JOHNSON J. (1973) : « *Psychopathia sexualis* », British Journal of Psychiatry, 112, 211-218.
(26) KARPMAN B. (1954) : *The sexual offender and his offenses*, Julian Press, New York.
(27) KATCHADOURIAN, LUNDE (1974) : « *Variations et déviations du comportement sexuel* », in : H.A. Katchadourian, D.T. Lunde : *La sexualité : Concepts fondamentaux* (p. 254-288), Éditions HRW, Montréal.
(28) LANGEVIN R., LANG R.A. (1987) : « *The courtship disorders* », in : G.D. Wilson (Ed.) : *Variant sexuality : Research and theory* (p. 202-228). Croom Helm, London.
(29) LANYON R.I. (1991) : « *Theories of sex offending* », in : C.R. Hollin, K. Howells (Eds.) : *Clinical approaches to sex offenders and their victims* (p. 35-54), Wiley, Chichester.
(30) LAROUSSE (1994) : *Dictionnaire de la langue française : Lexis*, Larousse, Paris.
(31) MARKLEY O. (1950) : « *A study of aggressive sex misbehavior in adolescents brought to juvenile court* », American Journal of Orthopsychiatry, 20, 719-731.
(32) McCONAGHY N. (1993) : « *Sexual deviations : Paraphilias and sex offenses* », in : N. McConaghy : Sexual behavior : Problems and management (p. 304-363), Plenum, New York.
(33) MURPHY W.D. (1990) : « *Assessment and modification of cognitive distortions in sex offenders* », in : W.L. Marshall, D.R. Laws, H.E. Barbaree (Eds.) : *Handbook of sexual assault : Issues, theories and treatment of the offender*, Plenum, New York.
(34) QUINSEY V.L., EARLS C. (1990) : « *The modification of sexual preferences* », in : W.L. Marshall, D.R. Laws, H.E. Barbaree (Eds.) : *Handbook of sexual assault : Issues, theories and treatment of the offender*, Plenum, New York.
(34) RHOADS J.M. (1989) : « *Exhibitionism and voyeurism* », in : « *Treatments of psychiatric disorders : A task force report of the American Psychiatric Association* » (p. 670-684), American Psychiatric Association, Washington.
(35) ROOTH G. (1973) : « *Exhibitionism, sexual violence, and paedophilia* », British Journal of Psychiatry, 122, 705-710.
(36) ROSEN I. (1996) : « *Exhibitionism, scopophilia, and voyeurism* », in : I. Rosen (Ed.) : *Sexual deviation* (p. 174-215), Oxford University Press, Oxford.
(37) RUBINS J.L. (1969) : « *Sexual perversion : Some dynamic considerations* », American Journal of Psychoanalysis, 29, 94-105
(38) SAUL L.J. (1952) : « *A note on exhibitionism and scoptophilia* », Psychoanalytic Quarterly, 21, 224-226.
(39) SMITH R.S. (1976) : « *Voyeurism : A review of literature* », Archives of Sexual Behavior, 5(6), 585-608.
(40) STOUDENMIRE J. (1973) : « *Behavioral treatment of voyeurism and possible symptom substitution* », Psychotherapy, 10, 328-330.
(41) TOLLISON C.D., ADAMS H.E. (1979) : *Sexual disorders*, Gardner, New York.
(42) YALOM I.D. (1960) : « *Aggression and forbiddenness in voyeurism* », Archives of General Psychiatry, 3, 305-319.

1.2.5.5. L'exhibitionnisme

L'exhibitionnisme

G.-F. Pinard[1]

L'exhibitionnisme peut être défini comme l'exposition délibérée des parties génitales dans des circonstances inappropriées (Holmes, 1991). Selon certains (McConaghy, 1993), l'exhibitionnisme serait possiblement la paraphilie la plus fréquente. Trente à cinquante

1. L'auteur tient à remercier Linda Pagani, Ph.D., chercheuse titulaire, Centre de Recherche de l'hôpital Louis-H. Lafontaine (Montréal) et professeur adjointe, Université de Montréal, pour ses précieuses contributions lors de la révision du manuscrit de ce chapitre.

pour-cent des femmes rapportent avoir été victimes de gestes de cette nature (DiVasto et al., 1984 ; Zverina, Lachman, Pandelickova et Vanek, 1987) et on estime que chaque année aux États-Unis, 40 millions de femmes en sont victimes (Cox et Maletzky, 1990). Des questionnaires remplis par 846 étudiantes de premier cycle ont révélé que 33 % d'entre elles rapportaient avoir été victimes de gestes de cette nature dont le tiers à au moins deux reprises (Cox, 1988).

À une fréquence beaucoup plus rare, l'exhibitionnisme est parfois rapporté chez des sujets de sexe féminin (Blair et Lanyon, 1981 ; Grob, 1985 ; O'Connor, 1987 ; Rhoads et Boekelheide, 1985). Un désir d'attention et une faible estime de soi semblent prévaloir davantage qu'une recherche réelle d'excitation sexuelle.

Bien que l'exhibitionnisme soit classé parmi les nuisances sexuelles (Cox, 1988 ; Holmes, 1991), c'est-à-dire parmi les comportements sexuels déviants exempts de contact physique entre l'agresseur et la victime, 18 % des victimes évaluent l'expérience comme causant une détresse sévère (Cox, 1988).

Ce chapitre aborde successivement les critères diagnostiques de l'exhibitionnisme dans le DSM-IV, les principales théories étiologiques, certains aspects pénaux, les caractéristiques à considérer lors de l'évaluation clinique et les principales approches thérapeutiques.

I. Critères diagnostiques

Le DSM-IV définit l'exhibitionnisme (F65.2 [302.4]) de la façon suivante :

A. Présence de fantaisies imaginatives sexuellement excitantes, d'impulsions sexuelles, ou de comportements, survenant de façon répétée et intense, pendant une période d'au moins six mois, consistant à exposer ses organes génitaux devant une personne étrangère prise au dépourvu par ce comportement.

B. Les fantaisies, impulsions sexuelles ou comportements sont à l'origine d'une souffrance cliniquement significative ou d'une altération du fonctionnement social, professionnel ou dans d'autres domaines importants (APA, 1994).

II. Théories étiologiques de l'exhibitionnisme

A. Théories psychodynamiques

L'historique et l'évolution de la signification inconsciente de l'exhibitionnisme dans la pensée psychoanalytique ont bien été synthétisés (Bonnet, 1993 ; Rosen, 1996). De façon simplifiée, les théories psychodynamiques de l'exhibitionnisme reposent sur l'angoisse de castration et par le comportement exhibitionniste, l'individu se rassure qu'il possède un pénis. Certaines théories mentionnent la présence d'un traumatisme, d'une blessure causés par une femme avec déplacement subséquent sur les autres femmes ; un besoin de valorisation narcissique pour combler des sentiments d'inadéquation, d'infériorité et d'identité masculine précaire ; ou encore une façon d'exprimer de la colère, du ressentiment et de l'hostilité envers autrui et les femmes en particulier (Holmes, 1991). Quelques études de cas psychanalytiques ont été rapportées dans la littérature dans les dernières années (Gervais, 1983 ; Fuerstein, 1984 ; Buzov, 1988 ; Bizouard, 1992). Bien qu'essentielles à la compréhension du phénomène, les hypothèses proposées par la théorie psychoanalytique supportent difficilement l'étude empirique.

B. Théories comportementales

Les théories comportementales postulent que l'exhibitionnisme débute lors d'un événement déterminant, par exemple une excitation sexuelle éprouvée lors d'une exposition involontaire (McConaghy, 1993) et qu'il est renforcé par la pratique répétée (Snaith, 1983).

C. Théories biologiques

Ces théories reposent sur des aspects neurologiques, endocriniens et d'éthologie humaine. Plusieurs études semblent supporter la participation du système nerveux dans le comportement exhibitionniste. L'excitation sexuelle à des stimuli érotiques et non érotiques a été mesurée chez 14 exhibitionnistes, 21 sujets contrôles normaux et 34 délinquants sexuels non exhibitionnistes (Fedora, Reddon et Yeudall, 1986). Contrairement aux deux autres groupes, les exhibitionnistes ont eu une réponse sexuelle à des images érotiquement neutres de femmes complètement vêtues. Cette réponse sexuelle à des signaux non érotiques suggérait aux auteurs la possibilité d'une désinhibition corticale dans l'exhibitionnisme.

Les résultats à deux tests psychométriques (WAIS-R et Halstead-Reitan) et les scans cérébraux de 15 exhibitionnistes ont été comparés à ceux de 36 sujets contrôles « non sexuels » non violents (Langevin, Lang, Wortzman, Frenzel et Wright, 1989). Il n'y avait pas de différence majeure entre ces deux groupes. Cependant, plusieurs exhibitionnistes montraient des signes neurologiques discrets (difficultés d'apprentissage) et de dysfonction cérébrale minime dans leur pattern de quotient intellectuel verbal et de performance.

Une étude a comparé les électroencéphalogrammes quantifiés de 43 exhibitionnistes à ceux de 46 sujets normaux (Flor-Henry, Lang, Koles et Frenzel, 1988). Les auteurs concluent que des anomalies du comportement sexuel paraissent liées à une dysfonction de l'hémisphère gauche et une perturbation des relations interhémisphériques.

Des comportements exhibitionnistes ont aussi été décrits dans certains troubles neurologiques : syndrome de Gilles de la Tourette, parkinsonisme post-encéphalitique, syndromes frontaux, maladie de Huntington, sclérose en plaques, épilepsie, encéphalopathie post-traumatique (Cummings, 1985). Il s'agit toutefois habituellement d'activités plutôt rudimentaires et désorganisées.

Au niveau endocrinien, le bilan hormonal de 16 exhibitionnistes a été comparé à celui d'un groupe contrôle de 15 délinquants « non sexuels » non violents (Lang, Langevin, Bain, Frenzel et Wright, 1989). Les exhibitionnistes avaient un taux d'œstradiol plus bas et un taux global de testostérone libre plus élevé que les sujets contrôles. Nous référons le lecteur au chapitre sur les bases biologiques de l'agression sexuelle pour mieux cerner les implications possibles d'un tel profil hormonal [II, § 3.2.].

Enfin, certains auteurs conceptualisent l'exhibitionnisme selon une approche éthologique comme étant une distorsion de la phase d'interaction prétactile du comportement de séduction normal chez l'homme (*courtship disorder*) (Freund, 1990 ; Freund et Blanchard, 1986 ; Freund, Scher et Hucker, 1984).

Bien qu'intéressantes, ces études portant sur des substrats biologiques possibles de l'exhibitionnisme utilisent en général un petit nombre de sujets et n'ont pas été suffisamment répliquées.

III. Aspects pénaux

Les exhibitionnistes font rarement l'objet de charges avant l'âge adulte. Ceci peut s'expliquer par une réticence des victimes à porter plainte et par une tendance encore présente à hésiter de considérer ce comportement chez l'adolescent comme une déviance sexuelle. Dans les pays occidentaux (Angleterre, Allemagne, États-Unis et Canada), les délits d'exhibitionnisme représenteraient environ le tiers des incarcérations pour délits sexuels (Rooth, 1973 ; Daniel, 1987). Des données juridiques concernant la France figurent dans un autre ouvrage (Albernhe et Tyrode, 1995).

IV. Caractéristiques à considérer lors de l'évaluation clinique

A. Âge

Chez les enfants, l'exposition des parties génitales et certains contacts génitaux avec leurs pairs peuvent faire partie des activités érotiques normales de cette période du développement (Kinsey, Pomeroy et Martin, 1948).

L'exhibitionnisme peut aussi faire partie de tableaux neuropsychiatriques complexes. Ainsi, parmi 334 garçons et 165 filles, âgés de 5 à 18 ans et souffrant de troubles mentaux sévères, 39 avaient des comportements exhibitionnistes (Adams et al., 1995). Chez ces jeunes, ces comportements étaient associés à des retards développementaux, un quotient intellectuel plus bas, des difficultés avec les pairs et d'autres problèmes d'acting out.

De façon générale, les exhibitionnistes sont des sujets jeunes, leur problème commençant habituellement durant l'adolescence (Holmes, 1991). Dix-neuf adolescents âgés de 12 à 16 ans qui s'étaient exhibés ou avaient fait des téléphones obscènes ont été étudiés (Saunders et Awad, 1991). La majorité d'entre eux étaient mal ajustés, avaient commis plusieurs délits de nature sexuelle et venaient de familles très problématiques. Des traits antisociaux, la présence de déviance sexuelle dans la famille, une sexualité par ailleurs réprimée étaient considérés comme des facteurs contributifs. Dans une étude, environ 10 % des cas seulement portés à l'attention de la police impliquaient des sujets de plus de 35 ans (Mester, 1984).

À l'occasion, l'exhibitionnisme peut être rencontré chez l'homme âgé (Kenyon, 1989). Il peut s'agir de sujets sans partenaire sexuel ou souffrant d'impuissance et il n'y a pas toujours évidence d'un processus démentiel (McConaghy, 1993). Toutefois, la possibilité d'une étiologie neurologique, médicale, pharmacologique ou psychiatrique doit être recherchée dans ces cas.

B. Éléments d'histoire personnelle et familiale

Les exhibitionnistes viendraient souvent de familles nombreuses où les garçons seraient prédominants et où il n'y aurait pas de modèle masculin positif (Mester, 1984). Comme les voyeurs, les exhibitionnistes auraient tendance à connaître une qualité relationnelle plutôt pauvre avec leur père et leur mère serait décrite comme surprotectrice (Dwyer, 1988).

C. Développement psychosexuel

Comme les voyeurs, les exhibitionnistes auraient tendance à avoir connu un traumatisme sexuel précoce (Dwyer, 1988). Une gêne avec les filles et un début plus tardif à les fréquenter sont souvent rapportés par les sujets. Cependant, à l'âge adulte, de 50 % à 75 % des exhibitionnistes seraient mariés (Mester, 1984 ; Rosser et Dwyer, 1996), la majorité rapportant qu'ils seraient heureux en mariage et la plupart des autres disant connaître des relations hétérosexuelles satisfaisantes (Langevin et Lang, 1987 ; Smukler et Schiebel, 1975).

Coexistence d'autres paraphilies

Il importe de rechercher chez les exhibitionnistes la coexistence d'autres paraphilies, fait décrit par plusieurs auteurs (Freund et Blanchard, 1986 ; Freund, Scher et Hucker, 1983 ; Lang, Langevin, Checkley et Pugh, 1987).

Ainsi, dans une étude, environ la moitié des exhibitionnistes rapportaient d'autres paraphilies, principalement le *voyeurisme* (Freund et Blanchard, 1986). Nous référons également le lecteur au chapitre sur le voyeurisme du présent ouvrage [II, § 1.2.5.4.].

Les adolescentes constituent une proportion considérable des victimes d'exhibitionnisme. Cent infirmières dont l'âge moyen était de 33 ans ont été interrogées (Gittleson, Eacott et Mehta, 1978). Quarante-quatre d'entre elles rapportaient avoir été victimes de tels gestes à 67 reprises. L'âge moyen des victimes au moment du délit était de 16,1 ans et 27 (40 %) d'entre elles n'avaient pas atteint le ménarche. Parmi les 846 étudiantes de premier cycle questionnées (Cox, 1988), la plupart des victimes étaient âgées entre 10 et 16 ans.

D'autres auteurs rapportent également une association entre l'exhibitionnisme et la *pédophilie* (Langevin et Lang, 1987). Une étude a comparé 45 exhibitionnistes à 65 pédophiles (40 hétérosexuels et 25 homosexuels) (Myers et Berah, 1983). Les exhibitionnistes étaient plus jeunes, avaient tendance à venir de familles plus stables et harmonieuses et à avoir une feuille de route scolaire et professionnelle meilleure.

Des parallèles entre la *scatologie téléphonique* (appels obscènes ou indécents) et l'exhibitionnisme ont été faits (Dalby, 1988 ; Freund et Blanchard, 1986 ; Matek, 1988), cette paraphilie pouvant ou non être associée à l'exhibitionnisme.

Le *transvestisme*, le *frotteurisme* et le *toucheurisme* ont été rapportés chez des exhibitionnistes (Lang, Langevin, Checkley et Pugh, 1987). Un cas d'*exhibitionnisme zoophile* est rapporté chez un sujet ayant un retard mental léger (McNally et Lukach, 1991). Un cas récent de *photoexhibitionnisme* est décrit où l'individu montrait une photo de lui nu lorsque venait le moment de sortir sa carte de crédit (Myers, 1991).

D. Antécédents personnels judiciaires

Des auteurs ont étudié les dossiers de police de 151 sujets âgés de 13 à 69 ans, condamnés pour exposition indécente (Berah et Myers, 1983). Pour la majorité, le nombre moyen de condamnations pour des délits autres qu'exposition indécente était de 9. Un nombre plus élevé de condamnations pour des délits d'exposition indécente était corrélé à une probabilité plus grande de condamnations pour une variété d'autres délits. Ce genre d'étude souligne l'importance de s'enquérir des antécédents criminels sexuels et non sexuels des exhibitionnistes.

E. Modus operandi

Les exhibitionnistes choisissent des endroits publics isolés ou non. Il peut s'agir de parcs, de cours d'école, de rues, de recoins d'immeubles, de toilettes, de transports publics ou d'arrêts d'autobus (Holmes, 1991 ; McConaghy, 1993). Certains s'exhibent de leur voiture et même des fenêtres de leur résidence. Il n'y a pas toujours érection durant l'activité exhibitionniste. Certains se masturbent pendant ou après l'exposition dans un endroit isolé (McConaghy, 1993). Les exhibitionnistes sont particulièrement actifs les mois d'été.

La plupart des exhibitionnistes sont plutôt sélectifs quant au choix de leurs victimes. Le plus souvent, il s'agit de jeunes femmes qu'ils ne connaissent pas (Holmes, 1991 ; McConaghy, 1993). Toutefois, un certain nombre peuvent s'exhiber à une grande variété de victimes (âge et sexe différents) (Mester, 1984 ; Rosser et Dwyer, 1996) et à plusieurs en même temps. Dans 15 % à plus de 36 % des cas, leurs victimes ne leur seraient pas totalement étrangères (Gittleson, Eacott et Mehta, 1978 ; Cox, 1988). Les exhibitionnistes cherchent à susciter chez leurs victimes des réactions de surprise, de peur, d'humiliation, d'indignation, de colère ou parfois un intérêt sexuel (Mester, 1984 ; Holmes, 1991). Clérambault rapportait un plaisir à émouvoir la victime (Bieder et Nourry, 1982). Une certaine excitation sexuelle peut être présente lors de l'exposition mais elle peut être diluée dans un état d'excitation plus généralisé (McConaghy, 1993).

F. Caractéristiques psychologiques

Les préoccupations de l'exhibitionniste ont une qualité obsessionnelle (Snaith, 1983), observation déjà faite par Magnan en 1890 (Bonnet, 1993). Toutefois, selon notre expérience, l'aspect égo-dystonique des obsessions du trouble obsessionnel-compulsif n'est pas présent chez tous les exhibitionnistes, particulièrement les plus antisociaux ou psychopathes. Les exhibitionnistes ont tendance à suivre un pattern comportemental stéréotypé (Mester, 1984) et compulsif (Snaith, 1983), le sujet pouvant aller jusqu'à s'exhiber plusieurs fois par jour et prendre de grands risques. Les exhibitionnistes expliquent souvent répondre à une compulsion (Langevin et Lang, 1987 ; Mc Conaghy, 1993) sur laquelle ils disent ne pas avoir de contrôle. Ils ont tendance à se déresponsabiliser par rapport à leur problème (Dwyer, 1988). Un questionnaire approfondi permet souvent de mettre en évidence que les gestes ne sont pas toujours aussi impulsifs et dénués de préméditation qu'il peut paraître.

Un certain nombre de phases ont été décrites dans le geste exhibitionniste (Smukler et Schiebel, 1975). Avant le délit, il y a un stade d'attente-excitation et un sentiment voisin d'une certaine panique. L'acte est suivi d'une sensation de soulagement transitoire à laquelle font place rapidement des sentiments de honte et de culpabilité. Ces derniers éléments nous paraissent absents chez les plus antisociaux ou psychopathes.

Certaines caractéristiques communes aux exhibitionnistes et aux voyeurs ont été rapportées (Dwyer, 1988), telles une faible estime de soi, une tendance à se dévaloriser, un manque d'habiletés sociales et de connaissances sexuelles, une tendance à ne pas se considérer comme des agresseurs sexuels.

G. Évaluation du risque de récidive et de la dangerosité

Nous référons le lecteur au chapitre sur la récidive chez les délinquants sexuels pour certaines statistiques au sujet des exhibitionnistes et certains facteurs associés à un risque accru de récidive chez les délinquants sexuels en général (McGrath, 1991).

Bien qu'il soit rare qu'un exhibitionniste cherche un contact physique avec la victime (Holmes, 1991), certains en viendront avec le temps à chercher une interaction de cette nature avec elle. Une étude rapporte que l'incidence de délits sexuels violents chez les exhibitionnistes est basse (Berah et Myers, 1983). Il faut cependant garder à l'esprit que la carrière criminelle de plusieurs violeurs, violeurs en série, meurtriers sexuels et meurtriers en série a d'abord été caractérisée par différents comportements de nuisances sexuelles avant de connaître une escalade paraphilique. Il est donc important de s'enquérir de la fantasmatique sexuelle et agressive chez les exhibitionnistes.

V. Traitement de l'exhibitionnisme

Le tableau 1 résume les principales approches thérapeutiques utilisées pour l'exhibitionnisme. Les composantes du traitement sont assez similaires à celles utilisées pour le voyeurisme (Dwyer, 1988). En général, une combinaison de ces modalités est préférable pour un meilleur succès thérapeutique. En effet, il faut considérer l'exhibitionnisme comme étant symptomatique de différentes zones problématiques dans la vie du sujet. Pour certains sujets, une approche psychodynamique est indiquée, pour d'autres, une approche cognitive-comportementale est le traitement de choix. De façon non surprenante, cette dernière approche semble supérieure à une approche purement comportementale (Marshall et al., 1991).

Le traitement pharmacologique doit être considéré lorsqu'il y a un envahissement difficilement contrôlable par les fantasmes d'exhibitionnisme et/ou que ceux-ci comportent une composante de dangerosité (Snaith, 1983). Les antiandrogènes comme l'acétate de médroxyprogestérone (Depo-Provera) (Meyer, Cole et Emory, 1992) ou l'acétate de cyprotérone (Androcur) peuvent être utilisés. Certains ont préconisé l'association d'un agoniste LHRH et d'un antiandrogène (Rousseau et al., 1990). Depuis les dernières années, un certain nombre d'essais pharmacologiques avec des inhibiteurs de la recapture de la sérotonine ont été publiés. Différents agents aux propriétés sérotonergiques ont été utilisés comme la clomipramine (Wawrose et Sisto, 1992 ; Casals-Ariet et Cullen, 1993 ; Torres et de Abreu Cerqueira, 1993), la fluoxétine (Bianchi, 1990), le buspirone (Pearson, Marshall, Barbaree et Southmayd, 1992), la fluvoxamine (Zohar, Kaplan et Benjamin, 1994).

Ces publications ne font état en général que d'un très petit nombre de sujets et les périodes de suivi ne sont pas très longues pour la plupart. Toutefois, la place de ces agents dans le traitement de différents comportements sexuels déviants nous apparaît bien fondée, ne serait-ce que d'un point de vue théorique. La rationnelle qui sous-tend leur utilisation est discutée dans le chapitre sur les bases biologiques de l'agression sexuelle. Ces médicaments peuvent amener subjectivement une diminution en fréquence et en intensité des fantasmes exhibitionnistes et une diminution du désir de passer à l'acte. Ces agents doivent être utilisés en tant qu'adjuvants à un traitement qui comporte d'autres modalités thérapeutiques. Selon notre expérience, ces médicaments paraissent peu efficaces chez les sujets dont la problématique est égo-syntonique et chez ceux qui présentent des traits antisociaux ou psychopathiques plus marqués.

Conclusion

Tout comme le grand groupe des délinquants sexuels dont ils constituent un sous-ensemble, les exhibitionnistes forment un groupe hétérogène. Nos connaissances sur cette paraphilie reposent en partie sur un biais de sélection des sujets puisque tous les exhibitionnistes ne sont pas portés à l'attention de la justice ou de la psychiatrie.

Différents types d'exhibitionnistes ont été décrits (Rosen, 1996). Il nous semble toutefois important que des recherches supplémentaires soient faites de façon plus spécifique pour développer d'autres typologies selon différents axes, par exemple :

- la coexistence d'autres paraphilies ;
- la présence d'une escalade paraphilique ;
- la coexistence d'une criminalité sexuelle autre ou non sexuelle ;
- la coexistence d'une criminalité violente ou non violente ;
- les différences dans le modus operandi et le choix des victimes ;
- et différentes dimensions psychologiques : exemples : motivations ; aspect égo-syntonique/dystonique ; traits de personnalité pathologiques ; impulsivité ; cognitions.

L'étude des différents profils correspondant à ces typologies nous permettrait possiblement de mieux cerner les contributions relatives des facteurs psychodynamiques, comportementaux et biologiques dans l'étiologie de l'exhibitionnisme et également, d'adapter les approches thérapeutiques en conséquence.

Tableau 1 • *Approches thérapeutiques de l'exhibitionnisme*

◊ Thérapies psychodynamiques :
approche psychoanalytique, individuelle ou de groupe (Rosen, 1996)
thérapie psychodynamique à court terme (Snaith, 1983 ; Snyker, 1992)

◊ Traitements cognitifs-comportementaux : (Maletzky, 1994)
prévention de la récidive (Marshall, Eccles et Barbaree,1991 ; Marshall, Hudson et Ward, 1992)
gestion du stress (Marshall, Eccles et Barbaree, 1991)
techniques de reconditionnement
ex. : sensibilisation voilée (Lamontagne et Lesage, 1986)
thérapie aversive par la honte (Daniel, 1987)
exposition privée (Lamontagne et Lesage, 1986)
pratique « in vivo » guidée (Daniel, 1987)
entraînement aux habiletés sociales (Daniel, 1987 ; Dwyer, 1988 ; Marshall, Eccles et Barbaree, 1991)
jeux de rôle (Daniel, 1987)

◊ Traitements cognitifs :
restructuration cognitive (Marshall, Eccles et Barbaree, 1991)
counselling (Snaith, 1983)

◊ Autres thérapies :
thérapie familiale structurale et stratégique (Dwyer, 1988)

◊ Traitements pharmacologiques :
antiandrogènes (Snaith, 1983)
ex. : acétate de médroxyprogestérone (Meyer et al., 1992)
agoniste LHRH et flutamide (Rousseau et al., 1990)
agents sérotonergiques

Bibliographie

(1) ADAMS J., McCLELLAN J., DOUGLAS D., McCURRY C. et al. (1995) : « *Sexually inappropriate behaviors in seriously mentally ill children and adolescents* », Child Abuse and Neglect, 19, 5, 555-568.
(2) ALBERNHE T., TYRODE Y. (1995) : « *Le corps et la sexualité* », in : T. Albernhe et Y. Tyrode : *Législation en santé mentale : Pratique médico-éthique* (p. 145-192), Sédip Médical éd., Lyon.
(3) American Psychiatric Association (1994) : « *Mini DSM-IV* », Critères diagnostiques (Washington). Traduction française par J.-D. Guelfi et al., Masson, Paris, 1996, 384 pages.
(4) BERAH E.F., MYERS R.G. (1983) : « *The offense records of a sample of convicted exhibitionists* », Bulletin of the American Academy of Psychiatry and the Law, 11, 4, 365-369.
(5) BIANCHI M.D. (1990) : « *Fluoxetine treatment of exhibitionism* », American Journal of Psychiatry, 147, 8, 1089-1090.
(6) BIEDER J., NOURRY C. (1982) : « *Un certain regard sur l'exhibitionniste, d'après quelques expertises de Clérambault* », Annales Médico-Psychologiques, 140, 1, 108-114.
(7) BIZOUARD E. (1992) : « *L'anonymat de l'exhibitionniste* », *Revue Française de Psychanalyse*, 56, 1721-1732.
(8) BLAIR D.C., LANYON R.I. (1981) : « *Exhibitionism : Etiology and treatment* », Psychological Bulletin, 89, 439-463.
(9) BONNET G. (1993) : « *Les perversions exhibitionnistes et voyeuristes* », in : G. Bonnet : *Les perversions sexuelles* (p. 86-99), PUF, Paris.
(10) BUZOV I. (1988) : « *Exhibitionism : The essential psychical conflict in manifest dream content* », American Journal of Psychoanalysis, 48, 2, 180-183.
(11) CASALS-ARIET C., CULLEN K. (1993) : « *Exhibitionism treated with clomipramine* », American Journal of Psychiatry, 150, 8, 1273-1274.
(12) COX D.J. (1988) : « *Incidence and nature of male genital exposure behavior as reported by college women* », Journal of Sex Research, 24, 227-234.
(13) COX D., MALETZKY B. (1980) : « *Victims of exhibitionism* », in : D.J. Cox et R.J. Daitzman (Eds.) : *Exhibitionism* (p. 289-293), Garland, New York.
(14) CUMMINGS J.L. (1985) : « *Disturbances of sleep, appetite and sexual behavior* », in : J. L. Cummings (Ed.) : *Clinical neuropsychiatry* (p. 234-250), Grune & Stratton, Orlando.
(15) DALBY J.T. (1988) : « *Is telephone scatologia a variant of exhibitionism ?* », International Journal of Offender Therapy and Comparative Criminology, 32, 1, 45-49.
(16) DANIEL C.J. (1987) : « *Shame aversion therapy and social skills training with an indecent exposer* », in : B.J. McGurk, D.M. Thornton et M. Williams (Eds.) : *Applying psychology to imprisonment : Theory and practice* (p. 245-254), Her Majesty's Stationery Office Books, London.

(17) DI VASTO P.V., KAUFMAN L.R., JACKSON R., CHRISTY J., PEARSON S., BURGETT T. (1984) : « *The prevalence of sexually stressful events among females in the general population* », Archives of Sexual Behavior, 13, 1, 59-67.
(18) DWYER M. (1988) : « *Exhibitionism/voyeurism* », Journal of Social Work and Human Sexuality, 7, 1, 101-112.
(18) FEDORA O., REDDON J.R., YEUDALL L.T. (1986) : « *Stimuli eliciting sexual arousal in genital exhibitionists : A possible clinical application* », Archives of Sexual Behavior, 15, 5, 417-427.
(19) FLOR-HENRY P., LANG R.A., KOLES Z.J., FRENZEL R.R. (1988) : « *Quantitative EEG investigations of genital exhibitionism* », Annals of Sex Research, 1, 1, 49-62.
(20) FREUND K. (1990) : « *Courtship disorder* », in : W.L. Marshall, D.R. Laws et H.E. Barbaree (Eds.) : *Handbook of sexual assault* (p. 195-207), Plenum, New York.
(21) FREUND K., BLANCHARD R. (1986) : « *The concept of courtship disorder* », Journal of Sex and Marital Therapy, 12, 2, 79-92.
(22) FREUND K., SCHER H., HUCKER S. (1983) : « *The courtship disorders* », Archives of Sexual Behavior, 12, 5, 369-379.
(23) FUERSTEIN L.A. (1984) : « *A case of exhibitionism : Self-hatred beneath a mask* », Current Issues in Psychoanalytic Practice, 1, 3, 69-81.
(24) GERVAIS L. (1983) : « *Un exhibitionniste ou "Regardez, mais ne touchez pas !"* », *Revue Française de Psychanalyse*, 47, 1, 333-339.
(24) GITTLESON N.L., EACOTT S.E., MEHTA B.M. (1978) : « *Victims of indecent exposure* », British Journal of Psychiatry, 132, 61-66.
(25) GROB C.S. (1985) : « *Female exhibitionism* », Journal of Nervous and Mental Disease, 173, 4, 253-256.
(26) HOLMES R.M. (1991) : « *Nuisance sex behaviors* », in : R.M. Holmes (Ed.) : *Sex crimes* (p. 17-30), Sage Publications, Newbury Park.
(27) KENYON E.D. (1989) : « *The management of exhibitionism in the elderly : A case study* », Sexual and Marital Therapy, 4, 1, 93-100.
(28) KINSEY A.C., POMEROY W.B., MARTIN C.E. (1948) : « *Sexual behavior in the human male* », Saunders, Philadelphia.
(29) LAMONTAGNE Y., LESAGE A. (1986) : « *Private exposure and covert sensitization in the treatment of exhibitionism* », Journal of Behavior Therapy and Experimental Psychiatry, 17, 3, 197-201.
(30) LANG R.A., LANGEVIN R., CHECKLEY K.L., PUGH G. (1987) : « *Genital exhibitionism : Courtship disorder or narcissism ?* », Canadian Journal of Behavioural Science, 19, 2, 216-232.
(31) LANG R.A., LANGEVIN R., BAIN J., FRENZEL R.R., WRIGHT P. (1989) : « *Sex hormone profiles in genital exhibitionists* », Annals of Sex Research, 2, 1, 67-75.
(32) LANGEVIN R., LANG R.A. (1987) : « *The courtship disorders* », in : C.D. Wilson (Ed.) : *Variant sexuality : Research and theory* (p. 202-228), Johns Hopkins University Press, Baltimore.
(33) LANGEVIN R., LANG R.A., WORTZMAN G., FRENZEL R.R., WRIGHT P. (1989) : « *An examination of brain damage and dysfunction in genital exhibitionists* », Annals of Sex Research, 2, 1, 77-87.
(34) MALETZKY B.M. (1994) : « *Exhibitionism* », in : C.G. Last et M. Hersen (Eds.) : *Adult behavior therapy casebook* (p. 235-257), Plenum Press, New York.
(35) MARSHALL W.L., ECCLES A., BARBAREE H.E. (1991) : « *The treatment of exhibitionists : A focus on sexual deviance versus cognitive and relationship features* », Behaviour Research and Therapy, 29, 2, 129-135.
(36) MARSHALL W.L., HUDSON S.M., WARD T. (1992) : « *Sexual deviance* », in : P.H. Wilson (Ed.) : *Principles and practice of relapse prevention* (p. 235-254), Guilford Press, New York.
(37) MATEK O. (1988) : « *Obscene phone callers* », Journal of Social Work and Human Sexuality, 7, 1, 113-130.
(38) McCONAGHY N. (1993) : « *Sexual deviations : Paraphilias and sex offenses* », in : N. McConaghy : *Sexual behavior : Problems and management* (p. 304-363), Plenum, New York.
(39) McGRATH R.J. (1991) : « *Sex-offender risk assessment and disposition planning : A review of empirical and clinical findings* », International Journal of Offender Therapy and Comparative Criminology, 35, 4, 328-350.
(40) McNALLY R.J., LUKACH B.M. (1991) : « *Behavioral treatment of zoophilic exhibitionnism* », Journal of Behavior Therapy and Experimental Psychiatry, 22, 4, 281-284.
(41) MESTER H. (1984) : « *Zur phanomenologie und entstehungsgeschichte des exhibitionismus* », Fortschritte der Neurologie-Psychiatrie, 52, 7, 237-249.
(42) MEYER W.J., COLE C., EMORY E. (1992) : « *Depo Provera treatment for sex offending behavior : An evaluation of outcome* », Bulletin of the American Academy of Psychiatry and the Law, 20, 3, 249-259.
(43) MYERS W.A. (1991) : « *The course of treatment of a case of photoexhibitionism in a homosexual male* », in : C.W. Socarides et V.D. Volkan (Eds.) : *The homosexualities and the therapeutic process* (p. 241-249), International Universities Press, Madison.
(44) MYERS R.G., BERAH E.F. (1983) : « *Some features of Australian exhibitionists compared with pedophiles* », Archives of Sexual Behavior, 12, 6, 541-547.
(45) O'CONNOR A.A. (1987) : « *Female sex offenders* », British Journal of Psychiatry, 150, 615-620.
(46) PEARSON H.J., MARSHALL W.L., BARBAREE H.E., SOUTHMAYD S. (1992) : « *Treatment of a compulsive paraphiliac with buspirone* », Annals of Sex Research, 5, 4, 239-246.

(47) RHOADS J.M., BOEKELHEIDE P.D. (1985) : « *Female genital exhibitionism* », Psychiatric Forum, 13, 1, 1-6.
(48) ROOTH F.G. (1973) : « *Exhibitionism outside Europe and America* », Archives of Sexual Behavior, 2, 351-363.
(49) ROSEN I. (1996) : « *Exhibitionism, scopophilia, and voyeurism* », in : I. Rosen (Ed.) : *Sexual deviation* (p. 174-215), Oxford University Press, Oxford.
(50) ROSSER B.R S., DWYER S.M. (1996) : « *Assessment, Psychosexual profiling and treatment of exhibitionists* », Journal of Offender Rehabilitation, 23, 3-4, 103-123.
(51) ROUSSEAU L., COUTURE M., DUPONT A., LABRIE F. et al. (1990) : « *Effect of combined androgen blockade with an LHRH agonist and flutamide in one severe case of male exhibitionism* », Canadian Journal of Psychiatry, 35, 4, 338-341.
(52) SAUNDERS E.B., AWAD G.A. (1991) : « *Male adolescent sexual offenders : Exhibitionism and obscene phone calls* », Child Psychiatry and Human Development, 21, 3, 169-178.
(53) SMUKLER A.J., SCHIEBEL D. (1975) : « *Personality characteristics of exhibitionism* », Diseases of the Nervous System, 36, 600-603.
(54) SNAITH R.P. (1983) : « *Exhibitionism : A clinical conundrum* », British Journal of Psychiatry, 143, 231-235.
(55) SNYKER E.C. (1992) : « *Treatment of exhibitionism in intensive short-term dynamic psychotherapy* », International Journal of Short-term Psychotherapy, 7, 1, 13-30.
(56)TORRES A.R., De ABREU CERQUEIRA A.T. (1993) : « *"Exhibitionism treated with clomipramine" : Comment* », American Journal of Psychiatry, 150, 8, 1274.
(57) WAWROSE F.E., SISTO T.M. (1992) : « *Clomipramine and a case of exhibitionism* », American Journal of Psychiatry, 149, 6, 843.
(58) ZOHAR J., KAPLAN Z., BENJAMIN J. (1994) : « *Compulsive exhibitionism successfully treated with fluvoxamine : A controlled case study* », Journal of Clinical Psychiatry, 55, 3, 86-88.
(59) ZVERINA J., LACHMAN M., PANDELICKOVA J., VANEK J. (1987) : « *The occurrence of atypical sexual experience among various female patient groups* », Archives of Sexual Behavior, 16, 321-326.

1.2.5.6. Les abus sexuels à l'égard des mineurs

La notion d'*abus sexuels à l'égard de mineurs*, expression d'origine nord-américaine, ne correspond pas, en France, à une qualification pénale précise à proprement parler[1]. Elle recouvre un ensemble de situations liées à l'*exploitation sexuelle des mineurs*, formule générique pouvant englober l'*inceste* ainsi que la *pédophilie*, mais aussi la prostitution, l'exploitation d'enfants à des fins pornographiques ou sa soumission à des mutilations sexuelles [II, § 1.2.5.8.]. Dans certaines sectes, le « *flirty fishing* » constitue également une forme d'abus sexuel. Le point commun à toutes ces situations n'est pas tant la violence physique qu'elles comportent que le fait de passer outre le consentement de la jeune victime, et ce de manière itérative[2]. Diverses affaires de pédophilie, très médiatisées en Europe[3], ont fait prendre conscience à l'opinion publique de l'importance d'un phénomène encore davantage caché que la maltraitance infantile [III, § 3.1.] et incité les pouvoirs publics à engager des actions de prévention et de sensibilisation face à une question qui prend parfois l'ampleur d'un véritable problème de santé publique.

---

1. Cette expression d'*abus sexuel* (traduction littérale de *sexual abuse*) a été retenue de préférence à celles de *violence sexuelle* ou de *sévice sexuel*, qui excluraient les abus sexuels commis sans violence physique surajoutée (et qui s'avèrent être les plus nombreux). La référence au journal *Child Abuse and Neglect* est également importante à signaler. Le terme d'*abus* fait également référence aux idées de mauvais usage (abus de confiance), de transgression (abus de bien social), de puissance (abus d'autorité...). L'abus sexuel est donc une forme particulière de maltraitance, souvent dissimulée, insidieuse, et surtout dont la finalité est la satisfaction sexuelle d'un adulte, qui manipule l'enfant, en connaissance de cause. Ce dernier n'est d'ailleurs pas en mesure de comprendre radicalement le sens de l'abus, même s'il peut avoir des doutes sur l'aspect moral de la conduite (perpétrée « en cachette », aspect auquel est généralement sensible un enfant).
2. Il s'agit évidemment de notions toutes relatives, d'ailleurs liées à l'existence de multiples formes de violences, ainsi que nous l'avons vu tout au long de cet ouvrage. Nombreux sont les pédophiles qui se défendent d'avoir voulu « faire violence » à l'enfant, rationalisant leurs actes par des principes éducatifs particuliers ou par un « amour total » de l'enfant...
3. Le 15.8.1996, toute la Belgique est en émoi avec l'arrestation de Marc Dutroux, 39 ans, électricien au chômage, marié et père de trois enfants, âgés respectivement de 12 ans, 5 ans et 12 mois, et déjà incarcéré en 1985 pour séquestration et viol de cinq adolescentes âgées de 12 à 19 ans, mais libéré en 1992 pour « bonne conduite » (il avait été condamné en 1989 à 13 ans et demi de détention). Celui que la presse appellera désormais « *le monstre de Charleroi* » s'était rendu coupable d'enlèvement, de viol et d'assassinat de plusieurs mineures (en particulier de Mélissa Russo et Julie Lejeune, 8 ans). Cette arrestation relancera les recherches policières sur les réseaux pédophiliques en Europe pour le Brésil ou l'Asie, et sera au centre des débats du premier congrès mondial contre l'exploitation sexuelle des enfants (Stockholm, 1996).

Le plus souvent sous-évaluée, car presque toujours cachée[1] — d'où l'existence d'un « chiffre noir » — la maltraitance sexuelle des mineurs avoisinerait un peu moins de 10 % des personnes interrogées lors d'enquêtes préservant l'anonymat, chiffre considérable et même surprenant[2]. En 1982, une étude de D. Finkelhor[3] avait abouti à un résultat de révélation de 44 % d'incestes parmi une population d'étudiantes nord-américaines qui affirmaient avoir été victimes d'abus sexuels étant mineures. Près de 20 % des femmes auraient été victimes d'abus sexuels dans leur jeunesse, dont la moitié avant l'âge de 12 ans. Dans 90 % des cas, la relation incestueuse est de type père-fille.

D'autres travaux révèlent également des résultats inquiétants[4] : 8 % des femmes et 7 % des hommes interrogés (population d'étudiants parisiens) affirment avoir subi l'un au moins de ces événements : harcèlement sexuel, viol, inceste. Les abuseurs sont presque exclusivement des hommes, et 20 à 30 % des enfants abusés sont des garçons, ce qui signifie que « *les abus subis par les enfants et les adolescents de sexe masculin ne sont pas le fait unique ni principal des homosexuels masculins, mais aussi et fréquemment le fait d'hommes à pratiques hétérosexuelles passant à l'acte pédérastique.* »

Il existerait des populations homogènes à risque, davantage repérées par des enquêtes anonymes que par de véritables études rétrospectives ; nombreuses sont par exemple les prostituées qui reconnaissent avoir été victimes d'abus sexuels pendant leur enfance (près des 3/4 d'entre elles, ce qui ne signifie pas pour autant l'existence d'un lien de causalité entre l'abus et le devenir). De plus, il existe un important décalage entre le nombre de sévices sexuels suspectés, celui de sévices déclarés aux autorités, celui faisant l'objet de poursuites réelles, et celui enfin correspondant aux sanctions. La médiatisation actuelle de ce sujet — celui de la pédophilie davantage que de l'inceste — et le grand nombre de publications scientifiques ou de vulgarisation médicale, conduisent peu à peu les mineurs abusés à oser parler, toute la difficulté étant évidemment d'arriver à établir la matérialité du fait et l'imputabilité pénale de l'auteur présumé.

L'inceste

T. & K. Albernhe

La *prohibition de l'inceste* est une loi universelle transculturelle[5], universelle et absolue dans l'espèce humaine, et même chez certains primates. Les anthropologues[6] la considèrent, ainsi que l'exogamie, comme fondatrice de la vie collective intra-familiale et, partant, extra-familiale, assurant, selon la formule fameuse de Claude Lévi-Strauss dans « *Les structures élémentaires de la parenté* », le passage « *de l'état de nature à celui de culture*[7] ». La prohibition de

1. La fréquence des abus sexuels est volontiers sous-estimée, en raison des difficultés pour l'enfant à en parler bien sûr, mais aussi de l'attitude de nombreux adultes qui, ne voulant pas entendre la révélation, accordent peu de crédit aux allégations. Aux États-Unis, selon le rapport Kinsey, 25 % des femmes auraient eu une expérience à caractère sexuel avec un adulte avant l'âge de 13 ans. Au Canada, selon le rapport du Comité Bagdley (1984), une femme sur deux et un homme sur trois auraient eu des relations sexuelles non librement consenties, à un moment donné de leur existence (les 4/5 de ces actes ayant été subis avant l'âge adulte).

2. La question est en fait de savoir si l'« explosion épidémiologique » actuellement constatée est due au plus grand nombre de dévoilements d'inceste ou au plus grand nombre de cas d'inceste. Il en est de même en matière de pédophilie, et plus généralement d'exploitation sexuelle de mineurs.

3. FINKELHOR D. (1984) : « *Child sexual abuse : new theory and research* », The Free Press, New York & (1986) « *A sourcebook on child sexual abuse* », Sage, Beverly Hills.

4. BOUHET B., PERARD D., ZORMAN M. (1992) : « *De l'importance des abus sexuels en France* », in : GABEL M. (dir.) : *Les enfants victimes d'abus sexuels*, PUF, Paris.

5. Bien que ne traitant pas explicitement de l'inceste, le Code civil français interdit le mariage entre ascendants et descendants et leurs alliés en ligne directe. Le Code pénal français réprime sévèrement les abus sexuels à l'égard de mineurs, même si, là encore, le terme d'inceste n'est pas cité. (Cf. en particulier la loi n°89-487 du 10.7.1989 relative à la prévention des mauvais traitements à l'égard des mineurs et à la protection de l'enfance). [ALBERNHE T., TYRODE Y. (1996) : « *Législation en santé mentale. Pratique médico-éthique* », Tome IV, Sédip méd., Lyon].

6. Avec toutefois la réserve formulée par Tobie Nathan : « *Lorsqu'ils parlent de prohibition de l'inceste, les anthropologues n'évoquent pas les mêmes faits que les psychanalystes. Pour eux, il s'agit de lois organisant la façon de contracter une alliance — un "mariage" — et non de règles gérant l'établissement de relations sexuelles licites* » et d'ajouter : « *C'est de la négligence de cette distinction que découle en grande partie la non-pertinence anthropologique de "Totem et Tabou" de Freud (1912)* ». [NATHAN T. (1996) : « *Il y a quelque chose de pourri au royaume d'Œdipe !* », in : Gabel M. (dir.) : *Les enfants victimes d'abus sexuels*, PUF, Paris].

7. La mythologie pullule pourtant de relations incestueuses. Zeus féconde ses sœurs, par exemple. Mais ce que se permet un Dieu n'est pas forcément permis aux hommes…

l'inceste a également pu être rationalisée par les méfaits des unions consanguines, stéréotype à l'origine de la « théorie de la dégénérescence » [II, § 3.4.], et qui a fait l'objet de critiques sévères par les généticiens des populations et les anthropologues contemporains[1].

Comment définir l'inceste ?

L'inceste désigne l'abus sexuel illégal commis par un parent ou un faisant fonction à l'encontre de l'enfant dont il s'occupe, et plus généralement une relation sexuelle prohibée entre proches parents ou alliés[2]. On distinguera donc des abus sexuels incestueux intranucléaires, c'est-à-dire réalisés au sein de la famille restreinte (dont le prototype est celui de la relation sexuelle père-fille), et des abus sexuels incestueux extranucléaires (par exemple entre oncle et nièce ; ou encore celui survenant lors du placement d'un mineur en lieu de vie ou en famille d'accueil entre un substitut parental de cette structure et l'enfant). L'extension du terme d'inceste en dehors du cadre familial strict est fonction de la culture et du degré de tolérance sociale par rapport aux relations sexuelles entre proches[3].

La clinique classique de la relation incestueuse

Le tableau clinique classique de la relation incestueuse est maintenant largement connu, bien que susceptible d'importantes variantes :

■ Le *contexte familial et social* : bien que l'inceste puisse toucher l'ensemble des couches sociales, il existe ici une prédominance chez les familles dites « cas sociaux », désinsérées, vivant en promiscuité, dans des conditions de salubrité douteuse, et étant par ailleurs souvent suivies — ou repérées comme étant problématiques — par les équipes de réseaux d'aide aux familles (aide sociale à l'enfance, protection maternelle et infantile, secteur psychiatrique). Le rôle du contexte culturel est également ici particulièrement important.

■ Les *facteurs favorisants* directement liés à la dynamique familiale : la séparation des parents, la fille étant confiée à la garde du père, peut être une situation favorisant l'inceste père-fille. D'une manière générale, tous les facteurs de décompensation psychique d'un ou des deux parents peuvent ébranler les frontières entre chaque membre de la famille et amener à une confusion transgénérationnelle des places. L'alcoolisme du père a été souvent invoqué, de même que des antécédents psychiatriques d'un ou des parents (eux-mêmes pouvant avoir été victimes de carences affectives, voire d'abus sexuels).

■ La *perpétration de l'acte* lui-même : tout semble pouvoir s'observer, de l'acte accompli « en douceur » après de longs préliminaires de séduction plus ou moins ritualisés, à la menace ou la violence physique. Le dénominateur commun est l'absence de liberté, qu'arrivent d'ailleurs à décrire assez bien les enfants abusés. Nous avons connu une famille dans laquelle le grand-père maternel montrait des cassettes pornographiques à son petit-fils, alors adolescent, et lui demandait de « faire pareil » avec ses deux jeunes sœurs ; voyant qu'il hésitait, ce grand-père n'hésitait pas, lui, à lui montrer directement comment il fallait s'y prendre, violant ses deux petites-filles devant leur frère ; ce dernier, interloqué, puis complètement confus, a fini par violer lui aussi ses deux sœurs. Le grand-père avait déjà violé sa fille, mère des trois enfants. Il s'agit là d'une situation perverse évidemment extrême, ayant duré plusieurs années, avant que la sœur aînée ne se décide à en parler à sa mère, laquelle a alors fait le signalement. En pareil cas, il y a également suspicion d'attouchements, voire d'inceste, entre la mère et ses filles.

■ Les *relations entre l'agresseur et l'agressé* : là aussi tous les cas de figure sont possibles (cf. ultra). La proportion d'adultes abuseurs inconnus de l'enfant est très faible

1. L'explication de la prohibition de l'inceste serait plutôt à rechercher dans la *fonction sociale* qu'elle remplit ; ainsi, l'exogamie (extra-familiale) permet-elle de jouer sur les alliances, donc de ne pas être considéré comme ennemi par la famille hôte : c'est la fonction d'« alliance sexuelle », présente entre tribus voisines, et dont la vocation pacificatrice est évidente. L'histoire des Rois de France illustre cette « fonction diplomatique » du mariage d'intérêt…

2. Cet aspect social de *prohibition de l'inceste,* ainsi S. Freud l'a analysé dans « *Totem et Tabou* », oblige donc, *de facto,* la recherche de partenaires sexuels en dehors du cadre familial. Cette stratégie sociale limite la consanguinité, dans un système de parenté articulé autour de l'échange des femmes, dont l'interdiction tabouïque constitue la base structurelle des relations interindividuelles.

3. Françoise Héritier-Augé a montré la similitude entre l'inceste et les rapports sexuels entretenus par deux consanguins avec le même partenaire (par exemple deux sœurs se « partageant » le même amant). [Lire : HERITIER F. (1994) : « *Les deux sœurs et leur mère. Anthropologie de l'inceste* », Odile Jacob, Paris].

[donnée que l'on retrouvera d'ailleurs en matière de viol, chez l'adulte : l'agresseur connaissait souvent sa victime, mais l'inverse n'est pas forcément vrai]. Seymour et Hilda Parker (1985) ont montré que les pères incestueux s'étaient très peu occupés de leurs filles durant leurs trois premières années, en particulier n'avaient pas participé aux soins physiques[1].

■ L'*âge des enfants* signalés : il tend actuellement à diminuer. La majorité des actes incestueux débutent avant l'âge de dix ans ; mais il existe souvent un écart significatif (de plusieurs années parfois) entre le moment de la révélation à un tiers et le véritable début de la relation incestueuse (d'autant plus que celle-ci peut s'établir de manière tout à fait insidieuse).

■ Les *circonstances de découverte* sont très variables, mais dans le tableau classique de l'inceste père-fille, la révélation se fait non pas lorsque la mère n'en peut plus d'être complice, mais lorsque l'adolescente commence à éprouver un sentiment amoureux envers d'autres jeunes de son âge ; elle en parle alors à son « petit ami », lequel peut en faire part à ses propres parents, à d'autres amis, et souvent conseille à la victime d'en parler à qui de droit, rompant ainsi la chaîne du silence. Ce n'est qu'une fois qu'elle se sent suffisamment forte de son amour envers son « petit ami » que la jeune fille ose affronter son père, dans son acte, et sa mère, dans son silence.

■ Les *concomitants de l'inceste* : nous entendons par là les signes ou symptômes, physiques ou psychiques, qui accompagnent, chez le mineur, l'abus sexuel : anxiété intense (avec ses propres manifestations : pâleur, sueurs, aphonie, cauchemars, etc.) précédant l'acte ou le simple fait de se trouver en relation duelle avec l'abuseur, troubles psycho-somatiques variés, expression scolaire de la souffrance (baisse des performances, aprosexie lors d'un cours, l'élève donnant l'impression d'« avoir la tête ailleurs », trouble du comportement en milieu scolaire, fugue, etc.), symptomatologie d'allure dépressive (liée au vécu de culpabilité de l'enfant, ce dernier se repliant de plus en plus sur lui-même), divers troubles d'allure névrotique (phobiques, en particulier). Il n'est pas rare d'assister lors de l'adolescence à des décompensations d'allure psychotique, prenant le masque d'une toxicomanie d'entraînement puis solitaire.

■ Sans traitement, l'*évolution* à long terme d'une telle situation est d'assez mauvais pronostic : l'enfant, puis l'adolescent, « incestué » aura eu un tel sentiment d'effraction corporelle et de culpabilité mêlée à de la haine envers le parent abuseur, qu'il construira sa personnalité selon une organisation très défensive, avec des troubles affectifs majeurs (construction du monde particulière : le véritable amour ne peut exister, il faut se méfier des adultes et par extension d'autrui, dégoût de la sexualité ou à l'inverse usage prostitutionnel — mais inaffectif — de son corps).

Les variantes cliniques

Plusieurs auteurs se sont attachés à décrire une typologie de l'inceste [comme il existe également une typologie de la pédophilie], différenciant ainsi l'inceste accidentel dû à un contexte malheureux de désorganisation sociale, l'inceste dit pathologique car l'un des partenaires présente une pathologie mentale (le plus souvent une psychose), l'inceste misogyne et autoritaire du père, etc. Nous décrirons ici les profils psychopathologiques des protagonistes ainsi que les caractéristiques de la relation d'emprise si particulière liant l'agressé à l'agresseur. En règle générale, l'abuseur est unique ; mais il peut arriver qu'un couple d'adultes abuse simultanément, ou plus fréquemment successivement, du même enfant ; parfois également un étranger à la famille s'associe à l'abus.

Les liens de filiation ont de plus en plus tendance à se relâcher avec l'augmentation du nombre de familles dites multiparentales (familles recomposées, avec par exemple un nouveau faisant fonction de père, lequel doit négocier cette place auprès des enfants de la mère) ; c'est un tel contexte qui fera le lit de l'inceste beau-père/fille[2]...

---

1. Ce qui pourrait peut-être expliquer la rareté des incestes mère-fils, les mères s'occupant généralement longtemps des soins corporels de leurs enfants, et la fréquence des incestes entre beau-père et fille (puisque le beau-père n'a souvent pas connu l'enfant lorsqu'il était nourrisson). L'implication précoce des pères dans les soins de l'enfant serait alors un élément préventif d'inceste...

2. Reynaldo Perrone décrit deux archétypes de tiers abuseur : l'un réservé, doucereux, peu viril et non expansif, avec une sexualité réprimée mais sélective, et qui « *se lie fortement à sa victime sans fréquenter d'autres personnes* », privilégiant ses relations avec la mineure ; l'autre, violent, conquérant, expansif, pour lequel « *la relation conjugale*

L'inceste père-fille

Cette forme, la plus classique, est de loin la plus fréquente (90 % des cas d'inceste). Dans la description protypique, l'inceste débute par le « rite du bain » : le père se montre trop prévenant envers sa fille aînée (en général une pré-adolescente de 10 à 12 ans), s'occupant d'elle dans son bain ou prenant son propre bain avec elle. Ces « manœuvres sous la douche » se transforment rapidement en caresses puis attouchements sexuels masturbatoires, enfin parfois pénétration (viol). La mise en scène initiale est présentée à la fillette comme un « jeu », innocent et nouveau, le père abusant évidemment de son autorité pour soumettre l'enfant d'abord à son désir puis à sa jouissance. Ainsi que le remarque Claude Balier[1], « *le rite du bain est rarement dépourvu d'arrières-pensées.* » Ailleurs, les manipulations sexuelles ont lieu au lit, le père y attirant sa fille pour lui raconter une histoire, « faire un câlin »...

Deux grands types de personnalité du père sont généralement retrouvées, reliés par le fait que ces sujets sont en général issus de famille nombreuse et ont eux-mêmes plusieurs enfants[2] :

- le père incestueux sthénique, psychorigide et pouvant user de violence pour asseoir son autorité, soucieux d'un conformisme moral de façade, mais s'avérant être un *pater familias* tout-puissant et redouté dans l'intimité ;
- le père incestueux asthénique, qui se présente comme étant un sujet fragile et immature, mais capable d'explosions caractérielles violentes, manquant de contrôle pulsionnel, et ayant souvent recours à l'alcoolisation pour avoir le sentiment d'exister en « étant un homme ».

De nombreux pères incestueux sont décrits comme ayant eu une enfance plutôt rigide sur le plan affectif, avec une mère insuffisamment chaleureuse à leur égard et en tout cas peu rassurante.

L'attitude de la mère de l'enfant abusé est particulière : la majorité des auteurs qui se sont intéressés à cette question la décrivent comme n'étant pas dupe de ce qui se passe sous ses yeux (même si elle les ferme...). Elle peut même parfois favoriser le rapprochement entre la fille et le père par une attitude personnelle de démission, témoignant d'affects dépressifs importants. En entretien, elle se plaint volontiers d'être débordée, de ne pas arriver à tout mener de front : son travail, ses tâches éducatives, son rôle de femme. Elle ressent l'équilibre familial comme étant très fragile, et redoute qu'un dévoilement intempestif ne fasse éclater la famille, aussi peut-il lui arriver de faire comprendre à sa fille, tacitement (car ici tout se passe dans le non-dit), qu'elles ont toutes deux intérêt à se taire. Il arrive même qu'après le dévoilement, certaines restent « loyales » envers leur mari, comme si elles déniaient les faits, attitude alors totalement incompréhensible par la victime. Il est curieux que, l'inceste attaquant très fortement le lien conjugal, certaines mères « pardonnent » à leur mari incestueux et acceptent de reprendre une vie de couple « quasi-normale », disqualifiant *de facto* la victime. Certains auteurs décrivent la mère comme trouvant un plaisir de l'ordre de la perversion, ce qui ne signifie évidemment pas qu'elle puisse être rendue responsable des événements[3].

La difficulté, pour les professionnels en prise directe avec ce type d'inceste, est de ne pas surestimer l'implication de la mère dans le processus abusif, car sinon plus aucun travail psychothérapique ne devient possible, les soignants n'arrivant pas à contrôler leur vécu émotionnel négatif envers elle. Il lui est en effet souvent reproché sa passivité, à l'origine d'une double victimisation de l'enfant : « *à la fois par les attitudes de la mère d'indifférence, de rejet, de soumission face à l'auteur de l'abus, et par les faits eux-mêmes*[4] ».

---

est un épiphénomène, au milieu de multiples relations sexuelles occasionnelles ou stables dont les proies peuvent être prises dans la parenté proche » [PERRONE R., NANNINI M. (1995) : *Violence et abus sexuels dans la famille*, ESF, Paris].

1. BALIER C. (1996) : *Psychanalyse des comportements sexuels violents*, PUF, Paris.

2. P. Scherrer parle à leur propos d'un « *goût de la tribu* » et note que « *le profil psychologique du père incestueux est à peu près toujours le même, quel que soit le niveau intellectuel du sujet* ». Il le décrit comme « *une personnalité infantile en dépit des apparences, extrêmement dépendant de la mère, et qui a littéralement transformé sa propre femme en un substitut maternel dont il est très dépendant, mais il compense cette dépendance le plus souvent inconsciente par des manifestations de puissance, souvent puériles, ayant un côté tyrannique, en la soumettant à ses besoins sexuels en général très importants* ». SCHERRER P. : « *Discussion* » à la communication de J.-L. Nouchi & coll., 17.12.1979, Société méd.-psychol., Paris.

3. NOUCHI J.-L., MYQUEL M., BRACCINI T., DARCOURT G. (1979) : « *La dynamique familiale dans l'inceste père-fille* », séance du 17.12.1979 de la Société médico-psychol., Paris.

4. BEECKMANS V., PASLEAU J.-P., PORTO M. (1996) : « *Familles et intervenants : dynamiques relationnelles* », in :

Il n'est pas rare d'assister à l'établissement d'une relation incestueuse entre un nouveau faisant fonction de père et la fille de son amie, surtout lorsque ce nouvel arrivant dans la famille n'a pas été mis, par la mère (ou a refusé de se mettre) à une place de substitut paternel.

L'inceste frère-sœur

Il s'agirait d'une variété d'inceste bien plus fréquente qu'on ne le l'imagine[1], car prenant la forme de jeux érotiques particuliers, cachés par les protagonistes, et banalisés par l'entourage. Tous les degrés existent, allant de la simple exploration ludique et curieuse réciproque (mais dans ce cas, peut-on vraiment parler d'inceste ?) au rapport sexuel coïtal complet entre adolescents.

L'inceste dans la fratrie s'exprime le plus souvent à la puberté. Son pronostic serait meilleur que pour les autres formes d'inceste, car la relation peut s'arrêter spontanément en période de post-adolescence. Toutefois, il convient de différencier l'inceste d'enfants de la même fratrie ayant à peu près le même âge de celui survenant entre des enfants d'écart d'âge important ; dans le premier cas, il existe généralement un contexte sinon de maltraitance grave, au moins de carence éducative (et affective) importante ; dans le second cas, l'aîné peut imposer sa loi avec sadisme aux plus jeunes, contraints de s'exécuter par crainte de violentes représailles. La gravité de cette forme particulière d'inceste est donc fonction de la différence d'âge, et bien sûr du contexte.

L'inceste mère-fils

Véritable clé de voûte de la théorie du « complexe d'Œdipe » [I, § 3.2. & II, § 3.6.2.], l'inceste mère-fils, contrairement à l'inceste père-fils, est rarement réel (et s'il l'est, il signe souvent une psychose, en général une schizophrénie), restant en général plus volontiers au niveau fantasmatique[2]. C'est pourquoi Paul-Claude Racamier préfère parler de « *rapport incestuel* » pour désigner la très (trop) grande proximité affective entre une mère et son fils, « se comprenant sans mot dire », engrenés l'un à l'autre sans véritable espace intermédiaire (surtout sans que cette relation duelle fusionnelle autorise l'existence de l'instance tierce, paternelle). L'expression de « *conduite para-incestueuse* » a également été utilisée pour désigner, non d'authentiques passages à l'acte incestueux, mais un mode relationnel fusionnel, psychotique ou pré-psychotique : « *Pour tous ces couples mère-fils, on retrouve donc l'évidence de contacts para-incestueux, où le corps à corps est non génital certes, mais réel ou médiatisé par un objet plus ou moins fétichisé, imprégné de la présence de la mère. Dans de tels cas, le corps de la mère bouche l'horizon, empêchant l'accès à la femme et dès lors que l'inceste est interdit, ces conduites auront une valeur de compromis — compromis dangereux, soit que la dimension de transgression devienne trop claire et c'est le passage à l'acte auto-agressif [...], soit qu'au contraire la dimension interdictive devienne trop pesante, entraînant parfois [...] des conduites agressives envers la mère, comme obstacle à sa liberté*[3] ».

Cette forme, rare, d'inceste semble favorisée par tous les facteurs pouvant rapprocher une mère de son fils : décès du père ou absences répétées de ce dernier, manque de disponibilité de ce dernier (qui ne se rend absolument pas compte à quel point il manque pour sa famille), trouble psychologique du père (en particulier son immaturité affective).

La personnalité de la mère est ici presque toujours pathologique, avec un vécu de type abandonnique, l'enfance ayant souvent été marquée par des abus sexuels et des séparations affectives multiples. Le fils sera ici toujours très profondément perturbé, avec un grand risque de construction psychotique ou de déviance toxicomaniaque. Ce genre d'inceste est en effet réputé comme étant particulièrement traumatisant pour l'enfant.

M. Born, J. Delville, M. Mercier, E.A. Sand, M. Beeckmans : *Les abus sexuels des enfants*, Pierre Mardaga éd., Liège.

1. Ce qui contredit la thèse de Westermarck, selon laquelle il existerait une aversion sexuelle entre les individus vivant très près les uns des autres depuis leur première jeunesse. Cette proximité quotidienne et éducative serait à l'origine du « désintérêt » — plus que de la prohibition — de l'inceste. Mais cette théorie souffre de nombreuses exceptions, bien réelles...

2. S. Freud a fait de cet interdit le paradigme de tous les autres interdits, en particulier sociaux (thèse du triple interdit fondateur, représenté par la prohibition de l'inceste, du meurtre et du cannibalisme).

3. CARIOU M.-T., LE GUIRRIEC J., LEMOINE M.-L., MAISONDIEU M.J. (1979) : « *Conduites para-incestueuses et psychose* », séance du 17.12.1979 de la Société méd.-psychol., Paris.

L'inceste mère-fille

Il est classique de dire que cette forme très rare d'inceste concerne en général des femmes vivant seules avec leurs filles, socialement désinsérées et ayant elles-mêmes été victimes d'abus sexuels dans leur enfance.

Il s'agit en fait d'une forme dont on parle peu, mais présente dans les consultations de psychiatrie. La mère éprouve une certaine confusion au niveau des « bonnes limites », et revit en quelque sorte des conflits par l'intermédiaire du développement du corps de sa ou de ses fille(s).

L'inceste père-fils

Voilà une éventualité qui n'est pratiquement jamais abordée dans la littérature. Pour mémoire, sachons que Laïos, le père d'Œdipe, était follement amoureux du jeune et beau Chrysippos (dont le père, Péplos, avait accueilli Laïos qui fuyait la tyrannie que Zéthos et Amphion faisaient régner à Thèbes). Un jour, Laïos enleva Chrysippos, et fut maudit par Péplos. Le mythe se poursuit ainsi : Œdipe aimait aussi Chrysippos, et tua Laïos au cours d'un violent et jaloux combat. La malédiction de Péplos envers Laïos se réalisa à travers le parricide. Il ne s'agit donc pas d'un inceste père-fils, mais d'une rivalité homosexuelle pédophilique.

La psychopathologie de la relation incestueuse en questions...

Si la passation du test de Rorschach à des pères incestueux met presque toujours en évidence l'existence de fantaisies immatures, dominant largement les opérations mentales matures, « *aucun instrument d'évaluation ne permet d'identifier formellement un agresseur sexuel ou un présumé agresseur sexuel*[1] ».

Quels sont les liens entre l'inceste et la perversion ?

Ce n'est pas parce que l'inceste est, en lui-même, un acte pervers, qu'il se rencontre uniquement chez le pervers. Bien au contraire, la clinique nous confronte à des familles incestueuses dans lesquelles l'abuseur sexuel a une structure psychotique, voire névrotique. Gilles Formet[2] analyse ainsi le sens de l'acte incestueux en fonction de la structure : « *[...] chez le névrosé, la fonction de l'inceste est de combler le manque, cela s'adresse à l'autre, il y a monstration et l'inceste est alors à considérer comme un acting-out. Chez le psychotique, l'inceste a comme fonction de faire advenir le manque, c'est un passage à l'acte. Enfin chez le pervers, il y a déni de la castration, c'est la réponse que le sujet se donne à lui-même, l'inceste est alors un symptôme* ».

Reprenant l'exemple de la relation incestueuse œdipienne, Claude Balier écrit : « *Ce qui est en jeu, fondamentalement, c'est l'absence d'écart entre le fils et sa mère, dans la communication, qui ne laisse pas la place à un espace de représentation. "Fusion – sans fusion" pourrait-on dire, car la fusion totale conduirait au délire. C'est en ce sens que l'inceste est bien une perversion, protégeant par le déni de la séparation, déni du manque, donc de la faillite psychotique.* »

Il existe des cas d'incestes particulièrement pervers, dans lesquels l'enfant est considéré en tant qu'objet partiel, et parfois prostitué par un parent pour des pédophiles.

Quel est le vécu de l'abuseur sexuel ?

Il est particulièrement difficile de répondre à cette interrogation dans la mesure où il n'existe pas un profil-type d'abuseur sexuel (ni d'abusé sexuel, d'ailleurs), et dans la mesure où il existe une importante diversité des situations cliniques rencontrées.

La référence théorique la plus consistante semble être ici la *théorie de la séduction*, élaborée par S. Freud dans les années 1895-1897 [cf. chap. II, § 3.6.2.][3]. L'idée de départ était

---

1. CAMPBELL M. (1993) : « *L'évaluation psychométrique et projective* », in : Aubut J. (dir.) : *Les agresseurs sexuels. Théorie, évaluation et traitement*, Éd. de la Chenelière, Montréal.
2. FORMET G. (1995) : « *Inceste et structure* », Sexologies, IV, 17, 44-46.
3. Cette théorie, qui se réfère aux premiers travaux de Freud sur l'hystérie, et à sa découverte du complexe d'Œdipe, a souvent été à l'origine de nombreux malentendus (à commencer par celui entre Freud et Ferenczi !). Nombre d'abuseurs l'évoquent, pensant ainsi mieux se défendre : « *Je n'ai fait que répondre aux avances de l'enfant... C'est elle qui est venue me chercher...* » Tout enfant est, de fait, « séducteur », en ce sens qu'il est en quête affective ; ce n'est pas pour autant qu'il faudra « répondre [et de quelle façon !] à ses avances », objectera-t-on aux abuseurs... De plus, il y a ici confusion entre ce qui se passe au niveau fantasmatique et ce qui advient dans la réalité.

donc qu'un enfant, ayant à la fois été séduit par un adulte — sous-entendu « pervers », ce qui reste justement à prouver — et ayant séduit circulairement l'adulte (lequel lui aurait fait des « manipulations sexuelles interdites »), resterait « traumatisé » à vie, développant ainsi des symptômes psycho-névrotiques réactionnels à cette situation (conversion, phobie, etc.). Il existerait donc une *pathologie réactionnelle*, d'origine *psycho-traumatique*, due au décalage de maturation psycho-sexuelle entre l'adulte (supposé achevé, à un stade génital) et l'enfant (en cours de maturation, à un stade prégénital ou à une période génitale débutante). On sait que Freud abandonnera cette théorie (que reprendra en revanche Sandor Ferenczi en 1933) au profit d'une autre, plus large, sur la *sexualité infantile* (complexe d'Œdipe, complexe de castration et tabou de l'inceste).

Toujours est-il que l'abuseur sexuel peut se vivre « abusé » [au sens de : séduit] par l'enfant, et explique sa réaction comme une « légitime défense » face à des « avances sexuelles » (dont il ne se rend pas compte qu'il les a lui-même fantasmées, parfois induites, et en tout cas auxquelles il s'est montré particulièrement sensible). Le rôle de la victime [l'enfant] dans l'agression peut alors faire l'objet de débats passionnés lors du procès pénal...

Dans le cas de l'inceste père-fille, le vécu particulier du père peut correspondre à une recherche de sa part d'une mère idéalisée (ayant été déçu de la sienne propre), qu'il croit retrouver en sa fille. Tout se passerait comme si l'enfant venait combler le manque d'une mère défaillante, et la remplacer dans une relation sexuelle paraissant au père plus rassurante qu'avec sa femme. Le père incestueux peut donc se vivre comme étant un « bon Père », rassurant pour sa fille qu'il croit combler, affectivement et physiquement.

Quel est le vécu de l'enfant sexuellement abusé ?

Poser la question ainsi est certes réducteur de la dynamique en jeu, mais invite à une réflexion sur la situation de double contrainte que vit le mineur. D'un côté en effet il peut se vivre comme étant en quelque sorte « responsable » de l'attrait qu'il exerce sur l'adulte — d'autant que ce dernier ne manque pas en général de lui renvoyer le fait que c'est lui, l'enfant, qui a été séducteur, et que l'adulte n'en est que sa « victime aimante » — et d'un autre côté il comprend, d'abord vaguement puis de manière de plus en plus précise, que « *cela ne se fait pas* ». L'enfant éprouve alors en général un vécu, particulièrement destructeur à long terme, de *bipolarité affective*, dans lequel il oscille en permanence entre une position d'amour-protection et une position de haine-rejet de l'adulte.

Reynaldo Perrone[1] a décrit la *relation d'emprise* qui lie l'abusé à l'abuseur : ce dernier « *fait douter jusqu'à la victime que la violence ait eu lieu* ». Dans la transaction de type « violence punition », « *la victime perd le sens de son intégrité et peut aller jusqu'à justifier et même dénier la violence de l'autre. [...] Le sentiment de honte, de culpabilité de la victime vient troubler le décodage des responsabilités. Le fait que l'abus sexuel puisse parfois se produire sans violence ni résistance manifeste vient bouleverser les repères habituels (opératoires en cas de viol par exemple) qui différencient abuseur et victime.* » Parler de ce qu'il subit ferait éclater la famille, et l'enfant anticipe les reproches non seulement que l'autre parent (non abuseur) pourrait lui faire, mais surtout ceux qu'il se ferait à lui-même à la suite du dévoilement.

L'enfant sexuellement abusé, qu'il s'agisse d'abus sexuel intra- ou extra-nucléaire, est donc confronté à un vécu très particulier de souffrance qui l'emprisonne, en ce sens qu'il s'interdit — longtemps — d'en parler. Tout semble se passer comme si l'enfant « *attendait quelque chose* », une sorte d'« aide miraculeuse », extérieure à lui, qui arrêterait définitivement la relation d'abus mais sans qu'il ait, lui, la peine d'en parler, autrement dit, quelque chose qui ne viendrait pas de lui et le protégerait.

Les manifestations les mieux repérées en clinique pédo-psychiatrique à ce sujet sont l'auto-dévalorisation, les manifestations anxieuses puis dépressives, le dévouement pathologique.

L'enfant victime d'abus sexuel semble passer par plusieurs phases, remarquablement décrites par R.C. Summit (1983, 1986) dans ce qu'il appelle *le syndrome d'adaptation de l'enfant victime d'abus sexuel*. Il décrit, chez les fillettes abusées, une chronologie évoluant en cinq phases caractéristiques, précédées en fait de deux autres :

---

1. PERRONE R., NANNINI M. (1995) : *Violence et abus sexuels dans la famille*, ESF, Paris.

■ La phase du « *laisser-faire confiant* », dans laquelle l'enfant ne se pose pas de question, se laisse manipuler, voire même y trouve un aspect ludique, en tout cas non déplaisant. Il s'agit d'une période d'insouciance, d'ouverture à des expériences nouvelles, sans aucune arrière-pensée (d'où l'immense décalage avec l'adulte, qui sait très bien, lui, où il veut en venir). Ainsi que l'avait analysé Sandor Ferenczi en 1933, il y a en effet ici « confusion de langue », l'enfant s'exprimant sur le plan de la tendresse naïve et l'adulte lui parlant jouissance sexuelle.

■ La phase de *perplexité*, au cours de laquelle l'enfant commence à comprendre qu'« il se passe quelque chose qui n'est pas normal », mais ne va pas plus loin. Il a un sentiment vague, diffus, presque intuitif, confirmé par l'insistance du parent à poursuivre ce qui n'est désormais plus un jeu, et qui suscite en lui — en sa corporéité — des sensations bizarres, jamais éprouvées jusqu'alors, dont il n'a pas la maîtrise, et, chose curieuse pour l'enfant, auxquelles réagit l'adulte de manière active, y prenant un plaisir certain. L'enfant voudrait s'en tenir là, mais subit trop la pression de l'adulte pour arriver à s'opposer. Il se trouve pris, de plus, dans une sorte de conflit de loyauté, ne voulant pas déplaire au parent abuseur, bien que n'éprouvant pas lui-même de plaisir à en donner. Il développe même peu à peu un vécu de culpabilité de ressentir de l'hostilité envers l'adulte, vécu ne faisant que renforcer sa soumission.

■ La phase de *secret*, de non-révélation de l'abus (dont l'enfant a cependant une conscience intuitive), constitue la première phase à proprement parler de Summit. L'adulte ici menace parfois l'enfant, si ce dernier parle, de privations diverses, coups et blessures, voire fait un habile chantage au suicide. Loïck Villerbu a montré l'importance particulière de la menace dans la « loi du silence » qui s'instaurait progressivement dans la famille ; mais souvent, l'enfant n'a pas besoin d'être verbalement menacé pour comprendre, non seulement qu'il y a danger, mais qu'il y a « quelque chose d'anormal » : « *Bien des comportements de "père", quand ils ne sont pas accompagnés de prescription de se taire (avec ou sans menace) sont appris comme des conduites reprochables dans la mesure où l'enfant n'est pas sans savoir et se rendre compte que son père (etc.) cesse toute activité sexuelle auprès de lui quand il entend du bruit, quand la famille est là...*[1] ».

■ La phase d'*impuissance* : l'enfant est complètement dominé, à la merci de l'adulte, lequel peut aller maintenant plus loin dans l'abus. Il a la certitude que l'enfant ne parlera pas (du moins pas encore). De son côté, l'enfant peut osciller entre deux positions extrêmes : le rejet de l'adulte (qu'il vit comme un agresseur) — tout en se culpabilisant de ressentir ce rejet — et l'affection envers cet adulte qui s'occupe de lui et peut s'avérer « normalement affectueux » par ailleurs.

■ La phase de *coping*, d'adaptation de l'enfant qui, faute de mieux, se résout à cette servitude qui le piège. Il arrive aussi que l'enfant se sente culpabilisé par le plaisir qu'il peut parfois ressentir lors du rapproché corporel.

■ La phase de *révélation* tardive à un tiers, effectuée toujours avec un important retard et une anxiété majeure. Le mineur est souvent victime d'un chantage affectif pervers par rapport à la sanction encourue par le parent abuseur (chantage d'ailleurs parfois exercé par l'autre parent, complice, sur l'enfant) ; les conséquences du dévoilement sont aussi présentées à l'enfant comme dramatiques pour la stabilité de la famille : « *Si tu parles, nous serons tous séparés et toi tu seras placé...* »

■ La phase de *rétractation : « qu'est-ce que suis allé dire ! »* La victime est transformée en accusée par son entourage (en particulier par la mère, qui reproche à sa fille ses « allégations calomnieuses »). L'enfant réalise la portée de sa parole, comprend qu'elle peut avoir de très importantes conséquences sur la vie de toute la famille, et craint de perdre l'affection de son entourage en persistant dans ses déclarations ; aussi, confronté à la question de sa crédibilité, préfère-t-il revenir sur ses aveux...

D'autres auteurs estiment que certains rapprochés corporels para-incestueux (sans pénétration sexuelle, ni violence, et toujours effectués dans un climat ludique ou de détente) n'ont pas de retentissement psychopathologique négatif aussi important que ce que l'on aurait pu craindre (grâce aux capacités d'évolution et de reconstruction positive de l'enfant) :

---

1. VILLERBU L. : « *Stratégies criminelles de secret dans l'abus fait à l'enfant : à propos des attentats à la pudeur et viol par ascendant* », in : J.-L. Viaux (dir.) : « *Victimes : actes et silence* », Publications de l'Univ. de Rouen.

« ce qui donne la dimension traumatique de l'épisode, c'est la peur et la douleur, le sentiment qu'un adulte a trahi la confiance et l'affection de l'enfant en l'absence de protection (support) par un autre adulte[1] ».

Les dysfonctionnements de la dynamique familiale

Les thérapeutes familiaux (systémiciens et analystes) ont repéré depuis longtemps l'existence de dysfonctions intra-familiales graves, responsables de [ou liées à, sans forcément de lien causal] l'inceste. Des multiples études qui ont eu lieu à ce sujet, il ressort ceci :

- La loi (symbolique, et juridique) n'a pas été ni clairement posée ni convenablement intégrée. Dans la théorie freudienne, « *[...] l'inceste est la conséquence d'une non-énonciation claire de l'interdit qui entraîne angoisse, symptôme et confusion psychique. L'inceste correspond à un trouble du façonnement et de l'attachement psycho-affectif qui laisse la famille se clore sur elle-même. Ignorer l'interdit, c'est ne pas établir les catégories affectives nécessaires aux transactions du clan et risquer de transmettre à la génération suivante le trouble hérité de la précédente*[2] ».
- L'existence d'un trouble dans l'érotisation des relations intra-familiales. Nous avons en mémoire le cas d'une fillette qui prenait plaisir à dessiner son père nu, avec elle, sous la douche ; interrogée sur ses dessins, elle raconta que son père lui faisait sentir son sexe en érection... Il semblerait que de nombreux pères incestueux soient devenus tels (entre autre raison) pour ne pas s'être suffisamment occupés de leur fille, alors nourrisson, comme s'ils ne l'avaient pas réellement identifiée en tant que leur propre enfant. À l'adolescence, la jeune fille est vue par le père comme une « étrangère facile » : étrangère au sens d'une « proie exogamique » et facile car sous son autorité, et pouvant difficilement éviter le rapproché coporel qu'il lui impose.
- L'existence d'une confusion transgénérationnelle, liée d'une part à une absence nette de frontières entre les parents et les enfants, et d'autre part à une ambiguïté, voire une confusion, des rôles de chacun. L'attitude de la mère est, de ce point de vue, tout à fait déterminante, lors de l'évolution d'une relation incestueuse père-fille.
- La période du dévoilement correspond à une très grave crise intra-familiale, chaque membre cherchant à se justifier : « *La peur des sanctions judiciaires, des condamnations, des séparations, des reproches, de la honte, peut atteindre chacun dans son système de défense habituel, de telle sorte que, à un système de défense commun, vont se substituer des systèmes de défense individuels, chacun essayant de se protéger comme il le peut des conséquences du dévoilement*[3] ». Tous les auteurs sont cependant frappés par le misonéisme du système familial : la relation incestueuse peut perdurer des années, sans que personne ne s'en aperçoive. C'est souvent lorsque la relation est interrompue, par exemple accidentellement, ou à l'occasion d'une séparation liée à des vacances, qu'advient la décompensation.
- Les conséquences psychopathologiques de l'inceste, comme de la pédophilie, sont particulièrement destructrices, mais sans que l'on puisse les relier à un tableau clinique précis. Il importe toutefois de différencier les réactions immédiates des réactions à moyen ou long terme ; parmi les premières, l'état de sidération anxieuse est fréquent, ainsi que, chez l'adolescente abusée, la tentative de suicide. Lorsque l'abus se répète, les troubles de l'identité sont évidemment au premier plan, avec des groupements symptomatiques davantage évocateurs d'état limite que de psychose. Dans le cas d'inceste père-fille, seront ainsi décrits « *des inadaptations sociales, des plaintes physiques, des dysfonctions sexuelles, ainsi que de sérieux problèmes familiaux. On note surtout chez ces anciennes victimes de l'inceste une forte composante masochiste et dépressive*[4] ». L'expression des troubles en milieu scolaire est fréquente, et peut attirer l'attention d'une assistante sociale : divers troubles du comportement, fugues, désinvestissement scolaire malgré des compétences cognitives appréciables, etc. Il semblerait que les troubles psychopathologiques soient d'autant plus graves que l'enfant a été abusé

1. BOURGEOIS M., BÉNÉZECH M., LAFORGE E., TIGNOL J., DAUBECH M.J.F. (1979) : « *Comportements incestueux et psychopathologie* », séance du 10.9.1979 de la Société méd.-psychol., Paris.
2. BORN M., DELVILLE J., MERCIER M., SAND E.A., BEECKMANS M. (1996) : *Les abus sexuels d'enfants. Interventions et représentations*, Mardaga, Liège.
3. PERRONE R., NANNINI M. (1995) : *Violence et abus sexuels dans la famille*, ESF, Paris.
4. BIGRAS J. (1986) : *Les effets à court et à long terme de l'inceste père-fille*, Synapse, 26, 59-66.

jeune, et évidemment de manière habituelle (l'abus allant même jusqu'à devenir pour lui un mode de vie).

■ Parmi les troubles à expression somatique, on repérera plus particulièrement : l'énurésie (chez les plus jeunes victimes), l'encoprésie (surtout en cas de sodomie), des algies périnéales, abdominales ou musculaires (dues au maintien prolongé de postures imposées), divers troubles du sommeil (traduisant l'anxiété liée à la reviviscence cauchemardesque du traumatisme), des épisodes de refus de nourriture (par opposition ou rejet de la sexualité) ou au contraire des accès boulimiques ou une boulimarexie, un malaise diffus, parfois des dysmorphophobies (accentuées chez l'adolescent). Le vécu global est celui d'un corps souillé, devenu par endroits étranger, comme s'il n'appartenait plus au sujet. Toutes sortes de manifestations psycho-somatiques peuvent s'observer, liées au stress ressenti.

■ Quant aux enfants nés d'unions incestueuses, il apparaît que cette population, rare et objet d'études aux interprétations très délicates, « *représentent vraisemblablement un groupe à risques, mais reste ouverte la question de savoir si ces risques sont liés à la parenté génétique entre les géniteurs de ces enfants*[1] ».

Bibliographie

L'inceste a fait l'objet de multiples travaux, qu'il est impossible de citer ici. Quelques-uns cependant sont fondateurs d'une vision originale de la question : citons donc ceux de S. Freud (fondateurs d'une anthropologie psychanalytique avec « *Totem et Tabou* »), ceux de C. Lévi-Strauss (« *Les structures élémentaires de la parenté* », 1949), ceux de F. Duyckaerts (« *La formation du lien sexuel* », 1964), ceux de G. Canepa et T. Bandini (1967) sur l'étude criminologique de la personnalité des victimes d'inceste, ceux de D. Szabo sur l'inceste en milieu urbain (1958) et plus récemment les travaux coordonnés par M. Gabel (1992), ceux de J.-Y. Hayez (1992) ou encore ceux de C. Balier (1996).

On pourra consulter plus particulièrement : SZABO D. (1959) : *L'inceste en milieu urbain*, l'Année sociol., PUF, Paris. - HAYEZ J.-Y. (1992) : « *Les abus sexuels sur des mineurs d'âge scolaire : inceste et abus sexuel extra-familial* », Psychiat. enf., 35, 1, 197-271. - ROUYER M., DROUET M. (1986) : *L'enfant violenté. Des mauvais traitements à l'inceste*, Le Centurion éd., Païdos, Paris. - Témoignages vécus : NELLY (1994) : *J'étais sa petite princesse...*, Fixot éd. (autobiographie d'une adolescente violée par son père) ; & le livre de Gilles DAVID (1995) : *J'ai commis l'inceste*, Les éditions de l'Homme (expériences vécues de pères incestueux soignés au pénitencier fédéral de Saint Vincent-de-Paul, Canada).

La pédophilie

T. & K. Albernhe

L'*abus sexuel pédophilique*, bien qu'ayant toujours existé, se trouve actuellement en Europe sous les feux des projecteurs, non du fait d'un « voyeurisme journalistique dénonciateur » mais de celui d'un courant de pensée éthique faisant du mineur un « être vulnérable », cette vulnérabilité s'avérant particulière dans le domaine de sa sexualité. Le développement du « tourisme sexuel » dans des pays pauvres permet l'assouvissement, relativement facile, de la perversion de nombreux pédophiles[2]. Comme en matière de toxicomanie, la police semble éprouver d'importantes difficultés à démanteler les réseaux spécialisés, et maintenant en Europe lorsqu'un enfant disparaît, ses parents craignent un rapt pédophilique. Pourtant, pour sensible que soit le sujet, la qualification de « crime pédophilique » n'existe toujours pas en droit pénal français, et le critère de la « liberté sexuelle » reste fixé — arbitrairement — à l'âge de quinze ans[3].

Comment définir la pédophilie ?

Étymologiquement « amour d'un enfant », la pédophilie sera comprise ici comme une *perversion sexuelle grave*, relative à la question de la *préférence sexuelle*, et d'une manière générale représentant une forme très particulière de maltraitance sexuelle de mineur[4]. Le

1. De LANNOY J.-D., FEYEREISEN P. (1992) : *L'inceste*, PUF, « Que sais-je ? », Paris.
2. La loi du 1.2.1994 prévoit la poursuite des pédophiles français à l'étranger, ceux en particulier qui ont des rapports sexuels tarifés avec des mineurs de moins de quinze ans.
3. La datation de la « majorité sexuelle » varie selon les pays et l'époque ; en France, elle a eu l'occasion de varier : de 11 ans, lors du premier Code pénal de 1808, à 18 ans, sous le Régime de Vichy...
4. La Classification internationale des maladies mentales a placé la pédophilie, tour à tour, dans les *perversions sexuelles*, les *déviations sexuelles*, puis les *troubles de la préférence sexuelle*. Le DMS l'inclut dans les *paraphilies*.

pédophile éprouve une attirance érotique irrépressible envers un mineur impubère ou un pré-adolescent (rarement un adolescent déjà « affirmé »), c'est-à-dire envers un enfant qui se trouve encore à un stade relativement ambigu de son identité sexuelle[1]. La pédophilie peut être homo-, hétéro- voire bisexuelle. Celle homosexuelle masculine est la plus fréquente et la plus récidivante.

Au plan psychopathologique, et en matière de pédophilie homosexuelle masculine, Corinne Gauthier-Hamon et Roger Teboul[2] préfèrent parler de « *rapport pédophilique* » plutôt que de pédophilie car, disent-ils, « *l'acte sexuel entre un enfant et un adulte n'est très certainement pas isolé mais survient au sein d'une relation mettant en jeu les fantasmes de l'un comme de l'autre. En effet, la rencontre singulière entre un pédophile et un enfant, envisagée d'un point de vue psychanalytique, suit un schéma théorique ayant trait à l'interaction père-fils alors que les représentations de la pédophilie, incluant le passage à l'acte sexuel, s'entendent d'un point de vue anthropologique qui vient compléter le précédent* ».

Les actes pédophiliques et leurs auteurs

Il importe de distinguer d'une part les actes pédophiliques, c'est-à-dire les abus sexuels de mineurs commis dans le cadre d'une relation pédophilique, des autres actes médico-légaux commis par des pédophiles (exhibitionnisme par exemple [II, § 1.2.5.5.]). Il existe diverses variétés de pédophilie et divers types de pédophiles, que l'on peut classer en fonction d'un critère pré-retenu, plus ou moins pertinent, d'ailleurs ; c'est ainsi que l'on distinguera :

- La pédophilie homosexuelle (celle homme-garçon est de loin la plus fréquente), la pédophilie hétérosexuelle, et celle indifférenciée (à la fois homo- et hétérosexuelle). Le nombre de crimes et délits commis par les pédophiles homosexuels masculins serait plus élevé que celui attribué aux pédophiles hétérosexuels[3]. Au plan psychométrique et projectif, ces derniers auraient des scores élevés pour l'hypochondrie, alors que les pédophiles homosexuels se signaleraient par un plus grand nombre de points à l'échelle de dépression, à celle de psychopathie et de déviance, et à celle de schizophrénie[4].
- La pédophilie de mineurs impubères, celle de pré-adolescents, celle d'adolescents. Pour de nombreux auteurs américains, un écart d'âge d'au moins 5 ans est nécessaire pour parler de pédophilie entre un adolescent (âgé par exemple de 17 ans) et un enfant (âgé de 12 ans) ; mais ce critère, qui rejette dans la catégorie des simples « jeux sexuels » des situations liées à des écarts d'âge moindre, est loin de faire l'unanimité en Europe, où il est compris comme une sorte de banalisation d'attouchements sexuels masturbatoires réciproques ou de conduites apparemment ludiques mais itératives et irrépressibles, effectuées dans le plus grand secret des parents, et dont les conséquences psychopathologiques à long terme sont encore mal évaluées. Il semblerait que plus le mineur victime est jeune, plus le pédophile présente de troubles psychopathologiques[5].
- La pédophilie isolée, en tant que telle, ou celle liée à d'autres paraphilies (avec parfois des possibilités d'alternance). On distinguera aussi l'acte pédophilique en tant

1. Certaines sociétés ont eu une tolérance culturelle, voire une incitation, à la pédophilie. L'exemple de la Grèce antique est édifiant, en ce sens que l'entretien de la beauté corporelle était élevé au rang d'un art. Les adolescents, jusqu'à l'âge de vingt ans (les irènes), devaient former un couple homosexuel avec un aîné, modèle identificatoire chargé de « l'introduire » à l'art de la guerre et aux affaires de la cité. La fidélité pédérastique se trouvait admise et codifiée en tant que mode relationnel éducatif entre le jeune homme et son mentor, mais la prostitution était sanctionnée par la déchéance sociale liée à la suppression de droits civiques. À Sparte, le pédonome, sorte de « magistrat instructeur » contrôlait activement les progrès éducatifs des futurs hoplites, « élevés à la dure », dans les conditions d'une fraternelle promiscuité faisant le lit de la pédérastie... Les jeunes esclaves, ainsi que certaines « prises de guerre », étaient « sexuellement abusés », dirions-nous aujourd'hui, sans que cela ne paraisse anormal. [Lire en particulier : SERGENT B. (1984) : *L'homosexualité dans la mythologie grecque*, Payot, Paris].
2. GAUTHIER-HAMON C., TEBOUL R. (1989) : « *La prostitution homosexuelle des garçons : le rapport pédophilique* », Transitions, 27-28, Meera, Québec. [Des mêmes auteurs : *Entre père et fils : la prostitution homosexuelle des garçons*, PUF, « Le fil rouge », Paris].
3. FITCH J.H. (1962) : « *Men convicted of sexual offenses against children : a descriptive follow up study* », British J. of Criminology, 3, 18-37.
4. LANGEVIN R., PAITICH D., FREEMAN R., MANN K., HANDY L. (1978) : « *Personality characteristics and sexual anomalies in males* », Canadian J. of Behavioral Science, 10, 222-238.
5. KALICHMAN S.C. (1991) : « *Psychopathology and personality characteristics of criminal sexual offenders as function of victim age* », Arch. of Sexual Behavior, 20, 2, 187-197.

qu'épiphénomène, non reproduit (ou répété un faible nombre de fois) de la conduite pédophilique habituelle et profondément ancrée dans la structure psycho-affective du sujet. En général, le rapport sexuel pédophilique est habituel chez les pédophiles homosexuels masculins, et occasionnel chez les pédophiles hétérosexuels.

■ La pédophilie avec violence (contrainte physique et conclusion de la relation par un viol), pour la différencier de celle, classique, « douce », ainsi que de celle initiée par un attentat à la pudeur qui dérive ensuite en un rapport pédophilique proprement dit[1].

■ Une classification des pédophiles peut également s'opérer en fonction du degré de fixation (importance des fantasmes pédophiliques, et interaction avec la compétence sociale) et de la fréquence (et surtout de la qualité) des contacts (temps de présence avec l'enfant, investissement dans des activités) ; cette démarche, principalement issue des travaux de R.-A. Knight au Massachusetts Treatment Center for Sexual Offenders, revêt une importance particulière, puisque psychodynamique et utilisable ultérieurement dans le cadre d'un projet thérapeutique individualisé[2].

■ La classification en fonction de l'âge de pédophiles occasionnels permet de repérer trois groupes d'abuseurs masculins[3] : celui d'adultes jeunes (≤ 20 ans), immatures, curieux de « voir ce que ça fait », indécis quant à leur devenir sexuel ultérieur ; celui d'hommes aux alentours de la trentaine, déçus de leur vie de couple, également confrontés à des difficultés professionnelles, et « portés sur la bouteille » ; enfin celui d'hommes au-delà de 50 ans, affectivement isolés, et qui, comme ceux des deux autres groupes, rechercheraient des rapports sexuels et affectifs vécus comme étant moins menaçants qu'avec des partenaires de leur âge ou légèrement plus jeunes. Mais cette typologie ne concerne pas les pédophiles d'habitude, préférentiellement attirés par les enfants, tout au long d'une « carrière criminelle » qu'ils ne souhaitent d'ailleurs pas enrayer, rationalisant leur comportement pour conserver leur estime de soi.

■ Il est enfin possible de classer les pédophiles en fonction de leur personnalité, ce qui conduit classiquement à individualiser trois grands groupes : les immatures (souvent déficients intellectuels), les régressifs (souvent névrosés, ou alors paranoïaques) et les pervers (présentant souvent des traits sadiques[4]).

Il ressort de ces nombreuses études l'existence d'un *polymorphisme* à la fois clinique et psychodynamique de la pédophilie, si bien que le tableau classique autrefois décrit apparaît maintenant comme étant un peu caricatural. Contentons-nous donc d'en citer les grands traits :

■ Le pédophile connaît, classiquement, sa victime de longue date, voire s'occupe d'elle et a donc un ascendant moral indéniable, dont évidemment il profite. Mais il arrive que la situation s'inverse, et que ce soit l'enfant qui prenne l'ascendant sur l'adulte, parvenant réellement à le séduire dans un but ludique ou utilitaire (le comportement du mineur flirtant alors avec la prostitution déguisée).

■ L'approche de l'enfant-victime est en général le résultat d'une stratégie de séduction perverse (appât par offre d'une friandise, proposition de jeu avec un petit chien ou un lapin, etc.), très progressive car prudente, en veillant bien à ne pas effaroucher la future victime. L'approche corporelle est également savamment envisagée, le pédophile s'efforçant d'obtenir le consentement du mineur. Ce dernier est souvent incité à toucher le corps du pédophile, lequel peut se masturber devant lui ou l'engager dans un rapport sexuel véritable.

1. GROTH A.N., BIRNBAUM H.J. (1979) : « *Men who rape : The psychology of the offender* », Plenum Press, New York.
2. KNIGHT R.A. (1989) : « *An assessment of the concurrent validity of a child molester typology* », J. of Interpersonal Violence, 4, 131-150. – KNIGHT R.A., CARTER D.L., PRENTKY R.A. (1989) : « *A system for the classification of child molesters* », J. of Interpersonal Violence, 4, 3-23.
3. MOHR J.W., TURNER R.E., JERRY M.B. (1964) : « *Pedophilia and Exhibitionism* », University of Toronto Press, Toronto.
4. La psychopathologie de la relation pédophilique sadique tente d'expliquer le glissement du fantasme de l'enfant battu vers celui de la jouissance de l'enfant (comme si ce dernier était mis à la place de la femme, voire de la mère). La jouissance sexuelle obtenue avec un enfant peut également évoquer l'identification régressive à l'enfant, le désir de retarder la mort par une « remontée du temps » [cf. DELAMARE Y. (1984) : « *De la pédophilie comme moyen de remonter le temps* », Mémoire C.E.S. Psychiatrie, Paris].

■ L'âge des pédophiles est un paramètre peu étudié. Il semble que les procédures judiciaires mettent l'accent sur les pédophiles adultes jeunes, et minorent la proportion des pédophiles âgés, pourtant tout aussi actifs, mais peut-être différemment (caresses et attouchements, activités exhibitionnistes).

Étude psychopathologique

De nombreuses questions soulevées au chapitre précédant, relatives à l'inceste, pourraient être pareillement abordées ici, car inceste et pédophilie présentent d'indéniables points communs : qu'en est-il de la crédibilité de l'enfant ? Quelle est sa part de « responsabilité » ? Quels sont, pour l'adulte, les fantasmes soulevés par l'acte sexuel avec un enfant ? Bien que n'abordant pas directement la question de la pédophilie, les *Trois essais sur la théorie de la sexualité* (S. Freud, 1905) constitueront l'ouvrage de référence[1].

■ Si toutes sortes de personnalités pathologiques ont pu être décrites (déséquilibre psychique, état limite, névrose, etc.), deux grandes constances sont cependant retrouvées : un passé de difficultés affectives ou éducatives (parfois un abus sexuel ou une autre forme de maltraitance), une angoisse liée à l'établissement d'une relation sexuelle de qualité (angoisse de castration souvent importante, vécu d'incomplétude sexuelle, impossibilité de maintenir une relation hétérosexuelle mature — encore qu'il existe des pédophiles authentiques mariés et pères de famille). L'interprétation des résultats au test de Rorschach a permis à M. Huard de confirmer que les pédophiles présentaient une grande immaturité affective ainsi que d'importantes fantaisies infantiles ; ils auraient facilement tendance à se déprimer, probablement à cause de leur faible estime de soi et de profonds sentiments d'infériorité[2].

■ Comment a pu germer le fantasme pédophilique, et surtout comment s'est-il concrétisé ? Peut-on repérer des éléments d'orientation guidant le clinicien dans la prévision du passage à l'acte sexuel pédophilique ? Il n'est évidemment pas facile de répondre à de telles questions... Bien qu'il n'existe pas de consensus séméiologique pour décrire une typologie particulière de pédophile, de nombreux auteurs relèvent l'existence d'importantes *carences affectives* dans l'enfance et l'adolescence du futur pédophile. La relation à la mère, en particulier, a été dysfonctionnelle, soit que cette dernière ait été absente, soit qu'elle ait été hostile, ou, ce qui est peut-être pire, indifférente ; ailleurs elle est décrite comme castratrice, ou toute-puissante. Cette relation très particulière à la mère ne permettrait pas un épanouissement hétérosexuel satisfaisant, quand bien même il ne fixerait pas l'adolescent dans des préférences homosexuelles. Certains pédophiles contractent des mariages apparemment heureux, pendant plusieurs années, avant que ne se découvre leur perversion. D'autres gardent leurs fantasmes secrets, mais au prix d'efforts de refoulement considérables, avec cependant des « échappées » névrotiques violentes qui surprennent l'entourage. Très peu viennent spontanément consulter[3].

■ En ce qui concerne la recherche de facteurs ayant pu, peut-être, favoriser le passage à l'acte, des auteurs ont mis en évidence, dans les cohortes étudiées, l'existence d'une période d'anxiété ou de dépression ; mais peut-on valablement considérer ces signes, bien banals, comme authentiquement précurseurs du rapport pédophilique ? Le fait que le passage à l'acte sexuel corresponde à la résolution abréactive d'un malaise intensément vécu par le sujet (à l'instar par exemple de ce qui a pu être décrit pendant les quelques heures précédant un viol) paraît être un truisme, sans grande exploitation dans le domaine de la prévention concrète de la récidive (peut-être cet état de tension intense correspond-il à une lutte interne d'allure névrotique vécue par le futur agresseur sexuel ?).

---

1. Lire également : STOLLER R.J. (1978) : *La perversion, forme érotique de la haine*, Payot, Paris. – McDOUGALL J. (1978) : *Plaidoyer pour une certaine anormalité*, Gallimard, Paris. – Et sur les abuseurs sexuels : Van GIJSEGHEM (1988) : *La personnalité de l'abuseur sexuel. Typologie à partir de l'optique psychodynamique*, Éd. du Méridien, Montréal.
2. HUARD M. (1988) : *La violence apprivoisée*, Gaëtan Morin, Montréal.
3. Il arrive que des pédophiles masculins viennent se plaindre d'avoir systématiquement des érections lorsqu'ils pensent à un jeune garçon nu, et imaginent à cette occasion un rapport sexuel. L'approche comportementale peut ici être utile, explorant à fond les préférences et les fantaisies sexuelles, et proposant au patient une prise en charge très spécialisée, telle qu'elle se pratique par exemple à l'Institut Philippe Pinel de Montréal. [SCHORSCH E., GALEDARY G., HAAG A., HAUCK M. (1990) : *Sex offenders : dynamics and psychotherapeutic strategies*, Springer-Verlag, Berlin. AUBUT J. (1993) (dir.) : *Les agresseurs sexuels. Théorie, évaluation et traitement*, Éd. de la Chenelière, Montréal].

■ La question des *fantasmes* et des représentations mentales particulières liées à la pédophilie a été, en revanche, relativement peu étudiée. La presse, les professionnels, parfois les soignants eux-mêmes, éprouvent en général ici des difficultés à garder du recul par rapport à des actes qui à la fois peuvent les fasciner et les choquer. La perversion en effet fascine, en ce sens qu'elle représente la transgression volontaire, répétée et jouissive d'un interdit, et ici d'un tabou (variable cependant selon les cultures). C'est peut-être l'importance de ces fantasmes qui a bloqué, et continue encore de bloquer mais dans une moindre mesure, les dévoilements. La « loi du silence » a une fonction sociale, qui ne s'appréhende pas facilement.

■ Vu le polymorphisme des tableaux cliniques, il ne faut pas s'étonner du fait que certains pédophiles se culpabilisent *a posteriori* de leur acte et tentent de proposer à l'enfant une « compensation » (cadeau, argent), équivalent prostitutionnel servant en quelque sorte à l'agresseur à se dédouaner, mais aussi à continuer à se faire aimer...

■ La question de la *récidive* mérite une place particulière [IV, § 2.3.2.], car les professionnels sont conscients, d'une part de la violence des pulsions sexuelles des pédophiles (certains avouant, parfois avec tristesse : « *Je ne peux pas faire autrement !* »), d'autre part des difficultés inhérentes à la prise en charge des abuseurs [IV, § 2.3.1.] ainsi que des victimes et de leurs familles [IV, § 2.4.2.1.]. Les conséquences psychologiques de la castration chimique du pédophile constituent également un élément non négligeable dans l'indication thérapeutique...

■ Le « deuil de la relation pédophilique » constitue une question peu explorée. L'expérience montre que certains enfants, affectivement attachés au pédophile (qui est parfois un adolescent auquel l'enfant cherche à s'identifier), traversent une période dépressive réactionnelle après la rupture. Une attitude hostile de l'entourage peut également concourir à faire en sorte que l'enfant, parce qu'il se vit fautif, veuille se suicider. Les extorsions d'aveux ou de détails sur l'intimité de sa relation avec son « ami » peuvent donner à l'enfant l'impression qu'il trahit un secret, et augmenter, sinon sa culpabilité, certainement sa souffrance.

Les problèmes médico-légaux posés par la pédophilie

L'évaluation des conséquences psychologiques du traumatisme chez l'enfant

Nous nous contenterons d'aborder certaines questions, que se posent plus particulièrement les travailleurs en santé mentale :

■ Les phases de Summit peuvent ici être reprises, débouchant sur des dégâts psychopathologiques au moins aussi importants qu'en matière d'inceste. L'enfant se sent souvent trahi par l'adulte, en qui il avait déposé sa confiance *a priori*. La désillusion vient justement de la nécessité de l'abandon de cet *a priori*. L'adulte pédophile peut d'ailleurs utiliser la curiosité sexuelle normale de l'enfant, par exemple en lui montrant des revues ou des films pornographiques, pour mieux l'« initier » à ce qui l'attend. Le traumatisme psychique lié à la façon dont certaines découvertes peuvent être faites se rajoute alors aux conséquences de l'acte lui-même.

■ Même « séducteur » ou sexuellement provocateur d'un adulte, lequel passe à l'acte en réaction à ses avances, l'enfant ne peut être tenu pour responsable. Il a une réaction normale en cherchant de l'affection ; c'est à l'adulte à le remettre à sa place d'enfant, en redéfinissant sans ambiguïté les rôles de chacun et en recadrant le contexte.

■ L'appréciation des répercussions psychopathologiques d'un abus sexuel pédophilique (comme d'un inceste d'ailleurs) doit en outre tenir compte de l'aspect *contraint* du rapport sexuel, infligé à un enfant dont le consentement ne peut être valablement retenu en pareil domaine. Nombreux sont les pédophiles qui refusent d'admettre qu'ils ont « fait violence » à l'enfant ; la contrainte est ici le plus souvent morale, ce qui est pire.

■ Les enquêtes d'abus sexuels de mineurs sont en général longues car complexes ; elles nécessitent des policiers ou des magistrats rompus à ce genre particulier d'affaires. Or bien souvent l'enfant ne comprend pas les lenteurs de la justice (plusieurs mois, à l'échelle d'un enfant, représentent un délai extrêmement long). Il sait bien, lui, ce qu'il a subi, et s'il n'attend pas « réparation » (c'est là un terme d'adulte) au moins attend-il de ne pas être accusé de menteur ! L'enfant victime souffrira donc deux fois si sa parole reste sans écho, car disqualifiée. Le problème est en effet que pour obtenir une guérison psychologique complète, l'enfant a besoin d'être reconnu dans sa souffrance, et dans le vecteur principal de cette souffrance : sa parole.

■ Que dire des multiples affaires de pédophilie n'aboutissant pas à l'application d'une sanction pénale pour « pédophile en col blanc », habile dissimulateur et surtout pouvant s'offrir de coûteux avocats ? L'enfant peut se sentir trahi par un monde d'adultes qu'il juge injuste, voire pervers, d'autant qu'il a cru d'autres adultes qui, trop optimistes, lui avaient dit que l'abuseur serait condamné...

L'expertise psychiatrique ou médico-psychologique

Le nombre d'expertises psychiatriques en matière de pédophilie ne cesse de croître, non seulement parce qu'un plus grand nombre d'affaires sont actuellement instruites et jugées, mais parce que les magistrats éprouvent de plus en plus le besoin de s'appuyer sur les conclusions des experts, en particulier en France lorsqu'une décision de prélibération conditionnelle doit être prise. Pour l'expert, il s'agit toujours d'une expertise longue et délicate, eu égard non pas tant aux capacités de travestissement de la vérité des pédophiles, qu'aux mouvements affectifs — essentiellement de rejet — qu'ils suscitent parfois de la part d'experts jeunes ou moralisateurs, lesquels parfois n'arrivent pas à prendre un recul suffisant par rapport à l'objectif de leur mission, tant le sujet est évidemment ici passionnel (que dire alors des jurés ?).

L'expertise du mineur

D'un point de vue médico-légal, le principal problème qui s'est longtemps posé à l'expert a été celui de la *crédibilité* de l'enfant, tant pourraient être graves les conséquences pour un adulte accusé à tort (pensons par exemple aux accusations vengeresses et non fondées, formulées par des adolescentes, à l'encontre d'enseignants). En fait, ainsi que le relève Charles Benqué[1], la finalité de l'expertise est triple « *évaluer le préjudice, formuler un pronostic et porter une appréciation (on serait tenté de dire un jugement) sur la valeur du témoignage* ». Il convient donc de ne pas se laisser obnubiler par cette question de la crédibilité, même si elle a évidemment une importance capitale ; de plus, si le pédophile reconnaît les faits, la question ne se pose plus, et l'expert évalue alors les conséquences psycho-affectives de l'acte sur l'enfant.

Les situations où les preuves sont indiscutables représenteraient de toutes façons un peu moins de 15 % des cas. M.-C. Mouren-Siméoni[2], reprenant les travaux américains du Comité pour l'évaluation des abus sexuels, et des Services de protection de l'enfance de Caroline du Nord, fournit les résultats suivants : sur 1.249 abus sexuels portés à la connaissance des services, le taux moyen de fausses allégations est de 5 % (4,7 % chez les jeunes enfants, et 7,6 % chez les adolescents). La véracité des dires des adolescentes, en cas d'hétéro-accusation sexuelle d'un adulte, était donc plus facilement mise en doute par les enquêteurs que lorsque c'était un jeune enfant (âgé de moins de 6 ans) qui dévoilait l'abus. Parmi l'échantillon de 29 témoignages d'abus sexuels réfutés par les services sociaux, ceux venant de mineures représentaient 96 % des cas et alléguaient dans 65 % des cas des attouchements (mais il se pourrait que ce nombre d'allégations rejetées ait été excessif, les enquêteurs ayant fait preuve d'un trop grand scepticisme). M.-C. Mouren-Siméoni note que « *contrairement aux idées reçues, peu de ces enfants victimes souffraient de troubles mentaux sérieusement handicapants, peu provenaient de familles où les conflits concernaient le mode de garde et aucun des accusés n'appartenait à un milieu socio-économique favorisé.* »

Un faisceau d'arguments regroupe les éléments en faveur d'une fausse allégation d'abus sexuels : le calme de l'accusé face aux enquêteurs et l'absence de peur de l'enfant face à lui, les discordances importantes entre les différentes versions que raconte l'enfant, l'existence d'une situation conflictuelle entre l'enfant et celui qu'il accuse (du style : règlement de comptes), et bien sûr la rétractation rapide des aveux par l'enfant (sous l'influence de l'entourage, ou face au scepticisme des enquêteurs), ainsi que l'absence de confirmation du

---

1. BENQUE C. (1990) : « *A propos de l'expertise psychiatrique des enfants victimes de crimes* », L'Evol. Psy., 1, 141-147.
2. MOUREN-SIMEONI M.-C. (1991) : « *Fausses allégations d'abus sexuels par les enfants et adolescents* », Psynergie, 8. – EVERSON M.D., BOAT B.W. (1989) : « *False allegations of sexual abuse by children and adolescents* », J. Am. Acad. Child. Adolesc. Psychiatry, 28, 2, 230-235.

récit de l'enfant par d'éventuels témoins. Nous retrouvons d'ailleurs là une dynamique analogue à celle évoquée lors d'enquêtes relatives à des situations de maltraitance.

L'expertise du mineur victime, ou supposé tel, est évidemment très particulière, tenant compte de ses capacités cognitives, de sa compétence à se remémorer les faits traumatiques, et bien sûr de sa maturité sexuelle. Jean-Luc Viaux[1] note que l'usage dans l'examen d'une poupée anatomique peut permettre « *de montrer l'acte subi avec moins d'anxiété, parce que n'impliquant pas son propre corps* ». Serge-Georges Raymond traite ci-après de cette question.

Il est cependant important de ne pas raviver la souffrance de l'enfant par une expertise trop éloignée du moment du dévoilement de l'abus, d'autant qu'entre-temps un nouveau silence de l'enfant aura généralement recouvert les faits.

L'expertise du pédophile

Même lorsqu'il s'agit d'une première expertise psychiatrique, dans le cadre de l'enquête préliminaire, le pédophile est en général parfaitement conscient des enjeux de l'entretien. Il pourra lui arriver de tenter une alliance psychologique avec l'expert, lequel lui rappellera alors qu'il n'est là ni pour établir la matérialité des faits ni pour le juger, ni encore pour le soigner à cette occasion, même si certains experts utilisent l'occasion de cette première rencontre pour ébaucher un « travail sur la demande » à visée psychothérapique ultérieure [IV, § 1.2.]. Quoiqu'il en soit, le vécu émotionnel personnel de l'expert (sans parler de celui des soignants qui prendront en charge le pédophile) sera particulièrement éprouvé.

Les modalités habituelles de défense d'un pédophile sont en général assez stéréotypées : d'abord déni, puis minimisation des conséquences, recherche d'atténuation de sa propre responsabilité en « chargeant » l'enfant (accusé d'avoir été séducteur à son égard[2]), également tentative de séduction de l'expert par amplification des difficultés existentielles vécues, etc. Certains pédophiles militants expliquent qu'ils se sentent investis de la mission charitable d'« aimer les enfants », sous toutes les formes, et que notre société brime les aspirations libidinales des pauvres enfants... Toléreraient-ils que l'on fasse pareil aux leurs ? (C'est la question de l'inceste chez le pédophile qui se trouve aussi posée).

L'expertise s'efforcera de rechercher, en plus de la batterie habituelle d'items, l'existence d'autres infractions sexuelles (commises ou subies), la consommation de substances addictives, les fantaisies sexuelles du sujet (à supposer qu'il accepte de les dévoiler[3]) ainsi et surtout que son mode relationnel habituel avec les enfants (choix d'une profession particulière : enseignant, éducateur, ou d'un loisir spécifique : entraîneur sportif d'une équipe de rugby, etc.).

En France, la « loi Méhaignerie » du 1.2.1994 a systématisé l'*expertise de pré-libération conditionnelle,* en matière de pédophilie, pour que le juge de l'application des peines puisse proposer un aménagement éventuel de la sanction. Avant cette date, les juges pouvaient désigner des experts pour les éclairer sur des cas leur paraissant problématiques. Le principal argument pour la création de l'élargissement de cette expertise aux auteurs d'infractions sexuelles a été « *le fait qu'une infraction sexuelle d'apparence anodine peut dissimuler une personnalité violente ou pathologique et une escalade possible dans le passage à l'acte transgressif*[4] ».

La question de la responsabilité pénale du pédophile

La détermination de l'existence d'un éventuel trouble psychique ou neuropsychique ayant aboli le discernement ou la volonté de l'agresseur est relativement aisée lorsque l'expert est confronté à une pathologie mentale de type schizophrénique ou démentielle, par

1. VIAUX J.-L. : « *L'expertise psychologique de l'enfant victime* », in : Viaux J.-L. (dir.) : « *Enfance en justice* », Public. de l'Univ. de Rouen.

2. Rappelons que Sigmund Freud fit scandale en publiant en 1905 ses *Trois essais sur la théorie de la sexualité.* Certaines de ses idées furent cependant mal comprises, ou volontairement perverties, comme celle par exemple de considérer l'enfant comme un « pervers polymorphe » (expression que de nombreux pédophiles ne manqueront pas de rappeler pour se défendre d'une « séduction infantile »...).

3. L'évaluation des préférences sexuelles chez l'homme peut s'établir, très concrètement, par des enregistrements de pléthysmographie pénienne [équivalent d'un « détecteur de mensonges » pénien... ?], dans des services évidemment très spécialisés, axés sur l'approche comportementaliste de la pédophilie. Mais les résultats de ces tests doivent être interprétés avec la plus grand prudence, surtout lorsqu'il existe en enjeu médico-légal (par exemple expertal).

4. DARBEDA P. (1996) : « *Interview* », Forensic, 13, 9-11. La lecture de l'ensemble du numéro est conseillée.

exemple ; mais cette éventualité de « pédophilie secondaire » est rare. La mission de l'expert est délicate lorsque l'acte pédophilique n'est donc plus secondaire à une entité nosographique, mais qu'il la constitue lui-même : dans quelle mesure la « pédophilie essentielle » ou « primaire », c'est-à-dire sans autre signe psychique accompagnateur, peut-elle être considérée comme une « contrainte interne » (à supposer que celle-ci soit retenue, ce qui n'est pas le cas en France) ? Le classique, et parfois sincère, « *je n'ai pas pu m'empêcher !* » peut-il ici valablement entraîner l'indulgence de la cour ? La tendance criminologique actuelle est de reconnaître le sujet pénalement responsable de son acte, mais nécessitant des soins adaptés car liés à un comportement qualifié de pervers. Cette logique permettra la mise en place d'un projet thérapeutique, initié en milieu carcéral, et pouvant être poursuivi après la sortie [IV, § 2.3.2.]. Mais peu de thérapeutes sont formés à cette prise en charge d'un genre très particulier.

De plus, ce n'est pas tant la question de la responsabilité pénale qui conditionne ici la décision que celles, finalement plus complexes, de la *dangerosité* [I, § 1.3.] et de la *récidive* [IV, § 2.3.3.]. Les isorécidives sont ici fréquentes, car les *possibilités thérapeutiques* restent limitées, ou alors posent de telles questions d'ordre éthique (pensons à la castration…) qu'elles ne peuvent se résoudre que cas par cas. De plus, il n'est pas certain qu'une prise en charge médicale, même intégrant les dernières avancées scientifiques en matière de chimiothérapie ou d'hormonothérapie [II, § 3.2. & IV, § 2.1.6.], arrive à avoir une action souhaitée en matière de dangerosité sociale.

Dans son appréciation clinique de l'évaluation que le pédophile s'avère capable de faire de lui-même, l'expert, ou le soignant, peuvent proposer au sujet la passation d'un questionnaire, tel le *Gudjonsson Blame Attribution Inventory*, basé sur les travaux de G.H. Gudjonsson et K.K. Singh (1989) et destiné à cerner la responsabilité d'un criminel face à l'acte qu'il a posé : le sujet s'estime-t-il entièrement responsable, un peu, beaucoup, pas du tout… Le questionnaire explore les items relatifs à l'attribution externe (c'est la faute de la victime, de la société, etc.), ou à un trouble psychique, et demande au sujet de s'exprimer sur ses sentiments de culpabilité.

Les problèmes éthiques liés à la prise en charge des pédophiles

Que le pédophile soit ou non considéré comme un malade, la question de sa « dangerosité sexuelle » soulève le problème du respect de sa personne ; raison de plus lorsqu'il est question de thérapeutique invasive ou définitive. D'un autre côté, les victimes et leur entourage ne comprendraient pas que la médecine ne s'allie pas ici à la justice pour « trouver une solution » … « *Il faut faire quelque chose !* » clament-ils avec une émotion non dissimulée ; mais quoi ?

Nous avons tous présent à l'esprit les dérives médicales gravissimes liées à une politique totalitaire en matière d'eugénisme et de stérilisation par exemple [II, § 3.1., III, § 3.3., IV, § 2.2.2.]. Faut-il donner le choix à un sujet… qui ne l'a pas laissé à sa victime ? Un choix entre la solution judiciaire (la prison) et la solution médicale (mais là encore, laquelle ? : la psychothérapie, la chimiothérapie, l'hormonothérapie ?).

S'il existe actuellement un consensus parmi les spécialistes pour responsabiliser, et donc punir, les criminels sexuels, la prise en charge thérapeutique ne pouvant advenir que « de surcroît », selon l'expression consacrée, il n'en demeure pas moins que « *les psychiatres sont de plus en plus sommés de colmater la brèche, de fournir l'impossible sécurité et d'amener le surplus d'âme ou d'humanité. Par le soin, on justifie l'indéterminé et l'indéfini dans la peine. Le cycle qui semblait s'être rompu avec l'effritement du positivisme et de la défense sociale revient avec la fureur des médias et l'émotion suscitée par certains crimes odieux*[1]. »

La perversion du système serait que les frontières entre les champs judiciaire et médical ne soient pas clairement établies, d'où justement la dérive dénoncée par de nombreux professionnels : « *Actuellement, par le prétexte de la prise en charge des auteurs de crimes et délits dits sexuels, il peut y avoir une forme d'interpénétration épistémologique où la culture du droit et celle de la médecine jouent de façon séquentielle et différenciée le même rôle (la prise en charge des auteurs de crimes et délits sexuels)*[2]. »

1. GRAVIER B., DEVAUD C. (1995) : « *Délinquance sexuelle : état des lieux* », Nervure, VIII, 7, 10-22.
2. CAILLARD H.-L. (1995) : « *Les actes pédophiliques. Réflexions à partir d'une clinique engagée en milieu carcéral* », Nervure, VIII, 7, 10, 49-61.

Il s'agit donc de questions actuellement très débattues et qui n'ont évidemment pas reçu de réponse définitive, d'autant que de plus en plus nombreux sont les professionnels qui se demandent si la solution ne consisterait pas en une meilleure gestion sociale du problème posé et surtout de ses enjeux.

La société condamne en effet sévèrement les pratiques d'abus sexuels à l'égard des mineurs, non pas tant parce que, prenant le masque de l'amour, elles trahissent l'enfant, mais parce qu'elles le déstructurent psychologiquement et peuvent faire de lui, à l'instar de celui dont il a été victime, un délinquant. L'actualité nous confronte presque quotidiennement à des affaires criminelles de cette nature, plus ou moins médiatisées selon le contexte, si bien que les législateurs de plusieurs pays sont contraints de prendre de nouvelles dispositions pour faire face au grand nombre de cas qui sont dévoilés (ce qui ne signifie pas sanctionnés, car il existe ici un grand écart, que les victimes ne comprennent d'ailleurs pas, entre le nombre de signalements et le nombre de condamnations réelles). En France, le développement des pratiques médico-psycho-sociales en milieu pénitentiaire amène à une meilleure prise en charge des pédophiles ou des pères incestueux. Une pratique de réseau s'avère ici indispensable, sous forme d'un travail, très spécialisé, en équipe pluridisciplinaire (préalablement formée, et si possible rompue à ce genre de prise en charge). Nous renvoyons donc le lecteur au chapitre IV, § 2.3. pour approfondir la question.

Nous complétons la question par le point de vue de Serge Georges Raymond, psychologue des Hôpitaux (Centre Hospitalier de Ville Evrard) et expert près la cour d'appel de Paris, qui a particulièrement approfondi l'abord victimologique des mineurs victimes d'abus sexuels. [Les aspects thérapeutiques seront envisagés au chapitre IV, § 2.4.2.].

L'approche psychologique des mineurs victimes d'abus sexuels

S.-G. Raymond

Ce qui a changé dans le champ de l'examen des victimes est que l'attention s'est déplacée de l'évaluation de la crédibilité, qui risquait de transformer la victime en accusée[1], en évaluation du préjudice psychologique subi, rendant caduque cette notion de crédibilité que les magistrats instructeurs utilisent encore quelquefois. Cette modification majeure dans l'approche des victimes a pu conduire à se demander si les chefs de coups et blessures symboliques à l'égard d'un sujet (mineur par exemple[2]) pouvaient soutenir une mise en examen. On a pu répondre oui, en se demandant si l'effraction de l'âme était plus grave que la brisure des parties génitales ou qu'une perforation d'hymen. Ceci en gardant à l'esprit que toutes ces violences rencontrées ou subies, se disent difficilement avec des mots et qu'il est difficile de saisir un vécu d'effraction chez une victime, lorsqu'elle oscille entre sidération et agitation anxieuse ; et en partant de cette autre observation que toutes les victimes ne sont pas habitées par un sentiment d'étrangeté ou de dépersonnalisation pouvant mettre en jeu l'état antérieur ou le réveil traumatique. Car entre la partie sensible brutalement détruite et l'autre qui sait tout mais ne dit rien, dont parle S. Ferenczi, comment la personne en cause peut-elle bien s'organiser ?

Cette organisation peut-elle uniquement être repérable avec des mots ? Et avec des mots adultes s'agissant des enfants ? En la matière, les modalités d'expression des violences subies, les voix du retentissement psychique prennent des formes particulières touchant au développement, à la « progression traumatique » ou « prématuration », introduisant une précipitation du temps[3] ou, en matière de prises d'otages par exemple, des personnalités prémorbides vont basculer dans le morbide[4]. À défaut, ou s'y accumulant, le langage du corps peut aussi venir à la rescousse, pour autant qu'on puisse le décrypter. Dans un autre temps, interviennent les trajectoires de vie qui interagissent avec les données précédentes. Il semble,

1. BARDET-GIRAUDON C., BENOIT G., LOCQUET D. (1983) : « *Viol et crédibilité* », Rapport de médecine légale, Congrès de Psychiatrie et Neurologie de Langue Française, Poitiers, Masson, Paris.
2. RAYMOND S.-G. (1995) : « *L'inexprimé des enfants victimes de viols* », Communication présentée aux Journées de l'Association Enfants du Monde. Droit de l'Homme, sur le thème : « La parole de l'enfant. Sa représentation en justice », Pau, 18-19 octobre 1995.
3. FERENCZI S. (1982) : « *Confusion de langue entre les adultes et l'enfant* », Psychanalyse, Tome IV, Payot, Paris, p. 133.
4. RAYMOND S.-G. : « *Séquestration et préjudice* », Bulletin de Psychologie, Tome XLV, n°404, p. 107-112.

ce faisant, que l'examen psychologique des victimes puisse objectiver des constantes qui leurs soient communes et des vérités qui tiennent le plus souvent du cas par cas. Avec le verbe et/ou en dehors de lui, quels vont être les moyens développés par les victimes, pour faire face aux violences subies et de quelle façon le psychologue va-t-il pouvoir tenter de repérer l'impact de ces violences sur les personnes en cause ?

En tenant compte du fait qu'un enfant victime ne s'interroge pas comme un inculpé[1], en faisant nôtres les recommandations de J.-L. Viaux[2] concernant l'examen psychologique de l'enfant victime quant aux précautions à prendre sur le terrain de l'interrogatoire, sur les questions de crédibilité, sur le lien de l'enfant et de ses proches, ou encore à propos des données temporelles : temps de l'abus, temps de la révélation, temps de l'expertise comme cadre au recueil plus classique des données de l'examen[3], nous avons repéré plusieurs constantes dans l'approche de populations d'enfants âgés de 4 à 12 ans, tous victimes d'agressions sexuelles et de viols. Les grands traits dégagés peuvent raisonnablement servir de cadre ou de support à l'examen plus classique.

I. Le déchocage des enfants de 4-6 ans

Depuis la découverte des faits, on peut observer :

- Utilisation des objets les plus divers, plus particulièrement de la poupée, pour reproduire les violences subies ou fantasmées. C'est ici le rôle du bouc émissaire comme lieu de décharge, d'exorcisme ou de transmission : le faire savoir.
- Masturbation plus ou moins discrète avec propension à s'isoler. Intérêt pour le corps, son anatomie et celle d'autrui — de sexe identique — avec décharges émotives et sensibilité aux conduites des adultes, à l'induction venant du climat.
- Pipi par terre, refus d'enlever la culotte pour la toilette.
- Importance multipliée dans des figures proches : mères, tatas..., avec recherche de contacts physiques et tendance au happement affectif avec nécessité d'être contenu.
- Difficulté de sommeil, cauchemars répétitifs, refuge dans le lit des proches.
- Intérêt marqué pour l'attention qui lui est portée, souci de déclencher puis de retenir cette attention, monopolisation des mères, conduites de débordement avec attente des réactions.
- Pudeurs précoces et craintes plus ou moins exprimées des figures masculines.
- Reprise du pouce, de la peluche, des objets dits transitionnels.
- Réactivité - sensibilité - syntonie au climat.
- Maturité fonctionnelle en accord avec maturation psychologique. Développement harmonieux mais surgissement d'éléments paradoxaux de type gribouillis sur productions en rapport avec l'âge. Éléments ayant tantôt valeur d'appel à l'autre, tantôt une valeur destructrice : le dessin ne vaut plus rien.
- Dessins avec bonne structuration, représentation, répartition sur la feuille (bien posés au milieu), utilisation des couleurs mais maniement pleine main ou écrasement pouvant indiquer des aspects d'impulsivité, d'excitabilité, aussi de jeu ou de rage selon le contexte clinique.
- Sait utiliser son univers enfantin pour obtenir des bénéfices.

Ces manifestations apparaissent ici, l'épreuve graphique l'indique, dans un contexte développemental non perturbé. Mais il est certain qu'il est difficile de faire la part de ce qui appartient aux effets de contexte. Peut-on dire, pour ces enfants de 4-6 ans, que les événements ont réveillé ou actualisé une symptomatologie relevant d'un autre contexte et si ce contexte relève de la famille, ou de ce qui est propre à l'enfant ?

Tous les enfants observés dans ce groupe paraissent vouloir préserver leurs proches, voire même les mettre en eux et se préserver avec leurs bénéfices immédiats. Quand cette double préservation n'est pas possible, l'attention est détournée vers la poupée, vers l'objet

1. BESNARD C. (1992) : « *Un enfant victime ne s'interroge pas comme un inculpé* », Enfance en justice, Presses Univ. de Rouen, n°168, p. 81-87.
2. VIAUX J.-L. (1992) : « *L'examen psychologique de l'enfant victime* », Enfance en justice, Presses Univ. de Rouen, n°168, p. 67-79.
3. RAYMOND S.-G., BORNSTEIN S. (1988) : « *Examen psychologique et médico-psychologique judiciaire* », E.M.C., 37903A10.

transitionnel, vers le jeu ou le dessin, qui vont signifier quelque chose de cette impossibilité et mettre en jeu des temps de rage devant leur impuissance. Ces fillettes donnent l'impression qu'elles sont seules dans cette situation et qu'elles doivent se pourvoir, elles-mêmes, des moyens d'y faire face. La hargne manifestée pour y parvenir, si l'on veut y être attentif, peut correspondre à une sorte d'auto-décompression, de *déchocage*, qui permettra ultérieurement et selon les situations, de se conformer aux attentes adultes ou d'emprunter à leur langage. Ce qui se traduit, dans l'examen psychologique, par : « *Une dame, mais qui peut avoir le zizi d'un monsieur* ». Ceci dans une production asexuée qui informe plus sur l'anxiété des figures adultes perçues par l'enfant, que sur l'enfant lui-même.

On retiendra que les fillettes de notre population sont victimes des pères ou beaux-pères, c'est-à-dire d'une personne avec laquelle elles partagent le quotidien. Cet aspect, qui touche à la place de l'enfant entre mère et masculin, joue assurément un rôle dans le comportement habituel de la victime et sur la façon dont elle va désormais s'ajuster aux effets de violences subies sur son milieu.

II. Les protections : 7-9 ans

Sur le terrain des difficultés présentées, ils partagent de nombreux points communs avec les plus jeunes. Ce qui les distingue touche à l'intensité des colères ou de la violence manifestée, ainsi qu'à des réactions extrêmement sensibles au statut que les faits peuvent leur conférer. Ils entrent dans leur rôle de victime et savent s'en prévaloir, notamment auprès des frères, sœurs, ou du groupe de même âge. Ceci va de pair avec une baisse du niveau de happement affectif. Ils sont moins préoccupés de l'adulte, moins adhésifs, moins collants. L'extérieur, les relations, la scolarité, dessinent déjà des formes de socialisation des interrogations enfantines devant cette violence découverte comme violente avec la procédure.

Les garçons se différencient des filles uniquement sur le plan des comportements : jeu avec les allumettes, énurésie, baisse du rendement scolaire, plus grande pudeur, cauchemars variés figurés dans des dessins évoquant la peur d'être mangé, d'être dévoré, avec idées de mort exprimées parfois de façon brutale : « *Je vais me jeter par la fenêtre...* »

Pour cette population et à cet âge, même si les garçons paraissent un peu en retrait par rapport aux filles, tous en imposent pour être sensibles aux violences rencontrées, mais aussi pour être capables de gérer cette intrusion. Les productions graphiques manifestent un besoin de conserver un milieu stable, une volonté de protéger les adultes (associant sur les dessins, ils sont volontiers raisonneurs), mais aussi un souci de sauvegarder leurs bénéfices, comme support à l'idée qu'ils se font d'eux-mêmes. Ceci contre vents et marées et même si la réalité doit en être altérée. Ces niveaux de protection à tout prix s'observent sur un niveau de développement correspondant à l'âge en cause (7-9 ans) mais voient se surajouter avec une précision plus grande que dans le groupe précédent, des manifestations symptomatiques régressives.

Ainsi, l'île sur laquelle se trouve naturellement enveloppée la base du tronc à cet âge, peut, pour l'agression sexuelle, se voir transformée en une configuration sexuée qui signe incontestablement un recul du développement libidinal sur le versant œdipien, ramenant à la question de la triangulation impliquant celle de la filiation et du *Nom du Père*. Ce qui surprend, c'est que le symptôme n'altère en rien la construction. L'enfant pratique en somme l'art du compromis, aussi de l'accommodation, au sens piagétien du terme, en mettant en place ses trois niveaux de protection, le premier ayant trait à son image, le second à ses proches et le troisième au milieu d'évolution : sujet, texte et contexte, en quelque sorte. À la veille de la puberté, garçons et filles préservent l'essentiel, mis en danger par les effets secondaires aux violences subies.

Si les 4-6 ans avaient besoin de se déchoquer en privilégiant l'agir, ceux de cette phase ont appris à composer, au risque de voir s'installer le symptôme. Même si l'intérêt pour les filles prévaut, les agresseurs s'intéressent aux garçons. Ils sont des tontons ou des adultes faisant partie de l'entourage des enfants et de ses parents. Il est dit, parfois, qu'ils font partie de la famille, d'où l'incrédulité de quelques parents quand les faits sont découverts.

III. Les découvertes : 10-12 ans

Entre les filles et les garçons de ce dernier groupe, les différences ne sont guère observables. Ensemble, ils s'intéressent à leur rôle et statut à l'intérieur de la fratrie ou dans le groupe des pairs. Ils se créditent d'un sens différent, plus soucieux des jeunes de leur âge que du regard des adultes. Ils sont désormais à l'aise dans leur façon de se prendre en charge et savent partager leur secret. Ils se caractérisent surtout par un fonctionnement contrasté :

- Les besoins de câlins, de jouer avec les objets, les craintes de grandir ou le refus de le faire, alternent avec une maîtrise du développement et des productions clairement destinées à transmettre.
- Les attitudes de protection, de raisonneurs, de mentor, ou de soutien vis-à-vis de l'adulte, sont affermies et lui permettent d'imposer sa différence.
- Les pleurs incontrôlés, imprévisibles, les sentiments d'être écrasés, épuisés, alternent avec cet autre sentiment de devoir porter toute la famille sur ses épaules.
- Quand il y a identification, contre-identification mère-fille (lorsque la mère a connu des violences antécédentes), l'union se réalise sur le dos du déni du père ou de l'homme ; ce qui renvoie ultérieurement à la place du père chez ces filles qui vont grandir, puis de l'homme quand elles seront mères à leur tour.
- Rupture entre langage composé de mots adultes pour parler d'une sexualité lointaine et émois d'enfants qui demandent un support affectif aux personnes investies de confiance.
- Confusion entre amour paternel et attouchement sexuel. « *Pourquoi il m'aimait moi ?* » Ce qui vaut pour le garçon sur ce terrain du « *pourquoi moi ?* » Où l'on voit le premier lien avec toutes les victimes, y compris d'accidents de voitures ou actes de terrorisme : « *Pourquoi moi ?* ».
- Réponse au « *pourquoi* » en termes de « *qu'est-ce que j'ai pu faire ?* » « *J'y suis pour quelque chose* ». En pleine puberté, la découverte déconcertante que le corps du garçon ou de la fille produit des effets sur l'adulte que son développement ne lui a pas encore permis d'intégrer. Manifestations symptomatiques type dysmorpho-phobique chez le garçon. Manifestations anxieuses chez la fille. C'est probablement dans ce dernier groupe que les nécessités de s'adapter aux turbulences du milieu, occasionnées par leurs déclarations, sont les plus préoccupantes pour les garçons et les filles, d'autant plus que les impératifs du développement leur imposent de refuser cette adaptation. Ces turbulences viennent s'ajouter aux effets psychologiques directs de l'agression subie, encore compliqués par la phase d'adolescence qui s'annonce.

Pour les filles, les agresseurs font, pour la plupart, partie de l'univers familial ; pour les garçons, si le lien existe avec le milieu familial, il est surtout tissé en dehors, à l'école, dans le centre de loisirs, de musique... C'est le terrain d'élection du pédophile, toucheur du regard ou de la main.

Ces quelques remarques, relatives aux effets de contexte développemental et familial, constituent les préalables indispensables à toute évaluation des séquelles psychologiques dites subjectives des victimes de viols et agressions sexuelles. À partir d'une approche affinée, il serait possible de penser plus précisément le retentissement des faits sur le psychisme, de procéder à des études épidémiologiques, pour approcher les agresseurs sous l'éclairage du développement, voire d'envisager l'établissement de grilles d'appréciation du préjudice psychologique subi pour ces jeunes victimes, en fonction de l'âge, des indices de perturbation, des critères de vraisemblance, des discours en jeu pouvant signaler des dégradations de tous ordres, y compris sur le terrain de la filiation et de la répétition. Ces travaux sont à l'état d'ébauche, qui verront le calcul d'un coefficient d'adaptation des enfants aux turbulences du milieu dont les violences — ici sexuelles — sont la cause ou les effets.

1.2.5.7. Les tortures sexuelles

> Normalement lieu de plaisir, le sexe devient ici lieu de douleur, dans des raffinements à la mesure de la perversité du tortionnaire. La pénétration dégradante de l'intimité de sa victime est en effet l'objectif principal du bourreau. L'accès direct aux organes génitaux externes et leur manipulation algique volontaire constitue le comble, non pas forcément de la douleur physique, mais de la possession totale du corps du supplicié. Davantage qu'une autre forme de torture, la torture sexuelle satisfait le sadisme du tortionnaire, lui donnant ainsi un pouvoir destructeur illimité car dépourvu de règles et presque toujours clandestin. Dans certains cas cependant, des règles existent, sous forme d'un curieux accord tacite entre l'agresseur et l'agressé : pensons aux relations sadomasochistes à type de *branding* par exemple, ou à des rituels de bizutage sexuel.

Alors que les Occidentaux, au temps des Croisades, préféraient brûler vifs les Infidèles (dans une symbolique rappelant les flammes de l'Enfer), les Orientaux de leur côté étaient passés maîtres dans l'art d'abandonner leurs prisonniers nus en plein désert, yeux creuvés, mains et langue coupées, sexe savamment « travaillé ». En matière de cruauté sexuelle les Asiatiques, ainsi que, d'après Alec Mellor[1], les femmes, seraient particulièrement performants : « *En juillet 1947, il fut longuement parlé dans la presse de l'Allemande Clara Knecht, "lieutenant" dans la Gestapo, femme-bourreau, qui se rendit affreusement célèbre dans l'Ouest de la France par les variétés de tourments sexuels qu'elle avait imaginées. On a d'ailleurs observé que cette forme particulière de sadisme était le plus souvent féminine, et c'est un fait certain que lorsqu'une femme torture, c'est invariablement de cette affreuse manière. Un exemple en fut fourni sous la Terreur par la fille Théroigne de Méricourt et les "tricoteuses", lors du massacre du journaliste François Suleau. De tout temps, en Asie, a existé ce genre de torture, et c'est généralement à des femmes qu'on l'a vu confier ; le "Jardin des supplices" d'Octave Mirbeau en donne une relation sans doute romancée, mais non inexacte* ». Le psychiatre est donc amené à s'interroger : peut-on être à la fois bourreau et totalement sain d'esprit ? N'y a-t-il pas une limite au-delà de laquelle la cruauté infligée volontairement à autrui, quelles que soient les rationalisations justificatives, témoigne d'un trouble psychique ?

Les tortures sexuelles

H.N. Barte

Les tortures sexuelles s'inscrivent dans le cadre des « *tortures et actes de barbarie* ». Comme telles, elles sont des infractions pénales, référencées dans le Livre Deux, Titre Deuxième, Chapitre Deuxième, Section Première, du Code pénal français.

Par *tortures sexuelles* nous devons entendre ici des actes à caractère sexuel délibérément infligés à une personne, pour l'avilir, la déstructurer, et lui procurer douleurs ou souffrances aiguës. Les actes perpétrés peuvent être le fait d'agresseurs, actionnés par des mobiles variés. Ces agissements en tout cas ont pour caractéristiques d'être désormais érigés dans l'art. 221-1 CP, comme crimes punis de quinze ans de réclusion criminelle assortis d'une période de sûreté automatique. Cette période de sûreté est égale à la moitié de la peine. L'aggravation de cette peine est prévue, dans plusieurs circonstances : mort de la victime, actes de tortures employés en concours avec un autre crime (art. 222-2 CP), infraction commise sur un mineur par un ascendant ou une personne ayant autorité sur lui, sur un mineur ou une personne vulnérable de manière habituelle, sur une victime atteinte de mutilation ou d'infirmité permanente, etc.

Comme on le voit, la qualification de *tortures* implique pour les agressions sexuelles une dimension de gravité de l'atteinte à l'intégrité de la personne, ainsi que celle du préjudice subi par la victime. Mais aussi comme nous l'avons déjà indiqué dans le chapitre sur « *les actes de torture et de barbarie* », outre cette souffrance infligée, se joue toujours une volonté de l'agresseur d'humilier, d'abaisser, de dégrader l'autre. L'analyse des personnalités de tortionnaires sexuels révèle certes généralement des pulsions agressives et sadiques, mais surtout le désir de dévaloriser l'autre, de le chosifier pour justifier sa propre conduite. La violence sexuelle n'est pas toujours, comme l'ont montré de nombreux auteurs, la recherche exacerbée du plaisir, mais bien une agression destructrice.

Par ailleurs, ces « sexopathes » tortionnaires peuvent se révéler en d'autres lieux et en d'autres circonstances parfaitement adaptés et humains. Nous renvoyons ici le lecteur au chapitre concernant la notion de sexopathie en matière de criminologie sexologique. Se posent aussi au niveau du problème des tortures sexuelles les questions de limites.

Peut-on intégrer ici toutes les formes d'agressions sexuelles, définies ou non par le Code pénal ? Existe-t-il une commune mesure entre les sévices sexuels à enfants, les mutilations sexuelles initiatiques ou autres, les expériences de prélèvements d'organes génitaux, de stérilisation d'hommes et de femmes, etc. ? Les frontières sont souvent, sinon parfois impossibles à établir, quelle que soit la rigueur des définitions données à chacune de ces situations. Si le cas des atteintes sexuelles sans violence peut être écarté des tortures sexuelles, celui des agressions c'est-à-dire des atteintes commises avec violence, contrainte, menace ou surprise, reste parfois d'appréciation difficile.

1. MELLOR A. (1949) : « *La torture. Son histoire, son abolition, sa réapparition au XXe siècle* », Les horizons littéraires, Paris. L'idée directrice de l'ouvrage, rédigé dans le contexte de l'après-guerre, est que « *la torture, solennellement abolie en France en 1780 par Louis XVI, a repris [...], sournoisement, droit de cité* ».

Notons que le viol, actuellement, sur le plan de la sanction pénale, est considéré comme un acte de torture. En effet son auteur est punissable de quinze ans de réclusion criminelle. Cette peine est aggravée (comme pour les actes de tortures) dans de multiples circonstances : mort ou mutilation ou infirmité permanente de la victime, victime mineure de quinze ans, victime vulnérable, agresseur ayant autorité sur la victime. Si le viol est précédé, accompagné ou suivi d'actes de tortures, la peine est la réclusion criminelle à perpétuité.

Le problème des *mutilations sexuelles* inquiète, émeut ou surprend davantage. Il est abordé ailleurs dans ce manuel, aussi nous ne reprendrons ici que quelques éléments essentiels. La pratique des mutilations est très ancienne. Elle s'applique aussi bien chez l'homme que chez la femme, même si nous sommes aujourd'hui surtout sensibilisés à la seconde, par l'effet non plus d'une « ethnologie voyageuse » (Y. Pélicier) qui prendrait son bien dans des terres lointaines, mais d'une « ethnologie sur place » fécondée par les phénomènes migratoires, les rencontres transculturelles. L'éventail des mutilations est extrêmement large, allant d'un acte considéré comme une pratique d'hygiène à un acte dénoncé comme sauvage et barbare, en passant par un acte médico-chirurgical moins innocent qu'on ne le croit.

Quoiqu'il en soit, les mutilations sexuelles et notamment les sévices sexuels ont toujours fait partie de la panoplie du tortionnaire. Il n'est pas, semble-t-il, de situations, de contraintes, d'interrogatoires accomplis dans des prisons des États totalitaires, les ghettos, les camps de concentration, qui ne s'accompagnent pas de ces sévices voire de ces mutilations, marquages définitifs comme les amputations, ablations, stérilisation, etc., avec comme séquelles au minimum des perturbations psychologiques, amoindrissement des capacités de jouissance sexuelle, frigidité, impuissance, etc.

Les mutilations sexuelles comme conséquences des tortures peuvent avoir des significations diverses. On peut néanmoins, en tout cas au niveau des tortures sexuelles, distinguer semble-t-il :

Les tortures sexuelles guerrières

Dans ce contexte où les lois usuelles ont tendance à s'effacer au profit de celles de tuer, d'humilier l'ennemi vaincu, la torture sexuelle devient banale. La castration du vaincu vivant ou mort est bien connue, le pénis de la victime étant un trophée, signant la preuve du courage, de l'intrépidité au combat du vainqueur. Le dénombrement des pénis coupés a constitué chez les anciens Égyptiens une première manière de comptabilité des victimes au combat. D'autres équivalents de la castration sont à noter, comme les ablations du nez, des oreilles, les énucléations, etc. Les femmes ne sont guère épargnées avec les éventrations, les éviscérations visant à atteindre l'utérus et l'enfant éventuel qui s'y trouve et au maximum leur éviscération avec ouverture de tous les orifices périnéaux. La volonté d'exterminer la descendance pour éviter toute vengeance possible est ici manifeste…

Les tortures sexuelles criminelles

Ces tortures, avec le plus souvent mutilations, sont généralement la transposition dans l'ordre d'une action privée des pratiques guerrières. Celles-ci prennent une autre signification. Ainsi la sanction de la trahison, de la délation, s'accompagne dans les sociétés criminelles dites secrètes ou réputées comme telles — « Milieu », « Mafia » — de mutilations rituelles, comme la castration avec introduction du pénis dans la bouche (Sicile), l'ablation de tous les caractères sexuels secondaires, etc. Il n'y a ici, à dire vrai, que peu de caractéristiques créatrices dans le domaine criminel, les bourreaux ne faisant que reprendre les coutumes et les rites.

Les tortures sexuelles pathologiques

De façon tout aussi monotone dans leur répétition et manque d'originalité, sont les mutilations accomplies par les malades mentaux. Tel schizophrène se castre impulsivement à l'occasion d'une montée de désir incestueux ou d'une motivation plus absurde ou bizarre, bref délirante. Tel autre s'attaque au ventre de sa génitrice à la recherche de l'utérus d'où il est issu. Tel sexopathe sadique est à l'origine de cérémonies mutilatrices et de tortures complexes, enregistrant au magnétophone les cris des victimes soumises à diverses intrusions vaginales, du vibromasseur au cigare rougi, guettant sa propre jouissance complice de la torture à sa victime avant la mort. Telle patiente taillade, abrase ou coupe le sexe de son conjoint. On voit ici, à travers ces actes terribles, l'effroi du sexe, l'envie du pénis décrite par Freud, la fascination du phallus (le *fascinus* est le mot romain pour dire le *phallus* et comme l'écrit P. Quignard, Aphrodite est bien née de l'écume d'un sexe d'un homme coupé).

L'alcoolique jaloux punit sa femme, supposée le tromper, alors que lui-même est impuissant. Alors il s'ingénie à la torturer sexuellement pour combler son manque, masquer l'humiliation d'avoir un membre rabougri. « La honte a amplifié la défaillance ». Il faut compenser et étouffer les doutes relatifs à sa propre virilité.

Quoiqu'il en soit dans les tortures sexuelles, guerrières, criminelles, pathologiques ou punitives, on retrouve souvent des facteurs comme l'abus de l'alcool et de drogues.

Les tortures sexuelles punitives

Il s'agit de l'arsenal des tortures avec ou sans mutilations infligées par la Loi, le pouvoir judiciaire, ou des individus isolés, dans une perspective de châtier, de faire l'exemple.

Elles obéissent dans ce choix répressif à des motivations psychologiques déterminées. Ainsi chez les Germains, la torture avec castration punit-elle le sacrilège. Chez les Grecs, la même pratique frappe le parricide, donnant ici un fondement à la menace de castration du fils par le père. L'usurpation de certains rôles masculins par des femmes conduit à les punir par la torture et l'amputation de leurs attributs de féminité, à savoir l'ablation des seins, l'implantation d'un godmichet vaginal, etc.

De telles tortures sexuelles punitives ont été réalisées dans les actions de justice expéditive où la femme, prise les armes à la main, était déféminisée avant être tuée. L'adultère commis par l'homme ou la femme aboutit à être puni et torturé « là où le péché a été commis ». Ainsi l'homme séducteur peut-il être castré avant être mis à mort, et la femme adultérine violentée ou empalée par divers objets phalliques avant d'être exécutée. Une des justifications de ce mode de torture punitive est le marquage du lieu de jouissance par la souffrance allant jusqu'à sa destruction pour effacer le désir « hors norme ». Par cette exemplarité de la peine, on espère détourner les autres êtres de laisser advenir ces mêmes désirs. On voit de telles pratiques resurgir sous la forme de sévices à caractère sexuel auxquels certains agresseurs sexuels sont à leur tour soumis de la part de leurs compagnons de détention.

Sur le plan médical, rappelons pour mémoire les pratiques de curetage à vif infligées par certains chirurgiens « bien-pensants » parfois sur des femmes ayant avorté, ceci avant la modification des mœurs introduite par l'interruption de la grossesse ou de la contraception. Sur ce même plan, on peut s'interroger sur certaines clitoridectomies, cautérisations diverses, effectuées sous le couvert de la Science et de la Morale mélangées.

Significations des tortures sexuelles

Celles-ci sont, soit conscientes, soit inconscientes : conscientes, elles constituent les tentatives d'explications fournies par ceux qui sont interrogés à propos de ces pratiques qu'ils exécutent ou qu'ils font subir à autrui, ou qu'ils subissent eux-mêmes ; inconscientes, elles demeurent pour beaucoup des spéculations peu satisfaisantes.

Significations conscientes

Les explications avancées sont de différents ordres : les organes sexuels notamment féminins sont laids, dégoûtants ; les organes sexuels sont impurs. La femme est hypersexuelle, donc incapable de contrôler sa sexualité. Sa nature la pousse à se donner à tous. Elle aime ça. Le tortionnaire en veut ici à sa victime qui détruit son rêve, rançonne son désir et rend son phallus dérisoire. Le plaisir masculin est bref et faible, alors que la femme est insondable dans un orgasme qui peut se répéter sans fin. Le tortionnaire veut ici blesser, faire mal, dégrader ce qu'il ne peut atteindre. Il peut être animé par la rage, la vindicte de se venger d'une femme qui s'est moquée de lui, etc.

L'agresseur sadique est ritualisé dans ses tortures. Celles-ci, portées sur les parties génitales ou non, sont de toute façon érotisées. Groth à propos de ces violeurs sadiques parle de fusion de la sexualité et de l'agression. Les agressions ici ne sont pas spontanées. Elles sont préparées, planifiées, ritualisées dans la pratique de la torture, avec présence d'objets divers, menottes, cordes, instruments particuliers, etc. Les régions génitales sont le centre d'obsessions, de vénération, de sévices bizarres, sophistiqués, liés à des fantasmes, à des scénarios pervers plus ou moins terrifiants. Il s'agit pour le tortionnaire sadique, non seulement de faire mal, d'infliger la douleur mais aussi de créer le désespoir, la peur, l'impuissance, pour nourrir sa propre jouissance mais aussi sa propre puissance. Sa malignité est de jouir de son pouvoir sur l'autre et de se repaître de la souffrance de sa victime.

Significations inconscientes

Les travaux psychanalytiques fournissent dans le domaine des tortures sexuelles les explications les plus prisées, mais hélas assez stéréotypées ou parfois trop sophistiquées, difficilement accessibles pour le profane. Elles tournent naturellement autour de l'angoisse de la castration, de l'existence de deux types féminins de sensualité, la phallo-clitoridienne et la génito-vaginale.

Pour M. Bonaparte, il existe une haine du mâle pour le clitoris de la femme symbolisant un pénis avec lequel une confrontation avec le vagin ne peut que réveiller la menace redoutée du pénis paternel. La haine est ici l'élément moteur de la torture et de la mutilation. B. Bettelheim parle de blessures symboliques, de réactualisation du désir de bisexualité de tout être.

On ne peut nier, pour qui fait un retour sur lui-même, qu'une indicible surprise, une inquiétude subtile, le taraude, lorsqu'il se met à comparer le sexe féminin avec le sexe masculin. Cette inquiétude semble plus aiguë et prégnante que la perplexité devant l'origine des enfants. C'est bien le sexe féminin en tant que manque, absence et témoin de la castration, qui fait question à l'homme, même si le fait de concevoir la femme comme un homme manqué est insatisfaisant. L'idéalisation que certains font à l'inverse de la femme, se constitue comme réactionnelle à la mesure de leur propre déception face au sexe de la femme châtrée. Convictions infériorisantes ou idéalisantes de l'homme à l'égard de la femme sont à la hauteur de son angoisse devant ce « continent noir » (S. Freud), ce dedans effrayant. Ceux qui contestent cette peur n'ont qu'à prendre conscience de leurs propres attitudes viriles à l'égard des formes féminines de l'appareil sexuel, de la menstruation, de la défloration, de l'accouchement, de l'allaitement, de la ménopause, etc. Tel exprimera crainte et répugnance à l'égard de la pénétration vaginale lors des règles, verra incontestablement dans le clitoris un substitut phallique dérisoire, regardera la rupture de l'hymen comme valorisante ou menaçante, se sentira attiédi érotiquement devant son épouse devenue mère, ou simplement gêné lorsqu'elle est enceinte, etc. Tel autre auréolera le corps féminin, glorifiera la gestation et la maternité. Tel autre ne pourra apprécier la femme que parée de ses artifices, atouts divers et sophistiqués lui permettant de prendre de la distance par rapport à une nature redoutée.

Cet effroi mérite d'être souligné pour nous permettre de saisir que sans doute les tortures sexuelles ne sont guère inhumaines. Les valeurs libidinales et agressives ne sont pas indissociables. Elles sont là pour témoigner que nous possédons tous ces éléments en germe dans notre organisation. En effet la sexualité est vécue ou reste vécue sous le registre de la violence. Nous voyons bien dans notre pratique d'expert la nudité de cette peur de l'homme devant la femme. Une telle crainte est dans la peur du petit garçon devant sa mère et son vagin, ceci en raison des désirs agressifs projetés. Pour la femme, existe sa propre crainte de son organe sexuel ; crainte d'être détruite dans le coït œdipien ou à l'inverse pénis convoité car investi de qualités magiques.

Nous retrouvons chez les violeurs, par exemple, dans leurs violences, la crainte fondamentale de l'intérieur du corps, la crainte de l'envie du pénis, bref de son désir destructeur, qui les conduisent à coïter par surprise. Ainsi la peur de la sexualité féminine conduit l'homme à nier celle-ci, voire à vouloir asservir cette femme porteuse de cette sexualité.

Pour terminer ce survol succinct du problème des tortures sexuelles, soulignons encore une fois, que celui-ci doit être inscrit dans le cadre global des *actes de tortures et de barbarie* d'une part, et d'autre part dans la question générale de la *sexopathie.* Celle-ci a l'intérêt de prendre en compte plusieurs axes de compréhension, l'axe de la sexualité développée par les travaux psychanalytiques (fixation-régression), l'axe neuro-endocrino-physiologique (hormones), l'axe normatif mais évolutif de la société (infraction-transgression) et l'axe thérapeutique (traiter et/ou punir). Si l'Homme Criminel est l'Auteur et l'Acteur des actes de torture, la Société Humaine elle-même produit cette violence...

1.2.5.8. Les mutilations sexuelles criminelles

À l'heure du grand débat sur la « castration chimique » des criminels sexuels récidivistes, il est intéressant de faire le point sur les mutilations sexuelles criminelles, avec une vision d'anthropologue. Michel Erlich (Paris), psychiatre et docteur en anthropologie sociale, a bien voulu se charger de ce chapitre très particulier.

Les mutilations sexuelles criminelles

M. Erlich

La propension des hommes à s'infliger des mutilations corporelles est universelle et intemporelle. Selon qu'elles résultent d'actes auto- ou hétéro-agressifs, individuels ou collectifs, impulsifs ou réfléchis, ces mutilations auront une valeur positive ou négative. En raison de son caractère péjoratif, le terme « mutilation » ne s'applique dans une culture à une pratique mutilante que lorsque cette dernière est dévalorisée ou étrangère à cette même culture. De loin les plus nombreuses, les mutilations sexuelles sont toutes celles qui altèrent les structures corporelles et les organes relevant du domaine des caractères sexuels primaires et secondaires. Bien que toutes les grandes religions les aient formellement condamnées, elles les ont paradoxalement tolérées et parfois même légitimées.

Jusqu'en 1994 le Code pénal français ne mentionnait que la castration qui était un crime passible d'une peine de réclusion à perpétuité (art. 316). Celle-ci a disparu du nouveau Code pénal qui ne distingue plus la nature de la mutilation ; cette dernière est punie de dix ans d'emprisonnement et de quinze ans de réclusion lorsqu'il s'agit d'un mineur de quinze ans (art. 222-9). Cette peine passe à vingt ans de réclusion lorsque l'auteur de la mutilation est un ascendant (art. 222-10). Le nouveau Code pénal punit de réclusion criminelle à perpétuité le viol lorsqu'il est précédé accompagné ou suivi de tortures ou d'actes de barbarie (art. 222-26). En cas de meurtre précédé ou accompagné de viol, de tortures ou d'actes de barbarie sur un mineur de quinze ans, la peine de sûreté peut être portée jusqu'à trente ans.

I. Mutilations sexuelles sans homicide

La majorité des mutilations sexuelles est perpétrée hors de toute intention homicide. La première d'entre elles est la *castration*. Bien qu'elle soit par définition une opération destinée à priver un individu mâle ou femelle de la fonction procréatrice, le terme castration s'applique en pratique à une mutilation génitale masculine supprimant radicalement la puissance sexuelle par ablation du pénis, des testicules ou de l'ensemble des organes génitaux. On peut distinguer d'une part des castrations passionnelles, individuelles dont le caractère criminel a toujours été affirmé et d'autre part des castrations rationnelles plutôt collectives dont la dimension criminelle a varié selon le lieu et l'époque. Si les premières demeurent d'actualité, les secondes n'ont plus qu'un intérêt historique.

A. Castrations passionnelles

Le prototype est la castration liée à la jalousie amoureuse mettant en scène une femme qui mutile son mari ou son amant, un homme qui castre un rival. Les exemples abondent tout au long de l'histoire. Au Ier siècle Valère Maxime évoque deux maris romains trompés qui castrent leurs rivaux. Millant[1] rapporte le cas d'une jeune femme condamnée à mort pour avoir castré son amant, qui est lynchée en 1794 par des émeutiers dans la prison de la Conciergerie. Au début du siècle une femme ampute d'un seul coup de mâchoire la totalité du pénis de son amant. Un père castre son fils qu'il soupçonne de relations incestueuses avec sa femme. En 1927 une jeune femme russe contaminée sexuellement par son mari volage lui coupe la verge[2]. Plus récemment un mari américain trompé qui surprend sa femme sur le fait émascule l'amant et jette les organes tranchés dans une poubelle[3]. La castration est également un mode de vengeance féminin contre la brutalité masculine. Au milieu du siècle dernier, une jeune kabyle impubère émascule son époux brutal. Plus récemment l'américaine Lorena Bobitt qui a coupé la verge de son mari violent acquiert une célébrité mondiale

1. MILLANT R. (1908) : « *Les eunuques à travers les âges* », Vigot, Paris.
2. PETROVNA A. (1927) : « *Ein Fall von Verstümmelung des Gatten* », Zeitschr. f. Sexulwissensch, 28 14.
3. ECKERT W.G. et al. (1991) : « *The Pathology and Medicolegal Aspects of Sexual Activity* », Amer. J. Forensic Med. Pathol, 12, 1, 3-15.

consécutive à la grande médiatisation de cette affaire spectaculaire marquée par la succès de la réimplantation de l'organe sectionné et par l'acquittement de la jeune femme.

L'émasculation appartient aux traditions belliqueuses de certaines populations. Les éthiopiens et les somalis étaient réputés émasculer vivants leurs ennemis vaincus. On peut rapprocher de ce type de castration celle que subit en 1860 dans les environs d'Alger un zouave ivre-mort dont le pénis sectionné fut retrouvé dans l'estomac d'un chien abattu alors qu'il rôdait autour de la victime. L'examen révéla que l'animal avait dévoré l'organe préalablement tranché. Cette mutilation à laquelle la victime survécut fut attribuée à un rodeur arabe[1].

L'autocastration, qui appartient au domaine psychopathologique, se rencontre chez certains schizophrènes, mélancoliques et dans les états-limites, fréquemment associée à des délires à thème mystique. Son équivalent féminin qui comporte des lacérations vulvo-vaginales et mammaires est beaucoup plus rare. Elle est également pratiquée par des transsexuels qui anticipent leur changement de sexe chirurgical.

B. Les castrations rationnelles

Ce sont toutes celles qui sont non impulsives, de type religieux ou utilitaire, dont il subsiste quelques manifestations.

1. Les castrations religieuses

L'une des premières d'entre elles est celle du culte phrygien de Cybèle qui s'est développé à Rome au IIIe siècle avant J.-C. Elle comportait des émusculations collectives destinées à produire des castrats sacerdotaux. Le christianisme primitif a été parcouru par des courants ascétiques légitimant la castration sur la base d'un passage de l'Évangile de Matthieu (18, 8-9) qui glorifiait l'eunuchisme spirituel. Confronté au problème de la chasteté des Clercs et de l'émulation suscitée par l'autocastration d'Origène, le Concile de Nicée condamne l'automutilation génitale en 325. Cette condamnation n'empêchera nullement le développement au XVIIIe siècle du phénomène des castrats d'église.

À cette époque apparaissent en Russie les *Skoptzy* (*châtrés* en russe), membres d'une secte gnostique orthodoxe selon laquelle Jésus aurait prêché la castration qu'il se serait infligée à lui-même afin de racheter le péché originel. Les *Skoptzy* imposaient la castration ou l'émasculation à leurs adeptes masculins, l'excision et la mastectomie à leurs adeptes féminins. Malgré la condamnation et la déportation de plusieurs de leurs dirigeants, ils se perpétuèrent jusqu'au début de l'ère soviétique.

Les religions de l'eunuchisme n'ont pas entièrement disparu, comme en témoigne la persistance de communautés d'eunuques dans les grandes villes de l'Inde contemporaine[2]. Les *Hijra* sont des eunuques travestis bien connus de la population, jeteurs de sorts vivant de prostitution et d'aumônes. Organisés en petites communautés, ils recrutent leurs adeptes parmi certains homosexuels, transsexuels, porteurs d'anomalies génitales et des jeunes garçons kidnappés ou vendus par leurs parents. L'émasculation rituelle est dédiée à la déesse *Bahuchara Mata* divinité apparentée à *Kali.* Elle comporte l'ablation du pénis et des testicules sans anesthésie ni asepsie et entraîne parfois des suites hémorragiques fatales. Bien que l'émasculation rituelle ait été interdite en 1880 dans l'état de Baroda et que l'actuel Code pénal indien (Section 337) la condamne explicitement, elle continue de se pratiquer clandestinement.

2. Les castrations profanes

Les castrations utilitaires destinées à produire des eunuques de harem et des castrats chanteurs ont perduré jusqu'au début de ce siècle. Par contre les castrations médicales et pénales toutes aussi anciennes que les précédentes ont conservé une certaine actualité.

La pratique de la castration utilitaire ne s'accompagnait pas toujours d'émasculation. Ainsi les jeunes garçons italiens destinés à devenir des castrats chanteurs et certains eunuques de harem ne subissaient que l'ablation ou l'écrasement des testicules. Dès le XVIIe siècle, on trouvait deux catégories d'eunuques à Constantinople : les *eunuques blancs*

---

1. BERTHERAND M. (1961) : « *Mutilation des parties génitales d'un militaire ; guérison rapide ; pénis retrouvé dans l'estomac d'un chien* », Gazette médicale, p. 8.
2. ERLICH M. (1990) : *La mutilation*, PUF, Paris, p. 81.

originaires du Moyen-Orient, n'ayant subi qu'une ablation testiculaire, et les *eunuques noirs* africains émasculés seuls autorisés à approcher les femmes. Ces derniers achetés à l'âge de 7 à 10 ans par les marchands d'esclaves étaient conduits dans des couvents coptes de Haute-Égypte où ils subissaient une émasculation suivie de cautérisation à la poix bouillante ; l'enfant était ensuite enfoui dans le sable jusqu'à la ceinture et maintenu durant plusieurs jours. En cas de survie (entre 15 à 25 % des cas selon les auteurs) la cicatrisation complète était obtenue en un mois. Le commerce des eunuques qui se déroulait sur les grands marchés du Soudan, d'Égypte et de Constantinople était libre jusqu'à la guerre de Crimée. Les britanniques imposèrent en 1877 une convention interdisant la traite des esclaves stipulant que tout mutilateur d'enfants serait poursuivi comme meurtrier devant un Conseil de guerre. Des enfants furent encore mutilés jusqu'au courant de ce siècle en Afrique orientale.

La castration appartient à l'arsenal pénal depuis la plus haute antiquité. Elle est appliquée aux délits sexuels, notamment en Égypte pharaonique où elle sanctionnait le viol d'une femme libre (Diodore, I, 78). Les lois de Manou la prescrivent pour un homme de basse caste qui commet l'adultère avec une femme de caste supérieure (VIII, 282, 374). Les rapports sexuels illicites sont également punis de castration dans certains codes médiévaux européens. Un juif coupable de relations sexuelles avec une chrétienne fut castré à Mayence en 1422. Ce châtiment « *légitime et conforme aux lois eugéniques* » selon un médecin allemand[1] qui rapporte ces faits en 1937 sera même aggravé sous le Troisième Reich : des juifs ayant eu des relations sexuelles avec des aryennes seront condamnés à mort.

L'état du Kansas adopta en 1855 une loi prescrivant la castration pour tout noir ou mulâtre condamné pour viol, tentative de viol ou rapt d'une femme blanche ; elle ne faisait qu'officialiser une pratique en usage lors des lynchages de noirs, et préfigurait des castrations ultérieurement légalisées dans divers pays. Au cours des années 1940-1950 le directeur d'un hôpital psychiatrique du Kansas fit castrer des malades pour lutter contre l'augmentation du nombre de viols[2].

Castrations et stérilisations de la fin du XIXe siècle étaient pratiquées sur la base de motivations eugéniques et punitives comparables aux mutilations pénales précédemment évoquées. La castration a été utilisée depuis l'Antiquité à titre thérapeutique pour lutter contre les excès sexuels. Cette indication va s'imposer au cours de l'ère victorienne en Angleterre et aux États-Unis pour s'étendre au traitement des « criminels érotiques » et dans une perspective eugénique à certains psychotiques et « parasites sociaux » dans l'Allemagne nazie.

L'actualité de la question du traitement des délinquants sexuels récidivistes pose le problème de la castration chimique dont l'efficacité est subordonnée à l'observance de la chimiothérapie. Des voix, y compris celles de certains de ces délinquants, s'élèvent périodiquement pour réclamer l'application de la castration chirurgicale, mesure qui s'apparente au Talion et dont le caractère criminel est manifeste.

Une chirurgie sexuelle parallèle permet à certains sujets des deux sexes, travestis, homosexuels, psychotiques, transsexuels, de faire pratiquer hors des procédures médicales licites des mutilations sexuelles majeures qui tombent sous le coup de la loi.

C. Les mutilations sexuelles féminines

L'*excision* est la plus connue d'entre elles. Cette pratique immémoriale, ignorée jusqu'à ces dernières années en Occident, a été révélée à l'opinion publique à la suite de trois décès consécutifs à des excisions pratiquées en France sur des fillettes d'origine ouest-africaine. L'excision est un terme générique désignant trois types de mutilations génitales[3] qui touchent plus de 100 millions de femmes originaires de diverses sociétés africaines et sud-arabiques. On distingue trois types de mutilations :

- Type I : Excision du prépuce clitoridien, également appelée circoncision *sunna* en raison de sa fréquence dans certaines sociétés musulmanes.
- Type II : Excision du clitoris et des petites lèvres, la plus répandue, pratiquée au sein de sociétés musulmanes animistes et chrétiennes.

---

1. ERLICH M. , *ibid.*, p. 169.
2. ECKERT W.G., *op. cit.*
3. ERLICH M. (1986) : *La Femme blessée. Essai sur les mutilations sexuelles feminines*, Harmattan, Paris.

■ Type III : Infibulation également appelée « circoncision pharaonique » au Soudan. Elle comporte une excision de type II assortie d'une fermeture vulvaire presque complète par suture des grandes ou des petites lèvres. Cette mutilation, la plus sévère de toutes, est uniquement en usage en Afrique orientale, au Soudan, dans la Corne de l'Afrique et en Somalie.

L'excision est généralement présentée par les intéressées comme une coutume obligatoire censée favoriser la sauvegarde de la chasteté et faciliter la procréation et l'accouchement. Cette pratique enracinée dans la logique coutumière patriarcale souvent abusivement rattachée à l'Islam est considérée dans les sociétés concernées comme un préalable absolu au mariage.

L'excision pratiquée en France est du type II. Largement répandue chez les immigrés ouest-africains, elle se pratique sans rituel, dans la petite enfance, au domicile familial. Une exciseuse ampute le clitoris et les petites lèvres sans anesthésie ni asepsie. Les suites qui sont souvent simples peuvent comporter des complications hémorragiques et infectieuses qui nécessitent un traitement médical. Les complications lointaines sont d'ordre sexologique (frigidité) et gynéco-obstétricales (infections uro-génitales, cicatrices chéloïdes gênant l'accouchement). Le diagnostic médico-légal de l'excision repose sur l'examen immédiat de la région vulvaire qui révèle une plaie clitorido-labiale fraîche. Ce constat, généralement réalisé au dispensaire de Protection Maternelle et Infantile, peut entraîner le dépôt d'une plainte par la Direction de la PMI pour mutilations sur mineur par personnes ayant autorité, ce qui est à l'origine d'une procédure judiciaire. La législation française, qui ne mentionne pas l'excision, a assimilé cette pratique à une mutilation effectuée sur mineur de moins de quinze ans aux termes de l'article 312 du Code pénal (loi n°81-82 du 2.2.1981). Conformément à une évolution jurisprudentielle datant de 1983, l'excision est criminalisée depuis 1985 et ses auteurs ou instigateurs sont passibles de la Cour d'Assises. Dans un arrêt du 20.08.83, la Chambre Criminelle de la Cour de Cassation décide que « *l'ablation du clitoris constitue un crime de violence ayant entraîné une mutilation au sens de l'article 312-3° du Code pénal* » (art. 222-10 NCP). De 1988 à 1994, quatorze procès en assises se succéderont avec des verdicts comportant des peines de prison avec sursis jusqu'en 1991 pour deux exciseuses et jusqu'en 1993 pour de nombreux parents. Cette situation illustre l'ambivalence du statut de cette mutilation qui est criminalisée dans notre système pénal alors qu'elle demeure prégnante dans les sociétés auxquelles appartiennent ces immigrés africains[1].

D. Les pratiques sexuelles traumatiques

Bien que la brutalité érotique soit intemporelle, la pathologie sexuelle traumatique s'est notablement aggravée depuis une trentaine d'années. Cette évolution, liée à celle des mentalités, a été influencée par la libération sexuelle, le développement de la toxicomanie et dans une certaine mesure par l'irruption du SIDA. Il convient de distinguer d'emblée les mutilations liées aux pratiques sadomasochistes hétéro- ou homosexuelles entre adultes consentants, de celles résultant de viols sadiques dont les femmes et les enfants sont les principales victimes.

La région génitale, les seins et les fesses sont les lieux d'élection de tortures telles que flagellation, morsures, piqûres, percements, brûlures par le feu ou les caustiques, électrocutions, torsions, strictions, écrasements, amputations. À côté des lésions résultant de pratiques criminelles, figurent celles provoquées par le percement des mamelons, de la région ombilicale, du prépuce, du clitoris et des nymphes connue sous le nom de *piercing*. Cette pratique homo- et hétérosexuelle fréquemment associée au tatouage longtemps circonscrite à certaines minorités sadomasochistes est devenue un phénomène de mode depuis quelques années.

L'insertion de corps étrangers dans les orifices corporels relève des comportements sexuels vulnérants dont les conséquences médicales sont bien connues. La région ano-rectale est souvent le siège de lésions sphinctériennes et muqueuses consécutives au viol anal. L'une des nouvelles pratiques sexuelles traumatiques[2] le *fist-fucking* consiste à introduire un ou deux poings dans le rectum et à les enfoncer parfois jusqu'au coude. Ses adeptes,

---

1. ERLICH M. (1990) : « *Notion de mutilation et criminalisation de l'excision en France* », Droit et Cultures, 20, 151-161.
2. SHOOCK K. et al. (1985) : « *Rectal fist insertion* », Am. J. Forensic Med. Pathol., 6, 4, 319-324.

généralement homosexuels masculins, se rencontrent dans des saunas, des clubs spécialisés. Certains d'entre eux se regroupent dans des associations telles que la *FFA* « Fist Fuckers of America », organisation de la Côte Ouest des États-Unis qui se présente comme une église... Le « fisting » volontaire requiert une préparation avec dilatation digitale progressive et usage local de cocaïne. Une étude chirurgicale[1] a fait état de onze cas de lésions rectosigmoïdiennes graves secondaires au *fist-fucking* chez des homosexuels mâles : six d'entre eux présentaient des lacérations de la muqueuse rectale, quatre des perforations sigmoïdiennes ayant nécessité une sygmoïdectomie avec colostomie et un cas d'incontinence anorectale complète. Une récente étude médico-légale[2] rapporte un cas de déchirure anale mortelle par viol sur un garçon de dix ans, deux cas féminins mortels par « fisting » hétérosexuel, l'un rectal et l'autre vaginal et un cas masculin mortel avec empalement rectal par un tuyau de plomberie.

II. Mutilations sexuelles avec homicide

Les mutilations sexuelles découvertes post-mortem sont caractéristiques des homicides sexuels. Elles peuvent précéder ou suivre le décès et être ou non responsables de celui-ci. Les meurtres sexuels ont toujours excité la curiosité du public. Leur impact médiatique, qui date des débuts de la presse populaire, n'a fait que s'amplifier au fil des années. Le prototype du meurtrier sexuel est le meurtrier « par lubricité » généralement qualifié de sadique. En fait l'étrangeté des homicides à caractère sexuel renvoie au profil psychopathologique de ses auteurs. Ce sont en général des hommes adultes d'âge moyen présentant des traits de personnalité psychopathique et limite[3].

La distinction entre les agresseurs sexuels non paraphiles et paraphiles est importante tant sur le plan diagnostique que pronostique. Selon le FBI, l'homicide sexuel comporte des indices évocateurs : désordre vestimentaire de la victime, exposition des régions génitales, insertion de corps étrangers dans les orifices corporels, stigmates de rapport sexuel, traces de violence, mutilations.

Les homicides sexuels correspondent schématiquement à deux types de meurtriers : le psychotique, désorganisé attaquant sans préméditation et le psychopathe, organisé, attaquant avec préméditation[4]. Le meurtrier sadique est de ce type... Souvent solitaire, introverti, sexuellement inhibé, sans passé judiciaire, il agit impulsivement. La vue de la souffrance de sa victime l'excite. La mise à mort, qui peut se produire dans un accès de rage, est fréquemment réalisée par strangulation ou asphyxie lente donnant au meurtrier le temps de jouir du spectacle de l'agonie de sa victime. Des traces de morsure prédominent au niveau du cou, de la poitrine, de la région génitale ; les plaies mortelles sont surtout cervico-thoraciques et abdominales. L'excitation voluptueuse, provoquée par le meurtre souvent sans coït, peut s'accompagner de masturbation, d'actes nécrophiliques, de violences sexuelles avec morsures, mutilations génitales, léchage des plaies, voire de cannibalisme.

Les meurtriers mutilateurs sont le plus souvent des *tueurs en série*. Ce phénomène qui semble avoir pris une certaine ampleur depuis une vingtaine aux États-Unis n'est pas nouveau. Si l'on excepte les figures monstrueuses de la Comtesse Bathory et de Gilles de Rais qui occupent une place à part dans le bestiaire de l'horreur, Jack l'Éventreur est le premier des tueurs en série légendaires qui a enflammé l'imagination de ses contemporains et inspiré une abondante production artistique. Il est l'auteur demeuré impuni de onze meurtres revendiqués de prostituées, poussant l'audace jusqu'à expédier à la police des paquets contenant des organes de ses victimes systématiquement éventrées. Son goût prononcé pour la dissection se focalisait sur les organes génitaux, qu'il mutilait ou faisait disparaître. Il est admis qu'il n'eut aucun rapport sexuel avec ses victimes[5].

Vacher, son contemporain a également commis onze meurtres avec éventration, mutilations génitales et nécrophilie. Dans les années trente, Haarman, le « boucher de Hanovre » vendait au marché noir la chair de garçons dont il avait joui, et Kürten, le

1. WEINSTEIN J.N., GONCHAR J. (1977) : « *Social injuries of the rectum* », Amer. J. Surgery, 134, 5, 611-612.
2. CURTIS J. et al. (1995) : « *Fatal Anorectal Injuries. A series of four cases* », J. Forensic Sci., 40, 2, 219-221.
3. BÉNÉZECH M. (1995) : « *De quelques perspectives médico-psychologiques sur les homicides sexuels. Présentation de trois observations* », Ann. Medico-Psychol., 153, 8, 500-511.
4. BÉNÉZECH M. : *ibid.*
5. ERLICH M. (1991) : *Les mutilations sexuelles*, PUF, « Que sais-je ? », Paris.

« vampire de Düsseldorf » mutilait et violait ses nombreuses victimes féminines. Plus récemment le russe Andrei Tchikatylo, surnommé le « boucher de Rostov », auteur de cinquante trois meurtres commis entre 1978 et 1990, avait l'habitude d'arracher les dents, de mutiler les seins ou les organes génitaux de ses victimes encore pantelantes. Jeffrey Dahmer, l'un des derniers tueurs en série américains âgé de 31 ans au moment de son arrestation a torturé et dépecé entre 1988 et 1991 onze jeunes hommes dont il avait préalablement photographié les organes génitaux mutilés et conservé dans un congélateur[1]. Brudos, autre tueur en série américain, photographiait également ses victimes féminines, dont il mutilait les seins qu'il conservait comme trophées[2].

Les *meurtres rituels* constituent une autre variété d'homicides pouvant comporter des mutilations sexuelles. Le « cultisme », dont le satanisme est l'une des expressions, constitue un sujet de préoccupation pour les criminologues américains en raison de la fascination qu'il exerce sur certains psychopathes pervers. L'une des grandes affaires criminelles marquée par le satanisme fut celle de Charles Manson et de sa « famille », auteurs en 1969 de la tuerie de Beverly Hills, au cours de laquelle cinq personnes, dont l'actrice Sharon Tate, furent sauvagement assassinés. Vingt ans plus tard les États-Unis étaient secoués par les crimes rituels de Matamoros où treize cadavres mutilés furent exhumés. La découverte au Kansas du tronc démembré d'un garçon de 7 ans présentant des mutilations des seins et des organes génitaux, portant la lettre A gravée au couteau sur la poitrine, qui fut considérée comme l'initiale d'« Antechrist », orienta les enquêteurs vers un meurtre satanique. Or il s'avéra ultérieurement que l'auteur était un tueur en série[3].

À l'issue de cette évocation des mutilations sexuelles criminelles, force est de reconnaître leur grande diversité sur le plan criminologique et médico-légal. Quoi de commun en effet entre l'émasculation passionnelle ou chirurgicale, l'excision et les mutilations sadiques, si ce n'est leur caractère destructeur qui s'exerce sur les organes génitaux ? La dimension spectaculaire des exploits des tueurs en série et l'évolution inquiétante de pratiques sexuelles violentes particulièrement répandues aux États-Unis ne doivent pas masquer la réalité du phénomène des mutilations sexuelles dont l'immense majorité résulte de la violence faite aux femmes. Malgré l'importance historique de la castration, mutilation masculine par excellence, les femmes sont les principales victimes des mutilations sexuelles, qu'elles procèdent de violences meurtrières ou de l'excision dont la survivance constitue un défi à la dignité humaine. Bien que cette mutilation ne puisse être sommairement ravalée au rang de torture sadique et que sa criminalisation réponde aux exigences d'une politique répressive soucieuse de la protection de l'enfance et des valeurs humanistes, il convient d'œuvrer à sa disparition en accord avec les populations concernées.

2. Les auteurs. Étude psychiatrique et psychopathologique

Après l'accomplissement de l'*acte* criminel — défini par rapport à une loi, transgressée, ainsi qu'à une victime, agressée — la société cherche à saisir l'acteur-auteur (enquête), à le comprendre (instruction, expertise pénale), à le juger (procès pénal) et au besoin le sanctionner (pénologie). L'intervention du psychiatre se situe principalement en amont du jugement [IV, § 1.]. C'est à lui, en tant qu'expert, qu'échoit non seulement la responsabilité d'établir un diagnostic — ce qui n'est pas le plus difficile — mais surtout celle de s'exprimer sur la dynamique criminelle, c'est-à-dire sur la part de l'influence des éventuels troubles psychiques dans la criminogenèse. Or, si la présence de ces troubles psychiques est une chose, leur rôle dans la dynamique criminelle en est une autre. C'est pourquoi ce qui va

1. JENTZEN J. et al. (1994) : « *Destructive hostility ; the Jeffrey Dahmer case. A psychiatric and forensic study of a serial killer* », Am. J. Forensic Med. Pathol., 15, 4, 283-294.
2. ECKERT W.G. *op. cit.*
3. *Ibid.*

suivre n'aura trait qu'aux repères diagnostiques, ainsi bien sûr qu'à leurs référentiels théoriques conceptuels, mais sans aborder cette question de la relation de cause à effet entre le trouble mental et l'acte. La présentation choisie ici est purement didactique : après une « galerie de portraits » nosographique [II, § 2.1.], sera envisagée la question de l'influence de l'âge dans la dynamique criminelle [II, § 2.2.][1].

2.1. Les auteurs, selon la pathologie psychiatrique présentée

2.1.1. Les névroses

Il semble exister un paradoxe lorsque l'on parle de « comportement antisocial » d'un névrosé : d'un côté l'adaptation sociale des névrosés est généralement excellente, nettement supérieure en tout cas à ce que sont capables de réaliser les psychotiques — même s'il existe des névroses graves, socialement très invalidantes, mais pas criminogènes pour autant — et d'un autre côté il va être question, dans ce qui suit, de *criminalité* des névrosés... Le névrosé est-il alors le criminel le plus « adapté » ? Il est, du moins, le criminel le moins « irresponsabilisé », ainsi qu'en atteste la très faible proportion d'expertises psychiatriques concluant à l'absence de responsabilité d'un sujet névrosé dans l'acte pénal qui lui est imputé. Si la névrose constitue en effet « l'étalon de la normalité », le névrosé criminel ne peut que répondre de ses actes devant la justice pénale — comme tout un chacun, « normosé » — et se retrouver en prison plutôt qu'en UMD ! « *La névrose se différencie de la psychose par la conservation de la personnalité, la conscience de l'état morbide et la recherche éplorée du secours médical* » écrivait Pierre Lôo[2]. Est-ce à dire que, en matière de propension criminelle, le névrosé est davantage « libre » que le psychotique ? Une phobie d'impulsion criminelle particulièrement taraudante n'est-elle pas au moins aussi invalidante, et dangereuse, qu'un comportement exhibitionniste irrépressible ?

La névrose a intéressé le criminologue non seulement sous l'angle de la criminogenèse, c'est-à-dire sur ce qu'elle peut se montrer capable de faire *avant* le passage à l'acte, mais aussi sous l'angle de la psychopathologie dans la période post-délictuelle, *après* la commission de l'acte :

◊ Paul-Laurent Assoun [II, § 3.6.2.] nous montre que la psychanalyse s'est construite sur le socle de la criminologie : c'est en écoutant des patientes (hystériques) raconter leurs souvenirs d'enfance que Freud construisit, de 1889 à 1895, son hypothèse de la *théorie de la séduction* ; en langage moderne, on verrait un médecin prendre bonne note des allégations d'abus sexuel incestueux, émises par des patientes d'âge mûr, au-dessus de tout soupçon, socialement bien insérées, et donc crédibles... « *Dans la plus lointaine enfance et le silence de son origine, éclate le crime, et c'est le crime du père !* » écrit Jean-Michel Labadie[3]. De même, lorsqu'il décrira, dans « *Totem et Tabou* » le crime — mythique — du parricide commis par la « horde primitive », Freud placera l'acte criminel en amont de la névrose sociale qui en est résulté.

◊ À l'inverse, une névrose peut conduire à un passage à l'acte, ce dernier pouvant être, selon le contexte, considéré comme étant criminel. L'hystérie peut parfois entraîner le sujet à commettre des actes homicides et/ou suicidaires[4] [I, § 2.], la névrose obsessionnelle des comportements pyromaniaques [II, § 1.2.3.3.], exhibitionnistes [II, § 1.2.5.5.], ou kleptomaniaques [II, § 1.2.3.2.], et la mythomanie névrotique des escroqueries [II, § 1.2.3.1.]...

◊ Mais surtout, *le névrosé souffre de son crime*, avant, pendant et après ; et cette souffrance est liée à la *culpabilité*. La révélation de la vérité aveugle Œdipe, et la horde des fils s'accuse de son parricide collectif. Qui plus est, le névrosé-criminel fera tout pour se faire punir, revenant sur les lieux de son crime, laissant des indices concordants, faisant de « maladroites confidences » pour « réussir à échouer »... en prison, thème de prédilection pour Dostoïevski (cf. le personnage de Raskolnikoff dans « *Crime et châtiment* »). Mais ne nous y trompons pas : dans son article princeps sur « *les criminels par sentiment de culpabilité* », Freud explique que la culpabilité peut *précéder* certains crimes.

Didier Bourgeois, psychiatre des Hôpitaux au Centre Hospitalier de Montfavet, centre ici son étude sur la dynamique criminelle dans la névrose obsessionnelle.

1. Le lecteur pourra compléter ce tour d'horizon par la contribution de Jean-Luc Senninger et Vincent Fontaa sur la population des malades hospitalisés en UMD [IV, § 2.2.1.]. Enfin, la pathologie liée aux états dépressifs (essentiellement les suicides dits accompagnés) n'est pas reprise ici puisqu'elle a été traitée au chapitre I, § 2.
2. LOO P. (1960) : « *Les névroses* », Vigot, Paris.
3. LABADIE J.-M. (1995) : « *Les mots du crime* », De Boeck Université, Bruxelles.
4. Lire à ce propos : BONNET G. (1984) : « *Le passage à l'acte dans l'hystérie* », Act. Psy., 8, 28-36. - GODARD M., LÉGER J.-M., GAROUX R., BOYON D., DUPUCH Y. (1981) : « *L'agressivité : un aspect trop oublié de l'hystérie* », Act. Psy., 7, 28-30. - ISRAEL L. (1967) : « *La victime de l'hystérique* », L'Evol. Psy., 37, 517-546.

Névrose et criminologie

D. Bourgeois

« *L'acteur n'a été qu'ajouté à l'acte – l'acte est tout*[1] ».

En ce qui concerne les systèmes psychiques névrotiques, dans le domaine criminologique comme dans la « psychopathologie de la vie quotidienne », il demeure pourtant très difficile de dissocier l'acteur de l'acte tant les deux composantes de l'action sont étroitement liées. La dimension comportementale s'inscrit dans le champ social et ne peut être psychologisée, voire psychiatrisée, que par extension, tandis que la personnalité d'un sujet (versant individuel) ne relève de la criminologie qu'en ses marges. Pourtant, la rencontre de ces deux concepts crée la témibilité, le péril, par la notion de *perte de l'autocontrôle* dans le champ social. L'existence d'une personnalité névrotique sous-jacente, alors synonyme de normalité, fonde la responsabilisation sociale d'un individu présentant une déviance comportementale, quelque soit l'incrimination de son geste. Les névroses constituées et impliquées de façon essentielle dans un passage à l'acte criminel sont cliniquement rares en criminologie ; il reste cependant à en pointer l'apport théorique susceptible d'éclairer le rapport d'un individu non aliéné à son acte.

La névrose obsessionnelle résume, en pratique, l'intersection virtuelle entre le champ psychopathologique des névroses et l'espace social criminologique. Le cadre du DSM-IV, « athéorique », plus comportemental que les classifications européennes, pourrait illustrer cette intersection. Pour rester classique, obsessions, impulsions homicides et phobies d'impulsion, exceptionnelles en criminologie, anecdotiques, restent parlantes : dans la névrose obsessionnelle, le sujet est porteur, apparemment sain, d'une symptomatologie (sémiologie des maladies psychiques) qui peut longtemps l'épuiser. Il a à lutter (processus morbide chronique socialement invisible, souterrain) contre l'émergence et la prégnance croissante de ce qui est vécu par lui comme « ses » idées (obsessions), contre sa crainte de céder à une impulsion, si monstrueuse qu'il la refuse. Cette idée obsédante, il la combat et finalement la « sacralise » ainsi, en une irrésistible envie, si vertigineusement tentante et donc susceptible de condenser et matérialiser toute son anxiété et son énergie. Cet affrontement inégal, car à « somme non nulle », est source de tensions intrapsychiques intenses vis-à-vis desquelles le sujet sait bien qu'y céder engendrerait des conséquences terribles.

C'est le contenu de ces phobies d'impulsion qui colore la lutte névrotique, épuisante, asthéniante, restituant une thématique finalement bien stéréotypée ; en deux modalités prototypiques : on retrouve fréquemment des phobies d'impulsion, obsédantes, du type de celle de pousser, par exemple, un individu anonyme sur les rails du métro. Le sujet qui en est porteur peut se retrouver en position de « devoir » fréquenter quotidiennement cette « envie » et ce risque angoissant pour lui de passer un jour à l'acte s'il doit emprunter ce moyen de transport pour aller au travail. Au delà de toute éventuelle interprétation psychopathologique, ce qui est important à considérer, du point de vue criminologique, c'est que certains y succombent, d'autres, bien plus nombreux, y résistent. Toute étude sur la dangerosité du sujet névrosé ne peut se dérouler qu'*a posteriori* d'un acte, devenu fondateur, qui, s'il a été accompli, ne peut que transformer radicalement le contexte de l'expertise ou de l'entretien psychothérapique éventuel.

Dans le cadre des « Unité Mère-Enfant », il n'est pas rare de retrouver, si on le cherche bien, chez des mères psychiquement et socialement fragiles pour lesquelles un tel type de structure soignante apparaît temporairement indiqué, l'existence de phobies d'impulsion concernant la crainte de laisser tomber le bébé nouveau-né ou de lui faire du mal. C'est d'ailleurs parfois le motif premier du placement, provoqué par une interpellation angoissée par la mère de l'équipe de puériculture. À ce type de situation fait écho, souvent, une angoisse réactionnelle massive de l'équipe.

Ces deux variantes cliniques sont extrêmes car d'un côté (dans le métro), la victime potentielle est par définition, totalement anonyme et fait écho à la crainte publique (phobique ?) d'être soi-même victime d'un tel acte d'autant plus imparable que l'auteur en serait anonyme (retournement de l'anonymat !) ; de l'autre (la maternité) la victime potentielle (le bébé) est spécifiquement désignée et foncièrement « innocente » du point de

1. F. Nietszche, *La généalogie de la morale*, traduit de l'allemand par H. Albert, Gallimard, coll. « Idées » NRF, 1964.

vue de la victimologie. Ce qui réunit ces deux exemples, c'est le contenu émotionnel hypermobilisant qu'ils véhiculent.

Sur le modèle de ces deux prototypes de phobie d'impulsion, conférant *a minima*, au porteur, plus un sentiment de toute puissance qu'une crainte véritable et anxiogène d'y céder, tous les degrés peuvent se voir ; de la pulsion fugace, banale, un peu enivrante, véritable phobie d'impulsion obsessionnelle, à l'obsession vraie parasitant peu à peu le champ de la conscience pouvant à tout moment laisser croire au sujet à sa possibilité de déraper en un dramatique passage à l'acte criminel, fou. De la crainte d'être aliéné par son acte, à l'acte aliénant, il y a toute une dialectique morbide qui fonde la position névrotique (qui est alors une interrogation) dans le champ social.

Ces phénomènes psychiques, d'évolution et de constitution plus ou moins longue peuvent être évoqués, voire restituées par un sujet, en situation d'expertise. Cependant, ces cas résistent à tout effet de théorisation car si le sujet parvient à rester maître de sa pulsion, il y a peu de chance qu'on en entende parler du point de vue criminologique et s'il ne peut la maîtriser et passe à l'acte, la science psychiatrique aura tendance à recadrer cette « impulsion » comme « psychotique », dissociative, voire mélancolique, ce qui l'extraira du cadre des névroses. Tout processus d'irresponsabilisation éventuelle du sujet en découle car, de la « phobie d'impulsion au passage à l'acte », il y a donc du point de vue criminologique, matière à un saut qualitatif faisant basculer le symptôme offert et mis en exergue, d'un réseau de signification à un autre.

D'un point de vue pratique, c'est la capacité d'annulation de son acte par le sujet, concourant à l'élaboration des conduites rituelles, qui est à la base des phénomènes de répétition, caractéristiques de la névrose obsessionnelle. Du passage à l'acte criminel comme crise inféconde, incapable de trouver place dans l'historicité de son auteur-acteur, au passage à l'acte, « passage par l'acte » comme processus, s'ébauche peut-être une différence potentiellement significative entre la personnalité criminelle décrite à partir de composantes psychologiques chère aux criminologues (la criminologie comme *science du passage à l'acte*) et la personnalité névrotique pouvant s'accomplir dans un geste criminel.

À partir du même « passage à l'acte », le névrosé s'opposera ainsi au psychopathe (lui aussi, malade mental chronique non aliéné). Celui-ci sera incapable de situer son geste dans la moindre répétition, donc dans la moindre histoire (ce qui renvoie, par défaut, à l'« histoire faite d'histoires », E. Trillat). Le psychotique, même non déficitaire (cas du paranoïaque), ne pourra, au mieux, que rationaliser son geste et le propulser dans un système de signification aliénant.

En conclusion, la névrose constituée, si elle n'est que rarement impliquée dans un comportement criminel, à travers les rares cas cliniques qui en relèvent, apporte un éclairage théorique pertinent à des questions fondamentales en matière de criminologie : passage à l'acte et dangerosité, passage à l'acte et histoire du sujet.

2.1.2. Les personnalités multiples

Il est inhabituel d'aborder la question des *personnalités multiples* dans un ouvrage de criminologie. L'entité est en effet vivement contestée jusque dans son existence même. Artefact nosographique hystériforme pour les uns, escroquerie intellectuelle et médiatique pour les autres, voire mode médicale d'une psychiatrie de fin de siècle qui a besoin de se renouveler pour d'autres encore, les personnalités multiples font en tout cas couler beaucoup d'encre outre-Atlantique dans la presse à sensations mais aussi dans la presse médicale, et sont parfois l'objet de films (pensons à « *The Three Faces of Eve* », relatant le cas de Chris Sizemore) ou de romans à succès (tel « *Sybil* », corédigé par Cornelia Wilbur et Flora Rheta Schreiber). Désormais désignée sous le sigle TPM (trouble de la personnalité multiple), cette entité aurait pourtant quelque raison d'intriguer le criminologue : de nombreux sujets correspondant à la description de la CIM-10 confient à leur thérapeute avoir été victimes d'abus sexuels, individuels ou organisés en groupe (parfois même au cours de pratiques sataniques), ce qui pose non seulement la question de l'origine traumatique du trouble mais aussi celle du devenir de ces victimes et de leur prise en charge spécialisée (bien que la crédibilité de telles hétéroaccusations génitales puisse être remise en question[1]) et surtout celle de l'instruction judiciaire

1. Sherrill Mulhern explique que de nombreux patients présentant des TPM furent pris très (ou trop ?) au sérieux lorsqu'il relatèrent, sous hypnose, avoir été victimes de rituels sataniques : « *Compte tenu des risques de*

et des poursuites pénales éventuelles à l'encontre des présumés auteurs ; de plus, face à un criminel qui joue, ou est vraiment atteint de TPM, se pose la grande question de sa responsabilité pénale : qui condamner, lorsque ce « qui » est justement « plusieurs » ? Qui réhabiliter, et comment ? Faut-il traiter ou condamner ?

Pour répondre à ces questions particulièrement délicates, centrées sur la réaction pénale face à un dysfonctionnement de l'identité psychique d'un sujet, nous avons choisi de faire appel à la compétence reconnue de Jean Guyotat, professeur honoraire de psychiatrie à l'université de Lyon.

Les personnalités multiples

J. Guyotat

Les termes « *troubles de la personnalité multiple* » (TPM) ont été introduits dans le DSM-III en 1980 et classés alors dans la catégorie des *troubles dissociatifs*. À la suite des critiques qui se sont élevées vis-à-vis d'un trouble aussi complexe, le syndrome TPM est devenu dans le DSM-IV : *trouble dissociatif de l'identité*. C'est bien en effet d'un trouble fondamental de l'identité qu'il s'agit, l'identité pouvant se définir : ce par quoi un individu se reconnaît comme tel et est reconnu comme tel par le groupe auquel il appartient. À côté de la forme clinique typique spectaculaire et plus ou moins spécifiée selon les auteurs, il parait utile d'associer des formes apparentées :

- celles des « *Delusional Misidentifications* » selon le terme anglais, c'est-à-dire les syndromes de Capgras, Fregoli...
- celles des amnésies d'identité et amnésies psychogènes,
- celles des phénomènes de possession.

Le syndrome TPM est répertorié dans la CIM-10 (1993) de la façon suivante : « *Trouble rare et controversé : en particulier on ignore dans quelle mesure il est iatrogène ou spécifique d'une culture donnée. Il se caractérise essentiellement par l'existence apparente chez une même personne de deux ou plusieurs personnalités distinctes, l'une d'entre elles se manifestant à un moment donné. Chaque personnalité est au complet avec ses propres souvenirs, affinités et comportements, parfois très différents de ceux de la personnalité pré-morbide unique* ».

L'exemple ancien le plus souvent proposé est celui de la « fameuse Felida » (1843...) suivi par d'Azam, professeur de clinique chirurgicale qui s'intéressait à l'hypnose (1822 à 1899). À l'état normal (état prime), cette patiente souffrait de maux de tête et de névralgies. Elle passait dans ses crises à un « état second » où elle était gaie, l'esprit vif. Azam décrivait un « troisième état » où se manifestaient des hallucinations, état que l'on qualifierait aujourd'hui sans doute de psychotique ou de psychose hystérique (selon Follin).

Ellenberger dans son livre « *La Découverte de l'Inconscient. Histoire et Évolution de la Psychiatrie Dynamique* », décrit d'autres cas célèbres au XIXe siècle, par exemple celui de Marie Reynolds, repris d'ailleurs par P. Janet à propos de la double personnalité des hystériques. L'étiquette hystérique était donc à l'époque attribuée à ce syndrome et on rappelle que Janet avait lui-même proposé pour caractériser ces états le diagnostic de *psychose périodique à symptomatologie hystérique*, ce qui pose donc le problème du rapport éventuel avec certains états maniaco-dépressifs. On n'insistera pas plus sur d'autres cas historiques mais il est important de remarquer la place qui leur était réservée dans la nosologie française de l'époque (c'est-à-dire la référence à l'hystérie), leur caractère spectaculaire, l'écho important qu'ils suscitèrent dans la littérature du XIXe siècle et du début du XXe siècle. Le terme d'hystérie a été abandonné aux États-Unis pour qualifier ces TPM et les formes apparentées, mais semble-t-il surtout parce que « politiquement incorrect ».

Ces troubles semblent avoir un caractère épidémique. On a pu les rapprocher du cas des possédées de Loudun. J. Carroy, qui s'est intéressé à l'épidémie de possession de Morzine, a bien montré comment ces cas ont été repris dans le courant du XIXe siècle dans la littérature romanesque (Dr Jekyll et Mr Hyde) mais aussi ont suscité l'intérêt d'un certain nombre de médecins connus tels que Charles Richet, prix Nobel de Médecine, comme si ces syndromes

---

confabulation qui sont endémiques à ce type de patient et inhérents à l'hypnose, la possibilité que les souvenirs sataniques n'aient pas été le compte-rendu d'une expérience personnelle mais d'une réflexion des angoisses sociales ambiantes, aurait dû apparaître clairement aux cliniciens. Malheureusement, c'est le contraire qui s'est produit. Les cliniciens acceptèrent les comptes rendus de satanisme faits par les médias, en tant que preuves venant corroborer le fait que leurs patients révélaient des expériences réelles ». [MULHERN S. (1991) : « *De l'hypnose à l'enfer* », in : *La suggestion. Hypnose, influence, transe*, BOUGNOUX D. (dir.), *Les empêcheurs de penser en rond*, Delagrange].

de personnalités doubles trouvaient chez eux un écho d'une part à leur double activité médicale et scientifique d'une part, littéraire d'autre part, et à leur propre histoire personnelle en donnant l'occasion à un âge avancé de revivre l'évocation d'éventuelles passions adolescentes. Ce qui montre au passage l'importance de l'attitude personnelle du psychiatre ou du psychologue qui a à connaître de tels cas notamment en tant qu'expert. On y reviendra.

Étiologie

Janet avait déjà évoqué dans l'étiologie de ce trouble un facteur traumatique, soit dans l'enfance (sévices, inceste, viol), soit d'une façon générale (violences familiales, accidents de la vie courante, maladie, mort subite...).

On sait que Freud, après avoir soutenu la thèse de la réalité de la séduction sexuelle de l'enfant par un adulte (notamment le père ou son représentant), a abandonné sa « *neurotica* » et développé sa théorie du fantasme, des pensées de désir de la séduction œdipienne dans le développement infantile. Il s'agit là d'un point d'articulation très important dans l'histoire des personnalités multiples, essentiellement aux États-Unis.

Comme l'écrit J. Carroy, « *selon les prédictions anciennes de Janet, une psychologie pathologique à la française revient sur le devant de la scène aux États-Unis* » par réaction d'hostilité à la psychanalyse et aussi du fait de la redécouverte de l'hypnothérapie. Cette méthode a connu en effet un renouveau d'intérêt (avec aussi la narco-analyse) comme traitement de traumatismes de guerre aux États-Unis. Qui plus est « *thérapeutes et sujets se mettent à croire comme Freud le temps d'une lettre à Fliess en 1897, à l'existence de cultes sexuels, et font exister des images d'infanticide rituels et de sévices pervers sataniques* ».

Épidémiologie

Il se développe alors aux États-Unis une véritable épidémie de personnalités multiples. D'après Sherrill Mulhern, le point de départ aurait été le film « *The three faces of Eve* », adaptation d'un cas de personnalité multiple publié en 1954 dans le *Journal of Abnormal Psychology*. Un autre film « *Sybil* » a connu le même retentissement. Il se constitue une Société regroupant malades et thérapeutes, telle que la « *Société internationale de recherches sur la personnalité multiple et la dissociation* » fondée lors du premier congrès de Chicago en 1984.

Alors qu'en France, ainsi qu'on l'a vu, les cas de « Multiples » étaient des curiosités rares, aux États-Unis, des recherches épidémiologiques font état de chiffres de prévalence impressionnants. Entre 1945 et 1954, le seul cas publié était celui d'Eve ; de 1970 à 1980, Greaves dénombre 50 cas ; une extrapolation à partir de cas déclarés a permis à Ross une estimation de 6.000 nouveaux cas entre 1980 et 1989, mais ce même auteur est arrivé à une estimation de 5 % de TPM dans une population générale de jeunes adultes. Il est vrai que cet auteur et d'autres se basaient aussi sur le résultat de tests comme le *DES* (*Dissociative Experience Scale*) de E. Bernst Calson, Franck et Putnam, qui peuvent nous apparaître dans le contexte de notre culture comme extrêmement suggestifs : 28 items dont certains explorent des trous de mémoire, des découvertes d'objets insolites, des états de non-reconnaissance de soi dans le miroir, l'impression d'être captivé par une rêverie au point de la ressentir comme étant réelle (cités par N. Girardon).

À l'opposé de ces enquêtes, une seule enquête française de N. Girardon auprès de 70 professeurs de CHU de Psychiatrie française en 1994 ; on retiendra simplement deux chiffres : le nombre de patients souffrant de TPM vus par chacun d'eux depuis le début de leur carrière est inférieur à 1. Seulement 26 % d'entre eux croient à l'existence d'abus sexuel dans l'enfance en tant que facteur étio-pathogénique probable.

Cependant D. Peter et V. Zuinstein déclarent que dans une récente étude épidémiologique en Suisse, Modestin trouve que sur 770 psychiatres suisses, 3 % d'entre eux ont indiqué qu'au moment de l'enquête ils traitaient ou examinaient au moins un patient diagnostiqué comme TPM selon le DSM-III-R.

Psychopathologie

Ce problème des abus sexuels a été repris « par l'autre bout » et a fait l'objet d'un récent rapport de J.-M. Darves-Bornos au Congrès de Psychiatrie et de Neurologie de Langue Française de Toulon 1996. Il s'agit de résultats du suivi d'une cohorte de 102 sujets victimes de viols incestueux ou non incestueux, âgés de plus de treize ans et présentés dans un centre médico-social d'accueil de victimes de viol et d'inceste au CHU de Tours. Les syndromes psychopathologiques rencontrés sont au nombre de trois, au cours d'un suivi de un an après le traumatisme : Syndrome secondaire à un stress traumatique (PTSD), Syndrome traumatique dissociatif et phobique, Syndrome traumatique de type limite. Les suites lointaines de ces traumatismes ne sont pas connues. Cependant cet auteur insiste sur le risque traumatique que représentait à lui seul la méconnaissance du rôle du traumatisme en question et son interprétation comme un fantasme. Ce qui aurait été le cas chez un certain nombre d'adolescents suivis en psychothérapie d'inspiration psychanalytique...

Ceci a posé le problème du recours en justice d'adultes atteints de TPM envers leurs parents accusés de les avoir violés ou brutalisés dans leur enfance. Sherrill Mulhern cite à ce sujet un certain nombre de cas qui posent des problèmes médico-légaux impressionnants, ceux exemplaires de « survivants » de ces traumatismes infantiles « *qui trouvent gain de cause et empochent des sommes importantes dans des procès où la seule preuve présentée devant les jurés est un récit resurgi en cours de thérapie* ».

Le mécanisme psychopathologique retenu le plus souvent par les psychiatres américains qui ont décrit ce trouble est donc celui de la dissociation « *mécanisme de défense mobilisé par l'enfant victime d'une violence sexuelle ou physique : dissociation, défense contre la douleur et les affects : l'enfant fait comme si rien ne lui arrivait ou comme si l'événement traumatique ne lui arrivait pas à lui mais à un autre avec lequel il ne veut avoir aucun contact... dont il ne veut rien savoir, qui n'existe pas* » (M. Borch Jacobsen). Ceci n'est pas sans rappeler ce que Ferenczi avait décrit sous le nom de *Autotomie*. Freud lui-même avait admis des mécanismes de ce genre dans la névrose traumatique : la compulsion de répétition entraînerait l'absence de mécanismes de représentation qui seraient en rapport avec une pensée de désir. L'objet du traumatisme est irreprésentable.

Pour les spécialistes de TPM, seule la transe hypnotique, en laquelle le sujet peut éventuellement se plonger lui-même, donne accès à ce monde irreprésentable ; l'hypnose elle-même, pour M. Borch Jacobsen, engendrerait un état de ce genre : « *Le Cogito de l'hypnose est un cogito sans ego, un cogito impersonnel, anonyme, inqualifiable et inqualifié* » écrit-il. De tels états créent semble-t-il une situation d'indifférenciation entre hypnotiseur et hypnotisé. Toute suggestion est donc possible dans les deux sens. Et ceci peut fort bien aboutir de la part du thérapeute à une mise en scène par le patient des tableaux cliniques en question.

Ce qui est particulier et étonnant dans ce qu'il faut bien appeler l'épidémie des TPM aux États-Unis, c'est qu'elle a reçu l'aval de manuels aussi sérieux que ceux du DSM-III et DSM-III-R. Comme on a dit que les paysages de Provence ressemblaient de plus en plus à des tableaux de Cézanne, le syndrome TPM serait ainsi une mise en scène par les thérapeutes d'un chapitre de la nosologie psychiatrique, par patients interposés.

Diagnostic

Le diagnostic de TPM dans ces conditions est particulièrement délicat et on en conçoit la difficulté particulière dans le cadre d'une expertise médico-légale. On se rappellera la définition prudente ci-dessus donnée par le CIM-10.

Il faut savoir que les personnalités revêtues par les patients peuvent être multiples, jusqu'à plusieurs dizaines. Ces personnalités elles-mêmes sont diverses. On décrit une personnalité « puritaine » qui peut être déprimée, une personnalité séductrice coquette, une personnalité anesthésique, un persécuteur interne responsable des automutilations et de tentatives de suicide d'autres personnalités, une personnalité raisonnable qui collabore avec le thérapeute, l'« *Hiden observer* » (Hilgard), l'observateur caché qui enregistre tout ce qui arrive aux autres personnalités (M. Borch Jacobsen). Ainsi la tâche du psychiatre serait de tenter un rapprochement synthétique entre ces différentes personnalités.

Le passé de tels sujets, en dehors du traumatisme infantile, est ordinairement chargé de périodes d'amnésie, de pseudo-confusions, de fugues le plus souvent amnésiques, de difficultés de la vie affective. On signale aussi une plus grande fréquence des traumatismes physiques, notamment crâniens. Il semble indispensable de pouvoir obtenir des informations de la famille dans la mesure où le patient lui-même n'a pas rompu définitivement avec elle. La plus grande mobilité géographique des sujets aux États-Unis peut sans doute favoriser ces ruptures non seulement avec le milieu familial mais avec les différents groupes auquel le sujet a pu appartenir. Les possibilités de vérification auprès d'autrui sont réduites et le patient retrouve plus difficilement les repères extérieurs de sa propre identité. Mais si ces personnalités sont très diverses, le sujet garde le même corps biologique, morphologique, anatomique et c'est sur lui que l'on peut retrouver les cicatrices de ce passé (EEG, scanner, radiographies du squelette, tout procédé d'imagerie médicale). Cependant le diagnostic de TPM serait certain si l'on pouvait constater, au besoin avec enregistrement vidéo, le moment du changement, le moment où le patient passe d'une personnalité à une autre, « *is switching* ».

Troubles apparentés

Comme on vient de le voir, le TPM est un syndrome typiquement américain, pour l'instant du moins, qui n'a que peu d'antécédents dans les rares cas publiés soit en France, en Grande-Bretagne, aux États-Unis. Il était le plus souvent qualifié d'hystérique au XIXe siècle et au début du XXe siècle. À l'heure actuelle existe-t-il, dans notre culture notamment, des troubles apparentés ?

Phénomènes de possession

Les auteurs américains reconnaissent bien que les TPM dans un contexte religieux peuvent prendre l'allure de phénomènes de possession diabolique. Les états de transe et de possession sont classés sous la rubrique F 44.3 dans le DSM-III-R : « *Troubles caractérisés par une perte transitoire de la conscience de sa propre identité, associés à une conservation parfaite de la conscience du milieu environnant : dans certains cas le sujet agit comme s'il était habité par une autre personnalité, un esprit, une divinité ou une "force"* ».

Scherrill Mulhern reconnaît elle-même en effet une parenté du TPM avec la possession telle qu'elle a été décrite dans d'autres cultures et aussi aux États-Unis sous l'influence du développement de certaines sectes se réclamant du protestantisme et qui proposent des « *pratiques spirituelles quasi-mystiques* ». Puis ce fut par la suite dans les années 60 le mouvement du *New Age*. « *La transe de possession* » écrit-elle « *s'accompagne d'une amnésie qui autorise l'individu à rompre ses tabous en toute impunité. Cela dit, la possession ne dit jamais la vérité de l'individu pas plus qu'elle ne peut présenter son autobiographie, car le possédé n'est pas responsable de ses actes* ». Dans le cas des TPM, la responsabilité est reportée d'une personnalité sur une autre comme on le voit au cours des procès intentés à la suite de crimes.

La maladie, et particulièrement le trouble mental, peuvent, on le sait dans certaines cultures et même dans notre culture, être interprétés par certains, comme des phénomènes de possession par le mal, quelle qu'en soit l'explication naturelle, mais c'est aussi quelque chose qui a à voir avec le sacrifice. Le soignant devient alors un agent du sacrifice et ce rôle est tenu lui aussi par le médecin expert en criminologie. Mais il faut, comme A. Zempleni l'a analysé, distinguer la possession subie, la possession maladie que le sujet a traversé le plus souvent dans un premier temps, de la possession rituelle telle qu'elle se pratique dans certaines ethnies, l'une faisant suite à l'autre. Dans les TPM il y a bien quelque chose de l'ordre d'un rituel dans la séance d'hypnothérapie mais les rôles sont rapidement inversés et il se produit comme on l'a dit un état d'indifférenciation entre thérapeute et « multiple » qui a bien quelque chose de pervers dans l'élimination peut-on dire de la référence au père, ou à la loi, fut-elle celle qui est signifiée au cours d'un procès. On y reviendra à propos du problème de la responsabilité du « multiple » criminel.

Sherrill Mulhern imagine que l'équivalent en Europe du TPM pourrait résider dans le développement d'épidémies de possession plus ou moins repérées comme telles. C'est bien ce que semblent constater en effet dans le cadre de leur exercice, les prêtres exorcistes catholiques à qui l'on vient demander un exorcisme, ce qui deviendrait fréquent. En fait il s'agit exceptionnellement de véritables cas de possession tels que ceux décrits au cours des siècles précédents et qui seraient relevables du rituel précis du grand exorcisme. Certains exorcistes sont parfois impressionnés au cours d'un entretien par le changement subit d'attitude de leur client à la vue par exemple d'un crucifix. Le patient brusquement s'angoisse, profère des menaces, des injures, se lève, veut fuir… et cela peut durer plusieurs dizaines de minutes. Ceci n'est pas sans rappeler le « *switching* » des TPM tel qu'il a été décrit par les spécialistes de la question. Les prêtres sont le plus souvent très méfiants vis-à-vis de ces manifestations mais il faut bien reconnaître que les convictions religieuses, selon qu'elles sont intégristes ou modernes, de ces exorcistes sont pour beaucoup dans le développement de véritables crises de possession diabolique « à l'ancienne ». On retrouve ici l'influence des convictions propres de l'exorciste lui-même, mais l'attitude du prêtre exorciste vis-à-vis du possédé est rigoureusement codifiée par l'institution ecclésiale elle-même qui doit lutter continuellement contre le risque de médiatisation de ces phénomènes spectaculaires, comme par exemple dans le cas du film célèbre « *L'exorciste* ».

Par contre, avec les TPM, à moins que l'on considère les DSM-III ou IV comme une sorte d'institution ordinale auquel se référerait le thérapeute qui en soigne un, ce n'est pas le cas. La relation père-fils n'y fonctionne pas selon le mode œdipien mais comme une inclusion de l'un dans l'autre ou sur le mode de l'identification endocryptique (N. Abraham, Maria Torok). Dans le roman de Stevenson, « *Docteur Jekyll et Mr Hyde* », cette relation d'emboîtement est explicitement décrite : « *Jekyll nourrissait pour Hyde un intérêt plus vif que celui d'un père pour son enfant tandis que Hyde vouait à Jekyll une indifférence encore plus grande que celle d'un fils pour son père* ».

Les phénomènes de possession rencontrés par les exorcistes ne sont pas à proprement parler du domaine de la psychose mais du domaine de la transmission « endocryptique » d'un traumatisme transgénérationnel auquel le possédé est lié selon une sorte de « loyauté filiationnelle », pour reprendre l'expression des thérapeutes systémiques de la famille. Le passage à l'acte criminel qui peut se produire est ainsi dicté par cette paranoïa collective « verticale », diachronique. D'où l'importance des haines intra-familiales cachées derrière ces phénomènes de possession ou ces pratiques de sorcellerie. Dans les TPM, cette loyauté ancestrale est recouverte par une rupture le plus souvent ouverte avec les ascendants.

Le problème de la position du sujet « multiple » vis-à-vis de sa descendance, peu étudié à ma connaissance, peut sans doute éclairer certains passages à l'acte. Dans la littérature du XIXe siècle français, on trouve un certain nombre d'histoires de grossesses en état somnambulique ou hypnotique, comme dans le cas de Barbey d'Aurevilly : « *Une histoire sans nom* » qui se termine par le suicide par saignements provoqués de Lasthénie de Ferjol (d'où le nom donné à ce type d'anémie pathomimique par Jean Bernard).

Pour en revenir aux États-Unis, le film de R. Polanski « *Rosemary's Baby* » illustre remarquablement ce thème de l'enfant démoniaque, et l'on sait que la femme de Polanski, enceinte, a été sauvagement assassinée par un gourou de secte.

Peut-être cette approche psychopathologique pourrait nous proposer un lien entre les TPM et les phénomènes de possession rencontrés dans d'autres cultures. On y reviendra à propos des amnésies d'identité.

Troubles de l'identification d'autrui

Il s'agit ici de ce que les psychiatres anglo-saxons regroupent sous le nom de « *delusionnal misidentification syndromes* ». Cette étiquette regroupe plusieurs syndromes : le syndrome de Capgras, l'illusion des sosies de Fregoli, le syndrome des doubles subjectifs, le syndrome d'intermétamorphose.

Dans le syndrome de Fregoli, un étranger X est faussement reconnu comme un familier Y, même s'il n'y a aucune ressemblance physique entre X et Y. Dans le syndrome de Capgras, un individu X a été remplacé par un double physiquement identique…

Ces syndromes se rencontrent le plus souvent associés à une évolution psychotique. Un certain nombre de cas ont été décrits à l'occasion de troubles puerpéraux (De-Léo D. et al., O. Sullivan D. et al.). Dans le cas princeps de Capgras, il s'agissait d'une mère affectée d'un délire chronique qui croyait que son enfant avait été remplacé par une multitude de doubles identiques. On connaît par ailleurs l'existence d'idée de vol ou de substitution d'enfants au cours d'épisodes dépressifs ou au cours de micro-délires puerpéraux. D'où parfois une demande tardive de vérification par la méthode des empreintes génétiques de la part d'une mère, comme dans un cas signalé récemment. Et il existe aussi des vols d'enfants nouveau-nés qui peuvent relever du même mécanisme.

Cette pathologie du double n'est pas aussi explicite que dans le TPM. Il s'agit bien ici d'un trouble délirant de l'identité, mais non dissociatif. Dans certains cas un comportement dangereux, dont le plus typique est le suicide altruiste de la psychose puerpérale, peut être observé. J.A. Silva et al. ont étudié la dangerosité de ces « *Misidentification syndromes* ». Certains s'accompagnent d'idées démonopathiques. Il s'agit le plus souvent d'hommes

(70 %). Le trouble de l'identification concernerait dans 22 % des cas un membre de la famille. Le plus souvent il s'agit d'agression d'autrui avec coups et blessures mais une fois d'un meurtre dans la communication citée. L'auteur a recensé 29 cas et pense que la dangerosité de ces patients a été jusque-là sous-évaluée. Bien qu'il s'agisse d'un registre différent de celui des TPM typiques, cette dangerosité est à noter ; le mécanisme psychopathologique central étant la croyance du patient en la substitution d'un individu à un autre et de soi-même par un autre. Ces syndromes de « *misidentification* » peuvent se rencontrer aussi au cours d'affections cérébrales organiques et être attribués à un dysfonctionnement frontal ou interhémisphérique. D'où l'importance d'une exploration neuropsychologique et cérébrale attentive de ces cas.

Amnésies d'identité

Les amnésies dites psychogènes sont caractérisées par l'incapacité soudaine pour un individu d'évoquer des souvenirs personnels importants. L'évocation est perturbée et porte sur un fragment du passé (lacunaire) ou sur un événement précis (sélective) et parfois sur la vie entière. Dans le cas de l'amnésie d'identité, le sujet ne peut donner son nom, son adresse, ne peut se référer à quiconque de sa famille, de sa filiation, ne peut donner son domicile ni parfois son métier. On parle quelquefois de « syndrome du voyageur sans bagage ». C'est le plus souvent à l'occasion d'une fugue que l'on rencontre ces malades. Il s'agit donc d'une amnésie d'évocation, non de fixation portant plus sur la mémoire épisodique que sur la mémoire sémantique ; le patient peut en effet garder un bagage culturel correct (donner le nom du président de la République, de son pays...).

Pour Widlöcher, certaines de ces amnésies peuvent être qualifiées d'hystériques. Comme l'a montré Charcot, l'oubli peut être comparé à ce qui se passe dans la paralysie hystérique : le patient oublie d'accomplir le mouvement. « *L'idée du mouvement, c'est déjà le mouvement en voie d'exécution ; l'idée de l'absence du mouvement, c'est déjà, si elle est forte, la paralysie motrice réalisée* ». Dans l'amnésie hystérique, il s'agirait d'une désorganisation temporaire des structures d'encodage, c'est-à-dire d'un mécanisme qui est comparable à celui de l'amnésie hypnotique et à ce qui est décrit dans la clinique du TPM.

Si le mécanisme psychopathologique reste encore hypothétique, par contre les données cliniques sont plus précises :

- Certaines de ces amnésies se développent dans un contexte de comportement « psychopathique » ou « limite » : conflits relationnels graves, passage à l'acte suicidaire ou non, complications gynécologiques, troubles graves du milieu familial avec lien de filiation institué désorganisé, quelquefois famille hyperprotectrice dont le sujet s'échappe à la suite d'une fugue avec amnésie (Daumezon), expériences amnésiques antérieures avec traumatisme physique notamment crânien, épisode de dépersonnalisation dans certaines situations (perdu dans un aéroport, une ville). Il est possible que dans ces cas la représentation que le groupe social se fait du « voyageur sans bagage » avec son côté spectaculaire fonctionne comme une inclusion quasi-hypnotique dans l'esprit du patient.
- D'autres amnésies d'identité sont beaucoup plus nettement consécutives à un trauma violent (tel le cas signalé par Marcelli de cet adolescent qui présenta une amnésie d'identité de plusieurs mois après avoir découvert son père pendu dans la cave) s'associant plus ou moins alors à un état dépressif. L'existence d'un trauma infantile (viol, sévices physiques) peut évidemment être retrouvé comme dans le cas de TPM avec les problèmes que cela pose et sur lesquels nous ne reviendrons pas.

Les amnésies d'identité sont rares en pratique civile, mais plus fréquentes en pratique militaire. C'est pour cela que des techniques comme celles de la narco-analyse avaient été utilisées dans la dernière guerre mondiale. Sargant et Slater en 1941, sur 1.000 admissions de militaires, avaient dénombré 144 amnésiques alors qu'en pratique civile le taux serait de 1 ‰ (Stevenson).

Il reste le problème de l'amnésie du criminel après son acte. Taylor et Kopelman, cités par S.E. Vivian, estiment que 10 % des criminels diraient n'avoir aucun souvenir de leurs crimes. La plupart de ces amnésiques auraient un passé psychiatrique chargé (schizophrénie, dépression majeure, alcoolisme). La réalité d'une atteinte organique cérébrale est aussi à vérifier. L'amnésie résulte plus alors d'un trouble de la fixation au moment du crime que d'une amnésie d'évocation. Le plus souvent les criminels auraient tendance à rejeter la responsabilité de leur acte sur un tiers qui les a abandonnés ou attaqués plutôt qu'à se défendre par l'amnésie. Le tableau clinique est donc différent de celui de l'amnésie d'identité. Des publications plus anciennes de Bénézech et J.-P. Leyssenne (1978), et Singer, font état d'une dizaine d'observations, donc assez rares. On peut les rapprocher des amnésies d'acte suicidaire (Moron, Maillet, 1979).

Thérapeutique

On a vu que s'étaient constituées des sociétés regroupant thérapeutes et patients. Ces sociétés mettent en place une formation spéciale à la thérapie des TPM. Ce n'est pas la méthode psychanalytique des associations libres qui est utilisée mais essentiellement l'hypnose, « *la dissociation originelle, si l'on en croit la théorie, était déjà une sorte d'autohypnose* » (Borch Jacobsen). Il s'agit de réactiver le traumatisme. Pour Bliss, les TPM sont une pathologie hypnotique. L'hypnose peut être induite ou spontanée. Il s'agit de tenter l'intégration des différents « alters » en une seule personnalité et le thérapeute doit composer avec différentes personnalités, s'allier avec certaines, bloquer telles autres. La méthode utilisée est le plus souvent celle de Milton H. Erickson. Le traitement est long (six ans en moyenne) mais les chances de guérison seraient très élevées. C'est du moins l'opinion des spécialistes de TPM.

Il manque dans notre pays des expériences précises permettant d'évaluer cette méthode thérapeutique elle-même critiquée aux États-Unis.

Dangerosité et responsabilité

Plusieurs publications américaines traitent de ce problème (I. Perr, D. Lewis, M. Steinberg). On a vu au cours de la description clinique les risques possibles de passage à l'acte (meurtres, viols, cambriolages, coups et blessures). Lorsque le délinquant est traduit en justice, plusieurs problèmes sont à distinguer :

L'affirmation du diagnostic de TPM

La plupart des auteurs ont tenté de cerner de façon la plus précise la clinique de cette affection, sans ignorer bien sûr le caractère construit par le thérapeute de certains aspects de l'affection. M. Steinberg attache une grande importance au *Structural Clinical Interview for DSM-III-R* (SCID) et au *Schidul for Affective Disorders and Schizophienics* (SADS). Dans le DSM-IV, le SCID permettrait d'obtenir le maximum de fiabilité et notamment d'évaluer la sévérité des cinq symptômes de dissociation principaux du syndrome : amnésie ; dépersonnalisation ; confusion d'identité ; altération d'identité ; auxquels se rattachent les TPM.

Pour D. Lewis, qui défend la réalité du TPM, la difficulté pour la défense résiderait dans le fait de l'attitude excessive des médias, la suspicion de simulation, l'incrédulité d'un certain nombre de collègues. D'autres auteurs affirment que certains des crimes les plus odieux sont le plus souvent perpétrés par des individus pour lesquels la question du diagnostic de TPM est évoquée. D. Lewis estime que la prévalence de TPM est considérablement plus élevée que la littérature sur le sujet pourrait le faire croire.

On peut donc s'attendre dans les procès qui sont instruits à assister à des batailles d'experts. C'est ce qui ressort de l'analyse des cas exposés dans les différentes publications américaines consultées. Par exemple un auteur comme Piper reprend les arguments de Elyse Saks qui se montre très critique vis-à-vis de l'existence du syndrome TPM.

Ce qui est en cause lors de ces procès

La compétence du patient à participer à l'instruction du procès (a) ; l'affirmation de la démence (*insanity*) au moment des faits (b) ; le problème de la simulation (c).

a) La compétence du prévenu à assurer sa défense est discutée à propos des rôles qu'ont joué les différentes personnes lors du passage à l'acte. Le prévenu a-t-il eu ou non un contrôle sur ces personnalités secondaires et par conséquent est-il responsable ? Le prévenu se souvient-il de ce qui s'est passé alors qu'il était dans un état second ? Du fait de son état de TPM, est-il capable de conformer son comportement à la loi, a-t-il la conscience du vrai et du faux, du permis et du défendu ? S'est-il comporté comme un somnambule irresponsable ? D'après les rapports, il semble bien que les juges aient tendance à considérer la personnalité du prévenu dans son ensemble et juger qu'il peut être capable d'assurer sa défense. C'est du moins l'avis de certains experts, alors que d'autres ne sont pas aussi convaincus de la spécificité du syndrome TPM et ont tendance à faire état de diagnostics variés : schizophrénie atypique, état limite. Il semble bien en effet que le syndrome TPM soit très hétérogène et que plusieurs comportements du patient puissent être étiquetés différemment, malgré toutes les affirmations précisées ci-dessus (E. Saks). Lors de procès dont le déroulement peut s'étendre de quelques mois à plusieurs années, des avis d'experts dont les croyances au TPM diffèrent sont souvent demandés par le tribunal.

b) L'affirmation de l'« *Insanity* » par contre semble être dans l'ensemble reconnue. Le tribunal reconnaît que le diagnostic de TPM retenu ou pas, on a de toute façon affaire à un désordre mental grave.

c) Ce qui pose essentiellement le problème de la simulation. D'après M. Steinberg, la simulation du TPM est très difficile pour un prévenu. Ce sont plutôt les syndromes états limites ou psychopatiques qui seraient plus volontiers simulés. Dans certaines cours on accepte le témoignage de faits révélés sous hypnose spontanée ou provoquée. D'autres évitent d'en tenir compte. Coons estime que la simulation est possible et rappelle le caractère iatrogène du syndrome TPM.

Que conclure de ces données ?

1. Il n'y a aucune règle générale, ni aucune jurisprudence qui permette de soutenir de façon ferme tel ou tel avis *a priori*. Chaque cas est particulier et les juges sont parfaitement conscients du caractère iatrogène de certains TPM et doivent donc recueillir des avis contradictoires d'experts.

2. Le passé de beaucoup de ces criminels est souvent chargé en épisodes psychiatriques d'allure clinique très différents : psychotique, dépressif grave, toxicomanie… C'est semble-t-il plus cette histoire chargée qui entraîne la décision du tribunal que le diagnostic précis de TPM. Cette décision peut elle-même être variable : responsabilité devant la loi en tant que représentant de la réalité, ou au contraire irresponsabilité. C'est alors que l'on peut évoquer le caractère éventuellement thérapeutique de la loi sur le syndrome TPM proprement dit.

Peut-être en définitive les problèmes médico-légaux que soulèvent les TPM, malgré leur caractère spectaculaire, ne sont-ils pas différents de ceux soulevés par n'importe quel trouble psychiatrique grave. Mais leur médiatisation facilite l'intervention d'intérêts financiers et on ne peut sous-estimer l'importance des problèmes d'argent dans les démarches qui sont entreprises pour diagnostiquer, traiter ou juger ces « multiples », ce qui pose le problème des rapports entre identité individuelle et argent dans une société donnée.

Bibliographie

(1) BARBEY d'AUREVILLY : « *Une histoire sans nom* ».

(2) BORCH-JACOBSEN M. (1993) : « *Pour introduire la personnalité multiple* », in I. Stengers (dir.) : *Importance de l'hypnose*, Synthelabo, « Les Empêcheurs de penser en rond », 285-317.

(3) CARROY J. (1993) : *Les personnalités doubles et multiples. Entre Science et Fiction*, PUF, Paris

(4) DARVES BORNOZ J.-M. (1996) : « *Syndrome traumatique du viol et de l'inceste* », Rapport au Congrès de Psychiatrie et de Neurologie de Langue Française, Masson, Paris.

(5) De LEO D., GALLIGIONI S., MAGNI G. (1985) : « *A case of Capgras delusion presentery as a post-partums psychosis* », J. Clin. Psychiatry, 46, 6, 242-243.

(6) GARRABE J. (1996) : « *D'Azam au DSM-IV ou de la double conscience au trouble de l'identité* », L'Evol. Psychiat., 61, 2, 295-309.

(7) GIRARDON N. (1996) : *Autour des personnalités doubles et multiples*, Thèse Méd., Lyon.

(8) GUYOTAT J. (1991) : *Études Cliniques d'Anthropologie Psychiatrique*, Masson, Paris.

(9) GUYOTAT J. (1988) : « *Mémoire et Psychopathologie* », in : M. Trillet, B. Laurent : *Mémoire et Amnésies*, Masson, Paris.

(10) LEWIS D.O., BARD J.S. (1991) : « *Multiple personality and forensic issues* », Psychiatric clinics of North America, 14, 3.

(11) MULHERN S. (1993) : « *Entretien avec Marcos Zafiropoulos* », Synapse, 99, 19-29.

(12) O'SULLIVAN D., DEAN C. (1991) : « *The Fregoli Syndrome and Puerperal Psychosis* », British Journal of Psychiatry, 159, 274-277.

(13) PIPER A. Jr (1994) : « *Multiple personnality disorder and criminal responsability. Critique of a paper by Elyse Saks* », J. Psychiatry Law, 22, 1, (7-49).

(14) PERR I.N. (1991) : « *Crime and multiple personality disorder : A cas history and discussion* », Bull. Am. Acad. Psychiatry Law, 19, 2.

(15) PERR I.N. (1992) : « *Misidentification of self and the riel phenomenoy (with J. Paul Fedoroff)* », Journal of Forensic Sciences, JESCA, 37, 3, 839-844.
(16) PETER D., ZUMSTEIN V. (1993) : « *Réflexions autour des personnalités multiples* », Nervure, VIII, 8, 73-80.
(17) SILVA J.A., LEONG G.B., GARZA-TREVINO & al. (1994) : « *A cognitive model of dangerous delusional misidentifications syndromes* », Journal of Forensic Sciences, JESCA, 39, 6, 1453-1467.
(18) STEINBERG M., BANCROFT J., BUCHANAN J. (1993) : « *Multiple personality disorders in criminal law* », Bull. Am. Acad. Psychiatry Law, 21, 3.
(19) STEVENSON (1993) : *Dr Jekyll and Mr Hyde*, Le livre de poche.
(20) VIVIAN S.E., GUDJONSSON H. (1986) : « *Denial and memory performance in two cases of homicide* », Med. Sci. Law, 26, 1, 72-76.
(21) WIDLÖCHER D. (1992) : « *L'hystérie, maladie de la mémoire* », *Revue Internationale de Psychopathologie*, 5, 21-41.

2.1.3. Les états modifiés de conscience

Dans le droit pénal classique, la *lucidité* est un élément indispensable de l'établissement de la responsabilité pénale : avoir une « conscience lucide » et une « volonté libre » — corollaire du *libre arbitre* supposé de chacun — constitue en effet le fondement juridique de l'imputabilité des personnes physiques. Cette lucidité est évaluée par l'expert sous forme d'une notion voisine, le *discernement*, terme figurant dans la rédaction du nouvel art. 122-1 du Code pénal français. Un trouble du discernement peut refléter, au sens large, l'ensemble de la pathologie mentale, ou bien être compris, dans une acception restrictive, comme témoignant de ce qui va être ici développé comme entrant dans la catégorie — moins fourre-tout qu'il n'y paraît — des *états modifiés de conscience* (EMC). En théorie, l'abolition du discernement au moment de la commission de l'acte criminel doit faire disparaître l'imputabilité. Mais des nuances s'imposent : en cas d'ivresse alcoolique importante par exemple, bien qu'étant reconnu comme présentant une abolition transitoire de son discernement, le sujet est sanctionnable car il devait savoir que son intempérance l'entraînerait dans un syndrome de perte de contrôle, à très forte probabilité criminogène [sans compter que l'ivresse puisse elle-même être constitutive d'une infraction, par exemple en matière d'alcoolisation au volant : cf. II, § 2.1.9.]. Faut-il se référer ici à une faute antérieure, alors que ce qui importe est l'état mental au moment des faits ? De plus, il existe des niveaux différents d'altération de la conscience [au sens de : vigilance], responsables par conséquent de variations quantitatives mais aussi qualitatives dans la prise de conscience réflexive qu'a le sujet de sa propre participation à l'événement et des conséquences criminelles possibles de ce dernier. Enfin, il importera de distinguer les EMC involontaires de ceux volontairement recherchés par le sujet pour diminuer ses inhibitions. Rappelons aussi que la simple *altération* du discernement n'est généralement pas retenue comme étant une cause légale de diminution de peine. Didier Bourgeois propose un panorama actualisé des EMC et de leurs conséquences médico-légales.

Aspects criminologiques des états modifiés de conscience

D. Bourgeois

Toute modification de l'état de conscience d'un sujet, altérant globalement ou différentiellement les sphères affectives, psychomotriques et intellectuelles, peut entraîner des perturbations au niveau de ses conduites individuelles, supports à des troubles des conduites sociales. Il existe une victimologie comme une criminologie de ces états, d'étiologies diverses, mais finalement stéréotypés dans leur expression criminologique psychiatrique.

I. Les troubles de la vigilance

Les troubles de la vigilance peuvent être l'occasion d'actes médico-légaux ou bien — et non contradictoirement — placer le sujet qui en est atteint en position victimaire potentielle. Le terme de *vigilance*, introduit en neurologie par H. Head (7) rend compte de l'efficience de l'organisme et de sa capacité propre à réagir à un stimulus. Le terme de *somnolence*, « *stade précoce des troubles de la vigilance* » (17), « *dénote un état subjectif et objectif d'éveil physiologique abaissé, de propension au sommeil et à l'assoupissement* » (4). Vigilance et éveil sont susceptibles d'être perturbés dans un sens négatif, ce qui est le cas le plus fréquent, comme dans un sens positif. Ces états peuvent être testés (il existe des tests de vigilance, basés sur les performances), mais dans la pratique clinique, éveil, vigilance et performances psycho-intellectuelles sont habituellement étroitement contingents et peu discriminés.

A. Criminologie des troubles du sommeil

1. Troubles liés à une situation d'hyperéveil et à une exacerbation artificielle de la vigilance

La privation de sommeil peut être utilisée, isolée ou combinée, comme une *arme psychophysiologique* destinée à affaiblir un adversaire potentiel : par exemple en situation de guerre, sur le théâtre vietnamien des opérations, les soldats américains, cantonnés sur leur base, étaient parfois, des nuits durant, abreuvés de discours diffusés par des haut-parleurs puissants dissimulés dans la jungle. Cela contribuait à les démoraliser et à les épuiser. Lorsque le silence se faisait, par un phénomène de conditionnement opérant, cela pouvait signifier l'imminence d'un « coup de main » *viet cong*.

2. Expériences de privation de sommeil au cours d'un interrogatoire

Ces sévices physiologiques destinés à affaiblir les défenses psychiques des sujets « interrogés », quelles qu'en soient les modalités pratiques, sont considérés désormais par les conventions internationales onusiennes comme une forme de torture [II, § 1.2.3.4.].

3. Expérience de privation volontaire de sommeil

Expérimentalement, des animaux privés complètement de sommeil sont condamnés à mort. L'homme lui aussi doit dormir régulièrement et suffisamment pour rester performant. Certaines substances psychoactives, dites « antifatigue », psychostimulantes (amines, amphétamines) ou plus spécifiques (MODIAFINIL®), sont désormais disponibles ou en expérimentation par les services médicaux des armées. Elles sont censées permettre aux combattants qui les utilisent de ne pas ressentir, durant quelques jours consécutifs, les effets négatifs de la dette de sommeil créée par la nécessité, en combat, de rester vigilant et doté d'une efficience cognitive. Leur dette de sommeil ainsi temporairement masquée, ces soldats auraient, en théorie, un avantage opérationnel certain mais la plupart des états-majors s'en tiennent pourtant au postulat que seul le sommeil physiologique est vraiment réparateur et s'imposent, en conséquence, une logistique capable de permettre une rotation rapide des effectifs en combat, d'autant que les produits classiques, amphétaminiques, gardent des effets secondaires fâcheux : accoutumance rapide et accès incontrôlables de sommeil !

Il a été observé, expérimentalement, qu'après 44 heures de veille, une sieste de 2 heures autorisait un éveil supplémentaire efficace de 9 heures et que, au delà de 72 heures de veille continue, aucun organisme humain ne pouvait plus prétendre agir logiquement (9). Être en dette de sommeil ou être désynchronisé dans son sommeil par un décalage horaire (le « jet lag ») ou une activité nocturne imposée (cas des « travailleurs de la nuit ») entraîne physiologiquement chez tout sujet un accroissement de la sensation de fatigue, une altération relative des réflexes vitaux et des facultés de discernement, ce qui est susceptible d'activer ou d'amplifier des sentiments d'anxiété (« syndrome du boulet » durant les guerres napoléoniennes ou « panique de combat ») et d'agressivité avec, en conséquence directe, facilitation du passage à l'acte homicide.

Durant la Grande Guerre, on distribuait largement de l'eau-de-vie et du café aux soldats montant au front, ce qui était censé les désinhiber et les stimuler. Le café servait à atténuer les effets de la dette de sommeil, l'eau-de-vie donnait du « cœur à l'ouvrage ». Ces produits étaient les précurseurs de toutes les substances actuellement testées. Plus près de nous, durant la guerre du Golfe (1990), qui marqua un tournant dans la gestion d'un conflit de type conventionnel, la plupart des combattants des deux camps étaient « sous psychostimulants ». Les produits avaient changé mais le principe perdurait.

L'exacerbation de la vigilance peut donc être, dans une perspective criminologique clinique, un facteur volontairement recherché (pour lui-même) par l'agresseur désigné, aggravant par ailleurs les risques de dérapage, ou au contraire, un dépassement contraint des limites physiologiques, imposé à une victime non consentante et destiné à l'affaiblir.

L'hypersomnie

L'hypersomnie, à travers ses conséquences cliniques sur la vigilance et la conscience — qu'elle survienne de façon aiguë ou subchronique, par pathologie médicale naturelle (narcolepsie) ou artificielle, iatrogène (prise de médicament psychotrope) — est un facteur de risque à la fois victimogène et délictogène. Dans une perspective strictement médico-légale, il est à pointer que des catastrophes écologiques majeures (« TCHERNOBYL », « EXON VALDEZ ») se sont produites dans un contexte d'hypovigilance inopportune.

Il est aujourd'hui question, en France, de limiter la capacité de conduite automobile en fonction d'un taux d'imprégnation en benzodiazépines, comme cela existe déjà pour l'alcool et, dans un premier temps, de dépister systématiquement dans le sang des conducteurs impliqués dans un accident de la circulation la présence d'hypnotique, comme cela est désormais habituellement fait pour l'alcool.

4. Les troubles qualitatifs : les parasomnies

On ne peut pas être acteur d'un geste homicide ou d'essence médico-légale en dormant dans les conditions habituellement admises, sauf dans les rêves — « expressions du désir » — qui constituent une expérience spécifique et une part importante du monde de la nuit. La criminologie du sommeil explore les actes et donc les modalités de mise en action, conscientes ou non, propres à cet état particulier de conscience et à chacune de ses phases, susceptibles en elles-mêmes d'extérioriser cliniquement une expérience motrice désadaptée ou pouvant, si le sujet est réveillé à ce moment précis, être occasion d'un passage à l'acte dangereux. Dans cette optique, ce qui est en jeu, c'est la conjonction exacte du moment du réveil ou de la phase de sommeil en cause et du contexte ; le passage à l'acte étant, en lui-même, aspécifique.

Des incidents peuvent surgir durant chacune des périodes de sommeil lent profond, suivies d'un réveil non associé à un état de conscience suffisant. En stade IV du sommeil lent, y compris chez le sujet normal, le réveil brutal s'accompagne d'un état particulier de dissolution de la conscience proche de la confusion, appelé « ivresse du sommeil ». Dans ce moment critique, le cerveau supérieur étant comme « déconnecté » d'afférences pouvant éventuellement lui permettre d'évaluer la situation à sa juste valeur, les pulsions diverses et les peurs les plus archaïques peuvent se voir libérées sans contrôle et se trouver à l'origine d'un passage à l'acte dramatique.

Le cas d'Elpénor, compagnon d'Ulysse, est resté célèbre dans les annales, de même que celui d'un chevalier, tué par son compagnon d'arme dans des circonstances analogues [rapporté par L. Arbus (1)]. Plus près de nous, la mésaventure du président P. Deschanel, chutant malencontreusement de son wagon présidentiel au cours d'un voyage nocturne, illustre la fragilité des repères fondamentaux à l'éveil et les éventuelles conséquences médico-légales de ce fait.

Somnambulisme, 6,1 % des parasomnies (12, 13), rêves anxiogènes (3 % des parasomnies) (8, 10, 13), hallucinations hypnagogiques terrifiantes, peuvent aussi être l'occasion de troubles comportementaux. L. Arbus (1, p. 365) estime que « *la majorité des auteurs ont tendance à considérer que ces violences peuvent survenir lors de la confusion suivant un réveil soudain, lors du somnambulisme, ou peuvent être associées au contenu d'un rêve. Elles sont donc déjà sélectionnées par le moment du sommeil où elles se produisent.* » Dans cet « effet réveil », la consommation synergique d'alcool ou de sédatifs, ainsi que l'existence d'apnées du sommeil (16), sont considérées comme des facteurs favorisant cette ivresse du sommeil, « *désordre de la conscience se produisant lors d'un éveil soudain caractérisé par la confusion, la désorientation et une mauvaise appréciation de la réalité* » (Arbus, citant Howard et coll). Le même auteur rapporte au somnambulisme la possibilité d'entrer, à l'occasion, dans la genèse de troubles comportementaux homicides s'appuyant sur d'anecdotiques cas de la littérature médicale (16, 17).

Deux études complètent les données : celle de Moldofsky (8), concernant 64 patients ayant eu un enregistrement de sommeil pour somnambulisme, comportements automatiques nocturnes et/ou terreurs nocturnes. Ces sujets étaient répartis entre « non violents » (n=26), modérément violents (n=12) et « particulièrement violents » (n=26) ; le troisième groupe était lui-même réparti en deux sous-groupes : hétéro-agressifs et auto-agressifs exerçant aussi leur violence contre les objets. Les facteurs favorisant les *acting out* agressifs semblaient être : le sexe masculin, l'existence de traits de personnalité impulsive et un déficit quantitatif en ondes delta lors des enregistrements, l'existence de troubles psychiatriques ou comitiaux patents restant rares. Pour cet auteur, la notion d'antécédents familiaux de somnambulisme n'est pas significativement indice de dangerosité.

L'étude de Guilleminault (5), reprise par Delbrouck (6), ne retrouve pas de lien entre l'agressivité durant le sommeil et l'impulsivité mais constate la présence d'anomalies temporales chez un certain nombre de patients violents (cf. les rapports entre épilepsie et violence). Des cauchemars particulièrement anxiogènes (*pavor nocturnus*), des terreurs nocturnes, peuvent conduire à un grand sentiment de peur au moment du réveil avec passage à l'acte défensif/agressif incontrôlé pouvant aboutir à un acte médico-légal. Dans cette hypothèse, la période de sommeil paradoxal serait la plus propice à de tels troubles.

Arbus (1) évoque également une étiologie exceptionnelle, par atteinte neurologique centrale d'évolution chronique (maladie de Parkinson, atrophie olivo-ponto-cérébelleuse), susceptible d'aboutir à des comportements involontairement dangereux la nuit, certains sujets devant s'attacher la nuit pour éviter d'être violents.

B. Victimologie des troubles des états de conscience

Aux marges du sommeil naturel, existent des pseudo-sommeils (la simple illusion peut suffire) ou des « sommeils artificiels », états induits, volontairement ou non, d'obnubilation de la conscience ou d'hypovigilance hypnomorphes, dont les limites avec les formes avérées de comas superficiels et vigiles sont ténues. Les comas réels, transitoires ou prolongés, quels qu'en soient la cause ou le stade clinique, constituent des cas de figure particuliers qui pratiquement placent le sujet qui en est atteint en position d'objet, de soins comme de malveillance. L'hypovigilance est un élément de fragilisation relationnelle puisque les stimuli censés naturellement être en mesure de réveiller un sujet et lui permettre de réagir de façon adaptée à un danger quelconque restent, dans ce cas, impuissants à le mobiliser. Cela peut concerner ses réflexes vitaux (cas des comas) ou ses défenses habituelles (sommeil). La victimologie a pour objet, entre autre, d'explorer le contexte constitué par cette acceptation par l'individu, dans certaines circonstances, d'une mise en situation potentiellement dangereuse pour lui (notion de prise de risque). Si une anesthésie en contexte chirurgical est un risque calculé, une prise modérée, sinon massive, de sédatifs, en est un autre.

Dans une perspective esthétique (« *la nymphe endormie* ») ou perverse, ces apparences d'abandon, de sommeil ou de mort constituent un point d'appel pour certaines conduites pathologiques perverses liées à la condition objectivante du trouble de la conscience (3). S'abandonner au sommeil, dans certaines circonstances, n'est pas un événement anodin et l'on retrouve là, partiellement, le contexte psychopathologique de certaines insomnies anxio-phobiques ou dépressives au cours desquelles le sujet lutte littéralement contre le sommeil.

1. Sommeil naturel

L'endormissement est donc une « prise de risque » et longtemps, les « veilleurs » ou les « sonneurs » garantissaient leur sommeil aux bourgeois de la ville par leur chansons régulières : « *Dormez bonnes gens...* » Les « Sans-Domicile-Fixe », contraints par leur situation sociale à dormir régulièrement dans des lieux publics, s'exposent à l'agression et aux vols. Il n'est pas rare de les voir, à la tombée de la nuit, se regrouper pour faire nombre et se prémunir ainsi des agressions. Leurs chiens, fidèles compagnons, servent aussi à les protéger autant qu'à rompre leur solitude ou à leur tenir chaud.

2. Manque de sommeil

Nous avons décrit dans une perspective criminologique les techniques de privation de sommeil (cf. *supra*). Dans un autre contexte, à titre d'illustration, la vague de suicide constatée parmi les personnels de police en France (1996) est attribuée par les médecins du travail au stress chronique propre à cette profession à forte responsabilité, soumise à la contrainte sociale, et aussi aux horaires irréguliers de travail, donc de sommeil, capables d'induire à eux seuls un *syndrome de la dette de sommeil* avec des troubles diurnes de la vigilance et du discernement, de l'irritabilité, un sentiment de tension interne (d'où le risque accru de « bavures policières »), et pour finir des troubles dépressifs d'épuisement.

3. Hypnotisme, narcothérapies et victimologie

L'hypnose, le « rêve éveillé dirigé » (R. Desoille) et les narcothérapies sont des modalités psychorelationnelles mimant le sommeil et qui ont en commun le fait qu'est objectivement recherché, à but thérapeutique certes, un abaissement de certaines capacités de défense psychique du patient [IV, § 2.2.7.].

Les sujets qui acceptent de se faire hypnotiser, pour des raisons médicales ou personnelles (maraboutage), se placent de fait en situation de fragilité hypnomorphique, voire de dépendance suggestive. Ils s'exposent, crédules, confiants, aux conduites de leur hypnotiseur. Selon Petit et Edou, citant Liébault (14), il est possible d'induire par méta-suggestion un « sommeil léger » chez 60 % des adultes alors que la suggestibilité post-hypnotique ne serait retrouvée que dans 4 % des cas. La littérature fantastique et le cinéma décrivent ces pratiques aux limites de l'escroquerie et les utilisent comme ressort à l'intrigue mais la réalité dépasse parfois la fiction et des exemples jalonnent les annales judiciaires bien que les victimes, en général par honte, hésitent à déposer plainte. Les abuseurs (financiers ou sexuels) exploitent la crédulité d'un public friand de merveilleux et peut-être, surtout, trop anaclitique. Hypnotisme et narcothérapies (narco-analyse) étant susceptibles de placer l'un des protagonistes en situation de fragilité, doivent en conséquence, bien sûr, être contrôlés et restreints à de strictes indications médicales.

4. Le cas de patients anesthésiés

En pré-opératoire, anesthésiés faiblement, les patients sont conduits en lit, depuis leur chambre jusqu'au bloc opératoire. Des affaires douloureuses ont été mises à jour dans certains établissements de soins où des brancardiers, parfois individuellement ou collectivement, ont été convaincus d'abus sexuels sur des patientes pré-anesthésiées (choisies pour leur jeunesse), ayant sordidement profité du parcours vers le bloc ou ayant arrêté un temps, au besoin, les ascenseurs y menant. Il est aussi régulièrement constaté, dans des circonstances similaires, des vols dans les chambres durant le temps opératoire. Il s'agit, en l'espèce, d'attitudes délinquantes sans particularité, profitant de la moindre faille dans le dispositif de surveillance.

Les patients comateux en service de réanimation sont bien sûr protégés par la présence constante de personnel, mais il est par ailleurs important, dans les cas de comas passés à la chronicité, de penser à provoquer les mesures conservatoires appropriées de protection des biens (tutelle ou mandat spécial).

5. Nécrophilie et sommeil

« Mlle G, 27 ans, ancienne héroïnomane, est décédée il y a quelque temps des suites d'un Sida (...) D'origine algérienne... rejetée par sa famille, en particulier parce que celle-ci est suffisamment anomique pour se reconnaître dans une secte qui estime que le Sida est une punition divine, Mlle G partageait le temps éprouvant de son agonie entre la psychiatrie qui l'hébergeait, tentant de l'accompagner au-delà de ses conduites toxicophiliques rémittentes et la médecine spécialisée qui la prenait en charge lors des avancées du mal immunodépresseur qui l'emporta. Étrangement, un seul membre de sa famille, son ex beau-père, lui manifestait de l'intérêt, l'accueillant chez lui chaque week-end, dans les derniers mois de sa maladie. Nous avons su par la suite, qu'il aurait utilisé ce temps pour abuser d'elle, la droguant au besoin à l'aide de médicaments (...) Leurs destins tragiques se sont construits aux marges de la nécrophilie (lui, était employé de cimetière, il ne prenait pas de précautions pendant leurs rapports, se condamnant lui-même... elle, pesait alors trente kilos, était édentée, terreuse, infectée, parfois comateuse à l'image d'une mort annoncée). » (2)

Cet exemple, sordide lui aussi, montre comment certains sujets pervers sont susceptibles d'utiliser à leur profit (!) ces états voisins du sommeil. En l'occurrence, la patiente était sans doute consentante à ces parenthèses toxiques hebdomadaires, faible écho de ses anciennes conduites héroïnomanes ; peut-être aussi était-elle consentante aux rapports sexuels (personne n'était là pour le dire à sa place !). En tout cas, le beau-père a néanmoins profité de la situation, plaçant Mlle G en situation d'objectalisation, pervertissant ainsi la relation dans une perspective nécrophilique par de multiples côtés qui rejoignent aussi les comportements des brancardiers suscités.

Ceci est à rapprocher du cas clinique d'un patient psychotique, employé longtemps à de petites tâches subalternes dans un grand centre hospitalier puis au transport des cadavres vers le dépositoire à l'issue du délai réglementaire de conservation en chambre ; (c'était au temps lointain où cela était encore possible, ces patients, chroniques stabilisés, appelés les « travailleurs », jouissaient d'un statut valorisant un peu spécial !). Ce malade utilisait sa parfaite connaissance de l'institution dans laquelle il évoluait et sa fonction pour satisfaire ses penchants nécrophiles.

Si la composante criminologique clinique des troubles du sommeil est conditionnée par la dimension neurophysiopathologique de l'éveil et de la vigilance, la part victimologique s'enrichit de l'impact relationnel intense de cette situation fondamentalement asymétrique, déséquilibrée par le (pseudo-) endormissement de l'un des deux protagonistes ; ces deux aspects pouvant naturellement être intriqués, à l'occasion.

II. Les états de confusion mentale

La confusion mentale est l'expression, chez le sujet qui en est atteint, d'une incapacité à intégrer les stimuli perçus et à utiliser l'énergie qu'ils véhiculent. Cet état, habituellement transitoire, peut, par ailleurs, ne constituer qu'un stade par lequel une conscience altérée se restructure, à partir d'un état comateux antérieur (post-traumatique par exemple) et donc être aussi un moment essentiel de réorganisation psychique. Cette composante est utilisable dans la phase post-critique d'une séance de sismothérapie, comme un temps thérapeutique majeur. Tout épisode de confusion mentale, de par la désorientation temporo-spatiale, la mauvaise appréciation de la réalité et la perte relative du discernement intellectuel, conséquences de cet état, peut être l'occasion d'un passage à l'acte ou d'une mise en situation à l'origine d'une infraction. Ce n'est pas l'étiologie, variée et intriquée, mais la profondeur et la durée de la déstructuration du champ de la conscience conjuguée au contexte dans lequel se déroule cette expérience confuse qui fondent le risque social, au delà du risque morbide pour le patient. Nous aborderons rapidement le cadre spécifique des états confusionnels, sachant que les plus significatifs d'entre eux, du point de vue criminologique psychiatrique (alcoolisme et toxicomanie), seront développés dans une autre partie de cet ouvrage [II, § 2.1.5. & § 2.1.6.].

A. Les états confusionnels d'origine exogène

Les états confusionnels post-traumatiques exogènes, d'origine diverses (accidents de la voie publique, traumatisme crânien au cours d'une rixe...) placent la victime, groggy, en situation de fragilité relationnelle, de sidération intellectuelle et affective, d'inadaptation psycho-comportementale et intellectuelle immédiate, plus ou moins totale, vis-à-vis de la situation ainsi créée. Cela peut l'entraîner involontairement à un passage à l'acte supplémentaire, disproportionné, désadapté (non assistance à personne en péril), et donc dangereux pour lui même (errance sur la voie publique, activité psychomotrice subautomatique) ou pour autrui. Cette composante est à explorer et à prendre en considération, si elle existe, dans toute évaluation après-coup d'un trouble comportemental.

Les confusions mentales exotoxiques sont une variante des confusions exogènes mais l'absorption volontaire d'un produit à effet toxique confusogène aigu n'est pas une circonstance atténuante, même si elle doit être prise en compte dans la criminogenèse[1]. La controverse au sujet du TRIAZOLAM®, accusé d'induire ou de faciliter des passages à l'acte par désinhibition, avec amnésie focale, chez des utilisateurs *a priori* non excessifs, a entraîné une limitation drastique de son utilisation et par voie de conséquence, de sa prescription.

Dans la sémiologie des processus comitiaux, certains éléments cliniques relèvent de l'approche criminologique des troubles liés aux états modifiés de conscience : l'épilepsie temporale dans sa composante psycho-affectivo-motrice ou ses équivalents, rares, mythiques, à la limite du diagnostic par élimination, mais auxquels il faut impérativement penser, peuvent entraîner des altérations graves, passagères, imprévisibles, focales, amnésiques rétrospectivement, de l'activité psychomotrice. Tout est possible au cours de ces passages à l'acte automatiques, colorés ou non d'une aura affective archaïque et émotionnelle (cas des crises à participation limbique). Dans la phase post-critique de toute crise comitiale, les sujets, n'ayant pas encore récupéré la totalité de leurs capacités relationnelles demeurent un temps variable, partiellement fonction de l'intensité et de la profondeur de la crise, dans un état confusionnel propice aux dérapages adaptatifs au niveau comportemental.

Toute maladie infectieuse à tropisme neuro-encéphalique est susceptible en phase aiguë hyperpyrétique, ou bien par action pathogène spécifique, directe ou toxinique, d'induire un

---

1. La témibilité des toxicomanes habituels ou occasionnels, des alcooliques chroniques (par démence alcoolique, par confusion mentale liée au sevrage ou aux complications physiopathologiques de leur état (pré-delirium et delirium tremens) ou des sujets atteint d'ivresse aiguë fait l'objet des chapitres II, § 2.1.5. et 2.1.6.

état confusionnel d'intensité et d'expression variable. Citons, anecdotiquement le tuphos, spectaculaire, qui donna son nom à la fièvre typhoïde. Certaines affections neuro-infectieuses chroniques à potentialité déficitaire peuvent provoquer des états confusionnels dominant un temps le tableau clinique ou compliquant et masquant le tableau déficitaire en voie d'installation : de la neuro-syphilis (syphilis tertiaire) au neuro-sida ; la paralysie générale syphilitique faisant partie du cadre des états démentiels.

C. Les états confusionnels d'origine psychogène

Les confusions mentales par intense traumatisme psychique aigu, de par leurs conséquences à court, moyen, et long terme, en pathologie de guerre ou en pathologie des catastrophes, sont considérés comme des entités clinico-thérapeutiques particulières relevant d'une sous-spécialité urgentiste. La nécessité d'une aide immédiate aux victimes, l'accompagnement psychique des blessés et des sujets, civils ou militaires, victimes de panique de guerre, sur le champ de bataille ou légèrement en deçà, sur les lieux d'un attentat ou d'une catastrophe naturelle, et ce dans une perpective abréactive préventive de complications ultérieures et de limitation précoce du processus psychique déstructurant, est maintenant reconnue. Les états confusionnels stuporeux ou agités sont parfois, parmi les formes cliniques (psychoses aiguës et névroses de guerre, pathologie de catastrophe), les plus difficiles à maîtriser et aussi les plus riches en incidences psychopathologiques (états crépusculaires hystériques), médico-légales voire criminologiques.

Durant la guerre de 1914-1918, des combattants paniqués ont pu être traités comme des déserteurs et être fusillés sur le champ. On a vu aussi des soldats abattre l'officier qui les incitait à monter à l'assaut hors l'abri, relatif, des tranchées alors que l'intensité de la bataille, la profondeur des bouleversements affectifs et émotionnels induits par le bruit angoissant de mitraille, le contact immédiat avec la mort de camarades et la vue de mutilations sanglantes, la prise de gnôle généreusement distribuée avant l'assaut, la fatigue, leur interdisait tout discernement.

Lors de ces expériences crépusculaires (Mayer-Gross), au cours desquelles l'ouverture au monde du sujet est certes plus large que dans la confusion mentale mais aussi le confrontant à un univers *transfiguré, bouleversé* (14), envahissant sa conscience et le fascinant, apocalyptiques par certains aspects, il a pu être constaté, conjointement une altération oniroïde de l'état de conscience entraînant une libération explosive, instinctuelle et émotionnelle, indistinctement meurtrière, dirigée contre l'ennemi ou éventuellement contre leurs camarades de combat. On a pu décrire des sujets se précipitant brutalement sus à l'ennemi, au mépris des barbelés, des champs de mines et des rafales qui immanquablement les fauchaient. La pathologie de guerre est maintenant un domaine spécifique en plein développement durant ce siècle pour ce qui est de la prise en charge psychologique des combattants.

En situation de catastrophes (tremblement de terre, rupture de barrage, catastrophe écologique...), sont retrouvés, chez les victimes immédiates comme chez les sauveteurs, des mécanismes analogues de décompensation psychique confuso-onirique par libération brutale, incontrôlable, d'un trop-plein émotionnel. Une partie de l'entraînement des sauveteurs consiste à leur apprendre à maîtriser au mieux le phénomène, à rester lucide, à anticiper leur effondrement comportemental et à s'entraider. Au cours de ces états modifiés de conscience, là aussi, il n'y a pas de spécificité, si ce n'est liée aux circonstances.

III. Autres états modifiés de consciences

Nous évoquerons là, succinctement, des troubles aspécifiques de l'état de conscience relevant d'affections psychiques telles les bouffées délirantes aiguës et conduites passionnelles.

Les Bouffées Délirantes Aiguës (BDA)

Avec ou sans participation confuse, l'éclosion d'un état délirant aigu constitue une modification brutale de l'état de conscience d'un individu, le sujet pouvant être obnubilé et totalement captivé par la phase processuelle délirante en cours. Exprimant un vécu apocalyptique construit, la thématique délirante (mystique, politique, polymorphe...), l'intrication éventuelle avec un état confus, les mécanismes en jeu (hallucinatoires, oniroïdes, convictionnels, imaginatifs...), le vécu délirant, le degré de dépersonnalisation (trouble de la conscience de soi), l'anxiété sous-jacente, le contexte et les réactions de l'entourage conditionnent la capacité criminelle du sujet.

Un certain nombre d'homicides inexpliqués, en milieu familial ou en collectivité restreinte et de suicides sans motivation claire ou sans dysthymie connue renvoient, dans leur interprétation *a posteriori* (donc reconstruite), à la notion de BDA qui peut signifier une entrée brutale, sans prodrome, dramatique dans la schizophrénie (« coup de tonnerre dans un ciel serein ») ou renvoyer à une psychose aiguë, transitoire, psychogène (en situation extrême par exemple) ou par addiction, volontaire ou involontaire (notion de substance psychodysleptique).

Un cas particulier dans le champ ethno-anthropologique : la crise d'Amok : la course d'Amok, propre à certaines îles malaises, représente un apport clinique intéressant y compris dans la conceptualisation d'une clinique criminologique politique, ébauchant ce qui pourrait être une anthropo-pathologie. Les observations, rapportées au contexte religieux et social ont pu isoler deux pôles explicatifs à l'Amok : la notion d'acte prémédité, inscrit dans un contexte religieux et culturel précis, au cours duquel le sujet parle préalablement de son acte à son entourage, ce qui le pose en acte criminel et non psychiatrique, puis s'en va accomplir sa course fanatique, meurtrière et suicidaire (il finit par être tué par la foule) dans un lieu fréquenté par les infidèles (18). Cette version asiatique du *Djihâd* appelée « *Parang sabhil* » ou « *Juramentados* » se différencie de l'Amok solitaire, évolutif dans sa sémiologie, depuis les premières descriptions, souvent d'essence fondamentalement autolytique, situé dans un vécu pathogène confuso-délirant aigu, exprimant bien ce que l'on entend par état modifié de conscience et traduisant une modalité de décompensation psychique hétéro-agressive propre à ces cultures. Dans ce sens, la course folle et meurtrière d'un adolescent qui a défrayé la chronique (Cuers, 1995), celles de sujets par ailleurs connus pour troubles psychotiques (Port-Arthur, 1996) sont peut-être à considérer comme une version occidentale et actuelle de la course d'Amok.

Les bouffées délirantes aiguës sont, en pratique, souvent intriquées avec un vécu confuso-onirique qui complique la démarche expertale diagnostique et l'élaboration d'un pronostic.

Les passions intellectuelles

Les passions intellectuelles, aiguës ou chroniques, individuelles ou collectives (amour, haine), passions à composante instinctuelle et avatars libidinaux (passion du jeu, kleptomanie, psycho- et pharmaco-dépendances toxicophiliques), sont susceptibles d'obscurcir partiellement et temporairement le champ de la conscience et de la morale, de limiter les capacités de discernement d'un sujet et de le mettre littéralement « hors de lui », ce qui est l'occasion d'infractions. Il y a le plus souvent intrication complexe du contexte passionnel avec la fragilité structurelle de la personnalité de l'individu dans la genèse des actes. L'étude des conduites à risques et des jeux pathologiques illustre cette problématique.

Au total, les « états modifiés de conscience » constituent un vaste groupe hétérogène d'affections neuropsychiques susceptible d'induire des troubles aigus de l'adaptation sociale ouvrant sur le champ de la criminologie.

Bibliographie

(1) ARBUS L. (1994) : « *Les violences au cours du sommeil* » p. 364-369, in : M. BILLIARD : *Le sommeil normal et pathologique*, Masson, Paris (cf. p. 364-369).

(2) BOURGEOIS D. (1990) : « *Épitaphe interrogative pour un pseudonyme* », Nervure, III, 2, 76.

(3) BOURGEOIS D., FAYE-ALBERNHE K. (1995) : « *Réflexions sur le Bondage* », *Revue européenne de Sexologie médicale*, IV, 17, 11-14.

(4) BROUGHTON R.J. (1994) : « Exploration de la vigilance et du sommeil », in : M. BILLIARD, cf. réf. (1) (p. 124).

(5) DELBROUCK P. (1996) : « *Conséquences médico-légales des troubles du sommeil* », Act. Med. Int. Psychiatrie (13),189.

(6) GUILLEMINAULT C. et all. (1995) : « *Nocturnal wandering and violence* », Sleep, 18, 740, 8.

(7) HEAD H. (1923) : « *The concept of nervous and mental energy. II Vigilance : a physiological state of*

nervous system », Brit J. Psychol., 14, p. 126-147.
(8) HOWARD C., D'ORBAN P.T. (1987) : « *Violence in sleep : medicolegal issues and two cases reports* », Psychological medecine, 17, 915, 925.
(9) N. KONDRACKI N. (1986) : « *Les limites de l'endurance humaine* » « *Science et vie* » « n° hors série, 157, 86, 91, 12.
(10) MAHOWALD M.W., SCHENK C.H. (1989) : « *REM sleep behavior disorders* », in : « *Principe and practice of sleep medicine* », M. KRUGER, W. DEMENT, J. ROTH (Ed.), W.B. SAUNDERS, Philadelphia, 289-301.
(11) MOLDOFSKY H. et all. (1995) : « *Sleep related violence* », Sleep, 18, 731, 9.
(12) OSWALD I., EVANS J. (1985) : « *On serious violence during sleepwalking* », British Journal of Psychiatry, 147, 688, 691.
(13) PACAULT-LEGENDRE V., GUILLEMINAULT C. (1984) : « *Troubles du sommeil* », E.M.C., 37129 A10, Paris.
(14) PETIT M., EDOU D. (1985) : « *Troubles de la conscience (vigilance)* », E.L.C., 37124 A10, Paris.
(15) PODOLSKY E. (1959) : « *Somnambulistic homicide. Diseases of the nervous system* », 20, 534, 536.
(16) RASCHKA L.B. (1984) : « *Sleep and violence* », Canadian journal of Psychiatry, 29,132,134.
(17) WAROT D., CORRUBLE E., PUECH A. (1994) : « *Somnolence liée aux médicaments* », in BILLIARD M. : (1), 253.
(18) WINZELER R. (1990) : « *Amok : historical, psychological, and cultural perspective in Wazir jaham Karim* », « *Emotions of culture : a Malay perspective* », Oxford University Press, 122, 96.

2.1.4. Les psychoses

Probablement parce qu'ils sont parmi les malades les plus énigmatiques et les plus imprévisibles, les psychotiques sont considérés par une majorité d'auteurs comme les patients les plus « dangereux » ; lorsque la crudité de leurs fantasmes se concrétise, ces malades peuvent se montrer d'une violence sans limite et effectivement effrayante par son caractère apparemment « gratuit » [vu par un observateur extérieur, lequel n'a aucune idée de l'histoire personnelle du patient, ni du sens qui peut être donné à cet acte]. D'où le stéréotype, encore de nos jours tenace parmi le grand public et trop facilement entretenu par les médias, selon lequel la maladie mentale rendant violent, les malades mentaux sont plus dangereux que les « gens normaux »... « *Si une telle erreur, à savoir que les malades mentaux sont plus violents que les autres, est communément répandue, elle le doit à un phénomène de glissement de signifiant qui fait que tout acte violent qui sort de l'ordinaire, soit dans sa réalisation, soit dans son horreur, soit par l'absence de motif visible, est attribué à un malade mental. "C'est un acte fou" devient vite "c'est l'acte d'un fou" et l'on retombe dans la confusion entre anormal et pathologique...* » écrit Régis Pouget[1].

Dans ce qui va suivre, nous nous centrerons sur les psychoses *schizophréniques* et *paranoïaques*, en renvoyant le lecteur au chapitre IV, § 2.2.1. pour l'étude cette population placée en Unité pour Malades Difficiles. Les « suicides accompagnés » des patients mélancoliques sont étudiés au chapitre I, § 2. par G. Bonhomme. De même, la psychopathologie des patients psychotiques dangereux est envisagée séparément [IV, § 2.1.2.].

2.1.4.1. Les groupe des schizophrénies

T. Albernhe

Parce qu'ils sont classés parmi les sujets *psychotiques* — chose qui fait depuis longtemps l'unanimité parmi les psychiatres et les psychologues[2] — les schizophrènes sont considérés comme présentant d'importants troubles dans leur rapport à la réalité, et par là même sont reconnus par les experts peu aptes à évaluer les conséquences médico-légales de leurs actes (ce qui ne signifie pas qu'ils n'en soient pas pénalement responsables, là réside justement tout le débat : cf. IV, § 1.). Ce jugement est à nuancer dans la mesure où l'expérience clinique nous montre par exemple des patients délirants paranoïdes capables de discerner le bien du mal (la dichotomie de leur pensée délirante favorise d'ailleurs cette attitude, mais de manière excessive et trop souvent inadaptée[3]), ainsi que l'ont montré les travaux, maintenant historiques, de Henri Baruk.

1. POUGET R., COSTEJA J.-M. (1987) : « *La dangerosité* », Masson, Paris, 1988.
2. En revanche, l'unanimité sur les différents agencements sémiologiques, et par conséquent sur les critères d'inclusion de la maladie, n'a pu se faire, si bien que la vision européenne diffère de celle nord-américaine, d'où le « titre bleulérien » de ce chapitre : « groupe des schizophrénies ».
3. ALBERNHE T., ALBERNHE K. (1995) : « *Le dualisme schizophrénique* », in : *Évolutions historiques de la schizophrénie*, 4, Agilis – Diamant, Paris.

Quelques données épidémiologiques de base

Nous renvoyons ici le lecteur aux chapitres I, § 1.3.1. et II, § 3.7. du présent ouvrage. Signalons simplement l'importance, non pas tant des biais épidémiologiques occasionnés par une définition différente de la schizophrénie selon les Écoles — car les études sérieuses savent en tenir compte —, mais de sous-estimation quantitative des actes médico-légaux répertoriés, puisque seuls les crimes [et non les délits] font généralement l'objet d'une expertise psychiatrique[1].

L'étude princeps menée en France par M. Bénézech et M. Addad (1982) sur la période 1.1.1977-31.12.1981 a abouti aux résultats suivants : parmi les 109 psychotiques meurtriers (101 hommes et 8 femmes) admis dans les quatre UMD (et bénéficiant de l'application de l'art. 64 ancien CP), 26 sont parricides (au sens large) et 36 patients ont commis un homicide au sein de leur famille ; ces 101 hommes ont tué 118 personnes ; l'âge moyen des auteurs est de 35 ans. Ces 109 psychotiques se répartissent ainsi : 40 % de schizophrènes (dont 2/3 de paranoïdes), 20 % de paranoïaques, 15 % de personnalités psychotiques (psychoses infantiles) et d'héboïdophrènes, 13 % de bouffées délirantes, 5 % de psychoses hallucinatoires chroniques, 2 % de maniaco-dépressifs, et 6 % divers. L'instrument principal du crime a été dans 33 % des cas une arme à feu (fusil surtout), dans 31 % une arme blanche, dans 11 % un objet contondant (marteau, pioche, bouteille, canne, pavé), dans 11 % la strangulation, et dans 15 % un moyen divers (noyade, etc.).

Les différents tableaux médico-légaux rencontrés

Plutôt que d'envisager ici les choses sous l'angle de la sémiologie ou sous celui de la psychopathologie, dressons un panorama des *circonstances d'émergence de l'acte criminel* de ces patients, et donc des situations de rencontre avec le thérapeute ou l'expert.

La complexité du processus schizophrénique, et les difficultés thérapeutiques rencontrées — malgré les progrès considérables des chimiothérapies [IV, § 2.1.6.] — incitent à la prudence : « *Plus que tout autre patient, le schizophrène, dont l'affectivité est profondément altérée sous le masque de l'indifférence, de l'ironie ou de l'inertie, dont la communication est modifiée par sa réfraction dans un univers hermétique, insolite, alimenté par des dérives paranoïdes et hallucinatoires, est susceptible de la décharge impulsivo-réflexe la plus inattendue, ce qui en fait certainement d'un point de vue potentiel le plus dangereux des malades mentaux ; même à la phase terminale de la dissociation, de brusques et imprévisibles actes meurtriers restent possibles*[2] » : le schizophrène ne prévient ni ne menace, car il ne recherche ni le contact ni la rencontre…

Le diagnostic de schizophrénie peut être posé face à un passage à l'acte médico-légal inaugural de la maladie (A. Antheaume & R. Mignot, 1907), pouvant parfois être compris comme une « *une réaction libératrice de la maladie* » (P. Guiraud & B. Cailleux, 1928), véritable « abréaction ou catharsis criminelle ».

J.-L. Senninger a étudié le glissement criminogène conduisant de la schizothymie à la schizoïdie puis à la schizophrénie avec finalement passage à l'acte criminel ; il décrit des sujets qui « *présentent une personnalité schizoïde qui se révèle au cours de l'adolescence mais qui n'induit aucun trouble du comportement suffisamment apparent pour laisser supposer une dangerosité. Le scénario meurtrier s'élabore lentement, en contradiction avec la conscience du sujet et l'acte proprement dit survient dans un contexte d'angoisse massive et déstructurante de sorte que la victime est appréhendée de façon parcellaire*[3] ».

Le contexte clinique habituel est celui d'un adulte jeune, sans profession, ni ami, ni partenaire sexuel connus, vivant aux crochets de ses parents, dont il n'arrive pas à se séparer (et réciproquement), et qui, après plusieurs mois ou années de repli sur soi et de ruminations mentales aussi bizarres qu'inadaptées, passe brutalement à l'acte, sous une forme pouvant prendre plusieurs aspects, mais toujours surprenants et apparemment immotivés pour des tiers : agression d'un membre de sa famille ou de son entourage, fugue et conduite d'errance,

1. Lôo (1973) indiquait 154 cas d'application de l'art. 64 anc. C.P., sur 1.081 expertises (soit 14 %). Gillies (1976) comptait 10 schizophrènes parmi 367 dossiers d'expertises de meurtriers. Sur les 2.000 homicides commis annuellement en France, seule une centaine est imputable à des malades mentaux (la moitié étant schizophrènes ou paranoïaques).
2. BORNSTEIN S.J., RAYMOND S.G. (1987) : « *État dangereux* », E.M.C., 37145 A10, Paris.
3. SENNINGER J.-L. (1986) : « *Personnalité schizoïde et actes criminels* », Act. Psy., 1, 23-28.

vol, claustration, agression sexuelle d'un inconnu, etc. C'est le caractère en apparence « insensé » qui donne ici justement le sens médico-légal à un acte qui, sans cela, serait simplement « légal », sans l'aspect « médico- ». Confronté à l'expert, le sujet sera amené à verbaliser un délire de type paranoïde, avec sa logique propre, même si elle n'apparaît pas évidente d'emblée, et pourra décrire son monde fantasmatique pararéel fait d'angoisses brutes et massives, de dissociation et d'éclatement, d'importantes confusions temporelles, l'ensemble s'avérant générateur d'un mélange complexe d'imaginaire et de réalité. Face à un tel tableau prototypique, l'expert ira en général dans le sens d'une absence de responsabilité pénale du sujet, considéré comme un grand malade, imprévisible et par là même potentiellement dangereux sans un traitement adapté (prise en charge institutionnelle avec souvent recours à une hospitalisation sous contrainte et neuroleptisation). Le magistrat s'incline ici devant l'autorité d'un diagnostic médical incontestable (car ce dernier lui paraît solide, assis sur des bases théoriques et pratiques reconnues, et finalement le guidant dans sa décision), d'autant qu'une éventuelle contre-expertise désavouerait ici rarement la première.

Le deuxième grand tableau qui peut conduire un schizophrène face à un magistrat est celui de ses rencontres préalables avec le psychiatre, non plus dans le cadre de l'urgence médico-légale ayant nécessité une expertise, mais dans celui, plus banal mais tout aussi dramatique, d'un dérapage d'une prise en charge effectuée par l'équipe de secteur, ou sous toute autre forme ambulatoire. Le patient est alors connu, suivi, neuroleptisé bon gré mal gré, sociabilisé autant que faire se peut, mais reste fragile, irritable, impénétrable et énigmatique, avec parfois des bizarreries comportementales ou idéiques qui font craindre une rechute délirante. Échappant à la vigilance de l'équipe thérapeutique, celle-ci ayant mésestimé la dangerosité du patient ou ayant été prise de vitesse, le sujet passe à l'acte avec une agressivité insoupçonnée et crée le drame. Les journalistes s'emparent de l'affaire, ne manquant pas de faire ressortir, bien sûr, les « manques du suivi médical » et la famille des victimes, qui réclame justice au micro des médias, comprend mal que le patient, délirant lors des faits et juste sorti de l'hôpital (« *il n'aurait jamais dû en sortir !* »), arrive à jouir d'une impunité pénale. En d'autres temps et en d'autres lieux, le lynchage l'eût l'attendu...

Entre ces deux grands tableaux, génériques et quelque peu caricaturaux, se situent l'immense majorité des autres formes de passage à l'acte médico-légal des patients schizophrènes, qui, sans accéder forcément à la connaissance des magistrats, n'en constituent pas moins la réalité quotidienne, sur le terrain, des équipes de psychiatrie. Des conduites addictives, par alcoolisation ou divers mélanges (dont celui actuellement à la mode de vin rouge et de coca-cola), ainsi que par toxicomanie authentique, peuvent faciliter la désinhibition et favoriser un comportement hétéro- ou auto-agressif. Sont considérés comme suspects de passage à l'acte dangereux les comportements et conduites : de mutisme et d'opposition, de claustration et d'une manière générale de refus de communiquer, toutes les conduites dites régressives avec apragmatisme et incurie, l'existence d'un automatisme mental (petit ou grand, selon la classification de Gaétan Gatian de Clérambault), l'inobservance ou le refus de traitement.

Cela revient finalement à dire qu'à n'importe quel stade de sa maladie un schizophrène peut être considéré comme dangereux, tout en sachant — et les études de psychothérapie institutionnelle l'ont largement montré — que le simple fait de considérer un sujet comme dangereux le rend justement encore plus potentiellement dangereux. Toute la difficulté consiste en l'appréciation exacte de la dangerosité du patient, d'où le recours à des tests, des échelles, des procédures d'évaluation, mais qui en pratique s'avèrent d'une utilité restreinte, et n'arrivent à rassurer que très modérément les infirmiers ou la famille, lesquels ont à vivre avec le patient dans la quotidienneté... La peur — et peut-être plus encore la profonde gêne dans la relation intersubjective avec un schizophrène — résulte en effet non seulement de cette difficulté d'appréciation de la dangerosité du sujet mais encore de l'absence de possibilité de formaliser celle-ci. « *Chaque fois que l'acte criminel demeure inexplicable, qu'il apparaît dépourvu de toute motivation, qu'on trouve chez son auteur la froideur et l'absence des réactions consécutives, il y a lieu de supposer qu'il s'agit de l'acte d'un schizophrène* » écrivait Benigno di Tullio[1].

1. DI TULLIO B. (1967) : *Principes de criminologie clinique*, trad. Giuseppe Crescenzi, PUF, Paris.

Le cas particulier des assemblages psychotisants

Peuvent être ainsi désignés des tableaux cliniques particuliers, intermédiaires entre des états schizophréniques et des troubles graves du caractère, rappelant l'héboïdophrénie décrite par Claude, lorsque dominent l'instabilité, l'hétéro-agressivité et les passages à l'acte archaïques et massifs.

Claude Balier (1988), s'inspirant de E. & J. Kestemberg (1964), parle de « psychose froide » pour désigner des patients violents, sans délire verbalisé, dont le mécanisme psychopathologique principal est le clivage, mais sans que pour autant puisse être affirmée une authentique schizophrénie — ni une psychopathie (au sens de : déséquilibre psychique). Les conduites addictives sont ici fréquentes (en particulier la consommation de haschisch). Comme il n'existe pas de consensus médico-légal sur la conduite à tenir en matière de détermination de leur responsabilité pénale, « *il en résulte une différence scandaleuse dans les destins de ces patients : l'un pouvant être condamné à vingt ans de prison pour un meurtre, l'autre, pour le même délit, interné dans un hôpital psychiatrique d'où il ressortira après quelques mois, puisque son comportement apparaît tout à fait satisfaisant et que les moyens thérapeutiques sont inadaptés*[1] ».

Les actes criminels des schizophrènes

Ils se déduisent des grands tableaux précédents, la question consistant ici à présenter différemment les mêmes choses, tout en gardant présent à l'esprit le fait qu'il serait bien abusif de considérer comme relevant d'un phénomène pathologique tout acte asocial d'un schizophrène...

Le recours à l'épidémiologie s'avère utile dans la mesure où il permet une vision plus globale, donc davantage distanciée, des actes médico-légaux incriminés (bien que seuls les crimes soient en général recensés dans ces études). C'est ainsi que M. Bénézech et M. Addad (1977) concluent que « *contrairement aux constatations des auteurs anciens, la pratique actuelle montre que les actes majeurs de criminalité sont commis principalement par les héboïdophrènes et les délirants paranoïdes.* » Il n'est pas évident d'associer tel acte avec telle forme clinique de schizophrénie (même s'il est vérifié par une majorité d'auteurs que les vols soient essentiellement le fait des héboïdophrènes, et les agressions physiques celui des délirants paranoïdes) : tout semble dépendre du vécu du malade, de la réaction de la victime et des tiers, et du contexte...

D'un point de vue psychopathologique, il semblerait que les actes hétéro- ou auto-agressifs soient dus, majoritairement, aux profondes perturbations affectives ressenties par ces patients ; d'où leur aspect massif, incontrôlable, particulièrement destructeur, et contrastant avec une indifférence apparente de leurs auteurs. « *À tout moment possible et toujours aléatoire, l'agression extériorisée intervient comme une brutale rupture de comportement, témoin de la dissociation et d'une profonde désorganisation de la vie affective et instinctuelle*[2]. » Les mouvements auto-offensants (émasculation, brûlure, transfixion...) et suicidaires (par exemple à l'aide d'un sac plastique sur la tête...) sont loin d'être rares, et sont toujours très graves, car imprévisibles et surtout non arrêtés par la douleur liée au mode de perpétration.

Les homicides *(cf. surtout : II, § 1.2.2.3.)*

Il est classique de dire que les homicides sont (relativement) rares chez les schizophrènes, qu'ils se présentent sous forme de « *meurtres immotivés* » (P. Guiraud, 1931) [immotivés pour un observateur qui n'arriverait pas à donner un sens à cet acte], et qu'ils présentent des caractéristiques cliniques particulières : brutaux, hermétiques, froids, s'exprimant sous forme de raptus impulsif d'autant plus difficiles à prévenir que le sujet manifeste d'importants troubles de la communication à cause de sa discordance.

Jean-Claude Malleval écrit à propos des meurtres immotivés[3] : « *l'absence de raison, de préméditation, l'instantanéité et la brusquerie de l'attaque, la violence, la férocité inutile de l'exécution, l'acharnement, la multiplicité des coups, l'absence de dissimulation, et de toute tentative pour s'échapper ou se cacher, l'indifférence, le manque de remords, et surtout l'amnésie totale de*

---

1. BALIER C. (1988) : *Psychanalyse des comportements violents*, PUF, Paris.
2. ADES J., ALLILAIRE J.-F. (1990) : « *Conduites d'agression en clinique psychiatrique. Approche psychopathologique* », Neuro-Psy., 5, 1, 31-43.
3. MALLEVAL J.-C. (1986) : « *Les meurtres immotivés ne sont pas sans cause* », Synapse, 28, 62-70.

l'acte, signent le crime ou l'agression épileptiques. Les mêmes caractéristiques s'avèrent valables pour le meurtre immotivé du schizophrène, à l'exception du phénomène de l'amnésie [postcritique]. » Pour Ezzat Abdel Fattah et Denis Szabo[1], la comparaison est à nuancer davantage : « *chez le schizophrène, l'acte est la plupart du temps moins acharné que chez l'épileptique, ayant à un degré moindre l'allure d'une décharge.* » Mais il existe des homicides commis par des schizophrènes ne rentrant pas dans ce schéma classique. Les *parricides*, au sens large, occupent une importance toute particulière parmi les homicides des schizophrènes. Ils constituent des actes presque toujours uniques, de haute valeur symbolique, et sont envisagés ici séparément [II, § 1.2.1.3.].

Ces actes peuvent également être la conséquence logique d'une longue construction délirante dans laquelle un persécuteur est pris pour cible. Deux périodes critiques de dangerosité ont pu être détectées : le pic classique correspondant à la phase d'invasion délirante (acte médico-légal prodromique), et celui survenant après une dizaine d'années d'évolution de la maladie (correspondant aux formes classiquement décrites de la schizophrénie).

L'estimation de la dangerosité chez le schizophrène

D'estimation déjà difficile en elle-même [I, § 1.3.4.], la question de la *dangerosité* d'un patient schizophrène représente un véritable défi lancé au praticien. Ses enjeux cliniques sont considérables, puisqu'il s'agit de se prononcer tout à la fois sur l'adaptation du patient à la réalité (et par voie de conséquence sur ses dérapages hétéro-agressifs ou auto-agressifs possibles), sur l'évolution de la pathologie (mais ici tout dépend de l'observance du patient et de la qualité de son réseau relationnel de soutien), enfin sur l'adéquation entre le malade et l'institution qui le prend en charge (UMD, service fermé, suivi ambulatoire, etc. : les risques de passage à l'acte y sont très différents). De plus, l'empressement de l'entourage du patient (la famille bien sûr, mais aussi les équipes infirmières) à demander au psychiatre une appréciation du danger qu'il pense encourir, est déjà en lui-même un facteur de modification de l'équilibre fragile du système...

Il ne sera donc pas ici question de « critères prédictifs de dangerosité », mais plutôt de *critères d'évaluation* de cette dangerosité, en sachant qu'elle est potentielle et survient toujours là où l'on ne l'attend pas. Parmi ces critères, on retiendra plus particulièrement :

- Le début relativement tardif d'apparition des premiers signes cliniques, qui traduirait, pour J.-L. Senninger[2], une potentialité criminelle plus importante.
- Les antécédents hétéro-agressifs du malade, en étant ici conscient du fait que — contrairement à ce qu'avait décrit E. de Greeff à propos du crime passionnel, dans lequel la dangerosité du sujet se trouvait « épuisée » par l'acte [II, § 1.2.1.2.], dans une dynamique morbide mais finalement abréactive — un passage à l'acte hétéro-agressif chez un schizophrène n'épuise jamais la violence du patient (tout se passant au contraire comme si elle se trouvait auto-entretenue par le délire[3]). La même remarque sera faite à propos de l'auto-agressivité [I, § 2.]. Ces antécédents peuvent, de plus, ne faire l'objet de révélations au thérapeute que de manière fort tardive, l'entourage du patient ayant supporté les troubles caractériels parfois pendant des années sans recourir à l'intervention d'un tiers. Il est bien connu que les victimes désignées des schizophrènes paranoïdes se recrutent essentiellement parmi l'entourage proche du malade (mère, père, parfois fratrie, médecin traitant...).
- Les troubles dysthymiques du patient représentent également un facteur de mauvais pronostic. Certaines études font état d'un taux de suicide atteignant le tiers des patients schizophrènes déprimés. Le diagnostic différentiel avec une mélancolie peut parfois s'avérer délicat (le risque de suicide accompagné majore ici la dangerosité du malade).

---

1. ABDEL FATTAH E., SZABO D. (1971) : « *La criminodynamique* », E.M.C., 37906 A40, Paris.
2. SENNINGER J.-L. (1986) : « *Contribution à l'étude des schizophrènes meurtriers* », Act. Psy., 8, 46-47. Il écrit également que « *la potentialité criminelle est statistiquement indépendante de la forme clinique de la psychose schizophrénique* » et que « *la forme médico-légale de début [...] est surtout le fait des schizophrènes déficitaires, alors que les schizophrènes à forme productive ont surtout une potentialité criminelle tardive (généralement après huit ans d'évolution)* ».
3. Même minimes, ces antécédents médico-légaux doivent être pris au sérieux : « *Notre expérience des schizophrènes meurtriers nous a révélé qu'assez souvent l'homicide était prévisible et que, dans les mois qui le précédaient, le malade avait présenté des manifestations agressives qui auraient dû attirer l'attention des autorités administratives et entraîner une mesure d'internement* ». [BÉNÉZECH M., ADDAD M., GRASSET A. (1981) : « *Criminologie et psychiatrie* », E.M.C., 37906 A10, Paris].

■ L'expression du délire est un facteur intéressant d'évaluation de la dangerosité. Celle-ci sera importante chaque fois que le malade sera très réticent, voire mutique et avec des attitudes d'écoute, aura un grand automatisme mental avec hallucinations auditives, et aura désigné un persécuteur. La focalisation du patient sur un seul persécuteur, dans le cadre d'un état délirant mystique par exemple, est de mauvais pronostic médico-légal.

■ Enfin, d'une manière générale, tout facteur de déstabilisation du patient peut représenter une « *résonance de dangerosité* » : une conduite addictive surajoutée peut majorer des angoisses déjà massives et conduire à l'agression ; un refus de chimiothérapie, une évasion d'un service fermé, un glissement progressif vers la désocialisation, peuvent conduire à une décompensation et donc déclencher un engrenage criminogène ; l'attitude des soignants peut aussi, malheureusement, en faisant « monter la pression », induire une riposte totalement disproportionnée du patient, lequel agresse car s'étant senti agressé.

Bibliographie

(1) BELBEY J. (1950) : « *La délinquance des schizophrènes* », Rapport du IIe Congrès intern. de crimino., Actes du Congrès, PUF, Paris.
(2) BÉNÉZECH M., ADDAD M. (1983) : « *L'homicide des psychotiques en France* », Ann. méd.-psychol., 141, 1, 101-106.
(3) GAUSSARES C. (1991) : « *Les schizophrènes dangereux* », in : M. Reynaud (dir.) : *Le traitement des schizophrènes*, Frison-Roche éd., Paris.
(4) TRAVIN S., PROTTER B. (1982) : « *Mad or Bad ? Some Clinical Considerations in the Misdiagnosis of Schizophrenia as Antisocial Personality Disorder* », Am. J. Psychiatry, 139, 10.
(5) SENNINGER J.-L., FONTAA V. (1996) : *Psychopathologie des malades dangereux*, Dunod, Paris.

2.1.4.2. Les paranoïas

D'Italie, nous est parvenue cette très belle contribution sur la paranoïa, de Luciano Del Pistoia, Luciano Canova et Giuseppe Lamberti-Zanardi. Elle illustre ce que Georges Heuyer appelait « *une conception unilatérale du droit* » en référence à la construction du monde du paranoïaque pour lequel, le hasard n'existant pas, et face à l'hostilité du monde extérieur, il ne faut compter que sur soi-même pour faire respecter ses intérêts et ses droits. Malheur au vaincu !

La paranoïa

L. Del Pistoia, L. Canova, G. Lamberti-Zanardi

L'évaluation médico-légale de la paranoïa est souvent délicate, tant du côté de la personnalité que du côté du délire[1].

Les traits de la *personnalité paranoïaque* passent graduellement — ainsi qu'il est connu — dans la normalité. Des petits traits paranoïaques : orgueil, susceptibilité, fausseté de jugement... seraient d'ailleurs l'apanage de tous les fils d'Adam. Le point auquel de tels traits deviennent une maladie demeure aléatoire et sujet aux « *eidola tribus* » de chaque époque et de chaque pays. D'autre part, des personnalités franchement paranoïaques réussissent d'excellentes carrières (militaires, politiques, administratives, judiciaires...) quand elles tombent sur une conjoncture favorable entre leur caractère et l'esprit des temps. Ceci vaut aussi bien — dit Elias Canetti[2] — pour les satrapes mongoles qui régissaient leurs sujets par l'absurdité terroriste du tas des têtes périodiquement érigé devant la porte du Palais, que pour les chefs d'État modernes qui allument des guerres à millions de morts. Le fantasme paranoïaque du survécu unique dans le désert global demeure leur dominateur commun. Dans ce genre de cas, l'expertise — sinon la survécue de l'expert — ne présenterait pas de problèmes ; mieux vaut, toutefois, pouvoir la faire à titre posthume, d'après la mémoire des archives et non un périlleux examen direct du patient.

Du côté du *délire*, des difficultés analogues et différentes existent. Un délire en phase de structuration peut être difficile à évaluer. Il est parfois difficile de dire si une telle phase, durant des mois ou des années, est déjà un délire lorsqu'elle n'a pas encore dépassé le cap de l'intuition révélatrice qui inaugure le délire proprement dit, mais qu'elle correspond à un

1. TANZI E. : « *Psichiatria forense* », Vallardi, Milano. FORNARI U. (1989) : « *Psicopatologia e psichiatria forense* », UTET, Torino.
2. CANETTI E. (1996) : *Masse und Macht*, tr. fr. Rovini, Gallimard, Paris.

vécu imprégné de fortes perplexités intuitives et interprétatives. D'autre part, un délire paranoïaque structuré peut être soustrait à la publicité pendant des années, grâce à la formidable capacité de dissimulation que l'on reconnaît unanimement à ce genre de patients. Les paranoïaques délirants en effet sont capables d'offrir une image de soi impeccable, irrépréhensible et qu'ils soutiennent — dans la paranoïa de combat — par une dialectique lucide et une ténacité honorable. Bourreaux domestiques à l'apparence de pères et maris exemplaires, même si peu chaleureux et fort rigides sur la morale, vestales têtues des règlements sur le travail, « singles » énigmatiques dont les autres locataires ont remarqué les façons correctes et froides, ils peuvent être éventuellement repérés à travers leur biographie, surtout lorsqu'elle est émaillée de changements fréquents de résidence, de mutations de poste et de siège de travail, de rétrécissement progressif des amitiés et des connaissances ; ou bien par des écrits souvent très significatifs, par l'autodidactisme, la vie ascétique, l'idéologie végétarienne, des frais bizarres que seul le délire peut expliquer.

Quant à la *dangerosité* de ces sujets[1], on peut dire qu'elle est remarquable et que, en principe, elle vise moins les biens que les personnes.

Dans la *paranoïa de combat,* elle s'accentue parallèlement à l'hyperthymie du patient, chez les sensitifs en raison de leur dépression de l'humeur ; et ses modalités d'extrinsécation diffèrent partiellement selon le délire qui chaque fois l'inspire. La dangerosité des persécutés augmente au fur et à mesure qu'ils avancent dans leur carrière délirante et qu'ils se concentrent sur un persécuteur unique (un collègue de bureau, un supérieur, un concurrent, un membre de la famille...). Les échecs, les démentis, la dérision qu'ils finissent par subir, l'hostilité réelle qu'ils suscitent, exaspèrent en crescendo leur agressivité. Ils peuvent débuter par des injures — explosion imprévisible qui laisse son destinateur pantois — et continuer par les menaces, les dénonciations, les plaintes, la diffamation énorme. Leur logique stricte y aide mais aussi leur mémoire qui se fait redoutable par sa capacité d'autofalsification inconsciente mais naturellement consonante avec le délire lui-même.

Le persécuteur est visé d'abord dans sa réputation. Car seul un personnage infâme et hideux comme lui peut se permettre la pantomime sarcastique avec laquelle chaque jour il crucifie le patient : allusions, phrases à double sens mais aussi toute l'expressivité corporelle (le clin d'œil, le toussotement, la grimace, le geste vague de bénédiction, l'index soudainement porté aux lèvres... jusqu'aux parfums de la peau et à la coupe des vêtements) que le patient étudie avec le désemparement nostalgique et impuissant de celui qui se sent dépossédé de lui-même et avec la haine féroce que l'on adresse à un double ironique que l'on regarde avec une admiration inavouable. Dans l'« exécution » du persécuteur de la part du patient — qui un beau jour peut avoir lieu — il y a l'impuissance humiliée et fâchée de celui qui a d'abord tout essayé pour avoir la raison qui lui est due ; laquelle exécution est vécue par le patient comme un acte juste et méritoire — en même temps châtiment et exemple — capable en outre d'apaiser pour un temps la rage de ses idées délirantes, de les estomper et presque de les annuler ; ainsi que l'a utilement rappelé Lacan à propos des cas de son observation : Aimée[2] et les sœurs Papin[3]. Entre les parois domestiques, le paranoïaque persécuté peut aussi arriver à la suppression du conjoint « empoisonneur ».

En deçà des tels extrêmes, il peut être un bourreau domestique ayant remplacé les relations affectives normales par un formalisme glacial à sous-entendus méprisants ; et qui, sous prétexte d'éducation ou de moralité, peut arriver à l'abus d'autorité sur ses enfants, à la séquestration des personnes, à la dépossession d'héritage par la rédaction d'un testament injuste, vexatoire ou que des clauses bizarres rendent inexécutable. L'intrusion dans la personne du « persécuteur » est beaucoup plus profonde dans la paranoïa jalouse et se manifeste par des contrôles sur le corps, sur les sécrétions, sur la lingerie du conjoint au-delà de tout respect et de toute décence.

Une infirmière de notre service éclata un jour en sanglots devant ses collègues, au vestiaire. Elle ne pouvait plus supporter la honte de son linge sale et malodorant. Son mari jaloux — expliquait-elle — ne lui laissait qu'un slip et un soutient-gorge pour éloigner l'« amant » par le dégoût.

---

1. BARBIER D. (dir.) (1991) : *La dangerosité. Approche pénale et psychiatrique,* Privat, Toulouse.
2. LACAN J. (1932) : *De la psychose paranoïaque dans ses rapports avec la personnalité,* Le François (1932) & Le Seuil (1975), Paris.
3. LACAN J. (1933) : « *Motifs du crime paranoïaque. Le crime de sœurs Papin* », Minotaure, 3-4, 25.

Un de nos patients, Monsieur M, gardien de nuit avait fait de l'index et du médius de sa main droite un vulvovaginomètre empirique et tout à fait arbitraire. Il rentrait à la maison à l'improviste et soumettait brutalement sa femme au mesurage. Le résultat duquel — centimètres de dévarication, quantité des sécrétions — était régulièrement la preuve du passage immédiatement récent de l'amant et d'où il extrapolait les penchants pervers de sa femme poussés — d'après lui — jusqu'à la bestialité et à l'inceste. En effet, pour ce genre de paranoïaques, le corps du conjoint est un véritable support scénique du théâtre pornographique renvoyant à l'« amant » et à ses « postures » dont ils se font la mise en scène mentale à longueur de journées et avec une insistance obsessionnelle. Sans se rendre compte qu'un tel théâtre les constitue dans le rôle de voyeurs et aussi d'homosexuels qui s'ignorent, de nostalgiques de l'autre soi-même qu'ils cherchent à travers le corps de leur conjoint et par le truchement duquel, en même temps, ils s'exhibent. Ce qui en dit assez long sur les rapports entre la paranoïa et le corps[1] et aussi entre paranoïa et perversion. De tels rapports font peut-être un peu de clarté sur le fait que la paranoïa se mute, dans ses phases de quiétude, en hypocondrie. Pendant de telles phases — spontanées ou induites par la thérapeutique — Monsieur M devenait totalement sa panrachiarthrose dolente — exceptionnellement, ineffablement dolente —. Grâce à laquelle il obtint une retraite qui lui permit de continuer à nourrir sa famille sans qu'il fût obligé de se promener avec son pistolet d'ordonnance.

Mais ce genre de jaloux est apparemment moins tourmenté par la trahison du conjoint que par l'impossibilité de pouvoir la saisir dans les faits. Il arrive en effet chaque fois sur la « scène » avec le retard fatal de cette seconde qui leur dérobe la réalité et ne leur laisse que des ombres ambiguës et fuyantes. Car s'il est vrai qu'ils raisonnent d'après un postulat — ainsi que le disait de Clérambault — il est aussi vrai qu'un tel postulat a un besoin obsessionnel de trouver sa certitude dans des faits qui chaque fois s'éclipsent devant lui comme Angélique devant Roland. Et même pas la confession que le délirant estorque au conjoint peut fournir une telle certitude ; et ceci moins par le fait qu'elle est estorquée que par son statut de réalité, incompatible — par définition — avec le statut imaginaire de la certitude délirante.

La *jalousie délirante* est dangereuse jusqu'à l'uxoricide même quand un éloignement prolongé des deux conjoints l'a apparemment assoupie. Le retour entre les parois domestiques a l'air de la faire nouvellement flamber dans toute sa virulence et ne sont pas rares les patients qui, ainsi que le faisait remarquer Eugenio Tanzi[2], sortis de l'hôpital, descendent leur femme le seuil de la maison à peine passé. Encore faut-il faire la part de l'état de la conscience dans de pareilles explosions de violence homicide ; état qui peut aller du « rétrécissement » passionnel jusqu'à une déstructuration oniroïde, ou même onirique, éventuellement induite par l'alcool ou par d'autres toxiques.

Les paranoïaques érotomanes se limitent pendant des longues années, à n'être qu'importuns pour leur Objet. C'est le passage à la troisième phase de leur délire — la rancune — qui les rend dangereux. Leurs agacements ont la forme d'hommages (fleurs, lettres, poèmes, cadeaux d'une valeur inégale) et sont gênants par leur insistance, leur inopportunité et par l'hypothèque subreptice qu'ils prétendent mettre sur la liberté de l'Objet. En même temps, l'érotomane peut se rendre importun par sa présence en croisant avec insistance dans les parages de l'Objet et en prodiguant les courbettes, sourires, salutations... Nous avons vu une telle dévotion patiente et pleine d'espoir devenir impatiente et revendicative au bout de plusieurs années avec mobilisation d'amis, d'intermédiaires de tous genres, d'avocats. À sa phase de rancune, l'érotomane devient franchement dangereux et met en butte à sa haine les persécuteurs qui étaient présents dès le début dans le fond de son délire et qui passent maintenant d'une position de malveillance et d'hostilité nuancée de second plan à la position d'obstacle majeur et déterminant que la tolérance condescendante du sujet n'arrive plus à supporter. Normalement, c'est un des membres de la famille de l'Objet qui est frappé.

Les *quérulants* ont aussi une dangerosité du côté du code civil car ils peuvent se ruiner en procès et déshériter injustement les membres de leur famille. D'autre part, désargentés, ils peuvent obtenir une assistance judiciaire publique qui revient à faire payer au contribuable les frais de leur délire. Du point de vue pénal, sont connues leurs accusations diffamatoires

1. Del PISTOIA L., De RISIO C. (1966) : « *Su qualche aspetto psicopatologico caratterizzante nell'esperienza persecutoria della paranoia* », Atti del XXIX Congresso SIP, Il Lavoro Neuropsichiatrico, Fasc. 3, 1-3.
2. TANZI E. : *Psichiatria forense, op. cit.*

de corruption, connivence, mauvaise fois et ainsi de suite, qu'ils adressent à leur adversaire mais aussi aux juges et avocats. De telles accusations cessent d'être dangereuses lorsque leur étiopathogénie est reconnue, ce qui n'est pas toujours évident. D'autre part, ces malades ont un goût prononcé pour la publicité et le scandale : lettres aux journaux, tracts, mémoires jusque au geste provocatoire de grande résonance : l'insulte au ministre lancé de la tribune de la Chambre, le coup de feu en blanc devant l'Élysée. Une fois qu'ils se trouvent exacerbés par une accumulation d'échecs, de dérision et de fins de non recevoir, ils peuvent arriver jusqu'à l'homicide, de préférence dans la personne de celui qu'ils considèrent le meneur de leurs persécuteurs.

Mais la victoire judiciaire n'est qu'un des contenus de la revendication paranoïaque, qui peut également se focaliser sur un copyright, sur un brevet, sur un titre nobiliaire sans pour autant diminuer de dangerosité. Dans les cas de revendication, la paranoïa est difficilement admise et trouve une tolérance incroyable tant chez le sens commun qu'auprès des tribunaux. La lucidité des patients, leur logique serrée, la réalité du tort initial auquel ils réagissent sont ses lettres de créance de normalité. Mais elle peut être soupçonnée — et la confirmation rapide d'un tel soupçon évite des frais et des ennuis inutiles — quand on s'aperçoit que le bien que le paranoïaque revendique est moins une fin qu'un moyen et qu'il l'utilise pour rejoindre son véritable plaisir qui est celui de la « vexation légale » de l'adversaire[1].

Peut en outre orienter vers la paranoïa de revendication le goût du patient pour le recours à une autorité censée pouvoir juger et que le patient se représente comme étant du même avis que lui, sauf à perpétrer sur elle une furieuse destruction diffamatoire dès la première perception d'un « non » de sa part. Les revendicateurs « altruistes » d'autre part (réformateurs politiques, religieux, sociaux...) peuvent faire progresser des causes d'une haute valeur humaine et sociale (pacifisme, écologie, « non » à la peine de mort...) s'ils tombent sur la combinaison favorable entre leur délire et leur public. Mais ils peuvent aussi prendre le chemin du « magnicide » surtout s'ils sont poussés à l'isolement par l'indifférence ou l'ironie.

Les *paranoïaques sensitifs* se situent sur un registre différent de celui des paranoïaques de combat. C'est de leur sens d'insuffisance, plus ou moins exacerbé par un « événement-clé », et plus ou moins imprégné d'humeur dépressive, que peut venir le danger, qui est un danger pour eux-mêmes : démission du poste de travail, instance de divorce. Nous avons encore présent à l'esprit un typographe qui, durant une crise de ce genre, voulut vendre sa petite entreprise, se retrouvant ainsi, après sa guérison, en de sérieuses difficultés. La dépression chez les sensitifs, l'hyperthymie — mais aussi la dépression — chez les paranoïaques de combat, ont une importance majeure pour déterminer un passage à l'acte et révéler ainsi un délire jusqu'à ce moment-là soigneusement dissimulé ou perçu par l'ambiance comme une simple variante de caractère. Dans le même sens de ces troubles de l'humeur, peut agir la survenue d'une composante d'involution.

Quant à la pratique des experts[2], elle semble osciller entre deux positions extrêmes : pour les uns, la seule présence du délire paranoïaque suffit à affirmer l'état de démence, pour les autres il faut qu'il existe un rapport direct et précis entre l'état délirant (souvent, d'ailleurs, délirant et dysthymique) et les faits. La caractéropathie peut aussi impliquer l'état de démence, mais seulement dans les formes graves. Un tel état de gravité est souvent d'une évaluation malaisée.

2.1.5. La psychopathie

« *Je ne veux point d'obstacle aux désirs que je montre*[3]. »

La question de la « psychopathie » dans un ouvrage de criminologie et de psychiatrie pose celle, passionnelle, qui interpelle chaque soignant dans sa pratique, à savoir celle de la *place* de ces sujets

1. KRAEPELIN E. : « *Trattato di Psichiatria* », Trad. It. Guidi della 7e ed. tedesca, 2 vol., Milano, Vallardi s.d.
2. LANTERI-LAURA G., Del PISTOIA L., BEL HABIB H. (1985) : « *Paranoïa* », E.M.C., 37299 D10, Paris.
3. (Philaminte. In *Les Femmes savantes*, acte II, scène VI). Molière, 1672.

lorsqu'ils sont délinquants[1] : en prison ? À l'hôpital ? Ailleurs... Mais où ? Rejetés des institutions, qu'ils dérangent à l'évidence, intolérants aux frustrations — et donc aux lois — ils nous obligent finalement à nous positionner par rapport à eux, à faire acte de « politique psychiatrique » au sens où l'ont définie les Pères-fondateurs du Secteur psychiatrique à la française, dont Lucien Bonnafé [IV, § 2.1.1.]. Il y a là en effet un paradoxe, lié à la terminologie elle-même utilisée : dans la littérature anglo-saxonne, américaine en particulier, on parle de *sociopathie*, et dans la littérature allemande et française de *psychopathie* (ou encore de *déséquilibre psychique* dans une certaine littérature de langue française) ce qui peut renvoyer à une ancienne hypothèse constitutionnaliste du concept[2]. Le psychiatre affirmant avec dogmatisme que les « psychopathes » ne sont point de son ressort serait-il crédible, à l'instar d'un cardiologue qui refuserait de soigner les « cardiopathes » ? L'appellation même de « psychopathe » destine ce sujet à rencontrer le psychiatre... d'autant que c'est bien lui, le psychiatre, qui porte ce diagnostic !

La question de la prise en charge des psychopathes se complique par le poids de l'idéologie : à partir du moment où ces sujets sont décrits — donc vus, considérés comme — « inamendables », « multi-récidivistes », « sans culpabilité », « instables socialement, professionnellement et sentimentalement », « manipulateurs », les possibilités réellement thérapeutiques — à supposer qu'il y ait une demande — se réduisent comme une peau de chagrin. Les épisodes dépressifs peuvent cependant être l'occasion d'une aide thérapeutique, de même que les hospitalisations liées à l'abus d'alcool ou de stupéfiants.

Au plan médico-légal, ces sujets sont responsables de coups et blessures, parfois d'homicides (par accident, lors de rixes arrosées, par exemple), de vols [II, § 1.2.3.2.] et de dégradations diverses, d'escroqueries liées à des conduites mythomaniaques [II, § 1.2.3.1.], et d'une criminalité associée à des conduites addictives [II, § 2.1.10.]. Si certains finissent par se clochardiser, présentant alors souvent des signes de la série psychotique ou limite, d'autres subliment en des professions nécessitant un activisme outrancier quasiment hypomane et peuvent réussir socialement.

Il nous a paru original d'aborder cette question sous l'angle de la psychopathologie du « psychopathe en devenir », lors de l'adolescence, d'une part parce que cette période correspond à l'organisation de la déviance — en tant que comportement social différentiel [II, § 3.7.] — et d'autre part parce que sa plasticité inhérente aux mouvements qu'elle développe chez le sujet, fait d'elle une étape toute particulière, « seconde chance » pour retravailler les questions (d'enfance) restées en souffrance... La contribution originale qui suit est extraite d'une recherche sur le thème de la dangerosité à l'adolescence, menée par Michel Fouillet et Bertrand Étienne, psychiatres de l'Association de santé mentale du XIIIe arrondissement (Paris).

La psychopathie à l'adolescence

M. Fouillet, B. Étienne

La définition de la psychopathie reste de nos jours relativement floue. Elle oscille entre le pôle psychopathologique, structurel, et le pôle descriptif d'un certains nombre de conduites, repérables par leur aspect agressif voire transgressif en regard du cadre social.

1. « Peu demandeur de soins, sauf en période dépressive, le psychopathe est pris en charge principalement dans deux institutions : l'hôpital psychiatrique et la prison. L'hôpital psychiatrique accueille peu volontiers le déséquilibré psychique, que les troubles du comportement rendent souvent indésirable au sein d'un service ordinaire. Le psychopathe est parfois orienté vers des services spéciaux dits « Unités pour malades difficiles » (40,5 % de la population du centre de Cadillac était composée de déséquilibrés de 1967 à 1976). La discipline de ces centres peut être un facteur positif de traitement, mais le relâchement de celle-ci implique l'éventualité de récidives des troubles du comportement. D'où les problèmes posés par l'indication de sortie du Centre. Au sein de l'hôpital psychiatrique peut être mise en place une chimiothérapie visant à réduire les manifestations antisociales. Certains psychopathes peuvent bénéficier parfois avec profit de psychothérapies, individuelle ou collective. La prison accueille souvent les psychopathes qui représentent 5 à 10 % des détenus condamnés et la plus grande proportion de multirécidivistes. Comme tout milieu fermé, et contraignant, en ne permettant pas la réalisation immédiate des désirs, et en obligeant à les diférer tout en supportant la frustration, elle peut avoir une action positive sur certains psychopathes. Mais elle peut aussi, en permettant les rencontres et les identifications avec des condamnés plus aguerris, favoriser la délinquance organisée à la sortie ; d'autant qu'une sanction précoce n'empêche pas chez le déséqulibré psychique, l'escalade criminelle. Il n'existe donc pas de modèle de prise en charge du psychopathe dont le pronostic criminologique demeure sombre, quelle que soit l'institution, psychiatrique ou pénitentiaire où il a été traité ». (Jean-Michel Gaglione, contribution personnelle, 1996).

2. Lorsque Jean Pinatel, cherchant à décrire une « *personnalité criminelle* », avait repéré quatre grands axes-type (l'*égocentrisme*, la *labilité*, l'*agressivité* et l'*indifférence affective*), il décrivait en fait les principaux traits de caractère des criminels psychopathes incarcérés... De même Maurice Cusson redécouvre, par la sociologie, le « besoin d'excitation » d'une majorité de criminels (psychopathes) ; et l'on pourrait ajouter : goût du risque (d'où toute une sémiologie, et une psychopathologie, des « conduites de risque »), intolérance à la frustration, recherche de limites, difficultés avec l'autorité, etc.

R. Angelergues en 1989 avait proposé la notion d'organisation psychique plus souple que celle de structure : « *En quelque sorte la structure est définie en soi, alors que l'organisation est définie par ses relations extérieures et la qualité de la fonction qu'elle remplit* ». H. de Flavigny propose d'ailleurs le concept d'*organisation à expression psychopathique* (OEP).

Le psychopathe a en commun avec l'adolescent d'avoir une palette d'éléments névrotiques, pervers, psychotiques, narcissiques qu'il utilise en fonction de l'extérieur, avec un succès variable. Le DSM-III ne retient que des critères comportementaux pour établir le diagnostic de « personnalité antisociale ». Ce diagnostic n'est d'ailleurs théoriquement possible qu'après 18 ans, donc au vu d'une évolution confirmée.

La notion de psychopathie est très souvent mêlée à d'autres termes qu'il convient d'emblée de préciser afin de limiter les risques de confusion. D'abord, la notion de déviance et de marginalité est essentiellement sociologique. Elle renvoie à une norme sociale et n'est pas en soi une conduite pathologique. Ensuite, la notion de délinquance est juridique. Elle varie donc selon les lois en vigueur. L'aspect délinquantiel du sujet est donc à interpréter selon l'environnement et aussi l'histoire du sujet (notamment lorsqu'il s'agit d'adolescents transplantés, ou issus de familles d'autres cultures).

Le tableau clinique associe des conduites voyantes, dyssociales, et des symptômes témoins de la souffrance mentale du sujet. L'ensemble est dominé par l'inaffectivité, l'amoralité, l'associabilité et l'inamendabilité. En dehors des conduites explosives ou des troubles franchement pathologiques, le repérage clinique est compliqué par le contact facile et séducteur de ces adolescents, toujours majoré par la recherche de bénéfices immédiats. Dès que ceux-ci menacent de disparaître, le changement est brutal et le contact plus difficile.

Les conduites dyssociales

L'agressivité et l'impulsivité : ces deux traits et les passages à l'acte qui en résultent résument trop souvent la psychopathie. Il s'agit en fait de la façade visible des troubles, qui n'affirme pas les mécanismes psychopathologiques sous-jacents. Les *passages à l'acte* sont brusques et soudains, en réaction avec une frustration imposée au sujet. Ils sont répétitifs, aussi bien dans leurs modalités d'expression que dans leurs conditions de survenue. Cette impulsivité se traduit par des conduites agressives à caractère antisocial (bagarres, vols, agression, etc.) mais aussi par des conduites auto-agressives (conduites dangereuses, tentative de suicide, auto-mutilation...).

Winnicot introduit une différence entre les actes de type vol et ceux purement destructeurs. Si dans les deux cas, ils constituent une attaque contre les représentants des instances parentales, le vol contient une tentative de maîtrise de la conduite, absente dans la destruction. Si le passage à l'acte est très lié à l'environnement extérieur dans son déclenchement, ses conséquences importent peu pour le sujet. Celui-ci n'éprouve ni culpabilité, ni remords, ni angoisse au moment de l'acte. L'agir prend totalement le pas sur la pensée.

L'instabilité : elle se manifeste dans tous les domaines de la vie du sujet, comportemental, affectif, scolaire. On remarque l'inattention motrice et la maladresse gestuelle. Ils entreprennent une multitude d'activités sans pouvoir jamais les mener à bien. Cette composante envahit les activités sociales ; les choix professionnels, scolaires, sont constamment remis en cause, au grand désespoir des équipes socio-éducatives qui ont en charge ces patients. L'instabilité se traduit également par une humeur labile où les moments d'effondrement, de tristesse, succèdent aux moments d'expansivité d'allure hypomane. Les raisons de ces brusques changements sont insaisissables ou pour le moins minimes, sans rapport avec l'intensité de la variabilité clinique.

Les relations affectives sont caractérisées par le changement fréquent de partenaire. Elles sont toujours insatisfaisantes ; l'homosexualité épisodique n'est pas rare. Elles sont dominées par l'avidité relationnelle. Dans tous ces aspects de la vie de l'adolescent psychopathe, le besoin de satisfaction immédiate génère l'instabilité et l'impulsivité. H. de Flavigny précise d'ailleurs que « *les psychopathes sont en état de besoin, plutôt que de désir* ».

Les conduites de retrait : elles n'apparaissent pas d'emblée, car masquées par les conduites bruyantes déjà citées. Les symptômes psychiques (passivité et dépendance) apparaissent d'autant plus paradoxaux qu'ils sont en contradiction avec le dossier de l'adolescent, émaillé de leurs actes.

La passivité : l'ennui est la tonalité générale. Le sujet manque d'intérêt ; il est oisif et désœuvré. Les investissements sont fugaces et superficiels, toujours marqués par la recherche de bénéfices immédiats. Les situations passives sont préférées (écoute des mêmes disques, attente interminable dans les cafés, etc.).

La dépendance : corollaire de la passivité, elle se traduit par une absence d'autonomie. Le sujet se laisse aisément manœuvrer et conduire par les événements. Cette dépendance permet un relatif équilibre pendant une période, mais accentue ensuite la perception négative de son image et la dévalorisation du sujet. La solution est alors la rupture, violente, soit dans l'auto-agressivité soit dans l'hétéro-agressivité. Cette recherche de la dépendance et le vécu douloureux qu'elle réveille expliquent également l'échec des solutions thérapeutiques institutionnelles, trop réparantes et globalisantes pour ces sujets. La passivité et la dépendance sont d'autant plus repérables que le sujet est jeune, car ces deux traits sont aussi caractéristiques de la période d'adolescence. Le psychopathe, comme l'adolescent, craint les situations de dépendance.

Les décompensations aiguës : ces patients présentent souvent des dépressions sévères où le risque suicidaire est majeur. En effet les difficultés de mentalisation ne permettent pas une élaboration de la position dépressive et privilégient les mécanismes projectifs ou la plainte sur soi. La lutte contre la dépression nécessite souvent le recours à l'alcool et/ou aux toxiques. Les situations traumatisantes ou de rejet peuvent provoquer des désorganisations de la pensée, d'allure psychotique, associant des idées de persécution et des pseudo-hallucinations. La résolution est toutefois rapide. Les accidents et les plaintes somatiques sont fréquentes, témoin de la difficile relation au corps.

L'importance de l'histoire et de l'environnement du sujet

L'absence de consensus sur la notion de *structure psychopathique* s'explique en partie par la variabilité du tableau clinique et par la position de carrefour que représente la psychopathie entre les troubles de la personnalité, l'histoire du sujet et la description séméiologique. La prise en compte de la trajectoire du sujet et de son environnement est donc primordiale pour apprécier la valeur pathologique des troubles et des conduites précisés plus haut. Le psychopathe fait souffrir son environnement plus qu'il ne souffre lui-même. C'est d'ailleurs très souvent du fait d'une pression de l'environnement que le psychiatre est amené à rencontrer l'adolescent. On s'apercevra alors des tentatives de soins ponctuelles, restées sans lendemain. C'est donc très souvent à travers le récit d'un tiers que le psychiatre va tenter de comprendre les troubles du comportement de l'adolescent.

La dynamique familiale est aisément repérable. Le père est très souvent absent ou totalement disqualifié dans sa fonction d'autorité et de représentant de la Loi. Il présente régulièrement des conduites alcooliques. La mère oscille entre des positions très protectrices ou rejetantes. Ces changements sont brusques et ne permettent pas à l'enfant d'anticiper et génèrent déjà une passivité dramatique. Les conflits familiaux sont la règle et plutôt agis (bagarres, etc.) que verbalisés. Le niveau socio-culturel est classiquement bas.

L'attitude parentale sera d'exiger des sanctions implacables contre l'adolescent à certains moments, et à d'autres d'être de connivence avec lui, en passant sous silence des actes délictueux. L'histoire infantile et pré-adolescente est marquée par une succession d'abandons (nourrices, foyers) et des retrouvailles idylliques rapidement décevantes. Dès la scolarité, l'enfant se signale par son instabilité et ses difficultés d'apprentissage. L'investissement scolaire est médiocre et orienté vers les classes d'éducation spécialisées. Le parcours institutionnel est marqué par une succession de protection et de rejet.

La pré-adolescence est caractérisée par l'entrée dans les bandes qui peut lui donner l'illusion d'une appartenance. L'intégration dans la bande est toutefois plus difficile qu il n'y paraît. L'adolescent est en fait coincé entre son besoin de séduire permanent, sa dépendance, et la contrainte insupportable que cela représente, avec le risque de rejet, de marginalisation. Cette période est également marquée par l'apparition des actes délictueux (vols de voiture, etc.), associés aux premières consommations d'alcool et de drogues.

Toute adolescence peut comporter ce type de conduites mais l'aspect répétitif et l'incapacité à s'engager dans une relation affective, éducative ou médicale signeront la psychopathie. « *On pourrait dire finalement que leur passé est fait d'histoires mais ils n'ont pas d'histoire* » (H. de Flavigny).

G. Diatkine et C. Balier insistent sur le cercle vicieux dans lequel sont pris ces adolescents : « *Leur comportement destructeur provoque leur entourage à se défaire d'eux, tandis que la discontinuité de leurs relations affectives empêche leurs relations objectales et leurs identifications d'évoluer.* »

L'agir apparaît évidemment comme une potentialité étroitement associée à l'adolescence. Quête d'un moyen d'expression, recherche d'une maîtrise, extériorisation des poussées pulsionnelles, il est un compromis devant les changements qui s'imposent à l'adolescent. Signe de la difficulté à intégrer et à lier ces changements par des représentations mentales, il est surtout l'expression d'un processus qui impose de vivre des expériences, d'extérioriser certains conflits, réactivés par la puberté. S'il faut donc éviter d'assimiler le processus normal de l'adolescence à la pathologie, il n'en demeure pas moins que des conduites agressives ou dangereuses sont fréquemment l'indice d'un fonctionnement psychique débordé et envahi par des fantasmes destructeurs, risquant d'entraîner l'échec de ce processus.

2.1.6. Les états limites

De plus en plus de cliniciens sont actuellement confrontés à une sorte d'abrasement, ou plutôt d'intrication, de pathologies qui pouvaient jadis apparaître archétypiques, « sémiologiquement pures ». Le tableau classique de la psychopathie, ou celui de certaines formes de schizophrénie (« psychoses blanches »), perd beaucoup de sa netteté livresque auprès de nombreux patients dits « limites ». Hugues Scharbach, neuropsychiatre, chef de service médico-psychologique infanto-juvénile à Nantes, illustre ce changement sémiologique à l'aide d'une expertise très intéressante.

Psychopathologie limite et transgression

H. Scharbach

Comme le situe J. Bergeret dans sa conceptualisation des états limites fondée sur des hypothèses psychogénétiques à partir d'études psychanalytiques chez des patients adultes et R. Misès en s'appuyant sur des psychothérapies d'enfants, il existe des similitudes structurales entre les pathologies limites de l'enfant que P. Jeammet et H. Flavigny nomment organisations psychiques intermédiaires d'expression par effondrement dépressif anaclitique et les formes de l'adulte. D'autres désignations sont encore à mentionner, telles les troubles abandonniques à propos desquels on connaît les recherches pionnières de G. Guex, ainsi qu'une grande partie de pathologies narcissiques.

Ekstein et Wallerstein (1954) décrivent des enfants semblables à des adultes *borderline* selon la description de Knight (1953) avec fluctuation de l'état du Moi et défaillance des mécanismes régulateurs. Pine en 1974, comme le soulignent J.-C. Heiman et E. Habinger, a essayé de systématiser la phénoménologie et la psychopathologie des troubles limites chez les enfants et les adolescents ; critiquant le concept d'un syndrome unique, il propose une métaphore spatiale évoquant une gamme de troubles occupant une zone intermédiaire entre névrose et psychose.

O. Kernberg (1979-1983) dégage des critères plus structuraux que cliniques chez l'adolescent, évoquant l'identité diffuse et la préservation en mosaïque de leur épreuve de réalité, selon le jugement des autres. Le potentiel évolutif chez l'enfant est certes plus diversifié, avec orientation possible vers d'autres formes morbides comme les expressions comportementales agressives de type psychopathique, où opère le renoncement à la restauration de l'objet et à la réparation, celles à type d'auto-vulnérance et de perversion, avec domination des pulsions partielles, celles névrotiques, celles à type de désordres affectifs avec, bien sûr, possibilité de co-morbilité.

Au plan étiopathogénique, les recherches vont des études d'histoires familiales aux études génétiques et des facteurs d'environnement et organiques, parmi lesquels ont été notés les dommages cérébraux *a minima*, constitués par exemple après une anoxie néonatale.

R. Misès rappelle que ces organisations ont en commun la gravité des failles narcissiques, les défauts de contenance de la vie psychique, de l'individuation, l'incapacité à affronter les conflits les plus évolués, dans leur expression mentalisée et le défaut d'élaboration de la position dépressive, d'où la prévalence d'une relation de type anaclitique, bien que le patient puisse accéder au travers des clivages, à des capacités adaptatives qui font illusion. On comprend de ce fait la vive réactivité aux menaces de perte d'objet et la prégnance des angoisses de séparation et d'intrusion. La reviviscence des blessures narcissiques s'articule à des expressions d'une avidité sans possibilité de comblement, s'inscrivant dans un contexte de tendance dépressive. Les conduites additives de l'adulte reflètent le fait que les processus d'intériorisation cèdent le pas au profit de mécanismes d'incorporation amputant et parasitant le Moi.

Dans certaines formes, on a une dépressivité sans culpabilité, mais avec un sentiment d'être démuni, sans valeur, sans qualité (complexe de la mère morte). Dans certaines autres formes, la dépression est marquée par des réactions agressives qui peuvent dans certains cas faire parler de dépressions hostiles. L'intervention de défense maniaque, ainsi que du déni et la projection, peuvent conférer une possible coloration euphorique. Ainsi se dessinent les contours de formes dysphoriques avec instabilité et labilité affective, ainsi que de réaction psychopathique. L'inaffectivité qui s'y retrouve permet d'échapper à la nostalgie de l'objet perdu comme le souligne R. Misès. Le sujet évite ainsi durablement la dépression. C'est dans ces formes évolutives que s'observent des attitudes histrioniques et une impulsivité, laquelle est répertoriée dans les troubles de personnalité borderline et antisociale du DSM III. Enfin, le retentissement cognitif est généralement sous-représenté dans les descriptions de ces formes morbides, caractérisé par des troubles de l'attention, de la conscience à type de déréalisation, des associations d'idées avec possibles note persécutoire et pensée plate, sans originalité, duplicative et de subtiles perturbations qu'A. Green a qualifié de bilogique.

Observation clinique

Gérald est un jeune métis de 16 ans, d'origine brésilienne, adopté à 10 ans et abandonné par sa famille adoptive à 14 ans eu égard à ses troubles du comportement transgressifs. Plusieurs placements ont été compromis par ceux-ci et par plusieurs fugues. Il a été interpellé alors qu'il avait violemment agressé un jeune homme qui discutait un soir en bord de mer avec un ami, étant accompagné de deux grands adolescents de rencontre récente, dont l'un de 21 ans devait déplorer par la suite lors de son expertise médico-légale avoir eu la conviction qu'il était majeur, selon ses dires. Ils circulaient à bord d'une voiture volée et devaient en voler une seconde. À la violence lors de l'agression devait faire suite celle lors de l'interpellation, lors de laquelle Gérald donnait un « coup de boule » à un policier, puis celle en Maison d'Arrêt puisqu'il devait agresser un éducateur et un surveillant. Se retrouvant au mitard, il enflammait ses draps avec une allumette.

La reconstitution de son histoire n'a pu être que parcellaire, compte tenu des remaniements importants et ruptures ayant affecté celle-ci, de ses défauts de mémorisation, de sa tendance à vivre dans l'immédiateté d'antécédents de toxicomanie et enfin d'une tendance défensive à la banalisation et à la réticence.

À propos de son origine brésilienne, il indique ne plus se souvenir de rien. Il ajoute : « *je perds la mémoire par moment ; j'ai peut-être des frères, des sœurs...* »

Aux policiers qui l'interpellaient, par ruse ou par désinvestissement, il devait donner un faux nom. Plus avant au cours de l'entretien, il évoque sa famille adoptive, en tenant des propos très négatifs sur son père qui l'aurait violé une fois, ainsi que le premier enfant adoptif du couple (qui a une sœur jumelle d'origine indienne), il y a trois ans, peu après sa venue dans la famille à l'issue d'un jeu. Les questions posées l'énervent, l'irritent, surtout celles portant sur sa famille. Nous devons ménager des pauses. Il présente moins d'épisodes d'hébétude alternant avec des moments d'agitation dans l'après-midi que le matin. Il poursuit : « *La D.A.S.S. s'est occupée de moi... bien jusqu'à ce qu'il me foute dans la rue... Quand je me bats, j'ai des crises et je tombe pas terre... c'est au niveau du cœur.* »

À propos des faits : « *Je ne me rappelle pas n'avoir pas donné mon vrai nom... Othman et Sébastien, je les connais depuis deux jours, je les ai rencontré à Nantes sûrement... Je ne me souviens pas avoir agressé des personnes. Est-ce qu'Othman a nié les faits ?* » « *J'ai deux personnes en moi* » « *Si j'ai envie de voler, c'est l'autre personne* » « *Quand je vole, après je regrette.* » « *J'ai des choses dans le corps qui bougent... des choses bizarres.* » « *J'adore la nature* » « *Les arbres, je les respecte... j'ai déjà semé des arbres.* »

Test de l'arbre : « *On ne me l'a jamais fait... Je commence par la racine... Un pommier... de 20-30 ans... Au Printemps... non vers l'automne... Je ne comprends pas pourquoi j'ai fait la branche bas comme ça... elle ne compte pas... Je peux faire un autre... Je vais vous faire un plant de cannabis... Eh ! Il faut plein de branches là-dessus... J'ai appris à l'école...* »

Test du Personnage : « *18 ans... Il attend qu'on l'aide et il tend la main et dit : venez tous... vous êtes tous des amis, il travaillerait, ferait beaucoup de choses...* »

Abandonné très rapidement par sa mère, Gérald est pris en charge par une tante qui le rejette très rapidement à la rue à Rio de Janeiro où il va vivre jusqu'à ses 9-10 ans. À 10 ans, Gérald est pris en charge par une œuvre d'adoption et adopté par une famille. Pour diverses raisons, le lien ne se fait pas, et en 1994, les parents adoptifs de Gérald signent un acte d'abandon, Gérald a alors 14 ans. Depuis son abandon, le comportement de Gérald n'a cessé de se dégrader malgré les multiples tentatives pour essayer de l'insérer et de le socialiser. En 2 ans, Gérald a connu 9 placements : lieu de vie, foyer de l'enfance, centre éducatif et technique, foyer d'accueil justice, lieu de vie, lieu de vie, foyer de justice, séjour de rupture (association), lieu de vie. Gérald ne tient aucune structure. Après une période de charme qui dépasse rarement les 3 semaines à 1 mois, Gérald adopte des comportements qui entraînent systématiquement son rejet. Il fugue, commet des larcins voire des vols, dégrade ses affaires, celles du lieu où il se trouve ou de lieux extérieurs. Il devient inaccessible à tout raisonnement, ne se maîtrise plus au point de faire de l'exhibitionnisme (fait noté en juin 95 par le foyer justice) et par un lieu de vie en juillet 95.

Gérald provoque jusqu'à se mettre en danger au regard de la société. Malgré une bonne volonté évidente au niveau du discours de vouloir s'insérer, malgré des projets d'avenir dont Gérald parle, il ne peut s'empêcher de se détruire par les conduites qu'il adopte.

Sur le plan de la sexualité, Gérald ne sait pas bien qui il est, tantôt attiré par les filles, tantôt par les garçons ou les rejetant tour à tour. Mais, plus grave encore, les violences dont il dit avoir été victime dans ce domaine dans sa petite enfance, et ensuite, n'ont pu que profondément perturber son développement psychique et sa personnalité. Gérald n'arrive pas à se créer un quelconque lien affectif et fait échouer par ses comportements (fugues, larcins, dégradations) toute tentative. Il se met et est en danger. Son placement au lieu de vie a également échoué. Il est hospitalisé dans le service du Docteur 'X' au CHS 'X' à la demande du Docteur 'Y' de la DASS mais au cours de l'entretien, il ne peut évoquer quoi que ce soit qui puisse être un embryon de projet pour son devenir. Il devait fuguer le lendemain.

Les faits s'inscrivent dans le contexte d'une personnalité inachevée, organisée de façon chaotique, de type limite avec défaut d'individuation, failles narcissiques, problématique identitaire, mauvai contrôler des émotions et des pulsions, notamment agressives, émergences incontrôlées des affects de violence, recours à la mise en acte et faiblesse des capacités d'élaboration secondaires et d'introspection et d'anticipation. Les troubles mnésiques allégués, en dehors de leur possible caractère utilitaire dans certains registres, participent davantage de processus de défense primitifs tels le clivage et le déni que du refoulement. L'épreuve de la réalité est dans l'ensemble conservée, même si en certains secteurs s'observent des déformations compatibles avec les traits psychotiques objectivables dans ce type de désordres graves de la personnalité.

Examen : Celui-ci a été long et difficile compte tenu des attitudes d'opposition et de provocation, ainsi que du relatif manque d'élaboration mentale de Gérald, avec parfois submersion par des affects de colère. Il s'emporte alors contre les gendarmes ou contre les surveillants. Cet entretien a comporté deux séquences, l'une le matin où il a montré des alternances d'épisode d'hébétude et d'agitation, l'autre l'après-midi où il s'est montré plus calme. Le contrôle afectivo-émotionnel est donc mauvais avec mauvaise gestion des émotions. La thymie est médiocrement modulée. Le cours de la pensée n'est cependant pas structurellement perturbé. Les capacités de raisonnement et de jugement apparaissent convenables dans les secteurs qu'il nous a permis d'explorer. Il allègue par ailleurs d'importants troubles amnésiques.

Au plan physique : il s'agit d'un sujet de bonne constitution aux cheveux abondants et crépus, portant une moustache. Les indications qu'il donne quant à sa taille et son poids sont fantaisistes : 1,80 m, 90 ou 110 kg selon lui et traduisant une revendication quant à une stature imposante. Il se plaint d'ailleurs d'avoir le pectoral gauche insuffisamment développé malgré de la musculation et voudrait qu'une intervention chirurgicale le modèle.

Discussion : Gérald est un grand adolescent de 16 ans, sans insertion socio-professionnelle, SDF prévenu de vols avec violence (sans ITT) en réunion, suivis de dégradations et de destructions.

L'étude de son histoire personnelle et des facteurs événementiels confrontée aux données de l'examen clinique amène à mettre en exergue les aspects suivants : enfant adopté tardivement, il aurait connu des expériences précoces d'abandon et de stress. Gérald évoque ses temps de scolarité en France, un début d'apprentissage en pâtisserie, ses placements en foyer, ses fugues, un placement éphémère en psychiatrie, ses T.S., ses vols... Voulant montrer un aspect démuni, il montre son pantalon, son polo et ajoute : « *Je les ai volés... je suis seul, sans argent... J'ai plein d'amour dans le cœur* », puis, peu après comme il aperçoit un surveillant à travers la vitre : « *Je vais le tuer lui... Je rêve de sang... en dormant et éveillé* » « *J'ai une bonne copine... il parait qu'elle attend un enfant de moi.* » « *Les médicaments qu'on me donne en ce moment ne sont pas suffisants...* »

Conclusion

1) L'examen du sujet révèle chez lui l'existence d'une *dysharmonie évolutive* participant pour partie de carences affectives et éducatives, peut-être de stress et traumatisme émotionnel avec médiocre régulation de la distance à l'autre, mauvaise maîtrise des affects et des pulsions, notamment agressives. Des troubles de l'identité sont bien repérables, en sorte qu'il puisse expérimenter des états de déréalisation en fonction de traits de personnalité psychotique. Il s'y associe d'importants aménagements de personnalité psychopathique avec facilité au passage à l'acte et faible apprentissage par l'expérience.

2) L'infraction reprochée au sujet est en grande partie en relation avec de telles anomalies.

3) Il a fait montre d'une importante dangerosité.

4) Il est en grande partie accessible à une sanction pénale.

5) Une psychothérapie intensive doit être mise en œuvre au SMPR puis ultérieurement de façon soutenue. Une guidance par une éducateur est indispensable.

6) Le sujet ne se trouvait pas au moment des faits atteint d'un trouble psychique à type de psychose délirante ou dissociative, ni neuropsychique à type d'obtusion de la conscience — les troubles amnésiques paraissant pour partie utilitaires — ayant aboli son discernement ou le contrôle de ses actes, au sens des articles 122-1 al.1 du Code pénal.

7) Le sujet se trouvait au moment des faits atteint de trouble psychique de type état limite ci-dessus décrits avec traits psychotiques ayant altéré de façon notable le contrôle de ses actes, eu égard à la facilité au recours à l'agir.

2.1.7. Les déficiences mentales

Les rapports entre l'intelligence et de la criminalité ont intrigué les criminologues. Il a été dit qu'un criminel était d'autant plus dangereux qu'il était intelligent, mais que les débiles se montraient davantage criminels que ceux qui ne l'étaient pas (ces derniers se montrant plus habiles à échapper aux enquêteurs...). Les schizophrènes, d'intelligence souvent supérieure à la normale, sont également capables de commettre les crimes les plus atroces. En fait, depuis Lombroso, la tentation était grande de comparer le Quotient Intellectuel avec l'asocialité ! Les recherches se sont avérées non seulement d'interprétation délicate, mais surtout redoutables quant à leurs enjeux doctrinaux et politiques[1]. Ce fut essentiellement dans le champ de la *délinquance juvénile* qu'ont eu lieu les plus importantes polémiques en matière de corrélation entre la faible efficience cognitive et la commission d'actes criminels (thèse de l'infériorité intellectuelle des délinquants juvéniles) [cf. II, 2.2.2.].

Henri Bernard, chef de service au Centre Hospitalier de Montfavet, et historien de la Psychiatrie, traite ici la question sous un angle inédit et particulièrement original.

Débilités, criminalités, créativité

H. Bernard

« Faute d'esprit...

Débilité (mentale), arriération (mentale), déficience (mentale), oligophrénie, retard (mental), selon la dernière classification en vigueur : l'idée ne date certes pas d'aujourd'hui, selon quoi un défaut plus ou moins considérable de la pensée est repérable comme phénomène, voire syndrome, voire encore catégorie psychiatrique. Elle tourne peu ou prou autour du manque ou du retard dans l'expression des facultés intellectuelles, avec des variantes autour de la faiblesse. Il est en fait question d'une inefficacité relative et précoce dans l'usage général des fonctions dites supérieures, et l'on peut se demander si ce côté opératoire ne constitue pas le principal ciment de l'ensemble syndromique.

1. Les bas niveaux de QI reflètent généralement des crimes grossiers (grivèleries d'aliments, chapardages divers, etc.) tandis que les hauts niveaux caractérisent le « crime en col blanc » et les hautes sphères de la mafia d'affaires ou politique. En fait, le bas niveau de *QI global* [souvent dû à de très mauvais résultats dans le champ des performances verbales et abstraites, avec cependant un maintien correct des performances adaptatives manuelles et concrètes, l'ensemble chutant évidemment mais sans refléter la dysharmonie] peut se trouver corrélé avec le faible pourcentage de mineurs capables d'effectuer leur scolarisation dans des conditions satisfaisantes, souvent à cause des difficultés d'insertion sociale de leurs parents. Ce n'est pas parce que de nombreux et jeunes psychopathes, de QI limite ou inférieur à 100, se retrouvent incarcérés, qu'il faut en conclure que la criminalité est le fait d'inadaptés sociaux d'intelligence faible. L'idée d'une banque de sperme pour la sélection de génies (William Shockley) [et au stade suivant l'élimination des délinquants débiles...] constitue une dérive éthique extrêmement grave du... génie génétique [II, § 3.1.].

Le concept n'a pas bonne presse. Les mots qui le désignent, régulièrement révisés d'euphémisme en euphémisme, paraissent toujours trop lourds, en ce qu'ils soulignent tantôt du trop-peu humain (arriéré, demeuré), tantôt de la monstruosité (idiotisme, tare). En ce sens, l'arriéré est le fou des fous, l'héritier et le concentré des pesanteurs et terreurs qu'inspire la folie. Et puis le concept, contaminé par les images et les doctrines de la dégénérescence, prend des allures vieillottes par rapport aux catégories psychiatriques qualifiées après lui.

Historiquement daté, il est le siège d'enjeux nosographiques violents. Une critique moderne a voulu le dissoudre dans la relativité sociale au prétexte que l'efficience s'aune dans un cadre donné (l'école par exemple). La psychiatrie de l'enfant a rendu des couleurs à une arriération abandonnée au préjugé d'une tare fixe et immobile. Elle l'a même restituée à la compréhension psychiatrique, pourrait-on dire. Plutôt que sur le défaut on s'est alors penché sur la défaillance, c'est-à-dire sur la dynamique du défaut, sur la structuration déficitaire. La névrose, la psychose, la démence, l'inscription familiale, les à-coups du développement ont ainsi pu éclairer la genèse et la structure d'un tel syndrome.

Le champ clinique, bien que divers, n'est pas si inconsistant qu'on le dit. Nous le considérerons *grosso modo* à hauteur de la débilité profonde, que l'on nommait naguère imbécillité, sans doute plus homogène que les stades moins invalidants. Binet le situait de la sorte : « *Est imbécile tout enfant qui n'arrive pas à communiquer par écrit avec ses semblables.* » Cela correspond à la phase de l'intelligence représentative préopératoire chez Piaget, que traverse l'enfant à l'orée de l'école. Cela correspond à des quotients intellectuels de 20 à 50, si l'on veut pousser à l'outrance la recherche d'équivalence. Cette imbécillité se situe, rappelons-le, entre l'idiotie où la parole même manque, et la débilité proprement dite, qui fait le joint avec la norme.

Et faute de responsabilité...

En droit français, plusieurs facteurs bornent la responsabilité des personnes. Au pénal, l'acte répréhensible ne suffit pas, puisqu'il doit découler d'une intention coupable. Il y a donc élément moral indispensable pour qualifier l'infraction. Dans plusieurs cas, il peut venir à manquer. Par exemple, si la personne est atteinte d'un « trouble neuropsychique ». Quand le trouble abolit le discernement, la personne n'est plus responsable pénalement. Quand le trouble altère le discernement, la personne reste responsable et punissable, mais il en est tenu compte dans la détermination de la peine (art. 122-1 CP). Une autre limitation de l'élément moral réside dans le constat d'une contrainte irrésistible (art. 122-2).

À ces deux titres, l'arriéré voit sa responsabilité pénale susceptible d'être amoindrie. En effet, il est ordinairement considéré comme porteur d'une symptomatologie neuropsychiatrique, et souvent réputé influençable. « *D'une manière générale, il est évident que l'imbécile, l'idiot ou le crétin (au sens médical) sont pénalement irresponsables : l'arriéré profond ou le débile profond ont un handicap intellectuel trop important pour que l'on considère qu'ils jouissent d'un véritable libre arbitre. La situation est parfois plus complexe pour le débile moyen, et pourra dépendre de la nature des faits qui lui sont reprochés et des circonstances dans lesquelles ils ont été commis. Le débile léger est quant à lui le plus souvent reconnu responsable.* » (F. Le Gunehec).

G. Heuyer estimait les idiots et imbéciles irresponsables, alors que les débiles, de responsabilité atténuée, sont si médiocrement punissables qu'il vaut mieux les confier à des institutions spéciales. En quelque sorte, l'arriéré participe à cette présomption irréfragable d'irresponsabilité que la loi reconnaît à l'enfant de moins de 13 ans, qu'elle exonère de toute condamnation, sinon de toute poursuite (loi du 22.7.1912). Le Code civil napoléonien exprimait ce rapprochement avec clarté : « *Le majeur qui est dans un état habituel d'imbécillité, de démence ou de fureur doit être interdit* » (art. 489 ancien), c'est-à-dire « *assimilé au mineur, pour sa personne et pour ses biens* » (art. 509 ancien).

Quoiqu'il en soit, puéril, obtus, maladif ou influençable, l'arriéré n'est que partiellement fautif. À peu d'intelligence, peu de torts. Cependant, le droit répugne à fonder l'irresponsabilité en principe, et cherche plutôt à aménager des degrés pratiques de la culpabilité et de la sanction. L'irresponsabilité n'est pas un droit. Elle doit du reste être dûment établie dans chaque cas. Le Code civil, en ses récents développements, insiste au demeurant sur la permanence de la responsabilité civile quant aux conséquences du méfait, quelque soit le handicap mental (art. 489-2). Au regard du droit, l'arriéré est un *extrême marginal.*

Le méfait apparaît brut

Dans un traité classique, Henri Colin énumérait les principaux crimes et délits des aliénés, et les arriérés y trouvaient une petite place :

■ *Le meurtre démentiel est exécuté sans apparence de raison, ou pour un motif insignifiant, puéril ou absurde.*

■ *Le vol est accompli avec imprévoyance, il revêt un caractère de niaiserie, d'absurdité, spécial à la démence.*

■ *En général les incendies à l'origine desquels on relève un mobile pathologique sont le fait d'individus arriérés.*

■ *Dans quelques cas, assez rares en réalité, des aliénés ou des anormaux commettent des réactions antisociales à l'instigation de malfaiteurs qui se servent d'eux comme d'instruments, et dissimulent leur personnalité derrière celle du malade. Il s'agit presque toujours alors de sujets arriérés ou affaiblis intellectuellement. On a pu pousser ainsi des imbéciles, des débiles, au meurtre, au vol ou à l'incendie.*

■ *Érotisme démentiel de l'idiot, ou dégénérescence.*

Cette citation donne les grandes lignes du discours assez bref de la médecine légale sur les oligophrènes. Quand on aura ajouté la propension à l'exhibitionnisme, à la bestialité et à la grivèlerie, on aura à peu près fait le tour des infractions typées. La moitié des incendiaires et des exhibitionnistes (reconnus malades mentaux) sont débiles. Par le biais de l'impulsion, on aura ouvert le champ de toutes les violences. Dans les Unités de Malades Difficiles, il y a deux ou trois fois plus de débiles que dans les unités de psychiatrie générale, attestant cette dangerosité. À partir de là, il y a eu tendance à construire un hybride mythique du criminel et du retardé (le criminel-né, de Lombroso/le dégénéré : 3e classe de folie héréditaire, de Morel).

Addad et Bénézech ont montré combien l'hypothèse de la débilité mentale comme facteur criminogène en général s'est dévaluée avec les ans et les études précises. Il en ressort que, si la débilité légère (la moins consistante comme syndrome, la plus relative) semble sur-représentée dans la population des délinquants, elle ne l'est pas de façon incontestable. De plus, la facilité à dénoncer, à avouer et à être arrêté par la force publique, très caractéristique des débiles, biaise beaucoup la comparaison. La psychiatrie des crimes est, somme toute, insuffisante. Car l'arriéré n'est pas très représentatif au royaume des criminels, ni par la gravité, ni par le déroulement, ni par la responsabilité. Cette psychiatrie manque assez le sujet. L'arriéré, à mi-chemin entre la volonté et l'acte, nécessite un abord propre.

Pourtant, cet acte a des qualités propres...

Tentons de caractériser la mise en œuvre des infractions par les majeurs oligophrènes.

1 – D'abord l'occurrence du crime est inversement proportionnelle à l'intensité du déficit. L'idiot, c'est-à-dire l'arriéré le plus profond, n'a guère l'occasion de sévir : « *c'est un administrateur très médiocre, mais à qui il n'a été confié que peu de capitaux, et qui ne peut guère faire de grandes sottises* » (Janet). Lorsqu'il commet un meurtre, l'affaire est mémorable : Heuyer conte par exemple, comment un arriéré muet et impotent, tua subrepticement son frère nouveau-né. Sollier disait que l'idiot n'est pas antisocial, mais extrasocial. L'imbécile, d'un degré moindre de handicap, est peu prodigue en infractions. C'est le paradoxe de l'arriéré délinquant : on l'absout volontiers pour des crimes qu'il ne pratique pas ! Le débile proprement dit cumule presque toute la délinquance des oligophrènes. Chez l'enfant déjà, c'était la débilité légère qui focalisait les troubles du comportement (Misès). Notons cette première étrangeté d'un syndrome d'autant plus expressif pénalement qu'il est léger.

2 – L'inintelligence comporte plusieurs traits qui ne sont pas nécessairement réunis, mais qui le sont souvent, et qui imposent leur style. Il y a l'imprévoyance, qui expose si facilement le sujet à être appréhendé. Il y a l'apathie, cette incuriosité, cette inertie mentale, cette volonté sans énergie dont parlait Esquirol. Il y a la fausseté du jugement, cette sottise sur quoi insistait Chaslin. Le discernement approximatif relativise bien sûr la conscience de la faute. Au total, ce n'est pas d'inintelligence au sens psychométrique qu'il s'agit : « *Ce qui manque surtout au débile mental, c'est le bon sens, le sens critique* », pour Scherrer.

3 – La crédulité et l'influençabilité, ajoutent un cachet de passivité à la naïveté fantasque. « *Les imbéciles sont généralement timides, craintifs et obéissants. Les malfaiteurs*

n'abusent que trop souvent de ces fâcheuses dispositions » (Esquirol). Chaque bande a peu ou prou son débile obéissant. C'est ainsi que le débile se retrouve homme de main ou vigie, entraîné dans des mauvais coups par pervers et malandrins. C'est ainsi que la fille débile se retrouve prostituée.

4 – L'humiliation. Scherrer au long de ses notes d'expertise, décrit une France provinciale où la débilité mentale infiltre un petit peuple d'ouvriers agricoles, plus ou moins miséreux. L'exploitation fait partie de leur vécu quotidien. La « *vengeance par la mise à feu* » est un symptôme de cette société, mais l'incendie volontaire n'est pas seul à exprimer la réaction contre l'oppression (vraie ou supposée) : les crimes de sang le font encore plus radicalement. La criminalité ancillaire en est tout imprégnée. La condition de l'arriéré doit intégrer cette dimension de victime plus ou moins consentante. « *Les débiles mentaux prennent une large place dans la catégorie des humiliés et des offensés* », écrit Scherrer. Une psychologie adlérienne de l'infériorité peut se déployer à partir de telles bases.

5 – L'immaturité affective n'est pas un apanage, mais elle est fréquente. Fixation exagérée aux images parentales, besoin de protection, manque d'autonomie, égocentrisme, réalisent en quelque manière le retard au plan du développement affectif. Cliniquement, elle en impose davantage que l'insuffisance cognitive, sous la forme de la puérilité.

6 – La débilité motrice apporte un cortège de faux mouvements et de gaucherie. Elle est d'autant plus fréquente que l'arriération est profonde. Lennie, le héros de *Des souris et des hommes* caresse les cheveux de la femme de Curley, qui le lui demande. Il caresse plus fort, elle se sent décoiffée, se débat, il se cramponne, elle crie, il panique, l'étrangle. Déjà sur les chiots, la caresse du plus fameux débile de la littérature s'appesantissait mortellement. Quand il buvait à la rivière, il plongeait toute sa tête dans l'eau. La scène du meurtre conjugue en fait l'envie, la peur, la disproportion, l'embarras et la maladresse.

7 – La (sur)compensation. Il n'y a pas de pur déficit. Il arrive que la réaction de prestance prédomine. De Greeff se plaignait jadis des condamnations injustes portées contre les débiles vantards, tant la psychologie du débile peut être masquée et incomprise. On sait les prodiges de mémoire que certains arriérés cultivent. Il y a aussi des prodiges de ruse, d'affectation, de dignité, de calcul, d'imitation. Il y a la solution de la mythomanie et de la forfanterie, et l'infraction assez huppée d'escroquerie.

8 – L'absurdité de l'acte. C'est une conséquence très visible de l'inintelligence, de la crédulité et de la foucade : le méfait ne revêt pas les caractères d'intentionnalité et de cohérence qu'une sage ordonnance assignerait. Un homme par exemple vole à l'étalage, sous les yeux du vendeur et de témoins, quelque insignifiante verroterie et s'éloigne sans dissimulation ni inquiétude. Le crime oligophrénique reste saugrenu, crûment utilitaire, bêtement agencé, d'une temporalité distendue. De Quincey ne l'aurait pas trouvé beau, lui qui, en quête de pureté esthétique, affirmait qu'« *il entre dans la composition d'un beau meurtre, quelque chose de plus que deux imbéciles — l'un assassinant, l'autre assassiné — un couteau, une bourse et une sente obscure* »... L'imputation d'absurdité n'engage bien sûr que le spectateur, quand bien même elle exprime une modalité singulière de l'agir.

9 – La toxicophilie, sous la forme commune de l'alcoolisation, n'est pas rare. Elle assure un des plus banals et licites assouvissements. Elle majore à l'envi le trouble de l'ordre public, l'attentat aux mœurs, le passage à l'acte. Elle colore l'incendie. C'est d'alcoolisme primaire qu'il s'agit, à début précoce, avec une recherche déterminante de la sensation forte.

10 – L'instabilité, l'irritabilité et l'émotivité viennent signer la débilité dysharmonique, davantage pourvoyeuse de violences. Dans plus de la moitié des cas, les mécanismes pervers, névrotiques, psychotiques transmuent en effet la débilité. Toutes les nuances de l'instabilité, de la colère ou de la panique compliquent le tableau, le dramatisent, le décuplent. L'instabilité explique le vagabondage, l'excitation entraîne l'excentricité sur la voie publique et l'outrage aux mœurs, l'impulsivité provoque les voies de fait. Voici un autre paradoxe : le débile est dangereux et délinquant surtout dans la mesure où il est autre chose que débile. Diverses maladies mentales, assez fréquentes, déséquilibrent en quelque sorte sa situation. On se reportera directement aux chapitres sur le délire, l'impulsion, la psychopathie.

Et sa psychologie reste largement à défricher

En somme, le déficient mental est d'une rare originalité. Fou des fous, il campe la dissemblance au cœur de la psychiatrie. Plus exactement, il semble que deux univers se côtoient. Celui de l'imbécillité d'une part, où la criminalité est maigre et où la spécifique absurdité règne. Celui de la débilité (en particulier légère) d'autre part, où s'exalte au contraire la délinquance, à travers toutes les variantes que la passion, l'intérêt, la perversion, la névrose, la psychose sont susceptibles d'induire. Le débile copie ou concentre les possibilités criminelles de la normale et de ses confins, dirait-on. L'imbécile au contraire crée un domaine à part.

Le constat n'a pas seule valeur criminologique. Ainsi Malraux tenait à distinguer de l'art des fous une création proprement oligophrénique : « *Maintes formes archétypiques de la folie sont déchiffrées, mais la couleur n'a pas fait l'objet de recherches, alors que la peinture des débiles mentaux nous révèle souvent un art spécifiquement chromatique, indifférent aux formes, bien étranger pourtant au bariolage. Naïveté, démence, semblent agir sur la couleur autrement que sur le trait.* » On pourrait avancer qu'il en va de même, dans l'acte délictueux, entre le tempo et le motif.

La référence à l'art ne tient pas du hasard. Notre siècle vouant un culte emphatique à l'intelligence (le cerveau d'Einstein, les surdoués, Mensa), des artistes contestèrent avec force son empire prétendu. Delteil taxait l'intelligence de rouée ; Dubuffet lui accordait un rang de petit savoir-faire illusoire et l'accusait d'obscurcir la clairvoyance. L'un des plus grands romans du siècle, *Le Bruit et la fureur*, a pour premier narrateur un arriéré, Benjy. Le roman consiste même dans le dépliement de son monologue lent et gourd.

L'art s'intéresse à la création, pas à l'aliénation. Sous l'attention, l'arriéré perd de son altérité. Avant lui, d'autres aliénés avaient été pris dans le mouvement par quoi l'humanité se questionne, se surprend et s'assume dans ses périphéries.

Une clinique compréhensive s'inspirera sans doute plus d'une telle attitude. Elle suivra les éclairages que la psychiatrie de l'enfant a su déployer. Elle éprouvera les tactiques en jeu dans l'acte criminel, selon les règles qui ont cours dans l'univers mental considéré. Le point de vue de l'infraction est moins riche de perspectives que le point de vue de la création.

Bibliographie

(1) ADDAD M., BÉNÉZECH M. (1978) : « *Insuffisants intellectuels et délinquance* », in : *L'irresponsabilité pénale des handicapés mentaux*, Litec, Paris.
(2) BINET A., SIMON T. (1907) : *Les enfants anormaux*, A. Colin, Paris.
(3) BOREL J. (1947) : *Le déséquilibre psychique*, PUF, Paris.
(4) CHASLIN P. (1912) : *Eléments de sémiologie et clinique mentales*, Asselin-Houzeau.
(5) COLIN H., DEMAY G. (1921) : « *Les aliénés délinquants et criminels* », in : *Traité de pathologie médicale* de Sergent, T. VIII, Maloine, Paris.
(6) DE GREEF E. (1928) : « *Normaux et débiles mentaux* », Rev. dr. pen. et crim., 793-826.
(7) DE QUINCEY T. (1827) : « *De l'assassinat considéré comme un des beaux-arts* », Black wood's magazine.
(8) DUBUFFET J. (1949) : « *L'art brut préféré aux arts culturels* », in *Prospectus et tous écrits suivants*, (1967), T. 1, Gallimard, Paris.
(9) ESQUIROL E. (1838) : « *De l'idiotie* », in : *Des maladies mentales*, Baillière, T. 2, p. 76-132.
(10) FAULKNER W. (1929) : « *The Sound and the Fury* », Ed. Cape & Smith, New York (tr. fr. *Le bruit et la fureur*, Gallimard, Paris, 1938).
(11) HEUYER G. (1968) : *Les troubles mentaux (Étude criminologique)*, PUF, Paris.
(12) JANET P. (1898) : *L'automatisme psychologique*, Alcan, Paris.
(13) LE GUNEHEC F. (1994) : « *L'irresponsabilité pénale (le point de vue du juriste)* », in : ALBERNHE T., TYRODE Y. : *Législation en santé mentale*, T. 3, Sédip Medical éd., Lyon, p. 393-413.
(14) MALRAUX A. (1976) : *L'intemporel*, Gallimard, Paris.
(16) MISES R., PERRON S., SALBREUX R. (1992) : *Arriérations et débilités mentales*, Encycl. méd. chir. (Psychiatrie), 37219 M, Éd. Techniques, Paris.
(17) SCHERRER P., BAILLARD M. (1980) : « *La débilité mentale* », in : *Approche clinique de la psychiatrie*, de Scherrer, T. 3, Simep éd., p. 6-38.
(18) SEINBECK J. (1937) : « *Of Mice and Men* », (tr. fr. : *Des souris et des hommes*, Gallimard, Paris, 1949).

2.1.8. L'épilepsie

L'épileptique a très longtemps été considéré comme différent, touché par le « grand mal », et parfois comme un être imprévisible, débordé par ses pulsions, et donc dangereux... Les progrès des chimiothérapies anticomitiales ont heureusement contribué à amoindrir la puissance d'un tel préjugé, mais n'ont pas complètement supprimé le fait que certains malades épileptiques pouvaient se révéler capables d'actes médico-légaux graves au décours de leurs crises. Jean-Louis Senon, Denis Richard et Edward Périvier (Poitiers) font ici magistralement le point sur ce sujet aux frontières de la psychiatrie et de la neurologie.

Épilepsie et criminalité

J.-L. Senon, D. Richard, E. Périvier

De tous temps, l'épileptique a été assimilé à un criminel potentiel et les premiers travaux de criminologie incitaient à redouter ses passages à l'acte, comme si la clinique de l'épilepsie se résumait à la seule fureur épileptique. Ce n'est que depuis quelques décennies que cet *a priori* s'est estompé tant du fait des progrès de la clinique, de traitements plus efficaces mais aussi d'une meilleure intégration sociale du malade handicapé et du développement de la réadaptation et de la réhabilitation. Comme le rappellent Loiseau et Jallon « *ce n'est pas la crise qui rend meurtrier, ce sont les pulsions qu'elles libèrent et les épileptiques qui commettent des crimes sont d'abord des malades mentaux.* » Les *a priori* restent aussi très ancrés en ce qui concerne le problème de la responsabilité pénale du sujet chez lequel on pouvait suspecter une comitialité : la simple constatation d'anomalies à l'EEG a longtemps amené les experts à proposer une irresponsabilité totale et il faudra attendre 1961 pour que Walker établisse les premiers critères cliniques et para-cliniques objectifs d'irresponsabilité.

L'épileptique, sujet d'étude du criminologue du XIXe siècle

L'épileptique a toujours fait peur ; le rejet et l'exclusion étaient habituels au Moyen Âge qui recherchait l'intervention divine pour son traitement comme le met en scène Breugel dans « *le pèlerinage de Meulebeeck* » près de Bruxelles, où les épileptiques devaient passer le pont pour obtenir un an de guérison.

Les premiers travaux de criminologie font une large place à l'épilepsie. Cesare Lombroso (1835-1909) rapproche criminalité, folie morale et épilepsie : il étudie en 1884 le *cas Misdea* et constate que chez lui « *aux caractères ataviques d'un criminel s'ajoutaient ceux pathologiques de l'épileptique... : je compris comment dans le délinquant, à l'anomalie atavique, s'imbriquait l'anomalie pathologique.* » Le passage à l'acte criminel naît de la rencontre entre folie morale et tendance criminelle liée aux traces d'atavisme. Pour lui le modèle de ce double déterminisme du crime se retrouve chez l'épileptique : pathologie à support organique survenant sur un terrain prédisposé. Lombroso, allant bien au delà de Morel, développe son argumentation à partir de la constatation que l'accident épileptique survient chez le malade ayant l'âge où il développe son sens moral et prend en compte les interdits : « *si une grave anomalie frappe le cerveau de l'enfant et qu'il en guérisse, nous observons que l'intelligence se développe plus ou moins bien... mais ce qui manque c'est la coordination d'un comportement social, si bien qu'il est souvent bizarre et immoral, voire même fou moral...* » Dans les *Archives d'anthropologie criminelle* publiées en 1886, les épileptiques sont ainsi classés dans les criminels « *par défaut organique* » dont on retrouve les caractères physiques et psychiques : « *stigmates de dégénérescence, oxycéphalie, asymétrie du crâne, daltonisme, oblitération du tact et de la douleur, férocité précoce, lascivité, affectivité éteinte, irascibilité, cynisme, délires et impulsions* »... ces mêmes caractères psychiques sont retrouvés pour lui à un degré moindre chez les « *fous moraux* ».

La conception de l'épilepsie développée par Lombroso était proche des travaux de l'époque ; elle s'inspirait de Jackson, Griesinger, Reich ou Tonnini. Lombroso va néanmoins plus loin que ses contemporains en suggérant qu'il existe un fond « épileptoïde » chez tous les criminels, en cela il dépasse la symptomatologie motrice ou sensitive des convulsions ; il évoque « l'épilepsie sensorielle » avec hallucinations ou impulsions, « l'épilepsie mixte » ou même « *l'épilepsie psychique que l'on détecte chez les fous moraux et les criminels nés.* » Folie, dans le sens de maladie mentale, et « folie morale », comme terrain du passage à l'acte criminel, seront pendant plus d'un siècle confondus, comme l'est la démence du criminologue et de celle du neurologue.

La criminologie française comme la psychiatrie du siècle passé ont fait de l'épileptique un sujet d'étude. Alexandre Lacassagne (1843-1924), à l'origine de l'école lyonnaise du « milieu social », a proposé une « *alternative au délire positiviste de Lombroso* », comme le rappelle Pierre Darmon. En 1881, il divise les criminels en trois catégories : « criminels de sentiment ou d'instinct », « criminels d'acte » et « criminels de pensée » ou « criminels aliénés », parmi lesquels il classe les « épileptiques homicides » qui étaient pour lui « *les plus horribles des assassins* » et pour lesquels il propose une relégation dans un asile spécialisé. Reconnu par la postérité pour la partie de ses travaux démontrant l'importance du milieu, Lacassagne proposait, à propos du crime commis par l'épileptique, une conception organiciste très proche de celle de Lombroso qu'il combattait pourtant.

Léonce Manouvrier (1860-1931) anthropologue de la même époque et disciple de Broca, oppose les « *crimes commis de sang froid, par habitude, sous l'influence de conditions sociologiques défavorables* », les « *crimes accomplis sous l'influence d'un trouble passager* » et les « *crimes inexplicables commis par des aliénés, épileptiques ou malades en délire.* » Charles Debierre, formé à Lyon et ayant longtemps exercé à Lille, estime que si l'on ne saurait confondre épilepsie, crime et folie, ils relèvent néanmoins des mêmes causes. Dans sa thèse de 1893, Maupaté, élève de Brouardel, étudie 65 enfants et adolescents criminels de 7 à 21 ans dans une méthodologie serrée, tout à fait exemplaire pour l'époque. Il conclue « *qu'aucun stigmate régressif ou dégénératif ne permet de reconnaître le criminel et, en l'internant dès l'enfance, de prévenir le crime.* » Pourtant la dangerosité criminelle des épileptiques restera une préoccupation constante des aliénistes et criminologues français, à l'image d'Émile Laurent pour lequel le crime « *est un accident dans la vie des dégénérés, des fous ou des épileptiques* ».

Le passage à l'acte criminel chez l'épileptique

La psychopathologie de l'épileptique est classiquement liée à quatre facteurs : type et fréquence des crises, siège des lésions cérébrales, influence de la personnalité sous-jacente, rôle du milieu de vie et de l'environnement. Les troubles du comportement peuvent être directement liés aux crises : critiques, avec des comportements inadaptés, comportements automatiques, ou stéréotypies comportementales, post-critiques, le plus souvent confusionnels. Dans d'autres cas, les troubles du comportement sont intercritiques et alors multifactoriels : lésionnels ou para-lésionnels, effet indésirable du traitement, réaction à l'intolérance du milieu ou à une surprotection, difficulté d'adaptation socio-profesionnelle…

On a ainsi individualisé une « personnalité épileptique » marquée par dépendance, viscosité, obséquiosité, adhésivité, verbosité, autant de traits qui tranchent avec la labilité thymique et émotionnelle, l'irritabilité, la elasticité et les colères explosives et imprévisibles, parfois peu motivées par l'intervention de l'entourage… Ces troubles du caractère et du comportement ont été longtemps attribués aux épilepsies du lobe temporal et rattachés à la dysrégulation limbique du contrôle des affects, mais on retrouve ces traits dans les épilepsies généralisées idiopathiques comme chez les patients qui surconsomment de façon désordonnée des psychotropes.

Au regard du criminologue, les épilepsies temporales constituent effectivement un cas particulier et la plupart des études s'accordent pour penser que comportements violents et épilepsie temporale sont corrélés (Elliott, 1992). Elles sont caractérisées par des crises partielles simples ou complexes qui peuvent se généraliser dans un second temps. Elles sont souvent marquées par des phénomènes psychiques, végétatifs, ou sensoriels. Des automatismes divers, notamment oro-alimentaires ou moteurs peuvent être évocateurs et sont suivis d'une confusion post-critique amnésique. Ces crises sont recherchées en cas de violence clastique, surtout quand les passages à l'acte se répètent dans les même conditions. L'EEG intercritique de surface peut être normal et de telles crises justifient les enregistrements prolongés ou répétés. Le diagnostic clinique et para-clinique est toujours difficile en particulier chez l'adolescent qui verbalise difficilement le vécu de ses crises (Elliott, 1992). La prévalence des passages à l'acte violents clastiques de l'épilepsie temporale, quelque soit le moment de survenue, est évaluée diversement dans la revue de Elliott : 4,8 % dans la série de Rodin portant sur 700 épileptiques, 7 % dans celle de Currie qui a sélectionné 666 cas d'épilepsie du lobe temporal, jusqu'à 38 % dans le travail de Falconer chez 50 malades porteurs de la même localisation.

La violence chez l'épileptique peut survenir dans trois moments différents de la maladie : au décours d'une crise, dans la période de confusion post-critique, ou entre les crises. Le passage à l'acte violent au moment d'une crise est considéré comme exceptionnel : dans la série de Delgado-Escueta et coll., elle représente 14 cas sur 5400 malades. La période de confusion post-critique est parfois à l'origine d'une agitation clastique chez un patient qui a perdu tout repère. Il est alors toujours bien difficile de déterminer s'il s'agit d'un automatisme moteur ou d'une réaction défensive du sujet face à un environnement perçu comme menaçant. Entre les crises, la violence de l'épileptique est souvent le fait de troubles du caractère favorisés par la désadaptation, le rejet ou la marginalisation. Une alcoolisation associée, ou une toxicomanie peuvent favoriser les passages à l'actes violents. De façon très exceptionnelle, la violence peut être en rapport avec une psychose aiguë : tableau paranoïde le plus souvent, mais aussi dans d'autres cas, projectivité et idées de persécution avec réactivité hypersthénique de défense ou passage à l'acte sur l'agresseur supposé. Dans d'autres cas les troubles cliniques se rapprochent d'un état crépusculaire avec déréalisation, obnubilation, dépersonnalisation, irruption de l'imaginaire dans la perception de la réalité et comportements automatiques. Des psychoses chroniques sont aussi décrites chez l'épileptique, sans personnalité prémorbide notable. Elles se rapprochent au niveau clinique d'un tableau de schizophrénie paranoïde avec un syndrome dissociatif et discordant atypique.

La prévalence de l'épilepsie, comme d'autres pathologies entravant les possibilités d'insertion, est supérieure dans les centres sociaux ou les établissement pénitentiaires. Cependant, la proportion de crimes et délits graves ne semble pas être plus élevée dans les groupes d'épileptiques (Whitman et coll., 1984). Les meurtres et assassinats commis par des épileptiques semblent rarement devoir être rattachés à une crise ou à la période post-critique. Effectivement un crime ne peut être commis que dans certains types de crises : il est difficile de le concevoir contemporain d'une crise partielle sans trouble de la conscience ou d'une crise généralisée avec troubles majeurs de la conscience rendant impossible une activité motrice élaborée. Il n'est envisageable que dans les crises partielles avec suspension transitoire de la conscience quand le malade ne fait ni chute ni convulsion. En période intercritique, un passage à l'acte criminel est le plus souvent en rapport avec les troubles du caractère, parfois liés à la détérioration mentale des encéphalopathies épileptiques graves ou plus rarement en rapport avec une psychose aiguë ou un état crépusculaire. Pour Loiseau et Jallon « *la tendance actuelle est de considérer que la violence est un comportement épileptique exceptionnel* ».

Expertise médico-légale et analyse de la responsabilité de l'épileptique

Pendant des années, la simple constatation d'anomalies lentes atypiques ou d'un aspect irritatif à l'EEG amenait l'expert à proposer une irresponsabilité pénale au sens de l'article 64 du Code pénal, le plus souvent sans aller plus loin dans l'analyse clinique et psychopathologique.

Loiseau et Jallon ont repris les critères de Walker (1961) qui peuvent être considérés comme consensuels ou tout au moins constituer les fondements de la réflexion clinique. Pour être reconnu irresponsable du fait d'une épilepsie, le sujet :

- doit être sujet à des crises épileptiques certaines ;
- la crise au décours de laquelle a été réalisé le passage à l'acte doit avoir les mêmes caractères cliniques que les crises habituelles du malade ;
- les données de l'EEG doivent être conformes au type clinique des crises ;
- le passage à l'acte doit être retrouvé dans l'analyse clinique comme contemporain d'une perte de conscience.

Dans le nouveau Code pénal, la recherche d'un trouble psychique ou neuropsychique ayant aboli le discernement ou le contrôle des actes du sujet au sens de l'article 122-1 alinéa 1 peut s'appuyer sur les critères de Walker. Par contre, l'altération du discernement ou l'entrave au contrôle des actes au sens de l'article 122-1 alinéa 2 prend en compte l'ensemble de la psychopathologie secondaire à l'épilepsie : troubles du caractère, troubles de la personnalité associés, détérioration éventuelle, effets comportementaux des traitements, comme l'incidence de la maladie sur la vie affective et sociale du malade. L'expert sera alors attentif à l'analyse psychodynamique qui est particulièrement complexe chez l'épileptique en prenant en compte l'aspect multifactoriel de sa pathologie et de ses conséquences.

Bibliographie

(1) COCCARO E.F., KAVOUSSI R.J., SHELINE Y.I., LISH J.D., CSERNANSKY J.G. (1996) : « *Impulsive aggression in personality disorder correlates with tritiated paroxetine binding in the platelet* », Arch. Gen. Psychiatry, 53, 531-536.
(2) DARMON Pierre (1989) : *Médecins et assassins à la belle époque*, Seuil, Paris.
(3) DEBIERRE C. (1895) : *Le crâne des criminels*, Masson, Paris.
(4) DELGADO-ESCUETA A.V., MATTSON R.H., KING L., GOLDENSOHN E.S., SPEIGEL H., MADSEN J., CRANDALL P., DREIFUSS F., PORTER R.J. (1981) : « *The nature of aggression during epileptic seizures* », N. Engl. J. Med., 305, 711-716.
(5) DELGADO-ESCUETA A.V., BASCAL F.E., TREIMAN D.M. (1982) : « *Complex partial seizures on closed-circuit television and EEG : a study of 691 attacks in 79 patients* », Ann. Neurol., 11, 292-300.
(6) ELLIOTT F.A. (1992) : « *Violence : The neurologic contribution : an overview* », Arch. Neurol., 49, 595-611.
(7) ERONEN M., HAKOLA P., TIIHONEN J. (1996) : « *Mental disorders and homicidal behavior in Finland* », Arch. Gen. Psychiatry, 53, 497-501.
(8) FERE C. (1890) : *Les épilepsies et les épileptiques*, Alcan, Paris.
(9) GEIER S., BANCAUD J., TALAIRACH J., BONIS A., ENJELVIN M., HOSSARD-BOUCHAUD H. (1976) : « *Automatisms during frontal epileptic seizures* », Brain, 99, 447-458.
(10) GESCHWIND N. (1979) : « *Behavioural changes in temporal lobe epilepsy* », Psychol. Med., 9, 217-219.
(11) HODGINS S., MEDNICK S.A., BRENNAN P.A., SCHULSINGER F., ENGBERG M. (1996) : « *Mental disorder and crime* », Arch Gen. Psychiatry, 53, 489-496.
(12) JORDAN B.K., SCHLENGER W.E., FAIRBANK J.A., CADDELL J.M. (1996) : « *Prevalence of psychiatric disorders among incarcerated women : II convicted felons entering prison* », Arch. Gen. Psychiatry, 53, 513-519.
(13) LACASSAGNE A. (1895) : *Précis d'hygiène privée et sociale*, Masson, Paris.
(14) LOISEAU P., JALLON P. (1979) : *Les épilepsies*, Masson, Paris.
(15) LOISEAU P., JALLON P. (1990) : *Dictionnaire analytique d'épileptologie clinique*, John Libbey éd., Londres & Paris.
(16) MANOUVRIER L. (1893) : « *La genèse normale du crime* », Bulletin de la Société d'anthropologie de Paris, 405-458.
(17) MUCCHIELLI L. (1994) : *Histoire de la criminologie française*, L'Harmattan, Paris.
(18) PEREZ M.M., TRIMBLE M.R. (1980) : « *Epileptic psychosis. Diagnostic comparison with process schizophrenia* », Br. J. Psychiatr., 137, 245-249.
(19) POND D.A., BIDWEL B.H. (1959) : « *A survey of epilepsy in fourteen general pratices. II : social and psychological aspects* », Epilepsia, 1, 285-299.
(20) SLATER E., BEARD A.W. (1963) : « *The schizophrenia-like psychoses of epilepsy* », Br J. Psychiat., 109, 95-150.
(21) TEPLIN L.A., ABRAM K.M., Mc CLELLAND G.M. (1996) : « *Prevalence of psychiatric disorders among incarcerated women. I : pretrial jail detainees* », Arch. Gen. Psychiatry, 53, 505-512.
(22) TREIMAN D.M. (1986) : « *Epilepsy and violence : medical and legal issues* », Epilesia, 27 (suppl. 2), S.77-S.104.
(23) TRIMBLE M.R. (1987) : « *Les effets cognitifs des médicaments antiépileptiques* », Rev. Neurol., 143, 420-428.
(24) VIRKKUNEN M., EGGERT M., RAWLINGS R., LINNOILA M. (1996) : « *A prospective follow-up study of alcoholic violent offenders and fire setters* », Arch. Gen. Psychiatry, 53, 523-529.
(25) WALKER E.A. (1961) : « *Murder or epilepsy ?* », J. Nerv. Ment. Dis., 133, 430-437.
(26) WIESER H.G., LANDIS T. (1983) : « *Is the « interictal behaviour syndrome of temporal lobe epilepsy » really an interictal phenomenon ?* », Neurologia and Psychiatria, 6, 70-78.

2.1.9. L'alcoolisme

T. Albernhe

L'*alcoolisme* est volontiers associé à la notion de *violence*, c'est pourquoi aborder la problématique de l'alcoolisme, dans ses multiples dimensions, revient toujours à traiter de celle de la *sécurité des personnes*.

Dans l'imagerie populaire, la pègre s'alcoolise volontiers et fréquente assidûment bars, débits de boissons et salles de jeux (la criminalité en col blanc échappe cependant à ce cliché...). Délinquant et buveur partagent souvent le même mythe, de l'homme voulant paraître fort, viril car tolérant bien l'alcool, n'ayant peur de rien ni de personne...

Le rôle de l'alcool comme facteur criminogène direct n'est plus à démontrer, ainsi que l'atteste une littérature particulièrement abondante, et des descriptions à la Zola...

E.M. Jellinek (1960) voyait en l'alcool un toxique destructeur, responsable de dommages graves, causés à la fois au buveur et à la société. En revanche, le rôle de l'alcool en tant que révélateur d'une — hypothétique ! — « prédisposition criminelle » qui semblait n'attendre que le produit pour passer au stade supérieur de la concrétisation du crime, reste l'objet de vives polémiques, bien souvent sous-tendues par une idéologie politique. Benigno di Tullio[1] a soutenu la thèse de la *prédisposition* à devenir criminel (ainsi qu'alcoolique, association morbide fréquente pour les anciens criminologues...) : « *Il y a [...] lieu d'admettre que l'alcool seul, tout en étant susceptible de déterminer des actions criminelles de nature occasionnelle, ne donne lieu à l'accomplissement d'actions criminelles que lorsqu'il agit comme facteur secondaire, sensibilisateur et révélateur de particulières dispositions et tendances criminelles préexistantes. On en trouve du reste la confirmation chez ces sujets qui, toutes les fois qu'ils abusent de substances alcooliques, deviennent violents, agressifs, fortement intolérants à toute instigation offensive et à tout ce qui tend à limiter leur activité, et commettent ainsi, avec une extrême facilité, des actions de violence plus ou moins grave envers l'autorité et envers autrui* ».

La thèse d'aujourd'hui est que la *rencontre* d'un sujet et d'un toxique, à un certain moment et dans un certain contexte, peut effectivement entraîner une « désinhibition » (c'est-à-dire une *révélation*, non une création) de « tendances » refoulées, mais ne peut valablement servir d'argument pour affirmer l'existence d'une quelconque « prédisposition criminelle ». En revanche, l'existence de seuils de tolérance alcoolique individuelle variables, et ce constitutionnellement, explique les conséquences plus ou moins dangereuses d'une ivresse, dans le cas d'un syndrome de perte de contrôle.

La question de la *responsabilité pénale des sujets alcooliques*, déjà posée en leur temps par Aristote et par Adrien, ne fait toujours pas l'objet d'un consensus, tant sont passionnées les prises de position et considérables les enjeux (idéologiques et économiques). De même, les modalités médico-légales de prises en charge des alcooliques criminels varient largement suivant les pays (l'alcoolisation pouvant parfois, à elle seule, être considérée comme délictuelle, car enfreignant par exemple un tabou religieux).

Il est habituel de lire que l'alcoolisme serait responsable de près du tiers des crimes[2] ; en fait, sans amoindrir l'importance de l'alcool en tant que facteur criminogène — et aussi victimogène ! — force est de constater que, puisqu'il existe des *facteurs étiologiques communs* à l'alcoolisation et à la criminalité (difficultés d'insertion sociale, chômage, pauvreté, etc.), il s'avère particulièrement délicat de faire la part des choses entre ce qui revient directement à l'alcoolisme (par exemple un accident de circulation routière imputable à l'ivresse d'un conducteur) et ce qui lui est simplement associé (ce n'est pas en effet parce qu'un délinquant d'habitude boit que ses crimes sont liés à l'alcool...). Il importe donc de nettement différencier les actes médico-légaux proprement dits résultants d'une intoxication alcoolique, aiguë ou chronique là n'est pas ici la question, des actes que l'on ne peut plus dire médico-légaux puisqu'ils ne relèvent pas d'une relation de causalité entre le toxique et le comportement ; les études épidémiologiques ne font hélas pas toujours la distinction...

Pour Enrico Ferri, les coups et blessures, ainsi que les homicides, varieraient en fonction de la consommation annuelle moyenne d'alcool par habitant, comme si le toxique, surtout dans les « régions à sang chaud » (ce qu'est l'Italie...) favorisait les rixes ; mais la non-validation épidémiologique de cette hypothèse, pourtant séduisante, ne fait que témoigner de l'origine forcément plurifactorielle du phénomène criminel. De plus, à notre époque, l'alcoolisme s'associe volontiers à d'autres formes de dépendance (médicamenteuse, en particulier) si bien qu'il s'avère délicat d'individualiser ici un phénomène criminogène direct et péremptoire, malgré la mise au point de techniques d'investigation ayant fait leurs preuves, telles que la méthode des échantillons, la méthode géographique et la méthode chronologique.

Les états d'alcoolisation et leurs conséquences médico-légales

Les enquêtes d'épidémiologie en milieu carcéral ont montré que les états d'alcoolisation, aigus ou chroniques, faisaient parler d'eux en termes de violences *contre les personnes*

---

1. DI TULLIO B. (1951) : *Manuel d'anthropologie criminelle*, Payot, Paris.
2. Pensons à cette phrase de Marc Twain : « *Les statistiques sont au monde ce que le lampadaire est à l'ivrogne : elles n'apportent pas toute la lumière, mais elles sont un précieux soutien...* ».

(homicides[1], coups et blessures, outrages, voies de faits, délits sexuels...) davantage que *contre les biens* (vols, incendies, casses de voitures, etc.[2]). Ils sont fréquemment impliqués dans des accidents domestiques, de chasse, du travail, ou encore de trafic routier. Ils ne sont pas forcément l'œuvre de patients, rappelons-le. Ils accompagnent volontiers les psychopathes dans leurs pérégrinations existentielles, mais dans ce cas la responsabilité pénale de ces derniers est pratiquement toujours reconnue [II, § 2.1.5.]. Ils peuvent également masquer un autre trouble mental, par exemple dépressif ou délirant, et en ce cas le traitement s'efforce d'agir aux deux niveaux de dysfonctionnement. Ils s'accompagnent actuellement de plus en plus d'autres formes de dépendance, toxique ou polymédicamenteuse [II, § 2.1.10.], si bien que les tableaux cliniques classiquement décrits n'ont plus qu'une importance toute relative.

Les états d'ivresse

C'est souvent à l'occasion d'une ingestion immodérée et brutale d'alcool chez un alcoolique chronique ou chez un non-buveur d'habitude que peuvent apparaître des « dérapages comportementaux » à type de rixes (par exemple entre buveurs excessifs, mais aussi entre le buveur et celui qui a la malchance de se trouver là et de lui déplaire...), de coups et blessures du conjoint, de maltraitance d'enfants (pensons plus particulièrement au viol incestueux)...

Les descriptions classiques des accidents aigus, si elles nous renseignent sur l'étiopathogénie, ne nous éclairent qu'imparfaitement sur la dynamique criminelle réelle de l'état d'ivresse.

Il est ici habituel de citer, à côté de la forme commune (expansive, triste ou mixte, selon les sujets) plusieurs variantes : coléreuse (clastique, avec la classique « scène de ménage » [II, § 1.2.1.1.]), hallucinatoire (dite de Garnier, qui l'a le premier décrite), délirante, convulsive, sidérante et comateuse d'emblée, procursive. Certaines « ivresses compliquées » (dont l'intoxication alcoolique idiosyncrasique, d'existence nosologique d'ailleurs contestée...) peuvent engendrer des états crépusculaires responsables d'actes médico-légaux [II, § 2.1.3.], le patient prenant par exemple un bruit anodin pour un tir d'arme à feu et, se croyant menacé, ripostant à sa façon[3]. De ce qu'ils arrivent à raconter *a posteriori* de leur état de confusion mentale, les patients expliquent souvent avoir eu le sentiment d'être menacés et décrivent un vécu d'étrangeté particulièrement anxiogène qui ne semble pouvoir se résoudre que par le passage à l'acte hétéro- et parfois auto-agressif (défenestration, automutilation...). L'enquête, l'examen clinique, et bien sûr l'alcoolométrie confirment en général facilement le diagnostic. Un électro-encéphalogramme est également conseillé, à la recherche d'une pathologie comitiale par exemple.

L'alcoolisme chronique

L'alcoolisme chronique peut, à sa façon, être responsable d'actes médico-légaux sérieux : l'« éréthisme nerveux », la labilité émotionnelle, les troubles caractériels, dégradent

---

1. Les homicides dus à l'ivresse alcoolique sont classiquement décrits comme étant particulièrement impulsifs et brutaux, commis avec un acharnement stupide, parfois même simultanément sur plusieurs victimes, ces dernières appartenant souvent à l'entourage de l'agresseur. Le délire de jalousie alcoolique peut également conduire à un homicide, mais dans un autre contexte : après des mois de soupçons ou de calomnie du conjoint, et surtout des pérides d'alcoolisation qui réactivent les mécanismes délirants de type paranoïaque du patient. Ailleurs, il s'agit d'un crime passionnel [II, § 1.2.1.2.].

2. Il s'agit là pour Jean Pinatel (1958) d'une criminalité spécifique ; elle est en tout cas statistiquement repérable, en matière d'injures, de coups et blessures ou d'homicides, de maltraitance infantile et d'inceste, d'agressions sexuelles, de délits d'imprudence et d'actes incendiaires. Mais rien ne permet de prévoir de quelle manière le sujet alcoolique transgressera la loi, ni si, en cas de nouvelle alcoolisation, la récidive sera une iso-récidive ou une hétéro-récidive.

3. Pour A. Hesnard, ces distinctions auraient une valeur essentiellement didactique : « *Il n'y a pas de limite nette entre l'ivresse normale et l'ivresse pathologique* » écrit-il. « *Celle-ci peut revêtir d'ailleurs des formes différentes : état somnambulique plus ou moins net, ou état crépusculaire, la gravité de l'obnubilation de la conscience se mesurant par le degré d'amnésie lacunaire ultérieure ; état subdélirant avec hallucinations visuelles et parfois pantophobie ; ou formes caractérielles, l'alcool amenant deux traits morbides et dangereux du caractère : irritabilité parfois impulsive (agressive envers la femme, les enfants, les voisins, l'autorité) et jalousie conjugale, qui peut occasionner les coups et blessures ou même l'homicide, du conjoint plus souvent que du rival imaginaire ou réel* ». [HESNARD A. (1963) : *Psychologie du crime*, Payot, Paris].

évidemment les relations du patient avec son entourage et diminuent les capacités de tolérance de chacun... Des épisodes aigus ou subaigus, par exemple à l'occasion d'un sevrage brutal (*delirium tremens*) peuvent émailler une « carrière éthylique » bien remplie. L'onirisme hallucinatoire polymorphe avec agitation et intense vécu de persécution peut conduire le patient à des actes graves d'hétéro-agression, y compris de soignants, actes que le sujet comprendra d'autant moins qu'une fois sevré il gardera une amnésie lacunaire de l'épisode délirant (et parfois même quelques idées fixes post-oniriques anxiogènes et/ou de revendication). Des crises comitiales peuvent également apparaître chez un patient déjà connu comme buveur excessif, et avec elles leur cortège d'accidents neuropsychiques, dont des voyages pathologiques, des automatismes ambulatoires et des fugues, etc., qui posent à l'expert bien des difficultés de reconstitution biographique événementielle et d'appréciation de responsabilité (bien qu'en général une responsabilité de principe soit ici retenue). D'autres perturbations mentales graves sont décrites, comme pouvant être à l'origine de comportements antisociaux : les psychoses délirantes alcooliques chroniques (dont le classique délire à éclipses de Legrain et Delmas), les encéphalopathies chroniques (mais à un tel stade d'évolution, les capacités de délinquance du patient sont en général contenues dans l'institution qui le soigne)...

Le problème de l'alcoolisme chez les mineurs

L'alcoolisme est actuellement en augmentation chez les mineurs, au même titre d'ailleurs que les autres conduites addictives [II, § 2.1.10.]. Mais l'alcool, en tant que facteur criminogène direct, a une importance relativement faible. D'une génération à l'autre, l'alcool reste cependant un vecteur de violence incontestable, en particulier au sein de la famille. L'association de l'alcool à d'autres toxicomanies brouille les pistes des enquêtes épidémiologiques et ne permet pas de conclure valablement.

Chez l'adolescent, les rituels de bizutage ou d'intromission dans une bande sont fréquemment liés à des transgressions arrosées et clandestines de la loi, d'où leur sous-estimation épidémiologique ; mais ce n'est pas pour autant qu'ils amènent l'adolescent à un ancrage dans ce type de conduite. L'alcoolisme peut également être responsable de phénomènes de violence collective, en bandes d'adolescents, comme c'est par exemple le cas avec des groupes de supporters sportifs ivres et « déchaînés ».

Aux travaux historiques de Georges Heuyer[1] sur les phénomènes d'alcoolisation de jeunes délinquants français, dans les années d'avant-guerre (1938-1939) — travaux qui avaient conclu à une importante transmission transgénérationnelle de l'alcoolisme (près de 50 % de ces jeunes avaient en effet un parent lui-même alcoolique) — il convient maintenant d'ajouter les études de D. Bailly, de M. Choquet, de A. Féline, de M. Fontan, de J. Zourbas, de J.-P. Roussaux... Elles montrent un important accroissement des états d'ivresse alcoolique, et corrélativement des actes médico-légaux (surtout chez les garçons[2]).

L'image de l'archétype viril-buveur-délinquant ou viril-buveur-paramilitaire influence considérablement les comportements de masse d'adolescents en mal d'identification et en situation de *drift* (en référence aux travaux du sociologue David Matza sur la délinquance juvénile).

En matière de représentation sociale de la consommation excessive de toxique, Pierre G. Coslin estime que les adolescents actuels ne réalisent pas vraiment le danger qu'ils encourent par la dépendance ; les interrogeant sur ce qui fonde réellement pour eux le caractère excessif de la consommation (fréquence des prises alcoolisées, quantités ingérées, conséquences médicales), il note[3] : « *Les adolescents mettent particulièrement l'accent sur la quantité consommée et sur le risque de dépendance. Ils s'avèrent partagés en ce qui concerne l'état d'ébriété et sont minoritaires à associer le caractère excessif à une consommation régulière ou à un risque d'accoutumance. [...] pour la majorité des jeunes, ce qui est excessif, c'est d'absorber trop de boissons*

---

1. HEUYER G. (1969) : *La délinquance juvénile*, PUF, Paris.
2. Ces états d'ivresse s'obtiennent généralement, à l'instar d'un flash d'héroïne, par absorption massive d'alcool fort, de manière sporadique mais itérative, parfois sous forme d'une polytoxicomanie. Cette alcoolisation particulière de « défonce » peut entraîner l'adolescent vers une forme de marginalisation sociale, et amorcer une future « carrière criminelle ».
3. COSLIN P.G. (1996) : *Les adolescents devant les déviances*, PUF, Paris.

alcoolisées à la fois, non d'en prendre une quantité relativement importante, mais par petites prises répétées. Et encore, le fait de se saouler n'est associé au caractère excessif que par un sujet sur deux ! »

Selon que l'alcoolisation sera un épiphénomène ou au contraire une conduite agie avec dépendance comportementale, voire dépendance physique ou psychique, la stratégie thérapeutique sera toute différente. Face à l'utilisation d'alcool, par un adolescent, dans une fonction désinhibitrice évidente afin de faciliter l'accès à une conduite déviante ou hétéro-agressive, le problème sera triple : en plus de l'écoute psychothérapique, habituelle mais ici particulière vu le contexte, de l'adolescent, s'ajoute la question du sens à donner à l'alcoolisation et surtout celle de la signification de la transgression. C'est le plus souvent en effet pour aboutir à « *une mise en acte de leur violence interne*[1] » que l'adolescent recourt à la boisson.

La dynamique criminelle dans les états d'alcoolisation

La psychopathologie est ici bien connue, faisant référence aux concepts de désinhibition et de « dissolution du Surmoi dans l'alcool », de régression affective, d'impulsivité. Les idées délirantes de jalousie, associées à une diminution de la puissance sexuelle chez l'homme, peuvent favoriser le passage à l'acte agressif envers la partenaire. L'exhibitionnisme, les attentats à la pudeur, voire l'inceste, témoignent ici d'une « dangerosité sexuelle » dont l'auteur, bien que conscient, ne semble pas souvent prendre spontanément en compte, à moins de s'y trouver contraint et forcé, par exemple à l'occasion d'une injonction thérapeutique. Dans l'immense majorité des cas, le recours à l'alcool s'explique par l'impossibilité qu'éprouve le sujet d'affronter directement un problème (conjugal, professionnel...), l'anxiolyse rapide due au toxique compensant en quelque sorte la frustration relationnelle ou existentielle éprouvée.

Le rôle de l'alcool en tant que « détonateur », dans une situation précritique de violence intra-familiale larvée, est évident. Il ferait passer le sujet d'une zone à risque vers une zone criminelle, en abaissant le seuil d'autocontrôle individuel. Cet abaissement liminaire serait à son tour responsable de la libération d'une hétéro- et parfois d'une auto-agressivité, ordinairement refoulée. Il importera cependant de distinguer les dynamiques criminelles dans lesquelles le toxique — et ceci est valable non seulement pour l'alcool mais d'une manière générale pour tous les toxiques psychotropes — est la cause directe du passage à l'acte, de ceux dans lesquels il n'a joué qu'un rôle indirect de facilitateur. La nouveauté sur ce sujet consiste à s'intéresser au rôle victimogène du toxique, ainsi qu'aux conséquences victimelles, chez les enfants, de l'alcoolisme des parents.

L'alcoolique agresseur

Benigno di Tullio[2] nous invite à distinguer les alcooliques « *qui sont entraînés au crime à la suite de troubles psychiques consécutifs à l'intoxication alcoolique, de ceux qui sont des criminels constitutionnels (personnalités psychopathiques) et qui s'enivrent délibérément en vue de commettre l'acte qui leur est reproché* ». Pour lui, « *cette différenciation doit être rigoureusement observée, aussi bien aux fins de l'évaluation du crime et de l'état dangereux du criminel, qu'aux fins de la prophylaxie sociale et du traitement thérapeutique de ces individus* ». Bien que critiquable sur le sujet de l'existence de « criminels constitutionnels », cette remarque introductive n'en est pas moins pertinente quant à l'abord expertal mais aussi thérapeutique des « crimes alcoolisés ». Selon la séquence temporelle de l'acte, il est en effet possible de décrire plusieurs cas de figure, de nature criminologique différente, permettant de mener une discussion quant à la responsabilité du sujet dans l'acte qui lui est imputé :

L'alcoolisation précède le crime :

– soit l'état d'imprégnation alcoolique est faible, et dans ce cas il ne peut être tenu pour responsable du passage à l'acte, même s'il est communément admis que la désinhibition induite par l'élévation du taux d'alcoolémie ait pu faciliter l'acte. L'absorption d'alcool peut d'ailleurs avoir une visée anxiolytique, volontairement recherchée par le futur criminel (effet de dopage). La responsabilité du sujet sera ici entière, sauf évidemment si une autre cause d'irresponsabilité pénale est mise en évidence (trouble psychique sans rapport avec l'état d'imprégnation alcoolique, contrainte externe, etc.).

1. Selon la formule de Marc-Gérard Schweitzer et Nielle Puig-Verges in : « *Violences externes et premières alcoolisations* », Psy. Franç., 1992, 1, 58-68.
2. DI TULLIO B. (1963) : *Principes de criminologie clinique*, G. Crescenzi trad. (1967), PUF, Paris.

– soit l'état d'imprégnation alcoolique est susceptible de modifier notablement le comportement du sujet (d'où l'importance de la connaissance de l'alcoolémie et des réactions individuelles à l'alcool), et dans ce cas il convient de s'interroger sur l'ancienneté de l'intoxication : si celle-ci renvoie à un alcoolisme chronique, l'expert aura à se prononcer sur le degré de dégradation des facultés psychiques du patient ainsi que sur ses capacités criminogènes ; si en revanche celle-ci est récente et peut être considérée comme un état d'ivresse, il est évident que, parce qu'il n'était plus maître de lui-même lors des actes qui lui sont reprochés, le sujet — qui n'est pas forcément un malade — voit sa responsabilité discutée : pour les uns, la responsabilité devrait être nulle (puisqu'il y a eu à la fois perte d'auto-contrôle et de lucidité), pour les autres elle devrait être atténuée, pour d'autres enfin elle devrait être entière, voire même aggravée (car le sujet savait qu'en buvant il risquait de devenir dangereux). En matière d'accident de circulation commis sous l'emprise de la boisson, c'est cette dernière position qui est actuellement adoptée en France.

L'alcoolisation et le crime sont simultanés : il n'est plus ici question de connaître l'ordre exact de succession des faits ; simplement la reconstitution conclut à une intrication, sans forcément de cause à effet (par exemple dans le cas d'un viol de groupe, chacun des violeurs buvant avant, parfois pendant, et surtout après l'acte, et faisant aussi souvent boire la victime pour qu'elle soit moins résistante et devienne amnésique). Les dynamiques criminelles dans lesquelles le sujet alcoolique, initialement agressé, riposte de façon démesurée et qui, de victime, devient agresseur à son tour, entrent dans ce cas de figure. Nous pourrions d'ailleurs parler ici d'alcoolisation-dopage criminelle, dans la mesure où le (ou les) auteur(s) a (ont) besoin de s'alcooliser pour franchir la barrière de la loi pénale et concrétiser leur volonté criminelle.

L'alcoolisation suit le crime : elle a ici pour finalité la recherche d'une anxiolyse, voire d'une amnésie pour abraser le sentiment de culpabilité. Il n'en est pas tenu compte dans l'estimation de la responsabilité lors du procès pénal.

Il importera donc de distinguer d'une part l'*alcoolique criminel* (malade alcoolique devenu criminel à cause de son intempérance), et le *criminel alcoolique* (criminel qui boit mais dont le crime n'est pas dû à l'excès de boisson).

Le fait que le sujet allègue une amnésie de la réalisation de son acte criminel ne peut être valablement retenu comme un facteur d'atténuation de sa responsabilité pénale : d'une part parce que de telles allégations peuvent correspondre à une stratégie délibérée de défense, et hormis quelques rares cas d'états crépusculaires où l'amnésie est effective, le plus souvent la remémoration est, certes difficile, mais en tout cas partiellement possible, mais surtout d'autre part parce que la question de la responsabilité doit se poser, non à l'expert, mais au magistrat [IV, § 1.1.].

La responsabilité pénale de l'intéressé doit-elle varier en fonction de la forme clinique de l'ivresse ou de la pathologie alcoolique ? De nombreux auteurs plaident pour une atténuation de la responsabilité pénale en cas d'ivresse dite pathologique, compliquée, car il est évident qu'ici le sujet a été largement « dépassé » par l'état qu'il a, certes, contribué à induire. L'étude soigneuse de la biographie, du mode de vie du sujet, et du contexte, peut également constituer un élément notable d'appréciation ; il est possible d'admettre qu'à partir du moment où le comportement du sujet a trop largement dévié de ce qu'il est habituellement (par exemple en cas de délit sexuel, chez un sujet par ailleurs « rangé » et de bonne réputation), l'ivresse ayant entraîné le sujet sur une pente en totale contradiction avec son passé et sa personnalité, la responsabilité pénale gagnerait à être atténuée et la cour à faire preuve de clémence (surtout s'il s'agit d'une primo-délinquance), dans l'optique de donner à l'accusé la chance d'un nouveau départ dans la vie (position cependant difficilement admise par la victime…).

Enfin, l'existence d'une personnalité pathologique sous-jacente (dans le cas d'un alcoolisme secondaire) complexifie grandement le problème, dans la mesure où il devient problématique de retracer la logique de la dynamique criminelle, donc de la responsabilité pénale. Dans le cas particulier d'un déficient mental buveur excessif, ou d'un sujet très détérioré sur le plan intellectuel (ce qui est le cas des déments alcooliques) la cour considère en général que le sujet est plus à soigner qu'à punir ; une hospitalisation de longue durée s'impose alors, à la fois pour encadrer le patient dans un lieu de soins adapté, le sevrer et le traiter, mais aussi pour protéger le reste de la société d'un sujet potentiellement dangereux.

L'alcoolique agressé

La formule est ici ambiguë, en ce sens que le sujet alcoolique s'agresse déjà lui-même par son intempérance ; il peut également faire l'objet d'agressions d'autrui sur sa propre personne. Dans le premier cas, l'alcoolisme est en lui-même considéré comme une autolyse ; la demande de soins se fait parfois à l'occasion d'une tentative de suicide ou d'une conduite auto-offensante ; ailleurs, l'accident (de circulation, de travail, domestique...), induit par l'imprégnation alcoolique, réalise un véritable équivalent suicidaire dont le sujet dénie le sens profond (il en est de même des conduites d'échec chez les sujets dépendants). Dans le second cas, l'alcoolique est directement victime d'une agression, par exemple lors d'une rixe, ou simplement parce que sa démarche incertaine le désigne comme une proie facile pour des délinquants. C'est ici toute la problématique de l'interaction agresseur-agressé qui se trouve soulevée, dans la mesure où il est admis qu'une attitude ou qu'un comportement de faiblesse peut induire une « agression-appel » en réponse à la vulnérabilité supposée ou de fait [III, § 2.2.1.].

Les facteurs pouvant conduire l'alcoolique à se faire agresser sont connus : son irritabilité provocatrice amène souvent l'entourage à des ripostes violentes (lorsque l'entourage n'est, au contraire, pas sous terreur), son comportement souvent adhésif le fait rejeter d'un groupe qui aurait pu s'avérer protecteur, sa démarche incertaine dans la rue le désigne comme une proie facile pour une agression, son manque de lucidité surtout l'empêche d'évaluer le risque d'une situation dangereuse pour lui... De plus, fréquentant souvent des endroits criminogènes (bars, boites de nuit, etc.), l'alcoolique s'expose de fait à une plus grande probabilité d'agression sur sa personne.

L'alcoolique victime puis agresseur

Il arrive qu'un sujet soit poussé à boire, par malveillance ou amusement, et commette en état d'ivresse un acte médico-légal (tel est le cas de certains débiles qui, particulièrement influençables, résistent mal aux sollicitations pressantes de faux amis...). De même, un sujet drogué à son insu peut se livrer à des comportements qu'il regrettera par la suite.

Une riposte démesurée à une agression peut également transformer l'alcoolique victime en alcoolique agresseur. Dans bien des situations, notamment en cas de rixes entre buveurs, c'est en fait le hasard qui décide qui sera victime et qui sera criminel, à supposer que chacun des deux rôles puisse être ici nettement différencié.

Il peut s'en suivre une discussion de nature criminologique sur la responsabilité de la victime : cette dernière peut en effet avoir induit l'agression (cas par exemple du buveur qui compte ostensiblement les billets de banque de son portefeuille au comptoir d'un cabaret), voire même l'avoir directement provoquée (par exemple en prenant avec fracas la partenaire de danse d'un truand, dans ce même cabaret...).

La prise en charge et le traitement du patient alcoolique

Précisons tout d'abord que le législateur, français tout au moins, ne s'intéresse à l'état d'alcoolisation d'un sujet que dans la mesure où ce dernier transgresse la loi pénale ; l'ivresse solitaire et clandestine n'est pas pénalement sanctionnable.

L'ivresse avérée, sur la voie publique, est relativement tolérée, surtout dans certains contextes (beuveries des supporters après un match de football, soirées trop arrosées du samedi soir, etc.). Elle n'est stigmatisée que dans la mesure où elle est justement « hors contexte situationnel », c'est-à-dire non seulement inadaptée (individuellement) mais non tolérée (par le groupe social). « *Elle ne sera considérée comme fait pénal que pour une catégorie d'individus qui s'écarte habituellement des modèles dominants d'insertion sociale (famille-éducation-travail-relations sociales) et qui a comme caractéristique d'être pauvre et démunie*[1]. »

De plus, il n'existe pas de consensus quant à l'appréciation de la *responsabilité pénale* de l'alcoolique criminel : on a ainsi d'abord assimilé l'ivresse à un « état de démence » (au sens de l'art. 64 ancien CP) puis à un trouble psychique ou neuropsychique ayant aboli le discernement ou le contrôle des actes (art. 122-1 nouveau CP), là où d'autres avaient estimé

1. LABERGE D., LANDREVILLE P., MORIN D., ROBERT M., SOULLIERE N. (1995) : *Maladie mentale et délinquance. Deux figures de la déviance devant la justice pénale*, De Boeck-Wesmael, Bruxelles.

« *que l'homme qui a jeté volontairement un bandeau sur ses yeux [devait] garder la responsabilité de ses actes*[1] ».

La prévention de la criminalité alcoolique constitue un volet aussi important que celui de la répression. Les deux démarches se trouvent d'ailleurs liées lorsqu'il est demandé à un sujet, sous la forme d'une injonction thérapeutique, d'effectuer une cure de sevrage. L'utilisation de la « grille de Le Go » peut servir utilement de dépistage, en particulier en milieu professionnel, ainsi que des bilans biologiques spécifiques suffisamment renouvelés.

La prise en charge du sujet qui, commettant un crime, s'avère en état d'imprégnation alcoolique, varie, nous l'avons vu, selon la façon dont est considérée l'association {crime + alcool}, vision qui conditionnera totalement le futur cursus du sujet : si ce dernier est considéré comme un patient, il sera hospitalisé, au besoin contre son gré, en établissement sanitaire habilité à pratiquer des cures de sevrage éthylique. Cette hospitalisation peut prendre la forme d'une *injonction thérapeutique*, comme pour un patient toxicomane — la loi du 15.4.1954 sur les alcooliques dangereux pour autrui[2] n'étant d'ailleurs pratiquement plus appliquée en France —, puis s'effectuer sous forme d'un suivi ambulatoire de secteur. Si le sujet est en revanche considéré comme entièrement responsable au plan pénal, et s'il est admis que sa conduite d'alcoolisation n'a été qu'un épiphénomène, tout à fait accessoire dans la dynamique criminelle, alors un tel sujet sera « traité », si l'on peut dire, au même titre qu'un criminel ordinaire, et pourra à l'occasion faire l'objet d'une mesure restrictive de liberté (quitte à être pris en charge par une équipe psychiatrique, en milieu carcéral, si le besoin s'en fait sentir, c'est-à-dire s'il le demande lui-même ou si son comportement est celui d'un sujet en état de dépendance alcoolique).

En dehors du cadre institutionnel lui-même, le traitement du patient alcoolique et criminel n'a rien de spécifique par rapport à celui d'un patient alcoolique non criminel, sauf peut-être d'amener davantage le sujet à effectuer un travail psychothérapique sur lui-même pour tenter de le responsabiliser. Il importera cependant de faire en sorte que le sujet ne vive pas son hospitalisation comme étant une sanction (si elle l'est, elle « sanctionnera » non le criminel mais l'alcoolique). Parfois l'équipe soignante a aussi à prendre en charge les conséquences médico-légales (dans leur aspect psychologique) de l'acte criminel (par exemple en cas de viol incestueux commis par le malade).

Les groupes de rencontre avec des anciens buveurs et le recours à un organisme associatif spécialisé, peuvent considérablement aider les personnes dépendantes qui, encadrées chaleureusement et se sentant comprises, ne se vivent plus seules face à leur problème. De même, les consultations de psychiatrie en milieu carcéral peuvent assurer une fonction de guidance et se poursuivre au-delà de l'incarcération.

Bibliographie

(1) ADES J. (1988) : « *Les relations entre alcoolisme et pathologie mentale* », Congrès de Psy. et Neuro. de langue franç., Masson, Paris.
(2) ALBERNHE T., TYRODE Y. (1990) : « *Actualités législatives en alcoologie* », Actual. Psy., 9, 59-61.
(3) ALJ K. (1991) : « *Que reste-t-il de la loi du 15 avril 1954 sur les alcooliques dangereux pour autrui ?* », Mémoire C.E.S. Psychiatrie, Paris Cochin-Port Royal.
(4) CHOPARD J.-L., AUBERT M.-F., HOKN C., COTTE L. (1990) : « *Ivresse alcoolique, amnésie des faits criminels et démence au sens de l'article 64 du Code pénal* », Rev. Franç. de Psychiatrie, 8, 2, 21-24.
(5) HENNE M. (1965) : « *L'état alcoolique dangereux* », Rapport au Congrès de Psy. et Neuro. de langue franç., Lausanne, Masson, Paris.
(6) PERRIN P., SIMON G. (1962) : « *Alcoolisme, criminalité et délinquance* », Alain Elbeuf, Paris.
(7) ROPERT R. (dir.) (1975) : « *L'application de la loi du 15 avril 1954 sur les alcooliques dangereux dans la région parisienne* », Inform. Psy., 51, 5 & 8.
(8) TYRODE Y., ALBERNHE T. (1994) : « *L'obligation de soins aux alcooliques* », Encyclopédie Médico-Chirurgicale, 37901-A30.

1. POROT A., BARDENAT C. (1960) : *Anormaux et malades mentaux devant la justice pénale*, Maloine, Paris.
2. Faute d'argent et surtout de motivation politique, les centres de rééducation pour patients alcooliques reconnus dangereux pour autrui n'ont pas été généralisés, si bien que ces patients se trouvent soignés sous le régime de l'hospitalisation sous contrainte, dans le cadre de la loi du 27.6.1990.

2.1.10. Les toxicomanies

Trois chapitres du présent ouvrage sont consacrés aux toxicomanies, preuve, si besoin était, de l'importance de ce problème non seulement en criminologie et en psychiatrie, mais aussi en santé publique [I, § 4. – IV, § 2.2.3.]. Denis Richard, praticien hospitalier chef de service, et Jean-Louis Senon, psychiatre des Hôpitaux (Poitiers), présentent ici l'actualité des rapports entre les conduites criminelles et toxicomaniaques.

Délinquance et toxicomanie

D. Richard, J.-L. Senon

Les psychotropes engendrent par leur seule existence un imaginaire social où dominent quelques thèmes récurrents depuis le XIXe siècle. La délinquance en fait partie. Cependant, bien que de nombreuses études réalisées depuis les années soixante aient souligné l'existence de liens entre abus de drogues et délinquance, leur nature ne saurait être comprise comme une relation simple de causalité directe. La nature de cette relation fait l'objet depuis de nombreuses années de controverses et deux types de positions extrêmes se confrontent : certains spécialistes, faisant foi de leur inclination prohibitionniste, soutiennent que l'usage de drogues serait intrinsèquement criminogène ; d'autres estiment que le toxicomane est conduit à la délinquance par le besoin de se procurer une substance prohibée : toute violence, résultant d'un interdit, résulterait directement d'un choix de société. La vérité, comme souvent, oscille entre ces deux positions.

I. Des statistiques éloquentes

A. Études européennes

En France, la plupart des études diligentées par l'Administration Pénitentiaire reposent sur la qualification de l'infraction ayant conduit le délinquant en prison. Celles qui visent à évaluer au plan épidémiologique le lien toxicomanie-prison ne rendent pas compte de la réalité d'une toxicomanie chez l'inculpé-incarcéré, ne serait-ce qu'en raison de la distinction artificielle entre psychotropes légaux et drogues illégales. Par ailleurs, selon les cas, on pourra négliger la qualification d'infraction à la législation sur les stupéfiants ou, au contraire, la surajouter de façon discutable, notamment dans le cas d'une infraction à la législation sur les étrangers. L'usage épisodique n'est pas distingué de la conduite addictive.

Une étude française s'intéressant à la population incarcérée retrouve en 1986 une moyenne nationale de 10,7 % de toxicomanes (consommation régulière supérieure à deux prises par mois dans les trois mois précédant l'incarcération) dans la population des entrants en prison : essentiellement des hommes de moins de trente ans, célibataires, de nationalité française, utilisant l'héroïne, souvent récidivistes (55 % des cas), l'incarcération ayant le plus souvent eu lieu pour une raison extérieure à la législation sur les stupéfiants ; dans cette population, près de 62 % des individus utilisaient une substance psychoactive quotidiennement (Kensey & Cirba, 1989).

Il est évident que ces chiffres ont très largement augmenté en une décennie. On estime ainsi que la population des toxicomanes à Fleury-Mérogis représente 50 % de l'ensemble des détenus. Cependant, cette proportion varie largement selon la localisation de l'étude : cette proportion n'est que de 17 % à Bordeaux (cité par Sueur & Rouault, 1993). Entre 60 et 70 % des sujets ont débuté leur conduite toxicomaniaque avant une première incarcération et près de 50 % d'entre eux sont passés devant un tribunal pour enfants avant d'initier leur toxicomanie. La délinquance semble donc préexister largement avant la toxicomanie.

L'étude menée en 1990 par le CESDIP (Barré, 1994) a consisté en l'analyse de documents policiers provenant de la Préfecture de police de Paris et concernant environ 1.100 individus « consommateurs de produits illicites » — la terminologie policière ne distingue pas selon le degré de dépendance. Sur cette cohorte, 39 % des individus sont usagers de drogues illicites et 27 % impliqués dans une procédure concernant simultanément le délit d'usage et tout autre délit. 13 % des individus sont usagers de drogues donnant lieu à forte dépendance.

L'étude de J.M. Lahosa menée en Espagne en 1989 rapporte qu'environ 39 % des détenus de sexe masculin et plus de 41 % des détenues de sexe féminin ont consommé au moins une fois une drogue à fort potentiel addictif.

B. Études américaines

Le Bureau des Statistiques de Justice américain rapportait en 1993 que 44 % des individus incarcérés dans les prisons locales américaines et 50 % de ceux incarcérés dans les prisons étatiques avaient consommé une drogue illicite dans le mois précédant la commission du délit, 30 % en utilisant même de façon quotidienne. Cette statistique révèle également qu'environ 30 % des délits ou des crimes ayant justifié l'incarcération étaient commis juste après une utilisation de drogue, cette proportion s'élevant à près de 40 % pour les adolescents.

Le *Drug Use Forecasting System* , programme permettant d'évaluer la prévalence de l'usage de drogues illicites chez les individus arrêtés dans vingt-quatre villes américaines jugées représentatives (par recueil d'urine et auto-révélation de la consommation), montre qu'entre 50 et 80 % des hommes et 45 à 85 % des femmes présentent des traces de drogue dans l'urine — essentiellement du cannabis et de la cocaïne pour l'homme et de la cocaïne, des médicaments et de l'héroïne chez la femme — (Schneeberger & Brochu, 1995). Ces taux sont 17 à 25 fois supérieurs à ceux relevés dans la population de référence. Le choix des psychotropes consommés fait cependant différer sensiblement la population carcérale américaine de la population américaine : en Europe, l'héroïne domine largement les statistiques (70 à plus de 90 % des usagers de substances psychoactives incarcérés), suivie par le cannabis, les médicaments psychotropes et enfin la cocaïne ou le crack alors qu'aux États-Unis, les psychostimulants dominent le tableau (Schneeberger & Brochu, 1995).

C. Études québécoises

L'étude de C. Forget publiée en 1990 (Schneeberger & Brochu, 1995) montre que plus de 75 % des individus incarcérés à Montréal ont consommé une drogue illicite au moins cinq fois au cours de leur vie (contre moins de 20 % pour la population de référence) ; plus de 50 % de ces mêmes individus reconnaissent avoir usé de drogues prohibées dans le mois ayant précédé l'incarcération.

Selon d'autres études (Brochu, 1995), un tiers des délinquants incarcérés seraient mêmes dépendants, de cannabis, de cocaïne, de médicaments ou, bien sûr, d'alcool. Ces produits sont souvent aussi mélangés dans un contexte de polytoxicomanie. Au Canada, l'usage de cannabis chez les femmes incarcérées est cinq fois plus fréquent que dans la population de référence ; l'usage de cocaïne y est 75 fois plus fréquent chez les individus ayant des problèmes avec la justice que dans l'ensemble de la population.

II. Des relations ambiguës

De nombreuses analyses montrent que les individus connus comme délinquants présentent un taux de consommation de psychotropes plus élevé que la moyenne de la population : il est cependant impossible d'en déduire que la délinquance soit la conséquence directe d'un abus de drogues (d'ailleurs les statistiques se limitent trop souvent à apprécier l'usage et non l'abus, ce qui pourtant stigmatise deux comportements très différents). La motivation et les antécédents psycho-sociologiques du délinquant doivent impérativement être pris en compte. L'abus de drogues compte seulement, parmi d'autres paramètres, au nombre des facteurs de criminalité avec une prégnance fonction de la personnalité étudiée. Il est donc délicat de distinguer un délinquant/toxicomane d'un toxicomane/délinquant sans se livrer à une anamnèse exhaustive du mode de vie du sujet : on découvre alors fréquemment que c'est un mode de vie délinquant qui a conduit à l'abus de psychotropes et non l'inverse.

Les caractéristiques du champ cognitif de l'individu délinquant permettent de comprendre celles du toxicomane, dans la mesure où délinquance et toxicomanie réalisent deux stratégies (parmi d'autres) pour tenter d'effacer la douleur de conflits inconscients. Elles sont également concernées par une dépendance — une véritable assuétude à la délinquance se construisant de façon progressive. Cette fuite en avant dans une « carrière » délinquante perdure jusqu'à ce que le toxicomane/délinquant découvre ou qu'on lui propose une autre stratégie d'adaptation lors d'une « *crise de saturation criminelle* » (Hubert & Hundleby, 1993).

Il semble donc pertinent de postuler l'existence de relations entre toxicomanie et capacité d'adaptation plutôt qu'entre toxicomanie et délinquance. L'expérience de l'inadaptation sociale, ou même le simple sentiment d'inadaptation, ont des conséquences plus manifestes sur l'abus de psychotropes que l'expérience de la délinquance. Les recherches actuelles ne permettent de vérifier ce postulat que de façon empirique (Brochu, 1993).

Il semble que la majorité des consommateurs de substances psycho-actives ne sont pas et ne seront jamais impliqués dans une quelconque forme de délinquance autre que celle... générée par l'existence même d'une prohibition sur ces produits. Il n'apparaît pas de façon claire que la majorité des individus judiciarisés userait régulièrement de psychotropes, les études donnant lieu à controverses.

III. Typologie des liens psychotropes-délinquance

Il est aujourd'hui classique de distinguer à la suite des travaux de P.J. Goldstein (1985) divers types de relations susceptibles d'unir les drogues ou les psychotropes légaux et la délinquance :

- liens pharmacologiques : le produit est en lui-même générateur de comportements violents ;
- liens économiques : la dépendance conduit l'usager à commettre des actes délictueux ;
- liens sociologiques : la délinquance fait partie intégrante du style de vie de la plupart des toxicomanes (P.J. Goldstein évoque une violence « systémique »).

A. Délinquance psycho-pharmacologique

Le modèle le plus ancien établit un rapport entre intoxication et délinquance du fait des effets psychopharmacologiques propres aux produits absorbés. Ce modèle ne s'est révélé pertinent que pour établir une relation entre alcool et délinquance. L'hypothèse la plus communément retenue repose sur l'action supposée désinhibitrice du psychotrope, mais rien n'a jamais pu être démontré en ce sens. Une seule chose est assurée : les psychotropes ne possèdent pas, en eux-mêmes, d'effets criminogènes, contrairement à de nombreuses allégations dont les plus médiatisées furent sûrement celles avancées par Harry Anslinger, responsable du Bureau fédéral des Narcotiques américain dans les années 50, lorsqu'il fit du cannabis l'« herbe du crime ».

L'incidence de l'alcoolisme chez les toxicomanes ne suffit cependant pas à expliquer pourquoi leur casier judiciaire est alourdi par de nombreux délits contre les personnes : ils sont à l'évidence plus violents que les alcooliques ordinaires. Ceci résulte probablement de leur appartenance à une sous-culture dans laquelle la violence sert à résoudre les conflits les plus divers. La littérature ne livre guère que des études ne reposant que sur des échantillons de population réduits. Les liens pharmacologiques entre psychotropes et délinquance, lorsqu'ils existent, restent peu significatifs. Lorsqu'on leur pose la question, la majorité des délinquants/toxicomanes affirment que la participation des toxiques à leur délinquance reste négligeable, exception faite de quelques observations anciennes concernant les barbituriques[1] et d'autres plus récentes concernant les benzodiazépines.

Les manifestations psychiatriques liées à l'usage de psychotropes et susceptibles d'engendrer des comportements délinquants sont essentiellement de trois types :

- *Action confusogène.* Elle peut se manifester avec tous les psychotropes, mais nous la rencontrons notamment lors de l'association d'alcool et de cannabis, lors de la consommation d'une quantité exagérée de cannabis ou lors de l'utilisation d'une préparation particulièrement riche en tétrahydrocannabinol (THC).
- *Action paranoïde.* Diverses données concordent à souligner notamment le fait que les psychostimulants (amphétamines dont l'*ecstasy* et ses analogues, cocaïne sous forme de *crack*), la phencyclidine (PCP, *angel dust* ou poussière d'ange) ainsi que les barbituriques d'action rapide puissent induire des actes violents survenant dans le cadre d'épisodes psychotiques paranoïdes. On relate également des actes violents ayant pu survenir lors de périodes de sevrage chez des alcooliques, certains héroïnomanes ou des *crackmen.*
- *Action désinhibitrice* (libération instinctuelle). Ce type d'effet est décrit chez l'usager d'alcool, de cannabis, ainsi que, de façon ponctuelle, chez les usagers de benzodiazépines.

1. Notamment Tinklenberg & Woodrow : 1974, cf. monographie du NIDA, n°103.

Les benzodiazépines précisément comptent parmi les molécules les plus fréquemment prescrites et… auto-administrées. Elles sont toutes connues pour faciliter les passages à l'acte sur fond d'ictus amnésique. Parmi elles, une molécule retient actuellement l'attention du criminologue : le flunitrazépam (Rohypnol®). Cet hypnotique benzodiazépinique manifeste d'une façon peut-être plus flagrante que d'autres molécules voisines des propriétés désinhibitrices et amnésiantes que les usagers francophones désignent sous une appellation hautement suggestive : « *être en Roche* » (Jamoulle, 1995). Les éléments princeps du tableau clinique de prise compulsive de flunitrazépam ont été posés il y a près de vingt ans (Teo et coll. 1979), époque où des usagers de ce produit ont été impliqués dans divers types d'affaires criminelles.

Mais d'autres benzodiazépines donnent lieu à des comportements délinquants, avec une variabilité vraisemblablement culturelle : triazolam (Halcion®) aux États-Unis, témazépam (Normison®) au Royaume-Uni, clonazépam (Rivotril®) en Australie, diazépam (Valium®) dans nombre de pays européens. Toutes ces molécules sont prisées des héroïnomanes, qui les utilisent parfois comme substituts de l'héroïne, avec tableau d'état de semi-conscience associant obnubilation, euphorie, dysarthrie avec sialorrhée, ébriété, sensation d'invincibilité, levée des inhibitions avec éventuelle agressivité, manifestations paranoïdes, passage à l'acte suivi d'un endormissement avec amnésie antérograde totale ou presque. Ce tableau est potentialisé par l'alcool. Ces produits donnent une forte tolérance, avec une importante compulsion pour l'obtenir. Il semble que certains usagers utilisent sciemment des benzodiazépines pour se désinhiber avant de commettre des délits.

Le recours à des psychotropes avant la commission d'un délit, réalisé de façon consciente ou non, procure souvent à l'infracteur la force pour commettre sa forfaiture et constitue une manière d'excuse, ce qui représente un avantage notable dans le système judiciaire nord-américain par exemple, où la consommation de psychotropes est perçue par les juges comme une circonstance atténuante permettant à l'infracteur de bénéficier facilement de remises de peines ou de mesures alternatives à l'emprisonnement.

B. Délinquance économico-compulsive

Les liens entre délinquance et drogue paraissent évidents et parfaitement démontrés dès que l'on se situe sous l'angle économique. Il existe une forte corrélation entre un usage répétitif de drogues coûteuses et ayant un fort potentiel addictif (héroïne, cocaïne, phencyclidine) et la perpétration de crimes destinés à obtenir de l'argent, notamment des liquidités (criminalité acquisitive).

La délinquance a aussi dans ce contexte pour objet de permettre la « gestion » de comptes du trafic mais aussi la possession de territoires d'exploitation (vente de drogue, zones de prostitution). Les études évaluant spécifiquement cet aspect sont rares : mentionnons l'une d'entre elles, réalisées au Québec entre 1970 et 1986, montrant qu'environ 40 % des règlements de compte pour lesquels le mobile était connu se trouvaient provoqués par des conflits transactionnels, dont plus de 60 % découlant de conflits directement induits par le trafic (Brochu, 1995).

Les liens entre prostitution (évoquée ici pour mémoire, comme activité lucrative ; car il ne s'agit pas d'une forme de délinquance) et psychotropes illicites sont évidents : une majorité de toxicomanes des deux sexes s'y adonnent, sans bien sûr que l'on puisse imaginer aujourd'hui un lien de causalité entre des rapports qui restent purement vénaux et l'usage de tel ou tel psychotrope (contrairement aux allégations caricaturales des aliénistes et des policiers du XIXe siècle qui voyaient en l'opium ou la cocaïne des produits inclinant à la luxure !) — le recours aux psycho-actifs peut néanmoins constituer un moyen de négocier avec la tension psychique induite par la prostitution.

C. Délinquance systémique

Pour certains auteurs toutefois, les liens entre toxicomanie et délinquance relèvent essentiellement de la sociologie : ils participent d'un « style de vie » au sens de Dollard Cormier ou encore d'une modalité de « carrière » au sens où l'entendait Howard S. Becker. Cette perspective est aujourd'hui illustrée par les travaux de criminologues québécois et notamment par Serge Brochu (Brochu, 1995). Pour eux, l'adoption d'un mode de vie déviant constitue le ferment d'un risque de délinquance et/ou de toxicomanie, avec association d'une criminalité lucrative et d'une criminalité avec violences. Ce troisième modèle, le plus récent, est dit systémique. Il repose sur une interaction complexe entre un milieu criminogène, un style de vie déviant, le marché de la drogue. Le produit n'est plus responsable en lui-même de la délinquance mais c'est l'interaction entre des individus ayant un style de vie déviant et opérant des transactions illégales dans un environnement criminogène qui est prise en compte.

Ce modèle ne saurait cependant valider l'existence d'une relation de causalité entre usage de drogues et délinquance, puisque des formes mineures de délinquance précèdent toujours l'usage de drogues. Diverses études sont en ce sens édifiantes : la majorité des héroïnomanes délinquants a déjà commis des délits avant de devenir toxicomanes (Sarnecky 1989, Brochu 1995), à ce point que les adolescents fichés par la police pour vol entre 11 et 15 ans risquent beaucoup plus que les autres de réitérer des actes délictueux. Cette forme de délinquance accompagne la toxicomanie et se pérennise même lorsque le sujet est devenu abstinent : les auteurs anglo-saxons la qualifie de délinquance « concomitante ». Il existe donc plutôt un lien corrélationnel entre toxicomanie et délinquance. Les deux comportements, qui apparaîtraient à la puberté, seraient accompagnés par d'autres manifestations d'inadaptation sociale (fréquentation de pairs délinquants, décrochage scolaire, conduites à risque). Il faut cependant souligner que les styles de vie déviants existaient évidemment avant que les stupéfiants n'occupent la place médiatique actuelle.

La violence systémique au sens de P.-J. Goldstein correspond à celle communément évoquée dans les médias. Il faut souligner, et c'est là une conclusion prévalant pour les travaux anglo-saxons comme européens, que le lien le plus important entre drogues et délinquance découle de la violence même du système de trafic. Impliquant non seulement les acteurs du trafic mais encore nombre de personnes qui y sont étrangères, elle concerne des groupes sociaux désorganisés — où l'expression naturelle de la violence est banale — et économiquement défavorisés. Les sociologues américains ont établi des liens entre ce type de délinquance, les facteurs économiques et la déstructuration familiale. La violence systémique paraît ainsi une pathologie de l'écologie sociale.

D. Délinquance auto-induite

Le simple fait de posséder des substances inscrites sur la liste des stupéfiants permet au regard des lois de considérer comme délinquants tous les toxicomanes, bien qu'il s'agisse là d'une délinquance sans incidence sociale intrinsèque. C'est la « criminalité accessoire » des criminologues canadiens.

Il faut néanmoins souligner que les condamnations pour simple usage de stupéfiants sont minoritaires dans l'ensemble des condamnations frappant des toxicomanes : ainsi en France, en 1991, environ 32 % des condamnations portaient sur deux infractions, 30 % sur trois et 0,2 % sur quatre et plus (Timbart, 1994). La fréquence des condamnations pour infractions multiples est donc très élevée : 63 % contre 20 % en moyenne pour d'autres types de contentieux (Timbart, 1994).

Dans tous les cas il faut souligner que le lien entre drogue et délinquance varie selon l'individu et le contexte culturel : chez certains, la consommation facilitera un passage à l'acte, chez d'autres la délinquance aura d'une façon parallèle à la toxicomanie valeur de conduite à risque et chez d'autres enfin, la délinquance, cantonnée au domaine de la vente, du recel ou du vol, aura pour seul propos d'obtenir les moyens financiers de subventionner la conduite addictive.

III. Type de conduite et type de personnalité

De nombreuses études de criminologie clinique envisagent le profil de la personnalité délinquante (Bricout, 1990). Le tableau que brosse Jean Pinatel d'un sujet caractérisé par l'égocentrisme, l'agressivité, l'indifférence affective et la labilité est certes pédagogique mais sûrement trop caricatural. Étienne de Greeff puis Sutherland expliquent le phénomène en partant de la subjectivité propre du sujet étudié ; ils évoquent un « processus criminogène » au sein duquel le passage à l'acte est déterminé par un sentiment d'injustice conduisant le délinquant à se désengager à l'égard d'autrui et des valeurs sociales dominantes. Le criminologue québécois Marcel Fréchette explique quant à lui qu'un sentiment puissant d'« éloignement interpersonnel » caractérise la pensée d'un délinquant difficilement capable de percevoir des ressemblances avec autrui.

Le système des variables qui s'attache aux risques de toxicomanie ressemble fortement à celui des conduites délinquantes au point qu'ils sont souvent confondus : familles caractérisées par une absence de discipline, relations parents-enfants perturbées, père alcoolique, difficultés financières, etc. Des variables non familiales présentent également une corrélation significative avec le risque de devenir toxicomane ou/et délinquant : insuccès scolaire, qualité des activités de loisir, antécédents judiciaires des fréquentations, profil psychologique, relations avec les services sociaux, etc.

Les travaux récents apportent des éclairages plus novateurs sur les motivations et les conduites du délinquant toxicomane. Il semble plus conforme à la réalité de voir dans la personne délinquante « *une personne en transformation à travers un tissu de relations et d'interactions (...), son comportement ne constituant qu'une particule élémentaire du problème* » (Pires & Digneffe 1992).

L'utilisation de drogues doit donc être comprise dans une perspective large, embrassant l'ensemble des expressions psychopathiques des états limites. Si, dans ce domaine, la clinique psychiatrique de l'adulte reste peu opérante (le DSM-III-R se contente de décrire une personnalité antisociale (301.70) caractérisée par un trouble des conduites et un comportement antisocial et irresponsable depuis l'âge de quinze ans), la clinique de l'adolescent apporte en revanche une compréhension psychodynamique essentielle. Dès 1977, Henri Flavigny décrivait les formes nouvelles de la psychopathie, des états limites et ses symptômes cardinaux : passages à l'acte répétitifs, impulsivité, auto- et hétéro-agressivité, besoin de satisfaction immédiate contrastant avec la passivité, le désœuvrement et la dépendance sur fond d'angoisse essentielle et de frustration affective permanente. Les toxicomanes délinquants ont tous en ce sens une biographie stéréotypée : discontinuité brisante des relations affectives précoces, traumatismes nombreux dans l'enfance (abandons, séparations violentes, deuils, agressions, etc.). La séméiologie des états limites psychopathiques de l'adulte est donc proche de celle décrite chez l'adolescent, avec cependant une symptomatologie marquée par l'absence de spécificité :

- Qualité particulière de l'angoisse : l'intolérance du patient aux fluctuations de son niveau d'angoisse est constante et permet souvent de comprendre les automutilations qui surviennent tout autant dans les moments d'angoisse suraiguë que lorsque le sujet se retrouve confronté à une sensation de vide insoutenable.
- Pathologie de l'agir où les passages à l'acte (tentatives de suicide, fugues, délinquance, conduites à risque, conduites addictives) sont interprétés comme une lutte contre la passivité avec une illusion de contrôle de la réalité.
- Dépressions brutales, intenses, rapidement résolutives, avec une symptomatologie dominée par la défaillance narcissique, caractérisées par une sensation de vide et un sentiment de dévalorisation.
- Épisodes de décompensation psychotique transitoire susceptibles de revêtir l'allure de psychoses délirantes aiguës, d'états confusionnels ou d'un syndrome de régression psycho-comportementale grave avec refus de communiquer et de s'alimenter.
- Comportements de dépendance avec addictions multiples : alcool, drogues, psychotropes divers dans une recherche de défonce.
- Troubles de l'identité et du comportement sexuel.

Les toxicomanies représentent un processus pathologique évoluant généralement vers la chronicité avec le développement d'une dépendance importante au(x) produit(s), envahissant totalement le sujet dans sa chair comme dans son esprit, mais aussi dans ses liens avec la société. C'est en cela un trouble grave et souvent manifeste des conduites, dont le caractère éminemment médiatisé ne doit pas occulter d'autres formes de relations au chimique qui, pour être plus discrètes, n'en sont pas moins aptes à perturber suffisamment le comportement d'un individu pour le faire occasionnellement relever du champ de la criminologie.

Bibliographie

Les auteurs proposent ici une bibliographie volontairement réduite à quelques titres d'ouvrages essentiels. Un choix plus exhaustif, incluant notamment de nombreuses références à des revues de

criminologie et de sociologie américaines, est détaillé dans le dossier de la revue bibliographique « Toxibase » n°2 (juillet 1997) : *Psychotropes et délinquance*, rédigé par Marie-Danièle Barré (Centre de recherches sociologiques sur le droit et les institutions pénales, Paris), Denis Richard et Jean-Louis Senon (CHU et Hôpital Henri Laborit, Poitiers).
(1) BARRE M.-D., FROMENT B., AUBUSSON de CAVARLAY B. (1994) : « *Toxicomanie et délinquance : du bon usage de l'usager de produit illicite* », Centre de Recherches Sociologiques sur le Droit et les Institutions Pénales.
(2) BRICOUT J. (1990) : « *Les sociopathes : essai de caractérisation de la personnalité sociopathique* », Alexandre Lacassagne éd., Lyon.
(3) BROCHU S. (1995) : « *Drogue et criminalité, une relation complexe* », Presses Univ. de Montréal.
(4) GASSIN R. (1990) : *Criminologie*, Dalloz, Paris.
(5) JAMOULLE M. (1995) : « *Être en Roche* », Rapport de recherche, collectif de Santé de Gilly-Haies, Gilly, Belgique.
(6) DE LA ROSA M., LAMBERT E.Y., GROPPER B. (1990) : « *Drugs and violence : causes, correlates, and consequences* », NIDA Research Monograph 103, NIDA, Rockville.
(7) LEVESQUE M. (1994) : « *La criminalité et la consommation de drogues : une double problématique* », in : P. Brisson : *L'usage des drogues et la toxicomanie* (vol. II), Gaëtan Morin éd., Montréal.
(8) MERLO G. (1989) : « *Norme, légalité et criminalité chez les toxicodépendants* », Conseil de l'Europe, série 035, Strasbourg.
(9) ROGALSKI C.J. (1995) : « *Imbecility, pauperism and crime : an appraisal of their relationship to substance use, abuse and dependence* », The International Journal of the Addictions, 30, 1, 1-96.
(10) SARNECKI J. (1989) : « *Rapports entre l'abus de drogue et la délinquance* », Conseil de l'Europe, série 035, Strasbourg.
(11) SCHNEEBERGER P., BROCHU S. (1995) : « *Alcool, drogues illicites et criminalité : étude d'une population incarcérée à l'établissement de détention de Trois-Rivières* », Psychotropes, 1, 63-81.
(12) SUEUR C., ROUAULT T. (1993) : « *Toxicomanes en prison* », *Revue Documentaire Toxibase*, 1.
(13) TIMBART O. (1994) : « *L'usage de stupéfiants dans les condamnations* », Infostat Justice n°38, ministère de la Justice, Paris.

2.2. Les auteurs, selon l'âge

2.2.1. Les malades âgés criminels

Autour de Jean-Marie Léger, professeur des Universités et chef du service de psychiatrie pour adultes au Centre Hospitalier Esquirol à Limoges, Sandrine Paulin, Isabelle Kerforn, Jean-Pierre Clément et Éric Fray ont le mérite d'aborder une question rarement traitée : celle de la spécificité, à la fois des conduites criminelles des sujets âgées, et des réponses sociales qui leur sont faites.

Le criminel âgé existe-t-il ?

S. Paulin, J.-M. Léger, E. Fray, I. Kerforn, J.-P. Clément

La vieillesse fait peur. Il existe des attitudes de prévention vis-à-vis du sujet âgé, insuffisamment fort pour commettre un crime. La vieillesse est une période de la vie dont le seuil est mal défini. Commence-t-elle lors du départ à la retraite (de 55 à 65 ans), ou bien est-elle marquée par les stigmates de perte d'autonomie du vieillissement (ralentissement important, maladies invalidantes) aux alentours de 75 ans ? La limite de 60 ans nous paraît actuellement dépassée. En fait les caractéristiques de la vieillesse sont, non pas le vieillissement, mais les maladies qui touchent toutes les personnes âgées.

Si les jeunes retraités constituent en fait une population très à part parmi les personnes âgées, la vieillesse est néanmoins une période de la vie où *le libre arbitre et le choix* ne peuvent s'exprimer pleinement. En fait c'est surtout la *dépendance* qui limite la liberté de la personne âgée. Dépendance physique qui limite la liberté de mouvements, mais aussi dépendance psychique et affective favorisée par l'isolement (pertes des personnes chères), une moins grande faculté d'adaptation et le ralentissement cognitif plus ou moins marqué. C'est la dépendance psychique, plus encore que la dépendance financière (diminution des revenus lors de la retraite) qui va être le facteur le plus limitant dans les possibilités de choix.

La personne âgée va souvent être considérée de principe comme incapable de décider pour elle-même. Dans cet état d'esprit, elle n'est donc pas accessible à la sanction et n'est pas non plus responsable de ses actes. Lorsqu'elle commet un *acte criminel*, ce qui n'est pas si exceptionnel, le juge n'estime pas souvent nécessaire de demander une expertise pénale pour déterminer le degré de *responsabilité.*

Nous allons également tenter de préciser, d'un point de vue criminologique, les caractéristiques du *criminel âgé* et du type de *comportement criminel.*

I. Définitions, prévalences et caractéristiques des comportements criminels des sujets âgés

A. Définitions

Petit Robert : *crime* : latin « *crimen* » : *accusation.* Au sens large : *manquement grave à la morale, à la loi.* Au sens judiciaire, et par opposition à une contravention ou à un délit : *infraction que les lois punissent d'une peine afflictive ou infamante.*

Petit Robert : *infraction* : latin « *infracion* » : *briser.* Au sens judiciaire : *violation d'une loi de l'État qui est frappée d'une peine strictement définie par la loi.*

B. Évolution de la criminalité du sujet âgé et sa faible prévalence

Ce n'est qu'au début du XXe siècle qu'apparaissent les premières études sur le comportement criminel du sujet âgé, essentiellement orientées sur les infractions sexuelles.

Burguet (1979) retrace dans un travail de thèse documenté l'historique de la criminalité dans la population âgée :

- En Allemagne en 1907, on recense 12.466 délinquants de plus de 60 ans et 17.018 en 1955, soit une augmentation de 36 % alors que la population a doublé.
- En Europe en 1927, on prévoyait avec l'augmentation du nombre de sujets âgés une modification de leurs comportements à la fois sur le plan éthique, social et délictueux.
- En 1930, les statistiques publiées en Grande-Bretagne sur la criminalité entre 50 et 60 ans et les 60 ans et plus, connaissent un accroissement encore jamais vu.
- En Suisse en 1934, on retrouve 527 délinquants de plus de 60 ans et 878 en 1950 soit 63 % de plus alors que la criminalité n'augmente que de 8 %.
- Moberg (1953), étudie le crime chez les vieux Américains et ne peut conclure en raison du trop faible nombre retrouvé statistiquement.
- Pour Cutler (1995), entre 1960 et 1980 le nombre total d'arrestations de sujets âgés diminue : 1.251/100.000 à 650/100.000 et dans 80 % des cas pour des délits mineurs.
- Lynch (1988) entre 1970 et 1985, s'étonne que le crime soit si rare statistiquement chez les sujets âgés alors que cette catégorie de population s'accroît. Il remarque également que le nombre de criminels n'augmente pas alors que la population vieillissante ne fait que fleurir.
- En Angleterre et au Pays de Galles entre 1970 et 1985, le nombre de délits va decrescendo ; peut-on alors penser que la criminalité diminue avec l'âge ? De Bures et al. (1992) pensent le contraire. Le nombre de septuagénaires croît et avec lui le nombre de criminels âgés. L'agressivité du vieillard dirigé contre lui revêt divers aspects que les psychiatres rencontrent souvent. De même, la famille et l'entourage la subissent souvent.

Pour ces auteurs l'âge est bien souvent le grand révélateur de ce qui a longtemps été plus ou moins caché. La retraite peut exacerber des traits caractériels, les freins lâchent, les masques tombent, la perte de leurs dérivatifs professionnels peut créer des tête-à-tête dangereux.

C. Caractéristiques des comportements criminels chez la personne âgée

1. Criminalité par tranches d'âge

La criminalité après 65 ans existe mais est vraisemblablement sous-évaluée compte tenu de l'importance numérique de cette classe d'âge. D'autre part, les résultats sont à interpréter avec prudence en raison de la petite taille des échantillons étudiés.

Piette et al. (1989) dégagent plusieurs biais et variations dans l'analyse épidémiologique de la criminalité du sujet âgé. Ce sont l'effet cohorte, la sélection par la longévité, la variation des recueils de données selon l'âge et les variations culturelles.

L'*effet cohorte* représente un biais par l'évolution des comportements criminels avec le temps ; certaines infractions sont actuellement exceptionnelles après 50 ans (trafic et usage de stupéfiants). Le resteront-elles dans 30 ans pour les jeunes adultes ?

La *sélection par la longévité* : la criminalité violente est un facteur de faible longévité, il y a donc une sur-représentativité de la criminalité en cols blancs dans les tranches d'âge les plus élevées sans rapport avec le vieillissement physiologique.

Les *variations des recueils de données selon l'âge* : on admet aux États-Unis qu'un délinquant sur deux est identifié par la police, et qu'un sur cinq est jugé.

On peut penser que ces proportions se modifient avec l'avance en âge dans des directions variables. Chez le sujet âgé, il y a une plus grande difficulté à s'enfuir et une plus grande clémence des autorités. De plus, ces auteurs ont éprouvé les pires difficultés pour accéder à certaines données : refus de coopération de la Gendarmerie, des Commissariats, du ministère de la Justice pour des raisons de confidentialité.

Enfin, le *comportement « standard et référent »* varie d'un pays à l'autre et s'articule avec un système judiciaire qui lui aussi a ses particularités culturelles : rester assis pendant l'hymne national est dans certains pays considéré comme un comportement déviant, au même titre que l'usage de stupéfiants.

La criminalité augmente jusqu'à 40 ans pour diminuer ensuite à la maturité de la quarantaine même chez les récidivistes confirmés (Schroeder, 1936 ; Bergman et Amir, 1973 ; in Lynch, 1988). Epstein et al. (1970) retrouvent, en 1967 aux États-Unis, que les 60 ans et plus représentent 5,4 % des arrestations. Pour Leyrie (1977), et Heinik et al. (1994), le nombre de criminels de 60 ans et plus est faible, respectivement 1 à 2 % et 1,6 % au regard de l'importance numérique de cette classe d'âge. Le nombre de 70 ans et plus, expertisés pour une affaire criminelle ne dépasse pas 2 % (De Bures et al, 1992).

En prison, on retrouve en Grande-Bretagne 2 % d'hommes de 65 ans et plus pour Taylor et Parrott (1988), et en France 0,9 % de 60 ans et plus en 1986 pour Rakotovao (1996) et 0,55 % en 1987 pour Piette et al. (1989). À délit égal, il y a cinquante fois moins de personnes âgées en prison que de jeunes de la classe d'âge 20-25 ans (De Saussure, 1992). La criminalité du très grand âge (plus de 80 ans) n'existe pas statistiquement dans la littérature étudiée.

2. Criminalité et antécédents médico-légaux

Dans la majorité des cas, l'acte criminel conduisant le sujet âgé devant un tribunal est un premier acte. On ne retrouve que très rarement des antécédents judiciaires et pour la plupart, les sujets ont mené apparemment une vie paisible, étant bien intégré à la fois sur le plan professionnel et familial (Moberg, 1953 ; Petrie et al., 1982 ; Hardtke, 1991 ; De Bures et al, 1992 ; Goetting, 1992). Burguet (1979) insiste sur l'importance de l'âge d'apparition de la délinquance sénile puisqu'elle ne retrouve que 12 récidivistes sur 63 cas expertisés. De plus, quand il y a récidive, la première infraction a été commise quelques mois avant la seconde. En fait, seulement 6 seraient des délinquants précoces. À l'inverse, Taylor et Parrott (1988) sont les seuls à retrouver 4/5 de récidivistes dans leur échantillon de vieillards criminels, sans avoir d'hypothèses explicatives à ce sujet.

3. Criminalité selon le sexe

La majorité des actes criminels sont commis par des hommes quelque soit la tranche d'âge et le type d'infractions. Globalement la criminalité féminine représente le 1/10 de la criminalité masculine. Cette tendance s'atténue à partir de 70 ans, peut-être à cause de la supériorité numérique féminine mais également à cause de la tolérance de la société à l'égard du vieil homme délinquant jugé quasiment d'emblée irresponsable.

Toutes infractions confondues le vieillard criminel est le plus souvent un homme (Petrie et al., 1982 ; Heinik et al., 1994 ; Lynch, 1988 ; Epstein et al., 1970 ; Goetting, 1992). Burguet (1979) retrouve 6 femmes pour un total de 63 expertises et note une spécificité féminine pour le vol dans les magasins chez des femmes ne présentant pas de difficultés matérielles. Par contre, il n'existe aucune participation féminine dans les infractions contre les personnes et dans les infractions sexuelles. Pour Epstein et al. (1970), il y a 6 fois plus d'hommes arrêtés que de femmes, toutes catégories d'âge confondues, et 15 fois plus au delà de 60 ans. De Bures et al. (1992) caractérisent le vieillard criminel comme étant toujours un homme, continuant ainsi à prouver la supériorité numérique de la violence masculine pénalisable, bien que les femmes soient plus nombreuses dans la population âgée.

Lynch (1988) retrouve également une très large majorité d'hommes sauf pour les vols qui sont aussi facilement commis par des femmes. Quelque soit le délit, les hommes sont beaucoup plus fréquemment incarcérés que les femmes, car ils commettent le plus souvent des infractions graves et les femmes des délits plutôt mineurs. Les femmes commettent essentiellement des infractions contre les biens, sans grande conséquence donnant l'impression d'un délit mineur.

4. Criminalité et mode de vie socio-économique

Pour Burguet (1979), il existe une nette prépondérance du milieu de vie rural, la plupart des inculpés étant encore en activité (27/63), autonomes vivant chez eux, mariés, veufs ou divorcés. Ils ne vivent qu'exceptionnellement en institution (Petrie et al., 1982 ; De Bures et al., 1992). Pour Adams et Vedder (1961, in Lynch, 1988), il n'existe pas de lien entre classe sociale et criminalité chez le sujet âgé, contrairement à l'adulte jeune où criminalité et bas niveau socio-économique sont fortement liés.

5. Criminalité selon le type d'infraction

Les crimes et délits demandant de la force physique restent rare chez la personne âgée. On retrouve dans la littérature une prépondérance masculine pour les infractions sexuelles sans violence et une spécificité féminine pour le vol simple. Les infractions contre les personnes ne sont pas rares, mettant à mal la théorie du vieillard impotent et diminué ne pouvant plus passer à l'acte.

En ce qui concerne le vol à l'étalage, Moak et al. (1988) considèrent que c'est un symptôme non spécifique et dans leur expérience ils retrouvent cette infraction associée à une pathologie psychiatrique aiguë ou chronique (dépression uni ou bipolaire). Pour eux, même si l'objet du vol est simple et inutile, le geste répond plus à un sentiment d'insécurité et de solitude qu'a un réel besoin matériel. Sa signification pourrait se trouver dans la lutte contre la dévalorisation et contre les pertes narcissiques. Pour De Saussure (1992), les motivations de la personne âgée qui vole se rapprochent de celles des enfants. Par contre, pour lui, il n'y a pas de support psycho-organique.

En ce qui concerne les infractions sexuelles, il n'y a pas véritablement de consensus quant à leur proportion parmi les crimes dans la population âgée. Il y a de nombreux écrits sur le sujet, alors que leur prévalence n'est pas si élevée. En tout état de cause, il est certain que la majorité des crimes sexuels renvoient vers une pathologie démentielle (Heinik et al.,1994 ; Lafon, 1958, in : Burguet, 1979).

	Keller et Vedder (1968) n=86430	**Epstein et al (1970) n=722**	**Burguet (1979) n=61**	**Piette et al (1989)**
Vols	0,18 %	5 %	14,75 %	
Escroqueries	0,34 %		9,83 %	0,66 %
Vandalisme	0,18 %	2,30 %	4,91 %	
Infractions contre les biens	**0,70 %**	**7,30 %**	**29,50 %**	**0,66 %**
Coups et blessures volontaires		1,20 %	4,91 %	2 %
Homicides volontaires	2,71 %	0,10 %	14,75 %	2,80 %
Homicides involontaires	0,12 %			8,10 %
Infractions contre les personnes	**2,83 %**	**1,30 %**	**19,66 %**	**12,90 %**
Exhibitionnisme			8,19 %	
Attentats à la pudeur	0,97 %	0,30 %	42,62 %	3 %
Viols				0,20 %
Infractions sexuelles	**0,97 %**	**0,30 %**	**50,81 %**	**3,20 %**

II. Caractéristiques du criminel âgé (est-il toujours responsable ?)

Chez la personne âgée, il y a trois types de situations qui peuvent engendrer un comportement criminel :

1) Les troubles cognitifs et en particulier les troubles du jugement, avec *manque de discernement,* que l'on observe dans la démence, la confusion et le délire de préjudice.

2) *Le manque de contrôle* lié au vieillissement, surtout quand qu'il s'accompagne de maladies mentales comme la dépression, la manie, le délire de préjudice ou la maladie démentielle. L'alcool est un facteur aggravant.

3) *Les troubles du caractère* (méfiance, autoritarisme), qui se durcissent avec l'âge.

Le manque de discernement et le manque de contrôle peuvent être associés, en particulier dans la démence, la confusion et les états délirants.

A. Tout d'abord, le manque de discernement

1. La confusion

C'est l'*onirisme*, sorte de rêve hallucinatoire éveillé inquiétant, qui est le facteur qui favorise le plus des actes répréhensibles, parfois violents. Il peut aussi y avoir des manifestations de faux exhibitionnisme (simple oubli de refermer le pantalon), de fausses grivèleries, de pseudo-cambriolages ou des incendies par imprudence (Leyrie, 1977). Pour Epstein et al. (1970), la confusion, plus ou moins associée à des troubles démentiels, est un facteur favorisant des agressions sexuelles.

2. La maladie démentielle

L'atteinte des facultés intellectuelles, avec en particulier un émoussement plus ou moins important du jugement, est possible lorsqu'il y a une infraction plus ou moins violente. C'est alors le signe annonciateur d'une détérioration plus importante (Leyrie 1977 ; De Bures et al., 1992). Le passage à l'acte criminel du vieillard est donc très fréquemment un signe précurseur d'une maladie démentielle. Il faut donc y être très attentif. Une démence plus évoluée est à l'origine d'actes absurdes.

Dans un travail de thèse, Burguet (1979) s'est intéressée aux expertises pratiquées chez des personnes âgées criminelles : sur 63 patients expertisés, 51 (soit 80 %), sont considérés comme atteints de maladie démentielle, dont 9 sont déments et atteints d'une autre pathologie psychiatrique.

La prévalence de la démence chez les criminels âgés varie ainsi suivant les études et le lieu de recrutement : 21 % des criminels de plus de 60 ans passés devant le district *attorney*, équivalent du juge d'instruction en France (Barak et al., 1995), mais seulement 9,5 % des patients violents d'un service d'Urgences (Ganzini et al., 1995). En fait, les taux de prévalence de la démence augmentent avec la gravité des actes. Ils sont plus importants chez des sujets jugés et expertisés que chez des inculpés et encore moins chez des personnes hospitalisées pour qui il n'y a pas forcément de poursuites judiciaires.

3. Les idées délirantes

Mais il peut également y avoir chez le dément des idées délirantes, avec ou sans phénomènes hallucinatoires. Lorsque un délire survient chez un patient dément, la dangerosité est plus importante, les comportements sont plus violents. En effet, Pétrie et al. (1982) l'ont montré par leurs résultats : ils ont mis en évidence, sur un échantillon de 222 patients admis dans une unité de psychogériatrie, que sur les 18 patients violents qui ont utilisé une arme à feu ou une arme blanche, tous sont délirants et/ou hallucinés, et 4 sont déments. Par contre, sur les 121 patients agressifs sans violence physique, 57 % sont déments non délirants. Ils en ont conclu que le délire est plus pourvoyeur de violence et de dangerosité, y compris chez les vieux. Les psychoses anciennes, schizophréniques ou non, sont aussi pourvoyeuses de délire et parfois d'actes violents, même chez le sujet âgé. Ganzini et al. (1995) en ont répertoriés 33,3 %.

Parmi les délires, le *délire de préjudice* est une forme de délire spécifique à cet âge. Les idées de persécution touchent ce qui a trait à la personne, ses affaires, sa maison. Les réactions sont alors mal adaptées. Contre les prétendues agressions délirantes, le malade va essayer de se défendre en ayant recours à toute une série de moyens y compris des actions agressives contre le persécuteur désigné (coups et blessures, incendie...). Le début des troubles est brutal chez une personne qui n'a pas d'antécédent particulier. Dans ce contexte il faut rechercher une dépression sous-jacente ou bien un début de démence.

B. Ensuite, le manque de contrôle

1. Les caractéristiques chez le sujet âgé

Chez le vieillard, l'idée de combativité est bien éloignée de l'image que l'on se fait de la vieillesse. L'image d'une vieillesse paisible et passive, attendant sereinement la mort est tellement ancrée dans les esprits que toute manifestation agressive, plus ou moins exprimée prend un caractère pathologique à cet âge (Léger et al., 1981). L'agressivité comporte des significations diverses. Quand elle est excessive, elle constitue un *mécanisme de défense contre l'angoisse* engendrée par de nombreuses frustrations d'origine interne (*corps défaillant*, maladies diverses) ou externe (*solitude* de plus en plus grande, contraintes de l'institution). Du fait de la réduction de son dynamisme et de la perte de sa plasticité, le sujet âgé aura recours à cet ultime moyen pour faire pression sur le milieu et s'imposer à lui.

La régression instinctivo-affective du sujet âgé avec association d'une libération des instincts érotiques et de l'agressivité, peut expliquer en particulier les ***délits sexuels*** dont les victimes sont souvent des enfants (Leyrie, 1977).

2. La démence

L'affaiblissement du contrôle pulsionnel est parfois en relation avec un *processus démentiel.* Il semblerait alors que les infractions sexuelles soient très souvent la première manifestation d'une démence : 10 % des patients déments ont été jugés pour crimes ou délits sexuels pour Lafon (1958, in : Burguet, 1979) ; 30 % dans l'étude de Heinik et al. (1994). Ces troubles de la sexualité sont plus ou moins tolérés par l'entourage. Ils entraînent le plus souvent un sentiment de honte et la dissimulation de ce qui s'est passé.

3. La dépression

Elle se traduit entre autre chez le vieillard par une irritabilité, mal tolérée également par l'entourage et en particulier lors de la *dépression hostile.* L'ironie acerbe, la violence verbale, les explosions de colères, voire l'agressivité physique peuvent être le signe révélateur d'une dépression chez une personne qui jusque là n'avait pas montré de troubles du caractère. L'apparition récente de ces troubles doit faire suspecter un état dépressif en évolution. En dehors des actes d'agression verbale, qui existeraient dans 57 %, on trouve des actions physiques (34 %) (Micas, 1994).

4. La manie

Elle peut être la première manifestation psychique qui survient à cet âge. L'euphorie n'est pas toujours constante ; elle est remplacée par une irritabilité qui gène la personne dans ses réactions sociales. Lorsque le tableau est plus accentué, l'expressivité gestuelle est exagérée, la réserve dans les relations sociales disparaît, et des calembours et parfois des propos acerbes vis-à-vis de l'interlocuteur peuvent être exprimés, jusqu'à des comportements plus agressifs, voire violents (coups et blessures, attentats à la pudeur, tentatives de viol) (Léger et al., 1995). Cependant cette attitude est rare.

5. L'alcool

Comme à tout âge, c'est un facteur favorisant les passages à l'acte hétéro-agressifs en affaiblissant le contrôle pulsionnel. L'alcoolisme n'est pas un phénomène rare chez les sujets âgés, contrairement aux idées reçues. Il touche 21,1 % des personnes âgées vivant en institution (Léger et al., 1987). La dépression, le sentiment de solitude, la maladie, et enfin les habitudes, entretiennent ou déclenchent l'alcoolisme à cet âge.

Mais on dispose de peu d'écrits sur les comportements criminels favorisés par l'alcool, chez la personne âgée. Ganzini et al. (1995) retrouvent jusqu'à 42,9 % de patients dépendants de l'alcool, parmi les sujets âgés violents admis en service d'urgences. Mais dans ces situations la banalisation voire le déni des troubles est très fréquente, même lorsque, situation la plus courante, la personne est arrêtée ou emprisonnée pour conduite en état d'ivresse : 82,6 % des arrestations des personnes de plus de 60 ans de l'échantillon d'Epstein et al. (1970).

6. La dépendance aux médicaments

Par contre, la dépendance aux drogues, psychotropes ou autres, est présente mais de façon plus modérée : 9,5 % (Ganzini et al., 1995), alors que Barak et al. (1995), s'étonnent de cette absence. Ils supputent que cela évoluera dans quelques années vers une augmentation des taux quand les personnes qui ont un passé de dépendance seront devenues vieilles.

C. Enfin, les troubles du caractère

Ils vont favoriser des réactions violentes et traduisent une sensibilité accrue aux événements extérieurs. Ils se traduisent par la revendication, les accès de mauvaise humeur, voire de colères, ou des phases de bouderie. L'égocentrisme, la méfiance et l'irritabilité sont des traits caractériels quasi-constants chez les criminels examinés par De Bures et al. (1992). Ils évoquent souvent une ancienne réussite sociale. La régression affective est certaine et conduit le vieillard à ressentir comme intolérable une situation frustrante. L'intolérance à la frustration a toujours existé mais se trouve exacerbée et durcie du fait de l'avancée en âge (Manus et al., 1992). Mais avant de cataloguer un vieillard difficile agressif de « caractériel », on s'attachera à rechercher une pathologie psychique sous-jacente, se manifestant de manière plus atypique et donc trompeuse, comme une dépression hostile, une anxiété voire même une démence.

On ajoutera, pour conclure ce paragraphe, que s'ajoutent aux troubles du jugement, à la perte du contrôle et aux troubles du caractère, le sentiment d'insécurité (en particulier à cause des *maladies somatiques*), de *solitude et de dévalorisation,* comme l'ont pointé De Bures et al (1992), ainsi que Taylor et Parott (1988).

III. La responsabilité pénale de la personne âgée

Dans l'article 122 du Code pénal où l'on met l'accent sur le discernement, comme dans l'ancien article 64 où l'on recherchait un état de « démence » au moment des faits, la question de la responsabilité pénale est posée à l'expert. Or, la personne âgée est moins souvent arrêtée ou jugée et expertisée que l'adulte plus jeune, alors que les comportements criminels ne sont pas si exceptionnels !

Tout d'abord, la personne âgée criminelle est souvent exemptée de poursuites judiciaires. Les personnes retirent leurs plaintes, ou bien la police ne poursuit pas l'enquête. Ceci est particulièrement vrai en ce qui concerne les vols et les conduites exhibitionnistes où l'âge du sujet parait à lui seul être un facteur d'irresponsabilité (De Bures et al., 1992 ; De Saussure, 1992 ; Lynch, 1988). Il existe ainsi un très grand hiatus entre le nombre de vols commis et la mise à disposition de la justice du sujet âgé.

C'est parfois également le juge qui établit un non-lieu, parce qu'il estime, sans expertise, surtout s'il s'agit d'un délit, que la personne, du fait de son âge, ne peut être considérée comme coupable, voire responsable des faits. La personne âgée est alors estimée d'emblée irresponsable par le juge. Crétin et Charazac (1992) ont bien insisté là dessus : en principe le magistrat n'a pas qualité pour définir si une personne est responsable ou pas au moment des faits, mais il est vrai que l'expertise n'est obligatoire que lors de crime et non pas de délit. L'irresponsabilité déterminée d'emblée, comme chez un mineur ou un incapable majeur, alors que la personne âgée n'a théoriquement pas d'autre statut que celui de majeur, peut avoir pour signification que la personne ne dispose pas de tout son libre arbitre. On ne peut sanctionner par une privation de liberté, une personne qui ne dispose pas de sa liberté. Si le parquet use de son pouvoir de classement sans suite dans les cas de délits de peu d'importance, il ne le peut évidemment plus lorsqu'il s'agit d'actes particulièrement graves. Mais la présomption d'innocence ou la présomption d'irresponsabilité peuvent aussi se manifester par un non-lieu, même lors de crimes de sang : « *eu égard à son âge* » (Crétin et Charazac, 1992), « *cela ne se fait pas* » (De Saussure, 1992) de mener à terme l'enquête et de juger d'une sanction.

Cependant certains représentants de la justice (Crétin et Charazac, 1992), reconnaissent parfois être freinés dans les dispositions offertes par la loi. Ainsi, ils hésitent à user de la détention provisoire chez des personnes âgées fortement soupçonnées d'homicide mais qui nient les faits, le jugement aboutissant alors à un non-lieu. De plus, l'état de santé précaire et la fragilité de la personne, en raison de son âge, sont *a priori* très souvent considérés comme de mauvaise qualité et jouent un rôle déterminant dans la décision des juges pour une détention provisoire ou même pour écourter une peine d'emprisonnement ferme.

Le vieillard apparaît ainsi comme une personne sacrée et intouchable. Le mythe de la personne âgée honnête reste très fort. Elle ne peut avoir commis un acte répréhensible, et si elle l'a fait, on ne peut que la considérer comme irresponsable (De Saussure, 1992). En fait, nous transférons sur le vieillard inculpé l'ambivalence de notre relation avec nos propres parents, c'est-à-dire nous déplaçons sur lui le conflit entre l'amour et l'hostilité visant les parents âgés. Le déni de la délinquance du vieillard recouvre ainsi celui de notre ambivalence et de nos vœux de mort, rendus d'autant plus insupportables que l'inculpé nous paraîtra fragile et vulnérable (Crétin et Charazac, 1992). La personne âgée est aussi le miroir de notre avenir, qui peut nous déranger et entraîner un sentiment de rejet, donc un déni des troubles (De Saussure, 1992).

Un autre point épineux mais fondamental, est celui de la difficulté de déterminer la responsabilité pénale de la personne au moment des faits, alors que la maladie « criminogène » était à la phase de début, et non pas encore à la phase d'état (Leyrie, 1977). Ce problème se pose lors de nombreuses expertises, et en particulier chez des patients qui débutent une *démence*, qui ont conservé une bonne façade d'intégration sociale et de compétences cognitives, en particulier verbales. Le patient qui souffre de maladie démentielle au moment des faits, ne dispose pas de tout son jugement et n'a pas entière connaissance de ses actes (Signoret et Hauw, 1991). Il est alors considéré par l'expert comme en état de « démence », au moment des faits, selon l'article 64 du Code pénal. Lorsque la personne présente un état intermédiaire entre démence et lucidité totale, les experts parlent de responsabilité atténuée.

Dans une étude rétrospective israélienne (Heinik et al., 1994), sur 57 expertises de sujets de plus de 60 ans, 30 % souffraient de démence, 25 % de psychose et 28 % de troubles de la personnalité. Chez les déments, la moitié a été considérée comme responsable au moment des faits, et accessible à la sanction pénale, alors que 13 psychotiques sur 14 étaient bien jugés irresponsables !

Sur les 63 expertises passées en revue dans la thèse de Burguet (1979), 51 sont des maladies démentielles et 35 situations d'irresponsabilité totale sur 39 sont des démences. Il ne faut ainsi pas oublier qu'un comportement criminel est souvent annonciateur d'une maladie démentielle et que les troubles du jugement, donc du discernement, correspondent à l'irresponsabilité pénale. On n'ose imaginer ce que deviennent alors ces malades incarcérés : privés de stimulations, l'évolution de la démence peut être, comme pour la schizophrénie, catastrophique.

Conclusion

On peut même, enfin, imaginer la situation suivante : un sujet qui n'a pas de troubles cognitifs très importants au moment des faits, et qui n'est pas considéré comme irresponsable lors de l'expertise, et qui, du fait de la maladie, n'est plus accessible à la sanction pénale.

La plupart des auteurs s'accordent pour constater qu'il existe un réel support organique et/ou psychiatrique dans la genèse du comportement criminel du sujet âgé. Comme le modèle de la confusion renvoie à l'organicité, un premier acte délictueux après 65 ans renvoie à son support organique et/ou psychiatrique.

La majeure partie des infractions rencontrées après 65 ans sont des délits mineurs, qui pérennisent le mythe du sujet âgé innocent, le maintiennent dans son statut d'être peu dangereux et inoffensif avec une certaine tendance à le considérer comme d'emblée irresponsable.

Enfin, une citation d'Hegel à méditer : « *La peine est la récompense de l'acte de l'individu et est donc la reconnaissance de son existence.* »

Bibliographie

(1) BARAK Y., PERRY T., ELIZUR A. (1995) : « *Elderly criminals : a study of the first criminal offence in the old age* », Intern. Journal of Geriatric Psychiatry, 10, 511-516.

(2) CRETIN T., CHARAZAC P. (1992) : « *Responsabilité et impunité de la personne âgée protégée ou non* », Gérontologie, 82, 19-23.

(3) CUTLER S.J. (1995) : « *Crime (against and by the elderly)* », in : *The encyclopedia of aging*, Maddox G.L., Springer Publishing Company, New-York, 243-244.

(4) De BURES I., DEBAISIEUX T., d'ESPINAY St. LUC M. (1992) : « *Le vieillard criminel* », Gérontologie, 83, 31-34.

(5) De SAUSSURE C. (1992) : « *La personne âgée délinquante* », Gérontologie, 82, 4-6.

(6) EPSTEIN L.J., MILLS C., SIMON A. (1970) : « *Antisocial behavior of the elderly* », Comprehensive Psychiatry, 11, 1, 36-42.
(7) GANZINI L., EDWARDS P., SURKAN P.J., DRUMMOND D.J. (1995) : « *Characteristics of violent elderly in the emergency department* », Intern. Journal of Geriatric Psychiatry, Vol 10, 945-950.
(8) HARDTKE F. (1991) : « *Alterskriminalität : eine phenomenologische darstellung mit eror ter ungen kriminologischer und gerontologischer erlanrungansatze* », Arch. Kriminol, 188, 1-2, 1-19.
(9) HEINIK J., KIMHI R., HES J.P. (1994) : « *Dementia and crime : a forensic psychiatry unit study in Israel* », Intern. Journal of Geriatric Psychiatry, 9, 491-494.
(10) KELLER O., VEDDER C.B. (1968) : « *The crime that old persons commit* », Gerontologist, 8, 43-50.
(11) LÉGER J.M., BOURLOT D., LOMBERTIE E.R., MALAUZAT D. (1987) : « *Alcoolisme et personnes âgées* », Psychiatrie pratique du médecin, 45, Déc., 10-18.
(12) LÉGER J.M., PAULIN S., CLÉMENT J.P. (1995) : « *Quelles significations peut-on donner aux états d'agitation et d'agressivité chez la personne âgée ?* », Atelier de réflexion pluridisciplinaire : *Troubles de l'adaptation : états d'agitation et d'agressivité*, Paris, 23.11.1995.
(13) LÉGER J.M., TESSIER J.F., GODARD M. (1981) : « *L'agressivité des personnes âgées* », *La Revue de Gériatrie*, 6, 2, fév., 61-64.
(14) LEYRIE J. (1977) : « *Manuel de psychiatrie légale et de criminologie clinique* », Paris, 70-72 p.
(15) LYNCH S.P.J. (1988) : « *Criminality in the elderly and psychiatric disorder : a review of the literature* », Med. Sci. Law, 28, 1, 65-74.
(16) MANUS A., De MEDEIROS P., MONFORT J.-C. (1992) : « *État d'agitation, orientation diagnostique et principes du traitement d'urgence* », Rev. Prat., 1992, 42, 8, 1053-1056.
(17) MICAS M. (1994) : « *Fréquence des troubles comportementaux du sujet âgé* », Symposium Synthélabo sur *les troubles du comportement chez le sujet âgé*, Paris, 19.5.1994.
(18) MOAK G.S., ZIMMER B., STEIN E.M. (1988) : « *Clinical perspectives on elderly first-offender shoplifter* », Hospital and Community Psychiatry, 39, 6, 648-651.
(19) MOBERG D.O. (1953) : « *Old age and crime* », J. Crim. Law, 43, 765-776.
(20) PETRIE W.M., LAWSON E.C., HOLLENDER M.H. (1982) : « *Violence in geriatric patients* », JAMA, 23/30, 248, 4, 443-444.
(21) PIETTE F., VAUTIER F., DALLE J. (1989) : « *Comportements dangereux des sujets âgés* », Psychol. Méd., 21, 8, 1077-1080.
(22) RAKOTOVAO O. (1996) : « *Réflexions à propos des personnes âgées en « unité pour malades difficiles » à Sarreguemines* », Ann. Psychiatr., 11, 2, 93-100.
(23) SIGNORET J.L., HAUW J.J. (1991) : « *Maladie d'Alzheimer et autres démences, Responsabilité du dément* », Méd-Sciences, Flammarion, 500-501.
(24) TAYLOR P.J., PAROT J.M. (1988) : « *Elderly offenders* », British Journal of Psychiatry, 152, 340-346.

2.2.2. Les mineurs criminels et la délinquance juvénile

C'est spécialement dans ce domaine qu'ont eu lieu le plus grand nombre d'études de *criminologie clinique* et de *sociologie criminelle*, vu l'importance des enjeux[1]. Yves Roumajon[2] notait avec humour que les analyses des spécialistes de la question, si elles variaient dans le temps, conservaient « *à travers les siècles un thème commun de déploration : la jeunesse actuelle ne connaît plus que la violence. Elle différerait donc d'une jeunesse antérieure, idéale et, à l'étude, parfaitement mythique.* » L'actualité nous met face à deux formes nouvelles de délinquance juvénile : celle des « pré-adolescents » (touchant la tranche d'âge 10-13 ans, et d'emblée grave) et celle relative à la délinquance sexuelle (augmentation des signalements d'adolescents agresseurs sexuels, tout au moins en France). De plus en plus de parents se disent complètement « dépassés » par la violence de leurs enfants, lesquels, dans une société en crise, disent ne faire que répondre, à leur façon, à cette violence qu'ils ressentent, dans de nombreux domaines : crainte du SIDA, faible motivation à travailler vu la pénurie d'emplois, aléas économiques, etc. La plus grande précocité — et gravité — des conduites criminelles

1. Citons en particulier, comme travaux historiques, ceux de : ANCEL M., DONNEDIEU DE VABRES H. (1947) : *Le problème de l'enfance délinquante*, Sirey, Paris. – BANCAL J. (1941) : *Essai sur le redressement de l'enfance coupable*, Sirey, Paris. – CHAZAL J. (1952) : *Études de criminologie juvénile*, PUF, Paris. – HEUYER G. (1969) : *La délinquance juvénile*, PUF, Paris. – HEUYER G., LEVASSEUR G. (1958) : *Les enfants et les adolescents socialement inadaptés*, Cujas, Paris. – LIEVOIS F. (1946) : *La délinquance juvénile*, PUF, Paris. – MICHAUX L. (1952) : *L'enfant pervers*, PUF, Paris. – MUCCHIELLI R. (1965) : *Comment ils deviennent délinquants*, Les éd. soc. franç., Paris. – NERON G. (1952) : *L'enfant vagabon*, PUF, Paris. ROBERT P. (1966) : *Les bandes d'adolescents*, Les éd. ouvrières, Paris ; sans oublier les parutions du Centre de formation et de recherche de l'éducation surveillée, et actuellement du Centre de Vaucresson, en France. Les travaux de Reynald Ottenhof et de Robert Cario (France), ainsi que ceux Jean-Yves Hayez (Belgique) font actuellement référence.
2. ROUMAJON Y. (1989) : *Enfants perdus, enfants punis*, Robert Laffont, Paris. Lire également : *Ils ne sont pas nés délinquants*, même éditeur, 1977.

juvéniles inquiète d'autant plus les dirigeants qu'ils montrent leur impuissance à résoudre les problèmes, si bien que tout le monde semble « dépassé » par l'ampleur qu'est en train de prendre ce phénomène, d'autant que les médias n'ont pas toujours un rôle apaisant [II, § 3.7.]. Est-ce au psychiatre à jouer ce rôle ?

2.2.2.1. Approche clinique de la délinquance juvénile

Simone Couraud, psychanalyste, psychologue clinicienne à la Protection judiciaire de la jeunesse (Anthony), a expliqué, ailleurs[1], qu'il était parfois possible d'appréhender « *l'acte criminel comme moyen de survie* ». C'est évidemment la question de la *fonction* psychologique de l'acte qui est posée, dans l'interprétation qu'en font les adultes, et dans le sens que l'adolescent peut arriver à donner de sa propre violence (moyen d'expression ? riposte à une autre forme de violence subie ? désir de reconnaissance d'une bande ? etc.). La pratique de terrain montre que le mineur délinquant, bien souvent, éprouve d'importantes difficultés à dire pourquoi il agit ainsi ; ou alors il invoque tout à la fois des problèmes affectifs, personnels ou intra-familiaux, des échecs scolaires répétés, un dérapage dans une tentative d'insertion pré-professionnelle, un immense désœuvrement avec une absence de projet concret, etc. (mais s'agit-il de la cause ou la conséquence de la délinquance ?). Ces jeunes « difficiles » — ou plutôt en difficulté — mettent en échec les professionnels qui essayent de leur venir en aide, en les écoutant patiemment, en s'efforçant de faire le point avec leur famille — quand celle-ci n'est pas totalement décomposée, ou rejetante — en tentant de leur proposer des stages d'insertion pour les plus adaptés d'entre eux, et surtout en s'efforçant de leur éviter de dériver dans la toxicomanie ou de s'enliser avec d'autres actes de violence grave (agressions sexuelles, homicides). Si les cas relevant réellement de la psychiatrie sont rares, les appels à l'aide adressés le plus souvent indirectement au psychiatre sont nombreux, tant et si bien qu'il devient possible de décrire ici une « clinique de la délinquance », sans perdre de vue cependant l'aspect particulièrement mouvant et « plastique » des formes d'expression de la souffrance psychique à l'adolescence.

Approche clinique de la criminalité à l'adolescence

S. Couraud

« *Les mœurs de la société ne sont que vétilles comparées à ces forces puissantes à l'œuvre dans la vie, dans l'Art, dans ce qu'on appelle l'intégrité.* » (Winnicott)

Est-ce que l'acte criminel ne serait pas là, comme démarche ultime, bien qu'illusoire pour sauvegarder cette intégrité ? Par son caractère incohérent, imprévisible et souvent spectaculaire, l'acte criminel à l'adolescence suscite toujours stupeur et questionnement. La raison est heurtée, les affects troublés... Trouver des mobiles rassurerait... Une causalité est recherchée à l'extérieur, du côté de la famille, de l'environnement immédiat. Mais l'acte posé apparaît le plus souvent disproportionné, ou sans lien direct avec des événements récents et précis de la vie du sujet.

Dans une recherche réalisée de 1987 à 1990 sous la direction du Docteur Bernard Zeiller et du Docteur Tony Lainé, nous avons tenté de comprendre ce qui se jouait pour ces adolescents à travers leur passage à l'acte criminel, et cela à partir de leur propre parole[2].

Nous avons eu quatre entretiens, échelonnés sur une année avec chaque personne. Des tests projectifs réalisés par d'autres cliniciens complétaient notre approche clinique. Les rencontres ont eu lieu au moins un an après le jugement, c'est-à-dire en dehors de tout enjeu judiciaire.

Au-delà de la singularité de l'histoire de chaque personne, et de l'acte posé, nous avons pu relever quelques caractéristiques communes, au niveau de l'itinéraire, de l'environnement, et de leur fonctionnement psychique.

Notre premier constat concerne la fréquence des traumatismes au cours de leur petite enfance et de leur enfance :

- maladies, accidents ou mort de parents proches ;
- répétitions des ruptures et des séparations, en liaison avec ce qui est dit précédemment, ou bien liées à des problèmes familiaux ou aux aléas de l'émigration.

1. COURAUD S. (1994) : « *Être ou ne pas être ?* », Psychiatrie française, 1, 14-23.
2. ZEILLER B., LAINÉ T. et coll. – Morbidité psychopathologique des enfants et adolescents criminels. Rapport de recherche : Unité 69 de l'INSERM/Conseil de la recherche du ministère de la Justice, 1991, 501 p. (Convention ministère de la Justice – INSERM n°86 05004002 107501).

Ces événements traumatiques, qui ont entraîné des changements brutaux dans la vie de l'enfant, n'ont pas été parlés, ni élaborés, et donc n'ont pu prendre place, ni sens dans la vie de chacun d'entre eux. Un jour le père disparaît, il ne donne plus signe de vie..., mais on ne sait pas pourquoi. On se rappelle avoir été placé, dans une famille d'accueil, ou dans un foyer... mais on ne sait plus à quelle époque, dans quelle ville et pour quelle raison. Leur mémoire fait défaut... Ces trous dans leur vie, ces zones d'ombre mettent en défaut leur sentiment d'appartenance à une filiation, un milieu social, une culture. La famille est dispersée, le lien familial distendu ou inexistant. Certains ne connaissent pas leurs grands-parents, et l'histoire de leurs propres parents leur échappe parfois...

Au niveau de leur fonctionnement psychique, des troubles graves du narcissisme apparaissent au premier plan, constituant un repère dans l'élucidation de leur passage à l'acte. Des failles dans la représentation des images parentales corrélativement à la fragilité de leur propre image signalent des difficultés dans la relation précoce avec la mère.

L'image maternelle est ambiguë, caractérisée par le vide affectif, en même temps que par une trop grande proximité captatrice à l'égard de l'enfant. Albert est séparé de sa mère depuis l'âge de 9 ans, et sans nouvelle de sa part : « *il a oublié son visage* ». « *Ma mère, je n'ai pas de contact avec elle* », nous dira Pierre-Marie, « *il y a comme une barrière entre nous... elle ne m'a pas vu grandir.* » Certains protocoles de tests confirment ce sentiment de vide ; le visage maternel est perçu comme « *une tâche blanche* », à partir de laquelle rien ne peut s'élaborer. Les fantasmes de mère archaïque, envahissante et menaçante, sont également fréquents : « *Une tentacule qui s'avance vers moi* » (Rorschach). « *Il y a un dragon qui sort de l'eau, et ils vont se faire manger"* » (TAT). Ils suggèrent des effets aliénants, lorsqu'ils se révèlent par des sentiments d'horreur et de répulsion, provoquant un appel à la séparation, qui peut alors revêtir des formes violentes.

L'image paternelle est, elle aussi, sujette à des difficultés d'élaboration. Le père est cité le plus souvent comme absent dans la vie de l'enfant ou de l'adolescent, ou bien invalidé par la démission, la maladie ou l'alcoolisme. Jean porte le nom de son père décédé, et qualifié par la mère de « *voleur à perpette* ». Johan, jugé pour un viol, criera à chaque entretien sa haine douloureuse pour son père, alcoolique et violent : « *Mon père, il se fout de tout, il est presque tout le temps saoul.* » « *J'en veux à mon père, il ne m'a pas appris ce qui était bien, ce qui ne l'était pas.* » « *Moi, j'avais besoin d'un père. J'aurais voulu un père qui soit présent, qui aime ses enfants.* » Les protocoles de tests confirment l'absence d'intériorisation de l'image paternelle dans sa fonction symbolique, de support et de référence à la loi. Ce qui apparaît, ce sont des représentations idéalisées, mais inaccessibles, ou bien des images inquiétantes par leur indifférence perverse. « *Là, je vois un soldat qui agonise... avec le dos troué, perforé de balles... et le diable qui lève les mains, vainqueur... il sourit en plus.* » (TAT Planche 3). Dans leur discours, c'est sous la forme d'un manque au niveau de la parole, que le père est le plus souvent évoqué. « *Je n'ai jamais parlé avec mon père.* » Et ce manque est fréquemment associé au sentiment que la plupart d'entre eux éprouvent de n'avoir de place nulle part dans la société. Ce vide idéatif au niveau de la représentation de l'image paternelle rend difficile tout processus d'identification et d'accession à la loi.

Nous nous trouvons devant une problématique prégénitale. L'absence de triangulation engendre une incapacité de séparation psychique par rapport à la mère, et des difficultés pour renoncer à l'illusion de toute puissance infantile, et s'adapter aux exigences de la réalité. Par ailleurs, le manque d'intériorisation d'images parentales positives rend le rapport à la pulsion dangereux, et chaotique. Il n'y a pas de rempart auquel se raccrocher. Leurs paroles sur leur histoire, les réponses devant les planches de Rorschach et du TAT traduisent bien cette insécurité permanente devant le manque de support interne et externe. « *On voit rien, il n'y a pas d'être humain, là. Çà, c'est une montagne, il y a de l'eau qui coule. Il y a un pont, et il y a quelque chose à la fin du pont, mais je ne sais pas ce que c'est. Il y a un être humain avec un chapeau, il se tient sur quelque chose ... peut-être le vent souffle, il a peur de tomber, il se retient* » (TAT Planche 11). On a l'impression d'un monde désertique d'où l'humanité est absente.

L'image de soi n'a pu se construire à travers le regard de la mère, prendre forme à travers ses rêves, et trouver ses limites grâce à sa présence contenante et aimante. Quand on n'a pu compter sur les dispositions continues et sûres de la mère, on ne peut avoir de certitude, ni à l'égard de soi-même, ni à l'égard des autres et du monde environnant. L'inscription dans la temporalité s'avère impossible. Il n'y a pas de passé, ni d'avenir, tout est vécu dans l'immédiateté ; d'où la difficulté à différer la satisfaction de ses désirs, et à accepter les frustrations.

Leur fragilité narcissique apparaît à travers l'image dévalorisée, régressive ou menacée qu'ils renvoient d'eux-mêmes. « *Je vois un visage déchiré* » (Planche II du Rorschach). « *Une souris déchiquetée* » (Planche VI). « *Un papillon, un peu comme ceux que les gens collectionnent qui n'ont pas de vie.* » (Planche V).

Leur sentiment de vide, de solitude, leur désespoir, sont également exprimés, criés parfois tout au long d'un protocole ou d'un entretien : « *C'est du vide, ça représente le vide, l'abstrait, l'inconnu... plus on regarde, moins ça donne d'idées ... Plus ça crispe, plus ça enlève l'inspiration.* » (TAT Planche 16). « *Ça, c'est une photo. C'est typique de Cartier Bresson ! C'est l'enfant misérable. C'est la cabane. L'enfant adulte, tout simplement, il est tout seul... Parce qu'il commence à marcher pieds nus, c'est l'apprentissage, ça doit faire mal.* » (TAT Planche 13 BM). « *Des fois, je suis mal et je ne sais pas pourquoi. J'ai le mal de vivre à m'en suicider. Mais les moments les plus durs, c'est quand je réfléchis aux raisons pour lesquelles, je suis mal, et je m'aperçois que je suis mal de tout.* »

Parallèlement, l'inflation mégalomaniaque, l'identification à des héros imaginaires — bénéfiques ou maléfiques — ou bien la mise à distance des mouvements pulsionnels par le recours à l'abstraction ou à l'idéalisation apparaissent là pour compenser le vide affectif et lutter contre la dépression : « *J'ai la folie des grandeurs, je veux être comédien avec une carrière universelle... quand je serai connu j'ouvrirai ma gueule. Je veux devenir acteur pour ensuite parler.* » « *J'ai besoin de beaucoup d'argent pour aider et créer, pour que l'apartheid s'arrête, pour une paix mondiale.* » « *Je suis le Prince de la mort.* »

Liée aux difficultés précoces dans la relation avec la mère, l'angoisse de la perte d'objet, en rapport avec les attaques destructrices inconscientes à son égard, apparaît souvent à l'origine de sentiments dépressifs. Le processus de séparation-individuation, tel qu'il est montré à travers certains protocoles, semble très douloureux, menaçant très fortement l'intégrité du sujet. « *Ça me donne aussi l'idée des mouettes de l'Amococadys qui essaient de s'échapper du mal, qui luttent pour la liberté dans les cieux... malgré tout le mal qu'on a pu lui coller, malgré elle, elle s'envole dans les cieux et lutte pour la liberté. Elle fait de terribles efforts.* » (Planche V, Rorschach). Dans le même protocole du même sujet, la défusion d'avec un contenant maternel protecteur ne semble pouvoir s'effectuer que par la libération incontrôlée de ses pulsions destructrices internes : ce qui secondairement le confronte au vide affectif et relationnel, résultant des effets destructeurs de cette agressivité. « Je *vois un missile qui sort du centre de la terre, et à partir du moment où il est sorti tout entier de la terre, il explose et il tue.* »

La position dépressive, au sens où l'entend Mélanie Klein, n'a pas pu être élaborée. Il n'y a pas eu introjection du bon objet, qui aurait permis une séparation psychique par rapport à la mère, et une ouverture vers l'Œdipe, et d'autres investissements. Aussi nous voyons souvent leurs difficultés à sauvegarder l'intégrité de leur moi, et l'intégrité de l'objet face aux menaces pulsionnelles, si ce n'est au prix d'un blindage psychique qui s'avère inopérant.

L'ambivalence de leurs propres sentiments ne peut être reconnue et acceptée sans les mettre en péril. Ce qui rend problématique l'aménagement de relations affectives stables et satisfaisantes. La relation à l'autre dans ce contexte prend la forme d'un combat. Il n'y a pas de possibilités d'échanges et de réconfort entre deux êtres autonomes qui se reconnaissent mutuellement. Il n'y a pas de relations fiables. La menace de fusion, d'accaparement, de soumission est toujours présente. « *Dans ma vie actuelle, je déprime... le fait d'être à jamais seul peut me faire déprimer, mais on s'y fait, et puis être faible, est interdit. Même si chez moi, je déprime, je ne vais pas me le permettre, car sinon je perds de la puissance. Donc je fais toujours quelque chose, je ne veux pas me laisser envahir, il faut que j'aie le dessus. Il ne faut pas avoir d'attache, car à ce moment-là, vous donnez aux autres des armes, qu'ils peuvent utiliser un jour ou l'autre contre vous.* » Ainsi parlait un jeune homme, jugé pour des attaques à main armée, et rencontré quelques années après sa sortie de prison.

Aussi l'autre doit être maintenu à distance, y compris parfois par la peur. « *Les autres me respectent parce qu'ils ont peur* ». Cependant, si s'attacher à l'autre, c'est prendre le risque de « *se faire avoir* », « *d'être utilisé* », c'est surtout s'exposer à le perdre, et revivre l'intolérable. « *On m'a enlevé à ma mère pour me mettre en foyer. Quand ils m'ont séparé, il y a eu quelque chose. Après je ne voulais plus aller avec personne, c'était plus comme avant. J'ai plus confiance, j'arrive plus à m'attacher à quelqu'un* ». Dans ce contexte, le repli narcissique, et le détachement affectif sont envisagés comme le seul moyen de survivre.

Leurs propres besoins d'affection sont niés et dans le même mouvement les objets extérieurs dévalorisés. « *C'est des clichés, assez de cinéma. C'est le mec qui a couché avec une nana, qu'il a prise pour une serpillière.* » (TAT, Planche 13 MF).

La relation avec le frère, le copain ou le père prend aussi parfois la forme d'une relation spéculaire, l'autre étant perçu comme le double de lui-même. André porte le prénom de son père, dont il nous dit : « *Mon père, il est comme moi, ou plutôt je suis comme lui.* » Le double apparaît là comme un support au moi défaillant.

L'aménagement des défenses propres à ces pathologies narcissiques graves — enchâssement de la vie émotionnelle, affective par le collage à la réalité extérieure, le clivage entre l'intérieur et l'extérieur, le déni, la projection, etc. — aboutit fréquemment à une réduction de la vie fantasmatique. Le passage à l'acte en est une conséquence.

En ce qui concerne l'acte criminel — surtout lorsqu'il s'agit d'un viol ou d'un homicide — nous pouvons noter les difficultés du sujet à le nommer et à en parler. Brutalement le discours s'arrête, il y a comme un blanc, un silence, une absence de représentation. Il n'y a pas de troubles de la conscience, simplement dans le champ des représentations, le sujet s'efface. Il n'y a plus les affects concordants avec le déroulement de ce qui se passe.

Leur sentiment d'étrangeté par rapport à l'acte posé est exprimé de diverses manières. « *C'est comme si j'étais sur une autre planète, comme si j'étais le spectateur de ça... ça a été plus loin que je ne le voulais.* » Il s'agissait d'un homicide. « *Je me suis perdu, mes yeux se sont collés petit à petit, et les barreaux m'ont décollé les yeux.* » Ainsi parlait un adolescent, qui avait commis des actes de violence graves lorsqu'il était *skinhead*, entre 14 et 16 ans. À travers leurs paroles, on a le sentiment d'un hors-jeu au moment du passage à l'acte.

Cette constatation peut être mise en relation avec un autre aspect de leur passage à l'acte criminel : son côté inexorable. Tout se passe comme si à un moment donné de leur histoire, quelque chose se mettait en marche, qui les menait de manière irrémédiable vers un événement grave sur lequel ils n'ont pas de prise. Le Docteur Tony Lainé[1] évoquait à ce propos la question du tragique, « *l'acte criminel apparaissant comme l'aboutissement ou bien l'inscription d'un acte dans une destinée marquée sous le signe et par le signe du tragique* ». Nous retrouvons à travers la plupart de ces histoires des vies fonctionnant sous l'effet de mécanismes et de ressorts qui sont ceux du « fatum » et de l'inexorable. On a l'impression qu'il faut qu'il se passe quelque chose qui fasse basculer la situation sans retour possible. Ici c'est de l'ordre du passage à l'acte criminel mais ce pourrait être d'un autre ordre. Ce « fatum » est essentiellement marqué par la compulsion de répétition, c'est-à-dire par un mécanisme qui porte en lui-même le mouvement de la pulsion de mort.

Un jeune homme condamné pour un homicide nous dira, en évoquant les jours qui ont précédé son acte criminel : « *De toute façon, il se serait passé quelque chose... peut-être quelque chose de moins grave, mais ça ne pouvait plus durer.* » Il avait brutalement rompu les seuls liens qui lui restaient avec les travailleurs sociaux, abandonné les projets mis en place avec eux et se retrouvait seul dans la rue. Il n'avait jamais antérieurement commis de délit.

Un autre jeune, également condamné pour homicide, et vivant dans une famille stable et traditionnelle — ce qui est relativement rare chez les personnes que nous avons rencontrées — nous fera part de son sentiment d'avoir été piégé à partir d'une rencontre (il s'agissait d'une rencontre homosexuelle) et de ne plus avoir eu de prise sur la suite des événements qui l'ont conduit au meurtre. Tout d'un coup, on voit sa vie basculer, rompre son cours habituel : dispute violente avec son père, fugue, passage au tribunal pour enfants, placement en foyer et tentative de cambriolage qui se solde par un meurtre. Meurtre de l'homme qu'il avait rencontré quelques mois plus tôt et avec lequel il avait eu des relations homosexuelles. Si nous voulons rompre avec cet inexorable, nous ne pouvons faire l'économie de savoir à quel moment il s'est inscrit dans l'histoire du sujet, et quel sens prend l'acte criminel dans ce contexte. On s'aperçoit alors, lorsque nous avons pu rencontrer parents ou grands-parents, que cette inscription peut être antérieure à la venue au monde de la personne rencontrée, et qu'il se transmet alors quelque chose de ce « fatum », comme une

1. Tony LAINÉ, Journées des Cliniciens de l'Éducation Surveillée, 1988.

marque indélébile à travers la filiation. La lecture du sens ne peut se faire qu'à partir d'un travail approfondi autour de ces histoires transgénérationnelles et particulières.

Néanmoins, *l'hypothèse que nous pouvons faire sur un plan plus général, c'est que l'acte criminel, paradoxalement, apparaît comme une tentative pour survivre psychiquement et exister.* D'où son caractère d'urgence. Tout se passe comme s'il fallait faire quelque chose pour échapper à un danger. Danger de morcellement, d'écrasement, de perte d'identité. À travers l'étude des différents protocoles de tests, que nous avons déjà évoqués, on peut penser du point de vue de la signification de l'acte criminel, qu'il s'agit souvent d'une tentative de séparation par rapport à l'emprise d'un parent imaginaire qui serait particulièrement dangereux.

Ces éléments nous permettent de mieux comprendre l'impression d'inaffectivité, de froideur qui est renvoyée par ces jeunes par rapport à leur acte criminel. Cet acte a été commis par eux, mais ne leur appartient pas.

Une phrase de Winnicott, dans son article sur « *l'absence de sentiment de culpabilité* », traduit bien ce que nous avons pu ressentir dans notre rencontre avec ces jeunes adultes : « *Certains cherchent désespérément à être et passent leur vie à ne pas être* ». C'est ce manque à être qui est dit, et qui est montré à travers leur relation à l'autre, au monde extérieur, leurs échecs programmés, leur acte criminel... Le paradoxe étant qu'à vouloir exister, ils se perdent un peu plus chaque jour. Cette étude nous donne cependant à penser que cet inexorable, cette répétition mortifère, peuvent être rompus. Le contexte spécifique de ce travail, où leur responsabilité s'est trouvée engagée à partir de notre demande, a peut-être permis une avancée.

Dans cette rencontre démarquée de tout enjeu éducatif, thérapeutique ou judiciaire, il y avait co-présence de deux subjectivités autour d'un questionnement : comprendre avec chaque jeune à travers son itinéraire, son histoire, le sens de ce qui s'est passé pour lui, comment il en est arrivé à commettre un acte aussi grave qu'un acte criminel ? Et cela pour un objectif extérieur à lui, et à nous-mêmes, la recherche : recherche appliquée puisqu'il s'agissait à l'issue de ce travail de faire des propositions concernant la prévention et le traitement de la criminalité. Ils étaient là, pour la première fois à cette place là, pour regarder leur vie à partir du questionnement de quelqu'un d'autre, qui ne veut rien pour eux, qui est là seulement « pour l'avenir de la science ». Nous étions là, nous aussi, pour la première fois, à cette place, qui n'est ni celle d'un expert, ni celle d'un thérapeute, mais celle d'un chercheur. Il y avait cependant partage d'une histoire, souvent douloureuse, sans possibilité pour nous de réparer.

Au cours de ce temps très réduit — quatre entretiens répartis sur un an — mais aussi très dense au niveau des échanges, nous étions, je crois, une personne qui prend et qui donne par son attention, son intérêt, le respect de leur subjectivité et de leurs limites à dire. Nous ne cherchions pas à connaître la vérité des faits. Nous leur communiquions, dès le premier entretien, ce que nous savions à travers l'étude de leur dossier judiciaire, de leur délit et de leur histoire familiale et sociale, et nous écoutions ce qu'eux avaient à en dire et comment. Dans ces entretiens, nous avons été frappés par la qualité de la coopération de ces jeunes, leur capacité de verbalisation quelles que soient leur origine sociale, culturelle ou ethnique, et l'importance qu'ils accordaient à la parole, aux échanges, au respect d'un contrat. Rencontrés quelques années après leur acte criminel, ils avaient des choses à dire, et envie de les dire, notamment leur propre interrogation sur leur crime.

Des éléments dynamiques apparaissent, liés selon nous à cette situation particulière, où ils ont pris une place qu'ils n'occupent pas habituellement. En premier lieu, nous pouvons noter l'investissement d'un objectif extérieur à eux, qui se situe, d'une part au niveau du savoir (domaine peu investi par la plupart d'entre eux), d'autre part au niveau d'une possible réparation sociale : mettre en place des lois, des structures pour aider d'autres jeunes en difficulté. Par ailleurs, l'écoute de leur parole, en dehors de tout enjeu, a permis la reconnaissance de l'importance de leur vie intérieure pour eux-mêmes, et à travers l'autre. Une certaine distance a été prise par rapport à l'acte posé. Certains étaient collés, identifiés à leurs actes. À partir du questionnement sur leur vie, leur enfance, leurs relations passées ou à venir, nous les reconnaissions dans autre chose. Ils pouvaient prendre une autre dimension, être en quête d'une autre identité.

Par ailleurs, au détour du récit de leur vie, des associations sont nées, des liens se sont dessinés entre les différents moments, et les différents acteurs de leur histoire. Un début d'élaboration est apparu et l'amorce d'une demande. Ce qui pose la question d'une possible prise en charge thérapeutique à ce moment là... En effet, on peut se demander, si ce n'est pas l'acte criminel lui-même, par son irruption brutale dans le quotidien du sujet, ou au contraire par son aspect répétitif, qui introduit l'interrogation du sujet sur lui-même. « *Vraiment, je ne comprends pas... je crois que je vais devenir fou à force de me poser cette même question depuis quatre ans, pourquoi ai-je fait ça ?* » Il s'agissait d'un viol.

« *Je voudrais savoir pourquoi je ne peux m'empêcher de voler, pourquoi je dois suivre les autres.* » Certains ont pris conscience de l'origine psychique de leurs difficultés, « *si je suis revenu en prison, c'est parce que dans ma tête, rien n'a changé* » ; et des possibilités de changement, « *de parler avec vous, ça me fait réfléchir* ».

On peut faire un certain nombre d'hypothèses, sur ce qui a pu faciliter cette amorce de subjectivation et de prise de conscience. En premier lieu, comme nous l'avons déjà mentionné, nous pensons que le fait que nous les ayons sollicités pour être acteurs, alliés avec nous dans cette recherche, leur a permis de se situer autrement vis-à-vis d'eux-mêmes, et par rapport à nous. Ils ont pu avoir une autre représentation d'eux-mêmes, plus valorisante, et une autre représentation de « l'autre » moins persécutive.

Par ailleurs, notre rencontre s'est effectuée dans un cadre déterminé à l'avance, limité dans le temps et dans ses objectifs. Il n'y avait pas d'engagement dans une relation à long terme, dans laquelle ils puissent se sentir envahis et dépendants. Le travail ne présentait pas de danger pour leur vie interne. D'autant que nous avons eu le souci de n'être jamais intrusif. Il ne s'agissait pas de tout savoir, de tout contrôler, et d'apprendre des choses sur eux à leur insu, mais d'entendre leur parole. Même au niveau des tests projectifs, qui ont suscité en eux plus de défenses, l'échange s'est instauré avec le psychologue clinicien, avant, pendant et après la passation. Il y avait là une présence à la fois contenante et disponible.

Un autre facteur a également favorisé nos échanges, c'est le fait qu'ils ne mettaient pas en péril leur vie extérieure, personnelle et sociale, puisque dégagés de tout enjeu social ou judiciaire.

Ces quelques éléments m'incitent à penser qu'il y a des possibilités de travail, pour permettre une évolution plus favorable de ces jeunes, mais où l'accent doit être mis autant sur le cadre et la forme que sur le contenu. Nous parlons ici d'adolescents, ou de jeunes adultes, c'est-à-dire d'êtres en devenir, pour lesquels par ailleurs, l'acte criminel n'est pas associé à des bénéfices secondaires. Cette période, où des remaniements psychiques importants s'opèrent, constitue un passage particulièrement délicat pour des structures déjà narcissiquement très fragiles. On peut penser que cette étape de l'adolescence débouchera sur une issue positive ou négative, en fonction de la gravité des carences vécues antérieurement — et réactivées à l'occasion — mais aussi selon l'étayage et les réponses apportées par l'environnement social à leur errance. Du fait même de la mouvance propre à cette époque de la vie, l'espoir reste permis. Est-ce que, paradoxalement, la rupture occasionnée dans le quotidien du sujet par l'acte criminel ne peut constituer une porte ouverte vers un changement ? Qu'est-ce qui peut permettre, à cette occasion, le passage du statut d'objet passif — agi de l'intérieur par ses fantasmes inconscients — au statut d'acteur, sujet de son désir et de sa propre histoire ?

Comme nous l'avons vu, il y a quelque chose de la dialectique entre le sujet et l'autre, le sujet et le monde social environnant, qui ne fonctionne pas et qu'il faut remettre en marche. En ce sens, la réponse de la société nous paraît être déterminante. C'est dans les réponses apportées au jour le jour, dans son parcours judiciaire, social et personnel, dans le va-et-vient entre lui et l'autre, entre lui et les différents acteurs sociaux — juge, policier, éducateur, soignant, etc. — chacun avec sa propre parole, que le sujet va pouvoir se situer et élaborer une autre représentation de lui-même et de l'autre. Comment à travers ces différentes étapes — arrestation, instruction, jugement, réalisation de « la peine » — le sujet peut-il être sollicité ?

À l'issue de notre recherche, nous avons fait quelques propositions au ministère de la Justice (cf. Annexe), mais il nous semble nécessaire de poursuivre cette réflexion au-delà. Dans cette perspective, un groupe de travail, réunissant magistrats, éducateurs, cliniciens de la Protection Judiciaire de la Jeunesse, et de l'Administration pénitentiaire, a été mis en place par la Direction de la Protection Judiciaire de la Jeunesse. Dans le domaine clinique, plus particulièrement, il serait intéressant de se poser la question de l'impact de l'expertise psychiatrique et psychologique sur le sujet (et aussi sur le jury !). Une expertise, selon son contenu, et les mots utilisés, peut fermer le champ des identifications ou l'ouvrir, enfermer le sujet dans l'image terrifiante qu'il a déjà de lui-même, ou bien susciter un début d'élaboration, et un désir de changement. Peut-être en donnant du poids et du sens, à nos actes et paroles — chacun de notre place — pourrons-nous permettre que « ces forces puissantes » à l'intérieur de chaque être deviennent créatrices de vie.

Écrire est un moyen pour moi de transmettre et de continuer la réflexion entreprise avec le Docteur Tony Lainé et le Docteur Bernard Zeiller, disparus aujourd'hui l'un et l'autre. J'espère être restée fidèle à l'esprit avec lequel ils ont animé ce travail.

ANNEXE **Quelques propositions**[1]

Après le jugement et pendant la durée de la peine, nous proposons un certain nombre d'aménagements avec, pour objectif, que cette peine ait valeur de réhabilitation, et constitue une préparation à une autre vie :

- une réforme des conditions de détention, avec notamment moins de transferts, ce qui favoriserait :
  - une plus grande ouverture vers l'extérieur, à travers des échanges avec l'Éducation Nationale, la Jeunesse et les Sports, le monde du travail, les associations culturelles, sportives, etc.
  - une continuité permettant la mise en place de projets et leur réalisation pendant l'incarcération mais aussi après la sortie ;
- un tutorat permanent auprès de chaque mineur en lui offrant ainsi une personne référente unique à laquelle il pourrait avoir recours quels que soient ses lieux de détention successifs ;
- l'aménagement d'un soutien thérapeutique, s'il est souhaité, pendant la détention et de sa poursuite après celle-ci ; ce soutien suppose naturellement l'existence, spontanée ou à encourager, d'une demande thérapeutique associée à des capacités d'insight et de transfert, à un désir de changement ;
- la diminution des durées de détention au profit de peines substitutives utiles, celles-ci permettant l'étayage d'une élaboration de la dette que le mineur doit payer et la valorisation de l'effort social lié à ce paiement ;
- la préparation d'une réhabilitation signifiée par les magistrats ;
- la restitution des droits civils et civiques à l'issue de la peine.

2.2.2.2. Le cas particulier des adolescents meurtriers

Hormis le cas où le meurtre est commandité par un chef de bande, l'homicide (parfois un parricide lors d'une entrée dans une psychose schizophrénique par exemple [cf. II, § 1.2.1.3.]) reste un acte exceptionnel chez l'adolescent. Il fait alors les gros titres des journaux. Il attire les lecteurs, ainsi qu'en témoigne une abondante littérature sur le sujet (en particulier française), que Didier-Jacques Duché, membre de l'Académie nationale de médecine (Paris), nous présente ici pour notre plus grand plaisir.

Les adolescents meurtriers

D.-J. Duché

« *Je ne laisserai à personne le droit de dire*
que l'adolescence est le plus bel âge de la vie :
tout menace de mort l'adolescence. » (Nizan)

La violence des jeunes, l'inquiétude et l'intolérance des adultes ont toujours existé et à chaque génération s'exprime la même plainte : la jeunesse actuelle ne connaît plus que la violence.

Force est de reconnaître qu'actuellement le nombre des jeunes en souffrance inquiète. La violence en est une conséquence, cette violence aggravée par le phénomène des bandes et pouvant aller jusqu'au meurtre. Plus de la moitié des adolescents meurtriers fait partie de bandes de délinquants. La grande violence devient maintenant de plus en plus fréquente, grave, tragique, et même meurtrière. Elle est révélée au public par les médias comme des incidents certes ponctuels, mais leur accumulation répétitive les met en bonne place de l'actualité et traduit un véritable fait de société extensif et mal maîtrisé d'où émergent des « enfants tueurs ».

1. Extrait de : ZEILLER B. & COURAUD S. avec la coll. de ANKER M. (1995) : « *Adolescents criminels un jour* », Centre National de Formation et d'Études de la Protection Judiciaire de la Jeunesse, ministère de la Justice, 1 vol., 248 p.

En fait les meurtres commis par les adolescents s'inscrivent dans la ligne de conduites pathologiques observées chez ceux-ci qui traduisent leur mal-être : fugues, conduites addictives, suicide. La prédominance du sexe masculin est fort nette. Ce mal-être a sans doute toujours existé et maintes autobiographies en font foi. Sont invoqués aujourd'hui l'effondrement de l'éthique, la dissolution des mœurs, l'éclatement de la famille, le laxisme éducatif, le chômage, les grands ensembles, les banlieues à risques, l'immigration, la télévision. Les séries américaines violentes diffusées sur les chaînes françaises de télévision confondent le fantasme de meurtre et le passage à l'acte. Il n'y a plus de différence entre l'imaginaire et le réel. Actuellement la neuro-biologie et la génétique sont mises en cause. Ceci dit, les jeunes meurtriers sont rares mais font la une des journaux.

Les pulsions meurtrières peuvent à l'état latent exister chez n'importe quel enfant et adolescent considéré comme normal. D'après Freud, le parricide est le crime primitif fondamental de l'humanité : « *qui de nous n'a souhaité la mort de son père ?* » dit Dostoïevski dans « *Les Frères Karamazov* » et Mélanie Klein dans un article sur les « *Tendances criminelles des enfants normaux* » écrit que ceux-ci dans leurs jeux expriment des fantasmes meurtriers et particulièrement sanguinaires vis-à-vis des personnages représentant leurs parents. Pour M. Klein, c'est plutôt la sévérité écrasante du surmoi que sa défaillance qui rend compte des conduites criminelles. L'existence du fantasme meurtrier est certes universelle mais chez la plupart ces désirs monstrueux sont refoulés. Les fantasmes existent bien mais les passages à l'acte sont rarissimes. Le désir de mort fait partie de l'ambivalence du complexe œdipien. La psychanalyse peut expliquer certaines réactions criminelles de l'enfant. Si, écrit Diderot, le petit sauvage était abandonné à lui-même, qu'il conservât toute son imbécillité et qu'il réunit au peu de raison de l'enfant au berceau la violence des passions de l'homme de trente ans, il tordrait le col à son père et coucherait avec sa mère. Mais laisser vagabonder son imagination n'est pas réaliser cet horrible souhait d'un acte criminel exceptionnel avant la puberté, rare chez l'adolescent. Ces crimes de sang émeuvent l'opinion publique et font la une des journaux. Les données de la psychanalyse permettent de mieux comprendre le passage à l'acte meurtrier de l'adolescent. L'adolescence, période transitoire de mutation, donne à cet acte un caractère spécial.

De tous temps l'immaturité du meurtrier était prise en considération et le caractère mal conscient de l'acte entraînait dans le Droit romain une atténuation de la peine dont bénéficiait celui qui n'avait pas atteint son plein développement. Puis intervient la notion de discernement : « *agir sans discernement c'est agir sans avoir atteint le développement intellectuel et moral d'un degré permettant de connaître l'importance de l'acte et de régler sa conduite* ». Mais la notion de discernement est abandonnée au profit d'une déclaration légale d'irresponsabilité pour les enfants de moins de 13 ans qui ne peuvent être condamnés. Cependant cette définition qui pendant longtemps devait servir de guide aux juges ne tient pas compte de ce que devait révéler les apports de la psychologie des profondeurs. Or, les meurtres peuvent être déterminés par de puissants mobiles inconscients. Pour Freud les fantasmes meurtriers sont le lot de tous mais refoulés chez la plupart.

Pour M. Henry et S. Laurent[1] les homicides accomplis par les mineurs permettent de classer ceux-ci en deux catégories. Les sujets dont les « troubles de la personnalité » prédominent, et pour lesquels on peut craindre une évolution vers une dissociation de type schizophrénique ; et ceux confrontés à une situation sans issue. L'adolescent exprime volontiers ses conflits dans l'agir et, dit Heuyer, son impulsivité entrave les réflexions inhibitrices. En fait il n'y a pas deux criminels adolescents qui se ressemblent et chacun garde sa singularité. Certains passages à l'acte criminel relèvent de ce que Mâle a baptisé de *moment psychotique*, sorte de trou, de discontinuité dans l'existence effective du sujet, de l'ordre de la psychose, passages à vide durant lesquels l'activité volontaire se trouve totalement anéantie. Pour les adolescents meurtriers, le diagnostic le plus souvent hésite entre psychose et perversion. Ces deux structures sont à vrai dire très voisines et leur distinction bien douteuse : aussi est-ce avec une extrême prudence qu'il convient de s'en tenir à un diagnostic immuable pendant cette période évolutive de l'adolescence.

Certains traits de la personnalité de l'adolescent meurtrier font poser le diagnostic de la perversion constitutionnelle décrite par Dupré, évoquant le « criminel-né » de Lombroso ou

1. Annales de Vaucresson, Enquêtes et Recherches, 1974, p. 87.

plutôt de Ferri et le chromosome supplémentaire baptisé chromosome du crime. Devant la froideur affective de nombre d'adolescents meurtriers, le diagnostic de perversion est volontiers évoqué. Mais le pervers constitutionnel existe-t-il ? Encore faudrait-il le distinguer du psychopathe qui, enfant, a vécu des situations dramatiques d'extrême violence au cours desquelles l'éventualité de meurtre n'était pas exclue, des brisures déchirantes répétées entraînant une absence de structuration.

La juridiction appliquée aux mineurs s'est considérablement affinée mais il n'existe en la matière aucune règle précise et chaque cas relève d'une décision subjective du juge qui doit choisir entre une mesure éducative et une peine. Le psychotique considéré comme irresponsable bénéficie de la mesure éducative alors que le pervers, considéré comme irrééducable, relève de la prison. Avant l'âge de 13 ans le mineur ne peut faire l'objet d'une sanction pénale et seules des mesures éducatives ou médico-pédagogiques peuvent être prises à son égard. Ces mesures éducatives comprennent :

- soit une remise du mineur à ses parents, son tuteur ou à une personne digne de confiance sans autre protection ;
- soit un placement dans une institution ou un établissement public ou privé d'éducation et de formation professionnelle habilité ;
- soit un placement dans un établissement médical ou médico-pédagogique habilité ;
- soit un placement dans un établissement d'éducation surveillée.

Chacune de ces mesures peut être assortie du régime de liberté surveillée. Or, jusqu'à nouvel ordre, en dehors de la prison, il n'existe pas d'établissements fermés. Tout ce qui évoque fermeture, coercition, contrainte, est obsolète, honni et vilipendé. Les magistrats se montrent dans l'ensemble réticents à prononcer une sanction pénale ; on a donc recours à des structures légères, c'est-à-dire ouvertes, laissant le meurtrier libre de s'en échapper. Il n'y a donc pas d'alternative à l'incarcération pour les cas certes exceptionnels et particulièrement lourds. Lorsque celle-ci s'avère nécessaire, elle doit être traitée dans un souci permanent de préparation à la sortie, ce qui implique une action éducative spécifique visant à l'insertion.

L'adolescent meurtrier doit être protégé de lui-même, être pris en main, il faut que les pulsions agressives exprimées dans le meurtre soient dominées, il lui faut percevoir que les adultes responsables maîtrisent sa violence. Ceci suppose qu'il soit accueilli dans un établissement sécurisant, protecteur et ferme, susceptible de le recevoir en urgence, établissement comprenant une équipe éducative et médicale hautement spécialisée ne recevant, pour un temps limité, qu'un petit nombre de sujets. Les unités d'éducation à encadrement renforcé en voie de création sous la pression de l'actualité répondent-elles à cette nécessité ? Sans doute pourrait-on mieux utiliser les internats existants en leur donnant les moyens de leur mission, l'accueil dans ce type d'internat étant certes préférable à l'incarcération.

On trouve *dans la littérature* maints récits faisant état de meurtres perpétrés par des adolescents de l'un et l'autre sexe. Comme dans la réalité, les garçons sont de loin les plus nombreux. Nous en avons retenu au hasard de nos lectures un bon nombre dont les jeunes héros obéissent à des motifs divers relevant de ce qui s'observe effectivement : amour, inceste, psychose, perversion, psychopathie, vengeance, jalousie…

Est-ce un acte gratuit que commet Lafcadio héros des « *Caves du Vatican* » d'André Gide ? Ce dernier s'en défend, qui s'élève contre l'interprétation erronée de cette expression « acte gratuit » pour lui simple étiquette provisoire : « *mais non je ne crois pas, pas du tout à un acte gratuit. Même je tiens celui-ci pour parfaitement impossible à concevoir, à imaginer. Il y a toujours une motivation à toute chose : mais j'entends par "acte gratuit" un acte dont la motivation n'est pas apparente et qui présente les caractères du désintéressement. Un acte qui n'est pas accompli en vue de tel profit ou récompense mais qui répond à une impulsion secrète, dans lequel ce que l'individu a de plus particulier se révèle, se trahit* ». C'est sans doute dans le passé, dans l'inconscient de Lafcadio, bâtard à qui sa mère, hétaïre de haut vol, donne des oncles successifs… images paternelles hautes en couleurs, qu'il faut trouver les raisons qui le feront pousser par la portière du train en marche le déplorable Fleurissoire. Confronté quelques jours plus tard à Julius son demi-frère : « *l'assassin de votre beau-frère, c'est moi* ». Il dit cela sans trembler, sans changer de ton, sans baisser la voix, sans un geste et d'une voix naturelle que Julius d'abord ne comprit pas. Lafcadio doit se répéter : « *on n'a pas arrêté vous dis-je l'assassin de votre beau frère pour la raison que l'assassin de monsieur votre beau-frère c'est moi…* »

son air était enfantin..., il paraissait encore plus jeune..., son regard était aussi limpide, sa voix aussi claire... « *mon pauvre enfant qu'est-ce qui vous a pris ? Comment auriez-vous fait cela ?* » Lafcadio baissait la tête, déjà regrettant d'avoir parlé.

« *Est-ce qu'on sait ? J'ai fait ça très vite pendant que j'avais envie de le faire.*

— *Qu'avez-vous contre Fleurissoire, ce digne homme si plein de vertus ?*

— *Je ne sais pas. Il n'avait pas l'air heureux. Comment voulez-vous que je vous explique ce que je ne puis m'expliquer à moi-même ?* ».

Du même auteur dans « *Les Faux Monnayeurs* » le crime par personne interposée : le suicide du petit Boris, victime d'une communauté d'enfants à laquelle il a cherché désespérément à s'agréger, induit par un camarade pervers qui, sous prétexte d'un jeu initiatique, charge un pistolet. Boris porte le pistolet à sa tempe : « *le coup partit, Boris ne s'affaissa pas aussitôt. Un instant le corps se maintint, comme accroché dans l'encoignure, puis la tête retombée sur l'épaule l'emporta, tout s'effondra* ».

Meurtre par amour : celui de Tommy le Terrible (*Nouvelles* de Alex Austin[1]), garçon de 11 ans, surdoué, amoureux de son institutrice, sensible et délicate dont l'époux, Henry Walsh, est un homme bassement matérialiste qui l'étouffe. Il décide de l'en débarrasser et le noie. Il voulait guetter l'expression de sa victime au moment où celle-ci disparaîtrait dans l'eau calme de ce lac qui, il l'avait insinué lui-même, aurait fait un magnifique tombeau pour cette femme à l'âme exquise, éprise du beau et qui par ces qualités mêmes avait complètement gâché l'existence du pauvre Henry Walsh.

Celui de Brançon dit Branny « le petit garçon à sa maman » récit de Patrick Quentin[2] qui réalise avec sa maman, devenue veuve, un couple quasi fusionnel. Une tante, redoutable mégère, tente de s'interposer. Branny la hait et décide de la tuer en montant un piège qui la fera choir dans l'escalier. Mais c'est sa propre mère qui est la victime. Paraplégique, Branny sera son infirmier : « *maintenant nurse Brançon, je m'en vais vous laisser vous occuper de votre malade* ». « *Branny crut que son cœur allait éclater de bonheur* ».

Et dans *L'Éternelle poursuite* de A. Gilbert[3], celui de Harriet, 9 ans, qui empoisonne son père qui doit, pour ses affaires, la séparer d'une mère qu'elle adore et dont elle ne peut se passer.

Meurtre par carence et revendication affective : Le héros de *La Maison près du Marais* (H. Lieberman) adolescent misérable, rejeté dès sa naissance, en quête d'amour, se réfugie chez un couple de retraités. Il trouve auprès d'eux la chaleur affective dont il a été privé. Insatiable, il devient le substitut de l'enfant dont le couple a tant rêvé. Mais ses exigences sont insupportables ; se sentant rejeté, il tente de tuer sa mère de substitution.

Dans *Le Rocher de Brighton* de Graham Green, le héros, dit le gamin, avait du poison dans les veines. Marqué au plus profond de lui-même par la scène primitive : il se souvenait de la chambre de son enfance et de l'effrayante gymnastique hebdomadaire à laquelle se livraient ses parents et qu'il surveillait de son petit lit. Il entendait les mouvements furtifs de ses parents dans l'autre lit. Son père haletait comme un homme arrivé au bout d'une course et sa mère faisait un bruit terrifiant, de souffrance délectable. Il ne voulait pas avoir de rapports avec qui que ce fut : le lit à deux, l'intimité, cela lui donnait la nausée. La gymnastique du samedi soir dans l'autre lit. Personne ne pouvait donc y échapper ? Nulle part ? Ça valait la peine d'assassiner tout le monde. Depuis le berceau l'enfer était autour de lui : il était prêt pour d'autres morts.

Dans *L'Histoire d'un meurtre* de Hermann Ungar, nous trouvons la description minutieuse de l'enfance du criminel, une enfance piétinée où il y a tant d'humiliation que le malheureux en est irrémédiablement meurtri. Il tue « l'étranger » qui voit sa poitrine plate et ses épaules déformées et humilie son père ivre mort : « *je levai le pistolet et je tirai* ». L'étranger tomba sans un cri.

Serge, un garçon d'environ 17 ans, orphelin recueilli et quasi séquestré, avec Élisabeth, l'héroïne de *Minuit*, roman de Julien Green, la viole puis tue un de ses poursuivants : « *tout à coup une chaleur atroce la déchira et elle perdit connaissance. Lorsqu'elle revint à elle, Serge était nu... et maniait un fusil. L'arme luisait à la flamme de la bougie rallumée. Par un geste délicat et*

1. *Enfants Rouges*, Bibliothèque Criminelle, 25 histoires présentées par J.B. Barionau, Julliard.
2. *Op. cit.*
3. *Op. cit.*

rapide, Serge tournait le fusil entre ses doigts, examinant la gâchette d'un regard attentif. Il se tenait très droit, les jambes écartées comme un homme qui attend un choc. De grands reflets de lumière brillaient sur la peau jaune et lisse de sa poitrine et de son ventre, le revêtaient d'une sorte d'armure et prêtaient à sa nudité quelque chose de chaste et d'héroïque.

— Que fais-tu là ? demanda enfin la jeune fille à mi-voix

— Laisse, dit-il.

Des pas montaient précipitamment, il y eut un grand murmure de voix brusquement interrompu par un coup de feu... un cri terrible résonna dans l'escalier.

— Tu as tué M. Aynel, fit Élisabeth d'une voix horrifiée.

— Tais-toi ! ordonna Serge. »

Meurtre par vengeance. Dans cette nouvelle de Brice Pelman, *Le Vide ordures*[1], Papa Fernand, ancien catcheur, est l'amant de la mère du petit Marcel. Il séquestre ce dernier dans un réduit auquel aboutit le vide-ordures de l'immeuble. Marcel se nourrit de ces détritus. Il est chargé de pousser la poubelle sous le conduit et quand elle est pleine, de la remplacer par une vide. Il se cache dans l'une d'elle que papa Fernand va soulever : « *d'un seul coup, je me sens soulevé du sol, j'attends pas. Je me dresse sur mes jambes comme un diable à ressort. Dans ma main je tiens le goulot de la bouteille. Avant même que Papa Fernand ait pu comprendre ce qui lui arrivait je tranche d'un coup bien net sa gorge de catcheur. Le sang gicle partout, un geyser de sang. Papa Fernand lâche tout, tombe assis sur le cul, les ordures comme linceul. Maintenant je me dis il va plus étouffer maman sur son lit (la scène primitive). Les yeux exorbités il me regarde comme s'il voyait un fantôme. Regard insupportable. Le moment est venu de me servir de mes ongles, ils n'auraient pas poussé pour rien ? Une, deux, trois, c'est fait : Papa Fernand est aveugle* ».

Dans *Le sang du compteur* de Dorothy Dunn[2], Rikki, un dur de près de seize ans, trafique les compteurs de stationnement pour les vider de leur contenu. Surpris par un clochard qui réclame sa part, le poing de Rikki s'écrase sur la figure du vieux : « *il est clamecé cette espèce de clochard à la noix* ».

Albert, le héros de la nouvelle de Louis Golding[3], est un petit garçon qui fait rire tous ses camarades en racontant un rêve qui ridiculise le directeur moqué par ses élèves. Celui-ci a une « *extraordinaire envie de savoir ce qu'avait bien pu rêver le gamin. À bout de patience il leva de nouveau la canne, elle siffla dans l'air et s'abattit sur l'écolier. Sur ses mains ? Son torse ? Son visage ? Il n'en savait rien et Albert lui-même aurait été incapable de le dire. Pour ce dernier, le monde n'était plus qu'un trou noir dans lequel un vent méchant tourbillonnait avec un fracas de tonnerre. Enfin le bruit s'apaisa, la lumière revint dans son esprit. Il était dans le cabinet du directeur et celui-ci était allongé par terre ? Son long corps s'étendait interminablement avec un kriss malais planté entre les cotes. L'enfant se pencha et le doigt tendu vers le manche d'ivoire couvert de sang qui jaillissait le long de la lame : "comme dans mon rêve..., comme dans mon rêve" murmura-t-il* ».

Dans une nouvelle intitulée *Interrogation écrite,* H. Jaouen[4] raconte le meurtre collectif de toute une classe d'enfants qui a battu à mort une compagne que son obésité désigne à leur haine.

Les enfants rejetés, mal aimés voire détestés de leur mère peuvent aller jusqu'au matricide tel : Victor, le héros de *L'amateur d'escargots* (P. Highsmith[5]) est un petit garçon retardé que méprise sa mère... Il la hait et comme il l'a vu couper en petits morceaux une langouste il la frappe en plein corps et lui taillade la gorge.

Séraphine, l'héroïne du livre *Fille de sang* de Michel Chevron[6] est une adolescente enceinte des œuvres de son père. Sa mère l'avorte. Séraphine la tue... « *Charogne immonde, j'ai pas de regret de t'avoir crevé la paillasse... Maman elle a tué mon bébé. Notre bébé papa. Tout alors bascule. Internée elle s'échappe* ». Elle assassine un infirmier et tue deux poursuivants. Elle achève sauvagement le premier puis le second. « *Alors ma main qui tient le couteau de cuisine à lame épaisse l'enfonce bien au centre de l'estomac jusqu'à la garde* ». Au cours de sa fugue elle fait basculer dans un puits un homme qu'elle a surpris martyrisant sa femme et le bâtard de celle-ci.

---

1. *Op. cit.*
2. *Op. cit.*
3. GOLDING L. : *Sa majesté les mouches,* Folio Junior.
4. *Op. cit.*
5. HIGHSMITH P. : *L'amateur d'escargots,* Calman-Lévy.
6. CHEVRON M. : *Fille de Sang,* Grasset.

Vipère au poing, roman d'Hervé Bazin[1] conte le combat impitoyable livré par Brasse-Bouillon et ses frères contre leur mère détestable et détestée, dite Folcoche. Ils tentent de l'empoisonner : « *sur la quatrième planche de l'armoire trônait la fiole de belladonne...* » dont Madame Rezeau, leur mère, prenait 20 gouttes à chaque repas... « *Cent gouttes doivent suffire fis-je tout bas... mais Folcoche littéralement mithridatisée s'en tire... Nous aurions dû employer le cyanure de potassium... Ne vous en faites pas, nous la repincerons, un accident est vite arrivé.* » Ils tentent de la noyer. « *Elle va s'en tirer la garce, il faut lui foutre un coup de talon sur la tête...* » Mais malgré leurs silencieuses prières à Satan « *Folcoche une fois encore s'en tire* ».

Matricide et incestueux, Ludo, le héros des *Noces barbares* de Yann Quéffelec[2], est le fruit d'un viol. Sa mère le hait. Séquestré dans un réduit, il devient psychotique, est placé dans une institution pour débiles. Il s'en échappe et se réfugie dans une épave. Il ne cesse de rêver de sa mère qu'il adore alors qu'elle le déteste. Elle va le chercher pour lui faire réintégrer l'asile : retrouvailles tragiques : « *un sanglot roula dans sa gorge, il répéta plus fort "maman". Ludo regardait sa main caresser les joues, les lèvres, le front de celle qui lui avait toujours refusé la moindre caresse, le moindre amour... Il se mit à lancer "Maman, maman" de plus en plus fort... "Veux-tu me lâcher, s'énervait-elle, ah ! tu es donc vraiment fou, Ludo, fou comme ton père, totalement fou..." Elle griffait et criait. Il l'avait repoussée contre la paroi... Plaqué sur elle il voyait ses doigts écraser la face maternelle, voyait les yeux écarquillés d'horreur entre les doigts... et il scandait "maman, maman" lui tapant la tête à la volée sur l'acier. Et comme elle se débattait encore il descendit sa main vers le cou, rempli d'allégresse, il se mit à serrer, serrer de toutes ses forces... Enfin le spasme inonda ses nerfs, et une petite mort délivra Ludo... Il regardait avec stupeur le cadavre à ses pieds. Sa mère, la robe et les cheveux en bataille, les yeux grands ouverts. Il s'agenouilla, paniqué...* » Il s'agit là d'un matricide et d'un inceste, passage à l'acte d'un Œdipe non résolu.

Zola choisit des personnages « *entraînés à chaque acte de leur vie par le fatalisme de leur chair* ». Tel Victor (in *L'Argent*) qui viole et étrangle sa demi-sœur, Victor, « *petit monstre de quinze ans, velu comme un homme, pris d'une brusque faim pour cette chair frêle, ce cou trop long, la fille étouffée, jetée sur le lit ainsi qu'une loque, violée. À demi étranglée, une serviette nouée sur son visage pour étouffer ses cris, ses jupes en désordre relevées, étalant sa nudité pauvre de vierge chlorotique, violentée, souillée avec une brutalité immonde.* »

Tel encore Jeanlin (*Germinal*) : portrait du petit estropié avec tous les vices, de total dégénéré... Le « *petit estropié fait penser à Gavroche, mais à un Gavroche, c'est le cas de le dire, poussé au noir charbonneux : petit d'Homme et petit de fauve ramené à l'état de nature et meurtrier par instinct autant que par besoin. Il assassine un petit soldat ; et brusquement, comme un nuage jetait ses ténèbres, Jeanlin sauta sur les épaules du soldat d'un bond énorme de chat sauvage, s'y agrippa de ses griffes, lui enfonça dans la gorge son couteau grand ouvert. Le col de cuir résistait, il dut appuyer des deux mains sur le manche, s'y prendre de tout le poids de son corps. Souvent il avait saigné des poulets qu'il surprenait derrière les fermes. Cela fut si rapide qu'il y eut seulement dans la nuit un cri étouffé pendant que le fusil tombait avec un bruit de ferraille. Déjà la lune très blanche luisait. Étienne monta au pas de course ; il trouva Jeanlin à quatre pattes devant le cadavre, étalé en arrière les bras élargis. Pas une goutte de sang n'avait coulé, le couteau était encore dans la gorge jusqu'au manche. D'un coup de poing irraisonné, furieux il abattit l'enfant près du corps. Pourquoi as-tu fait ça ? bégayait-il éperdu. Jeanlin se ramassa, se traîna sur les mains avec le renflement félin de sa maigre échine ; et ses larges oreilles, ses yeux verts, ses mâchoires saillantes frémissaient et flambaient dans la secousse de son mauvais coup.*

— Nom de Dieu ! pourquoi as-tu fait ça ?

— Je ne sais pas, j'en avais envie.

Il se buta à cette réponse. Depuis trois jours il en avait envie, ça le tourmentait, la tête lui en faisait du mal, là, derrière les oreilles ; tellement il y pensait. Est-ce qu'on avait à se gêner avec ces cochons de soldats qui embêtaient les charbonniers chez eux ? Des discours violents dans la forêt, des cris de dévastation et de mort hurlés au travers des fosses, cinq ou six mots lui étaient restés qu'il répétait en gamin jouant à la révolution. Et il n'en savait pas davantage, personne ne l'avait poussé, ça lui était venu tout seul, comme lui venait l'envie de voler les oignons dans un champ. »

Dans *Sa Majesté les mouches*, L. Golding conte l'histoire d'une bande de garçons jetée par un naufrage sur une île déserte. L'un d'eux est élu chef. Mais une bande rivale se constitue

1. BAZIN H. : *Vipère au poing*, Grasset.
2. QUEFFELEC Y. : *Les noces barbares*, Gallimard.

qui revient à l'état sauvage et la bagarre entre les deux bandes devient si grave que les « sauvages » assassinent deux des enfants rivaux. Ce roman allégorique met en scène l'enfant civilisé se heurtant aux enfants revenus à l'état sauvage et livrés alors à leur instinct meurtrier. Ceci corrobore l'opinion de Albrecht qui dit, au Congrès International d'Anthropologie Criminelle de Rome en 1885, que l'homme criminel est normal alors que celui qui domine ses passions est une exception. Pour Albrecht, le crime est un phénomène de normalité biologique, opinion volontairement outrancière et inacceptable.

Et pour finir un roman de Jacqueline Duché pour les jeunes lectrices de *La Semaine de Suzette* (1933) intitulé *Petite Étoile* : horriblement jalouse de l'héroïne, Mina sa rivale se propose de la tuer en perpétrant un accident mortel.

2.2.2.3. Le statut juridique particulier du mineur délinquant en France

Le fait qu'un mineur ne soit pas pénalement punissable comme le serait un adulte (l'incarcération par exemple est interdite avant un âge-seuil, variable selon les pays) ne signifie pas pour autant, au plan psychologique, qu'il ne soit pas responsable de ses actes, ni qu'il ne puisse être « considéré comme coupable », cette expression s'entendant ici comme : capable de développer un sentiment de culpabilité en rapport avec des faits commis et reprochés, et compris par le mineur comme n'ayant justement pas dûs être commis car interdits (sur le plan pénal en revanche, le mineur peut être déclaré coupable, mais bénéficiera d'une présomption irréfragable d'irresponsabilité, ce qui est tout autre chose). Reynald Ottenhof, juriste et professeur à l'Université de Nantes, nous explique en quoi les particularités du statut juridique du mineur délinquant en France peuvent retentir sur sa prise en charge juridico-sociale. Le lecteur se reportera également à la contribution de Christian Mille [IV, § 1.1.5.].

Coupables, mais pas responsables. L'ambiguïté du statut du mineur dans le nouveau Code pénal

R. Ottenhof

Selon l'article 122-8 du nouveau Code pénal français « Les mineurs [...] font l'objet de mesures [...] fixées par une *loi particulière.* » C'est en ces termes que les rédacteurs du Code ont évacué la question de la minorité pénale. Il est donc bien vrai de dire que « *les mineurs délinquants sont les oubliés du nouveau Code pénal*[1] ». Chacun sait que tous les projets de réforme en la matière ont échoué. La « loi particulière » en question demeure donc l'ordonnance du 2 février 1945, certes, maintes fois réformée, déformée « rapatissée ». Ce texte a vieilli. L'élaboration d'un nouveau texte s'impose. Sans doute faut-il attendre encore des jours meilleurs, en ces temps de crise des valeurs et de durcissement des politiques criminelles. L'idée demeure, par conséquent, d'un système fondé sur le principe de l'irresponsabilité pénale du mineur, avec cette nuance que la présomption en la matière est tantôt relative, tantôt absolue, en fonction de l'âge du mineur.

Un tel principe, nulle part posé en termes exprès, se voit aujourd'hui contesté. Il l'est, tout d'abord, au titre même de l'ordonnance de 1945, sous la plume éclairée de notre collègue le Professeur Ch. Lazerges[2]. Il l'est également, à notre avis, et cette fois en termes formels, par le nouveau Code pénal lui-même. En effet, aux termes de l'article 122-8, « *les mineurs reconnus coupables d'infraction pénale font l'objet de mesures de protection, d'assistance, de surveillance et d'éducation dans les conditions fixées par une loi particulière. Cette loi détermine les conditions dans lesquelles les peines peuvent être prononcées à l'égard des mineurs de plus de treize ans.* » Or l'article 1er de l'ordonnance de 1945 ne parle pas de « mineurs coupables », mais de « mineurs auxquels une infraction peut être *imputée* », c'est-à-dire de sujets imputables. Si la responsabilité pénale est bien le résultat de l'imputabilité et de la culpabilité, la boucle est bouclée. Le mineur de treize ans est désormais pénalement responsable. Si l'on ajoute à cela la disparition de l'excuse de minorité dans le nouveau Code pénal, laissant place à la notion générale de diminution de peine, applicable aux majeurs comme aux mineurs, l'ensemble ne paraît pas totalement dépourvu de cohérence, même si celle-ci n'a pas été véritablement voulue par le législateur.

---

1. COUVRAT P. (1995) : « *La précocité face aux concepts d'imputabilité et de culpabilité* », in : *Délinquance et précocité*, Actes du 29e Congrès de l'Association française de Criminologie, Beauvais, p. 67.
2. En ce sens, cf. : Ch. LAZERGES (1995), « *De l'irresponsabilité à la responsabilité pénale des mineurs délinquants ou relecture des articles 1 et 2 de l'ordonnance du 2 février 1945* », RSC, p. 149 et s.

La reconnaissance d'un principe de culpabilité à l'égard des mineurs délinquants âgés de plus de treize ans entraîne d'importantes conséquences, que l'on exposera brièvement.

La première conséquence réside dans le fait que les mineurs de treize ans à dix-huit ans reconnus coupables — ce qui suppose une déclaration préalable de culpabilité de la part de la juridiction compétente — doivent *a priori* faire l'objet d'une mesure à caractère éducatif. La responsabilité n'exclut pas l'éducation ; elle en est même une condition préalable. Comment, en effet, soumettre à une action éducative un sujet qui ne bénéficierait d'une telle mesure qu'au prix de la présomption d'irresponsabilité ? Ce n'est qu'à titre exceptionnel que le mineur peut se voir infliger une peine, dont le quantum pourra varier en usant de la diminution de peine. Enfin, existe désormais la possibilité introduite dans l'ordonnance du 2 février 1945 de prononcer, à tous les stades de la procédure, une mesure de médiation-réparation.

Mais c'est à l'égard des mineurs de moins de treize ans que les conséquences sont les plus importantes. Car ils peuvent eux aussi être reconnus pénalement responsables. La seule chose qui soit interdite, c'est de prononcer une peine à leur encontre. Il ne s'agit plus seulement pour le juge de se borner à reconnaître leur participation objective à l'acte, mais bel et bien de reconnaître qu'ils ont agi avec discernement. Tel est bien, d'ailleurs, le sens qu'il faut attribuer au principe posé par la chambre criminelle de la Cour de Cassation dans l'arrêt Laboube, aux termes duquel « *toute infraction... suppose en effet que son auteur ait agi avec intelligence et volonté*[1] ».

C'est donc en fonction d'un tel critère qu'il conviendra d'apprécier le seuil minimum en dessous duquel aucune mesure éducative n'est susceptible d'être prononcée par une juridiction pénale compétente à l'égard d'un mineur. Certains regretteront peut-être que ce seuil d'âge minimum ne soit pas fixé par la loi. La sagesse impose pourtant qu'il en soit ainsi, compte tenu de la grande variété des situations subjectives. Inutile de dire que ce seuil devra faire l'objet d'une attention particulière, et que, bien entendu, l'examen médico-psychologique est là encore d'une grande importance.

Coupables mais pas responsables ? Une telle interprétation du nouveau texte n'apparaît pas sérieuse. La reconnaissance d'un principe de responsabilité se révèle beaucoup plus conforme aux nécessités éducatives modernes.

Dès lors que le juge se voit privé de la possibilité de prononcer une peine au-dessous d'un certain âge, comme tel est le cas à l'égard des mineurs de treize ans, les risques de mésusage du principe sont limités.

Mais en tout état de cause, il importe de lever l'ambiguïté actuelle. C'est pourquoi il conviendra de trancher clairement la question de cette fameuse « loi particulière » annoncée par le Code. Et l'on s'apercevra alors que la responsabilité constitue le bastion avancé de la citoyenneté.

3. La criminogenèse. Construction de référentiels théoriques

> « *Toutes les opinions ne sont pas respectables, ni tolérables. Les opinions intolérantes, qui fondent le rejet d'autrui, son exclusion, sa discrimination, sa ségrégation, son anéantissement, ne sont pas acceptables. Le principe de tolérance illimitée à l'égard des personnes met chacun devant les drames du traitement intolérant de ce qu'elles personnifient d'intolérable.* » (Lucien Bonnafé)

Ce chapitre est consacré à la recherche de concepts opératoires et de référentiels théoriques dans le champ de la psychiatrie criminelle[2]. L'Homme a en effet toujours cherché

1. Crim. 13 déc. 1956, D. 1957, p. 349, note Patin.

2. Cette démarche est loin d'être nouvelle. En 1888 par exemple, C. Feré publiait un ouvrage intitulé *Dégénérescence et criminalité* (Alcan, Paris) dans lequel il stigmatisait les criminels en fonction de la théorie de la dégénérescence de Morel et de Magnan. On sait ce qu'il advint de cette théorie, et surtout des dérives totalitaires auxquelles peuvent entraîner des concepts de ce genre.

à expliquer ses crimes, espérant ainsi mieux prévenir ou punir ceux des autres, cherchant souvent au contraire à justifier ou banaliser les siens propres, voire à les transfigurer en de nouvelles formes de transgressions socialement mieux acceptées (la religion a joué là un rôle déterminant). Il a d'abord eu recours aux « explications » surnaturelles, capables de donner un sens à sa conduite mais aussi de lui désigner des coupables à loisir... L'Inquisition semblait trouver coupable qui elle voulait, et en France le régime révolutionnaire de la Terreur, bien nommé, rationalisait des peines iniques (cf. III, § 2.1.2.2.).

Les explications du siècle des Lumières puis celles du XIXe siècle ont marqué de manière indélébile notre façon d'appréhender le *phénomène criminel*. La naissance des *sciences humaines* nous autorise désormais à considérer ce phénomène sous plusieurs angles complémentaires, témoin chacun du regard d'une science de base : à la vision philosophique du crime, du criminel et de sa victime, se superposent dorénavant les approches anthropologique, biologique, génétique, éthologique, psychologique, médicale, sociologique, pénaliste, l'ensemble concourant à former cette discipline nouvelle qu'est la *criminologie*[1].

Mais en pareil domaine, il importe de se défaire des idées préconçues, d'admettre avec modestie que rien n'est définitif, et qu'une explication soi-disant causaliste néglige souvent la compréhension circulaire et globale de l'expérience personnelle et irréductible du sujet.

3.1. L'apport du génie génétique à la science criminologique

La contribution de la science génétique à la criminologie psychiatrique paraît soulever davantage de questions qu'elle ne semble apporter de réponses définitives. Lombroso avait en quelque sorte défié la communauté scientifique en affirmant qu'il existait une disposition héréditaire particulière à la criminalité. Si, pour M. Bénézech, G. Robert, J.-M. Luciani et B. Noël[2], « *la fréquence des anomalies chromosomiques parmi les malades mentaux semble encore difficilement explicable* », rien ne permet en revanche d'affirmer qu'il existe une relation de cause à effet entre une anomalie génétique et une « disposition criminelle ». Pour Daniel Widlöcher[3], il importe de « *bien souligner l'écart existant entre l'étude des phénotypes comportementaux et une prétendue génétique de la violence chez l'homme.* » De plus, il ne saurait être question de confondre facteurs héréditaires (transmissibles) et aspect constitutionnel (au sens d'« héritage biologique », pour Adolf Lenz et l'École de Graz[4]).

D'un point de vue historique, il convient de bien différencier, et de citer, d'une part les recherches en matière de généalogie criminelle[5], et d'autre part celles portant sur les liens entre les aberrations chromosomiques des gonosomes et les comportements antisociaux (dont les études de Lise Moor).

Au fur et à mesure que les recherches en analyse génétique se poursuivaient, on a assisté à un glissement idéologique intéressant, que décrit ainsi Jean Pinatel[6] : « *[...] de la disposition criminelle absolue d'abord, puis susceptible de gradation, on en est arrivé à la conception de tendances criminogènes qui ne sont pas de nature intrinsèquement criminelle mais sont simplement susceptibles*

1. Trois grandes approches – dont l'origine organiciste remonte au XIXe siècle, époque du « lancement », si l'on peut dire, de la biologie humaine – relevant initialement d'une même logique causaliste, ont dominé le champ de ce que certains appellent la *biocriminogénèse* et d'autres la *biomédicocriminogénèse* (peut-être pour rappeler que les pionniers furent ici médecins à l'origine, ou pour souligner l'importance des conséquences de ces théories dans le champ médical ?) : l'anthropologie, la génétique et la neurophysiologie. Toutes trois s'intéressent au *corps du criminel*, en tant que lieu d'observations, de mesures, d'expérimentations, et cherchent à mettre en évidence des « singularités criminelles » : un « je ne sais quoi » qui ferait toute la différence...

2. BÉNÉZECH M., ROBERT G., LUCIANI J.-M., NOEL B. (1972) : « *Étude somatique, psychiatrique et hormonale avec histologie testiculaire de 6 psychopathes XYY* », L'Inform. Psy., 48, 2, 175-193.

3. WIDLÖCHER D. (1990) : « *Éditorial* » à : « *Les comportements agressifs* », Neuro-Psy, 5, 1, 6-7.

4. D'où le danger de l'interprétation trop rapide de convergences : si l'on recherche une corrélation entre un « profil génétique » et un « profil criminologique », il faut rester conscient du fait que corrélation ne veut nullement dire causalité. Ce n'est pas parce que l'on cherche à établir un lien significatif que l'on est en droit de prétendre, si on le trouve, à une quelconque inférence causale.

5. L'étude de H.H. Goddard (1913) sur la famille Kallikak ne devrait plus maintenant être citée, sauf comme exemple de dérapage. Lire à ce sujet les ouvrages critiques de Gérard Lemaine et Benjamin Matalon (« *Hommes supérieurs, hommes inférieurs ? La controverse sur l'hérédité de l'intelligence* », Armand Colin, 1985) et celui de Geneviève Paicheler (*L'invention de la psychologie moderne*, L'Harmattan, Paris).

6. BOUZAT P., PINATEL J. (1970) : *Traité de droit pénal et de criminologie*, 2e éd., Dalloz, Paris.

de faire entrer plus facilement un sujet qu'un autre en conflit avec le Code pénal. » [C'est ainsi qu'aujourd'hui on parlera de facteurs de risque ou de « vulnérabilité »]. Le glissement du mot « tare » vers celui d'« anomalie » génétique, médicalise en quelque sorte la déviance qui peut s'y trouver éventuellement liée (toute la question étant évidemment d'étudier le degré, et le niveau causal, de cette liaison, d'autant que la recherche en épidémiologie génétique ne renseigne qu'indirectement sur ce genre de liaison). Mais si la tentation de mettre en liaison le patrimoine génétique et un comportement (ici d'agression) n'est en soi pas « coupable », l'exploitation qui peut en être faite — en particulier si elle est diffusée à grande échelle dans un objectif de manipulation mentale politique — doit inciter les scientifiques à une réflexion éthique sur l'utilisation de leurs découvertes.

Pour faire le point sur une question aussi délicate, et passionnelle, nous avons eu recours à la compétence internationalement reconnue de Michèle Carlier, professeur de psychologie expérimentale à l'Université de Reims [& UPR 1294 CNRS « *Génétique, neurogénétique et comportement* », Institut de Transgénose, Orléans].

Génétique, agression et criminalité

M. Carlier

Dans les années soixante on a cru découvrir le « chromosome du crime » : des hommes porteurs d'un chromosome Y surnuméraire (hommes XYY ou XYYY) auraient été plus enclins à avoir des comportements hautement violents (Jacob et coll., 1965). L'année 1993 a été celle du « gène du crime » : il s'agissait cette fois d'une mutation ponctuelle sur le chromosome X (région p11-p21) affectant l'activité de la monoanine oxydase A. Dans un cas comme dans l'autre, des hommes en instance de jugement ont tenté de faire reconnaître leur irresponsabilité prétextant qu'ils étaient porteurs d'un déficit génétique (Denno, 1996). Les recherches sur les liens gènes-criminalité ont donc un enjeu qui dépasse largement la communauté scientifique. Ainsi, en 1992, un congrès qui devait se tenir aux États-Unis d'Amérique (état du Maryland), sur le thème *génétique et criminalité*, a été annulé sous la pression des groupes de défense des droits civiques. Le symposium organisé par la Ciba Foundation (Londres, 1995) sur le thème « *génétique et comportement criminel et antisocial*[1] » a pu se tenir normalement mais les participants étaient priés de décliner toute offre d'interview de la part de journalistes, jusqu'à la tenue de la conférence de presse organisée par les responsables de ce symposium. Il est évident que ces derniers souhaitaient canaliser l'intervention des services de presse afin de permettre le déroulement normal des travaux. Plus récemment (3 juin 1995), Glayde Withney, Président sortant de la société scientifique américaine *Behavior Genetics*, a donné un discours présidentiel résumé, ici, en trois points : 1) Il existe une corrélation élevée entre le taux de criminalité et la proportion de personnes noires dans les villes américaines. 2) Les modèles environnementaux sont incapables de rendre compte de cette relation. 3) Il est temps de penser à des différences génétiques et d'entreprendre des recherches sur ce thème. Cet exposé a été jugé par James Wilson, Président en exercice au moment des faits, comme « *non scientifique, trompeur et cruel* » (lettre ouverte du 16.6.1995). Un débat houleux, via le courrier électronique, a conduit P. Roubertoux, futur président de cette société, et l'auteur du présent article à démissionner de la société (Butler, 1995).

Dans un contexte aussi chargé d'émotion, il n'est pas facile de rédiger un bref état de la question sur les relations gènes-agression-crime qui paraisse impartial. C'est pourtant ce que nous allons tenter de faire. Dans un premier temps nous présenterons les points essentiels des études familiales (méthode des jumeaux et des adoptions) ; ensuite on discutera la portée des études sur le chromosome Y surnuméraire et la mutation liée à l'X ; enfin on s'interrogera sur l'apport du modèle animal.

I. Les études familiales : méthodes des jumeaux et des adoptions

Il convient d'abord de signaler que les études se basent sur une définition large de la notion de « crime » puisque le critère principal est le fait d'avoir subi une condamnation

1. Ce symposium a fait l'objet d'une publication incluant non seulement les textes des conférences mais aussi les discussions (Ciba Foundation Symposium 194, 1996).

laissant une trace dans les registres de police. Sont donc mêlés les comportements touchant aux agressions sexuelles, vols, tentatives de meurtres ou meurtres et même parfois incendies volontaires.

Si les études anciennes concluent à une grande différence entre les ressemblances intrapaires des monozygotes (MZ) et des dizygotes (DZ), les résultats sont nettement moins nets pour les deux études les plus récentes, portant sur des populations non sélectionnées par leur appartenance à des institutions pénales (Carlier et Michard-Vanhée, 1990 ; Carey, 1994). De plus, le taux de concordance intrapaire des MZ est relativement bas (37 % dans l'étude de Dalgard et Kringlen, 1976). Il en découle que les facteurs d'environnement ont un effet important puisque la différence intrapaire MZ ne peut être attribuable qu'à l'environnement et aux erreurs de mesure du trait.

La nouvelle étude de Lyons (1996) présente l'avantage de porter sur un nombre élevé de paires de jumeaux (3 226). Toutefois ses résultats sont limités par le fait que le diagnostic de zygosité est établi par un questionnaire, ce qui conduit forcément à des erreurs (Spitz et coll., 1996, par exemple) ; par ailleurs, la mesure des comportements déviants est uniquement basée sur une auto-évaluation effectuée lors d'un entretien téléphonique ; enfin la population ne comprend que des hommes. Les corrélations intrapaires des MZ et des DZ sont assez faibles (< 0,50), sauf pour les arrestations avant 15 ans (r_{MZ} = 0,73 ; r_{DZ} = 0,53) et pour les délits majeurs (r_{MZ} = 0,59 ; rDZ = 0,40). L'auteur conclut que les facteurs génétiques et les facteurs d'environnement communs jouent un rôle important dans la mise en place de tels comportements. Cette conclusion reste prématurée, comme on le verra plus loin.

Les études sur les adoptés sont peu nombreuses mais les résultats sont extrêmement complexes, de sorte qu'il est difficile de les résumer en quelques lignes. La recherche de Bohman et coll. (Cloninger et coll., 1982 ; Bohman, 1996, pour une synthèse) inclut 913 femmes et 862 hommes adoptés et porte aussi bien sur la criminalité (définie par une condamnation) que l'alcoolisme. Les résultats montrent que les probabilités d'être alcoolique et d'avoir une condamnation sont fortement liés, aussi bien chez les pères biologiques que chez leurs fils adoptés. L'auteur insiste sur la nécessité de distinguer la criminalité associée à l'alcoolisme et la criminalité non associée à l'alcoolisme : la première est plus violente et caractérise les récidivistes. La probabilité d'être criminel (même sans être alcoolique) est plus grande si le père biologique est lui-même criminel (8,9 % vs 4,2 %). Ce résultat est donc compatible avec l'hypothèse de l'intervention des facteurs génétiques. Le rôle des facteurs d'environnement est montré à partir d'analyses discriminantes permettant de faire apparaître les facteurs de risque de criminalité chez les adoptés lorsque l'environnement postnatal présentent certaines caractéristiques (statut professionnel du père adoptif, nombre de placements avant adoption, par exemple).

L'étude de Melnick et coll. a porté sur l'ensemble des adoptions effectuées au Danemark entre 1924 et 1947 (Brennan et Mednick, 1993 ; Brennan et coll., 1996, pour une synthèse). Les résultats vont dans le même sens que ceux de l'équipe suédoise : la probabilité d'être condamné est plus élevée chez les adoptés issus de parents biologiques ayant subi des condamnations que chez les adoptés issus de parents biologiques non condamnés. Le fait que les parents adoptifs soient eux-mêmes condamnés augmente encore cette probabilité. Par ailleurs, on observe un plus grand nombre de récidivistes chez les adoptés dont les parents biologiques sont eux-mêmes récidivistes. Toutefois ces résultats ne sont valables que pour les crimes contre la propriété.

Des études sur les jumeaux et surtout sur les adoptés, il ressort que les données sont compatibles avec l'intervention des facteurs génétiques et des facteurs d'environnement. On regrettera cependant, une fois de plus, que les utilisateurs des méthodes des jumeaux et des adoptions aillent trop loin dans leurs conclusions. En effet, si nous pensons avec Brennan et Mednick (1993) que les résultats sur les adoptions sont plus probants, dans la mesure où on peut contrôler les facteurs d'environnement postnatal, aucune de ces méthodes ne peut apporter la preuve de l'intervention des facteurs génétiques (Carlier et Roubertoux, 1986 ; Spitz et Carlier, 1996). Reste cependant à expliquer par quels mécanismes les adoptés ayant des parents biologiques condamnés ont un risque plus élevé d'être eux-mêmes condamnés.

II. Le chromosome Y surnuméraire et la mutation liée à l'X

Plus personne ne croit que la présence d'un chromosome Y surnuméraire puisse expliquer (au sens causal du terme) la criminalité. Si le risque de criminalité est plus élevé chez les hommes XYY que dans la population générale, il reste faible. Par ailleurs, l'histoire criminelle de ces hommes n'est pas forcément caractérisée par la violence sur autrui, comme on pourrait s'y attendre. Ainsi Witkin et coll. (1976) admettent que la relation entre le chromosome Y surnuméraire et le taux de criminalité passerait par des variables elles-mêmes liées à la criminalité, comme le niveau intellectuel. En effet, le niveau intellectuel moyen des hommes XYY est un peu plus bas que celui de la population générale.

L'histoire du « gène du crime » est intéressante car elle illustre parfaitement les risques de dérapage en génétique. L'étude porte sur l'analyse d'une famille étendue dont huit hommes présentent un léger retard mental et des comportements d'agression de type impulsif : menaces verbales, postures agressives et, rarement il est vrai, agression physique. Dans quelques cas individuels on a noté en outre : tentative de viol, exhibitionnisme et incendie volontaire. Chacun des huit hommes présente aussi une absence d'activité de la monoanime oxydase A, dont le gène est situé sur le chromosome X. Les femmes de la famille ne présentent pas de trouble particulier. Dès sa publication, les résultats de l'étude ont été popularisés et Morrell (1993) n'hésite pas à écrire dans la revue *Science* qu'on a la preuve de l'existence d'un gène de l'agression ! Brunner lui-même (1996) conteste cette interprétation qui implique une causalité naïve entre un comportement élaboré (l'agression) et un déficit enzymatique. Comme l'écrit Roubertoux (1997) : « *nous transmettons des atomes et des molécules, pas des traits* ». Par ailleurs, on sait que la mutation trouvée dans cette famille est si rare qu'elle ne saurait rendre compte que d'une infime partie des comportements d'agression. Cette rareté explique probablement que depuis 1993, aucune autre publication ne porte sur la liaison entre cette mutation et des comportements d'agression. La conclusion de cette partie est claire : actuellement la génétique n'est pas en mesure d'expliquer pourquoi certaines personnes sont des criminels et d'autres pas.

III. Le modèle animal, pour quoi faire ?

Il est évident qu'il n'y a pas de modèle animal des crimes contre la propriété. Les choses se présentent un peu différemment pour les agressions physiques, mais les facteurs sociaux, culturels, motivationnels sont si particuliers dans notre espèce qu'il serait illusoire de penser en termes d'isomorphisme. Toutefois, on ne peut ignorer l'existence d'homologies génétiques entre notre espèce et d'autres espèces : ainsi certaines successions de gènes se retrouvent à l'identique chez l'humain et la souris. Celle-ci peut alors être un outil de recherche des mécanismes biologiques, cérébraux et finalement comportementaux de mutations géniques.

Les travaux tentant de mettre en évidence des relations gènes-agression chez la souris sont anciens. L'existence d'un dimorphisme sexuel pour les agressions physiques, présent dans cette espèce comme dans la nôtre, a conduit les chercheurs à s'interroger sur le rôle du chromosome Y bien avant qu'on ne s'intéresse aux hommes XYY. On peut maintenant affirmer que, chez la souris, la partie spécifique du chromosome Y est impliquée dans la propension à attaquer un congénère (Maxson, 1996) ainsi que celle qui recombine avec l'X (Roubertoux et coll., 1994). Le gène de la stéroïde sulfatase (STS) est considéré par Roubertoux (1997) comme un bon candidat. Mais le tableau est rendu compliqué par le fait que les résultats sont dépendants du protocole d'élevage et d'observation (Guillot et coll., 1995), des environnements maternels (pré- et postnataux) dans lesquels les individus se développent puis vivent (Carlier et coll., 1992), et de l'arrière-fond génétique des sujets étudiés. Un modèle explicatif simple est à rejeter. Ce type de conclusion doit donc inciter à la plus grande prudence lorsqu'on considère les travaux sur notre espèce.

Les équipes qui travaillent sur les conséquences biologiques et neuronales des invalidations de gènes chez la souris s'intéressent également aux cibles comportementales de ces invalidations. Parmi celles-ci, l'agression inter-mâle est souvent prise en compte (voir par exemple, Saudou et coll., 1994, qui ont observé des souris dont on a invalidé les récepteurs 5-HT_{1B}). Dans tous les cas, les comportements d'agression se trouvent modifiés à la hausse. Ce type de résultat montre bien que ce type de comportement relève d'un haut niveau d'intégration.

La conclusion portera sur trois points :

■ Les travaux utilisant la méthode des jumeaux, et surtout ceux issus de la méthode des adoptions, montrent l'existence de *facteurs de risque* dans l'apparition des délits. Parmi ces facteurs de risque, les facteurs génétiques sont envisageables.

■ Une mutation ponctuelle extrêmement rare observée dans une famille étendue a été associée à la présence de comportements impulsifs. *Aucun autre gène lié à l'agression n'a été mis en évidence dans notre espèce.*

■ Les recherches sur l'animal sont prometteuses, en ce sens qu'elle sont susceptibles de mettre en évidence l'implication de certains gènes. Reste à trouver les relais allant du gène aux comportements, puis à formuler des hypothèses, pour notre espèce, en proposant certains gènes candidats.

Bibliographie

(1) BUTLER D. (1996) : « *Geneticist quits in protest at « genes and violence » claim* », Nature, 378, 224.
(2) BOHMAN M. (1996) : « *Predispostion to criminality : Swedish adoption studies in reprospect* », Ciba Foundation Symposium 194, Genetics of criminal and antisocial behaviour, Chichester, 99-114.
(3) BRENNAN P.A., MEDNICK S.A. (1993) : « *Genetic perspectives on crime* », Acta Psychiat. Scand., suppl 370 : 19-26.
(4) BRENNAN P.A., MEDNICK S.A., JACOBSEN B. (1996) : « *Assessing the role of genetics in crime using adoption cohorts* », Ciba Foundation Symposium 194, Genetics of criminal and antisocial behaviour, Chichester, 115-128.
(5) BRUNNER H.G., NELEN M., BREAKEFIELD X.O., ROPERS H.H., VAN OOST B.A. (1993) : « *Abnormal behavior associated with a point mutation in the structural gene for monoamine oxidage A* », Science, 262, 578-580.
(6) BRUNNER HG. (1996) : « *MAOA deficiency and abnormal behaviour : perspective on an association. Genetics of criminal and antisocial behaviour* », Ciba Foundation Symposium 194, Chichester, 155-167.
(7) CAREY, G. (1994) : « *Genetics and violence* », Reiss A.J., Miczek K.A., Roth J A. (eds.), « *Understanding and preventing violence* », Vol. II, « *Biobehavioral influences* », Washington D.C., National Academy Press, 21-58.
(8) CARLIER M., MICHARD-VAHNÉE (1990) : « *Analyse génétique et agression* », Neuro-Psy, 5, 15-25.
(9) CARLIER M., ROUBERTOUX P.L., PASTORET C. (1991) : « *The Y chromosome effect on intermale aggression in mice depends on the maternal environment* », Genetics, 129, 231-236.
(10) CARLIER M., ROUBERTOUX P.L. (1986) : « *Le développement des comportements : effet des interactions entre le génotype et l'environnement maternel* », Confrontations psychiatriques, 27, 63-88.
(11) Ciba Foundation (1996) : « *Genetics of criminal and antisocial behaviour* », Ciba Foundation Symposium 194, Chichester.
(12) CLONINGER C.R., SIGVARDSSON S., BOHMAN M., VON KNORRING A.-L. (1982) : « *Predisposition to petty criminality in Swedish adoptees. II Cross-fostering analysis of gene-environnement interaction* », Arch Gen. Psychiat., 39 :1242-1247.
(13) DENNO B. (1996) : « *Legal implications of genetics and crime research* », Ciba Foundation Symposium 194, Genetics of criminal and antisocial behaviour, Chichester, 248-264.
(14) GUILLOT P.V., CARLIER M., MAXSON S., ROUBERTOUX P.L. (1995) : « *Intermale aggression tested in two proceduree s, using four inbred strains of mice and their reciprocal congenicc : Y chromosomal implications* », Behavior Genetics, 24, 357-360.
(15) ROUBERTOUX P.L. (1997) : « *Behavior-genetic analysis : genes for aggression. The mouse as a protopype* », Proceedings of the XXVI International Congress of Psychology.
(16) ROUBERTOUX P.L., CARLIER M., DEGRELLE H., HAAS DUPERTUIS M.C., PHILLIPS J., MOUTIER R. (1994) : « *Co-segregation of intermale aggression with the pseudoautosomal region of the Y chromosome in mice* », Genetics, 135, 225-230.
(17) SAUDOU F., AMARA D.A., DIERICH A., LEMEUR M., RAMBOZ S., SEGU L., BUHOT M.-C., HEN R. (1994) : « *Enhanced aggressive behavior in mice lacking 5-HT$_{1b}$ receptor* », Science, 265, 1875-1878.
(18) SPITZ E., CARLIER M. (1996) : « *La méthode des jumeaux de 1875 à nos jours* », La psychiatrie de l'enfant, 137-159.

Un exemple de dérive politique criminelle de la recherche dans le génie génétique et dans l'anthropologie biologique : l'eugénisme et le génocide à l'encontre des malades mentaux lors de la Seconde Guerre mondiale.

Interrogeons-nous maintenant sur ce que peuvent être les conséquences d'un crime idéologique, à partir de l'exemple de l'*eugénisme criminel* et de l'*euthanasie* des malades mentaux pendant la seconde guerre mondiale. Léonard Singer et Jean Garrabé démontent ici magnifiquement la dynamique édifiante d'une telle pensée criminelle, dont le malheur a voulu qu'elle ait les moyens politiques de s'exprimer dans la réalité, et nous invitent à réfléchir en profondeur et avec humilité sur les dangers de l'utilisation perverse monstrueuse, et surtout perpétrée à grande échelle, d'une théorisation scientifique ou prétendue telle. Lorsque le médecin, le scientifique ou le juriste s'allient trop à l'homme politique et utilisent leur savoir pour rationaliser les fantasmes de ce dernier, ils perdent dans cette fausse association utilitaire non seulement leur éthique professionnelle mais aussi leur humanité, leur âme. Après la lecture d'un tel texte, il n'est plus possible de porter le même regard sur cette période de l'histoire, ni de ne pas prendre en considération l'importance de la dimension éthique inhérente à toute praxis scientifique et thérapeutique qui se respecte.

Les crimes contre les malades mentaux perpétrés par les nazis

L. Singer, J. Garrabé

« *Das es so weiter geht, das ist die Katastrophe* »
Que cela suive ainsi son cours, voilà la catastrophe.
Walter Benjamin

L'extermination des malades mentaux mise à exécution par les nazis pendant le IIIe Reich apparaît comme le monstrueux développement de l'eugénisme préconisé au début du XXe siècle par les psychiatres allemands qui n'ont pas saisi l'horreur des premières mesures prises, dont l'intention criminelle était pourtant d'emblée clairement exprimée et ont été, pour la plupart, longs à les dénoncer et même, pour certains, ne les ont jamais condamnées. Ceci explique le long silence qui s'est abattu sur ce chapitre dramatique de l'histoire de la psychiatrie, silence qui ne s'est qu'en partie levé récemment, de sorte que l'historiographie en reste encore de nos jours parcellaire et incomplète.

En outre ce premier crime organisé contre l'humanité apparaît comme la préfiguration de cette extermination planifiée d'autres êtres humains qu'est le génocide au nom de la supériorité de la race aryenne, race supérieure selon l'idéologie nazie exprimée par Adolf Hitler (1889-1945) dans *Mein Kampf,* race dont il convient de protéger la pureté contre une possible dégénérescence.

De l'eugénisme à la stérilisation des malades mentaux

L'eugénique, dont le fondateur est Sir Francis Galton (1822-1911), cousin de Charles Darwin (1809-1882), contient en germe cette idée de pureté raciale, comme l'atteste l'étymologie du néologisme : « *eu* » : bien et « *genos* » : naissance, mais aussi race. L'eugénisme que l'on définit encore comme la « *science des conditions les plus favorables à la reproduction et à l'amélioration de la race humaine* » (Robert) a connu son plus grand développement dans l'entre-deux guerres avec la fondation, sur le modèle de la société anglaise, de sociétés eugéniques dont faisaient parfois partie dans de nombreux pays des scientifiques les plus prestigieux. En 1912 fut créée en France la *Société française d'Eugénique* à la suite du 1er *Congrès international d'Eugénique* qui se tint à Londres en juillet de cette année et auquel avaient participé pour la médecine mentale Valentin Magnan (1835-1916) et Auguste Marie (1865-1934). Mais en Allemagne la « Deutsche Gesellchaft für rassenhygiene » (Société allemande pour l'hygiène de la race) avait été fondée dès 1905. Dès 1911 on pouvait avoir la douloureuse surprise de lire sous la plume d'Eugen Bleuler (1857-1939) dans l'ouvrage célèbre par lequel il a introduit le concept de psychose schizophrénique : « *La castration, de nouveau conseillée par Lommer et Rohm, est inutile au patient mais espérons que la stérilisation pourra bientôt être utilisée à une assez grande échelle pour des motifs d'hygiène* ***raciale*** *[c'est nous qui soulignons], ici comme chez les porteurs d'une prédisposition pathologique en état de coïter* », ce qui surprend d'autant plus qu'Eugen Bleuler ne considérait pas la schizophrénie comme étant une maladie héréditaire.

En France, Édouard Toulouse (1865-1947), promoteur de l'*hygiène mentale* et créateur du premier service libre pour le traitement des malades mentaux en 1922 à l'asile Sainte-Anne, conçoit cette nouvelle forme d'hospitalisation dans un esprit de prophylaxie sociale excluant des soins actifs les malades atteints de maladies « héréditaires », par définition incurables au nom de la rentabilité des soins : « *Le séjour de tous ces chroniques inoffensifs dans nos asiles où la vie est si dispendieuse est presque une extravagance d'assistance... Pourquoi tant dépenser pour cultiver en serre chaude et prolonger indéfiniment l'existence d'un si grand nombre d'idiots et de déments ?...* » (31)

C'est au nom de la science et plus précisément des sciences de la vie qu'Édouard Toulouse formule ses propositions : « *Tous reconnaissent que la science [...] est la plus capable de saisir la nature de l'homme, base rationnelle de toute politique, de toute morale, de toute intervention religieuse [...] Et ce mouvement aboutira à un état social fondé sur les sciences de la vie, ce que j'ai souvent et longuement exposé sous le terme de "biocratie".* » E. Toulouse associe en 1933 Russes, Allemands et Italiens pour leur désir de faire passer le perfectionnement de type biologique au premier plan des préoccupations (31). C'est cette biocratie qui a conduit le Prix Nobel de médecine de 1912, Alexis Carrel (1873-1944) à préconiser, dans « *L'homme cet inconnu* » (1936), l'euthanasie comme solution humaine et économique pour régler le problème des criminels et des fous criminels : « *Peut-être faudrait-il supprimer les prisons. Elles pourraient être remplacées par des institutions beaucoup plus petites et moins coûteuses. Le conditionnement des criminels les moins dangereux par le fouet, ou par quelque autre moyen plus scientifique, suivi d'un court séjour à l'hôpital, suffirait probablement à assurer l'ordre. Quant aux autres, ceux qui ont tué, qui ont volé à main armée, qui ont enlevé des enfants, qui ont dépouillé les pauvres, qui ont gravement trompé la confiance du public, un établissement euthanasique, pourvu de gaz appropriés, permettrait d'en disposer de façon humaine et économique. Le même traitement ne serait-il pas applicable aux fous qui ont commis des actes criminels ?* » (8, p. 388).

Deux ans plus tard, Carrel pense que si l'expérience soviétique est un échec, l'Allemagne reste animée par la passion de construire et l'Italie réussit pleinement dans la voie eugénique. Pour lui « *Mussolini est un homme de génie dont l'œuvre est comparable à celle d'un Pasteur ou d'un Einstein* » (7). Mais déjà les choses suivaient leur cours en Allemagne. L'euthanasie, terme introduit dans le langage médical en 1711 pour désigner « *en parlant d'un moribond, la mort douce et sans souffrance, survenant naturellement ou grâce à l'emploi de substances calmantes et stupéfiantes* » (Robert), est en train de devenir, par extension la « *théorie selon laquelle il est légitime de supprimer les sujets tarés ou de précipiter la mort des malades incurables, pour leur épargner les souffrances de l'agonie* » (ibidem), puis finalement « *la méthode que les nazis, au nom d'une science criminelle, ne craignaient pas d'appliquer dans le dessein de détruire les sujets tarés et de purger ainsi ce qu'ils appelaient improprement "la race"* » (Duham).

Dès 1920, le psychiatre Alfred Hoche (1865-1943), titulaire de la chaire de psychiatrie de Fribourg en Brisgau depuis 1902, et le juriste Karl Binding, avaient publié un ouvrage « *Die Freigabe der Vernichtung lebensunwerten Lebens* » (L'autorisation de la suppression des vies indignes d'être vécues) (19). Les auteurs mettaient en avant que les vies qui n'étaient pour le peuple affamé par la guerre perdue qu'un « *Ballast* » (en traduction littérale : un « lest » et par extension un « fatras ») devaient être supprimées. Ils soulignaient dans ce contexte la non-valeur d'une existence individuelle par rapport à l'intérêt de la nation. Cet ouvrage ne suscita pas à sa parution de polémique. Cependant Hoche, marié à une juive, démissionnera dès l'arrivée au pouvoir d'Hitler, se retirant à Baden-Baden où il mourra le 16.5.1943 probablement par suicide.

Les deux crises économiques ultérieures en Allemagne en 1923 et en 1929 renforcèrent les convictions des eugénistes que les malades atteints d'affections héréditaires, les aliénés, les alcooliques et les criminels coûtaient cher à la collectivité. Dans cette optique, le conseil de la santé de la Prusse avait déjà préparé en 1932, avant la prise du pouvoir par Hitler, un projet pour la stérilisation des idiots congénitaux, des schizophrènes, des personnes atteintes de folie maniaco-dépressive, d'épilepsie héréditaire, de danse de Saint-Guy et de cécité héréditaire, de déformations corporelles héréditaires et d'alcoolisme profond (28).

La « *Rassenbiologie* » était au cœur de l'idéologie national-socialiste ; elle constituait « le pilier de la conception nazie de l'homme »... « *Dès 1931, l'eugéniste et généticien humain F. Lenz déclarait dans la nouvelle édition du Bauer-Fischer-Lenz, le plus célèbre manuel de bio-anthropologie de la période weimarienne, que le national-socialisme pouvait être considéré comme une biologie appliquée, une raciologie appliquée. Le slogan fut repris par les hauts dignitaires du régime* » (28).

Un des plus importants spécialistes de génétique humaine de l'époque, O. Von Verschuer écrivit : « *Le Führer du Reich allemand a été le premier homme d'État à avoir fait des connaissances de la biogénétique et de l'hygiène raciale un principe directeur de la conduite de l'État* » (28). Lorsque Hitler arriva au pouvoir, il favorisa le développement de l'anthropologie raciale pour démontrer l'existence et la suprématie de la race pure aryenne nordique germanique (28). « *Tous les anthropologues suivirent leur Führer mais il est faux de considérer la science de la race comme une création de toutes pièces des nazis après leur arrivée au pouvoir en 1933* ». Cette raciologie n'était que l'aboutissement de l'anthropologie physique allemande développée sous l'influence de la théorie darwinienne et de la nouvelle génétique dans le premier tiers du XXe siècle (11). De tous les groupes socio-professionnels, c'est parmi les médecins que le pourcentage d'adhérents à ces thèses du parti national-socialiste fut le plus élevé (45 %) (19).

Pour mettre en pratique les données de la Rassenbiologie, le régime nazi soutint plusieurs sociétés savantes, en particulier la « *Deutsche Gesellschaft für Rassenhygiene* » (Société allemande pour l'hygiène de la race) et Hitler créa à Berlin un organisme : le « *Reichsausschub zur Verhütung erkranken Nachwuchse* » (Organisme du Reich pour la protection contre les descendances atteintes de maladies héréditaires). Dès juin 1933, le nouveau gouvernement invitait les scientifiques les plus éminents à participer à un « conseil consultatif sur la politique de la population », officialisant en quelque sorte le rôle de la société allemande pour l'hygiène raciale.

Les discussions eugéniques au sein de ce comité ont préparé la législation sur la ségrégation raciale, constituée par quatre lois promulguées en 1934 et 1935 :

- « *Gesetz zur Verhütung erbkranken Nachwuchses* » (loi pour la prévention de la procréation des personnes atteintes de maladies héréditaires, 1934).
- « *Gesetz gegen gefährliche Gewohnheits Verbrecher* » (loi contre les criminels incurables et dangereux, 1934).
- « *Gesetz zu Vereinheitlichung des Gesundheits Wesens* » (loi d'organisation unifiée du système de santé).
- « *Ehegesundheitsgesetz* » (loi sur les examens prénuptiaux, 1935).

La schizophrénie, la psychose maniaco-dépressive, l'épilepsie et l'alcoolisme, furent considérés comme des maladies mentales héréditaires.

Du 8 au 16 Janvier 1934, à Münich, l'association allemande pour l'hygiène mentale et l'hygiène raciale, dont le président était Ernst Rüdin, alors directeur de la section de génétique et démographie de la *Forschungsanstalt* de Münich, organisa, avec l'aide du ministère de l'Intérieur, un enseignement destiné aux psychiatres, pour les préparer à l'application des lois du Reich sur la prophylaxie des maladies héréditaires. Cet enseignement était délivré en deux parties : une première, politico-médico-administrative, une deuxième concernait la génétique, l'hygiène raciale et la psychiatrie dans l'État national. De nombreux conférenciers prirent la parole. Parmi eux, Rüdin y parla du pronostic héréditaire empirique ; Hans Luxenburger, célèbre à l'époque par ses études sur les jumeaux, traita des catégories psychiatriques les plus sujettes à l'hérédité : les schizophrènes, les maniaco-dépressifs, les épileptiques. Ernst Kretschmer (1888-1964), titulaire de la chaire de Marburg de 1926 à 1946, déjà célèbre par ses travaux « *Paranoïa et sensibilité* » (1918), « *Structure corporelle et caractère* » (1921), fit un exposé sur la « *Théorie de la constitution et hygiène raciale* » où il affirmait qu'il n'y a « *aucune loi morale ou aucune sorte de conception profonde de l'humanité qui puisse nous contraindre à laisser ces lignées se perpétuer* ». Les conférences de cette session ont été publiées en 1934 par un éditeur de Münich (6).

Les deux premières lois, appliquées en Allemagne dès leur promulgation, furent à l'origine de la stérilisation de 350.000 personnes. Heidrun Kaupen-Haas a précisé quel était le contexte de la loi de 1933 destinée à éviter la transmission des maladies héréditaires (23). Les pionniers internationaux de la recherche génétique avaient suscité « *parmi les spécialistes démographiques politiques une ambiance alarmiste et catastrophique. Ils répandirent dans les années 20 et 30 la thèse selon laquelle les facteurs génétiques défectueux se propageraient plus vite chez l'homme que les facteurs normaux en sorte que les processus de dégénérescence de l'espèce humaine relativement lents jusque-là iraient désormais en s'accélérant. Ils imputèrent ce déséquilibre aux progrès de la médecine et à l'action d'organisations caritatives et ils prédisaient qu'à longue échéance l'espèce humaine allait sombrer dans un océan de débilité physique, d'anomalies et autres catastrophes biologiques. Ces pronostics erronés servirent à légitimer l'extension de la loi de 1934 destinée à éviter la transmission des maladies héréditaires aux porteurs sains de ces pathologies* » (23).

La loi de 1935 fut également basée « *sur une extrapolation abusive des experts en appliquant au comportement génératif humain les résultats obtenus en soumettant des mouches de laboratoire à des irradiations expérimentales : on envisagea ainsi la stérilisation volontaire, l'obligation de se faire connaître pour tous les individus sains physiquement mais atteints d'une maladie héréditaire récessive, l'interdiction de se marier ou le mariage stérile. Cette politique englobait la castration des femmes, la stérilisation d'enfants, de jeunes, d'asociaux ou d'antisociaux. Les experts se servirent de tout, y compris de certains clichés passe-partout, de la recherche sur la génétique et les mutations afin de pouvoir déclarer "existence parasite génétiquement sans valeur" des parties de la population qui n'étaient pas malades. On proposa d'imposer, suivant le cas, la stérilisation forcée, la prudence sexuelle, l'interruption de grossesse à but eugénique, le célibat ou la stérilisation volontaire, ou la sélection pour l'amélioration de la race* » (23).

Les stérilisations de force furent pratiquées dans les cliniques sur les malades hospitalisés ou sur des personnes handicapées ou atteintes de maladies psychiques vivant dans d'autres centres. Les estimations de l'époque firent état de 1 % à 5 % d'opérés décédant en clinique des suites de stérilisation. Pour les femmes non opérables qu'on avait condamnées à la stérilisation, une loi rendit obligatoire la stérilisation par radium et les rayons X. Ce furent les caisses de sécurité sociale et les associations caritatives qui financèrent les stérilisations, les castrations et les avortements forcés dans le cadre de la loi de 1934 (23).

Dans son émouvant témoignage, Dorothea Buck qui préside de nos jours l'Association de patients psychiatriques, victime elle-même d'une stérilisation forcée en raison d'une schizophrénie en mai 1936 à Bethel, accuse les responsables de cette institution et d'autres établissements dépendant de l'Église évangélique d'avoir réclamé la législation de la stérilisation des malades mentaux dès mai 1931, soit deux ans avant la prise du pouvoir par les nazis et trois ans avant la loi de 1934, à la conférence sur l'eugénisme de Treysa.

Il est stupéfiant de voir, dans un article sur « *les tendances du développement de la psychiatrie allemande* » écrit spécialement pour les *Annales médico-psychologiques* par Robert Gaupp (1870-1953), la loi du 14.7.1931 présentée comme une preuve des progrès faits par la psychiatrie allemande grâce au national-socialisme. Gaupp, qui préfère parler de psychiatrie de langue allemande, annexant ainsi Bleuler... et Freud avant l'*Anschluss* [une note de l'éditeur français précise que ce travail a été terminé en janvier 1938, c'est-à-dire avant la réunion de l'Autriche à l'Allemagne] écrit : « *La révolution politique qui se produisit avec la prise du pouvoir par Adolf Hitler au printemps de 1933 et qui fit triompher en Allemagne les conceptions du national-socialisme, est devenue d'une importance décisive pour la psychiatrie allemande. En effet, si, depuis le début du XXe siècle, des chercheurs éminents, tels que Alfred Plötz et Ernst Rüdin avaient combattu pour l'étude bio-héréditaire des malades mentaux et des criminels, si les grandes idées eugéniques de Galton avaient, depuis longtemps, trouvé une vive approbation en Allemagne, si en Amérique du Nord et en Suisse on avait indiqué la voie à suivre pour endiguer l'augmentation des dégénérescences héréditaires (Loi de stérilisation des États-Unis et du Canton de Vaud en Suisse), ce n'est qu'en 1933 que l'Allemagne appliqua une législation consciente de ses buts pour limiter la reproduction d'individus héréditairement tarés et pour éviter aussi* ***un mélange de races nuisible*** » [c'est nous qui soulignons]. C'est sous la plume de cet éminent psychiatre que sont associées pour la première fois prévention des tares héréditaires et pureté de la race. Gaupp poursuit : « *Cette législation, dont la loi la plus importante, celle du 14.7.1933, exige la stérilisation des malades mentaux héréditaires, des imbéciles, des épileptiques et des alcooliques graves, place, au-dessus des intérêts personnels de l'individu, le droit à la vie et à la santé de la collectivité et contraint le psychiatre à de grandes recherches sur l'hérédité biologique* » (17, p. 331).

Il est plus stupéfiant encore de voir que ces assertions de Gaupp n'aient pratiquement provoqué aucune réaction des lecteurs français, à une exception près. Il est vrai qu'il les a noyées au milieu d'éloges de la psychiatrie française et de considérations assez fumeuses, espérons-le volontairement, sur la difficulté à déterminer scientifiquement quelles sont les maladies mentales héréditaires, tout spécialement pour ce qui est de la schizophrénie. Par une tragique ironie de l'histoire, le malade dont l'étude avait permis à Gaupp, élève de Kraepelin, de devenir célèbre, en en faisant le cas paradigmatique de paranoïa conformément à la théorie de son maître, le fou criminel Ernst Wagner (1874-1938), se vantait d'avoir été le premier membre du parti nazi à l'asile de Winnenden (Wurtenberg) où il fut interné de 1914 à sa mort en 1938, après l'expertise médico-légale faite par Gaupp à la suite du massacre perpétré par le monstre (17). Wagner était en effet un chaud partisan de la théorie de la dégénérescence qu'il croyait voir à l'œuvre dans sa propre famille et dans sa propre personne expliquant ainsi son geste meurtrier. Gaupp résume justement son opinion sur Ernst Wagner dans le mémoire des *Annales* que nous venons de citer : « *Le maître d'école Wagner, l'assassin qui tua tant de monde, dont j'ai fait la description détaillée et dont la maladie peut être jugée clairement maintenant après 38 ans de recul, est aujourd'hui un paranoïaque typique et incurable, avec un délire systématique absolu, sans aucun trait de schizophrénie, avec entière conservation d'une personnalité intelligente, en pleine fraîcheur et aux sentiments très forts. Bien qu'enfermé depuis 24 ans dans une cellule d'un asile d'aliénés, il est encore plein de vivacité intellectuelle, d'intérêt pour les événements du monde extérieur, sans atrophie affective, ni diminution de ses facultés mentales. De tels cas de paranoïa typique sont évidemment rares mais ils existent. À mon avis, il s'agit, dans la règle, de psychopathes sensibles, chez lesquels s'affirme, après de violents conflits psychiques, un délire de persécution insidieux, égocentrique, sans tendance à disparaître, et malgré lequel la personnalité ne montre aucun signe de désagrégation. [...] Une structure congénitale de caractère est cependant bien la condition indispensable d'une maladie paranoïaque, dans laquelle je vois une forme de dégénérescence psychique* » (17, p. 341).

Selon la logique implacable des conceptions eugéniques, ce délirant paranoïaque aurait dû être stérilisé ou même euthanasié au nom de l'idéologie nazie à laquelle il avait lui-même adhéré, s'il n'était mort de tuberculose en 1938, l'année même où les *Annales médico-psychologiques* publiaient l'article de Robert Gaupp. D'après C. Leins et K. Foerster, « *il n'existe aucun signe du fait que Gaupp, qui vivait retiré depuis 1936, ait pu participer entre 1939 et 1945 d'une manière quelconque à faire mourir des malades mentaux* ». Après la guerre, Gaupp a publié « *Le concept d'euthanasie* » dans lequel il condamne très sévèrement le régime national-socialiste pour « *l'homicide de malades mentaux et de débiles innocents et sans défense* » (27). Cependant « *il voyait peu de rapports entre le débat sur l'euthanasie avant l'époque du national-socialisme et les actions d'extermination ultérieures* » (27).

Nous allons montrer comment les nazis vont passer de l'une aux autres, passage déjà annoncé par Hitler lui-même dans « *Mein Kampf* ». Leins et Foerster concluent qu'« *il est visible que Gaupp n'a pas reconnu de quelle façon les juristes et les psychiatres des années vingt avaient déjà préparé l'idéologie nationale-socialiste et jeté le fondement intellectuel pour l'euthanasie* » (27, p. 394).

Ce manque de clairvoyance sur le danger de dérive criminelle de l'eugénisme était commun à la quasi-totalité des psychiatres de l'époque. On peut lire dans le même numéro des *Annales* le compte-rendu corrigé de la « 12e Réunion de la Fédération Internationale des Organisations d'Eugénique » qui s'était tenue aux Pays-Bas du 15 au 20.7.1936. Plusieurs auteurs allemands, dont Rüdin, y ont présenté et commenté les nouvelles lois allemandes d'*hygiène raciale* [c'est nous qui soulignons] ; Luxenburger parla de l'intérêt des études gémellaires dans le domaine de l'hérédité de la schizophrénie, mais un auteur suisse posa la question de savoir si certaines maladies qui faisaient leur apparition pour la première fois dans une famille pouvaient être considérées comme des mutations au sens de Vries, et Hansen souligna que si la loi norvégienne de stérilisation de 1934 permettait la stérilisation sans le consentement des aliénés et des anormaux graves, le consentement du tuteur ou du curateur était toujours demandé. Aucun auteur français ne semble s'être commis à cette réunion mais on est frappé par l'absence de réaction de nos compatriotes à ces communications prétendument scientifiques. Seul Eugène Minkowski (1885-1972) fit part de ses réflexions « *À propos de l'hygiène mentale* » toujours dans les *Annales*, pour témoigner du pressentiment d'une idéologie raciste dissimulée derrière l'eugénisme : « *Il est incontestable que la loi allemande s'inspire de l'idéologie qu'on a coutume de nos jours de désigner du nom de raciale : elle pose comme suprême valeur une race pure, exempte de toute tâche comme de toute tare* ».

Minkowski pose « *la question primordiale et générale de savoir si l'eugénique doit être assimilé à l'hygiène de la race... — "Die Rassenhygiene oder Eugenik", par ces mots débute le rapport de Mr Rüdin... — ou si elle ne doit pas être posée sous l'angle de l'hygiène de l'être et du genre humain. Car cela doit prêter à réflexion que l'hérédité des maladies mentales affirmée ou du moins pressentie de tous temps en psychiatrie n'ait donné lieu à la mesure radicale dont nous parlons qu'à la faveur d'une idéologie particulière* » et répond : « *valeur de la vie humaine, respect de la vie humaine, justice, éducation, tels sont les principes sur lesquels nous devrions faire reposer l'hygiène mentale...* » (29, p. 430). C'est au contraire selon les principes opposés de l'absence de valeur de la vie humaine et de son non-respect que se préparaient des mesures encore plus radicales que la stérilisation des malades mentaux, celles visant à leur extermination euthanasique.

De la stérilisation à l'euthanasie

Dès la prise du pouvoir en 1933 commencèrent les préparatifs pour la suppression des « vies indignes d'être vécues ». À la *Journée du Parti* en 1935, Hitler fit savoir au *Reichsärtztefiihrer* (le Führer des médecins du Reich) G. Wagner qu'il prendrait cette décision en cas de guerre.

Pour préparer l'opinion publique allemande, la propagande nazie choisit plusieurs axes. Elle rappela que Hitler lui-même dans « *Mein Kampf* » avait proclamé que l'État devait se substituer à la nature défaillante et supprimer les existences inutiles. De son côté le théoricien du nazisme Alfred Rosenberg dans son livre « *Der Mythos des 20 Jahrunderts* » (le mythe du XXe siècle) associa le « *Mitleid* » (la pitié), « *das christliche Mitleid* » (la pitié chrétienne) et le sentiment d'humanité maçonnique dans une même entreprise maléfique. Rosenberg employait des termes particulièrement odieux. La pitié chrétienne écrit-il, protège « *die Minderwertigen* » (les personnes de qualité inférieure), « *die Kranken* » (les malades), « *die Verkrüpelten* » (les malformés), « *die Verbrecherichen* » (les criminels) et « *die Verfaulten* » (les pourris). L'Église favorise aussi écrit-il « *die Aufzucht des Untermenschentums* » (l'élevage de la sous-humanité). Une telle entreprise est « *widernatürlich und lebensfeindlich* » (contre nature et hostile à la vie) (19).

Le génie du peuple allemand doit donc être sauvé par la purification raciale et génétique et l'élimination impitoyable des « *Untermenschen* » (les sous-hommes) c'est-à-dire les juifs, les tziganes et les tarés qui transmettent génétiquement les maladies mentales ainsi que les asociaux et les criminels. La stérilisation puis l'euthanasie des malades mentaux, enfin la solution finale pour les juifs d'Europe qui sera décidée ultérieurement, constituaient les trois temps de l'affirmation de la suprématie de la race aryenne germanique.

Les ouvrages pédagogiques et le cinéma devaient contribuer à inculquer cette idéologie dans le public allemand. Dans un manuel de mathématiques, Willi Dressen cite le problème suivant : « *la construction d'un asile d'aliénés coûte 10 millions de marks. Combien de nouvelles habitations de 15.000 marks pourrait-on construire avec cette somme ?* » (19). De nombreux films opposèrent la laideur et les malformations des malades mentaux, en particulier des malades mentaux juifs, à la beauté des aryens sains et jeunes. D'autres films dénonçaient des sommes englouties pour les aliénés : « *Paläste für die Geisterskrankeiten* » (des palais pour les malades mentaux) « *und Hütten für die Arbeiter* » (et des huttes pour les ouvriers). Les malades étaient présentés comme des déchets pour lesquels le médecin raisonnable devait prescrire le « *Gnadentot* » (la mort par miséricorde). Conférences, émissions radiophoniques et brochures prêchèrent l'élimination des faibles. La revue *Neues Volk* (un peuple nouveau) publia l'image d'un bel infirmier sain et vigoureux s'occupant d'un aliéné à la mine patibulaire, dangereux pour la communauté (19).

La stérilisation des malades mentaux, première étape (1933-1939) du programme nazi de suppression des sous-hommes, préparait l'opinion publique à la deuxième étape (1939-1945) : la mise en œuvre systématique du programme d'euthanasie. Hitler signa, en octobre 1939, un texte préparé par une dizaine de conseillers dont Leonardo Conti, secrétaire à la Santé au ministère de l'Intérieur et Hans Lammer, directeur de la Chancellerie du Reich. Ce texte fut antidaté au 1.9.1939. L'ordre posait les fondements de l'extermination en masse des malades mentaux, l'Aktion T4, ainsi dénommée d'après l'emplacement de son bureau spécial au 4 de la Tiergartenstrasse à Berlin (16). L'entreprise était dirigée par le Reichsleiter Philip Bouhler, chef de la chancellerie du Führer, le SS Oberführer Victor Brack et son adjoint Werner Bankenberg. Ils étaient secondés par trois professeurs de psychiatrie, les professeurs Nitsche, Heyde et Mennecke dont la mission était « *d'octroyer une mort miséricordieuse à des malades jugés incurables au terme d'un examen rigoureux de leur état et dans les limites des possibilités humaines de jugement* ».

Chaque asile reçut des formulaires pour le recensement de leurs pensionnaires. Ceux-ci furent classés en trois groupes :

- 1er groupe : les patients atteints de schizophrénie, d'épilepsie, de sénilité, de paralysie générale, de faiblesse d'esprit, d'encéphalite, de maladie de Huntington et de tous les autres troubles neurologiques à la phase finale ;

- 2e groupe : tous les patients hospitalisés depuis au moins cinq ans ;
- 3e groupe : tous les patients criminels, aliénés, étrangers et juifs.

Le questionnaire distinguait par ailleurs les malades incapables de travailler, de ceux capables d'avoir une activité. Les questionnaires étaient remplis par les psychiatres traitants. Les trois experts recevaient les questionnaires et décidaient de la vie ou de la mort en mettant un signe + (qui signifiait la mort) ou un signe - (qui signifiait la vie).

L'organisation T 4 employa 500 fonctionnaires et fut dirigée à partir de 1939 par le médecin personnel d'Hitler, Brandt et le responsable de la chancellerie du Führer, Bouhler. Elle comprenait trois sections et avait dans chaque « *Gau* » un représentant. Les patients désignés pour l'euthanasie étaient transférés dans une institution intérimaire puis dans un des six instituts de mise à mort où ils étaient gazés (Grafeneck, Brandenburg, Bernburg, Hartheim, Sommersheim, Hadamar) (19).

Dans ces instituts avaient été installées des chambres à gaz fonctionnant au monoxyde d'azote. Leur fonctionnement, selon le psychiatre et le personnel infirmier chargés de leur emploi, donna une telle satisfaction que ces chambres à gaz furent ensuite employées dans les camps d 'extermination. Les psychiatres et le personnel infirmier qui s'en étaient servis furent chargés, du fait de leur grande expérience, à mettre en route la solution finale dans les camps d'extermination de Belzec, Treblinka et Sobibor. Le premier commandant de Treblinka fut un médecin qui avait pratiqué l'euthanasie.

La réalisation du programme T4 fut entourée de secret « pour ne pas effaroucher l'opinion publique ». La mise à mort fut appelée « désinfection » et le programme « Aktion ». Le programme fut présenté dans le plan d'économie nationale (*Planwirtschaftliche Mahssnahmen*) car l'objectif économique était considéré comme aussi important que celui de la défense de la race. Ainsi E. Brandt, après la suspension de l'Aktion en août 1941, dressa la statistique des économies réalisées à la suite de la mise à mort de 70.273 malades. L'économie se montait selon ses calculs à 141.775.573,80 Reichsmarck pour 10 ans (19).

Pour que le transfert des malades dans les instituts de mise à mort n'éveille pas la suspicion des familles, les transferts se faisaient par chemin de fer ou par autobus camouflés en ambulance, suivant un itinéraire compliqué avec des hospitalisations temporaires dans des institutions intérimaires. Le transfert était annoncé à la famille et justifié par les nécessités de la défense du Reich. Un certain temps après la mise à mort, les familles recevaient une lettre de condoléances qui mentionnait que la mort était due à une maladie infectieuse intercurrente irréductible par le traitement. Cette lettre annonçait également que les corps étaient incinérés pour éviter la propagation des maladies infectieuses et les urnes étaient renvoyées gratuitement aux familles.

Un document important concernant l'hôpital psychiatrique Langenhorn de Hambourg donne des précisions sur la sélection des malades et leur mode de transfert. Ce document insiste sur le fait qu'après l'ordonnance de l'arrêt des mises à mort, une deuxième vague de mise à mort reprit au début de 1943 à la suite des bombardements de Hambourg. Les autorités mirent en avant la nécessité d'hospitaliser les blessés très nombreux et le surencombrement des hôpitaux généraux. Pour cette raison les malades de Langenhorn furent déplacés dans d'autres institutions où ils ne bénéficiaient plus des soins médicaux et où ils moururent rapidement de faim, les rations alimentaires ayant été réduites intentionnellement. D'autres furent transférés à Mezeritz-Obravalde, où les mises à mort furent reprises jusqu'à la fin de la guerre. Outre le gazage, ces mises à mort furent réalisées par le poison ou des doses mortelles de médicaments (luminal, morphine, scopolamine). Dans cette deuxième étape furent également transférés et mis à mort les blessés et les malades non psychiatriques considérés irrécupérables, les personnes âgées des maisons de retraite, les délinquants et asociaux et tous ceux considérés comme des parasites (36).

En Alsace, annexée de fait au Grand Reich, 50 patients de l'hôpital psychiatrique de Brumath et 50 malades de l'hôpital psychiatrique de Hoerdt furent transférés en janvier 1944 à l'hôpital psychiatrique de mise à mort de Hadamar et tués. Ces mises à mort ne furent révélées au grand jour qu'en 1985 de façon tout à fait fortuite, au cours d'une enquête sur un tout autre thème par de chercheurs de l'équipe du professeur F. Raphael (laboratoire du CNRS URA 222). Lorsque le silence fut rompu apparurent une série de documents mettant en cause des médecins-directeurs d'origine alsacienne, membres du parti national-socialiste ainsi qu'un autre document relatant le transfert de malades « indisciplinés » au seul camp de concentration en France, celui de Struthof-Natzwiller, situé sur un sommet des Vosges, à 50 km de Strasbourg (19) (31).

D'autres documents publiés en Pologne en 1993 (20) révèlent que dès l'invasion de la Pologne le 1.9.1939, les Allemands massacrèrent systématiquement au fur et à mesure de leur avance, les malades mentaux des hôpitaux psychiatriques polonais, souvent avec leurs psychiatres traitants. Le premier massacre eut lieu le 22.9.1939 dans l'hôpital psychiatrique de Kocborowo près de Dantzig. 2500 malades furent mis à mort pour laisser la place à des malades allemands. Ces mises à mort se faisaient par gazage au monoxyde de carbone dans des camions spéciaux ou dans des blockhaus rendus étanches ou par fusillades en masse. Les enfants déficients furent mis à mort par administration de somnifères à doses létales. Au moins 20.000 malades furent ainsi exterminés dans les hôpitaux psychiatriques de Pologne. Plusieurs milliers furent intentionnellement affamés et tués sans qu'on puisse en déterminer le nombre exact (20).

Au début de l'année 1941 s'était répandu dans le public allemand le bruit « qu'il devait se passer des choses terribles dans les hôpitaux psychiatriques ». Le 3.8.1941 l'évêque de Munster, le comte Von Galen, dénonça dans un sermon lu dans toutes les paroisses de son diocèse « *l'idéologie qui légitime de mettre à mort la vie soi-disant indigne de vivre* ». Sa protestation avait été précédée par celle de pasteurs de l'Église évangélique. Ces prises de position furent cependant isolées. Hitler arrêta l'Aktion le 24.8.1941 mais les mises à mort continuèrent et reprirent au grand jour au début de 1943 jusqu'à la fin de la guerre sans susciter de protestations. Au lieu des chambres à gaz de l'Aktion T4, on tua désormais par voie médicamenteuse dans les établissements de soins traditionnels ou en affamant systématiquement les malades. En Bavière il y eut même un décret du ministère de l'Intérieur qui établissait un régime de diète « bien calculé » pour obtenir la mort. On estime qu'au total 150.000 personnes furent victimes de l'extermination thérapeutique (16).

Ernst Rüdin, déjà cité plus haut, écrivit fin 1942-début 1943, dans les « *Archives für Rassen und Gesellschaftsbiologie* » : « *L'impérissable mérite historique d'Adolf Hitler et de ses hommes aura été de s'engager au-delà de la pure recherche scientifique de façon novatrice et décisive, sur la voie d'une action eugénique générale au sein du peuple allemand. C'est à lui et à ses collaborateurs que revient le mérite d'avoir mis en pratique les théories et les exigences de la pensée raciale nordique, la lutte contre les races parasites de sang étranger comme ceux des juifs et des tziganes... et d'avoir empêché la reproduction de porteurs des maladies héréditaires et d'individus congénitalement inférieurs* » (cité in 16, p. 198).

Si la stérilisation des personnes susceptibles de transmettre des maladies héréditaires puis l'euthanasie de malades mentaux chroniques constituaient les deux premiers volets des mesures de sauvegarde de la race aryenne nordique germanique, le troisième volet était la « *solution finale* », l'extermination des juifs d'Europe dont nous ne traiterons pas dans ce chapitre consacré aux crimes contre les malades mentaux. Dès le début des années 20, comme le montre « *Mein Kampf* », Adolf Hitler avait la conviction que le peuple allemand faisait partie d'une race supérieure, race qui, pour garder sa force et le pouvoir sur les races environnantes inférieures, devait maintenir sa pureté et défendre son patrimoine génétique contre la dégénérescence due à des procréateurs atteints de maladies héréditaires ou de procréateurs issus de races inférieures ou de non-êtres comme les juifs. Les propos de Rüdin que nous venons de citer confirment que c'est dans ce contexte idéologique qu'ont été commis ces crimes contre l'humanité.

Les recherches concernant la sélection pour l'amélioration de l'espèce, l'avortement, la stérilisation, la castration furent transférées dans les camps de concentration. Le gynécologue Karl Clauberg, de renommée internationale, qui avait fait des travaux sur l'action du Progynon B, synthétisé par Butenandt pour la firme pharmaceutique Schering, participa à des essais de stérilisation sur les femmes juives, tziganes, françaises, hollandaises, à Auschwitz et à Ravensbruck. « *De 1943 à 1944 sous les toits du bloc 10 à Auschwitz, Clauberg et Horst Schumann, ancien directeur d'un établissement d'euthanasie rivalisèrent pour trouver la méthode de stérilisation la plus efficace au meilleur prix. La direction SS du camp fournit les femmes et la firme Schering, par l'intermédiaire du chimiste le Docteur Goebel, fournissait les produits et pratiquait les tests* » (23).

Mais le peuple allemand devait aussi être nourri et pour ce faire disposer d'un « *Lebensraum* » (un espace vital étendu) qui corresponde à sa puissance et qui permette la création et la survie d'un Reich de mille ans. Pour y parvenir, les Allemands devaient conquérir l'Europe de l'Est, la Pologne et la Russie pour y implanter des Allemands et supprimer ou réduire à l'esclavage les habitants de la race inférieure slave. Au moment même où Hitler a signé l'ordre de « désinfection » des personnes indignes de vivre, les Allemands entraient en guerre précisément pour conquérir à l'Est cet espace vital. Ils n'en disposaient pas encore et estimaient qu'ils devaient donc prendre des mesures pour assurer leur défense et leur nourriture, d'où la prise en considération, à côté du facteur idéologique, de facteurs économiques dans le programme d'euthanasie. La mise à mort de personnes indignes de vivre supprimait des bouches parasites, permettait des économies et libérait des sommes d'argent et des lits qui pouvaient être affectés à la défense et aux soins des blessés de guerre. Les malades mentaux furent les premiers exterminés en Pologne, avec les juifs, lors de l'invasion de ce pays.

Comme l'écrit Benoît Massin, « *le national-socialisme désirait initier une révolution eugénico-raciale. Pour cela il fallait établir une sorte de "biocratie" générée par les médecins, les psychiatres, les généticiens eugénistes et les bio-anthropologues* ». Le régime institua un grand nombre d'organismes comprenant de nombreux scientifiques de niveau international. Ces savants, et en particulier les anthropologues, les psychiatres et les généticiens, participèrent largement à la mise en application des mesures raciales du régime. Ils disposèrent d'un important développement institutionnel ainsi que d'un matériel humain qu'ils n'hésitaient pas à recruter parmi les déportés des camps de concentration. En fait, les recherches des anthropologues, des biologistes, des raciologues, des généticiens, remontaient à la fin du XIXe siècle et au XXe siècle, où les scientifiques allemands étaient parmi les plus notables, les plus actifs. Aussi si la législation eugénique national-socialiste était l'aboutissement des travaux de chercheurs pendant la république de Weimar et fut élaborée par eux avant l'arrivée de Hitler au pouvoir, le programme d'euthanasie des malades mentaux fut l'œuvre exclusive des psychiatres complices du nazisme (14). Les anthropologues n'ont pas revendiqué ces mesures même si pour eux, comme pour l'idéologie nazie, la race était un principe suprême auquel tout devait être sacrifié (28). Édouard Conte et Cornelia Essner viennent dans « *La quête de la race* » d'analyser cette anthropologie du nazisme (11).

Le fait que parmi les nombreux facteurs qui ont contribué à l'élaboration de l'idéologie nazie et à sa main-mise sur le peuple allemand (pangermanisme, conséquences désastreuses du point de vue culturel et économique de la défaite de 1918), la rencontre entre la « *Weltanschaunung* » d'Adolf Hitler, cette « *vision du monde essentiellement morbide [où] la terreur pathologique de la décadence avaient fini par conférer aux morts une sorte de pouvoir absolu sur les vivants* » (Nicolas Weill) et le courant scientifique raciologique allemand aient joué un rôle déterminant, explique en partie la chape de silence qui s'est abattue en Allemagne sur ces crimes après la guerre (32,33). Comme si rappeler le sort qui avait été réservé aux malades mentaux à travers l'Europe conquise était reconnaître la culpabilité collective du peuple allemand qui effectivement avait adhéré à cette véritable croyance religieuse avec son rituel d'adoration du Fuhrer, et participé à ces effroyables exterminations marquées par le nombre effarent des victimes et la réalisation quasi industrielle des mise à mort.

Le silence

Karl Jaspers (1883-1969) qui avait récusé le nazisme dès 1933 a analysé la question de la culpabilité « *Die Schuldfrage* » dans le cours qu'il fit à l'Université de Heidelberg en 1945-46, cours qui a été publié en France en 1948 sous le titre « *la culpabilité allemande* » (22). Pour Jaspers, qui distingue culpabilité criminelle, culpabilité politique, culpabilité morale et culpabilité métaphysique, « *quiconque a pris part à la folie raciale, quiconque a nourri l'illusion qu'il s'agissait d'une action constructive, alors qu'à la base il n'y avait que du charlatanisme, quiconque a admis les crimes qui alors avaient déjà été commis, doit non seulement répondre de tout cela, mais aussi se renouveler moralement tout entier. Le peut-il, et comment l'accomplira-t-il ? — c'est son affaire, à lui seul* » (22, p. 79).

Nous avons déjà cité le texte où, dès 1949, Gaupp tente de se disculper en séparant l'eugénisme scientifique allemand et l'idéologie raciale nazie. Mais dans l'ensemble les psychiatres allemands garderont le silence pendant des décennies sur ce sujet (12). Ceux d'autres pays mettrons aussi longtemps à dénoncer l'eugénisme et l'euthanasie des malades mentaux. Au premier congrès international de psychiatrie à Paris, en 1950, des séances seront consacrées à « *Génétique et eugénique* » avec des rapporteurs américains, anglais et scandinaves. On y discuta peu de l'eugénisme d'avant guerre et plus des incertitudes de la génétique — le mot désigne encore ce qui est relatif à l'hérédité et n'a pas encore supplanté génique pour désigner ce qui est relatif aux gènes — des maladies mentales (10).

Dans le numéro 3 de « *la Raison* » (Cahiers de psychopathologie scientifique), revue d'inspiration communiste, fondée à la Libération par Henri Wallon et Louis Le Guillant, H. Duchene et P. Schutzenberger font un « *bilan de la génétique vis-à-vis des problèmes de la stérilisation* » (26). Ils critiquent d'un point de vue scientifique, en se référant d'ailleurs au Congrès de Paris, la notion d'hérédité des maladies mentales mais en même temps présentent la génétique comme reposant sur une simple théorie, la théorie mendélienne, ou sur l'existence d'éléments hypothétiques, les gènes.

Un autre article, anonyme, sur « *la stérilisation des fous, des infirmes et des pauvres* » en publiant un certain nombre de documents nazis sur la question (p. 27 à 35) — mais aussi ceux concernant tous les pays « bourgeois » où une législation d'inspiration eugénique est appliquée : Danemark, Suède, Amérique (p. 38 à 60), documents souvent tirés de l'ouvrage de Jean Sutter sur « *l'eugénique* » — arrive à la conclusion que ces stérilisateurs sont des criminels au même titre que les médecins nazis jugés à Nuremberg, ce qui aboutit d'une certaine manière à atténuer la culpabilité sinon la responsabilité de ces derniers qui n'avaient pas manqué d'évoquer pour leur défense la législation des pays démocratiques. Si aucun État, autre que le IIIe Reich, n'a planifié l'euthanasie de ses citoyens malades mentaux, on est stupéfait de voir le Japon promulguer une loi de protection eugénique en 1948 ou l'État de Virginie appliquer la loi sur la stérilisation des malades mentaux de 1924 à... 1972. Les plaintes déposées contre cet État au nom des victimes par l'ACLU (Union américaine des libertés civiques) pour obtenir réparation ne l'ont été qu'en 1980. La chambre des Lords a, en Grande-Bretagne, ordonné le 30.4.1987 la stérilisation d'une handicapée mentale de 17 ans, avant sa majorité où son consentement aurait été nécessaire. En France l'avis du Comité National d'Éthique a été sollicité en 1996 par des médecins sur la stérilisation des handicapés mentaux en tant que méthode contraceptive, comme si de ce point de vue les choses étaient différentes du fait de l'existence d'un handicap mental, et a rendu un avis argumenté rappelant en particulier les dérives de l'eugénisme (9).

Ainsi le massacre des malades mentaux en Pologne ne fut révélé qu'en 1982, année où les Allemands purent commencer à apprendre ce qui s'était passé dans les hôpitaux psychiatriques polonais lors de l'invasion par la Wehrmacht (20). Aussi bien les médecins, les infirmiers, les autres intervenants, les soldats, les policiers avaient gardé le silence. Ce silence apparaît comme l'expression de l'énorme culpabilité qui avait frappé l'ensemble du peuple devant l'ampleur des massacres. Ce même silence marqua la mémoire des malades des hôpitaux psychiatriques de Brumath et de Hoerdt en Alsace annexée où, comme nous l'avons dit, c'est une étude menée sur un autre sujet qui a mis à jour des faits connus de nombreux témoins qui avaient gardé le silence jusque-là, participant à cette « culpabilité allemande » de ceux qui ont accepté ces crimes. Il a fallu attendre 1987 pour qu'en France Lafont dénonce et étudie ce qu'il a nommé l'*extermination douce* c'est-à-dire la mort par inanition de plusieurs dizaines de millions de malades mentaux dans des hôpitaux psychiatriques français où les autorités de Vichy avaient limité les rations alimentaires aux seules rations de famine auxquelles l'occupant avait réduit la population (25).

En Allemagne la première conférence sur la psychiatrie nazie s'est tenue à GUTERSLOH en 1984. Klaus Dörner qui avait publié un memorandun sur « *la guerre aux malades mentaux* » *(Der Krieg gegen die psychisch Kranken)* en 1980 explique le silence des psychiatres de sa génération par le fait que leurs maîtres ont été justement ceux qui ont participé aux crimes psychiatriques du nazisme. Pour lui ce qu'il nomme la mégalomanie psychiatrique n'est pas le résultat d'un retour fortuit à la barbarie passée mais au contraire celui de cette mégalomanie des temps modernes qui selon Zugmunt Bauman a conduit à l'euthanasie meurtrière des nazis (13).

Hans Robert Jauss, titulaire de la chaire de littératures romanes de Constance jusqu'en 1988 et engagé volontaire dans les Waffen SS à 17 ans, interrogé sur ce silence, tente de l'expliquer au contraire par la barbarie extrême des crimes nazis dont les Allemands n'auraient pu admettre la réalité. Mais pour son successeur à cette chaire, Karlheinz Stierle, ce silence procède de celui de l'Université, lieu des humanités, de la culture et de la science, qui ne s'était pas opposée à cette barbarie naissante : « *Une mémoire collective allemande où le silence aurait produit l'oubli et l'indifférence rendrait caduque toute responsabilité historique — celle qui regarde le passé comme celle qui concerne l'avenir* » (34).

C'est cette analyse de « ce qui s'est réellement passé » que tente dès 1946 Hannah Arendt (1906-1975) comme en témoigne sa correspondance avec Karl Jaspers, où elle se demande comment reconstruire un monde où l'humain a été détruit, qui nous est nécessaire pour établir d'autres responsabilités hélas contemporaines (3).

L'eugénisme pourtant critiqué de nos jours dans le monde anglo-saxon où il est né, comme en témoigne le livre de Daniel J. Kevles (24), continue cependant à être considéré comme correspondant à un mouvement scientifique et l'on parle même désormais d'un « nouvel eugénisme ». On est stupéfait de voir de nos jours les travaux de Rüdin sur l'hérédité de la schizophrénie par l'étude des paires gémellaires cités comme des travaux fondamentaux par des contemporains qui semblent ignorer qui était ce psychiatre nazi.

Le 22.9.1996 a été appliquée pour la première fois la loi « sur les droits du malade en phase terminale » récemment promulguée en Australie dans les territoires du Nord et qui requiert l'avis d'un psychiatre pour procéder à l'euthanasie légale.

Deux des théoriciens de la purification ethnique ont recours à des concepts prétendument psychanalytiques pour expliquer les inégalités entre les différentes ethnies de l'ex-Yougoslavie et la supériorité des serbes : « *Les Croates, féminisés par la religion catholique, souffrent d'un complexe de castration qui les soumet à une totale incapacité d'exercer la moindre autorité, humiliation qu'ils compensent par leur grande culture...* » « *Quant aux Musulmans de Bosnie-Herzégovine et des régions voisines, ils sont victimes, comme disait Freud, de frustrations rectales qui les incitent à amasser des richesses et à se réfugier dans des attitudes fanatiques* ». Enfin les Serbes orthodoxes « *peuple œdipien qui tend à se libérer de l'autorité du père, puisent dans cette résistance la bravoure des guerriers, seuls capables d'exercer une réelle autorité sur les autres peuples de Yougoslavie* ». Nous extrayons ces citations, tirées du livre publié en 1990 par Jovan Raskovic en 1990 à Belgrade « *Le Pays fou* » du texte de Christian Vasseur soumis à l'Assemblée Générale de l'Association Mondiale de Psychiatrie lors de son Xe Congrès de Madrid. Cette assemblée à dénoncé le principe de la purification ethnique comme inhumain, a condamné un des psychiatres qui après en avoir été le théoricien s'en est fait l'exécutant, Radavan Karadzic. Elle a aussi, dans sa déclaration de Madrid condamné la participation d'un psychiatre dans des procédures d'euthanasie même légale (4). Ces condamnations resteront-elles lettres mortes ou bien la levée récente de l'oubli pendant un demi-siècle des crimes nazis contre les malades mentaux rappellera-t-elle le terrible danger qui menace l'humanité lorsque la psychiatrie s'écarte d'une rigoureuse éthique médicale ? Il faut relever que de nos jours encore les représentants allemands sont ceux qui font preuve de plus de réticence dans l'élaboration de conventions internationales sur la bioéthique, alors que pendant la République de Weimar l'Allemagne avait été le premier État au monde à se doter d'une législation sur l'éthique de la recherche médicale. C'est notamment le cas en ce qui concerne la mise au point de la convention sur les « droits de l'homme et la biomédecine » actuellement soumise à l'Assemblée parlementaire du Conseil de l'Europe. En l'adoptant les pays européens donneraient l'exemple d'une union qui se construit sur la protection du droit le plus fondamental des malades : être traités, en raison même de leur souffrance, comme des êtres humains.

Bibliographie

(1) AMBROSELLI C. (1988) : *L'éthique médicale*, PUF, Paris.
(2) ANTELME R. (1957) : *L'espèce humaine*, Gallimard, Paris.
(3) ARENDT H. & JASPERS K. (1996) : *Correspondance (1926-1969)*, Payot, Paris.
(4) ASSOCIATION MONDIALE DE PSYCHIATRIE (1996) : Motion du Xe Congrès, Madrid.
(5) BAUMAN Z. (1992) : *Holocaust und Moderne*, Europ. Werlagsaustalt éd., Hambourg.
(6) BIEDER J. (1996) : « *Un aperçu sur la psychiatrie allemande en 1934* », Ann. Méd.-Psychol., 154, n°2, 147-151.
(7) CAROL A. (1995) : *Histoire de l'eugénisme en France. Les médecins et la procréation XIXe-XXe siècle*, Seuil, Paris.
(8) CARREL A. (1935) : *L'homme cet inconnu*, Plon, Paris.
(9) COMITE NATIONAL D'ETHIQUE (1996) : Les cahiers du C.N.E., n°8, Paris.

(10) CONGRES INTERNATIONAL DE PSYCHIATRIE, VI (1950) : « *Génétique et eugénique* », Herman & Cie éd., Paris.
(11) CONTE E., ESSNER C. (1995) : *La quête de la race. Une anthropologie du nazisme*, Hachette, Paris.
(12) DÖRNER K. : « *Die deutsche Verdrängung der Ermordung der psychischer Kranken in Polen* », p. 28-38 in : « *Zaglada Chorych psychicznie w Polsce 1939-1945. Die Ermordung der Geisteskranken in Polen 1939-1945* », Wydawnictwo Naukowe PWN.
(13) DÖRNER K. (1995) : « *Psychiatric megalomania in Germany learning from the past for the future* », Journ. of World Association for social psychiatry, n°2.
(14) DUCHENE H., SCHUTZENBERGER P. : « *Bilan de la génétique vis-à-vis des problèmes de la stérilisation* », in : « *La Raison* ».
(15) FERAL T. (1996) : « *L'éthique, seul rempart véritable contre la paranoïa étatique : réflexions à propos de la médecine nazie* », Psych. Franç., n° Déc.
(16) FREI N. (1994) : *L'état hitlérien et la société allemande 1933-1945*, traduction française, Seuil, Paris.
(17) GAUPP R. : « *Les tendances du développement de la psychiatrie allemande* », Ann. Med. Psych., 96, T. II, 3, Oct. 38, 321-359.
(18) GAUPP R. : « *Der Begriff der Euthanasie* », Fortsch. Diagn., 1949, 1951, 1, 1-6.
(19) HABAY M., HERBERICH-MARX G., RAPHAEL F. : « *L'identité-stigmate. L'extermination de malades mentaux et d'asociaux alsaciens durant la seconde guerre mondiale* ». Revue des Sciences Sociales de la France de l'Est, 1990-1991, 38-62.
(20) JAROSZEWSKI Zd. (1993) : « *Die Vernichtung der Geisteskranken während des Krieges in Polen zum 50. Jahrestag der Verbrechen, in Zaglada chorych psychicznie w Polsce 1939-1945 Die Ermordung der Geisteskranken in Polen 1939-1945* », p. 11-26 Wydawnictwo Naukove PWN Warszawa.
(21) JAROSZEWSKI Zd (1961) : « *L'extermination des malades mentaux sous l'occupation allemande* », Cahiers Pologne-Allemagne n°3, 10.
(22) JASPERS K. (1990) : *La culpabilité allemande*, Éd. de Minuit, Paris.
(23) KAUPEN-HAAS H. (1993) : « *Le troisième Reich à l'origine des technologies de la reproduction et de la génétique* », p. 287-302 in : « *La Science sous le troisième Reich* » sous la dir. de Josiane Olff-Nathan, Seuil, Paris.
(24) KELVES D.J. (1945) : *In the name of Eugenics. Au nom de l'eugénisme. Génétique et politique dans le monde anglo-saxon*, PUF, Paris.
(25) LAFONT M. (1987) : « *L'Extermination douce* », Éd. de L'AREPPI.
(26) La Raison. Cahiers de psychopathologie scientifique, n°3, Nov. 1951.
(27) LEINS C., FOERSTER K. (1994) : « *Point de vue actuel sur Robert Gaupp* », Fundamenta Psychiatrica, 1994, 8, 84-89, trad. franç. in (35).
(28) MASSIN B. (1993) : « *Anthropologie raciale et national socialisme : heurs et malheurs du paradigme de la race* », p. 197-262 in : « *La Science sous le Troisième Reich* », Josiane Olff-Nathan, Seuil, Paris.
(29) MINKOWSKI E. (1938) : « *À propos de l'hygiène mentale* », Ann. Med. Psych., LXXXVI, I, 467-485.
(30) MULLER M. : « *Point de vue actuel d'un psychiatre* » in (35).
(31) SIMONNOT A.L., LIAUZU J.P. (1996) : « *Les voies de l'eugénisme* », Inf. Psych., 6, Juin, 553-562.
(32) SINGER L. (1996) : « *Du délire au génocide* », Conférence prononcée lors de la séance inaugurale du 93e Congrès de psychiatrie et de neurologie de langue française, St. Malo, 12.6.1995, in : compte-rendu du Congrès, Masson, Paris.
(33) SINGER L. (1996) : « *Le thème fondamental de la race et de la suprématie de la race aryenne germanique dans le délire paranoïaque d'Adolf Hitler. Sa genèse, son évolution et ses conséquences* », 6e Colloque franco-allemand de l'A.P.R.E.P.A. & de l'A.F.P.P., Brumath 14-15.3.1996.
(34) STIERLE K. : « L'université, la barbarie, le silence », *Le Monde*.
(35) VINDRAS A.M. (1996) : *Ernst Wagner, Robert Gaupp. Un monstre et son psychiatre*, EPEL, Paris.
(36) VON RONN P. (1993) : « *Auf der Suche nach einem anderen Paradigma zur N.S. Euthanasie im 100 Jahre Algemeines Krankenhaus Ochsenzoll-Jubiläumsband* », Hamburg.

3.2. La biologie et la neurophysiologie

Dans *Ecce homo*, Konrad Lorenz invitait le lecteur à réfléchir sur « *la double face de Janus que porte l'Homme : seul être capable de se consacrer aux plus hautes valeurs morales et éthiques, il a besoin, pour atteindre ses buts, d'un mécanisme de comportement phylogénétiquement adapté ; mais les propriétés animales de ce mécanisme portent en elles le danger qu'il tue son frère, convaincu d'agir ainsi dans l'intérêt de ces mêmes hautes valeurs. [Tel est l'Homme !]*[1] ». Depuis les débuts de la biologie en effet, les scientifiques, mais aussi les philosophes, cherchent une explication à cet apparent paradoxe. Il existe un « équipement génétique » de l'agressivité [II, § 3.1.] ainsi qu'une « violence fondamentale » [I, § 1.] dont la fonction éthologique est évidente [II, § 3.3.] : quelles seraient les chances réelles de survie d'un individu « totalement non violent », sans parler de ses capacités de procréation, ni de ses possibilités de défendre les siens ? Pierre Karli, mais aussi Henri Laborit (*Agressologie*), et d'autres encore ont insisté

1. LORENZ K. (1963) : *L'agression. Une histoire naturelle du mal*, V. Fritsch trad. (1969), Flammarion, Paris.

sur la nécessité adaptative de l'agressivité et, selon le contexte, de la violence. Nous avons demandé à Jean Farisse de nous éclairer sur les dernières nouveautés en matière de recherche appliquée dans le champ de la neurobiologie de l'agressivité, car les résultats de tels travaux peuvent aboutir non seulement à une meilleure compréhension des mécanismes mentaux impliqués dans la criminogenèse, mais surtout à une autre approche thérapeutique : pensons aux progrès en matière de chimiothérapie des patients dangereux pour eux-mêmes ou pour autrui, et pensons aussi à la question, vraiment d'actualité, de l'hormonothérapie des pédophiles multirécidivistes. Avec Christophe Lançon, psychiatre des Hôpitaux, et François Hery, directeur de Recherche (INSERM, Unité 297, Laboratoire de neuro-endocrinologie expérimentale, Marseille), il nous présente un tour d'horizon actualisé sur cette difficile question.

Contribution de la neurobiologie à l'étude des comportements agressifs

J. Farisse, C. Lançon, F. Hery

L'agressivité et l'impulsivité sont deux caractéristiques cliniques du caractère dont l'abord nosographique se fait le plus souvent à travers les Troubles de la Personnalité de type *borderline* ou de type *antisocial* (DSM-IV). Le premier est caractérisé par une instabilité affective ou relationnelle et une propension au passage à l'acte en réaction à la dysphorie engendrée par la perte ou la séparation ; pour le second, la dimension chronique est plus prononcée, le trouble de l'affectivité moins prédominant et le mépris ou la transgression du droit d'autrui au premier plan.

De nombreux travaux se sont attachés à mettre en évidence les supports biologiques de ces troubles de la personnalité, confortés par la notion de l'existence certaine d'une composante héréditaire de l'impulsivité et probable de l'agressivité. Ce chapitre présente une actualisation des recherches entreprises dans ce domaine et se fonde essentiellement sur les travaux de synthèse d'E.F. Coccaro et L.J. Siever [10] d'une part, et de J.-J. Mann [25] d'autre part, publiés en 1995 dans *Psychopharmacology* : « *The Fourth Generation of Progress* ».

Après un bref rappel des différents modèles animaux utilisés dans ce type de recherche appliquée, nous aborderons les bases neurobiologiques de l'agressivité et de l'impulsivité selon deux voies complémentaires : l'abord psychobiologique permettra d'explorer les mécanismes fondamentaux et les données expérimentales, et dans un deuxième temps, l'abord psychopharmacologique exposera les différentes possibilités thérapeutiques, en tentant de les rapprocher des bases physiopathogéniques*.

**Abréviations*	
5-6-DHT	5-6-dihydroxytryptamine
5-7-DHT	5-7-dihydroxytryptamine
5-HIAA	acide 5-hydroxyindolacetique
5-HT	5-hydroxytryptamine = sérotonine
8-OH-DPAT	8-hydroxy-2-(di-n-propylamino)tetralin
AntiCvs	anticonvulsivants
BZD	benzodiazépines
GABA	acide gamma-amino-butyrique
HVA	acide homovanilique
ISRS	inhibiteurs spécifiques de la recapture de la sérotonine
LCR	liquide céphalo-rachidien
MAO	monoamine oxydase
mCPP	1-(3-chlorophényl)pipérazine
MHPG	3-methoxy-4-hydroxyphénylglycol
PCPA	parachlorophénylalanine
VMA	acide vanylmandélique

I. Modélisation

A. Approche expérimentale

Il existe deux méthodes pour obtenir des *modèles animaux d'agressivité :* la première utilise l'impact de produits pharmacologiquement actifs ou des lésions spécifiques de structures anatomiques comme l'hypothalamus ou les bulbes olfactifs et sert à définir la nature des systèmes neuronaux ainsi que les circuits impliqués ; la deuxième se fonde sur des techniques modifiant le comportement par des modifications environnementales ou relationnelles (chocs électriques, douleurs, confrontation à l'inconnu...) et sert à tester les efficacités potentielles de nouvelles molécules. Les résultats de ces études expérimentales animales sont difficiles à interpréter et à extrapoler à la clinique et au comportement humain. L'agressivité peut être divisée en deux sous-types :

- Premièrement, l'agressivité liée à la prédation, dont un modèle comportemental peut-être le « rat muricide », et qui est reproduite par une lésion des noyaux du raphé ou obtenue par des neurotoxines comme la 5-6 DHT* ou la 5-7 DHT* ou bien enfin par un blocage de la synthèse de la sérotonine par le PCPA*.
- Et deuxièmement, l'agression affective, qui se subdivise encore en deux, selon qu'elle s'oriente vers un comportement défensif ou offensif, couplé ou confondu avec des attitudes de domination. C'est à ce modèle que répondent la plupart des études abordées dans ce chapitre, en raison de sa meilleure adéquation au comportement humain.

B. Approche clinique

L'agressivité peut être précédée ou non d'irritabilité, s'appliquer à autrui (hétéro-agressivité) ou se retourner contre soi (auto-agressivité) et aboutir à des conduites d'automutilation ou de suicide. Sous un terme général se regroupent donc un grand nombre de comportements différents appartenant à des entités nosologiques distinctes comme les troubles de la personnalité, les troubles de l'humeur, les troubles délirants, les conduites toxicomaniaques... Une modélisation récente transnosographique a été proposée par certains auteurs comme Lindenmayer [23] et permet de prendre en compte cette caractéristique comportementale de manière globale, en regroupant les différentes possibilités de traduction de l'agressivité sous la forme d'un facteur plus général d'hostilité. Cette méthodologie, procédant de l'analyse de scores factoriels, fondée sur l'appréciation clinique semi-quantitative précise, apporte un éclairage nouveau qui pourrait permettre une meilleure compréhension du trouble.

II. Approche psychobiologique

A. Introduction

Il semble de plus en plus probable que les comportements d'agression et d'impulsivité soient sous-tendus par différentes substances exerçant des activités neuro-modulatrices complexes, intégrant des effets stimulants ou inhibiteurs.

B. Systèmes sérotoninergiques

1. Approche directe

C'est le système le plus souvent impliqué et le plus souvent étudié dans la recherche des mécanismes physiopathologiques de l'agressivité. Chez le rat, une destruction des neurones sérotoninergiques entraîne une désinhibition de l'agressivité [7], qui est réversible sous l'action d'agonistes sérotoninergiques. Chez les primates, des variations individuelles de l'activité sérotoninergique (évaluées par des diminutions des concentrations en 5-HIAA* dans le LCR*) apparaissent comme associées à des comportements agressifs ou dominants [20] et sont transmissibles. Ces diminutions des indices d'activité sérotoninergique centrale ont aussi été retrouvées chez l'Homme et corrélées à des comportements auto- ou hétéro-agressifs [3]. De plus, l'activité sérotoninergique présynaptique et le 5-HIAA dans le liquide céphalo-rachidien ont été retrouvés abaissés chez des patients déprimés ayant fait une tentative de suicide [8]. De façon similaire, Linnoila [24] retrouve cette baisse en 5-HIAA chez des personnes ayant commis des homicides impulsifs violents, et Virkkunen [45] fait le même constat chez des incendiaires volontaires et des meurtriers récidivistes.

Les études post-mortem, réalisées sur des personnes décédées après suicide obtiennent des résultats concordants [8]. La majorité d'entre elles (70 %) mettent en évidence une diminution significative de 5-HT* et de 5-HIAA dans le tronc cérébral [8], et plus d'un tiers d'entre elles (37 %) retrouvent une baisse isolée de 5-HIAA dans le cortex préfrontal (la 5-HT étant normale). Lagattuta [22] relève cependant que cette diminution n'est pas spécifique d'un mode suicidaire violent et existe de façon identique chez des déprimés, des psychotiques, des alcooliques ou des personnes présentant des troubles graves de la personnalité.

Les études utilisant des radioligands spécifiques des sites de liaison sérotoninergiques conduisent aux mêmes résultats avec, de plus, une précision relative aux différents sous-types de récepteurs. Les récepteurs 5-HT_2 semblent se répartir différemment selon les études faites sur les cerveaux de personnes décédées par suicide ; la majorité des travaux retrouvent une élévation des récepteurs 5-HT_{1A} post-synaptiques dans le cortex préfrontal et des perturbations de la répartition topographique des récepteurs 5-HT_{1C}, 5-HT_{1B}.

2. Approche indirecte

Elle est rendue possible par l'utilisation de test de stimulation ou d'inhibition de sécrétion hormonale dépendante d'une neuro-modulation sérotoninergique. Les travaux de Coccaro [9] et d'Okean [31] chez des patients présentant des troubles de la personnalité de type *borderline* ou *antisociale* ont retrouvé une réponse diminuée en prolactine (PRL) à l'injection de fenfluramine (et ceci pour les 2 formes isomériques). L'irritabilité et l'agressivité corrélée négativement à la réponse en PRL à l'injection de d/l fenfluramine [5], l'est aussi à l'injection de mCPP* [29] ou de buspirone [11]. Cependant, dans des travaux plus récents de 1993, Coccaro [11] obtient des résultats opposés, en mettant à jour des corrélations positives entre la sécrétion de PRL sous l'influence de d-fenfluramine ou de m-CPP et le comportement agressif, ce qui le pousse à conclure à l'existence d'une variabilité interindividuelle pour ce type de test.

Un autre domaine complémentaire, la génétique, autorise une autre démarche de recherche. Nielsen en 1993 [30], rattache la présence d'un polymorphisme portant sur un intron du gène codant pour la tryptophane hydroxylase avec la diminution de la concentration en 5-HIAA dans le liquide céphalo-rachidien et démasque une corrélation positive avec des comportements impulsifs et auto-agressifs. Enfin, on peut citer les travaux de R. Hen [19], qui ont permis, par un « knock-out » dirigé sur le gène codant pour le récepteur 5-HT_{1B}, la production de souris dépourvues de ce récepteur, chez lesquelles la latence d'attaque est diminuée et la fréquence des comportements d'attaque contre un intrus largement augmentée.

3. Synthèse

Au total, on considère qu'une diminution de l'activité de la transmission sérotoninergique est associée à une libération des comportements agressifs et impulsifs, chez des patients porteurs de troubles de la personnalité. Ce constat représente une des bases fondamentales de l'abord thérapeutique de l'agressivité et de l'impulsivité pathologique.

C. Systèmes noradrénergiques

1. Approche directe

Les systèmes noradrénergiques sont connus depuis longtemps pour avoir un rôle majeur dans la régulation de l'excitabilité, de l'éveil et de la réactivité à l'environnement. Son action est prépondérante dans les mécanismes d'adaptation et une augmentation de l'activité des neurones noradrénergiques situés dans le *locus ceoruleus*, a été associée à des stimuli de nouveauté ou de situations potentiellement menaçantes [2]. La décroissance d'activité est quant à elle, plutôt rattachée à des activités végétatives ou liées à la récupération/réparation (sommeil, alimentation, digestion, toilettage). Stolk [44] a mis en évidence des comportements agressifs liés à une activité paroxystique des systèmes noradrénergiques par des techniques de modifications comportementales (chocs électriques) et Mc Kinney [26] décèle une décroissance puis un épuisement de la réponse noradrénergique associés avec des comportements auto-agressifs dans les expériences de sevrage relationnel précoce chez les primates nouveau-nés, séparés de leur génitrice.

On retrouve des résultats similaires en clinique humaine avec des modifications de la concentration en noradrénaline corrélées positivement avec des « conduites à risque » ou avec le score total de l'échelle de Barrat (Barrat Impulsivity Scale). Roy [35] obtient les mêmes conclusions sur l'hyperactivité noradrénergique chez les joueurs pathologiques en situation de prise de risques, de même Brown [3] décrit une élévation du 5-MHPG* dans le LCR* en relation avec des comportements agressifs développés en situation militaire.

2. Approche indirecte

De façon symétrique, Siever [39] montre une baisse de l'activité noradrénergique corrélée à une diminution des capacités de réactivité, par le test à la clonidine pratiqué chez des patients présentant des troubles dépressifs majeurs. En association avec Trestman [38], il fait part, plus récemment, d'une corrélation positive avec une élévation de la sécrétion d'hormone de croissance (GH) lors de l'injection de clonidine chez des patients atteints de troubles de la personnalité, en situation de prise de risque ou en recherche de « sensations fortes ». En revanche, aucune corrélation directe n'est observée par ces auteurs avec l'agressivité ou l'impulsivité.

3. Synthèse

Les systèmes noradrénergiques semblent posséder un rôle facilitateur en rapport avec les comportements agressifs ou impulsifs. Un deuxième abord thérapeutique pourrait donc être exercé par des molécules régulatrices ou modulatrices de la sécrétion de noradrénaline dans le système nerveux central.

D. Autres mécanismes

1. Troubles épileptoïdes

Certains auteurs ont avancé la possibilité de troubles de l'activité électrique, voisins d'une épilepsie partielle, essentiellement localisés au système limbique ou au lobe temporal, pour expliquer des épisodes agressifs paroxystiques transitoires [10].

2. Traumatisme crânien

Pour d'autres, la présence d'antécédents traumatiques prédominants dans la région frontale, pourrait être associée à la survenue de comportements agressifs [10].

3. Déficit attentionnel

Le syndrome de déficit attentionnel (Attention Deficit and Hyperactivity Disorder : ADHD) est souvent associé à des phénomènes d'impulsivité et la persistance du trouble ou l'apparition d'agressivité pathologique dans la vie adulte semble pouvoir, dans certains cas, s'y rattacher. L'existence possible d'états sub-syndromiques, proches de l'ADHD, pourrait représenter une nouvelle voie de recherche pour la compréhension et le traitement des comportements agressifs/impulsifs, en raison des réponses favorables obtenues par l'utilisation de psychostimulants (dérivés amphétaminiques).

4. Testostérone et endorphines

Quelques travaux ont permis de retrouver une élévation en testostérone reliée à des actes agressifs [1] et en endorphines reliée à des actes auto-agressifs [21].

5. Génétique

Les progrès de la génétique ont permis aussi une nouvelle approche des troubles de l'impulsivité. Les systèmes sérotoninergiques et noradrénergiques sont tous deux sous contrôle génétique [32] et les caractéristiques d'une hyperdopaminergie sont transmissibles et corrélées à un comportement agressif/dominant chez l'animal. Le chromosome Y est depuis longtemps suspecté de tenir un rôle important car l'agressivité est plus importante chez les mâles que chez les femelles [27]. Cependant une étude récente implique précisément le chromosome X [36]. En effet, une mutation du 8e exon du gène codant pour la monoamine oxydase de type A situé sur le chromosome X se trouve associée à un syndrome caractérisé cliniquement par une baisse de l'efficience mentale associée à des comportements agressifs ou impulsifs et biologiquement par une absence de MAO-A accompagnée d'une baisse de 5-HIAA, de HVA, et de VMA associée à une augmentation des taux de monoamines (noradrénaline, dopamine et sérotonine) conduisant à une baisse des rapports 5-HIAA/5-HT ou HVA/NA qui traduit une diminution de la transmission monoaminergique.

III. Approche psychopharmacologique

A. Abord thérapeutique

1. Inhibiteurs Spécifiques de la Recapture de la Sérotonine (ISRS)

La fluoxétine à la posologie de 20-80 mg/j, prescrite à une population de patients *borderline* (DSM-III, Axe II) réalise une baisse significative de l'agressivité/impulsivité dans un délai d'une semaine à un mois [6,11], mais l'étude n'est pas contrôlée versus placebo et la sélection clinique est imprécise. De plus la co-morbidité, portant dans la plupart des cas sur des troubles dépressifs répondants favorablement au même traitement, n'est pas éliminée.

2. Lithium

Le lithium a été utilisé très tôt et reste le seul traitement à ce jour ayant réellement fait ses preuves dans une étude randomisée, en double aveugle, comme diminuant significativement la fréquence des actes impulsifs ou agressifs dans une population d'antisociaux [37]. Le mécanisme d'action supposé semble être un rôle facilitateur de la transmission sérotoninergique ; mais son activité modulatrice des systèmes catécholaninergiques n'est pas négligeable [4, 15].

3. Antagonistes β adrénergiques

Le propranolol, le pindolol, ou le nadolol expriment tous des propriétés anti-agressives chez des patients avec des troubles de la personnalité, mais aussi dans d'autres populations de référence. Cependant, ils doivent être utilisés à doses élevées et leurs sélectivités vis-à-vis des récepteurs b-adrénergiques n'est plus aussi stricte : antagoniste b-adrénergique mais aussi agoniste 5-HT_1, effets centraux et/ou périphériques comme l'atteste l'efficacité du nadolol qui ne traverse pas la barrière hémato-méningé [48]. Leur indication élective reste le traitement des accès agressifs paroxystiques [15].

4. Agents anti-convulsivants

Cowdry a démontré que la carbamazépine est efficace et induit une réduction de la gravité des épisodes de « perte de contrôle » chez la femme *borderline*. Le diphénylhydantoïne permet aussi une réduction des épisodes de colères paroxystiques, de l'irritabilité, de l'impatience et de l'anxiété selon Stephens [43]. Le mécanisme est là aussi incomplètement élucidé car les modifications électroencéphalographiques ou les décharges localisées au système limbique sont rarement retrouvées [13]. S'appuyant sur des réponses positives au test au tryptophane, Elphik et al. [16] sont plus favorables à des modifications couplées du système sérotoninergique induites par la carbamazépine pour expliquer son mode d'action.

5. Antipsychotiques

Plutôt utilisés à doses faibles et faciles d'emploi en raison de leurs formes à action prolongée, les neuroleptiques sont très fréquemment utilisés et ont une efficacité modérée selon Golberg [17] et Soloff [41]. Le flupenthixol diminuerait les comportements auto-agressifs et suicidaires selon Montgomery et pourrait permettre un traitement préventif [28], l'halopéridol agirait plutôt sur l'hostilité et la combativité [40]. L'impact réel est cependant difficilement évaluable en raison des difficultés diagnostiques et de la non-exclusion du trait schizotypique dans les troubles de la personnalité. De plus le mécanisme d'action n'est que partiellement identifiable car la dopamine est le plus souvent corrélée expérimentalement à des comportements de domination plutôt que d'agressivité. Le profil d'antagonismes sélectifs extrêmement variés des nouveaux antipsychotiques rend difficile toutes interprétations mécanistiques [15], cependant un traitement par clozapine à permis à Ratey [34] de mettre à jour une spectaculaire diminution des symptômes reliés à l'agressivité (baisse des comportements d'attaque, des automutilations, de la fréquence des mise en isolement, des contentions mécaniques et des thérapeutiques sédatives). Chez des patients atteints de retard mentaux associés à des comportements auto-agressifs, Cohen [12] obtient aussi de bons résultats avec des doses moyennes de 433,33 mg/j de clozapine.

6. Psychostimulants

Chez des patients présentant des déficits attentionnels (ADHD), la péoline a réduit significativement (versus placebo) l'impulsivité et le caractère « chaud ou explosif ». Mais on doit rappeler que les patients schizotypiques ou *borderline* étaient exclus de l'étude. Des résultats similaires ont été obtenus avec le méthylphénylate [46].

7. Anti-agressifs purs (« Serenics »)

Il s'agit d'une nouvelle classe de produits, dérivés phénylpipérazinés, qui pourrait constituer un nouvel abord thérapeutique, mais qui est encore au stade de la recherche. Ils sont au nombre de deux : la fluprazine, dont le développement a été arrêté en 1982 en raison des effets tératogènes chez le rat et l'eltoprazine, mise au point par les laboratoires Duphar (DU28853). Cette molécule possède une activité anti-agressive, dénuée d'effet sédatif myorelaxant et psychostimulant, en relation avec des propriétés agonistes partielles 5-HT_{1A} et 5-HT_{1B} post-synaptiques [40].

8. Antagonistes morphiniques

Koneki [21] retrouve une efficacité modérée des antagonistes morphiniques chez des patients atteints d'un retard mental et ayant présenté des conduites auto-agressives. Cette efficacité thérapeutique pourrait permettre de nouvelles découvertes dans la compréhension des mécanismes sous-tendant les phénomènes agressifs.

9. Benzodiazépines

Elles ont aussi été utilisées en raison de leurs propriétés sédatives, anticonvulsivantes ainsi que leur activité sur le système GABAergique. Mais d'autres travaux décrivent plutôt une augmentation de l'hostilité et des comportements agressifs lors de la prise de ces médicaments. Le triazolam a notamment été impliqué dans ce type d'effets secondaires [47]. Ces observations peuvent s'expliquer par le fait que de nombreuses données indiquent que les benzodiazépines induisent une diminution de la transmission nerveuse monoaminergique et sérotoninergique en particulier.

10. Anti-androgènes

Ils ont été employés en corrélation avec le rôle supposé de la testostérone.

B. Exacerbation ou Induction.

Chez des patients atteints de troubles de la personnalité, de nombreuses substances sont susceptibles d'avoir des propriétés facilitatrices ou inductrices de comportements agressifs.

1. Médicaments

Les tricycliques, comme l'amitryptiline, induisent une augmentation de l'irritabilité et de l'agressivité, car tout en stimulant le système sérotoninergique, ils facilitent aussi la transmission noradrénergique [33, 42]. Les inhibiteurs de la MAO (comme la tranylcypromine) ou les benzodiazépines peuvent avoir des effets inducteurs sur l'agressivité [14]. Selon Hall [18], pour l'alprazolam, agent voisin des benzodiazépines, c'est un effet désinhibiteur qui serait la cause de l'augmentation des comportements agressifs.

2. Toxiques

L'alcool, la cocaïne et les amphétamines sont bien connus pour augmenter les comportements agressifs ou pour les favoriser. La cocaïne étant un inhibiteur de la recapture des monoamines, particulièrement efficace pour la dopamine, le mécanisme d'action se déduit aisément. L'ingestion aiguë d'alcool se traduit par un relargage massif de sérotonine, générant à court terme sa propre carence qui va déséquilibrer la balance sérotonine/dopamine, au profit d'une facilitation dopaminergique pro-agressive. Ce mécanisme s'applique également aux amphétamines.

Conclusion

La neuromodulation des comportements agressifs semble résulter d'un équilibre dynamique, que l'on peut qualifier de métastable, entre les systèmes dopaminergiques et noradrénergiques d'une part et les systèmes sérotoninergiques d'autre part : dopamine et noradrénaline exercent une action stimulante alors que la sérotonine serait inhibitrice.

Mais cette modélisation simpliste reste incomplète et de nombreux autres neuromédiateurs ou neuromodulateurs sont de toute évidence impliqués dans la maîtrise de cet équilibre, dépendant de facteurs génétiques, environnementaux et développementaux, car l'activité des systèmes catécholaminergiques et sérotoninergiques centraux est étroitement et spécifiquement contrôlée par tous les autres systèmes neuronaux.

D'autres part, il est important de rappeler que, par exemple, l'homorégulation de la transmission sérotoninergique au niveau central dépend aussi de la localisation de la cible de agents pharmacologiques spécifiques des récepteurs sérotoninergiques. Ainsi, un agoniste des récepteurs 5-HT_{1A} provoquera soit une diminution de la transmission sérotoninergique, s'il agit au niveau des autorécepteurs 5-HT_{1A} somatodendritique (effet anxiolytique de la buspirone) soit il mimera l'effet de la 5-HT en stimulant un hétérorécepteur 5-HT_{1A} post-synaptique (stimulation de l'axe corticotrope du 8-OH-DPAT*). Dans ces conditions, seule une micropharmacologie localement appliquée dans le cerveau peut permettre de déterminer précisément le mode d'action d'un agent pharmacologique. Ceci permet d'expliquer certains effets discordants rapportés dans la littérature au sujet de la modulation des comportements agressifs.

Bibliographie

(1) ARCHER J. (1991) : « *The influence of testosterone on human aggression* », Brit. J. Psychology, 82 1-28.

(2) ASTON-JONES G., BLOOM F.E. (1981) : « *Norepinephrine-containing locus coeruleus neurons in behaving rats exhibit pronounced responses to non-poxious environemental stimuli* », J. Neurosci., 1, 887-890.

(3) BROWN G.L., EBERT M.H., GOYER P.F., JIMERSON D. C., KLEIN W.J., BUNNEY W.E., GOODVING F. K. (1982) : « *Aggression, suicide and serotonine relationships to CSF metabolites* », Am. J. Psychiatry, 139, 741-745.

(4) BUNNEY W.E., BUNNEY-GARLAND B.L. (1987) : « *Mechanism of action of lithium in affective illness : basic and clinical implications* », in : Meltzer H.Y. ed. : *Psychopharmacology : The Third Generation of Progress*, Raven Press, Ltd, New York, 553-563.

(5) COCCARO E.F., BERGEMAN C.S. (1993) : « *Heritablility of irritable impulsiveness : a study of twins reared together and apart* », Psychiatry Res, 48, 229-242.

(6) COCCARO E.F. (1989) : « *Central serotonin in impulsiv aggression* », Br. J. Psychiatry, 155, 52-62.

(7) COCCARO E.F., GABRIEL S., SIEVER L.J. (1990) : « *Buspirone challenge : preliminary evidence for a role for 5-HT_{1A} receptors in impulsive aggressive behavior in humans* », Psychopharmacol. Bull., 29, 393-405.

(8) COCCARO E.F., KAVOUSSI R.J., HAUGER R. (1993) : « *PRL responses to D-fenfluramine and D,L-fenfluramine in man (abstract)* », American College of Neuropsychopharmacology 32nd Anual Meeting, Honolulu, Hawaii, 160.

(9) COCCARO E.F., SIEVER L.J., KLAR H. & al. (1989) : « *Serotoninergic studies in patients with affective and personnality disorders : correlates with suicidal and impulsive aggressive behavior* », Arch. Gen. Psychiatry, 46, 587-599.

(10) COCCARO E.F., SIEVER L.J. (1995) : « *The neuropsychopharmacology of personnality disorders* », in : *Psychopharmacology : The Fourth Generation of Progress*, edited by Flyod E. BLOOM and David J. KUPFER, Raven Press, Ltd, New York, 1567-1579.

(11) COCCARO E.F. (1993) : « *Psychopharmacologic studies in patients with personnality disorders : review and perspective* », J. Pers. Disord., 7 suppl., 181-192.

(12) COHEN S.A., UNDERWOOD M.T. (1994) : « *The use of clozapine in a mentally retarded and aggressiv population* », J. Clin. Psychiatry, 55, 10, 440-444.

(13) CORNELIUS J.R., BRENNER R.P., SOLOFF P.H., SCHULZ S.C., TUMULURU R.V. (1986) : « *EEG abnormalities in borderline personality disorder : specific or nonspecific* », Biol. Psychiatry, 21, 977-980.

(14) COWDRY R.W., GARDNER D.L. (1988) : « *Pharmacotherapy of borderline personality disorder : alprazolam, carbamazepine, trofluroperazine and tranycypromine* », Arch. Gen. Psychiatry, 45, 111-119.

(15) EICHELMAN B. (1987) : « *Neurochemical and psychopharmacologic aspects of aggressive behavior* », in : Meltzer H.Y. ed. : *Psychopharmacology : The Third Generation of Progress*, Raven Press, Ltd, New York, 697.

(16) ELPHICK M., YANG J.D., COWEN P.J. (1990) : « *Effects of carbamazepine on dopamine- and serotonin-mediated neuroendocrine responses* », Arch Gen Psychiatry, 47, 135-140.

(17) GOLBERG S.C., SCHULZ S.C., SCHULZ P.M., RESNICK R.J., HAMER R.M., FRIEDEL R.O. (1986) : « *Borderline and schizotypal personality disorders treated with low-dose thiothixine versus placebo* », Arch Gen Psychiatry, 43, 680-686.

(18) HALL R.C.W., ZISOOK S. (1981) : « *Paradoxical reactions to benzodiazepine* », Br. J. Clin Pharmacol, 43, 680-686.

(19) HEN R., BOSCHERT U., LEMEUR M., DIERICH A. (1993) : « *5-HT_{1B} receptor "knout out" : pharmalogical and behavioral consequences* »{abstract}, Society for neuroscience 23rd Annual meeting, Washington, 19, 632.

(20) HIGLEY J.D., MEHLMAN P.T., TAUB D.M., HIGLEY S.B., SUOMI S.J., VICKERS J.H., LINNOILA M. (1992) : « *Cerebrospinal fluid monoamine and adrenal correlates of aggression in free-ranging rhesus monkeys* », Arch. Gen. Psychiatry, 49, 436-441.
(21) KONEKI P.E., SCHULZ S.C. (1989) : « *Rationale of clinical trials of opiate antagonists in treating patients with personnality disorders and self-injurious behavior* », Psychopharmacol Bull., 25, 556-563.
(22) LAGATTUTA T.F., HENTELEFF R.A., ARANGO V., MANN J.J. (1992) : « *Reduction in cortical serotonin transporter site number in suicide victims in the absence of altered levels of serotonin, its precursors or metabolite* » {Abstract}, Soc. Neurosci. Abstr., 18, 1598.
(23) LINDENMAYER J.P., GROCHOWSI S., HYMAN R.B. (1995) : « *Five factor model of schizophrenia : replication across samples* », Schizophrenia research, 14, 229-234.
(24) LINNOILA M., VIRKKUNEN M., SCHENIN M., NUUTILA A., RIMOND R., GOODWIN F.K. (1983) : « *Low cerebrospinal fluid 5-hydroxyindoleacetic acid concentration differentiates impulsive from non-impulsive violent behavior* », Life Sci., 33, 2609-2614.
(25) MANN J.J. (1995) : « *Violence and Aggression Psychopharmacology : The Fourth Generation of Progress* », edited by Flyod E. BLOOM and David J. KUPFER, Raven Press, Ltd, New York,1919-1928.
(26) McKINNEY W.T., MORAN E.C., KRAEMER G.W. (1984) : « *Separation in nonhuman primates as a model for human depression : neurobiological implications* », in : Post R.M., Ballenger J.-C. eds. : *Neurobiology of mood disorders*, Willams & Wilkins, Baltimore, 393-406.
(27) MEDNICK S.A., GABRIELLI W.F., HUTCHINGS B. (1984) : « *Genetic influences in criminal convictions : evidence from an adoption cohort* », Science, 224, 891-894.
(28) MONTGOMERY S.A., MONTGOMERY D. (1982) : « *Pharmacological prevention of suicidal behavior* », J. Affectiv. Dis., 4, 219-298.
(29) MOSS H.B., YAO J.K., PANZACK G.L. (1990) : « *Serotonergic responsivity and behavioral dimensions in antisocial personality disorder with substance abuse* », Biol. Psychiatry, 28, 325-338.
(30) NIELSEN D.A., GOLDMAN D., VIRKKUNEN M., TOKOLA R., RAWLINGS R., LINNOILA M. (1994) : « *Suicidality and 5-hydroxyindolacetic acid concentration associated with a tryptophan hydroxylase polymorphysm* », Arch. Gen. Psychiatry, 51, 34-38.
(31) O'KEANE V., MOLONEY E., O'NEILL H., O'CONNOR A., SMITH C., DINAN T.G. (1992) : « *Blunted prolactin responses to d-fenfluramine in sociopathy : evidence for subsensitivity of central serotoninergic function* », Br. J. Psychiatry, 160, 643-646.
(32) RALEIGH M.J., BRAMMER G.L., McGUIRE M.T., POLLACK D.B., YUXILER A. (1992) : « *Individual differences in basal cisternal cerebrospinal fluid 5-HIAA and HVA in monkeys : the effects of gender, age, physical characteristics, and matrilineal influences* », Neuropsychopharmacology, 7, 295-304.
(33) RAMPLING D. (1978) : « *Aggression : a paradoxical response to tricyclic antidepressants* », Am. J. Psychiatry, 135, 117-118.
(34) RATEY J.J., LEVERONI C., KILMER D., GUTHEIL C., SCHWARTZ B. (1990) : « *The effects of clozapine on severely aggressive psychiatric inpatients in a state hospital* », J. Clin. Psychiatry, 41, 8, 850-854.
(35) ROY A., DEJONG J., LINNOILA M. (1989) : « *Extraversion in pathological ganblers : correlates with indices of noradrenergic function* », Arch. Gen. Psychiatry, 46, 679-681.
(36) SCHIAVI R.C., THEILGAARD A., OWEN D.R., WHITE D. (1984) : « *Sex chromosomeanomalies, hormones and aggressivity* », Arch. Gen. Psychiatry, 41, 93-99.
(37) SHEARD M., MARINI J., BRIDGES C., WAPNER A. (1991) : « *The effect of lithium on impulsive aggressive behavior in man* », Am. J. Psychiatry, 148, 1246-1248.
(38) SIEVER L.J., TRESTMAN R.L. (1993) : « *The serotonin system and agressive personality disorder* », Int. Clin. Psychopharmacol., 8, 33-39.
(39) SIEVER L.J. (1987) : « *The role of noradrenergic mecanism mechanbism in the etiology of the affective disorders* », in : Meltzer H.Y. ed. : *Psychopharmacology : The Third Generation of Progress*, Raven Press, New York, 493-504.
(40) SIJBESMA H. (1991) : « *Eltoprazine : 5-HT1 receptors and aggression* », Broos Amsterdam BV, Amsterdam, Thesis, Departement of Pharmacology of Duphar, Netherlands.
(41) SOLOFF P.H., CORNELIUS J.R., GEORGE A., NATHAN R.S., SCHULZ P.M. (1993) : « *Efficacity of phenelzine and haloperidol in borderline personality disorder* », Arch. Gen. Psychiatry, 50, 377-385.
(42) SOLOFF P.H., GEORGE A., NATHAN R.S., SCHULZ P.M., PEREL J.M. (1986) : « *Paradoxical effects of amitryptiline in borderline patients* », Am. J. Psychiatry, 143, 1603-1605.
(43) STEPHENS J.H., SCHAFFER J.W. (1970) : « *A controlled study of the effects of diphenylhydantoin on anxiety, irritability and anger in neurotic outpatients* », Psychopharmacologia, Berlin, 17, 169-181.
(44) STOLK J.M., CONNER R.L., LEVINE S, BARCHAS J.D. (1984) : « *Brain norepinephrine metabolism and shock-induced fighting behavior in rats : differential effetcs of shock and fighting on the neurochemical response to a common footshock stimulus* », J. Pharmacol. Exp. Ther., 190, 193-209.
(45) VIRKKUNEN M., De JONG J., BARTKO J., GOODWIN F.K., LINNOILA M. (1989) : « *Relationship of psychobiological variables to recidivism in violent offenders and impulsive fire setters. A follow-up study ?* », Arch. Gen. Psychiatry, 46, 600-603.
(46) WENDER P.H., REIMHERR F.W., WOOD D.R. (1981) : « *Attention deficit disorder (minimal brain dysfunction) in adult* », Arch. Gen. Psychiatry, 38, 449-456.
(47) WOODS J.H., KATZ J.L., WINGER G. (1995) : « *Abuse and therapeutic use of benzodiazepines and benzodiazepine-like drugs* », in : *Psychopharmacology : The Fourth Generation of Progress*, edit. by Flyod E. BLOOM and David J. KUPFER, Raven Press, New York, 1777-1791.

(48) YUDOFSKY S.C., SILVER J.M., SCHNEIDER S.E. (1987) : « *Pharmacologic treatment of aggression* », Psychiatr. Ann., 17, 397-406.

Vu l'importance, et la singularité, des crimes et délits sexuels, il convenait de faire le point, séparément, sur les recherches biologiques en ce domaine, d'autant que nous assistons actuellement à un grand débat, volontiers médiatisé, sur les médications chimiothérapique ou hormonothérapique des pédophiles et autres criminels sexuels multirécidivistes. *Les bases biologiques de l'agression sexuelle* se trouvent ici traitées par un grand spécialiste de la question, Georges-Franck Pinard, de l'Hôpital Louis-Hippolyte Lafontaine (Montréal, Québec).

Les bases biologiques de l'agression sexuelle

G.-F. Pinard

Les substrats biologiques qui sous-tendent les comportements d'agression ont été étudiés surtout chez l'animal et à un degré moindre chez l'homme. Dans ce chapitre, conscient d'être restrictif, nous avons choisi d'aborder les bases biologiques de l'agression sexuelle des points de vue endocrinien et de la neurotransmission. Les deux substances qui présentent actuellement le plus d'intérêt dans les recherches portant sur une étiologie biologique des comportements d'agression comme l'agression sexuelle sont pour les hormones, la testostérone (T) et pour les neurotransmetteurs, la sérotonine (5-HT). Le rôle possible de ces substances est aussi à la base de l'utilisation de traitements pharmacologiques comme les médicaments antiandrogéniques ou sérotonergiques chez certains patients présentant différents types de comportements sexuels déviants.

Testostérone chez les délinquants sexuels

Si la relation entre la testostérone et l'agression a fait l'objet de plusieurs études chez l'animal, chez l'homme en revanche, un nombre d'études plutôt restreint lui a été consacré chez les prisonniers ayant commis différents types de délits et chez les délinquants sexuels. Chez ces derniers, les quelques études qui existent sur le sujet donnent des résultats inconsistants, voire contradictoires. Ainsi, dans une étude (Rada, Laws et Kellner, 1976), les taux de T plasmatique étaient plus élevés chez les violeurs qui avaient fait preuve de violence lors du délit que chez ceux qui avaient commis des viols moins violents. Dans une autre étude (Rada, Laws, Kellner, Stivastava et Peake, 1983), les taux de T plasmatique étaient plus élevés chez les violeurs que chez les pédophiles ou les sujets non violents d'un groupe contrôle. Par contre, les taux de T plasmatique mesurés chez des agresseurs sexuels sadiques, des non sadiques et les sujets d'un groupe contrôle constitué de prisonniers non violents ne montraient pas de différences significatives (Bain, Langevin, Dickey, Hucker et Wright, 1988). Enfin, dans une autre étude (Bradford et McLean, 1984), il n'y avait pas de corrélation entre des taux de T plasmatique élevés et des niveaux de violence élevés.

Une relation directe entre les niveaux d'androgènes comme la T et l'agression sexuelle n'a jamais été démontrée. De plus, certains délinquants sexuels peuvent avoir des niveaux de T plasmatique sous la normale (Gurani et Dwyer, 1986). Nous référons le lecteur à un autre chapitre pour d'autres failles au rôle de la T dans l'agression sexuelle (Pinard, 1993).

Doit-on pour autant abandonner la piste de la T chez les délinquants sexuels ? Nous ne pensons pas. Les lignes qui suivent visent à montrer que la mise en évidence de l'existence possible d'une relation entre la T et l'agression sexuelle dépasse la simple mesure de cette hormone dans le sang périphérique et combien les mécanismes par lesquels la T pourrait jouer un rôle au niveau du système nerveux central sont complexes.

Testostérone aux niveaux périphérique et central

L'étude d'une relation entre la T et le comportement d'agression pose un certain nombre de considérations méthodologiques liées entre autres à l'hormone, sa sécrétion, sa mesure et les facteurs qui influencent sa concentration plasmatique. Ces éléments sont discutés ailleurs (Pinard, 1993).

La mesure de la T plasmatique est loin d'être le reflet de son activité au niveau du système nerveux central. Plusieurs structures cérébrales possèdent des récepteurs intracellulaires à androgènes comme l'amygdale, le septum, le noyau basal de la strie terminale, l'aire pré-optique médiane, l'hypothalamus, l'éminence médiane et l'hypophyse (Sar et Stumpf, 1975 ; Selmanoff, Brodkin, Weiner et Siiteri, 1977 ; Sheridan, 1979 ; Simerly, Chang, Maramatsu et Swanson, 1990). Beaucoup de ces structures anatomiques font partie du système limbique et jouent à la fois un rôle dans les comportements d'agression et les comportements sexuels et reproducteurs. Il est intéressant de constater que plusieurs de ces mêmes structures possèdent également des récepteurs à œstrogènes (E) (McEwen, Davis, Parsons et Pfaff, 1979 ; Pfaff et Keiner, 1973 ; Simerly, Chang, Maramatsu et Swanson, 1990 ; Stumpf, Sar et Keefer, 1975). Chez l'animal, les œstrogènes semblent s'opposer aux effets de la T parce qu'ils peuvent inhiber des réponses agressives. On peut donc se demander jusqu'à quel point les comportements sous-tendus par ces structures peuvent être modulés par la résultante de l'action hormonale du rapport androgènes/œstrogènes.

Cette idée est rendue plus complexe par le fait que dépendamment des cellules-cibles du système nerveux central, la T peut agir au niveau des récepteurs androgènes, soit : 1° directement ; 2° indirectement après sa transformation en un autre androgène, la 5 alpha-DHT et 3° même au niveau des récepteurs à œstrogènes après sa transformation en œstrogène (Mooradian, Morley et Korenman, 1987). De plus, le cerveau lui-même synthétise et métabolise ses propres androgènes (McEwen, 1994). Dans le cerveau, la T est convertie en 5 alpha-DHT par la 5 alpha-réductase et en œstradiol par une aromatase. Suite à une autre transformation enzymatique, l'œstradiol peut être transformé en composés appelés catécholœstrogènes (MacLusky et Naftolin, 1981).

Médicaments antiandrogènes

Si le rôle de la T dans l'agression sexuelle n'a pas été démontré de façon certaine, la réduction de sa sécrétion ou l'inhibition de son action entraîne une diminution de la libido et c'est ce phénomène qui sous-tend l'utilisation de médicaments antiandrogéniques dans le traitement des comportements sexuels déviants. Toutefois, il est difficile de dire s'ils agissent par une diminution de la motivation sexuelle ou de l'agressivité (Sheard, 1979). L'acétate de médroxyprogestérone agit surtout en accélérant le métabolisme de la T et l'acétate de cyprotérone en bloquant les récepteurs à androgènes. Pour certains sujets, ces médicaments s'avèrent efficaces. Ils sont utilisés comme adjuvants, le traitement des délinquants sexuels nécessitant d'autres interventions psychologiques.

Testostérone et caractéristiques de la personnalité

Un modèle où la T jouerait un rôle direct sur l'agression est aujourd'hui désuet. On pense plutôt que cette relation semble faire intervenir certaines variables intermédiaires. Ainsi, la T aurait une influence sur certaines caractéristiques de la personnalité : recherche de sensations, dominance, affirmation de soi (Christiansen et Knussman, 1987 ; Daitzman et Zuckerman, 1980 ; Ehrenkranz, Bliss et Sheard, 1974 ; Meyer-Bahlburg, 1981), impulsivité, goût du risque (Dabbs, Frady, Carr et Besch, 1987), tolérance réduite à la frustration, statut ou passage à un statut supérieur et humeur (Mazur et Lamb, 1980).

Il est intéressant de constater que la personnalité de beaucoup d'agresseurs sexuels partage ces caractéristiques et qu'en plus, plusieurs recherches supportent le fait que la sérotonine jouerait un rôle très important au niveau de ces mêmes caractéristiques. Cela montre bien l'intérêt d'étudier la T, la sérotonine et les interactions possibles entre les deux dans les comportements d'agression, dont l'agression sexuelle.

Sérotonine chez les délinquants sexuels

Chez l'animal, plusieurs travaux semblent indiquer qu'un neurotransmetteur, la sérotonine (5-HT) joue un rôle inhibiteur dans différents types de comportements agressifs, telles l'agression affective, offensive, prédatrice, impulsive et irritable.

Depuis les dernières années, plusieurs recherches semblent supporter le fait qu'une dysfonction du système sérotonergique chez l'homme serait impliquée dans les comportements agressifs, violents ou impulsifs ; les troubles affectifs ; le trouble obsessionnel-compulsif ; l'abus d'alcool ou de drogues et des troubles de la personnalité (voir tableau 1). Ces caractéristiques sont partagées par beaucoup de délinquants sexuels.

Tableau 1 • *Rôles possibles de la sérotonine dans les comportements agressifs*

◊ Agression et violence : Asberg, 1994 ; Brown, Botsis et Van Praag, 1994 ; Tuinier, Verhoeven et Van Praag, 1995 ; Volavka, 1995
◊ Impulsivité : Zuckerman, 1986
◊ Agression et impulsivité : Brown, Botsis et Van Praag, 1994 ; Markowitz et Coccaro, 1995
◊ Agression et alcool : Pihl et Peterson, 1993
◊ Violence et impulsivité : Virkhunen, Goldman. Nielsen et Linnoila, 1995
◊ Troubles affectifs : Van Praag, 1992
◊ Troubles affectifs et agression : Van Praag, 1986
◊ Trouble obsessionnel-compulsif : Hewlett, Vinogradov, Martin, Berman et al., 1992 ; Insel, 1992 ; Stein, Hollander, DeCaria et Trungold, 1991
◊ Alcool et abus de substances : Buydens-Branchey, Branchey, Noumair et Lieber, 1989
◊ Troubles de la personnalité : Brown, Botsis et Van Praag, 1994 ; Coccaro, Silverman, Klar, Horvath et al., 1994 ; Siever et Trestman, 1993
◊ Troubles de la personnalité et agression : Coccaro, Kavoussi et Hauger, 1995
◊ Trouble de la personnalité borderline et impulsivité : de Vegvar, Siever et Trestman, 1994
◊ Trouble de la personnalité antisociale et meurtre : O'Keane, Moloney, O'Neill, O'Connor, Smith et Dinan, 1992
◊ Trouble de la personnalité antisociale et abus de drogues : Moss, Yao et Panzac, 1990.

Sérotonine aux niveaux périphérique et central

Le système sérotonergique peut être étudié au niveau périphérique par la mesure d'un précurseur, le tryptophane plasmatique ou celle de la sérotonine dans les plaquettes. Toutefois, les mesures centrales constituent une meilleure estimation de l'activité sérotonergique au niveau cérébral. Le métabolite principal de la 5-HT, le 5-HIAA, peut être mesuré dans le liquide céphalo-rachidien. Les taux de 5-HIAA dans le liquide céphalo-rachidien refléteraient l'activité sérotonergique présynaptique dans le cerveau et des taux bas indiqueraient une activité sérotonergique centrale réduite. Il existe également des épreuves neuro-endocriniennes (exemple : test à la fenfluramine, au MCPP) qui permettent une estimation indirecte de la fonction sérotonergique centrale. Une discussion des avantages et des limites de ces méthodes va au-delà de l'objectif de ce chapitre. Enfin, rappelons que les effets comportementaux de la 5-HT s'exercent au niveau de différents récepteurs dans le système nerveux central (Hamon, 1995).

Médicaments sérotonergiques

Il existe plusieurs raisons d'utiliser les médicaments sérotonergiques chez certains délinquants sexuels :

1) La 5-HT, nous l'avons vu, jouerait un rôle dans les comportements agressifs, violents et l'impulsivité de même que dans certaines dimensions de la personnalité.

2) Certaines paraphilies semblent présenter un aspect obsessionnel ou compulsif qui ressemble au trouble obsessionnel-compulsif. À ce sujet toutefois, une dimension impulsive ou égo-dystonique ne sont pas présentes chez tous les délinquants sexuels.

3) Une humeur dysphorique (exemple : ennui, tristesse) peut précéder l'apparition de fantaisies sexuelles déviantes et les inhibiteurs de recapture de la sérotonine ont un effet antidépresseur.

4) La sérotonine jouerait un rôle dans les comportements sexuels et reproducteurs. Ce rôle commence à être davantage connu chez l'animal.

5) Ces médicaments, dépendamment de la dose, peuvent présenter des effets secondaires qui, sans être souhaités, peuvent parfois aider certains sujets qui se sentent débordés par leur paraphilie.

Depuis les dernières années, différents médicaments aux propriétés sérotonergiques (exemple : clomipramine, fluoxétine, fluvoxamine, sertraline, buspirone) ont commencé à être utilisés dans le traitement de différents problèmes sexuels, tels l'exhibitionnisme, le fétichisme, le transvestisme, les préoccupations sexuelles obsessionnelles, la dysphorie de genre, le transsexualisme et la masturbation compulsive. En révisant ces rapports, il apparaît que les médicaments sérotonergiques diminueraient les intérêts sexuels déviants sans affecter les intérêts sexuels non déviants (Fedoroff, 1993). Malgré des résultats préliminaires encourageants, il demeure que la plupart de ces articles ne parlent que de quelques cas, donnent peu d'informations au sujet des individus décrits, ne présentent pas de périodes de suivi très longues et ne comportent pas de groupe contrôle.

Conclusion

La recherche biologique en matière d'agression sexuelle doit s'intéresser de près à la recherche biologique sur l'agression et la violence en général pour dégager ce qui caractérise l'agression sexuelle. Pour tenter de départager plusieurs variables confondues, la recherche doit avec une méthodologie adéquate considérer entre autres les aspects suivants :

- Sous-types de comportements sexuels déviants (violents et non violents).
- Criminalité non sexuelle associée (violente et non violente).
- Caractéristiques psychologiques des sujets étudiés :
  - traits de personnalité pathologiques (exemple : borderline, antisociale, psychopathique)
  - irritabilité/impulsivité
  - obsessions (égo-syntoniques ou dystoniques)/compulsions
  - recherche de sensations/conduites à risque
  - dimension affective
- Utilisation d'alcool ou de drogues.

D'autres recherches biologiques sont nécessaires. Ainsi, le système sérotonergique des délinquants sexuels ne semble pas avoir fait l'objet d'études spécifiques malgré le fait que des médicaments sérotonergiques soient utilisés chez certains d'entre eux. Il convient également à notre avis d'étudier les relations que pourraient avoir entre elles différentes hormones (hormones sexuelles, cortisol, vasopressine) et entre eux différents neurotransmetteurs (catécholamines, GABA, opiacées endogènes) et leurs interactions possibles (hormones-neurotransmetteurs). Un autre champ de recherches à développer est celui d'études utilisant des techniques d'imagerie cérébrale dynamique (le PET-Scan, le SPECT-Scan).

Aussi passionnants et prometteurs que soient les progrès en matière des recherches biologiques dans les comportements d'agression, il ne faut pas faire abstraction de l'impact joué par les facteurs sociaux (exemple : apprentissage, exposition à des modèles inadéquats) sur l'expression de ces comportements. Les échanges et la collaboration entre cliniciens et chercheurs ne peuvent que favoriser l'avancement de nos connaissances dans la compréhension des dimensions qui sous-tendent les comportements d'agression, dont l'agression sexuelle, et le développement d'interventions thérapeutiques appropriées.

Bibliographie

(1) ASBERG M. (1994) : « *Monoamine neurotransmitters in human aggressiveness and violence : A selected review* », Criminal Behaviour and Mental Health, 4(4), 303-327.
(2) BAIN J., LANGEVIN R., DICKEY R., HUCKER S., WRIGHT P. (1988) : « *Hormones in sexually aggressive men. I. Baseline values for eight sex hormones. II. The ACTH test* », Annals of Sex Research, 1, 63-78.
(3) BRADFORD J.M.W., McLEAN D. (1984) : « *Sexual offenders, violence and testosterone : A clinical study* », Canadian Journal of Psychiatry, 29, 335-343.
(4) BROWN S.L., BOTSIS A., VAN PRAAG H.M. (1994) : « *Serotonin and aggression* », in : M. Hillbrand, N.J. Pallone (Eds.) : *The psychology of aggression : Enquires, measurement, control* (p. 27-39), Haworth Press, New York.
(5) BUYDENS-BRANCHEY L., BRANCHEY M.H., NOUMAIR D., LIEBER C.S. (1989) : « *Age of alcoholism onset : Relationship to susceptibility to serotonin precursor availability* », Arch. of Gen. Psychiatry, 46(3), 231-236.
(6) CHRISTIANSEN K., KNUSSMAN R. (1987) : « *Androgen levels and components of aggressive behavior in men* », Hormones and Behavior, 21, 170-180.
(7) COCCARO E.F., KAVOUSSI R.J., HAUGER R.L. (1995) : « *Physiological responses to d-fenfluramine and ipsapirone challenge correlate with indices of aggression in males with personality disorder* », International Clinical Psychopharmacology, 10(3), 177-179.
(8) COCCARO E.F., SILVERMAN J.M., KLAR H.M., HORVATH T.B. et al. (1994) : « *Familial correlates of reduced central serotonergic system function in patients with personality disorders* », Arch. of Gen. Psychiatry, 51(4), 318-324.

(9) DABBS J.M., FRADY R.L., CARR T.S., BESCH N.F. (1987) : « *Saliva testosterone and criminal violence in young adult prison inmates* », Psychosomatic Medicine, 49, 174-182.

(10) DAITZMAN R., ZUCKERMAN M. (1980) : « *Disinhibitory sensation seeking, personality and gonadal hormones* », Personality and Individual Differences, 1, 103-110.

(11) De VEGVAR M.L., SIEVER L.J., TRESTMAN R.L. (1994) : « *Impulsivity and serotonin in borderline personality disorder* », in : K.R. Silk (Ed.) : *Biological and neurobehavioral studies of borderline personality disorder* (p. 23-40), American Psychiatric Press, Washington.

(12) EHRENKRANZ J., BLISS E., SHEARD M.H. (1974) : « *Plasma testosterone : Correlation with aggressive behavior and social dominance in man* », Psychosomatic Medicine, 36, 469-475.

(13) FEDOROFF J.P. (1993) : « *Serotonergic drug treatment of deviant sexual interests* », Ann. of Sex Research, 6, 105-121.

(14) GURANI P.D., DWYER H. (1986) : « *Serum testosterone levels in sexoffenders* », Journal of Offender Counselling, Services and Rehabilitation, 11, 39-45.

(15) HAMON M. (1995) : « *Sérotonine* », in : J. Epelbaum (Ed.) : *Neuropeptides et neuromédiateurs* (p. 261-270), INSERM éd., Paris.

(16) HEWLETT W.A., VINOGRADOV S., MARTIN K., BERMAN S. et al. (1992) : « *Fenfluramine stimulation of prolactin in obsessive-compulsive disorder* », Psychiatry Research, 42(1), 81-92.

(17) INSEL T.R. (1992) : « *Neurobiology of obsessive-compulsive disorder : A review* », International Clinical Psychopharmacology, 7(1), 31-33.

(18) MacLUSKY N.J., NAFTOLIN F. (1981) : « *Sexual differentiation of the central nervous system* », Science, 211, 1294-1302.

(20) MARKOWITZ P.I., COCCARO E.F. (1995) : « *Biological studies of impulsivity, aggression, and suicidal behavior* », in : E. Hollander et D.J. Stein (Eds.) : Impulsivity and aggression (p. 71-90), Wiley, Chichester.

(21) MAZUR A., LAMB T.A. (1980) : « *Testosterone, status and mood in human males* », Hormones and Behavior, 14, 236-246.

(22) McEWEN B.S. (1994) : « *Endocrine effects on the brain and their relationship to behavior* », in : G.J. Siegel, B.W. Agranoff, R.W. Albers et P.B. Molinoff (Eds.) : *Basic Neurochemistry* (p. 1003-1023), Raven Press, New York.

(23) McEWEN B.S., DAVIS P.G., PARSONS B., PFAFF D.W. (1979) : « *The brain as a target for steroid hormone action* », Annual Review of Neuroscience, 2, 65-112.

(24) MEYER-BAHLBURG H.F.L. (1981) : « *Androgens and human aggression* », in : P.F. Brain, D. Benton (Eds.) : *The biology of aggression* (p. 263-290), Sythoff et Noorshoff, Rockville.

(25) MOORADIAN A.D., MORLEY J.E., KORENMAN S.G. (1987) : « *Biological actions of androgens* », Endocrine Reviews, 8, 1-28.

(26) MOSS H.B., YAO J.K., PANZAC G.L. (1990) : « *Serotonergic responsivity and behavioral dimensions in antisocial personality disorder with substance abuse* », Biological Psychiatry, 28(4), 325-338.

(27) O'KEANE V., MOLONEY E., O'NEILL H., O'CONNOR A., SMITH, C., DINAN T.G. (1992) : « *Blunted prolactin responses to d-fenfluramine in sociopathy* », British Journal of Psychiatry, 160, 643-646.

(28) PFAFF D.W., KEINER M. (1973) : « *Atlas of estradiol-concentrating cells in the central nervous system of the female rat* », Journal of Comparative Neurology, 151, 121-158.

(29) PIHL R.O., PETERSON J.B. (1993) : « *Alcohol, serotonin and aggression* », Alcohol Health and Research World, 17(2), 113-116.

(30) PINARD G.F. (1993) : « *Les théories biologiques* », in : J. Aubut (Ed.) : *Les agresseurs sexuels : Théorie, évaluation et traitement* (p. 2-20), les Éditions de la Chenelière, Montréal.

(31) RADA R.T., LAWS D.R., KELLNER R. (1976) : « *Plasma testosterone levels in the rapist* », Psychosomatic Medicine, 38(4), 257-268.

(32) RADA R.T., LAWS D.R., KELLNER R., STIVASTAVA L., PEAKE G. (1983) : « *Plasma androgens in violent and nonviolent sex offenders* », Bulletin of the American Academy of Psychiatry and the Law, 11(2), 149-158.

(33) SAR M., STUMPF W.E. (1975) : « *Distribution of androgen-concentrating neurons in rat brain* », in : W.E. Stumpf et L.D. Grant (Eds.) : *Anatomical neuroendocrinology* (p. 120-133), Karger, Basel.

(34) SELMANOFF M.K., BRODKIN L.D., WEINER R.I., SIITERI P.K. (1977) : « *Aromatisation and 5 alpha reduction of androgens in discrete hypothalamic and limbic regions of the male and female rat* », Endocrinology, 104, 130-136.

(35) SHEARD M.H. (1979) : « *Testosterone and aggression* », in : M. Sandler (Ed.) : *Psychopharmacology of aggression* (p. 111-121), Raven Press, New York.

(36) SHERIDAN P.J. (1979) : « *The nucleus interstitialis striae terminalis and the nucleus amygdaloideus medialis : prime targets for androgen in the rat forebrain* », Endocrinology, 104, 130-136.

(37) SIEVER L., TRESTMAN R.L. (1993) : « *The serotonin system and aggressive personality disorder* », International Clinical Psychopharmacology, 8(2), 33-39.

(38) SIMERLY R.B., CHANG C., MARAMATSU M., SWANSON L.W. (1990) : « *Distribution of androgen and estrogen receptor mRNA-containing cells in the rat brain : An in situ hybridization study* », Journal of Comparative Neurology, 294, 76-95.

(39) STEIN D.J., HOLLANDER E., DE CARIA C.M., TRUNGOLD S. (1991) : « *OCD : A disorder with anxiety, aggression, impulsivity, and depressed mood* », Psychiatry Research, 36(2), 237-239.

(40) STUMPF W.E., SAR M., KEEFER D.A. (1975) : « *Atlas of estrogen target cells in rat brain* », in : W.E. Stumpf, L.D. Grant (Eds.) : *Anatomical neuroendocrinology* (p. 104-119), Karger, Basel.
(41) TUINIER S., VERHOEVEN W.M.A., VAN PRAAG H.M. (1995) : « *Cerebrospinal fluid 5-hydroxyindolacetic acid and aggression : A critical reappraisal of the clinical data* », Intern. Clin. Psychopharmacology, 10(3), 147-156.
(42) VAN PRAAG H.M. (1986) : « *Affective disorders and aggression disorders : Evidence for a common biological mechanism* », Suicide and Life-Threatening Behavior, 16(2), 103-132.
(43) VAN PRAAG H.M. (1992) : « *About the centrality of mood lowering in mood disorders* », European Neuropsychopharmacology, 2(4), 393-404.
(45) VIRKHUMEN M., GOLDMAN D., NIELSEN D.A., LINNOILA M. (1995) : « *Low brain serotonin turnover rate (low CSF5-HIAA) and impulsive violence* », Journal of Psychiatry and Neuroscience, 20(4), 271-275.
(46) VOLAVSKA J. (1995) : « *Neurochemistry of violence* », in : J. Volavka : *Neurobiology of violence* (p. 49-76), American Psychiatric Press, Washington.
(47) ZUCKERMAN M. (1986) : « *Serotonin, impulsivity, and emotionality* », Behav. & Brain Sci., 9(2), 348-349.

3.3. L'éthologie

La sauvagerie de certains crimes n'a pas manqué de faire dire, dans le contexte passionnel du drame, que le criminel était, sinon un animal, du moins bien proche[1]. Freud a cependant mis en garde contre cet amalgame ; Jean Bergeret[2] note qu'il parle en effet, dans ses écrits, « *d'une brutalité naturelle commune à l'homme et aux animaux, n'ayant rien à voir avec l'agressivité (et encore moins avec l'instinct de mort).* » Restons donc ici prudent, même si l'on se laisse aller parfois à l'utilisation d'un vocabulaire commun, lequel assimilant le criminel à un prédateur par exemple, ne peut que renforcer la comparaison. Les mesures anthropométriques de Lombroso évoquaient également, d'une certaine manière, la démarche du naturaliste Cuvier, et rapprochaient *l'uomo delinquente* du « fauve » [II, § 3.4.].

Le concept d'*instinct*, commun à l'animal et à l'homme, a également fasciné les éthologues de l'école de Lorenz, et de Tinbergen (en référence à « *L'étude de l'instinct* », 1953). Définis par E. De Greeff (« *Les instincts de défense et de sympathie* », 1947) comme résultant d'une aptitude particulière à être sensible à certains stimuli prédéterminés, les instincts peuvent illustrer certains comportements archaïques, tels que la fuite ou l'attaque. H. Piéron, entre autres, a montré qu'au fur et à mesure de l'ascension dans l'échelle animale, jusqu'à l'Homme, les instincts se trouvaient « bridés », de plus en plus soumis au contrôle cortical et donc avaient tendance à perdre leur caractère automatique et stéréotypé. Le contexte émotionnel conditionnera alors les instincts, lesquels auront tendance à réémerger brutalement à l'occasion d'un état passionnel intense [II, § 1.2.1.2.] ou d'un état modifié de conscience [II, § 2.1.3.]. Les observations de H. Hediger (« *Psychologie des animaux au Zoo et au cirque* », 1955) sur les distances individuelles de sécurité (périmètre dont le franchissement déclenche l'attaque de l'intrus vécu comme agresseur) ont finalement montré que, presque toujours, l'attaquant se vivait en fait attaqué, d'où sa riposte anticipatrice hétéro-agressive défensive.

Évolutionnistes et comportementalistes ont largement insisté sur le rôle de la prédation et de la « carnivorie » dans le développement du psychisme animal. Ces comportements hétéro-agressifs sont cependant interspécifiques, chaque prédateur respectant, si l'on peut dire, ses congénères, comme s'il existait une « inhibition de l'instinct de mort » intraspécifique. Chez l'Homme en revanche, cette inhibition est défaillante, et se manifeste sous une forme que nous appelons criminelle. Peut-être faut-il y voir la rançon du développement de l'acquis sur l'inné, du libre choix adaptatif sur la programmation génétique de base ? Ainsi que l'écrit Jacques Ruffié[3], « *(...) désormais (...) nous sommes libres de tout faire : l'utile comme le dangereux, régressif et donc condamnable. L'inhibition de l'instinct de mort lui-même a disparu ou presque. L'homo sapiens est le seul à pouvoir tuer délibérément son semblable, à provoquer des conflits massifs faisant d'innombrables victimes, causant des dégâts incalculables. Aucune espèce ne résisterait à de tels bouleversements intérieurs.* » Heureusement, la faculté de réparation sauve notre espèce, du moins tant qu'elle sera plus grande que celle de destruction : reconstructions matérielle, humaine, collective et individuelle et peut-être ici surtout psychique (pensons à la reconstruction psychique post-traumatique nécessaire chez les victimes). Mais laissons ici la plume à Alain Mouchès, de l'Institut de Psychologie et Sociologie Appliquées (Angers).

1. Serge Lebovici par exemple écrit, à propos des adultes qui se rendent coupables d'inceste que « *rien ne vient justifier ce besoin pathologique d'emprise, même si on s'essaye à comprendre l'animalité qui peut envahir certains êtres humains* ». [LEBOVICI S. (1992) : « *La théorie de la séduction* », in : GABEL M. (dir.) : *Les enfants victimes d'abus sexuels*, PUF, Paris].
2. BERGERET J. (1995) : « *Les délinquances dites sexuelles* », Nervure, VIII, 7, 62-77.
3. RUFFIE J. : « *Préface* » à *De l'anthropologie à la criminologie comparée*, par Denis SZABO (1993), Vrin, Paris.

Les bases éthologiques de l'agressivité

A. Mouchès

Depuis 1969, date de la traduction française du livre de Konrad Lorenz « *L'agression* », parler d'agressivité pour un éthologiste relève d'une aventure, semée de lectures austères, d'embûches sémantiques et de justifications idéologiques entraînant parfois de véritables réactions agressives entre collègues !

Il est vrai que certains auteurs ont fait des tentatives de vulgarisation et ont prétendu tirer des extrapolations quelques peu hasardeuses, les références biologiques pouvant être plus le prétexte de renforcer une croyance, que la vérification d'une théorie.

Un premier problème se pose lorsque l'éthologiste décide de se pencher sur la finalité biologique et évolutionniste du comportement agressif, les déterminants de l'agressivité... Est-il plutôt « innéiste », c'est-à-dire élève de l'« éthologie objectiviste » néo-darwinienne, ou penche-t-il plutôt dans le camp des « interactionnistes » ? Jaisson (1993) utilise une métaphore pâtissière très suggestive des principaux courants, l'éthologie classique développant une « stratégie mille-feuille » (une couche d'inné, une couche d'acquis) alors que les interactionnistes utilisent plutôt une « stratégie Kouglof » (à texture plus intégrée, où l'on ne peut retrouver les ingrédients de départ...). Dans notre cas, l'auteur préfère le Kouglof, ce qui peut sembler (apparemment) une facilité... En effet, son école considère qu'il n'est pas nécessaire de savoir si l'agressivité est innée ou acquise. Ou plus exactement, il est admis que les influences du génome et celles du milieu se combinent, sans simplement ajouter leurs effets. Ainsi toute tentative arbitraire de dissociation des composantes du comportement est évitée : nécessaires les uns les autres, les caractères génotypiques se fondent avec les expériences passées de l'individu.

Mais la transposition des modèles éthologiques dans le champ des recherches psychologiques et sociologiques humaines reste nécessairement délicate. Et si beaucoup d'éthologistes admettent que les animaux sont soumis à des pulsions internes, génétiquement déterminées, il est néanmoins hâtif de dire qu'il existe une pulsion spécifique aux réponses agressives. Il est également excessif d'affirmer qu'une espèce soit modelée dans ses moindres détails par la sélection naturelle, ou d'interpréter tous les comportements humains en termes d'adaptation sociobiologique (Grassé, 1980 ; De Lannoy & Feyereisen, 1987).

En résumé, ignorer les travaux biologiques indiquerait une idéologie humaniste frisant l'obscurantisme, mais à l'inverse nous ne pouvons pas invoquer notre évolution passée pour expliquer l'origine de l'agressivité, ou pour l'excuser.

Approche descriptive

Il faut tout d'abord séparer la violence de l'agressivité. Cosnier (1994) remarque que si la violence s'exprime par des comportements agressifs, l'inverse n'est pas vrai. Il existe des comportements agressifs, ou agonistiques, dont la violence n'est pas la caractéristique fondamentale.

Pour beaucoup d'espèces animales, les comportements d'agression constituent des moyens d'action mis en œuvre pour assurer la survie de l'individu et celle de l'espèce. Cependant il convient de distinguer l'agressivité interspécifique, de l'agressivité intraspécifique. Un chat qui attaque quotidiennement des souris n'utilisera pas « la même agressivité » lorsqu'il doit attaquer un congénère. Les séquences comportementales sont très différentes selon la cible de l'attaque. Généralement, l'activation émotionnelle est plus forte dans le cas où l'agression est dirigée vers un congénère, que dans le cas d'une attaque prédatrice. En fait, un comportement de prédation n'est pas réellement un comportement d'agression, mais plutôt un comportement alimentaire... Dans le cadre des interactions intraspécifiques, l'acquisition et la défense des ressources peut être la cause de certains comportements agressifs. On peut ainsi parler d'agressivité de prédation, de compétition, de défense du territoire, d'agressivité inter-mâles, etc. Cependant les animaux de même espèce qui n'appartiennent pas au même groupe social ne se combattent que rarement entre eux.

En effet les animaux possèdent des systèmes de communication pouvant être médiateurs de conflits. Ces systèmes comprennent des postures de menace ou de soumission, des vocalisations, ou des signaux de marquage permettant efficacement de réduire les interactions agonistiques. La sélection naturelle de ces « conflits à l'amiable » n'agit pas tant au niveau de l'espèce mais au niveau de l'individu, qu'il soit le vainqueur ou le vaincu.

Face à un signal agressif ou un conflit entamé, un individu pourra utiliser des comportements de retrait, selon l'enjeu de la victoire et les risques de blessures. Ces échanges sont fréquents, et le plus faible a intérêt à fuir ou à se soumettre. Plus rarement, certains combats violents peuvent s'observer entre individus de force comparable : dans ce cas les comportements agressifs ne sont plus ritualisés et peuvent se terminer par des blessures qui peuvent être fatales.

Mais bien loin d'être des stratégies permettant d'augmenter l'aptitude darwinienne de la « lutte pour l'existence », ces combats extrêmes sont apparemment gratuits et absurdes, puisque sans relation avec le succès reproductif du dominant (Hopkins, 1977). En réalité, le critère de sélection des mâles qui survivent n'est pas la combativité, mais plutôt les aptitudes d'exploiter leur milieu pendant quelques années. Selon Guyomarc'h (1995) « *il faut estimer l'amplitude du laminage opéré pendant tout ce temps par la sélection naturelle avant de créditer l'agression d'une importance qu'elle n'a pas* ».

À l'intérieur d'un groupe, l'agressivité peut être un élément du système social efficace. La création de la meute des loups est structurée par un équilibre de deux pulsions contraires : l'agressivité et l'apaisement. Mais, comme le signale Van Caneghem (1978), les loups ne laissent jamais leur agressivité se transformer en violence. Les conflits sont efficacement réglés au seul moyen de postures agonistiques ritualisées. Des travaux d'éthologie humaine ont montré que les jeunes enfants utilisent également des séquences ritualisées codant l'apaisement, la sollicitation ou la menace (cf. Montagner, 1988).

Chez les Babouins, la structuration d'un groupe implique une organisation hiérarchique sévère entre dominant et dominés. Et retirer du groupe le mâle dominant n'apaise en rien les dominés, mais déclenche au contraire de violentes batailles. Seul le retour du mâle dominant va faire cesser ces conflits (Kummer, 1993).

Chez les grands singes tels que les chimpanzés, des conflits peuvent aller parfois jusqu'à des meurtres, des infanticides ou des kidnapping : mais comme l'indique Itani (1982), il faut les replacer dans le contexte des relations internes du groupe, plutôt que les considérer comme de simples manifestations de violence. Les mâles chimpanzés forment un noyau central du groupe unitaire, et seuls les mâles venant d'un groupe différent seront attaqués. Notons que cette forte agressivité entre communautés chez les chimpanzés (*Pan troglodytes*), ne s'observe pas chez les passionnants Bonobos (ou chimpanzés nains), véritables philosophes hédonistes dominés par les femelles et préférant, apparemment, l'amour que la guerre ! (De Wall, 1996). Pour mémoire, nous signalons que les Bonobos (*Pan paniscus*) sont les singes les plus proches de nous évolutivement : ce qui est totalement paradoxal si l'on observe, dans l'histoire, le comportement social humain...

Neuro-éthologie de la violence

Après cette description tout à fait sommaire des comportements agressifs dans des conditions écologiques « normales », nous tenterons de comprendre le mécanisme neurobiologique de ces motivations archaïques, tout en nous penchant sur les principaux facteurs favorisant la violence.

Disons, en caricaturant beaucoup, que l'agressivité a pour centre de commande le *système limbique*, qui est le siège de l'émotion. Cette partie du cerveau comprend plusieurs structures nerveuses telles que l'amygdale, le septum, le bulbe olfactif, ou l'hippocampe. Lors d'une situation défensive, le cortex préfrontal fait le point sur la situation, le système limbique décide de la stratégie et met en œuvre la riposte, dont l'hypothalamus dirige l'exécution et évalue la réalisation. Une perturbation de ce contrôle interne peut entraîner des rages soudaines. Une lésion de l'aire septale chez un rat entraîne des réactions agressives, le sujet pouvant devenir un « rat tueur ». Au contraire, un animal sauvage et de nature très agressif à qui on réalise une lésion amygdalienne devient placide et facile à caresser : le septum serait donc plutôt un processus de modération et d'inhibition des réactions émotionnelles, alors que l'amygdale serait un intégrateur des émotions. De même les travaux célèbres de Delgado (1972) sur des singes (ou sur des hommes, ou même sur un taureau de combat...) ont montré qu'une stimulation électrique par le biais d'électrodes implantées dans le cerveau peut déclencher, ou bloquer, des comportements agressifs. Dans certains cas neurologiques, on peut observer des états de fureur pathologique chez des patients ayant une hyperactivité amygdalienne.

Selon le neuroanatomiste Eccles (1992), les noyaux limbiques « *responsables des sensations de plaisir et des comportements cordiaux* » se développent considérablement au long de l'évolution des hominidés (des simiens à l'homo), alors que « *le noyau de l'amygdale moyenne (responsable de la colère et des comportements agressifs) ne montre qu'un léger accroissement de volume* »... N'étant pas spécialiste de l'anatomie comparée, je ne discuterai pas sur la pertinence de cette interprétation à visée apparemment rassurante... Cependant cette description d'une succession d'états excités ou inhibés est déjà simplifiée, car ces centres sont en réalité beaucoup plus complexes et ne sont pas simplement des structures fonctionnellement homogènes. Nous renvoyons prudemment le lecteur aux livres exhaustifs de P. Karli (1987, 1995).

Ces centres cérébraux spécialisés dans la commande des émotions (Pankseep, 1982 ; Vincent, 1986) produisent ou utilisent des substances neurotransmettrices ou neuromodulatrices. Citons par exemple l'implication de la sérotonine dans la violence et l'impulsivité. Une action déficiente de la sérotonine peut entraîner, pour un rat, un comportement de « tueur de souris »... ou pour un homme, une impulsion criminelle (Thiebot & Hamon, 1996). Récemment des chercheurs se passionnent sur le fonctionnement de l'enzyme-clé de synthèse (la tryptophane-hydroxylase) sur l'action des récepteurs sérotoninergiques, ou sur la perte fonctionnelle du gène de la monoamine oxydase A (ce gène défectueux qui entraîne une désinhibition sexuelle, et une forte tendance à répondre de manière agressive).

Nous préférons arrêter cet étalage ingrat pour éviter de dégoûter à jamais nos lecteurs. Mais ces travaux indiquent, outre la complexité de l'affaire, que les manifestations meurtrières peuvent être éventuellement le produit de quelques molécules manquantes... Et si le fantasme de découvrir le « gène du crime » reste naïf et quelque peu malsain, la création de famille de tranquillisants ayant une action très spécifique sur la sérotonine peut avoir un certain « intérêt ».

Outre ces recherches neurobiologiques, de nombreux chercheurs se sont penchés sur la part biochimique de ces systèmes émotionnels. Pour éviter d'être attaqué par quelques féministes, je précise que malgré l'opinion générale indiquant que les mâles sont les plus agressifs, certaines femelles peuvent également manifester des comportements agressifs allant de la simple défense d'un territoire à des violences telles que l'infanticide et le cannibalisme... Cependant, on sait depuis longtemps que l'hormone mâle, la testostérone, peut être un agent de pulsions agressives.

Chez les animaux macrosmates, l'olfaction est un puissant moyen d'identification des informations. Ainsi chez les rongeurs, on observe dans la nature des systèmes inhibant les conflits qui peuvent être tant biochimiques que comportementaux. Une ablation du bulbe olfactif, privant l'animal de ces signaux, entraîne une augmentation des comportements d'agressivité. Or dans un groupe de souris « normales », un mâle dominant inhibe l'activité sexuelle et agressive des mâles satellites en urinant sur eux. En effet cette urine étant riche en testostérone, les congénères captant ces informations endocriniennes vont avoir une diminution de leur propre taux plasmatique de testostérone, inhibant par là même l'agressivité, et la motivation sexuelle (Sandnabba, 1986). Notons que cette stratégie est spécifiquement réservée aux rongeurs... Et si, d'aventure, un homme curieux veut utiliser personnellement cette pratique, je doute que la réponse du congénère soit réellement une réduction de l'agressivité !

Signalons que les études sur les corrélations entre les concentrations de testostérone et l'intensité de l'hostilité chez l'homme restent très discutables. Certes, un excès d'androgènes peut provoquer chez certains individus une nette augmentation d'agressivité. Mais des sujets qui croient prendre des comprimés de testostérone, alors qu'ils n'absorbent en réalité qu'un placebo, vont également manifester une accentuation des attitudes agressives ! (Björkqvist et coll., 1994). Ce résultat indique, en tout cas, que l'agressivité chez l'homme est surtout tombée sous le contrôle du néocortex, monde du symbolique et de la suggestion...

Les facteurs socio-affectifs

Le concept d'agressivité reste difficile à cerner car il dépasse toutes les interprétations biologiques suggérant l'existence d'un centre cérébral spécifique, ou encore d'un instinct génétiquement préétabli. Si les facteurs neurologiques expliquent l'origine anatomique de l'émotion et l'agressivité, l'éthogenèse de la violence nous montre que le déclenchement d'un combat ou d'une rage soudaine peut être une réponse élémentaire à des stimuli négatifs, ou un déséquilibre comportemental résultant d'une perturbation de l'environnement.

Les individus ont un besoin de préserver une certaine homéostasie relationnelle et affective, qui dépend elle-même d'une certaine stabilité de l'organisation sociale. Nous avons vu que chez les primates, les interactions agressives augmentent dès que l'on déstabilise le groupe social, soit en enlevant certains individus (Bercovitch & Lebron, 1991), soit en mélangeant le groupe avec un autre (Clark & Mayeaux, 1992).

Cette déstabilisation du groupe entraînant une augmentation d'agressivité s'observe chez plusieurs espèces. Ainsi des souris mâles que l'on isole pendant plusieurs jours deviennent agressives lorsqu'on les remet en groupe. De même les travaux célèbres de Calhoun (1962) concernant la surpeuplement et la réduction spatiale d'un groupe de rats, indiquent que des troubles interactionnels se multiplient, les mâles se battant à mort et les rates, normalement peu agressives, cherchent à se détruire.

Cependant nous n'avons pas le temps, ni l'espace nécessaire pour analyser les facteurs de la violence humaine. Selon les anthropologues Leakey et Lewin (1985), la territorialité et l'agressivité humaines sont plutôt des comportements parcellaires accordés à des styles de vie particuliers et à des changements dans la disponibilité des ressources au sein de l'environnement.

Si l'agressivité humaine a une origine biologique, elle est également le résultat d'un apprentissage (donc transformable par la société et la culture) et la réponse élémentaire aux stimuli désagréables. L'urbanisation déshumanisée et surpeuplée, les systèmes de production, la compétition, sont des facteurs favorisant le sentiment d'insécurité, la crainte de la dépendance, et indirectement la violence, même s'ils sont souvent camouflés sous un discours pseudo-humanitaire déculpabilisant, constate Laborit (1979).

Cyrulnik (1993) insiste également sur l'importance des rituels, la violence se manifestant principalement dans des sociétés déritualisées. « *La violence animale naît de l'altération des lois de la nature, alors que la violence humaine naît de leur transgression dans la parole et la civilité* ».

Chez les animaux, la violence est contrôlée par des comportements d'apaisement ou d'évitement. Mais ces rituels ne sont pas comparables aux rituels humains, ces derniers étant plus façonnés par la représentation que par des perceptions réelles. Et autant l'animal contrôle sa violence en restant soumis au réel, autant l'homme, sous le contrôle de son cortex associatif, peut justifier la violence en évoquant l'idée qu'il se fait du monde.

Conclusion

Dans un monde dominé par l'économie de marché où le désir du bien-être est souvent confondu au désir d'avoir, et où s'appauvrissent les relations humaines, les dialogues et les solidarités, affirmer que l'agressivité est une force endogène et une fatalité biologique constitue un parfait alibi.

Aussi nous préférons conclure par un paradoxe : cet article d'éthologie est destiné à une discipline rigoureuse, la criminologie psychiatrique. Cependant l'éthologie est une science partielle qui ne cherche pas à tout prix une vérité. Par ces descriptions objectives, l'attitude de l'éthologie aboutit à une réduction de l'interprétation par l'utilisation de modèles animaux, provisoirement satisfaisants. Et il faut bien admettre que nous n'évaluons qu'une part de la signification donnée aux choses et aux situations.

Le risque est de confondre le modèle et le réel. Ainsi, un éthologue doit intégrer la reconnaissance de sa propre ignorance : et par conséquent il doit avoir l'obligation de ne jamais être « sérieux ». J'entends : sérieux, comme le serait un expert (en criminologie, par exemple).

Bibliographie

(1) BERCOVITCH F.B., LEBRON M.R. (1991) : « *Impact of artificial fissioning and social networks on levels of aggression and affiliation in primates* », Aggressive Behavior, 17, 17-25.
(2) BJÖKQVIST K., NYGREN T., BJÖRKLUND A.C., BJÖRKQVIST S.E. (1994) : « *Testosterone intake and aggressiveness : real effect or anticipation ?* », Aggressive Behavior, 20, 17-26.
(3) BOURLES C., MOUCHES A. (1985) : « *Approche éthologique de l'agressivité animale et humaine* », in : C. Bourlès (dir.) : *Violence et Agressivité*, Cahiers de l'I.P.S.A., II, 4-30.
(4) CALHOUN J.B. (1962) : « *Population Density and Social Pathology* », Scientific American, 206, 139-148.

(5) CLARKE M.R., MAYEAUX D.J. (1992) : « *Aggressive and affiliative behavior in green monkeys with differing housing complexity* », Aggressive Behavior, 18, 231-239.
(6) COSNIER J. (1994) : *Psychologie des émotions et des sentiments*, Retz éd., Paris.
(7) CYRULNIK B. (1993) : *Les nourritures affectives*, Odile Jacob, Paris.
(8) DELANNOY J.D., FEYEREISEN P. (1987) : *L'éthologie humaine*, PUF, Paris.
(9) DELGADO J.M.R. (1972) : *Le conditionnement du cerveau et la liberté de l'esprit*, Dessart éd., Bruxelles.
(10) De WALL F. (1996) : « *L'activité sexuelle pacificatrice des bonobos* », Pour la Science, 220, 4-11.
(11) ECCLES J.-C. (1992) : *Évolution du cerveau et création de la conscience*, Fayard, Paris.
(12) GRASSE P.-P. (1980) : *L'homme en accusation*, Albin Michel, Paris.
(13) GUYOMARC'H J.-C. (1995) : *Éthologie*, Masson, Paris.
(14) HOPKINS P.O. (1977) : « *Les combats entre animaux de même espèce* », La Recherche, 79, 588-589.
(15) ITARI J. (1982) : « *La vie sociale des grands singes* », La Recherche, 134, 744-751.
(16) JAISSON P. (1993) : *La fourmi et le sociobiologiste*, Odile Jacob, Paris.
(17) KARLI P. (1987) : *L'Homme agressif*, Odile Jacob, Paris.
(18) KARLI P. (1995) : *Le cerveau et la liberté*, Odile Jacob, Paris.
(19) KUMMER H. (1993) : *La vie des singes. Mœurs et structures sociales des singes hamadryas*, Odile Jacob, Paris.
(20) LABORIT H. (1979) : *L'inhibition de l'action*, Masson, Paris.
(21) LEAKEY R.E., LEWIN R. (1985) : *Les origines de l'homme*, Flammarion, Paris.
(22) LORENZ K. (1969) : *L'Agression. Une histoire naturelle du Mal*, Flammarion, Paris.
(23) MONTAGNER H. (1988) : *L'attachement. Les débuts de la tendresse*, Odile Jacob, Paris.
(24) MORILLE A. (1985) : « *Pulsion agressive, ou comportements d'agression ?* », in : C. Bourlès (dir.) : *Violence et agressivité*, Cahiers de l'I.P.S.A., II, 31-48.
(25) PANKSEEP J. (1982) : « *Toward a general psychobiological theory of emotions* », Behav. and Brain Sciences, 5, 407-467.
(26) THIEBOT M.H., HAMON M. (1996) : « *Un agent multiple : la sérotonine* », Pour la Science, 221, 82-89.
(27) VAN CANEGHEM D. (1978) : *Agressivité et combativité*, PUF, Paris.
(28) VINCENT J.D. (1986) : *Biologie des passions*, Odile Jacob, Paris.
(29) VINCENT J.D. (1995) : *La chair et le diable*, Odile Jacob, Paris.

3.4. L'anthropologie

La définition originelle de l'*anthropologie criminelle* en tant que démarche scientifique s'intéressant aux caractères physiques et mentaux particuliers d'individus criminels peut choquer dans la mesure où elle contient en elle-même le postulat de l'existence de ces dits « caractères ».

L'usage a consacré l'expression d'anthropologie criminelle à l'étude, d'une part de la différenciation biologique spécifique de l'Homme (anthropologie physique), et d'autre part à l'étude éthologique des mœurs (anthropologie sociale et culturelle ou ethnologie : cf. chap. II, § 3.5.). Les limites de ces approches avec d'autres sciences humaines, comme la sociologie ou la psychologie par exemple, ne sont cependant pas très nettes. Les premiers modèles anthropologiques[1] s'étaient enracinés dans l'imaginaire collectif, au point que certains parlent encore à notre époque de « tête d'assassin », comme si les « expressions » du crime — et en son temps de la folie — se lisaient sur le visage[2].

De son côté, la psychiatrie a eu aussi recours à des tentatives d'explications scientistes et fatalistes, aujourd'hui heureusement abandonnées. Magnan, grand aliéniste par ailleurs, s'était montré un ardent défenseur d'une *théorie de la dégénérescence* — inspirée de Morel — dont l'idée directrice était qu'il existait des « stigmates constitutionnels » (physiques et psychiques) chez des individus « dégénérés », comme si ces derniers régressaient à un stade évolutif antérieur (Darwin). Ainsi que le rappelle A. Hesnard en 1924 dans son ouvrage « *Les psychoses et les frontières de la folie* », cette vision du malade est stérile, défaitiste et surtout erronée : « *[...] une telle théorie, infiniment extensive, n'explique rien. Elle tend à englober dans la* « dégénérescence » *— conception plus symbolique que scientifique — non seulement presque toutes les folies évidentes et graves de cause inconnue, mais tous les faits psychologiques et même morphologiques qui s'écartent de la normale ; et cela en vertu d'une analogie, métaphorique plutôt que réelle, entre certaines anomalies du développement corporel et les innombrables variations du développement*

1. Les premiers modèles anthropologiques ne s'appelaient évidemment pas ainsi. L'idée de rechercher, au besoin par la dissection de cadavres, des différences anatomiques entre criminels et non-criminels n'est pas nouvelle : elle remonterait (au moins) à Alcméon de Crotone, médecin grec du Ve siècle avant J.-C. Les traités de criminologie citent également Blanco, à Padoue, au XVIe siècle. Della Porta, en 1640, crut faire un parallèle entre la face de certains criminels et celle d'animaux sauvages...

2. Cette théorie de « stigmatisation faciale », si l'on peut dire, de la criminalité constitue un stéréotype tenace auto-entretenu par le « look », les habitudes vestimentaires, de certaines bandes de loubards qui éprouvent le besoin de se reconnaître ainsi (identité de groupe par marginalisation sociale).

mental : deviennent des "dégénérés" tous ceux qui sont reconnus porteurs de malformations du côté de leurs oreilles ou de leur palais, tous les pervers sexuels, la plupart des criminels, à la rigueur les vicieux et les sujets qui apparaissent à la masse de leurs semblables comme des originaux... » De nombreux auteurs ont également dénoncé le pseudo-scientifisme pervers non seulement de cette théorie mais aussi de toutes celles qui mettaient en avant l'agressivité comme instinct primaire et donc nécessaire (éclipsant ainsi l'importance du contexte et du transactionnel tant dans la dynamique criminelle que dans celle victimelle).

Sur un sujet aussi délicat, car trop facilement polémique, il fallait l'érudition et la finesse de Marc Renneville, historien enseignant l'anthropologie à l'Université Paris VII (Denis Diderot), pour nous faire réfléchir sur les rapports entre la criminologie et l'anthropologie du XVIIe au XXe siècle. Le lecteur pourra également se référer au chapitre IV, § 1.1.2., rédigé par Christian Debuyst.

Vice, vitriol, déviance

M. Renneville

« *S'il n'y a point de liberté, il n'y a point d'action qui mérite la louange ou le blâme ; il n'y a ni vice ni vertu, rien qu'il faille récompenser ou châtier*[1] ».

« *Le vice et la vertu sont des produits comme le vitriol et le sucre...* [2] »

La prise en compte de l'évolution lexicologique des mots « anthropologie » et « criminologie » préviendra ici une rétrospective anachronique en signalant deux écueils. Le premier serait de débuter l'enquête historique avec l'adjectif « anthropologos », qui trouve sa première occurrence dans l'Éthique *à Nicomaque* d'Aristote. Le terme possède en effet une connotation péjorative qui ne renvoie nullement à une volonté de savoir ou au *Gnôthi seauton* (« Connais-toi toi-même ») grec. Le contresens serait d'autant plus fâcheux que cette acception négative perdure dans la langue française jusqu'au XVIIIe siècle où l'« anthropologie » peut encore être chargée d'une dimension théologique en désignant les descriptions anthropomorphiques de Dieu[3]. Le second écueil renvoie symétriquement au terme de « criminologie » car celui-ci est, à la différence du premier, de création fort récente. Sa première occurrence est attestée en 1885 dans un ouvrage du juriste italien Raffaele Garofalo (1852-1934[4]). Il semble donc raisonnable de débuter l'enquête sous l'Ancien Régime, pour noter surtout le contraste avec les siècles suivants.

I. Anthropologie et criminologie sous l'Ancien Régime

La question des rapports entre l'homme et ses crimes se pose d'abord sous l'Ancien Régime. Dans ce que Jean Delumeau définit comme une « *civilisation du blasphème* », l'infracteur n'est pas tant un individu anormal qu'un être faible, qui n'a pas su ou voulu résister aux tentations auxquelles l'inclinaient ses passions. La consultation d'un dictionnaire de la fin du XVIIe siècle montre que le champ sémantique du crime se confond avec celui du péché. Ainsi, dans le Richelet, le criminel est l'individu « *qui a fait un crime, celui qui a commis une faute* », le « crime » signifie une « *faute qui mérite punition* », une « *faute énorme* », des « péchés ». La « faute » est « *une espèce de crime* », un « péché » et la définition du péché renvoie inévitablement à la « faute contre Dieu »... L'article « péché », qui est un peu plus développé que les précédentes définitions, distingue encore trois types de fautes :

- le péché véniel, qui est une faute légère digne de pardon,
- le péché mortel,
- le péché originel, qui est « *le péché du premier homme, qui passe dans tous les autres hommes*[5] ».

La philosophie pénale de l'Ancien Droit correspond à l'enseignement de la théologie morale dispensé aux juristes. Formés sur le triple héritage du droit romain, du droit

1. Denis Diderot, lettre à Landois du 29 juin 1756 in *Correspondance*, Éd. de Minuit, Paris, 1955, t. I, p. 209.
2. Hippolyte Taine, *Histoire de la littérature anglaise*, Paris, Hachette, 1863, vol. I, p. XV.
3. Je renvoie pour une analyse détaillée de l'évolution lexicographique du terme « anthropologie » à l'étude de Claude Blanckaert (1989), « *L'Anthropologie en France. Le mot et l'histoire (XVIe-XIXe siècle)* », Bulletins et mémoires de la Société d'anthropologie de Paris, n.s., t. I, n°3-4, p. 13-44. Sur le terme « criminologie », voir par exemple Marc Renneville (1994) : « *L'anthropologie du criminel en France* », Criminologie, vol. 27, n°2, p. 199-202.
4. GAROFALO R. (1885) : *La criminologie (étude sur la nature du crime et la théorie de la pénalité)*, Alcan, Paris.
5. RICHELET P. (1680) : « *Dictionnaire français, contenant les mots et les choses, plusieurs nouvelles remarques sur la langue française etc.,* » Genève, Chez J.H. Widerhold, 2 vols. Articles : « crime », « criminel », « faute, « péché ».

canonique et de la théologie enseignés à l'Université, les magistrats de l'Ancien régime ne se sont guère intéressés à la question du passage à l'acte[1]. L'analyse théorique de l'acte volontaire et de ses causes lointaines ne relèvent pas de la compétence des criminalistes qui entérinent sans les discuter la notion de libre-arbitre des infracteurs, la légitimité du châtiment et le droit de punir que les princes tiennent de Dieu. Dans cet univers mental, le criminel qui passe à l'acte réitère le geste profanateur d'Adam. Bien que chaque chrétien soit habité par l'idée du mal, celui qui succombe à son appel le fait en toute liberté, avec toute sa raison et donc en pleine responsabilité sauf cas de folie ou d'individu impubère. Ni la prédestination calviniste ni le jansénisme gallican n'ont un écho suffisant en France pour ébranler le dogme du libre-arbitre qui est à la base de la pratique pénale de l'Ancien Régime. La contestation de ce principe ne vint donc pas des querelles théologiques mais des réformateurs des Lumières, souvent critiques envers l'église et la justice pénale.

Alors que l'agitation parlementaire gronde et que la critique philosophique mine lentement au XVIIIe siècle les fondements de la monarchie en critiquant ouvertement ses institutions et ses principes, alors que la déchristianisation gagne lentement et par à coups la société française, la représentation sociale de l'infracteur véhicule l'esprit de contestation. Les écrits de Montesquieu (1689-1755) et plus encore ceux de Voltaire (1694-1778), Jean-Jacques Rousseau (1712-1778), Cesare Beccaria (1738-1794) etc., alimentent un courant de pensée que l'on peut qualifier d'« idéalisme juridique ». Cet idéalisme juridique pose que l'origine de la criminalité n'est pas à chercher dans les mœurs, qui seraient d'avance et définitivement corrompues par l'héritage du péché originel mais plutôt dans les institutions — terrestres — qui sont mal faites. Le diagnostic de corruption glisse ainsi des sujets aux institutions. Fait essentiel. Fait transitoire surtout, car si la Révolution de 1789 applique avant la Terreur certains principes de l'idéalisme juridique (codification, principe de légalité et d'adoucissement des peines), la République thermidorienne et le Premier Empire en reviennent très vite à une étiologie individualiste qui rejette toute responsabilité de la société dans la criminalité.

Parallèlement à cette évolution de la représentation sociale du criminel et de la criminalité, l'anthropologie est peu à peu annexée au savoir médical. Dès le XVIIe siècle, Jean Riolan consacre ce déplacement en utilisant le terme d'« anthropologie » comme synonyme d'anatomie descriptive. L'anthropologie devint ainsi à la fin du XVIIIe et au XIXe siècle, dans une perspective naturaliste et comparatiste, une « histoire naturelle » de l'homme et de ses différentes races.

II. Aux origines d'un modèle médical : la phrénologie

La phrénologie est dans ce nouveau contexte la première théorie scientifique à revendiquer dès le début du XIXe siècle l'application de ses principes à la compréhension du passage à l'acte des infracteurs. Si ce n'est pas le lieu d'en retracer l'histoire dans toutes ses nuances et ses contradictions, il faut rappeler au moins ici ses principaux postulats. François-Joseph Gall (1758-1828), qui en fut le premier théoricien, était un médecin qui se spécialisa rapidement sur l'étude de l'anatomie et de la physiologie du cerveau. Pratiquant l'anatomie comparée entre les cerveaux d'animaux et d'hommes d'une part, et l'analyse psychologique des animaux et de ses contemporains d'autre part, Gall défendait une nouvelle « physiologie de l'esprit » (il n'emploie jamais lui-même le terme de phrénologie), qui reposait sur les propositions suivantes :

- Le cerveau est l'unique siège de tous les phénomènes de la vie psychique de l'homme.
- On peut distinguer dans le cerveau de l'homme 27 régions qui correspondent à des penchants, facultés et talents innés. Certains penchants sont communs aux animaux et aux hommes, d'autres sont spécifiques à l'espèce humaine (la sagacité comparative, le sens de la religion, de la poésie etc.). L'éducation peut jouer un rôle dans l'équilibre et la force des penchants mais cette modulation est impossible dans les couches sociales ne recevant pas l'instruction et l'éducation nécessaire.
- Le degré d'activité de ces penchants et facultés est directement lié au développement de l'organe (aire cérébrale) qui en permet l'expression.

1. LAINGUI A. (1983) : « *L'homme criminel dans l'ancien droit* », Revue de science criminelle et de droit pénal, nlle série, n°1, p. 15-35. A. Laingui et Lebigre (1979) : *Histoire du droit pénal*, vol. I., p. 26, Cujas, Paris.

■ Les saillies et les méplats du crâne étant l'expression du développement des organes sous-jacents, l'évaluation des penchants et des facultés de chaque individu est accessible au regard savant. Cet examen est la crânioscopie, appelée à un bel avenir durant tout le XIXe siècle dans les cabinets de voyance.

Gall ne se contentait pas — c'était déjà beaucoup — d'entrer directement en conflit avec la *tabula rasa* d'un sensualisme qui avait fait les beaux jours du XVIIIe siècle : il prétendait détrôner la métaphysique et la philosophie dans leur monopole de la connaissance de l'homme. Grâce à la phrénologie, il espérait faire l'inventaire des déterminations physiologiques du comportement humain. L'étude du crâne des individus pouvait donner les raisons de leurs actes. Ainsi, il existait un penchant au vol, qui n'était que le développement exagéré d'un instinct de propriété commun aux hommes et aux animaux. De même, le médecin avait identifié un instinct carnassier, dépendant d'une « *force primitive innée, par conséquent une qualité fondamentale résultant d'une partie cérébrale particulière, placée immédiatement au-dessus des oreilles, chez la plupart des carnassiers et omnivores*[1] ». Dans ce système, la notion de liberté était évidemment mise à rude épreuve mais contrairement à ce que l'on a parfois affirmé, Gall admettait une liberté morale dont il subordonnait simplement l'exercice au développement harmonieux et équilibré des différents penchants. Il n'y avait donc pas chez lui de fatalisme déterministe car grâce aux dispositions et aux facultés qui lui étaient spécifiques, l'homme pouvait fixer son attention sur ses impulsions (sa partie animale) et en contrebalancer les influences par d'autres motifs. « *Il suit ainsi de notre doctrine, écrit Gall, que toutes les fois qu'un* ***homme sain et bien organisé*** *a voulu une chose, il aurait pu en vouloir une autre contraire à la première, non pas sans motif, ce qui serait absurde, mais en se donnant des motifs autres que ceux qui l'avait déterminé*[2] ». Reste que beaucoup de criminels, précisément, n'étaient pas « sain et bien organisé ». Pour porter un jugement équitable sur l'action d'un infracteur, il fallait donc prendre en considération toutes les « circonstances tant intérieures qu'extérieures au milieu desquelles s'est trouvé celui qui l'a commise ». La philosophie pénale de Gall annonçait ainsi le positivisme : il fallait juger non plus seulement en fonction de la gravité des actes mais en fonction des individus qui les commettaient. Il fallait mettre hors d'état de nuire les incorrigibles et éduquer les autres.

Enseignée à Paris dès 1808, la théorie de Gall trouve des défenseurs en France jusqu'en 1850 environ. La phrénologie fut toujours une science très controversée mais l'intensité et la durée même du débat qu'elle suscita dans les cercles académiques et culturels sont l'indice qu'il se joua dans cet affrontement quelque chose de décisif pour la criminologie à venir. Gall et ses successeurs défendirent en effet un certain nombre de propositions qui structurent l'approche biologique du phénomène criminel. Ces thèmes sont récurrents au XIXe siècle et perdurent encore en notre propre fin de siècle :

■ Le matérialisme. Celui-ci joua un rôle de déclencheur initial dans la tempête qui s'abattit sur la phrénologie. C'est pourtant ce matérialisme qui est à la base des sciences du XXe siècle, le plus souvent d'une façon implicite, tant il est maintenant l'objet d'un large consensus...

■ L'induction pour méthode. Là encore, Gall est plus proche de la science contemporaine que d'un docteur Cerise qui affirme aux étudiants de la faculté de médecine de Paris que le critérium de vérité n'est pas à chercher dans les faits mais dans les principes de la morale chrétienne[3]...

■ Le déterminisme biologique, discuté de nos jours mais qui jouit toujours d'un certain prestige et guide les recherches d'un nombre important de criminologues.

■ L'idée que le crime est un héritage animal, défendue par l'éthologie contemporaine.

■ La théorie des localisations cérébrales et la possibilité de trouver dans le cerveau l'origine des comportements agressifs, défendue par certains neurobiologistes contemporains.

---

1. GALL F.J. & SPURZHEIM J.G. (1810-1819) : « *Anatomie et physiologie du système nerveux en général et du cerveau en particulier (Avec des observations sur la possibilité de reconnaître plusieurs dispositions intellectuelles et morales de l'homme et des animaux, par la configuration de leurs têtes)* », p. 185, F. Schoell, Paris.
2. *Ibid.*, vol. II, p. 131-132. Je souligne.
3. CERISE L. (1836) : « *Exposé et examen critique du système phrénologique, considéré dans ses principes, dans sa méthode, dans sa théorie et dans ses conséquences* », p. XI, Trinquart, Paris.

III. La Belle-Époque de l'anthropologie criminelle

Dans la seconde moitié du XIXe siècle, l'interprétation du criminel comme individu malade n'est plus portée par la seule phrénologie — désormais moribonde — mais par plusieurs théories (dégénérescence, atavisme, folie morale, type professionnel) ainsi que par des anthropologues et des aliénistes qui peuvent s'opposer (Morel, Broca, Lombroso, Lacassagne, Manouvrier, Topinard...). Alors que la théorie de Gall est peu à peu écartée du corpus des savoirs légitimes, on assiste à un accroissement spectaculaire des signes pathologiques de la déviance. Les médecins et les anthropologues ne se contentent plus désormais de tâter les crânes des infracteurs mais ils scrutent minutieusement toutes les parties de leurs corps. L'échec de la phrénologie marque ainsi l'essor de ce que l'on désignera ici comme la période du « grand examen », qui culmine à la Belle-Époque. L'élargissement du champ de l'enquête sémiologique n'avait rien de révolutionnaire en soi. Il était latent depuis le début du siècle et c'est paradoxalement le succès de la phrénologie qui l'avait retardé car les médecins n'avaient jamais renoncé à s'appuyer sur la physionomie des aliénés et des criminels pour étayer leur diagnostic. Notons également que de profonds changements ont affecté les sciences en ce milieu de siècle. Il y a d'abord l'éclatement du paradigme de l'aliénation mentale, qui provoque un infléchissement important des intérêts du savoir psychiatrique[1]. Cet éclatement précède de peu, et ce n'est évidemment pas un hasard, le succès de la théorie de la dégénérescence de B.-A. Morel (1809-1873). Il y a ensuite la percée sensible de l'esprit positiviste dans la philosophie pénale, même chez des hommes qui s'opposent explicitement au système théorique d'Auguste Comte (1798-1857). Toutes les sciences humaines tentent alors de fonder leur légitimité en empruntant le modèle naturaliste. L'indépendance du corps et de l'esprit, la liberté du sujet et l'introspection défendue par la psychologie spiritualiste sont systématiquement attaqués sous le Second Empire. Le déterminisme méthodologique dans l'étude du psychisme est bien exprimé par Taine en 1863 dans sa préface à l'*Histoire de la littérature anglaise.* : « *Que les faits soient physiques ou moraux, il n'importe, écrit le philosophe, ils ont toujours des causes ; il y en a pour l'ambition, pour le courage, pour la véracité, comme pour la digestion, pour le mouvement musculaire, pour la chaleur animale.* ***Le vice et la vertu sont des produits comme le vitriol et le sucre,*** *et toute donnée complexe naît par la rencontre d'autres données plus simples dont elle dépend. Cherchez donc les données simples pour les qualités morales, comme on les cherche pour les qualités physiques...*[2] ». Relevons enfin l'institutionnalisation de la préhistoire, l'essor de l'anthropologie physique et de l'évolutionnisme social. Tous ces facteurs vont favoriser la naissance de l'anthropologie criminelle, qui fera l'objet sous ce nom de sept congrès internationaux entre 1885 et 1911. Dans ces années-là, Corre, Cumont, Dallemagne, Heger, Bordier, Lacassagne, Lombroso, Manouvrier, Orchanski, Ten Kate, Pawlowsky, etc., procèdent à de nombreuses analyses anthropométriques sur les criminels. Le *Bulletin de la société d'anthropologie de Paris*, mais aussi les revues des sociétés d'anthropologie de Lyon, Bordeaux, Bruxelles, publient dans un premier temps des études sur les crânes de criminels. Insensiblement toutefois, on délaisse l'approche purement crâniométrique pour se concentrer sur la pathologie du cerveau. Il faut avouer que les premiers résultats de crâniométrie sont passablement contradictoires et la plupart des anthropologues concèdent assez rapidement que s'il existe des différences entre les crânes de criminels et d'honnêtes hommes, celles-ci ne peuvent être que minimes. Schématiquement là encore, on peut noter que cet âge d'or de l'anthropologie criminelle voit plusieurs thèses s'opposer :

- celle du criminel-né atavique, épileptique et fou moral de Lombroso,
- celle du criminel dégénéré (Morel, Magnan, Féré, Garnier...),
- celle du criminel comme type professionnel (Tarde, Topinard),
- celle du criminel lié à des couches socio-cérébrales (Lacassagne).

C'est dans cette grande vague d'études anthropométriques que se situe l'œuvre d'Alphonse Bertillon (1853-1914). Combinant les acquis de l'ostéologie et de la statistique,

1. Je fais allusion ici à une interprétation formulée dans les récentes publications de G. Lantéri-Laura. Voir par exemple « *La sémiologie de J.-P. Falret* », Perspectives psychiatriques, 1984, n°96 ou encore la préface à la réédition de Jean-Pierre Falret, « *Des maladies mentales et des asiles d'aliénés* », Paris, Sciences en Situation, 1994 (1864), 2 vols.
2. Hippolyte Taine (1863) : *Histoire de la littérature anglaise*, vol. I, p. XV, Hachette, Paris. Je souligne. Cette phrase sera citée en épigraphe dans *Thérèse Raquin* de Zola (1868).

discipline dans laquelle son père est passé maître, Bertillon propose en 1879 à la préfecture de police d'élaborer un fichier anthropométrique des inculpés afin de confondre les récidivistes[1]. La gloire du « bertillonage » est l'identification en 1892 de l'anarchiste Ravachol/Koenigstein. Si cette méthode n'a pas survécu à la dactyloscopie, plus rapide, plus sûre et plus efficace (on peut reconnaître un coupable dès l'examen des lieux du crime), le prestige dont elle est auréolée dans les vingt dernières années du XIXe siècle profite à l'anthropologie criminelle. Le portrait parlé de Bertillon ne semble être que l'une des applications possibles de la nouvelle science.

L'approche anthropologique persista en France jusqu'au début du XXe siècle et en 1906, le médecin-anthropologue Alexandre Lacassagne affirmait encore dans un article de synthèse que « *tout le monde est d'accord pour admettre qu'on retrouve fréquemment chez les criminels, particulièrement chez ceux dont l'hérédité est très lourde, des anomalies physiques*[2] ». De fait, ses *Archives d'anthropologie criminelle* accueillaient depuis 1886 de nombreux travaux proposant d'analyser la criminalité en termes de dégénérescence et d'influences sociales négatives (relâchement des mœurs et du système répressif, mauvaise influence de la presse, de l'alcoolisme, du métissage etc.). Si l'on se refusa généralement en France à admettre l'existence d'un *homo criminalis* en tant que « type anthropologique », sous-variété de l'espèce *homo honestus*, on défendit en revanche celle d'un « type professionnel ». Même un sociologue comme Gabriel Tarde accrédita l'hypothèse en affirmant que la physionomie d'un individu, son allure corporelle, et ses gestes étaient « *les meilleurs signes où se décèle à un œil exercé le virus criminel inoculé à quelques cellules cérébrales*[3] ».

La rupture entre cette étiologie qui supposait un rapport entre l'acte criminel et la constitution organique de l'individu fut posée d'une manière tranchée par Émile Durkheim, qui refusait dans *Les règles de la méthode sociologique* (1894) d'expliquer un fait social (le crime) par un fait biologique (l'organisme de l'infracteur). Ce refus de principe annonçait un déplacement dans le questionnement car Durkheim s'intéressait moins à la question du passage à l'acte qu'à l'étude de la criminalité comme instrument de régulation sociale.

IV. Une thématique persistante

Cette rupture « épistémologique » n'eut qu'une efficacité très brève et pour tout dire très relative. Son application se limita aux disciples directs de Durkheim et elle n'enraya nullement la poursuite des recherches bio-anthropologiques cherchant à caractériser toute ou une partie de la population criminelle. Il n'est pas possible de passer en revue ici tous les travaux l'école de Graz, les recherches sur les jumeaux homozygotes, sur le déséquilibre de la balance hormonale, sur l'épilepsie et les applications faites en neurochirurgie par les américains Vernon H. Mark et Frank Erwin dans les années 70. On se contentera donc de relever ceux qui suscitèrent un assez large débat dans la communauté scientifique, comme la théorie des « perversions instinctives » d'Ernest Dupré (1862-1921), les recherches de l'américain Earnest Albert Hooton (1887-1954), qui enseigna l'anthropologie à Harvard de 1913 à 1930[4], la morpho-caractérologie de Kretschmer puis la somato-typologie de William Herbert Sheldon (1898-1977) et des époux Glueck, la théorie de l'inadaptation biologique du suédois Olof Kinberg, celle de la constitution « délinquantielle » de Benigno Di Tullio, les travaux dans les années soixantes sur le syndrome de Klinfelter et ce que l'on appellera rapidement le « chromosome du crime », les remous suscités par la sociobiologie d'Edward O. Wilson dans les années 80 et le retour actuel d'une perspective génétique et neuro-

1. Sur la méthode du portrait parlé, voir par exemple Alphonse Bertillon (1886) : « *De l'identification par les signalements anthropométriques* », Archives d'anthropologie criminelle, p. 193-223. Sur Bertillon, voir Jürgen Thorwald (1967) : *La grande aventure de la criminologie*, p. 10-37, A. Michel, Paris.

2. LACASSAGNE A., MARTIN E. (1906) : « *État actuel de nos connaissances en anthropologie criminelle pour servir de préambule à l'étude analytique des travaux nouveaux sur l'anatomie, la physiologie, la psychologie et la sociologie des criminels* », Archives d'anthropologie criminelle, p. 104-114 (p. 109).

3. TARDE G. (1888) : « *La criminologie* », Revue d'anthropologie, p. 521-533 (p. 522).

4. La controverse était déjà forte aux États-Unis dès les travaux de Hooton. Il suffit pour s'en convaincre de se reporter aux revues très critiques de ses livres *Crime and the Man* (1939) et *The American Criminal : An Anthropological Study* (1939). Voir par exemple Edwin Sutherland dans le Journal of Criminal Law and Criminology, vol. XXIX, mars-avril 1939, p. 911-914 et Robert K. Merton & M.F. Ashley Montagu (1940) : « *Crime and the anthropologist* », American Anthropologist, vol. 42, p. 384-408.

biologique. Cette liste — non exhaustive — reste ouverte, ce qui ne veut pas dire pour autant que les travaux précités soient équivalents. Si leur point commun est bien d'accorder quelque crédit à une détermination plus ou moins importante des facteurs biologiques dans la production de la criminalité, il faudrait consacrer un développement détaillé à chacun d'eux pour avancer une interprétation équitable. On ne développera pas non plus, faute de place, les dérives interventionnistes que certaines théories ont pu provoquer mais on ne peut passer sous silence cette réalité car de la sentence à durée indéterminée à l'élimination physique en passant par l'eugénisme et certaines pratiques neurochirurgiques controversées, l'approche anthropologique a fait, elle aussi, des victimes.

Conclusion

L'équivoque du courant bio-anthropologique est de chercher des relations de causes à effets entre des caractères biologiques et des comportements dont la seule définition est juridique. L'aporie d'une telle démarche a été relevée à maintes reprises dans le passé. S'il est vrai pourtant que la mesure des infracteurs s'est bien souvent réduite à une mesure des préjugés, les sciences contemporaines n'ont pas abandonné toute perspective naturaliste. L'offensive actuelle des recherches génétiques et neurobiologiques sur le terrain de la criminalité montre qu'il existe en criminologie un paradigme d'explication biologique qui s'inscrit dans la longue durée. Si le temps de l'anthropométrie semble désormais révolu, la biologie du crime a encore de beaux jours devant elle parce qu'elle s'ancre dans une représentation de la déviance qui trouve ses conditions de rationalité dans l'institution judiciaire. C'est bien parce que la question de la gestion de la déviance est éminemment politique que l'on a pu espérer (et que l'on espère encore parfois) pouvoir l'objectiver par le recours à l'analogie naturaliste. Fonder l'étiologie de la déviance dans l'organisme individuel, ce n'est pas seulement rejeter la faute sur l'individu, c'est surtout normaliser un phénomène qui trouve sa définition dans un discours normatif. Il convient donc d'établir une distinction entre l'apport théorique et pratique de l'anthropologie à la criminologie. Sur le plan théorique et sur celui de l'étiologie de la criminalité, l'anthropologie criminelle comme modèle explicatif du passage à l'acte est restée très en deçà de ses prétentions initiales. La contribution de l'anthropologie à la criminologie pratique est en revanche beaucoup plus nette, en particulier dans le domaine de la médecine légale et de la police scientifique (analyse ostéologique et sanguine, empreintes digitales, génétique, etc.). L'apport reste donc foncièrement ambigu puisque les succès pratiques portent sur la reconnaissance individuelle et non sur la caractérisation anthropologique de la population criminelle. Plus la première avance et plus l'espoir d'atteindre la seconde s'éloigne…[1].

---

1. Outre les références citées dans le texte, on pourra se reporter pour une histoire générale de la criminologie, à Christian Debuyst, François Digneffe, Jean-Michel Labadie et Alvaro P. Pires (Eds.), *Histoire des savoirs sur le crime et la peine*, Presses Univ. de Montréal, Presses Univ. d'Ottawa, De Boeck Université, 1995-96, 2 vols. Pour un aperçu historique centré sur la criminologie française, à Laurent Mucchielli (Éd.), *Histoire de la criminologie française*, Paris, L'harmattan, 1995. Pour une revue critique des publications allant des travaux de Goddard à la neurochirurgie par stéréotaxie de Vernon & Mark en passant par la fameuse affaire du « chromosome du crime », aux articles déjà anciens de Douglas Biklen, « Myths, mistreatment and pitfalls : mental retardation and criminal justice », *Mental Retardation*, vol. 15, 1977, n°4, p. 51-57 ; Lee S. Coleman, « Perspectives on the medical research of violence », *American journal of orthopsychiatry*, vol. 44, 1974, n°5, p. 675-687 ; Alberta J. Nassi & Stephen I. Abramowitz, « From phrenology to psychosurgery and back again : biological studies of criminality », *American Journal of Orthopsychiatry*, vol. 46, n°4, 1976, p. 591-607 ; J.P.Scott, « Biology and Human Aggression », *The American Journal of Orthopsychiatry*, New York, 1970, vol. 40, p. 568-576 (34 ref). Clarence R. Jeffery, *Biology and Crime*, Londres, Sage Publications, 1979 ou encore à Sanford & H. Kadish (eds.), *Encyclopedia of Crime and Justice*, 4 vols. New York, The Free Press. Bien sûr, tous les manuels de criminologie un tant soit peu historique abordent la question. On ne peut les citer tous ici. Celui de George B. Vold & Thomas J. Bernard, *Theoretical criminology*, Oxford, OUP, 1986 (1958) est un classique. Dans les pays francophones, c'est le « Gassin » qui fait référence : Raymond Gassin, *Criminologie*, Dalloz, 1990 tandis que le livre de Jacques Léauté garde la préférence de beaucoup de juristes : J. Léauté, *Criminologie et science pénitentiaire*, PUF, 1972. Pour une approche plus philosophique, on préférera David A. Jones, *History of criminology (A Philosophical Perspective)*, Londres, Greenwood Press, 1986. La recherche d'Isabel Rennie sur le concept d'infracteur dangereux est nettement plus exhaustive (I. Rennie, *The search for criminal man*, Lexington, Lexington Books, 1978) mais le seul ouvrage entièrement écrit à partir de données de première main est à ma connaissance celui de Arthur A. Fink, *The Causes of Crime : Biological Theories in the United States : 1800-1915*, New York, Barnes & Cie, 1962 (1938). Le meilleur livre sur les théories récentes de l'approche biologique de la criminalité reste probablement le collectif (et polémique) de Frank H. Marsh & Janet Katz, *Biology, Crime and Ethics*, Cincinnati, Anderson Pub. Comp., 1985, qui réédite notamment quelques-uns des

3.5. L'ethnologie

Dans une perspective ethnologique, le crime peut se définir comme étant une atteinte grave aux valeurs collectives du moment[1], ces dernières pouvant elles-mêmes représenter « ce qui compte le plus pour une société donnée, à une époque donnée » ; d'où dans ces conditions la *relativité* des actes criminels selon les cultures : « *Chaque groupe humain [...] a sa criminalité propre. On sait que tel genre de crime peut apparaître au cours de l'histoire et même réapparaître sous [des] formes plus évoluées, selon, par exemple, le genre d'existence, les mœurs et coutumes, le niveau de civilisation des groupements humains. Il n'y a pas de société sans crime* » écrivait en effet A. Hesnard[2], et G. Devereux ajoutait[3] : « *le crime n'est, en définitive, que ce que la culture reconnaît pour tel.* » Tel acte, apparemment anodin, pourra être sévèrement puni lorsque le contexte changera (le vol de nourriture, par exemple, ne revêt évidemment pas la même importance en temps d'opulence et en temps de disette). À l'inverse un acte autrefois gravement sanctionné (pensons au braconnage, puni de mutilation ou parfois de mort, à l'époque de la féodalité) peut se voir banalisé voire parfois encouragé.

Les véritables travaux d'ethnocriminologie sont rares[4], car il est particulièrement difficile d'étudier dans les sociétés archaïques le phénomène criminel, avec nos critères actuels, totalement

---

articles mentionnés ci-dessus. L. Taylor adhère pour sa part au déterminisme génétique et biologique de la criminalité et il a recensé tous les travaux récents qui confirment cette thèse : Lawrence Taylor, *Born to crime*, Londres, Greenwood Press, 1984. Le célèbre livre de James Q. Wilson & Richard J. Herrnstein, *Crime & human nature (The definitive study of the causes of crime)*, New York, Simon & Schuster Inc., 1985, laisse également une place aux facteurs génétiques au sein d'une approche multifactorialiste qui ressemble à s'y méprendre aux travaux des positivistes de la fin du siècle dernier... Pour une recension plus large — neutre cette fois-ci — des comptes rendus de recherches publiés dans les années soixante-dix, on consultera la bibliographie établie par l'Institut national de la justice américaine : *Criminal Violence. Biological Correlates and Determinants*, U.S. Departement of Justice, 1981. Encore cette bibliographie ne se cantonne-t-elle qu'aux comptes rendus de recherches parus en langue anglaise. Pour compléments et mises à jour périodiques de ces références, il faut mentionner la base de données NCJRS, disponible sur CD-ROM (éditée à Rockville, USA par le Service national de la justice criminelle). Cette base de données informatisée offre l'avantage de ne pas négliger totalement, comme c'est encore souvent le cas pour ce genre d'outils, les travaux en langue étrangère. Notons pour finir que les recherches sur les déterminants biologiques de la criminalité réactivent périodiquement la controverse avec leurs incidences sur le plan judiciaire. Les revues de vulgarisation scientifique ne manquent jamais de s'en faire l'écho. Pour un exemple récent, voir Richard M. Restak, « See no Evil », *The Sciences*, New York, juillet-août 1992, p. 16-21.

1. Emile Durkheim qualifiait de criminel l'acte qui offensait les valeurs fortes et définies de la conscience collective. Cette conception philosophique et sociale du crime relativise évidemment ce dernier en fonction du contexte socio-culturel de l'époque. Devient alors crime ce qui est considéré comme tel par le législateur, selon une échelle de gravité des transgressions à la loi pénale (cette même loi qui évolue en fait suivant la propre évolution des mœurs, qu'elle recherche à « encadrer » avec le minimum de décalage possible avec la quotidienneté que vivent les individus). [On pense à Binet définissant l'intelligence par ce que mesurait son test !] C'est dans cette mesure qu'il devient possible de se demander si le concept de crime existe vraiment en lui-même, ou s'il n'existe que par rapport au jugement social. [Cf. ALBERNHE T., ALBERNHE K. (1996) : « *Quelques réflexions d'ethno-criminologie psychiatrique* », in : « *Schizophrénie et ethnologie* », Revue *Prise en charge de la schizophrénie*, 6, Diamant, Paris].

2. HESNARD A. (1963) : *Psychologie du crime*, Payot, Paris.

3. DEVEREUX G. (1970) : *Essais d'ethnopsychiatrie générale*, Gallimard, Paris.

4. Un exemple de société archaïque étudiée sous l'angle de l'ethnocriminologie a été la peuplade des Andamans, dans les îles du golfe du Bengale (travaux de A.R. Radcliffe-Brown, 1964-1968). Le pouvoir y était détenu par les chefs de famille, chargés de faire appliquer des « lois morales », garantes de la pérennité du système, et se confondant avec l'idéologie religieuse.

intransposables dans un milieu dépourvu de technologie véritable, dans lequel la culture est basée sur une transmission orale, et où les places et les tâches de chacun sont régies par la lignée et la coutume[1].

Paul Martino, neuropsychiatre, psychanalyste, chargé de cours d'ethnopsychiatrie à l'Université de Bordeaux II, se souvient d'une mission délicate d'expertise psychiatrique pénale qu'il avait eue à gérer et nous livre son analyse de la situation, avec un recul d'une trentaine d'années : au-delà de la difficulté spécifique de cette expertise, il rappelle la fonction régulatrice des systèmes de représentation et s'interroge sur les conditions et les effets possibles de leur défaillance.

Psychiatre-expert : mission impossible. À propos du meurtre d'un sorcier

P. Martino

La prise en compte des données culturelles vient toujours peser, peu ou prou, sur le travail d'expertise psychiatrique, le plus souvent comme apport signifiant pour une meilleure compréhension d'un acte et donc une décision mieux argumentée quant à la responsabilité pénale. Sur ce plan-là, toutes les sociétés fournissent leur lot de particularités et de surprises ; et si la réflexion s'en trouve enrichie, l'évaluation plus fine, l'essentiel du travail d'expertise reste sauvegardé.

Lorsque cet exercice, déjà fort délicat en soi, vient à se déployer au sein des Sociétés dites traditionnelles, le praticien rencontre des embarras tellement complexes qu'il vient à douter de ses outils conceptuels mêmes, rendant ainsi bien difficile une position claire quant au diagnostic, la responsabilisé pénale et une éventuelle indication thérapeutique. À cette aune-là, et sans avoir conscience de faillir à sa mission, il peut être conduit plus qu'ailleurs à privilégier le versant culturel d'un acte, dans une visée plus respectueuse du Sujet pris dans son groupe social que de l'orthodoxie psychiatrique.

L'histoire de M. C., bien qu'ancienne déjà[2], illustre un très grand nombre de situations semblables, cet entrelacs fragile et complexe où se trouvent aux prises psychiatre-expert, inculpé-patient, société-Justice.

Cet homme avait 50 ans quand il nous fut confié, à fin d'expertise, par un Juge de Dakar. Il était emprisonné depuis quelques semaines, en attente de jugement, pour avoir mortellement blessé, à coups de couteau, un voisin, et blessé plus légèrement son épouse qui s'interposait.

Les arguments tenus par cet homme après les faits avaient fini par intriguer assez pour motiver une demande d'expertise aux psychiatres de Fann[3] par ailleurs également experts en matière de psychiatrie transculturelle...[4] Pour l'essentiel, notre homme affirmait avoir agi pour protéger sa fille de

1. La société n'étant pas paysanne, il n'existe pas de « droit du sol ». Le commerce y est rudimentaire, la subsistance venant du butin de la chasse ou de la pêche et du grappillage des fruits. La vie sociale de la communauté paraît repliée sur elle-même, avec des contacts très défensifs avec les autres sociétés voisines. La médecine par les plantes, d'inspiration holistique, est en tel décalage avec ce que nous connaissons actuellement en Occident qu'il nous est presque impossible de se faire une idée des résultats qu'elle peut donner. Le recours à un sorcier-guérisseur est habituel. La folie a une explication surnaturelle, et signe souvent une « possession », un envoûtement par les « mauvais esprits » que le sorcier chassera par sa transe. La vision du monde est en effet globale, avec un recours à l'animisme constant. La vie résulte d'un equilibre régi par les forces surnaturelles, et tout ce qui vient contrarier ce misonéisme philosophique et social est vécu comme dangereux, menaçant, et doit être exclu s'il ne peut être détruit. Le criminel, « élément perturbateur » du groupe, est donc éliminé par l'exil de la communauté, par son exclusion sociale, punition suprême pour qui ne vit justement que par et pour le groupe. L'intégration sociale constituant le facteur déterminant de survie, l'individu, s'il est marginalisé par le groupe, ne peut guère survivre seul longtemps. Les règles, parfois très rigoureuses, ne concernant en général qu'un petit groupe d'individus (famille, clan, camp ou tribu), ne sont applicables qu'au sein même de ce groupe d'appartenance, et semble laisser indifférents à ce qui advient ailleurs : les affaires se règlent de manière « interne », selon leur gravité (le vol de nourriture n'aura pas le même sens que celui d'un objet religieux, la violation d'un tabou sexuel aura des conséquences « punitives » différentes selon le contexte : temps de guerre ou de paix, viol de prisonnier, endo- ou exogamie, etc.). Le concept de responsabilité diffère du nôtre, dans la mesure où la responsabilité est souvent collective et peut toucher aussi les animaux (à cause des croyances lycanthropiques, par exemple). Le « procès » est toujours effectué dans un contexte passionnel, et peut déboucher sur des châtiments corporels particulièrement cruels. Il est possible de supposer que, chacun connaissant chacun, les transgressions des règles sont aussitôt détectées et les déviants presque toujours identifiés (même si le recours s'avère fréquent en matière de détermination de la preuve).

2. MARTINO P., ZEMPLENI A., COLLOMB H. (1965) : « *Délire et représentations corporelles : à propos du meurtre d'un sorcier* », Psychopathologie africaine, I, 1, 151-157.

3. Centre Hospitalier de Fann à Dakar, service de psychiatrie du CHU – Professeur Henri Collomb.

4. COLLIGNON R. (1978) : « *Vingt ans de travaux à la clinique psychiatrique de Fann.* », n° spécial de *Psychopathologie africaine*, vol. XIV, n°2-3.

15 ans d'une mort certaine : leur voisin, soupçonné d'être Doëm, *i.e.* sorcier-antropophage[1], l'avait délibérément choisie comme proie et refusait de lâcher prise malgré les suppliques de son père. Celui-ci, devenu meurtrier, prétendait même, du fond de sa cellule, que l'épouse blessée, également sorcière, essayait vainement de le dévorer, la nuit venue, en prenant l'apparence de carnassiers divers (lion, vautour, etc.).

Notre rencontre fut des plus simples et fort banale. Cet homme d'âge mûr, bon père, bon mari, bon ouvrier, bon musulman, était très honorablement connu et respecté, exempt d'antécédents médicaux ou médico-légaux. Il nous raconta fort calmement son histoire avec la pointe d'amertume et de tristesse qui sied à une position douloureuse de prisonnier innocent. Non qu'il voulait nier les faits, mais il les justifiait avec la plus parfaite cohérence : sa fille cadette, F. âgée de 15 ans, s'était querellée « au robinet » du quartier avec une jeune voisine, suscitant la juste réprimande du beau-père de celle-ci. Mais, la colère juvénile aidant, les propos s'étaient envenimés et cet homme avait lancé à F., trop impertinente, une menace terrifiante : « *Je vais te donner un mal, et tu ne reverras plus ta mère ni ton père* ». Promesse de mort prochaine, presque immédiatement suivie d'effets saisissants : le soir même, F. gesticulait et criait qu'on voulait l'attraper et la tuer, puis s'enfonçait dans un état d'inertie et de mutisme inquiétant.

M. C. mis au courant de la dispute et de ses conséquences, était rapidement allé demander pardon à ce voisin redoutable. Celui-ci avait accepté de venir au chevet de F. pour un traitement secret sensé la sauver d'une mort programmée. Mais des heures s'étaient écoulées sans changement notable, au contraire !

On avait alerté M. C., le lendemain, à son lieu de travail car « *F. ne voyait plus ; elle était comme morte* ». Il était accouru, s'était précipité chez cet home à ses yeux évidemment responsable, exigé qu'il revienne ; celui-ci, prétextant sa fatigue, avait refusé de se déplacer une deuxième fois, lui conseillant de conduire sa fille au dispensaire : « *Je ne peux plus rien pour elle* ». M. C., hors de lui, l'avait poignardé.

Dans le contexte sénégalais de la presqu'île du Cap vert, la référence à la présence menaçante des Doëm est chose attestée, largement répandue, banale en somme, mais pour autant plus redoutée que jamais ; dans une société profondément modifiée dans ses réseaux et ses modalités de maîtrise de ses dysfonctionnements, dans l'organisation familiale même vouée à une nucléarisation appauvrissant les liens d'assistance et de réassurance, les potentialités agressives moins facilement modulées, le plus fort niveau d'angoisse, font le lit du mal possible, renforcent la crainte terrifiante des Doëm, notamment. À tout moment, l'agression est possible, synonyme d'une mort rapide, que l'on soit dans le voisinage du sorcier ou à des milliers de kilomètres, pourvu que votre substance charnelle et spirituelle constitue pour lui un appât alléchant, à piéger puis à abattre à fin de dévoration (aujourd'hui symbolique) par la société sorcière régie elle-même par les mêmes règles d'échange et d'assistance que la société humaine. Fatalité mortelle de chacun des membres du groupe, fatalité mortifère du pouvoir sorcier entretenant la peur et obligeant à des procédures appropriées de protection, évidemment sans garantie totale d'efficacité.

M. C. connaît parfaitement cet univers de mort ; sa description est sans faille ni incohérence : sa fille F. était bien en danger de mort ! Et nul besoin pour s'én convaincre d'aller consulter celui qui sait ! Ici le Doëm est dévoilé comme tel, sa menace est explicite, les signes d'une agression manifestes. Sans doute faudrait-il s'interroger sur ce que M. C. nous dit des agressions actuelles nocturnes de la femme du Doëm. S'agit-il d'hallucinations ? D'interprétations délirantes ? Avons-nous ici la clef d'une pathologie ? La connaissance approfondie de cette croyance, de cette mise en forme culturelle du conflit, ne nous permet pas de l'affirmer tant cette version des faits est conforme au discours commun et tant la lecture des rêves est faite ici, dans cette culture, au tout premier degré : le sorcier ne connaît aucune limite à son périmètre de chasse ; aucune barrière ne peut enrayer son attaque ; il peut voler, en un éclair, à l'autre bout du monde, prenant alors l'apparence d'un oiseau de proie. Si M. C. peut, en sa prison, lui résister, c'est qu'il a pris soin désormais d'avaler des substances qui rendent la chair amère, impropre à la consommation. Contradictions apparentes qui ne contredisent en rien le discours populaire sur cette sorcellerie.

Quelques éléments particuliers viennent toutefois troubler le canevas très structuré de ce type de représentation collective ou au moins certains de ses éléments organisateurs.

Tout d'abord, il n'est habituellement pas nécessaire d'offenser un Doëm pour être dévoré. Le plus souvent, la proie est totalement innocente. Mais surtout, pour que ce système de représentation garde sa cohérence et par conséquent conserve toutes ses potentialités interprétatives et curatives au sein du groupe, la réponse à l'agression, le recours, et donc le salut, doivent passer nécessairement par ceux-là seuls qui en ont la maîtrise, *i.e.*, et en tout premier lieu, le spécialiste de l'attaque de

1. Le Doëm est un membre de la communauté devenu sorcier par héritage et voué à chasser et abattre des proies humaines destinées à être partagées, obligatoirement, avec les membres de la société sorcière.

sorcellerie, le chasseur de sorcier, le *biledio* ! Il est hors de question de songer contourner cette règle fondamentale ! Et le Doëm fait bien trop peur pour qu'on ose l'affronter. Seul le biledio est en mesure, par des procédures spécifiques, d'interrompre le processus de mort, de découvrir l'agresseur, l'obliger à reconnaître son agression (et donc sa nature sorcière) et l'amener à rendre sa proie[1] ; éventuellement il pourra convaincre le sorcier de renoncer à son pouvoir et même à s'initier au très difficile travail de *biledio*. Ici, au moins, sur ce point primordial du cycle, M. C. a transgressé la règle !

Comment interpréter cette transgression ? Peut-elle nous aider à répondre à l'embarras de la Justice ? Que peut dire, par ailleurs, le groupe social devant ce passage à l'acte totalement contraire à la tradition ? « *Ne faut-il pas avoir perdu la raison pour oser enfreindre de la sorte cette règle intangible ?* » Ou, plus subtilement, quel agent agresseur familier a-t-il pu conduire M. C. à devenir meurtrier, évidemment contre son gré ? Ici, dans notre histoire, « les gens qui savent » n'ont pas explicitement tranché mais le choix de la « folie », exprimé par le groupe, nous renvoie à l'agression par les esprits maléfiques (*djinné* ou *seytané*) importés par l'Islam[2]. Ce même choix, sans mettre en question le registre de la sorcellerie, atténue les risques pour M. C. d'être marginalisé pour cette transgression et protège la femme du sorcier d'une exclusion radicale du groupe[3].

En effet, le diagnostic de « folie » n'a ici aucune connotation ségrégative : elle marque un moment violent, une rupture, un épisode transitoire que tel ou tel thérapeute traditionnel saura gérer et maîtriser. L'acte fou, soulignons-le, est moins le meurtre du sorcier que la prise en charge solitaire des troubles de F. sans passer par le recours du *biledio*. Ces troubles ont bien sûr assez rapidement disparu, confirmant au psychiatre leur nature purement névrotique, tout en apportant leur lot d'ambiguïté sur le plan culturel : la mort du sorcier aurait-elle vraiment sauvé F. d'une mort certaine ?... Le père, trop bouleversé, n'aura sans doute pas su attendre suffisamment pour que le « *fit* » de sa fille, volé, lui soit totalement rendu après la visite du sorcier à son chevet...

Notre intention n'est pas ici de développer au-delà du nécessaire la description de cette modalité particulière, chez les Wolof et les Lebou du Sénégal, de prise en charge de l'agressivité et des conflits. Nous voudrions seulement témoigner de la perplexité de l'expert, proportionnelle d'ailleurs à son degré de connaissance des systèmes culturels.

M. C. ne présentait aucun signe de délire au moment de l'expertise. La dimension passionnelle manifeste n'aurait pu suffire à atténuer la gravité de son acte au regard des motifs attestés de cet acte. Le risque de récidive (contre la femme du sorcier) était socialement contenu par le recours après-coup au *biledio* qui a prescrit des drogues protectrices. F., rappelée à l'ordre du groupe, avait parallèlement contribué à entretenir cette terrible croyance tout en se réassurant de la force protectrice du père ; sa vigilance en serait décuplée ainsi que son allégeance aux règles communautaires.

M. C. convaincu d'avoir sauvé sa fille, supportait mal de croupir dans une prison et aspirait à reprendre au plus vite ses activités professionnelles. Il n'avais pas attendu pour solliciter des siens l'entremise d'un *biledio* pour le protéger, ainsi que sa famille, d'éventuelles agressions. L'ordre était donc revenu ; il sortait même renforcé de cette épreuve et de cette actualisation tragique d'une réalité sorcière tellement redoutée qu'on évite d'en parler sans en travestir préalablement les termes.

Le psychiatre-expert de Fann, lourdement chargé et imprégné par une connaissance approfondie des systèmes traditionnels locaux de la maladie mentale, optait pour une réponse pour le moins ambiguë. En effet, bien qu'intimement convaincu du caractère passionnel irrépressible de cette violence meurtrière, comme de l'absence d'un processus délirant, il avait pris appui sur le discours de M. C. concernant les attaques nocturnes de l'épouse du défunt sorcier présumé, pour évoquer une possible activité délirante actuelle ou en voie d'organisation. Intrigué il est vrai par le non-respect de la règle traditionnelle par M. C., il allait donc émettre un avis comparable à celui exprimé par le groupe, avis seul capable de mettre rapidement un terme à l'emprisonnement et de rendre M. C. à sa famille et à ses activités professionnelles, après un court passage en milieu psychiatrique hospitalier.

À distance de cet épilogue, sans renier cette élaboration subtile et peut-être coupable, ce même ex-« psychiatre-expert » peut poursuivre ou reprendre son questionnement. M. C. et le groupe, à n'en pas douter, ont été satisfaits de son expertise. Mais fût-ce au prix de réduire cette violence à un degré mineur, à un simple avatar d'une croyance obscurantiste qui, de surcroît, occulte et nie la part, la place et même le sens du Sujet ? Accéder à cette place, si tel est le destin, à terme, de tout homme, quelle que soit sa culture, n'est-ce pas la rencontre avec son inconscient et ses forces non moins obscures ? L'expert d'alors avait fait la part belle à « l'inconscient collectif » et n'avait eu aucune curiosité pour l'univers pulsionnel interne de M. C. ; encore moins avait-il proposé un suivi ou un lieu

---

1. Le « fit », *i.e.* l'élan vital de la victime.
2. Tout dysfonctionnement d'un individu donné est toujours référé à une force extérieure au sujet, humaine ou non humaine.
3. Cette exclusion était la règle autrefois quand le *Doëm* désigné, démasqué, refusait d'obtempérer aux règles édictées par le groupe.

de parole... Il n'avait tenu compte que de l'accord manifeste du discours du prévenu avec celui du groupe et pris appui sur cette cohérence pour motiver sa conclusion. Conclusion en forme de compromis, ayant pour visée le refus d'un emprisonnement à contresens de la culture et destructeur du lien social. Ce faisant, avait-il tramnsgressé ses propres cadres ? Était-il trop savant ? Ou trop fasciné par la cohérence des modèles culturels découverts en ce champ ? N'avait-il pas choisi cette réponse pour préserver son confort et sa cohérence interne ? Pouvait-il alors assumer son rôle ?

Ces questionnements à distance ne sont pas obsolètes. Ils se posent tout autant au sein de notre propre culture où la tentation peut être forte de donner une place majeure à la *vox populi* ou bien encore de construire des enchaînements psychologiques savants destinés à expliquer à tout prix un acte de violence, à le rendre compréhensible à tous et donc à en atténuer la prévalence interne et la portée. Après tout, la fatalité sorcière, inhérente à un fonctionnement groupal subi par le sorcier, n'est-ce pas un modèle familier dans nos sociétés industrielles ?

« *Le plus à plaindre n'est pas forcément la victime mais le meurtrier malgré lui, membre d'une société qui dysfonctionne et qui l'a généré* »... La compassion, la compréhension, l'identification projective tiennent lieu ici d'un système de croyance pour le psychiatre-expert grand connaisseur de la psyché et des processus inconscients ; mais connaissance très inégalement partagée par tous les partenaires depuis le coupable jusqu'à la victime, aux collatéraux des deux bords, y compris police et magistrature, à l'opposé des modèles de la société traditionnelle africaine rapportés ici.

Les difficultés naissent bien sûr de ces écarts, et rendent la fonction d'expert problématique. À chacun d'en évaluer, à l'usage, les impasses, les limites, les impossibilités, à l'aune de ses capacités contre-transférentielles, et d'avoir alors, éventuellement, la sagesse d'y renoncer.

3.6. La psychologie et les disciplines apparentées

3.6.1. L'apport de la psychologie génétique

L'innéité, ou pas, du Bien et du Mal est un vieux débat philosophique, clos aujourd'hui. Mairet écrivait[1] : « *Tout dans l'histoire des peuples affirme que ce qui est bien et ce qui est mal, c'est ce que l'éducation apprend à l'homme être tel* », d'où la relativité culturelle de la morale. Déplaçons la question : l'innéité de l'agressivité existe-t-elle, et si oui à quoi sert-elle ? Si l'on admet l'existence d'une « violence fondamentale » (au sens structurel que lui donne Jean Bergeret [cf. I, § 1.1.]), quelle est sa fonction dans le développement psychique de l'enfant ? Comment s'originent l'agressivité et la violence ? Ces questions fondamentales sont ici abordées par Bernard Golse, psychanalyste, professeur de psychiatrie de l'enfant et de l'adolescent à l'Université René Descartes et responsable de l'Unité de psychiatrie infantile à l'Hôpital Saint Vincent de Paul à Paris.

La genèse de l'agressivité et de la violence chez l'enfant

B. Golse

La croissance et la maturation psychiques de l'enfant se situent au carrefour de l'endogène et de l'exogène, c'est-à-dire de l'équipement neuro-biopsychologique du sujet d'une part et de son système relationnel, familial et social d'autre part. À leur exact entrecroisement et ces deux registres doivent donc toujours demeurer soigneusement conjoints dans nos réflexions et nos modèles théorico-cliniques. Ceci pour dire que même pour les processus qui peuvent apparaître comme les plus pulsionnels — et la question de l'agressivité en fait évidemment partie — il ne faut jamais négliger ou sous-estimer l'effet de rencontre. Même les pulsions s'instaurent et se jouent dans le champ de la relation comme y insiste J. Laplanche au sein de sa théorie de la séduction généralisée. Mais déjà, S. Freud parlait du destin des pulsions, et non pas du développement des pulsions, pour souligner que la genèse psycho-affective ne pouvait en aucun cas se concevoir hors relation.

C'est ce que nous aimerions faire ressortir à propos de la genèse de l'agressivité et de la violence.

1. MAIRET A. (1907) : *La responsabilité. Étude psycho-physiologique*, Masson, Paris.

La violence, la haine et l'agressivité dans le cadre du développement

Pour s'en tenir à une conception métapsychologique classique, il est acceptable de dire que la violence, la haine et l'agressivité sont à situer dans le registre du pulsionnel, mais elles sont à situer différemment par rapport à l'objet d'une part et par rapport à l'opposition corps/psyché d'autre part. Quitte à ne pas être suivis par tous, nous proposerions volontiers les distinctions suivantes :

- *La violence*

La violence, comme l'a bien montré J. Bergeret, est à la fois pré-objectale, pré-œdipienne et préambivalente. En ce sens elle est « fondamentale » et probablement fondatrice. Intimement liée à la problématique du narcissisme primaire, elle est naturelle, innée, nécessaire à la survie de l'individu et de l'espèce. On rejoint là une conception de type éthologique développée par K. Lorenz et par d'autres. Retenons qu'elle ne vise aucun objet, qu'elle est prégénitale, se situant en-deçà de la conflictualisation œdipienne et non érotisée, c'est-à-dire sans intrication pulsionnelle avec les mouvements sexuels d'amour et de mort.

Proche de la notion d'emprise, la violence recouvre au fond un « besoin primitif de toute-puissance sous peine d'angoisse de mort » et en outre, un besoin primitif s'exprimant sur un mode massif, somato-psychique encore peu différencié. On pense ici aux accès de rage ou de tantrum.

- *La haine*

Elle est également nécessaire, comme l'a bien souligné N. Jeammet. Déjà plus objectale que purement narcissique, elle vise donc un objet, mais selon que celui-ci se trouve plus ou moins différencié, on parlera de haine primitive ou de haine objectale, qui forment les deux pôles extrêmes d'un gradient continu. La haine primitive porte sur un objet encore à forte valeur narcissique, tel l'objet primaire et compte tenu de sa visée fantasmatique destructrice, elle se rapproche en fait de l'envie kleinienne à l'égard du contenu maternel. La modalité expressive prévalente de la haine se trouve être principalement psychique.

- *L'agressivité enfin*

Elle correspond peut-être à la version agie de la haine, et de la haine dans sa valence la plus objecto-centrée. L'acte agressif est fondamentalement génital et relationnel. Il entraine la culpabilité œdipienne car il est nécessairement ambivalent et il vise à la destruction du tiers rival.

- *Le retournement contre soi*

Ajoutons que la notion de retournement contre soi n'a guère de sens pour la violence fondamentale qui se situe nettement dans l'en-deçà de la différenciation extrapsychique entre le sujet et l'objet. En revanche, au même titre que toute pulsion, la haine et l'agressivité peuvent être concernées par ce retournement : de la haine de l'autre à la haine de soi, de l'hétéro-agressivité à l'auto-agressivité.

La haine comme l'agressivité apparaissent tout à la fois comme la source, le reflet et la conséquence des processus de différenciation, d'individuation et de séparation d'avec l'objet. Autrement dit encore, la violence fondamentale serait un peu à la haine et à l'agressivité ce que — *mutatis mutandis* — l'autosensualité est à l'auto-érotisme.

Différentes dynamiques violentes

On peut ainsi repérer trois dynamiques différentes, emboîtées et successives, au sein de ces mouvements agressifs si l'on retient l'agressivité comme terme générique englobant les trois niveaux que nous venons d'évoquer.

Une agressivité existentielle tout d'abord

C'est la violence fondamentale qui exprime plus une sorte de « *struggle for life* » qu'elle ne recouvre une véritable visée destructrice. De même que les processus originaires sont probablement les premiers à s'instaurer avant de continuer à former ultérieurement le socle persistant des processus primaires et secondaires, cette violence fondamentale est sans doute première d'un point de vue diachronique mais on la retrouvera toujours, peu ou prou, par la suite comme noyau basal sous-jacent des autres niveaux agressifs plus objectaux. C. Chiland a bien montré comment les auto-mutilations de certains enfants psychotiques peuvent revêtir cette dimension existentielle, une fois admis que sur le plan phénoménologique elles se jouent sous le sceau d'un vécu autarcique sans démarcation instituée entre le Soi et le Non-Soi. Ainsi en va-t-il aussi de certains phénomènes auto-sensuels violents propres aux enfants autistes chez qui il s'agit de préserver un sentiment minimal d'exister au prix d'une relative mort psychique et de l'évacuation de toute prise en compte de la séparation. De manière plus subtile et plus fugitive, l'enfant sain en passe aussi par là.

Une agressivité de vérification

Se met en place ensuite une agressivité non pas de destruction mais de vérification de la fiabilité et de la solidité de l'objet. On en retrouvera des échos à l'adolescence où l'attaque contre les parents n'a pas pour but de les annihiler mais plutôt de s'assurer de leur capacité de résistance, on pourrait dire de leur force tranquille. Ce mouvement sert aussi de support aux identifications « en contre » déjà à l'œuvre chez l'enfant en phase d'opposition.

L'agressivité œdipienne

Se structure enfin l'agressivité œdipienne dont le but est l'élimination du rival, élimination qui passe d'ailleurs plus par la recherche de la victoire sur lui que par celle de sa disparition ou de sa mort à proprement parler.

Telles sont, nous semble-t-il, les trois dynamiques violentes essentielles qu'on pourrait donc résumer ainsi :

- agressivité pour vivre,
- agressivité pour vérifier l'existence et la stabilité de l'objet,
- agressivité enfin pour l'emporter sur le tiers.

Nous retrouverons ces trois dynamiques au cœur même de la rencontre entre l'enfant et le psychanalyste.

Différentes approches psychanalytiques de la violence

Bien que, toutes proportions gardées, les psychanalystes parlent plus souvent et plus volontiers de la violence que de l'Amour (on pourrait se demander pourquoi ?), nous nous contenterons ici de quelques évocations lapidaires.

Du côté de l'adulte tout d'abord

Dans son livre sur « *L'ombre de l'objet* », M. Moscovici rappelait utilement que même un D.W. Winnicott fait une place à la haine comme première. Pour peu qu'on relise en effet l'œuvre de D.W. Winnicott sans vouloir l'affadir ou l'édulcorer, on s'aperçoit que sa conception de la fonction maternelle ne se réduit aucunement à une imagerie d'Épinal saturée d'affects positifs voire doucereux. Même s'il ne souscrit pas à l'hypothèse d'une pulsion de mort, il considère l'agressivité et la haine comme inhérentes à la pulsion amoureuse primaire rejoignant en cela S. Freud lui-même pour qui l'amour est haineux (voire meurtrier) dès l'origine, ceci valant d'ailleurs pour l'enfant comme pour l'adulte.

De la même manière, il ne faudrait pas réduire la capacité de rêverie maternelle décrite par W.R. Bion à une fonction d'adoucisseur dyadique. La mère bionnienne a aussi affaire à la haine et à la violence dans la mesure où elle ne peut que rêver son bébé à travers ses propres pulsions d'amour et de mort.

Ainsi, de multiples travaux ont tenté de cerner la question du sadisme de l'adulte, dans sa structure, ses avatars et ses contre-investissements. Pour mémoire, nous citerons les recherches de M. Soulé sur le concept de « mère mortifère », concept qui a permis de regrouper tout ce que de nombreux psychanalystes avaient déjà pu pressentir à propos des enfants victimes de sévices qui se développent évidemment dans l'œil du cyclone, au cœur même de la violence.

Dans son livre sur « *Les mères en deuil* », N. Loraux traque quant à elle, les fantasmes d'infanticide dans la culture et la tragédie grecques, et dans son séminaire sur le Mal, A. Green identifiait celui-ci au meurtre de l'enfant, de l'enfant fantasmatique s'entend, celui qui persiste enfoui au plus profond de chacun d'entre nous.

C'est tout Schreber qui se profile ici et bien entendu ces différents aspects se retrouvent dans le champ du thérapeutique à travers l'ambivalence inévitable des vocations soignantes et la tâche même qui incombe à l'analysant de tuer l'enfant imaginaire, selon l'expression de S. Leclaire.

Nous avons nous-mêmes tenté d'aborder la question du sadisme thérapeutique dans un travail sur l'art et la manière de punir un psychotique : l'inventivité de l'inconscient des thérapeutes est ici sans limites, aiguillonnée qu'elle est par la violence psychotique des patients eux-mêmes.

On pourrait encore évoquer, toujours du côté de l'adulte :

a) La violence de l'interprétation, conceptualisée par P. Aulagnier. Que le porte-parole de la mise en sens soit la mère ou le thérapeute, il y a violence parce qu'il y a réduction, c'est-à-dire choix et renoncement.

b) Source de violence sont aussi les rapports de l'enfant avec la séduction en provenance de l'adulte, qu'il s'agisse de séduction sexuelle au sens strict telle qu'en a parlé S. Ferenczi à travers le thème de la « confusion des langues » ou qu'il s'agisse de séduction originaire élargie telle que l'envisage J. Laplanche avec sa notion de « signifiants énigmatiques ».

Dans un cas comme dans l'autre, il y a violence faite à l'enfant car c'est l'énigme qui fait choc, l'énigme au sens fort du terme qui confronte l'enfant à sa passivité et à son « *Hilflosigkeit* ».

Mais il faudrait ici parvenir à préciser la ligne de démarcation entre séduction structurante et séduction désorganisatrice, ce que P. Denis a tenté de faire dans un travail sur la séduction et l'emprise, présenté en 1990 lors de la Journée annuelle du Groupe Toulousain. Il y étudiait les deux visages de la séduction, à savoir la séduction initiatique et la séduction traumatique, en référence à sa conception de la pulsion sexuelle comme résultante de deux formants, l'un visant à la recherche d'une emprise sur l'objet, l'autre à la recherche du plaisir. Le poids de l'emprise tire évidemment la séduction du côté du traumatique. Lors de cette même journée, J. Gammill avait présenté ses réflexions sur les liens entre Séduction et Dépression et il y a là également une piste d'approche de la violence, ne serait-ce que par le biais des mécanismes de projection mutuelle de la souffrance psychique.

Venons-en maintenant à l'enfant

Il n'y a pas, bien évidemment, d'enfant qui puisse être considéré en dehors de sa relation avec l'adulte mais il existe néanmoins toute une métapsychologie de la violence qui se centre davantage sur la constitution du sujet et moins sur l'interrelation du sujet avec la violence de l'objet.

À tout seigneur tout honneur, on peut d'abord rappeler l'affirmation de S. Freud selon laquelle « l'objet naît dans la haine » ou à tout le moins dans l'absence. On est là dans le schéma de la haine ou de l'agressivité secondaires à la frustration, le manque de l'objet jouant un rôle central dans la mise en route des processus de pensée mais avec son inévitable ombre portée de rancœurs et de déceptions. Nous avons vu cependant que de l'avis de S. Freud lui-même, la haine n'est pas seulement secondaire ; ce qui ouvre le chapitre complexe de l'hypothétique pulsion de mort.

Dans son « *Homo psychanalyticus* », C. Chiland rappelle qu'à la différence des pulsions de vie qui reconnaissent des zones érogènes, les pulsions de mort ne reconnaissent pas de zones « mortigènes », pointant par là la dimension métaphorique du concept de pulsion de mort et le piège des mots inhérent à une symétrisation trop poussée du deuxième dualisme pulsionnel freudien.

La question qui s'offre à nous ici est celle de savoir si le concept de pulsion de mort implique obligatoirement une dimension de violence. Ceci n'est pas évident :

- Il faut rappeler tout d'abord que la pulsion de mort, en tant que masochisme primaire, est muette et qu'il faut attendre l'investissement d'objet pour que les pulsions sexuelles puissent être distinguées des pulsions d'auto-conservation. Dans « *L'Abrégé de psychanalyse* », S. Freud maintient la même affirmation à propos du deuxième dualisme pulsionnel.
- En outre, quand elle est retournée vers l'extérieur et transformée en agressivité, la pulsion de mort n'est jamais rencontrée à l'état pur mais toujours à l'état de mélange et d'alliage avec les pulsions de vie, ce que S. Freud décrit dans « *le problème économique du masochisme* » ; sauf peut-être au cours de la mélancolie, « *pure culture d'instinct de mort* », mais ceci nous entraînerait sans doute quelque peu au delà de l'enfance.
- Enfin, la pulsion de mort en tant que force de déliaison ou en tant que processus de désobjectalisation selon le modèle d'A. Green n'implique pas obligatoirement une charge de destructivité violente.

Pour en revenir à l'agressivité du côté du sujet et de son développement, il faudrait encore mentionner les travaux d'A. Adler qui situe le problème du côté de la vie par le biais de la revendication et de la protestation viriles, mais on sait tout ce qu'historiquement il advint de ce courant de pensée.

En guise de conclusion

Nous insisterons sur deux points seulement.

- Le premier est qu'il n'y a pas de genèse possible du psychisme sans agressivité. La question n'est donc pas celle de son existence mais celle de son intrication qui permettra progressivement à l'enfant d'accéder à l'ambivalence.
- Le deuxième est que nous faisons nôtre l'idée selon laquelle l'agressivité serait première au cours du développement. C'est en effet seulement dans cette optique que la psychanalyse peut demeurer une métapsychologie de l'absence et ne pas dériver vers un affadissement lié à la seule prise en compte de la présence. Nous rappellerons pour conclure sur ce point que dans son dernier texte, « *Moïse et le monothéisme* », S. Freud situait lui-même l'agressivité comme inhérente à la relation père-fils et ceci dès les temps pré-œdipiens de l'histoire de tout un chacun.

Bibliographie

(1) AULAGNIER P. (1981) : *La violence de l'interprétation. Du pictogramme à l'énoncé*, PUF, « Le fil rouge », 2e éd., Paris.
(2) BERGERET J. (1984) : *La violence fondamentale*, Dunod, Paris.
(3) CHILAND C. (1990) : *Homo Psychanalyticus*, PUF, « Psychologie d'aujourd'hui », Paris.
(4) DENIS P. (1991) : « *Séduction et emprise* », Communication à la Journée annuelle du Groupe Toulousain de la S.P.P. sur la séduction (10.3.1990), Bulletin n°2, 18-28.
(5) ENRIQUEZ M. (1987) : « *Aux carrefours de la haine. Paranoïa – Masochisme – Apathie* », Epi, Paris.
(6) FERENCZI S. (1982) : « *Confusion de langue entre les adultes et l'enfant. Le langage de la tendresse et de la passion* », in : *Psychanalyse*, T. 4, 125-135, Payot, Paris.
(7) FREUD S. (1962) : *Trois essais sur la théorie de la sexualité*, Gallimard, « Idées », Paris.
(8) FREUD S. (1924) : « *Le problème économique du masochisme* », in : *Névrose, psychose et perversion*, 287-297, PUF, « Bibliothèque de Psychanalyse », Paris, 1973 (1re éd.).
(9) FREUD S. (1938) : *Abrégé de psychanalyse*, PUF, « Bibliothèque de Psychanalyse », Paris, 1975 (8e éd.).
(10) FREUD S. (1939) : *Moïse et le monothéisme*, Gallimard, « Idées », Paris, 1980.
(11) GAMMILL J. (1991) : « *Séduction et dépression* », Communication à la Journée annuelle du Groupe Toulousain de la S.P.P. sur la séduction (10.3.1990), Bulletin n°2, 43-80.
(12) GOLSE B. (1990) : « *Comment punir un psychotique ?* », 303-320, in : *Insister – Exister. De l'être à la personne* (B. GOLSE), PUF, « Le fil rouge », Paris.
(13) GOLSE B. (1995) : « *La violence dans la psychanalyse* », Neuropsychiatrie de l'Enfance, 43, 1-2, 6-12.
(14) GREEN A. (1986) : « *Pulsion de mort, narcissisme négatif, fonction désobjectalisante* », 49-59, in : *La pulsion de mort* (ouvrage collectif), PUF, Paris.
(15) JEAMMET N. (1989) : *La haine nécessaire*, PUF, « Le fait psychanalytique », Paris.
(16) LAPLANCHE J. (1984) : « *La pulsion et son objet-source : son destin dans le transfert* », 9-24, in : « *La pulsion, pour quoi faire ?* » (ouvrage collectif), Débats-Documents-Recherches de l'Association Psychanalytique de France, Paris.
(17) LAPLANCHE J. (1986) : « *De la théorie de la séduction restreinte à la théorie de la séduction généralisée* », Études freudiennes, 27, 7-25.
(18) LAPLANCHE J. (1987) : *Nouveaux fondements pour la psychanalyse*, PUF, « Bibliothèque de Psychanalyse », Paris.
(19) LECLAIRE S. (1975) : *On tue un enfant*, Seuil, « Le champ freudien », Paris.
(20) LORAUX N. (1990) : *Les mères en deuil*, Seuil, « La librairie du XXe siècle », Paris.
(21) LORENZ K. (1963) : *L'agression*, Flammarion, « Champ psychologique », Paris.
(22) MOSCOVICI M. (1990) : *L'ombre de l'objet. Sur l'inactualité de la psychanalyse*, Seuil, « La librairie du XXe siècle », Paris.
(23) SOULE M. (dir.) : *Mère mortifère, mère meurtrière, mère mortifiée*, ESF, « La vie de l'enfant », Paris, 1980 (3e éd.).

3.6.2. La psychanalyse

Ironie de l'Histoire, Sigmund Freud semble avoir découvert la *psychanalyse* par la voie de la *criminologie*, à partir de la reconstitution personnelle qu'il fit du récit d'une de ses patientes qui apparaissait de prime abord comme étant victime d'inceste paternel, et qui s'avéra par la suite surtout victime de ses propres fantasmes... (d'où la *théorie de la séduction*, qui sera complétée par la théorie plus générale du *traumatisme*, comme étant à l'origine des « névroses actuelles », dont celle dite traumatique[1]). Il ne sera guère reconnaissant à la criminologie de l'aide qu'il y était allé involontairement chercher, puisque par la suite il n'écrira que quelques pages sur ce sujet : « *Un étrange silence en effet, que ne préparent guère les nombreuses théories de la criminologie clinique, entoure chez Freud le thème de la criminalité. Il est certes fréquent de trouver ici ou là, chez lui, des illustrations, des remarques, des analogies qui ont un rapport plus ou moins direct avec cette question. Mais sauf deux brefs articles, il est bien difficile d'extraire quelques passages ou quelques développements qui aient véritablement pour objet le thème de la criminalité* », écrit Jean-Michel Labadie[2].

C'est à partir de ces quelques travaux originaux que s'est développée ce que l'on pourrait appeler une *tradition psychanalytique* en matière de criminologie, avec les contributions d'auteurs tels que D. Lagache, L. Favez-Boutonier et bien sûr J. Lacan. Pour ce dernier, « *la psychanalyse irréalise le crime* », expliquant ses ressorts imaginaire et symbolique, mais elle « *ne déshumanise pas le criminel*[3], » lequel reste toujours un homme, avec ses conflits surmoïques et sa souffrance bien réelle. D'autres auteurs, comme T. Reik, puis W. Healy, F. Alexander, H. Staub, K. Friedlander, marqueront, chacun à sa façon, la progression de la réflexion analytique en matière de criminologie. Pour Joyce Mc Dougall[4] comme pour beaucoup de psychanalystes, le thème des pulsions agressives revient ici comme un leitmotiv : « *sans la possibilité de détourner ses pulsions violentes, on risque la folie ou la criminalité.* »

Ainsi que le montre Paul-Laurent Assoun, professeur de psychopathologie à l'Université Paris VII, les psychanalystes ont cherché à élargir la vision de la *dynamique criminelle* non seulement en étudiant les *mécanismes latents* du crime mais en s'interrogeant en profondeur sur deux concepts fondateurs à la fois de l'*individualisation* et de la *socialisation : l'agressivité* et la *loi*[5]. Ces deux grandes pistes de réflexion, bien que n'ayant pas nécessairement débouché sur des conclusions thérapeutiques ou pratiques, ont permis de sortir du bourbier épistémologique dans lequel s'étaient empêtrés les premiers criminologues en étudiant des thèmes tels que la haine, la passion, le sentiment de culpabilité, la responsabilité... La psychanalyse nous montre que l'homme est plus complexe qu'il n'y paraît, que les affects sont souvent intriqués, que les motivations criminelles — ou victimelles ! — dépassent le sujet et qu'il ne peut y avoir de dichotomie entre les « psycho-pathes » et « les autres » ou entre les criminels et ceux qui ne l'ont pas été, jusqu'à présent.

La criminologie à l'épreuve de la psychanalyse

P.-L. Assoun

Qu'est-ce que la psychanalyse, discipline inventée par Sigmund Freud, peut apporter à la problématique de la criminologie[6] ? Le seul énoncé de cette question soulève un problème de fond et de méthode : à quel titre une intervention de la psychanalyse est-elle ici légitime, pertinente, voire nécessaire ? D'une part, la psychanalyse n'est pas une grille qu'il s'agirait d'appliquer à tout « fait » des sciences dites « de l'homme » : il y a certes une « psychanalyse appliquée », véritable extension de la psychanalyse « pure », telle que nous l'avons détaillée ailleurs[7] et un rameau de cette application pourrait concerner la « science » et les « pratiques » du crime. Encore convient-il de saisir comment la psychanalyse, en son expérience et par la théorie qui lui donne forme, rencontre la question du crime et du criminel.

La psychanalyse, d'après la définition la plus complète qu'en donne Freud, est à la fois un procédé d'investigation des processus psychiques inconscients, une méthode de traitement des troubles névrotiques, enfin — par une gradation qu'il faut respecter — une série de conceptions psychologiques se constituant progressivement en « discipline

1. Les « *Réflexions sur le traumatisme* » de Sandor Ferenczi constitueront une contribution irremplaçable en matière de victimologie sexuelle.
2. LABADIE J.-M. (1995) : *Les mots du crime*, De Boeck-Wesmael, Bruxelles.
3. Communication de Jacques Lacan et Michel Cénac à la XIIIe conférence des psychanalystes de langue française (29.5.1950).
4. Mc DOUGALL J. (1995) : *Une anormalité certaine*, Nervure, 8, 7, 23-30.
5. Se reporter aussi aux passionnantes contributions de Daniel Widlöcher [I, § : « D'une question préliminaire »], de Jean Bergeret [I, § 1.1.] et de Yvonne Périssé [I, § 3.].
6. La présente contribution s'inscrit dans une recherche plus générale sur les aspects épistémologiques de la psychanalyse et ses liens aux « sciences du social ». Nous renvoyons donc à nos publications en ce domaine, pour situer la question traitée ici : P.-L. Assoun (1993) : *Freud et les sciences sociales. Psychanalyse et théorie de la culture*, Armand Colin ; *Introduction à l'épistémologie freudienne*, Payot, 1981 ; *Littérature et psychanalyse. Freud et la création littéraire*, Ellipses, 1996 ; *Le Pervers et la Femme*, Anthropos-Economica, 2e éd., 1996.
7. ASSOUN P.-L. : *Freud et les sciences sociales, op. cit.*

scientifique[1] ». Or cette discipline a vocation à éclairer tout phénomène où la dimension inconsciente — dégagée sur le fondement d'une *expérience clinique* spécifique — est impliquée. Il ne s'agit pas de faire figurer la psychanalyse dans un manuel de criminologie psychiatrique comme un chapitre parmi d'autres — ce que Freud refusait comme destin funeste de la psychanalyse : prendre place comme un chapitre dans un traité de psychiatrie, « noyée » à côté d'autres thérapies !

Mais là réside l'apport à la fois « latéral » et précieux de la psychanalyse, en ce domaine comme en d'autres : introduire dans la problématique dite « criminologique » la prise en compte d'aspects méconnus, qui ne peuvent être aperçus que depuis cette « autre scène » qu'est « l'inconscient » — au sens psychanalytique. Cet effet d'éveil ou d'alerte de la psychanalyse à l'usage de la criminologie suppose d'abord d'interroger sa place, au moment historique de création de la discipline baptisée « criminologie ». Puis on verra très concrètement les rencontres de la psychanalyse, à l'origine, à travers les « consultations » dont Freud est l'objet, pour arbitrer des questions précises : la psychanalyse « en situation » donc, sur le terrain de l'« expertise » criminologique. Cela nous permettra ensuite, une fois ce contexte précisé, de dégager les thèses les plus spécifiques de la psychanalyse sur ce sujet qu'est le criminel et cet *acte* « anomique » qu'est le crime. Ce qui se dégage là est une véritable *criminologie psychanalytique* — car la psychanalyse après Freud a indéniablement imprégné de repères psychopathologiques la criminologie : la criminologie à l'épreuve de la psychanalyse, aussi bien que la psychanalyse — ayant sa terre d'élection dans la clinique des névroses, *mise au défi* par la question du crime : voilà ce dont il s'agira ici.

L'origine du débat : deux « sciences » contemporaines

Il nous faut partir d'un constat majeur : la naissance de la psychanalyse coïncide avec la revendication de scientificité du savoir et des pratiques du « crime », ce qu'atteste l'apparition d'une discipline *sui generis* qui se baptise « criminologie » (1885), peu avant que naisse le mot « psychanalyse » (1896).

C'est vers 1880 que, dans la reprise du mouvement de relecture anthropologique du crime entamé par Beccaria au XVIIIe siècle (« *Des délits et des peines* », 1763), s'opère une rupture déterminante avec la lecture « mythologique » du Crime. L'« anthropologie criminelle » (dont le premier congrès se tient en 1885) se présente comme l'appréhension « positive » de « *l'homme criminel* », en ses dimensions morphologique, médicale et psychologique, ce qui revient, notons-le, à accréditer le rôle du « savant », de l'« expert », dans l'établissement de la responsabilité, qui vient contrebalancer le pouvoir du juge en la matière. Cette autonomie s'obtient au prix de s'adosser à une conception de la « dégénérescence » et de l'« atavisme », alors que les autres courants de la criminologie — telle la « branche » française — chercheront du côté « psychosocial » (de Manouvrier à Tarde). On le verra, l'école autrichienne contraste avec cette anthropologie criminelle, en mettant l'accent sur la « criminalistique ».

Il convient de prendre acte de cette contemporanéité de la psychanalyse et de la criminologie : ce terme apparaît en 1885, dans un essai du criminologue italien Garofalo, disciple de Cesare Lombroso, comme nom de baptême d'une discipline qui se veut scientifique. L'acte de naissance de la criminologie européenne peut être daté de la parution de « *L'homme criminel* » de Lombroso (1876) dont le titre indique l'ambition : c'est bien d'une « *anthropologie* criminelle » qu'il s'agit. Cela représente une rupture avec les discours préscientifiques sur le crime et le criminel, référés à une transgression métaphysique, éthique et religieuse. Il s'agit bien désormais de comprendre les « lois constitutionnelles » du criminel, en sa nature et son comportement, voire en sa pathologie. Lombroso ne cessera dès lors, notamment au cours des cinq éditions de son ouvrage — la dernière datant de 1896, date de naissance de la psychanalyse — d'étayer ce champ criminologique. Il le fonde sur la notion de « criminel né » — terme qui signifie bien le postulat héréditariste de la criminologie à l'origine. Il s'agit d'accréditer l'idée d'une disposition criminelle « constitutionnelle », à partir de l'examen morphologique de criminels vivants comme de crânes de criminels morts (dans le prolongement de la « phrénologie » de Lavater, au XVIIIe siècle).

1. ASSOUN P.-L. : *Introduction à l'épistémologie freudienne*, *op. cit.* [cf. S. Freud : « *Psychanalyse* » et « *Théorie de la libido* »].

Cette thèse, d'apparence réductrice, a du moins pour fonction d'arracher la figure du criminel au mystère de la transgression et du mal pour l'insérer dans un nécessitarisme naturel, inhérent à son « idiosyncrasie ». La thèse du « criminel né » a donc une fonction épistémologique fondatrice — quoique payant son tribut aux théories biologiques du temps — sur le fond d'un contexte darwinien[1].

Il faut d'ailleurs noter que, sans renoncer à sa thèse, « pierre d'angle » de son étiologie du crime, Lombroso l'assouplira progressivement en admettant l'existence, à côté du « criminel né », paradigme du Criminel, d'autres formes ou figures : d'abord le « criminel fou » — ce qui ouvre la voie à une criminologie psychiatrique, — mais aussi le « criminel par passion », le « criminel d'habitude » ou le « criminel d'occasion » — ce qui ouvre un questionnement sur la « psychosociologie » du comportement criminel.

La criminologie naviguera dès lors entre une approche biologisante et une problématique sociologisante — ce qui prend chez Enrico Ferri la forme d'une « sociologie criminelle », interrogeant la criminologie comme pathologie sociale en quelque sorte.

Le crime symbolique : le « cas Œdipe »

Où situer la psychanalyse dans ce mouvement général ? En premier lieu, dans la mesure où elle se situe résolument du côté de la *science*, la psychanalyse rompt indéniablement avec l'appréhension mythologique du crime. Elle intéresse l'approche psychopathologique du criminel et l'on peut légitimement penser que sa contribution à la clinique par les processus inconscients intéresse aussi bien la question de cette « pathologie » qu'est le crime et ce type de *sujet* qu'est le criminel. La psychanalyse sera même amenée à s'intéresser au phénomène criminel dans le contexte général du « *malaise dans la civilisation* », donc aussi en ses effets sociaux. Mais il apparaît vite que sa position sur la « science du crime » occupe une position originale. On peut le symboliser par le fait que c'est une sorte bien particulière de « criminel mythologique » qui figure au fronton de l'expérience et de la conception psychanalytiques : soit le personnage d'Œdipe — en sa version sophocléenne notamment —, emblème de la figure tragique du Criminel, qui a à son actif — à son « casier judiciaire » — les deux crimes majeurs de parricide et d'inceste, justiciables de la justice divine. Seulement, il faut immédiatement rajouter que ces deux crimes capitaux obligent à dissocier la responsabilité — consciente — de la culpabilité, inconsciente : Œdipe, c'est le criminel malgré lui, celui qui commet les deux actes transgressifs décisifs « sans conscience ».

Le nommé Œdipe est-il « moins criminel » pour autant ? Il apparaît au contraire qu'Œdipe — quoiqu'« innocent » au plan de ses actes (ou de leur « motivation ») — incarne le *tragique pur* du crime : il y a un *être* criminel prédestiné d'Œdipe. Cela certes n'est que du mythe mais l'expérience analytique y voit la position de tout « enfant des hommes » : comme « petit Œdipe », l'enfant passe, nous dit Freud, par un vœu de meurtre — dirigé vers le père — avec pour enjeu l'amour inconscient pour la mère. On va retrouver, dans la culpabilité névrotique, les effets de cette difficulté à « maîtriser » cette situation conflictuelle originaire. Seulement, c'est justement parce que l'acte se maintient à l'état de *fantasme* que le sujet sombre dans la névrose. Le criminel, lui, passe à *l'acte* et, on le verra, non pas parce qu'il *réalise* son *fantasme* de mort, mais parce que, paradoxalement, il n'a pas pu élaborer ce fantasme. Le criminel, en tout cas, n'est pas névrosé : la question se pose donc de lui assigner son statut dans l'inconscient, sur fond de la théorie générale de la culpabilité, c'est-à-dire du désir, de la Loi et de la transgression.

La question du crime dans le trajet freudien : une rencontre en trois actes

Que mettre sous le terme *crime*, terme à la fois courant et fortement connoté ? Il n'est pas fortuit que le terme crime désigne à l'origine une accusation ou un grief : le crime est d'abord ce que l'on est en état et ce que l'on se juge en droit de reprocher à quelqu'un, sur le fondement d'un *acte* considéré comme un manquement grave aux règles de la morale admises par une société. D'où, au sens « légal », la *qualification* d'un acte « poursuivi au nom de la société tout entière » et « passible d'une peine afflictive ou infamante » — sanction pénale qui « qualifie » l'acte contre lequel une « poursuite » est engagée.

---

1. Lombroso se réfère à « *L'origine des espèces* », mais son « darwinisme » reste limité. [Cf. notre article « *Freudisme et darwinisme* », in : *Dictionnaire du darwinisme et de l'évolution*, PUF, 1996, T. II, 1741-1763].

Le terme allemand « *Verbrechen* » désigne semblablement « une action contraire au droit » et, par extrapolation, « un agir digne de réprobation », donc une action « mauvaise » et punissable. Sera appelé « criminel » (*Verbrecher*) qui commet ou a commis un tel acte. On le voit, le terme contient, réunies en lui-même, une série de connotations socio-juridiques, éthiques et métaphysiques. Quoique le crime soit traité comme un fait « humain » — susceptible d'une investigation sociologique, psychopathologique, etc. — un peu d'attention a tôt fait de révéler qu'il reste marqué d'une aura « sacrée » — horrifiante — et le criminel d'une aura mythique, à la façon d'une sorte de « héros noir ». C'est cette dimension que la psychanalyse peut prendre en compte, dans sa caractérisation de la *signification inconsciente* du crime, mais aussi de ses effets les plus patents dans le réel.

La criminologie a croisé la route du créateur de la psychanalyse de loin en loin, de façon à la fois conjoncturelle et régulière, comme si la psychanalyse avait été mise dans la position de donner son avis sur l'énigme du criminel à la lueur du savoir de l'inconscient, de façon nécessaire mais non systématisée.

- La première fois que la criminologie frappa à la porte de la psychanalyse peut être datée de 1906, date à laquelle Alexander Löfler, professeur de médecine légale, invita Freud à prendre la parole à l'Université de Vienne sur une question de « criminalistique » des plus concrètes : soit la possibilité d'identifier et de démasquer l'auteur d'un crime à l'aide de la méthode associative — celle-là même que Jung avait créée et que Freud devait perfectionner sous le terme d'« associations libres ». La psychanalyse se voyait donc invitée à participer à une discussion qui, on le verra, avait son contexte dans l'école autrichienne de criminologie, soit l'« établissement des faits dans les recherches judiciaires ».
- La seconde vague « d'échanges » peut être située autour de la première guerre mondiale. C'est dans l'année 1915 que Freud apporte ce que l'on peut tenir pour la contribution majeure de la *clinique* de criminologie psychanalytique, avec son essai sur « *Les criminels par conscience de culpabilité* », mais aussi par sa réflexion sur « *les exceptions* ». Ce moment décisif signale un carrefour de préoccupations à la fois « en situation » et comme résultante de l'approfondissement de l'expérience psychanalytique. On ne saurait négliger de ce point de vue l'événement du premier conflit mondial : la discussion autour de la *pathologie traumatique* créée par les chocs de guerre ouvre la question de la « simulation » — capitale pour la justice militaire : ce n'est pas un hasard si la compétence de Freud fut sollicitée dans ce débat comme expert dans le procès du psychiatre Werner-Jauregg. Par ailleurs, la théorie du narcissisme, qui renouvelle la conception psychanalytique au début des années 1910, amène à jeter un coup de projecteur nouveau sur la « personnalité » du criminel, non pas seulement comme caractère psychopathologique, mais aussi comme modèle projectif d'un certain « vœu » inconscient. Il y a plus encore : c'est justement à cette époque que Freud élabore, dans un espace tout différent, il est vrai, des préoccupations strictement criminologiques, sa théorie de l'origine du lien social avec « *Totem et tabou* » (1912-1913) : or, c'est bien un « crime originaire » — collectif — qu'il met à jour dans ce qu'il nomme son « mythe scientifique » : *meurtre du père* qui place le *crime* réel *collectif* au principe du lien social et commande de réinterroger la perdurance — fantasmatique — de ce sentiment de culpabilité qui donne son relief au vécu œdipien. Cela demandera de réinterroger, sans les confondre, ces deux versions du crime, réel et fantasmatique, qui instaure un dialogue profondément original entre criminologie et psychanalyse.
- C'est dans les années 1926-1931 que devait se produire le troisième « épisode » de la rencontre entre freudisme et criminologie : celle-ci est en quelque sorte placée sous l'égide de l'auteur de « *Crime et châtiment* » et des « *Frères Karamasoff* ». C'est en effet à l'occasion de sa lecture de Dostoïevski — dont on sait la contribution à une métaphysique du criminel qui a exercé aussi son influence sur Nietzsche — que Freud repose la question de la signification inconsciente du crime — ce qui représente au reste un approfondissement et un élargissement de la problématique, centrée désormais sur *l'acte* en sa fonction transgressive et en relation avec le « complexe paternel ». Dans la foulée en quelque sorte, Freud fut en situation d'être sollicité comme expert dans une affaire judiciaire contemporaine, celle de Philip Halsmann, suspecté d'avoir assassiné son père : le professeur Hupka, défenseur de Halsmann et professeur de droit à l'Université de Vienne, sollicita le créateur de la théorie du « complexe d'Œdipe » de s'exprimer à la faculté de médecine d'Innsbruk pour dire si on pouvait l'alléguer en l'occurrence. Un quart de siècle après l'invitation de Löffler, Freud se

voyait donc convié par des juristes — criminologues « de terrain » de se prononcer sur un *cas* des plus concrets, cela juste au moment où, sous l'aiguillon de Dostoïevski, il se confrontait à la problématique de la culpabilité criminelle.

I. Psychanalyse et criminalistique : l'« expertise freudienne »

À quel concept de criminologie Freud se réfère-t-il ? En ce moment de mutation épistémologique du concept, il convient de prendre en compte la version « viennoise » de la « criminalistique ». Dans le contexte européen général, le courant viennois se distingue par un style — méthodologie et finalité — bien distinct. C'est Hans Gross (1847-1915), juge d'instruction et enseignant de droit pénal, notamment à Prague (1902-1905) qui incarne le mieux cette tendance. C'est même le créateur du terme « *Kriminalistik* » — qui apparaît, semble-t-il, en 1898, dans la troisième édition de son *Manuel pour juges d'instruction* — et le fondateur en 1912 d'un Institut de criminalistique à Graz[1].

S'il ne faut pas surestimer l'investissement par Freud de l'appartenance viennoise, à laquelle il est plutôt rétif finalement[2], il est essentiel de restituer ses interventions dans le contexte d'une certaine demande « locale » qui a de plus imprimé à la criminologie une originalité indéniable : ce n'est pas un hasard si ce sont deux élèves de Gross, Wertheimer et Klein, qui amènent Freud à prendre position initialement sur la question de la criminalité. Le texte de son intervention destinée à des étudiants de droit parut dans les « *Archives d'anthropologie criminelle et de criminalistique* » de Gross[3], en sorte que la psychanalyse a bien été liée à la criminalistique et à ses enjeux anthropologiques, dans sa période de gestation la plus intense, au début du siècle.

Les « complexes », le juge et le psychanalyste

C'est ici la compétence de Freud en matière de « psychologie scientifique » qui semble être sollicitée par le juriste, ou plus précisément par le juge d'instruction (puisque, dans le modèle de Gross, les deux dimensions sont complémentaires au sein de la « criminalistique »). Il s'agit de répondre à une demande de « technique d'enquête » (*Untersuch ungsverfahren*) qui tend à « obliger le prévenu même à démontrer par des signes objectifs sa culpabilité ou sa non culpabilité ». Autrement dit, au lieu de tabler sur l'aveu — subjectif, par le présumé coupable — ou sur les conjonctures hasardeuses sur sa culpabilité, il s'agirait de tirer de sa propre activité psychique des « signes » objectifs de sa culpabilité éventuelle. On comprend que la « psychologie scientifique » soit ici sollicitée, puisque cela suppose une certaine théorie du déterminisme psychique. De quoi s'agit-il en effet ?

Le principe de la méthode est aussi simple qu'original : à partir d'un mot « inducteur » quelconque, livré au sujet (*Reizwort* : littéralement « mot-excitation » ou « mot appât »), il s'agit de saisir, à travers l'association fournie, le « complexe » psychique ainsi activé par cet événement associatif. Le « complexe » se trahirait donc « expérimentalement » comme ce « contenu représentatif » susceptible d'influencer la réaction au mot proposé. Pourquoi dès lors ne pas chercher à établir par ce moyen si telle personne sondée ne porte pas en elle un « complexe » déterminé, à partir d'une sorte de piège associatif verbal ? Nous voici donc passés du problème du psychothérapeute à celui... du juge d'instruction et même du policier. Ce qui intéresse ces derniers, c'est « si un fait connu de lui est également connu du prévenu comme de son auteur ». Tel est le principe de la méthode Wertheimer-Klein.

Le détour par la psychologie des « complexes » est destiné, pour cette criminologie expérimentale, à faire fond sur le *déterminisme psychique* afin d'établir un fait susceptible ensuite d'être pénalement qualifié. On voit l'intérêt et la gravité de la demande adressée à

---

1. Gross travailla comme juge d'instruction en Styrie de 1869 à 1897, assumant des fonctions de détective, de procureur et de juge à la fois ; c'est afin de guider les enquêteurs qu'il forgea des méthodes empiriques. Il enseigna le droit pénal à Czernowitz (1897-1902) puis à Prague, pour terminer à Graz. On trouve chez Reik une discussion des thèses de Gross.
2. Cf. sur ce point notre contribution sur « *Freud et le lien viennois* », in : *Austriaca*, n°21, Cahiers d'information sur l'Autriche, Univ. de Haute Normandie, 11-19.
3. L'article parut dans la revue d'Hans Gross « *Archives pour l'anthropologie criminelle et la criminalistique* », T. XXVI (1906). Il est reproduit dans les œuvres de Freud « *Gesammelte Werke* », Fischer Verlag, T. VI, 3-15. Nous citons désormais les œuvres de Freud d'après cette édition notée G. W. et d'après notre propre traduction. La traduction française de ce texte figure dans *L'inquiétante étrangeté et autres essais*, Gallimard, 1985, 13-28.

Freud : le déterminisme psychique pourrait dès lors être invoqué dans l'expertise judiciaire, au moins au niveau de l'instruction d'une affaire, à charge ou à décharge du prévenu. Il s'agissait bien pour cette criminalistique expérimentale de forger des dispositifs pratiques, sous forme d'« exercices de simulation » (*Phantomübungen*) d'interrogatoires, la « psychologie scientifique » étant ici sollicitée pour fonder des techniques de « démasquage » (*Pantom* désigne littéralement un leurre ou une effigie). On dispose en effet de « paramètres » précis, note Freud, pour saisir le « complexe » : « contenu inhabituel de la réaction » du sujet ; allongement du temps de la réaction (retard qui indique que l'on a touché le « complexe ») ; erreur dans la reproduction : à la seconde prestation, la personne remplacera la première réaction par une autre, quand il s'agit des « mots-stimuli » qui touchent le fameux « complexe » ; enfin, effet de persévération : l'allongement du temps de réaction aux « mots-stimuli » persiste et modifie également les réactions aux mots suivants. La conclusion de Freud, qui rappelle à l'auditoire de juristes qu'il est « un homme à l'écart de l'exercice des pratiques du droit », est assez sidérante d'ironie. Constatant que ces « *exercices sur effigie* » ne sont pas susceptibles de fonder une « *pratique pénale* », il donne un dernier conseil aux praticiens en question : celui de se « *livrer à des investigations de ce genre pendant un certain nombre d'années, sans que soit accordée aux résultats de celles-ci une influence quelconque sur la décision de l'instance destinée à juger* », et même à l'insu de celle-ci. Cela n'exclut pas de tirer des conclusions, avec le temps, assez fermes, quant à la culpabilité de tel accusé, mais cela doit rester, aux yeux de Freud, une sorte de conviction scientifique. Rappel de prudence et de distinction des compétences qui ne pouvait sans doute que décevoir ceux qui cherchaient dans la psychanalyse naissante des recettes : du moins cela vise-t-il la position éthique de la psychanalyse par rapport à l'investigation criminelle.

Le psychiatre, le juge et le psychanalyste

La première guerre mondiale a fait apparaître un débat bien particulier qui intéresse à sa manière la justice (militaire) et requiert l'intervention du psychiatre et du psychanalyste : c'est la question de la « simulation », si importante compte tenu de la forte pathologie traumatique entraînée par la première guerre mondiale. Il s'agissait de pouvoir distinguer les soldats souffrant de symptômes réels — et à ce titre dispensés, au moins temporairement, de l'obligation du service — de ceux qui simulaient des symptômes, afin d'échapper aux risques du combat.

Le procès intenté à Julius Wagner-Jauregg (1857-1940), à la suite d'accusations de la presse social-démocrate, donna occasion à Freud de prendre position : il comparut en effet, à titre d'expert consultant, devant la « Commission d'enquête sur les forfaitures militaires » qui se réunit en octobre 1920[1]. Celle-ci, qui, notons-le, n'avait pas de prérogatives juridiques, devait enquêter sur le traitement par Julius Wagner-Jauregg, directeur du Département psychiatrique de l'Hôpital général de Vienne, traitement par l'électricité de ces patients supposés simulateurs. Il rédigea un aide-mémoire à cette fin daté du 23.2.1920. L'enjeu en était bien clair : l'utilisation de l'électricité, destinée à tester la réalité de la « maladie » ou la répugnance du soldat à retourner au front, tout en étant supposée posséder une vertu thérapeutique, dans la mesure où elle permettait virtuellement de distinguer un névrosé réel d'un simulateur, n'a-t-elle pas conduit à un abus de pouvoir psychiatrique ?

On voit se confirmer à cette occasion l'implication du créateur de la psychanalyse dans les débats de la criminologie et de la psychiatrie, puisque le chef de la Commission destinée à enquêter sur les plaintes relatives aux traitements des névroses de guerre n'était autre qu'Alexander Löffler (1866-1929), auteur des « *Formes de la culpabilité du droit pénal* » — celui-là même qui l'avait invité quinze ans plus tôt à se prononcer sur la technique d'instruction —, tandis que Wagner-Jauregg était son collègue à l'hôpital de Vienne. La psychanalyse intervenait ici en « tiers » entre le monde des neurologues et psychiatres viennois et le pouvoir judiciaire, soucieux d'y voir clair pour fonder sa sentence. Le principal plaignant était un certain Walter Kauders, dont K. Eissler fera la biographie (1979). Werner-Jauregg fut d'ailleurs acquitté.

1. L'ensemble des documents a été publié par Kurt Eissler : *Freud und Wagner-Jauregg vor der Kommission zur Erhebung militärischer Pflichtverletzungen*, Löcker Verlag, Wien, 1979 [trad. franç. : *Freud sur le front des névroses de guerre*, PUF, Paris].

Ce qui était donc en cause là, c'était une question de droit pénal assez particulière — celle que l'on désignera comme « responsabilité médicale » — voire d'éthique médicale. Il s'agissait de savoir si l'acte à visée thérapeutique n'avait pas donné lieu à des abus de pouvoir. L'enjeu « criminologique » n'est donc qu'indirect, à cela près que là où se posa la question de la responsabilité du psychiatre même, dans l'exercice de ses fonctions et de ses prérogatives, en une situation limite, celle du premier conflit mondial qui vit apparaître à la fois des « pathologies limites », traumatiques et une nouvelle position du savoir et de la pratique thérapeutiques. La psychanalyse, en la personne de Freud, intervenait donc en position de tiers ou d'arbitre, avec les prérogatives, au reste non négligeables mais limitées, d'expert-témoin. L'épisode mérite donc d'être mentionné à la fois dans l'histoire de la relation entre psychanalyse et psychiatrie et dans le contexte de la question du sujet de la responsabilité et du symptôme : le délinquant simulateur soupçonné passait à l'arrière-plan, faisant passer sur la selette le possible « délit thérapeutique ». L'originalité de la position freudienne apparaît dans ce double souci de faire droit à la nécessité du geste thérapeutique et de rappeler les « droits » du sujet au symptôme. Elle fait donc la part, aussi rigoureusement que possible, entre symptôme et délit, entre transgression et victimisation.

Face au psychiatre, affirmant avoir eu affaire essentiellement à des simulateurs et avoir fait preuve de modération et de discernement dans l'application du « traitement électrique », Freud, sans accabler Wagner-Jauregg à titre personnel, souligne l'ambiguïté de cette notion de « simulation ». Il ne méconnaît pas la volonté de fuite de l'obligation du combat, fondée sur le souci d'auto-conservation, mais, au lieu de la réduire à un banal « mensonge », il en souligne les aspects conflictuels sous-jacents : conflit entre l'auto-conservation et le « devoir » et surtout actualisation, à l'occasion du danger ou du trauma — au premier choc ou à la première blessure — d'un processus de régression ouvrant les voies de la névrose. L'erreur fondamentale — et en un certain sens la « faute » — du psychiatre est d'avoir sous-estimé la névrose sous-jacente au comportement de fuite du service militaire. On notera que cette problématique, au-delà de son contexte dramatique, concerne toute attitude de ce type : le sujet ne peut « simuler » — ce qu'il fait dans une certaine mesure — qu'en puisant en quelque sorte dans les ressources de sa disposition névrotique. Vouloir réduire le symptôme violemment et ponctuellement, c'est donc méconnaître cette question de fond du sujet, ce que confirment les rechutes plus ou moins rapides des patients renvoyés au front. Au fond, les « névroses de guerre » permettent de requestionner ce que Freud appelle les « névroses de temps de paix », tandis que l'erreur d'interprétation psychiatrique revient à « criminaliser la névrose », en prenant pour des *simulations* passibles de sanctions des *symptômes* réels.

Une formule résume assez bien cette argumentation : « *Tous les névrosés sont des simulateurs, qui simulent sans le savoir et c'est là leur maladie*[1] ». Cela suppose de distinguer entre « ne pas pouvoir consciemment » et « ne pas pouvoir inconsciemment » — ce dont le savoir psychiatrique et criminologique classique est incapable — d'où le reste s'ensuit. On a en effet pris pour un banal simulateur (mensonge conscient) tel névrosé nécessité à simuler par un conflit profond indépendamment de son « vouloir ». Reste que conscient et inconscient sont étroitement liés en un même sujet, en sorte que l'affaire est par principe hautement ambiguë. La formule de 1920 semble faire écho à celle de l'écrit de 1906 : « *chez le criminel, il s'agit d'un secret qu'il sait et qu'il vous cache, chez l'hystérique, d'un secret que lui-même ne sait pas et qu'il se cache à lui-même* ». Preuve que le « fil rouge » est bien là, véritable « message » du savoir des processus inconscients à la problématique générale de la « délinquance ». La névrose se confirme là comme « complication non désirée »... pour la « médecine » et la « justice » !

Nous sommes parvenus au moment où il s'agit de s'interroger sur ce que la psychanalyse peut dire de plus spécifique sur ce qu'il y a lieu d'appeler, bien plus légitimement que la « personnalité criminelle » — terme ambigu et peu opérant — la *position subjective* que l'on trouve derrière l'*acte* criminel.

1. Cf. l'« *Introduction à la psychanalyse des névroses de guerre* », Discussion au Ve Congrès international de psychanalyse de Budapest, 28-29.9.1918, G. W. XII, 322. Cf. aussi notre contribution *Pour une psychanalyse de l'insomnie. Le trauma de l'éveil*, Synapse, 1995, 115.

II. Figures du criminel : culpabilité et narcissisme

La mise en acte de la culpabilité

Le criminel pose à la société comme à la psychologie, pourrait-on dire, le problème de la culpabilité, mais c'est à des titres symétriques en quelque sorte : il *se rend coupable* d'une action — nuisible pour la société — dont on peut en quelque sorte le tenir coupable, en établissant sa responsabilité. On peut ensuite se demander dans quelle mesure l'auteur de l'acte criminel lui-même se sent ou se reconnaît comme coupable et responsable de son acte, ce qui permet d'évaluer la portée de l'acte et de ses « circonstances atténuantes ». La psychanalyse va pourtant ajouter une dimension nouvelle à cette problématique : ce que Freud établit, c'est l'existence de « criminels par conscience de culpabilité[1] ». Il faut comprendre que de tels sujets passent à l'acte — criminel — mus par un certain sentiment de culpabilité inconscient et pour soulager la conscience de cette culpabilité. On voit le paradoxe et l'originalité de cette hypothèse au plan de la criminogenèse : la culpabilité ne succède pas à l'acte, elle n'en procède pas, elle le précède et même le « cause ». L'acte criminel est *l'effet* d'un certain type de culpabilité. Il faut bien saisir ici l'argumentation freudienne pour apprécier le contenu et la signification de cette hypothèse étiologique sur l'acte criminel.

Tout d'abord, cette forme de culpabilité est repérée à l'état le plus originaire et le plus banal dans tels comportements déroutants d'enfants, notamment à l'époque de la « prépuberté », se rendant coupables de délits variés (vols, escroqueries et même incendies). Le travail analytique — au moment d'interpréter après coup ces incidents — apportera le surprenant résultat que de tels actes avaient été exécutés avant tout parce qu'ils étaient interdits et parce qu'un soulagement psychique avait été lié à leur exécution, pour leurs auteurs. De quoi s'agissait-il donc ? L'acteur souffrait d'une « *conscience de culpabilité d'origine inconnue oppressante et, après qu'il eût commis un forfait, la pression était adoucie* ». En d'autres termes, l'acte délictueux était le moyen d'alléger paradoxalement « *la conscience de culpabilité, aussi oppressante que diffuse* » en la localisant du moins quelque part. Il faut donc inverser le mécanisme apparent : « *la conscience de culpabilité était déjà là avant le forfait* », il ne provenait pas de celui-ci, mais à l'inverse « *le forfait provenait de la conscience de culpabilité* ». Cela évoque le comportement de ces enfants qui deviennent « méchants » pour provoquer la punition (*ßestrafung*) et, après elle, sont calmés et satisfaits. Le délit est là le moyen de retrouver le « calme » en régulant la culpabilité.

Nous avons accès par là à la « causation » de la criminalité (*Verbrechen*) chez l'homme ; du moins cette « curiosité » révèle-t-elle une « part » non négligeable de la genèse de l'acte criminel. Ces sujets prennent la voie du crime pour actualiser un sentiment de culpabilité préexistant auquel l'utilisation de l'acte servirait de « rationalisation » d'une culpabilité taraudante. Nous sommes là dans une causalité œdipienne mais d'un certain genre, symétrique de celui de la névrose.

Il est essentiel de le relever : le diagnostic de « criminels par conscience de culpabilité » n'épuise pas aux yeux de Freud la diversité diagnostique de la « population pénale ». Il fait place à côté de ceux-ci aux criminels qui « *commettent des forfaits sans sentiment de culpabilité* », soit qu'ils « *n'aient pas développé d'inhibitions morales* », soit qu'ils se croient justifiés dans leur faire (*Tun*) dans le combat avec la société. Pour ceux-ci, la question de la culpabilité ou bien ne se pose pas — c'est en quelque sorte la problématique de la psychopathie — soit est déjouée au nom d'un idéal revendicateur, légitimateur de l'acte, dimension « passionnelle » et « quérulente ». Mais si les criminels par conscience de culpabilité ne représentent qu'un aspect de la criminalité, ils méritent une attention particulière, dans la mesure où ils constituent « *la majorité de ceux pour qui les dispositions pénales (Strafsatzungen) ont été faites à proprement parler.* » Il faut en effet comprendre que la sanction est là pour qualifier le sentiment de culpabilité, en « tamponnant » la culpabilité diffuse. Le système pénal fait à la limite partie de la « séquence » qui va de la culpabilité préexistante à sa « socialisation » : de tels délinquants justifient en quelque sorte l'existence même d'un « droit pénal ». Freud

---

1. Ce texte « *Les criminels par conscience de culpabilité* » figure dans une trilogie de textes publiés en 1915 sous le titre « *Quelques types de caractères tirés du travail psychanalytique* » ; reproduit dans les « *Gesammelte Werke* », G. W., X, 389-391, traduit en français dans « *L'inquiétante étrangeté et autres essais* », *op. cit.*, 169-171.

suggère que la prise en considération, grâce à la psychanalyse, de ce déterminisme de l'acte, peut « *donner à la sanction (Strafe) un fondement psychologique nouveau.* » Que faut-il entendre par là ? Sans doute que la perception de ce mécanisme, qui fait que chez ces criminels particuliers l'acte a une « fonction auto-thérapeutique » — si nocive et inadéquate soit-elle — permet la « réaction sociale » et donne à la sanction sa véritable signification. Si l'on peut bien parler ici de « besoin de punition » — en ce sens précis d'une quête inconsciente de sanction — le droit lui-même se trouve confronté au sujet qui, ainsi, l'« interpelle ».

On notera le soin pris par Freud à distinguer les types de criminels et de suggérer de ne pas les « mettre dans le même panier », fût-ce celui du criminel par culpabilité. Celui-ci reste sans doute le plus intéressant pour la psychanalyse, mais il n'épuise pas la « population pénale ». En cette esquisse de « typologie », Freud distingue au moins trois ressorts de l'acte : outre ces criminels qui déchargent une culpabilisation aveugle dans l'acte — lui-même aveugle, ce qui donne son aspect d'« irréel » à ces actes réels — il mentionne bien les criminels qui ne témoignent pas de culpabilité, ce qui nous renverrait à ce que l'on va décrire comme « type » du monstre narcissique, enfin ceux dont le ressort est l'idéal et qui inscrivent leur acte sur une espèce de « blason » de légitimité, ce qui va nous renvoyer aux « exceptions ». Notons que la position de l'instance de transgression est bien distincte : le criminel sans culpabilité, narcissique, serait dans l'acte de transgression pure, tandis que le criminel idéaliste fonderait son acte dans la référence à un Autre qui lui doit dédommagement de son « préjudice » ; d'où les modalités de « quérulence » paranoïaque et mégalomaniaque. Restent ceux qui, justement parce qu'ils se soulagent de leur culpabilité par l'acte, trouvent dans les « dispositions pénales » une véritable instance destinataire, et dans la *lettre* du *texte de loi* un moyen de « re-symbolisation » d'une identité floue : se faire punir, inscrire quelque chose sur leur casier judiciaire, c'est en ce sens questionner quelque chose de la loi, au sens pénal et symbolique : Dostoïevski, subissant avec héroïsme la peine, pour un délit politique, justement parce qu'à travers cette « punition » du bagne, il peut expier son vœu fantasmatique de meurtre du père, donnera à Freud l'occasion de confirmer : « *il est vrai que de grands groupes de criminels aspirent à la punition*[1] ».

Dans le sillage de la conception freudienne de la culpabilité, Theodor Reik élabore, au milieu des années 1920, une théorie de la « compulsion d'aveu » (*Geständniszwang*[2]). Le point de départ est fourni par le repérage, dans la pratique analytique, d'une tendance inconsciente et compulsionnelle — c'est-à-dire ressentie de façon contraignante et irrésistible — à avouer et de façon générale à « *communiquer des événements perçus au niveau endopsychique* » chez les patients (névrosés). Le sujet avouerait donc quelque chose qu'il n'avait pas l'intention — consciente — de communiquer ou même un contenu psychique qu'il ne percevrait que confusément, et qu'il transmettrait à son interlocuteur (le psychanalyste, par exemple) à son propre insu. Il s'agit d'« actes d'auto-trahison » — (*Selbstverrat*) expression présente dans l'écrit freudien de 1906 — au moyen de lapsus. Ce qui vient à l'expression, sous forme d'« aveu », c'est donc un besoin émanant des forces du refoulement ; d'où son effet soulageant, qui signale les « besoins pulsionnels ». Mais c'est simultanément la répression qui s'exprime là : ce qui permet de détecter un « besoin de punition », qui donne sa signification « masochiste » à cette compulsion (aussi bien l'aveu place-t-il le sujet en position de ravalement).

Fait capital : un passage à l'acte — acting out — pendant un traitement analytique peut avoir, remarque Reik, une signification autopunitive. De cet « aveu mis en acte » (chez le névrosé) à l'acte criminel, il se dégage un passage intéressant. De fait, Reik fait faire un pas important à la conjonction « psychanalyse et criminologie » dans son chapitre « *compulsion d'aveu et criminologie* », qui le mène à exposer la « *théorie psychanalytique du droit criminel* ». Le criminel serait poussé, contre son intérêt, à l'« auto-trahison », ce qui révèle la culpabilité à l'origine même de son acte, se trahissant dans la « compulsion d'aveu », autrement inintelligible.

Le « syndrome d'exceptionnalité » : du préjudice au crime

Un autre accès est néanmoins possible à la genèse de la criminalité : c'est celui qu'évoque Freud, de façon apparemment incidente, en examinant le « *syndrome d'exceptionnalité*[1] », entendons la tendance de sujets ayant subi de sévères préjudices précoces, de nature traumatique, à se considérer comme des « exceptions », par rapport à la loi de la Nécessité qui s'impose au « commun des mortels » et à se comporter en conséquence de façon « anomique ». Cette galaxie de « caractères » comporte assurément des formes variées, mais on peut espérer pour notre propos reconnaître un destin de ce sentiment de préjudice dans la criminalité. L'emblème en est fourni par la figure de Richard III, ce personnage de Shakespeare qui, dans la pièce qui porte son nom, ouvre une longue suite de crimes par une sorte de profession de foi cynique. On a là l'image particulièrement rébarbative du « bandit » ou « malfaiteur » (*Bösewicht*), doté de plus d'une difformité physique qui semble consonner avec une aberration morale. Si néanmoins ce personnage haïssable attire la sympathie secrète du spectateur, c'est que, selon le « diagnostic » freudien, celui-ci reconnaît quelque chose de son propre sentiment narcissique de préjudice et compatit avec le « raisonnement » de ce criminel, arguant du « tort » ou de l'injustice commis envers lui par la nature : celle-ci en ayant fait un « mal-aimé », il se donne le droit — arbitrairement — de se « dédommager » par des forfaits. Il est vrai que le spectateur commun, contrairement au criminel, ne passera pas à l'acte, pour le plus grand avantage de la communauté que le crime vient sinistrer ; mais la figure du criminel doit sa dimension tragique à ce qu'il constitue « l'agrandissement gigantesque » de ce côté revendicatif du narcissisme humain — qui le fonde à s'ériger en quelque sorte et dans une certaine mesure en « exception ». Le crime serait là le « remboursement » — « terroriste » — d'un « handicap » originaire, ce qui rompt le « contrat social » entre le criminel et les autres.

Narcisse criminel

La caractérisation du criminel évoque, dans la typologie libidinale proposée par Freud[2], ce qui est désigné comme « type narcissique ». Celui-ci est opposé au « type érotique » et au « type obsessionnel ». Contrairement au type érotique — personnes orientées tout entières vers la « vie amoureuse », pour laquelle il est essentiel d'être aimé et d'aimer — le type dit « narcissique » est orienté vers l'« auto-conservation » : un tel sujet est « *indépendant et peu impressionnable. Au Moi est disponible une grande quantité d'agressivité qui se manifeste par une disposition à l'activité.* » Contrairement au type dit « obsessionnel », dominé par l'« angoisse de conscience », le type narcissique ne ressent pas de « *tension entre moi et surmoi* ». Freud ajoute même qu'à partir de ce type, on serait à peine parvenu à l'affirmation de l'existence d'un surmoi : façon de suggérer l'absence ou la grande évanescence du surmoi, instance de l'interdit mal intériorisé chez de tels sujets. Auto-investissement de soi, mépris relatif de la dépendance envers l'autre, « porosité » du surmoi : on a suggéré le lien de cette description avec ce que la psychopathologie décrit comme « états limite » (*border lines*) ou avec les « personnalités narcissiques », où l'on retrouve le « profil libidinal » du criminel.

Il faut noter que Freud ne mentionne pas le criminel comme illustration particulière de ce « type », se contentant, en ce « dessin » par définition schématique, de noter l'aptitude de tels sujets à s'imposer comme « personnalités » susceptibles d'entraîner les autres, de les conduire (comme « guides » : *Führern*), n'excluant pas même une aptitude à la créativité culturelle, en contraste du « conservatisme » obsessionnel. L'écho de cette description est pourtant saisissant avec ce qui est dit des traits d'égoïsme et de tendance destructrice des criminel, et l'on peut l'appliquer à la « vocation » des « chefs de gangs ». Le criminel aurait donc bien une « position libidinale », mais non « érotique ». Point capital qui permet subsidiairement de récuser « *l'idée confuse à laquelle, selon Lacan, se confient beaucoup d'honnêtes gens : celle qui voit dans le crime l'éruption des "instincts" renversant la "barrière" de formes morales d'intimidation*[3]. » Or « *s'il est en fait une notion qui se dégage d'un grand nombre d'individus capables, tant par leurs antécédents que par l'impression "constitutionnelle" qu'on retire de leur*

1. Ce texte – « *Les exceptions* » – figure également dans le texte cité « *Quelques types de caractères...* » en allemand, G. W., X. ; en français « *L'inquiétante étrangeté* », 140-146.
2. « *Sur les types libidinaux* », G. W., XIV, 511.
3. LACAN J. (1950) : « *Introduction théorique aux fonctions de la psychanalyse en criminologie* », in : *Écrits*, Seuil, Paris.

contact et de leur aspect, de donner l'idée de "tendances criminelles", c'est bien plutôt celle d'un défaut que d'un excès vital. Leur hypogénitalité est souvent manifeste et leur climat rayonne la froideur libidinale. » C'est ici — il faut préciser avec les concepts freudiens cette remarque capitale — d'un défaut de libido érotique qu'il est question (« hypogénitalité ») — peut-être attestable jusque dans des formes de crimes dits sexuels où la violence signe une carence du désir. Mais, si leur « *climat rayonne la froideur libidinale* », en ce sens, il rayonne aussi un narcissisme qui fait le caractère fascinant d'un tel criminel, dans le fantasme du spectateur pour le non-criminel, son « attractivité » (*Anziehungskraft*).

D'où vient ce charme du monstre criminel ? C'est que, dit Freud, « *le grand criminel et l'humoriste forcent, dans la représentation poétique, notre intérêt par le narcissisme conséquent [littéralement : la conséquence narcissique] avec laquelle ils savent tenir éloigné de leur moi tout ce qui l'amoindrit*[1] ». Ainsi « envions-nous » — de façon secrète et inavouable — « *le maintien d'un état psychique heureux, d'une position libidinale intangible à laquelle nous-mêmes avons renoncé depuis.* » Le criminel figure donc dans cette galerie de figures qui exhibent un narcissisme aussi monstrueux que « conséquent » ; entre l'enfant merveilleux, les félins, les grands animaux de proie ou les humoristes ! Au-delà de leur diversité, ce sont des emblèmes du narcissisme. Il y a bien en ce sens une version criminelle de Narcisse...

Il convient de bien noter que d'une part, Freud parle ici de « représentation poétique » — donc « fictive », ce qui n'empêche pas de lui donner une portée de vérité inconsciente, comme nous l'avons montré ailleurs[2] ; que, d'autre part, c'est bien le fantasme que soutient le criminel chez l'autre qui est en cause, et non sa propre position : c'est justement l'inaptitude au « transfert » et à l'« objectalité » — carence du criminel — qui le dote d'une aura de narcissisme aux yeux du commun des mortels, qui, eux, n'ont cédé qu'à grand peine — quoique pour leur avantage — leur présomption narcissique d'origine infantile au profit de l'autre. On ne saurait en tout cas faire abstraction de cette résonance pour saisir comment le criminel est « évalué » dans l'inconscient, qui vient « surdéterminer » l'évaluation par la norme sociale. Comme l'écrit Lacan : « *La psychanalyse résout un dilemme de la théorie criminologique : en irréalisant le crime, elle ne déshumanise pas le criminel.* »

III. L'inconscient du crime

Fiction et réalité du crime : acte et fantasme

On aura remarqué l'importance du recours à la littérature dans le trajet criminologique freudien. Pourquoi la « fiction » est-elle là requise ? Est-ce pour compléter le discours de la science ou suppléer à quelque carence de ce côté là ? Il est clair en tout cas qu'il n'y a pas là que fonction « décorative » ou rhétorique : la littérature semble avoir vocation, aux yeux de Freud, à parler du crime, en sorte que de Shakespeare à Dostoïevski (et Nietzsche) en passant par Ibsen, il y a là une sorte d'*écriture du crime*, à prendre en compte comme une composante essentielle de la criminologie.

En premier lieu, la « représentation poétique » (*Poetische Darstellung*) du criminel, si « fantasmée », voire déformée soit-elle — par rapport à la réalité du crime et de son auteur — est riche de sens pour dégager les enjeux inconscients du crime et de son sujet, à travers ses effets sur le « spectateur » du crime. Le crime prend donc sa signification à travers sa « réception » et sa « mise en scène ». Interroger la résonance de la figure du criminel sur le témoin — non-criminel — c'est donc en dégager le contenu inconscient de plein droit, sans lequel sa réalité est inintelligible, tant le crime s'écrit, voire se théâtralise. En conséquence, l'écrivain (*Dichter*) se révèle détenir un savoir criminologique supplémentaire, distinct de la « science » criminologique et en un sens supérieur à celui du « strict psychiatre[3] ». Il ne s'agit donc pas de quelque « fuite » dans la fiction — tant la psychanalyse se maintient, ici comme pour ses autres « objets », dans l'horizon de la science — mais d'une sorte de *rappel à la criminologie psychiatrique que le crime n'est pas à réduire à la rationalité psychopathologique* ; la « *Dichtung* » — l'œuvre littéraire — a vocation à dire ce qui, dans le crime, fait symptôme, au-delà de son auteur : le criminel est à la fois un « délinquant » et une figure inconsciente qui

---

1. « *Pour introduire le narcissisme* », 1914, section II, G. W., X, 155.
2. Cf. notre ouvrage « *Littérature et psychanalyse* », *op. cit.*
3. Cf. « *le délire et les rêves dans la Gravida de Jensen* », et notre ouvrage précité.

questionne le désir humain. On comprendra ainsi que les figures de Richard III ou de Lady Macbeth soient si déterminantes dans le dégagement des thèses de criminologie psychanalytique[1], que la figure nietzschéenne du « criminel blême » ponctue la fin de tel écrit décisif en ce domaine[2] ou que le crime des Frères Karamasoff soit évoqué au beau milieu d'un texte d'expertise criminologique relatif à une affaire criminelle réelle.

Œdipe au tribunal

Un nouveau et dernier « signe » venu du monde judiciaire va en effet donner l'occasion au créateur de la psychanalyse de se prononcer en situation sur la genèse et la motivation de l'acte criminel, et ce au moment même où il sortait en quelque sorte d'une confrontation à l'univers dostoïevskien dont le criminel est une figure centrale. En 1929, un étudiant, Philipp Halsmann, avait été jugé à Innsbruck sous le chef d'accusation de parricide : on l'avait soupçonné d'avoir tué (lapidé) son père pendant une excursion, l'accusé s'en tenant à la thèse de l'accident et invoquant une amnésie : après une expertise psychiatrique, le tribunal porta un jugement de condamnation, tandis qu'en janvier 1930 un pourvoi en nullité était rejeté par la Cour de cassation de Vienne. Halsmann ayant été gracié, Joseph Hupka entama une campagne de réhabilitation qui commença avec des articles publiés sous le titre éloquent « Que justice soit faite ! » (*Fiat Justicia*). Ce qui était visé, c'était l'usage, par la commission d'experts qui avait conduit à la condamnation, du concept de *complexe d'Œdipe*. Il était donc normal de se tourner vers « l'inventeur » de celui-ci pour lui demander de se prononcer sur cet « emprunt », à ses yeux illégitime. C'est donc au cœur du débat — alors que les articles de Hupka ont paru les 29 & 30.11.1930 — que Freud se prononce sur « l'expertise de la faculté au procès Halsmann[3] », titre de sa contribution parue en janvier-février 1931.

Il convient d'examiner les « attendus » du jugement d'expertise de Freud, car à travers l'argumentation du « cas » Halsmann se révèle la « posture » de la psychanalyse envers la question de la motivation du crime, à la lueur et en contrepoint de la « motivation » œdipienne. Après avoir rappelé en termes particulièrement nets la « présence » du « complexe d'Œdipe » dans « *l'enfance chez tous les hommes* », Freud admet que « *s'il était objectivement démontré que Philipp Halsmann avait abattu son père, on serait en effet en droit de faire appel au complexe d'Œdipe comme motivation d'un acte autrement incompréhensible.* » Freud met donc en préalable à tout « diagnostic œdipien » l'établissement du fait même. Ce n'est là que rappel de bon sens : il se trouve que justement la motivation psychologique — par exemple œdipienne — pouvait être évoquée, sinon clairement invoquée, comme *présomption* pour l'établissement du fait. Comme on pouvait se demander si, sur le chemin de l'excursion, le fils avait en fait frappé à mort son père, le rappel de l'agressivité œdipienne pouvait être alléguée en faveur de la vraisemblance d'un tel geste.

En rappelant qu'« *une telle preuve n'a pas été apportée* », Freud énonce que « *la mention du complexe d'Œdipe induit en erreur* » ; façon de dire que qui arguerait le complexe d'Œdipe comme cause réelle d'un acte individuel serait mal inspiré : d'une part, de l'agressivité à l'acte, le chemin est long et la « causation » est loin d'être mécanique ; d'autre part, « *précisément en raison de son omniprésence, le complexe d'Œdipe n'est pas approprié à la conclusion relative à la réalisation* ». Autrement dit, la présence d'une ambivalence œdipienne chez Halsmann, comme chez « *tout enfant des hommes* », dissuade justement de l'invoquer comme cause d'un passage à l'acte spécifique. Façon de rappeler que, du « vœu de mort » à l'acte, il y a un monde et que, surtout, il convient de ne pas confondre le complexe psychique fantasmatique et l'acte de violence dirigé vers une personne réelle. On aurait foncièrement tort, en d'autres termes, de considérer un criminel comme un névrosé passant à l'acte : il est donc pour le moins aventureux, en cas de présomption de crime, d'alléguer le « complexe d'Œdipe » comme « motivation ». Freud se trouve donc en situation de produire une « contre-expertise » paradoxale, puisqu'au fond les « experts » étaient supposés adhérer à la thèse du complexe d'Œdipe, au point même de le prendre à la lettre et de lui attribuer une « efficience » matérielle, en contraste à ces « savants », beaucoup plus nombreux, exprimant un scepticisme foncier envers l'hypothèse œdipienne : « *l'expertise de la Faculté de médecine*

---

1. Cf. les écrits sur « *Les exceptions* » et « *Les criminels par conscience de culpabilité* ».
2. Cf. ASSOUN P.-L. (1982) : *Freud et Nietzsche*, PUF, Paris.
3. G. W., XIV, 541-542.

d'Innsbruk semble encline » remarque Freud « *à attribuer à Philipp Halsmann un complexe d'Œdipe efficient* » (*wirksam*), mais ajoute-t-il avec ironie « *elle renonce à déterminer le degré de cette efficience.* » Fromm pouvait donc ironiser (« *Œdipe à Innsbruk* », 1930) : « *Œdipe n'est pas à sa place "au tribunal"... Reste que la psychanalyse aide à s'interroger sur l'"inconscient criminel", dimension qu'il faut à présent affronter pour elle-même* ».

Le criminel ou le narcissisme mortifère

Plutôt que d'élaborer une théorie achevée de la personnalité psychopathologique du criminel, Freud relève, en une définition lapidaire, deux « traits » qui sont « *essentiels pour le criminel* » : « *l'égoïsme sans limite et la tendance fortement destructrice*[1] ». C'est à ces « traits » (*Züge*), à la fois partiels et caractéristiques, que se reconnaît la figure du criminel, en sa réalité et en sa représentation.

Le premier trait renvoie à un « narcissisme » supposé illimité. Le terme employé par Freud (*Eigensucht*) désigne la tendance à réaliser ses propres désirs et buts sans égard envers les autres, sous sa forme la plus avide. Le « criminel blême » est celui que rien n'arrête en principe sur la route de la réalisation de ses vœux, prêt, selon le mot attribué à Tibère et cher à Sade, à trancher la tête du genre humain pour le moindre de ses désirs. Le second trait souligne l'orientation de cette tendance à l'annihilation, de tout ce qui s'oppose à la réalisation des désirs et buts. La question se pose pourtant d'une potentialité autodestructive chez le criminel, cet être « sans foi ni loi ».

Le criminel est donc à situer dans ce déchaînement d'énergie qui tend à l'auto-réalisation d'un « soi grandiose » au prix de la destruction de l'autre. En termes psychanalytiques, il pose la question du narcissisme et de la mort, étrangement couplés en lui et en son acte. C'est aussi bien une énigme pour une théorie de l'« érotique » que ce « manque d'amour » ou ce « manque de valorisation affective des objets » (humains). Ce que les métaphysiques avaient affronté comme la question du Mal — fonction « diabolique » du crime — renvoie pour la psychanalyse à la question de la cruauté.

L'acte criminel : de la haine de soi à la destruction de l'autre

Comment la psychanalyse peut-elle déchiffrer cette « tendance fortement destructrice » qui fait le trait le plus marquant et le plus redoutable de la figure du criminel ?

Nous touchons là à la question complexe de l'agressivité et de l'affect de haine dans l'inconscient. Renvoyant sur ce point à notre synthèse[2], il s'agit de souligner ici ce qui éclaire la position du criminel, qui peut détruire l'autre en son corps. Derrière la « volonté de puissance » du « criminel blême » (termes nietzschéens), c'est une certaine « pulsion de destruction » que l'on retrouve à l'œuvre. Celle-ci n'est pourtant pas originaire : il n'y a pas, d'après Freud, de pulsion dirigée originairement vers la destruction. L'opposition centrale concerne les « pulsions du moi » (ou d'auto-conservation) et les pulsions sexuelles, puis, dans une spécification ultérieure, les pulsions de vie (regroupant la Faim et l'Amour) et les pulsions de mort. Tandis que les premières tendent à créer des unités toujours plus grandes, les « pulsions » dites de « mort » (*Todestriebe*) tendent à la « déliaison ». C'est l'opposition entre Éros et Thanatos.

Qu'est-ce donc que la tendance à la destruction ? C'est une expression — à la fois dérivée et active — des « pulsions de mort ». C'est proprement cette partie de la pulsion de mort « *tournée vers [contre] le monde extérieur*[3] ». Le criminel serait donc l'acteur d'une pulsion de mort, interne, qui aurait pour « destin » — funeste pour l'autre autant que pour lui-même — de s'écouler dans le monde extérieur. On aurait donc affaire à une « déliaison » entre Éros et Thanatos, ce qui confirme la faillite libidinale-érotique du criminel. Le « narcissisme mortifère » du criminel vient inscrire cette « cassure » avec l'altérité. Il y aurait donc lieu d'entendre, sous les manifestations « bruyantes » de sadisme et de cruauté, un bruit de fond « masochiste ». C'est l'excès de pulsion de mort investie sur soi qui se déchargerait avec

---

1. « *Dostoïevski et la question du parricide* », G. W., XIV, 400.
2. ASSOUN P.-L. (1995) : « *Portrait métapsychologique de la haine : du symptôme au lien social* », in : « *La haine, la jouissance et la loi* » : « *Psychanalyse et pratiques sociales* », II, Assoun P.-L. & Zafiropoulos M. (dir.), Anthropos-Economica, 129-163.
3. « *Malaise dans la civilisation* », chap. IV, G. W., XIV, 478.

violence dans l'acte criminel, mais qui se signifierait aussi par le « besoin de punition » en acte : ce qui se manifeste par la « compulsion d'aveu » détectée par Reik aussi bien que par ce qui pousse le criminel dans la spirale d'une récidive où il s'agit à la fin de se faire prendre et de « payer ». Le sadisme criminel peut s'avérer être une haine de soi mise en acte. Or Freud notait que la haine du père peut mener à une telle tendance à l'autodestruction[1], par personnes interposées. C'est justement parce que la culpabilité n'est pas intériorisée et canalisée par un surmoi « culturel » que le criminel passerait à l'acte destructeur. Il nous faut donc situer finalement le crime comme acte hautement « désymbolisant » dans l'horizon du collectif. Que le parricide fournisse le thème des trois chefs d'œuvre de la littérature universelle que sont l'*Œdipe Roi* de Sophocle, *Hamlet* de Shakespeare et *Les frères Karamasoff* de Dostoïevski, oblige à questionner le lien entre crime et « loi symbolique ».

Du meurtre du père impossible ou le hors-la-loi en acte

Le « mythe scientifique » freudien — celui qui est construit par la rencontre de l'expérience clinique (des névroses) et l'analyse des cultures — met à jour un *crime originaire*, « préhistorique » et fondateur du lien social[2]. Mise à mort du père chef de la horde primitive qui a pour effet de rompre avec l'animalité et d'intérioriser l'interdit collectivement. D'où la culpabilité originaire qui se retrouve à la base de la religion, de la morale collective et du sentiment social. Le « petit Œdipe » a à revivre pour son propre compte, fantasmatiquement, ce qui s'est joué dans cet Acte primitif, commis, il faut le souligner, par la coalition des fils révoltés. On pourrait dire ainsi que le criminel répète sur la personne de son « prochain » l'acte de violence collective de jadis. Mais cela manifeste que, justement, chez le criminel en acte, le surmoi n'a pas été constitué — celui-là même qui arrête le bras du commun des mortels et névrosés ! — ou du moins que ce surmoi exerce une Loi sanguinaire qui coupe le criminel du « contrat social ».

Il arrive à Freud d'employer la notion de « criminel originaire » (*Urverbrecher*[3]). Mais précisément le crime originaire ayant été collectif, l'individualisation de l'Acte traduit une forme d'héroïsme. Le héros est celui supposé mythiquement avoir commis seul l'« exploit » (vaincre le père) ; ce « héros négatif » qu'est le criminel endosse le crime et s'en prévaut. Mais cela signe sa « sauvagerie » : non au sens d'un retour à l'état de nature bestial, mais comme rupture symbolique. Dans *Les frères Karamasoff*, le criminel réel (Smerdiakof) semble insinuer qu'il a commis le crime implicitement au nom du groupe de frères ou avec leur assentiment tacite. Le criminel réel se fait ainsi le porte-parole insidieux du désir de meurtre des fils.

Chaque fois que la question de l'acte, en sa valeur transgressive, se pose, se trouve donc réactivée cette question des enjeux inconscients du crime. Ce n'est pas un hasard si Freud interroge le mythe de Prométhée, celui qui a apporté à l'humanité les bienfaits du feu, à travers sa punition : il a été tenu par les Dieux comme auteur d'un « forfait » (*Frevel*), comme malfaiteur, mais à travers sa mésaventure se pose la question du « renoncement pulsionnel[4] ». De même, Freud ne cesse de questionner la figure de Hamlet, le personnage shakespearien : lui se pose le problème de l'acte qui devrait faire justice d'un crime réel, l'assassinat de son père. Mais l'ironie est que, d'après l'interprétation freudienne[5], il se trouve confronté au contenu fantasmatique de son propre vœu criminel infanticide, ce qui expliquerait sa perplexité foncière. C'est là une image des enjeux inconscients du crime : Hamlet incarne la position du névrosé — ce criminel en fantasme — qui se trouve confronté de façon « réfléchie » à travers l'acte commis par l'autre — le criminel réel, Claudius — aux échéances et à la vérité de son propre désir. Les deux sphères sont nettement distinguées, et en même temps se font miroir. Le criminel porte donc, par son acte infamant, le poids de l'« opprobre[6] » : c'est là le réel du crime qu'il ne s'agit pas de « psychologiser », mais de reconnaître en sa violence d'effraction et d'infraction aux lois humaines. Seulement, la

1. « *L'homme Moïse et la religion monothéiste* », G. W., XVI.
2. Sur cette théorie contenue dans « *Totem et tabou* », cf. notre étude : « *Freud et les sciences sociales* ».
3. « *Dostoïevski et le parricide* ».
4. « *Pour la conquête du feu* », 1932, G. W., XIV, 5 & 7.
5. Sur ce point, cf. notre « *Littérature et psychanalyse* », *op. cit.*, ainsi que notre contribution « *Hamlet à l'épreuve de la psychanalyse. L'inconscient en acte* », in : « *Lectures d'une œuvre Hamlet de William Shakespeare* », Éd. du Temps, 1996, 84-100.
6. Sur cette notion, liée au sentiment social, cf. « *Freud et les sciences sociales* ».

psychanalyse souligne cette résonance de l'acte criminel avec une certaine « métaphore criminelle » de l'inconscient en quelque sorte. Comment en effet mieux décrire le travail même du refoulement que comme cet effort pour effacer les traces d'un crime originaire[1] ? Le sujet humain se confronte ainsi à la culpabilité, au sens où désirant, il se « fait un crime »... de désirer.

La psychanalyse rappelle à l'« homme normal » qu'il est bien plus immoral qu'il ne le croit, mais aussi beaucoup plus moral qu'il ne le sait[2]. C'est en réévaluant ce rapport au désir et à la Loi que le sujet réajuste sa vision du crime, cette faillite de l'altérité qui réinterroge les destins du sujet, entre Éros et Thanatos[3].

3.6.3. La systémique

Il est surprenant de constater que les thérapeutes systémiciens — contrairement aux psychanalystes — se soient jusqu'à présent assez peu penchés sur la question du passage à l'acte criminel, alors que c'est là un concept ne pouvant prendre tout son *sens* que replacé dans son *contexte*, démarche systémique s'il en est. Ils ont surtout essayé de situer leurs interventions de réseau en amont des situations de violence [IV, § 2.1.3.], essentiellement dans trois grands domaines de la pédopsychiatrie : la criminologie juvénile [II, § 2.2.2.], et dans le champ de la victimologie : la maltraitance infantile [III, § 3.1.] et les abus sexuels de mineurs [II, § 1.2.5.6.].

La probabilité d'expression de la violence intra-familiale étant très importante dans notre culture [II, § 1.2.1.1.], il est possible de se demander si la famille n'est pas la plus petite organisation sociale instituée non pas tant pour « contenir » cette violence (au sens où l'État contrôle la violence des individus qui à la fois le composent et l'organisent), que pour la « tester », un peu comme un enfant « teste les interdits » d'abord dans le champ familial, avant d'« aller plus loin »... De plus, l'existence de relations à type de bipolarité affective entre les membres d'une même famille, complexifie grandement les données de l'investigation : dans la relation de « double contrainte » par exemple, le sujet peut avoir l'impression de « faire mal » quoiqu'il fasse ; s'il dénonce les dysfonctionnements intra-familiaux, il encourt le risque de l'exclusion ; s'il se tait, il donne l'impression de consentir ; dans les deux cas, violence lui est faite, d'où sa souffrance. Les travaux de l'École de Palo Alto nous ont appris la probabilité psychotisante d'une telle relation dysfonctionnelle, capable d'enliser le sujet dans une transaction schizophrénique qui exprimera, en elle-même et pour elle-même, sa propre violence [II, § 2.1.4.1.].

Mony Elkaïm, directeur de l'Institut d'études de la famille et des systèmes humains (Bruxelles), nous a fait l'honneur et l'amitié d'écrire quelques pages sur les liens entre les phénomènes de délinquance et ceux de criminalité. Il présente une synthèse inédite des différentes théories sur le sujet et propose sa vision personnelle et originale.

---

1. « *L'homme Moïse et la religion monothéiste* ».
2. « *Le moi et le ça* », chap. V, G. W., XIII, 282.
3. *Note bibliographique sur la criminologie psychanalytique :* après les écrits fondateurs de Freud dans les années 1906-1928, et les écrits de Ferenczi, les principales contributions dans le domaine sont dues à Theodor Reik qui, dès 1925, publie des essais résumant ses interventions pour un cycle de conférences à l'Institut pédagogique de l'Association psychanalytique de Vienne. L'essai « *La compulsion d'aveu et le besoin de punition* » formera le noyau de l'ouvrage publié en anglais en 1958 sur *Le besoin d'avouer. Psychanalyse du crime et du châtiment* (trad. franç. Payot, 1973). Il convient aussi de signaler les travaux de W. Healy : « *The individual offender* » (1915) et les deux ouvrages publiés par W. Healy et A. Bronner : « *Delinquants and Criminals : Their making and unmaking* » & « *New light on Delinquency and its Treatment* » (1938). En 1931, paraît l'ouvrage de référence de la criminologie psychanalytique post-freudienne, de F. Alexander et H. Staub : « *The criminal, the Judge and the Public* ». Il sera suivi de l'ouvrage de F. Alexander et W. Healy : « *Rots of the Crime* » (1935). August Aichorn ouvre la problématique de la réflexion psychanalytique de la délinquance juvénile (1936). On trouve ensuite les travaux de Kate Friedlander : « *The psycho-analytical approach to juvenile Delinquency* » (1947), trad. franç. *La délinquance juvénile*, PUF, 1951. On relèvera enfin la communication pour la XIIIe conférence des psychanalystes de langue franç. (29.5.1950) de Jacques Lacan (en coll. avec Michel Cénac) : « *Introduction théorique aux fonctions de la psychanalyse en criminologie* », in *Écrits*, Seuil, Paris, 1966. On notera également le débat entre Daniel Lagache (« *La psycho-criminogénèse* ») et le criminologue Étienne de Greeff, auteur de « *Amour et crimes d'amour* » (1942). Voir également les monographies : « *Le cas de Madame Lefebvre* » par Marie Bonaparte (1927), « *Motifs du crime paranoïaque : le crime des sœurs Papin* » par J. Lacan (1933).

Délinquance et criminalité : un regard systémique

M. Elkaïm

I. Approche systémique, délinquance et criminalité : un rappel théorique

Si l'approche systémique s'est relativement rapidement intéressée à la délinquance (Minuchin et al., 1967), elle s'est par contre peu consacrée à la compréhension de l'acte criminel, privilégiant surtout, dans ce domaine, les activités d'aide aux victimes de violences de divers types.

L'approche systémique en psychothérapie est née du souci de certains praticiens de voir le comportement apparemment insensé du malade mental apparaître sous un jour nouveau. L'étude du système familial et social permettait ainsi de découvrir en quoi un acte apparemment incompréhensible était adaptatif et pouvait même sembler adéquat dans un contexte soumettant le patient à des situations répétitives de double contrainte (Bateson et al., 1980), c'est-à-dire de demandes contradictoires.

Par ailleurs, pendant les années fondatrices de l'approche systémique en thérapie familiale, le modèle de référence fut la *théorie générale des systèmes* de Ludwig von Bertalanffy (1973). Celui-ci insiste sur les systèmes ouverts à l'équilibre et met l'accent sur le concept de *régulation par rétroaction*, que Cannon avait déjà formulé pour la biologie sous le nom d'*homéostase*. C'est ainsi que dès 1957, Don D. Jackson, l'un des membres de l'école pionnière de Palo Alto, avait avancé l'hypothèse selon laquelle la maladie du patient pouvait être comprise comme un mécanisme homéostatique ayant pour fonction de ramener à l'équilibre un système familial en danger de changement. Ces outils théoriques permettaient d'expliquer la fonction potentielle du passage à l'acte délinquant pour le maintien de l'équilibre d'un système familial ou social, mais ces mêmes référents théoriques se révélaient insuffisants lorsqu'il fallait rendre compte du passage à l'acte criminel qui brise souvent l'équilibre d'un système.

Je vais tout d'abord résumer les principaux modèles explicatifs élaborés par des thérapeutes familiaux pour rendre compte de l'apparition et du maintien de la délinquance avant de proposer une hypothèse quant au contexte dans lequel peut surgir l'acte criminel intrafamilial.

II. Homéostase et délinquance. Quelques modèles explicatifs

1. H. Stierlin et le concept de délégation

Pour Helm Stierlin (1978), les parents délèguent leurs enfants (au double sens du verbe latin *delegare* qui signifie en même temps « envoyer » et « confier une mission ») pour accomplir une mission consciente ou inconsciente. L'enfant est donc à la fois envoyé par la famille et lié à elle par un processus de loyauté. Dans les situations où deux réalisations contradictoires sont exigées par le même parent ou par les deux membres du couple parental, l'enfant risque d'être celui qui incarne les problèmes que les autres membres de la famille doivent dissimuler. Coupable de ne pouvoir répondre aux attentes parentales, le jeune, par son comportement délinquant, prouve aux parents leur propre échec et les culpabilise à leur tour.

2. I. Boszormenyi-Nagy et la « légitimité destructrice »

Ivan Boszormenyi-Nagy a étudié l'impact des loyautés intergénérationnelles sur l'apparition des symptômes. Parmi les multiples concepts qu'il a créés dans le champ de la thérapie contextuelle, celui de *légitimité destructrice* me semble être particulièrement utile (Ducommun-Nagy, 1995). Dans cette situation, une personne qui estime qu'elle a été lésée peut tenter de redresser les injustices de son passé à travers son propre enfant. L'enfant se trouve alors à son tour victime d'une injustice. En cherchant à redresser celle-ci, il court le risque de créer de nouvelles injustices vis-à-vis de tiers. Cette notion me semble particulièrement riche car elle pourrait aider à comprendre la conviction d'une personne à l'origine d'actes délictueux d'être pourtant dans son propre droit.

3. G. Ausloos : familles à transactions délictogènes et passage à l'acte délinquantiel

Guy Ausloos, thérapeute familial qui s'est particulièrement intéressé aux jeunes délinquants, décrit dans les familles de ces derniers des conflits réguliers liés à une escalade symétrique (Ausloos, 1983a). Les parents de l'adolescent délinquant, malgré leur capacité à ne pas éviter les conflits ouverts, vont cependant communiquer à travers l'enfant. C'est ainsi que le parent semble s'adresser à l'enfant alors que sa critique est destinée au conjoint. Pour Ausloos, il y a un lien direct entre un secret de famille particulièrement important et le passage à l'acte délinquant. Celui-ci peut être considéré comme « *l'expression agie à l'extérieur d'un secret familial non verbalisable à l'intérieur de la famille. Il révélerait le secret sans en livrer le sens, trouvant son caractère répétitif dans cette recherche perpétuellement insatisfaisante de sens.* » (Ausloos, 1983b, p. 181).

4. C. Chirol et P. Segond : le délit comme signal

Pour ces auteurs, la famille traverse un cycle de vie nécessitant que les règles familiales puissent changer à des moments spécifiques (Chirol & Segond, 1983). Lorsque des circonstances particulières ne permettent pas aux règles familiales d'être assez flexibles, le délit peut être compris comme une tentative de l'adolescent de signaler que les problèmes rencontrés par la famille ne peuvent plus être résolus à l'intérieur de cette dernière.

5. M. Elkaïm : l'aspect « protecteur » de l'acte délinquant

Travaillant dans un quartier défavorisé de Bruxelles avec une population immigrée, j'avais été frappé, au cours de thérapies multifamiliales centrées sur les problèmes d'absentéisme scolaire et de délinquance, par l'attitude de certains parents de jeunes délinquants. Ces parents nous donnaient l'impression de s'identifier systématiquement aux institutions belges comme si la déviance de leurs enfants les faisait accéder au statut de personnes citées en exemple et méritant d'être servies avec déférence par notre centre aussi bien que par les différentes institutions sociales. Tout se passait comme si la délinquance était un pseudo-changement créé par un système soumis à des pressions importantes pour la transformation (dus aux conditions du pays d'accueil) mais dont les règles rigides (liées, entre autres, aux conditions du pays d'origine), empêchent toute modification de l'homéostasie. La délinquance de ces jeunes pouvait alors être comprise comme un symptôme dont la fonction est de « protéger » aussi bien le système de la communauté de leurs parents que les valeurs du système social du pays d'accueil (Elkaïm, 1979).

6. Thérapie familiale, apprentissage social et délinquance

Cette approche, insistant sur l'apprentissage social, est intitulée « *Social Learning Family Therapy* » (*SLFT*). Elle est décrite dans un article de Chamberlain & Rosicky (1995) et est basée sur la notion que le comportement du futur délinquant a été développé et maintenu à travers des interactions familiales depuis l'enfance. Une recherche menée par Patterson en 1982 montre que les parents d'adolescents au comportement antisocial ont, sans le faire exprès, multiplié les interactions qui facilitent l'apparition de l'agressivité et limitent les comportements que l'on pourrait qualifier de « pro-sociaux » (Patterson, 1982). Cette recherche insiste particulièrement sur la manière dont le comportement déviant d'un membre de la famille est renforcé et soutenu par un autre membre de la même famille.

7. Une lecture écologique de la délinquance

De nombreux thérapeutes familiaux s'étaient rendus compte que le phénomène de délinquance ne pouvait être ramené à la famille uniquement, et qu'il fallait tenir compte des multiples contextes dans lesquels le jeune délinquant évoluait. Aux États-Unis, une approche intitulée « *Multitarget Ecological Treatment* » (*MET*) [cf. Chamberlain & Rosicky, 1995] que l'on pourrait traduire par traitement écologique à multiples cibles, insiste sur l'approche non seulement familiale, mais également sur l'intervention au niveau du groupe de pairs, des écoles, des communautés, etc.

III. Rétroaction positive et passage à l'acte criminel

Les modèles que nous venons de décrire s'inscrivent dans une approche insistant sur le maintien de l'équilibre d'un système grâce à une régulation par rétroactions négatives. Le thermostat est un exemple de ce mécanisme propre à la première cybernétique. Magoroh Maruyama a intitulé *seconde cybernétique* le processus par lequel une rétroaction positive mène à l'amplification croissante d'une déviation. Il s'agit de ce que l'on appelle trivialement les « cercles vicieux », qui peuvent aussi bien devenir « vertueux » lorsque cette amplification mène à une situation de plus grande flexibilité (Maruyama, 1963).

Il me semble important, pour comprendre l'acte criminel, d'analyser des situations qui provoquent l'application de boucles rétroactives positives ne cessant de s'amplifier. Celles-ci risquent à leur tour de mener au passage à l'acte, arrachant le système à son équilibre pour l'ouvrir à un nouvel état.

Salvador Minuchin, dans son ouvrage « *Family Kaléidoscope* » (1984), est celui qui, à mon avis, a poussé le plus loin la réflexion sur l'acte criminel dans un contexte systémique [l'acte criminel le plus fréquemment étudié par les thérapeutes familiaux est celui qui se déroule au sein d'une même famille]. Minuchin s'intéresse au domaine de la délinquance depuis la fin des années cinquante (il travaillait alors à la *Wiltwyck School for Boys* à New York). C'est à ce moment qu'il pose les bases de ce qui sera appelé *l'approche structurale en thérapie familiale*. Il lie alors le comportement des jeunes délinquants dont il a la charge à une structure familiale peu organisée et à des frontières inter-générationnelles peu respectées. Dès cette époque, il estime que le comportement délinquantiel, s'il est lié à la famille, n'est pas réductible à celle-ci, le contexte social jouant un rôle important dans l'apparition des actes délictueux. Dans un chapitre de « *Family Kaléidoscope* » intitulé « *Child Murder* » (meurtre d'enfant), Salvador Minuchin étudie le contexte dans lequel une petite fille de sept ans, Maria Colwell, succomba aux mauvais traitements imposés par son beau-père en 1973. Un peu plus d'une année plus tôt, cette petite anglaise avait été enlevée à sa famille d'accueil pour être rendue à sa mère biologique. Malgré l'intervention de plusieurs dizaines de travailleurs sociaux, psychologues, voisins, enseignants, etc., cette enfant ne put être sauvée.

Dans l'analyse qu'il fait de cette situation, Salvador Minuchin reprend une distinction faite entre deux types de violence par un sociologue israélien, Emmanuel Marx. Le premier type de violence est une violence dont le but est d'amener l'autre à obéir ; il s'agit d'une violence coercitive qui tente de contraindre et de soumettre autrui. Le second type de violence, que l'on trouve fréquemment chez les responsables d'abus, surgit dans une situation où l'abuseur se vit comme victime des provocations de la personne abusée et de son propre environnement. Minuchin ajoute « *quelle que soit notre réaction émotionnelle face à une telle distorsion des faits, il est clair qu'un contrôle punitif appliqué à une personne violente de ce type ne fera qu'accroître son expérience subjective d'être une victime, et augmentera la possibilité d'actes violents ultérieurs* ».

L'intuition de Minuchin recoupe la pratique de nombreux thérapeutes familiaux qui s'occupent de violence intra-familiale et en particulier de violence sexuelle. C'est ainsi qu'Arnon Bentovim (1996), étudiant des jeunes victimes d'abus, devenus abuseurs à leur tour, relève que la réaction de la victime peut être interprétée d'une manière telle par l'abuseur qu'il utilise cette perception pour justifier de nouveaux abus. Dans ce même article, Bentovim décrit la constellation d'éléments familiaux que l'on retrouve fréquemment chez les futurs abuseurs. Il s'agit d'un climat de violence à la maison, de violence physique exercée à l'encontre de l'enfant, de la discontinuité de soins, d'un sentiment de rejet, et d'abus sexuels imposés dans son passé à la mère du futur abuseur. Il devient dès lors essentiel, dans un esprit de prévention, d'intervenir avant que ces boucles rétroactives auto-entretenues ne mènent au passage à l'acte. Or, la structure de fonctionnement des services de protection de l'enfance ne permet pas toujours d'éviter la perpétuation de tels cycles.

Le thérapeute systémicien possède de multiples modèles explicatifs lui permettant de comprendre les contextes dans lesquels peuvent surgir aussi bien l'acte délinquantiel que l'acte criminel. Faut-il encore que, malgré la répulsion que certains actes peuvent soulever en lui, il ne confonde pas contrôle et aide, autrement il risquerait de se trouver pris dans l'amplification de boucles rétroactives pouvant mener au passage à l'acte qu'il voulait justement éviter.

Bibliographie

(1) AUSLOOS G. (1983a) : « *Familles à transactions délictogènes* », in : G. Ausloos & P. Segond : *Marginalité, système et famille*, CFRES Vaucresson, « Relectures », IES Genève.

(2) AUSLOOS G. (1983b) : « *Adolescence, délinquance et famille* », in : G. Ausloos & P. Segond : (1).

(3) BATESON G., JACKSON D.D., HALEY J., WEAKLAND J.H. (1980) : *Vers une théorie de la schizophrénie*, in : G. Bateson (éd.) : *Vers une écologie de l'esprit*, Seuil, Paris.
(4) BENTOVIM A. (1996) : « *Trauma-organized systems in practice : Implications for work with abused and abusing children and young people* », Clinical Child Psychology and Psychiatry, 1, 4, 513-514.
(5) CHAMBERLAIN P., ROSICKY J.G. (1995) : « *The effectiveness of family therapy in the treatment of adolescents with conduct discorders and delinquency* », Journal of Marital and Family Therapy, 21, 4, 441-459.
(6) CHIROL C., SEGOND P. (1983) : « *Délinquance des jeunes, homéostase familiale et sociale* », in : G. Ausloos & P. Segond : (1).
(7) DUCOMMUN-NAGY C. (1995) : « *La thérapie contextuelle* », in : M. Elkaïm (dir.) : *Panorama des thérapies familiales*, Seuil, Paris.
(8) ELKAÏM M. (1979) : « *Système familial et système social* », L'approche systémique en thérapie familiale, Cahiers critiques de thérapie familiale et de pratiques de réseaux, 1, 55-60.
(9) JACKSON D.D. (1957) : « *The question of family homeostasis* », Psychiatric Quarterly Supplement, 31, 1re partie, 79-90.
(10) MARUYAMA M. (1963) : « *The second cybernetics : deviation amplifying mutual causal preocesses* », American Scientist, 51, 164-179.
(11) MINUCHIN S. (1984) : « *Family Kaleidoscope* », Harvard University Press, Cambridge.
(12) MINUCHIN S., MONTALVO B., GUERNEY B.J.R., ROSMAN B., SCHUMER F. (1967) : « *Families of the Slums : An Exploration of their Structure and Treatment* », Basic Books, New York.
(13) PATTERSON G.R. (1982) : « *A social learning approach to family intervention. III. Coercive family process* », Castalia, Oregon.
(14) STIERLIN H. (1978) : *Delegation und Familie*, Suhrkamp, Francfort.
(15) VON BERTALANFFY L. (1973) : *Théorie générale des systèmes*, Dunod, Paris.

3.6.4. La phénoménologie

Jean Naudin, Jean-Marc Henry et Jean-Michel Azorin (Marseille) nous invitent à une réflexion originale et inédite sur l'apport de la phénoménologie à la compréhension du *fait criminel*. Ce chapitre, très important, précède ici celui élaboré par Claude Chercki-Nicklès sur la vision phénoménologique du procès pénal [IV, § 1.3.][1]. Ce genre d'approche, particulièrement pertinente en matière d'expertise psychiatrique pénale [IV, § 1.2.] pénètre « du dedans » le monde du crime et du criminel, et même si elle ne débouche pas directement sur une prise en charge thérapeutique concrète, nous oblige à opérer un retour sur nous-mêmes nécessaire à une « compréhension » plus globale du système car circulaire et non plus simplement causaliste, opération mentale qui n'est d'ailleurs pas sans rappeler l'approche systémique en thérapie familiale. Cette démarche est d'autant plus intéressante que les systématisations reposant sur une approche subjective en criminologie sont rares, et presque exclusivement centrées sur la question de la spécificité de la personnalité du criminel, ou de la victime.

Phénoménologie du passage à l'acte criminel

J. Naudin, J.-M. Henry, J.-M. Azorin

De par sa méthode même, la phénoménologie semble à première vue ne pas s'être beaucoup intéressée au *passage à l'acte* en tant que tel. Le passage à l'acte est un symptôme. Une fois opérée la réduction phénoménologique, c'est-à-dire une fois mises entre parenthèses toutes les théories, toutes les catégories nosographiques préétablies, toutes les hypothèses causales, quelque chose comme le « passage à l'acte » n'apparaît plus dans sa valeur de *symptôme*, l'indice objectivement observable d'une maladie, mais en tant que *phénomène*, quelque chose qui apparaît en tant que l'expression d'un style, un style d'être, un style d'être-au-monde (Tellenbach H., 1980). Saisi depuis cette perspective, il est difficile de dire si le passage à l'acte en tant que tel peut être élevé à la dignité du phénomène, ou si la notion même de « passage à l'acte » ne s'évanouit pas en même temps que les théories qui lui ont donné naissance. La psychologie phénoménologique peut toutefois s'intéresser au phénomène criminel. Si l'on se tourne en effet vers cette sous-catégorie du passage à l'acte qu'est l'*acte criminel*, c'est la notion de *crime* qui prend le pas : certes, il ne saurait être de crime sans acte, mais le crime présuppose avant tout, en tant qu'acte, la cruauté, la violence, la transgression de l'interdit, l'outrepassement des limites symboliques et la mise à mal du système des valeurs qui structurent la vie sociale des hommes. L'acte criminel ne peut donc

1. Rappelons que les deux grandes références historiques en ce domaine sont celles des travaux du Révérend Père Mailloux, dans les années 60 au Canada, ainsi que de Hesnard en France qui a tenté de faire le lien entre la psychanalyse, la phénoménologie et la criminologie.

être pensé sans le réseau subjectif de ses motivations, sans les multiples connexions de celles-ci avec le contexte dans lequel elles prennent sens : l'acte criminel surgit, fait sens, non seulement pour un sujet mais aussi dans un monde, depuis une situation dans le monde. Avant que de rapporter un acte criminel à l'effet plus ou moins direct d'une catégorie nosographique (le « crime immotivé du schizophrène »), le psychiatre phénoménologue se doit de considérer l'acte criminel depuis le style d'être-au-monde qui caractérise la personne du criminel. C'est l'acte qui fait le crime, mais c'est le style qui fait le criminel. Il n'est pas indifférent de constater que les juristes sont en ce sens souvent bien meilleurs phénoménologues que les experts psychiatres, trop engagés dans une vision technique du monde, influencée par les croyances théoriques propres à leur domaine d'expertise. Le psychiatre phénoménologue ne voit aucun sens à expliquer un acte criminel par une détermination de type causal : nul ne commet un crime *parce qu* 'il est schizophrène, ou même paranoïaque. Tout au plus peut-on dire que dans le style particulier de l'acte criminel, il se peut que l'on retrouve le style du paranoïaque ou le style du schizophrène. Le psychiatre a alors une typologie en perspective bien plutôt qu'une nosographie (Tatossian A., 1990). La nature immotivée du crime fait le symptôme. La phénoménologie montre comment le symptôme apparaît toujours aux limites de la compréhension psychologique, là où le processus (au sens fondamental que lui a donné Jaspers) se manifeste en tant que tel. Le caractère immotivé d'un crime fait son appartenance processuelle. Le psychiatre légiste a alors à se demander, comme le fait Jaspers devant toute psychose (Jaspers K., 1927) : dans quelle mesure y a-t-il processus, dans quelle mesure y a-t-il développement compréhensible de la personnalité ? Toute discussion sur la liberté et sur l'aliénation, autrement dit sur la responsabilité du criminel, se déroule avec pour toile de fond cette question essentielle de la plus ou moins grande compréhensibilité des motivations. Reculer les limites de la compréhension psychologique des motivations est ce que le psychiatre doit attendre de la phénoménologie.

Nous retrouvons une description quasi-phénoménologique du criminel psychotique dans le personnage de Moosbrugger, une figure principale de plusieurs sous-chapitres du roman de Musil (1956) « *L'homme sans qualités* ». Moosbrugger est un charpentier, assassin récidiviste d'une prostituée, dans des conditions particulièrement atroces — un *serial killer* dirait-on aujourd'hui. Son procès a fait grand bruit car l'intérêt que lui portent les habitants de Cacanie, la société imaginée par Musil, tient à ce qu'ils voient en lui l'incarnation pure de tout ce qui est primitif et instinctuel, un homme dont la violence atteste l'immédiateté et la plénitude de son être. Mais la description que fait Musil de sa vie intérieure ne correspond pas à cette image. En prison, Moosbrugger réfléchit quant à l'absurde arbitraire des catégories humaines, en particulier des mots et des concepts. Cette logique des mots, celle des gens instruits, des juristes et des médecins, semble ne pas lui faire de place. Sa vie n'a été qu'un long combat pour son droit. Quoiqu'il ne puisse dire précisément ce dont il s'agit, son droit est en tout cas ce qu'on lui a refusé toute sa vie. Son droit, il le nomme en latin : *Jus*. Apprenti, on lui raconte que quand on montre le point à une femme de telle façon que le pouce ressorte un peu entre l'index et le médius, elle ne peut pas vous résister. Il tente le coup avec sa patronne, ce qui lui vaut un coup de cuillère de bois sur le visage puis le renvoi par son patron. Jeté ainsi à la rue, il se met en quête de son *Jus* bafoué et le trouve dans les femmes : « *Toutes les femmes étaient déjà le* Jus, *le droit de quelqu'un d'autre...* » [p. 285]. Moosbrugger se souvient du lieu et de l'ambiance qui précède ses actes. Lui qui ne peut se servir facilement des mots, comme si sa langue était paralysée, se sent envahi par le même souffle glacé que celui qu'il a ressenti lors de l'altercation avec sa patronne : tout ce qui l'entoure alors disparaît, se noircit ; commence une période où tout devient sens, au cours de laquelle il entend des voix, et ne fait plus de grande différence entre le dedans et le dehors. Comme il le dit lui-même, il pense mieux que les autres car il pense à la fois dedans et dehors. Il est alors facilement de mauvaise humeur, et a plus de mal à se contrôler lorsqu'il en est ainsi. Il pense qu'il n'est rien dans la vie qu'on ne puisse saisir en soi, parce que tout dépend de tout. C'est cette exigence et toute la difficulté qu'il éprouve à tenir le monde rassemblé qui le conduit à ses actes :

« *Il lui était [...] arrivé dans sa vie de dire à une fille : "votre bouche est une rose !" mais tout à coup le mot se défaisait aux coutures, et quelque chose de très pénible se produisait : le visage devenait gris comme la terre que couvre le brouillard, et devant lui, sur une longue tige, une rose se dressait ;*

affreusement grande alors était la tentation de prendre un couteau, de la couper ou de la frapper pour qu'elle rentrât de nouveau dans le visage. Sans doute Moosbrugger ne prenait-il pas toujours tout de suite le couteau ; il ne le faisait que lorsqu'il ne pouvait s'en sortir autrement. D'ordinaire, justement, il mettait toute sa force de colosse à tenir le monde rassemblé. » [p. 289]

On peut voir, comme Sass (1992), dans l'acte criminel de Moosbrugger la tentative désespérée d'effacer ce sens déconcertant de la fragmentation, de l'arbitraire et de l'absurde, qui lui est propre, sens qui apparaît manifeste dans les périodes qui précèdent les actes — périodes que la phénoménologie qualifiera d'*atmosphériques*, évoquant la phase d'*atmosphérisation* qui précède immédiatement le délire de Suzan Urban, le cas princeps de Daseinsanalyse[1] de Binswanger (1958). Tenir le monde rassemblé exige quotidiennement une force immense que la phénoménologie husserlienne rapporte aux processus subjectifs de constitution du sens, ce qu'elle nomme dans son jargon la « subjectivité transcendantale » (Tatossian A., 1979). Si deux tendances, l'une à la fragmentation, l'autre au rassemblement, s'opposent ainsi, chez Moosbrugger comme chez tout homme, c'est que la structure même de toute signification présuppose l'équilibre, la lutte et le renouvellement des évidences au sein desquelles le monde peut trouver un sens. Les psychotiques ont probablement plus de difficultés que les autres hommes pour constituer le sol de ces évidences. S'ils se sentent exclus du monde commun, c'est qu'une véritable « défaillance transcendantale » semble toujours déjà leur refuser toute légitimité, tout droit à l'existence, et conférer aux autres hommes une légitimité, et donc un pouvoir de domination plus solide (Blankenburg, 1991). L'acte criminel peut alors apparaître comme une tentative de restauration symbolique d'un droit toujours déjà perdu, une tentative de légitimation de soi et du monde. En tuant une femme, Moosbrugger cherche à se réapproprier un droit, une légitimité transcendantale qui mérite le nom latin de *Jus* parce qu'il s'agit du fondement de tout droit, et non pas simplement d'un droit parmi d'autres. Le crime échappe aux motivations empiriques car il constitue — dans la réalité même du geste, à la fois échappant à la nature toujours fuyante de la parole et rassemblant la multitude des significations dans la concrétude d'un geste symbolique — une forme d'aboutissement de la quête transcendantale qui semble constituer l'essentiel du projet de vie du psychotique. Dans sa vie quotidienne, le psychotique se repose, au prix d'un grand effort de constitution, sur des évidences déjà constituées, des évidences empiriques telles que le rôle social ou la répétition sans changement des habitudes : c'est lorsque cet ancrage dans l'empirique vient à cruellement lui faire défaut que le psychotique trouve parfois dans le geste criminel à la fois la fonction symbolique du rassemblement et le surmontement cruellement vengeur de sa faillite transcendantale. On peut y voir un effet de ce que Binswanger a décrit sous le nom de « présomption » : déséquilibre entre la base de l'expérience, insuffisante, et la hauteur de l'idéal. Seul le crime est parfois à la hauteur de l'idéal.

Bien qu'il ne s'agisse pas d'un geste criminel mais d'un sacrifice, on peut trouver dans le cas *Ilse* de Binswanger (1957) une description phénoménologique remarquable de la nature symbolique de certains de ces actes autistiques[2]. Le père d'Ilse était un homme tyrannique, très dur et égoïste, mais adoré par sa femme qui acceptait ainsi de se faire traiter en esclave. À l'occasion d'un appel au secours de sa mère, Ilse accomplit un geste qu'elle a mûrement réfléchi : pour démontrer à son père ce que l'amour peut faire, elle met sa main dans les flammes du poêle. Plus tard, elle expliquera :

« *Je voulais montrer à mon père que l'amour est quelque chose qui se dépasse lui-même et qu'il se prouve non par des mots mais par des actes.* » [p. 71] Aux yeux même d'Ilse, l'acte trouve sa raison dans la défaillance des mots. Seul un tel acte de mutilation est à la hauteur de son idéal, seul acte sacrifiel capable de montrer comment l'amour se dépasse lui-même.

---

1. La Daseinsanalyse est la méthode phénoménologique d'analyse décrite par le psychiatre suisse Ludwig Binswanger. Cette méthode fait principalement référence à l'œuvre de Heidegger, lui empruntant le mot « Dasein » pour décrire dans la neutralité la plus absolue l'homme en tant qu'il est le seul étant conscient de son être, de son être-là (Dasein), de sa présence au monde. Binswanger emprunte aussi une bonne part de sa méthode à la phénoménologie husserlienne, et nous avons choisi ici pour plus de clarté de nous en tenir à un vocabulaire husserlien minimal.
2. On peut trouver un excellent résumé de ce cas, ainsi que du suivant, dans le livre de Roger Mucchielli (1967) « *Analyse existentielle et psychothérapie phénoméno-structurale* », Charles Dessart, Bruxelles.

Un cas seulement de Daseinsanalyse évoque directement l'expérience d'un meurtrier : Roland Kuhn, disciple de Binswanger, a fait dans « le cas Rudolph » une remarquable tentative de compréhension phénoménologique-existentielle d'un acte criminel, sans référence à la nosologie, ni même à la distinction normalité-aliénation (Kuhn R., 1948 ; Mucchielli R., 1967). Rudolf, garçon boucher de 21 ans, a tiré sur une prostituée après avoir tenté sans succès d'avoir un rapport sexuel avec elle. Il motive son geste en arguant du fait que les prostituées gagnent trop facilement leur vie et que la prostitution est source de mal public. Il dit également qu'il a voulu se débarrasser de ses tentations. Comme le Moosbrugger de Musil avec qui il partage évidemment un air de famille, il veut « *un grand jugement.* » Il a perdu sa mère à l'âge de quatre ans. Ayant l'habitude de rejoindre sa mère dans le lit, il chercha celle-ci la nuit de sa mort alors que le cadavre avait été déposé dans une autre chambre. Il trouva le cadavre, s'assit à ses côtés et l'embrassa, lui parlant croyant que sa mère était endormie. Enfant anxieux et bègue, il sera un adolescent robuste, attrapé à l'âge de treize ans à piller le tronc de l'église, puis humilié publiquement par les maîtres, son père et le curé. Dès lors, il nourrit un désir de vengeance par violences, meurtres et incendie. Devenu garçon de courses, il cherche la conversation des femmes à qui il livre la viande et les interroge sur la sexualité. Il associe à partir de ce moment-là l'excitation sexuelle et l'impulsion au meurtre. Le meurtre de la prostituée a lieu le lendemain des funérailles de son père. La prostituée représente le monde de la rue, monde du suspense où tout est à la fois attrayant et menaçant. La rue est à la fois l'espace et le temps (la nuit) dans lequel il existe. Le suspense instaure la tension d'une attente. Sans suspense, la vie lui paraît froid et néant, son existence sans continuité et sans suite historique. Son temps est haché et procède par sauts. La prostituée est le symbole même de la rue : en ce sens, elle n'est pas une personne humaine, elle incarne l'appel de la rue. Le crime s'explique par le désir d'en finir avec la tension permanente de son existence. Il décide de tuer ce qui est le symbole même de la rue, du suspense et de l'attente, ce qu'il dit être « la source du mal » et qui est en fait la source de son propre mal. Il accomplit son geste comme un héros tragique auquel ses rêveries l'identifient souvent. Kuhn rapporte le crime aux deux phases de recherche anxieuse puis d'attente pleine d'espoir qui l'ont animé lorsque sa mère est morte et qu'il s'est assis près d'elle cherchant à provoquer son réveil. Il montre également comment il ne s'agit pas pour Rudolph d'un attentat à la vie et aux valeurs humaines dans la mesure où ses rêveries, son « monde de la nuit », sont peuplés essentiellement de corps inanimés, d'objets matériels, de cadavres, corps qui ne peuvent être pénétrés que dans la force et l'agression. Ainsi s'explique son agressivité dans les relations sexuelles et le rôle central qu'a pu jouer la nudité dans son acte criminel. Tant qu'une femme est habillée, Rudolph la considère comme un objet à conquérir et son désir aventureux s'exacerbe. Mais elle doit rester habillée pour ne pas évoquer la nudité blafarde du cadavre dans la nuit. L'impulsion immédiate à tuer est le point culminant qui rassemble angoisse phobique et amour. Il lui fallait un cadavre, et la prostituée a réalisé sans le savoir en se déshabillant dans une pièce obscure toutes les conditions du passage de la compulsion imaginaire à l'acte meurtrier réel. Le voilà calmé attendant d'être reconnu comme un héros tragique au cours d'un procès d'assises. S'il est impossible dans ce cadre de reprendre les mots de Kuhn pour décrire les étapes de cette analyse existentielle magistrale, il est important de constater avec lui que le crime est ici l'étape préalable quasi-inévitable nécessaire à une réunification et un retour à la vie. Nous perdons cependant de la qualité même de l'analyse existentielle en la retraçant ainsi comme s'il s'agissait de compréhension psychologique : l'essentiel de l'analyse tient dans le fait que les limites propres à cette compréhension sont repoussées par le recours à une analytique existentielle se situant toujours en deçà de la psychologie des personnes. Le concept même de motivation s'en trouve profondément modifié, c'est ce que nous avons voulu principalement démontrer dans ce bref article.

Il nous reste toutefois avant de conclure à envisager une brève typologie. Si la recherche du plaisir et le contournement de la loi semblent essentiellement motiver le pervers, le schizophrène comme le paranoïaque semblent, sans toutefois exclure ces deux motivations, ne pas être uniquement préoccupés par l'assouvissement d'un désir. Le crime du schizophrène renvoie à un manque fondamental d'évidences basales, manque qui, vécu comme un émiettement permanent de l'existence et un manque de légitimité, le précipite dans la quête d'un rassemblement fondateur et immédiat que l'acte criminel cristallise parfois. Ce dernier reste toutefois fréquemment inexpliqué sur le plan psychologique et s'inscrit comme un de ces « actes sans lendemain » dont parle E. Minkovski (1927) : de nos jours, le psychiatre porte sur ses épaules prétendument expertes toute la lourde responsabilité d'avoir à déterminer s'il y a lieu de conférer un lendemain juridique à cet acte immotivé, s'il y a lieu de restaurer un ordre symbolique là où même le crime a failli. Au contraire l'acte criminel paranoïaque ne manque pas de motivations. C'est même l'évidence non questionnée de ces motivations qui conduit le paranoïaque à passer à l'acte. Comme l'avait déjà fait remarquer Minkovski, l'exclusion du phénomène du hasard caractérise le délire paranoïaque et cette exclusion conditionne à la fois la confiance naïve dans laquelle semble vivre primitivement le paranoïaque et sa perpétuelle déception sur la base de laquelle se construit son délire. Le point essentiel n'est pas ici celui d'une rupture avec la compréhension psychologique : la paranoïa apparaît en un sens comme le développement excessif d'une possibilité que nous partageons tous (Tatossian A., 1983). Dans l'abandon et la déréliction, le paranoïaque cherche à récupérer sa liberté perdue. C'est un projet dont la présomption se manifeste surtout dans la soumission au thème délirant. Tout se passe comme si le thème de prédilection du paranoïaque prenait lui-même son autonomie et venait à tyranniser l'expérience dans un développement tumoral qui en effondre progressivement *a posteriori* toutes les structures. C'est dans cette perspective que le thème du droit et de la justice si commun chez les paranoïaques renvoie de fait à la question primordiale de la légitimité du soi et des assises intersubjectives du monde. Face à cette question, le paranoïaque et le schizophrène se situent aux pôles opposés d'un même équilibre, l'équilibre des évidences naturelles, celui-là même que l'homme normal parvient à constituer dans sa vie de tous les jours. Vues sous cet angle, les motivations du criminel ne sont pas tant absentes que d'un autre ordre que celles de l'homme normal : le psychotique aspire dans ses actes, paradoxalement parfois dans ses actes criminels, à instaurer ou restaurer pour lui-même le droit fondamental de toute personne à avoir sa propre place dans l'ordre symbolique du monde.

Bibliographie

(1) BINSWANGER L. (1958) : *Le cas Suzan Urban* (J. Verdeaux trad.), Desclée de Brouwer éd., Paris.

(2) BLANKENBURG W. (1991) : *La perte de l'évidence naturelle* (J.-M. Azorin & Y. Totoyan trand.), PUF, Paris.

(3) JASPERS K. (1927) : *Psychopathologie générale* (A. Kastler & J. Mendousse Trad.), Alcan, Paris.

(4) KUHN R. (1948) : « *Mordversuch eines depressiven Fetischisten und Sodomisten an einer Dirne* », Monatsschrift für Psychiatrie und Neurologie, (116), 66-151.

(5) MINKOVSKI E. (1927) : *La schizophrénie. Psychopathologie des schizoïdes et des schizophrènes*, Desclée de Brouwer éd., Paris.

(6) MUCCHIELLI R. (1967) : *Analyse existentielle et psychothérapie phénoméno-structurale*, Charles Dessart éd., Bruxelles.

(7) TATOSSIAN A. (1979) : « *Phénoménologie des psychoses* », Rapport de psychiatrie au 77e congrès de psychiatrie et de neurologie de langue française (Angers, 1979), Masson, Paris.

(8) TATOSSIAN A. (1983) : « *Psychopathologie de la paranoïa. La personnalité paranoiaque* », Psychiatries, 3(56), 31-40.

(9) TATOSSIAN A. (1990) : « *Classification psychiatrique et phénoménologie* », *Revue Internationale de Psychopathologie*, (2), 271-289.

(10) TELLENBACH H. (1980) : *La mélancolie*, PUF, Paris.

3.7. L'apport de l'épidémiologie et de la sociologie : la vision macro-criminologique

Il semble exister un piège dans la formulation du titre ci-dessus, lequel pourrait laisser croire que le *fait criminel* constitue une « épidémie », voire une maladie… Nous avons constaté, tout au long de cet ouvrage, l'existence d'une certaine similitude sémantique entre le champ de la criminologie et celui de la médecine : ainsi est-il habituel d'employer l'expression de « traitement social » (du crime, du chômage…) ou encore celle de « rééducation des délinquants ». Peut-être faut-il y voir un modèle épistémologique commun, inspiré du positivisme d'Auguste Comte ? Quoiqu'il en soit, les études statistiques, qu'il s'agisse du champ criminologique ou du champ médical, procèdent de cette même logique, de définition d'une population homogène à étudier, de recherche sur des variables et de recueil des résultats, d'interprétation et de validation des données et des hypothèses de départ, de comparaison avec une population témoin, etc. L'analyse quantitative a rendu ici d'inestimables résultats. Aussi était-il nécessaire de faire appel à un expert en épidémiologie psychiatrique, Frédéric Rouillon, professeur de psychiatrie à l'UER Xavier Bichat (Paris), non seulement pour se faire une idée précise de l'ampleur sociale du problème étudié, mais aussi pour tenter de mieux comprendre le crime en tant que phénomène collectif. La tâche s'avérait ici particulièrement délicate, car il n'existe aucune définition précise de ce que l'on entend par « trouble agressif » ou encore moins par « dangerosité » [I, § 1.3.].

L'épidémiologie des troubles agressifs

F. Rouillon

L'approche épidémiologique des troubles agressifs est difficile car cette discipline se consacre généralement à l'évaluation de la prévalence de maladies ou de troubles définis dans une perspective catégorielle plus qu'à celle de dimensions psychopathologiques. De surcroît la dimension agressive est cliniquement très hétérogène puisqu'elle peut être le symptôme d'une affection, l'expression d'une personnalité pathologique, la conséquence d'une perturbation des conduites (addiction) ou la traduction de problèmes sociaux (violence, délinquance...)... Par ailleurs, son évaluation peut porter sur les auteurs de ces comportements ou sur leurs victimes (état de stress post-traumatique). Enfin, l'agressivité se situe aux confins de différents champs de recherche : sociologique (agressivité, violence et délinquance), psychologique, psychiatrique (agressivité et pathologie mentale) voire neurologique (épilepsie)...

Face à ces entraves méthodologiques, il est préférable de n'étudier les troubles agressifs qu'au sein de populations homogènes. Nous nous limiterons donc à l'étude de ces perturbations des conduites chez les malades mentaux ou chez les patients présentant un simple trouble de l'adaptation et chez des sujets de groupes particuliers (patients ayant un trouble psycho-organique, débiles, déments, adolescents, couples dysfonctionnels...). De même, nous n'aborderons l'analyse des facteurs de risque qu'en décrivant ceux qui sont considérés comme spécifiques de chaque population. Il n'y a en effet rien de commun entre ceux des enfants ou des sujets âgés, des malades mentaux ou des patients ayant une affection cérébrale organique. Quoi qu'il en soit, l'alcool ou la drogue apparaissent comme des facteurs précipitants communs à la majorité des individus ayant des comportements agressifs.

Agressivité et troubles psychiatriques

L'agressivité peut être le fait de patients ayant des troubles psychiatriques ou de sujets qui en sont indemnes. Lorsque ces comportements ont un caractère pathologique, ils s'inscrivent soit comme symptôme d'une pathologie mentale, soit comme trait d'une personnalité pathologique, soit comme une modalité adaptative disproportionnée par rapport à une réaction normale face à un événement stressant.

Les troubles mentaux qui sont le plus souvent à l'origine d'agressivité ou d'agitation sont la schizophrénie, et les autres troubles psychotiques, les personnalités antisociales, les troubles de l'humeur (manie et dépressions « hostiles ») et les troubles cognitifs. Cette notion est corroborée par l'étude de Mac Niel et Biender (1994) qui ont montré, chez 330 patients hospitalisés en milieu psychiatrique, que l'agressivité était corrélée aux dimensions « agitation-excitation », « hostilité-suspicion » et « troubles du cours de la pensée ». Selon les études épidémiologiques en population générale, les personnalités antisociales, les troubles dépressifs, le trouble bipolaire, les psychoses délirantes et les troubles cognitifs ont une prévalence annuelle globale d'environ 10 à 15 %. Si l'on considère qu'entre 1 patient sur 10 et 3 patients sur 10 souffrant d'une de ces affections sont susceptibles d'exprimer au moins une fois, en un an, agitation ou agressivité, on peut situer la prévalence annuelle de ces conduites entre 1 et 5 %.

Les personnalités antisociales ont, selon l'étude *ECA* (*Epidemiologic Catchment Area*), une prévalence de 1,2 % à un an et de 2,6 % sur la vie. Or le passage à l'acte impulsif sinon agressif fait partie de leur définition clinique. On peut donc penser que tout psychopathe peut être responsable de conduites antisociales avec agressivité.

Le trouble de l'adaptation, avec perturbation des conduites, constitue la catégorie la plus adaptée, avec le trouble explosif intermittent, pour rendre compte de ces comportements pathologiques, lorsqu'ils résultent d'un événement de vie stressant. Si Andreasen (1990) en situe la fréquence à 5 % des patients hospitalisés et 10 % des consultants, en psychiatrie, la proportion de chaque sous-type (avec humeur dépressive, avec anxiété, avec perturbation des émotions, avec perturbation des conduites...) demeure non précisée.

Tous les auteurs qui ont étudié les comportements agressifs ont souligné le rôle de l'alcool et des drogues qu'ils résument le diagnostic psychiatrique (abus ou dépendance) ou qu'ils aient un rôle adjuvant. Ainsi Palmstierna et Wistedt (1990), dans une étude suédoise de 105 patients hospitalisés sous contrainte ont montré que pour 29 % d'entre eux l'alcoolisme ou la toxicomanie représentaient l'essentiel de leur problème psychiatrique et que 39 % des patients avaient commis des actes violents avant l'admission. De même, Swanson (1993), reprenant les résultats de l'étude *ECA*, a montré que les comportements agressifs résultaient de l'association Trouble mental et abus d'alcool ; ce que confirme Greewald et coll. (1994) dans l'étude d'une cohorte de patients ayant un problème d'alcool ou North et coll. (1994) dans une étude de 900 sujets sans logis. Dans sa revue de la littérature, Martin (1992) souligne que 50 à 66 % des homicides sont directement ou indirectement liés à l'alcool, de même que 25 à 50 % des coups et blessures et 25 % des viols.

D'ailleurs, dans une étude comparative de 1.265 patients, Modestin et Ammann (1995) montrent qu'Alcoolisme et Toxicomanie sont beaucoup plus souvent responsables de comportements criminels que la schizophrénie ou la dépression. Les addictions peuvent de surcroît survenir postérieurement à l'émergence de comportements agressifs comme l'ont établi Lochman et Wayland (1994) dans une étude longitudinale prospective de 114 enfants violents, âgés en moyenne de 11 ans, et suivis pendant 4 ans. Leurs résultats suggérant une association co-morbide de l'alcoolisme, de la toxicomanie et de l'agressivité avec des relations plus bijectives qu'univoques.

Dans une étude cas/contrôles de 264 patients hospitalisés en psychiatrie, évalués avec l'échelle *MOAS* (*Modified Overt Aggression Scale*), Kay et coll. (1988) ont montré que les troubles agressifs étaient plus fréquents chez les hommes que chez les femmes, chez les sujets ayant des antécédents d'agression et dont les troubles sont récents.

Troubles psycho-organiques

La survenue de troubles agressifs chez des sujets ayant un trouble psycho-organique est clairement établie. Que ce trouble soit congénital comme l'a montré la vaste étude de Meador et Osborn (1992), portant sur 10.364 débiles ou arriérés, ou qu'il soit acquis (Démence). Harris (1993) en situe la fréquence à 17,6 % des sujets ayant un retard mental. Pour les démences, les chiffres fluctuent selon les critères diagnostiques et la sévérité de l'altération cognitive : 15,8 % dans l'étude de 184 déments de type Alzheimer (Paveza et coll., 1992) ; 57 % dans celle d'Hamel et coll. (1990) ayant porté sur 213 sujets souffrant de démences de tous types.

D'autres troubles psycho-organiques ont été étudiés. Ainsi Michaud et coll. (1993) ont montré que l'agitation et l'agressivité étaient 3,3 fois plus élevées chez des enfants traumatisés du crâne ; de même, Shah (1992) dénombre 30 accidents de ce type par mois en moyenne dans un hôpital où résident des sujets handicapés mentaux, majoritairement des démences post-méningo-encéphalite.

Lachs et coll. (1992) ont montré, en outre, que le délire (présent chez 25 % de sa cohorte de 114 déments) était un facteur de risque d'agitation, de colère, de violence et d'errance, à niveau de détérioration comparable entre déments délirants (MMSE = 19,2 ± 5,9) et déments non délirants (MMSE = 18,9 ± 3,8). Pour ces auteurs, un niveau moyen de détérioration est d'ailleurs plus propice à l'explosion de ces troubles qu'un degré « sévère » ou « léger ». Néanmoins, Deutsch et coll. (1991) ont établi que le délire, s'il précédait les troubles agressifs et leur était corrélé, était plus fréquent (43,5 %) qu'eux (29,6 %). De plus, il n'expliquerait que 3,5 % de la variance pour leur prédictivité ce qui suppose de nombreux autres facteurs étiologiques.

Dans une étude de 2.412 sujets ayant des troubles psycho-organiques, Sigafoos et coll. (1994) dénombrent 11 % de patients ayant des troubles agressifs. Ils sont plus fréquents chez ceux qui sont hospitalisés (35 %) par rapport à ceux qui vivent à domicile (17 %), plus fréquents chez les hommes (64 %) que chez les femmes (36 %) et au cours des troubles sévères (54 %) que modérés (31 %). Ces patients recevaient un traitement médicamenteux dans 2/3 des cas et un traitement comportemental dans 1/3 des cas.

Des résultats assez comparables sont rapportés par Harris (1993) dans son étude de 1 362 enfants retardés mentaux (représentant 0,4 % de la population générale d'un district de 370.000 habitants). Il note une prévalence de troubles agressifs de 17,6 % dont 38,2 % parmi les enfants hospitalisés et 9,7 % chez ceux suivis en hôpital de jour et une surrepré-sentation des garçons par rapport aux filles. La notion de troubles agressifs est hétérogène ; Harris souligne que ceux qui sont difficiles à assumer n'ont qu'une prévalence de 2 % soit 1 sur 9 des sujets de son étude. De même pour les troubles agressifs de la sénescence, Malone et coll. (1993) ont montré que si la prévalence des troubles agressifs était de 13 % dans une résidence de 350 lits, 29 (8 %) n'avaient provoqué qu'un incident en un an, 12 (3,5 %) deux incidents et 6 (1,5 %) trois ou plus de trois. Ces six patients étant responsables de 44 % des incidents à eux seuls.

Agressivité et situation de crise

Des troubles agressifs peuvent survenir en dehors d'un contexte psychiatrique ou de troubles psycho-organiques. Ils témoignent alors souvent de situations de crise ou de souffrances psychologiques. C'est le cas notamment d'enfants ou d'adolescents qui manifestent ainsi leurs difficultés de vie. Elles résultent le plus souvent de relations intra-familiales dysfonctionnelles que ce soient des perturbations précoces (≈ 18 mois) des relations mère-enfant comme l'ont établi Lyons-Ruth et coll. (1993) dans une étude de 62 enfants âgés de 5 ans en moyenne ou d'agressions subies dans la petite enfance (Roff, 1992). Dans une étude comparative de 17 enfants violents et de 23 enfants « contrôle », Sheline et coll. (1994) ont montré que les premiers vivaient moins souvent avec leur père, que leurs parents étaient moins souvent mariés, qu'ils appartenaient à des familles nombreuses et avaient souffert de carences affectives. Cohen et Bromet (1992) ont, pour leur part, démontré l'influence des troubles psychiatriques de la mère et du fort degré de « stress » familial dans l'émergence de la violence chez les 691 enfants de 3 à 4 ans qu'ils ont étudiés. Farrington (1989) souligne, pour sa part, le rôle du haut degré de criminalité familiale, des problèmes économiques, des carences éducatives, de l'échec scolaire et du trouble de l'attention avec hyperactivité.

Les situations de crise concernant le couple, entraînent d'importants troubles agressifs dont Tang (1994) situe la fréquence à Hong-Kong, à 75 % pour les agressions verbales et à 14 % pour les agressions physiques. Aux États-Unis, Mc Laughlin et coll. (1992) estiment que les violences conjugales, évaluées avec la Conflict Tactics Scale, affectent 36 % des couples. Ces chiffres sont confirmés par d'autres auteurs, comme Arias et coll. (1987), avec d'autres méthodes de recueil de données. Efoghe (1990), au Nigeria, note que les comportements agressifs sont plus fréquents dans les familles polygames que monogames. Dans un travail longitudinal ayant porté sur 272 couples, O'Leary et coll. (1989) ont montré que la fréquence des phénomènes agressifs interpersonnels était plus importante avant le mariage (44 % selon les femmes et 31 % selon les hommes) qu'après (36 % et 27 % à 18 mois ; 32 % et 25 % après 30 mois).

Certaines des causes de l'agressivité résultant de situations de crise sont communes avec celles des troubles psychiatriques ou des personnalités pathologiques. Toutefois, les auteurs qui se sont penchés sur leur approche psycho-sociologique ont souligné la forte corrélation existant entre victimisation et agression. Roff (1992) a ainsi montré, chez 711 enfants dont 22,8 % étaient délinquants, que le premier facteur de risque d'agressivité était une agression subie antérieurement. De même, Durant et coll. (1994) ont objectivé, chez 225 adolescents violents, le lien entre violence agie et agressions subies (conflits familiaux, châtiments corporels...). Cette relation a également été établie chez des sujets SDF (Sans Domicile Fixe) par North et coll. (1994) et chez des patients souffrant de démence d'Alzheimer par Paveza et coll. (1992).

Conclusion

Qu'ils concernent les malades mentaux, les sujets ayant des troubles psycho-organiques ou les individus indemnes de toute affection neurologique ou psychiatrique patente, les troubles agressifs sont fréquents. Leurs facteurs de risque sont propres à chaque population (jeune ou âgée, avec ou sans handicap mental, souffrant ou non de troubles cognitifs...) et au contexte (culturel, socio-économique, institutionnel...). Toutefois, certains paramètres sont « transnosographiques » tels que le sexe masculin ou l'usage de l'alcool ou de drogues.

L'ambition de l'épidémiologie est de proposer des axes de prévention et d'évaluer les stratégies prophylactiques. Dans le domaine de l'agressivité, les progrès de l'épidémiologie d'évaluation sont timides. Des mesures éducatives peuvent être testées, comme l'ont fait Kellam et coll. (1984) en en appréciant l'effet, après deux ans, par la comparaison de deux groupes randomisés de 590 enfants agressifs d'école primaire. De même, peuvent être évalués des traitements médicamenteux, des méthodes psychothérapeutiques ou des actions sur les facteurs de risque (alcool, drogues…).

Bibliographie

(1) ARIAS I., SAMIOS M.O., O-LEARY K.D. (1987) : « *Prevalence and correlates of physical aggression during courtship* », Journal of Interpersonal Violence, 2/1, 82-90.
(2) ARONSON M.K., POST D.C., GUASTADISEGNI P. (1993) : « *Dementia agitation and care in the nursing home* », Journal of the American Geriatrics Society, 41/5, 507-512.
(3) COHEN S., BROMET E.J. (1992) : « *Maternal predictors of behavioral disturbance in preschool children. A research note* », Journal of Child. Psychology and Psychiatry and allied disciplines, 33/5, 941-946.
(4) DEUTSCH L.H., BYLSMA F.W., ROVNER B.W., STEELE C., FOLSTEIN M.F. (1991) : « *Psychosis and physical aggression in probable Alzheimer's disease* », American Journal of Psychiatry, 148/9, 1159-1163.
(5) DURANT R.H., CADENHEAD C., PENDERGRAST R.A., SLAVENS G., LINDER G.W. (1994) : « *Factors associated with the use of violence among black adolescents* », American Journal of Public Health, 84/4, 612-617.
(6) EFOGHE G.B. (1990) : « *Nature and type of marriage as predictors of aggressiveness among married men and women in Ekpoma, Bendel State of Nigeria* », Indian Journal of Behaviour, 14/3, 50-59.
(7) FARRINGTON D.P. (1989) : « *Early predictors of adolescent aggression and adults violence* », Violence and Victims, 4/2, 79-100.
(8) GREENWALD D.J., REZNIKOFF M., PLUTCHIK R. (1994) : « *Suicide risk and violence risk in alcoholics : predictors of aggressive risk* », Journal of Nervous and Mental Disease, 182/1, 3-8.
(9) HAMEL M., GOLD D.P., ANDRES D., REIS M. (1990) : « *Predictors and consequences of aggressive behavior by community-based dementia patients* », Gerontologist, 30/2, 206-211.
(10) HARRIS P. (1993) : « *The nature and extend of aggressive behaviour amongst people with learning difficulties (mental handicap) in a single health district* », Journal of Intellectual Disability Research, 37, 221-242.
(11) HAUFF E., VAGLUM P. (1995) : « *Organised violence and the stress of exile : predictors of mental health in a community cohort of Vietnamese refugees three years after resettlement* », British Journal of Psychiatry, 166/3, 360-367.
(12) KAY S.R., WOLKENFELD F., MURRILL L.M. (1988) : « *Profiles of aggression among psychiatric patients. Covariates and predictors* », Journal of Nervous and Mental Disease, 176/9, 547-557.
(13) KELLAM S.G., REBOK G.N., IALONGO N., MAYER L.S. (1994) : « *The course and malleability of aggressive behavior from early first grade into middle school : Results of a developmental epidemiology based preventive trial* », Journal of Child Psychology and Psychiatry and allied disciplines, 35/2, 259-281.
(14) LACHS M.S., BECKER M., SIEGAL A.P., MILLER R.L., TINETTI M.E. (1992) : « *Delusions and behavioral disturbances in cognitively impaired elderly persons* », Journal of the American Geriatrics Society, 40/8, 768-773.
(15) LOCHMAN J.E., WAYLAND K.K. (1994) : « *Aggression social acceptance and race as predictors of negative adolescent outcomes* », Journal of the American Academy of Child and Adolescent Psychiatry, 33/7, 1026-1035.
(16) LYONS-RUTH K., ALPERN L., REPACHOLI B. (1993) : « *Disorganize infant attachment classification and maternal psychosocial problems as predictors of hostile-aggressive behavior in the preschool classroom* », Child-development, 64/2, 572-585.
(17) Mc NIEL D.E., BINDER R.L. (1994) : « *The relationship between acute psychiatric symptoms diagnosis and short term risk of violence* », Hospital and Community Psychiatry, 45/2, 133-137.
(18) Mc LAUGHLIN I.G., LEONARD K.E., SENCHAK M. (1992) : « *Prevalence and distribution of premarital aggression among couples applying for a marriage license* », Journal of Family Violence, 7/4, 309-319.
(19) MALONE M.L., THOMPSON L., GOODWIN J.S. (1993) : « *Agressive behaviors among the institutionalized elderly* », Journal of the American Geriatrics Society, 41/8, 853-856.
(20) MARTIN S.E. (1992) : « *The epidemiology of alcohol related interpersonal violence* », Alcohol Health and Research-World, 16/3, 230-237.
(21) MEADOR D.M., OSBORN R.G. (1992) : « *Prevalence of severe behavior disorders in persons with mental retardation and treatment procedures used in community and institutional settings* », Behavioral-Residential Treatment, 7/4, 299-314.
(22) MICHAUD L.J., RIVARA F.P., JAFFE K.M., FAY G., DAILEY J.L. (1993) : « *Traumatic brain injury as a risk factor for behavioral disorders in children* », Archives of Physical Medicine & Rehabilitation, 74/4, 368-375.

(23) MODESTIN J., AMMANN R. (1995) : « *Mental disorders and criminal behaviour* », British Journal of Psychiatry 1995, 166/5, 667-675.
(24) NORTH C.S., SMITH E.M., SPITZNAGEL E.L. (1994) : « *Violence and the homeless : an epidemiologic study of victimization and aggression* », Journal of Traumatic Stress, 7/1, 95-110.
(25) O'LEARY K.D., BARLING J., ARIAS I., ROSENBAUM A. (1989) : « *Prevalence and stability of physical aggression between spouses : A longitudinal analysis* », Journal of Consulting and Clinical Psychology, 57/2, 263-268.
(26) PALMSTIERNA T., WISTEDT B. (1990) : « *Risk factors for aggressive behaviour are of limited value in predicting the violent behaviour of acute involontarily admitted patients* », Acta Psychiatrica Scandinavica, 81/2, 152-155.
(27) PAVEZA G.J., COHEN D., EISDORFER C., FREELS C. (1992) : « *Severe family violence and Alzheimer's disease : prevalence and risk factors* », Gerontologist, 32/4, 493-497.
(28) ROFF J.D. (1992) : « *Chilhood aggression, peer status and social class as predictors of delinquency* », Psychological reports, 70/1, 31-34.
(29) SHAH A.K. (1992) : « *Violence death and associated factors on a mental handicap ward* », Journal of Intellectual Disability Research, 36/3, 229-239.
(30) SHELINE J.L., SKIPPER B.J., BROADHEAD W.E. (1994) : « *Risk factors for violent behavior in elementary school boys* », American Journal of Public Health, 84/4, 661-663.
(31) SIGAFOOS J., ELKINS J., KERR M., ATTWOOD T. (1994) : « *A survey of aggressive behaviour among a population of persons with intellectual disability in QUEENSLAND* », Journal of Intellectual Disability Research, 38, 369-381.
(32) SWANSON J.W. (1993) : « *Alcohol abuse, mental disorder and violent behavior : an epidemiologic inquiry. Special issue : Alcohol, aggression and injury* », Alcohol Health and Research World, 17/2, 123-132.
(33) TANG C. (1994) : « *Prevalence of spouse aggression in Hong-Kong* », Journal of Family Violence, 9/4, 347-356.

Changement social, criminalité et justice pénale : quelques réflexions en cette fin de siècle

D. Szabo

« *Plus ça change, plus c'est la même chose* », nous assure la sagesse populaire. « *Il faut changer bien des choses, ici, pour que tout puisse demeurer en état* », observe le Prince de Lampedusa, dans « *Le Guépard* », et on pourrait longuement continuer ainsi... Et, pourtant, il tombe sous le sens que le monde, la société, la technologie comme l'économie, la culture avec ses normes et ses valeurs, les passions qui l'inspirent, changent à vue d'œil, autour de nous. Ce qui ne change pas, ce sont les composantes de la nature humaine. Leur expression cependant varie suivant les contextes économiques, technologiques, sociaux et culturels. Ceux-ci varient considérablement dans le temps et dans l'espace.

Si nous prenons l'une de deux générations, en gros la période postérieure à la fin de la seconde guerre mondiale, nous étions témoins des transformations notables. D'abord, sur le plan social, nous assistâmes à la quasi-disparition de la paysannerie qui de moitié au tiers composait la population européenne. Ce qui est disparu, surtout, c'est le genre de vie paysan comme l'ont bien montré les travaux d'Henri Mendras. La classe ouvrière, encasernée dans ses usines, entassée dans ses corons, encadrée par ses syndicats et ses coopératives, ses partis ouvriers, a cessé également, virtuellement, d'exister. En tous cas le genre de vie prolétarien, foyer révolutionnaire, a vécu, comme l'illustrent les travaux d'Alain Touraine. L'image du bourgeois, rentier et philistin, appartient aux pages de Balzac et de Maupassant.

La société qui nous entoure est une société de classes moyennes. Graphiquement, elle emprunte la forme d'un diamant ou d'un oignon. Les petits cubes en haut et en bas indiquent l'existence d'une couche de nomades, professionnels ou managers cosmopolites (en haut) et une « underclass » composée de marginaux, d'exclus, de SDF du quart-monde (en bas), mélangée aux gens momentanément tombés de l'enveloppe du réseau sécuritaire qui protège la vaste majorité des membres de classes moyennes.

Sur le plan *économique* et *technologique*, les changements sont spectaculaires. L'économie de marché triomphante se généralise et assure la mondialisation des échanges. Les techniques de communication changent trop rapidement sous nos yeux pour que l'on puisse les caractériser rapidement. En tout cas, le village global nous enserre dans ses étaux chaque jour davantage.

Sur le plan de la *culture*, les valeurs et les normes qui la sous-tendent, influencent et changent les institutions fondamentales de la société telle la famille, le mariage, l'autorité, les relations entre les sexes, les frontières entre le normal et le pathologique, voire même le sens du bien et du mal. Enfin, la *personnalité* produite par la socialisation et l'enculturation est profondément affectée par l'anomie qui règne dans le champ culturel. La prolongation trop considérable du moratoire psycho-social qui retarde au-delà de trente ans l'émancipation complète d'un jeune adulte induit une dynamique sociale aux conséquences encore incalculables. De nombreux rayons de bibliothèques sont remplis par des ouvrages faisant la démonstration détaillée de ce que nous esquissions si grossièrement. Vue de Sirius, ce sont là des sommets qui percent les nuages. On ne sera donc pas surpris de constater que la *criminalité*, dans ses manifestations caractéristiques, connut également un changement notable, à la mesure des changements survenus dans l'ordre économique et socio-culturel.

Le QI du délinquant moyen a augmenté, non seulement à cause de la scolarisation généralisée de la population mais, surtout, à cause des possibilités qu'offre la *technologie et l'économie* modernes à la criminalité d'astuce. Le criminel en col blanc, simple curiosité scientifique dans les années quarante, occupe une place de choix parmi les criminels d'aujourd'hui. Les pirates investissent l'autoroute de l'information et percent les coffres-forts des codes bien mieux que leurs ancêtres ne le faisait avec leur boîte à outil. Les spéculateurs franchissent des frontières en pointillé qui séparent les opérations boursières légales de celle qui ne le sont pas. La politique de crédit des banques alloue des crédits inconsidérés, parfois frauduleux. Les dommages s'élèvent à des centaines de milliards comme dans le cas des Caisses d'épargne américaines. Les frontières entre l'action civile et pénale deviennent poreuses et incertaines. Des PDG en Europe — aucun pays n'en a l'exclusivité — se trouvent mis en examen, connaissent des affres de la détention préventive, voire la condamnation à la prison ferme. Nous sommes loin de l'artisanat du scandale Staviski ou de Panama dont l'éclat témoignait du caractère exceptionnel. Le crime organisé, confiné jadis à la pègre de protection de la prostitution, à la traite des blanches, à la contrebande, au trafic de drogues, entre dans le domaine de la très grande criminalité. Par le blanchiment d'argent, ils se reconvertissent dans la société « légale ». Le terrorisme, réalisé par les fanatiques politiques, parfois en conjonction avec la pègre, surtout les trafiquants de drogues, trouve un terrain d'élection dans les sociétés ouvertes vulnérables à l'action clandestine, soumises aux chartes des droits de l'homme, observant l'*habeas corpus* et limitant sévèrement l'action préventive de la police.

Sur le plan *social*, le marché du travail ayant attiré un nombre considérable de femmes, la délinquance à connotation sexuelle connut une augmentation considérable. Elle se manifeste sur trois plans. D'abord, sur le lieu de travail, le harcèlement sexuel provoqua d'abord des scandales, ensuite des poursuites disciplinaires et finalement pénales. Dans la marine américaine, en particulier, le harcèlement sexuel pose un grave problème. Ensuite, la violence au sein de la famille, longtemps occultée, fait surface. Le nombre des inculpations augmente considérablement et la courbe continue à être ascendante. Finalement, les deux parents étant occupés, les enfants sont mis au jardin d'enfants. S'élargit ainsi considérablement, le marché de la pédophilie. De nombreuses inculpations eurent lieu en Amérique du Nord. Elles commencent à apparaître en Europe. Les meurtriers en série, rarissimes et figures d'anthologie dans le passé, deviennent plus nombreux. Le caractère irrationnel de l'acte, la difficulté d'identifier des auteurs — la vaste majorité ne se démarque point, visiblement, de la majorité de ses concitoyens — contribuent au sentiment d'insécurité non seulement dans les villes mais également dans les régions rurales. Finalement, la petite délinquance de violence contre les personnes et les propriétés, provoquée la plupart du temps par les habitués de la drogue (distributeurs comme consommateurs), augmente les sentiments d'insécurité dans les villes.

Sur le plan *culturel*, le changement des valeurs a provoqué l'effondrement des normes, des institutions sociales de base. Ainsi, la famille connut une transformation radicale. Près de la moitié des couples avec enfants se séparent. Le traumatisme pour ces derniers est incommensurable. La délinquance des mineurs devient, dans certains milieux, endémique et incontrôlable. Il y a des centaines de mineurs aux États-Unis condamnés à mort. Ils attendent leur majorité pour être exécutés. La presse européenne rapporte, discrètement pour une fois, les meurtres d'enfants par... d'autres enfants. Le phénomène prend de telle proportion que le président de la Chambre des représentants américaine réclamait l'ouverture des orphelinats pour des mineurs dont les familles et les services sociaux ne viennent pas à bout. Le mariage devient de plus en plus rare ; plus de la moitié des populations nord-atlantiques vivent en union libre. La conséquence pour l'enfance demeure incalculée et, sans doute encore, incalculable. La frontière entre les sexes devient floue et, de plus de plus, les unions homosexuelles sont acceptées comme légales, par les États et certaines Églises.

L'autorité et son exercice connurent également de profondes transformations. Elle doit s'acquérir et s'exercer en dialogue avec les collaborateurs (les subordonnés n'existent plus). L'accroissement des délits d'indélicatesses sur le plan de la gestion de biens publics, des comptabilités occultes, le manque de confiance qui engendre des pratiques illégales, proviennent tous de l'absence d'un code de référence, d'une échelle de valeurs qui fasse autorité et consensus.

En tout cas, et en conclusion, les effets des changements socio-culturels, totalisés aboutissent à un redressement vertical de la courbe de la délinquance, et à partir de 1960. Celle-ci ne connaît que des variations limitées entre 1850 et 1960. Elle suivait même une courbe descendante durant la seconde moitié du XIXe siècle. Mais, à partir de 1960, elle se dresse quasi verticalement. La recherche étiologique a de beaux jours devant elle...

Considérons maintenant la *réaction socio-judiciaire* à ce nouveau profil de la criminalité qui se dessine actuellement. La politique criminelle traduit et articule la riposte de l'État, du législateur et l'autorité judiciaire. Elle connaît, durant ce demi-siècle, le développement d'une doctrine humaniste qui s'exprimait dans le mouvement de la défense sociale, animé par Ph. Gramatica et M. Ancel. Sans éliminer complètement le caractère rétributif de la sanction pénale, la défense sociale privilégiait la resocialisation du condamné, grâce au concours des sciences humaines. L'action en France, par exemple de R. Badinter à la Chancellerie, symbolisait cette orientation. Celle-ci demeure cependant davantage au niveau des symboles qu'elle ne se traduit dans les pratiques pénales et pénitentiaires. L'influence de cette politique criminelle d'inspiration humaniste fut bien plus effective dans les pays du Nord de l'Europe qu'en Amérique du Nord.

Ces quelques décennies furent l'âge d'or de la *criminologie clinique*. L'examen de personnalité fut le pivot du procès pénal et les mesures de traitement, l'axe des programmes de resocialisation des pénitentiaires.

Un double mouvement a cassé, hélas, l'élan réformiste. Le premier consistait dans l'accroissement soudain et massif de la criminalité, surtout la criminalité de violence. Longtemps niée par certains milieux sociologiques qui cherchait dans la sémantique, la sémiologie, la recherche philosophique et historique, les données pour leur conclusion « négacionnistes ». Rien n'y fit : l'opinion alarmée a exigé du gouvernement l'inflexion de sa politique criminelle vers la rétribution et la prééminence des mesures sécuritaires.

Le second mouvement fut l'échec relatif des sciences humaines de réduire la récidive. Les raisons en sont complexes. La naïveté épistémologique des juristes de la défense sociale comme celle de la majorité des chercheurs des sciences humaines présumait que les quelques progrès dans les recherches de type étiologique allaient conduire, *ipso facto*, vers la possibilité d'établir des programmes d'intervention auprès des délinquants. À partir des conclusions sommaires, et scientifiquement peu assurées, les programmes de classification des condamnés furent mis en place, l'architecture carcérale fut renouvelée, les règlements internes furent révisés. Le régime des libérations conditionnelles a été instauré, le recours à la probation et aux mesures alternatives à l'emprisonnement, généralisé. L'éventail des sentences fut enrichi par des mesures non-privatives de liberté, et le point de vue de la réhabilitation de l'accusé et du condamné fut de plus en plus fréquemment pris en compte.

Suivant les postulats de la doctrine de la défense sociale et les présomptions de nombreux criminologues cliniciens, les mouvements de la criminalité et les réformes judiciaires et pénitentiaires devaient évoluer en synchrone : si les seconds augmentaient, les premiers devaient baisser. Or, c'est l'inverse qui s'est produit : plus le mouvement des réformes s'amplifiait — on n'a qu'à suivre la « carrière » des législations sur la sentence indéterminée en Suède et en Californie, pays d'avant-garde dans le mouvement des réformes — plus la criminalité augmentait et le sentiment d'insécurité de la population augmentait également. Le thème de la « sécurité » est devenu l'enjeu majeur des élections surtout en Amérique du Nord, mais également, bien que dans une moindre mesure, en Europe.

L'arsenal de la criminologie clinique fut trouvé insuffisant devant les tâches qui lui avait été, pour un court moment, assignées. Elle manquait d'assises universitaires solides, de laboratoires de recherches bien équipés (un seul centre d'études sur la violence existait sur les campus américains, dans les années soixante, sans parler de la situation désolante de la psychiatrie judiciaire dans les facultés de médecine européennes de l'époque). Pourtant, on n'a pas manqué à imputer à la « criminologie clinique », embryonnaire, quasi-mythique, la responsabilité de la criminalité galopante ; elle servit de bouc émissaire. Les vastes programmes de prévention sociale, politique bien orchestrée, n'ont pas connu un sort meilleur à la fin des années quatre vingt. Là encore, chercheurs comme praticiens ont cédé par présomptions, par ambitions peu fondées.

La *police,* deuxième pilier de la réaction socio-judiciaire, connut aussi de vastes transformations durant cette période. Touchée par l'esprit de la défense sociale — bien que dans une mesure beaucoup plus réduite que le monde judiciaire et pénitentiaire — elle s'impliquait dans le travail de la prévention sociale. Ce fut le temps des « policiers-éducateurs », des clubs de prévention, l'ouverture des commissariats vers la vie du quartier, l'îlotage, etc. On note l'absence relative des spécialistes des sciences humaines dans la réforme policière ; ceux-ci se méfiaient traditionnellement de la police, ces derniers leur renvoyant ces mêmes sentiments, tout naturellement.

Ainsi, les réformes policières furent plus limitées, plus techniques, touchant plus les méthodes que la doctrine. Par la suite, les déceptions inévitables devant les maigres résultats, furent moins extrêmes, moins violentes (engagement dans une professionalisation rapide, surtout en Amérique du Nord où la vaste majorité des policiers relève des municipalités). Dans ces polices, les exigences académiques furent des plus sommaires. La police s'efforce de ne pas être en retard d'une guerre par rapport à la criminalité menaçante. La toute dernière des réformes, la « police communautaire » tend à combiner la nécessaire concentration de la police judiciaire autour des équipements « lourds » nécessairement centralisés, et la police multi-fonctionnelle, implantée dans les quartiers, assurant la sécurité dans la proximité des citoyens.

Finalement, mentionnons la mise en place des *services aux victimes.* Ce fut la seule et la dernière réforme d'envergure de la dernière décennie. De nombreuses chartes de droit des victimes ont vu le jour depuis quinze ans environ, parfois reprise par le « Conseil économique et social » des Nations Unies. Les caisses de compensation des victimes d'actes criminels se sont généralisées, du moins dans le monde occidental. Le Royaume-Uni vient de se doter, tout récemment, d'une législation qui intègre la victime dans l'ensemble du processus judiciaire. À partir de l'accusation, passant par la sentence (comme assesseurs) jusqu'aux comités de probation ou de libération conditionnelle, les victimes sont présentes. Elles jouent un rôle important dans les commissions de conciliation, d'arbitrage, qui ont déjudiciarisé, partiellement, le procès pénal.

Les réformes, inspirées par la *victimologie,* ont tiré des leçons des échecs qu'ont connu des réformes dans les décennies précédentes. Elles promettaient beaucoup, livraient peu... Plus réalistes, plus concrètes et plus terre à terre, les victimologues bénéficient de la sympathie des victimes potentielles que constituent les concitoyens. Les réformes « victimologiques » ont des chances pour durer. En particulier, elles vont être appuyées par deux forces collectives non négligeables ; celle des femmes (et des mouvements féministes) et celle de la police (qui s'identifie traditionnellement et bien plus facilement avec les victimes qu'avec les agresseurs, sujets d'étude des criminologues cliniciens).

Que conclure ? Ce bilan fort sommaire qu'on vient de lire semble plutôt désolant. Pourtant l'auteur de ces lignes demeure, modérément, mais résolument optimiste et il souhaite partager ce sentiment avec le lecteur.

Passons en revue rapidement les principaux facteurs qui motivent ce bilan peu brillant, espérant que l'on notera des améliorations dans les prochaines décennies. Il y eut d'abord la faiblesse des recherches empiriques criminologiques aussi bien en matière clinique qu'en matière sociologique. L'implantation faible des enseignements et des laboratoires de recherches universitaires expliquent pour une part ces lacunes. L'attitude méfiante et parfois hostile de l'administration comme du pouvoir judiciaire à l'égard des sciences humaines n'a pas aidé au développement indispensable de dialogue et de collaboration qui est la condition nécessaire pour le développement des recherches. La situation nord-américaine, en particulier canadienne, semble plus prometteuse que celle qui prévaut dans beaucoup de pays européens. L'attitude critique véhiculée par les sciences sociales contribue, souvent, au développement d'attitudes négatives au sein de l'administration de la justice. Les améliorations sont possibles, elles sont surtout nécessaires pour tout progrès. L'ouverture de l'administration vers l'expérimentation, mesurée et prudente certes, mais néanmoins pratiquée, doit s'élargir. Sans l'implication de la société civile, du public, des citoyens, en général, les perspectives de réformes demeureront sombres. Il faut admettre que la traduction en termes de politique criminelle des résultats — souvent fragmentaires et partiels — des recherches criminologiques, des expertises cliniques, est bien plus compliquée et hasardeuse que l'on ne présumait à la suite de la tradition positiviste du XIXe siècle. Les expériences comme les réformes doivent être limitées, partielles et constamment évaluées. Peu de conclusions générales seront promises au terme de ces travaux.

La coopération internationale, élargissant les bases d'une véritable criminologie comparée, a progressé durant ce demi-siècle. Elle doit être consolidée. L'échange des expériences, des résultats de recherches, doit être développé et standardisé. La criminologie, science humaine et sociale appliquée, intimement liée au droit pénal comparé, doit intégrer la nomenclature des sciences agréées et soutenues par les instances idoines.

La consolidation de la recherche criminologique est indispensable pour l'œuvre de réforme permanente que doit être le lot de la réaction socio-judiciaire organisée. Sans cette intime coopération, de cohabitation, ces grands corps publics — comme l'autorité judiciaire, les administrations pénitentiaires et policières — manquent une des deux boussoles qui doivent guider leurs pas. La boussole qui les oriente dans le monde normatif doit être complétée par une seconde qui guide ses pas dans le monde des réalités psycho-sociales et socio-culturelles. L'histoire tumultueuse du dernier demi-siècle autorise un optimisme certain, sinon modéré, pour le proche avenir.

Devenir criminel. De la socialisation manquée au comportement social différentiel

R. Cario

Pour ne pas naître criminel, on ne le devient et on ne le demeure pas davantage par hasard, comme le souligne si justement Marie-Thérèse Mazerol : « *Aboutissement de tout un ensemble de circonstances de vie personnelle et situationnelle, le crime n'est pratiquement jamais une conduite fortuite : il s'inscrit dans la trame d'une existence qui l'a préparé et qui le plus souvent se poursuivra marquée par lui*[1] ». Le crime apparaît ainsi profondément humain, d'une extrême complexité par voie de conséquence. Les explications mono-disciplinaires, en criminologie comme ailleurs, ne résistent pas à la critique de leur réductionnisme[2].

Le crime impose une stratégie d'approche globale et intégrée. Il peut être défini comme une atteinte grave à une valeur établie comme fondamentale pour la pérennité de l'harmonie sociale[3]. Les actes criminalisés doivent, en ce sens, respecter les principes de justice et d'utilité qui gouvernent tout système de justice pénale démocratique. Le concept criminologique de crime englobe certainement, au sens juridique des termes, les crimes et les délits graves contre les personnes, les biens, les mœurs et l'autorité publique. Les infractions de petite délinquance et les contraventions, participant davantage de manquements, certes inacceptables, à la discipline sociale ne devraient pas alimenter le contentieux pénal. C'est de l'amalgame entre ces différentes notions que proviennent la plupart des dysfonctionnements du système de justice pénale, manifestes lors de la saisine des autorités de poursuite, du déroulement de la procédure, des décisions rendues et de leur exécution.

Par le crime éprouvé, par le passage à l'acte criminel, la différence du criminel se cristallise, inévitablement ; ni idéologique, ni biologique, simplement et tristement psycho-culturelle. Mais seule une différence de degré, en aucun cas de nature, sépare les délinquants

1. *Évolution et devenir du criminel*, Éd. Le Centurion, « Justice humaine », 1977, p. 285.
2. V. sur ce point, H. Laborit, *La colombe assassinée*, Grasset, 1983, p. 26 : « Le réductionnisme consiste à couper la commande extérieure à un niveau d'organisation, la commande extérieure au système que l'on observe et à croire qu'en décrivant le fonctionnement de ce niveau d'organisation isolé, on a compris l'ensemble du fonctionnement du système » ; E. Morin, (*La méthode. 3. La connaissance de la connaissance*, Seuil, « Points », 1986, p. 249) stigmatise dans le même sens « le cloisonnement disciplinaire », p. 12 ; v. également du même auteur, *La méthode. 1. La nature de la nature*, Seuil, 1977, not. p. 123 et s.
3. V. R. Cario, *Pour une approche globale et intégrée du phénomène criminel. Essai d'introduction aux sciences criminelles*, L'Harmattan/G.R.T., 1996, p. 80 et s.

des abstinents ; comme elle sépare les criminels selon leur genre. Cette différence de degré atteste d'un seuil délinquantiel moins élevé chez celles et ceux qui passent à l'acte. Cette différence de degré exprime surtout une structure de personnalité particulière aux criminel(le)s, dont les traits psychologiques principaux sont acquis et consolidés en socio-culture.

Les courants criminologiques contemporains, chacun à leur manière[1], alimentent l'approche globale et intégrée qui doit conduire à envisager comment se structure, tout au long d'une socialisation particulièrement pauvre, la personnalité des êtres humains qui deviennent criminels (Section 1). Au cas de conflit grave et/ou persistant, ces derniers ne semblent pas suffisamment équipés pour symboliser les affects douloureux en provenance de leur environnement. Et le seul moyen envisagé par le criminel pour sortir de l'attente en tension douloureuse cristallisée par le conflit, est l'agression extériorisée de la source même de ce qu'il identifie comme de nature à assurer sa gratification : par appropriation ou élimination illégitimes de la personne ou de l'objet perçu comme gratifiant. Le comportement social différentiel ainsi posé, soutenu par une structure de personnalité criminopathique, est vécu par le criminel comme la seule action véritablement efficace pour assouvir ses besoins socio-culturels, bien plus rarement fondamentaux (Section 2).

I. Le crime atteste de la socialisation manquée des criminels

Il ne fait aucun doute, en effet, que de la qualité de la socialisation de l'enfant, de l'adolescent, du jeune adulte dépendra le respect des valeurs qui fondent l'harmonie sociale (A). Or indicateurs statistiques et théories criminologiques attestent bien de la pauvreté de la socialisation de la très écrasante majorité des criminels ayant maille à partir avec la justice pénale, à un âge plus ou moins précoce, pour des faits plus ou moins graves, de manière plus ou moins durable (B).

A. Les processus de socialisation

Entreprendre en quelques lignes la présentation, même schématique, des processus qui président à la socialisation de l'être humain apparaît d'une extrême difficulté. La richesse et la clarté des travaux disponibles encouragent néanmoins à tenter l'aventure, en empruntant à la doctrine neurobiologique, psychologique et sociologique, au sens le plus large, les apports théoriques les plus pertinents[2].

De multiples processus de socialisation permettent l'inscription du sujet dans le lien social et, donc, organisent son rapport avec les autres et avec la loi. De tels processus favorisent « *l'articulation entre la construction d'une personnalité et la constitution d'une identité de groupe*[3] ». En d'autres termes, ces processus vont se mettre en place dès la naissance (voire *in utero* durant les derniers mois de la grossesse[4]) et évoluer tout au long de l'enfance, de l'adolescence et à l'âge adulte. Ils permettront en ce sens de sortir de la quasi-dépendance bio-psychologique du très jeune enfant pour atteindre la différenciation psycho-sociale dès l'adolescence ou, plus exceptionnellement, à l'âge adulte.

---

1. V. R. Cario, Paroles en actes, in *La personnalité criminelle*, Erès, 1991, p. 137-159.

2. V. not. J. Bowlby, *Attachement et perte. L'attachement*, Tome 1, PUF « Le fil rouge », 1978, 539 p. ; *La séparation*, Tome 2, 1978, *ibid.*, 557 p. ; *La perte*, Tome 3, *Ibid.*, 1984, 608 p. ; J. Piaget, Problèmes de la psycho-sociologie de l'enfance, in G. Busino (Dir.), *Les sciences sociales avec et après Jean Piaget*, Droz, 1976, p. 187 et s. ; M.T. Mazerol, *op. cit.*, 317 p. ; W. Doise et G. Mugny, *Le développement social de l'intelligence*, InterÉditions, 1981, 199 p. ; R. Zazzo, *La première année de la vie*, PUF, 1986, 240 p. ; F. Ladame et P. Jeammet, *La psychiatrie de l'adolescent aujourd'hui*, PUF, « Le fil rouge », 1986, 234 p. ; E.F.E.R.S., *Le sujet et la loi*, Erès, 1988, 166 p. ; P. Tap et H. Malewska-Peyre, *Marginalités et troubles de la socialisation*, PUF, 1993, 334 p. ; F. Sauvagnat (Dir.), Destins de l'adolescence, in *Annales Cliniques Psychologiques*, P.U. Rennes, 1992, 171 p. ; J.S. Bruner, *Le développement de l'enfant. Savoir faire, savoir dire*, PUF, « Psychologie d'aujourd'hui », 1993, 4e éd., 320 p. ; B. Zazzo, *Féminin et masculin à l'école et ailleurs*, PUF, 1993, 203 p. ; F. Dolto, *Les étapes majeures de l'enfance*, Gallimard, 1994, 290 p. ; du même auteur, *Tout est langage*, Gallimard, 1995, 148 p. ; W.D. Winnicott, *De la pédiatrie à la psychanalyse*, Payot, 2e éd. 1992, 466 p. ; du même auteur, *Déprivation et délinquance*, Bibl. scientifique Payot, 1994, 314 p. ; H. Lehalle, *Psychologie des adolescents*, PUF, 4e éd. 1996, 272 p.

3. V. J. de Munck, Le pluralisme des modèles de justice, in A. Garapon et D. Salas, *La justice des mineurs*, Bruylant/L.G.D.J., 1995, p. 109 et s.

4. V. en ce sens H. Storck, La vie psychique de l'enfant, in Enfance, *Encyclopaedia Universalis*, Vol. 8, p. 329 et s. et réf. citées ; B. Cyrulnik, *Sous le signe du lien*, Hachette, 1989, p. 27 et s. ; du même auteur, *Les nourritures affectives*, O. Jacob, 1993, p. 52 et s.

La construction de la personnalité est spécialement sensible dans la première enfance et lors de l'adolescence. En ce sens et en premier lieu, pour dépendre assez longtemps de l'environnement immédiat au plan de la survie physiologique, l'enfant connaît immédiatement une activité sensorielle forte et variée. Cette « *discordance de maturation*[1] », propre à l'espèce humaine, indique que l'enfant a tout autant besoin de nourritures physiques (alimentaires) que psychiques (affectives). De leur stabilité, de leur ampleur et de leur continuité dépend sa bonne croissance physique et émotionnelle. Au cours de ces multiples et nécessaires échanges avec l'environnement, l'enfant va apprendre et renforcer (ou réinvestir) ceux qui lui procurent du plaisir et éviter ceux qui lui valent déplaisir[2]. Dans une même perspective, l'enfant ajustera ses comportements en fonction des réactions qu'ils suscitent de la part de l'environnement dans lequel il évolue. En même temps qu'il affectionne cet axe relationnel, source d'identification, l'enfant va asseoir son autonomie, sa différence par rapport aux autres individus et spécialement à l'égard de ceux qui sont principalement chargés de son éducation avec lesquels il communique de manière privilégiée[3].

De nombreux travaux ont montré que ces processus sont particulièrement intenses au cours des deux premières années de la vie de l'enfant et qu'ils se développent de manière assez paradoxale. Tout semble en effet se passer comme si les apports environnementaux nécessaires à la construction de la personnalité de l'enfant étaient intégrés comme autant de créations propres[4]. On peut alors comprendre que la différenciation inévitable vers laquelle la personnalité de l'enfant est tendue dépend du sens des responsabilités (prise en considération, respect) dont font preuve à son égard ses modèles[5], de l'étendue et de la solidité des actions efficaces sur l'environnement, des « auto-érotismes » et des « assises narcissiques », eux-mêmes déterminés par la richesse et la permanence des échanges avec l'environnement. De manière de plus en plus prégnante, le langage, acquis en socio-culture, va constituer le vecteur privilégié de cette communication inter-individuelle. Progressivement, l'enfant va ainsi intégrer les valeurs sociales essentielles qui fondent l'harmonie du groupe auquel il appartient, en comprendre le sens, en découvrir les limites (négociables ou intangibles).

C'est précisément durant la période de latence, en second lieu, qui intervient au sortir de l'enfance (comprise entre sept et dix ans généralement), que les réalités du monde extérieur vont s'imposer à l'enfant dans le calme et la réceptivité. La réussite de la socialisation dépend alors principalement des aptitudes de l'enfant à gérer, de manière réfléchie mais aussi critique, cette ouverture vers les autres, à prendre de la distance par rapport à son propre imaginaire (jusque-là tout-puissant et auto-centré) et par rapport à ses parents. La scolarité, temps de perfectionnement de la maîtrise du langage, prend ici une place essentielle ; et du soutien familial dépendra la réussite ou l'échec scolaire, dont les retentissements sur l'équilibre de l'intéressé sont incontestables.

L'entrée en adolescence[6], en total prolongement de la période de latence, apparaît, enfin, essentielle pour la consolidation de la personnalité structurée précédemment. En ce sens, tous les acquis de l'enfance se (re)jouent à l'adolescence[7] dans une perspective très claire :

---

1. V. en ce sens P. Jeammet, La dynamique de la personnalité, in Justice des mineurs, *op. cit.*, p. 17 et s.
2. Sur « l'auto-érotisme » mis en évidence par la psychanalyse, v. P. Jeammet, *op. cit.*, p. 21 qui précise que « *l'auto-érotisme consiste donc en un réinvestissement intermittent des traces mnésiques de la satisfaction antérieure, réinvestissement devenu indépendant de l'expression du besoin initial* » ; sur l'action de réenforcement, v. H. Laborit, *La colombe assassinée*, Grasset, 1983, p. 54.
3. V. en ce sens F. Dolto, *Les chemins de l'éducation*, Gallimard 1994, 390 p., pour qui « *éduquer c'est susciter l'intelligence, les forces créatives d'un enfant tout en lui donnant ses propres limites pour qu'il se sente libre de penser, de sentir et de juger autrement que nous-mêmes, tout en nous aimant* ».
4. V. not. D. Winnicott, Déprivation et délinquance, *op. cit.*, p. 122 et s. ; v. également M. Davis et D. Wallbridge, *Winnicott. Introduction à son œuvre*, PUF, Bibl. de psychanalyse, 1992, 189 p. et spé. p. 37 et s. ; M.H. Ledoux, *Introduction à l'œuvre de Françoise Dolto*, Petite Bibliothèque Payot, 1995, 295 p., et spé. p. 67 et s. ; J. Bergeret, La violence et sa prévention chez l'enfant et chez l'adolescent, in P. Tap et H. Malewska-Peyre, *Marginalités et troubles de la socialisation*, PUF, 1993, p. 201-22 et spé. p. 217.
5. V. J.K. Stettbacher, *Pourquoi la souffrance ? La rencontre salvatrice avec sa propre histoire*, Aubier, 1991, 177 p. et spé. p. 141.
6. Sur cette notion, Comp. P. Huerre, M. Pagan-Reymond, J.M. Reymond, *L'adolescence n'existe pas. Histoire des tribulations d'un artifice*, Éd. Universitaires, 1990, 252 p.
7. V. E. Kestembert, La pathologie de l'adolescence : prémices, passage ou catastrophe, in F. Ladame et P. Jeammet, *op. cit.*, p. 18 ; sur ce « remaniement », v. M.T. Mazerol, *op. cit.*, p. 282.

s'affirmer individuellement pour entrer dans la société des adultes[1]. En d'autres termes, l'adolescence représente « *une deuxième chance de voir les failles et les conflits de la première enfance et de la période œdipienne repris et élaborés dans la dynamique de l'adolescence ; ou au contraire de les voir servir à figer une évolution désormais brisée*[2] ». Plus que jamais, la stabilité et la qualité affectives du milieu environnant comme ses disponibilités intellectuelles et matérielles seront déterminantes pour la gestion (la symbolisation et/ou la sublimation) des crises et des conflits dans lesquels l'adolescent est impliqué. De leur issue, positive ou négative (au regard des besoins de l'intéressé confrontés aux interdits normatifs), dépendra l'affirmation de sa(ses) différence(s), valorisante et douloureuse à la fois, la socialisation se prolongeant ainsi dans une fonction de personnalisation.

Ce schéma idéal de la formation de la personnalité de l'enfant, de l'adolescent, de l'adulte connaît des variations parfois fondamentales lors de la socialisation des filles et des garçons, voire des jeunes adultes. De manière assez convaincante, des analyses ont en effet mis en évidence les contours d'une socialisation différentielle des premières, de nature à consolider chez elles une structure de personnalité davantage orientée vers la sociabilité, la disponibilité à autrui, au sens le plus large[3]. Ce schéma sans doute réducteur de la formation de la personnalité de l'enfant, dont il est l'acteur principal, mérite néanmoins d'être confronté aux données disponibles sur la socialisation des criminels, pour le moins manquée.

B. La socialisation manquée des criminels

En écho aux recherches les plus abouties ainsi qu'aux caractéristiques observées de la criminalité, il est en effet possible de remarquer que leur personnalité s'est construite dans un environnement affectif et socio-culturel perturbé dont attestent les ruptures matrimoniales et les instabilités socio-culturelles principalement vécues par leurs parents. Leur indisponibilité affective, leurs faibles pratiques linguistiques (provenant de carences du même ordre accumulées durant leur enfance), leurs propres souffrances (non assumées[4]) ne leur ont pas permis de répondre de manière satisfaisante aux besoins de leur enfant devenu criminel en termes de continuité relationnelle, d'identification comme de différenciation[5]. Ces familles sont de plus en plus souvent qualifiées de « démissionnaires » sur un mode anormalement péjoratif. Mais comme le souligne très profondément A. Jazouli, ces parents-là « *n'ont pas démissionné, c'est la vie qui les a licenciés et s'ils survivent encore, c'est avec des bouts de vie*[6] ».

Cette vulnérabilité d'origine familiale a fortement compromis l'insertion sociale des intéressés, démunis de pratiques communicationnelles efficaces et valorisantes. Bien plus, la déprivation ainsi vécue est à l'origine de leur tendance antisociale[7]. En opposition plus ou moins ouverte avec le système éducatif institutionnel, ils ont éprouvé alors les plus grandes difficultés à se conformer aux standards culturels dominants. En décalage social plus ou moins profond, seul le recours à des conduites interdites a autorisé la satisfaction des besoins identifiés comme gratifiants, ou l'élimination de ceux considérés comme douloureux. La proximité de pairs (traversant ou ayant traversé) les mêmes crises, l'ampleur de la précarité[8]

1. V. en ce sens les modalités concrètement vécues par les adolescents en évolution vers un modèle adulte, in M. Choquet et S. Ledoux, *Adolescents. Enquête nationale*, Les éd. INSERM, 1994, p. 263 et s. ; Comp. K. Hurrelman, Mal de vivre à l'adolescence, in P. Tap et H. Malewska-Peyre, *op. cit.*, p. 17-43 et spé. p. 33 et s.

2. V. en ce sens P. Jeammet, in F. Ladame et P. Jeammet (Dir.), *op. cit.*, p. 223 ; Y. Jacquet et P. Huerre, Transformations, in P. Jeammet (Dir.), *Adolescences*, pub. Fondation de France, 1993, p. 9 et s.

3. V. R. Cario, *Les femmes résistent au crime*, Éd. L'Harmattan, coll. « Transdisciplines », 1997, 192 p. et réf. citées.

4. V. J.K. Stettbacher, *op. cit.*, p. 19 et s.

5. V. J. Castaignède, *La reproduction sociale de l'inadaptation dans le système familial*, Thèse, Pau, 1985, 280 p. ; Comp. l'intéressant article de N. Lefaucheur, Psychiatrie infantile et délinquance juvénile. Georges Heuyer et la question de la genèse « familiale » de la délinquance, in *Histoire de la criminologie française*, L'Harmattan, 1994, p. 313-332 ; B. Zeiller, Les adolescents criminels, in *Adolescents menaçants ou mineurs irresponsables ?*, Éd. CNFE/PJJ, 1994, p. 51-69 ; T. Lainé et B. Zeiller, *Morbidité psychopathologique des enfants et adolescents criminels*, Pub. INSERM/Min. Justice, 1991, 501 p. dont une synthèse a été publiée par B. Zeiller, S. Couraud et M. Anker, *Adolescents criminels un jour*, Pub. CNFE/PJJ, 1995, 249 p.

6. In *Journal du Droit des Jeunes*, 1995/144, p. 7-14 ; *Adde* du même auteur, *Une saison en banlieue. Courants et perspectives dans les quartiers populaires*, Plon, 1995, 370 p.

7. V. en ce sens, D. Winnicott, *Déprivation et délinquance*, Biblio. scientifique Payot, 1994, 314 p. ; M. Davis et D. Wallbridge, *op. cit.*, p. 76 et s.

8. Sur cette notion et les notions voisines de marginalité, d'inégalité, d'exclusion, de nouvelle pauvreté, de désaffiliation, de désorganisation sociale, voire de mort ou de coma social..., v. N. Queloz, Effilochage des liens

les affectant, l'intensité de l'émotion provoquée par la personne ou l'objet convoité ou détesté ont déterminé les passages à l'acte agressifs.

Pour autant, si l'acquisition par l'apprentissage, pauvre et toujours précaire par définition, des traits psychologiques particuliers au délinquant en général constitue la meilleure explication, en l'état actuel des connaissances disponibles, de la sur-représentation des classes dominées dans la criminalité, il importe de ne pas oublier qu'elle est fondamentalement modulée par les caractéristiques sociales et sociétales globales, fluctuantes dans le temps et dans l'espace. Il apparaît en effet beaucoup plus convaincant de reconnaître que les femmes et les hommes défavorisés sont visiblement plus délinquants que les autres citoyens de ce pays simplement parce que leur socialisation, leur vécu socio-culturel ne leur a pas permis d'engrammer suffisamment d'informations pour agir, en toutes circonstances, positivement sur leur environnement par des voies socialement adéquates.

Face aux crises et conflits de toutes sortes auxquels nous sommes exposés aujourd'hui, rares sont, pour ceux-là, les possibilités d'appropriation, de satisfaction, de plaisir, pourtant nécessaires au maintien en équilibre de leur organisme. Démunis, ils doivent entrer en compétition pour obtenir la moindre gratification. Dominés, ils doivent souvent opter pour la fuite ou l'évitement passif. Ces agressions comme ces attentes en tension conduisent alors, en fonction de leur fréquence, de leur ampleur, de leur persistance à des troubles psychosociaux débouchant sur des comportements variés selon le sexe : toxicomanie, délinquance, névrose, psychose, folie, suicide. L'approche statistique, par catégories socio-professionnelles, de ces différentes pathologies sociales, confirme de manière alarmante et injustifiée que ce sont, encore et toujours, les plus dominés, les plus défavorisés, les plus exclus d'entre les êtres humains qui en sont les premières victimes[1].

Corrélativement, on comprend mieux pourquoi les êtres humains appartenant aux classes dominantes n'apparaissent pas souvent dans les séries statistiques et, plus particulièrement, dans celles concernant la criminalité. Ayant la possibilité d'exercer des actions efficaces sur leur environnement, d'autant plus nombreuses qu'ils seront en haut de l'échelle de la dominance, ils n'ont pas à développer d'actions illégitimes pour maintenir l'équilibre de leur structure bio-psychologique. Possédant de riches possibilités matérielles et intellectuelles, ils ont toutes les chances de trouver, d'imaginer une issue positive à une inhibition momentanée de l'action. Au surplus, l'élaboration des normes, déterminant ce qui est permis, toléré ou interdit, légitime ou illégitime, est le fait des dominants. Ce sont eux qui, dans le même sens, précisent les moyens institutionnels à emprunter pour atteindre les buts culturels institués. Ce sont les dominants qui sanctionnent, enfin et pour l'essentiel, les déviations, les illégalismes. En d'autres termes, les dominants fixent les règles du jeu de la vie communautaire et celles-ci n'ont souvent d'autre but que la consolidation de leur statut et l'extension de leur domination. Lorsque l'un des leurs (enfant, parent ou affinitaire) transgresse les normes établies, il bénéficie d'une relative indulgence de la part des institutions de contrôle social, dont la plupart des membres est issue de leurs rangs. Les classes favorisées offriraient en ce sens des « garanties » de reclassement telles qu'une rééducation par le groupe auquel appartient la « brebis égarée » apparaît suffisante pour assurer la tranquillité et la sécurité publiques.

La perception d'une telle domination serait insolente si elle se manifestait dans une expression aussi brute. Dans la vie quotidienne, la réalité de la domination n'est pas aisée à délimiter, à cause de la multitude des pouvoirs à exercer et des infinies possibilités à établir une domination quelconque sur des êtres et/ou des choses. C'est en cela que la domination se pérennise. Beaucoup d'être humains peuvent, en effet, se gratifier en devenant chef, grand ou petit. De la sorte, l'espace social est divisé en d'infinis territoires à l'intérieur desquels des compétitions, non moins infinies, permettent l'exercice d'actions positives, gratifiantes pour les uns, forcément négatives voire déplaisantes pour les autres. Parmi les punis, les inhibés, la probabilité de retrouver certaines catégories d'individus dominés est très forte.

---

sociaux, comportements déviants des jeunes et interventions sociales, in *RICPT*, 1994/4, p. 452 et s. ; L. Walgrave, *Délinquance systématisée des jeunes et vulnérabilité sociétale*, Éd. Médecine et Hygiène, 1992, p. 103 et s. ; F. Benslama, De l'inhumain à la petite délinquance, in *Le sujet et la loi. La petite délinquance : approche juridique et psychanalytique*, Expérience freudienne et recherche scientifique, Erès, 1988, p. 111-118 ; A. Bruel, Aller vite peut-être, mais savoir où aller !, in Adolescents menaçants ou mineurs irresponsables ?, *op. cit.*, p. 127-156 et spé. p. 131.

1. V. en ce sens, R. Cario, *op. cit.* (1996), p. 68 et s. ; *Femmes et criminelles*, Erès, 1992, p. 147.

Ces remarques, pour être générales, sont d'autant plus préoccupantes à l'heure actuelle que, par carences successives, des situations d'extrême pauvreté (au sens le plus large) vont se cristalliser et rendre la socialisation objectivement impossible. La délinquance risque alors de devenir le mode normal de résolution des conflits caractéristiques des situations d'exclusion, le délinquant (quel que soit son âge ou son sexe) assumant son agressivité comme seule action efficace sur l'environnement qui le sollicite, le provoque, l'angoisse et/ou l'opprime. Ce sont ces différences-là, d'origine socio-culturelle, qui permettent la gestualisation de comportements sociaux différentiels attestant de la consolidation, chez leur auteur, d'une structure de personnalité criminopathique.

II. Le crime exprime un comportement social différentiel propre aux criminels

La socialisation des criminels ne leur a pas permis d'acquérir une structure de personnalité suffisamment armée pour éviter le passage à l'acte criminel. N'ayant pu efficacement symboliser, ou retourner contre eux-mêmes, le conflit auquel ils étaient confrontés, les individus devenus criminels ont emprunté des voies normativement prohibées pour sortir de l'attente douloureuse en tension subséquente. Par un comportement appris en socio-culture, les criminels ont opté pour l'hétéro-agressivité en vue de la domination (au sens large) de l'être ou de l'objet gratifiant ou gênant. Une telle extériorisation de l'agressivité marque la différence, éprouvée, entre celles et ceux qui passent à l'acte criminel d'une part et celles et ceux qui ont la possibilité de gérer autrement leurs conflits, de l'autre. Les modalités, la gravité, la répétition de ce comportement social différentiel dépendent, profondément, des richesses (aux multiples aspects) de la niche écologique des intéressées (A). Un tel comportement social différentiel témoigne, encore et surtout, d'une structure de personnalité différente, constellation de traits psychologiques acquis et exacerbés par la socialisation, manifestement défaillante, des criminels (B).

A. Le crime, comportement social différentiel

Approcher l'acte criminel posé par les criminels comme un comportement social différentiel ne participe guère du désir de proposer un nouveau paradigme en criminologie[1]. Il importe simplement de se démarquer des positions les plus antagonistes et réductrices des courants criminologiques dominants car l'action humaine, par définition complexe, ne saurait être appréhendée autrement que dans une perspective globale et intégrée.

Il a déjà été souligné[2] que le moteur des relations humaines semblait être alimenté par la domination des êtres et des choses qui participent au maintien en équilibre de l'organisme, qui procurent finalement du plaisir[3]. La multiplication, à l'époque actuelle, des biens de consommation, principalement, et les frustrations à ne pouvoir légitimement les acquérir engendrent d'infinis conflits entre ceux qui sont identifiés comme constituant ou possédant ces potentialités gratifiantes et ceux qui souffrent de ne pouvoir en jouir personnellement. L'assouvissement de ces besoins socio-culturels (rarement fondamentaux[4]), est susceptible d'emprunter différentes voies, dont l'appropriation illégitime agressive, normativement prohibée.

Il importe donc de bien connaître les mécanismes qui président à ces actions. Or l'organisme est un système complexe. Les êtres vivants sont constitués par des « niveaux

1. Il s'agit bien davantage, en effet, de manipuler les mêmes faits qu'auparavant mais en les plaçant l'un par rapport à l'autre dans un système de relations qui est nouveau parce qu'on leur a donné un cadre différent, in T.S. Kuhn, *La structure des révolutions scientifiques* (1962), Flammarion, « Champs », 1983, 285 p. et spé. p. 124 ; Comp. P. Feyerabend, *Contre la méthode. Esquisse d'une théorie anarchiste de la connaissance*, Seuil, 1979, 350 p. et spé. p. 32.

2. V. H. Laborit, Proposition d'un modèle intégré des comportements normaux et anormaux à partir des données biocliniques, neuro-physiologiques, éthologiques, cliniques et biologiques, in *Ann. médico-psychologiques*, 1974, Tome 1, p. 47-60.

3. Sur ces différents concepts et sur ceux de « constance des conditions de vie du milieu intérieur » (C. Bernard) ou « d'homéostasie » (W.B. Cannon), v. R. Cario, *op. cit.* (1992), p. 34 et s. ; Sur le concept voisin d'équilibration, v. J. Piaget, *Epistémologie et génétique*, PUF, « Que sais-je ? », 1399, 127 p. ; *Adde* P. Lestage, Complexité et structures cérébrales : Piaget et Prigogine, in D. de Béchillon, *Les défis de la complexité. Vers un nouveau paradigme de la connaissance* ?, L'Harmattan/G.R.T., 1994, p. 173-193 ; Sur les interactions entre « intérieur-extérieur », v. la contribution de P. Jeammet in *Adolescents et placement familial*, in Actes IIe colloque OAD, multigraph., 1996, p. 29 et s.

4. Sur ces notions, v. H. Laborit, *L'inhibition de l'action*, Masson, 1979, p. 16 et s.

d'organisation » englobants, allant du niveau atomique à celui de l'individu, en passant par le niveau moléculaire, les chaînes métaboliques, la réaction enzymatique et la cellule. Ces multiples niveaux, constituant « l'information structure[1] », sont dépendants et régulés par un servo-mécanisme provenant du niveau immédiatement englobant. Mis en œuvre par les organes, dépendants eux-mêmes des systèmes auxquels ils appartiennent, les niveaux d'organisation se trouvent réunis dans l'organisme par « l'information circulante ». L'organisme, situé lui-même dans un espace particulier, est également soumis aux niveaux d'organisation constitués par la famille, le groupe social, la nation, le groupe de nations... l'espèce, niveaux reliés entre eux par ce que l'on pourrait être tenté d'appeler « l'information sociale ».

La mise en évidence de la structure tri-unique du cerveau découle des recherches de P.D. MacLean[2]. Sur la base de celles-ci, H. Laborit définit les fonctions de chacun des trois étages qui se sont superposés par dérivation tout au long du phylum. Le cerveau reptilien est constitué par la formation réticulaire du tronc cérébral et l'hypothalamus. Ce cerveau primitif est le siège des comportements instinctifs, fondamentaux, nécessaires à la survie de l'individu, mais aussi de l'espèce, tels que la faim, la soif, la reproduction, la fuite ou la lutte. Le cerveau paléo-mammalien, encore appelé système limbique, est ensuite apparu en dérivation sur le premier. Il est le siège de la mémoire à long terme, permettant ainsi la répétition des expériences agréables et la fuite des expériences désagréables. Le cerveau néo-mammalien, ou cortex associatif, constitue la formation phylo-génétiquement la plus récente. Dispositif d'intégration motrice et sensitive aboutissant à l'instrument de l'intelligence humaine, le cortex est le siège des opérations symboliques et logiques. Capable de recombiner les éléments mémorisés d'une façon différente de celle par laquelle ils ont été imposés à l'individu par le milieu, le cerveau peut alors créer des structures nouvelles : les structures imaginaires[3]. C'est souligner l'importance du langage qui constitue un instrument indispensable à cette distanciation à l'égard de l'environnement, à la réalisation de la pensée abstraite et conceptuelle. Interconnecté aux précédents étages, le cortex associatif permet alors une régulation de l'affectif et de l'instinctif en fonction des informations qu'il aura engrammées et, singulièrement, des informations codées par le langage.

Les multiples actions développées par les êtres humains pour maintenir leur structure bio-psychologique et sociale en équilibre peuvent être rassemblées, schématiquement, en quatre grands types de comportements. Le comportement de consommation, d'origine hypothalamique, tend à la satisfaction des besoins biologiques endogènes : la faim et la soif notamment. Si le comportement aboutit à l'assouvissement des besoins, le souvenir qui en sera conservé permettra le renforcement de la stratégie comportementale utilisée, par la mise en jeu du « faisceau de la récompense ». Si l'action n'est pas récompensée, ou si elle est punie, un comportement de fuite intervient et, à défaut d'être efficace, il cède la place à un comportement de lutte ou d'agressivité défensive. Lorsque ces comportements sont récompensés, efficaces en quelque sorte, il y a mémorisation de la stratégie adoptée et, le cas échéant, renforcement de celle-ci. Par contre, si fuite et lutte sont inefficaces, ou si elles entraînent une punition, un comportement d'inhibition, d'extinction d'un comportement appris survient. On peut admettre, dans ces conditions, que la récompense aboutit à l'action renforcée et que la punition, ou l'inefficacité, conduit à l'inhibition de l'action.

En résumé, deux comportements sont innés : les comportements de consommation (boire, manger, copuler) et les comportements de fuite ou de lutte. Les premiers répondent directement à un stimulus endogène, les seconds à un stimulus externe. Deux comportements sont acquis : l'un est celui de l'action récompensée, ou permettant d'éviter la punition et capable de renforcement ; l'autre est un comportement d'inhibition résultant de l'action non récompensée ou punie. Si l'être humain doit agir sur son environnement pour satisfaire ses besoins, il est permis de penser qu'il sera tenté par l'acquisition ou la

---

1. Sur ces notions, v. *La nouvelle grille*, Gallimard, « Idées », 1974, p. 35-38, 125 et s. ; H. Laborit, *op. cit.* (1983), p. 29-30.

2. V. par ex. de cet auteur, *The Triune Brain, Emotion and Scientific Bias*, in F.O. Schmitt, *The neurosciences, second program*, 1970, The Rockfeller Univ. Press, p. 336-349 ; E. Morin, La connaissance de la connaissance, *op. cit.*, Tome 3, p. 93 et s.

3. V. H. Laborit, *Les comportements*, Masson, 1973, p. 111 et s. ; Les mécanismes biologiques et sociologiques de l'agressivité, in *RISS*, 1978, vol. XXX/4, p. 768-789 et not. p. 773 ; H. Leroi-Gourhan, *Le geste et la parole. Technique et langage*, Albin Michel, 1964, Tome 1, p. 114-115.

conservation des êtres et des objets gratifiants qui l'entourent et qui participent au maintien de sa structure ou à l'assouvissement, de la manière la plus efficace possible, de son plaisir. Partant, à défaut de solutions librement et légitimement négociées, l'agressivité émergera de l'incapacité de certaines individus à satisfaire les besoins socio-culturels, les besoins fondamentaux étant exceptionnellement menacés en cette fin de XXe siècle, dans l'aire continentale pour le moins.

Relativement à l'agressivité, quatre comportements ont été recensés chez l'animal : l'agressivité prédatrice, répondant au besoin fondamental de survie de l'espèce ; l'agressivité défensive, déclenchée chaque fois que l'intégrité physique d'un organisme est menacée ; l'agressivité de compétition mise en œuvre lorsque deux organismes ont des prétentions identiques sur un même être ou objet de gratification ; l'agressivité d'angoisse ou d'irritabilité, consécutive à une inhibition prolongée de l'action, lorsque fuite et/ou lutte sont inefficaces[1]. On peut comprendre que les deux premières formes d'agressivité sont instinctives. Les deux autres font au contraire appel à l'apprentissage de la gratification dans le premier cas, de l'inefficacité de l'action dans le second.

Si la transposition des données acquises dans le domaine de l'éthologie à celui de l'anthropologie est délicate, on peut néanmoins constater que les deux dernières formes d'agressivité décrites sont d'un intérêt certain pour les sciences criminelles. À l'inverse, pour être susceptibles de se manifester dans notre espèce, l'agressivité prédatrice comme l'agressivité défensive demeurent assez exceptionnelles chez l'être humain continental de cette fin de XXe siècle. Elles se solderaient, en tout état de cause, par la mise en jeu des faits justificatifs d'état de nécessité ou de légitime défense respectivement[2].

De manière schématique on peut alors tenter de soutenir que le crime est un comportement social différentiel agi en réponse à une situation conflictuelle d'origine socio-culturelle. Dans le cadre de l'agressivité compétitive, il est bien mieux maîtrisé et assumé par ceux qui participent à la dominance (quelles qu'en soient l'origine, la nature et l'intensité). Dans le cadre de l'agressivité d'angoisse ou d'irritabilité, ce comportement social différentiel est imposé à ceux qui subissent la domination (quelles qu'en soient l'ampleur et la permanence).

De l'appartenance au groupe des dominants ou à celui des dominés dépend alors non seulement l'éventualité d'une confrontation à la norme pénale (créée par les dominants), la reportabilité de l'acte interdit (visibilité totale du dominé), mais encore et surtout la nécessité de transgresser les valeurs établies (pauvreté matérielle et intellectuelle du dominé). C'est souligner par là la fragilité et la relativité de la frontière posée au sein de notre socio-culture entre adaptation et inadaptation, entre normalité et anormalité. C'est remarquer ainsi que selon le statut social des intéressés, la réponse aux stimuli douloureux multiples et divers en provenance de l'environnement sera différenciée.

En cela les orientations classiques apparaissent pertinentes... dans leur complémentarité à analyser le crime sous sa double dimension sociale et individuelle. Mais leurs apports respectifs ne prennent de véritable signification que par l'intégration des influences exercées en amont et dès l'origine par les signes[3], les images et le langage sur la formation de toute personnalité, aussi bien individuelle que sociale. Second mode de régulation des comportements (après ceux déclenchés par les instincts, exceptionnellement sollicités chez l'être humain continental contemporain) mis en œuvre par le système nerveux central, le langage est beaucoup plus qu'un simple moyen d'expression de la pensée. Il constitue un élément majeur dans la formation des structures imaginaires. De nombreux travaux ont montré comment un individu, en apprenant à parler, apprend à penser et, partant, à agir et à communiquer[4].

---

1. V. H. Laborit, *ibid.*, p. 64 et s. ; sur ces différents points, Comp. C. Beccaria pour qui « le plaisir et la douleur sont les deux grands moteurs des êtres sensibles », *Des délits et des peines (1764)*, Flammarion, « Champs », 1979, p. 111 ; v. également, *ibid.*, p. 45, où l'auteur souligne que « les avantages de la société doivent être également partagés entre tous les hommes. Cependant, parmi les hommes réunis, on remarque une tendance continuelle à rassembler sur le plus petit nombre les privilèges, la puissance et le bonheur, pour ne laisser à la multitude que misère et faiblesse ».
2. V. art. 122-5 et s. *CP*.
3. V. en ce sens B. Cyrulnik, *Les nourritures affectives*, *op. cit.*, p. 27 et s.
4. Sur ces différents aspects fondamentaux, v. H. Laborit, *op. cit.* (1973), p. 165-171 ; J.M. Bessette, *Sociologie du crime*, PUF, p. 76 et s. ; E.T. Hall, *La dimension cachée,* Seuil, 1966, p. 14 ; B. Bernstein, *Langage et classes sociales, codes*

C'est souligner alors l'importance de la niche écologique, à tous points de vue : affectif, éducatif, culturel, socio-économique, politique, etc. En fonction de ces caractéristiques, le milieu social sera plus ou moins apte à transmettre les valeurs reconnues comme fondamentales au sein du groupe concerné. Le complexe processus de socialisation dépend ainsi fondamentalement de l'apprentissage, de l'imitation, du rôle essentiel d'assistance et de collaboration entre adulte et enfant, « *l'adulte agissant comme médiateur de la culture*[1] ». Selon la solidité des liens sociaux[2], l'intégration sera la règle, la délinquance l'exception. L'influence des rôles sociaux et des stéréotypes sexuels se manifestera encore au travers de la consolidation des attitudes de soumission ou d'affirmation de soi. Il importe cependant de se convaincre qu'en ces différents domaines, l'irréversibilité des handicaps accumulés n'est certainement pas la règle[3].

Si l'on doit affirmer une différence entre le délinquant et le non délinquant, c'est à cause du simple constat que seul le premier passe à l'acte criminel et/ou persiste dans la délinquance. Cette différence, de degré, atteste d'un seuil délinquantiel moins élevé chez le premier, directement dépendant de la qualité des aptitudes psychosociales acquises durant la socialisation, aptitudes nuancées selon l'équipement[4] de chaque individu. Le crime apparaît alors comme un comportement social différentiel, comme un acte contraire aux valeurs sociales essentielles, posé par un être humain doté d'une structure de personnalité particulière, dont les traits psychologiques caractéristiques principaux, exacerbés par les multiples défaillances socio-culturelles auxquelles il a été exposé, sont constellés au sein d'une personnalité criminopathique.

B. La personnalité criminopathique des criminels

L'utilisation de ce concept pourra surprendre. Il ambitionne seulement de soutenir l'hypothèse selon laquelle la personnalité des criminelles s'est structurée au cours d'une socialisation pauvre, marquée par une accumulation de souffrances et de handicaps multiples, profonds et divers. L'affection dont les criminelles sont en ce sens atteintes, c'est de ne savoir, pouvoir ou vouloir gérer les conflits auxquels elles sont exposées autrement que par la commission d'un crime, d'un acte criminel.

Il s'inscrit néanmoins dans la continuité des travaux sur la personnalité criminelle. Le changement qu'il introduit devrait permettre d'évacuer les sensibilités, voire les susceptibilités sémantiques qui dénaturent le concept de personnalité criminelle. Il devrait encore pouvoir concurrencer les qualificatifs écrans ambigus de psychopathie[5] (utilisé à l'égard des hommes criminels) ou d'immaturité (utilisé à l'égard des femmes criminelles) qui

---

socio-linguistiques et contrôle social, Éd. de Minuit, 1975, 347 p. ; L.B. Whorf, *Linguistique et anthropologie*, Denoël, 1969, 224 p. ; A. Leroi-Gourhan, *op. cit.*, Tome 1, p. 144 et s. ; Comp. A. Cicourel, *La société cognitive* (1972), PUF 1979, 240 p. ; K. van de Meter, (Dir.), *La sociologie*, Hachette, « Textes essentiels », 1992, p. 751 et s. ; J. Habermas, *Théorie de l'agir communicationnel*, Fayard, 1987, 2 Tomes, p. 448 et 480 ; *Adde*, M. Deflem, La notion de droit dans la théorie de l'agir communicationnel de Jürgen Habermas, in *Déviance et société*, 1994, vol. XVIII-1, p. 95 et s.

1. V. J.S. Bruner, *Le développement de l'enfant. Savoir faire, savoir dire*, PUF, 1983, p. 8.

2. Ces liens sont généralement regroupés autour de l'attachement aux personnes, de l'engagement dans des institutions et/ou activités conventionnelles et du respect des règles sociales. En d'autres termes, ces liens favorisent l'identification, la socialisation et l'harmonie sociale. v. T. Hirschi, *Causes of delinquency*, Univ. of California Press, 1969, p. 83 et s. ; N. Queloz, Lien social et conformation des individus, in *D.S.*, 1989/13, p. 199-208 ; L. Walgrave, *op. cit.*, p. 24 et s.

3. V. sur ces aspects essentiels, B. Cyrulnik, *op. cit.* (1993), p. 109 et s. ; M. Coppel et A.C. Dumaret, Rôle des prises en charge psychothérapiques sur l'évolution à l'âge adulte des enfants placés, in Actes des IIe Journées de l'Œuvre de l'abbé Denis, *op. cit.*, p. 157 et s. ; L. Walgrave, *op. cit.*, p. 121 et s. ; Comp. les travaux de M.R. Gottfredson & T. Hirschi, *A General Theory of Crime* (Standford Univ. Press, 1990) sur la « stabilité de la personnalité antisociale au cours de la vie des individus », cités par M. Le Blanc, in *Délinquance et précocité*, Actes du 29e congrès de l'Assoc. Française de Criminologie, multigraph., 1995, p. 417-484 ; *Adde* A. Jazouli, Manifeste pour les quartiers et banlieues, *op. cit.*, p. 10 et s.

4. V. J.J. Lustin, Clinique infantile, in J. Bergeret (Dir.), *Abrégé de psychologie pathologique*, Masson, 1972, p. 205-255 et spé. p. 209-210 ; J. Bergeret, *La personnalité normale et pathologique*, Dunod, 1978, p. 15 et s. ; B. Cyrulnik, *op. cit.* (1983), p. 70 et s.

5. V. J. Postel (Dir.), *Dictionnaire de psychiatrie et de psychopathologie clinique*, Larousse, 1993, p. 443 où la psychopathie est définie comme un « *trouble permanent de la personnalité, n'étant ni de l'ordre de la névrose ni de celui de la psychose et se caractérisant essentiellement par des conduites antisociales impulsives dont le sujet ne ressent pas habituellement de culpabilité* » ; v. J. Bergeret, *op. cit.* (1978), p. 216 ; C. Balier, *Psychanalyse des comportements violents*, PUF, 2e éd. 1993, p. 29 et s.

sont généralement proposés en dehors de toute perturbation psychiatrique ou psychopathologique répertoriée. Il devrait permettre ainsi de sortir l'approche bio-psycho-sociale du criminel du champ des pathologies mentales au sens strict car, de deux choses l'une : s'il y a maladie mentale, les poursuites pénales doivent cesser après déclaration de culpabilité[1] ; s'il n'y a pas maladie mentale, le comportement posé doit être sanctionné pour avoir porté atteinte à une valeur sociale que nous considérons comme essentielle. Dans ce même ordre d'idées, ce concept rénové devrait permettre d'éviter l'assimilation pure et simple des criminels aux individus dont la personnalité est parfois qualifiée d'antisociale, voire de sociopathique. Pour être problématiques, tous les comportements « antisociaux » ne sont pas criminels[2].

La structuration de la personnalité des criminels dépend fortement des défaillances de leur socialisation, extrêmement pauvre aux plans affectif, éducatif, socio-professionnel et culturel. Les incontestables avancées sociales et culturelles que notre pays a connues au cours des dernières décennies leur ont rarement profité. Au contraire, les milieux d'où sont issus les individus qui deviennent criminels sont de plus en plus marqués par la précarité, par l'exclusion, envisagée sous sa double dimension de construction sociale mais aussi de processus biographique de marginalisation[3].

Comme il a été esquissé plus haut de manière schématique, la formation de la personnalité de tout être humain passe par différents stades, de la première enfance à l'âge adulte, en passant par la période de latence et l'adolescence. Des processus complexes sont activés en vue d'optimiser la socialisation des intéressés. Principalement, sont garantes de l'affirmation de soi et de l'harmonie sociale les aptitudes à l'allocentrisme, à l'affectivité, à la stabilité socio-professionnelle et culturelle, à la symbolisation des affects d'origines diverses. Ces aptitudes sont en principe acquises très précocement et se perfectionnent tout au long de l'ontogenèse. Leur acquisition est néanmoins susceptible d'être perturbée par des défaillances individuelles, familiales ou sociales aussi variées que profondes.

Les individus qui deviennent délinquants n'ont que très exceptionnellement été respectés et pris en considération par leur environnement[4]. Ils ont particulièrement souffert de carences affectives, éducatives et scolaires et, partant, ils ont été confrontés très tôt à des conflits de tous ordres et degrés. Abandonnés à la rue, à la ville, ils sont immergés dans des espaces de non-droit et de non-accès au droit à l'intérieur desquels « *au-delà du bien et du mal, règne le Rien*[5] ». Pour survivre (physiquement, psychiquement et socialement), ils ont dû développer des stratégies « économiques » et « culturelles » d'exclusion, construites sur les multiples échecs antérieurement subis : d'ordre personnel (structuration pauvre de la personnalité), familial (précarité matrimoniale, sociale et professionnelle), institutionnel (école, aide sociale, travail) principalement. Pour ces individus, tous ces stades, périodes, lieux... ont été vécus sous le mode de la domination et l'agressivité (explosée ou implosée) est la seule manière de sortir de l'inexistence sociale (source de souffrances) dans laquelle ils évolu(ai)ent. Et paradoxalement, c'est par ces passages à l'acte agressifs (actes délinquantiels manqués par définition parce que repérés judiciairement) que les délinquants émargent socialement. La violence apparaît ainsi non seulement comme l'expression d'un vécu identificatoire antérieur douloureux mais encore comme la confrontation des conditions de la survie sociale des acteurs concernés aux limites, aux frontières, normativement instituées[6].

---

1. Sur cet aspect, v. R. Cario, *Jeunes délinquants. À la recherche de la socialisation perdue*, L'Harmattan/G.R.T., 1996, p. 138 et s.
2. V. not. *DSM IV* qui entretient quelque peu cette confusion en utilisant le concept de personnalité antisociale (caractérisée par un « ...mode général de mépris et de transgression des droits d'autrui... ») dont le tableau a aussi été nommé psychopathie, sociopathie ou personnalité dyssociale, Masson, 1996, Code F60.2 [301.7], p. 758 et s. ; Comp. D. Winnicott, « La personnalité antisociale » in *De la pédiatrie à la psychanalyse*, *op. cit.*, p. 99 et s. ; J.M. Elchardus in *Les interventions psychosociales dans le système de justice pénale*, Pub. Conseil de l'Europe, Recherches criminologiques, vol. XXXI, 1995, p. 176 et s. ; *Recommandation* R(82)17, exposé des motifs, p. 11-12.
3. V. S. Paugam, La constitution d'un paradigme, in *L'exclusion. L'état des savoirs*, sous la direction de S. Paugam, La Découverte, 1996, p. 7-19 ; C. Dubar, Socialisation et processus, *eod. loc.*, p. 111-119.
4. V. J.K. Stettbacher, *op. cit.*, p. 141 et s.
5. V. N. Zand, D'autres mondes, in *Le Monde/Les livres*, 10 juin 1994, p. II ; Comp. J. Dray, *La violence des jeunes dans les banlieues*, Rapport d'information, Doc. Ass. Nationale, 25 juin 1992, n°2 832, 73 p.
6. V. B. Cyrulnik, *Les nourritures affectives*, *op. cit.*, chap. IV, La violence qui détruit serait-elle créatrice ?, p. 109 et s. ; N. Rouland, *Anthropologie juridique*, PUF, 1988, p. 301 ; P. Jeammet, L'acte de violence, in *Les cahiers de*

Ainsi, de manière plus ou moins sensible selon la permanence et l'ampleur de ces carences, selon l'importance des besoins identifiés, les intéressés sont passés assez inévitablement, durant leur enfance et/ou adolescence voire à l'âge adulte, de l'égoïsme, de l'insouciance, de la distanciation affective, de la combativité originels[1] et fondateurs de toute personnalité, à l'égocentrisme, la labilité, l'indifférence affective, l'agressivité[2]. Ces caractéristiques psychologiques constitutives du « noyau central » de la personnalité de ceux qui sont entrés et/ou persistaient dans la criminalité ont déterminé, en fonction de leur exacerbation, leur(s) passage(s) à l'acte (délictuels et surtout criminels) transgressif(s) des valeurs sociales que nous considérons comme essentielles.

Et comment, dans de telles conditions de socialisation, ne pas être égocentrique quand l'on ne peut, depuis son plus jeune âge, compter que sur soi-même et que la rencontre de(s) (l')autre(s) a toujours été douloureuse voire traumatisante ? Comment ne pas être labile quand tout est « galère[3] », que rien ne permet jamais une adaptation et une stabilité en quelque matière que ce soit ; quant tout est vécu sous le mode de l'immédiateté, du présentisme, du concret ? Comment ne pas être indifférent au plan affectif quand on n'a jamais connu ou perçu l'affection, la tendresse, l'amour ? Comment ne pas être alors agressif quand le déroulement et le contenu des apprentissages, la gestion des émotions et la résolution des conflits ont été appréhendés sous le mode de la violence, destructrice ? De la précocité de ces handicaps à la socialisation, de l'ampleur des troubles psycho-sociaux en découlant, de la permanence des ruptures sociales subséquentes dépendront la précocité, la fréquence, la persistance et la gravité des actes délictueux.

Les caractéristiques générales et socio-culturelles de la criminalité en attestent formellement. En ce sens et dans le cadre d'approches scientifiques multifactorielles, des relations fortes ont été mises en évidence entre l'ampleur des handicaps de socialisation et la gravité des comportements criminels. Plus les carences sont précoces, profondes et permanentes, plus les atteintes sont violentes, à l'égard des personnes principalement. La liaison entre violences subies (émanant des parents ou du conjoint), actes suicidaires et conduites violentes est très sensible[4].

Plus globalement, l'homogamie, sous de multiples formes (comme l'instabilité matrimoniale et le nombre élevé d'enfants), entre milieu familial d'origine et milieu familial propre, indique la pauvreté des acquis transmis durant la socialisation et l'inaptitude généralisée des intéressés à imaginer un autre vécu. Toutes ces difficultés cumulées ont conduit à la consommation abusive de produits toxiques (alcool et/ou médicaments psychotropes) précipitant le délabrement de la santé des intéressés et, au-delà la dévalorisation de l'image comme de l'estime de soi. De déchéance généalogique en déchéance personnelle, le criminel n'est plus acteur de son devenir mais dominé par toutes sortes de dépendances individuelles, sociales et/ou sociétales. En la forme d'un cercle vicieux... car, démuni de pratiques linguistiques symboliques et/ou matérielles élaborées, il ne pourra se gratifier qu'en empruntant des voies agressives illégitimes...

Des développements qui précèdent, il découle que l'anachronique déficience des différents milieux de vie des criminels a manifestement favorisé et multiplié les comportements agressifs. Ces derniers, vécus comme l'ultime action efficace contre les stimuli douloureux en provenance de l'environnement, se sont inscrits dans le cadre d'une compétition (en matière d'infractions contre la propriété notamment) ou furent motivés par l'irritabilité, l'angoisse voire même la peur (dans les atteintes aux personnes particulièrement). Il serait vain de nier la dimension individuelle lors de toute approche de la criminalité. Mais il serait tout aussi réducteur de ne pas intégrer, dans l'analyse du cas individuel, toutes les circonstances qui ont favorisé le passage à l'acte, de l'élaboration idéologique de la norme à la sanction de la transgression de celle-ci, sans négliger les stades

---

l'IPC, 1985/2 ; J. Bergeret, *La violence fondamentale*, Dunod, 1984, 256 p. ; du même auteur, La violence et sa prévention chez l'enfant et chez l'adolescent, in P. Tap et H. Malewska-Peyre, *op. cit.*, p. 201-222 ; E. Badinter, *XY. De l'identité masculine*, O. Jacob, 1992, p. 231-232 ; Comp. P. Karli, *L'homme agressif*, O. Jacob, 1987, p. 19 et s.

1. V. not. R. Cario, *Femmes et criminelles*, *op. cit.* (1992), p. 257 et s.

2. V. not. J. Pinatel, *Traité de Criminologie*, Dalloz, 1975, p. 653 et s.

3. Comme l'ont not. magistralement illustré à l'égard des jeunes en général F. Dubet et D. Lapeyronnie, *Les quartiers d'exil*, 1992, 245 p. ; F. Dubet, *La galère : jeunes en survie*, Fayard, 1988, 503 p.

4. V. M. Choquet et S. Ledoux, *op. cit.*, not. p. 104 et s., 219 et s.

et vécus intermédiaires constitués par la place et les rôles transmis et tenus par les acteurs concernés, sans oublier les moyens dont ils disposaient pour atteindre les buts fixés par la socio-culture dominante, sans méconnaître les interactions institutionnelles et structurelles initiées par la société dans laquelle ils évoluaient.

Ainsi crime, criminel et criminalité, pour devoir être analysés distinctement, n'en dépendent pas moins de différents niveaux d'organisation qui, de l'individu à l'espèce humaine, s'imbriquent et évoluent en perpétuelle interaction. Ainsi, le crime atteste d'une violation grave ou répétée à une valeur sociale essentielle (à un standard culturel dominant pour le moins) commise par un être humain, différent des autres humains, uniquement, par son aptitude extériorisée au passage à l'acte criminel. Une telle aptitude au passage à l'acte est soutenue par des traits psychologiques, acquis dans le cadre d'une socialisation pauvre et constellés au sein d'une personnalité criminopathique. Aussi, il convient d'aborder l'acte délinquantiel ou criminel gestualisé par ces êtres humains devenus criminels comme un comportement social différentiel.

Cette appréhension renouvelée des individus qui deviennent criminels devrait permettre d'offrir aux magistrats, aidés en cela par une équipe pluridisciplinaire compétente et disponible, un diagnostic de nature à rendre effective l'adaptation du traitement de resocialisation à la personnalité des intéressés. Plus globalement encore, par une meilleure connaissance transdisciplinaire des processus de socialisation, de consolidation de la personnalité, des mécanismes du passage à l'acte, il deviendra possible de mettre en place des programmes et de développer des actions de prévention de la criminalité circonstanciés.

Les rapports entre le battage médiatique et le phénomène criminel sont particulièrement complexes. Certains criminels utilisent les médias comme une deuxième arme (pensons aux terroristes, et plus généralement aux crimes politiques). Les policiers peuvent également avoir recours aux médias pour interpeller des criminels, lorsque l'enquête piétine avec les moyens habituels. Les médias sont aussi périodiquement accusées de révéler des informations qui auraient dues être couvertes par le secret de l'instruction, mais surtout sont accusées de développer la violence, sous toutes ses formes. Montrer la violence est-il l'entretenir ou la générer ? Les journalistes, les professionnels du spectacle, les réalisateurs de films sont parfois directement mis en cause comme « corrompant les mœurs », incitant au mal-être existentiel et quelquefois au suicide d'adolescents. Socrate en son temps était également accusé de perturber la jeunesse d'Athènes... Qu'en est-il réellement ? Les malades mentaux sont-ils plus sensibles à la violence à l'écran ou à la radio, et faudrait-il les en protéger ? Mais, croyant bien faire, ne risquerait-on pas alors de les isoler davantage de la réalité ? Yves Lamontagne, professeur de psychiatrie et chercheur associé au Centre de recherches Fernand Seguin de Montréal, a eu la gentillesse d'écrire pour nous un tour d'horizon très complet sur ce sujet facilement polémique.

Mass-médias, violence, suicides et homicides

Y. Lamontagne

Les études sur l'utilisation des mass-médias montrent que la télévision est le médium le plus puissant pour informer le public, suivi par la radio et les journaux. Le cinéma, la radio et la télévision accaparent donc une part importante de l'attention et de l'énergie intellectuelle du public. Qu'il suffise de rappeler que 99 % des foyers canadiens possèdent un téléviseur et que 54 % en ont deux ou plus. Il existe dans notre pays 115 stations de télévision commerciales et 670 stations de radio MA et MF qui rejoignent 94 % des canadiens âgés de sept ans ou plus (1), sans compter les stations américaines que nous captons par satellites ou par cablodistribution. Il convient aussi de dire que les adolescents canadiens consacrent en moyenne plus de 28 heures par semaine à regarder la télévision et plus de 12 heures à écouter la radio (2). En plus d'être bombardé par les médias électroniques, le grand public reçoit l'information et la publicité des médias écrits provenant de plusieurs sources : les journaux (quotidiens, hebdomadaires ou mensuels), le publipostage (le courrier reçu chaque semaine par des millions de personnes), les brochures, dépliants et affiches distribués en quantité considérable, les magazines d'information générale ou spécialisée, sans compter les panneaux d'affichage, la publicité dans les centres commerciaux et magasins, dans les autobus et le métro, sur les camions et les taxis. Même les vêtements servent à la publicité et à des messages philanthropiques ou d'intérêt public.

Dans ce contexte, il est évident que peu de gens doivent être convaincus du pouvoir des médias pour influer sur l'opinion publique et le changement social et que les médias façonnent les attitudes et interagissent constamment avec le public. Devant cette avalanche et la prolifération des médias de toutes sortes, il faut se demander quelle est l'influence des médias sur l'augmentation de la violence, des suicides et des homicides. Résumons d'abord différents aspects qui ont été évalués par certaines recherches et tentons par la suite d'établir une stratégie pour améliorer la situation.

Mass-médias et violence

Une étude menée au Canada laisse entendre que les effets immédiats de la violence véhiculée par la télévision sur l'agressivité manifestée par les enfants dans un cadre naturel, comme dans les sports d'équipe, se font sentir uniquement chez les enfants qui sont habituellement très agressifs au départ et dont le comportement est déclenché par des images violentes présentées à la télévision. Selon cette recherche, même les jouets pacifiques peuvent provoquer de l'agressivité chez certains enfants à haut risque, si ces jouets sont associés à des scènes de violence à la télévision (3). En dépit d'un besoin de recherche certain, il semble donc que les médias électroniques puissent avoir une influence en rapport avec la violence chez certains enfants.

Les recherches portant sur l'influence des médias sur la violence chez les adolescents sont rares. Dans une étude sur les effets de la télévision sur la criminalité aux États-Unis, l'équipe de Hennigan (4) soutient que les messages publicitaires et les émissions suscitant de la convoitise peuvent engendrer la frustration et même promouvoir la criminalité comme moyen d'accéder aux modes de vie illustrés à la télévision. Par contre, une étude réalisée à Toronto (5) révèle que la criminalité se retrouve principalement dans les quartiers défavorisés où les familles passent plus de temps à regarder la télévision et où il y a déjà un taux élevé de criminalité. La relation de cause à effet semble donc difficile à faire et les énoncés en rapport avec la télévision et la criminalité demeurent spéculatifs pour le moment. Par exemple, quels effets peuvent avoir des films comme « Rambo » sur l'agressivité et la criminalité chez les adolescents ? Il aurait été intéressant d'évaluer un groupe d'adolescents avant et après le visionnement du film sur ces variables et de s'assurer d'une période de suivi assez longue pour arriver à des conclusions plus scientifiques. L'identification des adolescents à des héros serait également une variable intéressante à évaluer. En effet, selon Lasch (6), l'individu qui s'identifie à des héros idéalisés et à des célébrités peut en arriver à mépriser les objectifs réalisables et à se sentir continuellement frustré parce qu'il est incapable d'accéder aux styles de vie séduisants et passionnants mis en évidence par les médias.

Gray (7) est le seul à avoir évalué une forme de violence secondaire au battage médiatique. Il rapporte qu'à la suite de l'annonce aux nouvelles télévisées de quelques cas isolés d'épingles et d'aiguilles retrouvées dans des biscuits vendus par les Scouts au début de 1984, le taux de plaintes pour altération de produits a augmenté de 20 à 200 au cours du mois suivant. Le taux de plaintes diminua par la suite à 10 par mois jusqu'à ce que la presse rapporte un cas fatal d'altération de Tylénol en février 1986 ; le taux de plaintes a alors atteint 326 au cours du mois. À la fin du même mois, les médias annoncent que des morceaux de verre ont été trouvés dans des aliments en pots pour bébés. Au cours du mois de mars, le taux des plaintes atteint le record de 456. En 1987 et 88, alors que les médias ne rapportent aucune histoire de ce genre, le taux des plaintes tombe à 25 par mois. Finalement, il note une autre augmentation en mars 1989 suite à la publicité entourant des fruits empoisonnés au cyanure en provenance du Chili. Chaque augmentation du taux des plaintes pour altération de produits a donc été précédé d'une couverture médiatique importante. L'auteur ne peut confirmer si chaque plainte était fondée, mais selon lui il n'y a pas de doute que la technique d'altération de produits a été d'abord et avant tout annoncée dans les médias. De son côté, Dietz (8) prétend que des histoires d'acide dans les gouttes pour les yeux, d'urine dans les boissons gazeuses, de cyanure dans des sacs de thé, ont d'abord été suggérées dans des livres, dans des films ou à la télévision avant de devenir de vrais actes violents et criminels.

Mass-médias et suicides

On a maintenant clairement établi que la publicité dans les journaux à propos des cas de suicide provoque une augmentation statistique du nombre de suicides et d'accidents de voiture ne mettant que le conducteur en cause (possiblement des suicides déguisés) dans la zone de distribution du journal et au cours des jours qui suivent le reportage (9). D'autres études mettent en évidence un effet analogue dans le cas des reportages sur les meurtres suivis de suicides (10). Supposons que ces sujets étaient à haut risque de suicide avant la parution de ces articles ; se seraient-ils suicidés quand même ? Toutefois, il est juste de penser que les médias peuvent servir non pas de facteur causal, mais de facteur déclenchant dans certains cas de suicide.

De leur côté, Phillips et Carstensen (11) ont démontré que des vagues de suicides chez les adolescents américains ont suivi des récits de suicides dans les bulletins de nouvelles télévisées et diffusées entre 1973 et 1979. Même si la question fait toujours l'objet de controverses, la majorité des auteurs s'accordent à dire que les compte-rendus répétitifs de cas authentiques de suicide, surtout lorsque les victimes sont célèbres, contribuent à engendrer des suicides par imitation. Selon Hoberman (12), avec la couverture médiatique des suicides et l'affaiblissement du tabou social entourant le phénomène du suicide, les jeunes gens impulsifs, psychologiquement perturbés, qui ont des difficultés à entretenir des relations sociales normales, risquent davantage de recourir au suicide ou à l'autodestruction quand ils sont confrontés à des facteurs de stress de la vie courante.

Il y a certainement lieu de se poser des questions et d'évaluer de façon plus approfondie l'effet d'entraînement que peuvent susciter les médias face au suicide. Soulignons enfin que Pell et Watters (13) indiquent, à la suite d'une enquête auprès de la presse écrite, que 72 % des rédacteurs en chef ne tiennent pas compte de l'effet de contagion possible lorsqu'ils décident de la visibilité à donner aux comptes rendus de suicides. Le sensationnalisme a, de toute évidence, meilleure presse.

Mass-médias et homicides

L'effet des mass-médias sur l'incidence des homicides est peu documenté, probablement parce que le phénomène est plus difficile à étudier. En effet, d'une part, faut-il séparer les meurtres simples, moins médiatisés, des meurtres collectifs (*mass murders*) qui reçoivent davantage de publicité dans les médias ? D'autre part, faut-il tenir compte des règlements de compte de la mafia, des meurtres politiques accomplis par des terroristes, des meurtres suivis de suicides par des fanatiques de sectes religieuses comme la secte de Jones ou l'OTS, ou uniquement des meurtres collectifs par des « tueurs fous » et des drames familiaux incluant l'homicide de deux personnes et plus, suivi du suicide de l'agresseur ? La question est loin d'être tranchée.

Seul Stack (14) a étudié de façon scientifique l'effet de tous les meurtres collectifs rapportés dans les médias entre 1968 et 1980. En tenant compte des variations saisonnières et du chômage, il démontre une augmentation statistiquement significative des suicides au cours des mois durant lesquels les médias rapportent des meurtres collectifs. Par contre, les résultats ne montrent aucun impact significatif sur le taux d'homicides.

On peut aussi se demander si la médiatisation de crimes innovateurs peut susciter une augmentation de ce genre de crimes. Par exemple, le 8 septembre 1992, dans la région de Washington, une femme a été tirée hors de sa voiture et assassinée avec son enfant de 22 mois par deux jeunes gens qui ont volé son véhicule. La publicité entourant l'événement a résulté en une augmentation de ce genre de crime dans cette région. Le 11 septembre seulement, sept attentats de ce genre sont survenus à Washington (15). Enfin, aucune étude n'a évalué l'effet d'entraînement provoqué par les médias dans les drames familiaux au cours desquels le père ou la mère tue ses enfants et se suicide par la suite. Au Québec, en 1989, il y a eu cinq drames familiaux, une année record, et chacun de ces drames a reçu un battage publicitaire dans tous les médias. Plus récemment, au Canada, les derniers drames familiaux sont survenus dans les communautés d'origine asiatique ou musulmane. Était-ce un effet d'entraînement secondaire à la médiatisation de ces crimes ou la difficulté des pères, en particulier, à s'intégrer dans un nouveau pays ? Ce domaine de recherche est certes intéressant à moyen et à long terme à cause de la faible incidence des drames, pourrait jeter plus de lumière sur ce genre de meurtres et aider à trouver des moyens de prévention en ce qui a trait à la violence familiale.

Stratégies pour améliorer la situation

Cette revue de littérature sur l'influence des mass-médias sur la violence, le suicide et l'homicide semble démontrer un certain effet d'entraînement particulièrement chez des personnes qui sont déjà vulnérables. C'est pourquoi, selon Hodgins (16), les individus atteints de problèmes mentaux sévères représentent de 20 à 53 % des gens coupables d'homicides et près de 50 % des parents qui assassinent leurs enfants. Quels effets ont les médias sur ces gens et jusqu'à quel point les médias sont-ils responsables des actes posés par ceux qui n'ont pas de problèmes avoués de santé mentale ?

Par exemple, même sans antécédent psychiatrique, Marc Lépine, qui a assassiné 14 femmes à l'Université de Montréal en 1989, était un passionné de films violents et avait écrit qu'il ferait ce que Lortie avait fait ; il référait à l'assassinat hautement médiatisé de trois personnes à l'Assemblée nationale du Québec en 1984 par le caporal Lortie. Au cours de la nuit avant le drame, il avait visionné « *Commando terreur* », un film dans lequel un terroriste entre dans une école et tue des élèves. Même si Lépine pouvait avoir atteint un niveau de dépression important et d'hostilité envers les femmes, les faits suggèrent qu'il a trouvé un modèle dans le caporal Lortie et des mécanismes de défense dans les films violents. Par contre, il est évident que l'information dans les médias ne peut tenir compte que d'une minorité d'individus. Que faire alors ?

Les reproches dont on accable les médias devraient s'adresser aux gens qui travaillent dans ce milieu plutôt qu'au médium proprement dit. Combien de journalistes s'attardent uniquement aux événements sensationalistes reliés aux drames familiaux, aux suicides et aux meurtres originaux et aux attentats sexuels. Les sociologues, les criminologues et les professionnels de la santé mentale doivent s'unir et collaborer davantage avec les médias afin d'apporter des changements d'attitudes et de comportements à long terme autant chez les diffuseurs que le grand public (17,18).

Par exemple, l'association des médecins-psychiatres du Québec a collaboré avec l'auteur d'un téléroman très populaire afin de s'assurer de la justesse du texte en rapport avec un problème de santé mentale vécu par le personnage principal de cette série télévisée (19). Même s'il reste beaucoup de chemin à faire, il reste que des progrès ont été accomplis et que la collaboration entre les diffuseurs et les scientifiques ne cesse de s'accroître depuis les dernières années. Comme professionnels et membres de la société, nous devons sensibiliser les médias à prendre des actions responsables, amener les consommateurs à faire des choix judicieux pour eux et leurs enfants, éduquer et persuader les décideurs dans le monde de l'information de l'importance de la violence et du suicide dans nos sociétés et du rôle qu'ils peuvent jouer pour diminuer ce fléau, supporter les groupes de citoyens qui boycottent les productions violentes et les publicités dégradantes et créer de nouvelles formes de responsabilités civiles et criminelles contre les diffuseurs qui abusent de leur liberté de presse.

Conclusion

Il est fort possible que les médias ne fassent pas plus qu'insensibiliser la plupart des enfants et des adultes à la violence, augmenter l'agressivité pendant quelques heures ou alimenter des cauchemars. Par exemple, les images télévisées de la guerre au Liban vous touchent-elles encore profondément ? En d'autres mots, une exposition régulière aux horreurs présentées aux nouvelles finit-elle par nous rendre insensibles ? Il existe une seule étude faite en laboratoire sur ces sujets. Un groupe de chercheurs a montré des scènes de violence à la télévision à un groupe d'enfants (20). Ils ont par la suite remarqué que le visionnement de ces scènes blindait les enfants contre les agressions réelles subies par autrui, de sorte qu'ils étaient plus lents à intervenir dans de telles situations qu'un groupe d'enfants moins exposés à la violence télévisée. D'autres études de ce genre devraient être faites pour évaluer ces différentes variables. Par contre, beaucoup plus troublants devraient être les effets chez les gens avec des troubles du comportement, les toxicomanes et les antisociaux qui constituent plus de la moitié de ceux qui commettent éventuellement des crimes sérieux ou chez des gens avec des problèmes mentaux qui les rendent candidats à des types de crimes inhabituels.

Les individus contrôlant le contenu des médias influencent un très grand nombre de lecteurs, d'auditeurs et de téléspectateurs et ceux-ci incluent toujours des segments vulnérables de la population. Qu'ils acceptent ou non la responsabilité pour leur comportement et leur influence, ces décideurs portent des jugements qui affectent la société. Ils se doivent de les porter en fonction du meilleur intérêt de leur public et de la société.

Bibliographie

(1) MINTZ J. (1988) : « *Le marketing social : une nouvelle arme pour un vieux combat* », Promotion de la santé, 27 : 6-12.
(2) CMDB Member Agencies (1987) : « *The canadian medical directors'council media digest 1987-88* », Marketing Toronto.
(3) JOSEPHSON W. (1987) : « *Television violence and children's agression : testing the priming, social scripts, and desinhibition prediction* », Social Psychology, 53 : 882-890.
(4) HENNIGAN K., DEL ROSARIO M., HEATH L., et al. (1982) : « *Impact of the introduction of television on crime in the United States : empirical findings and theoretical implications* », Journal of Personal and Social Psychology, 42 : 461-477.
(5) DOOD A., MAC DONALD G. (1979) : « *Television viewing and fear of victimization : is the relationship causal ?* », Journal of Personal and Social Psychology. 37 : 170-179.
(6) LASCH C. (1981) : *Le complexe de Narcisse*, Laffont.
(7) GRAY KG. : « *Murder, madness and the media* », Conférence présentée au 42e congrès de l'Association des psychiatres du Canada, Montréal, 18.9.992.
(8) DIETZ PE. (1988) : « *Dangerous information : product tampering and poisoning advice in revenge and murder manuals* », Journal of Forensic Sciences. 33 : 1206-1217.
(9) PHILLIPS D. (1979) : « *Suicide, motor vehicule fatalities and the mass-media : evidence toward a theory of suggestion* », American Journal of Sociology, 84 : 1150-1174.
(10) PHILLIPS D. (1982) : « *Airplane accidents, murder, and the mass-media : toward a theory of imitation and suggestion* », in : Whitney C., Wartella E., Windahl S. Eds. « *Mass Communication Review Yearbook* », Beverly Hills CA, Sage Publishing.
(11) PHILLIPS D., CARSTENSEN LL. (1986) : « *Clustering of teenage suicides after television news stories about suicide* », New England Journal of Medecine, 315 (11) : 685-689.
(12) HOBERMAN HM. (1988) : « *The impact of sanctioned assisted suicide on adolescents* », Issues in Law and Medecine, 4(2) : 191-205.
(13) PELL B., WATTERS D. (1982) : « *La presse et les cas de suicide* », Santé mentale au Canada,30 : 10-11.
(14) STACK S. (1989) : « *The effect of publicized mass murders and murder suicides on lethal violence, 1968-1980* », Social Psychiatry and Psychiatric Epidemiology, 24 : 202-208.
(15) ANON J. (1992) : « *FBI forms unit to battle " carjacking "* », New York Times, p. A16, 16 septembre, 1992.
(16) HODGINS S. (1996) : « *Mental disorders, violence and criminality* », Conférence présentée au Symposium annuel de l'Association pour l'avancement des sciences, Baltimore, 11.2.1996.
(17) LAMONTAGNE Y. (1988) : *La médecine Mécanisée*, La Presse éd., Montréal.
(18) LAMONTAGNE Y. (1990) : « *The public image of psychiatrists* », Canadian Journal of Psychiatry, 35 (8) : 693-695.
(19) LAMONTAGNE Y. (1993) : « *Influence des médias sur la santé mentale* », *Revue canadienne de psychiatrie*, 38 (2) : 118-121.
(20) THOMAS M., HORTON R., LIPPINCOTT E. (1977) : « *Desensitization of portrayals of real-life aggression as a function of exposure to television violence* », Journal of Personal and Social Psychology, 35 : 450-458.

3.8. La philosophie

De tout temps les philosophes se sont intéressés à la violence, cependant que les prêtres prêchaient la non-violence. Le *Satyagraha*, philosophie d'inspiration sacrée du *Mahatma* Mohandas Karamchand Gandhi, présente l'originalité de relier une conviction religieuse profonde à une éthique politique basée à la fois sur le refus de la violence et sur ses modes d'action. Revisiter le trésor des philosophes de l'Antiquité peut s'avérer très enrichissant pour le criminologue moderne — ne serait-ce qu'à titre personnel — à condition cependant qu'il se rappelle que, ces anciens auteurs ayant précédé la naissance de la criminologie, utiliser, hors contexte, leurs réflexions à propos d'événements qu'ils n'ont évidemment pu connaître, peut relever d'un contresens épistémologique... Sans pour autant négliger les écrits d'un Thomas d'Aquin ou d'un Marx, le lecteur d'aujourd'hui pourra se référer au *courant de pensée éthique* et au monumental *A Theory of Justice* de John Rawls (1971), ainsi qu'aux écrits de Paul Ricœur. Lygia Négrier-Dormont, présidente du Centre international de sciences criminelles de Paris et professeur attaché des universités (Washington, Pékin et Bucarest) présente ici un panorama des sources philosophiques de son enseignement.

La voie de recherche philosophique en criminologie et les sources philosophiques de la discipline

L. Négrier-Dormont

La Criminologie est une discipline centenaire, qui a bénéficié de l'apport de nombreux courants et mouvements européens et américains. Le Professeur Raymond Gassin remarque à juste titre « *qu'il y a presque autant de conceptions de la criminologie que de criminologues*[1] ».

En effet, les recherches sur le crime et le criminel privilégient, selon les choix des auteurs, des visions étiologiques totalement ou partiellement déterministes, proposant des liens causals menant aux domaines anthropologique, de milieu social, cartographique, géographique, sociologique, psycho-social, psycho-moral, etc., ou encore des terrains aussi divers que la criminologie multi-factorielle, de juxtaposition, intégrative, dynamique complémentaire, culturelle, économique, stratégique, etc. Les auteurs des explications liées à la réaction sociale utilisent des dénominations comme criminologie interactionniste, organisationnelle, critique, radicale, nouvelle, etc.

Ces nombreuses théories criminologiques s'attachent à examiner des causes et des facteurs considérés comme criminogènes, des facettes de la personnalité criminelle, des situations précriminelles, des processus de passage à l'acte, des typologies d'homme criminel, des responsabilités sociales, des motivations psychologiques ou économiques, etc. Certaines de ces théories aboutissent à des propositions de politique criminelle et inspirent des législateurs.

Il ne s'agit point pour nous d'engager ici une discussion polémique[2]. Nous nous contentons de constater l'échec des mesures prises en Europe occidentale et en Amérique du Nord, où les taux de criminalité ne plaident pas pour leur efficacité. Notre analyse comportera deux paragraphes : (I). La voie de recherche philosophique en criminologie, que nous proposons. (II). Les sources philosophiques de la criminologie.

I. La voie de recherche philosophique en criminologie

Il y a environ deux décennies, nombre de criminologues québécois, réunis autour du Centre international de criminologie comparée (CICC) et de l'École de criminologie de Montréal, ont choisi d'utiliser la méthode empirique en criminologie[3]. C'est une rupture fondamentale avec la succession des théories étiologiques-causalistes. D'autres criminologues américains et européens les ont suivis, dont nous-mêmes. Nous avons situé au point de départ de l'étude criminologique *le fait* (l'acte), élément du crime apte à être connu, observé, étudié, analysé par les moyens scientifiques et techniques, contrairement à *la personnalité* du criminel, pour laquelle les criminologues ne disposent pas encore d'outils scientifiques fiables (diagnostic, traitement et guérison). Par conséquent, sur les bases offertes par la criminologue empirique du Québec et grâce à leurs recherches, nous avons proposé la *criminologie de l'acte,* étudiée de l'angle de vue de son aspect ontologique : l'acte tel qu'il est (et non pas tel qu'il pourrait ou devrait être), posé par la personne telle qu'elle est (dans le monde).

Dépassant les limites phénoménologiques, nous avons tenté d'approfondir la recherche en criminologie, en nous engageant sur la voie offerte par la philosophie pénale et, plus particulièrement, par la philosophie de la praxis. La praxis est action (activité transformatrice). La réflexion criminologique ne peut pas se limiter aux phénomènes et aux structures de connaissance qui les connaissent. La description phénoménologique devrait, donc, être dépassée. Il s'agit, pour nous, de rechercher les liens entre l'être humain « délinquant » et le même être humain « dans le monde ». Le délinquant, en tant que tel, n'est pas une manifestation pathologique dans le monde (qui pourrait être traité et guéri, selon certains criminologues), mais avant tout, un être pourvu de conscience, de liberté de choix et de volonté, qui le rendent responsable en tant que participation active au monde (les cas réellement pathologiques, relevant de la médecine, sont exclus de cette analyse).

---

1. GASSIN R. (1994) : *Criminologie,* Précis Dalloz, 3e éd., chapitre I, § 1, p. 4.
2. Nous l'avons fait dans plusieurs ouvrages (1989, 1990, 1992, 1994, 1995).
3. Denis SZABO & Marcel Le BLANC (sous la dir. de) : « *Traité de Criminologie empirique* », Montréal, Presses de Univ. de Montréal, 1985, (deuxième éd., refondue, 1994). – Maurice CUSSON : *Délinquants pourquoi ?,* Armand Colin, Paris, 1981 ; *Le contrôle social du crime,* PUF, Paris, 1983 ; *Pourquoi punir ?,* Dalloz, 1987 ; *Croissance et décroissance du crime,* PUF, Paris, 1990

La Philosophie pénale, selon Stamatios Tzitzis[1], est « *une discipline qui s'ouvre sur le chemin philosophique de l'être pénal pour étudier ses modes d'être phénoménologiques, objet de la science juridique. Mais, en les analysant, elle les dépasse, afin de présenter la totalité de ce qui compose l'univers pénal, dans son apparence et dans sa profondeur. De cette manière, la philosophie pénale vise à dévoiler, à travers le caractère normatif du droit pénal, ce qui fonde le pénal et renvoie à sa finalité* ».

Par conséquent, il ne s'agit pas d'un simple regard philosophique sur la théorie ou la science du droit pénal. La philosophie pénale a une partie épistémologique, « *l'exigence d'un savoir pénal qui cherche à appliquer et à fonder les principes et les préexistences de l'être pénal, par rapport à ce qui lui est propre (avant d'autres considérations sociologiques, politiques, etc.)* ». Ce que Tzitzis pense du droit pénal, nous l'avons estimé adaptable à la criminologie. En induisent dans la recherche criminologique cet examen critique de la connaissance sur l'univers du crime, nous aboutissons à ses aspects praxéologiques. En étudiant les faits (l'acte), nous arrivons au fondement de l'être, à son image « *en tant qu'expérience ou représentation* ».

Il nous semble que la méthode empirique des criminologues québécois, menée sur la voie de la philosophie pénale, peut permettre à la *criminologie de l'acte* de se constituer en tant que discipline de connaissance et de proposition. L'acte posé par l'homme « dans le monde » témoigne du jeu de l'autonomie relative d'agir de tout individu, par rapport aux finalités qui sont propres à sa nature. Nous étudions le statut ontologique de l'acte délictueux : ce qui est l'être de l'acte, comment il est. Il s'agit donc d'aller au-delà de la seule manifestation d'un comportement humain, vers sa signification ontologique : comment sont les êtres et comment fonctionnent leurs relations. Examiner l'acte, tel qu'il est, lié à son auteur, tel qu'il est.

II. Les sources philosophiques de la criminologie

Nombre de sciences et techniques actuelles se sont formées et consolidées sur les bases de la pensée antique : le médecin prononce toujours le serment d'Hippocrate et étudie Galien ou Empédocle ; les Mathématiques et la Physique se souviennent toujours de Pythagore, de Thalès, d'Héraclite ou de Démocrite. Toutes les disciplines de la pensée doivent quelque chose aux Présocratiques, à Socrate, à Platon et à Aristote. La criminologie, en tant que réflexion sur le crime et le criminel est profondément redevable à la pensée philosophique antique et moderne.

Platon est une inépuisable source de références. Avant tout, nous le citons pour la transmission de la méthode socratique : le dialogue. Le dialogue de Socrate est, d'une part, un questionnaire et, d'autre part, une évaluation qualitative finale, après plusieurs hypothèses de travail abandonnées ou retenues. N'est-ce pas la clef de la méthode empirique actuelle ? Par conséquent, l'enquête criminologique se développe sur les traces des dialogues de Socrate, connus grâce à Platon. L'Académie fondée par Platon fut, pratiquement, le premier centre de recherches, le creuset où chacun des participants ambitionnait de s'épanouir individuellement. Les criminologues empiriques, de la même façon, se réunissent autour de la méthode, mais choisissent chacun leur propre pôle d'intérêt.

Platon nous offre, avec le mythe de la caverne, l'idée de la médiation. Qu'avons-nous, actuellement, de plus moderne que le système de médiation en justice pénale ? La présence d'un médiateur pour atténuer l'impact des actes blessants et pour rechercher — par des vérifications critiques successives — une solution aux problèmes de l'homme et de la société ? La dialectique du dialogue mène à la connaissance, qui est l'objectif principal de la *criminologie de l'acte*.

Quant au criminel, Socrate dit que la conduite du délinquant est le fruit de l'ignorance. Il ignore qu'il ignore, car s'il savait, il cultiverait la parcelle de vertu qu'il recèle. De nos jours, nous lisons Zhao Fusan de l'Académie de Chine, délégué à l'UNESCO, qui ne dit pas autre chose : le mal chez l'homme ne vient pas de sa nature, mais de ce qu'il n'est pas conscient de sa propre vertu. Plus généralement, nos amis psychologues et psychiatres en milieu carcéral nous assurent que la construction et la reconstruction de la personnalité d'un criminel ne peut commencer avant qu'il n'ait intégré la dimension spirituelle (la nocivité) de son acte. Donc, avant qu'il ne sache ce qu'il avait fait.

1. TZITZIS S. (1995) : *La philosophie pénale*, PUF, « Que sais-je ? », Paris.

Platon se penche sur la prévention du crime et attribue au châtiment un caractère d'exemplarité. Il appelle à la maîtrise des pulsions et des caprices du corps. Pour lui, les questions de justice sont des éléments de philosophie. Il devrait exister, selon Platon, une correspondance entre l'organisation du Cosmos, celle de la cité et l'organisation des hiérarchies dans l'âme. Dans sa vision : « *celui qui tue... doit accepter d'avoir peur... La méchanceté est méconnaissance de soi et des autres... L'injustice est déraison, plus qu'erreur : bêtise* ».

Platon nous apporte, également, un éclairage surprenant sur notre crise actuelle liée à la violence des jeunes : « *Lorsque les pères s'habituant à laisser faire les enfants ; lorsque les fils ne tiennent plus compte de leurs paroles ; lorsque les maîtres tremblent devant leurs élèves et préfèrent les flatter ; lorsque, finalement, les jeunes méprisent les lois parce qu'ils ne reconnaissant plus, au-dessus d'eux, l'autorité de rien et de personne ; alors, c'est là, en toute beauté et en toute jeunesse, le début de la tyrannie.* »

Aristote, ancien de l'Académie de Platon, fonde sa propre école : le Lycée, où il développa des analyses dont certaines constituent une source de criminologie. Ainsi :

- La corrélation de la forme et de la matière a pu inspirer la physiognomonie de Della Porta, la phrénologie de Gall et de Spurtzheim, ainsi que d'autres visions morphologiques induites dans des courants criminologiques.
- La typologie humaine d'Aristote a dû inspirer Cesare Lombroso, considéré comme le « père » de la criminologie. Il a décrit nombre de « types » de criminels, selon leur apparence physique (la forme qui révèle le fond).
- Les notions de milieu biologique et de météorologie ont eu cours parmi les criminologues tenant de l'École Franco-Belge, opposée à Lombroso, ainsi que la proposition aristotélicienne sur l'influence du climat, de la température et des positions des lieux, sur les êtres. (Aristote citait les animaux. Les criminologues ont transposé à l'être humain).

Selon Aristote ce n'est pas le besoin qui provoque les plus grands crimes, mais le désir superflu. D'ailleurs, dans notre propre étude sur les tueurs en série (*serial killers*), nous fondons certaines analyses sur Aristote : « *la recherche excessive du plaisir ruine le plaisir, car elle pervertit sa nature et sa fonction* ». Aristote considère que la justice est la clef de la cité et pense que l'homme est être de méditation.

Pythagore est le penseur qui nous a le plus inspirée, que nous ressentons comme le plus proche de la criminologie de l'acte que nous proposons. Parmi ses « dix disciplines », la plupart représentent des sujets liés à la criminologie :

- L'amélioration de l'homme par l'examen de soi-même est au centre des préoccupations de nombreux criminologues, psychiatres et psychologues, surtout de ceux qui travaillent dans le milieu carcéral.
- L'élévation réalisée par la méthode d'éducation permet d'accéder à la maîtrise des passions et des penchants matériels, ainsi qu'à la connaissance de soi-même : « *Connais toi, toi-même* » (Socrate).

Pour Pythagore, l'âme en ignorance équivaut à la mort philosophique. Le criminel serait une âme en ignorance.

Héraclite voit l'harmonie comme une adaptation des forces antagonistes et appelle à l'assimilation et à la pratique des vertus civiques. Antagonismes interpersonnels ou antagonismes individu-communauté devraient se résoudre par le civisme.

Empédocle étudie la cosmologie menée par l'amour et la haine. Le cosmos est en perpétuel combat. C'est l'équilibre entre les deux puissances qui assure la beauté et l'ordre du monde. L'homme, microcosme au sein du macrocosme, est en mouvement grâce à ces forces. Ce sujet nous passionne toujours.

Démocrite prône la modération des désirs. Le criminologue également.

Hérodote recherche systématiquement les rapports de causalité entre les événements observés. Plusieurs courants criminologiques suivent de telles recherches.

Thucydide est une mine d'or pour le criminologue qui étudie la nature humaine.

Pour *Parménide,* l'homme est la mesure de toute chose. Le criminologue cherche cette mesure.

Hippocrate découvre l'influence des climats, des saisons, des vents et de l'air, sur l'être humain. Nous en sommes toujours là, à guetter l'influence de la pleine lune, de la chaleur moite ou de certains vents « qui rendent fou »... sur l'équilibre psychique des criminels.

Zénon et *les Stoïciens* nous interpellent encore, quant à la capacité de l'homme à rester dans le cadre de la rigueur logique, morale et physique. L'homme de Zénon est en majorité « fou », esclave de ses passions et seulement en minorité « sage », se conduisant de manière libre. Nous, nous nous demandons parfois si tout être était un délinquant « en puissance » ou « virtuel » ? Où se situe la majorité ? Les délinquants appréhendés ne forment qu'une petite partie de la société. Quel serait le « chiffre noir » réel de la délinquance ?

Zénodote insiste sur l'instinct de territorialité des êtres : « *Il n'y a jamais deux rouge-gorges dans le même bosquet* ». Les bandes de nos banlieues, ainsi que les organisations criminelles nationales et internationales semblent le confirmer.

Il nous semble que la pensée philosophique de la Grèce antique nous ait apporté les sources de nombreuses opinions criminologiques, dont : le raisonnement inductif ; l'importance de l'éducation dans la construction de la personnalité ; les moyens d'acquérir la connaissance et la maîtrise de soi-même ; le rôle de la culture dans la vie sociale quotidienne ; l'apprentissage de l'effort créateur individuel ; la valorisation du travail ; la prophylaxie criminelle ; la dissuasion générale par la peine (l'exemplarité du châtiment) ; la dissuasion spéciale par la peine (pour éviter la récidive) ; la défense de la société contre le criminel incorrigible ; la rééducation du délinquant ; l'importance du repentir pour l'amendement ; les facteurs endogènes et exogènes qui exerceraient leur impact sur le comportement humain[1].

D'autres philosophes, qui nous ont inspirée, sont ceux attachés à l'idée de liberté de l'être humain. Emmanuel *Kant*, l'homme du Droit, pense que : « *Être libre, c'est agir par raison, c'est créer de l'intelligible, c'est vraiment participer à l'être, en réalisant le devoir être* ». C'est la raison, selon Kant qui stimule la compréhension vers l'intégration de l'expérience vécue et veille à ce que l'homme soit un être moral, « *dans le royaume des fins* ». Sa distinction entre la *liberté* (qui se définit par la règle morale) et le *libre arbitre* (source de préceptes qui se déterminent par rapport à la loi), reste toujours actuelle. La liberté concerne l'acte par lequel la volonté libre de l'homme pose, en lui-même, la loi à laquelle devrait obéir tout être raisonnable. Elle ne pourrait pas être égarée. Le libre arbitre concerne l'acte par lequel la volonté se conforme à la loi, ou se révolte contre celle-ci. Il nous semble, donc, que le libre arbitre est choix. Il peut errer. C'est le cas des criminels, entre autres. Pour le criminologue que nous sommes, Kant est une source de criminologie importante, surtout quand il dit que « *la liberté, c'est-à-dire la capacité de se déterminer par des raisons, au lieu d'être déterminé par des causes* » et « *l'intelligence humaine ne saurait produire la réalité : elle doit s'y soumettre* ».

René *Descartes* nous apprend : « *je pense que je pense* », je me réfléchis en moi-même. Donc, je suis une conscience, qui est conscience de soi. N'est-ce pas une condition d'auto-structuration ou re-structuration de la personnalité en criminologie ?

Mais ne sommes-nous pas, en tant qu'experts, proches de Blaise *Pascal*, quand il dit que « *le cœur a ses raisons que la raison ne connaît pas* » ?

Le besoin de connaître s'enrichit d'un argument de poids avec *Leibnitz* : « *plus on connaît, plus on saisit les différences* », dans la multiplicité du réel.

Spinoza dit qu'il faut toujours partir du réel. Notre criminologie le suit. L'engagement signifie transférer à la société la puissance individuelle, pour le bien commun (le contrat-social de Rousseau ?).

Qu'est-ce que le désir ? Le criminologue apprend que c'est l'effort de chaque être pour préserver dans son être.

John *Locke* inspire les futurs criminologues scientistes, mécanistes, par son opinion sur les réalités humaines qui pourraient être démontées et remontées. L'homme modelable (que nous n'estimons pas réel).

Thomas *Hobbes* évoque les lumières de la raison comme instrument de la libération de l'homme.

David *Hume* propose la méthode expérimentale dans la morale. Les criminologues empiriques ont intégré cette idée.

Hégel considère que la liberté de l'homme sert de base au Droit.

Kierkegaard pense que l'homme est ballotté entre son soi réel et son idéal. Comment les concilier ?

---

1. NÉGRIER-DORMONT L. (1992) : *Criminologie*, Litec, Paris.

Pour Alexis *de Toqueville*, la liberté est un droit de l'homme. Quel précurseur... Nombre de criminologues contemporains se penchent sur la liberté spirituelle de l'être humain.

Les philosophes français des Lumières exaltent la liberté de l'homme. *Montesquieu*, dans *l'esprit des Lois*, étudie les « *rapports nécessaires existant entre les institutions politiques, compatibles ou incompatibles, selon la nature des choses* ». Le lien est forcément rationnel car, selon lui, la liberté humaine agit par intelligence, tout comme le génie de l'artisan qui agit sur des données mécaniques.

Sous de tels auspices, il nous est impossible de réduire l'homme qui a commis un acte criminel à un être qui agit sous l'emprise d'un déterminisme causaliste (sauf ceux qui relèvent d'une pathologie réelle où le criminologue cède la place au médecin). Selon nous, l'homme délinquant n'est ni un malade de soi-même ni un malade de la société, mis un être capable de choix et apte, par nature, à maîtriser ses pulsions et ses envies.

3.9. L'histoire

Danielle Gourevitch, Directeur d'études à l'École pratique des Hautes Études, nous montre l'importance de la connaissance précise des mœurs de la Rome antique pour comprendre les fondements de notre système juridique actuel, dérivant de l'ancien Droit romain. Sa contribution nous fait prendre conscience de la profondeur de réflexion des magistrats romains ; on reste malgré tout perplexe devant le peu de communication entre ces derniers et les médecins, chacun restant dans son domaine réservé. On a également l'impression, peut-être fausse, que la réflexion médicale de l'époque était moins poussée, moins assise, que celle juridique. Cependant, en individualisant la frénésie (*phrénitis*), la léthargie (*léthargos*), la manie et la mélancolie, cette médecine a eu le mérite indéniable d'enlever « *à la magie, aux prêtres, aux charlatans, à la haine et au mépris, une première fournée de malades mentaux*[1] ». Faire admettre définitivement aux juristes que la maladie mentale pouvait être une cause d'irresponsabilité pénale était une autre affaire ! Ce sera, en autre, le combat d'Esquirol, qui évitera ainsi la guillotine à de nombreux malades... [IV, § 1.1.2.].

Le fou dangereux sous l'Empire romain

D. Gourevitch

La fameuse loi républicaine dite *loi des douze tables*, partiellement conservée dans la *Rhétorique à Herennius* de Cicéron (1, 12, 23), envisageait la préservation du patrimoine du *furiosus*. Autant que nous sachions, il n'y était pas question de la *dangerosité* de pareils malades.

Nous examinerons ici la situation pendant la grande période de l'Empire romain, aux deux premiers siècles de notre ère et un peu au-delà, sous la dynastie des Julio-claudiens c'est-à-dire sous les douze Césars, puis sous les dynasties successives, dont les grands noms sont pour notre sujet Trajan (98-117), Hadrien (117-138), Antonin le Pieux (138-161), Marc-Aurèle (161-180), Septime-Sévère (194-211) et Sévère-Alexandre (229-235). C'est une époque de fécondité intellectuelle et scientifique, l'époque aussi d'une réflexion juridique à laquelle les empereurs sont très attachés. De fait, la documentation juridique, telle que nous l'avons conservée, est postérieure de deux siècles au moins aux lois elles-mêmes, ce qui entraîne des difficultés : nous n'en connaissons même pas le texte original. Nous ne disposons que de deux grandes compilations tardives : le *Code théodosien* est la plus ancienne (entre 429 et 438), mais ne s'intéresse qu'à la législation postérieure à Constantin. Le *Corpus iuris ciuilis* de Justinien (empereur de 527 à 565) est plus tardif mais remonte jusqu'aux lois de la République. Il comporte deux parties :

- La première, le *Digeste* (533), rassemble en cinquante livres des extraits de juristes antérieurs fameux, à partir du IIe siècle av. J.-C., et surtout de Gaius, qui, à l'époque d'Antonin le Pieux et de Marc-Aurèle, fut le plus illustre représentant d'une sorte d'école de juristes sous l'impulsion de Sabinus, lui-même disciple d'Atéius Capiton : Paul ; Papinien, qui, préfet du prétoire de 203 à 212, finit par être condamné mort par Caracalla ; Callistrate ; et Ulpien, qui, lui aussi préfet du prétoire, mais de Sévère Alexandre, finit assassiné par ses prétoriens en 228.

1. GOUREVITCH D. (1983) : « *La psychiatrie de l'Antiquité gréco-romaine* », in : J. Postel & C. Quétel (dir.) : *Nouvelle histoire de la psychiatrie*, Privat, Toulouse.

■ La seconde, le *Code justinien* (534), rassemble des décisions impériales, à partir d'Hadrien. Nous ferons appel aussi à la littérature générale, celle des philosophes, païens comme Sénèque, ou chrétiens comme Augustin, et à la littérature médicale, en latin et en grec (Celse, Galien et Célius Aurélien, adaptateur latin — Ve siècle — de Soranos d'Éphèse — IIe siècle).

I. Du caractère insupportable à la dangerosité vraie : deux cas galéniques

Un cas de *violence caractérielle*, raconté par Galien au IIe siècle, n'est pas considéré comme une maladie et n'implique d'ailleurs aucun diagnostic[1] :

« *Je veux te raconter quelque chose qui m'est un jour arrivé, bien que j'en aie déjà parlé plusieurs fois. Ayant commencé mon voyage de retour de Rome, il se trouva que je voyageai de conserve avec un ami, un homme de Gortyne en Crète. Celui-ci était certainement digne d'estime, étant simple, bon compagnon, honnête et ne regardant pas pour les dépenses quotidiennes ; mais il était coléreux, au point de porter la main sur ses domestiques. Parfois même il se servait de ses mains et de ses pieds et plus souvent encore du fouet et du bâton qui lui tombait sous la main. Ainsi donc, alors que nous étions à Corinthe, il fit partir toutes ses affaires et ses domestiques, par mer, de Kenkhrées pour Athènes. Lui-même loua un véhicule et partit à pied en passant par Mégare. Alors que nous avions déjà traversé Éleusis, et que nous étions dans la plaine de Thria, il interrogea sur un de ses bagages les domestiques qui nous accompagnaient, et ceux-ci ne surent que répondre. Lui alors se mit en colère et comme il n'avait sous la main rien d'autre avec quoi il pût frapper les jeunes gens, il saisit son épée en même temps que le fourreau où elle était rangée, et sans l'enlever de celui-ci, le frappe à la tête, non pas du plat (alors il n'aurait rien fait de bien terrible), mais du côté coupant de l'épée. Tout de suite l'étui se trouva déchiré, et il lui fit à la tête une très grave blessure, de chaque côté, car il l'avait frappé deux fois, à droite et à gauche. Lorsqu'il vit le sang couler en abondance, il nous laissa là et se précipita en direction d'Athènes, de crainte qu'un de ses domestiques mourût en sa présence. Mais nous les avons sauvés et conduits à Athènes. Quant à cet ami crétois, il se blâma lui-même et il me conduisit à Mégare dans une demeure quelconque en me tenant par la main, et, me présentant le fouet et se déshabillant, il me pria de le fouetter pour ce qu'il avait fait sous la contrainte de son exécrable colère : c'est ainsi qu'il l'appelait. Moi, comme on pouvait s'y attendre, je me mis à rire ; et il tomba à mes genoux, me priant de le faire bel et bien. Et il était clair que plus il me faisait rire plus il s'entêtait manifestement dans son intention d'être fouetté. Ainsi faisant, nous avions déjà passé un certain temps ; je lui promis de lui donner le fouet si du moins il m'accordait de son côté la toute petite chose que j'allais lui demander. Il accepta et je lui demandai de prêter l'oreille à mon discours sans l'interrompre, car telle était, lui dis-je, ma requête. Il accepta de se conduire ainsi, et je lui parlai assez longuement, en lui montrant comment il convient de gouverner ce que l'on a en soi de coléreux, c'est-à-dire par la raison. Et ce ne fut pas par le fouet mais d'une tout autre manière que je remplis mes fonctions de gouverneur. Ayant pris lui-même des mesures à son propre égard, il s'améliora considérablement* ».

Autrement dit, à juste titre, le médecin agit comme un homme quelconque et non ès qualités. Mais une autre situation, à la fois bouffonne et tragique, rapportée par le même auteur, met en jeu la compétence du médecin et la notion de *folie partielle*. Galien la raconte deux fois :

« *[...] chez un malade atteint de phrénitis [nous reviendrons sur ce mot] qui, enfermé chez lui et tendant par la fenêtre ses vases un par un puis demandant ensuite aux passants s'ils voulaient qu'il les jetât. Ce malade en effet donnait correctement le nom de chacun de ces vases, et il était clair en cela qu'il n'était atteint ni dans son imagination à leur sujet ni dans sa mémoire de leur nom. Alors pourquoi voulait-il tout jeter d'en haut et tout casser ? C'est qu'il n'était plus capable de rassembler ses idées sur ce qu'il faisait, et il est tout à fait clair qu'en agissant ainsi il avait perdu la tête*[2] ».

« *À Rome, un malade laissé seul chez lui en compagnie d'un esclave, ouvrier en laine, se leva de son lit et se mit à la fenêtre, d'où il pouvait à la fois être vu et voir les passants. Et puis, leur montrant un par un les vases de verre qu'il possédait, il leur demanda s'ils voulaient qu'il les jetât. Ceux-ci en riant lui dirent de les jeter et l'applaudirent. Alors, immédiatement, il les prit tous et les jeta, sous les rires et les acclamations. Mais voilà qu'ensuite il leur demanda s'ils voulaient qu'il jetât aussi*

1. *De cognoscendis curandisque animi morbis*, 4 : Kühn, V, 17-20.
2. *De symptomatum differentiis*, 3 : Kühn, VII, 60.

l'ouvrier. Les autres disent oui ; et eux, en voyant un homme précipité de si haut, cessèrent de rire et coururent ensemble au secours de l'esclave tombé par la fenêtre, le corps brisé[1] ».

Cette fois la responsabilité médicale est bien en cause : le coupable est malade, en vertu d'une *folie partielle,* qui atteint l'une de ses facultés. Nous ne connaissons pas les conséquences judiciaires de cette affaire en particulier. Il est possible qu'elles aient été peu lourdes, vu le statut de la victime (un simple esclave) et la façade sociale du responsable. On remarquera en tout cas que ce pauvre homme répète d'une façon plus « riche » la conduite pathognomonique du fou-fauteur de troubles remarquée depuis les plus anciens textes : jeter des pierres dans la rue, comme on voit faire à un malade dans le *Pœnulus* de Plaute.

II. Meurtre dans un jardin romain : folie ou simulation ?

Selon Tacite (*Annales,* III, 22) « *[...] le prêteur Plautus Silvanus avait, pour un motif qu'on ignore, précipité d'une fenêtre sa femme. Traîné devant César par son beau-père Apronius, il répondit avec trouble, disant qu'il feignait un profond sommeil pendant lequel sa femme, sûre de ne pas être vue, s'était elle-même donné la mort. Aussitôt Tibère court à la maison, va examiner la chambre à coucher, et y trouve des signes certains de résistance et de violence. Il fait son rapport au Sénat et des juges furent nommés. Mais Urgulania, aïeule de Silvanus, envoya un poignard à son petit-fils. On crut que c'était le prince qui lui avait donné ce conseil, à cause de l'amitié d'Augusta et d'Urgulania. L'accusé, après avoir vainement essayé le fer, se fit ouvrir les veines. Bientôt Fabia Numantina, sa première femme, accusée d'avoir, par des enchantements et des philtres, aliéné la raison de son mari, est mise en jugement mais déclarée innocente* ». L'empereur, Tibère, est très embarrassé ; dans le monde la cour, on croit comprendre qu'il vaut mieux que l'affaire ne vienne pas en justice ; la grand-mère du présumé coupable lui suggère énergiquement et efficacement le suicide. Et J.-P. Néraudau en fait un roman.

III. Simulation, folie vraie avec intervalles libres : l'inquiétude du législateur

Le médecin s'est efforcé de classer ces maladies qui, quoique toutes somatiques d'origine, ont des effets sur l'âme et sur les comportements. Les principes de ces classements lui permettent de mettre de l'ordre aussi dans ses traitements, même si ses moyens d'action sont bien faibles. Cette terminologie fine n'intéresse pas le législateur qui n'a pas le même point de vue sur le fou ; il dispose, certes, d'un vocabulaire très riche, mais le plus souvent il l'emploie sans rigueur. Dans les cas de *dangerosité* qui nous intéressent ici, les juristes latins emploient de préférence le nom *furor* et l'adjectif *furiosus* ; les médecins et ceux qui s'en inspirent pensent plutôt à des cas de « *phrénésie* » (maladie aiguë avec fièvre et accès de violente agitation) et de « *manie* » (maladie chronique agitée mais sans fièvre).

Le cas princeps est celui d'Aelius Priscus qui, sous le règne conjoint de Marc-Aurèle et de son fils calamiteux Commode (177-180), fut l'assassin de sa mère : était-il fou ? S'il était fou, s'agissait-il d'une folie discontinue ? Dans ce cas aurait-il pu agir sciemment lors d'un intervalle libre et faire croire ensuite qu'il avait agi en état de démence ? Or, « *le divin Marc-Aurèle et Commode ont adressé à Scapula Tertullus un rescrit* » pour faire le point : ou bien le jeune homme est « *dans un état de fureur tel que, par une aliénation mentale continue, il manque de toute capacité intellectuelle* » ; ou bien il pourrait « *subsister un soupçon qu'il ait pu tuer sa mère en simulant la démence* » (*Digeste* I, 18, 14).

IV. Surveiller, punir et surtout prévenir

Ce furieux, s'il a agi dans un intervalle libre, « *il n'est pas possible de l'excuser de ce crime sur sa maladie* ». Mais s'il a vraiment agi dans la fureur, « *il est suffisamment puni par sa fureur même* » (*ibid.*). Il n'y a pas de châtiment supplémentaire à infliger. Sénèque, dans son *Hercule furieux* (v. 1220-1221), remarque : « *ce que la folie furieuse (furor) a de particulier, c'est qu'elle déchaîne sa férocité contre celui qui en souffre* » ; il estime que personne, en en quelque lieu que ce soit, n'a donné à l'égarement du fou le nom de crime (v. 1236 : *sceleris errori*). Et quand Hercule, rendu fou par Junon, a massacré toute sa famille, son père humain, Amphitryon, lui fait observer (v. 1201) : « *ce malheur qui est le tien ne comporte pas de faute* » (*casus hic culpa caret*).

---

1. *De locis affectis,* IV, 2 : Kühn, VIII, 226.

Il importe toutefois d'empêcher le malade de nuire : « *Il devra être gardé avec un soin tout particulier, poursuit le rescrit, et si tu le juges bon, il faudra même l'enchaîner puisque cela relève pour lui autant du châtiment que de la tutelle ainsi que de la sécurité de ses proches* » (*Dig., ibid.*). Il faudra l'isoler, le faire garder par les siens, éventuellement dans une villa campagnarde de sa propriété, bien adaptée à la situation. Mais cet Aelius était déjà malade avant les faits ; il avait déjà des gardiens ; eux ne sont pas malades et sont responsables pour lui : « *il sera bon d'appeler en justice ceux par qui il était surveillé au moment des faits* » et qui sont coupables de négligence ; l'empereur laisse à Tertullus le soin d'évaluer leur faute et de les châtier, en fonction d'une double considération : « *si l'on donne des gardiens aux furieux, ce n'est pas seulement pour qu'ils ne puissent pas se faire de mal à eux-mêmes, mais c'est aussi pour qu'ils ne causent pas la perte des autres* » (*Dig., ibid.*).

Ce cas permettra de généraliser, quant aux parricides en général[1] : « *Si quelqu'un a tué père ou mère sous l'effet de la "fureur", il ne sera pas puni, selon le rescrit qu'ont pris les frères divins dans le cas de celui qui avait tué sa mère par "fureur" : en effet, disaient-ils, il était suffisamment puni par sa "fureur", il fallait le garder avec un soin tout particulier, et même recourir à des liens pour le maintenir* ». Cette affaire permettra aussi de fixer un point du rôle des gouverneurs de province, concernant « *l'ordre public et la sûreté des personnes*[2] » : « *quant aux furieux, s'ils ne peuvent être tenus à l'écart par leurs proches, le gouverneur de province doit y remédier de la façon qui suit : qu'il les fasse retenir en prison* », les condamnant donc à la prison *stricto sensu* ou *lato sensu*.

V. Et le médecin ?

Ni le législateur ni le juge ne demandent rien au médecin. La reconnaissance de la folie relevant du sens commun, le légiste ou le juge à qui l'on attribue sagesse et expérience doivent se prononcer seuls : le malade mental n'intéresse que dans la mesure où sont atteintes ses facultés de juger, de comprendre et de vouloir, infirmité qui risque de le gêner dans son activité économique et politique, et notamment dans ses conduites patrimoniales ; quant aux conduites strictement privées, il faut que les choses aillent vraiment très loin (meurtre en famille) pour que la loi intervienne.

Quant au médecin, il peut toujours soigner, bien sûr, celui dont la famille a les moyens de s'offrir ses services. Catulle, dans un cas fictif (poème 41, v. 5-7), fait appel aux proches parents d'une fille malade, chargés de veiller sur elle : qu'ils convoquent amis et médecins, car elle n'est pas en bonne santé[3]. Mais les traitements médicamenteux sont à peu près inopérants et il ne lui reste guère que le calme, l'isolement et la contention, moyens peu différents de ceux du gardien. Voyons ce que disent Celse, le « Cicéron de la médecine », et Célius Aurélien, pour les *frénétiques* et les *maniaques* dangereux. Tous insistent sur la nécessité de préférer la douceur, ou du moins d'éviter d'être brutal.

Celse (III, 18, 3-4) considère qu'il existe plusieurs formes de frénésie : en effet parmi les frénétiques, certains sont tristes, d'autres sont gais ; certains sont plus facilement contenus (*facilius continentur*) et ne perdent le sens qu'en parole, d'autres sont agités et commettent des actes de violence (*violenter quaedam manu faciunt*). Et, parmi ces derniers mêmes, certains ne font de mal que par impulsion, certains vont jusqu'à y mettre de la ruse et, présentant une parfaite apparence de santé, trouvent les occasions de faire le mal mais sont repérés quand on voit ce qui arrive. « *Quant à ceux qui ne perdent le sens qu'en parole, ou ne font de mal que léger, il est parfaitement inutile de leur imposer des mesures coercitives trop sévères (asperioribus coercitionibus). Mais il faut enchaîner ceux qui se montrent vraiment violents, pour éviter qu'ils ne se fassent du mal à eux-mêmes ou qu'ils n'en fassent à autrui (eos qui violentius se gerunt, vincire convenit, ne vel sibi vel alteri noceant). Et il ne faut pas faire confiance à un malade enchaîné qui désire être débarrassé de ses liens, même s'il parle avec bon sens et d'une façon qui fait pitié, car c'est là ruse de fou (is dolus est insanientis)...* ».

Célius (*Maladies aiguës*, I, III, 35) a constaté que dans la *phrénitis*, souvent « *le malade est dans un tel état d'agitation mentale qu'il explose en accès de fureur et peut difficilement être*

---

1. *Digeste* 48, 9, *De parricidiis*, 9, Mod. 2.
2. *Digeste* I 8, 13, 2e partie.
3. Son état est caractérisé par la formule *non sanus*. [Cf. D. Gourevitch (1995) : « *Les noms de la maladie. Continuités et nouveautés* », in : D. Gourevitch ed. : *Histoire de la médecine. Leçons méthodologiques*, Paris, p. 54-57].

maintenu, se met en colère contre tout le monde, pousse des cris, se frappe lui-même, déchire ses vêtements et ceux de ses voisins ». D'ailleurs (*ibid.* I, III, 40), « *ceux qui, tout en étant en bonne santé, sont sujets à la colère, on les considère comme des espèces de fous* ». Dans un autre passage, préférant le mot *furor*, le même auteur écrit (*ibid.* I, IX, 65) : « *si, dans l'excès de sa fureur, on voit que le malade est prêt à sauter hors de son lit, il vaudra mieux faire appel à l'aide d'un certain nombre de domestiques, capables de le maintenir avec douceur, pour qu'on puisse lui appliquer le traitement relâchant qui convient aux états resserrés [= dans la perspective doctrinale de la médecine méthodique]. Mais s'il n'y a pas de domestique capable de le maintenir comme nous venons de dire, ou si le malade est excité par la vue de ces gens, nous recourons à des liens, mais en protégeant avec des flocons de laine ou des tissus les parties du corps où passent les liens, pour éviter que la gêne due aux liens soit plus grande que le bénéfice obtenu par la mise au calme. En effet il est inévitable que s'enflent les parties exagérément serrées par les liens ; et dans un tel cas toute affection s'aggrave.* » Et Célius examine également une maladie chronique, qui peut apporter certains des mêmes inconvénients (décrits quasiment avec les mêmes mots), la manie (*Mal. chron.* I, V, 157) : « *Mais si le malade se met à sauter hors du lit, au point de ne pouvoir que difficilement être maintenu, ou bien est plutôt exaspéré par la solitude, il faudra recourir à un très grand nombre de domestiques, et leur enjoindre de maintenir le malade subrepticement en lui massant les articulations, pour l'énerver le moins possible* ». Mais (*ibid.* 167) si l'affection se chronicise, il faudra être particulièrement vigilant pour varier le traitement selon qu'on est en période d'accès ou en période de rémission. Malheureusement, poursuit Célius (*ibid.* 172), (les adversaires de la secte = ceux qui n'adhèrent pas à la doctrine méthodique) n'ont pas ces délicatesses et « *ordonnent sans discrimination que le malade soit enchaîné, alors que fatalement les parties enchaînées sont froissées, et qu'il est plus facile de maintenir le malade grâce aux mains des domestiques que par des liens inertes* ».

Le bon médecin, on le voit donc, agit avec le plus de douceur possible, mais enfin il sait qu'il agit à ses risques et périls : le philosophe et le saint confirment l'impression du praticien. Sénèque (*De la constance du sage*, XIII, 1) admire que le médecin « *ne trouve déshonorant ni de palper les parties honteuses lorsqu'elles ont besoin d'être soignées, ni d'examiner les déjections et les sécrétions, ni d'essuyer les invectives quand le délire transporte (les malades)* ». Augustin, notamment dans les sermons récemment redécouverts[1] écrit contre l'incrédule : « *Si tu te moques ainsi, tu es un vrai phrénétique (phreneticus). Les phrénétiques souvent cherchent à frapper*[2] *les médecins ; ceux-ci dans leur miséricorde ne se mettent pas en colère contre ceux qui les attaquent, et même ils cherchent le salut de leurs bourreaux. Mais ceux-ci sont parfois si forts qu'ils réussissent à tuer leur médecin. À celui-ci d'éviter d'être tué par le phrénétique, puisqu'il ne peut pas (alors) se relever et prendre soin du phrénétique. Mais le médecin selon nos idées n'a pas craint d'être tué par les phrénétiques et, de sa mort même, il a fait des remèdes pour le phrénétique. Car il est mort et il est ressuscité. Comprends que le vrai médecin ne se met pas en colère contre les phrénétiques qui l'attaquent mais préfère les prendre en pitié et, là même où il souffre, veut soigner ceux qui s'acharnent contre lui. Écoute le médecin sur la croix ; il voit la foule des phrénétiques criminels qui l'entoure et il dit : Père, pardonne-leur, car ils ne savent ce qu'ils font* » : version religieuse de feu l'article 64.

Conclusion

Bien que les problèmes soient plutôt bien posés, on fera deux remarques en guise de conclusion :

1. Il n'existe aucune relation entre le juge (et ceux qui sont chargés d'appliquer ses décisions, *curatores a praetore dati*, selon la formule d'Horace, *Épîtres*, 1, 1, 101-103) et le médecin (*medicus*) ; leurs champs sont strictement séparés. Les soins que peut apporter ce dernier n'ont strictement rien à voir avec la décision de justice. Il ne saurait par exemple être question d'un traitement sous contrainte, ni d'une libération après guérison.

2. Le juge ne recourt pas à l'expertise, il prévoit une mise à l'écart tant à titre préventif qu'à titre punitif, mais il n'envisage aucune autre structure d'accueil que sa maison pour le riche tant que sa famille en aura la patience, et la prison pour le pauvre. »

1. En particulier : S. de Mayence 61, in *Revue des Études augustiniennes*, 37, 1991, par. 18, p. 70.
2. Le verbe *caedere* constamment employé par Augustin pour cette situation est équivoque : frapper, tuer.

Bibliographie

(1) AUDIBERT (1892) : « *La folie et la prodigalité* », Paris.
(2) AUVRAY-ASSAYAS C. (1990) : « *La problématique juridique dans l'"Hercule furieux" de Sénèque : dramaturgie et réflexion philosophique* », in : *Theater und Gesellschaft im Imperium Romanum*, Tübingen, 133-140.
(3) BYL S., SZAFRAN W. (1996) : « *La phrénitis dans le Corpus hippocratique. Étude philologique et médicale* », Vesalius, 2, 98-105.
(4) CENTANNI M. (1987) : « *Nomi del male. Phrenitis e epilepsia nel corpus Galenicum* », Museum Patavinum, 5, 47-79.
(5) DILIBERTO O. (1984) : « *Studi sulle origini della cura furiosi* », Napoli.
(6) GARCIA VASQUZE M. del Carmen (1978) : « *La polemica en torno el concepto de "furiosus"* », in : *Estudios juridicos en homenaje al profesor Ursiano Alvarez Suarez*, Madrid, 185-192.
(7) GOUREVITCH D. (1984) : « *Le triangle hippocratique dans le monde gréco-romain : le malade, son médecin et sa maladie* », Paris-Rome (BEFAR, n° 251) (en particulier : chap. II : *L'exploitation de la maladie : la simulation*).
(8) GOUREVITCH D. (1991) : « *Les mots pour dire la folie en latin. A propos de passages de Celse et de Célius Aurélien* », L'Evol. Psy., 56, 561-568.
(9) GOUREVITCH D. (1994) : « *La psychiatrie de l'antiquité gréco-romaine* », in J. Postel, C. Quétel (dir.) : *Nouvelle histoire de la psychiatrie*, 2° éd., Paris, 3-23.
(10) GOUREVITCH D., GOUREVITCH M. (1982) : « *Médecins fous* », L'Evol. Psy., 47, 1113-1118.
(11) GRAFUGNA P. (1990) : « *Furor et insania* », in : *Studi Noniani*, v. XIII, Genova, 237-243.
(12) JACQUART D. (1992) : « *Les avatars de la phrénitis chez Avicenne et Rhazès* », in D. Gourevitch (dir.) : *Maladie et maladies. Histoire et conceptualisation (Mélanges en l'honneur de Mirko Grmek)*, Genève, 181-192.
(13) KORPANTY J. (1985) : « *Furor in der Augusteischen Literatur* », Klio, 67, 248-257.
(14) LANG J. (1972) : « *Psychological terminology in the Tusculanae* », Journal of the history of the behavioural sciences, 8, 419-436.
(15) LANZA C. (1990) : « *Ricerche su "furiosus" in diritto romano* », Istituto di diritto romano, Roma (en particulier : III, chap. VI-IX : à propos de Marc-Aurèle et de Commode).
(16) MERZIAK R.F. (1983) : « *Furor in Seneca's Phaedra* », Studies in Latin literature and Roman history, coll. Latomus, Bruxelles, 193-210.
(17) MICHEL J.H. (1981) : « *La folie avant Foucault. Furor et ferocia* », L'Antiquité classique, 50, 517-525.
(18) NARDI E. (1983) : « *Squilibrio e deficienza mentale in diritto romano* », Milano.
(19) NERAUDAU J.-P. (1992) : « *Le mystère du jardin romain* », Paris.
(20) PIGEAUD J. (1981) : « *La maladie de l'âme* », Paris.
(21) PIGEAUD J. (1984) : « *De la mélancolie et de quelques autres maladies (dont la phénitis) dans les Étymologies IV d'Isidore de Séville* », in . G. Sabbah (dir.) : *Textes médicaux latins antiques*, Mémoires du Centre Jean Palerne, 5, St Étienne, 98-101.
(22) PIGEAUD J. (1987) : « *Folie et cures de la folie. La manie* », Paris.
(23) PIGEAUD J. (1994) : « *Célius Aurélien, Maladies aiguës : De phrenetide. Quelques problèmes philologiques. Remarques en vue d'une édition* », in : M.E. Vásquez Buján (dir.) : *Tradición e innovación de la medicina Latina de la Antegüedad y de la Alta edad media*, Santiago de Compostela, 29-44.
(24) REGNIER E. (1956) : « *Observations sur la terminologie de l'aliénation mentale* », Revue internationale des droits de l'Antiquité, 4, 429-453.
(25) ROSEN G. (1969) : « *Madness in society. Chapters in the historical sociology of mental illness* », Chicago.
(26) SAKAI A (1991) : « *Phrenitis, inflammation of the mind and body* », History of psychiatry, 2, 193-205.
(27) SEMELAIGNE (1869) : « *Études historiques sur l'aliénation mentale dans l'antiquité* », Paris.
(28) SHARPE D. (1974) : « *Mental disease in Paulus Aegineta's Epitome* », Transactions and studies of the College of physicians (Philadesphia), 41, 198-210.
(29) SOLAZZI S. (1924) : « *Furor vel dementia* », Mouseion, 2, 10-40 & in : Scritti di diritto romano, II, Napoli, 1957, 623-655.
(30) SOLAZZI S. (1952) : « *Furiosus vel demens* », Archivio giuridico, 143, 16-24.
(31) STOK F. (1980) : « *Concetto e trattamento dell'insania in A. Cornelio Celso* », Studi di filologia e di lettere della facoltà di lingue e di lettere dell'Università di Pisa, 4, 9-42.
(32) STOK F. (1996) : « *Follia e malattie mentali nella medicina romane* », Aufstieg und Niedergang der Römischen Welt, Berlin, 2282-2410.
(33) ZUCOTTI F. (1992) : « *Furor haereticorum. Studi sul trattamento giuridico della follia e sulla persecuzione della eterodossia religiosa nella legislazione del Tardo impero romano* », Un. St. Milano, Pubbl. Ist. Diritto Romano, Milano, 26.

Articulation
Un exemple de relation d'emprise : le syndrome de Stockholm

L'articulation entre la deuxième partie de l'ouvrage (la *criminologie* proprement dite) et la troisième (la *victimologie*), nous a paru pouvoir se construire autour du concept de *relation d'emprise*. En effet, l'existence de schèmes comportementaux apparemment paradoxaux — ou tout au moins inexpliqués de prime abord — entre la victime et le criminel invite le spécialiste à une réflexion sur le rôle joué par l'agressé non seulement dans l'initialisation de l'agression mais aussi, et peut-être surtout, dans sa poursuite. Reynaldo Perrone[1] par exemple définit l'*emprise* comme étant « *cette relation psychologique où l'un exerce une influence outrancière sur l'autre* » et explique qu'elle « *peut être créée par la terreur, la menace, la violence, la confusion...* ». Cette puissante main-mise psychologique serait responsable de la passivité de nombreux enfants sexuellement abusés, mais aussi de réactions passionnelles surprenantes d'otages prenant fait et cause pour les terroristes qui les ont pourtant utilisés comme boucliers humains, ou encore de la soumission jouissive du masochiste envers le sadique : à la protestation du premier « *Je suis prêt à mourir pour mes idées !* » peut répondre l'écho pervers du second : « *Cela tombe bien, je suis prêt à tuer pour les miennes !* »... Norbert Skurnik et Bernard Castro nous invitent à réfléchir sur les conséquences psychologiques d'allure sadomasochiste d'une intimité vécue avec un agresseur. « *Le rapport entre le sujet atteint de syndrome de Stockholm et ses ravisseurs couvre tout le spectre allant de l'identification à l'investissement amoureux, masochiste, du ravisseur, dans lequel la haine de soi joue un rôle important*[2]. »

Le syndrome de Stockholm

N. Skurnik, B. Castro

La consonance typiquement médicale de la dénomination du *syndrome de Stockholm* ne doit pas cacher l'origine de la mise en évidence de ce trouble. L'initiative journalistique de la description du syndrome de Stockholm confère un statut particulier au phénomène décrit d'abord dans la presse *grand public* avant d'être considéré comme un trouble devant faire l'objet d'une attention médicale et entrer dans la nosographie. Ce sont les médias qui ont attiré l'attention des psychologues et des médecins sur ce phénomène psychologique inattendu, dont l'existence a été constatée lors de faits divers diffusés dans la presse et sur les ondes.

Bien avant les événements suédois survenus en 1973 et 1974, la presse s'était fait l'écho de comportements inattendus constatés chez des victimes de prises d'otages. L'enlèvement, en 1971, d'un diplomate britannique, ambassadeur de Grande-Bretagne à Montevideo, puis huit mois de détention, des sévices légers et des privations avaient abouti à ce que la victime avait fini par partager les idées et les points de vue de ses ravisseurs *tupamaros* pendant son incarcération, puis après celle-ci, une fois libéré de toute contrainte effective (Skurnik, 1988).

Le cas de Patricia Hearst, s'il n'a certes pas été le premier cas de syndrome de Stockholm — ni peut-être le plus typique — a certainement été le plus célèbre. En février 1974, l'héritière du magnat de presse américain avait été enlevée avec violence par les membres de l'Armée de Libération Symbionaise (un commando terroriste violent mi-idéologique mi-crapuleux). Un énorme scandale médiatique avait suivi, à l'époque des faits, la révélation de la présence et de la participation de l'ex-victime aux méfaits de ses bourreaux. P. Hearst avait été brutalisée, torturée ... avant de rejoindre le groupe de ses agresseurs. Elle avait participé elle-même à des actes violents — dont l'attaque d'une banque. Le kidnapping et les deux mois de torture qui avaient suivi aurait abouti à générer un état de régression émotionnelle et de compliance forcée aux exigences des ravisseurs. « Patty » s'est transformée en « Tania », la militante symbionaise.

La ville de Stockholm a vu son nom associé à celui du syndrome à cause de deux faits divers. En 1973, l'attaque d'une banque de la ville a dégénéré en prise d'otages. Quatre employés ont ainsi été retenus par un groupe de malfaiteurs dans leur banque pendant six

1. PERRONE R., NANNINI M. (1995) : *Violence et abus sexuels dans la famille*, ESF, Paris.
2. GACHNOCHI G., SKURNIK N. (1992) : « *Les effets paradoxaux des prises d'otages* », Rev. intern. de sciences sociales, 132, 237-248.

jours. Pendant leur détention, les otages ont exprimé leur soutien aux ravisseurs et leur hostilité aux policiers venus les libérer. De plus, une fois l'affaire résolue, l'une des personnes détenues est inexplicablement tombée amoureuse d'un des malfaiteurs. Elle a publiquement critiqué le premier ministre suédois pour ne pas avoir pris en compte le point de vue des criminels. Elle a ensuite continué à entretenir des liens et à exprimer de l'affection pour son nouvel ami (emprisonné), ceci pendant une longue période après sa libération. Dans la même ville, l'année suivante, une prise d'otages a eu lieu à l'ambassade de la République Fédérale d'Allemagne. À l'issue de celle-ci, une des fonctionnaires de l'ambassade déclara sa sympathie à la cause de la bande à Baader qui venait de réaliser cette prise d'otages.

D'autres otages ont par la suite manifesté de la sympathie à leurs ravisseurs ou bien se sont identifiés à eux. Par exemple, en 1975, un train avait été bloqué par des hommes armés militant pour l'autonomie de leurs îles de l'archipel malais, les Moluques du Sud. Malgré la mort de deux otages, plusieurs captifs survivants ont exprimé des sentiments de sympathie ou d'affection pour les ravisseurs, parallèlement à des attitudes de défiance envers les autorités néerlandaises. Ultérieurement, cet étrange phénomène psychologique a été à nouveau repéré en de nombreux lieux à travers le monde dans des circonstances similaires de prises d'otages.

La suite des événements est habituellement la même. L'agresseur attaque une personne (la *victime*) pour obtenir d'un tiers — une personne ou une institution, un État... (qui peut être qualifié de *victime primaire*) — une cession quelconque. L'agresseur menace la victime secondaire directement et parallèlement, il exige de la victime primaire telle ou telle demande. L'agresseur menace la victime secondaire (habituellement menace de mort) ; il demande — exige — quelque chose de la victime primaire (droit commun : argent ; terrorisme politique : proclamation, libération de prisonniers...). La victime passive se rebelle, tente de s'enfuir, s'effondre. Enfin il collabore avec plus ou moins de sincérité. Si sa collaboration est suivie d'une réponse adaptée de l'agresseur, nous avons le début du syndrome. Un paramètre essentiel des prises d'otages modernes est la gigantesque médiatisation de toute la problématique. La médiatisation a mondialisé la question en généralisant des procédés rares — et réservés précédemment au kidnapping crapuleux d'enfant contre rançon — à toutes sortes de revendication (Skurnik, 1988).

La situation de prise d'otages, par sa violence même, par la menace directe de mort, par la tension qu'elle génère toujours, induit de fortes réactions psychopathologiques chez les sujets détenus et menacés. Les réactions immédiates s'étendent de la dénégation du danger au choc émotionnel en passant par toute la gamme des différents degrés de troubles de la conscience. Les mesures physiologiques après la libération reflètent les conséquences d'affects très intenses, tels que la détresse, l'anxiété et l'élation (Rahe & coll., 1990).

Les éléments dominants sur la période des semaines ou des mois qui suivent la libération peuvent être des éléments d'un état de stress post-traumatique associé. Souvenirs et rêves répétitifs, ainsi que réactivité exagérée à tout stimulus rappelant les événements traumatiques, n'ont rien de spécifique de ce point de vue, pas plus que des attitudes d'évitement des stimulus associés à la période de détention ou qu'une symptomatologie neuro-végétative.

Les troubles différés, outre l'état de stress post-traumatique, retrouvent une pathologie très diversifiée incluant des troubles anxieux, des troubles dépressifs, des syndromes paranoïaques ou des modifications de la personnalité. Parmi ces réactions différées, deux prennent un statut particulier du fait de leurs caractéristiques et de leur spécificité : *le syndrome du survivant*, caractérisé par un trouble dépressif persistant accompagné d'une intense idéation exprimant le remords d'être réchappé du désastre qui a coûté la vie à ses compagnons et le *syndrome de Stockholm*, exprimant l'identification à l'agresseur. Le syndrome de Stockholm est donc l'une des conséquences psychologiques particulières des situations de prises d'otage ou de détentions terroristes. Il se manifeste à la fois pendant la prise d'otages qui se prolonge et peut persister au décours de celle-ci. Le phénomène peut s'accompagner de nombre de réactions aspécifiques.

Il est habituel de distinguer plusieurs degrés dans l'intensité des manifestations du syndrome de Stockholm : le premier degré — le plus superficiel — se limitant à l'idéalisation de l'agresseur par son otage ; le degré intermédiaire se manifeste par l'identification. Le degré le plus profond se manifeste par des phénomènes transférentiels régressifs infantiles.

L'un des problèmes psychologiques principaux tient à la persistance de la distorsion cognitive au delà de la période dangereuse objective. On parle de syndrome de Stockholm quand la victime soutient ouvertement son agresseur et le défend contre le pouvoir qu'il a défié. Les points de vue et les prises de position antérieures cèdent la place à l'expression de l'idéologie de l'agresseur. La victime n'est pas consciente du changement qui s'est produit en elle. Le processus persiste dans le temps. Les attitudes et les types de réaction se trouvent masqués dans une sorte de pseudo-identité.

L'une des premières caractéristiques de cet « effet Stockholm » est son caractère anosognosique. La victime du rapt et de l'identification à son persécuteur pense garder tout son libre-arbitre dans les options favorables à son persécuteur qu'elle soutient.

Selon Graham (1995), quatre éléments conduisent à la constitution du syndrome : – le ravisseur menace la vie de la victime ; – la victime sait qu'elle ne peut s'enfuir ; – la victime est isolée des autres ; – le ravisseur montre des signes de bienveillance envers la victime. Si ces conditions existent, la victime peut se lier à son agresseur : « *si elle ne se lie pas, il la tuera ou si elle essaie de s'enfuir, il la tuera.* » La victime a besoin de protection et de soins, mais la seule personne à qui elle peut le demander est précisément celui qui la maltraite… si le ravisseur montre le plus léger signe de gentillesse, elle déniera son sentiment de terreur et s'attachera à l'aspect positif de son ravisseur. La victime devient alors hyper-attentive aux besoins de son ravisseur, déniant les siens propres, puis elle finit par se percevoir elle-même et par percevoir le monde extérieur à travers le point de vue qu'elle suppose être celui de son ravisseur. Cette distorsion cognitive paraît ainsi induite par la motivation de la victime à survivre.

Pour Ronald, Relinsten et Szabo (1979), plusieurs paramètres doivent être pris en compte quant à la probabilité de la survenue d'un syndrome de Stockholm en cas d'agression et de détention :

– l'âge : la vulnérabilité est plus marquée chez les sujets jeunes ;

– le sexe : il est classique de dire que la majorité des cas de syndrome de Stockholm a été décrite chez des femmes. Il faut aussi noter que les agresseurs peuvent se comporter différemment avec leurs otages féminines qu'avec des otages de sexe masculin ;

– la présence de multiples otages constituerait un facteur de résistance. Mais l'actualité a montré plusieurs cas de syndrome de Stockholm collectifs ;

– la cohésion du groupe et le degré d'amitié entre les otages constitue également un élément de résistance ;

– l'idéologie personnelle préalable de l'otage et sa plus ou moins grande sympathie avec la cause de l'agresseur serait un élément à prendre en considération ;

– le degré d'hétérogénéité du groupe accroîtrait la vulnérabilité individuelle ;

– enfin, l'attitude des agresseurs et la manière dont les otages sont traités serait un facteur majeur à l'origine du déclenchement de cas de syndrome de Stockholm.

La dénomination de syndrome de Stockholm a conduit à considérer ce phénomène comme un trouble médical défini. Si les manifestations reproduites sous le terme de syndrome de Stockholm relèvent effectivement de mécanismes psychopathologiques, force est de reconnaître que le trouble ne constitue habituellement pas l'objet d'une consultation médicale.

Graham et Rawlings décrivent quatre effets psychologiques à long terme du syndrome de Stockholm. Le premier d'entre eux est le déplacement des sentiments hostiles : la colère et la rage ne se manifestent plus contre l'agresseur mais contre soi-même ou contre l'autorité défiée. Un autre de ces éléments est le *clivage*, la victime ne peut parler de son agresseur que sur un mode dichotomique (tout bon ou tout mauvais). Des sentiments de culpabilité sont habituellement très intenses : la victime pense ne devoir sa malchance qu'à une faute qu'elle doit expier (ou à un manque de conscience politique… ou à l'appartenance à un groupe social oppresseur…). Et enfin, la victime se trouve engluée dans une problématique ambivalente, désespérée. Ces mêmes auteurs parlent aussi de dissociation et de dépersonnalisation. Le caractère persistant des manifestations, à distance de l'épisode déclencheur et la qualité permanente de ces aménagements de la personnalité ont pu faire parler de changement de la personnalité. Indépendamment des manifestations du stress post-traumatique souvent associées, de nouveaux mécanismes de défense paraissent se mettre en place. La permanence des troubles, ainsi que le caractère massif et durable des réaménagements font évoquer avec

Graham et Rawlings des remaniements de la personnalité. Ces derniers auteurs établissent un parallèle entre le mode de fonctionnement des patients victimes du syndrome de Stockholm avec celui des personnalités border-line.

Ainsi, l'effet Stockholm n'apparaît pas seulement comme une curiosité anecdotique du psychisme humain. Il ne se limite pas non plus à un élément à connaître dans les situations de négociations avec des ravisseurs pour la préparation d'actions de libération qui doivent tenir compte de l'éventualité de l'existence de réactions pro-terroristes chez des victimes détenues. L'un des intérêts de connaître ce phénomène est d'aider à finaliser et à préciser les soins psychiatriques aux victimes lors du *debriefing* et à toutes les phases de la prise en charge psychologique de ces personnes qui ont vécu une expérience traumatisante hors du commun.

Mais on peut aussi entrevoir un autre intérêt possible dans la fait de connaître le syndrome de Stockholm. Ce que nous avons désigné comme *l'effet Stockholm* est le processus par lequel, non nécessairement lors de situations de prises d'otage, une personne captive renonce à suivre son intérêt objectif et collabore à son propre supplice.

Ce phénomène était déjà connu et décrit dans d'autres circonstances. Le terme d'*identification à l'agresseur* avait été introduit par Anna Freud (1963) pour désigner ce phénomène psychologique « *prévalent dans la constitution du stade préliminaire du surmoi où le sujet, confronté à un danger extérieur s'identifie à son agresseur, soit en reprenant à son compte l'agression telle quelle, soit en imitant physiquement ou moralement la personne de l'agresseur, soit en adoptant certains symboles de puissance qui le désignent.* »

Quelque soit la dynamique inconsciente à l'œuvre, nous pouvons simplement dire que dans le syndrome de Stockholm, la victime fait une appréciation erronée de la situation. La victime se sent sous la dépendance de son bourreau et elle pense que son sort est liée à celui de son agresseur. Une autre croyance parfois exprimée est que le captif, qui vient d'être humilié ne peut restaurer son estime de soi piétinée qu'en collaborant à la cause des nouveaux vainqueurs — quitte à leur être fidèle dans l'adversité. Nous sommes en présence de distorsions cognitives majeures.

Le syndrome de Stockholm représenterait donc un cas particulier, manifestations dans certaines situations extrêmes d'un phénomène psychologique de portée générale. Selon certains auteurs, l'effet Stockholm se manifeste de manière analogue dans un certain nombre de circonstances mettant en jeu une situation de menace d'une victime dans l'impossibilité de se sauver. Si le syndrome de Stockholm a été décrit lors de phénomènes très spécifiques de prises d'otages dont un des points communs a été la diffusion médiatique à l'échelle mondiale, on peut se demander ce qui peut advenir des cas ne « bénéficiant » pas des honneurs télévisuels. Les manifestations existent néanmoins, avec leur cortège d'attachement de la victime au bourreau, de l'adoption de ses points de vue idéologiques, du rejet des référentiels sociaux antérieurs et de modifications persistantes de la personnalité.

Cet effet Stockholm apparaît même être mis en jeu de manière délibérée par des groupes humains dans nombre de situations où il est question de conversion forcée à une cause déterminée. Outre les situations de prise d'otage, on a décrit des phénomènes analogues chez des victimes prisonnières de camps de concentration (Eitlinger, 1984), de membres de sectes coercitives, de prisonniers de guerre, de prisonniers civils des camps de concentration chinois pendant la Révolution culturelle. L'effet Stockholm est probablement une composante importante de l'exécution de « lavages de cerveau » de la part de régimes ou de groupuscules totalitaires (West, 1989).

Par ailleurs, des phénomènes de ce type évoquent, en dehors de tout contexte politique, des situations telles que celles de femmes battues, de victimes d'inceste, d'enfants victimes de sévices, de prostituées envers leur souteneur. Dans tous ces cas-là, il est fréquent de constater un lien ambigu entre victime et bourreau, créant une collaboration active de la victime à son propre calvaire, l'absence de demande d'aide extérieure, l'absence de dénonciation, la répugnance à porter ultérieurement plainte... On peut remarquer que les conditions énumérées par Graham et Rawlings pour que le syndrome de Stockhölm se constitue (– le ravisseur menace la vie de la victime ; – la victime sait qu'elle ne peut s'enfuir ; – la victime est isolée des autres ; – le ravisseur montre des signes de bienveillance envers la victime) se trouvent souvent réunies dans tous ces cas cités. Il est utile de souligner l'importance de la prise en compte de l'existence d'un effet Stockholm dans le traitement psychologique de ces femmes ou de ces enfants victimes d'exactions dans un contexte privé. Nombre de situations attribuées à des tendances masochistes de la victime seraient plus adéquatement décrites en termes de distorsion cognitive.

De notre point de vue, le syndrome de Stockholm serait une conséquence, dans des situations particulières de prises d'otages, de l'action de ce que nous avons nommé l'« Effet Stockholm ». Ce dernier pourrait se définir comme une distorsion cognitive particulière présente chaque fois qu'une victime pense être sous la dépendance de son bourreau, qu'elle pense ne pas avoir d'échappatoire possible et qu'il ne pourrait y avoir de salut sans le bourreau.

Aider la victime à prendre conscience de ses croyances erronées sera le premier pas dans la démarche de guérison. Informer les otages de l'existence du syndrome de Stockholm, informer les patients ou les patientes des phénomènes psychologiques en œuvre est un élément susceptible de guider la prise en charge psychologique de ces victimes. Le fait d'avoir remarqué l'existence de cet effet Stockholm et de l'avoir décrit permet de faciliter la prise en charge ultérieure de la victime d'agression et d'expliciter auprès des proches des réactions *a priori* outrageantes et incompréhensibles.

L'extension de la notion à d'autres situations où une personne se pense victime et sous la dépendance de son bourreau permet de repérer des distorsions cognitives importantes à l'origine du maintien de nombre de situations vitales néfastes. Ainsi, l'utilisation des notions de syndrome de Stockholm — ou d'effet Stockholm — permet d'éclairer sous un jour nouveau ces phénomènes et d'aider à la restructuration cognitive des personnes qui en sont victimes.

Bibliographie

(1) EITINGER L. (1984) : « *Experiences in war and during catastrophes and their effects upon the human mind* », J. Oslo City Hosp., 34, 9, 75-83.
(2) FREUD A. (1936) : *Le moi et les mécanismes de défense* (Trad. franç), Alcan, Paris.
(3) GRAHAM D.L., RAWLINGS E.I., IHMS K., LATIMER D., FOLIANO J., THOMPSON A., SUTTMAN K., FARRINGTON M., HACKER R. (1995) : « *A scale for identifying "Stockholm syndrome" reactions in young dating women : factor structure, reliability, and validity* », Violence Vict, 10, 1, 3-22.
(4) GRAHAM D.L., RAWLINGS E.I., RIGSBY R.K. (1995) : « *Loving to survive : Sexual Terror, Men's Violence, and Women's lives (Feminist Crosscurrents)* », New York Univ Pr., New-York.
(5) HERMAN J.L. (1992) : « *Complex PTSD : a syndrome in survivors of prolonged and repeated trauma* », J. traumatic stress, 5, 3, 377-391.
(6) HEARST P., MOSCOW A. (1988) : *Patty Hearst : Her own story*, Avon, New-York.
(7) HARNISCHMACHER R., MÜTHER J. (1987) : « *The Stockholm syndrome. On the psychological reaction of hostages and hostage-takers* », Arch. Kriminol., 180, 1-2, 1-12.
(8) RONALD D.C., RELINSTEN H., SZABO D. (1979) : « *Hostage taking* », Lexington Book, Toronto.
(9) RAHE R.H., KARSON S., HOWARD N.S. Jr., RUBIN R.T., POLAND R.E. (1990) : « *Psychological and physiological assessments on american hostages freed from captivity in Iran* », Psychosom Med, 52, 1, 1-16.
(10) SKURNIK N. (1988) : « *Le syndrome de Stockholm* », Ann. Méd. Psychol., 146, 2, 174-179.
(11) STRENTZ T. (1982) : « *The Stockholm syndrome* », in : F.M. Ochberg & D. Soskis (eds.) : « Victims of terrorism » (p. 149-163), Westview Press, Boulder, Colorado.
(12) WEST L.J. (1989) : « *Persuasive techniques in contemporary cults* », in : Gallanter M. (ed) : « Cults and new religious movements », American Psychiatric Association Press, Washington DC.

TROISIÈME PARTIE ❑

Les préjudices, les victimes et la victimogenèse

« *Dialogue : A — Je lui ferais du mal volontiers.*
B — Mais il ne vous en a jamais fait !
C — Il faut bien que quelqu'un commence. »
(« *Caractères et anecdotes* » de Sébastien Chamfort)

Le champ de la victimologie dépasse celui de la criminologie. Une victime de tremblement de terre (victime d'*événement* — au sens d'*événement naturel*) et une victime d'agression sexuelle (victime d'*agissement d'autrui* — au sens d'*acte criminel volontaire*), bien que relevant de champs très différents, partagent un vécu commun de souffrance due au *traumatisme* subi et peuvent à ce titre relever d'une prise en charge psychiatrique voisine. Le médecin est, par vocation, du côté des victimes, en évitant de créer de nouvelles souffrances, ainsi que le rappelle ci-après Henri Baruk (*primum non nocere*) : le sens premier du mot latin « *victime* » n'évoque-t-il pas la souffrance subie, ainsi d'ailleurs que le sacrifice ?

De plus, ainsi que l'indique Denis Szabo[1], « *l'opinion publique s'identifie sans trop de mal aux victimes et accepte par conséquent les mesures qui leur viennent en aide.* » Durkheim n'avait-il pas en son temps souligné la qualité positive du crime, à savoir d'unir les membres du corps social dans la réprobation unanime (et l'on pourrait ajouter : dans la compassion aux victimes, lorsqu'elles ne sont pas sacrifiées…) ?

La nouveauté consiste ici peut-être davantage non pas tellement en reconnaissant à la victime un statut particulier — statut social hérité des civilisations antiques — qu'en érigeant en impératif incontournable de la modernité l'existence de Droits, touchant chacun, puisque chacun est une victime potentielle. Cette position de principe trouve son apogée dans la condamnation des criminels de guerre pour crimes contre l'humanité. Mais gardons présent à l'esprit le fait que certaines victimes deviennent des bourreaux à leur tour, par exemple par vengeance, ou pour défendre leurs idéaux… Peut-on être criminel au nom du Droit ?

1. SZABO D. (1994) : « *Le crime* », Psychiatrie Française, 1, 83-87.

1. La finalité de la victimologie et ses références philosophiques

1.1. La finalité de la victimologie clinique

La *victimologie* constitue une branche relativement récente de la *criminologie*, puisqu'elle ne commence à s'individualiser en tant que science qu'après la seconde guerre mondiale. Elle a l'ambition de permettre de porter un regard neuf sur la dynamique criminelle. Non seulement en effet elle attire l'attention sur le rôle joué par la victime dans l'agression (démarche que la doctrine a consacré sous l'appellation de « première victimologie »), mais encore elle étudie la victime en elle-même et pour elle-même (« seconde victimologie », apparue dans les années 70). Ces deux courants constituent en fait deux étapes chronologiques dans la constitution de la victimologie en tant que *criminologie victimologique*. Les criminologues-victimologues voient donc peu à peu leurs centres d'intérêt s'élargir à des domaines de plus en plus variés, comme ceux de l'indemnisation des victimes d'attentats ou d'actes de terrorisme, de la prise en charge des mineurs victimes d'agressions sexuelles, ou encore de la guidance associative des victimes d'infractions pénales. Un glissement s'est donc peu à peu opéré d'une *victimologie de l'acte*, centrée sur les dispositions victimogènes, vers une *victimologie de l'action*, préoccupée par les applications concrètes et surtout les actions à mener en faveur des victimes. Henri Baruk, membre de l'Académie nationale de médecine, expose ici en quelques lignes son point de vue[1].

La finalité de la victimologie

H. Baruk

La victimologie constitue un véritable programme. Le but en effet est d'éviter de faire des victimes et de relever ceux et celles qui sont déjà des victimes. Pour éviter la formation de victimes, il faut étudier à fond chaque problème, c'est-à-dire dans un esprit d'impartialité et de défense de la justice, et dans un esprit de sympathie pour toutes les victimes. C'est là un des buts essentiels de la psychiatrie.

1.2. Les sources philosophiques de la victimologie

Nous avons vu tout au long de cet ouvrage que la dynamique du *fait criminel* avait pour ressort non pas deux mais trois groupes de protagonistes : les criminels, les victimes et les tiers. Longtemps les premiers sont apparus comme étant les seuls acteurs du drame pénal, et tout le système de défense sociale, consciencieusement élaboré par les tiers, a été organisé pour contenir leurs actions. Il est assez stupéfiant de constater que les tiers ont mis finalement des siècles à se rendre compte que, eux aussi pouvant devenir un jour victimes, l'intérêt social devait non seulement se porter sur la prévention des crimes mais aussi sur le devenir des victimes. Il aurait été logique que la victimologie débutât par là. L'Histoire en a décidé autrement : au lieu de s'intéresser au statut de victime et à son devenir — ce que fit la « seconde victimologie » — la « première victimologie » utilisa encore l'étude de la victime pour mieux comprendre le criminel. Ce dernier, par la fascination qu'il suscite sur les tiers — et parfois sur les victimes ! — pour avoir transgressé un interdit pénal, occupe encore le devant de la scène, et ses défenseurs n'hésitent pas à mettre directement en cause la victime dans l'enchaînement des faits dont on arrive à ne plus savoir parfois très bien qui est l'inducteur, à défaut d'être « le responsable ».

Par le regard novateur qu'elle apporte, la victimologie décentre donc en quelque sorte l'intérêt des tiers, du criminel vers la victime, mais encourt ainsi le risque, souvent dénoncé, d'une dérive dans l'utilisation interprétative de ses conclusions ; d'où l'importance toute particulière d'une *réflexion éthique* en pareil domaine ! Lygia Négrier-Dormont et Stamatios Tzitzis écrivent ainsi[2] : « *La victime, autant que le criminel, devrait bénéficier de l'estime accordée à tout être humain. Redresser les torts de la victime signifie la réintégrer dans sa dignité de personne, au-delà de tout dédommagement matériel. Rétribuer le criminel pour l'acte commis, en lui manifestant l'opprobre de ses congénères déçus, signifie lui offrir la compréhension indispensable à une intégration sociale plénière, fondée sur la connaissance des bornes établies*

1. Le lecteur pourra également se reporter au compte-rendu de la séance du 24.10.1977 de la Société médico-psychologique, publié dans les Annales médico-psychologiques.
2. NÉGRIER-DORMONT L., TZITZIS S. (1994) : *Criminologie de l'acte et philosophie pénale*, Litec, Paris.

par les documents des droits de l'Homme. Sans cette dimension éthique, la victime restera blessée et le criminel ratera sa meilleure occasion de se reconstruire dans sa dignité de personne. » Lygia Négrier-Dormont, professeur et présidente du Centre international de sciences criminelles de Paris, membre titulaire de l'Organisation internationale des experts, a justement bien voulu accepter de dresser ici un tour d'horizon actualisé sur la voie de recherche philosophique en victimologie.

La voie de recherche philosophique en victimologie

L. Négrier-Dormont

La Victimologie est une branche de la Criminologie qui exprime, ces derniers temps, la vocation de devenir une discipline autonome. Elle est née sous la plume des criminologues juristes qui recherchaient l'explication étiologique de la criminalité, après la Seconde Guerre Mondiale. La Victimologie est donc, à ses débuts, une création de la recherche fondamentale. La doctrine l'appelle la *première victimologie*[1]. Parmi les auteurs qui se sont penchés sur ce sujet : von Hentig, Fattah, Wolfgang, Seelig, Exner, Mendelsohn, Stanciu, Ellenberger, Négrier-Dormont[2].

Par la suite, nombre de sociologues, psychologues et psychiatres, ainsi que des juristes engagés dans la création et l'application des lois, se sont préoccupés de l'aide et de l'assistance à la victime. La France est parmi les pays les plus avancés dans le domaine de la prise en charge et les dédommagements de la victime des crises et des catastrophes naturelles et/ou provoquées. Des structures étatiques et associatives se mobilisent à ces fins, prouvant, s'il était encore nécessaire, le haut degré de civilisation de notre société. La doctrine donne le nom de *seconde victimologie* à ces activités en faveur de la victime.

En revanche, la recherche fondamentale a ralenti son activité, parfois sous le coup d'une campagne polémique virulente de la part des tenants de la seconde victimologie, à la suite d'une mauvaise interprétation des recherches fondamentales. De nos jours, avec l'exemple d'Ezzat A. Fattah de l'Université de Vancouver et d'Emilio Viano de The American University de Washington, la recherche fondamentale s'approche de la seconde victimologie, afin d'obtenir des résultats réciproquement utiles. Ainsi, en France, le *Centre international de sciences criminelles de Paris* (CISCP) a créé un enseigneront de victimologie en 1993, suivi par l'Université « René Descartes » (Paris V), avec laquelle il a collaboré deux années universitaires. Une *Société Française de Victimologie* fut fondée en 1994, sur des bases pluridisciplinaires.

La criminologue que nous sommes, intéressée depuis la fin des années 70 par la victimologie, tend à renouer avec la recherche fondamentale et choisit, comme domaine de réflexion, la voie de recherche philosophique-ontologique.

Transposant les observations du terrain criminologique sur le terrain de l'étude de la victime, nous observons que l'être victime des agissants d'autrui a toujours préoccupé les penseurs. La victimologie se veut l'étude de la personne qui a subi un tort (provoqué volontairement ou involontairement par autrui, ou bien issu d'une crise ou d'une catastrophe naturelle). Pour le criminologue, le domaine se réduit aux lésions physiques ou psychiques issues de violences interpersonnelles. Il existe donc une partie de la victimologie qui dépasse les limites de la criminologie. C'est majoritairement cette partie, liée aux crises et aux catastrophes naturelles qui fonde, de nos jours, les préoccupations des personnes qui se déclarent victiomologues. Pour nous, l'étude de la victime est intimement imbriquée dans l'étude de l'acte criminel. L'étude du criminel et de la victime d'un acte nous semble complémentaire.

En tant que relation interpersonnelle, cet événement comprend à nos yeux et, à ceux de Stamatios Tzitzis[3], en dehors de ses significations juridiques, une réflexion philosophique sur l'existence. Il s'agit là des aspects éthiques et de la déontologie du châtiment. La criminologie que nous proposons cherche à étudier la victime et le délinquant. Au monologue sur la personne du délinquant, elle propose le dialogue victime-criminel dans le drame. (Nous dirions « psychodrame », dans le sens originel du terme : « état d'âme » suscité par l'acte criminel).

---

1. GASSIN R. (1995) : *Criminologie*, Dalloz, Paris.
2. NÉGRIER-DORMONT L. (1996) : *La recherche fondamentale en victimologie. Aperçu sémantique, historique, juridique, criminologique, anthropologique, philosophique*, Chlorofeuilles éd., Nanterre.
3. NÉGRIER-DORMONT L., TZITZIS S. (1995) : « *Criminologie de l'acte et philosophie pénale. De l'ontologie criminelle des Anciens à la victimologie appliquée des Modernes* », Litec, Paris.

Ce dialogue met en confrontation les valeurs à protéger ou à défendre lors de l'application de la sanction. Il tend à éclaircir l'acte dans sa complexité onto-phénoménologique. Toute solution judiciaire concernant le criminel, tenant compte de sa personnalité, devrait tenir compte, également, de la personnalité de la victime. C'est une application du principe de la réciprocité. Ces deux protagonistes du drame devraient être regardés en fonction de leur qualité de personnes : individus pourvus des droits fondamentaux qui garantissent leur dignité. Or, sans cette dimension éthique, la victime restera blessée, malgré les dédommagements ou les indemnités matérielles, et le criminel manquera sa meilleure occasion de se reconstruire comme membre créateur de sa destinée communautaire. Nous craignons qu'effectivement, selon la formule de Tzitzis : « *notre civilisation tend à remplacer l'être par la représentation comme être de ce qui est utile à ses étants* ».

Le principe de réciprocité peut sembler barbare dans une acception étroite. En le regardant sous son aspect de « *thyma* » (sacrifice), nous le retrouvons dans les revendications de certaines associations actuelles d'aide et assistance à la victime où, au-delà des demandes d'ordre matériel, perce un sentiment profond et sincère de besoin que « justice soit faite ». Ce besoin n'a pas le caractère de vengeance barbare, car il prend ses sources dans l'intuition du Juste enracinée dans l'être intime des hommes. La symbolique éthique comprend la nécessité de la reconnaissance du crime comme tel et l'opprobre qu'il devrait susciter parmi les étants (dont, idéalement, le criminel lui-même). Comment vivre ce sentiment sans connaître les deux acteurs du drame ? (Pourrions-nous réfléchir sur Oreste sans connaître Clytemnestre, Egiste, Agamemnon, et l'histoire des Atrides ?)

Le procès pénal porte une attention plus grande au criminel qu'à la victime. C'est le premier qui détient le rôle principal. La seconde occupe une place plus effacée. Dans la législation française, elle est mieux traitée que dans d'autres législations, car elle peut intervenir en tant que partie civile, tandis qu'ailleurs (par exemple aux États-Unis) elle n'est que témoin. C'est le procureur qui représente l'accusation, au nom de la victime et de la société. Peut-il connaître la personnalité de la victime aussi bien que celle du criminel ? Offre-t-on à la victime autant d'entrevues avec des spécialistes pluridisciplinaires qu'au criminel ? Évidemment non. La Justice examine le passé (l'acte commis, le dommage infligé, le vécu du criminel), afin de statuer pour l'avenir. Il s'agit surtout de l'avenir du criminel (pour la victime ou ses ayants droit il n'est question que des biens matériels). La victime ou sa famille deviennent des créancières. La lésion physique ou psychique n'est considérée qu'en termes de base de calcul d'une solution matérielle. Pourquoi ?

Parce que la justice ne s'occupe que de « l'homme dans le monde ». La victime (morte ou survivante) pose un problème concret qui trouve sa solution à la fin du procès. Le reste n'est plus juridique. Le reste… est philosophique (autant que médical). La victime morte n'est plus « dans le monde ». C'est une situation irrévocable pour la justice, qui ne connaît pas la transcendance. Elle ne peut agir qu'en fonction d'une politique criminelle visant le concret.

Le criminologue-victimologue attaché à la voie de recherche philosophique doit repenser la situation de la victime, non pas sous l'angle de l'utilité ou de l'opportunité, sous celui de la DIGNITÉ HUMAINE. La dignité est le respect scrupuleux de soi-même et d'autrui. C'est une acquisition de l'être humain, issue d'actes librement posés sur le plan relationnel et dans un climat d'égalité. Or, cet acquis ne peut pas disparaître avec la mort. C'est ce qui constitue la personne de l'être et c'est immortel. Ce summum de richesse acquise devient une entité métaphysique qui transcende la vie et fait en sorte qu'un être garde une certaine « vie » au-delà de sa mort, parmi les vivants. La personne est l'essence de l'être. Elle transcende la vie matérielle, car la victime morte reste présente dans le réel, en tant qu'entité spirituelle. (Les « réhabilitations post-mortem » le prouvent). Le criminologue-victimologue recherche la dimension éthique des acteurs d'un acte criminel.

Qu'est ce que l'éthique ? Une science de la morale. Mais elle n'est pas synonyme de la morale, car elle est une discipline noétique (liée à la pensée théorique dans l'acte de connaissance), tandis que la morale enseigne des règles pour faire le Bien et pour éviter le mal. Le Bien serait-il l'opposé irréductible du Mal ? Saint Augustin nous apprend que « *la réalité des choses doit triompher de la tyrannie des mots* ». Libérée de cette tyrannie, j'estime que l'opposé du Mal est le Non-Mal. Il suffit de ne pas commettre le Mal pour respecter les règles de vie commune. L'abstention de faire le Mal peut suffire pour éviter la victimation. Faire le

Bien est un plus, un acte à part, hautement respectable et admirable (sauf dans les cas où au nom d'un Bien subjectif mais totalitaire, l'on fait mal. Marcel Boisot, politologue et philosophe réfléchit présentement à cet aspect de l'opposition Bien-mal). Il nous semble que la dimension éthique, qui habite tous ceux qui résistent aux tentations délictueuses, joue un rôle important, en parallèle avec l'effet dissuasif des punitions. Qu'apporte cette pensée éthique dans le combat contre la tentation criminelle ? Nous avons dégagé une dizaine de contributions, dont nous indiquerons seulement les trois premières :

- L'éthique de l'auto-contrôle et de l'auto-discipline, dans le cadre de la liberté d'expression de soi-même. C'est la liberté de l'être humain.
- Le sens de l'effort personnel, en tant que contribution à la création communautaire.
- L'habitude de bien se conduire par des efforts répétés, constants. Citons le philosophe Aristote : « *Nous devenons justes en agissant justement ; nous nous contrôlons en nous exerçant à nous contrôler* ». Dans une manière différente, Clémenceau disait : « *Il faut savoir se discipliner soi-même, pour ne pas être discipliné par les autres* ».

L'éthique est donc, selon notre propre vision victimologique, une clef indispensable pour pénétrer dans le domaine où se trouve la compréhension des relations criminel-victime, les deux également « personnes » qui peuvent avoir des failles dans leur structure.

Le criminel ne le sait peut-être pas, ne veut pas le savoir ou se moque de le savoir ou non. La victime, elle, toujours innocente mais parfois fragilisée dans l'essence de son être, vulnérable, parfois participante active à sa propre victimation, devrait bénéficier de l'aide du victimologue-philosophe (au même titre que de l'aide des victimologues d'autres spécialités), afin de connaître l'image de ce qui est le meilleur en elle-même et les moyens d'éviter la récidive victimale. Nous suggérons donc une piste de recherches fondamentales pluridisciplinaires où le philosophe devrait avoir une place, afin d'apporter sa contribution à la prophylaxie victimale.

2. Les grandes conceptions victimologiques et les voies de recherche

Quel point commun peut-il y avoir entre un piéton fauché par une voiture, un prisonnier torturé pour ses convictions politiques et un enfant sexuellement abusé, sinon la *victimité*, c'est-à-dire le fait d'être placé — ou parfois de se placer — en position de victime ? Qu'est-ce alors qu'une *victime* et comment le devient-on ?

Au sens large, peut être considéré comme victime *l'individu qui subit un changement de ses conditions d'existence sans y consentir vraiment*. Mais de ce point de vue généraliste, nous serions tous victimes, ne serait-ce que du vieillissement... Pour limiter la définition au champ de la criminologie, nous dirions que peut être considéré comme une victime l'individu qui ne peut s'opposer à un changement de ses conditions d'existence parce qu'un autre individu lui en impose de nouvelles, avec violence, et surtout en transgressant un ordre social établi.

Cette transgression ne relève du domaine pénal que dans la mesure où elle est socialement sanctionnable. Elle suppose donc la coexistence de plusieurs critères :

- L'existence d'une *transgression d'une règle* pénale (voire civile) préétablie, prenant la forme d'une *agression*. Cette agression est en fait double : d'une part elle attaque la personne même de la victime, sa famille ou ses biens, et d'autre part elle attaque le lien social établi « contractuellement » et tacitement entre les individus d'une même société. Le lien est parfois seulement duel, c'est-à-dire contractuel entre deux personnes, mais reconnu comme tel et officialisé par des tiers ; il en est ainsi des dettes de jeux entre deux joueurs, la parole engageant celui qui la prononce et ayant « force de loi » dans ce contexte si particulier. La littérature est friande de ce genre de situations ; pensons au combat vocal d'Apollon contre Marsias, au contrat de Faust avec le Diable ou à celui de Shylock et d'Antonio[1].

■ L'existence d'un *dommage causé à la victime*. En droit privé, cette question d'un dommage quantifiable a longtemps été la seule prise en compte, servant en quelque sorte de monnaie d'échange ou de réparation. L'estimation expertale et barémologique d'un *pretium doloris* repose sur cette même logique. Le dommage peut se transformer en *préjudice*, en particulier moral, lorsque le consentement de la victime est forcé.

■ L'existence d'un *lien de causalité* entre l'agression et le dommage subi. Il appartiendra, selon les cas, à la victime de démontrer la causalité, ou à l'agresseur d'apporter la preuve de son innocence. Le problème qui se pose en pratique à l'expert n'est pas tant d'analyser le lien de causalité entre le dommage et la plainte de la victime, mais d'évaluer au mieux l'impact du traumatisme subi sur les plaintes qui en découlent, autrement dit de travailler la question délicate de l'*estimation de la victimité* (avec les quatre situations possibles : plaintes majorées liées à une victimité surestimée, plaintes majorées liées à une victimité sous-estimée, plaintes minorées liées à une victimité surestimée, plaintes minorées liées à une victimité sous-estimée). L'expérience montre en effet qu'il n'existe pas de corrélation directe entre l'importance de la souffrance exprimée (la plainte) et l'importance réelle du traumatisme subi (du point de vue phénoménologique).

2.1. Le courant dit de « première victimologie »

La distinction entre première et seconde victimologies n'a pas seulement une valeur didactique ; toutes proportions gardées, elle témoignerait plutôt d'une redistribution des centres d'intérêts des chercheurs et des cliniciens, à l'instar de ce que les systémiciens ont décrit avec la première puis avec la seconde cybernétique. C'est donc d'un nouveau système de pensée qu'il s'agit ici : d'abord considérée comme personnage secondaire, presque « effacé » pourrait-on dire, du couple criminel-victime, la victime deviendra tout aussi intéressante que le criminel, non seulement dans son rôle interactif, mais dans ce qu'elle est, tout simplement, en elle-même.

2.1.1. Les pionniers de la victimologie

T. Albernhe

La victime a longtemps été la sacrifiée de la criminologie, si l'on peut dire. Les premiers sondages de victimisation n'intéressaient les criminologues que pour obtenir un reflet, indirect, du chiffre noir de la criminalité. Le criminel voyait centrée sur sa personne et son acte toute l'attention du procès pénal, et la victime se trouvait en quelque sorte reléguée à un rôle secondaire, quand bien même le ministère public ne parlait pas à sa place. Tout se passait comme si justement le ministère public s'identifiait à la victime et donnait l'impression d'en défendre les intérêts, au grand dam de nombreuses victimes qui se trouvaient finalement frustrées d'un droit légitime à la parole. Parallèlement, les questions de l'indemnisation réelle des victimes, du *pretium doloris*, des conséquences psychologiques de certaines reconstitutions pénibles lors de l'instruction, étaient passées sous silence.

Ce fut pour réagir à ce qui apparaissait pour beaucoup comme une injustice, et surtout une inadaptation grave du procès pénal à la société moderne, que s'élevèrent, séparément et à peu près au même moment, les voix de Hans von Hentig, de Benjamin Mendelsohn, de Henri Ellenberger, et de Ezzat Abdel Fattah. De plus, l'expérience du génocide juif lors de la seconde guerre mondiale, ainsi bien sûr que l'évolution des mœurs, et en particulier l'influence des mouvements féministes nord-américains, amenèrent un nombre croissant de criminologues à s'interroger en profondeur, et de manière transdisciplinaire, sur des

1. William Shakespeare met en scène dans « *Le Marchand de Venise* » un litige particulièrement pervers, puisque la non-exécution du contrat prévu autoriserait Shylock à préveler, en compensation, une livre de chair sur le corps d'Antonio, vivant. De même, Apollon ayant gagné son concours de chant sur Marsyas, gagne aussi la possibilité de disposer à loisir du corps du satyre ; ce dernier « chantera de douleur » et « écorchera les oreilles » des juges, car Apollon, vexé, se venge d'avoir été défié en public, en faisant écorcher vif le trop vaniteux silène [cf. le célèbre tableau de Johann Michael Rottmayr, 1690].

questions aussi importantes que le « choix » d'une victime par son agresseur, sur l'interaction dynamique criminogène qui s'établit dans le couple agresseur-agressé, sur la santé mentale de l'agresseur et celle de l'agressé, et sur les conséquences psychiques du traumatisme subi par la victime.

Ernst Seelig[1] résumait la position de nombreux criminologues de son temps en écrivant que la victime devenait une « cause spécifique » du crime lorsque « *c'est un caractère déterminé de la victime qui incite à l'acte* », et de citer l'exemple de l'escroc professionnel qui dupe « *en abusant de la superstition des gens* » ce qui « *n'est que dans la mesure où il y a des gens superstitieux qui « veulent bien être dupés » de cette façon.* » Une telle position doctrinale a conduit à d'importantes dérives, dont l'interprétation culpabilisante des victimes, comme si « elles l'avaient bien cherché » et finalement « méritaient leur triste sort », conclusion totalement inacceptable, et surtout relevant d'un contresens. Régis Pouget a écrit[2] : « *Dire que la victime joue un rôle dans l'agression n'a jamais signifié qu'elle le désire consciemment, ni qu'elle est en faute. Dire qu'elle peut avoir et qu'elle a souvent une part de responsabilité, au sens étymologique "respondere", n'a rien d'insultant pour la victime. Cela traduit simplement que dans l'enchaînement tragique de la situation de danger, elle a joué un rôle le plus souvent à son insu. On s'explique mal les polémiques qui ont pu se développer à ce sujet, sinon par la passion et les a priori.* »

Hans von Hentig

Dans son ouvrage princeps « *The Criminal and His Victim* » (1948), Hans von Hentig a, peut-être involontairement, stigmatisé les victimes comme induisant en quelque sorte l'agression dont, par la suite, elles viennent se plaindre, comme si leur participation — souvent bien inconsciente ! — avait pour conséquence d'atténuer la responsabilité pénale du criminel (lequel pouvait être considéré, à l'extrême, comme une victime de sa propre victime...).

Von Hentig distinguait deux catégories de victimes : les victimes latentes et les criminels-victimes. Les *victimes latentes* (soit *victimes épisodiques,* avec un « potentiel de victimité » transitoire et incident, soit à l'inverse *victimes permanentes,* « victimes-nées ») sont des « victimes potentielles », piégées inéluctablement et malgré elles dans ce rôle social. Leur « potentiel de victimité », c'est-à-dire leur propension à devenir victimes plus ou moins facilement, dépendrait de multiples facteurs, à la fois sociaux (par exemple une profession marginale), psychologiques (débilité mentale, état dépressif, et d'une manière générale tout facteur psychologique capable d'affaiblir les capacités de défense du sujet, dit de nos jours « facteur de vulnérabilité »), biologiques (adolescence, puerpéralité, handicap physique, etc.). Le *criminel-victime* serait, quant à lui, capable d'endosser le rôle de criminel ou de victime, voire les deux, selon le contexte (cas par exemple du sujet alcoolique dont la riposte à l'agression est complètement démesurée).

De virulentes critiques ont été formulées à l'encontre de ces recherches, parmi lesquelles le fait de placer en quelque sorte les victimes sur le même plan que le criminel, donc de rechercher leur responsabilité dans le déroulement de l'acte, et par conséquent de porter un jugement moral sur elles ; à l'extrême, c'était la victime qui se retrouvait jugée. Les divers mouvements féministes[3] se sont offusqués d'une telle vision du problème, qui finalement, en ne considérant les acteurs que sous leurs rôles (d'agresseur, de victime ou de tiers), les rendait en quelque sorte interchangeables selon le contexte, idée sacrilège s'il en est dans une société où chacun doit nettement rester à sa place...

---

1. SEELIG E. (1956) : *Traité de criminologie,* I. Petit & M. Pariser trad., PUF, Paris.
2. POUGET R., COSTEJA J.-M. (1988) : « *La dangerosité* », Rapport de médecine légale, Congrès de psychiatrie et de neurologie de langue française, Bordeaux, 15-19.6.1987, Masson, Paris.
3. En particulier lors d'affaires très médiatisées de viols et d'attentats sexuels, dans les années 1970, aux États-Unis. De nombreuses victimes voyaient leur vie privée étalée au grand jour par des journalistes qui n'hésitaient pas, parfois, à diffuser l'idée d'une certaine provocation ou même d'une jouissance éprouvées par des victimes de crimes sexuels qu'elles auraient d'une certaine façon elles-mêmes suscités. La presse à sensations refaisait le procès, à l'envers, accusant la victime et cherchant à comprendre les réactions de l'agresseur. C'est pour réagir contre une telle dérive, portant atteinte à leur dignité, que de nombreuses femmes victimes d'agressions sexuelles ou domestiques s'organisèrent en mouvements associatifs, lesquels seront eux-mêmes à l'origine du mouvement dit de *seconde victimologie.* L'opposition masculin-féminin dans les termes « le criminel » et « la victime » ne peut d'ailleurs que refléter symboliquement l'agression de la femme par l'homme, dans un tel contexte.

Mais ces critiques ont à leur tour être critiquées, non seulement eu égard à leur caractère excessif car passionnel, mais surtout en fonction du contresens qu'elles faisaient trop souvent sur la pensée de Von Hentig : ce dernier n'a pas affirmé que c'étaient les comportements et attitudes de la victime qui induisaient directement l'agression, par exemple sexuelle ; mais seulement l'*interprétation* qu'en faisait l'agresseur. Ce n'est pas parce qu'un agresseur sexuel s'est, réellement et peut-être même parfois de bonne foi, senti provoqué par une victime, que cette dernière l'a réellement provoqué (c'est la grande question de la réalité psychique, construite et reconstruite à partir de faits réels mais interprétés de manière inadéquate). De plus, l'idée d'attirer l'attention des spécialistes, des médias sur la situation victimelle de nombreux malades ou handicapés mentaux peut amener les pouvoirs publics à mettre en place un système de protection plus efficace (c'est ainsi que la loi française du 3.1.1968 protège les personnes en situation de handicap mental contre d'éventuels aigrefins qui pourraient abuser d'elles financièrement, tout en les protégeant contre elles-mêmes lorsqu'elles ne sont plus capables de gérer leurs biens[1]).

Benjamin Mendelsohn

Souvent décrit comme étant le créateur du mot de *victimologie* (lors d'une communication relative à « *De nouveaux horizons bio-psycho-sociaux* » à la Société Roumaine de psychiatrie, Bucarest, 29.3.1947), B. Mendelsohn se singularisa par des travaux particulièrement originaux et fructueux sur le « couple pénal », la classification des victimes, ainsi que sur le génocide [II, § 3.1.]. Sa conception de la victimologie s'élargissait non seulement aux victimes d'actes criminels (victimologie pénale), mais aussi aux victimes des catastrophes naturelles, des accidents de circulation routière, etc. (victimologie générale), d'où une divergence de vue avec von Hentig, qui jugeait abusive une telle extension.

Sa pratique d'avocat pénaliste l'amena à décrire, et à soutenir au prétoire sa thèse de l'existence de cinq catégories de victimes : innocente (idéale), dont la culpabilité est inférieure à celle du criminel, dont la culpabilité est égale à celle du criminel (victime dite volontaire), dont la culpabilité est supérieure à celle du criminel, enfin la victime seule coupable (classification morale du couple criminel-victime, qui a valu à son auteur de féroces inimitiés). C'est ainsi par exemple que seront considérées comme davantage coupables que les agresseurs les victimes agissant par imprudence ou provocation.

Il développa également l'étude des situations de victimité décrites par Von Hentig, et s'intéressa plus particulièrement aux états affectifs transitoires capables de déstabiliser l'équilibre psychique du sujet, lequel voit à cette occasion diminuer son seuil de victimité (cas classiques des veuves victimes d'« escrocs aux funérailles » ou des individus « débordés de bonheur » et présentant une « ivresse de la chance »). La principale cause de victimité serait pour lui la mésestimation par manque d'intégration des événements par la victime lors du moment crucial (la victime ne se rendant pas compte du danger qu'elle encourt vraiment).

Ezzat Abdel-Fattah

Lorsqu'il était professeur agrégé au Département de Criminologie de l'Université de Montréal, dans les années 70, E. Abdel-Fattah s'est particulièrement intéressé aux « *facteurs qui contribuent au choix de la victime dans les cas de meurtre en vue de vol* » (sujet de sa Thèse, 1968) et a posé la question provocante mais claire : « *La victime est-elle coupable ?* » (Presses Univ. de Montréal, 1971). C'est donc essentiellement dans le domaine des crimes sexuels et des homicides que la question mérite d'être posée, peut-être pas en des termes aussi directs, mais tout au moins dans le sens d'une participation — voire d'une contribution — de la victime dans la dynamique criminelle dont elle est un protagoniste tout aussi important que l'agresseur.

Avec Denis Szabo, il écrit[2] : « *Pour chaque individu existe un certain risque de devenir victime d'un crime particulier ou d'un type défini d'agression criminelle. Cette probabilité dépend de toute une série de prédispositions personnelles ainsi que de facteurs externes ou actualisants. Il s'ensuit que cette probabilité n'est pas égale pour tous les individus et, même pour une personne déterminée, elle n'est pas constante et subit diverses fluctuations dans le temps et dans l'espace.* »

1. Pour les détails concernant l'assistance juridique aux personnes handicapées, lire : ALBERNHE T. et coll. (1997) : *Psychiatrie et handicap. Aspects médico-légaux et administratifs*, Masson, Paris.
2. ABDEL-FATTAH E. (1971) : « *La criminodynamique* », E.M.C., 37906 A40, Paris.

S'étant inspiré du concept de « victime catalyseuse » (Marvin E. Wolfgang, 1958), Abdel-Fattah a centré ses recherches sur l'interaction entre le criminel et la victime, afin d'arriver à une meilleure compréhension dynamique du comportement délictuel, en étudiant en particulier les interprétations que se fait le criminel du comportement de sa victime. De ce point de vue dynamique, la question de la culpabilité éventuelle de la victime n'est pas centrale (elle l'est en revanche du point de vue juridique, lors du procès pénal).

Il oppose également des concepts tels que la *victime spécifique* (en tant que personne naturelle, lésée) et la *victime non spécifique* (en tant qu'entité recouvrant les institutions socio-culturelles), ainsi que l'*abord juridique et normatif* (avec d'un côté un criminel coupable et de l'autre une victime innocente) à l'abord *criminologique et compréhensif* (qui doit nécessairement sortir d'un tel clivage trop simpliste pour correspondre à la réalité du phénomène).

2.1.2. La place particulière de la théorie de la victime émissaire

La victime émissaire a probablement toujours existé, à des degrés divers, dans les organisations sociales. La loi mosaïque par exemple nous rappelle que ses principes fondateurs sont basés sur le sacrifice : le Christ s'est volontairement sacrifié pour les hommes, afin de les sauver du « Péché originel » et leur donner accès à la « Vie éternelle » ; l'Eucharistie commémore ce sacrifice initial et scelle l'Alliance entre Dieu et les hommes.

Un auteur comme Guy Rosolato a particulièrement étudié les mécanismes mentaux collectifs capables de gérer la culpabilité du groupe et de réguler la violence sociale, dans les trois grandes religions monothéiques (expiation de la faute originelle, obtention du pardon divin, réconciliation avec la morale religieuse, réparation des torts causés aux victimes lors de ses propres péchés). Commençons par étudier les rapports particuliers que la victimité noue avec l'héroïsme, en sachant bien sûr que toute victime n'est cependant pas forcément un héros, et que tout héros n'acquiert pas un statut de victime…

2.1.2.1. Victimité et héroïsme

T. Albernhe

Nous allons voir que la théorie de la victime émissaire occupe une place originale en victimologie, dans la mesure où, rattachée au courant dit de « première victimologie », elle débouche sur une conception sociologique de la victimité. Si le fait qu'un groupe ait tendance à se cimenter autour d'un pôle formé par un leader, au détriment d'un autre pôle catalysé par une ou plusieurs victimes, nous paraît maintenant constituer un truisme, rappelons-nous qu'il n'en a pas toujours été ainsi dans l'épistémologie criminologique.

Joseph Pestieau écrit[1] : « *Face à une victime émissaire, un groupe se déchaîne. Il s'unit dans une commune condamnation, dans une commune assurance au sujet de sa propre rectitude. Il s'identifie au bien, il identifie la victime au mal et l'expulse de son sein, il refuse les nuances. Malheur à qui rappelle au groupe que le mal n'est pas seulement à l'extérieur. Il risque de devenir victime émissaire à son tour. C'est que le groupe est avide de la bonne conscience et de l'unanimité que lui procure le rejet passionné d'un symbole du mal. Il refuse de mettre en question et sa passion et le symbole* ».

Il peut arriver qu'à l'inverse le groupe se cimente autour de la victime, en particulier lorsqu'elle devient héroïque (pensons à Jésus-Christ et aux premiers apôtres martyrisés — au sens originel de témoins, puis de torturés). La victime héroïque, transcendée par son destin, devient alors une « supervictime » célèbre et parfois célébrée, et surtout dont l'exemple est récupéré comme emblématique d'un mouvement historique fondateur. Il importe ici de distinguer l'héroïsme classique de l'héroïsme moderne.

■ L'*héroïsme classique* consistait en des actes auto-sacrificiels de bravoure militaire ou religieuse, suscitant l'admiration compatissante pour la souffrance endurée et le dépassement de soi, autant que la reconnaissance collective pour le service rendu à la défense d'une grande cause. Soldats, et martyrs (à leur façon soldats de Dieu) se retrouvaient grandis par leur abnégation passionnée. La Patrie, et Dieu, représentaient deux valeurs supérieures qui valaient la peine du don — mortel ! — de soi (comme si la société incitait, d'une certaine façon, au meurtre de soi-même pour le salut public).

1. PESTIEAU J. (1992) : « *Violence, impuissance et individualisme* », RISS, 132, 193-207.

Les exemples sont ici légion. Le Livre neuvième de l'Enéide chante par exemple l'héroïsme de deux compagnons d'armes d'Enée : Nisus et le bel Euryale. Virgile[1] écrit que leur motivation aux combats était due à « *un amour violent de la gloire* ». L'héroïsme peut apparaître comme le résultat d'une stratégie volontaire d'altruisme collectif, au prix de l'auto-sacrifice individuel[2], ainsi que le relate César dans la célèbre bataille de Gergovie[3] : le centurion Marcus Petronius avait tenté une vaine sortie dans un combat sans merci et corps à corps, mais « *[...] accablé par le nombre, n'espérant plus de salut, couvert de blessures, il s'adressa à ceux de ses soldats qui l'avaient suivi : "Puisque je ne puis me sauver avec vous, je veux du moins veiller à votre vie, que par amour de la gloire j'ai mise en péril. Veillez à votre sauvegarde, je vais vous en offrir l'occasion." En même temps il s'élança au milieu des ennemis, en tua deux, et écarta un peu les autres de la porte. Comme ses soldats tentaient de le secourir : "C'est en vain, leur dit-il, que vous essayez de me sauver : je perds mon sang et mes forces m'abandonnent. Éloignez-vous donc, tandis que vous le pouvez encore, et rejoignez la légion." C'est ainsi que peu après il mourut au combat en assurant le salut des siens.* » Cet héroïsme-là constitue donc, d'une certaine façon, une sublimation de la « pulsion de mort » — si l'on veut bien en admettre l'existence, une jouissance absolue et désespérée dans le don altruiste de soi. Il se retrouvera à l'époque moderne chez les *Kamikaze* de la seconde guerre mondiale et chez certains fanatiques religieux islamiques, surnommés les « fous de Dieu » pour leurs actions liées à leur « guerre sainte ».

■ L'*héroïsme moderne* est bien différent. À la crise de la société post-industrielle répond ici celle de ses héros, car les valeurs suprêmes d'autrefois (patriotiques et religieuses), c'est-à-dire finalement celles qui légitimisaient le plus grand sacrifice de soi, ont largement changé. La question n'est plus tant celle de savoir comment devenir un héros que celle de savoir pourquoi le devenir... Le thème de l'inutilité de l'acte héroïque auto-sacrificiel a largement inspiré le courant existentialiste, d'autant plus que disparaissait progressivement en Occident le sentiment profond d'appartenir à un groupe social soudé et valant réellement la peine d'un engagement politique profond. L'individualisme poussait chacun à se sauver lui-même et à ignorer les difficultés du voisin. En Orient en revanche, où le sentiment d'appartenance collectif est très fort et cimente le tissu social, le sacrifice de soi, pour sa famille, l'entreprise ou l'État, constitue toujours un accomplissement personnel fortement valorisé. L'héroïsme occidental actuel se confond souvent avec la technologie utilisée à fond, jusqu'à la « dangereuse limite » : courses automobiles, figures acrobatiques d'avions, parcours d'escalades à mains nues, plongées profondes en apnée, etc. Ces « conquérants de l'inutile », selon l'expression consacrée, sont souvent des explorateurs solitaires de sensations, mais qui vivent une passion sportive dangereuse qui n'est pas sans évoquer les « conduites de risque » telles que les décrivent les psychopathologues. Certains utiliseront donc paradoxalement les technologies de pointe pour accroître leurs sensations, là où d'autres sembleront renoncer momentanément au progrès (pensons aux naufragés solitaires volontaires). Jean d'Ormesson écrit à ce sujet[4] : « *Faire naufrage était jadis un malheur auquel il s'agissait de faire face. Dans notre monde si sûr (et menacé d'une seule, unique et ultime catastrophe, abcès de fixation de toutes les aventures), c'est une expérience artificielle et voulue — et d'ailleurs insupportable. La paix, la sécurité, le repos, les automobiles, le confort, les gadgets, le progrès économique et social se révèlent-ils vraiment comme une malédiction subtile ? L'héroïsme consiste aujourd'hui non à avancer leur venue définitive dans notre monde usé, mais à les refuser, à risquer la mort pour les fuir et à se fortifier l'âme en leur tournant le dos.* »

Précisons que cette thématique de l'héroïsme peut se retrouver, non plus chez la victime, mais chez le criminel, ainsi que l'a particulièrement étudié Daniel Lagache lors du IIe Congrès international de criminologie (l'acte criminel pouvant apparaître « *à la faveur d'une identification héroïque* »).

---

1. VIRGILE : *L'Enéide*, C. Georgin trad. (1966), Hatier, Paris.
2. L'étymologie du mot *victime* rappelle les dimensions sacrificielle et religieuse de l'acte victimel.
3. CESAR : « *La guerre des Gaules* », M. Pernot trad. (1966), Hatier, Paris.
4. D'ORMESSON J. (1984) : *Jean qui grogne et Jean qui rit*, Jean-Claude Lattès éd., Paris.

2.1.2.2. La vindicte

Louis-François Gayral, professeur émérite de Psychiatrie à l'Université Paul Sabatier de Toulouse, traite ici de la vindicte, dans ses rapports historiques avec la criminologie.

De la vindicte ou « le mal court »

L.-F. Gayral

Vindicte est un vieux mot du répertoire judiciaire qui désigne la poursuite en vue de l'exécution d'une mesure de justice ainsi que les instruments et les moyens de cette poursuite. On le trouve dans ce sens chez les Romains (*vindicta*) et encore plus tard, dans le même sens, en France. « *La vindicte n'appartient qu'aux gens du roi* » et c'est bien la « *vindicte publique* » pour mieux indiquer qu'il s'agit d'une mesure de société. Le sens, sous-jacent, de vengeance chez les latins, est peu à peu exclu. Le sens judiciaire primitif de poursuite évolue jusqu'à l'obsolescence et fait place à une fonction nouvelle de la vindicte qui s'exerce par la désignation à la société d'une personne ou d'un groupe de personnes mal intentionnées déjà coupables de nuisance, voire de crime envers l'ensemble ou une catégorie de la société. La vindicte publique d'autorité judiciaire strictement réglementée et responsabilisée deviendra vindicte populaire avec sa référence au moins implicite à ce qui est nommé « *l'opinion publique* ». On a pu parler à propos du changement de sens de la vindicte, de la forme « publique » à la forme « populaire » comme d'une phase « sociale » non sans rapport, *a posteriori* et à travers quelques siècles, avec l'apparition d'une victimologie. On épuisera les ressources des définitions préalables en citant le gros dictionnaire Harper le plus récent qui boucle les débats en un minimum de mots : la vindicte est : « *To expose somebody to public* ». Le mal court.

Il reste au-delà de quelques essais respectables de définition, à nommer et à situer les faits. Plutôt qu'un long développement descriptif difficile à purger des sous-entendus théoriques, il parait plus court de la réalité de procéder en considérant les constellations sémantiques et éventuellement, paradigmatiques, qu'on trouve le plus souvent associées dans le discours sur la vindicte. Cette « liste » n'est pas exhaustive, mais elle contribue à donner une image rapprochée de la réalité. Parmi les mots et les expressions du premier cercle de la vindicte et sans faire de classification préalable, on rencontre les suivants : rumeur, nuisance, transgression, dénonciation, intentions, objection (vouer à), insinuation, intérêt général, ennemi public, opprobre, honte, justice, salut public, déshonneur, rejection, désignation nominale... La vindicte pour s'exprimer a recours à quelques « langue de bois » dont l'existence et l'usage sont bien plus anciens qu'on le croit. C'est donc dire l'importance et la défiance qui s'attachent dans la pratique au vocabulaire et à son décryptement.

La vindicte est de tous les temps et de tous les lieux de l'humanité, avec toutes les variétés et tous les changements pour les détails et pour les formes extérieures qu'ont imposé et qu'imposent encore les époques et les cultures. En faisant aussi les réserves que rend souvent nécessaire l'absence de documents fiables et suffisamment directs pour leur accorder valeur de témoignage utilisable. Dans le cas particulier, les documents relatifs à la persécution des premiers chrétiens à Rome montrent une étonnante ressemblance dans les accusations et les procédés consécutifs avec celles de la chasse aux sorcières, un prototype du genre comme on le verra quinze siècles plus tard : imputation de crimes et de complots contre la nation et contre la raison d'état, intentions criminelles contre le peuple, pratiques abominables de magie, etc. : en fait, tous les ingrédients et tous les procédés de la vindicte telle qu'elle fonctionnera désormais. On pourrait facilement convenir que ces premiers documents romains — que l'on possède — marquent pour l'histoire, le commencement de l'époque européenne du phénomène de la vindicte.

Il y a toute une stratégie de la pratique de la vindicte. Parmi les « principes » de cette pratique, on peut citer à titre d'exemples quelques traits particulièrement suggestifs. Il ne s'agit pas d'un résumé tiré de considérations théoriques mais du résultat de constatations faites à partir d'observations objectives, incarnées, revues à la lumière de nouvelles recherches récentes. Lorsque la vindicte s'installe, c'est qu'elle a une intention de résultat, dès le début, généralement voilée, insinuante, furtive. Elle n'en est cependant pas moins perverse, elle est le Mal, ce mal même que, par un phénomène de retournement caractéristique, elle impute à son adversaire. Il y a là un point essentiel et singulier de la liaison vindicte/victimologie. Un processus d'implacabilité et de mensonge s'établit au service de la vindicte pour lui prêter son dynamisme, au modèle — et on peut très bien accepter cette fiction théâtrale — de la pièce du « *Mal court* », dans le personnage d'Alarica avec ses cauchemars au Mal incarné dans le fantasme du Buffle rouge aux cornes vertes, et ses imprécations à l'heure de la catastrophe finale. C'est que le mensonge est le gestionnaire de la vindicte, même au théâtre !

La vindicte peut se développer dans plusieurs genres de situations, pendant plus ou moins de durée, par des combinaisons multiples de moyens, pour des objectifs très divers. On citera quelques cas plus particulièrement fréquents et/ou de quelque intérêt remarquable. La vindicte authentique est fixée quasi-sauvagement à son objectif ; elle est implacable. En cas d'échec ou d'affaiblissement des résultats, elle aggrave ses pressions, recours à des procédés plus « pervers » de fait et de vocabulaire. Comme la politique, la vindicte peut être à sa manière une affaire de luttes sémantiques ! Elle peut aussi prendre ses grands moyens dans les plus infimes de ses procédés et de ses pouvoirs, par les jeux de l'opprobre, des culpabilisations, ou encore, dans des expansions judiciaires, comme la criminologisation, typique du genre.

La vindicte couvre des champs d'humanité très divers. Cette souplesse se manifeste aussi bien dans la durée de son activité soutenue — la vindicte de la « *chasse aux sorcières* » a couru pendant plus de quatre siècles — que dans les formes sociales d'individu isolé ou de petit nombre (« *on ne hait bien qu'en famille* ») ou encore d'un très grand nombre, non plus alors d'identitaires mais d'une catégorie désignée, parfois par un seul mot accusateur. En milieu très clos, le moyen préféré et le plus efficace de l'exercice de la vindicte est la détestation parfois réciproque. Pour les grands groupes, c'est l'anonymat des constituants individuels.

La psychopathologie contient un grand nombre de ces derniers cas. La vindicte atavique, comme celle de l'« ennemi héréditaire », ignore les individus en tant que tels. Il y a les cas d'opprobre collective. Il peut exister une « logique » dans l'action de certaines vindictes, quand, réputé étrangère parmi les siens, la victime finit par l'exclusion (exil) matérielle du groupe. Le bannissement et son degré supérieur, la proscription en sont le but et la conclusion.

Les moyens d'aborder la vindicte dans le cas particulier de la sorcellerie sont restés pendant longtemps gravement insuffisants, laissant le champ libre aux approximations et, pire, mis au service des courants d'idées en vogue ou asservis aux préoccupations d'ordre politique. L'ouvrage romancé de Michelet en est un témoin. Disposant maintenant — et la liste bibliographique afférente le montre bien — de documents valables et des méthodes modernes de l'historiographie, il ne reste plus qu'à satisfaire à quelques exigences inhérentes au sujet particulier. Les critères d'admission retenus dans la présente étude sont la possibilité de faire bénéficier l'exploitation des documents des moyens de l'interdisciplinarité, sans altérer l'homogénéité des faits en eux-mêmes et leurs successions et en restant attentif à les replacer dans leurs contextes de société et d'époque. Il faut aussi observer une clause d'ancienneté de ces faits pour rester à l'abri des dérives passionnelles ou d'autres analogues ou de céder à des opportunités du moment actuel. En histoire de la vindicte, quelle qu'en soit l'époque, cette forme de rigueur n'est pas toujours commode !

La découverte récente de nouveaux documents après cinq siècles d'existence a modifié complètement les vues antérieures. C'est ainsi que la mise au jour du registre des procès du Tribunal inquisitorial de Pamiers a permis de corriger le nombre de ses victimes, en réalité autour de six fois moins que ce qu'on croyait jusque-là. Des faits du même genre se sont passés dans l'ensemble de l'Europe. La « *grande chasse aux sorcières* » est sans doute l'entreprise de vindicte la plus réussie de tous les temps et la plus longuement soutenue, près de quatre siècles. La première victime fut Alice Kytler, en Irlande, en 1325. La grande chasse aux sorcières s'est passée dans toute l'Europe, du Portugal à la Transylvanie et de la Sicile à la Finlande avec un maximum, de « rendement » aux Pays-Bas et en Suisse, dans une proportion moyenne de 80 % de femmes et 67 % de condamnations à mort dans les pays les plus meurtriers et 26 % ailleurs. La France a été le premier pays à faire cesser la chasse aux sorcières et à interdire leur poursuite devant les tribunaux (Édits de Louis XIV en 1675 et 1683). La « *grande chasse aux sorcières* » est un des épisodes les plus marquants de l'histoire de l'Europe. On connaît maintenant en quasi-totalité les activités et les documents essentiels suffisamment pour montrer qu'il s'agit d'un des plus remarquable leurre politique, religieux et social de son histoire.

La grande chasse aux sorcières n'est pas née spontanément et brusquement au XIVe siècle, et de rien. Une longue préparation obscure et silencieuse et même des essais se sont produits bien avant et dans tous ces cas on retrouve la vindicte et sa nature perverse. Il a fallu un concours de circonstances et une sorte de maturation pour que se développe le phénomène singulier de la chasse aux sorcières. Il y a, à son origine et à son moment, des causes lointaines et pour suivre les auteurs modernes dans leur analyse, un phénomène d'effet cumulatif original, non pas une échéance. Augustin, l'un des premiers, ouvrit la voie à la diabolisation en admettant la possibilité de la possession diabolique de l'être humain. L'idée du *maleficium* était lancée. Elle est reprise au IXe siècle par Hincmar, Archevêque de Reims qui admet l'ensorcellement ; en 1050, Michel Psellos à Byzance écrit en grec le dialogue « *sur l'opération des Démons* » à propos des Bogomiles. On doit à Alain de Lille (1190) un traité contre les « Hérétiques » dont le diable n'est pas exclu, notamment quant à ses méfaits les plus pervers. C'est donc progressivement que ce qui devait aboutir à la grande chasse aux sorcières se constitue. Tout se préparait donc depuis longtemps ! On peut ramener à trois les points caractéristiques de la genèse du phénomène historique de cette chasse aux sorcières, à savoir : la perversion du vieux mythe de la féminisation de la relation humaine avec le démon ; l'invention des marques tangibles de la possession diabolique et du pacte d'allégeance au diable ; enfin la criminologisation de ces phénomènes avec sa conséquence du procès. Il faut ajouter la diabolisation de l'hérésie avec sa conséquence d'aggravation juridique. Le mythe de l'accointance diabolique de la femme, sorte de connivence traditionnelle sans crainte et sans passion jusque-là, fait place à une fausse image de réalité avec le sabbat, le pacte démoniaque, l'impureté sous toutes ses formes et les pouvoirs de magie et de nuisance. La vindicte populaire est sur la pente normale des conséquences. Il ne reste plus qu'à faire par le procès la preuve de la présence de la possession diabolique pour apporter les conclusions qui ont auparavant poussé à sa logique l'autre aspect de la diabolisation, du côté de l'hérésie cette fois. Il est important pour notre sujet de remarquer la convergence entre les formes juridiques de la sorcellerie et de l'hérésie telles que mises en œuvre et la vindicte n'y est que plus présente. En principe, l'accusation — et la preuve — d'hérésie n'entraînait pas la peine de mort, sauf dans le cas de relapsus. Le procès de Jeanne d'Arc est typique à cet égard. La diabolisation de l'hérésie va permettre par effet de criminologisation de lui appliquer, l'œuvre diabolique étant donc entendue, les mêmes procédures et les mêmes verdicts dont la mort, qu'à la sorcellerie. Le remaniement des procédures est rendu nécessaire pour atteindre les buts nouveaux du procès : les preuves des accusations, l'aveu et les modalités des peines. Le premier acte est le remplacement de la procédure accusatoire, où il faut apporter la preuve des accusations, par la procédure inquisitoriale qui est maître des moyens et d'appréciation de leurs résultats dont l'emploi de la torture, l'aveu, tenu pour capital, l'interprétation des signes physiques (les empreintes du diable) et les témoignages dont la validité, tenue pour absolue, est en réalité très sensible à la vindicte.

La question des épidémies de sorcellerie peut être rapidement exposée. On sait bien maintenant que là où il y a des inquisiteurs il y a des sorcières[1], que le nombre des procès est

1. Il est nécessaire d'apporter ici un complément d'information au sujet de la grande chasse européenne aux sorcières. Ces sorcières ne sont pas tout à fait ce qu'on en dit généralement. Bien avant l'arrêt complet de ces procès et massacres, en 1590, Cervantes, devenu, après Lepante, gouverneur de Province en Andalousie, put avoir une connaissance directe de la sorcellerie et a rapporté ses observations — faites sur le « terrain » dans les années 1580-1590 — dans la partie « *Dialogue des chiens* » de ses « *Novelas essemplares* » où l'on peut voir qu'avec plus d'un siècle d'avance, Cervantes a percé à jour les mythes de la sorcellerie et des sorcières. Le sabbat est en réalité le produit d'une toxicomanie opiacée complexe et ladite « sorcière » n'est pas l'abominable incarnation du Mal dans le monde. Les confidences de La Cañizares, la sorcière de Montilla, le disent très bien par la plume de Cervantes : « *L'habitude du vide devient une seconde nature et au plein de son ardeur qui est immense elle apporte un froid qui glace l'âme, l'engourdit à l'entendement de la foi, éprouve le néant d'elle-même et ne se souvient plus ni des terreurs dont Dieu la menace ni de la gloire à laquelle il la convie… Ainsi l'âme rendue inutile, sans force et languissante, n'est plus capable d'avoir quelque bonne pensée et se laisse précipiter dans l'abîme profond de sa misère, devenue sans volonté, même pour hausser sa main jusqu'à celle que Dieu dans sa pure miséricorde lui tend pour la relever. "Je voudrais bien, mon fils, me débarrasser de ce péché, et pour ça j'ai fait tout ce que j'ai pu : je me suis vouée à l'hôpital pour soigner les pauvres… ?"* » Les « dites » sorcières sont aussi très souvent les dispensatrices de la charité et des soins aux malades et autres

lié directement à la présence des « chasseurs » et que leur première tâche est de créer les éléments d'une psychose collective par le moyen d'une « équipe » de dénonciateurs, — « *il n'y a pas d'épidémie des sorcières mais des épidémies de dénonciateurs* » — c'est alors l'usage massif des vindictes pour la création d'une psychose collective et d'hystérie de masse. Les documents sur la chasse aux sorcières au Labourd (1622) à Appenzell par exemple, sont probants.

On a traité longuement de la grande chasse aux sorcières parce que ce cas présente tous les aspects de l'activité de la vindicte, d'une manière à la fois didactique, quasi expérimentale et anthologique. Mais ce cas est unique par sa durée extraordinaire et par le grand nombre de contingences, étendue géographique et culturelle notamment. Il convient de rapporter très brièvement quelques cas qui sont davantage dans les formes habituelles.

L'affaire des sorcières de Salem se rapporte à des faits advenus en 1692, dans une population de puritains du Massachusetts, avec trente deux exécutions. Cette affaire a donné lieu à une pièce de théâtre très remarquable par la subtilité de l'analyse des sentiments consécutifs à l'emploi non moins subtil des vindictes ; remarquable aussi par le dénouement tragique dans une situation de victimologie.

L'« *Écrasement du Temple* », pour reprendre l'appellation traditionnelle, est l'un des épisodes parmi les plus embrouillés de l'histoire de France. L'affaire s'est déroulée entre 1302, « début des soupçons » et 1314, par le supplice des deux grands Maîtres de l'Ordre des Chevaliers du Temple. On trouve dans cette affaire toutes les accusations possibles de sorcellerie, de pacte diabolique, de turpitudes graves dans un climat d'interactions politiques troubles. Jamais le mal n'a autant couru sous toutes les formes que les vindictes peuvent compter. Cette longue affaire tragique (59 bûchers allumés et 40 Templiers morts sous la torture) est bourrée de dénonciations, fausses accusations, rumeurs, imputations les plus graves, unissant la vindicte populaire impitoyable et attisée à la répression féroce. L'histoire de l'écrasement du Temple n'est pas tout à fait accomplie. Elle reste un sujet de recherches, au moins par rapport à la victimologie.

Les relations de la vindicte avec la victimologie n'ont guère attiré l'attention jusqu'à maintenant. Le développement extensif de cette dernière et avec lui une certaine complexité rendent nécessaire un rapprochement, au moins dans les pratiques psychologiques, judiciaires, psychiatriques... Mais l'élaboration d'une méthode pour ce travail ne sera pas commode ! On peut cependant en prévoir le cheminement en se confiant pour commencer aux aspects concrets. Ils ne manquent pas. Ils sont les préalables naturels des considérations théoriques. On peut en juger en rappelant quelques enseignements tirés de situations observées en réel.

Le cas des exilés, ce résultat logique et historique de la vindicte organisée, met en valeur l'importance du personnage du banni en tant qu'individu singulier face au retranchement de sa terre mère. « Sombre et attristé », Dante employa son exil à l'écriture de la *Divine Comédie*, intitulée à l'origine *Comédie* tout court, ce qui est éloquent ! Enfer ou Purgatoire ? Hugo lui aussi écrivit beaucoup, mais en pleine expansion sous tous rapports. Un autre, questionné, répondit à son retour, en stoïcien : « *J'ai vécu* ». Mais il reste, à côté des hommes illustres, les nombreux exilés, irrémédiablement plongés dans le marasme qui les conduit à terminer leur mal par le suicide. Ces « déterrés », ces héros de l'équivalent matricide de la vindicte sont à adjoindre aux formes sombres de la victimologie.

Peut-on encore oser prétendre qu'il n'est pas toujours facile de distinguer la victime du persécuteur, le « victimant » ! Les jeux en miroir des événements et les promiscuités, les ambiguïtés des situations, les retournements surtout, plus ou moins subtils, les manipulations enfin, tendent à créer les effets spectaculaires ou les zones d'ombres génératrices des plus surprenants changements dans l'évolution des situations et pour la déroute des observateurs. L'existence de tels cas est très fortement en corrélation avec des perturbations mentales, labilité psychique simple, psychopathie plus ou moins grave, dont la forme et l'importance pèsent lourd dans le pronostic et dans les éventualités thérapeutiques. L'expérience des tribunaux d'exception en leur temps et celle de la psychiatrie active dans les prisons de long séjour ont apporté une large contribution à la connaissance de ces cas. Leur

---

« exclus » de l'époque. Goya a repris cette charité dans la gravure « *Quelle honte* » (*Que vergüenza !*), vers 1805 de la jeune sorcière emprisonnée, légendée : « *Une honorable femme qui pour deux fois rien rendait service à tout le monde* ».

relation, notamment étiologique, avec le *syndrome de Stockholm* pourrait retenir l'attention, qu'elles se posent en faits d'oppositions ou au contraire de convergences, dans le cadre de la victimologie. C'est ainsi que l'on peut à ces occasions appliquer l'adage un peu cynique — ou trop réaliste — qu'il « *n'existe pas de vérité dont le contraire soit une erreur* » et inversement.

Les cas des « *ci-devant* » pendant la Révolution de 1789 a un aspect particulièrement intéressant au plan psychologique à notre époque d'actualité des troubles de l'identité et des personnalités multiples. Ils n'ont plus de nom, de prénoms, d'office social : tout cela est remplacé par une locution adverbiale. Le *ci-devant* n'a même pas le même sens de l'unité « d'être » et de ses appartenances que contient le matricule du prisonnier « courant » qui est seul à « avoir » ce numéro. Pour faire bonne mesure, le *ci-devant* porte avec lui l'opprobe, la rejection. Il est le symbole de toutes les abjections, en attente sans merci de la mort dépourvue de sens. La plupart des historiens ont insisté sur l'absence de trouble chez eux, interprétée comme répondant à la vie en commun « de bonne société » en prison et au courage éducatif atavique. Mais des autres, les petits et les sans-grade du peuple qui furent les deux tiers des victimes de la vindicte de cette époque, on n'en parle pas ou très peu. La recherche à leur sujet est difficile, faute jusqu'ici de documents. Ceux que l'on possède montrent des réactions plus en accord avec leur situation, typiquement victimologique. La vindicte est un exemple entre bien d'autres, venus et à venir, de l'intérêt et de l'importance d'une victimologique assumée elle-même, exemple d'une polydisciplinarité véritable, de principe, de pratique et d'expérience.

Bibliographie

(1) AUDIBERTI J. (1948) : *Le Mal court*, Un vol., Gallimard, Paris.
(2) CARO BAROJA J. (1972) : *Les Sorcières et leur monde*, Un vol., Gallimard, éd. Paris.
(3) Collectif (1984) : *Satan*, Un vol., D.D.B. éd., Paris.
(4) CERVANTES M. (1982) : « *Novelas Ejemplares* », *Coloquio de los perros*, Ed. J.B. Avalle-Arce, Clàsicos Castalia éd. Madrid, Vol. III, p. 2.
(5) COHN N. (1982) : *Démonolâtrie et sorcellerie au Moyen Âge*, Un vol. Payot, Paris.
(6) FAVIER J. (1978) : *Philippe le Bel*, Un vol., Fayard, Paris.
(7) FILIZZOLA G., LOPEZ G. (1996) : *Victimes et victimologie*, Un vol. PUF, « Que sais-je ? », Paris.
(8) GAYRAL L.-F. (1986) : « *La Cañizares* », « Philosophie », T. I, Presses Univ. Le Mirail, p. 147-157 & « *Psychopharmacologie du sabbat des sorcières* », Psychologie Médicale 1987, 19,10, Paris.
(9) HINCLE L.E. et WOLF H.G. (1956) : « *Indoctrination of Enemies of the State* », Jama, Arch. of Neurology and Psychiatry, 76, 2, 115-174.
(10) JONG E. (1982) : *Sorcières*, Un vol., Albin Michel, Paris.
(11) LEROY-LADURIE E. (1983) : *La Sorcière de Jasmin*, Un vol., Seuil, Paris.
(12) LEVACK B.P. (1991) : *La Grande chasse aux sorcières en Europe*, Un vol., Champ-Vallon éd., Paris.
(13) LEVIS-MIREPOIX A. (1954) : *Le siècle de Philippe Le Bel*, Un vol., Amiot Dumont éd., Paris.
(14) MARCUS G.E. & al. (1995) : *With malice toward some ; how people make civil liberties judgments*, Un vol., Cambridge University Press.
(15) MILLER A. (1959) : *Les sorcières de Salem*, Un vol., Robert Laffont, Paris.
(16) OURSEL R. (1959) : *Le procès de condamnation de Jeanne d'Arc*, Un vol., L. de Lormeraie éd., Paris.
(17) PREAUD M. (1973) : *Les sorcières*, Éd. de la Bibliothèque Nationale, Paris.
(18) RANJEVA-CASTERA H. & al. : « *Contribution à l'étude de la victime* », Thèse Méd., Toulouse, 1964. - « *La notion de victime latente* », Ann. méd.-psychol., 1971, 2, 3, 349-366.
(19) THOM F. (1987) : *La langue de bois*, Julliard, Paris.

2.1.2.3. Culpabilité et sacrifice

Jean Picat et René Girard, séparément, se sont intéressés aux rapports psychopathologiques existant entre le *sacrifice* et la *culpabilité*. Le texte suivant, inédit et extrait de l'*Essai sur la culpabilité contemporaine*, nous a été aimablement confié par Madame Mireille Vache-Picat, spécialement pour publication dans cet ouvrage.

Culpabilité et sacrifice

J. Picat

L'Homme semble avoir très précocement compris que, pour se reconnaître le droit d'accéder à, d'acquérir, puis de conserver, il lui fallait... payer. Ainsi est né le rituel du sacrifice, à valeur de renoncement, mais aussi de chantage. Ne vise-t-il pas, en effet, à intéresser en premier la divinité à un placement à terme, qui, espère-t-on, facilitera ultérieurement la conciliation avec elle ?

Mais le sacrifice est aussi le prix à payer pour que le sens émerge, pour que s'ordonnent les choses, pour que la transmutation se poursuive. Le monde du Vivant offre maints exemples de sacrifices : ainsi le têtard ne devient grenouille qu'en perdant son appendice caudal. La biologie humaine suit la même loi : l'acquisition du néocortex frontal — propre aux hominiens — a été contemporaine de remaniements et d'amputations de structures primitives archéo- et paléo- corticales. Cet embryon hermaphrodite humain chez lequel coexistent les deux canaux originaires ne peut évoluer vers un fœtus de sexe masculin que sous l'action hormonale androgénique déclenchant l'atrophie nécessaire du canal de Muller. De même la fécondation et le développement embryonnaire exigent-ils une réduction « sacrificielle » des blasons chromosomiques des gamètes de chacun des deux parents, de 46 à 23.

Loin d'être une amputation ou une perte, le sacrifice apparaît comme le tremplin indispensable permettant le saut quantique vers une nouvelle mutation. Il se repère tout au long du processus individuel de maturation libidinale qui n'est finalement qu'une longue suite de renoncements : à la béatitude fusionnelle *in utero*, aux fantasmes (« paroles de la pulsion » selon M. Klein) du Soi originel et son identité primaire, de la relation d'objet originaire ; mais aussi à l'omnipotence infantile entretenue par l'illusion de pouvoir faire apparaître le sein chaque fois qu'il est désiré, au parricide (« avoir le Père ») et à l'inceste, au Soi primaire psychotique, au pénis incestueux, à la tentation de régler avec la Mère sa dette biologique et le solde psychique contracté avec le Père, aux affrontements *animus-anima*... et ce dans le même temps où la Mère doit alléger son emprise asphyxiante et le Père accepter, face à son fils, de mourir à sa toute puissance. Ainsi Abraham n'hésite-t-il pas à sacrifier Isaac, sur l'ordre de YAHVE — qui au dernier moment arrêtera son geste — car ce fils ne lui appartient pas, et qu'un père se doit de sacrifier son nom et sa descendance à un autre Père. Ici réapparaît la notion de sacré, concrétisé par l'équivalent d'un renoncement purificatoire et par le triomphe de l'Esprit sur la Matière, mais aussi la signification d'un échange dynamique en retour.

Dans le sacrifice, « *la conscience renonce à la possession et à la puissance au bénéfice de l'Inconscient. Ainsi devient possible une union des contraires, qui a pour conséquence un déclenchement d'énergie [...] l'homme ne découvre le monde qu'au moment où il sacrifie son enveloppement dans la mère originelle, autrement dit l'état inconscient du commencement...* » (C.-G. Jung). Ces effets énergétiques et transfiguratifs du sacrifice vont se retrouver au plan du groupe social. Les sacrifices humains, offrandes propitiatoires ou holocaustes, jalonnent le cheminement de l'Humanité. Les chercheurs en ont exhumé les traces depuis le pléistocène (cercle de Stonehenge) jusqu'à la civilisation aztèque (temple du Soleil de Cuzo) en passant par le Topnet de la vallée de Hinnon et le sanctuaire de Tanit où les carthaginois immolèrent à Baal 500 de leurs enfants après avoir été vaincus par le syracusion Agatocle, 310 av. J.-C.. Un cataclysme, une défaite, une mauvaise récolte, une épidémie, sont des manifestations de la vengeance divine exigeant un sacrifice expiatoire pour l'apaiser.

À bien des égards, le massacre de Tanit se révèle particulièrement démonstratif : la localisation du sanctuaire de cette déesse coïnciderait avec le lieu où la reine Didon — fondatrice de Carthage, incapable de supporter sa rupture avec Enée, fils de Priam et survivant de Troie — se serait suicidée. Ainsi par un retour du refoulé, conduisant à un renouvellement de l'acte violent et fondateur, les carthaginois pensaient-ils fléchir les dieux, justifier ces infanticides, mais aussi exalter la pulsion de mort génératrice de jouissance, mobiliser et réunir les membres de leur communauté, déchirés par des querelles intestines, et désormais liés par ce meurtre collectif. Par ses sacrifices aux dieux, la communauté se délivre et se libère de sa propre violence intérieure, et en la transférant sur un individu, elle fait l'économie d'une guerre civile. En ce sens, en tentant d'apaiser l'agressivité du groupe, née d'une culpabilité refoulée, le sacrifice ramène à une autre culpabilité, celle du remords au décours de l'acte. R. Girard fait la remarque qu'il vise à l'unité, l'unanimité et l'homogénéité du groupe : au prix d'une exacerbation de la pulsion de mort... Cependant, en déplaçant et en concentrant l'agressivité du groupe sur un objet interne (victime émissaire) ou externe (victime rituelle), le sacrifice assure la survie du clan ; le rôle de la victime est donc essentiel.

Là où se repère la victime, là résident préférentiellement l'ambiguïté et l'ambivalence. Chargée des impuretés de la communauté, la victime se doit d'être innocente. Et plus elle est innocente, plus elle concentre sur elle la culpabilité des autres. Ainsi devient-elle le support d'une culpabilité qui ne lui appartient pas. Tel l'ancien *pharmacos* grec — entretenu par la cité, aux frais de celle-ci, dans le but d'être immolé au cas où surviendrait un désastre — la victime voit converger vers elle simultanément le mépris et la vénération. Enfin elle doit pouvoir représenter (symboliser) la communauté tout entière, mais aussi s'en différencier nettement : ce que Girard dénomme « le côté monstre ».

Ainsi, à l'instar de ces hommes, particulièrement exposés, non du fait de leurs responsabilités politiques (chefs d'États, notables, stars...), mais parce que leur « *comportement draine vers eux à la fois l'amour et la haine* » (J. Picat), la victime idéale, assumant la totalité de ce qui est réprimé, devient le réceptacle de ce que nous refusons de nous-mêmes. Ces fantasmes individuels et infantiles de violence, conjugués dans l'unité du passage à l'acte collectif — ce « forfait commun » selon l'expression de Girard — vont structurer l'identification des membres du groupe (primaire ou secondaire, constellation familiale ou nation) et assurer leur survie. Et le processus perdure[1].

2.1.2.4. L'originalité de la théorie de René Girard

René Girard a été à l'origine d'un renouveau épistémologique dans le champ de la victimologie, grâce à son élaboration théorique sur les *phénomènes mimétiques*. « *Ce qui m'intéresse, c'est le mélange imitation et désir* » écrivait-il[2] ; « *je parle de contamination réciproque de l'imitation et ce que l'on peut appeler les appétits, les instincts et les besoins. Et c'est cette contamination réciproque que j'appelle désir.* » Cette approche originale, développée dans plusieurs ouvrages de référence[3], donne une autre vision des meurtres fondateurs (celui d'Abel par Caïn, celui de Jésus-Christ sur ordre de Pilate), et éclaire l'abîme qui existe entre la victime sacrifiée et celle qui se sacrifie volontairement et héroïquement pour sauver

1. « À cet holocauste d'enfants d'environ trois siècles avant J.-C., correspondent actuellement ces familles dont les membres ne réussissent à survivre qu'en concentrant inconsciemment sur l'un d'entre eux (le mauvais objet) tout ce qui en eux-mêmes leur est insupportable ; en un mot condensant leurs efforts « *pour rendre l'autre fou* » (Searles), l'expulser, et finalement l'acculer à mourir à lui-même. À cet égard, le malade mental, prolongeant en cela le lépreux du Moyen Âge, a joué durant des siècles un rôle vital pour les autres : la Folie étant ce que l'on ne comprend pas, et que, ne s'autorisant pas à soi-même, on ne saurait supporter chez autrui. Toujours ce retour de cette mauvaise partie projetée de soi, comme persécutrice... donc légitimant le rejet et le renfermement. Cette notion de mauvais-objet se reconnaît jusque dans l'évolution historique des relations interhumaines qui, de maître à esclaves, de roi à sujets, d'exploiteur à exploités, se sont figées de nos jours en un rapport accusateur-accusé. De peur d'être accusé, chacun se positionne en inquisiteur... reflétant le coupable. Ainsi aucun statut n'est-il définitif, mais interchangeable : l'accusé potentiel, la victime-émissaire, par prédilection « l'irrécupérable, le déviant, le minoritaire » (Rosolato) étant prompt à devenir à son tour bourreau et accusateur. Mais dans le sacrifice se repère aussi l'archétype du héros-rédempteur, motif pré-chrétien de temps immémorial. Cette image primordiale du renoncement délibéré à la vie pour assurer la survie du groupe recouvre le thème du héros qui fait l'échange de sa vie avec celle du monstre, et réapparaît — parfois — après en avoir triomphé. Ici, il n'est plus question de maintenir l'homogénéité du groupe en le vidant, sur une victime choisie, ou élue, ou tirée au sort, de sa violence, mais du sacrifice du Soi — différent du sacrifice du Moi comme le souligne P. Solié — qui « *introduit à la dualité et au manichéisme... mais simultanément... rapproche et conjoint... l'homme à la Bête, au Démon et à Dieu...* », en un mot qui permet, à partir d'un Moi différencié, ayant renoncé au Moi primaire, l'élaboration progressive du Soi par le processus d'individuation. Le sacrifice est-il donc toujours associé au péché, à l'échec, à la culpabilité ? N'est-il qu'un meurtre — ou une autodestruction — avec quelque chose en plus ? Mais quoi ? Le sacré, le tabou ? Fondateur de société, et « *angoisse devant l'inceste, née de l'amour qui n'ose pas s'exprimer, et la peur de la punition qui suscite la haine* », ambivalente angoisse dont l'Homme cherche à se libérer en la projetant dans des mythes, ce qui en définitive protège et procure l'immunité. Pas si sûr, puisque ce sacrifice n'est pas absent du triomphe, la victoire exigeant des rituels de purification et d'expiation, de jeûne ou d'abstinence par crainte d'une punition tombée du ciel. Le sacrifice semble donc indissolublement lié à cette crainte qui perdure en nous depuis des siècles, peur de perdre l'amour et la protection, peur que le Père familial ou social ne nous punisse non pour des actes, mais pour de simples désirs que nous continuons à considérer inconsciemment comme déjà des transgressions. Une telle persévérance questionne au point d'en chercher le sens et les motivations ».

2. GIRARD R. (1992) : « *Raison et folie dans l'œuvre de Shakespeare* », in : GRIVOIS H. (dir.) : *Autonomie et automatisme dans la psychose*, Masson, Paris.

3. GIRARD R. (1972) : *La Violence et le Sacré*, Grasset, Paris. – GIRARD R., OUGHOURLIAN J.-M., LEFORT G. (1978) : *Des choses cachées depuis la fondation du monde*, Grasset, Paris. – GIRARD R. (1982) : *Le bouc émissaire*, Grasset, Paris. – OUGHOURLIAN J.-M. (1982) : *Un mime nommé désir*, Grasset, Paris. – Pour une approche analytique, lire : ROSOLATO G. (1987) : *Le sacrifice*, PUF, Paris.

d'autres vies. De même[1] : « *Dans les mythes, le bouc émissaire est divinisé parce qu'il efface et fonde des communautés autour de sa fausse transcendance, fournissant ainsi un modèle aux rituels et un contre-modèle aux interdits. Dans les Évangiles au contraire, le bouc émissaire est divinisé parce qu'il se révèle lui-même en tant que bouc émissaire, en tant que victime condamnée à tort. Jean-Baptiste désigne en Jésus l'agneau de Dieu, expression qui a le même sens que notre bouc émissaire moderne mais qui est supérieure parce qu'elle implique l'innocence de la victime, pas nécessairement impliquée dans l'idée du bouc.* » Malgré l'existence d'éternelles « chasses aux sorcières », « *il faut espérer que la révélation pleine et entière du mécanisme victimaire le démystifiera peu à peu au point de l'enrayer* » écrit Jean-Michel Oughourlian[2], psychiatre à l'*American Hospital of Paris*, et professeur de psychopathologie clinique à l'Université de Franche-Comté, qui résume ci-après la théorie de la victime émissaire.

L'hypothèse victimaire ou la théorie de la victime émissaire

J.-M. Oughourlian

La question-clé est de savoir comment il se fait que l'espèce humaine existe ! Plus précisément, comment les humains ont-ils réussi à survivre à leur propre violence ? Comment les communautés primitives ont-elles pu survivre, quand on sait que les hommes se battent entre eux — pour les femmes, la nourriture, le territoire —, que la moindre blessure peut s'infecter entraînant gangrène ou septicémie et que chez les humains ces luttes ne se terminent qu'avec la mort d'un des antagonistes, contrairement à ce qui se passe chez les animaux ?

Les animaux en effet ne s'entretuent pas. Leurs conflits d'appropriation — portant sur le territoire, les femelles, la nourriture — sont programmés, prévus, réglés d'avance si l'on peut dire par ce que les Anglo-saxons appellent les « *dominance patterns* ». On pourrait traduire cela par « structures des comportements de dominance ». Il s'agit en fait de programmes génétiques dont ces animaux sont porteurs et qui organisent leur comportement conflictuel ainsi que la résolution de ces conflits : le loup vainqueur mordille la jugulaire de son adversaire vaincu qui la lui tend en signe de soumission, mais il ne la sectionne pas d'un coup de dent. Le loup vaincu se retire alors, abandonnant le territoire, les femelles et le leadership de la horde au loup vainqueur. Chez l'animal, donc, la génétique gouverne et « ritualise » en quelque sorte les conflits de manière à éviter que l'escalade de la violence ne conduise à la mort.

L'homme n'est équipé génétiquement d'aucun programme pour gérer ces conflits et ceux-ci se terminent volontiers par la mort du vaincu. Dans les sociétés primitives, la mort du vaincu est immédiate, mais le vainqueur — pour peu qu'il ait été blessé — peut très bien mourir quelques temps plus tard à la suite de ses blessures. Si l'on ajoute à cela le processus de vengeance, l'intervention des amis et parents des deux protagonistes, toute la communauté va s'exterminer et l'on voit mal dans ces conditions comment ces sociétés primitives ont pu survivre à leur propre violence et comment l'espèce humaine a pu se développer.

C'est à cette question que s'est attaché René Girard, d'abord dans « *La violence et le sacré* » puis dans « *Des choses cachées depuis la fondation du monde* ». Son hypothèse de départ était qu'il fallait bien qu'il y ait un mécanisme permettant d'éviter la violence aveugle et généralisée dans les communautés primitives et que, si ce mécanisme n'était pas naturel et génétique, il devait être culturel et psycho-social.

René Girard part de l'hypothèse que la genèse du conflit est *mimétique* : les conduites imitatives sont universelles et président à l'apprentissage de la parole et du geste. L'imitation d'une conduite acquisitive, elle, est la source de tous les conflits. Tel singe porte la main sur une banane et se l'approprie. En l'imitant, un autre singe porte la main sur la même banane et cherche donc à l'arracher au premier : le conflit s'amorce. Cette imitation d'une conduite acquisitive a été appelée par René Girard la *mimésis d'appropriation*. Dans une communauté primitive, cette forme de mimésis porte sur tout : les aliments, les objets, les femmes. La mise en jeu de la mimésis d'appropriation à propos de chacun de ces éléments entraîne le conflit mimétique et la violence. L'attraction mimétique du conflit violent s'exerce alors sur tous les autres membres de la communauté qui prennent fait et cause pour chacun des adversaires.

1. GIRARD R. (1996) : « *Désymbolisation et modernité* », interview réalisée par Q. Debray & M. Zafiropoulos, Synapse, 127, 13-25.
2. OUGHOURLIAN J.-M. (1991) : « *Le mécanisme victimaire et la fonction du bouc émissaire* », Psynergie, 12-15.

Bientôt la violence s'étend et gagne la communauté tout entière : c'est ce que René Girard appelle la *violence indifférenciée* dont il affirme qu'elle correspond à une *crise sacrificielle*.

Cette crise sacrificielle ne peut se résoudre que par un sacrifice, mais faut-il encore que ce sacrifice rassemble toute la communauté et la réunifie. René Girard fait l'hypothèse que durant la bagarre, deux participants vont par hasard porter leurs coups sur un troisième. Ce que voyant un quatrième portera mimétiquement ses coups sur ce troisième, puis un cinquième imitera les trois premiers et ainsi de suite : la *mimésis de l'antagoniste* finira par réunir toute la communauté contre un seul de ses membres, le plus souvent désigné par le hasard. Cette victime, unanimement et collectivement mise à mort, va s'effondrer et absorber en elle en quelque sorte toute la violence de la communauté : tous les belligérants qui portaient leurs coups sur la victime se retrouvent sans adversaire, le calme fait place à la fureur, le silence au tumulte : la communauté tout entière, rassemblée autour du cadavre de la victime, considère qu'un miracle vient de se produire et porte la paix revenue au crédit de la victime.

La victime semble avoir absorbé la violence de toute la communauté et l'avoir emportée avec elle ailleurs. Dans un ailleurs d'où très rapidement on va penser qu'elle était venue tout exprès pour sauver cette communauté : une divinité est née ! La violence a quitté la communauté et a été évacuée vers un ailleurs qui est le séjour de la divinité : deux espaces distincts existent : un espace *profane*, celui où vit la communauté apaisée et un espace *sacré*, séjour du Dieu qui l'a visitée. La violence de la communauté a été tout entière évacuée vers cet espace sacré et ce miracle a été réalisé par le sacrifice du Dieu. À partir de ce *meurtre fondateur*, mise à mort collective de la *victime émissaire*, va se structurer un dedans et un dehors, un ici et un ailleurs, une violence dangereuse à l'intérieur de la communauté et un sacré protecteur à l'extérieur. Toutes les différences, tous les signifiants, nous dit René Girard, vont sortir de cet événement fondateur de la Culture qui est le meurtre fondateur, celui de la victime émissaire.

Fondement de la Culture, la victime émissaire va fonder ce qui protège toutes les sociétés primitives : le Religieux. Ce phénomène consiste pour chaque société à organiser sa survie en recourant à trois mécanismes qui sortent du meurtre fondateur : les mythes, les rites et les interdits.

Les *mythes* racontent l'histoire des origines, de la fondation de la culture. Cette histoire est toujours celle d'un lynchage, mais racontée par les lyncheurs et donc transfigurée en un épisode épique, celui d'un Dieu visitant une communauté désemparée et lui laissant en partant sa paix et ses recommandations. D'autres mythes, tout autour de la planète, sont plus remaniés et plus obscurs mais il est bien rare que l'on n'y retrouve pas la séparation entre tous d'un côté et un individu isolé de l'autre.

Les *rites*, eux, prescrivent ce qui est interdit en temps normal. Il créent un temps exceptionnel, un temps sacré, au cours duquel les différences sont autorisées à s'abolir. Les rites « jouent avec le feu » en recréant une crise sacrificielle. Mais ils ne la recréent pas pour elle-même mais pour sa résolution : ils se terminent par un sacrifice collectif humain pour les plus archaïques, puis animal et enfin symbolique pour les plus modernes. C'est ce sacrifice qui commémore le sacrifice fondateur, qui renforce le religieux et renforce les structures de la société.

Enfin les *interdits* ou *tabous* portent sur les objets ayant vraisemblablement entraîné les premières dissensions, le premier conflit. Ce sont bien sûr les objets les plus proches : les femmes de la communauté, les parentes, les mères et les sœurs, et aussi les aliments, les fruits et les légumes produits par la communauté elle-même. Le religieux va prescrire de les interdire à l'usage interne de la communauté mais de les échanger avec des femmes et des produits de communautés voisines. L'interdit est ainsi à l'origine du commerce et de l'échange. Il est aussi facile de comprendre ici pourquoi les tabous les plus répandus sur la planète sont ceux de l'inceste et du parricide.

Telle est rapidement résumée la théorie de la victime émissaire de René Girard. Elle me semble très féconde et l'on retrouve dans toutes les cultures, y compris la nôtre, des tentations incessantes pour découvrir un bouc émissaire qui serait responsable de tous nos maux.

2.2. La seconde victimologie

Les recherches portant sur la typologie victimelle, l'existence d'une « personnalité victimelle » (en référence aux travaux relatifs à l'hypothétique « personnalité criminelle »), ou encore la responsabilité de la victime dans la dynamique criminelle, bien qu'ayant passionné les criminologues, ne semblent finalement apporter que peu de choses à la compréhension du fait victimel. Pour avancer vraiment, la victimologie se devait d'avoir un regard aussi neuf que possible sur les problèmes en jeu, et donc devait se départir de cette démarche, qui a trop longtemps présidé à l'étude du criminel. De plus, s'agissant d'une recherche appliquée, elle était redevable à la société, sinon de résultats, du moins d'hypothèses efficientes de travail. C'est donc dans cette nouvelle optique que s'est progressivement élaborée la *seconde victimologie,* décrite ici dans ses principales applications cliniques.

2.2.1. Quelques exemples de recherche en victimologie clinique contemporaine

T. Albernhe

Les victimologues modernes étudient d'une part les mécanismes interactifs du couple criminel-victime, et tentent d'autre part de replacer l'agression et le dommage dans leur contexte d'origine. Ils s'intéressent non seulement au devenir de la victime mais aussi à celui du criminel, étant entendu qu'un criminel peut devenir une victime à son tour, et qu'une victime peut également adopter un comportement criminel, le contexte étant parfois à l'origine de cette interversion des rôles. C'est ainsi qu'ont pu être dégagés un certain nombre de concepts, supports de la réflexion en matière de victimologie en cette fin de siècle. Nous en survolerons simplement quelques-uns, à cause de l'intérêt pratique clinique qu'ils peuvent avoir.

Les recherches de victimisation

La *victimisation* ou *victimation* est l'étude scientifique, dans un souci de *victimologie clinique,* de facteurs facilitant le *fait victimel* (au sens du *fait criminel,* mais en quelque sorte ici inversé). La compréhension, en profondeur, d'une situation victimelle ne peut en effet faire l'impasse sur l'analyse du contexte victimogène. Mais il est également possible de considérer la victimisation comme étant l'ensemble des facteurs communs à toutes les victimes, et pas seulement aux victimes d'actes criminels.

Les travaux de Vasile V. Stanciu, résumés dans son ouvrage « *Les droits de la victime* » (1985) constituent un exemple remarquable de réflexion à dominante sociologique et pénaliste (faut-il y voir la marque de Enrico Ferri ?) en matière de victimisation criminelle[1].

Les facteurs pro-agressifs sont situés, nous l'avons vu [II, § 3.], sur plusieurs plans, évidemment non exclusifs les uns des autres : facteurs biologiques et physiques (âge, sexe, etc.), psychologiques et psychopathologiques, sociaux et culturels. Ils permettent d'isoler des individus-cibles, points d'appel d'agresseurs en recherche[2]. Ils concluent parfois à l'existence d'une certaine *typologie victimelle,* laquelle présente en fait un intérêt davantage historique que pratique (au sens de : préventif[3]).

---

1. Cf. en particulier son enquête empirique sur « *La criminalité à Paris* » (1968), dans laquelle se trouvent analysés les facteurs de victimisation, à partir de variables telles que l'âge, le sexe, l'origine culturelle, des criminels et des victimes, ainsi que les « niches d'agressivité » en fonction de zones urbaines ou suburbaines, etc. C'est évidemment le souci de prévention qui a guidé ces travaux et en constitue l'intérêt essentiel. Cette étude de terrain débouchera sur une conception plus générale des rapports complexes criminel-victime, dans lesquels l'un est rarement tout blanc et l'autre tout noir...
2. L'idée de départ était en effet de considérer la victime comme une cible (*target*), recherchée de manière sélective par le criminel. La concrétisation du fait criminel semble dépendre de l'*adéquation* qui existe entre le criminel d'un côté et la victime de l'autre, mais aussi des tiers, lesquels peuvent, par leur attitude, renforcer tel ou tel comportement.
3. Encore que le repérage d'un contexte ou d'une situation (par exemple professionnelle) à risque peut justement concourir à réduire ce risque d'agression (cas des chauffeurs de taxi, par exemple, qui se sont peu à peu organisés collectivement pour essayer de trouver des parades aux agressions nocturnes particulièrement nombreuses dont ils sont victimes en milieu urbain).

Les relations criminel-victime

On a cru pouvoir trouver le ressort de la victimisation dans l'étude des relations intersubjectives entre les criminels et leurs victimes. Des nombreuses études consacrées à ce sujet, il ressort quelques idées-force :

■ Criminel et victime se connaissaient souvent déjà avant l'agression (ce qui a pu faire dire qu'il y avait finalement davantage de risque de se faire agresser chez soi par un membre de sa propre famille ou de son entourage que dans la rue par un inconnu...) ; plaide en faveur de cette thèse la fréquence des actes de maltraitance infanto-juvénile [III, § 3.1.], ainsi que les abus de personnes âgées [III, § 3.2.]) ; les résultats des enquêtes de police montrent en effet que la criminalité de hasard est rare (phénomène dit de la *criminalité de proximité*).

■ Le criminel utilise souvent la victime sinon pour se déculpabiliser, du moins pour se justifier. Il use à cette fin de plusieurs moyens : négation ou réification de sa victime, dévalorisation par humiliation, torture, etc. Cette stratégie inconsciente de déculpabilisation a d'autant plus de chances d'aboutir que la victime apparaissait au criminel, dans sa construction intime du monde, comme étant déjà coupable (cas des tueurs en série de prostituées, par exemple).

■ Les relations criminel-victime sont donc particulièrement complexes, et ne peuvent valablement se comprendre que si l'on possède une *vision systémique* des acteurs en présence et du contexte [II, § 3.6.3.]. Le recours à une *instance tierce* s'avère donc indispensable pour débloquer une situation de dangerosité, éviter la survictimisation, limiter la revendication agressive et la vengeance de la victime, canaliser la culpabilité éventuelle de l'agresseur. Parlant du phénomène de la maltraitance infantile, Liliane Deltaglia[1] conclut que « *[le] désir de vengeance de la victime et [la] culpabilité de l'agresseur ne peuvent devenir réparateurs que s'ils sont socialisés, transférés sur une instance tierce qui se chargera de les réaliser : c'est l'appel à la justice.* »

Une tout autre question est celle des victimes multiples, dans le cas de guerres ou de groupes poussés au suicide (par exemple par idéologie mystique, dans le cadre d'une secte). Une approche psycho-sociologique du problème s'avère alors nécessaire [III, § 3.7.].

La vulnérabilité

La vulnérabilité, générale ou spécifique, à la victimisation s'étudie à partir de la propension à devenir victime (« *proneness* »), concept découlant de la constatation, fort ancienne, selon laquelle certains individus, plus que d'autres, deviennent des victimes d'agressions, parfois même de manière relativement stéréotypée, et donc prévisible. Ils dépassent ainsi la probabilité objective normale de devenir victime, en fonction bien sûr du contexte (zone urbaine ou rurale, et d'une manière générale des variables socio-démographiques du moment). Se dégage ainsi un nouveau concept, dont le fondement théorique peut être recherché dans la théorie de jeux :

■ Celui du *risque de victimisation,* pour un individu donné, et qui s'étudie par la probabilité d'être agressé. Le risque de victimisation, lorsqu'il est correctement estimé, permet d'esquisser une prévisibilité.

■ Celui du *risque différentiel,* pour un groupe d'appartenance, c'est-à-dire une catégorie de population donnée.

L'étude de ces deux risques peut conduire au repérage typologique de populations particulièrement menacées. Les facteurs en jeu ici sont extrêmement variables ; ils sont d'ordre économique (pouvant expliquer la victimisation des populations en situation de grande précarité), d'ordre social (par exemple liés au statut d'émigré), ou encore individuel (retard mental, situation de handicap, etc.). L'intérêt des enquêtes macro-victimologiques est ici lié au dépistage de ces populations vulnérables, dans un souci évidemment préventif.

Un autre problème est celui de l'*anxiété liée à la victimisation.* Il est bien connu que la victimisation, lorsqu'elle fait l'objet non plus d'une étude objective comme jusqu'à présent, mais d'une étude subjective, pose la question de la juste *estimation* de la dangerosité (cette dernière pouvant être très largement surestimée par un individu qui devient victime car

---

1. DELTAGLIA L. (1993) : « *La réparation* », in : P. Straus et M. Manciaux dir. : *L'enfant maltraité,* Fleurus, Paris.

l'agresseur — en recherche de sa victime — repère cette peur et n'est que plus motivé pour attaquer) [I, § 1.3.4.]. Cette anxiété constituera donc en elle-même un facteur important de victimisation, en même temps qu'elle entretiendra la victime dans son état et sa souffrance. Le rôle du psychiatre sera ici particulièrement important, ne serait-ce que pour amener la victime à reprendre confiance en elle-même, afin de ne pas se trouver en position de survictimisation.

De nombreuses études ont eu lieu ces dernières années, en santé mentale, sur le thème de la vulnérabilité. Cette notion a même parfois failli remplacer celle, plus ancienne mais ô combien décriée, de prédisposition (à la différence que la vulnérabilité peut être acquise, par exemple accidentellement). Le problème reste cependant entier : s'il est facile de constater, études épidémiologiques à l'appui, l'existence chez certaines populations, d'un manque de résistance au stress ou aux attaques de toutes sortes, il s'avère en revanche particulièrement hasardeux d'avancer en pareil domaine des théorisations qui, par leurs enjeux latents, ne feraient que confirmer « la force du préjugé », selon la jolie formule de Pierre-André Taguieff[1]. En matière de criminologie, déjà von Hentig avait noté que le statut de malade mental accroissait le risque d'être victime d'agression physique (cela est évident pour les patients alcooliques ou toxicomanes) [I, § 1.2.1.].

La répétition

Gabriel Tarde avait insisté sur l'importance de l'*imitation* dans la socialisation (cf. sa *loi d'imitation*). René Girard a par la suite développé brillamment cette idée en en faisant la base même de sa théorie mimétique [III, § 2.1.2.4.]. La récidive victimale a également été étudiée sur le plan théorique par Vasile V. Stanciu.

Dans le domaine de la maltraitance infantile [III, § 3.1.], ou dans celui, très voisin, des abus sexuels [II, § 1.2.5.6.], il est clairement établi que l'agresseur a souvent été lui-même dans son enfance maltraité ou abusé. Mais ceci ne saurait en aucune façon excuser cela, ni même l'expliquer vraiment, eu égard au grand nombre de paramètres en jeu dans l'histoire personnelle et familiale de chacun. Tel est d'ailleurs le grand reproche adressé à la victimologie clinique : celui de n'avoir pas encore d'assise théorique suffisante. Mais la victimologie, parce qu'elle est une discipline en constant remaniement, donne justement l'espoir, non d'un athéorisme — illusoire — mais d'une ouverture à de nombreux courants de pensée qui concourent à la fonder.

Le phénomène des *victimisations multiples* reste assez mystérieux, bien que deux grandes pistes de recherche aient été dégagées :

- la victime survictimisée peut se trouver pluri-agressée à cause d'une vulnérabilité particulière perçue par des agresseurs potentiels qui ne seraient d'ailleurs peut-être pas passés à l'acte si la concrétisation n'avait été aussi facile ; il en est ainsi de certains malades mentaux qui constituent des victimes toutes désignées (victimes-cibles) et dont la façon-d'être-au-monde est la victimité [I, § 1.2.1.] ;
- la surexposition involontaire au crime peut également générer des crimes à répétition (par exemple dans le cas de vols à main armée [II, § 1.2.3.2.]).

Sur un tout autre plan, la répétition peut concerner le va-et-vient entre le statut de criminel et celui de victime (comme chez l'alcoolique, par exemple). Le goût du risque peut en effet tout aussi bien conduire à la délinquance qu'à la victimisation.

Les réactions à la victimité

Il importe ici de faire nettement la distinction entre les réactions de la victime elle-même face à sa victimité, et les réactions des tiers, c'est-à-dire ici de la société. Cette dernière considère, dans le système pénal classique, que la participation de la victime au crime peut être reconnue et officialisée en cas d'excuse de provocation, de légitime défense, et d'une manière générale de tout acte ou comportement de la victime qui aurait pu être susceptible de prouver l'existence de circonstances atténuantes. Quelques schèmes comportementaux particuliers peuvent être décrits :

- *L'abstention* : une victime peut s'abstenir de réaction sociale contre-agressive, c'est-à-dire refuser d'entrer dans un commentaire, procédural ou pas, de ce qu'elle a subi (ce qui

1. TAGUIEFF P.-A. (1988) : *La Force du préjugé. Essai sur le racisme et ses doubles*, La Découverte, Paris.

ne signifie pas qu'elle n'a aucun avis sur la question) : simplement elle n'en fait pas état, gardant justement ses « états d'âme » pour elle seule ou ses proches. Cette attitude peut être parfaitement consciente, volontaire et stratégique, témoignant par exemple d'une peur intense de représailles de la part de l'agresseur ou de ses complices, ou bien totalement dépasser la victime qui se mure dans un silence lourd de sens, dont la profondeur reflète l'importance du traumatisme psychique subi (en cas de mutisme dû à un viol, par exemple, ou en cas de décompensation psychotique avec sidération catatonique lors d'actes de torture ou de guerre). Ailleurs, l'abstention s'explique par un sentiment de culpabilité de la victime, laquelle devient particulièrement ambivalente (au sens de : bipolarité affective) envers l'agresseur, par exemple lorsqu'elle a induit ou provoqué un acte qui l'a ensuite dépassée (pensons par exemple à une relation sexuelle sadomasochiste qui « tourne mal »). Au plan psychopathologique, rappelons que Sandor Ferenczi a particulièrement étudié le mécanisme de l'identification à l'agresseur, la victime pouvant prendre à son propre compte la culpabilité de ce dernier[1]. Ce n'est parfois que fort longtemps après l'événement vital traumatique que la victime peut enfin en parler, gardant parfois le silence total — sur cet événement-là, spécifiquement — pendant des années (pensons aux rescapés des camps de concentration nazis [III, § 3.3.] ou aux mineurs victimes d'inceste [II, § 1.2.5.6.]). Seule une prise en charge hautement spécialisée, avec des techniques très particulières (par exemple d'inspiration hypnotique [IV, § 2.1.7.]), peuvent espérer amener la victime à rompre ce silence, en dissociant peu à peu la charge affective du contexte qui l'a créée.

■ *Le pardon :* le pardon accordé par la victime à son agresseur a longtemps eu tendance à minimiser, voire à annuler, la sanction (par ailleurs méritée). C'est pourquoi il importe de nettement différencier le *pardon authentique* (dont le pardon chrétien représente le paradigme, en théorie...) du *faux pardon*, mû par une stratégie délibérée d'abstention anxieuse ou de vengeance camouflée (un peu comme si les questions du mensonge et de la simulation — traditionnellement soulevées à l'encontre du criminel — se retrouvaient posées ici pour la victime). La question — peut-être davantage métaphysique que psychiatrique — est de savoir s'il est nécessaire qu'une victime pardonne pour véritablement guérir. L'expérience en tout cas montre que le soulagement ne survient qu'au prix d'un travail personnel souvent considérable, lequel peut, de surcroît, conduire au pardon de l'agresseur, sans que cela en constitue la finalité véritable. Si certaines victimes arrivent à pardonner à leurs bourreaux, pour d'autres cette question paraît totalement absurde. Prenant l'exemple des femmes violées, Jean Bergeret[2] estime que « *ce qui a pu laisser les traces les plus pénibles à effacer en elles-mêmes par la suite résiderait sans doute dans le fait qu'après de très réels et très sincères mouvements de refus, elles auraient pu, à partir d'un certain moment, éviter d'éprouver finalement un orgasme qu'elles ne désiraient pas, dont elles n'ont pu nier l'évidence du plaisir* », vécu « *de viol d'intimité narcissique et sexuelle à la fois, physique et imaginaire en même temps, au sein d'une violence comportementale très régressive qui aura profondément marqué la victime, et c'est cet ensemble de vécus de brutalité qu'elle ne pourra plus pardonner par la suite à son agresseur.* »

■ *La compensation* : l'idée d'une *compensation* pour préjudice subi est fort ancienne, et semble remonter à l'établissement de la notion sociale de *contrat* (bien avant que Jean-Jacques Rousseau ne s'empare de ce concept...) ; la non-réalisation du contrat, en tout ou partie, octroyait une compensation, par exemple sous forme de gage financier (théorie de l'engagement). Selon les époques, la compensation a pris de multiples formes (financière, le plus souvent, mais parfois plus subtiles : « don » de temps de travail ou d'animal, promesse de mariage, accord commercial, etc.). Le préjudice subi était savamment évalué, de même que les moyens, et le style, de la compensation. Il ne s'agissait pas à proprement parler d'une *réparation*, en ce sens que, contrairement par exemple à une maison pouvant être reconstruite par son incendiaire, l'agresseur « payait » ici sur un autre plan que sur celui de son agression. Pour ce qui nous intéresse ici, la question est de savoir si les malades mentaux bénéficiaient d'un « traitement de faveur » dans le principe de la réparation des torts qu'ils avaient causés à autrui. Cette question renvoie évidemment à l'idée que se fait une société de la *responsabilité*

---

1. Dans la cas du « syndrome de Stockholm » par exemple, le soutien massif de certains otages génère des schèmes comportementaux paradoxaux, pouvant s'expliquer en partie par cette *théorie de l'identification à l'agresseur.*
2. BERGERET J. (1995) : « *Les délinquances dites sexuelles. Le point de vue du psychanalyste* », Nervure, 8, 7, 62-77.

de tels sujets [IV, § 1.1., ainsi que le texte de P. Rappard]. Dans notre système juridique actuel, la *responsabilité civile* demeure quand bien même la *responsabilité pénale* disparaît ou est amoindrie, ce qui a pour effet de dissocier la sanction (au niveau pénal) de la réparation (au niveau civil).

2.2.2. Les remaniements psychiques liés à la victimité

Raphaël Nassif, psychiatre au Centre Hospitalier de Béziers, étudie les remaniements post-traumatiques de la personnalité de la victime, débouchant sur ce qu'il appelle une « *pathologie du Moi victimaire* ».

Les modifications de la personnalité liées à la victimité

R. Nassif

Il est concevable d'appréhender la genèse de l'événement asgressogène selon deux modalités : la première correspond à l'existence éventuelle chez la personne d'une prédisposition à la victimité (névrose d'échec, névrose de destinée, masochisme, culpabilité, autopunissabilité, passivité...) ; la seconde est celle où l'individu est peu apte ou peu porté à se défendre (pour des raisons physiologiques, psychologiques, morales ou pathologiques) et se trouve particulièrement victimisé (c'est le cas de l'enfant, du vieillard, du handicapé physique et mental, de la femme, du soignant, où la notion de risque de récidivisme victimaire est primordiale).

I. Considérations préalables

A. La notion d'événement traumatique

La définition du concept de traumatisme fait référence à des éléments de personnalité. Ainsi, le traumatisme psychique serait une perturbation de l'équilibre psychologique liée à un événement déterminé dont les conséquences sont susceptibles de s'organiser en un bouleversement momentané ou durable, superficiel ou profond dans le fonctionnement psychique d'un individu. Il pourrait, par *un phénomène de résonance*, induire une mise en échec des mécanismes de défense habituellement efficaces. Hormis sa violence, sa brutalité d'apparition et son exception, le traumatisme psychique pourrait agir par *sommation*, par *effet écran* (quand son pouvoir pathogène semble secondaire au ralliement d'un événement antérieur) ou par *effet quiescent* (se rapportant à des expériences d'angoisse durant l'enfance). Dans la nouvelle nosographie anglo-saxonne, le traumatisme psychique est assimilé au simple *stress*. L'*axe IV* du DSM-IV fournit une échelle de sévérité des facteurs de stress psychosociaux ayant pu induire l'apparition d'un nouveau trouble mental ou ayant aggravé une pathologie psychique préexistante. Les événements tels qu'une agression, un viol ou une torture obtiennent les degrés les plus sévères de cette échelle, qui sont quantifiés d'extrêmes et de catastrophiques. Ces événements ont un caractère d'exception et confrontent à l'idée de la mort.

B. La notion de prédisposition et de facteurs pro-agressifs

La notion de *fragilité psychologique* semble être un facteur important dans la genèse des altérations psychiques d'étiologie traumatiques. Faergeman (1963) explique leur psychogenèse par la conjonction de trois facteurs : la constitution, le traumatisme psychique et le conflit intra-psychique. Plus tard, Ferenczi (1970) ajoute que *tout événement extrême peut induire des troubles psychologiques chez tout individu, ceci quelles que soient ses prédispositions personnelles ou familiales.* L'hypothèse d'une éventuelle prédisposition met l'accent sur certains traits de personnalité, de caractère ou certains types ou anomalies du comportement (immaturité affective, hyperémotivité, présence d'un trouble anxieux, troubles des conduites pendant l'enfance, une vulnérabilité aux événements, l'imprudence, la négligence, la baisse de l'esprit critique, la confiance immodérée, la méfiance pathologique, caractère extraverti, les aventuriers sexuels, l'homosexualité...) ou certaines caractéristiques psychosociales (difficultés d'insertion, bas niveau socio-éducatif, l'isolement par avarice, cupidité et vénalité, manque d'autonomie...) ou certains facteurs familiaux (hypothèse génétique) ou bien des antécédents somatiques (alcoolisme, malnutrition...) qui favoriseraient le passage à l'acte agressif et provoqueraient des événements traumatisants pour la personne (Breslow *et al.*, 1991). H. Ey parle de *montage fonctionnel interne*. Les traits préalables de sensibilité à l'anxiété et les sujets dysthymiques anticiperont plus facilement le retour de l'événement qui les laissera alors impuissants. Le viol, par exemple, sur des femmes ayant une conception rigide d'un monde stable, juste et toujours prévisible est particulièrement catastrophique du point de vue psychologique, car « *elle ne méritait pas une telle injustice* », puisqu'elle considérait le monde comme juste. Cette situation vulnérable peut aboutir à des colères pathologiques, des réactions de revendication, d'agressivité, des comportements paranoïaques et des états dépressifs qui succéderont aux états d'inhibition (sociale et sexuelle), ayant un même substratum : la culpabilité et la honte de l'horreur.

Il existerait, par ailleurs, une forte corrélation entre le fait d'avoir été délinquant et le fait d'être victime de façon anormalement répétitive. Il est vraisemblable que les personnalités immatures ou psychopathiques ont souvent des difficultés d'adaptation à un environnement agressif où les repères habituels n'existent plus. Certains violeurs pédophiles, par exemple, sont violés à leur tour dans leurs cellules de prison par un ou plusieurs autres détenus. Les enfants violés tenteront la revictimation à leur âge adulte, soit en répétant cette violence apprise, soit ils la subissent constamment.

C. La notion d'état antérieur

L'intérêt porté aux altérations psycho-traumatiques a été grandement relancé grâce au Syndrome de Stress Post-Traumatique (*Post-traumatic stress disorder, PTSD*). Anciennement appelé névrose traumatique, son éclosion est, *a priori*, indépendante de la personnalité antérieure de la victime. La notion de complications *psycho-traumatiques spécifiques* fut introduite dans le nouveau barème des pensions militaires paru au Journal Officiel du 12.01.1992. Toutefois, le rôle d'un état antérieur reste posé. Le J. O. du 12.01.1992 fait en effet apparaître le Guide-barême pour la classification et l'évaluation des troubles psychiques de guerre. Il fait état de l'existence d'aucun état pathologique antérieur, ni d'aucune vulnérabilité antérieure en rapport avec la survenue de ce syndrome. Elle pourrait *simplement assombrir son pronostic*.

Cependant, l'étude de Steptœ (1989) a démontré, en s'appuyant sur des concepts cognitivo-comportementaux, que les facteurs de personnalité ont une influence sur certaines phases du processus de réaction au stress. Il a aussi insisté sur l'incidence des facteurs sociaux et culturels. D'où son hypothèse qu'une personnalité antérieure marquerait fortement le *PTSD* de son empreinte clinique (une personnalité hystérique pourrait présenter des signes typiquement hystériques), ou qu'une accentuation des traits de caractère soit émise. Il est des cas où un nouveau traumatisme vient réveiller un traumatisme ancien, renforçant ainsi la réorganisation névrotique.

D. La notion de *coping behaviors*

Il s'agit de comportements adaptatifs d'ajustement justifiant l'appellation de *lutte anti-agressive*. Le coping est appréhendé dans une perspective de défenses psychologiques habituellement mises en jeu par l'individu confronté à un événement potentiellement agressogène. Selon la modifiabilité et la contrôlabilité de la relation individu-environnement, Folkman (1984) a décrit la notion de *Coping Centré-Sur-Le-Problème* quand cette relation est perçue comme modifiable, et la notion de *Coping Centré-Sur-L'émotion* quand la situation est reconnue comme incontrôlable. Les efforts de *Coping Centré-Sur-Le-Problème* peuvent être liés aux sentiments de perception de contrôle sur une situation stressante, tandis que les efforts de *Coping Centré-Sur-L'émotion* peuvent être liés à des signaux internes de détresse émotive. En termes de vulnérabilité, l'anxiété peut être consécutive à des expériences précoces devant une perte de contrôle sur son propre environnement. La vulnérabilité psychologique combinée à une vulnérabilité biologique, déclenchée par une situation stressante, peut être déterminante pour faire resurgir durablement un trait anxieux (Côté et al.) régulièrement retrouvé chez les victimes ayant subi une agression.

II. Phénoménologie psychodynamique

L'analyse des phénomènes psychologiques succédant à un traumatisme psychique a été initiée par la théorie de S. Freud sur *la séduction* et son concept de *névrose traumatique*, et l'apport de S. Ferenczi sur l'importance du *facteur traumatique*. Les travaux de M. Klein sur les expériences du développement de l'enfant sur le plaisir et le déplaisir sont d'un apport intéressant.

S. Freud situe la *séduction* à un niveau événementiel d'ordre sexuel vécu passivement par la personne, phénomène générateur de traumatismes liés à cette passivité. Toutefois, la réalité psychique contiendrait des constructions fantasmatiques dans l'enfance, produisant parfois des scènes de séduction qui donneraient à l'acte sexuel subi le sens d'une *reviviscence* de ces scènes fantasmées (qu'on retrouve chez les victimes d'agression sexuelle). Les symptômes observés après le traumatisme seraient la conséquence de l'effroi et du sentiment que *la vie est menacée*. Autrement dit, le traumatisme qui envahit la vie psychique de la victime incapable d'investir le monde extérieur, serait maîtrisé et abréagi par le symptôme. Au-delà du fantasme de la séduction, Freud développe la théorie pulsionnelle. Il place l'agressivité à un niveau primaire dans le développement psychique durant l'enfance. Les pulsions sexuelles s'engageraient ainsi dans la voie du sadisme (domination et humiliation de l'autre) ou de son renversement masochiste (contre le sujet lui-même). Freud lie alors la notion de masochisme à celle de la pulsion de mort. Il développe le concept de *masochisme moral* qui pourrait évoquer la participation inconsciente au processus de victimation, par besoin d'autopunition.

S. Ferenczi s'appuie sur l'importance de l'origine extérieure du traumatisme. Selon cet auteur, *une commotion physique est toujours psychique*. Il met l'accent sur le traumatisme sexuel comme facteur pathogène potentiel par sa soudaineté, la fausse réassurance et la surestime de soi « *qu'une telle chose ne pouvait pas arriver* ». Il s'en suit une déconnexion de la perception, laissant la personnalité livrée à elle-même sans aucune protection. Il évoque le processus de *clivage* en attribuant le sentiment de culpabilité des victimes au phénomène de l'identification à l'agresseur. Il en résulterait des névroses et des psychoses. D'autre part, il avance l'idée que *des facultés nouvelles apparaissent à la suite d'un choc... une angoisse de mort...* activant des dispositions latentes, non encore investies, qui attendent leur maturation en toute quiétude.

M. Klein met en avant la charge des expériences douloureuses dès la naissance restant quiescentes dans la mémoire affective de la personne, mais aussi dans ses fantasmes. Elle assimile le travail psychique de l'enfant à une sorte de libération de tous ces fantasmes agressifs qu'elle qualifie de *pénétrants* (l'air dans les poumons, le lait dans la cavité buccale, la section du cordon ombilical...). Tout traumatisme viendrait défaire ce travail comme une *effraction*. La réparation du corps devra retracer tous les stades douloureux décrits antérieurement.

L'irruption de l'événement traumatique aurait des conséquences psychopathologiques ou psychosomatiques plus ou moins graves. La mise en acte des nouvelles conditions de remémoration du traumatisme initial, silencieux jusque-là, se réorganiseraient à l'occasion d'un renforcement par un nouvel événement contenant un matériel désorganisateur, qui donnerait au traumatisme initial une portée pathogène particulière (Bergeret & Decourt, 1993). Il pourrait s'agir d'une *remise à l'épreuve du Moi* dans son prolongement narcissique (Freud). Selon Freud (1921), la fixation au traumatisme serait le mécanisme essentiel et permanent de la réorganisation de la personnalité. *Le fait traumatique* — agressogène — *fixe le sujet dans une régression narcissique* avec dépendance d'autrui, inhibition, réduction des activités et des intérêts, abandon des centres d'intérêts antérieurs, baisse ou inhibition de la sexualité. Cette réorganisation comporte à la fois une dépendance passive et des revendications de considération et de réparation (Charlot, 1992). Le traumatisme pourrait, dans une autre mesure, déclencher *un blocage des fonctions du moi* (Fenichel, 1953). Cet ébranlement est susceptible d'induire des troubles allant de la simple angoisse diffuse jusqu'à la véritable panique, en passant par la dépersonnalisation et le développement d'états mélancoliques. De ce fait, la personnalité traumato-névrotique n'est pas un type de personnalité constitutionnelle. Elle porte le plus souvent une étiologie bien définie dans le temps et dans l'espace.

III. Phénoménologie clinique

Le changement de personnalité se développe après l'expérience catastrophique. Les modifications durables de la personnalité (la durabilité est définie par une présence d'altération psychique depuis au moins deux ans) sont généralement consécutives à un traumatisme psychique d'une intensité telle qu'il n'est pas nécessaire d'invoquer une vulnérabilité personnelle pour rendre compte de l'impact sur la personnalité. Il est précisé qu'à la suite d'une exposition à un *stress extrême* ou *catastrophique* (APA/DSM-IV, 1996), il peut être observé des troubles dissociatifs caractérisés par une altération soudaine et transitoire de l'identité ou des fonctions normales de la conscience ou du comportement moteur, un changement manifeste et persistant de la personne dans ses modes de perception et de pensée relatifs à l'environnement et à elle-même. La dépersonnalisation et les personnalités multiples (somnambulisme chez l'enfant) constituent un ensemble assez disparate d'entités symptomatologiques d'états dissociatifs, répondant à une perturbation des phénomènes d'intégration du système nerveux central. Se pose également la question des troubles fonctionnels de la mémoire ; l'hypothèse de l'influence du contexte émotionnel sur les fonctions mnésiques défectueuses dans le traitement de l'information est posée. Il existe en effet des situations traumatisantes qui sont oubliées. Ces critères sémiologiques supposent l'absence d'antécédent de troubles de la personnalité adulte et l'absence d'accentuation de trait préexistant. Cette modification structurale est importante et représente des caractères inflexibles. Elle induit une altération significative du fonctionnement social et professionnel. Elle est, en effet, responsable d'une détresse subjective concernant à la fois la personne et sa famille.

La CIM-10 (1995) permet de compléter le tableau clinique par le retrait social, l'attitude hostile et méfiante envers le monde, l'alexithymie, le sentiment constant de vide, le sentiment durable d'être sous tension ou de se sentir menacé sans cause externe, les tendances addictives réactionnelles, le sentiment permanent d'être changé ou d'être différent des autres, ou bien de devenir étranger par rapport aux autres. Le retrait social concorde avec un état anxieux soutenant une tendance phobique. Il s'en suit une modélisation durable de la personnalité de type *évitant*. Au départ, le spectre de la modélisation comporte des éléments qui touchent au traumatisme de type *catastrophe*, puis s'élargit pour s'étendre à d'autres situations sans rapport direct avec celui-ci. La dimension phobique-évitante s'articule avec un état de sensibilisation, à travers lequel la victime remémore d'une manière répétitive l'événement incontrôlable et à distance de celui-ci ; ce qui génère une hyperactivité chez la personne, illustrée par des réactions de sursaut, des fuites et des fugues témoignant de l'angoisse en question. Cette description par la CIM-10 a le mérite de lever l'ambiguïté étiopathogénique de l'amalgame fait entre les névroses actuelles, les psychonévroses et les névroses traumatiques où la personnalité est présumée saine.

Cohen et al. (1983) évoquent des signes de *superstructure névrotique*, qui peuvent compléter le tableau sur des traits antérieurs pour constituer une personnalité régressée, dépendante, ou parfois revendiquante et agressive. Des traits ainsi que des conduites névrotiques peuvent être dépeints :

- Les *traits neurasthéniques* comprennent une asthénie à la fois physique et psychique, une dysmnésie, des difficultés professionnelles, un état de tristesse continue, de craintes de devenir incurable et d'impuissance. Les plaintes somatiques sont multiples et variées.
- Les *états psychasthéniques* (survenant le plus souvent sur une commotion ou une fracture de crâne) comprennent des états phobiques, des traits de personnalité évitante et des réactions d'agoraphobie ou d'astasie-abasie plus fréquemment.
- Le *syndrome subjectif des traumatisés du crâne* (Hondart et al., 1966) est souvent mis au compte de la *neurasthénie post-traumatique* de la sinistrose. En dehors des signes usuellement rencontrés, les examens psychométriques confirment une certaine fatigabilité, une baisse de l'efficience mentale, une altération fréquente des fonctions perspectivo-constructives et psychomotrices, une modification habituelle de la structure de la personnalité anormalement suggestive, vulnérable, hyperesthésique (donnant lieu à un syndrome douloureux chronique [Ferragut, 1995]) appréciable aux techniques projectives, test de Rorscharch. L'hyperémotivité au stress extrêmement marquée pourrait, dans certains cas, entretenir un syndrome polyalgique idiopathique diffus (SPID). Ce dernier semble lié à un état dépressif masqué survenu sur une personnalité traumato-névrotique de type hystérique (Blotman, 1994).

IV. Personnalité et syndrome de stress post-traumatique (PTSD)

Comme les troubles de la personnalité d'étiologie traumatique ne surviennent qu'après un délai de plusieurs mois, voire plusieurs années, le fonctionnement de la victime est tourné vers le deuil ou vers la *dette de deuil* (Mac Guire, 1990). Il s'organise sur un mode de syndrome de stress post-traumatique chronique pour réaliser une véritable névrose traumatique très difficile à soigner si le traitement initial du PTSD était insuffisamment précoce et mal adapté. Le *syndrome de répétition* y est un élément prédominant. La répétition correspondrait à une tentative abréactive inefficace. La victime se met à répéter inlassablement le souvenir de l'événement stressant. L'évolution de ces névroses traumatiques est souvent différée et longue. Les épisodes spécifiques s'atténuent généralement, pour disparaître progressivement, malgré la possibilité de chronicisation. Il s'agit toutefois d'un trouble stable dans le temps (Keane *et al.*, 1985). Néanmoins, le PTSD est la forme la plus achevée de cette évolution péjorative. Son pronostic est grevé de nombreuses complications, parmi lesquelles la *mort psychique* qui peut survenir dans les cas les plus graves (Crocq *et al.*, 1992). Le phénomène d'*autoscopie* est fréquent, la victime s'aperçoit à nouveau la victime d'un accident dramatique. De même, le phénomène du *processus de victimation*, où certaines victimes d'agression s'exposent à être constamment revictimisées (viols à répétition). Certaines anciennes victimes, devenant des vedettes médiatiques, se consacrent à l'animation et à la formation d'associations de victimes au détriment de leur vie personnelle.

Parmi les complications névrotiques, les névroses hystériques sont les plus fréquemment retrouvées. Elles consistent en déplacements de l'angoisse sur des objets ou des fonctions définies. Les comportements phobiques ou d'évitement mis en place dès les suites de « l'agression » ne symbolisent aucun conflit œdipien inconscient. On peut insister sur la fréquence d'apparition de conduites addictives (l'alcoolisme, les toxicomanies et les troubles des conduites alimentaires), de comportements sociopathiques et de traits dysthymiques allant jusqu'aux états dépressifs voire suicidaires. Les conduites addictives sont fréquemment retrouvées associées aux PTSD, leur incidence est estimée entre 13 et 23 % (Faustman & White, 1989).

En dehors de ces registres cliniques indifféremment liés à la nature de l'événement traumatique, le trouble de la personnalité le plus fréquemment retrouvé est celui du type mixte ou « *borderline* », qui serait présent chez un tiers des victimes (Faustman & White, 1989). En effet, la description de la personnalité « *borderline* » rejoint sur certains items celle de *personnalité traumatique* dans le DSM-IV. Il en est ainsi des sentiments de rage, la labilité affective et la revictimation. La personnalité se réorganiserait autour de la *culpabilité d'être vivant*. S'agirait-il d'une désorganisation d'une personnalité antérieure non pathologique produite par le seul fait traumatique ? Ou le PTSD surviendrait-il fréquemment sur des traits de type mixte, sachant, comme nous l'avons rappelé, qu'un état antérieur *ne pourrait expliquer à lui seul* le trouble de la personnalité constaté après l'événement traumatique ?

Par ailleurs, les complications psychotiques sont rares. Les PTSD sont généralement discernés des psychoses traumatiques dont la symptomatologie est différente (Lepine & Chignon). Toutefois, on a pu observer une manie s'installer comme une réaction contre l'angoisse, ou une mélancolie comme une installation au sein de l'angoisse. Certains cas de psychoses hallucinatoires chroniques ou de délires systématisés ont été rapportés (Ey, 1973). Enfin, la crise d'angoisse d'un vécu traumatique agressogène, peut manifester sous forme paroxystique l'évolution d'une affection psychosomatique. Cette expression privilégiée de l'angoisse, peut évoluer pour son propre compte et constituer une entité pathologique réelle chez la personne.

L'attitude de l'entourage et de la société peut favoriser le maintien d'un trait régressif, face aux bénéfices secondaires. L'enkystement s'exprime par des traits de caractère où dominent la dépendance, la revendication, émaillé de raptus agressifs qui représentent une forme dégradée du syndrome de répétition (Charlot). Le rôle de l'indemnisation et de la sanction de l'agresseur paraît favorable dans la réadaptation sociale et semble aménager la revendication réparatrice. Cette démarche aurait une action défavorable dans seulement 19 % de cas de névrose de guerre (Brill & Beebe, 1955). Enfin, on ne doit pas confondre le PTSD avec les réactions émotionnelles immédiates et brèves dites « *réactions de catastrophe* » qui surviennent généralement sur les lieux de l'agression et réapparaissent quelque soit la structure de personnalité du sujet exposé.

Bibliographie

(1) BERGERET J., DECOURT P. (1993) : « *Stress et panique. Aspects psychanalytiques* », l'Encéphale, 19, 153-156.
(2) BRESLOW N., DAVIS G.C., ANDRESKI P. et al. (1991) : « *Traumatic events and post-traumatic stress disorders in an urban population of young adults* », Arch. Gen. Psy., 48, 216-222.
(3) BLOTMAN F. (1994) : « *Les polyalgiques : à propos de la fibromyalgie* », Focus on Rhumatologie, 1.
(4) COHEN A., BLUM A., SKURNIC N., TYRANO S. (1983) : « *Les névroses traumatiques* », Ann. Méd.-Psychol., 141, 7.
(5) CROCQ L. et al. (1992) : « *Le trauma psychique et ses séquelles* », Psychologie Médicale, 24, 5.
(6) FAERGEMAN P.M. (1963) : *Psychogenic psychoses*, Butter worthe, London.
(7) FAUSTMAN W., WHITE P. (1989) : « *Diagnostic and psychopharmacological treatment characteristics of 536 patients with post-traumatic stress disorders* », J. Nerv. Ment. Dis., 177, 3, 154-159.
(8) FENICHEL O. (1945) : *La théorie psychanalytique des névroses*, trad. franç. 1953, PUF, Paris.
(9) FERENCZI S. (1970) : *Œuvres complètes*, Payot, Paris.
(10) FERRAGUT E. (1995) : *La dimension de la souffrance chez le malade douloureux chronique*, Masson, Paris.
(11) FOLKMAN (1984) : « *Personal control and stress coping processes : a theorical analysis* », Journal of Personality and Social Psychology, 46, 839-852.
(12) HONDART R., CATHALA F., PIALOUX P., RABY D., FONTENELLE P., VOLLMER D. (1966) : « *Le praticien devant le syndrome subjectif des traumatisés du crâne. Essai d'interprétation pathogénique et conséquences thérapeutiques* », Presse Médicale, 74, 9, 449-452.
(13) KEANE et al. (1985) in : LEPINE J.-P., CHIGNON J.-M. : « *L'anxiété. Des névroses aux troubles anxieux* », Bristol-Myers-Squibb éd., Paris.
(14) Mc GUIRE B. (1990) : « *Post-traumatic stress disorder, a review* », The Irish Journal of Psychology, 11, 1-23.
(15) STEPTŒ A. (1989) : « *Psychologie de la réaction au stress. Implications cliniques* », Collection scientifique Stablon.

3. Quelques exemples de situations victimelles

3.1. La maltraitance infanto-juvénile

L'enfant représente dans l'imaginaire collectif le paradigme de la victime démunie, vulnérable et innocente. C'est pourquoi, le phénomène de maltraitance infanto-juvénile est, avec celui, voisin, des abus sexuels, une des préoccupations majeures des équipes de psychiatrie infanto-juvénile...

La maltraitance infanto-juvénile

T. & K. Albernhe

« Petits malchanceux ? Voire. Laisse les bonnes âmes des bonnes œuvres se chatouiller la sensiblerie. Toi, fais ton métier[1]. »

La question de la maltraitance infantile et/ou juvénile a longtemps subi le poids du silence — silence lui-même consubstantiel à la situation de maltraitance —, à croire qu'elle était, sinon méconnue, du moins qu'elle touchait aux profondeurs d'un domaine trop intime d'accès et de ce fait secret, voire tabou. Parce qu'elle se situe au niveau de l'interface entre l'intime et le social, elle ne peut être considérée comme relevant uniquement du domaine privé, au même titre d'ailleurs que les autres formes de violence intra-familiale (femmes battues, personnes âgées victimes de sévices, etc.). L'époque n'est plus en effet où la famille, celle en particulier dite nucléaire, était à la fois le lieu d'un « non-droit » pour les enfants, et surtout celui d'une source de devoirs (devoir d'obéissance des enfants, et de l'épouse, au « *pater familias* », en échange d'un « devoir de protection » de ce dernier... lequel se transfigurait trop souvent en « pouvoir de correction »). Cette très lente pénétration du « droit des tiers » (au sens de : loi sociale) dans l'espace clos de la famille (au sens de : loi

1. Fernand Deligny, « *Graine de crapule* », CEMEA, Éd. du Scarabée, 1960.

familiale) alla de pair avec la reconnaissance de l'enfant en tant que personne (et non plus en tant qu'adulte en miniature, ainsi que l'a finement analysé Philippe Ariès).

Des écrivains comme Victor Hugo ou Charles Dickens par exemple dénoncèrent les abus du « droit de correction » de certains parents ou de leurs faisants fonction, et luttèrent à leur façon contre le stéréotype trop tenace selon lequel un enfant qui se disait maltraité ne pouvait que fabuler[1]. L'*a priori* positif des tiers pour les parents, même parfois ceux reconnus « indignes » par l'accusation de maltraitance, disparut peu à peu, et fut même transformé en un *a priori* positif pour les enfants (« *la vérité sort de la bouche des enfants* »). C'est ainsi qu'en matière de suspicion d'abus sexuels par exemple, l'enfant est actuellement toujours écouté, ce qui ne veut pas dire systématiquement cru. De toutes façons, un enfant qui se plaint d'être maltraité — et ceci quelle que soit la réalité de la situation qu'il décrit — peut être considéré comme étant, sinon en danger effectivement bien réel, du moins toujours souffrant, et donc nécessitant une aide sous forme d'une intervention spécialisée : la question de la crédibilité des allégations de maltraitance ne doit donc pas cacher celle de la souffrance de l'enfant, et encore moins fasciner les professionnels au point de les voir se désintéresser des remaniements psycho-affectifs liés au dévoilement à des tiers de pareilles allégations.

Il reste encore beaucoup à faire au niveau international, en matière d'exploitation des enfants par le travail ou la pornographie, de prostitution infantile, de mariage précoce, de mutilations sexuelles [II, § 1.2.5.8.]. Dans les pays dits avancés, la mobilisation des professionnels de l'enfance, le soutien de bénévoles et de nombreuses associations, incitent les pouvoirs publics à prendre des mesures de prévention et de protection de plus en plus efficaces pour venir en aide aux mineurs en danger, et tentent d'amener les autres pays au même niveau de respect de leurs enfants[2].

Le polymorphisme de la maltraitance infanto-juvénile

Ce fut à la suite des travaux princeps nord-américains du docteur Kempe, dans les années 1960, que le voile put être levé sur un ensemble de situations relatives à des sévices physiques, sexuels et moraux, dont une quantité croissante de mineurs hospitalisés paraissaient alors être victimes. Sous l'expression générique de *maltraitance infanto-juvénile*, était en effet décrit un ensemble relativement disparate de situations victimelles, dont les infanticides et les libéricides [II, § 1.2.1.4.], les sévices physiques et les privations diverses, les abus sexuels [II, § 1.2.5.6.] et l'utilisation de mineurs à des fins pornographiques, les enlèvements, les abandons d'enfants[3].

---

1. Déjà bien avant eux, Michel, Seigneur de Montaigne, dénonçait l'indifférence apparente des juges envers les « excès éducatifs » de toutes sortes, les châtiments corporels et leurs séquelles, et d'une manière générale la triste misère de la « condition infantile » au XVIe siècle, ce qui l'amenait à écrire, dans le *Livre second* des *Essais* : « *[…] combien de fois m'a-t-il pris envie, passant par nos rues, de dresser une farce, pour venger des garçonnets que je voyais écorcher, assommer et meurtrir par quelque père ou mère furieux et forcenés de colère ! Vous leur voyez sortir le feu et la rage des yeux… et selon Hippocrate, les plus dangereuses maladies sont celles qui défigurent le visage avec une voix tranchante et éclatante, souvent contre un être qui ne fait que sortir de nourrice. Et puis les voilà estropiés, étourdis de coups ; et notre justice qui n'en fait compte, comme si ces boiteries et claudications n'étaient pas le fait de membres qui appartinssent à notre État…* » [MONTAIGNE M. (1580) : « *De la colère* », in : « *Essais* », transcrits à l'intention du lecteur moderne par Maurice Toesca, Club des Amis du Livre, Paris, 1963].

2. L'autorité absolue des parents ou de leurs faisants fonction sur les enfants n'a pu être remise en question qu'au terme d'un long processus culturel qui n'est toujours pas actuellement achevé dans de nombreux pays. Au plan médiatique, si l'Année internationale de l'enfant (1979) attira l'attention de la communauté internationale sur le sort de milliers de mineurs dont les droits élémentaires se trouvaient régulièrement et en toute impunité baffoués, il fallut attendre 1989 pour que soit élaboré un texte juridique international à caractère contraignant, la *Convention des Nations Unies relative aux droits de l'enfant*, certes regroupant les signatures de 179 États, mais dont la mise en application effective repose exclusivement sur la volonté politique réelle propre à chaque État. [Rappelons que si la date d'adoption de cette Convention fut le 20.11.1989, son entrée en vigueur effective fut le 2.9.1990, pour diverses raisons liées à des questions de ratification d'un État membre].

3. L'Association américaine de Psychiatrie donne une définition extensive des mauvais traitements et carence de soins : « *[…] chaque fois qu'un adulte fait souffrir un enfant, qu'il s'agisse de douleur ou de blessure physique ou morale ou d'exploitation sexuelle* ». Sont ainsi cités : « *une nourriture, un habillement ou un logement inadéquats, la privation d'une attention et d'un soutien sur le plan affectif, l'absence d'une surveillance et d'une protection adéquates, l'infliction de blessures physiquement douloureuses et traumatisantes en guise de punition ou de discipline, le refus de procurer une éducation ou des soins médicaux adéquats, l'exploitation sexuelle, l'excitation sexuelle ou tout autre expérience sexuelle abusive, l'infliction d'expériences humiliantes et avilissantes, l'isolement forcé, la rupture des contacts et de la communication avec autrui, en particulier s'ils sont importants sur le plan affectif* ». [« Mauvais traitements et carence

La réalité nous montre également d'autres situations où enfants et adolescents sont « mal-traités » : phénomènes de malnutrition (volontaires du fait des parents, ou involontaires du fait d'une carence alimentaire sociale par exemple en Afrique), exploitation abusive au travail, ventes d'enfants ou prélèvements illicites d'organes (cornée, rein, etc.) évidemment sans le consentement du mineur et dans le seul but d'enrichir la famille ou les substituts parentaux, emprisonnement ou maintien volontaire et punitif dans des conditions d'insalubrité, tortures diverses...

Même s'il importe de séparer les actes de violence, en eux-mêmes, porteurs d'une intentionnalité destructrice plus ou moins clairement exprimée, des conséquences de ces actes sur l'enfant ainsi que sur l'atmosphère générale de la vie familiale, il n'est plus question de poser un diagnostic différentiel entre les phénomènes de maltraitance et ceux ressortissant d'une violence éducative : l'époque n'est plus où les parents peuvent se retrancher derrière des principes éducatifs pour rationaliser des phénomènes de violences graves (bien que ces principes varient largement d'une culture à l'autre, au point parfois d'inclure les châtiments corporels dans certaines méthodes pédagogiques, comme cela était courant dans l'ancienne Sparte).

I. L'étude clinique classique de la maltraitance infantile

D'un point de vue historique, si les travaux d'Ambroise Tardieu font référence au XIXe siècle[1], il fallut attendre ceux, largement ultérieurs, de P. Straus et M. Manciaux, de E.F. Vogel, de H.C. Kempe et R. Helfer, de D.G. Gil, de M. Rouyer et M. Drouet, et ceux actuels de S. Lebovici, M. Gabel, de J.-Y. Hayez pour qu'un véritable effort de solidarité nationale soit entrepris en ce domaine[2]. Notons également que le point de départ de ces études a été hospitalier, en ce sens que l'attention des professionnels a été attirée initialement par la recherche explicative de lésions suffisamment graves pour nécessiter une hospitalisation de l'enfant. Pourtant, il peut exister des formes très graves de maltraitance infantile qui ne laissent pratiquement pas de traces somatiques (du moins sans recourir à des investigations para-cliniques) ; citons certaines formes de violences sexuelles ou le syndrome de secouement. Que dire alors des multiples formes de « maltraitance psychique » ou morale[3] ?

La recherche préventive et diagnostique s'est par la suite élargie aux champs scolaire, éducatif et social, jusqu'à atteindre tout un chacun, puisque chaque citoyen est actuellement tenu de dénoncer les situations de sévices à mineurs (le secret professionnel sanitaire se trouve levé en pareil cas). Il s'en suit un grand polymorphisme à la fois des circonstances de découverte et de la symptomatologie clinique présentée, ainsi que nous allons l'envisager. Mais avant, il importe de se faire une idée de l'importance épidémiologique du problème.

A. L'approche épidémiologique du problème

Il apparaît capital de replacer ici les phénomènes décrits dans leur contexte socioculturel, la dynamique transactionnelle intra-familiale ne pouvant valablement se

---

de soins dans les comportements de l'adulte envers l'enfant. Déclaration officielle de l'APA », Psy. fr., 1992, 1, 69-72].

1. [Cf. en particulier son *Étude médico-légale sur les attentats aux mœurs*, Baillière, 1858. Lire également, de S. Freud (1909) : « *On bat un enfant* »]. Mais ces travaux, surtout ceux relatifs à ce que nous appelons aujourd'hui les « abus sexuels », passèrent presque inaperçus, car, trop en avance pour leur époque, ils soulevaient la « question refoulée » socialement des « traumatismes non accidentels » chez l'enfant ; ils ne reçurent donc ni des médecins ni des pouvoirs publics l'audience qu'ils eussent méritée. Il faudra surtout attendre les travaux conjoints de H. Kempe (pédiatre), de F.N. Silverman (radiopédiatre qui avait montré, avec J. Caffey, l'origine maltraitante fréquente de certaines lésions fracturaires) et de B.F. Steele (pédopsychiatre), dans les années 1960, pour que la communauté médicale internationale se penche enfin sérieusement sur la question et prenne la mesure réelle de l'ampleur du problème.

2. Divers mouvements féministes ont trouvé là l'occasion de partir en guerre une fois de plus contre le « machisme » de certains « hommes violents », maltraitant femmes et enfants... Cet exemple de « récupération », à un niveau sociologique, du phénomène de maltraitance, stigmatise malheureusement celui-ci dans un archétype pouvant cacher d'autres réalités (les « sévices en col blanc », par exemple).

3. « *La violence la plus grande n'est pas forcément la plus visible, mais elle est souvent celle du négatif, se traduisant par l'effacement des traces, le déni et la loi du silence* ». [BRENGARD D. (1996) : « *Conséquences cliniques des violences précoces* », Nervure, IX, 2, 34-38].

comprendre que replacée dans un contexte plus large (famille élargie, réseau, quartier, etc.). Les résultats des enquêtes seront également différents en temps de paix ou en période de conflit armé.

Selon l'importance du degré de pénétration de l'ambiance globale environnante au sein même de la famille, les modalités de perpétration de la violence intra-familiale seront très différentes et les résultats des études épidémiologiques également variables. Lorsqu'elle est banalisée, voire institutionnalisée en tant que violence d'État, par exemple dans un régime politique totalitaire, elle est beaucoup plus difficilement repérable — de l'extérieur — au sein de la famille, car la peur et les non-dits deviennent alors un mode existentiel et relationnel quotidien.

Enfin, outre les difficultés liées au recueil des données épidémiologiques et à leurs biais habituels en matière d'enquêtes auprès des familles, il convient d'en repérer une autre, majeure, qui est d'arriver à pouvoir clairement définir l'objet de l'étude lui-même : si l'on adopte la distinction habituelle entre violences légères, moyennes et graves, à quel niveau de recueil pratique-t-on l'enquête, et qui définit ces paliers de gravité ? Comment exploiter les questionnaires d'auto-évaluation en pareil domaine ?

1. Quelques données épidémiologiques de base

Les sévices physiques touchent en proportion égale les deux sexes. La moitié des cas diagnostiqués concernent des nourrissons, et la majorité des victimes a moins de trois ans. Il est malaisé d'avancer ici des chiffres péremptoires à cause du biais lié à la sous-estimation des phénomènes de maltraitance les moins graves ou les mieux dissimulés.

En France, les rapports successifs de l'ODAS (Observatoire national de l'action sociale) indiquent une augmentation du nombre de cas de signalement d'enfants maltraités, peut-être à cause d'une meilleure prise en compte du problème, mais peut-être aussi à cause de la dégradation des conditions actuelles de vie sociale. Le rapport de 1995 indique 65.000 cas annuels (contre 58.000 cas en 1994), soit une hausse de 12 %, ce qui est considérable et inquiétant. Sont ainsi comptabilisés les cas relevant de la loi du 10.7.1989, c'est-à-dire les victimes de violences physiques, de cruauté mentale, d'abus sexuels et de négligences lourdes ayant des conséquences développementales graves risquant de mettre en danger l'enfant. Ces 65.000 cas se répartissent, un peu artificiellement d'ailleurs, en 20.000 cas d'« enfants maltraités » et en 45.000 cas d'« enfants à risque ». Parmi les 20.000 cas de maltraitance proprement dite, 5.000 cas relèvent de négligences dites graves, et constituent une population qui, à l'âge adulte, risque de se désinsérer et de souffrir de précarité sociale. De son côté, le SNATEM reçoit chaque jour environ 3.000 appels téléphoniques de détresse[1]. Plus de 500 enfants décèdent chaque année en France victimes de mauvais traitements.

2. La recherche de facteurs facilitants (à défaut de facteurs explicatifs)

Les études épidémiologiques repèrent généralement trois grands types de facteurs facilitants :

■ Les uns sont relatifs aux parents ou à leurs faisants fonction : les auteurs de maltraitance ont souvent été eux-mêmes directement victimes, ou indirectement témoins, de maltraitance, ce qui ressort assez souvent dans les biographies de parents maltraitants ou abuseurs sexuels ; les conduites addictives des parents constituent déjà, en elles-mêmes, des perturbations relationnelles des échanges affectifs et éducatifs avec le futur enfant, et peuvent lui faire courir un risque malformatif (alcoolisme parental) ou vital (infectieux, par exemple avec le SIDA).

■ Les troubles précoces de la relation mère-enfant, et d'une manière plus large des interrelations de la petite enfance : les séparations précoces, génératrices de troubles dans les phénomènes d'attachement affectif primaire, semblent également jouer ici un rôle princeps (rappelons que 20 % environ des enfants maltraités sont nés prématurés) ; les séparations liées à la prématurité ou aux hospitalisations itératives sont également repérées comme étant un élément de mauvais pronostic (il arrive à des couples, futurs parents maltraitants, de ne pas « reconnaître » leur nourrisson une fois qu'il leur est rendu à la maison, après plusieurs

1. Le Service national d'accueil téléphonique de l'enfance maltraitée, qui ne peut malheureusement répondre qu'au sixième environ des appels reçus, émanant directement d'enfants ou d'adolescents, ou de voisins, de tiers informés d'une situation de maltraitance, confirme l'augmentation alarmante du flux des signalements.

mois d'hospitalisation, d'où parfois une distance et une dureté éducative suspecte qui peuvent dégénérer en phénomène de maltraitance, si la famille n'est pas amenée à formuler une demande d'aide pour endiguer le problème) ; les troubles relationnels liés à l'inadéquation entre l'enfant imaginaire, désiré, et l'enfant réel, obtenu, jouent très probablement un rôle dans le rejet possible — et pas seulement inconscient — de l'enfant par ses parents, en particulier lorsque le nourrisson a un statut particulier dans la famille (malformation congénitale, acquisition d'un handicap fonctionnel, situation de gémellarité avec clivage parental entre un bon enfant, idéalisé, et un mauvais enfant, haï) ; enfant non désiré car fruit d'un viol, ou dû à une grossesse trop précoce ou trop rapprochée d'une autre grossesse, etc.

■ Les autres sont relatifs à un ensemble de facteurs d'ordre culturel, social ou économique[1]. Ce qui est inquiétant en fait, c'est de constater qu'aucun de ces facteurs n'est péremptoire, et que la maltraitance peut se rencontrer dans n'importe quelle situation, et même là où l'enfant serait censé être le mieux protégé ; c'est ainsi que l'on a vu des enfants victimes de sévices non seulement dans les milieux sociaux défavorisés mais aussi en milieu bourgeois, dans des crèches ou halte-garderies, dans des écoles, parmi des professionnels de l'enfance, etc.

B. Les signes cliniques de la maltraitance. Les sévices physiques

Le tableau clinique classique est celui d'un ensemble de signes, empruntés à la fois à la pathologie traumatique directe (cutanée, orthopédique ou viscérale) et à la pathologie carentielle. C'est d'ailleurs ce tableau qui attira initialement l'attention des pédiatres hospitaliers. Mais il convient de ne pas rester fasciné par ces descriptions princeps, car nous courrions ainsi le risque de méconnaître de nombreuses autres manifestations, plus insidieuses quant à leur expression, comme le syndrome de Polle [cf. ultra] ou la pléiade de sévices dits émotionnels, liés à la cruauté mentale de certains parents.

Les lésions consécutives aux traumatismes directs sur la *peau* et les *muqueuses* constituent les stigmates les plus fréquents et les plus évidents[2].

L'ancienneté des cicatrices, leur absence de traitement (avec parfois l'aspect chéloïde), leur diversité, et leur coexistence à des périodes évolutives différentes doivent imposer le diagnostic, surtout lorsque se surajoutent d'autres signes, dont ceux, typiques, *orthopédiques* :

---

1. Les conceptions sur le phénomène de la maltraitance infantile ont évolué en ce domaine en deux étapes : la misère, ou tout au moins les situations de difficultés économique ou sociale, ont tout d'abord été considérés comme la cause déterminante du phénomène. Toute proportion gardée bien sûr, il serait possible d'établir ici un parallèle avec les nombreuses études de sociologie criminelle qui ont montré le taux élevé d'actes délictueux dans les groupes d'appartenance marqués par les mauvaises conditions de vie, la précarité de l'emploi et du logement, la tendance à l'isolement et à la marginalisation, etc. Dans un second temps, l'attention des pédiatres et des psychiatres a été attirée sur ce que l'on a appelé le phénomène des *crimes en col blanc* (« *white collar crime* » de Sutherland) sévices physiques et/ou psychiques commis par des personnes apparemment au-dessus de tout soupçon, de milieu aisé voire d'une hiérarchie sociale élevée, si bien que la conclusion qui s'impose maintenant est celle de l'*ubiquité sociale* de la maltraitance infantile.

2. Les lésions tégumentaires peuvent prendre la forme d'ecchymoses (en particulier faciales ou fessières), d'excoriations diverses témoignant de traces de morsures (l'aspect en double croissant des arcades dentaires est caractéristique d'une morsure d'adulte s'il a une taille plus importante que la marque que pourrait se faire seul l'enfant), de déchirures, de griffures, de brûlures, et d'hématomes de toutes sortes. Les ecchymoses multiples, siégeant sur la face, les lombes, les fesses ou la partie interne des cuisses doivent être considérées comme suspectes. Des marques de fouettage par ceinturon ou martinet sur le tronc ou les lombes sont ici pathognomoniques, surtout avec la marque de la lésion curviligne de la boucle métallique d'une ceinture ; d'autres marques cutanées des membres peuvent évoquer des lésions de contention ; des marques cervicales font évidemment penser à une strangulation. Des plaques d'alopécie pseudo-péladique évoquent des lésions d'arrachage brutal et répété de touffes de cheveux. Une tonsure de siège occipital évoque un maintien prolongé au lit. Il n'est pas rare de voir des enfants maltraités s'arracher eux-mêmes les cheveux. Les lèvres fendues, les dents cassées ou en mauvais état général peuvent également orienter vers des coups et blessures du visage accompagnés d'un état carentiel par malnutrition. L'ulcération de la luette ou du voile palatin font penser à l'introduction forcée d'une cuiller ou d'un liquide brûlant. Les brûlures laissent des cicatrices variables en fonction de la profondeur de la lésion et surtout de son mode de perpétration : des brûlures symétriques des membres inférieurs témoignent en général d'une immersion forcée en bain trop chaud, l'ébouillantement direct provoque souvent des cicatrices sur le haut du corps et les zones sans vêtement, l'application de cigarette directement sur la peau laisse apparaître des excoriations arrondies, térébrantes et pseudo-impétigineuses ; le dessin d'un fer à repasser ou d'une lame de couteau rougie s'imprime parfois sur le tégument, prouvant alors la nature intentionnelle et non accidentelle de la lésion observée.

fractures itératives et mal soignées (volontiers rationalisées par les parents maltraitants comme étant dues à des chutes accidentelles de l'enfant), avec pseudarthroses ou cals osseux, déformations diverses d'un membre, de côtes ou d'os du crâne (syndrome de Sylverman[1]).

Les *traumatismes crâniens* peuvent s'avérer léthaux par un hématome sous-dural[2] ou une hémorragie cérébrale négligés ; une hémorragie rétinienne traumatique peut causer une cécité, de même que des gifles violentes et répétées sur les oreilles peuvent entraîner une baisse notable de l'audition. La statique vertébrale peut également se trouver perturbée, à la fois par des traumatismes dorsaux directs, par l'obligation de porter souvent et longtemps de lourdes charges (pensons au travail clandestin de mineurs), et par le syndrome général de carence qui s'apparente au rachitisme. Des *lésions oculaires ou auditives* accompagnent parfois les traumatismes crâniens, ou se révèlent en première intention (par exemple une otorragie ou une surdité par rupture tympanique traumatique due à une gifle très violente sur l'oreille).

Des *lésions viscérales* peuvent également conditionner le pronostic vital (pensons aux ruptures traumatiques de la rate, du foie ou d'un rein, aux déchirures mésentériques). Ces lésions représentent la deuxième cause de décès, après les traumatismes crâniens. Ailleurs, il est constaté des plaies des organes génitaux externes ou de la marge anale cutanée, qui orientent vers des abus sexuels ou des procédés punitifs (striction pénienne pour sanctionner une énurésie rebelle, par exemple).

À toutes ces lésions, s'associe souvent un ensemble syndromique stigmatisant les carences affectives, et qui s'exprime à des degrés variables selon la capacité de résistance de l'enfant. C'est ainsi que l'on décrit une altération de l'état général, des hypotrophies développementales d'origine non organique, divers retards et des dysharmonies dans les acquisitions intellectuelle et psychomotrice, des troubles du comportement, l'ensemble retentissant à terme sur la personnalité de l'enfant.

Le *syndrome de carence* associe classiquement un retard psychomoteur à un retard staturopondéral. Le mauvais état général témoigne souvent de privations alimentaires multiples et s'exprime par une stagnation de la courbe de croissance (« *failure to thrive* » des auteurs anglo-saxons). L'hypotrophie s'accompagne ici souvent d'anémie et de signes de carence vitaminique. Les phénomènes dits de « nanisme psychosocial », particulièrement étudiés par R. Rappaport, P. Royer ainsi que par L. Kreisler, sont somatiquement réversibles à l'arrêt de la maltraitance, mais presque toujours irréversibles sur le plan des dégâts psychologiques.

C. Les troubles psychiques et psycho-somatiques

Les *troubles psychiques* résultants de la maltraitance peuvent prendre des expressions fort diverses, plus ou moins bruyantes, et qui varient suivant l'âge de l'enfant, son caractère, le type d'agression dont il est victime, les réactions des agresseurs en regard des siennes propres, etc. : inhibition avec conduite de retrait et méfiance envers les adultes, avidité relationnelle accompagnée de vigilance anxieuse envers l'entourage mais désintérêt apparent envers les autres enfants, instabilité psychomotrice avec passages à l'acte violents (d'où des conduites de risque et des accidents que se provoque lui-même l'enfant, ce qui conduit parfois à un diagnostic différentiel délicat) et syndrome hyperkinétique, etc.

---

1. Appellation en hommage à F.N. Sylverman qui en 1953 a décrit les aspects radiologiques caractéristiques des lésions osseuses d'enfants victimes de sévices (fractures multiples, d'âges différents, souvent négligées ou insuffisamment réduites). Sont généralement retenues comme très évocatrices : les lésions dues à une fracture des os propres du nez, des traumatismes du cartilage nasal et des déviations en conséquence de la cloison, des décollements périostés secondairement ossifiés avec image radiologique en manchon, des traits de fracture du crâne. Nous avons personnellement connu un enfant qui a eu les deux jambes fracturées car chaque parent le tirait par un pied très violemment, chacun de son côté, pour se l'« approprier » lors d'un divorce : enfant enjeu impartageable…

2. F. Ingraham (1954) attira l'attention des pédiatres sur l'origine traumatique volontaire d'hématomes sous-duraux apparemment inexpliqués et survenant chez des nourrissons. L'hématome sous-dural non diagnostiqué ou négligé représente une très importante cause de décès chez les nourrissons victimes de sévices, quand il ne laisse pas des séquelles neurologiques souvent définitives. J. Caffey (1974) en rapproche le « *whiplash shaken infant syndrome* » (syndrome du bébé secoué) où apparaissent des suffusions hémorragiques intracrâniennes multiples, dues à des mouvements balistiques antéro-postérieurs d'accélération et de décélération de l'extrémité céphalique, provoqués par l'adulte.

Les capacités cognitives de l'enfant sont également en général perturbées, d'où une expression en milieu scolaire (troubles du comportement qui attirent l'attention des enseignants, lesquels poussent les parents à consulter pour leur enfant). À ce sujet, il est important de noter la valeur des troubles de la mémoire, comme si l'enfant s'efforçait d'oublier des pans entiers de périodes de souffrance vécue dans le silence.

Les adolescents maltraités ripostent par une hétéro-agressivité, retournent contre eux-mêmes l'agressivité par des conduites d'échec ou d'autodestruction, fuguent, se marginalisent, recourent à des toxiques...

Il existe en fait relativement peu d'études portant sur les conséquences à long terme de la maltraitance. « *Combien de problèmes psychosociaux des adultes sont la suite de mauvais traitements dans l'enfance, oubliés, niés ou méconnus !* » écrit Liliane Deltaglia[1].

Il existe parfois des troubles à *expression somatique* (anorexie mentale, encoprésie, mérycisme, etc.) qui, là encore, peuvent faire errer le diagnostic. Le tableau classique du « nanisme psychosocial » est en effet rare, et le plus souvent le clinicien est conduit à suspecter des sévices physiques devant l'existence de quelques lésions seulement mais associées à des troubles du comportement qui ne s'expliquent pas dans le contexte que tente de décrire l'entourage, comme si quelque chose dans l'histoire « sonnait faux »...

Le diagnostic de sévices physiques n'est parfois pas facile à établir, en particulier lorsque certaines lésions sont fugaces, ou au contraire secondairement surinfectées. Le recours à des clichés photographiques est d'autant plus intéressant qu'il peut servir non seulement de document retraçant l'évolution des lésions mais aussi de pièce à conviction lors de l'instruction pénale.

II. Les autres formes de maltraitance infanto-juvénile

La question des *abus sexuels* étant envisagée séparément [II, § 1.2.5.6.], nous étudierons ci-après quelques autres formes de maltraitance. Nous excluons également de la question les situations extrêmes, davantage liées à un contexte social ou culturel qu'à des troubles de la personnalité des parents, comme les problèmes relatifs au travail intensif et illicite des enfants, aux prélèvements d'organes sur enfants à des fins commerciales, aux tortures et assassinats d'enfants, etc.

D'une manière générale, il paraît opportun d'effectuer la distinction entre trois grands tableaux de maltraitance, autrefois amalgamés sous l'expression générique d'« enfants et souffrance », à savoir : le tableau d'*enfant battu*, tel que nous l'avons décrit ci-dessus, c'est-à-dire victime de sévices physiques, le tableau d'*enfant psychiquement maltraité*, c'est-à-dire victime de cruauté mentale, et enfin le tableau d'*enfant à risque*, auquel on fait vivre des situations répétées de danger. Si ces trois tableaux peuvent bien sûr s'associer, ou se succéder chez le même enfant, l'expérience montre l'intérêt d'opérer ici la distinction, car les conduites à tenir ne sont pas forcément identiques.

A. L'abandon d'enfant

L'abandon, comble du délaissement, peut être considéré, selon le contexte, comme une forme particulière d'*infanticide* différé dans la mesure où l'enfant, seul, n'a pas les propres moyens de sa subsistance (pensons par exemple à l'« exposition » des nouveau-nés dans l'Antiquité, et à Moïse...[2]).

Les situations le plus souvent rencontrées en pareil domaine ne sont évidemment plus celles où l'enfant était « déposé » sur un parvis d'église ou laissé à l'asile, mais celles où les parents (ou plus souvent la mère, qui est en général seule) sont tellement débordés par leurs propres problèmes qu'ils ne peuvent assumer la charge éducative de l'enfant, lequel fait alors l'objet d'un rejet parental massif (qui succède souvent à des épisodes de sévices physiques, généralement par incurie). Le travail de « parentalisation » (au sens de : remise des parents

1. DELTAGLIA L. (1993) : « *La réparation* », in : *L'enfant maltraité*, P. Straus et M. Manciaux dir., Fleurus, Paris.
2. Mais l'abandon volontaire d'enfant peut parfois représenter une chance pour ce dernier. Dans le cas de figure, non exceptionnel, d'une mère célibataire consciente de son incompétence parentale affective et éducative — celle-ci pouvant être momentanée et liée au contexte — l'acceptation du placement de l'enfant par la mère peut au contraire représenter un acte d'amour, avec parfois un espoir secret de « récupération » de l'enfant (mais s'agit-il alors d'un véritable abandon ?).

dans leur fonction de responsabilité parentale envers l'enfant) n'est hélas pas toujours possible, et l'enfant se voit confié, souvent sans vraiment comprendre ce qui lui arrive, à une tante, une grand-mère, ou « un tiers digne de confiance » selon l'expression consacrée (famille d'accueil, lieu de vie, etc.), avec toutefois un suivi et un contrôle en France par les services de l'aide sociale à l'enfance, sous forme d'une action éducative en milieu ouvert.

D'un point de vue juridique, rappelons que la législation française n'envisage la possibilité de l'adoption d'un enfant déclaré abandonné qu'au terme d'une année civile au cours de laquelle aucun des parents ne s'est manifesté pour prendre des nouvelles ; mais en pratique les services sociaux, partant de la doctrine de la nécessaire restauration affective des liens parents-enfants pour le bien-être de l'enfant (conception d'ailleurs très controversée), s'efforcent de faire rencontrer l'enfant et le ou les parent(s) au moins une fois dans l'année, ce qui a pour conséquence légale l'impossibilité de l'adoption[1]. Le débat est donc ouvert, sur un plan très général, entre les partisans du maintien des liens intra-familiaux, même dysfonctionnels, et ceux défenseurs d'une rupture radicale de tels liens...

B. Les « vices de filiation »

Rien n'est plus important pour la construction symbolique d'un enfant que la clarté sur sa filiation légitime. Le non-dit, sous forme d'un secret de famille par exemple, ou la confusion en cas de « double paternité », peuvent s'avérer particulièrement destructeurs de l'équilibre psychique de l'enfant, et risquent de contraindre à terme l'enfant à adopter une position psychotique. Le trouble dans la *fonction de filiation* peut en effet conduire à une véritable atteinte identitaire de l'enfant, lequel ne parvient plus trouver une place cohérente au sein de sa lignée[2].

Il convient cependant de garder ici présent à l'esprit le fait que le secret est consubstantiel à la construction psychique normale de tout enfant, lequel passe par une phase « intimement secrète » de reconstruction imaginaire de sa filiation dans le cadre du « roman familial », lors de la période de latence, ainsi que l'a montré Sigmund Freud. De son côté, Piera Aulagnier a insisté sur le fait que l'individualisation psychique de l'enfant ne commence vraiment qu'à partir du moment où il se rend compte qu'il pense par lui-même, qu'il possède des pensées secrètes, inconnues des parents et inconnaissables par ces derniers s'il les tait volontairement.

À partir de leur expérience clinique à l'île de la Réunion, de la théorie lacanienne du *Nom-du-Père* et des travaux originaux de J. Guyotat sur la filiation (instituée et narcissique), P. Ayoun et B. Tabone[3] introduisent le concept original d'*attaque de filiation* qu'ils définissent comme étant « *tout ce qui vise à modifier le nom et le prénom donnés à l'enfant, sans considération pour son intérêt et pour les exigences de son développement et, au-delà de sa nomination, tout doute ou manipulation, volontaire ou inconsciente, mettant en péril ses « fondements généalogiques » (P. Legendre).* » Estimant qu'il s'agit là d'une forme méconnue de maltraitance, ils écrivent : « *Ces atteintes identitaires dont l'enfant est victime apparaissent dans des contextes cliniques trompeurs : état de sidération psychique ou de stupeur, acte suicidaire, processus psychotique, qui orientent vers des hypothèses étiopathogéniques de validité contestable dès lors que n'est pas prise en compte une autre dimension [...] L'enfant se trouve exposé à des attitudes parentales aberrantes et mortifères, consistant en une négation originaire et permanente de son identité psychique et sociale. Son besoin vital de reconnaissance symbolique n'est non seulement pas pris en compte, mais devient frappé d'inanité.* »

Vignette clinique : John est âgé d'une dizaine d'années lorsqu'il est conduit à la consultation médico-psychologique, pour des difficultés scolaires et une énurésie rebelle, par sa famille d'accueil, chez laquelle il réside depuis qu'il est nourrisson. John est un garçon plutôt petit, craintif et manifestement inhibé, qui parle peu en entretien ; il n'a pas d'ami et désinvestit le milieu scolaire, bien qu'il ne soit pas en retard sur le plan des acquisitions. Ses pensées sont ailleurs : sa mère, très immature bien qu'âgée de plus de quarante ans lors de la naissance, s'est avérée complètement

1. ALBERNHE T., TYRODE Y. (1993) : « *Législation en santé mentale* », Tome I, Sédip médical éd., Lyon.
2. Havelock Ellis parlait du « *droit de l'enfant à choisir ses ancêtres* » : « *La destinée d'un homme n'est pas dans l'avenir, mais dans le passé. C'est un fait qu'il faut connaître et qui est le plus vital de tous. Chaque enfant a le droit de choisir ses ancêtres* ». [In : « *L'état psychique pendant la grossesse. La mère et l'enfant* », A. van Gennep trad., Mercure de France, MCMXXVI].
3. AYOUN P., TABONE B. (1994) : *L'attaque de filiation : une forme de maltraitance*, Synapse, n° spécial (108), 27-31.

incapable de s'occuper de lui, elle-même vivant à la charge d'une de ses filles. Elle refusa de révéler le nom du père (un amant de passage), et accepta le placement de son fils en famille d'accueil ; mais constatant l'attachement excessif de cette famille envers John (la famille d'accueil ayant demandé d'adopter l'enfant...), la mère indiqua le nom du père, espérant que si elle mourrait, son fils ne pourrait pas ainsi être adopté, puisqu'un père (biologique) lui était désigné. L'enfant, après avoir porté pendant dix ans le patronyme maternel, se retrouva subitement avec deux noms de famille, celui du père étant accolé à celui de la mère, au grand dam de la famille d'accueil et du sien... Qui plus est, le père désigné, musulman pratiquant, flatté d'« hériter » d'un fils d'une dizaine d'années sans avoir eu le souci de l'élever, voulut fêter l'événement en lui offrant un voyage de quelques semaines en Algérie, où lui serait pratiquée sans délai une circoncision. John réussit à s'enfuir et donc à éviter la circoncision, mais eut une énurésie importante ainsi que de fréquents cauchemars au cours desquels ils se réveillait en sursauts et en sueurs pour vérifier l'intégrité de son sexe. Le juge des enfants « trancha » le problème en espaçant les visites de la mère et du supposé père, demanda une enquête de recherche de paternité, maintint l'enfant dans sa famille d'accueil et enjoignit à cette dernière de conduire John régulièrement en consultation spécialisée, ce qu'elle fit, non sans réserve : « *le pauvre enfant, il faut le laisser tranquille, ne le faites plus revenir sur le passé...* »

L'attribution du patronyme exact constitue donc une référence identitaire absolument nécessaire à la construction psychique de l'enfant, inscrivant ce dernier dans les registres familial, social et culturel[1]. La reconstitution généalogique s'avère être alors le passage obligé vers une compréhension par l'enfant des tenants et aboutissants qui ont conduit au vice de nom. Les motivations pouvant conduire des parents à cacher à l'enfant sa véritable origine ne sont évidemment pas univoques, et leur repérage clinique s'avère toujours délicat, eu égard aux nombreux non-dits, voire à l'existence de « secrets de famille » précautionneusement protégés. Parmi les causes de *vices de filiation* les plus fréquemment retrouvées lors d'entretiens familiaux, on retiendra : le refus de la mère de révéler l'identité du père (ou l'interdiction donnée par ce dernier à la mère de dire qui il est, à l'enfant, à la belle-famille ou à des tiers), les histoires d'adultère, d'enfant illégitime, d'inceste, les histoires de remplacement d'un autre enfant mort-né, etc.

C'est souvent au prix d'une psychothérapie individuelle d'inspiration analytique que l'enfant arrivera à se donner les moyens de posséder une place personnelle, originale et cohérente dans la lignée qui est la sienne[2]. Le démarrage de la thérapie a toutefois intérêt à attendre la mise en place d'un cadre juridique, ou tout au moins social, lequel non seulement officialisera la démarche de soins — et de réparation, au sens de préjudice subi par l'enfant — mais aussi le contexte réglementaire dans lequel le mineur sera mis en position de retrouver ses droits fondamentaux. À ce propos, rappelons que deux articles de la Convention relative aux droits de l'enfant, adoptée par l'Assemblée générale des Nations Unies le 20.11.1989, abordent ces questions de filiation de manière globale mais novatrice à ce niveau, sans toutefois s'immiscer dans le domaine des droits internes, propres à chaque pays[3] :

---

1. Aux besoins fondamentaux repérés par A. Maslow (besoins physiologiques, de sécurité, d'affectivité, de narcissisme, de découverte, etc.), E. Erikson rajoute le *besoin d'identité*, en particulier culturelle. Ces besoins sont en fait communs à l'enfant et aux parents, et il est habituel de constater en clinique pédopsychiatrique que l'incomplétude d'un besoin fondamental chez un parent retentit obligatoirement sur la possibilité qu'a l'enfant d'assouvir ce besoin sur le même plan, mais pour son propre compte d'enfant. Françoise Héritier-Augé écrit qu'il existe deux invariants culturels en matière de filiation et d'identité : « *la nécessité de nommer pour que l'être soit, et par là-même pour qu'il soit inscrit dans une continuité ; la nécessité d'établir cette continuité par le sang* ». [HERITIER F. (1989) : « *Parenté et filiation. Aspects anthropologiques* », L'Inform. Psy., 5, 457-474].

2. Dans quelques cas l'enfant, au prix d'efforts personnels considérables, arrive à trouver une solution économiquement gérable, sans aide psychothérapique extérieure, grâce à l'expression artistique. Le cinéma, ou l'écriture peuvent alors constituer un moyen intéressant de navigation dans le « brouillage de filiation » qu'a vécu l'enfant (pensons au poète Louis Aragon [lire à ce propos le bel article de Jean-Paul Matot : « *Filiation problématique, roman familial et secret* », Psychiatrie de l'enfant, 1984, 2, 523-538]).

3. Pour les détails concernant la législation française relative à la filiation, le lecteur pourra se reporter à : ALBERNHE T., TYRODE Y. (1993) : « *Législation en santé mentale* », Tome I, Sédip médical éd., Lyon. Rappelons qu'un (supposé) père peut intenter, dans les six mois qui suivent la naissance, une action en désaveu de paternité, charge à lui à prouver qu'il n'avait pu concevoir biologiquement l'enfant. De son côté, un enfant naturel peut intenter une « action en recherche de paternité », pour faire établir en justice sa filiation. Le (supposé) père peut toutefois se soustraire aux examens biologiques, au nom du principe de l'inviolabilité du corps humain, mais le tribunal tirera de ce refus les conséquences qui s'imposent.

« Art. 7 : 1. L'enfant est enregistré aussitôt après sa naissance et a dès celle-ci le droit à un nom, le droit d'acquérir une nationalité et, dans la mesure du possible, le droit de connaître ses parents et d'être élevé par eux.

2. Les États parties veillent à mettre ces droits en œuvre conformément à leur législation nationale et aux obligations que leur imposent les instruments internationaux applicables en la matière, en particulier dans les cas où faute de cela l'enfant se trouverait apatride.

Art. 8 : 1. Les États parties s'engagent à respecter le droit de l'enfant de préserver son identité, y compris sa nationalité, son nom et ses relations familiales, tels qu'ils sont reconnus par la loi, sans ingérence illégale.

2. Si un enfant est illégalement privé des éléments constitutifs de son identité ou de certains d'entre eux, les États parties doivent lui accorder une assistance et une protection appropriées, pour que son identité soit rétablie aussi rapidement que possible. »

Dans le même ordre d'idée, affubler un enfant d'un *prénom* ridicule, fantaisiste ou appartenant à une autre culture que la sienne, peut constituer de la part des parents ou de leurs faisants fonction une « attaque de filiation », par le poids que ce prénom fait porter à l'enfant, source potentielle de handicap relationnel, en particulier lors de l'adolescence. Pour Claude Lévi-Strauss, le prénom ancre l'enfant dans la culture des parents et « imprègne l'image que les autres se font du porteur », d'où une double fonction, psychologique et symbolique. Si le nom se rattache au groupe, et s'impose par la lignée, le prénom est l'affaire des parents, et à ce titre il témoigne, par son choix adapté et bienveillant, de leur attachement à l'enfant. Nous connaissons une famille, très particulière, comme le lecteur le jugera à partir de l'exemple qui suit, où le deuxième prénom de l'enfant est « Peggy », nom en réalité de la chienne adorée et décédée deux ans avant la naissance de cet enfant, visiblement de remplacement. La mère allait jusqu'à promener la jeune chienne « Peggy » en poussette, ce qu'elle continua à faire avec sa fille, dans la même poussette. L'enfant est maintenant psychotique...

Le *surnom*, très en vogue autrefois dans le milieu rural et actuellement encore chez les « loubards », définissait le sujet, au titre d'une disgrâce physique, d'un comportement particulier, du choix ou de la façon dont il exerçait son métier, etc. Il était acquis, toujours définitif et « collait à la peau » comme un tatouage indélébile. Il résumait la personne, dans la vision sociale qu'il donnait, et disparaissait avec elle, un peu comme un nom de scène pour certains artistes...

Bibliographie

(1) BOURDIER P. (1982) : « *Famille et connaissance des liens de parenté* », Psychol. méd., 14, 10, 1541-1549.

(2) GUYOTAT J. (1980) : *Mort, naissance et filiation*, - GUYOTAT J. (1991) : *Études cliniques d'anthropologie psychiatrique*, Masson, Paris.

(3) LEBOVICI S. (1983) : *Le nourrisson, la mère et le psychanalyste*, Le Centurion, Païdos éd.

(4) LEGENDRE P. (1985) : *L'inestimable objet de la transmission*, Fayard, & LEGENDRE P. (1989) : *Le crime du caporal Lortie*, Fayard.

(5) LEVI-STRAUSS C. (1962) : *La pensée sauvage*, Plon, Paris.

(6) LIEGAUT D., MENETRE-CHARBIT C., OLIVIER J.-P., SCHMEITZKI M.-L. (1991) : « *Épisode psychotique lors d'une procédure en annulation de reconnaissance chez un adolescent. Réflexions sur les conséquences et aspects juridiques du changement de nom* », Rev. Fr. de Psychiatrie, 7, 19-23.

(7) ROSOLATO G. (1976) : « *Le non-dit* », Nouvelle Rev. de Psychan., 14, 5-26.

C. Le syndrome de Münchausen par procuration (syndrome de Polle)

Roy Meadow, pédiatre, décrivit en 1977 une dynamique pathologique très particulière, présentée par l'enfant, mais induite par les parents, lesquels sont demandeurs pour ce dernier d'examens complémentaires douloureux, ou l'intoxiquant volontairement par des médicaments[1]. Le médecin est dans un premier temps piégé par l'insistance des parents et ne fait pas d'emblée le diagnostic de maltraitance, d'autant que l'enfant les défend en niant le caractère induit de sa pathologie. Le médecin participe même, à son insu évidemment, à la

1. L'expression « *by proxy* » exprime bien l'idée d'une personne interposée, ici le plus souvent la mère, dont l'attitude induit, avec la complicité involontaire et indirecte du médecin, une situation victimelle pour l'enfant. [Lire l'excellent article de B. Gardel : « *Le Syndrome de Münchausen par procuration* », Forensic, 1996, 12, 32-38].

création des symptômes, dans la mesure où, se faisant manipuler par les parents, il joue le jeu des investigations somatiques para-cliniques inutiles et parfois sanglantes. Il s'agit donc d'une forme très particulière de iatrogénie indirecte par acharnement diagnostique, plus que thérapeutique.

L'attitude séductrice de la mère, en particulier, envers le thérapeute, contrastant avec son hostilité surprotectrice envers son enfant devrait alerter le médecin. Séparé de ses parents (avec interdiction des visites, ou avec visites sous surveillance stricte), l'enfant se met à parler et surtout guérit, ce qui constitue un test diagnostique *a posteriori*. Le thérapeute, lorsqu'il réalise qu'il s'est fait manipuler par la famille, peut parfois avoir une réaction agressive...

III. L'étude des familles maltraitantes

Les bases théoriques de la psychopathologie des familles maltraitantes ont été posées par les études de Sigmund Freud sur le rôle du passage à l'acte et du traumatisme psychique dans l'organisation de la personnalité. Sandor Ferenczi a également beaucoup apporté à la théorisation, ainsi que plus récemment Jean Bergeret dans ses travaux sur « la violence fondamentale » [I, § 1.1.]. De nombreux auteurs insistent sur le phénomène de répétition de l'agression, comme si les parents faisaient revivre à leur descendance ce qu'ils avaient eux-mêmes vécus de leur ascendance, la violence intra-familiale se transmettant ainsi de manière transgénérationnelle comme un « héritage psychique » bien encombrant... De plus, il apparaît que les enfants sont d'autant plus violents entre eux qu'ils ont face à eux un modèle identificatoire de violence (parents violents entre eux ou envers un ou plusieurs de leurs enfants) : la théorie mimétique de René Girard peut également trouver là un champ d'application privilégié [III, § 2.1.2.4.].

L'attitude des professionnels en santé mentale a donc beaucoup évolué : les parents maltraitants n'ont plus été considérés comme des « monstres », mais comme des personnes en situation de détresse, incapables de fournir à l'enfant un cadre éducatif à la fois rassurant et protecteur, et donc induisant chez lui des comportements de provocation, d'où la réplique violente, et ainsi de suite. Les thérapeutes familiaux, systémiciens en particulier, ont largement contribué à la compréhension de ces familles dites dysfonctionnelles, et de nombreux professionnels des services sociaux ont reçu une formation systémique pour être mieux à même d'aider ces familles.

Les recherches originales de Reynaldo Perrone, en psychopathologie systémique, ont abouti à la différenciation fondamentale de deux types d'interactions violentes, pouvant expliquer la dynamique dysfonctionnelle de nombreuses familles maltraitantes. Avec Martine Nannini[1], il est ainsi amené à décrire :

- D'une part, une *violence agression*, caractérisant la relation entre deux partenaires impliqués dans une interaction symétrique, égalitaire ; « *l'un et l'autre partenaire revendiquent le même statut de force et de pouvoir* », écrivent-ils. Il s'en suit une escalade de violence, au niveau existentiel, mais aussi au niveau physique, et bien sûr psychologique : « *quand il s'agit de violence agression entre adultes et enfants, la manifestation la plus courante est l'éclat de colère, suivi de coups à l'égard de l'enfant insoumis. L'enfant est battu mais il maintient son opposition, son défi. La hiérarchie est effacée car l'enfant "monte" en position adulte et malgré son âge il se confronte à l'adulte comme égal. À l'inverse, il est également possible que l'adulte "descende" en position enfant et échange en tant qu'enfant, à un niveau égalitaire avec lui.* » Celui qui demande pardon passe en « position basse » et permet ainsi la réconciliation... qui n'est parfois qu'un bref armistice.
- D'autre part, une *violence punition*, illustrant une interaction de type complémentaire, donc inégalitaire. L'un des partenaires s'octroie un statut supérieur, et n'arrête pas de violenter l'inférieur : il n'y a pas de pause, si bien que la situation paraît bloquée. Pourquoi ? « *C'est que, en deçà de l'aspect interactif, on trouve chez chacun des partenaires une très faible estime de soi, et chez celui qui est battu un trouble important de l'identité, un sentiment de dette envers l'autre justifiant les coups, et lui faisant subir ceux-ci sans rien dire. L'acteur émetteur est souvent rigide, privé de toute empathie, imperméable à l'autre et à sa différence, sinon en ce qu'elle lui renvoie de dangereux pour sa propre existence.* » Le partenaire violent

1. PERRONE R., NANNINI M. (1995) : *Violences et abus sexuels dans la famille*, ESF, Paris.

cherche à rendre le partenaire agressé « comme il doit être », c'est-à-dire comme lui, l'agresseur, estime que l'agressé doit être : corrigé, écrasé, torturé... Il s'en suit une atteinte indélébile à l'intégrité du partenaire placé en position inférieure, ébranlé jusque dans la construction de son identité quand ce n'est pas dans son existence même.

A. Les parents

Avant d'en arriver à générer une situation de maltraitance, la dynamique familiale s'est évidemment trouvée profondément remaniée. Lorsqu'un parent est l'auteur direct des sévices, l'autre est pratiquement toujours complice, dans la mesure où il ne peut pas ne pas savoir (encore qu'un mécanisme de déni puisse justement lui permettre de continuer à vivre, dans un semblant d'équilibre, sans trop se poser de questions). La maltraitance est donc d'abord une affaire de « secret de famille » : du non-dit intra-nucléaire et de l'insu extra-nucléaire, comme en matière d'inceste. La responsabilité des deux parents est donc engagée.

La psychopathologie des parents maltraitants est particulière, bien qu'il n'ait pas été décrit de profil-type de la famille ou d'un de ses membres : toutes situations cliniques peuvent ici se rencontrer, avec peut-être une prévalence des personnalités dont les composantes narcissiques sont troublées. La majorité des parents présentent donc des troubles de la personnalité, souvent en rapport avec des phénomènes de maltraitance subis lorsqu'ils étaient enfants (victimes de carences affectives, présentant un parcours institutionnel chargé avec des placements multiples), mais sans qu'eux-mêmes, en tant que parents, arrivent à faire le lien entre ce qu'ils ont subi et ce qu'ils font subir (un mécanisme de refoulement très important s'étant évidemment mis en place). Les parents, qui ont souvent eu une biographie analogue, s'unissent dans une relation de compensation anaclitique réciproque, faisant vœu de ne surtout pas maltraiter leur descendance. Mais tout se passe comme si l'arrivée de l'enfant les faisait régresser, réactivant chez chacun d'importantes angoisses existentielles fragilisant le couple et donnant à l'enfant la place de l'étranger ; comme pour survivre, le couple devient hostile à l'enfant, chacun d'eux s'identifiant à son propre parent maltraitant, fermant ainsi le cercle vicieux.

Les entretiens psychothérapiques révèlent l'existence, chez chaque parent, d'affects dépressifs (mais sans culpabilité) et de failles narcissiques importantes reflétant leur syndrome de carence. Ceci rend le couple incompétent pour anticiper les besoins réels de l'enfant, et comme aucun des parents n'a eu de modèle éducatif suffisamment bon et cohérent pour se construire personnellement, c'est souvent qu'ils avouent un « *je ne sais pas comment faire* », cri d'appel pour les thérapeutes. Les sévices physiques apparaissent alors en général de manière brutale, en réaction à l'exaspération et la frustration vécues dans un climat de persécution, par exemple à l'occasion de cris trop intenses de l'enfant, d'un acte maladroit de sa part responsable d'un bris d'objet, et d'une manière générale d'actes d'autonomisation (cette dernière étant souvent interprétée par le parent maltraitant comme un rejet de la part de l'enfant, d'où la réaction hostile qui est en fait une projection). Le passage à l'acte prend ici la forme d'une violence physique infligée à l'enfant, qui ne la comprend pas mais souvent l'admet, et soulage les parents, pour quelque temps...

Ailleurs, les entretiens, ou l'expertise psychiatrique des parents, révèlent une authentique pathologie mentale, de type psychotique par exemple, mais ces situations s'avèrent rares en pratique. Une décompensation épisodique d'un parent peut parfois conduire à un infanticide [II, § 1.2.1.4.], comme dans le cas de la survenue d'une psychose puerpérale, nécessitant alors le recours à une structure hospitalière de type Unité Mère-Enfant. Des fantasmes de meurtre peuvent également se révéler à l'occasion d'un délire paranoïde, d'une décompensation mélancolique avec un risque bien connu de suicide dit accompagné, d'une prise de toxique ou à l'inverse d'un sevrage brutal, etc. Parfois un parent arrive à verbaliser l'existence de phobies d'impulsion hétéro-agressive qui le taraudent, mais sans passage à l'acte (tandis que la concrétisation du fantasme homicide constitue un risque majeur en cas de schizophrénie ou d'autre forme de psychose). L'alcoolisme, qui a souvent été invoqué comme étant une des principales étiologies de la maltraitance, confronte l'enfant non seulement à la violence qu'il subit mais aussi à une double vision de ses parents : aimants lorsqu'ils sont sobres, maltraitants lorsqu'ils ont bu, d'où un vécu insécurisant, pouvant lui-même conduire à la longue à une alcoolisation de l'enfant par identification.

D'un point de vue structurel, certains archétypes de couples maltraitants ont été décrits :

■ La *famille monoparentale*, correspondant donc à l'absence de couple. La situation la plus fréquente est celle de la mère devenue maltraitante après avoir été abandonnée, enceinte ou juste après la naissance, par le père, lequel n'a pas reconnu l'enfant. Ailleurs, la mère a tout fait pour n'avoir un enfant « qu'à elle », « enfant-parthénogénétique » (fantasmatiquement), mais qui « paye » la dislocation du couple.

■ Le *couple fusionnel*, chaque membre étant profondément carencé, mais l'assemblage duel correspondant à une forme d'étayage réciproque mais bancal. Chacun a ici la confirmation qu'il ne peut trouver qu'un partenaire à son image. L'enfant est alors souvent investi démesurément, comme un espoir salvateur ; mais une telle responsabilité, qui pèse sur l'enfant, ne peut que conduire les parents à être déçus, violemment déçus, d'où le glissement vers la maltraitance (souvent physique).

■ D'*autres typologies* des couples dysfonctionnels peuvent être décrites, marquées par d'importants conflits intra-familiaux dont l'enfant chaque fois fait les frais.

B. Les enfants

Plusieurs questions méritent ici d'être étudiées séparément :

■ Il n'est pas toujours évident de comprendre pourquoi tel enfant, au sein de la fratrie, a été pris pour cible par les parents (auxquels s'ajoutent parfois d'autres enfants). L'*enfant-cible* peut devenir le bouc émissaire de toute la famille, y compris de la fratrie, se trouvant ainsi sans cesse disqualifié, et soudant en quelque sorte les autres membres de la famille contre lui : porteur involontaire de la violence de son entourage et témoin souffrant du dysfonctionnement familial, il joue en quelque sorte le rôle de la « victime sacrificielle » [III, § 2.1.2.]. Ainsi, la question « *pourquoi lui ?* » ne peut-elle trouver parfois de réponse qu'après de nombreux entretiens familiaux, qui explorent plus particulièrement les frontières interpersonnelles (en référence aux travaux de Salvador Minuchin), la place attribuée à chacun au sein de la famille, l'existence de « secrets » et de griefs anciens et non-dits, autant d'éléments de blocage de la communication entre les protagonistes.

■ La violence peut devenir le *mode relationnel habituel de l'enfant*, d'autant que s'installe souvent une relation de type sadomasochiste avec le parent maltraitant (la relation s'inversant lorsque l'enfant, sadisé, deviendra à son tour parent, sadique). Ce mode relationnel structure en quelque sorte la dynamique familiale, l'emprisonnant dans un carcan dont elle ne peut s'extraire qu'avec l'aide de thérapeutes rompus à ce genre de prise en charge. Il s'en suit presque toujours un appauvrissement des relations sociales de l'enfant et surtout une baisse de son estime de soi, souvent liée à des affects de type dépressif (avec une « construction du monde » du genre : « *je ne peux pas être aimé* », mais parallèlement une attitude d'échec, ou de contre-violence, qui renforce en spirale la violence qu'il subit-induit).

■ Les *conséquences de la maltraitance sur l'enfant* peuvent être variées, nous l'avons vu : décès (souvent accidentel), séquelles physiques, retard de croissance, et surtout d'importants troubles de la personnalité avec en particulier une très mauvaise image de soi (l'enfant se sentant responsable des sévices qu'il pense induire, ne mettant pas en question les actes de ses parents[1]). Les entretiens spécialisés sont souvent motivés par une conduite d'échec (en particulier scolaire), une instabilité avec agitation psychomotrice ou à l'inverse un repli sur soi (dépressif, ou témoignant d'une structuration de la personnalité sur un mode d'organisation dysharmonique ou limite). Les tests pratiqués montrent en général une détérioration de l'image maternelle, et d'importantes difficultés d'intégration des images parentales en vue d'une identification.

Cependant, prises à temps et avec professionnalisme, les souffrances psycho-affectives de la maltraitance peuvent heureusement arriver à être surmontées, ce qui ne signifie pas qu'elles n'auront pas laissé d'indélébiles cicatrices.

---

1. Il n'est cependant pas rare de voir en consultation des adolescents ou des adultes jeunes qui, à l'occasion de l'entretien, révèlent des phénomènes de maltraitance dont ils ont été victimes étant enfants, mais dont ils avaient minimisé les conséquences, quand bien même ils ne les avaient pas déniées. De plus, il n'existe pas de parallélisme véritable entre d'un côté l'importance des sévices physiques subis et de l'autre celle des blessures psychiques.

Bibliographie

La littérature psychiatrique, pédiatrique ou socio-juridique consacrée au phénomène de la maltraitance infanto-juvénile est particulièrement riche et variée ; elle n'individualise que depuis relativement peu de temps la question des abus sexuels, peut-être à cause des réticences sociales à reconnaître de tels faits. Nous renvoyons donc le lecteur au chapitre II, § 1.2.5.6. pour cette bibliographie spécialisée.

(1) ALBERNHE-PANTZ M. (1994) : « *L'enfant maltraité et la justice* », E.M.C. Méd. & Droit, 7, 95-99.
(2) BIZOUARD P., NEZELOT S., BONNET P. (1991) : « *Maltraitance de l'enfant : sévices, abus sexuels, manifestations inaugurales* », E.M.C., 37204 H 10.
(3) CRIVILLE A. (1987) : *Parents maltraitants. Enfants meurtris. L'intervenant social face à la famille de l'enfant maltraité*, ESF, Paris.
(4) DELTAGLIA L. (1979) : *Les enfants maltraités*, ESF, Paris.
(5) GRUYER F., SABOURIN P., FADIER-NISSE M. (1991) : *La violence impensable, inceste et maltraitance*, Nathan éd., Paris.
(6) HOCHMANN J. (1986) : « *À propos des enfants victimes de sévices : violence dans les équipes soignantes, violence dans le contre-transfert* », L'Inform. Psy., 62, 47-54.
(7) KEMPE C.H., HELFER R.E. (1977) : *L'enfant battu et sa famille*, Fleurus, Paris.
(8) MANCIAUX M., LEBOVICI S., JEANNERET O. (1987) : *L'Enfant et sa santé*, Doin, Paris.
(9) MILLER A. (1983) : *C'est pour ton bien, L'enfant sous la terreur* (1986), *La souffrance muette de l'enfant* (1990), Aubier, Paris.
(10) ROUYER M., DROUET M. (1986) : *L'enfant violenté : des mauvais traitements à l'inceste*, Le Centurion., Paris.
(11) SOULE M. (1978) : *Mère mortifère, mère meurtrière, mère mortifiée*, ESF, Paris.
(12) STRAUS P., MANCIAUX M. et coll. (1993) : *L'enfant maltraité*, Fleurus, Paris.

3.2. La maltraitance des personnes âgées

Le problème de la *violence intra-familiale* [II, § 1.2.1.1.] a d'abord été celui de son repérage, de sa mise à plat si l'on peut dire, avant d'être celui de son explication, de sa gestion et de sa prévention. La décennie 1960-70 a vu naître la prise en compte au niveau de la santé publique des phénomènes de maltraitance infanto-juvénile. La décennie qui a suivi s'est attachée à attirer l'attention des médias sur le sort des femmes battues. Si nous en sommes actuellement à la question des sévices aux personnes âgées, ce n'est pas tant pour compléter ce tour d'horizon chronologique victimel que pour poser, indirectement il est vrai, le problème fondamental de la surpopulation de la planète, et en particulier celui qui inquiète les économistes actuels : le « papy-boum » des sociétés les plus industrialisées. Or il semblerait que là où les sociétés dites traditionnelles accordent une place respectable aux personnes âgées, la société post-moderne « évacue » le problème, reléguant ses vieillards dans des institutions spécialisées et surtout les laissant en proie à l'isolement affectif, forme dissimulée de maltraitance. Déjà le *rapport Milliez* — actes d'une Commission d'études et de propositions dans le domaine de l'aide aux victimes, établie en France à l'initiative de Robert Badinter (1982) — avait alerté les pouvoirs publics de l'importance du phénomène.

Au Canada, Bernard Groulx[1] estime qu'il existe cinq grandes formes de violence contre les personnes âgées : les mauvais traitements psycholologiques, les mauvais traitements physiques, les mauvais traitements matériels, les mauvaises conditions de l'environnement, les violations des droits, auxquelles il convient également d'ajouter toutes les formes de négligence, active ou passive. Les abus financiers ou matériels peuvent également entraîner une décompensation psychique, lorsque la personne âgée se rend compte qu'elle a été grugée[2]. En tant que président de la Société de psychogériatrie du Québec, il situait bien le problème à un niveau politique, avec la possibilité par exemple de la promulgation d'une loi particulière de protection, projet qui ne fait pas évidemment pas l'unanimité : « *Le vrai problème qui milite contre une loi de protection de la personne âgée est le fait que la « personne âgée » n'est certainement pas une quantité simple ou homogène. Personne ne se pose de questions morales sur la nécessité de protéger les petits enfants qui, par définition, ne peuvent se défendre eux-mêmes. Est-ce que les personnes âgées, surtout les 85 % qui ne sont pas abusées ou qui sont fortes et en bonne santé et n'ayant aucunement besoin de protection, vont vouloir d'une telle loi, qu'ils pourraient percevoir comme infantilisante ? Est-ce qu'ils pourront mettre de côté ces sentiments pour le bien-être de 15 % de leurs confrères et consœurs qui en auraient absolument besoin ? Cela reste évidemment à voir si le Gouvernement se dirige vers une telle loi de protection de la personne âgée* ».

1. GROULX B. (1989) : « *Le problème de la violence en psychogériatrie* », Transitions, 27-28, 239-254.
2. « *Plus que la perte matérielle, c'est l'abus de confiance qui déstabilise les victimes, qui porte atteinte à leur intégrité psychique* ». [MONFORT J.-C., GREMION J. (1995/1996) : « *Sévices à personnes âgées* », Nervure, VIII, 9, 23-27].

Rosita Punti, gérontopsychiatre à l'Hôpital Louis-Hippolyte Lafontaine et professeur chargé d'enseignement clinique à l'Université de Montréal, a eu la gentillesse d'accepter de bien vouloir rédiger pour nous quelques pages sur ce thème hélas d'actualité.

La maltraitance des personnes âgées

R. Punti

L'abus et la négligence dirigés contre les personnes âgées sont des phénomènes reconnus socialement depuis la fin des années mille neuf cent soixante-dix. Sur le plan chronologique, la prise de conscience face à cette problématique succède d'environ deux décennies la dénonciation de la maltraitance des enfants qui remonte aux années soixante. La reconnaissance de la violence faite aux femmes s'est effectuée dans les années soixante-dix. Du point de vue historique, Baker et Burston en Grande-Bretagne ont été les premiers à décrire la notion de « *granny battering* », soit la « maltraitance des mamies » en 1975. Aux États-Unis, la même année, Butler instituait l'appellation « *agisme* » pour dépeindre les préjugés et attitudes négatives de la société face aux personnes âgées, corollaire de la peur du vieillissement, de la maladie, de la dépendance, du handicap et de la mort. La parution en 1989 à New York du *Journal of Elder Abuse and Neglect*, revue scientifique entièrement consacrée aux mauvais traitements et à la négligence envers les personnes âgées, témoigne des préoccupations croissantes de plusieurs disciplines sur ce sujet (gérontologie, gériatrie, psychiatrie, droit, sciences politiques, sociologie, criminologie, éducation, etc.). Le concept de maltraitance des personnes âgées constitue donc un champ d'intérêt et de recherche relativement nouveau qui comporte en soi plusieurs difficultés d'ordre théorique et méthodologique. Encore jusqu'à présent, aucun consensus n'est trouvé quant à la définition même du phénomène et conséquemment quant à sa prévalence. Les taux de prévalence retenus peuvent varier de 1 à 20 % selon la définition plus ou moins élargie utilisée et le type de cohorte étudiée.

L'adoption de la définition de la maltraitance des personnes âgées élaborée par l'*American Medical Association* (1987) devient de plus en plus répandue dans la littérature nord-américaine. La maltraitance y est définie comme « *un acte ou une omission qui porte atteinte ou qui menace de porter une atteinte à la santé et au bien-être de la personne âgée. L'abus inclut le fait d'infliger intentionnellement des blessures physiques ou mentales, les abus sexuels ou la privation de nourriture, de vêtements ou de soins médicaux essentiels pour répondre aux besoins physiques et mentaux du sujet âgé par la personne qui lui prodigue des soins, qui en a la garde ou la responsabilité.* » Les définitions de l'abus (accomplissement d'un acte destructif) et de la négligence (omission d'un acte essentiel) y sont intégrées.

En utilisant une taxinomie de la maltraitance, la notion d'abus peut être classifiée en cinq sous-types :

- *L'abus physique* : soit le fait d'infliger délibérément des douleurs physiques ou des blessures. Certains auteurs y incluent les abus sexuels, d'autres y rajoutent aussi la négligence intentionnelle.
- *L'abus psychologique ou émotionnel* : soit l'assaut verbal, les menaces, l'infantilisation, l'humiliation, l'isolement et la privation de chaleur humaine et de relations sociales. L'abus psychologique est plus fréquent que l'abus physique, et il n'en est pas nécessairement le précurseur.
- *L'abus matériel ou financier* : soit le vol, le détournement de fonds, divers types d'abus de confiance, d'exploitation et de fraude.
- *La violation du droit à la liberté* : soit spécifiquement toute tentative d'empêcher un individu d'exercer un contrôle légitime sur sa vie (par exemple : en obligeant une personne âgée à quitter son propre domicile, à entrer dans une institution, en lui interdisant de se marier, en l'isolant dans certaines pièces du domicile). Une certaine forme d'abus médical pourrait aussi être insérée dans ce sous-type, surtout en ce qui a trait à l'imposition de contentions physiques ou chimiques en dehors de situations d'urgence.
- *L'abus social ou collectif* : soit principalement l'agisme, l'indifférence sociale, tous les stéréotypes et comportements sociaux qui tendent à diminuer l'estime de soi des personnes âgées et à leur dénier leur identité et leur dignité.

La *négligence* en tant qu'entité distincte de l'abus peut être divisée en deux sous-types :

■ La négligence non-intentionnelle ou passive (involontaire, « par ignorance ») : soit le fait de ne pas combler adéquatement les besoins de la personne âgée en raison d'un manque de connaissances, de temps ou de ressources financières. De l'avis de plusieurs auteurs, la négligence non-intentionnelle est le sous-type le plus fréquent d'abus envers les personnes âgées même si l'abus matériel est plus souvent rapporté au niveau des études standardisées.

■ La négligence intentionnelle ou active (volontaire) : soit la privation délibérée de nourriture, d'eau, de vêtements, de médicaments, d'aide, de contacts sociaux ou de tout autre élément essentiel au bien-être ou à la sécurité de la personne âgée (par exemple : privation de lunettes, de prothèses dentaires ou auditives, etc.).

Les statistiques américaines estiment qu'environ 10 % des personnes âgées sont victimes d'abus de quelque forme que ce soit. Le taux de prévalence des abus impliquant les personnes âgées serait comparable à celui affectant les enfants. Les abus envers les personnes âgées partagent plusieurs caractéristiques communes avec la maltraitance des enfants et la violence faite aux femmes dont une perpétration fréquemment retrouvée dans un milieu familial. Les membres de la famille prodiguent de 60 à 80 % des soins au domicile des personnes âgées. De fait, la majorité des cas d'abus et de négligence envers les personnes âgées se produisent dans le cadre de violence domestique. Les conjoints, enfants et petits-enfants représentent plus de 90 % des abuseurs et ils cohabitent le plus souvent avec la personne âgée abusée. De 70 à 80 % des aidants naturels sont des femmes, toutefois il n'a pas été établi qu'il y ait prédominance d'abuseurs féminins. Les données statistiques à cet égard demeurent encore contradictoires. Parmi les petits-enfants abuseurs, les petits-fils seraient plus nombreux, dans un ratio de deux pour un.

Les facteurs de risque associés aux abus comprennent le fait d'être de sexe féminin, veuf, âgé de plus de 75 ans et pauvre financièrement, de même que la perte d'autonomie, la dépendance et les troubles de comportement. Il est à noter que l'âge en soi n'est pas un facteur de risque majeur à l'émergence des situations d'abus. Plusieurs théories ont été élaborées afin de faciliter la compréhension du phénomène de maltraitance des personnes âgées. Selon les hypothèses les plus novatrices et les plus reconnues, les caractéristiques des abuseurs seraient plus déterminantes que celles des abusés, notamment quant à la dépendance des abuseurs. Dans le cadre d'une étude américaine menée à Boston en 1985, Pillemer a trouvé que les abuseurs présentaient plus de difficultés d'adaptation socio-affective que le groupe contrôle. Ils possédaient souvent des antécédents psychiatriques ou judiciaires chargés et avaient des comportements violents. Ainsi, ils devenaient de plus en plus dépendants du parent dont ils avaient la charge, surtout au niveau financier. Outre les antécédents de psychopathologie chez l'abuseur, les principaux facteurs étiologiques retenus incluent la dépendance de l'abusé, les antécédents de violence familiale, l'isolement social et la présence de divers stresseurs environnementaux dans le quotidien de l'abuseur (par exemple : modification des habitudes de vie, charge financière supplémentaire, déménagement, séparation, etc.).

Dans un contexte de violence domestique, les personnes âgées peuvent hésiter à dénoncer un membre de leur famille et près du tiers des abusés nient tout problème. L'embarras, la honte, la crainte de représailles, d'abandon ou d'institutionnalisation constituent des facteurs de résistance à cette dénonciation.

Les données cliniques et de recherche concernant la maltraitance des personnes âgées en milieu institutionnel sont beaucoup plus récentes et moins bien développées que celles traitant de la violence en milieu familial. La première publication scientifique sur ce sujet est parue sous le titre très éloquent de « *Old folks and dirty work : the social conditions for patient abuse in a nursing home* », soit : « *Les vieux et la sale besogne : les conditions sociales favorisant les mauvais traitements des patients dans un centre d'accueil* » (Stannard, 1973). Aux États-Unis et en Grande-Bretagne, environ 5 % des personnes âgées vivent en institution ; au Canada le pourcentage s'élève à 9 %. Le fait d'être institutionnalisé est corrélé à un plus haut risque de maltraitance que celui de vivre dans la communauté. En institution, les abus et négligences sont fréquemment associés à une surcharge de travail et à l'insatisfaction des intervenants, à l'épuisement professionnel et au manque de formation. Concernant plus spécifiquement les soignants œuvrant auprès de personnes souffrant de démence, la perception d'un fardeau, la durée d'assistance en terme d'années de travail et de nombre d'heures travaillé par jour, le niveau de perte d'autonomie et la présence de troubles de comportement du sujet dément s'ajoutent à la liste des facteurs de risque précités. Selon l'Association canadienne de gérontologie (1995), l'utilisation excessive de contentions est la forme la plus fréquente d'abus physiques en milieu institutionnel.

La violence et les abus envers les personnes âgées se manifestent rarement dans le cadre d'un phénomène isolé, unique. Une récidive de comportements abusifs ou de négligence se produit dans 80 % des cas. La fréquence et l'intensité des mauvais traitements tendent à augmenter avec le temps. Une escalade de violence est la norme et la résolution spontanée du problème est peu probable, d'où l'importance d'une détection précoce et d'un plan d'intervention rapide et adapté à la situation. De nombreuses approches tactiques ont été élaborées à partir d'interventions déjà développées auprès des enfants maltraités, en tenant compte du fait que les sujets âgées sont des personnes majeures. Ainsi, une déclaration obligatoire des situations d'abus des personnes âgées entraîne des considérations éthiques et morales outre les aspects médico-légaux et judiciaires. Une personne âgée jugée apte pourrait accepter de rester dans un milieu abusif en reconnaissant bien les conséquences d'une telle décision. Certains auteurs s'intéressant à cette problématique mettent en garde contre les écueils de l'infantilisation des personnes âgées, même avec une visée bien noble de vouloir les protéger.

Au niveau législatif, tous les États américains sont pourvus de lois sur la protection des personnes âgées depuis l'amendement en 1987 de l'*Older Americans Act* de 1965. Au Canada, la province de Terre-Neuve a fait figure de pionnier en adoptant le *Neglected Adults Welfare Act* en 1973. Cette loi exige la déclaration obligatoire par tout citoyen de tous les cas d'abus de personnes âgées reconnus ou présumés, avec confidentialité ou non ; toute dérogation peut entraîner une pénalité monétaire jusqu'à 200 dollars CDN (700 FF) et 2 mois d'emprisonnement. Toutes les provinces canadiennes ne sont pas dotées de législations aussi sévères. Il existe plusieurs disparités entre les législations inter-provinciales. Au Québec, aucune loi ne traite spécifiquement de la protection des personnes âgées maltraitées. Les paramètres juridiques en matière de « protection » s'adressent à toute personne sans restriction d'âge. Ces paramètres font principalement référence à la *Loi sur le curateur public* — loi 145 (1990) du Code civil du Québec —, soit à l'ouverture d'un régime de protection pour les personnes jugées inaptes à gérer leur propre personne et/ou à administrer leurs biens et dont les besoins ne sont pas comblés. L'inaptitude peut être qualifiée de partielle ou totale, de temporaire ou permanente. Les législations québécoises de façon générale allèguent la déclaration des cas de maltraitance de personnes âgées sur une base volontaire et non obligatoire au sens strict. Toute intervention auprès des personnes âgées doit donc tenir compte de la protection de ces dernières mais aussi de leurs droits et libertés principalement lorsqu'elles sont jugées aptes.

Bibliographie

(1) Association canadienne de gérontologie (1995) : *Mauvais traitements auprès des personnes âgées : stratégies de changement*, Saint-Martin éd., Montréal.

(2) American Medical Association Council on Scientific Affairs (1987) : « *Elder abuse and neglect* », Journal of the American Association, 257, 966-971.

(3) BAKER A. (1975) : « *Granny battering* », Modern Geriatrics, 5, 8, 20-24.

(4) BURSTON G. (1975) : « *Granny battering* », British Medical Journal, 3, 592.

(5) BUTLER R. (1975) : « *Why Survive ? Growing Old In America* », Harper Colophon Books éd., New York.

(6) PILLEMER K., FINKELHOR D. (1989) : « *Causes of elder abuse : Caregiver stress versus problem relatives* », American Journal of Orthopsychiatry, 59, 2, 179-187.

(7) PUNTI R., CYR J. (1992) : « *Victimisation des personnes âgées en milieu familial* », Nervure, 5, 47-56.

(8) STANNARD C. (1973) : « *Old folks and dirty work : the social conditions for patient abuse in a nursing home* », Social problems, 20, 3, 330-342.

(9) VIDA S. (1994) : « *An update on elder abuse and neglect* », Canadian Journal of psychiatry, 39, Suppl.1, 534-540.

3.3. La victimologie de guerre et de déportation

Mémoire... La victimologie de guerre occupe hélas une place toute particulière dans l'histoire du XXe siècle. La polémologie gardera en effet le souvenir de la souffrance des millions de déportés dans les « camps de la mort » de l'Allemagne hitlérienne. « *Les conditions "inhumaines" de vie dans les camps de concentration ont eu des conséquences neuropsychiques tant pendant la déportation qu'après. Elles sont responsables de séquelles irréversibles qui ont brisé le psychisme des déportés à deux niveaux, "psychologique" et "biologique" qui interréagissent l'un sur l'autre (nous utilisons ces deux concepts de "psychologique" et de "biologique" bien qu'ils ne soient pas adéquats : tout phénomène "psychologique" a certainement une contrepartie biologique, et un phénomène "biologique" peut avoir une contrepartie psychologique)* » écrivent François Abalan et Marc Bourgeois[1], en montrant bien, par l'intrication psycho-somatique de ces phénomènes, qu'un contexte d'exception peut amener l'être humain à souffrir *en totalité*. François Abalan, psychiatre des Hôpitaux (Bordeaux), synthétise ici son célèbre Mémoire[2].

Les conséquences neuropsychiatriques de la déportation dans les camps de concentration nazis

F. Abalan

La pathologie neuropsychique de la déportation dans les camps nazis de la seconde guerre mondiale présentée ici illustre la pathologie neuropsychiatrique concentrationnaire ; cette pathologie reste toujours malheureusement d'actualité : camps soviétiques, camps cambodgiens du régime Khmer Rouge des années 1970, camps très récents de l'ex-Yougoslavie, etc. Le traitement de cette pathologie doit surtout être préventif.

I. Le système concentrationnaire nazi. Généralités

Les camps sont créés en Allemagne dès l'arrivée des Nationaux-Socialistes au pouvoir en 1933. Ils sont utilisés pour « rééduquer » les « opposants » nationaux au régime : Juifs, homosexuels, Sociaux-Démocrates, Communistes, Tziganes, Psychopathes... De 1939 (occupation de la Pologne) à fin 1944, le système concentrationnaire s'internationalise. Il y eut près d'un millier de camps de concentration dans l'Europe occupée. De janvier à mai 1945, le système concentrationnaire se désorganise puis s'effondre, sous l'effet de l'avance par l'Ouest et l'Est des armées Alliées.

Il y avait différents types de camps. Les camps « normaux », tels Buchenwald, Dachau, étaient des camps de travail et des centres industriels ; la durée moyenne de vie y était de quelques mois. Dans les camps d'extermination des Juifs tels Treblinka I, Auschwitz-Birkenau, des milliers de personnes étaient gazées quotidiennement ; la durée moyenne de vie des déportés non exterminés dès leur arrivée au camp était de quelques mois. Dans les camps de représailles contre les Aryens tels Neue-Bremm, il n'y avait pas de travail, mais les prisonniers étaient torturés en groupe et la durée moyenne de vie était très courte. Certains camps avaient plusieurs des fonctions décrites. Les grands camps contenaient de 10.000 à 100.000 prisonniers. On peut donner le nombre de environ 5.000.000 à 6.000.000 de déportés au total.

II. Conditions de vie dans les camps

Seront tout d'abord examinées les conditions générales de détention, puis les conditions spécifiques des différents groupes de déportés. Ces conditions de vie ont varié, s'aggravant en général avec le temps.

A. Les conditions générales de vie dans les camps

Le transport vers les camps se faisait dans l'immense majorité des cas dans des wagons à bestiaux. Il durait plusieurs jours. Les excreta s'accumulaient dans les wagons. L'eau et les

---

1. ABALAN F., BOURGEOIS M. (1995) : *Les conséquences neuropsychiatriques de la déportation*, Synapse, 119, 45-55.

2. « Des références bibliographiques détaillées pourront être trouvées dans : ABALAN F. (1987) : « *Les conséquences neuropsychiques de la déportation dans les camps de concentration nazis de la Seconde Guerre mondiale chez les adultes* », Mémoire pour l'obtention du Certificat d'Études Spéciales de Psychiatrie, Université de Bordeaux II, Unités de Formation et de Recherche des Sciences Médicales. Prix des Maladies Mentales de l'*Académie Nationale de Médecine*, Premier Prix *Confrontations Psychiatriques*. Une liste de plus de 200 référence tirée de ce Mémoire peut aussi être adressée par F. Abalan sur demande ».

vivres qui manquaient, le froid en hiver ou la chaleur en été, l'encombrement extrême, faisaient de nombreuses victimes dont les cadavres restaient dans les wagons. À leur arrivée au camp, les déportés étaient dépouillés de leurs objets personnels et vêtements. C'était pour le déporté une perte partielle de son identité. Puis le déporté était examiné nu, était entièrement rasé (corps et tête), et badigeonné au Grésyl. Les vêtements qui lui étaient ensuite donnés sans considération de taille, pantalon et veste de bagnard, chaussures ou claquettes en bois, étaient peu solides et insuffisants pour se protéger du froid de l'hiver continental. Ils devaient porter le numéro attribué au prisonnier et la marque de couleur de la catégorie de la déportation. Le logement des prisonniers se faisait dans des baraquements. L'encombrement était parfois tel qu'il était impossible de dormir autrement qu'assis. La malnutrition était la première cause de morbidité et de mortalité. La quantité de nourriture varia selon les camps, les années, les saisons, mais elle resta toujours insuffisante, mauvaise, avariée. La malnutrition entraînait rapidement un amaigrissement important, ainsi que des œdèmes déclives de famine, et la diarrhée de famine. Elle conduisait à la mort en quelques mois dans un état de cachexie. La malnutrition était la première cause de mort, juste avant la tuberculose. Le travail épuisant et le repos insuffisant entraînaient une fatigue importante. Les déportés travaillaient dans des entreprises publiques, privées, ou S.S., dans des mines, des carrières, au déblayage des ruines des bombardements alliés, mais aussi à l'intérieur du camp comme tailleurs, charpentiers, etc. Le froid continental était intense en hiver (-20 à -30° C). Il n'y avait pas (ou il était insuffisant) de chauffage et l'eau était froide. Les vêtements et les chaussures peu épais, de mauvaise qualité, et souvent abîmés, ne protégeaient que peu. L'hygiène était en général très mauvaise.

Une ambiance de terreur, accompagnée d'humiliations et de mesures avilissantes était entretenue en permanence par les S.S. et les détenus ayant des postes d'autorité. Les coups étaient donnés en permanence. L'insécurité était constante. Les maladies infectieuses sévissaient, favorisées par la malnutrition et la promiscuité. Elles conduisaient dans l'immense majorité des cas à la mort. Les infections de l'appareil respiratoire et les infections cutanées étaient les plus communes. Le typhus exanthématique tua des dizaines de milliers de déportés. Les puces, les poux de corps, les punaises et la gale étaient fréquents. Ces ectoparasitoses causaient prurit et plaies de grattage et aggravaient la fatigue et l'anémie. Le revier (hôpital ou infirmerie) à l'intérieur du camp avait des moyens dérisoires. Tous les témoignages confirment ces conditions de vie, qui entraînaient « *l'état de misère physiologique* », « *la misère physiologique chronique progressive des camps* » (Richet).

B. Les conditions des différents groupes de déportés

1. Les déportés Juifs

De la fin de l'année 1941 à mi-1942 environ, ils furent systématiquement exterminés dès leur arrivée dans les camps dans le cadre de la *Solution Finale de la question Juive. À* partir du milieu de l'année 1942, les impératifs de production de guerre ou non obligèrent les Nazis à utiliser leur force de travail (loi d'extermination par le travail du 30.4.1942). Les Juifs échappèrent ainsi à l'extermination immédiate pour tous et entrèrent dans le cycle concentrationnaire suivant : les Juifs « improductifs » (femmes enceintes, nourrissons, enfants d'âge inférieur à 12-14 ans, vieillards, sujets malades) furent systématiquement exterminés dans les chambres à gaz dès leur arrivée au camp ; les autres sujets déportés étaient exterminés une fois leur force de travail épuisée, après quelques mois en général. Les « sélections » « médicales » quotidiennes ou mensuelles, déterminaient qui était apte ou inapte au travail et devait être exterminé dans les chambres à gaz.

Les camps d'extermination de Pologne autres qu'Auschwitz furent détruits à l'automne 1943. Auschwitz resta donc à partir de cette date le seul camp d'extermination. Les chambres à gaz d'Auschwitz et du Stutthof furent détruites fin novembre 1944. À partir de la fin janvier 1945 — libération d'Auschwitz-Birkenau par les Russes — les déportés Juifs subirent d'une façon générale le sort des autres déportés. Les Juifs subirent une persécution d'intensité extrême qui débuta bien avant la déportation (ghettoïsation, massacres) et se poursuivit au cours de celle-ci (destruction des communautés et des familles à l'arrivée au camp, certitude d'être exterminés, traitement particulièrement cruel dans les camps). Sur les 3.000.000 environ de Juifs assassinés dans les camps, 1.000.000 furent exterminés à Auschwitz. Seuls quelques dizaines de milliers de Juifs, toutes nationalités confondues, survécurent à la déportation ; des 78.000 environ déportés Juifs de France, seuls quelques milliers survécurent.

2. Les autres groupes de déportés

C'étaient les Résistants des pays occupés, des otages, des prisonniers de guerre Soviétiques, des Polonais, des étudiants Norvégiens, des policiers Danois, 4.000 à 5.000 prêtres ou pasteurs... Ils n'étaient pas systématiquement exterminés : ils moururent d'abord de la famine ; puis des infections dont la dissémination était favorisée par la malnutrition, l'encombrement, l'hygiène déplorable ; enfin ils moururent du froid, des coups, des tortures et des exécutions. Des 1.500.000 déportés non-raciaux environ, 600.000 moururent ; des 70.000 environ déportés Français non raciaux, 40.000 environ moururent.

III. Conséquences neuropsychiques au cours de la déportation

Les *troubles psychiques lors du transport vers les camps* étaient en été des états confuso-oniriques aboutissant au coma et dûs à la déshydratation ou à l'asphyxie. En hiver, le froid était responsable d'un état de stupeur et de prostration.

Les *réactions à la vie concentrationnaire* : l'arrivée au camp représentait un véritable choc. Elle entraînait des réactions de détresse et de désespoir et une angoisse intense. Des réactions d'indignation et agressives pouvaient se voir. De nombreuses personnes ont rapporté une sensation d'irréalité (déréalisation). Ces réactions duraient de quelques jours à quelques semaines selon les personnes. Cette phase de choc était suivie d'une période durant 5 à 6 mois, mais aussi parfois moins, caractérisée par un état dépressif, avec ralentissement psychomoteur, anorexie et nostalgie du passé avec évocation de la famille et des bons repas. Parallèlement se développait une insensibilité devant les horreurs de la vie du camp et une indifférence aux règles morales usuelles. Dans une troisième phase, la résistance du déporté s'émoussait peu à peu et celui-ci paraissait « abruti », « hébété », perdait tout sens moral (vol, en particulier de nourriture) et toute affectivité vis-à-vis de ses compagnons. L'évolution de cet état se faisait vers l'apathie, l'adynamie et la mort. Néanmoins certains déportés s'effondrèrent très vite et moururent très vite en quelques semaines ou peu de mois. D'autres s'adaptèrent. En quelques mois le déporté mourait ou s'était adapté. Dans ce dernier cas, le processus d'adaptation se poursuivait encore pendant six mois à deux à trois ans. Les dépressions réactionnelles paraissent avoir été rares si l'on exclut la réaction dépressive à l'arrivée au camp. La survenue d'une dépression, d'angoisse, d'une indifférence émotionnelle marquée, semblent avoir été favorisées par un âge inférieur à 25 ans lors de la déportation, des conditions de déportation très dures, une perte de poids importante et des troubles psychiques antérieurs à la déportation. Les suicides semblent avoir été rares, sauf chez les Russes, les Polonais, et les Juifs. Les facteurs qui semblent avoir rendu plus fréquent cet événement dans ces catégories de déportés sont l'absence d'espoir, des conditions de déportation particulièrement dures, avec en plus pour les Juifs l'anéantissement de leur famille dans les chambres à gaz.

Les *manifestations psychiques qui peuvent être attribuées à la famine*, à la malnutrition protéino-calorique, étaient des troubles de la mémoire antérograde, d'apparition insidieuse, et qui augmentaient en fréquence avec l'âge, des difficultés de concentration, le rétrécissement du champ de pensée et de l'activité spontanée de pensée et de l'imagination. C'était aussi une lenteur de compréhension, un « abêtissement » et une « stupidité », ainsi qu'une lenteur des réactions. Elles aboutissaient à l'apathie et à la stupeur. Pour un auteur Danois, Helweg-Larsen, le ralentissement de tous les processus mentaux, « l'abêtissement », et l'apathie, sont dûs à des altérations cérébrales fonctionnelles ou organiques, conséquences de la famine. L'aménorrhée chez les femmes débutait dès l'arrivée au camp ; elle était donc liée à des facteurs émotionnels, mais elle semblait aussi être aggravée par la malnutrition. Les cas de confusion mentale furent fréquents, probablement souvent dûs à des carences en vitamines B1 et/ou PP ou encore à l'œdème cérébral de la famine. D'autres causes des confusions mentales étaient les encéphalites typhiques ou d'autres maladies infectieuses telles l'érysipèle. La fréquence de la démence sénile semble avoir été très augmentée à Theresienstadt. Les troubles neurologiques observés dans les camps, parallèlement aux troubles psychiques, sont un autre aspect de l'atteinte du système nerveux au cours de la déportation. Ce furent des polyneuropathies dues à la malnutrition protéino-calorique ou peut-être à une carence en vitamine Bl et des syndromes de Korsakoff avec polyneuropathie et/ou sclérose combinée de la moelle chez de jeunes adultes. Kessler décrivit des cas de neurolathyrisme dans un camp. Les formes classiques des grandes avitaminoses à symptomatologie neurologique furent dans l'ensemble rares, à l'exception de cas de pellagre. Il s'agissait plutôt de polysubcarences vitaminiques.

Les *observations médicales faites à la Libération des camps* : les sujets les moins malnutris manifestaient de la crainte, un étonnement, une incrédulité, parfois une euphorie. Les plus dénutris étaient apathiques, stuporeux, indifférents, souffraient d'anesthésie affective (les sujets « *[...] racontaient les horreurs qu'ils avaient subies d'une voix monocorde..., sans vibration..., avec une mimique..., figée..., sans émotion..., l'auditeur était... terrifié..., tout remué* ») (Minkowski). Ils avaient aussi une labilité émotionnelle, des difficultés de concentration et des troubles de la mémoire. Ces sujets doivent être pris en charge sur les plans médical, psychologique, et social.

IV. Les séquelles neuropsychiques de la déportation : le « KZ syndrome », le « survivor syndrome », schizophrénies réactionnelles

Ces séquelles furent longtemps niées par certains psychiatres allemands qui refusèrent de pensionner les victimes des camps de concentration pour les séquelles neuropsychiques qu'elles présentaient car les théories psychiatriques alors en vigueur en Allemagne ne permettaient pas d'en faire des conséquences de la déportation. En effet les grandes psychoses avaient une cause endogène, les névroses traumatiques étaient dues à un désir de compensation, les névroses avaient dans le cadre de la théorie freudienne leurs racines dans l'enfance du sujet, et les psychoses réactionnelles au sens de Jaspers ne pouvaient pas l'être dans ce cas, car le traumatisme était trop éloigné dans le temps (les séquelles de la déportation apparurent le plus souvent tardivement par rapport à la déportation).

La réalité des séquelles neuropsychiques de la déportation : ces séquelles sont évidentes pour tous les auteurs. Elles sont aussi démontrées par les travaux d'Eitinger, Strom et coll., en Norvège et par ceux de Szwarc en Pologne. Les séquelles neuropsychiques principales de la déportation dans les camps de concentration nazis de la seconde guerre mondiale chez les adultes sont représentées par : le « KZ syndrome » (« *Konzentrationsläger syndrome* » ou syndrome du camp de concentration), le « *Survivor syndrome* » (syndrome du survivant) qui ressemble au « *Persecution syndrome* », et des schizophrénies réactionnelles.

A. Le « *KZ syndrome* »

Il a été décrit sous d'autres noms : « KL syndrome », « Concentration camp syndrome », syndrome d'asthénie chronique progressive, syndrome de sénescence prématurée, maladie post-concentrationnaire (« post-concentration camp disease »). Il a été décrit chez les déportés Français, Norvégiens, Danois, Polonais, Russes..., dont la très grande majorité n'était pas Juifs (déportés non raciaux). Il s'observe chez 25 à 70 % des survivants. Il apparaît le plus souvent, non pas immédiatement après le retour de déportation, mais après une phase de latence de quelques mois à quelques années au cours de laquelle la santé du déporté s'était améliorée. Plus rarement, et surtout chez les sujets âgés, il prolonge l'asthénie du retour de déportation. C'est un état chronique d'invalidité mentale et physique fait de symptômes asthéniques et végétatifs, de désordres émotionnels et de l'humeur, et d'une réduction intellectuelle progressive. Il est fait des symptômes suivants :

- asthénie avec fatigabilité,
- troubles de la mémoire antérograde (difficultés de mémorisation),
- difficultés de concentration, d'attention et de raisonnement, manque d'initiative,
- nervosité, hyperactivité stérile, subagitation anxieuse, labilité de l'affect (irritabilité, colères...),
- labilité émotionnelle psycho-provoquée par ce qui rappelle la déportation,
- humeur maussade, dépressive et labile,
- anxiété avec insomnie et cauchemars qui ont tendance à s'atténuer avec le temps,
- troubles végétatifs fréquemment psycho-provoqués par ce qui rappelle la déportation : palpitations, sensations d'oppression thoracique, dyspnée, bouffées de chaleur et de sueurs, diarrhée,

- céphalées,
- impuissance
- tendance à l'isolement social.

Ce syndrome s'aggrave en général avec le temps qui passe : au début, il réalise un syndrome où domine l'asthénie ; cette forme clinique est appelée : syndrome d'asthénie chronique progressive, « *Repatriation neurosis* », « *Neurastheniform neurosis* ».

Plus tard, prédominent les troubles intellectuels qui réalisent, à un âge (40 à 50 ans) où ces syndromes sont rares, un syndrome psycho-organique (forme modérée de détérioration intellectuelle) ou une démence ; les expressions de « sénescence prématurée » ou de « vieillissement prématuré » (« *premature aging* ») ont été utilisées pour décrire ces états. Les tests psychométriques, l'encéphalographie gazeuse, l'examen neurologique, montrent respectivement l'organicité de la détérioration intellectuelle, une atrophie cérébrale et des signes neurologiques. Ce syndrome entraîne une incapacité sociale importante. Targowla a décrit une forme clinique particulière du KZ syndrome : le *syndrome d'hypermnésie émotionnelle paroxystique tardif* qui est fait d'un KZ syndrome auquel se surajoutent des crises caractérisées par une perte de connaissance avec chute au cours desquelles le sujet revit, réactualise, avec ou sans activité motrice, une scène du passé au cours de laquelle il a ressenti des émotions d'une violence extrême (interrogatoire...). Au réveil le sujet est amnésique de la crise.

En 1968, Ström et coll. publièrent les résultats de l'examen très détaillé (examens cliniques et para-cliniques neurologiques et psychiatriques et examens sociaux) de déportés Norvégiens. Ils montrèrent que le KZ syndrome était associé à une encéphalopathie et corrélé de façon statistiquement significative au degré de la torture subie, aux traumatismes crâniens, à la perte de poids au cours de la déportation et à la dureté de l'emprisonnement (dont les paramètres étaient : degré de la torture, dureté du travail physique, sévérité de la malnutrition, maladies, traumatismes crâniens...). La détérioration intellectuelle du KZ syndrome (troubles de la mémoire antérograde, difficultés de concentration et de raisonnement) n'était corrélée de façon statistiquement significative qu'à la perte de poids pendant la déportation et qu'à un âge plus avancé lors de la déportation. Elle était associée à une encéphalopathie. Les troubles émotionnels, affectifs, et de l'humeur du KZ syndrome (labilité émotionnelle, instabilité de l'humeur, humeur maussade, dépression, indifférence affective et tendance à l'isolement, anxiété, cauchemars et troubles du sommeil) n'étaient liés de façon statistiquement significative qu'à la présence de troubles psychiques (anxiété, désespoir, irritation, indignation, réaction dépressive allant jusqu'à l'anesthésie affective complète) pendant la déportation.

Les études de Ström et coll., démontrent que le KZ syndrome associe une détérioration intellectuelle avec encéphalopathie, conséquence essentiellement de la malnutrition, et un état de stress post-traumatique chronique et différé (DSM), conséquence de traumatismes psychiques avec réactions émotionnelles, affectives et thymiques importantes dans les camps. Le traitement est décevant. Offrir au déporté une sécurité économique et reconnaître son état avec sympathie et comme conséquence de la déportation sont des mesures thérapeutiques importantes. Psychotropes et psychothérapies peuvent être utilisés. La correction d'une malnutrition protido-énergétique ou protidique me semble essentielle, de même que la correction d'éventuelles carences en vitamines, minéraux, ou oligo-éléments. La prescription conjointe de ces trois derniers types de nutriments peut être importante. Solomon et coll. ont récemment fait une revue de l'efficacité des traitements dans l'état de stress post-traumatique[1]. Des recherches dans le domaine de la thérapeutique sont nécessaires.

B. Le Syndrome du survivant (« *Survivor syndrome* »), le Syndrome de persécution (« *Persecution syndrome* »)

Il ne fut décrit que chez les déportés juifs. C'est un état chronique fait de tension avec hypervigilance, irritabilité, hyperactivité, nervosité, peurs, insomnie, cauchemars, souvenirs récurrents de la période de persécution, symptômes diffus d'anxiété, dépression, plaintes somatiques de céphalées, fatigue, sueurs, vertiges..., et isolement social. Pour Niederland, ce

1. Journal of the American Medical Association, 1992, 268, 633-638.

syndrome est consécutif à la culpabilité d'avoir survécu quand les proches sont morts au cours de l'Holocauste nazi du peuple juif, et la période de latence entre la fin de la déportation et l'apparition des troubles s'explique par l'espoir, persistant un certain temps, que les proches ont survécu. Ce syndrome ressemble au « *Persecution syndrome* » (syndrome de persécution) décrit par Lederer chez les déportés juifs ayant émigré après la guerre aux États-Unis et au syndrome décrit par Nathan, Eitinger et Winnick chez les déportés juifs ayant émigré après la guerre en Israël.

Dans ces trois syndromes, il n'y a aucun argument en faveur d'une atteinte cérébrale organique. Ces syndromes ne sont pas des névroses de rente. Les symptômes paraissent inscrits en profondeur dans la personnalité du sujet. L'étiologie apparaît être les traumatismes psychiques : mort des proches, destruction des communautés, menace réelle et constante de mort..., impossibilité d'exprimer l'agressivité en réponse à la persécution. Ces syndromes sont des états de stress post-traumatiques chroniques et différés (DSM).

C. Schizophrénies réactionnelles

Des schizophrénies répondant aux critères de schizophrénie réactionnelle de Schneider et Kolle furent décrites chez les survivants juifs de la déportation par Venzlaff et Eitinger. Les facteurs étiologiques de ces états semblent être : menace réelle et permanente de mort et destruction de tout lien relationnel et familial par la mort des proches dans les chambres à gaz. Le traitement doit combiner traitements médicamenteux, psychothérapie, et mesures sociales.

D. Commentaires

Les séquelles de la déportation apparaissent faites :

- D'un état de stress post-traumatique chronique et différé, conséquence des traumatismes psychiques subis dans le cadre de la déportation ; chez les déportés non raciaux, il est dans la grande majorité des cas associé à une détérioration intellectuelle d'origine cérébrale organique avec atrophie cérébrale qui est la conséquence essentiellement d'une malnutrition sévère (cause connue d'atrophie cérébrale et de détérioration de la mémoire), et il réalise alors le KZ syndrome ; chez les déportés juifs, il est beaucoup plus rarement associé à un syndrome cérébral organique : il est appelé syndrome du survivant ou de persécution.
- De schizophrénies réactionnelles chez les déportés juifs ; elles sont très probablement dues à des traumatismes psychiques d'une intensité extrême. L'absence de syndrome cérébral organique dû à la malnutrition sévère et chronique chez la majorité des déportés juifs s'explique par l'extermination dans les chambres à gaz des déportés juifs sévèrement malnutris (à la différence des déportés non raciaux qui étaient rarement exterminés lorsqu'ils étaient dans cette condition).

Conclusion

Les conséquences neuropsychiatriques de la déportation sont difficiles à traiter et laissent des séquelles bien souvent définitives. Leur prévention est celle de la prévention des crimes contre l'humanité.

Articulation
La logique criminologique n'est pas celle psychiatrique

Philippe Rappard, psychiatre des Hôpitaux honoraire, ancien membre de l'École Freudienne de Paris, et maître de conférences au collège hospitalier Pitié-Salpêtrière, explique dans son *Rapport*[1] que le discours psychiatrique se différencie du discours juridique

1. RAPPART P. (1990) : « *Psychiatrie et sujet de droit* », in : « *La raison psychiatrique et la raison juridique* », Rapport de médecine légale, Lille, 18-23.6.1990, Masson, Paris, 1991.

en ce sens que le premier peut comprendre « *le délit en tant que symptôme* ». Le jugement peut-il alors être compris comme un « verdict », au sens d'une « vérité dite » (rappelons-nous que pour Lacan le symptôme, parce qu'il représente ce qui est rejeté du symbolique dans le réel, correspond à la vérité du sujet, qui la dit à sa façon...) ?

Raison psychiatrique et raison juridique

P. Rappard

La pensée causaliste ne peut pas être totalement mise en suspens en psychiatrie, alors que la psychanalyse, en particulier avec Lacan, a pu s'en abstraire à travers une conception logique et normative du psychisme. D'après Goblot, la nécessité logique s'empare de ce qu'abandonne la nécessité causale. Poser le déterminisme met la logique à la porte ! Poser le libre arbitre, la logique reparaît. Mais alors, ou elle met dehors la psychologie, ou bien elle l'absorbe.

Ainsi peut-on penser que le principe du libre arbitre fonde la logique juridique, qui exclut d'elle la psychologie autant que la psychiatrie. L'article 64 du Code pénal de 1810[1] a consacré ce principe en justifiant l'expertise. Ne pourrait-elle pas, cette logique, intégrer la psychologie et la psychiatrie, qui se fondraient dans la logique du Droit, sans en être exclues ? La psychiatrie pourrait-elle, elle aussi, délaisser la nécessité causale en se faisant logique ? Mais alors elle devient psychanalyse, qui en tant que logique, est issue de l'association libre. La règle de la libre association fonde la psychanalyse, comme le principe du libre arbitre fonde le droit. Cependant le principe de l'irresponsabilité pénale, en excluant du droit les actes accomplis par le malade mental, nous renvoie à la nécessité causale : celle du champ de la médecine et de la psychiatrie.

Situation actuelle en France

C'est le *principe de l'irresponsabilité pénale du malade mental* qui a fondé la pratique psychiatrique du XIXe et du XXe siècle en France et dans les différents pays du monde. En France, l'art. 64 du Code pénal de 1810, en faisant échapper le malade mental criminel ou délinquant au tribunal (ce qui apparaissait opportun), le faisait également échapper à la justice (ce qui pose problème !). La psychiatrie s'inscrit dans ce domaine du non-lieu judiciaire et eut tendance à fonctionner comme anti-juridicité, malgré l'expertise médico-légale qui signât ses lettres de noblesse et justifiait sa dérive nosographique. La psychanalyse (et les autres sciences critiques) en remettant en cause le savoir médical et les institutions, fit apparaître le principe du libre arbitre (que l'art. 64 inscrivait dans le droit) sous son aspect normatif : le déterminisme restant le choix de la science, et la liberté restant celui du droit. La criminologie, en dehors du champ de l'art. 64 et du principe de l'irresponsabilité, prit alors de l'extension et, paradoxalement, le savoir psychiatrique fut utilisé plus facilement sur le terrain de la responsabilité entière ou atténuée, que sur celui de l'irresponsabilité.

Si, dans les pays étrangers, l'hospitalisation ou l'internement des malades mentaux criminels ou délinquants est du ressort des juridictions pénales, en France, le pouvoir administratif reste le seul compétent dans ce domaine, avec contrôle *a posteriori* du pouvoir judiciaire. La loi du 27.6.1990 conforte ainsi les procédures instaurées par la loi du 30.6.1838, qu'elle vient remplacer en les complexifiant pour répondre à la fois aux injonctions du Conseil de l'Europe (R. 83.2) et à la loi du 2.3.1982 dite de décentralisation. Elle aggrave la situation des malades criminels en subordonnant leur sortie à la décision de deux experts psychiatres et en introduisant en toutes lettres la notion d'état dangereux dans les textes.

Quant au nouveau Code pénal du 22.7.1992, il n'apporte pas de modifications fondamentales au Code pénal de 1810. La formule « *il n'y a ni crime ni délit* » est remplacée par « *n'est pas pénalement responsable* ». L'acte n'est donc plus annulé et le principe de la responsabilité civile du malade mental (précisée dans l'art. 489-2 du Code Civil[2] : loi du 3.1.1968 portant réforme du droit des incapables majeurs) est confirmé : les victimes sont indemnisables. Cependant, cet art. 489-2 aggrave la responsabilité civile du malade mental

1. Art. 64 du Code pénal de 1810 : « *Il n'y a ni crime ni délit lorsque le prévenu était en état de démence au temps de l'action, ou lorsqu'il a été contraint par une force à laquelle il n'a pu résister* ».
2. Art. 489-2 du Code civil : « *Celui qui a causé un dommage à autrui alors qu'il était sous l'empire d'un trouble mental, n'en est pas moins obligé à réparation* ».

ayant causé un dommage à autrui, dans la mesure où le principe d'équité (qui figure dans l'art. 1382 du Code civil[1] où il tempère la réparation en fonction de la faute), n'a plus lieu ici. *Le principe de l'irresponsabilité pénale aboutit à une pénalisation au civil du malade mental.* À noter que l'art. 489-2 n'a encore jamais été appliqué, car il permet le renvoi à l'art. 1382 qui concerne chaque citoyen par la faute duquel un dommage est causé à autrui.

L'art. 122-1 du nouveau Code pénal[2] sépare l'ex-état de *démence* (remplacé par la formule plus moderne « *trouble psychique. ou neuropsychique ayant aboli son discernement ou le contrôle de ses actes* ») de l'état de *contrainte* (art. 122-2 5). Le deuxième paragraphe du 122-1 réintroduit le principe de la responsabilité atténuée sous une autre forme à propos de : « *trouble psychique ayant simplement altéré le discernement ou entravé le contrôle de ses actes* ». Ces sujets sont du ressort des tribunaux pénaux qui détermineront la peine et en fixeront le régime.

La notion de *non-punissabilité* n'est pas nouvelle et ne modifie pas le statut juridique des malades dits médico-légaux, mais elle met en harmonie le Code pénal avec le Code civil. Il est à souhaiter que la confusion qui régnait jusqu'à présent entre *responsabilité, imputabilité* et *culpabilité* s'estompe et que la matérialité des faits soit établie de façon rigoureuse avant le non-lieu.

Cependant, le principe de l'irresponsabilité pénale demeure, dont les effets pathogènes sur l'évolution des troubles mentaux ont été dénoncés autant par les psychiatres thérapeutes que par certains bénéficiaires de l'ex-art. 64. Car le non-lieu judiciaire suivi de l'internement administratif conduit les psychiatres à devoir prévenir le passage à l'acte, plus qu'à traiter la tendance antisociale et à maintenir les sujets internés par delà la période de soins, faute d'une prédiction scientifiquement possible de la récidive. Malgré la sortie par voie judiciaire toujours possible, la collaboration médico-judiciaire n'est pas réalisable et il est demandé au psychiatre de se substituer à la justice dans le champ de l'irresponsabilité pénale des personnes physiques.

Quant aux personnes morales, elles deviennent pénalement responsables à l'exception de l'État (art. 121-2[3]). La vie associative — en particulier avec les malades mentaux — va s'en trouver compliquée, comme le révèle l'arrêt du 29.3.1991 de la Cour de Cassation. Compte tenu de l'art. 1384 du Code civil[4] et du nouveau Code pénal, les associations, autant que les bénévoles qui en assurent le fonctionnement, sont exposés aux poursuites civiles et pénales « *du fait des malades mentaux* » et du principe de leur irresponsabilité. La jurisprudence, plus que les règles administratives, risque de bloquer l'action des thérapeutes pour qui la responsabilisation des malades pouvait se réaliser dans l'institution psychiatrique. Mais le pourra-t-elle hors les murs, dans cet espace juridique nouveau qu'est le secteur démographique, ou plus simplement la Société Civile ?

Le narcissisme, le fantasme et le normatif

Il n'y a pas de relation juridique avec soi-même. Le droit n'apparaît que lorsqu'un être s'adresse à un autre être. Notre droit est ainsi proche de la nature dans la mesure où il entérine l'autisme et refuse les actes accomplis par le malade mental. Le narcissisme est ajuridique. Si le suicide, dans le code français, n'est pas considéré comme un acte relevant du droit, ce n'est pas parce qu'il est considéré comme accompli dans tous les cas par un malade

---

1. Art. 1382 du Code civil : « *Tout fait quelconque de l'homme, qui cause à autrui un dommage, oblige celui par la faute duquel il est arrivé, à le réparer* ».
2. Art. 122-1 du nouveau Code pénal : « *N'est pas pénalement responsable la personne qui était atteinte, au moment des faits, d'un trouble psychique ou neuropsychique ayant aboli son discernement ou le contrôle de ses actes, La personne qui était atteinte, au moment des faits, d'un trouble psychique ou neuropsychique ayant altéré son discernement ou entravé le contrôle de ses actes demeure punissable ; toutefois, la juridiction tient compte de celle circonstance lorsqu'elle détermine la peine et en fixe le régime* ».
3. Art. 121-2 du nouveau Code pénal : « *Les personnes morales, à l'exclusion de l'État, sont responsables pénalement, selon les distinctions des articles 121-4 à 121-7 et dans les cas prévus par la loi ou le règlement, des infractions commises, pour leur compte, par leurs organes ou représentants. Toutefois, les collectivités territoriales et leurs groupements ne sont responsables pénalement que des infractions commises dans l'exercice d'activités susceptibles de faire l'objet de conventions de délégation de service public. La responsabilité pénale des personnes morales n'exclut pas celle des personnes physiques auteurs ou complices des mêmes faits* ».
4. Art. 1384 du Code civil : « *On est responsable non seulement du dommage que l'on cause par son propre fait, mais encore de celui qui est causé par le fait des personnes dont on doit répondre, ou des choses que l'on a sous sa garde* ».

mental (position d'Esquirol), mais parce que le sujet actif et le sujet passif sont confondus, parce que le coupable et la victime ne font qu'un. Il n'y a pas d'altérité donc il n'y a pas de droit : c'est la position juridique française, fort cohérente.

D'autres situations font échapper au droit : l'état de nécessité, la légitime défense, la situation du bourreau. À toutes ces situations correspondent divers articles éparpillés dans les chapitres de l'ex-Code pénal de 1810, commençant tous par la formule « *il n'y a ni crime ni délit lorsque...* ». Toutes ces situations sont actuellement. rassemblées dans un même chapitre du nouveau Code pénal de 1992, articles 122-1 à 122-8, intitulé : « Des causes d'irresponsabilité ou d'atténuation de la responsabilité ».

L'article 122-8 dépénalise les mineurs et détermine les conditions dans lesquelles des peines peuvent être prononcées à l'encontre des mineurs âgés de plus de treize ans.

Là où le droit britannique ne s'intéresse qu'aux faits (comme en témoigne le récent procès de Preston du 25.11.1993 concernant pourtant des mineurs), le droit français ne s'intéresse qu'aux actes. En droit pénal les crimes et les délits sont des actes. Le droit français est en pratique normatif et son rôle consiste à structurer le monde à travers les notions d'interdit et de transgression. Le premier consul d'ailleurs le savait bien, qui fit inscrire le principe du libre arbitre dans le droit pour civiliser la société et, non pas parce qu'il croyait en l'autonomie de la volonté (Kant, 1785). Il n'y a pas de preuves de la liberté, la liberté est un principe et un mot d'ordre.

Dans la répression des crimes et délits contre les personnes (loi n°92-684 du 22.1.1993), les agressions sexuelles, et en particulier le viol, sont punies « *de la réclusion criminelle à perpétuité lorsqu'il est précédé accompagné ou suivi de tortures ou d'actes de barbarie* » (art. 222-26.). La question de la perpétuité réelle, de la peine incompressible de trente ans, du suivi psychiatrique systématique de tous les criminels et délinquants sexuels sans limitation de temps et la subordination de toute mesure d'assouplissement de la peine à une expertise préalable du condamné, confortent la thèse de Lacan selon laquelle « *Il n'y a pas d'acte sexuel* ». Le rapport sexuel n'est pas un *acte* et pose la question de la dépénalisation ou du tout répressif. Le projet Méhaignerie, instituant une peine de perpétuité réelle pour les auteurs de crime accompagné de viol sur mineur de moins de quinze ans, adopté en première lecture par les deux assemblées le 9.12.1993, apparaît réaliste. Il étaye le deuxième paragraphe de l'article 122-1 du nouveau Code pénal, article qui fait apparaître dans notre droit la catégorie des *anormaux responsables*, catégorie déjà présente dans de nombreux codes européens, et qui vient compléter celles des anormaux irresponsables et celle des normaux responsables.

Les personnes morales, c'est-à-dire les groupements, les associations et l'État échappaient également au droit pénal de 1810 et étaient considérées comme pénalement irresponsables, tout en conservant leur responsabilité civile : les personnes morales bénéficiaient ainsi du même statut que les malades mentaux. On sait que le nouveau Code pénal redonne aux personnes morales leur capacité pénale à l'exception de l'État et des groupements d'obédience étatique. La folie et l'État conservent donc le même statut juridique et nous renvoient à ce paradoxe que l'État, qui conditionne le droit et est conditionné par lui, se présente comme ajuridique. L'État est souverain, il n'est pas d'essence juridique.

Paradoxalement, l'aspect normatif du juridique se retrouve dans la psychanalyse. Là où Kelsen (dans sa théorie pure du Droit) oppose le « *Sein* » (l'être), objet de la science, et le « *Sollen* » (le devoir être), sujet du droit, Freud distingue le « *ça* » et le « *je* » dans sa fameuse formule : « *Wo es war, da soll ich werden* » (*là où c'était, je dois advenir*). On retrouve là le « *sollen* » de Kelsen. Or la situation psychanalytique est normative, dans la mesure où elle procède d'une règle fondamentale : la règle du « tout dire » ou de la libre association. Cette règle, comme le faisait remarquer Daniel Lagache (dans son Rapport de novembre 1951 sur « *Problème du transfert* »), cette règle est directive au niveau des procédures et non directive au niveau des contenus. Elle signe ainsi le caractère démocratique de la situation psychanalytique, selon les critères de Kurt Lewin. Cette situation est de type contractuel dans le cadre d'une relation duelle, ou de type institutionnel dans le cadre des collectifs soignants. Elle est par essence juridique, nous situant par rapport à un ordre métaphorique, celui d'un langage.

La psychanalyse est basée sur l'inutilité de la preuve et l'introduction de la notion de fantasme. La psychiatrie, qui la fonde, l'avait précédée dans ce domaine, en France, puisque la psychose (ou l'état de démence) faisait échapper le malade mental à la procédure pénale et du même coup le faisait échapper à la justice. Le Code pénal de 1810 a donné naissance à une spécialité médicale en délimitant un champ objectif distinct du champ axiologique du droit. Mais là où la peine avait des prétentions thérapeutiques, la dépénalisation en avait aussi et si la psychiatrie s'est développée, en tant que science objective dans le domaine universitaire, elle s'est développée comme science normative dans la communauté sociale. Les hôpitaux, du fait du statut juridique des actes accomplis par le malade, étaient devenus ségrégatifs en faisant prévaloir la sûreté sur la liberté autonomie. Mais paradoxalement la psychanalyse ne recherche ni la preuve juridique, ni la preuve scientifique. La neutralité implique cette inutilité de l'approbation (*probare :* approuver) à travers une nouvelle conception de la vérité à considérer comme mi-dire : car d'un côté il y a une limite et de l'autre il n'y en a pas. La vérité ne se dit qu'à moitié, elle n'est pas toute et le psychanalyste ne peut pas « *jurer de dire la vérité, rien que la vérité, toute la vérité* ».

La psychanalyse s'inscrit dans un champ qui n'est donc pas celui de la recherche de la vérité ou de la recherche de la cause, mais dans un champ où le *symptôme* (qu'il soit autoplastique en faisant souffrir l'individu, ou alloplastique en faisant souffrir l'entourage), se transforme en *signifiant* pouvant dès lors représenter le sujet pour un autre signifiant (selon la formulation de Lacan). Le champ où évolue la relation psychanalytique est celui du *transfert* et non pas celui de la procédure ou du rituel judiciaire. Mais rien n'empêche la procédure judiciaire de diriger, dans un deuxième temps, l'infracteur dans le champ psychanalytique où la « chose » (c'est-à-dire le péché) sera entreprise de façon non axiologique.

QUATRIÈME PARTIE ❑

La responsabilité pénale et les réponses sociales

1. L'expertise psychiatrique et l'estimation de la responsabilité pénale

Les pénalistes cherchent désormais à comprendre les motivations du criminel, s'interrogent sur le contexte du crime et s'efforcent de trouver la meilleure adéquation entre le condamné et la sanction. L'époque n'est plus en effet où la même peine était systématiquement infligée aux auteurs des mêmes actes criminels (comme du temps par exemple où les incendiaires étaient condamnés à être brûlés vifs au bûcher en place publique). De plus, la criminologie est actuellement secouée par des interrogations en profondeur portant sur les fondements mêmes du droit de punir, sur les notions de normalité et d'adaptation sociale des individus qui se voient imputé un acte criminel, sur le concept de légitime défense, sur le rôle possible des victimes dans l'induction de l'agression, sur les illusions et les espoirs d'une politique réellement efficace de prévention du crime. Toutes ces interrogations, qui ébranlent évidemment la philosophie pénale classique, ne font simplement que refléter celles, sur un autre plan, des sociologues et des humanistes qui cherchent quelques points de repère dans une société de plus en plus confrontée à des implosions, attestant de la crise des valeurs traditionnelles. Le point de vue du psychiatre, ou plutôt ici du socio-psychiatre, n'est hélas pas pour simplifier les débats : d'un côté en effet il admet que la justice pénale doive reposer sur le principe de la responsabilité individuelle — et à ce titre il répond en général présent lorsqu'il s'agit pour lui de prêter son concours au procès pénal, pour se prononcer sur l'état de santé mentale de l'accusé — mais d'un autre côté il ne peut admettre que l'environnement, les relations affectives du sujet, sa profession, son niveau de vie, ainsi bien sûr que son histoire personnelle et familiale, voire sa culture, n'influencent son comportement et sa façon-d'être-au-monde de manière déterminante. C'est donc de l'ensemble de tous ces éléments qu'il conviendra de tenir compte dans l'appréciation, forcément délicate en pratique et surtout véritable bourbier épistémique en théorie, d'une « responsabilité individuelle » en matière de psychiatrie criminelle. Tel devrait être en tout cas l'objet du rapport d'expertise : dépeindre aussi précisément que possible la vie du sujet, s'efforcer de comprendre le sens de l'acte criminel qui lui est reproché, estimer l'état de santé mentale lors de l'examen et si possible lors de l'acte, puis donner un avis technique sur les capacités d'intégration sociale du sujet, et en particulier sur ses facultés de changement. Simple en apparence — car à qui d'autre qu'à un psychiatre demander si un sujet est sain d'esprit ? — cette question ne va pas sans poser de très importants problèmes, à la fois théoriques et pratiques.

1.1. La responsabilité pénale

1.1.1. Considérations générales

T. Albernhe

Quelques points de repère historique

Si le concept de *responsabilité individuelle* s'impose aujourd'hui à nous comme une évidence, soyons conscients du fait que nous sommes en pareil domaine très fortement influencés par notre culture, fondée sur l'idée d'*individualisme*[1]. Il en va tout autrement dans les sociétés traditionnelles, ainsi que le rappelle Robert Troude[2] : la responsabilité y est qualifiée [par les Occidentaux] d'*objective* en ce sens « *qu'elle s'attache au fait matériel beaucoup plus qu'à l'intention, au crime bien plus qu'au criminel* ». Il ajoutait : « *c'est l'observation ou la non-observation de la règle ou du rite qui constitue le mérite ou le démérite. La faute est un manquement*

1. Les travaux de Thomas Hobbes (1588-1679) sont à cet égard particulièrement significatifs. Les « *Éléments du droit naturel et politique* » (1640) placent l'Homme comme élément fondamental du système. Mais le pessimisme de l'auteur — lié aux souffrances et aux aléas de sa vie personnelle — lui fera dire cette formule passée désormais à la postérité : « *Homo homini lupus* ». Parmi les autres philosophes qui conduiront une réflexion politique sur l'individualisme, retenons plus particulièrement Alexis de Tocqueville et Friedrich Hayek.

2. TROUDE R. (1950) : « *Les conditions de la responsabilité d'après la morale traditionnelle* », in : *Le coupable est-il un malade ou un pécheur ?*, Spès. éd., Paris.

qu'il faut réparer, un sacrilège ou une impureté qu'il faut effacer, une souillure qu'il faut laver, ou enfin une erreur qu'il suffit de dissiper, quel qu'en soit l'auteur. Aussi se préoccupe-t-on fort peu de rechercher celui-ci, ou de savoir s'il a voulu son acte, si même il en a eu conscience. Le sujet de la responsabilité peut donc être un enfant, ou un fou, ou un malade ou un mort, voire un animal ou une chose. »

Les peines infligées à un cadavre ont relevé de cette même logique, ainsi que celles s'étendant aux membres de la famille d'un criminel, comme s'il existait en pareil cas une « responsabilité collective de type familial ». De même, les explications surnaturelles du crime, ainsi que le recours magique à des procédés de détection divinatoires de l'auteur d'un homicide par exemple, conduisaient à l'appréciation de l'acte criminel de manière « objective ».

Pour Benigno di Tullio en revanche[1], « *la responsabilité [...] doit être entendue comme obligation de répondre de ses propres actes devant l'autorité compétente* » [une telle définition dépasse le champ de la responsabilité pénale proprement dite].

Jacques Léauté posait le problème ainsi[2] : « *La responsabilité pénale au nom de laquelle sont condamnés les individus qui commettent des infractions dépend de la liberté morale des délinquants au moment de l'acte. Conformément au dogme de l'autonomie de la volonté, chaque individu est réputé souverain, maître de ses décisions. Présumé libre de ses actes, il répond des choix faits à la croisée des chemins, quand se sont ouvertes à lui, également larges, les voies du Bien et du Mal. La peine est le prix dont se paye la préférence donnée à ce qui est défendu. Celui qui prouve n'avoir pas été libre quand il s'est agi d'opter échappe au châtiment.* »

Dans quel contexte alors la responsabilité pénale peut-elle devenir un problème psychopathologique[3] ? La question n'est certes pas nouvelle, puisque déjà A. Mairet écrivait en 1907 dans l'avant-propos de son Étude consacrée à la responsabilité[4] : « *D'aucuns pensent, je le sais, que la solution de ce problème n'incombe pas au médecin, du moins au médecin français. D'après eux, celui-ci n'a qu'à établir un diagnostic, il n'a qu'à savoir si le prévenu soumis à son examen est ou non atteint d'aliénation mentale ; si oui, il est irresponsable, cette maladie entraînant ipso facto l'irresponsabilité ; si non, il est responsable.* » Tout le débat est peut-être contenu dans cet *ipso facto*, lequel attribuerait automatiquement une irresponsabilité à tout aliéné.

On sait qu'au début du XXe siècle, en France, l'application à la lettre de l'art. 64 CP envisageait la question en termes de tout ou rien, le prévenu étant, ou n'étant pas, reconnu en état de « démence » au temps de l'action criminelle qui lui était reprochée. La maladie mentale, exprimée alors en termes d'aliénation ou de démence, était considérée comme le critérium de l'irresponsabilité, le législateur n'admettant finalement que deux catégories pénales d'individus : ceux qui étaient responsables et ceux qui ne l'étaient pas [IV, § 1.1.2. – IV, § 1.1.3.]. Ce fut en réaction à ce clivage que des personnalités éminentes comme Grasset[5],

---

1. Di TULLIO B. (1967) : *Principes de criminologie clinique*, PUF, Paris.

2. LEAUTE J. (1972) : *Criminologie et science pénitentiaire*, PUF, Paris.

3. Gilbert Ballet avait fait voter par la majorité des participants du XVIIe Congrès des médecins aliénistes et neurologistes de langue française (Lausanne, 1907) une motion selon laquelle ils considéraient « *que les questions de responsabilité, qu'il s'agisse de la responsabilité morale ou de la responsabilité sociale, sont d'ordre métaphysique ou juridique, non d'ordre médical* ». Cette question préoccupait en effet beaucoup les médecins de l'époque, ainsi qu'en atteste l'importance des publications sur ce thème, dont le traité de Dubuisson et Vigouroux (*Responsabilité pénale et folie*, Alcan, Paris, 1911).

4. MAIRET A. (1907) : *La responsabilité. Étude psycho-physiologique*, Coulet & Fils, Montpellier ; Masson, Paris.

5. La position de J. Grasset à ce sujet est tout à fait significative des débats de l'époque : « *Je crois [...] que l'existence de la responsabilité atténuée ne peut être médicalement niée ni contestée : entre les criminels bien portants à responsabilité totale et les criminels fous à irresponsabilité avérée, il y a tout un groupe, très considérable, de criminels dont la responsabilité est atténuée, ceux que, pour abréger, j'appelle des demifous demiresponsables* » écrit-il en 1912. Il cite à l'appui de sa thèse l'exemple des sujets débiles mentaux (au sens ancien du terme) qui, rajoute-t-il, sont socialement adaptés et parfaitement au courant des sanctions qu'ils encourent : « *ces sujets comprennent le gendarme et la prison. Ils savent si, au moment présent, on guillotine ou si on gracie les assassins ; ils savent qu'on est bien logé à la prison de Fresnes et qu'on peut se marier à la Guyane... Ils se distinguent ainsi complètement du fou irresponsable qui, lui, ignore toutes ces choses, ne doit pas être mis en prison et n'a besoin que des soins médicaux immédiats dans un asile d'aliénés* ». Et de conclure : « *Nos criminels à responsabilité atténuée doivent donc être jugés et condamnés et aller en prison, puisqu'ils comprennent toutes ces choses. La société a le droit et le devoir d'employer, vis-à-vis d'eux, ses moyens de coercition et d'intimidation, puisque ce sont des moyens d'agir sur leur cerveau et, dans une certaine mesure, de les empêcher de recommencer* ». [GRASSET J. (1912) : « *La responsabilité atténuée* » in : *Idées paramédicales et médicosociales*, Plon, Paris].

professeur (ainsi que Mairet) à la Faculté de médecine de Montpellier, et Chaumié[1], garde des Sceaux, protestèrent énergiquement, ce qui conduisit à reconsidérer le problème et à modifier les textes.

Régis par exemple, dans son *Manuel de psychiatrie* de 1909, distinguait l'irresponsabilité absolue des aliénés, et celle, atténuée, des semi-aliénés. P. Broussolle explique[2] : « *On en vint ainsi à faire une sorte de graduation : responsabilité entière, légèrement atténuée, atténuée dans une certaine mesure, dans une large mesure, etc. D'ailleurs Régis, quelques lignes plus loin dans son ouvrage, dénonçait l'imperfection de cette tarification de la responsabilité. Il serait plus objectif, écrivait-il, d'examiner les sujets sous l'angle de leur asociabilité, des mesures de préservation et de défense sociale qui en découlent plutôt que sous l'angle de la culpabilité. En critiquant ce qui était la conséquence de l'esprit même du Code pénal, cet auteur traduisait les sentiments de la plupart des experts de son époque et des criminologues même des temps passés.* »

Mais cette logique a été critiquée à son tour[3]. H.N. Barte et G. Ostaptzeff écrivent[4] : « *Une telle évaluation [de l'atténuation de la responsabilité] n'est pas nécessairement, [contrairement à ce que] l'opinion publique [...] croit, une invitation de l'expert à ce que la justice se montre plus indulgente. Ainsi, on connaît les cas de schizophrènes plus lourdement condamnés alors que l'expertise avait conclu à une responsabilité atténuée en présence des anomalies constatées, mais pouvant à l'inverse faire apparaître leur caractère de dangerosité.* » Finalement, les critiques au concept de responsabilité atténuée aboutirent en France à la rédaction des cinq questions désormais classiques posées à l'expert psychiatre [IV, § 1.2.2.][5].

Existe-t-il une « critériologie de la responsabilité pénale » ?

Un sujet peut être considéré *responsable de ses actes* dans la mesure où se trouvent simultanément réunis chez lui plusieurs critères, d'importance cependant différente, ainsi que l'indique la présentation didactique suivante :

I) Des critères que l'on pourrait appeler « de base », ou « de premier rang », dans la mesure où l'absence d'un seul d'entre eux rend inopérant l'ensemble des autres :

A)L'existence d'un **certain niveau de développement mental** : entrent ici en considération des critères tels que :

– l'**âge** du sujet : une « présomption irréfragable » d'irresponsabilité pénale s'applique en France pour un mineur de moins de treize ans [II, § 2.2.2.3.- IV, § 1.1.5.]. Mais ce n'est pas tant l'âge, en soi, qui crée l'irresponsabilité, que la vision sociale que l'on a des répercussions de l'âge sur le psychisme : à l'autre extrémité de la vie par exemple, il serait tout à fait possible d'imaginer également une telle « présomption irréfragable » chez le sujet très âgé, problème n'étant pratiquement jamais abordé (alors qu'il semble exister une certaine spécificité de la criminalité géronto-psychiatrique : cf. II, § 2.2.1.]).

– l'**intelligence** : la question est ici de savoir si, à « crime égal » si l'on peut dire (c'est-à-dire pour le même type d'acte criminel, commis en des circonstances contextuelles similaires), un auteur plus intelligent qu'un autre est, sinon « davantage responsable », du moins davantage punissable... Le « cerveau » d'un gang doit-il forcément être davantage

1. La circulaire Chaumié du 12.12.1905 faisait intervenir la notion de *responsabilité atténuée* au plan pénal, au bénéfice des sujets dont le libre exercice de la volonté se trouvait entravé, pour quelque motif que ce fut.

2. BROUSSOLLE P. (1963) : « *Rôle de la psychiatrie en criminologie* », in : *Études de criminologie clinique*, M. COLIN (sous la dir. de), Masson, Paris.

3. Le texte fut abrogé en 1953 (et remplacé par l'art. 345 CPP en 1959), car il obligeait l'expert à « *dire si l'examen psychologique et l'examen biologique révèlent [chez l'inculpé] des anomanies mentales ou psychiques de nature à atténuer dans une certaine mesure sa responsabilité* ». Le médecin se trouvait donc placé en position d'évaluer le degré de responsabilité pénale, question devant logiquement relever de la compétence du magistrat. De plus, l'expression « anomalies mentales ou psychiques » est imprécise ; elle « *renvoie au champ intermédiaire du normal et du pathologique, qui ne peut en aucun cas être l'objet de consensus, et en dernière analyse oblige le psychiatre à se référer à ses propres normes, qu'elles soient cliniques ou morales* ». [In : « *De la difficulté de réformer l'article 64 du Code pénal en France* », par GRAVIER B., LAMOTHE P., ELCHARDUS J.-M., BOUCHARLAT J., Nervure, 1989, 1, 39-44.]

4. BARTE H.N., OSTAPTZEFF G. (1992) : *Criminologie clinique*, Masson, Paris.

5. En plus du fait que la responsabilité d'un individu pouvait être considérée comme une question d'ordre métaphysique, Michel Landry rappelle que nombre de magistrats « *dénoncèrent [...] le danger que pouvait entraîner la reconnaissance d'une atténuation de la responsabilité, qualifiée par certains de "prime à la récidive" et proposèrent une extension de l'expertise psychiatrique et son orientation vers les conceptions de la défense sociale, où les notions de dangerosité, d'intimidabilité, et de réadaptation remplaceraient celle de responsabilité* ». [LANDRY M. (1976) : *Le psychiatre au tribunal*, Privat, Toulouse].

puni que les exécutants ? Et à l'inverse, est-ce qu'un sujet déficient intellectuel (mais déficient jusqu'où ?...) doit systématiquement bénéficier d'une mesure d'indulgence eu égard à son état constitutionnel [II, § 2.1.7.] ? La réponse du psychiatre ne pourra être que nuancée : d'une part la responsabilité pénale ne semble pas pouvoir s'évaluer comme se mesure l'intelligence, à l'aide de tests — il n'existe pas de « quotient de responsabilité » ! — et d'autre part l'intelligence n'est pas une unité en soi, mais le résultat de l'harmonie de plusieurs fonctions de base (attention, mémoire, etc.) dont chacune peut évidemment dysfonctionner séparément. Un criminel frappé secondairement d'amnésie lacunaire véritable a pu être responsable, s'il était en parfaite santé mentale lors de l'acte qui lui est reproché, mais son nouvel état mental lui ôte la possibilité d'être accessible à la sanction pénale. De même, les états psychotiques peuvent remanier à un point tel à la fois l'intelligence (sur un mode non seulement déficitaire mais également dysharmonique) et la personnalité que l'on est en droit de s'interroger sur le fait de savoir si les facultés restantes du sujet sont suffisantes pour le considérer comme responsable ; il appartient alors aux experts à se prononcer sur cette question particulièrement délicate.

B) L'existence d'une **socialisation** adaptée : cet item est en général peu étudié en lui-même, car, là encore, il se révèle composite. La socialisation n'est possible que dans la mesure où un minimum de Loi a été intégrée [II, § 3.6.1.] et surtout le reste [I, § 3.1.][1] ! C'est-à-dire qu'à partir du moment où le sujet « fait *sa* loi », a lieu un dérapage dramatique qui conduit le plus souvent en une unité fermée d'un service de psychiatrie, après quelques étapes carcéraliformes ou réellement carcérales. Les psychiatres penseront ici aux malades schizophrènes dangereux pour leur entourage immédiat ou aux délirants paranoïaques persécutés qui transforment leur domicile en Fort Chabrol...

Un sujet ne peut donc être reconnu responsable au plan pénal que dans la mesure où il est tout à la fois socialisé normalement, d'intelligence suffisante et d'un âge permettant la pleine jouissance des facultés psychiques.

II) D'autres critères, de « second rang » complètent cet « édifice de la responsabilité[2] ». Il est alors possible de proposer une démarche, à triple finalité (simplificatrice pour être directement exploitable en pratique, didactique pour être facilement expliquée

1. L'intégration de la Loi ne sera cependant opérante que dans la mesure où l'enfant se trouvera porté, soutenu, guidé par un entourage suffisamment bienveillant à son égard et qui lui-même aura intégré, et respectera, cette même Loi. Les familles dans lesquelles les parents, parce qu'ils sont d'une autre culture que celle du pays dans lequel ils vivent avec l'enfant (qui, lui, y est né), dysqualifient ou ne reconnaissent pas les lois du pays d'adoption (par un phénomène d'acculturation disfonctionnelle), ne permettent pas à l'enfant de s'adapter à des mœurs et à un système de valeurs juridiques d'emprunt, d'où l'apparition d'une double contrainte pour l'enfant, et parfois la dérive délinquantielle (phénomène particulièrement étudié par Thorsten Sellin).

2. Un auteur comme A. Mairet s'est particulièrement intéressé à ces questions, décrivant, dans la logique de son temps (1907) des « éléments constitutifs de la responsabilité » qui sont pour lui : la « conscience de la valeur morale de l'acte à accomplir », la « peur de la punition », la « sensibilité morale », les « sentiments tendres », la « détermination » et le « vouloir », et bien sûr l'intelligence. À partir de l'étude des malades impulsifs, il développe ainsi ce que l'on pourrait appeler, sans trahir sa pensée, une *théorie dynamique* de la responsabilité : « *L'intelligence nous éclaire sur les conséquences de l'acte auquel nous sommes entraînés et est le point de départ de déductions intellectuelles toutes différentes de celles que fait naître en nous le mobile. Tandis que les déductions nées de celui-ci ont pour but de justifier les actes auxquels il nous pousse, celles provoquées par notre conscience nous font voir cet acte sous un jour complètement opposé, c'est le contre s'opposant au pour. Les éléments sentants agissent de deux façons, par les états psychiques qu'ils représentent et par les forces qu'ils dégagent. L'état psychique créé par le mobile est fait d'une exagération du tonus vital, de résolution, les états psychiques, nés de notre sensibilité, peur de la punition, sentiments tendres, sensibilité morale sont tout différents. Le premier, fait de dépression, de parésie, d'irrésolution, est l'inverse, on peut dire, de celui représentant le mobile ; le second, fait de douceur, d'amollissement, d'attraction caressante, est lui aussi tout différent ; il en est de même du troisième avec son inquiétude, sa douleur morale. De sorte que, par la mise en activité de sa sensibilité, l'homme entraîné par un mobile oppose à l'état psychique créé par ce dernier des états psychiques inverses. Tandis que les forces dégagées par le mobile sont des forces actives poussant l'individu en avant, les forces dégagées par la sensibilité sont, ou bien des forces d'arrêt, des forces inhibitrices (peur de la punition, sentiments tendres), arrêtant par conséquent les premières, ou bien des forces actives, mais agissant en sens inverse de celles de même ordre appartenant au mobile, forces répulsives (sensibilité morale)* ». La responsabilité est pour lui « *une capacité de lutter contre le mobile et d'opposer à chacun des moyens d'attaque développés par celui-ci des moyens de défense agissant en sens contraire* ». Sans entrer dans le débat consistant à savoir si la responsabilité peut valablement s'atomiser en composantes élémentaires sans perdre son sens premier, nous pouvons au moins souligner le fait que quelques psychiatres ont, chacun à leur façon, tenté de décomposer en concepts élémentaires une entité qui leur semblaient davantage relever de la métaphysique que de leur discipline.

à des étudiants ou également à des jurés, expérimentale pour tenter d'être validée par des études à grande échelle), dans l'espoir, peut-être utopique, d'aboutir à démembrer cette entité complexe qu'est la « responsabilité » en quelques composantes élémentaires :

A) La **liberté de choix** : est considéré libre l'homme qui effectue volontairement des actes, qu'il pourrait donc ne pas effectuer, autrement dit qui n'est pas « contraint ». La théorie juridique de la contrainte différencie une contrainte externe, seule recevable, et une contrainte interne ; c'est en fait de cette dernière que parle le psychiatre lorsqu'il décrit un grand automatisme mental, à la façon de G. Gatian de Clérambault : le malade a ici été soumis à une force à laquelle il n'a pu résister, force endogène bien sûr, intrapsychique et invisible, mais révélée par l'expertise [IV, § 2.1.2.]. La « contrainte morale » pose le problème de l'auto-contrôle : est souvent considéré comme dangereux celui qui a perdu, ou n'a jamais acquis, le contrôle de ses actes. Là où le pénaliste constatera les effets de l'acte lui-même, le psychiatre, sans pour autant ignorer ces effets, cherchera à comprendre « l'état d'esprit » dans lequel ils ont été générés. Mais ce ne sera pas parce que cet état sera exceptionnel (pensons à un état passionnel par exemple : II, § 1.2.1.2.) qu'automatiquement, malgré le syndrome de perte de contrôle, le sujet verra la sanction pénale exonérée.

B) La **capacité de résister** : la liberté de choix ne peut se concevoir que dans la mesure où le sujet arrive à maîtriser la majeure partie de ses pulsions, « im-pulsions », ou obsessions, d'où la maxime : « *le droit pénal est précisément édicté pour ceux qui ne savent pas résister à leurs passions criminelles* ». Sera également considéré comme responsable le sujet qui se sera mis sciemment en état de faiblesse, sachant pertinemment qu'il risquait ainsi de diminuer sa capacité de résistance : l'individu alcoolique dangereux au volant de sa voiture est punissable puisqu'il ne pouvait pas ne pas savoir que sa conduite (alcoolique et automobile...) faisait courir un risque vital à autrui [II, § 2.1.9.]. Il en irait de même de l'ensemble des conduites addictives criminogènes par désinhibition ou par obscurcissement du champ de la conscience [II, § 2.1.3. – II, § 2.1.10.]. Le grand théoricien de la psychiatrie morale, Henri Baruk, notait dans ses écrits que ce qu'il appelait « *la contention de la pensée intérieure* » avait quelque chose à voir avec cette question de la capacité de résistance[1] : « *Tous les auteurs qui, à la suite de la psychanalyse, ont étudié ces faits, se sont exprimés de façon analogue et sous-entendent une indépendance du conscient et de l'inconscient, avec une sorte de lutte et une prédominance de l'un sur l'autre. On revient ainsi à l'hypothèse tant de fois discutée de personnalités multiples, hypothèse qui remet en question le dogme de l'unité du psychisme humain.* » [II, § 2.1.2.].

Bibliographie

(1) ADDAD M., BÉNÉZECH M. (1978) : *L'irresponsabilité pénale des handicapés mentaux en droit français et anglo-saxon*, Litec, Paris.
(2) ELLENBERGER H., DONGIER M. (1958) : « *Criminologie* », E.M.C., 33760 A 10, Paris.
(3) FAUCONNET P. (1920) : *La responsabilité*, Alcan, Paris.
(4) LEAUTE J. (1961) : « *La responsabilité pénale* », Actes du colloque de Philosophie pénale (12-21.1.1959), Dalloz, Paris.

1.1.2. Les fondements historiques du concept de responsabilité pénale

Personne d'autre que Christian Debuyst, ancien élève d'Étienne de Greeff, devenu à son tour une référence internationale dans le champ de la criminologie, n'est mieux placé pour présenter un tour d'horizon historique sur la notion de responsabilité pénale, vue sous l'angle de la psychologie. La période qu'il choisit ici d'étudier est celle qui, en Europe, a correspondu à la fois au fondement de la criminologie en tant que discipline peu à peu autonome, et à l'affirmation de la « médecine mentale » en tant que spécialité médicale à part entière et entretenant des liens privilégiés avec le domaine judiciaire. La notion de *responsabilité pénale* se situe justement à ce carrefour épistémologique, et l'on comprend mieux, à la lecture de l'exposé érudit qui suit, que ce n'est pas parce qu'un sujet a une « conscience morale » (compétence à discerner le Mal du Bien) ou une « conscience légale » (compétence à discerner l'Interdit du Permis) intactes que *de facto* il doit être considéré comme étant pénalement responsable de tous ses actes...

1. BARUK H. (1945) : *Psychiatrie morale expérimentale, individuelle et sociale. Haines et réactions de culpabilité*, PUF, Paris.

Débats autour de la notion de responsabilité pénale entre psychiatres et juristes au XIXe siècle

C. Debuyst

À partir du moment où le psychiatre (ou le médecin aliéniste) est devenu effectivement un acteur dans le cadre du procès pénal et dans les décisions à prendre, la question de la responsabilité pénale (ou de l'irresponsabilité) a fait l'objet de nombreuses discussions.

Lorsqu'on recherche la manière dont la question a été posée au cours du XIXe siècle (et c'est à cette période que nous nous limiterons[1]), on constate :

(a) Qu'elle est en partie tributaire du cadre étiologique à partir duquel les troubles mentaux sont envisagés et qui recouvre, selon les cas, une part plus ou moins importante des comportements considérés comme délinquants.

(b) Que les solutions proposées par les uns et par les autres sont en permanence rendues difficiles par la manière dichotomique dont la question est posée : responsabilité ou non responsabilité.

(c) Que même lorsqu'on se limite au XIXe siècle, l'énumération des analyses et des solutions discutées au cours de cette période nous donne pratiquement tous les cas de figure qui se posent encore à l'heure actuelle et dont on ne peut pas dire qu'ils aient trouvé une solution vraiment acceptable. Que les facteurs en cause soient multiples est sans doute très vrai.

C'est donc avec cette triple perspective que nous voudrions envisager notre contribution. Elle n'est pas une contribution d'historien, mais de criminologue qui cherche à voir de quelle manière les questions qu'il se pose étaient envisagées dans un passé proche de la période actuelle. Nous rassemblerons les données d'une manière descriptive en distinguant trois périodes et nous en tirerons quelques conclusions. Nous nous limiterons aux auteurs français, avec l'exception que constituera une courte incursion en Angleterre, et nous suivrons l'ordre chronologique qui nous paraît à la fois le plus facile et le plus justifié.

Les monomanies et la question de la responsabilité pénale

Après Pinel et dans le cadre de la psychiatrie de l'époque, le problème central des diverses expertises auprès des tribunaux se situe autour des monomanies qui justement constituent des maladies mentales qu'il n'est pas facile de reconnaître comme telles parce qu'elles n'apparaissent pas clairement en discordance avec un état mental « normal ».

Esquirol (1772-1840) distingue trois types de monomanies. D'une part, ce qu'il entend d'abord par des monomanies intellectuelles : « *le désordre intellectuel est concentré sur un seul objet... Les malades partent d'un principe faux dont ils suivent sans dévier le raisonnement et dont ils tirent des conséquences légitimes... Hors de ce délire partiel, ils sentent, raisonnent et agissent comme tout le monde.* » Il parle ensuite des monomanies affectives. Elles nous réfèrent à des malades dont « *les affections et le caractère sont pervertis. Ils justifient l'état de leurs sentiments et excusent la bizarrerie, l'inconvenance de leur conduite par des motifs plausibles.* » Et finalement, dans un troisième groupe de malades, c'est la volonté qui est lésée : le sujet est entraîné à des actes que la raison et le sentiment ne déterminent pas, que la conscience réprouve et que la volonté n'a pas la force de réprimer. Dans ces cas, les comportements contraires à la loi sont involontaires, instinctifs et irrésistibles. C'est la « monomanie sans délire » (Esquirol, 1838 : 332). Dans ces différentes éventualités, le malade qui aurait commis un acte qualifié de délinquant est considéré par Esquirol comme irresponsable. Cette manière de voir pose évidemment problème, car comme il le souligne lui-même, « *le public et même les hommes très instruits ignorent qu'un grand nombre de fous conserve la conscience de leur état... que plusieurs tiennent des discours sensés et même justifient leurs actions par des motifs très plausibles* » (Esquirol, 1838 : 335). Une telle situation est le point de départ des conflits entre aliénistes et magistrats.

Un *premier débat* est celui auquel on devait s'attendre. Il s'est traduit entre autres par un échange d'articles aux alentours des années 1830 entre Elias Regnault, avocat au Barreau de Paris et le Dr Leuret, un confrère d'Esquirol. Selon le juriste, il n'existe aucun besoin de faire appel au psychiatre parce que la différence entre « état de folie » et « normalité » est une

1. Cette contribution est tirée en partie des chapitres présentés dans C. Debuyst, Fr. Digneffe, J.M. Labadie et A. Pires, *Histoire des savoirs sur le crime et la peine*, vol. 1, *Des savoirs diffus à la notion de criminel-né*, Presses Univ. de Montréal et d'Ottawa ainsi que De Boeck Université, 1995 et du vol. 2 de cette même *Histoire : la rationalité pénale et la naissance de la criminologie* (à paraître).

question de bon sens : lorsque le Code, pour justifier l'irresponsabilité, parle de démence, d'imbécillité ou de fureur, ces tableaux cliniques sont faciles à reconnaître par tout le monde. En plus, ils ne permettent pas de considérer comme irresponsable un individu capable de raisonner comme le ferait un homme normal. Les monomanies, telles que l'entendait Esquirol, « *constituent, selon lui, une ressource moderne trop commode pour arracher tantôt les coupables à la juste sévérité de la loi, tantôt pour priver un citoyen de sa liberté* » (cité par Marc, 1833 : 357). Pour les médecins aliénistes, par contre, cette réfence au bon sens est irrecevable. Ils s'efforcent pour le montrer de préciser en quoi le monomaniaque délinquant est différent d'un délinquant « normal ». Ainsi, dira Esquirol, dans le cas d'un meurtre commis par un monomaniaque, il y aura absence de motifs, absence d'antécédents et de complices, choix d'une victime prise au hasard ou parmi les êtres chers, etc. Dans tous ces cas, un « bon sens » qui ne tiendrait pas compte des particularités serait générateur d'erreurs ; une investigation sérieuse faite par un médecin aliéniste est nécessaire pour que le Tribunal puisse être éclairé (Esquirol, 1838 : 357-8).

C'est une première forme de débat. Il se complique lorsque les juristes, après avoir assimilé en partie le langage des médecins aliénistes, donnent à leurs objections une meilleure formulation et même entrent dans le raisonnement des psychiatres. Les aliénistes de la tendance d'Esquirol situaient les monomanies dans le prolongement des passions et se caractérisaient, pour des raisons multiples, par un « décrochage » de la réalité. Les descriptions qu'ils en faisaient étaient généralement d'ordre psychologique. Le Prof. Molinier, professeur de droit pénal de la Faculté de Toulouse, profite de cette analogie entre passion et monomanie pour affirmer que « *l'homme poussé par une passion est enfermé dans ses idées fixes que cette passion engendre. On pourrait le considérer comme irresponsable de la même manière que le monomaniaque.* »

Rendre le monomaniaque irresponsable, n'est ce donc pas rendre irresponsable tout individu passionné (et par le fait même la plupart des criminels) ? On sait, selon Molinier, qu'au départ d'un engagement qui deviendra passionnel, une sorte de libre-choix est possible. Mais « *à partir du moment où l'homme a le malheur de ne pas écouter la voie de la sagesse, s'il s'abandonne à ses pensées et se complet à les caresser, il arrive un temps où ses coupables penchants auxquels il s'est abandonné ont acquis une puissance telle qu'il devient difficile de leur résister.* » Une telle constatation serait valable pour les monomaniaques comme pour tous les criminels et Molinier admet volontiers que les uns comme les autres ne possédaient plus au moment de l'acte l'énergie nécessaire pour résister. Mais aux uns comme aux autres, on pourrait imputer le fait, au départ, de s'être abandonnés au courant qui les a entraîné (Molinier, 1854 : 69 72). Ces arguments embarrassent les médecins aliénistes, d'autant plus que certains juristes (magistrats ou avocats) opposent aux arguments psychologiques des psychiatres d'autres arguments psychologiques qui leur suggèrent de considérer la condamnation (et par le fait même, la prise en compte de sa responsabilité) comme un remède. Ainsi, pour Molinier, rendre le monomane responsable et lui imposer une condamnation pourraient « *le faire sortir de ses idées fixes* » et pour le moins, arrêter la propagation de ces idées. Dans ce type de débat, comme s'en plaignent les aliénistes, certains magistrats comme certains avocats en arrivent à affirmer que l'explication psychologique n'est pas le monopole des médecins et que « *l'on pourrait fort bien être psychologue sans être médecin* » (Renaudin, 1855, Annales médico-psychol., 302).

Des débats de ce genre ne sont pas sans conséquence sur la distance qui sera progressivement prise par rapport aux explications psychologiques dont on met en cause le caractère subjectif et le manque de valeur scientifique. Déjà une référence aux infrastructures physiologiques s'était imposée pour certains troubles. Il apparaissait de plus en plus clairement que, si les médecins aliénistes veulent se présenter comme experts dans le procès pénal et ne pas être automatiquement contredits par des objections faites dans leur propre langage, il importera de considérer que le problème essentiel est de distinguer la *maladie mentale* de l'*état de santé* par « des signes pathognomoniques d'un état pathologique incontestable ». Une fois cet état pathologique démontré, il n'y a plus aucune doute sur l'existence de l'aliénation mentale, et quelle que soit la manifestation psychologique de cette affection, la lésion principale devient nécessairement le critérium d'après lequel se détermine la responsabilité ou l'irresponsabilité du sujet délinquant (Renaudin, 1855 : 309). L'orientation devient de ce fait de plus en plus nettement organiciste.

Cela ne signifie cependant pas que dans le cas de l'expertise mentale, les facteurs psychologiques ne soient plus pris en compte. Ils le seront, mais d'une autre manière : comme expression d'un trouble organique. Nous assistons à ce point de vue à un changement du sens qui sera donné au discours du malade. Les commentaires faits par Lasègue sur l'expertise pénale sont à ce point de vue particulièrement intéressants. Il affirme d'abord que la situation du psychiatre par rapport à la société est ambiguë. La société assigne à la folie cet attribut qu'est l'irresponsabilité et contraint le médecin aliéniste d'adopter cette définition qui répond aux exigences sociales (Lasègue, 1864 : 620). Ce n'est pas un terme qui fait partie du langage médical. Pour lui également, l'essentiel est de distinguer équilibre mental et folie. Dans la perspective organiciste qu'il adopte, il dira que « *l'existence d'une atteinte cérébrale est seule capable de différencier qualitativement l'équilibre mental de la folie.* » Son attitude est dès lors nette et il participe à cette distance prise par rapport à une étiologie qui serait simplement psychologique. Son affirmation l'amène à distinguer nettement les malades cérébraux (aliénés proprement dits) des « gens nerveux » chez lesquels on ne trouve ni l'antécédent d'une lésion traumatique et spontanée, ni celle d'une malformation (cité par Corraze, 1971 : 22). Ainsi, pour Lasègue, le délire du toxicomane comme celui de l'alcoolique font partie de la psychologie normale (comme c'est le cas pour le rêve), alors que le délire du fou participe à une pathologie cérébrale et appartient par le fait même à « un autre monde ». Il ne cherche pas à étendre le domaine de la psychiatrie mais le précise autour de la notion de lésion cérébrale. La difficulté néanmoins, réside dans le fait que ces pathologies ont généralement « une marche lente et incertaine » : existe d'abord une période d'incubation, ensuite une période prodromique au cours de laquelle le trouble pathologique, faute de signe, « *se refuse aux classements accoutumés de la nosologie* » (Lasègue, 1864 : 623-624) et ce ne sera que dans la suite que le trouble s'affirmera plus clairement. On comprend dès lors la difficulté qu'éprouve l'expert lorsqu'il est confronté, comme c'est souvent le cas, à un comportement délinquant qui s'est déroulé au cours de l'une ou l'autre de ces deux premières périodes. Dans tous ces cas, à la question qui lui est posée : « le sujet est-il fou ou non ? », il serait obligé de répondre « *qu'il est en train de le devenir, énonçant ainsi la plus vraie et (pour le magistrat) la plus inadmissible des décisions.* » Il continue en disant : « *quand nous avons compris que notre avis ne saurait s'adapter aux considérants d'un jugement, nous l'adaptons presqu'artificiellement aux nécessités de la pratique* » (Lasègue, 1864 : 624). En d'autres termes, la problématique scientifique telle que, selon Lasègue, elle devrait être posée et qui met l'accent sur ce qu'il appelle « les indécisions de la médecine », n'est pas absorbable par la mécanique judiciaire qui exige des réponses simples et non ambiguës. C'est dans cette perspective que, pour pouvoir préciser son diagnostic, Lasègue réserve aux descriptions psychologiques une place considérable. Seule, en effet, la pénétration psychologique permet de déceler les signes qui devancent le désordre mental et permettent de supposer l'existence « *d'une lésion (qui reste latente) de l'organe préposé au fonctionnement de l'esprit.* » Dans cette prise en compte du langage du malade, Lasègue modifie le sens qu'il lui donne : ce que le malade dit n'est plus pris comme un récit que celui-ci raconte, ses dires constituent au contraire les éléments susceptibles de confirmer ou d'infirmer les hypothèses que le médecin élabore. C'est ce que Lasègue appelle « écouter » à la place d'« entendre » (Lasègue, 1864 : 579 & Corraze, 1971 : 16). Les descriptions psychologiques conservent donc leur importance, mais elles se lisent ou s'interprètent à partir « d'un autre fondement » : celui d'une lésion à découvrir et qui explique le caractère aberrant de l'acte. Une telle explication ne vaut évidemment que pour un nombre limité de comportements par lequel le sujet transgresse la loi. De toute manière, elle se situe dans ce qu'il appelle une « zone d'incertitude » de la médecine.

Responsabilité : solution française et solution anglaise

Nous posons cette question dans le prolongement de ce qui vient d'être dit parce que les psychiatres anglais (nous nous référerons principalement à Maudsley, 1835-1918) se plaignent de la manière dont la justice traite cette question de la responsabilité du malade mental qui comporte, d'une certaine manière, une exclusion du psychiatre comme expert. Cette question n'en est pas moins posée en termes complexes et nous prendrons comme point de départ le cas de Burton à propos duquel Maudsley fait quelques commentaires dans son ouvrage intitulé *Crime et folie* (1874).

L'accusé Burton était un jeune homme de 18 ans dont la mère avait été enfermée deux fois dans une maison de fous... Lui-même montrait une grande faiblesse d'esprit. Le patron chez lequel il s'était engagé avait rompu le contrat d'apprentissage du fait de son comportement périodiquement incohérent. Burton, écrit Maudsley, racontait qu'il avait senti un besoin de tuer quelqu'un. Il avait en conséquence aiguisé un couteau dans ce but et était sorti pour trouver quelqu'un sur qui satisfaire cette envie. Il avait suivi le premier venu, un petit garçon, l'avait terrassé, frappé à la gorge et à la poitrine... jusqu'à ce que sa victime ne fut plus qu'un cadavre. Il connaissait l'enfant qu'il avait assassiné et n'avait aucune sentiment contre lui ; seulement, il s'était mis dans la tête de tuer quelqu'un et il avait commis ce crime, disait-il, parce qu'il avait envie d'être pendu (Maudsley, 1874 : 149). L'accusation (comme d'ailleurs Maudsley lui-même) pensait que cette idée maladive de vouloir la pendaison était une raison suffisante pour invoquer la folie. Le jury lui répondit qu'en réalité, le sujet discernait clairement la nature et les conséquences de l'acte qu'il accomplissait : il savait que c'était un crime qui lui faisait encourir la peine capitale ; en plus, il avait la volonté de le commettre. Que le sujet soit fou ou non importait peu ; il savait ce qu'il voulait, connaissait les conséquences de son acte et fut effectivement condamné et exécuté.

Ce qui, dans l'Angleterre de l'époque, déterminait la responsabilité ou l'irresponsabilité pénale, était l'application du test de discernement (*right-wrong test*) représenté en 1843 sous le nom des *M'Naghten rules* et servant aux juges comme ligne de conduite : un homme n'est considéré comme irresponsable de son acte que si, au moment où il l'a commis, il est incapable de distinguer son caractère bon ou mauvais et s'il est inconscient des conséquences qui en résultent (Smith, 1981 : 14). Il appartient au jury de prendre la décision sur la responsabilité de l'auteur, et le jury « *n'a pas à chercher si le meurtrier est fou ou non, mais bien s'il est un meurtrier conscient du caractère mauvais de son acte et a une intention criminelle* » (Stephen, 1855, cité par Smith, 1981 : 16). Le psychiatre n'a pas à intervenir comme expert pour dire si le sujet est fou ou non. Son rôle est éventuellement de montrer que l'aliénation mentale fait jouer une des raisons traditionnelles d'irresponsabilité : la contrainte, l'incapacité de distinction entre le bien et le mal ou l'ignorance excusable de la loi. En elle-même, l'aliénation mentale n'est pas le motif de l'irresponsabilité. Ce qui rend la justice anglaise rebelle à la notion d'expertise en matière pénale, c'est le fait, selon Smith, qu'il appartient uniquement au jury de « décider » quels sont les faits à prendre en compte, et parmi ces « faits », se situe la présence ou l'absence d'un état mental rendant le sujet responsable.

Les psychiatres anglais (comme Maudsley) étaient opposés à une telle manière de voir et considéraient que la justice anglaise ne tenait pas compte de l'évolution des sciences psychiatriques. Elle confondait, disaient-ils, *aliénation mentale* et *désordre de la raison* et considérait qu'*avoir conscience* était l'équivalent d'*être capable de contrôler ses impulsions*. Or, les aliénistes français comme Esquirol (que Maudsley cite explicitement) ont montré qu'un aliéné pouvait fort bien avoir conscience de ce qui était bien et mal et présenter un point de vue cohérent. Il n'en était pas moins irresponsable. C'est dans ce sens que les psychiatres anglais considéraient l'article 64 du Code pénal français de 1810 comme un modèle pour une réforme à accomplir, parce que, selon eux, il prenait en considération l'état de folie considéré en lui-même, comme « fait naturel » et considérait le psychiatre appelé par le tribunal comme un expert susceptible de lui apporter sur cette question « *l'objectivité que donne la science* » (Smith, 1981 : 78).

Les principes du système anglais sont différents. Il faut cependant reconnaître que celle-ci n'est pas démunie devant les cas qui pourraient poser problème. Il existait en effet un autre principe, réaffirmé en 1836 et qui donnait aux autorités la possibilité d'écarter du procès pénal « *ceux qui n'ont pas l'intelligence suffisante pour comprendre le détail de l'accusation* ». Il existe en plus une possibilité de transférer les prisonniers aliénés vers les asiles, que ceux-ci purgent leur peine ou qu'il ne soient qu'inculpés (*insane prisoners act* de 1840), ce qui supposait une discussion entre administrateurs et médecins pénitentiaires. Existait également le *droit de grâce* pour les personnes considérées comme aliénées, droit de grâce qui, à la fin du XIXe siècle, était concentré entre les mains du secrétaire d'État du *Home office* et qui jouait particulièrement pour les femmes en cas d'infanticides (Smith, 1981, 22 et s. ainsi que Walker, 1968 : 125 et s.).

Nous nous trouvons devant un système qui, aux dires de M. Ancel, n'est peut-être pas aussi différent qu'on ne le dit du système français (Walker, 1968 : 96). Il n'empêche que son rapport avec la psychiatrie n'est pas du même ordre.

La théorie de la dégénérescence : responsabilité psychologique et responsabilité sociale

Sous la pression de l'École positive italienne, des notions telles que celle de *dangerosité* et de *responsabilité sociale* acquièrent une importance pratique et visent à atteindre une grande partie si pas la totalité des individus dont un des comportements a été incriminés. En France, c'est la notion de dégénérescence qui acquiert en psychiatrie une importance capitale et qui, en même temps, modifie les rapports entre magistrats et psychiatres.

Quelques rappels nous paraissent nécessaires. Le passage du concept de monomanie à celui de dégénérescence est le fait de Morel (*Traité de la dégénérescence,* 1857). Il s'agirait, selon lui, d'une déviation maladive du type normal et qui renferme les éléments de transmissibilité d'une telle nature que celui qui en porte le germe devient de plus en plus incapable de remplir sa fonction dans l'humanité (Morel, 1857 : 5). Quelles sont les causes de ces déviations ? « *S'associent les conditions défectueuses de nourriture, de vêtements, de logements, les variations de température, l'humidité dont l'air est continuellement chargé, le défaut ou l'absence de tout excitant intellectuel, etc.* » (Morel, 1857 : 368). Vivre continuellement dans de telles conditions risque d'engendrer des *tempéraments,* c'est-à-dire un cachet spécial qui caractérisera ce type d'être « souffrant ». Lorsque les éléments maladifs en arrivent à dominer le sujet, le « mode d'être » qui s'est constitué devient incapable de s'adapter aux conditions extérieures et s'inscrit dans un processus de dégénérescence auquel la délinquance ou l'alcoolisme sont infailliblement liés (Morel, 1857 : 53).

La perspective générale qui en résulte se caractérise par une série d'éléments. Apparaît d'une part la mise en cause du groupe social et la mise en cause de sa responsabilité. Morel, en citant un auteur, parle de l'industrie « *comme d'une immense machine qui broie l'humanité dans ses engrenages* » (Morel, 1857 : 661). D'autre part, au niveau individuel et à partir du moment où un tel processus est engagé, la curabilité du dégénéré paraît être de plus en plus aléatoire. Son état est la plupart du temps « immodifiable » (Morel, 1857 : 360). Ce qui importe, dès lors, est ce qu'il appelle « un traitement social élargi » dont la préoccupation principale est d'ordre préventif. Les psychiatres se sentent donc investis d'un devoir d'intervention à ce niveau. En plus, ils reconnaissent qu'en dehors des cas extrêmes (comme les cas d'imbécillité, de crétinisme, etc., que d'ailleurs le sens commun repère facilement), les dégénérés ne sont pas irresponsables. Les débats entre psychiatres et magistrats sont donc en grande partie résolus.

Les vues de Morel ont connu une extension considérable et parmi ceux qui s'intéressèrent à la criminologie, nous retiendrons particulièrement Magnan et Legrain dont l'ouvrage intitulé *Les dégénérés* parût en 1895 et d'autre part, Ch. Féré, élève de Charcot et plus neurologue que psychiatre, qui a fait paraître en 1888 un livre intitulé *Dégénérescence et criminologie.* Nous distinguerons ces deux auteurs dont les vues sont différentes et qui posent à propos de la responsabilité pénale des appréciations qui également diffèrent.

Il faut d'abord noter que les deux premiers, Magnan et Legrain, prennent nettement leur distance par rapport à l'École positive italienne. À propos de la délinquance, ils précisent leurs positions à partir de trois aphorismes :

1) Les dégénérés peuvent devenir criminels.

2) Certains criminels présentent des stigmates de dégénérescence.

3) Si le dégénéré peut être criminel et le criminel un dégénéré, il y a aussi des criminels qui n'ont aucun des caractères de la dégénérescence (Magnan et Legrain, 1895 : 184).

Ils continuent en soulignant que le crime est sans doute une des différentes adaptations de l'esprit du dégénéré, mais que « *celui-ci, par sa nature, n'est pas plus porté vers le crime qu'il ne l'est vers les bonnes œuvres.* » En cela, il n'est pas différent de l'homme normal qui, lui non plus, « *n'est pas plus porté vers les bonnes œuvres que vers le crime* » (Magnan et Legrain, 1895 :187). Ces auteurs rejettent dès lors la notion de criminel-né et l'idée des positivistes italiens selon laquelle tout criminel serait un anormal. Le crime sans doute constitue un « acte nuisible », mais il reste chez la plupart des dégénérés comme chez l'homme « normal » de l'ordre de l'accident. C'est là une première prise de position.

Il en résulte que la manière dont ils posent le problème de la responsabilité pénale est nuancée. Et d'abord, face à la dégénérescence (et plus largement, face à la délinquance), ils maintiennent, dans la ligne de Morel, l'existence d'une responsabilité du groupe social. Le crime peut être imputable à l'individu comme il peut l'être à la société ; le plus souvent, il l'est aux deux à la fois. Ils précisent leur pensée : « *alors que pour l'école classique, la responsabilité de la société n'existe pratiquement pas, pour l'école anthropologique [dont ils font partie], si la société est en droit d'exercer sa propre défense, elle n'en doit pas moins être consciente de ses erreurs et payer sa part de dette* » (Magnan et Legrain, 1895 : 205). Dès lors, face à un comportement nuisible, la responsabilité est conçue comme l'équivalent d'une dette à payer pour un dommage causé. Le calcul de cette dette est complexe : « *l'expert doit faire la balance de ce qui revient dans le crime au criminel et de la part qui incombe aux facteurs extrinsèques* » (Magnan et Legrain, 1895 : 208). C'est pour cette raison que « *la société doit unir aux mesures répressives des mesures d'atténuations, faire de la peine un moyen de relèvement et de réhabilitation et donner tous ses soins à la prophylaxie.* » Lorsque, par contre, il s'agit de préciser la responsabilité des dégénérés, il importe de prendre simultanément en compte la responsabilité psychologique et d'autre part, la responsabilité sociale (ou, si l'on veut, le danger social que présente le sujet). Ils distinguent les dégénérés inférieurs (ainsi l'idiotie complète et l'imbécillité), pour lesquels ils parleront d'une irresponsabilité totale au point de vue psychologique, mais d'une totale responsabilité sociale (et par le fait même d'un enfermement illimité, toute vie sociale normale étant impossible). Pour les débiles mentaux et pour les déséquilibrés supérieurs, il faut considérer leur crime comme étant généralement un « accident » et il importe de faire la balance entre le caractère nuisible du sujet (sa responsabilité sociale), sa responsabilité psychologique (et la conscience qu'il a de ce qu'il a fait) et finalement, la responsabilité de la société. Les auteurs ont sans doute conscience de ce qu'il n'existe aucune mesure précise pour jauger exactement ces différents éléments en cause ; aussi, « *la solution préconisée pourra-t-elle toujours paraître arbitraire* » ; mais « *elle ne le sera ni plus ni moins que le tarif des pénalités qu'utilise la droit pénal classique.* » Cette manière de poser le problème est sans doute difficile à accepter pour le juriste ; mais « *pour arbitraire que soit la solution, c'est la seule arme que possèdent médecins et magistrats pour protéger le déséquilibré contre lui-même et contre la société, et inversement, la société contre le déséquilibré* » (Magnan et Legrain, 1895 : 212). Il en est de même lorsque l'on veut jauger la dangerosité d'un sujet à la sortie de prison ou à la sortie de l'institution psychiatrique. Comment déterminer le moment où toute tendance nuisible aura cessé ? « *Dans l'immense majorité des cas, c'est affaire de tâtonnements et l'on doit se déclarer tout aussi impuissant à dire que tel criminel ne récidivera pas qu'on l'a été à le dire responsable ou irresponsable* » (Magnan et Legrain, 1895 : 216). Dans cette solution, sans doute pragmatique, Magnan et Legrain cherchent à tenir compte de trois éléments difficilement conciliables, mais qui sont reconnus en tant que tels : responsabilité psychologique du sujet, responsabilité de la société et responsabilité sociale que présente le sujet à l'égard de cette même société.

Les positions de Ch. Féré (1888) sont très différentes et s'il pose également le problème de la responsabilité du groupe social, la signification de cette mise en cause a un tout autre sens. Féré est darwinien et lie la dégénérescence à l'incapacité de s'adapter aux nouvelles situations qu'implique une société en progrès. Dans la lutte pour l'existence, les moins forts, c'est-à-dire ceux qui présentent un handicap, connaissent rapidement dans leurs efforts d'adaptation un état d'épuisement et par le fait même, une incapacité à soutenir un effort durable pourtant nécessaire. Pour autant que les conditions d'existence soient défavorables, on passe rapidement d'un état de fatigue personnelle à celui d'épuisement héréditaire ou de « surmenage capitalisé ». Il parle de « déshérités congénitaux » pour lesquels existe une disproportion croissante entre besoins et moyens de les satisfaire, de sorte qu'ils cherchent à lutter contre cet état par des excitations de tous ordres (quelle que soit leur classe sociale) : alcoolisme, tabac, délinquance, plaisirs du corps et de l'esprit, etc. (Féré, 1888 : 91). Féré élargit la notion de comportements « nuisibles » ; ce ne sont plus seulement les actes destructeurs ou délinquants, mais d'une manière plus générale, les comportements « improductifs ». Délinquance, dégénérescence et folie se rejoignent et s'impose également la nécessité d'une réaction sociale à leur égard : « *les impotents, les aliénés, les criminels ou les décadents de tout ordre doivent être considérés comme des déchets de l'adaptation, des invalides de la civilisation. Ils ne méritent ni haine ni colère ; mais la société doit, si elle ne veut pas voir précipiter sa propre décadence, se prémunir indistinctement contre eux et les mettre hors d'état de nuire* » (Féré, 1888 : 103-4).

Où se situe, dans un tel contexte, la responsabilité de la société ? Féré prend ici le point de vue des citoyens actifs et honnêtes. Lorsqu'il y a délinquance, la société ou plus exactement l'État et ceux qui en assument la direction manquent à leur devoir de protection auquel tout citoyen a droit. Il en résulte qu'en cas de délinquance et de préjudice qui en résulte pour la victime, la responsabilité de l'État implique qu'il y ait réparation. Et comme par définition, le criminel est insolvable, c'est à l'État à réparer intégralement le préjudice causé. Cette solution, selon lui, se justifie : la délinquance comme la dégénérescence sont une conséquence de l'évolution sociale ; il est donc normal qu'elles soient supportées par la société qui en est responsable. Et comme, en plus, chaque citoyen se sentira intéressé par cette réparation puisque l'État tire ses ressources des impôts qu'il impose, la conséquence en sera que chaque citoyen s'intéressera directement à la santé publique, non plus par des raisons tirés d'un sentimentalisme sans base objective, mais cette fois par intérêt. De ce fait, selon Féré, il ne pourra « *qu'être excité à venir en aide à la police sanitaire aussi bien qu'à la police ordinaire et à chercher de nouvelles mesures propres à les perfectionner* » (Féré, 1888 : 129). Si donc Féré est un des rares à s'être directement intéressé à la *victime*, par ce biais, il en arrive à une responsabilisation de tous les citoyens et en arrive aussi à un système généralisé de police médicale et plus largement de police ordinaire.

Conclusion

Nous voyons donc que les prises de position sur cette question de la responsabilité pénale tournent autour de deux types de solution : une première qui part de la conception d'un homme rationnel qui présente une certaine cohérence de pensée en rapport avec ce qu'il fait et mesure les conséquences de ses actes. Dans ce cas, l'idée d'irresponsabilité est liée à des cas de folie évidente et qui apparaissent comme tels au sens commun ; les psychiatres sont mis en marge du procès pénal. Ce que ceux-ci essayent de défendre, dans un tel contexte, est l'idée que cet « homme raisonnable » (ou apparaissant comme tel), peut fort bien, dans certains domaines du psychisme, être aliéné malgré cette apparence. C'est donc objet de débat. Mais dans la mesure où cette idée est effectivement acceptée par la Justice, la question qui se pose pour les psychiatres, et ce, dès le début du XIXe siècle, est celle de la dangerosité du délinquant aliéné, plus particulièrement au moment de la sortie. Les discussions entre psychiatres sont vives sans qu'il ne puisse y avoir accord sur la valeur du diagnostic posé.

L'autre solution est celle de l'École positive italienne ; la dangerosité y apparaît effectivement comme question centrale. Acceptant l'idée du déterminisme pour expliquer tout comportement humain, la défense de la société contre la délinquance devient le critère essentiel de toute mesure pénale et la délinquance des aliénés ne sera qu'une des catégories dans les diverses typologies axées sur cette notion de défense sociale. Lorsque nous reprenons les positions prises par les psychiatres français, nous voyons qu'à l'exception peut-être de Féré (qui pousse la logique de défense sociale plus loin que ne le faisaient les positivistes italiens, mais en excluant la notion de criminel-né), ceux-ci sont plus nuancés : ils acceptent l'idée de défense sociale, mais des auteurs comme Magnan et Legrain y incluent la notion de responsabilité psychologique et cela, même chez ceux qu'ils appellent des « dégénérés ». Ils se trouvent d'ailleurs obligés de le faire puisqu'ils ont rendu cette notion tellement extensive qu'elle regroupe des cas aussi différents que les idiots et les imbéciles (les dégénérés inférieurs) et d'autre part, les génies scientifiques ou littéraires — et que Féré appelle les « décadents » — (ou les dégénérés supérieurs). Il faut noter également que ces différents auteurs, après Morel, ont introduit clairement l'idée d'une responsabilité du groupe social en posant, au delà de toute idée de défense sociale, la question en termes de *dette :* dette à l'égard du sujet incriminé (chez Magnan et Legrain) mais aussi, dette à l'égard de la victime (chez Féré, mais en termes individualistes).

On pourrait dire, en conclusion, que dans le cadre du développement que la psychiatrie connaissait à l'époque[1], pratiquement toutes les questions qui intéressent psychiatres et juristes à propos de la responsabilité pénale ont été posées. Ce qui néanmoins nous frappe

1. Nous nous sommes évidemment limités à une ligne psychiatrique précise et avons laissé de côté ceux que l'on appelle les criminologues au sens propre (Tarde, Lacassagne, Saleilles) ou des anthropologues (comme Manouvrier ou Topinard).

est qu'à l'heure actuelle, dans une perspective scientifique sans doute différente, les mêmes types de problèmes ne sont pas résolus d'une manière plus cohérente. Ce serait le thème d'une autre discussion.

Bibliographie

(1) CORRAZE J. (1971) : « *Introduction à C. Lasègue* », in C. Lasègue, *Écrits psychiatriques*, Textes choisis et présentés par Corraze (1992), Privat, Toulouse (cf. p. 12-27).
(2) ESQUIROL J.E. (1838) : *Les maladies mentales considérées dans les rapports médical, hygiénique et médico-légal*, 2 vol., Ballière, Paris.
(3) FERE Ch. (1888) : *Dégénérescence et criminalité. Essai physiologique*, Alcan, Paris.
(4) LASEGUE C. (1864) : « *De la responsabilité légale* », in : *Études médicales*, 1884, T. I, Asselin éd., Paris.
(5) MAGNAN V., LEGRAIN (1895) : « *Les dégénérés (état mental et syndrômes épisodiques)* », Rueff & Cie éd., Paris.
(6) MARC C.C.H. (1833) : « *Considérations médico-légales sur le monomanie* », Annales d'hygiène publique et de médecine légale, T.10, 357-474.
(7) MAUDSLEY H. (1874) : *Le crime et la folie*, 3e éd., Alcan, Paris.
(8) MOLINIER V. (1854) : « *De la monomanie envisagée sous le rapport de l'application de la loi pénale* », Annales médico-psychologiques, T.6, 57-78.
(9) MOREL B.A. (1857) : *Traité des dégénérescences physiques, intellectuelles et morales de l'espèce humaine et des causes qui produisent ces variétés maladives*, Baillière, Paris.
(10) SMITH R. (1981) : *Trial by medecine. Insanity and responsability in victorian trials*, University Press, Edinburgh.
(11) WALKER N. (1968) : « *Crime and insanity in England* », vol.1, *The historical perspective*, University Press, Edinburgh.

1.1.3. La genèse de l'article 122-1

Nous avons vu que pour J. Grasset « *ce n'est que le rôle du système nerveux dans la volition et dans l'acte que le médecin a à juger*[1] » [IV, § 1.1.1.] Comment les choses ont-elles évolué depuis ? Jean Ayme (Paris), psychiatre des Hôpitaux honoraire et ancien président du Syndicat des Psychiatres des Hôpitaux, a participé personnellement à l'élaboration du nouvel article 122-1 du Code pénal. Son témoignage n'en a que plus de valeur.

L'article 122-1 du Code pénal, ou comment ne fut pas résolu le paradoxe du fou criminel

J. Ayme

Le crime conduit au châtiment, encore faut-il qu'il ait été commis par un sujet libre, disposant de ses actes en vertu de son pouvoir de délibération avec lui-même, la *facultas deliberandi* des glossateurs scolastiques. Les classiques opposaient le savoir d'un fait dans son essence au non-savoir de l'enfant, du dormeur ou du fou. Pour qu'il y ait faute, le sujet doit être sain d'esprit. Le fou criminel est une Chimère. Les Lumières, fondant l'édifice institutionnel juridique sur le principe de raison, excluent du champ de la culpabilité celui qui est privé de raison, le dément. Le Code pénal de 1810 en tirera une conséquence radicale : il annule le crime ou le délit lorsque l'auteur est en état de démence au moment des faits. Les législations qui s'inspireront du code français maintiendront cette barrière de protection, tel l'article 16 du code criminel canadien : « *Nul ne doit être déclaré coupable d'une infraction à l'égard d'un acte ou d'une omission de sa part alors qu'il était aliéné.* » Ainsi sont fixées les balises du champ d'intervention des juges. Les aliénistes ont, pour près de deux siècles, sauvé leurs malades de la guillotine et des peines privatives de liberté.

Évolution des rapports entre la justice et la psychiatrie

À vrai dire si, pour la peine de mort c'est une victoire réelle, pour la privation de liberté, c'est une victoire formelle, car l'usage s'instaure d'une mesure administrative d'enfermement pour des raisons d'ordre public et de sécurité que viendra sanctionner la loi du 30.6.1838. Elle donne à l'aliéniste une mission de protection de la société et lui confie l'aliéné pour des soins et une durée de séjour qu'il sera seul à déterminer. Cette liberté accordée au médecin est une

1. GRASSET J. (1914) : *Demifous et demiresponsables*, Félix Alcan, Paris.

première pomme de discorde entre juges et aliénistes d'autant plus que le partage entre aliénés et criminels est en pratique dicté par l'expert, lui-même aliéniste.

La situation conflictuelle va s'aggraver avec la naissance de la criminologie. Le regard clinique porté sur le criminel ou le délinquant fait naître l'espoir d'un traitement de la délinquance. Le développement de l'anthropologie criminelle va placer l'expert en situation prépondérante dans le prétoire. Il en viendrait à dicter sa conduite au juge. Les idées du philosophe italien Becaria ont suscité un courant abolitionniste en France, dont Victor Hugo est un des chefs de file. Il rédige un plaidoyer pour l'abolition de la peine de mort, « *Le dernier jour d'un condamné* », qu'il complète en 1832 d'une préface. Elle se termine par cette envolée qu'il voulait prémonitoire : « *On regardera le crime comme une maladie, et cette maladie aura ses médecins qui remplaceront vos juges, ses hôpitaux qui remplaceront vos bagnes. La liberté et la santé se ressembleront. On versera le baume et l'huile là où on appliquait le fer et le feu.* » Les travaux de Lombroso et de ceux qui lui emboîtent le pas donnent une caution scientifique à cette prémonition d'inspiration charitable. Mais l'envahissement, par les médecins, du champ pénal, n'est plus tolérable par les juges. De cette rivalité fin de siècle témoigne cette diatribe de Camoin de Vence qui s'en prend à ceux qui veulent « *remplacer les magistrats instruits de la science du droit par des experts imbus des doctrines anthropologiques.* »

La création en 1922 de l'*Institut de criminologie* marque un temps où les relations seront plus paisibles entre blouses blanches et robes noires. Chacun retrouve ses marques, ce qui n'exclut pas une possibilité de collaboration. Il en naîtra l'idée de la mise en place d'un dispositif de *défense sociale*, que les Belges seront à peu près les seuls à traduire en termes législatifs après la dernière guerre. On sait que les résultats ne seront pas à la hauteur des espérances et, en France, les projets dans cette direction seront vite abandonnés.

En revanche le grand élan de renouveau qui suit la Libération pénètre tous les domaines, en particulier la justice et la psychiatrie, là où la dignité de l'homme et les libertés sont en cause. L'application des ordonnances de 1945 sur la délinquance infantile va permettre à la justice des mineurs de faire un pas considérable, abolissant les bagnes pour enfants et renouant les liens entre psychiatres et magistrats. Mais il n'en ira pas de même pour les délinquants adultes, contraints à cette prison dont on ne cessera pas de dénoncer les effets criminogènes. La *charte de la réforme pénitentiaire* permettra la création des *services médico-psychologiques*, du centre national d'observation de Fresnes, et des centres d'observation des détenus psychopathes. Mais là s'arrêtera la réforme car la Justice porte un boulet au pied : en dehors des sanctions pécuniaires et de la peine de mort, qui ne disparaîtra qu'en 1981, elle ne connaît qu'une mesure, l'incarcération.

La psychiatrie, au contraire, fondera sa démarche novatrice sur une dénonciation de la conduite ségrégative de la société à l'égard des malades mentaux et de l'univers carcéral. La psychothérapie institutionnelle subvertit l'hôpital psychiatrique pour en faire un authentique instrument thérapeutique. Le malade y retrouve initiative et responsabilité à travers de multiples activités, où la parole libre lui permet, comme dans la relation psychanalytique, d'être le co-auteur de sa cure. La liberté de circulation est la condition pour faire de l'hôpital un lieu de rencontres et d'échanges. Ce nouveau dispositif de soins se complète de ce qui fonde la politique de secteur : traiter le malade au plus prés de son lieu de vie. Elle privilégie les hospitalisations à temps partiel et les traitements ambulatoires. Cette stratégie centrée sur une pratique ouverte et conviviale a pour effet un désintérêt des psychiatres pour la médecine légale et le milieu pénitentiaire ; la prison sert de repoussoir, alors qu'elle reçoit un nombre accru de psychopathes et de pervers. Henri Ey, organisateur des « *Journées du Livre Blanc* » est très réservé sur la « psychiatrie d'extension », qui lui ferait perdre son identité. Il juge ne pas devoir faire de place à la médecine légale et à la criminologie dans le programme des journées.

Cependant certains collègues travaillant dans le secteur pénitentiaire s'alarment, en particulier ceux qui, autour de Marcel Colin, à Lyon, défendent l'idée d'une *pathologie de la délinquance*. Paul Broussolle fait paraître en 1966 dans l'« Information Psychiatrique » un article intitulé : « *La révolution criminologique doit-elle se faire sans le psychiatre ?* » Il écrit : « *Soucieuse de désaliéner l'homme, la psychiatrie peut-elle accomplir sa révolution si elle en exclut cet autre aliéné qu'est le criminel ?... La question mérite d'être posée puisque, c'est un fait, la collaboration du psychiatre avec la justice est plutôt en baisse.* »

Dans les années 70, l'écart se creuse encore. Les psychiatres des hôpitaux, regroupés à 90 % dans leur Syndicat, viennent d'obtenir des succès sur leur statut, leur place dans l'enseignement et l'accroissement de leur nombre. Ils sont mobilisés sur l'édification de la politique de secteur et la mise en place de la psychiatrie infanto-juvénile nourrie de la praxis freudienne.

C'est dans ce contexte que resurgit la Chimère. Ils apprennent qu'une commission du ministère de la Justice, présidée par le juge Pageaud, élabore un projet de loi sur les « délinquants anormaux mentaux ». Y siègent deux psychiatres, Paul Hivert et Yves Roumajon. Le ministère de la Santé y déléguera Pierre Bailly-Salin. Il appartient au Bureau Syndical et nous alertera sur les dangers d'un projet qui, à la faveur d'une réforme de l'article 64 du Code pénal, vise à faire un sort particulier aux « aliénés partiels », ou « aliénés à responsabilité atténuée » pour lesquels seraient mêlées sanction pénale et sanction thérapeutique. Le Conseil syndical du 24 septembre 1974 rédige une déclaration vigoureuse :

« Le syndicat ne peut faire autrement que de proclamer le plus solennel avertissement à propos de projets qui vont à contre-courant de l'évolution des conceptions et des méthodes de soins dans le champ de la psychiatrie.

Tout d'abord, le terme même d'anormalité mentale fait référence à une conception caduque de l'aliénation ; il n'y a pas plus d'anormalité mentale qu'il n'y a d'anormalité cardiaque ou gastrique. Il y a seulement des malades qui méritent d'être pris en charge, c'est-à-dire soignés.

Ensuite, il faut rappeler que le phénomène de délinquance est un phénomène second, qui n'est pas lié ontologiquement à l'état de santé mentale du délinquant. Il ne saurait donc être question de bâtir une conception des soins et des systèmes thérapeutiques à partir d'une conduite de délinquance.

Enfin il est un fait que les soins psychiatriques sont donnés dans des services de soins situés dans le cadre de l'hospitalisation publique ou privée et dans celui des institutions extra-hospitalières qui y sont annexées.

Il ne saurait donc être question d'y modifier fondamentalement la qualité des rapports contractuels qui s'établissent entre les soignants et les soignés, en introduisant des considérations de restrictions des libertés des uns comme des autres. S'il existe un problème de délinquants anormaux mentaux, dont il est compréhensible qu'ils puissent avoir des difficultés à séjourner dans les services pénitentiaires courants, il appartient à l'administration pénitentiaire d'adapter ses propres services à sa propre clientèle.

Le corps des psychiatres hospitaliers a eu la sagesse de se mêler le moins possible d'une polémique qui a trait à la conception de la justice et à la mission des services pénitentiaires, car il est persuadé que la confusion des rôles engendre des conflits aux conséquences imprévisibles. »

Le fossé s'est creusé. La situation de rivalité du siècle passé a fait place à une attitude d'ignorance et de refus de collaboration. Chaque paragraphe mérite un commentaire à la lumière de ce virage historique où la psychiatrie tourne le dos à son passé.

1) Le psychiatre n'est pas un normalisateur. Sa mission est l'accueil de la souffrance psychique. La psychanalyse, au cœur de la démarche de soins, lui a apporté une vision totalement renouvelée des rapports du normal et du pathologique. Le sort réservé aux délirants est une parfaite illustration de ce changement : contrairement à l'aliéniste dont la visée était l'extirpation du délire, usant de tout son talent pour faire abjurer le malade, le thérapeute contemporain s'efforce d'en décrypter le sens pour permettre au malade d'accéder à sa vérité. Adoptant une attitude qu'on pourrait appeler laïque, il considère le délire comme une croyance, aussi respectable que d'autres. Il ne la juge pas incompatible avec un séjour court à l'hôpital et la reprise d'une vie sociale soutenue par un suivi en traitement ambulatoire.

2) Le psychiatre n'a pas pour vocation de traiter la délinquance. Même si des déterminants psycho-sociologiques ou culturels sont en cause, elle résulte d'un choix au sens sartrien du terme. Elle relève de la sphère privée au même titre que le choix religieux, politique ou sexuel. Le temps est révolu où l'homosexualité était considérée comme une pathologie, où quelqu'un était traité pour ce qui était considéré comme une perversion sexuelle. De la même manière un psychiatre ne saurait accepter de prendre quelqu'un en charge thérapeutique *pour* sa délinquance.

3) Les structures de soins privilégient désormais la relation contractuelle avec le malade, même porteur d'une pathologie lourde, laissant une part de moins en moins importante à la contrainte thérapeutique (le nombre de malades hospitalisés en application de la loi de 1838

passera, de 1970 à 1980, de 80 à moins de 20 %). La liberté accordée aux patients pour mettre en application les techniques d'ambiance et le traitement par le milieu, sur quoi s'appuie la psychothérapie institutionnelle, n'est pas compatible avec les restrictions qu'imposerait la présence de sujets ayant le statut de détenu, ce qui va d'ailleurs poser de sérieux problèmes pour l'accueil de malades relevant de l'article D.398 du Code de procédure pénale.

4) La rupture entre le milieu carcéral et le milieu soignant est réaffirmé. L'hôpital psychiatrique ne doit plus être considéré comme l'annexe de la prison. C'est, à proprement parler, une fin de non recevoir. L'administration pénitentiaire est priée de trouver ses propres solutions pour ses détenus perturbateurs. À chacun sa « clientèle ».

5) Le texte proclame le désintérêt des psychiatres hospitaliers pour une population qui relève de la justice, laissant apparaître leur crainte réelle, l'ingérence de la justice dans le champ psychiatrique. Il se termine par une menace à peine voilée sur les « conflits aux conséquences imprévisibles ».

Présentée par Michel Audisio à la commission Pageaud, cette résolution va entraîner de très vifs affrontements, car les positions semblent difficilement conciliables. Se trouvent en effet confrontées deux logiques antinomiques qui donneront naissance à ce qu'on peut difficilement appeler un compromis mais plutôt une cote mal taillée, l'article 122-1 du Code pénal.

Les deux logiques

La *logique pénale* est fondée sur la faute et sa sanction. Si le fou ne peut être sanctionné, les conséquences de son acte, dont l'hospitalisation, doivent relever de la justice. Tout se passe comme s'il y avait dans l'esprit des hommes de justice, magistrats ou avocats, un déni du fondement de l'article 64 qui annule le crime ou le délit. Déni dont rend parfaitement compte cette formule d'Octave Manoni : « *Je sais bien, mais quand même* ». Même chez les plus éclairés d'entre eux, il y a dans cette exception quelque chose qui choque leur sens de la justice. Lorsque Robert Badinter reçut en qualité de Garde des Sceaux notre délégation syndicale en 1982, il évoqua, avec un étonnement où perçait l'indignation, le fait qu'il venait de rencontrer à Saint-Germain-des-Prés un philosophe célèbre qui, quelques mois auparavant, avait tué sa femme lors d'un épisode psychotique. Cette remarque rejoignait une opinion répandue chez les magistrats que les psychiatres hospitaliers ne sont pas fiables. Ils sont tout à la fois capables d'enfermer des gens qui n'en ont pas besoin et de laisser sortir des malades dangereux. Cette prétendue incohérence des psychiatres n'est que le reflet de l'incohérence du normosé moyen à l'égard de la folie, fascinante et redoutée. Les magistrats partagent ce préjugé qui s'accompagne d'une opinion péjorative sur les structures de soins psychiatriques ; opinion confortée par le fait que la loi leur confère la mission de recueillir les plaintes de ceux qui s'y jugent indûment maintenus. À leurs yeux, la prison vaut mieux que l'asile. J'ai eu la surprise de recueillir de l'un d'eux cette remarque : « *Comment pouvez-vous parler de quelqu'un qui a "bénéficié" de l'article 64 ?* » À l'évidence, ce protecteur des libertés ignorait tout du courant libertaire qui avait traversé la psychiatrie publique ces cinquante dernières années. La méfiance à l'égard des psychiatres et de leurs institutions amène à remettre en cause le partage des compétences hérité du siècle passé. Il appartient à la justice de gérer la délinquance dans toutes ses variantes de responsabilité.

La *logique médicale* est fondée sur le soin. Celui-ci ne se mérite pas. C'est un droit répondant au devoir de soigner, de soigner quiconque, y compris l'ennemi sur le champ de bataille. La déontologie médicale fait obligation de dispenser ses soins même à celui qui s'est rendu malade, à celui qui est désargenté ou sans couverture sociale, à celui qui est en prison. C'est en cela que la création en 1978 des CMPR par Simone Veil, ministre de la Santé et magistrat, fut une bonne chose en dépit d'une attitude réticente du syndicat. Il voyait dans ce rapprochement avec l'Administration pénitentiaire un risque de discrédit. À l'époque nous renvoyions celle-ci à ses propres ressources financières, les nôtres étant en danger de réduction. Cependant des collègues soutenaient le projet et firent remarquer que le fait que ces structures de soins fonctionnent sur des crédits de santé garantissait un plus grand respect des règles déontologiques.

La position des psychiatres à l'égard des soins en prison est très contrastée. En effet, on entre là dans ce qu'Amnesty International désigne comme une « médecine à risque ». Un collègue avait fait observer, lors du premier Congrès Mondial de Médecine Pénitentiaire en

1978 : « *Il importe de savoir si la psychiatrie représente la réponse la plus élaborée d'une volonté d'entraide libérale ou bien l'instrument le plus machiavélique de récupération autoritaire.* » D'autres ont souligné l'ambiguïté de la présence psychiatrique en prison où « *le médecin participe à l'élaboration de la stratégie dont on attend l'amendement du coupable, mais aussi l'expiation de la peine.* » Le psychiatre risque alors d'attendre du détenu une pénitence, la reconnaissance de sa faute, du remords. Au besoin il forcera un peu cet auto-examen en proposant une psychothérapie à visée de repentir.

Certes les médecins responsables des Services Médicaux Pénitentiaires font preuve d'une grande vigilance. Ils n'acceptent pas d'être affectés au maintien de l'ordre et refusent toute contrainte au traitement. Charles Bencqué, responsable du SMPR de Fleury-Mérogis, conteste même la notion de « psychiatrie carcérale » et récuse, non sans raison, toute « spécificité » de la démarche de soins, de la « toxicomanie » aux « délinquants sexuels. » De plus il considère comme incompatible la mission d'expert et de thérapeute en prison.

En revanche, d'autres médecins ne sont pas sensibles à ce mélange des genres et préconisent la création de centres d'observation et d'expertise psychiatrique. Le regard clinique porté sur le criminel et le délinquant fait renaître la tentation d'un traitement de la délinquance chère aux magistrats et aux passionnés de criminologie. Or la soumission du médecin à l'autorité politique ou judiciaire crée les conditions d'une médecine à risque. Il peut être entraîné de plus ou moins bon gré dans l'engrenage de la répression : participation à la torture dans les dictatures d'Amérique latine, expertises de complaisance en URSS. Tous les opposants qui ont été envoyés après jugement dans les « hôpitaux psychiatriques spéciaux » gérés par le ministère le l'Intérieur sont passés par l'Institut Serbsky, centre d'observation et d'expertise dépendant du ministère de la Justice. Durant les années 70, les trois syndicats de psychiatres et l'« Évolution Psychiatrique » avaient apporté leur soutien au « *Comité des psychiatres contre l'utilisation de la psychiatrie à des fins répressives* ». Rejoignant des comités similaires dans les pays anglo-saxons, ils obtiendront la condamnation par la communauté psychiatrique internationale, en 1977, au Congrès Mondial d'Honolulu, de ce dévoiement de la psychiatrie en URSS.

Dans les pays plus démocratiques, existent également des possibilités de dérapage. Aux États-Unis, où 38 États sur 50 maintiennent la peine de mort, le psychiatre apporte sa caution à la procédure judiciaire, sans parler des exécutions médicalement assistées. Aujourd'hui, dans certains États, l'expert psychiatre peut être consulté trois fois : une première fois, avant le verdict de culpabilité, pour estimer la responsabilité de l'accusé. Une deuxième fois, avant la détermination de la peine, pour juger de sa « dangerosité future ». Une troisième fois enfin, pour juger de son « aptitude » à être exécuté. Les prisonniers jugés médicalement inaptes sont avant l'exécution soignés en hôpital psychiatrique. Un dernier pas a été franchi lorsque la Cour suprême des États-Unis, en juin 1989, a légitimé l'exécution de malades mentaux.

C'est sur le constat de ces dérives que l'organisme qui était en 1974 le plus représentatif de la profession avait adopté une attitude de fermeté, voire de fermeture. Il affirmait son attachement à une éthique médicale sans concession et refusait toute collaboration avec l'instance judiciaire. Au long des années, il ne cessera pas d'exprimer sa crainte d'une « judiciarisation de la psychiatrie ». Tout en considérant comme parfaitement légitime le contrôle *a posteriori* par l'autorité judiciaire de l'hospitalisation sous contrainte qui protège le malade comme lui-même pour cette mesure dérogatoire au droit commun des libertés, il refuse tout projet qui introduit l'instance judiciaire dans l'entrée ou la sortie de l'hôpital. C'est ainsi qu'en 1978 sera repoussée sans hésitation la proposition de loi du Sénateur Caillavet qui introduisait des procédures lourdes et complexes en amont de l'hospitalisation, ainsi que le projet du Garde des Sceaux sur ce que nous avons appelé péjorativement le « placement judiciaire. » Cependant nous n'étions pas maîtres du jeu et nous ne pouvions indéfiniment freiner la volonté réformatrice du ministère de la Justice. Du reste, il fallait bien convenir que le texte de 1810 méritait révision. Mais elle va soulever un problème de fond.

La responsabilité des malades mentaux

Le souhait de modernisation porte sur trois points :

- Le terme de « démence » est totalement inadapté. Pris dans son sens étymologique (perte de l'esprit) par les rédacteurs du texte, il a toujours soulevé des ambiguïtés cliniques contraignant l'expert à cette formule consacrée : « *état de démence au sens de l'article 64* ».

■ L'annulation pure et simple de l'acte délictueux prive le malade d'une possible recherche de l'imputabilité. Il se voit parfois exonéré de peine pour un acte qu'il n'a peut-être pas accompli.

■ Enfin, l'évolution de la psychiatrie met de plus en plus l'accent sur le fait que le malade est traité comme un sujet. Les transformations introduites par la psychothérapie institutionnelle et la politique de secteur lui offrent de multiples occasions de prise de responsabilité et lui accordent le plus d'autonomie possible dans la gestion de sa vie quotidienne. De plus, même soumis à la loi de 1838, il conserve ses droits civils et civiques dans les limites des dispositions de la loi du 3.1.1968. Enfin, l'article 489-2 du Code civil le rend civilement responsable de ses actes avec obligation de réparation. Cette évolution remet en question l'absence de responsabilité sur le plan pénal.

La responsabilisation du malade dans la démarche de soins est difficilement compatible avec une irresponsabilité totale sur le plan pénal. Il y a là une contradiction. Certains ont cru pouvoir l'éviter en adoptant une position rationaliste, considérant que la notion de responsabilité relevait de la métaphysique, confortés en cela par la disparition de ce terme du Code de procédure pénale. Mais ce n'est qu'une échappatoire. La contradiction est toujours là, avec sa dimension éthique.

Et puisqu'il s'agit d'un problème philosophique, tournons nous vers un philosophe du droit, Hans Kelsen, bien connu dans les pays anglo-saxons. Il récuse le concept de « droit naturel ». Son livre « *Théorie générale des normes* » vient de paraître en français. Il y développe la notion de dualisme des catégories de l'être et du devoir-être. La première est du domaine de la nature et s'appuie sur le principe de causalité. La seconde est du domaine de la société et s'appuie sur le principe d'imputation, qui fait intervenir la volonté humaine. Il montre la longue évolution qui a permis à l'homme de concevoir qu'il y a deux méthodes différentes pour relier les faits entre eux : la causalité et l'imputation. Interpréter la nature à l'aide de la notion d'imputation conduit à ce que, dans la Bible, un bœuf qui a tué une personne doit être tué. Dans l'histoire de l'humanité, c'est un moment décisif que celui où l'on a pu observer des rapports entre les choses qui soient indépendants de toute volonté divine ou humaine. Au Moyen Âge il était encore possible de porter plainte contre des sauterelles qui avaient détruit une récolte.

À la lumière de cette distinction, il est évident que le législateur du siècle dernier a voulu que le crime commis par un « dément » relève du principe de causalité et ne puisse être qualifié de crime, ce qui revenait à considérer la conduite du malade mental comme un fait de nature. Il n'avait pas plus de responsabilité que la sauterelle.

Mais ce marquage « hors imputation » n'est plus concevable aujourd'hui. La stratégie de soins est guidée par la souffrance psychique, lot commun de l'humanité, et non tracée par une référence à une norme dont la découverte freudienne a révélé l'inanité : « *l'être de l'homme non seulement ne peut être compris sans la folie, mais il ne serait pas l'être de l'homme s'il ne portait en lui la folie comme la limite de sa liberté* » (Jacques Lacan). Lui refuser les conséquences juridiques de ses actes, c'est le maintenir hors les frontières de l'humain. Certains, désireux de le réintégrer dans la communauté humaine où chacun est un sujet de droit, ont été jusqu'à considérer qu'il devait subir le sort commun des fauteurs de crime ou de délit et réclamer pour lui, au delà du droit au jugement, le droit à la prison (comme d'autres ont revendiqué le « droit à la mort »). Mais, si la revendication du procès semble légitime, l'extrémisme de cette position n'est pas acceptable. En effet, c'est méconnaître l'horreur de la vie quotidienne de ce lieu d'expiation, dangereux pour les sujets fragiles. Déjà à ce titre se légitimerait l'exemption. Mais on court alors le danger d'en étendre les limites.

En revanche, il est une cause plus fondamentale qui tient à la spécificité du malade mental, non pas quant à sa conduite qui expliquerait le passage à l'acte par défaut d'autocontrôle (car, à ce compte, nombre de délinquants pourraient échapper à la peine), mais quant à son fonctionnement psychique qui répond à une autre logique que celle de l'homme dit normal. Lacan en proposait cette définition : « *L'homme normal est celui qui ne prend pas au sérieux la plupart des idées qui lui passent par la tête.* » À celui-ci seulement doit s'appliquer la loi de la faute entraînant la sanction.

C'est dans cet espace entre le jugement et la sanction qu'il nous a semblé possible de dépasser cette contradiction, en ayant recours à la notion de « non-punissabilité ». Elle permet au malade de retrouver le rituel symbolisant du cérémonial judiciaire, tout en le dispensant de la peine, ce qui le protège d'un milieu pathogène. Cette formule, qui avait recueilli l'accord des praticiens du droit pénal et des psychiatres, ne sera malheureusement pas retenue par le nouveau législateur.

Naissance d'un nouvel article du Code pénal

Mise en place en 1974, la commission de révision du Code pénal déposera son projet sur le bureau du Sénat en février 1986. Se succéderont à sa présidence : le Juge Pageaud, Jacques Léauté, pénaliste éminent, puis Robert Badinter lorsqu'il devient en 1981 Garde des Sceaux. La commission, en sommeil depuis mars 86, reprend ses activités en octobre 1988 à la demande de Pierre Arpaillange, nouveau Garde des Sceaux. Le projet sera soumis aux parlementaires à partir de 1989, mais il faudra attendre l'adoption des quatre livres pour que la réforme soit mise en œuvre. Elle n'entrera en application qu'au mois de mars 1994.

De cette histoire factuelle on peut retenir deux phases : l'élaboration entre 74 et 86, la discussion et l'adoption entre 89 et 91, précédée d'une réécriture en 88.

Lorsque Jacques Léauté prend la présidence de la commission, il n'y siège plus qu'un seul psychiatre, Yves Roumajon. Il recueillera l'avis de collègues, en particulier ceux travaillant dans les CMPR. Par ailleurs des liens de camaraderie nés sous l'occupation l'amènera à me consulter sachant les responsabilités que j'occupe au Syndicat des psychiatres des hôpitaux. Le Syndicat en tant que tel n'aura à intervenir qu'à trois reprises, en 1974 à la « commission Pageaud », événement déjà évoqué, en 1982, lors d'une audience chez Robert Badinter, suivie d'échanges épistolaires, puis en 1990 devant la commission des lois de l'Assemblée Nationale. La Commission des Maladies Mentales, rétablie en 1983 par Edmond Hervé, aura également à se prononcer sur le projet. L'énoncé et la numérotation des différents articles changeront à de multiples reprises, en fonction du remaniement global du code et des points d'accord et de désaccord des parties en présence. Ainsi en 1981 cinq articles sont prévus dans le projet de Code pénal. Yves Roumajon m'adresse à titre confidentiel la note qu'il destine à la commission de réforme avec le commentaire suivant : « *on plane sur des hauteurs juridiques où j'ai bien du mal à me hisser. Je tire tant que je peux vers le réalisme clinique, ce qui n'est pas tout simple...* »

Le premier point d'accord est le renoncement par les pénalistes à la formule « délinquants anormaux mentaux ». Ils accepteront la référence aux « troubles psychiques », puis aux « troubles neuropsychiques » pour tenir compte des affections cérébrales (tumeurs, états toxi-infectieux, épilepsie...) sur proposition de Roumajon. Il fera admettre, sur ma suggestion, une formule plus large, « troubles psychiques et neuropsychiques », pour éviter de servir de caution à un retour à la neuropsychiatrie. Ce point ne sera jamais remis en discussion.

Le second point d'accord porte sur la reconnaissance que le sujet « n'est pas punissable ». Il sera remis en question lors de la discussion par les parlementaires puis abandonné. Les deux points de désaccord vont avoir des fortunes diverses :

■ Le « placement judiciaire », c'est ainsi que j'ai proposé de désigner ce quatrième mode de placement, géré de l'entrée à la sortie par un magistrat, pour les malades dispensés de peine. Il rencontre l'opposition unanime de la profession. Le Garde des Sceaux m'écrit, dans une lettre du 10.8.1983, faisant suite à l'audience qu'il nous avait accordée : « *L'idée de créer un statut hospitalier spécifique aux "délinquants" irresponsables mentaux a été abandonné, l'étude d'une réforme du régime des placements d'office trouvant mieux sa place dans le cadre des réflexions menées, sous l'égide du Secrétariat d'État chargé de la Santé, au sujet des dispositions du Code de la santé publique relatives à la lutte contre les maladies mentales.* » Ce point ne sera jamais repris dans le Code pénal, mais il en restera trace dans la loi du 27.6.1990.

■ Le « demi-fou », le « fou partiel », pierre d'achoppement de la loi du tout ou rien qui a fondé au siècle dernier le partage des compétences, le fou à l'aliéniste, le criminel au magistrat. Mais pour les magistrats il existe une catégorie intermédiaire qui mérite un sort particulier aussi bien pour des raisons théoriques, déjà évoquées, que pour des raisons pratiques. En effet, la rigueur clinique des experts liée aux impasses thérapeutiques chez les pervers et les psychopathes, ont, au long des années, resserré les limites de l'exclusion de la peine et ont envoyé en prison des personnalités à potentialité perturbatrice, d'où la création, après guerre, de « prisons thérapeutiques », Château-Thierry, puis Haguenau, déplacé à Metz. Par la suite, le sanatorium pénitentiaire de Liancourt accueillera des personnalités psychopathiques ou jugées vulnérables sur le plan psychique. Les magistrats souhaiteraient un système plus performant pour les délinquants à « responsabilité atténuée » dont ils garderaient la maîtrise.

Dans sa lettre du 10.8.1983, le Garde des Sceaux nous communique le texte des dispositions du titre II du Livre premier de l'avant projet du Code pénal :

« ***Les personnes non punissables :*** *Article 31 : N'est pas punissable celui qui est atteint, au moment des faits, d'un trouble psychique ou neuropsychique ayant aboli son discernement ou le contrôle de ses actes.*

La personnalisation des peines : *Article 94 : La juridiction peut décider que la peine privative de liberté sera exécutée dans un établissement pénitentiaire doté de moyens appropriés lorsqu'il apparaît, au moment du jugement, que le condamné est atteint d'un trouble psychique ou neuropsychique qu'il convient de traiter.* »

Ce texte nous donne satisfaction, en particulier du fait de la disjonction en deux articles, situés en des lieux distincts du code, le second s'inscrivant dans la stricte gestion de la délinquance et ne relevant pas de la problématique de la responsabilité.

Mais, après la refonte de 1988, c'est un unique article en deux alinéas qui est soumis aux parlementaires.

Le **premier alinéa** va subir une modification radicale et fort regrettable : le « n'est pas punissable » est remplacé par la formule « n'est pas pénalement responsable », amendement proposé par Jacques Toubon. Il avait cependant retenu des audiences de psychiatres à la commission des lois de l'Assemblée Nationale, ce qu'il exprime d'une façon un peu simplette, « qu'il ne fallait pas passer l'éponge ». Notre insistance sur la valeur symbolique de la procédure est également relevée par le rapporteur du projet, Philippe Marchand : « *Les psychiatres que nous avons entendus ont estimé qu'il convenait de déclarer la culpabilité le plus tard possible dans le cours de la procédure judiciaire. Ils voient dans cette déclaration tardive une valeur thérapeutique.* » Mais il tient à ajouter : « *En vérité, les psychiatres auraient voulu, allant jusqu'au bout de leur raisonnement, qu'on fasse comparaître devant des cours d'assises des gens totalement aliénés. Point n'est la peine d'insister sur le caractère quasiment ubuesque de ce genre de cérémonie.* » Expression d'une « xénophobie ordinaire » à l'égard des malades mentaux, elle annule sa déclaration précédente. Il est clair que le jugement, porteur de sens, n'est pas fait pour les insensées.

Le **deuxième alinéa** crée cette catégorie du délinquant « altéré » dans sa conscience ou « entravé » dans ses actes. Pour eux la prison, mais une prison assurant des possibilités de soins. Fidèles à cette logique, les sénateurs avaient ajouté la phrase suivante : « *La juridiction peut décider que la peine sera exécutée dans un établissement pénitentiaire doté de services médicaux, psychologiques et psychiatriques permettant de procéder à tout examen, observation ou traitement nécessaire.* » Mais c'était là s'engager dans des dépenses que le budget de l'Administration Pénitentiaire n'était pas en mesure d'assumer. Elle a déjà beaucoup de mal à gérer Chateau-Thierry et Metz, de faible effectif et d'un rendement thérapeutique médiocre. Le projet aurait pu s'inscrire dans le « programme des 13.000 » dont le fonctionnement sanitaire aurait été assuré par un « opérateur privé », recrutant ses propres psychiatres.

Mais le gouvernement refuse tout engagement financier et fait pression sur les députés pour obtenir l'annulation de cet amendement. Jacques Toubon déclare : « *L'exécution de la peine en établissement spécialisé, introduite par le Sénat, nous paraît improvisée et à tous égards peu souhaitable.* » Ajoutant, comme pour se dédouaner : « *C'est d'ailleurs ce que les experts ont bien indiqué à la commission.* » Il en restera cette formulation de portée pratique incertaine pour ce type de délinquant atteint de troubles psychiques ou neuropsychiques mais néanmoins condamné pénalement : « *La juridiction tient compte de cette circonstance lorsqu'elle détermine la peine et en fixe le régime.* »

Quant à la procédure de placement par les magistrats en cas d'abolition du discernement ou du contrôle des actes, les parlementaires renonceront à l'inclure dans le code.

Le montage juridique définitif est composé de l'article 122-1, avec ses deux alinéas, articulé aux articles L. 348 et L. 348-1 de la loi du 27.6.1990. Le premier remplit un blanc juridique visant l'intervention du Préfet pour le placement de celui qui « *a bénéficié d'un non-lieu, d'une décision de relaxe ou d'un acquittement.* » Son mérite est de prévoir ces trois éventualités permettant d'espérer que le malade soit considéré comme un justiciable à part entière, simplement dispensé de la peine, rattrapage possible de notre insuccès sur le « non punissable ». Le second, confirmant la méfiance à l'égard des psychiatres hospitaliers, conditionne la sortie de cette catégorie de malades à la *décision* conforme de deux experts.

C'est à l'usage que vont se révéler les effets bénéfiques ou pervers de ces nouvelles dispositions législatives, résultat d'un amalgame entre deux logiques incompatibles. La justice est désormais un peu plus présente dans le champ psychiatrique et aspire à y prendre une plus grande place. Elle souhaite également que la psychiatrie soit plus présente dans le champ pénitentiaire comme en témoigne l'appel à une « médecine pénale », avec l'espoir, généreux mais naïf, que le psychiatre puisse « faire du détenu un citoyen ». On sent planer la grande ombre de Victor Hugo et son rêve, mais la prison n'est toujours pas un lieu de soins.

1.1.4. Les données actuelles

Pierre Couvrat, professeur à la Faculté de Droit et des Sciences sociales de Poitiers, fait ici le point sur la situation actuelle de l'application de l'article 122-1 du Code pénal.

Maladie mentale et droit pénal

P. Couvrat

Les connaissances scientifiques portant sur les maladies de l'esprit continuent de progresser... et les moyens de traitement évoluent au même rythme. Les soins prodigués varient bien sûr tant en fonction du degré que de la nature de la maladie, tout au moins tant que cette maladie n'est pas trop grave car à partir d'un certain degré de gravité aucun espoir de guérison n'apparaît plus. Les cas lourds seraient-ils abandonnés ? Le Professeur Marcel Colin[1] a remarqué que « *la priorité n'est plus accordée à celui qui est le plus malade et l'accès aux soins devient inversement proportionnel à la charge factorielle et au coefficient de morbidité.* » Il convient donc d'inverser cette tendance en proportionnant les soins à l'importance de la maladie et en privilégiant les malades les plus difficiles.

Peut-on transposer du corps médical au corps judiciaire ces mouvements, ces paradoxes et ces impressions ? N'y a-t-il pas chez les juristes une tendance analogue à s'affranchir des maladies les plus graves ? Et tient-on compte des degrés de la maladie pour en déduire des conséquences juridiques ? Et parle-t-on d'ailleurs toujours le même langage ?

À vrai dire, les notions de mesure et de relativité sont en droit difficilement adaptables et la souplesse n'est pas de mise. Lorsqu'une personne a commis un acte répréhensible, les conséquences juridiques ne peuvent être proportionnées au degré de conscience du malade et, si la responsabilité civile peut s'accommoder de fractions, la responsabilité pénale ignore, elle, les nuances. Elle est tout ou rien. Ou le malade répond pénalement de son acte et une peine lui est infligée par le juge, ou il n'en répond pas et le voilà abandonné purement et simplement par ce même juge à sa maladie. C'est en ces termes du tout ou du rien que le Code pénal de 1810 a en effet tranché et il faut bien reconnaître que le nouveau Code pénal applicable depuis le 1.3.1994 n'a fait que modifier l'apparence de cet état du droit. À une évolution de la médecine psychiatrique n'aurait donc correspondu aucune évolution du droit.

Notre hypothèse de réflexion est la suivante : une infraction grave (mais le problème serait le même s'il s'agissait d'un délit ou même d'une simple contravention) est commise et constatée. La défense prétend, ou le juge d'instruction suppose, qu'à la date des faits l'auteur était atteint d'une maladie mentale et cette maladie à quelque degré que ce soit est diagnostiquée par un expert psychiatre désigné par le juge. Deux questions viennent à l'esprit : L'auteur est-il responsable de l'infraction commise ? et quelle qu'en soit la réponse, quel sort convient-il de lui réserver ?

Ce sont des problèmes de nature différente qui se poseraient si la maladie était apparue en cours de procédure ou après condamnation définitive. Ces difficultés seront écartées de

1. COLIN M. (1993) : « *En psychiatrie, quoi de nouveau ?* », in : *Justice et psychiatrie*, ENM, p. 3.

notre propos, la première interdisant tout jugement pendant la maladie et la seconde nécessitant en milieu pénitentiaire des mesures appropriées qui ont fait l'objet ces dernières années d'une attention toute particulière.

I. L'appréciation de la responsabilité pénale du malade mental

Il ne s'agit pas d'évaluer l'importance de la faute ni même de déterminer si l'auteur a commis une faute ; il s'agit de savoir dans une première approche — car c'est là une condition préalable — si une faute lui est imputable. Au même titre qu'un mineur en bas âge ne peut se voir imputer une faute pénale tant qu'il n'a pas atteint l'âge de raison (ce qu'affirme non pas la loi mais la jurisprudence), la maladie mentale est-elle une cause de non imputabilité et par là même une cause d'irresponsabilité ? Oui et non.

En droit romain, les déments étaient considérés comme irresponsables mais l'ancien droit français les exposait aux peines en les considérant possédés par le démon. Le Code pénal de 1810 a lui clairement écarté la responsabilité pénale des personnes en état de démence. On se souvient de la formule du fameux article 64 : « *Il n'y a ni crime ni délit lorsque le prévenu était en état de démence au temps de l'action...* ». Mais quelle portée fallait-il donner à cet article 64 ? Et surtout qu'en était-il en dehors de l'application de ce texte ? On considérait qu'il appartenait aux juges d'en décider après avoir sollicité l'avis des techniciens c'est-à-dire des médecins psychiatres qui n'ont pas tous eu d'ailleurs la même conception d'application de ce texte. Le nouveau Code pénal — après plusieurs avant-projets de réforme portant sur cette question — eut été sans doute l'occasion d'apporter des réponses claires. En réalité les modifications sont plus de forme que de fond... et l'occasion sans doute manquée.

A. Le principe d'irresponsabilité de la personne atteinte de troubles psychiques ou neuropsychiques ayant aboli le discernement ou le contrôle des actes

L'alinéa 1er de l'article 122-1 du nouveau Code pénal, inclus dans un chapitre intitulé *des causes d'irresponsabilité ou d'atténuation de responsabilité*, porte que n'est pas responsable la personne qui était atteinte au moment des faits d'un trouble psychique ou neuropsychique ayant aboli son discernement ou le contrôle de ses actes. La notion de démence retenue dans l'ancien Code est remplacée par celle plus vaste et surtout plus moderne de *troubles psychiques ou neuropsychiques*. Il appartient aux psychiatres de dire si cette appellation est conforme aux données actuelles de la médecine.

Quant aux juristes, il leur faut surtout mesurer le résultat, car la condition d'application est que ces troubles, quelle qu'en soit la nature, aient aboli le discernement ou le contrôle des actes. C'est donc l'absence de discernement, notion longtemps retenue en droit légal des mineurs et redécouverte par la jurisprudence, qui doit servir ici de critère, l'absence de contrôle des actes n'étant, semble-t-il, qu'une incidence dérivée. Il convient donc pour que l'irresponsabilité puisse être déclarée ou tout au moins reconnue, et ce à quelque stade que ce soit de la procédure, que les troubles de nature psychique soient suffisamment importants pour anéantir le discernement, c'est-à-dire la capacité même de comprendre et de vouloir, étant précisé que cette appréciation est faite *a posteriori* pour le temps concomitant à la réalisation de l'infraction. Si ces conditions sont remplies, aucune imputabilité à « l'acteur » des faits n'est envisageable. Bien plus que le prononcé d'une absence de culpabilité ou une seule impossibilité de retenir une peine, c'est l'incompétence du juge pénal qui se trouve affirmée et l'obligation pour lui de se dessaisir. L'auteur des faits sort alors du champ du droit pénal et échappe à l'emprise du juge pénal, même si par ailleurs sa responsabilité civile peut être retenue (art. 489-2 du Code civil, qui indique depuis 1968 que celui qui a causé un dommage à autrui alors qu'il était sous l'empire d'un trouble mental n'en est pas moins obligé à réparation).

C'est donc à un nouvel habillage de l'article 64 de l'ancien Code pénal auquel il a été procédé, mais la règle reste la même, une règle qui d'ailleurs est commune à bien des pays[1]. Reste que cette voie conduit à un abandon pur et simple tant de la part du juge que du

1. Cf. sous la direction de M. Delmas-Marty (1995) : *Procédures pénales d'Europe*, PUF, Paris. ; droit allemand p. 78 ; anglais p. 133 ; belge p. IBI et italien p. 294. Et J. Pradel (1995) : *Droit pénal comparé*, Dalloz, Paris ; n°208 notamment sur l'ensemble des pays de la Common Law).

psychiatre. Une démission collective. Comme on l'a fort bien dit[1], « *l'étiqueter de dément et d'irresponsable, le déclarer hors-la-loi sans possibilité de retour sur l'acte disqualifiant, le diagnostiquer malade d'inhumanité, c'est l'annuler comme être de parole, assécher le courant de vie humaine en lui.* » La confrontation à la justice permettrait peut-être une certaine prise de conscience et une première esquisse de traitement... à défaut d'une prise en charge complète.

B. Le principe de responsabilité de la personne atteinte de troubles psychiques ou neuropsychiques n'ayant qu'altéré le discernement ou entravé le contrôle des actes

Jusqu'au nouveau Code pénal, la loi ignorait superbement ceux que l'on appelle parfois les *demi-fous* c'est-à-dire les *anormaux mentaux* dont la maladie n'atteint pas une gravité suffisante pour abolir le discernement. Seul le *dément* avait un sort réservé. Les autres, même atteints de la même maladie mais à un degré moindre, étaient *a priori* soumis au régime de tout justiciable. Ces anormaux mentaux que l'on distinguait des *aliénés mentaux* étaient bien souvent traités en réalité comme des semi-responsables, les tribunaux les considérant responsables mais les faisant bénéficier de circonstances atténuantes... comme si la demi-peine pouvait être quelque part une solution acceptable.

Il faut se réjouir de trouver dorénavant dans le Code un sort pour ces malades auteurs d'infractions dont la maladie n'a fait qu'altérer le discernement au temps de l'action, cette altération impliquant le maintien d'une part de discernement. Selon le second alinéa du même article 122-1 du nouveau Code pénal, la personne atteinte de troubles psychiques ou neuropsychiques (la formule reste la même que dans le premier alinéa et la nature de la maladie reste identique) mais dont le degré est insuffisant pour abolir le discernement « *demeure punissable* ». Il n'y a pas lieu d'accorder une attention particulière au terme « punissable », car il n'est qu'un vestige des travaux préparatoires qui dans les avant-projets préféraient cette idée de punissabilité ; il convient donc de le convertir en « responsable ». En revanche le verbe « demeurer » est tout à fait significatif de l'intention du législateur d'opposer cette catégorie à celle du malade mental de l'alinéa 1er.

Le malade de l'alinéa 2 est bel et bien responsable et même pleinement responsable puisqu'une faute peut lui être imputée. Et on ne peut, nous semble-t-il, tirer argument de l'intitulé du chapitre dans lequel est inclus cet article (*causes d'irresponsabilité ou d'atténuation de responsabilité*) pour en déduire qu'il s'agirait là d'une cause d'atténuation de responsabilité. La responsabilité pénale est pleine et n'a pas à être divisée. Le législateur précise seulement — la formule est d'ailleurs ambiguë nous le verrons plus loin — que la juridiction tient compte de cette circonstance lorsqu'elle détermine la peine et en fixe le régime. Il n'est pas dit que la peine doit ou même peut être diminuée, comme ce serait le cas dans une hypothèse de diminution de peine correspondant aux anciennes excuses atténuantes.

Notre hypothèse se distingue en cela de celle du mineur qui au delà de 13 ans bénéficie, sauf exclusion explicite du juge, d'une diminution de peine dès que le magistrat décide de préférer une peine à une mesure éducative.

Il résulte de ce nouveau texte que dans cette seconde hypothèse les troubles mentaux n'affectent pas la responsabilité pénale de l'auteur à qui une faute peut-être imputée. Il faudra seulement « en tenir compte » au delà de l'affirmation de sa responsabilité dans la détermination de la peine et de son régime, c'est-à-dire dans la fixation du sort du malade.

II. Le sort du malade mental auteur d'une infraction

Qu'il ne soit pas jugé ou qu'il le soit, le malade mental auteur d'une infraction doit être pris en charge, dans son propre intérêt bien sûr, mais aussi dans l'intérêt de la société, compte tenu de sa dangerosité déjà manifestée par la matérialité des faits réalisés. Il faut le soigner et prévenir la récidive. Qui doit assumer cette prise en charge ? Les médecins sont sûrement plus aptes à le faire que les juristes, mais la réponse est plus complexe car l'incompétence du juge pour juger l'irresponsable ne conduit pas nécessairement à tout abandon de sa part et le prononcé d'une peine à l'encontre du responsable n'exclut pas, loin de là, une collaboration future du psychiatre et du juge. Les deux professions sont dans les deux cas concernées pour l'avenir.

1. GONIN D. (1993) : « *L'être et la loi* », in : *Justice et psychiatrie, op. cit.*, p. 67.

A. Le malade irresponsable

L'alinéa I de l'article 122-1, tout comme l'ancien article 64, amène, on l'a vu, le juge à se dessaisir en rendant une ordonnance de *non lieu* ou à prendre une décision de *relaxe* ou d'*acquittement*. L'infraction commise doit donc à l'égard de l'auteur être oubliée ; elle n'a été qu'un révélateur de sa maladie. Mais ses troubles psychiques graves subsistent. Et c'est l'autorité administrative seule qui peut, soit d'office, soit sur demande d'un tiers, procéder à un internement psychiatrique.

L'une des questions majeures est de savoir s'il convient de confier au juge pénal, suite à la constatation de l'infraction, la possibilité de prendre des *mesures dites de sûreté*, y compris de décider de placements en hôpital psychiatrique. C'est en ce sens que l'avant-projet de Code pénal de 1978 prévoyait que la juridiction d'instruction ou de jugement pourrait placer l'irresponsable-auteur dans un établissement spécialisé lorsque son état serait de nature à compromettre l'ordre public ou la sûreté des personnes, auquel cas l'autorité judiciaire chargée de l'exécution des sanctions conserverait le pouvoir ensuite d'ordonner sa sortie. Cette éventualité a été abandonnée dans l'avant-projet de 1983, dans le projet de 1986 et n'a pas été reprise dans le Code pénal lui-même.

Il faut dire qu'entre temps la loi du 27 juin 1990 relative aux droits et à la protection des personnes hospitalisées en raison de troubles mentaux a modifié l'article L. 348 du Code de la santé publique et organisé une procédure quasi-systématique d'information du Préfet par les autorités judiciaires compétentes dès qu'un mis en examen ou un prévenu a obtenu un non-lieu ou une relaxe en raison de son état mental, tout au moins si elles estiment que son état pourrait compromettre l'ordre public ou la sûreté des personnes. C'est dire que, dans les affaires criminelles, l'auteur sera toujours placé en hôpital psychiatrique mais non sur ordre du juge, seulement sur décision du Préfet. Son sort est donc le même que celui d'un malade qui n'a pas commis d'infraction, malade qu'il sera amené à côtoyer. Au Préfet de prendre donc les mesures qui s'imposent en respectant naturellement la procédure d'hospitalisation et les garanties récemment renforcées qu'elle comporte[1].

B. Le malade responsable

L'auteur malade, qui pour d'autres raisons pourrait naturellement bénéficier d'une relaxe ou d'un acquittement, est dans ce cas en général déclaré coupable et condamné à une peine (la dispense de peine est aussi concevable). Et selon la formule du législateur rappelée plus haut (art. 122 al 2 du Code pénal) « *la juridiction tient compte de cette circonstance lorsqu'elle détermine la peine et en fixe le régime.* » Ce n'est pas là une obligation ni même un encouragement à diminuer la peine (le juge a toute liberté dans le montant de la peine, sous réserve de ne pas dépasser le maximum légal), c'est une occasion d'aménager et d'adapter la peine. Certaines juridictions y ont même vu l'opportunité d'appliquer une peine lourde. Le juge, en matière correctionnelle tout au moins, va d'abord choisir la nature de la peine en fonction de cette circonstance en utilisant s'il le souhaite une peine alternative (par exemple le travail d'intérêt général) en remplacement de la peine principale d'emprisonnement ou en retenant aux mêmes fins de remplacement une peine complémentaire. Et le juge va aussi « fixer le régime » de la peine en fonction de cette même circonstance. C'est ainsi qu'il va pouvoir assortir une peine d'emprisonnement d'un sursis avec mise à l'épreuve pour lequel des mesures d'examen médical, de traitement ou de soins seront rendues obligatoires. Le nouveau Code invite donc dans ce cas le juge à user de tous les pouvoirs qu'il détient pour adapter la peine à la personnalité du délinquant (art. 132-24 du Code). C'est peut-être aussi une invitation à éviter dans la mesure du possible les peines privatives de liberté fermes, tout au moins en matière correctionnelle.

Une autre solution avait là aussi été envisagée au cours des travaux préparatoires du nouveau Code en ce qui concerne les peines privatives de liberté (réclusion et emprisonnement). Le Sénat avait en première lecture voté un texte différent selon lequel dans cette hypothèse la juridiction pourrait décider que la peine serait exécutée dans un établissement pénitentiaire spécialisé doté de services medico-psychologiques et psychiatriques appropriés. L'Assemblée nationale n'a pas retenu cette solution, suivant en cela le ministre de la

---

1. Cf. G.Giudicelli-Delage : « *Regard sur la loi du 27 juin 1990* », Rev. de psychiatrie légale *Forensic*, n°2, p. 20.

justice. Celui ci a reconnu qu'il convenait bien sûr de soigner dans les meilleures conditions les détenus atteints de troubles mentaux mais a indiqué qu'il n'était pas concevable de créer des établissements dans le but d'accueillir des condamnés qui seraient désignés par la juridiction de jugement, ce qui aboutirait à contraindre un condamné à exécuter toute sa peine dans l'établissement retenu par la juridiction. On en revient donc au point de départ : ce n'est pas la juridiction de jugement qui décide des conditions du traitement mais bien l'administration pénitentiaire en accord naturellement avec les médecins spécialistes. Beaucoup d'efforts sont d'ailleurs actuellement faits dans ce cadre, notamment en étendant les services médico-psychologiques régionaux (SMPR), jusqu'ici limités à des maisons d'arrêt, à des centres de détention.

Il résulte de cela un certain malaise chez les juges (et les jurés). En matière criminelle la marge de manœuvre est étroite et la formule de l'article 122-1 alinéa 2 trouve difficilement application. Comment « prendre en compte » l'état mental de l'auteur responsable ? La notion de prise en compte est à la fois riche et vide. Le législateur envoie un signal mais ne donne aucune directive. Deux exemples suffiront à décrire ce malaise :

■ La Cour d'assises de la Moselle le 12.2.1993 a condamné Christian Giachetto à 20 ans de réclusion criminelle pour viol et meurtre d'une petite fille de 3 ans, peine assortie d'une période de sûreté supérieure à la période dite automatique dans ce cas. Or l'accusé avait été considéré par les experts comme « un débile moyen ». Il semble bien — mais c'est une interprétation tout à fait subjective — que l'atténuation de la peine en partie compensée par l'augmentation de la durée de la période de sûreté s'explique par l'état mental de l'auteur. Après le prononcé de l'arrêt, la Présidente de la Cour d'assises a fait la déclaration suivante : « *La Cour et le jury réunis expriment le souhait que Christian Giachetto soit incarcéré dans un établissement pénitentiaire dans lequel il puisse bénéficier des mesures éducatives appropriées que nécessite son état.* » Faut-il voir là dans cette déclaration sans valeur juridique un aveu d'impuissance ou un essai d'application de la fixation du régime de la peine telle que prévue par alinéa 2 de l'article 122-1 ?

■ Plus près de nous, le 2.7.1996, la Cour d'assises de l'Ain a condamné Jean-Claude Romand à la réclusion criminelle à perpétuité (peine maximum) pour avoir tué sa femme, ses deux enfants et ses parents. Cette peine a été assortie d'une période de sûreté de 22 ans. La presse a estimé (on sait que les décisions des Cours d'assises pour l'instant ne sont pas motivées) que si la période de sûreté n'a pas été de 30 ans c'est en raison de l'état mental du meurtrier atteint selon les experts psychiatres d'une « grave pathologie narcissique invalidante » ayant altéré son discernement. Si l'on fait abstraction du fait que compte tenu des nouveaux textes (sauf cas particulier le maximum de la période de sûreté a été ramené à 22 ans) la possibilité de prononcer une période de sûreté plus longue n'était pas certaine, on voit de toutes façons que l'impact de la maladie, pourtant constatée, sur le prononcé de la peine est réellement de peu d'importance. Il faut en conclure que pour les crimes l'application de alinéa 2 de l'article 122-1 n'a guère de signification.

Et l'on pourrait ainsi multiplier les exemples. En la période actuelle, il paraît bien improbable que les délinquants sexuels puissent bénéficier de mesures particulières et *a fortiori* de mesures de clémence. La répression risque de l'emporter. Faut-il alors permettre aux juges de guider les conditions d'exécution de la peine ?

Au total, il apparaît que le nouveau Code pénal sur ce problème des malades mentaux n'a rien résolu. Le chantier reste entier. Aux psychiatres et aux juristes de s'entendre pour faire de nouvelles propositions. Il doit bien exister une voie moyenne où collaboreraient les deux professions tant dans l'intérêt du malade que dans celui de la société.

1.1.5. Le cas particulier de la responsabilité pénale des mineurs

Nous avons vu que la délinquance infanto-juvénile posait le problème de la responsabilité pénale des mineurs [II, § 2.2.2.]. Christian Mille, professeur de psychiatrie de l'enfant et de l'adolescent (Amiens) fait le point sur ce sujet, à l'heure où en France certains professionnels demandent la réouverture d'unités éducatives fermées (dites « à encadrement renforcé ») pour les mineurs les plus « récalcitrants »...

La responsabilité pénale des mineurs

C. Mille

« *Il s'agit de savoir jusqu'à quel âge un enfant qui comparait devant la justice doit être considéré comme "irresponsable", demandant soins et protection, jusqu'à quel âge il devrait y avoir au moins "présomption d'un manque de responsabilité criminelle", combien de temps le jeune peut devant la justice tirer profit du "bénéfice de l'âge" quand l'intention criminelle est prouvée ?* » (8). Ce questionnement d'A. Freud reste d'actualité au delà de l'évolution des idées sur ce sujet et des définitions juridiques retenues. L'ampleur des problèmes liés à « la délinquance infanto-juvénile » incite naturellement à élargir le débat en tentant de cerner la place qu'occupe la notion de responsabilité dans le monde des adultes, en suivant la construction du sens des responsabilités dans le développement de l'enfant, et en décrivant les obstacles relatifs ou absolus qui pourraient en gêner l'émergence. Au critère de l'âge s'ajoute naturellement l'évaluation de l'organisation psychopathologique des mineurs susceptibles de répondre de leurs actes criminels ou délictueux. Il en découle d'importantes conséquences au plan de l'articulation possible d'une éventuelle sanction et des mesures éducatives ou thérapeutiques qui s'imposent. L'enjeu est de taille pour certains adolescents ayant recours massivement à des agirs intempestifs et dangereux et qu'il importe d'engager dans un processus de « responsabilisation », tout en prenant en compte les contraintes souvent sévères de leurs aménagements défensifs.

Bref aperçu de l'évolution du cadre juridique

– Jusqu'à la révolution, le droit français est calqué sur le droit romain : seul le mineur n'ayant pas atteint l'âge de raison (fixé à 7 ans) est assimilé au fou et tenu pour irresponsable. La fille de moins de 12 ans, et le garçon de moins de 14 ans, peuvent cependant bénéficier de circonstances atténuantes ; au delà de la puberté, la responsabilité est entière. Les condamnations se veulent toujours exemplaires et l'exécution publique des peines a un but déclaré de dissuasion.

– En 1791, la majorité est fixée à 16 ans en matière criminelle ; pour les plus jeunes, le tribunal s'efforce d'apprécier leur capacité de discernement au moment des faits qui leur sont reprochés ; il en résulte des atténuations de peine et surtout la mise en place de mesures éducatives dans des établissements spécialement conçus à cet effet.

– Après l'instauration du code pénal en 1810, les mineurs « bénéficient » potentiellement de l'article 64 qui précise qu'« *il n'y a ni crime, ni délit lorsque le prévenu était en état de démence au temps de l'action, ou lorsqu'il a été contraint par une force à laquelle il n'a pu résister.* »

– La spécificité de la réglementation s'appliquant aux mineurs s'affirmera progressivement jusqu'à la création d'une juridiction spéciale. Dès 1842, les crimes commis par des mineurs sont jugés en tribunal correctionnel et non plus aux assises ; des quartiers distincts sont prévus dans les maisons d'arrêt en 1850, ainsi que des colonies pénitentiaires ou correctives. En 1906, la majorité pénale est fixée à 18 ans.

– L'institution du tribunal pour enfants et adolescents en 1912, des juges des enfants en 1945 vise essentiellement à promouvoir les solutions éducatives au détriment des mesures répressives. L'irresponsabilité pénale est établie de manière irréfragable pour les mineurs de moins de 13 ans et de manière relative pour ceux dont l'âge au moment des faits est compris entre 13 et 18 ans.

Ces principes fondamentaux reconnaissant la spécificité des réponses judiciaires pour les mineurs sont au centre du dispositif législatif français actuel ; ils sont également inscrits dans les recommandations européennes et figurent dans les conclusions de différents travaux menés dans le cadre de l'Organisation des Nations Unies sur la prévention du crime et de la délinquance.

La responsabilité pénale des mineurs dans le dispositif juridique actuel

– *L'ordonnance du 2 février 1945* relative à l'enfance délinquante, mise à jour en septembre 1993, définit les dispositions générales, la procédure à suivre et la compétence du tribunal pour enfants :

■ Pour les délits et les contraventions de 5e classe (qui ne relèvent pas comme les autres du tribunal de police), le juge des enfants occupe une place décisive. Il lui revient d'instruire les dossiers qui n'ont pas été confiés au juge d'instruction des mineurs, de rendre le jugement de fond quand le mineur peut bénéficier d'une mesure de relaxe ou d'une simple assistance éducative. Il préside le tribunal pour enfants quand l'affaire justifie des poursuites pénales.

■ Pour les crimes, l'instruction est nécessairement confiée au juge d'instruction spécialisée, mais le tribunal pour enfants reste compétent pour juger les moins de 16 ans. Les criminels âgés de 16 à 18 ans, au moment des faits comparaissent devant la cour d'assise des mineurs où deux juges d'enfants siègent en qualité d'assesseurs.

– Avant le jour de ses 18 ans, *la responsabilité pénale d'un mineur est a priori toujours considérée comme relative* et seuls les plus de 13 ans peuvent éventuellement encourir une sanction pénale.

■ Le mineur de moins de 13 ans bénéficie donc d'une « présomption irréfragable d'irresponsabilité pénale » ; il ne peut en conséquence être condamné pénalement quand il a commis un crime ou un délit. Rien n'empêche cependant qu'il comparaisse devant le juge ou le tribunal pour enfants qui peut prononcer une mesure de placement ou d'assistance éducative ; dans ce cas l'infraction est « imputée » à l'enfant en fonction de sa compréhension des faits et du caractère délibéré de son acte. Une certaine responsabilité lui est ainsi reconnue.

■ Le mineur de plus de 13 ans ne bénéficie que d'une présomption simple d'irresponsabilité pénale. L'ordonnance de 45 stipule expressément que la priorité doit être donnée aux mesures d'assistance, de protection, de surveillance et d'éducation considérées comme appropriées ; les condamnations pénales ne devraient avoir qu'un rôle subsidiaire. En cas de sanction, l'excuse atténuante de minorité intervient obligatoirement pour les 13-16 ans dont la peine normalement encourue est réduite de moitié ; pour les mineurs de plus de 16 ans, cette excuse peut ne pas être retenue : « *à titre exceptionnel, et compte tenu des circonstances de l'espèce et de la personnalité du mineur* » ; cette décision de non diminution de peine doit être spécialement motivée quand elle est prise par le tribunal pour enfants. Pendant la période d'instruction, le juge peut ordonner un placement dans un centre d'observation ; en revanche, toute détention provisoire en matière correctionnelle est interdite pour les moins de 16 ans, et devrait rester exceptionnelle pour les mineurs de plus de 16 ans pour lesquels elle ne saurait prendre effet qu'après avis du service de protection de la jeunesse.

– *La loi du 22 juillet 1992* portant réforme des dispositions générales du Code pénal renvoie à l'ordonnance de 45 pour les mineurs reconnus coupables d'infractions pénales quand il s'agit d'établir les causes d'irresponsabilité ou d'atténuation de responsabilité. L'article 122-1 qui évoque les troubles psychiques ou neuropsychiques ayant aboli ou altéré le discernement de la personne atteinte, ou aboli ou entravé le contrôle de ses actes ne s'applique pas aux mineurs ; en effet la juridiction qui les concerne tient nécessairement compte, outre de l'âge des contrevenants et du contexte socio-familial, des aspects psychologiques et psychopathologiques susceptibles d'éclairer les actes délictuels commis. L'appréciation de ces aspects constitue une des missions essentielles dont sont chargées les praticiens effectuant les expertises en psychiatrie infanto-juvénile

– *L'examen médico-psychologique* ordonné « s'il y a lieu » par le juge des enfants donne un éclairage sur la personnalité du mineur concerné, que vient compléter l'enquête sociale qui recueille aussi des renseignements sur le caractère et les antécédents du mineur, sur sa fréquentation scolaire, son attitude à l'école comme sur les conditions dans lesquelles il a vécu et a été élevé et la situation matérielle et morale de sa famille. L'ensemble de ces investigations doit également fournir au juge une connaissance des moyens appropriés à la rééducation du jeune délinquant. Dans le texte de loi du moins, il n'est jamais explicitement question d'apprécier ses capacités de « discernement » ou son éventuel « niveau de responsabilité ». G. Daumezon (3) émettait d'ailleurs les plus grandes réserves sur ces deux questions. Cet auteur souscrivait à l'ironie de La Bruyère écrivant qu'« *après l'esprit de discernement, ce qu'il y a le plus rare au monde ce sont les diamants et les perles* » ; il se rangeait aussi à l'avis de Jules Falret estimant que « *l'expert qui prétend se placer dans la perspective de la responsabilité, non seulement sort de sa mission, mais a toutes les chances de proposer des conclusions peu cohérentes.* » Il est sans doute judicieux de retenir ces leçons de modestie et de prudence dans la pratique des expertises, en particulier lorsqu'il s'agit d'un enfant ou d'un adolescent ; comme il le préconisait, les réponses du psychiatre ne peuvent se fonder que sur une sémiologie rigoureuse propre à étayer solidement les hypothèses sur le mode d'organisation psychique ou psychopathologique du mineur faisant l'objet de l'examen.

Il n'est pas superflu cependant de discuter, au delà de ce contexte spécifique de la responsabilité pénale, de la valeur actuellement réservée à la notion de responsabilité dans les rapports interhumains, ou dans les modèles éducatifs dominants, même si l'émergence d'un sens des responsabilités chez l'enfant répond à de multiples déterminations, et peut être soumis à diverses vicissitudes.

Considérations générales sur la notion de responsabilité

Comme y insistent les professionnels confrontés au problème de la délinquance, la « *responsabilisation d'un jeune contrevenant repose d'abord et avant tout sur la définition que les théoriciens et les praticiens se donnent de la responsabilité* » ; or force est de constater qu'il n'existe pas de consensus sur le sujet propre à légitimer les interventions éducatives. Engager un adolescent dans un processus de « responsabilisation » constitue pourtant un objectif très largement partagé dans les milieux éducatifs même si chacun s'accorde à reconnaître les incertitudes et les aléas d'une telle entreprise.

L'aspiration à la responsabilité est dans la plupart des cultures considérée comme fondamentalement liée à la dignité de la personne humaine ; elle est toujours connotée très positivement, même si elle recouvre de profonds paradoxes. Aucune génération, aucun être humain, écrit M. Vacquin (25), « *n'est exonéré de cette rencontre avec une expérience qui se situe au carrefour de toutes les vertus, les condense, les articule* » ; toute vertu ne devient elle pas « passivité » si elle n'est marquée du sceau de la responsabilité ? Or si se montrer responsable, c'est bien répondre présent devant la communauté des autres, il faut bien reconnaître que malgré ce souci d'affirmer « cette présence à soi et à autrui », tout sujet ignore profondément « pourquoi et de quoi » il doit répondre.

– Bien que la liberté d'action de l'être humain ne soit que toute relative, que le sujet soit nécessairement divisé et subverti par sa vie pulsionnelle, que le « je » ne soit jamais « *tout entier dans ce qu'il fait, où il le croit, comme il le croit* », il ne saurait y avoir « *au bout du bras qui a agi, d'autre je* » (25) pour soi-même et pour les autres. La prise en compte du déterminisme inconscient, n'est pas incompatible avec la nécessité d'assumer la responsabilité de ses actions. Revendiquer une position de sujet pourrait reposer sur le souci ultime de s'attribuer, au moins dans « l'après-coup » les actes ayant échappé à la volonté délibérée sans pour autant négliger la conflictualité inhérente au fonctionnement même de la psyché.

– La solidarité du sujet avec les actes qu'il commet, présentée comme une adhésion individuelle à l'idéal groupal relève conjointement d'une exigence inhérente à la vie en société et édictée comme telle sous forme de règle impérative. C'est dire que l'engagement responsable témoigne à la fois d'une démarche autonome valorisante et d'une soumission obligée aux représentants de l'autorité. À l'horizon de la responsabilité comme désir d'accomplissement personnel, se profile la responsabilité sociale, et ses corollaires institutionnels ; le projet existentiel est rejoint par les montages judiciaires, l'accord avec soi-même dans le souci d'autrui se trouve potentiellement mis au service du maintien de l'ordre public... N'est ce pas dans la crainte d'une « récupération » ou d'une « manipulation » de leurs aspirations que risque de s'engouffrer la contestation des adolescents face à des adultes leur reprochant alors de ne pas être comptables de leurs actes ?

– La question de la responsabilité active nécessairement l'ambivalence en mettant en contradiction le désir d'inscription gratifiant dans le tissu interrelationnel et la recherche de plaisir immédiat, la construction laborieuse d'une image positive de soi dans la réalité partagée et les satisfactions qu'accorde facilement la vie fantasmatique. Le renoncement à la toute puissance et à la légèreté, l'acceptation des limites et de la souffrance, suscitent chez chacun des résistances toujours prêtes à se remettre en place, et surtout des aménagements, voire des arrangements plus ou moins avouables, grâce auxquels la conscience s'accorde des moments ou des zones de répit. La responsabilité à plein temps et en tout lieu posée comme exigence asymptotique de l'être humain est bien à considérer résolument comme surhumaine.

– La délégation de responsabilité aux élus, le développement des organismes de protection, l'extension de la « couverture » sociale qui soulagent la responsabilité individuelle risque aussi de la diluer ; confortant les tendances régressives, encourageant l'acceptation de la dépendance, ces « progrès » sont parfois dénoncés comme mettant en péril le statut de sujet en cette fin du XXe siècle (25).

Par ailleurs, le développement des sciences et des techniques, le culte de la performance et de la compétitivité, le morcellement des tâches, contribuent à entretenir l'illusion d'omnipotence et à réduire parallèlement la notion de responsabilité à l'idée d'une parfaite efficacité opératoire (6). Enfin dans le contexte qui est le notre, chacun parait convié à choisir sa voie dans un champ des possibles que ne viendrait plus restreindre les attentes contraignantes du milieu d'origine (7) ; cet espace d'émancipation ainsi ouvert est aussi un espace d'indétermination obligeant à trouver en soi des motivations fortes et des pôles d'intérêts évidents ; la sacralisation du libre choix laisse sans recours en cas d'échec qui n'est alors imputable qu'aux erreurs et à l'insuffisance propres. Pour résumer les préoccupations développées par certains chercheurs en sciences sociales, on pourrait avancer que l'individu appartenant à la société actuelle est en quelque sorte convié à délaisser sa responsabilité face aux autres à une collectivité anonyme, alors qu'il ploie par ailleurs sous le poids d'une responsabilité individuelle écrasante ; ce déséquilibre entre investissement d'autrui et investissement de soi n'étant pas sans incidence possible sur la manière dont les enfants et les adolescents engagent et poursuivent leur processus de socialisation.

Apprentissage ou émergence de la notion de responsabilité

Les processus de socialisation de l'enfance à l'adolescence

Les états signataires de la convention relative aux droits de l'enfant ont convenu solennellement que l'éducation de l'enfant devait viser à favoriser l'épanouissement de sa personnalité et à lui inculquer le respect d'un certain nombre de valeurs fondamentales ; il est explicitement indiqué dans ce texte que l'éducation avait notamment à se fixer comme objectif celui de préparer l'enfant à assumer les responsabilités de la vie.

Il semble établi que le système de représentations et de connaissances, relatif au droit se forme de manière précoce et durable (14). Le processus d'appropriation des éléments du système juridique, qui dépend des normes, des valeurs et des modèles de comportement transmis, résulte aussi de la réceptivité, des attentes liées à l'organisation psychique de chacun. Des modèles d'accumulation d'informations, d'identification au comportement des adultes, de transfert de rôle sont proposés pour rendre compte de la « socialisation juridique » ; mais dans ce courant de recherche prime surtout le modèle de développement cognitif définissant des étapes successives dans la conception de la loi et des figures d'autorité. L'enfant abordant en premier lieu les situations de façon égocentrique, parviendrait progressivement à accéder à la perspective d'autrui et à comprendre les aspects généraux et abstraits des normes juridiques. Jusqu'à 7 ans, il ne peut concevoir qu'une « responsabilité objective » face à des règles immuables, édictées par l'autorité ayant le pouvoir de punir les transgressions. Le souci d'éviter les punitions et la prise en compte du rapport de forces caractériseraient sa « moralité de contrainte ». Au stade « conventionnel », il serait motivé par le désir de voir régner l'ordre et de se conformer aux règles prescrites considérées comme nécessaires au fonctionnement du groupe d'appartenance. Il tire satisfaction de l'approbation des adultes tutélaires. Ce n'est donc qu'à l'orée de l'adolescence que s'instaure l'idée d'une responsabilité individuelle et intentionnelle. Une identification au point de vue du législateur est alors possible. L'évolutivité des lois est estimée nécessaire au delà de la permanence de certains principes éthiques universellement reconnus. L'aboutissement à un stade de « morale autonome » est liée à la nature des interrelations de l'enfant avec son entourage proche puis plus éloigné. Ch. Kourilski (14) insiste sur le fait que l'enfant construit activement son identité sociale, en interprétant les exigences explicites et implicites de son environnement en fonction de son propre système de représentations ; les influences et expériences des premières années de la vie restant toujours déterminantes malgré les progrès de la pensée rationnelle. Il existe ainsi des écarts notables entre les critères de jugement moral tels qu'ils peuvent être appréciés par un questionnaire et les capacités effectives à suivre une ligne de conduite responsable. L'acquisition de normes de comportement n'implique pas que l'adolescent soit en mesure de s'estimer sujet de l'ensemble de ses actes.

– Certains auteurs ont insisté sur les limites de l'apprentissage des conventions sociales et des codes de bonne conduite, si l'enfant n'a pas suffisamment l'occasion d'expérimenter de manière positive le plaisir de maîtriser son comportement, et d'assumer des responsabilités à l'égard d'autrui. L'initiation au partage des responsabilités suppose une volonté délibérée des parents, puis des adultes « relais » d'impliquer l'enfant ou l'adolescent dans des actions communes prenant une valeur symbolique ; il importe qu'il se sente attendu à une place où il aura à faire preuve de son aptitude à s'engager, répondre de soi et se montrer garant des autres.

Cependant, quel que soit le poids des facteurs cognitifs et éducatifs, on ne saurait négliger l'intervention des facteurs affectifs dans la survenue du « sentiment d'être responsable ».

Du principe de réalité au sentiment de culpabilité

– A. Freud (8) rappelle que la mère nourricière constitue pour le bébé le « *premier législateur externe* » ; en lui imposant des restrictions à sa recherche de satisfaction immédiate, elle l'oblige à prendre en compte les exigences de la réalité extérieure. L'adoption d'un comportement socialisé repose sur *une domination du principe de réalité* sur le principe du plaisir dans le fonctionnement de l'appareil psychique. L'enfant doit pouvoir tolérer l'ajournement de ses désirs et renoncer à exercer un pouvoir absolu sur son environnement. L'assomption, du « je », conçue comme un impératif éthique s'appuie sur la condamnation consciente de certaines revendications pulsionnelles et sur un devoir et un travail de subjectivation et de responsabilité (6).

– Or la plupart des psychanalystes, insistent après M. Klein, sur le changement radical dans la perception de la réalité, introduit par l'*élaboration de la position dépressive.* C'est au moment où le nourrisson prend conscience que ses sensations bonnes ou mauvaises ne proviennent pas d'une bonne ou d'une mauvaise mère, mais d'une même personne, « *parfois bonne, parfois méchante, tantôt présente, tantôt absente* », qui peut aussi bien être aimée que détestée, que se modifie profondément la nature de ses angoisses ; alors que s'estompe la crainte de destruction du Moi par un mauvais objet, surgit la peur que les pulsions destructives n'anéantissent l'objet aimé dont le sujet dépend entièrement. Encore soumis à la toute puissance de ses fantasmes, le nourrisson, bien qu'ayant progressé dans la reconnaissance de la réalité, tant interne qu'externe, s'expose à l'épreuve dépressive, centrée sur le sentiment douloureux « *d'avoir perdu le bon objet pas sa propre capacité de destruction* » (23). Confronté à l'ambivalence de ses sentiments à l'égard de sa mère, il fait l'expérience conjointe de la culpabilité et de la responsabilité. Se développe à cette occasion sa capacité de sollicitude. En effet, seule l'efficacité des mécanismes de réparation a le pouvoir de le rassurer sur la résistance de l'objet aimé, qu'il peut donc introjecter de façon stable et sécurisante. La mère, en maintenant la continuité des soins, démontre sa capacité de survivre aux mouvements instinctuels dirigés contre elle à chaque fois qu'elle se montre indisponible ; en accueillant avec indulgence les gestes de restitution, les actes de restauration de l'enfant, elle l'aide à tolérer et soulager la culpabilité qu'il éprouve. C'est à cette condition, écrit D.W. Winnicott que l'attitude impitoyable à l'égard de l'objet « *cède le pas à la pitié, l'insouciance au souci* » (28) ; une partie de l'agressivité se transforme en chagrin ou en sentiment de culpabilité (26). Une différenciation s'établit entre le méfait tel qu'il s'inscrit dans la réalité et la valeur qu'il prend dans l'organisation fantasmatique de l'enfant. Ainsi conçue, la position dépressive amorce le processus de séparation-individuation ; tandis que s'affirme l'attention portée à soi même et aux objets d'investissement privilégiés, que s'accroît la confiance dans les capacités de réparation, se dessine une acceptation de la responsabilité personnelle. Le possible affrontement de l'ambivalence des sentiments ouvre la voie de la structuration œdipienne.

– La *conscience morale* est une des fonctions attribuée au *surmoi* dont la formation est selon S. Freud corrélative du déclin du complexe d'Œdipe ; l'enfant, renonçant à la satisfaction de ses désirs incestueux et élaborant sa haine à l'égard du parent en position de rival, « *transforme son investissement sur les parents en identification aux parents* » et intériorise l'interdit. Le rôle du surmoi est « *assimilable à celui d'un juge ou d'une censeur à l'égard du Moi* » ; le sentiment de culpabilité qu'il soit conscient ou inconscient, est toujours un produit de cette relation topique liant l'instance moïque à l'instance critique et punitive. Dans cette perspective théorique, le surmoi s'apparente à un adulte tutélaire sévère mais juste, exigeant mais capable de comprendre et de pardonner ; bien qu'individualisé, il reste jusqu'à l'adolescence, largement dépendant du surmoi des parents et des jugements de valeur circulant dans l'espace inter-générationnel. Par ailleurs, ce surmoi « héritier de l'Œdipe », demeure parfois massivement infiltré par ses précurseurs archaïques ; il garde alors un caractère cruel et intransigeant ; tout manquement à ses injonctions, risque de provoquer une angoisse d'une telle intensité qu'elle est difficile à contenir psychiquement. Dans ce contexte, l'idée d'une quelconque responsabilité est immédiatement intolérable ; elle expose trop le sujet au sadisme et à la haine de cette instance fonctionnant essentiellement sur le mode d'une imago destructrice. Pour fuir ou annuler tout ébauche de culpabilité, un passage à l'acte violent constitue un recours potentiel ; « le châtiment » encouru peut avoir pour effet de soulager la crainte sous-jacente d'anéantissement. Pour M. Klein, ce n'est que lorsque la sévérité excessive du surmoi se réduit, que devient supportable un sentiment de culpabilité et possible le déploiement des « *tendances réparatrices* » (12). C'est en général dans la relation à ses parents réels que l'enfant trouve le moyen d'atténuer la force des imagos parentales terrifiantes qui « réclament vengeance ».

– Enfin il convient cependant d'ajouter que le *sentiment de responsabilité* étroitement lié à la capacité d'éprouver de la culpabilité, bénéficie également du soutien de l'*Idéal du Moi* ; cette instance, parfois considérée comme l'une des fonctions du surmoi, résulte de la convergence du narcissisme et des identifications aux parents. Elle fixe des buts à atteindre, des exemples à suivre, les moyens à mettre en œuvre pour s'approcher de l'image de soi jugée satisfaisante. Répondre de ses actes, tenir ses engagements, être attentif à autrui permet au sujet à chaque fois qu'il y parvient de gagner les faveurs de son Idéal du Moi. Cette référence à l'aune de laquelle se jauge la valeur personnelle n'est parfois pas suffisamment différenciée de l'Idéal de toute puissance narcissique dont elle procède. La nécessité de coïncider avec un « Moi Idéal » omnipotent, témoigne alors de l'impossible renoncement à l'illusion mégalomaniaque originaire. Toute forme de restriction étant vécue de manière excessivement blessante, la confrontation brutale à la réalité est de nature à déclencher une réaction d'intolérance violente : l'affirmation de soi peut exiger la négation de l'autre...

En conséquence, dans l'approche psychodynamique qui prévaut en psychiatrie infanto-juvénile, c'est essentiellement de la qualité du surmoi, et de l'Idéal du Moi de l'enfant et de l'adolescent ayant commis un crime ou un délit que découle son accession possible à la responsabilité devant la loi.

Discussion psychopathologique

Il va de soi que les infractions commises pendant l'enfance ou l'adolescence ne sont pas nécessairement en lien avec une organisation pathologique de la personnalité. Elles s'inscrivent souvent dans un contexte facilitant et peuvent être considérées comme des manifestations réactionnelles ou « situationnelles » ; on peut les rapprocher des actes-symptômes dont se rendent éventuellement coupables les mineurs se situant sur un registre névrotique, dans la mesure où la confrontation à la loi dans tous ces cas de figure est dotée d'une signification symbolique compréhensible.

Il n'en va pas de même pour les mineurs entravés par une organisation psychotique ou déficitaire qui ne sauraient utilement faire l'objet de poursuites judiciaires. La question se pose évidemment de manière plus délicate pour ceux présentant une pathologie limite : la prise en compte des facteurs environnementaux et de l'impact des transformations pubertaires revêt alors d'une grande importance.

– *Les actes délictueux ou criminels* que l'on peut qualifier de *réactionnels ou situationnels* sont perpétrés par des mineurs entraînés dans la dynamique de leur groupe d'appartenance privilégié, ou soumis à l'influence d'un « leader » admiré. L'enfant ou l'adolescent plus encore que l'adulte est aisément susceptible de renoncer à « *son idéal du Moi en faveur de l'idéal collectif incarné dans le chef* » (9) ; le prix qu'il accepte de payer est à la mesure de son investissement et de l'enjeu narcissique sous-jacent. Quelquefois l'agir intempestif ou violent constitue aussi la seule issue « permise » pour un mineur prisonnier d'une relation d'emprise impossible à dénoncer autrement. Ce qu'il peut en coûter d'enfreindre la loi n'est pas ignoré, et la culpabilité n'est pas absente. Pareillement le mineur qui souffre de *troubles névrotiques* et qui n'a pu résister pour des raisons inconscientes à accomplir un quelconque méfait estimera légitime de devoir rendre compte de son geste, et d'en endosser les conséquences (même s'il avance quelques arguments propres à atténuer sa responsabilité). L'ensemble des contrevenants évoqués là sont en mesure de s'identifier à leur victime, de s'inquiéter des conséquences de leur geste et de chercher à réparer les dommages causés. Ils se sentent plus soulagés qu'accablés par l'éventuelle sanction ; la « leçon » tirée de cet épisode regretté et de ses suites « légales » peut s'avérer profitable, surtout si s'offre ainsi l'occasion de réfléchir aux influences propres à infléchir les lignes de conduite souhaitées, en entreprenant au besoin un travail psychothérapique. En effet, le passage à l'acte vient parfois révéler et apaiser un sentiment de culpabilité préexistant, ou appeler des mesures punitives dans le cadre d'un « scénario » masochiste. Une réponse judiciaire rapide sans l'éclairage psychodynamique et la prise en charge thérapeutique qui s'impose risquerait en l'occurrence d'encourager la « récidive ».

– *La violence de jeunes patients psychotiques ou arriérés*, sous-tendue par une angoisse immaitrisable, un vécu déréel, une mauvaise différenciation entre soi et autrui relève d'un abord spécialisé, même si le rappel des règles et des interdits par l'entourage vise aussi à rétablir des limites. Il est parfois plus difficile d'apprécier l'opportunité d'une confrontation à l'appareil judiciaire quand il s'agit de formes frontières de psychoses ou de déficiences intellectuelles modérées. Ces situation s'apparentent alors à celles rencontrées dans le cadre des troubles narcissiques ou des troubles graves de la personnalité.

– *Les infractions et conduites agressives* sont particulièrement fréquentes chez les enfants ou adolescents souffrant de *pathologies limites* (20). Les modalités archaïques de fonctionnement mental n'excluent pas certaines capacités d'adaptation, mais se traduisent pas un recours privilégié à l'agir pour rétablir une homéostasie psychique précaire et volontiers compromise par tout défaut d'ajustement de l'environnement. Le noyau commun semble être l'échec du travail de séparation par défaut d'élaboration de la position dépressive, lui même lié au manque de soutien narcissique aux périodes clés de l'individuation (19). Les actes « antisociaux » (27) ont valeur de protestation contre les manquements de l'entourage ; habités par un sentiment de préjudice ou d'injustice, ces jeunes patients s'attaquent spécifiquement aux règles établies et n'éprouvent aucune culpabilité consciente. Mus par un idéal du Moi inaccessible, soumis à un surmoi tyrannique, ils ne sauraient se reconnaître la moindre responsabilité. Toute remise en cause personnelle est intolérable. Toujours en attente de réparation pour eux-mêmes, ils conçoivent mal l'idée de dédommagement de leurs victimes. Les sanctions sont habituellement vécues comme des représailles, activent leur désir de vengeance et leur besoin de rétablir leur illusion d'omnipotence.

Quand se confirme une évolution psychopathique, les mécanismes de déni et de projection s'accentuent : la responsabilité est systématiquement attribuée à autrui. Faute de pouvoir contenir la souffrance dépressive, les adolescents fonctionnant sur ce registre font régressivement appel au clivage de la position schizoparanoïde. Poursuivis par un surmoi intraitable, ils se vivent comme complètement et irrémédiablement « mauvais » dès qu'ils sont en situation de recevoir des reproches. Aussi sont-ils en permanence poussés par la nécessité d'évacuer toute ébauche de culpabilité. Dans un tel contexte, bien qu'un travail de « responsabilisation » passant par la confrontation à la loi, s'avère indispensable, il ne peut s'inscrire que dans un projet thérapeutique au long cours. Les modalités n'en sont jamais simples à fixer, mais la fiabilité et la solidité de l'environnement jouent toujours un rôle essentiel.

– *Le poids des facteurs socio-culturels et familiaux* mérite d'être souligné. L'histoire des délinquants est souvent marquée par une insuffisance ou une discontinuité de l'investissement affectif de leur entourage. Les négligences, les rejets, les abus, les ruptures, les placements multiples sont d'une particulière fréquence. Les milieux dans lesquels ces enfants ont évolué leur ont surtout proposé des modèles de comportement déviant ou violent, où l'agir prime sur la pensée. Le dysfonctionnement des interrelations familiales est en général très marqué. Aux défauts flagrants des capacités d'étayage et de contenance maternelles s'ajoutent la défaillance de la fonction paternelle ou la haine conjugale. La référence tierce lorsqu'elle est présente est dénuée de portée structurante, de réelle valeur symbolique. La responsabilité individuelle ne constitue jamais une valeur privilégiée. Ces facteurs de risque, rencontrés isolément dans les difficultés réactionnelles ou les troubles névrotiques, s'additionnent dans les pathologies limites caractérisées par un recours massif aux aménagements psychopathiques.

– *Les transformations pubertaires* qui appellent un travail d'élaboration psychique de ce passage de l'enfance à l'âge adulte semblent pouvoir précipiter l'adolescent dans des actes délictueux. Se révèle parfois à cette occasion une profonde dépendance méconnue jusqu'alors et devenue intolérable en raison de la reviviscence des conflits œdipiens et des angoisses plus archaïques d'abandon ou d'intrusion. Les conduites psychopathiques risquent de prendre une ampleur d'autant plus grande que les capacités de maintenance de l'entourage sont dépassées en raison de l'inversion du rapport de force et de l'abus d'alcool ou de substances toxiques. Bien que plus directement confrontés aux conséquences de leurs actes, les patients fonctionnant sur ce registre se montrent encore bien incapables d'en assumer la responsabilité.

L'inscription dans un groupe délinquant amène aussi certains adolescents en quête de reconnaissance par leurs pairs, à transgresser les interdits et à se compromettre dans des délits plus ou moins graves mais ne permettant pas de préjuger de leur possibilité d'en répondre. La démission des adultes souvent dénoncée, recouvre de fait une faillite profonde dans la défense et la transmission des principales valeurs dont celle de responsabilité individuelle et collective. Ces hésitations auxquelles sont sensibles les adolescents ne facilitent pas l'application des mesures d'assistance et d'éducation prévues par la loi pour les mineurs amenés à comparaître.

Les aléas de la « responsabilisation » entre approches judiciaires et thérapeutiques

– *L'articulation des mesures pénales et de l'assistance éducative* prévue dans les textes semble difficile à mettre en œuvre. La Convention des Nations Unies reconnaît avec force à « *tout enfant suspecté, accusé ou convaincu d'infraction à la loi pénale, le droit à un traitement qui soit de nature à favoriser son sens de la dignité et de la valeur personnelle, qui renforce son respect pour les droits de l'homme et les libertés fondamentales d'autrui et qui tienne compte de son âge, ainsi que de la nécessité de faciliter sa réintégration dans la société et lui faire assumer un rôle constructif au sein de celle-ci* » (24). Toute une gamme de dispositions relatives « *aux soins, à l'orientation et à la supervision, aux conseils, à la probation, au placement familial, aux programmes d'éducation générale et professionnelle, aux solutions autres qu'institutionnelles* » sont préconisées. Or bien que considérée comme une mesure de « dernier ressort » l'incarcération des mineurs est encore largement pratiquée ; elle intervient souvent longtemps après les faits, risque de fournir des modèles d'identification pervers, et s'inscrit trop rarement dans un projet de réadaptation. L'emprisonnement punitif pourrait d'ailleurs plutôt renforcer qu'enrayer « la solution » délinquante, que celle-ci s'inscrive dans un contexte situationnel ou psychopathologique. Il serait *a contrario* absurde d'hospitaliser en milieu psychiatrique, pour le soustraire de son milieu jugé néfaste, un adolescent délinquant, ne souffrant pas de troubles de la personnalité. La question de l'articulation étroite entre sanction pénale et « *encadrement spécialisé et durable* » (24) se pose de manière très spécifique pour les adolescents déjà profondément engagés dans « un processus » psychopathique. Les structures d'accueil en milieu ouvert comme les services psychiatriques sont souvent soumis à rude épreuve et n'ont pas les moyens de faire respecter la loi. La prison sans aménagements suffisants, expose ces patients à des raptus anxieux, des effondrements dépressifs, voire des accès psychotiques aigus. Aussi C. Balier plaide-t-il la cause des « unités soignantes en prison », en mesure d'offrir conjointement un « pare-excitation externe » indestructible et les moyens thérapeutiques pour renforcer le pare-excitation interne. Seule la solidité du cadre autoriserait le travail de restauration narcissique à accomplir. C'est à cette condition que ces patients parviendraient à retrouver un certain plaisir de fonctionnement psychique, et à recourir moins massivement aux mécanismes d'identification projective. Il revient aux soignants d'élaborer sans relâche les projections dont ils font l'objet et les clivages qui traversent l'équipe en permanence. Dans un tel contexte, l'accès à la notion de responsabilité est « au bout du chemin », alors qu'il s'ouvre aisément avec des adolescents dont les délits ont la valeur d'action d'essai.

– *La « responsabilisation »* constitue donc un objectif immédiat pour la plupart des enfants et des adolescents ayant enfreint la loi. La confrontation au système juridique leur offre l'occasion de conforter leur identité sociale, de mieux connaître leurs droits et obligations ; elle autorise souvent une prise de conscience salvatrice de la portée de leurs actes, et rétablit concrètement les conditions d'efficience de la fonction tierce (11). Il importe d'ailleurs que les mesures éducatives mises en place s'exercent avec une certaine fermeté, à chaque fois que les limites entre les mineurs concernés et leurs objets d'investissement sont encore insuffisamment établies.

Pour les patients délinquants, souffrant de pathologies limites, « *arrêter l'agir* », « *fournir des occasions de réparer, ne suffisent pas à mettre en branle un processus interne de responsabilisation* » (15). L'insistance sur la gravité des faits, l'appel à la responsabilité, sont d'emblée ressentis par eux comme des moyens de les torturer ou d'assouvir une vengeance. Les mesures punitives ne sont d'aucune efficacité si elles ne s'accompagnent pas d'une approche thérapeutique concertée ; seule la création d'un espace relationnel où seront mises à leur service durablement les capacités de maintenance, de contenance et d'individuation du Soi (19) d'intervenants privilégiés peut introduire un processus de changement. C'est quand leur image parvient à se réunifier et à se restaurer positivement dans le regard des autres, que la culpabilité devient tolérable, que la notion de responsabilité peut prendre un sens valorisant.

Au total, on conviendra sans peine que l'accession à la responsabilité est bien à inscrire à l'horizon de toute démarche éducative quel que soit l'âge du destinataire ; cette préoccupation prend de fait une place décisive dans la relation que l'adulte en position de référent se doit d'assumer avec un enfant ou un adolescent ayant enfreint la loi ; elle consiste là aussi à attribuer inlassablement ses actes à un sujet (25). Mais il arrive qu'il faille d'abord soutenir un travail d'élaboration de la culpabilité pour que puisse s'amorcer et s'accomplir ce processus de subjectivation.

Bibliographie

(1) BALIER C. (1990) : « *L'adolescent criminel, la prison et la fonction soignante* », Adolescence, 8 (1), 135-144.

(2) CHARTIER J.-P. (1992) : *Les adolescents difficiles : psychanalyse et éducation spécialisée*, Privat, Toulouse, 247 p.

(3) DAUMEZON G. (1980) : « *Responsabilité et discernement* », Confrontations psychiatriques, (18), 99-116.

(4) DIATKINE G. (1983) : « *La nature du changement* », in : *Les transformations de la psychopathie*, PUF, Paris, 171-188.

(5) DIATKINE G. (1995) « *Les psychopathes et leur Surmoi* », Monographies de la revue française de psychanalyse, *Surmoi II, Les développements post-freudiens*, 135-146.

(6) DIET E. (1994) : « *De culpabilité en responsabilité* », Autrement, 14, 145-165.

(7) EHRENBERG A. (1996) « *Subjectivité publique* », Adolescence, 14(1), 153-170.

(8) FREUD A. (1965) : « *Inadaptation sociale, délinquance, criminalité. Catégories diagnostiques chez l'enfant* », in : *Le normal et le pathologique chez l'enfant*, Gallimard, Paris 1968, 132-148.

(9) FREUD S. (1921) : « *Psychologie collective et analyse du moi* », *Essais de psychanalyse*, Payot, 1951, 76-162.

(10) GIRET G. (1991) : *Violence et meurtre à l'adolescence*, Éd. Universitaires, Paris, 145 p.

(11) JEAMMET P. (1985) : « *Actualités de l'agir. À propos de l'adolescent* », *Nouvelle revue de psychanalyse*, 31, 201-222.

(12) KLEIN M. (1933) : « *Le développement précoce de la conscience chez l'enfant* », in : *Essais de psychanalyse*, Payot, Paris, 1974, 296-306.

(13) KLEIN M. (1934) : « *La criminalité* », in : *Essais de psychanalyse*, Payot, Paris, 1974, 307-310.

(14) KOURILSKY C. (1991) : « *Socialisation juridique : la naissance d'un champ de recherche et d'un concept au confins de la sociologie, du droit et de la psychanalyse* », in : Malewska-Peyre H., Tap P. : *La socialisation de l'enfant et de l'adolescent*, PUF, Paris, 233-265.

(15) LAJOIE G., DACRIST F., MAHEU L. (1988) : « *Quelques réflexions théoriques et cliniques sur la responsabilisation* », *Revue canadienne de psycho-éducation*, 17 (2), 147-158.

(16) LAPLANCHE J., PONTALIS J.B. (1971) : « *Vocabulaire de la psychanalyse* », PUF, Paris, 525 p.

(17) LEBOVICI S. (1971) : « *Les sentiments de culpabilité chez l'enfant et chez l'adulte* », Hachette, Paris, 219 p.

(18) LEBOVICI S. (1995) : « *Quelques notes sur la genèse et l'évolution du Surmoi* », Monographies de la revue française de psychanalyse, *Surmoi II, Les développements post-freudiens*, 113-134.

(19) MILLE C., CASSAGNE C., MOROY F., ROQUILLY F. (1994) : « *Approches psychodynamiques et psychopathologiques du travail de séparation de l'enfance à l'adolescence* », Neuropsychiatrie de l'Enfance, 42 (8-9), 348-368

(20) MISES R. (1994) : « *Pathologies limites de l'enfance* », E.M.C. (Paris) Psychiatrie, 37-201-A-30, 5p.

(21) MISES R., CASTAGNET F. (1980) : « *Apport de la psychopathologie de l'enfant à l'étude de la psychopathie* », Confrontations psychiatriques, 18, 73-97.

(22) ORTMAN P.E. (1988) : « *Adolescents perceptions of and feelings about control and responsability in their lives* », Adolescence, 23 (92), 913-924.

(23) SEGAL H. (1969) : *Introduction à l'œuvre de Mélanie Klein*, PUF, Paris, 109 p.

(24) TYRODE Y., ALBERNHE T. (1995) : *Psychiatrie légale*, Ellipses, Paris, 1150 p.
(25) VACQUIN M. (1994) : « *Préface, la responsabilité, la condition de notre humanité* », Autrement, 14, 10-17.
(26) WINNICOTT D.W. (1948) : « *La réparation en fonction de la défense maternelle organisée contre la dépression* », in : *De la pédiatrie à la psychanalyse*, Payot, Paris, 1975, 59-65.
(27) WINNICOTT D.W. (1956) : « *La tendance antisociale* », in : *De la pédiatrie à la psychanalyse*, Payot, Paris, 1975, 175-184.
(28) WINNICOTT D.W. (1958) : « *La psychanalyse et le sentiment de culpabilité* », in : *De la pédiatrie à la psychanalyse*, Payot, Paris, 1975, 214-228.

1.2. L'expertise psychiatrique en matière pénale

1.2.1. Les aspects éthiques de l'expertise psychiatrique

Si l'on admet que les juges décident à la fois selon leur « intime conviction » et « *selon [ce] qu'on leur rapporte* » (Ambroise Paré), ils doivent, par la procédure, « *être suffisamment instruits pour être convaincus* » (Régis Pouget). Est-ce parce qu'un magistrat, ou les jurés, auront pris connaissance d'un maximum d'éléments d'ordre matériel, relatifs à l'enquête, ou de nature psychologique, expliquant — plus ou moins — les motivations et la dynamique criminelle, que leur jugement sera forcément plus pertinent ? L'épaisseur de certains dossiers rend perplexe quant aux efforts de synthèse nécessaires pour prendre un peu de recul sur les événements...

L'éthique médicale nous sert ici de précieux repère en nous rappelant que, si l'accusé — ou parfois la victime — est mis à nu, psychologiquement, dans un rapport d'expertise, les éléments que ce dernier contient ne doivent pas déborder du strict cadre relatif à l'affaire jugée (mais il serait bien naïf de nier les dérives...). Si l'expert n'est donc pas là pour « tout dire », il se doit en revanche de « *faire reconnaître l'acte ou le symptôme comme n'étant plus étranger au sujet, mais, étant de lui, permettre à partir de là l'éventualité d'une thérapeutique ou d'une rééducation en aidant l'individu à devenir le sujet de son histoire, c'est-à-dire de son passé lorsqu'il prend un sens, ou permettre que la peine devienne évolutive* ». De plus, le principe de « *l'expertise psychiatrique, premier acte thérapeutique* » précisait que « *l'expert ne devait en rien se comporter comme médecin traitant, que la situation devait être clairement exposée à l'inculpé, mais qu'en lui permettant d'assumer son acte et d'en endosser la responsabilité, il ouvrait la porte à une action à visée thérapeutique,* ***faite par d'autres***[1] ».

Éthique et expertise psychiatrique

R. Pouget

L'éthique procède de la morale et des mœurs. Le terme dérive du grec *Ethikos* dont la signification est « qui concerne les mœurs », par l'intermédiaire du latin de l'empire *Ethica* qui représentait la morale en tant que partie de la philosophie. À l'origine même, le substantif grec *Ethos* traduisait la manière d'être habituelle, le caractère et aussi les mœurs. Les linguistes invoquent la racine indo-européenne dont l'équivalent serait « ce qui existe de manière autonome, ce qui a une existence propre ». En français, le substantif et l'adjectif *éthique* ne recouvrent pas exactement le même champ. Le second est plus restrictif. Comme le suggère l'étymologie, l'éthique marque les limites d'une action, en oriente le sens et fixe les règles de son fonctionnement.

a) *L'éthique médicale établit d'abord donc les limites de la médecine. Quelles sont-elles ?* À l'une des frontières se trouve la Science dont la rigueur, l'expérimentation reproductible et l'absence d'engagement que l'on nomme, à tort, neutralité, est une sirène au chant séduisant et annonciateur de naufrage, séduisant par son apparente objectivité et aussi par la masse des crédits et mannes diverses qu'elle procure. A l'autre frontière, nous buterons sur l'Artifice, le faire semblant, l'irrationnel, le magique, qui fixent si bien l'anxiété individuelle et collective dans les temps troublés où les personnages d'identification ont disparu à force de démythification et de désacralisation. Le sacré a été, à tort, confondu avec le magique et le rite avec le rituel. La médecine est donc un Art, c'est-à-dire une activité dans laquelle la technique et l'homme qui l'applique, ont la même importance.

b) *Les limites fixées, quel sens l'éthique donne-t-elle à la médecine ?* L'objectif de la médecine est l'amélioration de la souffrance et de l'anxiété qui l'accompagne. Elle accompagne la vie

---

1. POUGET R. (1987) : « *Éthique et expertise psychiatrique* », Actualités Psychiatriques, 3, 31-34.

sans y porter atteinte de quelque manière que ce soit en la créant, en la maintenant artificiellement, ou en la supprimant.

c) *Les règles de fonctionnement de l'Art médical sont définies depuis longtemps :* secret absolu de la confidence et de la découverte, absence d'immixtion dans la vie privée, mise à la disposition du patient des meilleures techniques, obligation de moyens, non de résultat, colloque singulier, confiance, bienveillance exempte de familiarité. Nous ajouterons : une information convenable, appropriée et adaptée à ce que chacun peut en saisir.

Si l'éthique se réalise en actes et en parole, cette dernière étant la faculté d'exprimer par le langage, l'éthique s'exprime dans le discours. Or l'expert médecin, de par sa fonction, est placé dans une aire où confluent trois discours : le discours médical, le discours juridique et le discours pédagogique. Sortir de cette aire le disqualifie en qualité d'expert. Par discours nous entendons toute expression verbale ou écrite, dirigée vers l'autre et tous les moyens que cette expression utilise.

I. Envisageons ces trois discours avant d'en montrer les glissements et la perversion progressive

A. Le discours médical

Ses limites sont celles de la vie humaine. Il est optimiste et reprend le bon sens populaire : « Tant qu'il y a de la vie, il y a de l'espoir ». Il est issu du sacré : les premiers médecins étaient des prêtres chargés du lien entre la divinité et les hommes. Sa logique est inductive. Il part des observations et des cas particuliers pour essayer d'établir des liens entre eux, qu'il sait provisoires, toujours en mutations progressives. Il est réformateur et parfois révolté, jamais révolutionnaire : il ne vise pas à remplacer un ordre par un autre ordre puisqu'il ne se situe pas dans le registre de l'ordre et du pouvoir qui lui est inhérent.

Quand les faits ne justifient plus la théorie en vigueur, il n'hésite pas à changer de théorie. Il la considère comme un moyen commode d'expliquer les faits, un fil conducteur qui ne rend pas compte de multiples exceptions et non comme une règle rigoureuse et immuable. Il est si souple qu'il peut parvenir à des antinomies grammaticales.

La règle essentielle est la prudence et sa fonction première : le doute qui est à distinguer de l'hésitation. Le doute implique l'action, mais aussi l'attention en éveil à tout signe confortant ou infirmant cette action. L'hésitation consiste à rester sur place.

Enfin, ce discours reste modeste, non dans une fausse modestie expression ultime et pernicieuse d'un orgueil sans mesure.

B. Le discours juridique

Il est pessimiste puisqu'il présuppose l'acte délictueux et prévoit, avant même sa réalisation, la sanction qui sera appliquée à celui qui l'accomplira. Il procède de la loi humaine chargée d'établir et de régler les relations des individus entre eux et d'en marquer les limites. Il la rappelle et l'oppose à ceux qui la franchissent. Il est immuable tant que la loi existe et il n'existe qu'à partir d'elle.

Sa logique est déductive. À partir d'un texte de loi, d'un texte administratif, d'un Code, il essaye de savoir si tel événement, tel fait, telle action, telle omission est prévu par cette disposition légale. C'est l'élément légal d'une infraction. Le législateur de 1789 et celui de 1791 avaient réduit ce rôle à la constatation de ces deux éléments : légal et intentionnel. Le pouvoir d'interprétation était très réduit. Le Code de 1810 qui établit nettement l'élément intentionnel, a ouvert la porte à l'interprétation, puis aux interprétations personnelles, au détriment d'une certaine neutralité et plus tard aux fantasmes.

C. Le discours pédagogique

Il opère entre deux limites :

- l'une est d'être compris de tous en utilisant un code d'expressions aussi banal que possible, mais au risque de devenir insipide, trivial, vulgaire et dépourvu de sens. Un de ses avatars dans ce sens est le discours politique ;
- l'autre est l'emploi d'un code spécifique, précis, réduit, accessible à quelques uns, le pire étant d'être seul à comprendre ce que l'on explique.

Le discours pédagogique, pour être clair, réduit le nombre de termes utilisés, écarte les plus spécifiques et, pour être précis, emploie les termes les plus près de la réalité de l'auditeur. Pour éviter l'ennui qui lasse et gêne l'exercice de la mémoire, il est court. Pour relancer l'attention, il se sert d'exemples imagés et de formules pittoresques. Par honnêteté, il se tient près des faits qu'il rapporte. Il se termine par une synthèse, bien différente d'un résumé.

Par cela, il colore l'expression d'une note personnelle qu'on nomme charisme et dont peu de vrais pédagogues sont exempts, mais l'intérêt que celui-ci suscite et qui va s'attacher à sa personne, n'est pas utilisé à des fins personnelles.

II. Les glissements dans les discours

A. Le discours médical

Progressivement se sont infiltrées dans le discours médical des idéologies philosophiques, psychologiques, politiques ou sociales, donc des *a priori* qui vont le dénaturer, tandis que l'ivresse d'un arsenal thérapeutique considérablement renforcé aboutissait à l'euphorie. Citons quelques-unes de ces vérités reçues sans ambition d'exhaustivité :

- l'être humain est maître de sa vie, de son corps et de sa mort, ce qui porte en filigrane l'euthanasie, l'avortement et le SIDA ;
- les maladies peuvent être éradiquées définitivement par la prévention, idée démentie par la réapparition de maladies présumées disparues ;
- on peut reculer les frontières des connaissances jusqu'à savoir la vérité ;
- on doit faire le bien des êtres humains même malgré eux, ce qui aboutit au maintien en survie artificielle sans but.

Tout prévoir ne tient pas compte du fait que, quand tout est prévu, toute vie est devenue insupportable par l'absence de risques. Il ne reste aux individus que le risque ultime du suicide.

Cette évolution du discours médical dans la pratique, disons dans la réalité de notre vie, n'a rien d'original. Nous la retrouvons dans les mythes, chargés de représenter l'inexplicable. Le discours médical d'aujourd'hui ne s'en contente pas, il veut agir et expliquer même l'inexplicable. Le programme est ambitieux à l'échelle humaine : tout guérir, tout maîtriser, tout sauver, tout savoir et surtout tout prévoir.

Il porte en germe, par souci d'efficacité — de « rentabilité » —, la mise au lazaret du tiers de l'humanité pour ne pas même en sauver le reste. Par un tel discours, la médecine s'est banalisée et a perdu son caractère sacré qui justifiait sa qualité, sa réputation, l'aura dont elle était parée et sa force. Dans un tel discours, le sujet a disparu : aussi bien le sujet souffrant, devenu objet d'expérimentation soumis à de bienveillants protecteurs, que le sujet soignant, considéré comme l'exécutant — nous n'osons pas écrire l'exécuteur — d'une action qui n'est plus soutenue par une foi, un idéal, un projet porteur dont l'homme est l'objectif et la raison d'être, en deux mots sans légitimité. Ce discours exprime la disparition du doute dans le mode de pensée et des projets à long terme dans ses prévisions.

B. Le discours juridique

Pour des raisons voisines, le discours juridique a évolué dans le même sens à cela près qu'il s'agissait non d'approcher la vérité, mais de la posséder et de s'en délecter, là encore jusqu'à l'ivresse.

Il convient à présent de savoir et aussi de prévenir. Il faut désormais savoir pourquoi le délinquant a commis son acte. Il convient de fouiller dans les profondeurs de l'inconscient pour en connaître les motifs. D'une part, on confond souvent les motifs d'une conduite qui sont apparents et conscients, et les motivations qui sont inconscientes. D'autre part, l'inconscient, et nous constatons nous-mêmes dans la pratique quotidienne de notre Art les signes et traces de son existence, a pour particularité d'être inconscient, c'est-à-dire inaccessible à la conscience sauf par des échappements brefs et subits tels les lapsus, les passages à l'acte imprévisibles et les actes manqués. Il est possible également d'en appréhender quelque chose lors d'une longue psychothérapie ou d'une psychanalyse. La chose prend plusieurs années et exige prudence, sagesse et lenteur et, bien entendu, respect de l'autre.

N'y manquent même pas la demande de prédiction de la dangerosité, critère culturel sans base scientifique — on confond l'agressivité et la dangerosité — et celle de la réadaptabilité.

C. Le discours pédagogique

Il glisse vers le discours médiatique. La banalité est devenue approximation, la simplicité pauvreté et la bonhomie vulgarité. Les termes et expressions à la mode fleurissent d'autant plus que leur sens est plus vague. Pour redorer son blason, l'expert n'a que la ressource de se réfugier, quand il est incapable de tout expliquer en réponse aux questions posées, dans un discours abstrait, abscons, ésotérique et indéchiffrable, fait d'affirmations péremptoires et de démonstrations psychanalytico-molièresques. Les formules pittoresques ont fait place aux formules publicitaires. Les faits eux-mêmes sont oubliés.

Ce qui compte c'est de frapper par une formule qui produise un choc même artificiel et qui pourra être reprise dans les plaidoiries et les comptes rendus de la presse. La nécessaire pédagogie enrichissante est devenue réductive et son expression spectacle.

Quant à la synthèse, il y a longtemps que faute de s'y exercer, nombre d'experts ne savent plus en rédiger et en exposer. Ils résument alors. Ils le font à leur manière et selon ce qu'ils pensent qu'on attend d'eux. Toujours l'image : elle les fascine tellement qu'ils y adhèrent au sens de la colle ou qu'ils s'y noient. Il convient de plaire et de séduire, et non plus d'expliquer ou de convaincre.

Nous n'avons envisagé jusqu'ici que l'éthique de l'expertise psychiatrique pénale. Que dire de l'expertise psychiatrique civile ? La situation est loin d'être meilleure. La confusion règne chez certains experts entre l'incapacité fonctionnelle que l'expert peut et doit évaluer, en se référant à un barème, et l'incapacité professionnelle qui lui échappe. De même il leur arrive souvent de ne pas voir la différence entre une incapacité à l'exercice de la profession antérieure et l'incapacité à exercer une quelconque profession. Il en est de même dans les expertises pour les organismes de Sécurité Sociale. Nous sommes bien loin de l'expertise et de l'éthique.

III. Commentaires

La pratique de l'expertise, son sens et ses limites en sont absents. Faire supprimer des questions posées à l'expert médecin au pénal, celle sur la dangerosité, ensuite essayer de définir ce que l'on entend par « possibilités de réadaptation » seraient une urgente nécessité. Pour nous la réadaptation demande au moins trois critères : une personnalité où l'intelligence, l'affectivité et le caractère s'équilibrent harmonieusement, une qualification professionnelle convenable et l'existence d'une famille attentive. Sans doute y en a-t-il d'autres. Il faut les mentionner clairement.

Au civil, il faut enseigner, à partir des limites précises et du respect des définitions, à étudier un dossier, à le soupeser, à en comparer les éléments, à analyser les arguments contraires et, enfin, en faire la synthèse sans idée préconçue qui conduit à écarter tout élément contraire à cette idée ou, pire, à ne pas les voir ou les entendre. C'est là un travail d'archéologue et d'historien que celui de l'expertise. La méthode historique est un des piliers de la formation de l'expert psychiatre qui acquerra à sa fréquentation la rigueur, la précision et la rectitude, et aussi la prudence, la modestie et la notion de relativité.

Le troisième point est le respect de la personne dans son unité et dans son intimité. L'expert a-t-il le droit de faire irruption par effraction dans l'intimité d'un autre être, sans son accord et pour assurer le déballage en public de ce qu'il a pu saisir ? Camouflée sous le manteau de la prévention, de la compréhension, de l'obtention de la vérité et de la réadaptation et du bien du sujet, cette attitude aboutit au rejet et à la limite à la disparition du sujet devenu objet d'expérience.

Les bornes qui signalent la frontière de la personne ne doivent pas être franchies. L'en deçà doit leur demeurer interdit. Même incité et flatté, l'expert médecin doit s'y refuser. Il en est de même quand un prévenu refuse l'expertise. Il convient de lui en donner acte et de faire un rapport de carence. Là se situe l'essentiel de l'éthique, immuable et inaliénable. La moindre transgression l'altère et la dénature à jamais et en totalité. L'éthique est la tâche et la capacité de développer des valeurs universelles qui sont fonction de règles.

L'expert a à réintégrer sa place après cet intermède. Il a à jouer son rôle, celui qu'il a appris, qu'il a éprouvé et qu'il connaît. S'il ne lui appartient pas de dire au magistrat qui le commet de ne pas, lui non plus, sortir de son rôle qui est de dire la loi et de la faire appliquer, il lui revient en qualité d'auxiliaire de la Justice et serviteur de la loi de ne pas accepter un rôle qui n'est pas le sien, même si on l'en sollicite impérativement ou amicalement, et de ne pas être fasciné par son image ou celle qu'il souhaite présenter aux autres, au point de s'y aliéner ou de s'y anéantir. Il lui revient de se tenir éloigné des flagorneries aux propos mielleux si agréables et des manipulateurs qui ne lui posent une question que pour s'entendre répondre l'écho de leur propre pensée. Sa complaisance à leur égard, s'il n'y prend garde, prendra bientôt l'habit de la complicité.

L'expert, s'inspirant de la doctrine du ministère Public en France, se doit d'affirmer en l'étendant, que « sa plume et sa parole sont libres ». Cette liberté intérieure est le garant que l'éthique de l'expertise psychiatrique ne subira pas, de son fait, d'altération. L'expertise se doit de respecter cette règle première qui, à travers les civilisations, les sociétés et les générations, a parcouru les siècles, opposée par principe à toutes les idéologies totalitaires et terroristes dont le dernier avatar est intellectuel : « *Ne fais pas à autrui ce que tu ne voudrais pas qu'on te fît* ».

1.2.2. Les enjeux et les pièges de l'expertise psychiatrique pénale

Jean Sutter nous fait ici prendre conscience de trois grands pièges jalonnant le parcours du psychiatre expert : d'abord vis-à-vis de l'expertisé lui-même : l'expert est médecin, mais il doit récuser explicitement sa fonction soignante ; il ne peut toutefois établir le contact psychologique indispensable — l'empathie — qu'en adoptant un « style » bien proche de celui dont il use avec ses patients ; pratiquer un examen somatique ou demander des investigations para-cliniques est certes possible, mais risque de faire naître ou de renforcer l'ambiguïté d'une relation déjà très particulière. Ensuite vis-à-vis du juge : la mission est rédigée en langage codé, le juge désirant que l'expert lui indique la solution à adopter, mais ne peut l'admettre ouvertement puisque c'est à la cour que reviendra la décision ; l'expert doit donc savoir décoder le message et coder à son tour sa réponse. Enfin vis-à-vis des avocats — et indirectement du public — chacun cherchant à tirer parti des termes utilisés dans le rapport, soit pour s'en prévaloir, soit pour les récuser, d'où parfois les contre-expertises, les « batailles d'experts » dont les médias s'emparent évidemment avec délectation.

Mais que peut vraiment expliquer l'expert aux jurés ? Comment leur faire comprendre simplement à la fois la spécificité de la maladie mentale et le « déficit » qu'elle engendre, éléments parfois responsables d'actes en apparence incompréhensibles, car échappant au sens commun et par là-même « insensés » ?

« *La maladie mentale est bien une maladie, peut-être pas "comme les autres", car à l'affirmer on s'engage dans des voies semées d'embûches, mais une maladie tout de même. Elle détruit l'ordre de l'appareil psychique, en altère souvent les éléments, le met hors d'état de fonctionner normalement. C'est une entreprise de démolition. Il arrive, lorsque l'on rase une maison, que parmi les décombres on découvre, sous un plâtrage grossier, une fresque ou un bas-relief de grande valeur, voire un trésor que son propriétaire avait caché et qu'il n'avait pu reprendre. De la même façon, la déstructuration pathologique de l'être psychique peut mettre à jour des matériaux précieux que l'homme avait relégués hors de sa conscience, sous la pression de l'utilitarisme ou de l'anxiété. Mais la maladie ne les a pas créés, elle les a seulement dégagés par accident* » écrit Jean Sutter[1], rejoignant ainsi la théorie de Hughling Jackson sur le déficit et les dissolutions désinhibitrices, largement développée dans les conceptions organo-dynamiques de Henri Ey. Utiliser la tribune pour défendre une théorie personnelle serait un piège narcissique. Une des difficultés majeures de l'entreprise expertale sera donc d'expliquer, en des termes relativement simples et surtout dépourvus d'ambiguïté, la logique ou les cassures d'une biographie, les mécanismes psychopathologiques permettant d'appréhender de manière globale le fonctionnement mental du sujet, l'ensemble des éléments contextuels qui ont amené à la conduite agie criminelle, laquelle, sans l'éclairage tout particulier du psychiatre ou du psychologue, resterait incomprise et enlisée dans l'élément de l'insu.

Les pièges tendus au psychiatre par l'expertise médico-légale

J. Sutter

Toute entreprise humaine comporte des difficultés. L'expertise médico-légale psychiatrique ne fait pas, tant s'en faut, exception à la règle. Nous n'envisagerons pas ici, cependant, les problèmes « normaux » qui surgissent inévitablement au long d'un processus délicat. Mais dans certains cas, et c'est alors que l'on peut parler de « pièges », le

1. SUTTER J. (1988) : *Les fous de cour*, Synapse, 47, 38-45.

comportement de l'un des acteurs en présence, l'intervention d'un tiers ou un enchaînement imprévu de circonstances viennent fausser les données du problème, conduisant l'expert dans une mauvaise direction ou l'engageant dans une impasse. Ces pièges sont nombreux et leurs conséquences très diverses. Tous ne procèdent pas d'une volonté délibérée de gêner ou d'entraver le travail de l'expert, mais toujours ils le placent dans une situation « fausse », dont il éprouve des difficultés à se dégager. Nous ne pouvons en évoquer que quelques-uns, espérant permettre ainsi à nos confrères de les « flairer » et parfois de les éviter. Nous n'envisagerons que les expertises du domaine pénal. Elles peuvent être ordonnées par diverses instances mais, pour simplifier, nous parlerons toujours du « juge », auteur le plus fréquent des saisines.

La rencontre de l'expert et de l'expertisé

L'expert est médecin. Or le fait d'être commis expert le place très légalement en marge des règles de la déontologie. Il n'a pas été librement choisi par le sujet qu'il va examiner. Il n'a, vis-à-vis de ce dernier, aucune obligation thérapeutique et ne peut le faire bénéficier du secret médical, devant rédiger un rapport qui sera remis au juge. De tout cela, il doit aviser très clairement son interlocuteur…

Si ce dernier est un malade mental sévèrement atteint, le psychiatre n'aura guère de difficulté à conduire son examen et à établir un diagnostic ; son rapport sera une belle copie de concours hospitalier. Mais s'il s'agit d'un paranoïaque lucide et méfiant ou d'un déséquilibré, voire d'un sujet indemne de toute atteinte psychiatrique, un premier piège risque fort d'apparaître. L'expert doit se faire une idée précise du fonctionnement psychique du sujet qu'il va examiner et l'on sait bien que pour cela il lui faut avoir avec lui un entretien aussi libre et confiant que possible. Or il ne bénéficie d'aucun des avantages du médecin. Il n'est pas là pour soigner, ni pour soulager ; il n'a pas été « choisi », mais délégué par une autorité judiciaire trop souvent considérée comme hostile. Situation sans issue ? Pas nécessairement et les experts débutants sont souvent surpris de la relative facilité avec laquelle ils la dénouent à l'aide de deux armes qu'ils utilisent spontanément, sans intention manœuvrière, la patience et la bonne foi, soutenues par une généreuse empathie. Même méfiant, le sujet est heureux de parler ; quel risque peut-il y avoir à évoquer son enfance, à parler de sa famille avec un interlocuteur attentif et apparemment bienveillant ? Et refuser de le croire lorsqu'il s'affirme indépendant et libre, libre de toute allégeance envers un juge dont il n'a pas à partager les convictions ?

Que l'entretien (on doit récuser le terme d'« interrogatoire ») soit le dialogue ouvert entre un homme et un autre homme, c'est chose toujours souhaitable et assez souvent possible. Néanmoins, l'expert se heurte parfois à une méfiance infranchissable, voire à une hostilité plus ou moins manifeste ; la qualité de son investigation s'en ressent inévitablement. Dans tous les cas, il doit demeurer ouvert, accessible, éviter toute forme de rejet. En revanche, d'autres prévenus, constatant la disponibilité de leur interlocuteur, entreprennent de l'utiliser à leur profit : ils s'émerveillent avec insistance de sa largeur de vue, de son intuition, qui leur permettent pour la première fois de révéler ce qu'ils n'avaient pu dire. Cette « franchise », dont l'utilitarisme est assez évident, est un autre piège, destiné à accréditer, sur leur personnalité et sur les faits, l'opinion la plus favorable et à masquer ce qu'il paraît préférable de laisser dans l'ombre. Se défendre contre cette « manipulation » sans laisser apparaître de scepticisme ou de rejet n'est pas toujours facile.

Les rapports de l'expert avec le juge

Au temps où la mission de l'expert était formulée selon les termes de la « circulaire Chaumié », il lui était demandé si la responsabilité du sujet soumis à son examen était entière, diminuée ou nulle. J'ai alors, durant de nombreuses années, refusé toute saisine. La responsabilité est une notion métaphysique, sur laquelle Dieu seul peut se prononcer. Certes la « responsabilité » que le juge, aidé par l'expert, doit évaluer, n'est que la conscience que le présumé coupable pouvait avoir de ses actes et la mesure dans laquelle il était capable de les maîtriser. Mais alors pourquoi ne pas le dire clairement et s'engager dès le départ dans une équivoque ?

La saisine, nous y reviendrons, est rédigée aujourd'hui dans des termes plus acceptables. Il n'en demeure pas moins que l'expert psychiatre est dans une situation radicalement différente de celle de tout autre expert.

Le juge, pour mener à bien son instruction, doit disposer de renseignements qu'il ne peut acquérir par lui-même, et que seul un technicien qualifié peut lui donner : la balle extraite du corps de la victime a-t-elle été tirée par telle arme ? La boisson offerte était-elle banale, ou bien était-ce un hypnotique, un poison mortel, etc. ? Une lacune va être comblée, une circonstance matérielle élucidée. Le juge, ainsi éclairé, va poursuivre son instruction.

L'expert psychiatre est dans une situation analogue à celle de tout autre expert dans une seule éventualité, c'est lorsqu'il a affaire à un sujet atteint d'une « aliénation mentale » profonde, remontant à une époque antérieure aux « faits ». Le seul « piège » à envisager est celui de la simulation. En pratique, il est peu fréquent et facile à déjouer, sauf peut-être, selon les auteurs classiques, lorsque la simulation prend la forme du mutisme ou des « réponses à côté systématiques » (pseudo-syndrome de Ganser).

On pourrait croire qu'il en est de même en présence d'un sujet « normal », qui n'invoque aucune altération psychique. Mais il faut alors s'assurer que l'on n'est pas, par exemple, devant un paranoïaque au délire bien « systématisé », fermement décidé à faire reconnaître son intégrité psychique.

Fréquemment, un examen patient et approfondi du sujet et du dossier laisse apparaître des modes de pensée et de comportement dont la nature pathologique doit être discutée. À partir de quelle intensité, de quel degré de nuisance doit-on les considérer comme des « anomalies », comme des « troubles psychiques ou neuropsychiques » ? Le problème se trouve posé sous sa forme la plus difficile et d'ailleurs la plus fréquente lorsque le sujet examiné appartient à la cohorte disparate des déséquilibrés psychiques. D'une intelligence habituellement normale, ils se montrent incapables de donner à leur trajectoire vitale un autre aspect que celui d'une ligne brisée, succession déconcertante de réussites temporaires et de ruptures impulsives, et ceci dans tous les domaines, qu'il s'agisse de leur travail, de leurs amitiés ou de leurs amours, de leurs intérêts, de leur appartenance toujours éphémère à une collectivité plus ou moins marginale, bande, secte, troupe « artistique », etc. Dans leurs antécédents figurent fréquemment des condamnations pour coups et blessures, grivèlerie, cambriolages et aussi de brefs séjours hospitaliers, parfois en psychiatrie.

Il n'y a point ici à hésiter sur le diagnostic, sauf à détecter éventuellement quelque psychose associée que le déséquilibre pouvait masquer. Toute la difficulté — et elle est extrême — est d'élaborer une sanction qui réponde de façon logique et si possible efficace aux données multiples de la situation. Jadis, on eut sans doute tenté de « punir » la faute commise ou de la sanctionner par une peine rétributive. Aujourd'hui, on cherche de plus en plus à « aménager la peine en privilégiant la réadaptation sociale du délinquant » (J. Leyrie).

Envisagée de ce point de vue, la situation prend un aspect paradoxal. Sans doute, la nature et la gravité de l'infraction commise par l'intéressé doivent-elles être prises en considération pour déterminer la sanction à appliquer. Mais d'une part il existe dans certains cas des troubles psychiques qui atténuent la responsabilité ; il est prescrit d'en « tenir compte », mais dans quelle mesure ? On a souvent observé que la condamnation à une peine atténuée risque de donner au délinquant le sentiment qu'il bénéficie d'une sorte d'immunité, ce qui peut encourager la récidive ; d'autre part, l'influence de la sanction, outre un effet d'intimidation assez aléatoire, dépend largement de la personnalité du sujet, de l'éducation (ou plus souvent du défaut d'éducation) qui a marqué son enfance et son adolescence, de son passé judiciaire, du milieu dans lequel il évolue, etc.

Trouver dans ce maquis inextricable les éléments d'une décision cohérente et peut-être génératrice de progrès paraît pour le moins improbable. Il faut le tenter cependant, et pour y parvenir, l'expert psychiatre, tout bien pesé, apparaît généralement comme le moins mal placé. Verra-t-on dès lors le juge demander conseil au psychiatre et le prier de lui proposer une procédure qui puisse servir au moins de base de discussion ? Une telle façon de procéder n'est même pas envisageable. Elle apparaît aux yeux de tous comme un scandale et, d'ailleurs, illégale, car c'est bien au juge et à lui seul qu'il revient de « juger » et de décider des mesures à prendre. L'expert est un auxiliaire de qui l'on attend certains renseignements techniques mais qui ne saurait outrepasser ce rôle subalterne.

Il y a là une aporie que le Code de procédure pénale a réussi à vaincre, du moins en apparence, en conjuguant les ressources du message codé et celles de la « langue de bois ». Les questions auxquelles on entend que l'expert réponde ne sont pas posées « en clair », ce qui ferait apparaître de façon gênante la pauvreté d'information du juge. Elles sont formulées de telle façon que les avis attendus doivent inévitablement être donnés, sans avoir été requis en termes explicites. Théoriquement le juge est libre de formuler le missionnement comme il l'entend, mais en fait il lui est « proposé » d'utiliser un formulaire pré-imprimé rédigé de la façon suivante :

1) Dire si l'examen du sujet révèle des troubles psychiques. Le cas échéant, les décrire et formuler un diagnostic.

2) Dire si l'infraction commise a eu une relation avec ces éventuels troubles, en particulier si la personne était atteinte, au moment des faits, d'un trouble psychique ou neuropsychique ayant aboli son discernement ou le contrôle de ses actes, ou d'un trouble psychique ou neuropsychique ayant altéré son discernement ou entravé le contrôle de ses actes, en application de l'article 122-1 du nouveau Code pénal.

3) Le sujet présente-t-il un état dangereux ?

4) Le sujet est-il accessible à une sanction pénale ?

5) Le sujet est-il curable ou réadaptable ?

Les deux premières questions sont seules formulées « en clair », sans recours à un code quelconque. Par contre l'expert doit, en réponse aux trois questions suivantes, dire si le sujet soumis à son examen présente un « état dangereux », s'il est accessible à une « sanction pénale », s'il est « curable ou réadaptable ». Or il n'existe aucune définition de ce que peut être un « état dangereux » ; « accessible à une sanction », « curable », « réadaptable » sont des qualificatifs d'une totale imprécision. L'expert décode aisément le message : « *Que peut-on faire de ce mauvais sujet et quelle serait la solution la moins médiocre, la moins risquée, celle qui, peut-être, le remettrait au moins pour un temps sur la bonne voie ?* »

Demande modeste et réaliste, à laquelle le psychiatre va s'efforcer de répondre de son mieux, lui aussi en langage codé, afin de se mettre en harmonie avec la formulation conventionnelle des questions. Mais si le code utilisé pour le missionnement est bien connu, celui de l'expert va être le fruit de son invention et de inexpérience. Le résultat est loin d'être toujours satisfaisant. Trop souvent la communication passe mal et il en résulte de fâcheuses incompréhensions.

Afin d'éclairer mon propos quelque peu abstrait, je crois utile de l'illustrer par un exemple concret. Il s'agit d'une histoire imaginaire, mais tout à fait vraisemblable ; je l'ai déjà utilisée ailleurs et je la réduis ici à l'essentiel.

Bernard — nommons-le ainsi — est un homme de trente ans, incarcéré sous l'inculpation de « coups et blessures et port d'arme prohibée ». S'étant pris de querelle avec un « ami », il a envoyé au sol son adversaire qui s'est malencontreusement fracturé le crâne en heurtant le bord d'un trottoir. Appréhendé alors qu'il prenait la fuite, il a été trouvé en possession d'un couteau à cran d'arrêt.

La biographie évoque à l'évidence le diagnostic de déséquilibre psychique, décerné sans hésitation chaque fois qu'un examen psychiatrique a dû être pratiqué, notamment à l'Armée, qui le réforma rapidement. Incorporé dès sa quatorzième année dans les cadres fluctuants de quelques bandes marginales, il s'y est rapidement initié aux diverses techniques de la petite délinquance, ce qui lui a valu quelques condamnations mineures. Il n'a jamais eu d'emploi stable, malgré deux ou trois tentatives d'apprentissage. Sur le plan sentimental, quelques liaisons avec des compagnes parfois aussi déséquilibrées que lui ont été conflictuelles et éphémères. Il a quelques « copains » mais aucun ami, aucun conseiller, aucun projet d'avenir.

L'examen de l'expert a été facile. Bernard a répondu correctement à toutes les questions. Il se dit impulsif, « dominé par ses nerfs », incapable de réfléchir avant d'agir... Mais cette fois-ci, il a blessé un homme et aurait pu le tuer ; c'est une « leçon » qu'il n'oubliera pas. Il est décidé à se faire traiter.

Imaginons tout d'abord le tour qu'aurait pu prendre une libre conversation entre le juge et l'expert. Elle les eut sans doute amenés à constater leur embarras, mais ils n'auraient eu aucun mal à se comprendre et ils auraient recherché ensemble la meilleure solution (ou la moins médiocre) à donner à un problème difficile.

Mais le missionnement était codé, ainsi qu'il se doit, avec toute l'ambiguïté de la formule officielle, et l'expert doit coder, lui aussi, sa réponse, en s'efforçant de prévoir de quelle façon le juge conduira son propre décodage...

Les deux premières questions concernent l'existence d'éventuels « troubles psychiques » et dans l'affirmative l'évaluation de l'influence qu'ont pu avoir ces troubles sur le comportement de l'intéressé au moment des faits. « Troubles psychiques » est sans doute une expression qui évoque généralement une atteinte intellectuelle (incohérence, délire...), absente chez Bernard. Mais le déséquilibre psychique est un état pathologique, longuement traité dans tout manuel de psychiatrie. « Anomalie mentale ou psychique », donc, qui existait au moment des faits, qui n'en a pas été la cause directe ou principale, mais qui a certainement altéré un pouvoir de réflexion et de décision de qualité déjà médiocre. C'est maintenant au juge d'être dans l'embarras...

Question suivante : « dangereux » ? La chute qui a entraîné la blessure de son adversaire était accidentelle et il ne l'a pas volontairement provoquée. Bernard était armé d'un couteau, mais il n'a pas tenté de s'en servir, ni d'ailleurs de s'en débarrasser. En outre, lui attribuer une « étiquette » de « fou dangereux » supprimerait toute possibilité de réinsertion sociale. Donc, « non dangereux »...

Quatrième question : « est-il curable ou réadaptable ? » Pas de guérison possible « dans l'état actuel de la science » (psychochirurgie incluse). N'écoutant que sa pitié, l'expert conclut qu'il était « dans une certaine mesure réadaptable », se gardant bien de préciser ce à quoi on pourrait tenter de le « réadapter ».

Cette première expertise fut de part et d'autre contestée. L'avocat de Bernard, tablant sur le fait qu'il était reconnu atteint de « troubles psychiques », demandait qu'il fut interné et bénéficiât d'un non-lieu. Son confrère de la partie adverse se déclara outré par les efforts manifestes de déculpabilisation et d'indulgence déployés en faveur d'un délinquant récidiviste, médicalement incurable. Une contre-expertise fut accordée et confiée à un expert d'une ville éloignée, à qui le premier rapport ne fut pas communiqué. Ce nouveau psychiatre fit exactement les mêmes constatations que son confrère, le même diagnostic et, dans l'ensemble, émit un pronostic peu différent. Cependant, si le premier, dans sa manière de chiffrer ses réponses, laissait apparaître un souci évident de ne pas noircir délibérément le tableau clinique et d'offrir à Bernard une chance, fragile sans doute, de redressement, le deuxième expert allait donner la priorité aux risques qu'un déséquilibré psychique ne peut manquer de faire courir à la société.

À cet égard, la reconnaissance de « troubles psychiques » représentait un certain risque : le défenseur de Bernard ne manquerait pas de faire valoir qu'il s'agissait d'un malade mental à qui ne pouvait s'appliquer une législation conçue pour des sujets bien portants. Mieux valait donc écarter la mention d'un état pathologique pour signaler seulement des « dispositions caractérielles à l'impulsivité » et une médiocrité des contacts sociaux, aggravés sans doute par une éducation déplorable.

Dangereux ? Pour une banale querelle de comptoir, il a très gravement blessé un homme à qui il n'avait rien de sérieux à reprocher ; il portait sur lui, « à toute fin utile », un couteau à cran d'arrêt et avait déjà été condamné pour « coups et blessures ». La dangerosité était donc évidente.

« Accessible à une sanction pénale ? » On pouvait au moins le souhaiter, les chances de dissuasion et l'effet d'intimidation étant proportionnels à la sévérité de la peine. Sur cette opportunité de sanction (et pour des raisons, il est vrai, différentes) les deux experts, pour une fois, donnaient la même réponse.

Quant à l'éventualité d'une guérison, ils partageaient encore le même avis, mais la perspective d'une réadaptation apparaissait au second expert comme tout aussi utopique.

Ainsi, dans ce scénario (fictif, nous l'avons dit, mais parfaitement vraisemblable), le piège tendu par la communication codée a offert à la Justice deux expertises aux conclusions diamétralement opposées. Magnifique « bataille d'experts » offerte au public, qui s'en montre friand et ne se fera pas faute de ridiculiser les psychiatres, alors que cependant tous deux étaient pratiquement d'accord sur toutes les constatations objectives, mais avaient « codé » leurs réponses à partir de conceptions personnelles différentes. Rappelons que l'artifice consistant à dénaturer la communication entre le juge et l'expert avait pour but d'éviter de conférer à ce dernier une autorité apparente dont la Justice entend ne se désaisir sous aucun prétexte. Cet objectif a-t-il été atteint ? On peut au moins en douter. Ce qui est certain en revanche, c'est que la porte a été ouverte à des malentendus déplorables.

Les pièges du prétoire

C'est surtout dans les procès jugés aux assises que l'expert psychiatre est cité à comparaître. Il est normal que le Président lui demande des précisions sur des détails techniques de son rapport ou sur un avis pronostique demeuré hésitant.

Mais les difficultés apparaissent surtout lorsque les avocats (celui du sujet expertisé, celui de la partie civile ou parfois l'un et l'autre), peu satisfaits des arguments dont ils disposent, décident de créer une diversion en attaquant l'expert et son rapport. Grossiers ou subtils, les pièges tendus à l'infortuné psychiatre impressionnent les jurés et parfois les magistrats : « On nous a affirmé que nulle affection organique n'a pu altérer le psychisme du sujet ; l'expert, s'il avait eu affaire à un simple « client », serait-il aussi affirmatif sans avoir fait pratiquer divers examens biologiques ? Ne serait-il pas utile, par exemple, de savoir s'il est ou non atteint du SIDA ? » ou encore : « L'hérédité n'a même pas été évoquée ; l'expert savait-il que l'oncle de l'intéressé a séjourné dans un hôpital psychiatrique ? Et s'il le savait, a-t-il au moins tenté d'avoir accès au dossier médical ? »

Nul rapport ne peut être « complet ». Pour tenter, sans succès d'ailleurs, d'en combler les moindres lacunes, il faudrait des années de recherches... et un énorme volume de texte. L'expert doit savoir l'affirmer avec autorité, justifier les omissions évoquées, citer doctement des travaux statistiques, en un mot « remettre à sa place » l'imprudent avocat. Ces « effets » dialectiques doivent avoir été « flairés » à l'avance et leur réplique péremptoire soigneusement préparée. Toute lacune de quelque importance est à éviter. Il existe un « savoir-faire », que chacun doit acquérir avec l'aide de ses aînés. Les « pièges du prétoire » sont en nombre limité et agissent davantage par l'astuce de leur présentation que par leur qualité d'argumentation. L'expert ne doit jamais se laisser intimider, moyennant quoi les attaques lancées contre lui finissent généralement par tourner en sa faveur.

Quelques réflexions pratiques

Le savoir-faire de l'expert, que nous venons d'évoquer, s'inscrit de plein droit dans ces réflexions. Notre « inventaire des pièges » qui peuvent lui être tendus a fait apparaître les trop nombreuses imperfections d'un dispositif légal et réglementaire notoirement inadapté.

La désignation de l'expert, en premier lieu, devrait être profondément réformée. Tout docteur en médecine peut, dans certains cas (en particulier au Civil), être commis expert. Au Pénal, « *les experts sont choisis parmi les personnes physiques ou morales qui figurent soit sur une liste nationale établie par le bureau de la Cour de cassation, soit sur une des listes dressées par les cours d'appel, le procureur général entendu* » (art. 157 CPP).

On aime à croire que l'inscription sur ces listes intervient après une enquête propre à faire apparaître la valeur de chaque candidat, mais sur quels critères les enquêteurs peuvent-ils se fonder ? Un diplôme de Docteur en médecine et un casier judiciaire vierge sont exigés, mais au delà ? « Notoriété » ? « Réputation » ? Comment les apprécier et quelle valeur leur attribuer ici ? L'Ordre des Médecins, à ma connaissance, n'est pas consulté, si ce n'est sur l'inscription de l'impétrant. Accepterait-il d'ailleurs d'aller plus loin ? En pratique, il faut bien dire que la présence de certains médecins sur les listes apparaît parfois à leurs confrères comme au moins surprenantes.

Il serait souhaitable et logique que les facultés de médecine organisent un enseignement de médecine légale sanctionné par un diplôme national. Les commissions de magistrats disposeraient ainsi d'une garantie professionnelle sérieuse. À ceci, malheureusement, il existe actuellement de sérieuses difficultés. Tout d'abord, la formation mise en pratique par les facultés est à l'heure actuelle extrêmement disparate : il n'existe aucun programme national de formation et l'éventuel certificat dispensé est parfois sans grande valeur. La faculté de médecine de Marseille, qui a organisé un enseignement de qualité développé sur deux années, apparaît malheureusement comme une exception. L'Université a le devoir de combler cette lacune choquante. En second lieu, la Magistrature apparaît comme peu disposée à accepter l'obligation d'un nouveau critère universitaire, voulant conserver la complète et unique responsabilité des nominations. On peut cependant espérer que, moyennant des garanties d'ailleurs indispensables, elle en vienne à tempérer son intransigeance.

Une évolution de l'opinion générale doit modifier en profondeur la condition de l'expert en psychiatrie. À l'heure actuelle, rien ne différencie son statut de celui des autres experts. Or cette assimilation, si elle est réglementaire, est en désaccord flagrant avec la réalité ; il nous faut y revenir : à l'expert, d'une façon générale, on demande de renseigner la Justice sur un fait particulier, souvent important mais toujours matériel et limité. Une fois obtenu le renseignement indispensable, le juge n'a plus besoin de l'expert pour progresser et pour décider.

L'expert psychiatre, quant à lui, n'apporte pas à la Justice une information strictement limitée, mais un avis qui donne à l'affaire un éclairage particulier et en dégage des aspects essentiels. On lui pose, sous une forme conventionnelle, nous l'avons vu, une série de questions destinées à déterminer les motivations du prévenu, la mesure dans laquelle ces motivations étaient délibérées et volontaires ou au contraire provenaient d'une conscience obscurcie, l'évolution prévisible des troubles s'il en a été décelé, l'effet à attendre de telle ou telle sanction si l'on décide d'en prendre une. Les conclusions de l'expertise psychiatrique tantôt imposent la décision, tantôt en apportent les données essentielles.

Tous ces éléments, subtils et nuancés, dépourvus d'indices matériels le plus souvent, se combinent, influent les uns sur les autres, évoluent dans le temps. Les traiter par questions et réponses, à distance, sans discussion, sans échange d'idées, d'informations, d'opinions, leur fait perdre une grande partie de leur valeur. Inclure le rapport de l'expert psychiatre dans le cadre rigide d'une communication précautionneusement codée, est une aberration, un réel danger responsable de malentendus et d'erreurs qui font le plus grand tort à la Justice et aux justiciables.

Le juge et l'expert psychiatre doivent avoir une libre et large discussion, confronter et compléter leurs informations, évaluer les conséquences des diverses décisions envisageables. Le « jugement », la décision définitive, sont les prérogatives du juge, mais l'expert doit être conscient d'avoir pris sa part de responsabilité et réellement contribué à « rendre la Justice ». Cette indispensable rencontre doit être officiellement instituée, être inscrite dans le Code. Selon quel protocole ? Je n'en ai nulle idée, nulle vocation même à le suggérer. Il est d'ailleurs certain que la chose, apparemment toute simple, ne sera pas facile, que sa seule évocation suscitera des réticences et des oppositions. Il en est ainsi de toute tentative visant à modifier des dispositions légales surannées. Pour ma modeste part, je ne puis qu'en dire la nécessité, mais je le fais avec toute la conviction et toute l'énergie dont je suis capable.

La conséquence la plus dommageable des « pièges » que nous avons tenté de dénoncer est un éloignement, voire un abandon de la saine objectivité au profit d'artifices conventionnels inévitablement parasités par des idéologies empressées à usurper la place de la réalité. Dans le domaine de l'expertise psychiatrique, de même que dans bien d'autres, tout ce qui détourne de la simple et naïve objectivité éloigne aussi de la vérité et de la justice.

1.2.3. Les aspects procéduraux de l'expertise psychiatrique pénale en France

Une expertise, quelle qu'elle soit, est destinée à pourvoir aux insuffisances d'ordre technique d'un décideur. L'expertise psychiatrique pénale est en fait bien davantage que cela : parce qu'elle pénètre l'intimité mentale du sujet, les résultats qu'elle fournit peuvent faire complètement basculer l'existence de ce dernier. Elle est, de plus, déterminante dans le déroulement de la procédure. Elle trouve sa place, lors du déroulement du procès pénal, dans la phase dite de *l'interprétation des indices*. Cette interprétation, qui suit la phase du *recueil* d'indices, ne va pas en effet forcément de soi, et le magistrat, ou la cour, peuvent avoir besoin d'un éclairage technique particulier sur un point précis. « *L'expert est un technicien auquel il est fait appel pour donner un avis sur une question dépassant les compétences du juge* » écrit en effet Jean Pradel[1]. Ce qu'il est ici demandé à l'expert est en fait bien davantage qu'un simple avis technique, comme cela serait par exemple le cas en matière de criminalistique, pour identifier une balle ou une empreinte. C'est d'une reconstitution particulièrement soigneuse du passé psychique de l'accusé qu'il s'agit, assortie d'une prise de position quant au devenir du sujet et à ses capacités de socialisation. L'expertise psychiatrique est en effet à la fois une *étude rétrospective* et une *étude prospective*. Or un rapport d'expertise psychiatrique, pas davantage (mais ni moins) qu'un autre rapport d'expertise, ne peut se targuer de détenir la vérité lorsqu'il est question d'un travail sur des événements en décalage avec le présent. Il n'existe d'ailleurs aucun moyen fiable de prédire avec certitude la dangerosité potentielle d'un sujet, malgré l'expérience clinique de chacun (qui incite par

1. PRADEL J. (1995) : *Droit pénal comparé*, Dalloz, Paris.

exemple à penser que les pédophiles, les exhibitionnistes et les psychopathes ont une certaine « propension » à la récidive...) et malgré certains travaux de qualité sur les schèmes de pronostic, tels ceux, maintenant très classiques portant sur l'élaboration de tables de tables de prédiction de la dangerosité, œuvre des époux Glueck[1].

Les aspects procéduraux de l'expertise psychiatrique

J. Pradel

L'expertise psychiatrique est évidemment liée aux progrès de la psychiatrie. Or ce n'est qu'à partir de la fin du XVIIIe siècle que l'on commence à saisir, avec Pinel, puis Esquirol, que la folie est une maladie et qu'on peut la soigner. Et pourtant — le retard des juristes sur les scientifiques ? — le Code d'instruction criminelle de 1808 ne souffle mot de l'expertise mentale (ou de l'expertise tout court). Duverger, le grand théoricien de l'instruction préparatoire au milieu du XIXe siècle, ne consacre que treize pages à l'expertise sur le mille cent cinq de son traité, et encore ne parle-t-il pas de l'expertise mentale[2].

Pourtant le XIXe siècle est, ici comme ailleurs, un siècle charnière. En 1835, le juge d'instruction, chargé des crimes commis par un certain Pierre Rivière qui avait égorgé sa mère, sa sœur et son frère, a eu recours à un psychiatre. C'était un juge d'avant-garde. Et à partir de 1900, la pratique s'instaure chez les magistrats instructeurs de saisir un psychiatre pour toute affaire criminelle de sang.

L'expertise psychiatrique est aujourd'hui regardée par tous les praticiens, y compris évidemment par les avocats, comme la pièce-clé de tout dossier. Cette expertise, en effet, est une « *approche scientifique de la conscience, une évaluation de la dangerosité sociale [...] une méthode de pénétration des âmes*[3] ». À vrai dire, l'expertise mentale aujourd'hui se dilate. À la classique expertise de responsabilité pénale, s'ajoute désormais une expertise de dangerosité sociale[4].

L'expertise de responsabilité pénale

Puisque la plus ancienne, cette expertise est la plus élaborée. Elle est aussi celle qui en pratique est la plus importante. Elle pose enfin de nombreux problèmes.

A. Dans quel cas y est-il recouru ?

Un rapide coup d'œil sur l'évolution historique fait apparaître que cette expertise a une importance croissante. Jadis, elle était limitée aux hypothèses dans lesquelles l'intéressé était suspecté d'une pathologie qui aurait pu le faire déclarer « dément » et donc le soustraire au droit pénal. Aujourd'hui, il est recouru à l'expertise mentale pour toute affaire « délicate », même si rien ne laisse apparaître l'existence de troubles mentaux.

En pratique, actuellement, il est recouru à l'expertise mentale dans les cas suivants :

- la personne poursuivie est âgée de moins de vingt cinq ans ;
- la personne poursuivie est récidiviste ;
- la personne est poursuivie pour certaines infractions comme les violences, les infractions sexuelles graves, l'incendie volontaire et bien sûr l'homicide volontaire[5].

---

1. Le psychiatre ne pratique évidemment pas l'art divinatoire, et à trop vouloir qu'il se prononce sur la dangerosité ou l'adaptabilité future du sujet, ne prend-on pas le risque de le faire « sortir de ses sillons » ? Les demandes d'*expertises de prélibération conditionnelle* ont toutefois réactualisé la question, dans la mesure où les cliniciens qui s'y prêtent sont incités à développer des instruments de prédiction de la carrière criminelle d'un sujet. La question sera cependant de savoir de quel type de prédiction il s'agit : d'un pronostic médical portant sur les chances de guérison du sujet, domaine véritablement de la compétence du clinicien-expert, ou d'un pronostic criminologique qui s'inscrit dans le cadre d'un « traitement de resocialisation » et relève d'une estimation prospective de la capacité de récidive du criminel.
2. DUVERGER : « *Manuel des juges d'instruction* », 3e éd., 1862.
3. V. « *Moi, Pierre Rivière, ayant égorgé ma mère, ma sœur et mon frère. Un cas de parricide au XIXe siècle* », présentation de Michel FOUCAULT, 1971, not. p. 151 s. 205 s.
4. LECLERC H. (1995) : « *L'expertise psychiatrique et la défense* » in : « *L'expertise* », avec la coordination de M.A. Frison-Roche & D. Mazeaud, Dalloz, p. 29.
5. Ces cas sont énumérés à l'article D. 17 du Code de procédure pénale. Mais le texte n'a pas du tout un ton comminatoire : « *Lorsqu'elles ont à apprécier l'opportunité de requérir ou d'ordonner les enquêtes et examens visés à l'article D. 16* » [qui vise d'ailleurs les enquêtes de personnalité et les examens notamment médical et médico-psychologique, ce qui n'exclut pas l'expertise mentale] « *les autorités judiciaires tiennent le plus grand compte notamment...* ».

B. Quel est le régime de l'expertise ?

1. En premier lieu, qui y procède ? C'est avant tout le juge d'instruction. D'ailleurs, dans le Code de procédure pénale, l'expertise (mentale ou pas) est traitée dans une section du chapitre consacré au juge d'instruction (art. 156 et s. CPP). La police judiciaire et même le procureur de la République ne peuvent pas ordonner une telle expertise.

Sans doute, la juridiction de jugement peut-elle aussi ordonner une telle expertise (art. 283 et 310 CPP pour la cour d'assises ; art. 434 CPP pour le tribunal correctionnel) ; mais c'est bien rare. Et il y a lieu ici d'opposer notre système procédural au système anglais. Chez nous, l'expertise — mentale notamment — est ordonnée en principe avant jugement, alors qu'en Angleterre, elle est ordonnée au cours du jugement et même après décision sur la culpabilité : car le juge anglais (ou le jury) ne connaît dans un premier temps que la question de fait (ou culpabilité) et c'est seulement en cas de reconnaissance de celle-ci qu'alors se pose la question de l'état mental du prévenu[1].

2. Combien d'experts sont désignés ? Le juge dispose de la plus grande liberté. Le principe est tout de même celui du technicien unique. Selon l'article 159 du Code de procédure pénale, le juge « *désignera l'expert chargé de procéder à l'expertise. Si les circonstances le justifient, il désigne plusieurs experts.* » Cependant, en matière psychiatrique, la désignation de deux, peut-être trois, experts pourra être opportune à cause de la difficulté de cette expertise et de l'existence de courants divers traversant aujourd'hui la psychiatrie.

3. Quelle est la mission de l'expert psychiatre ? Cet expert n'a pas à faire une enquête de personnalité, sorte de portrait de l'intéressé en ce qui concerne « *sa situation matérielle, familiale et sociale* » (art. 81, al. 6 CPP[2]). Cet expert n'a pas non plus à faire une expertise médicale ou médico-psychologique : ces investigations sont certes des expertises, mais elles tendent à faire apparaître les rapports entre la santé corporelle de l'individu et sa psychologie, à expliquer le passage à l'acte, le mobile, et tout simplement à déterminer l'état de santé.

En revanche, ce qui est demandé au psychiatre, c'est de déterminer le psychisme de l'intéressé. Il s'agit d'éclairer le juge du fond sur le point de savoir s'il doit punir et dans l'affirmative comment. Plus précisément, l'article C. 345 de la circulaire d'application du Code de procédure pénale a tracé un cadre, réalisé un modèle que les juges d'instruction rappellent à l'expert. Il est recommandé de poser à l'expert les questions suivantes :

- L'examen psychiatrique et psychologique du sujet révèle-t-il chez lui des anomalies mentales ou psychiques ?
- L'infraction qui lui est reprochée est-elle ou non en relation avec de telles anomalies ?
- Le sujet présente-t-il un état dangereux ?
- Le sujet est-il accessible à une sanction pénale ?
- Le sujet est-il curable ou réadaptable ?

Pour mener à bien sa mission, l'expert reçoit copie du dossier de la procédure et il est conduit à interroger (souvent à plusieurs reprises) l'intéressé, et cela hors la présence d'un avocat (art. 164, al. 4 CPP). L'expert, comme tout expert, établit un rapport dans lequel, après avoir relaté les faits et brossé le psychisme de l'intéressé, il répond aux cinq questions ci-dessus indiquées. Rien n'interdit à l'expert d'envisager à titre d'hypothèse la culpabilité de l'individu, pourvu qu'il ne se prononce pas sur le fond du droit, qui est l'existence même de cette culpabilité[3].

4. Quelles sont les suites de ce rapport ? Le technicien remet donc son rapport au juge qui en donne connaissance aux parties et qui leur fixe un délai pour présenter des observations ou formuler demande aux fins de complément d'expertise ou de contre-expertise. Le juge peut toujours rejeter la demande. Mais alors les parties peuvent saisir la chambre d'accusation (art. 167 CPP). C'est ici qu'apparaît une certaine contradiction. Sans doute, initialement, l'expertise n'est-elle pas contradictoire puisque c'est le juge seul qui désigne

---

1. PRADEL J. (1995) : *Droit pénal comparé*, Dalloz, p. 428.
2. L'enquête de personnalité n'est pas une expertise, faute de technicité suffisante. Elle peut être donc confiée à un officier de police judiciaire et le juge peut même y procéder lui-même !
3. Cass. crim. 10 juin 1970. Bull. crim. n°196.

l'expert et que celui-ci travaille seul, sans la présence d'un technicien de la défense[1]. Mais la contradiction apparaît après dépôt du rapport puisque les parties sont au courant du contenu du rapport et peuvent réagir.

À l'audience, spécialement aux assises, l'expert est entendu. Parfois même la défense cite ses propres experts. Cette pratique n'est pas propre à la matière psychiatrique du reste.

En pratique, les juges suivent les conclusions des psychiatres. Si ceux-ci considèrent l'individu comme dangereux, le juge d'instruction signera une ordonnance de non-lieu et le préfet pourra même ordonner l'hospitalisation sous contrainte de l'intéressé. Si les psychiatres considèrent que l'intéressé est accessible à une sanction pénale, la juridiction (de jugement) tiendra compte des conclusions du rapport pour déterminer la peine et en fixer le régime[2].

L'expertise de dangerosité sociale

On a déjà vu que l'expertise mentale ordonnée par le juge d'instruction tend notamment à faire apparaître la dangerosité du sujet. Cependant, c'est surtout après le prononcé de la peine que se pose le problème de la dangerosité[3]. Et il se pose de deux façons.

A) Une expertise de dangerosité est d'abord ordonnée à l'égard de détenus qui au cours de l'exécution de leur peine manifestent des signes d'aliénation grave au point que leur maintien dans l'établissement perturbe dangereusement la vie en son sein. C'est pourquoi l'article D. 398 CPP décide : « *Les détenus en état d'aliénation mantale ne peuvent être maintenus dans un établissement pénitentiaire. Sur proposition du médecin de la prison [...] il appartient au préfet de faire procéder à leur internement. Cet internement doit être effectué d'urgence s'il s'agit d'individus dangereux pour eux-mêmes ou pour autrui.* » En pratique, dès que se manifestent des signes de folie, le directeur de l'établissement sollicite l'avis d'un médecin. Et si cet avis est positif, le préfet est saisi et ordonne, par arrêté, l'hospitalisation d'office du détenu. Celui-ci est alors placé en Unité pour Malades Difficiles [IV, § 2.1.1.].

B) L'expertise de dangerosité a un second domaine d'application, créé par une loi du 1.2.1994. Cette loi a durci la répression à l'égard de certains délinquants sexuels particulièrement pervers. Le dispositif est double.

1) D'abord, en cas de poursuite contre les auteurs de meurtre ou d'assassinat précédé ou suivi de viol ou de tortures à l'encontre d'un mineur de quinze ans (art. 221-3 & 221-4 CP), la cour d'assises peut prononcer une peine véritablement perpétuelle (« la perpétuité réelle[4] »). Cependant, à l'issue d'une période de trente ans, la situation du condamné pourra être réexaminée, notamment en vue de le faire bénéficier d'une libération conditionnelle.

La procédure est celle-ci : le juge de l'application des peines peut solliciter un collège de trois experts qui se prononcent « *sur la dangerosité du condamné* ». Puis, au vu de cet avis (s'il est positif), le juge saisira une commission composée de cinq conseillers à la Cour de cassation, qui statueront sur l'éventuelle libération.

Le Conseil constitutionnel a jugé le 20.1.1994 que ce dispositif est conforme à la Constitution, mais qu'il doit être entendu « *comme ouvrant au ministère public et au condamné le droit de saisir le juge de l'application des peines* » aux fins de désignation de trois experts. Et pourtant, la loi donnait l'initiative de cette procédure au seul juge de l'application des peines.

2) De plus, en cas de condamnation à l'une des infractions visées ci-dessus, ou à un viol sur mineur de quinze ans, la peine sera purgée dans un établissement pénitentiaire permettant d'assurer un suivi médical et psychologique adapté. Or les mesures d'individualisation (semi-liberté, placement à l'extérieur, fractionnement de la peine, libération conditionnelle), ne peuvent intervenir qu'après examen psychologique (art. 718 & 722 CPP). Il est bien évident que ces mesures ne pourront intervenir que si l'expert conclut à la disparition de la dangerosité.

Mais un tel diagnostic est-il toujours aisé ? Certes non. L'expert psychiatre est une sorte de grand juge scientifique. Mais il peut se tromper. Sans lui, l'œuvre de justice est impossible

---

1. Système italien de l'expertise contrôlée.
2. V. art. 122-1, al. 2 CP.
3. Celui de responsabilité ne peut plus se poser évidemment.
4. Nouvelle application de la théorie de la certitude de la peine.

et avec lui elle peut donner lieu à des erreurs. Cela dit, l'expert psychiatre est absolument indispensable à l'administration de la justice.

1.3. Le procès pénal

1.3.1. Le déroulement du procès. Aspects phénoménologiques

« *Aux constructions rationalisantes qu'un criminel avance pour conserver sa propre cohésion, la société par l'intermédiaire de la Cour, objecte la rationalité consciente qui, elle, distingue par exemple le moi et l'autre, le crime du suicide. Avec le procès, l'acte quitte la scène imaginaire qui l'a produit et prend un pourtour symbolique. Ce n'est qu'après avoir été interprété et entendu comme crime qu'il devient réinterprétable. Avant, toute interprétation relevant de l'inconscient résonne comme une déresponsabilisation*[1] ». Nous avons demandé à Claude Cherki-Nicklès, co-auteur avec Michel Dubec du livre « *Crimes et sentiments* » (Seuil, 1992) de nous faire profiter de sa vision de psychanalyste pour étudier le « psychodrame » du procès pénal sous un angle phénoménologique.

Phénoménologie du procès pénal

C. Cherki-Nicklès

« *Tu ne tueras pas* »
(Dix Commandements)

« *Le fait de donner volontairement la mort à autrui constitue un meurtre.*
Il est puni de 30 ans de réclusion criminelle. »
(Art. 221-1 du Code pénal français)

Le commandement moral s'énonce à partir du pronom personnel « *Tu* » ; une personne est visée par le sacrifice pulsionnel exigé, et, disant « *Tu* », si je l'accueille je suis sommée de m'y soumettre. Valide pour tous, indépendamment de l'adhésion subjective, l'énoncé légal lui ne s'adresse à personne en particulier ; il ne vise pas un être mais un acte.

Les Dix Commandements disent l'Interdit au futur impératif — si l'on nous permet cette nouvelle modalité grammaticale —, préservant ainsi dans l'avenir le temps et la place du désir. À l'inverse, le Code pénal n'énonce pas l'interdit en tant que tel, mais attribue un nom à l'acte transgressif — sa qualification —, et en donne le montant rétributif dans une quantification sensée être proportionnelle à la gravité de la violation de la loi. Ici, l'interdit implicite se déduit de l'énoncé de la sanction : si l'on punit le meurtre, alors il est interdit de tuer. De plus, il suffit au commandement religieux d'exprimer l'interdit, il ne dit rien des conséquences encourues par sa transgression — encore que la Bible, le replaçant dans son contexte, nous en laisse entrevoir quelques-unes. Ce silence n'est pas permis au législateur laïc. L'énoncé de la loi noue en un couple inséparable la qualification et la sanction de l'acte qui l'a enfreinte.

Le plus souvent un crime est commis par quelqu'un qui ne savait plus très bien ce qu'il faisait ni qui il était alors. Depuis un temps il n'en pouvait plus de rage ou de désir, ça tergiverse, ça argumente dans un sens, dans l'autre, pour un jour décider d'en finir avec cette représentation obsédante. Voilà c'est fait. La procédure s'ouvre par la qualification (meurtre, viol...) pour aboutir à sa rétribution le jour du procès. C'est au cours d'une audience publique, orale et contradictoire, que se tiendra cet office, qui se conclura par un jugement prononçant la peine ou l'acquittement (cela arrive aussi). C'est ce moment de la procédure que nous avons choisi d'examiner. Sans attendre du juridique qu'il ait une fonction thérapeutique, nous pensons que de l'ouverture de l'instruction jusqu'au procès, un certain nombre d'enjeux psychiques sont présents et mis en évidence par l'audience qui rassemble dans une unité de temps et de lieu tout ce qui était morcelé et éparpillé.

Il y a une relation homothétique entre la construction juridique et la structuration de l'inconscient. Dans le rapport à autrui, la responsabilité n'émerge qu'à partir d'une instance symbolique tierce : un Autre, un Code religieux, moral ou légal. Tiers déjà là, et que le crime, niant ou détruisant un autrui, ne peut abolir — ce que notre titre rappelle.

---

1. CHERKI-NICKLES C. (1994) : « *D'une scène à l'autre : phénoménologie du procès* », Psy. franç., 1, 8-13.

Dans une première partie, nous considérerons la structure et les composantes de l'audience dans laquelle la triangulation symbolique vient en écho de la dualité imaginaire de l'acte, et dans la seconde partie nous décrirons le déroulement du procès qui lui vient en réponse.

I. La Structure de l'Audience et ses composantes

A. De l'agir à la parole. Re-création de l'acte

Il est banal d'évoquer la théâtralité du procès. Mais outre qu'il est tout aussi banal, lorsque nous sommes extérieurs à une liturgie de n'en percevoir de son rituel que le spectacle, le caractère scénique de l'audience est inhérent à son office : dire le droit, la norme, les valeurs toujours en vigueur.

Un procès aux Assises est le drame (dans tous les sens du terme) d'un désastre, subjectif pour l'accusé et la ou les victimes, et social. Drame dont le scénario sera la reconstitution du crime à travers la reprise des éléments recueillis au cours de l'instruction. Dans ce temps suspendu qu'est l'audience, la commémoration de l'événement par l'accumulation des faits ne fera que cerner, comme pour mieux la maintenir, cette énigme qu'est un acte dans lequel, l'inconscient à l'œuvre, le sujet n'a pas su ou voulu trouver les mots. Cette sorte de court-circuit du refoulement qui a mis à mal la représentation, et un être, laisse fréquemment le sujet dans l'impossibilité d'y revenir, de le décrire réellement : s'il se souvient d'avoir frappé, il ne se souvient pas du nombre de coups portés. Ainsi ce mari abandonné qui avait tué de dix-sept coups de couteau alors qu'il croyait n'avoir frappé que trois fois. Il va alors s'agir de recréer par la parole ce qui a jailli hors de l'ordre discursif. Cette transmutation de l'acte en paroles permet son jugement et réintègre le crime et l'accusé dans le langage.

B. Le *Hic et Nunc* de la loi

À la scène privée du scénario inconscient vient s'opposer celle de « *l'espace public de la loi*[1] ». Espace public certes, mais camp retranché du corps social à l'image de l'inconscient qui, séparé, nous habite. À l'enfermement imaginaire de l'Autre scène répond l'espace symbolique et sacré de l'audience où se rappelle le lien social des valeurs communes. Le procès est ce moment où s'inscrit un jugement de valeur en référence à des normes légales. Ce que M. Delmas-Marty appelle « *la fonction pédagogique et symbolique* » du droit pénal[2].

Ainsi en va-t-il maintenant de l'interdit de l'inceste. Non incriminable comme tel, l'inceste est qualifié de viol (art. 222-23) ou d'agression sexuelle (art. 222-27) avec l'un comme l'autre la circonstance aggravante d'avoir été commis par un ascendant légitime, naturel, ou tout autre personne ayant autorité. Avec les procès concernant les pères incestueux, on peut dire qu'actuellement se prononce l'interdit de l'inceste. Dans un certain nombre de procès, tant la défense que l'accusation dans leurs interventions, ne se privent plus d'utiliser le terme « inceste ». Enfin le droit assume sa fonction « expressive » concernant cet interdit fondamental, instituant l'humain.

C. La distribution spatiale

L'ordonnance même de la salle d'audience, la disposition des différents éléments mobiliers, délimite l'espace de la loi et en marque le caractère intangible, sacré. La barre, séparant les parties, réinstaure entre l'accusé et la victime la distance que le corps à corps de la violence avait abolie.

Cet agencement permit à une fillette de 11 ans, Agnès, victime d'un inceste de la part de son beau-père, de se sentir protégée et par la loi et par la société. Elle avait souhaité assister au procès, partagée entre la peur de se retrouver face à cet homme qui l'avait violentée et le désir de le voir punir et de s'en assurer en entendant la sentence. Ce n'est que dans les semaines précédant la comparution au tribunal qu'elle put revenir dans sa psychothérapie sur ce qui lui était arrivé. Jusque là, sachant que sa thérapeute était au courant, elle lui avait signifié son désir d'oublier « tout cela », de penser à autre chose... Mais le procès approchant, les souvenirs se réveillèrent et elle parla ; mais ce qu'elle put en dire était loin de permettre à la psychothérapeute de prendre la mesure du sadisme

---

1. VARAULT J.-M. : « *Lieu, moment et langage de la justice pénale* », Gazette du Palais (19-21 nov. 1989).
2. DELMAS-MARTY M. (1994) : *Pour un droit commun*, Seuil, Paris [cf. page 19].

auquel cette enfant avait été livrée. Peut-être était-ce aussi pour cela qu'Agnès l'avait priée de la soutenir de sa présence au procès pour qu'elle sache vraiment ce qu'elle — Agnès — ne parvenait pas à lui dire, la charge émotionnelle étant trop forte. L'enfant était si peu assurée de la capacité de la société à la protéger, si terrorisée à l'idée que son beau-père puisse être relaxé rapidement et ne revienne se saisir d'elle, qu'il parut à la thérapeute que leur présence à toutes deux au tribunal représentait un enjeu psychique important pour Agnès. Et de fait, elle fut fortement impressionnée par la solennité du moment et rassurée par la présence des gendarmes. Le box faisait contention à ce père qui même en ce lieu ne parvenait à masquer l'attrait que cette enfant exerçait sur lui. Il ne la lâchait pas du regard, tout son corps tendu vers elle. Sa passion était si perceptible qu'il y eut mouvement chez les gendarmes et que les deux avocats de la défense interposaient leurs corps, en écran, entre Agnès et lui, comme en pare-excitation. Et pour Agnès, ce box faisait office de pare-angoisse. La barre du prétoire donnait littéralement corps, symbolisait matériellement la barrière qui n'aurait jamais dû être franchie celle de l'interdit de l'inceste. Elle donnait son sens à l'interdit (soutenu par tous, par la présence des jurés, du juge...) comme interdit et non comme seule répulsion d'une petite fille à prendre la place de sa mère (une chose est d'en rêver autre chose que cela fasse réalité), ou à subir des sévices.

D. Les acteurs du drame

À la différence de la morale, le droit est un discours normatif hétéronome, le sujet, victime ou coupable, ne peut être son propre juge, un tiers est donc requis. C'est la fonction du juge : arbitre désintéressé et non partie, il est le tiers qui écoute et décide. Par l'intervention de ce Tiers impartial (dont les jurés sont un élément) investi par le droit, ce qui aurait pu ne rester que relation duelle accède à la relation triangulaire éminemment symbolique. Quoiqu'il en ait crû, au moment du crime, l'auteur n'était pas seul avec sa victime, et le procès impose qu'on ne les laissera pas seuls, avec ou sans for intérieur. L'enjeu consiste en cette opération : rappeler que le Tiers, le juré, était déjà là au moment de l'acte. L'audience, d'une certaine manière, remet en scène et la dualité imaginaire à la source du drame et cette triangulation qui vient en contrepartie.

Retranché dans sa passion (haine ou quête d'une jouissance) avec sa victime dont il prend le corps en otage, le criminel s'enferme dans une relation purement imaginaire, où l'autre n'existe que comme objet et support du fantasme. Au jour du procès, il lui est requis d'y faire face, peut-être afin de l'obliger à en percevoir la personne « réelle » et non sa seule image fantasmatique. Face à face que celui de la partie civile et du défenseur, à la « juste distance[1] » vient compléter pour dans le même temps s'y substituer.

Tout aussi fondamental que le Tiers, l'avocat par sa présence permet le jugement équitable, car faisant fonctionner la maxime de Sénèque : *Audiatur et altera pars*, qu'on entende aussi l'autre partie (1). Représentant de la victime ou de sa famille, l'avocat de la partie civile ne peut réclamer explicitement la peine, mais seulement témoigner de la souffrance, dire éventuellement la culpabilité de l'autre et demander réparation. À l'avocat de la défense placé auprès de l'accusé échoit le devoir impérieux de le soutenir et de le défendre, sans en évacuer la responsabilité mais visant son atténuation, sans pour autant défendre l'insoutenable. Rétablissant une chaîne causale recevable par la Cour et intégrant les aléas de l'histoire individuelle, il rappelle sans arrêt que « ce » crime n'est pas un crime abstrait commis par un être abstrait. Face à la procédure qui accuse, il est l'ultime rempart qui ne doit jamais céder, pour que justice ait lieu. La joute oratoire et la violence de certains arguments ne sont pas sans rappeler celles de la transgression. Quasi processus de déplacement et de prise en charge symbolique, l'agir cède la place à la parole. Le criminel a, de plus, à faire face à l'accusateur, l'avocat général, qui au nom de la société dira l'opprobre et requerra la sanction ; la publicisation de la répression venant s'opposer à la violence privée.

Dans ce drame, le risque existe qu'un acteur ne s'identifie par trop à son rôle. La teneur des interventions ravale alors l'enjeu symbolique du procès : séparer le criminel de son acte, ramener parmi ses semblables, même au prix de la punition, celui qui avait cru pouvoir s'en extraire. Ainsi un avocat général probablement emporté par l'extrême sévérité de son réquisitoire et regrettant sans doute de ne pouvoir réclamer la peine capitale, déplora avec nostalgie de ne pouvoir requérir la solution finale (et ce dans un cas où aucune récidive possible n'était à craindre). C'était en dire long sur son refus de considérer le criminel comme

1. RICŒUR P. (1993) : *Le Juste*, Éditions Esprit, Paris [cf. page 12].

un homme entre d'autres, sur son désir de le nier comme humain, le désignant comme l'absolument autre.

II. Le déroulement de l'audience

Le crime commis et connu, son auteur aura à traduire son acte en mots, tenter d'expliquer et de s'en expliquer. Certes le droit qualifie et rétribue par avance l'acte lui-même : à telle infraction telle peine, c'est ce qui institutionnalise le principe de légalité du jugement ; mais le jugement lui-même consistera dans l'appréciation des discours qui en tenant lieu commémorent et re-créent l'acte. C'est tout l'enjeu de l'audience.

a) Elle s'ouvre par l'**acte d'accusation** dont la lecture souvent expose l'acte ou la conduite dans sa crudité. Ce qui, dans les cas des violeurs ou des pédophiles ayant sévi plusieurs années, ou dans certains meurtres où il y a eu acharnement, devient assez rapidement éprouvant. Qu'est-ce qu'en ressent l'accusé, quel effet cela lui fait-il ? L'acte est posé là, inerte face au sujet qui souvent ne peut que difficilement s'y reconnaître ; et pourtant il va être exigé de lui qu'il s'y implique.

b) Cela sera tenté à travers l'**interrogatoire de *curriculum vitae*** dont la lecture par le Président de la Cour est scandée par les questions qu'il pose à l'accusé, insistant sur certains points, demandant précisions, explications. C'est, comme nos anamnèses cliniques, un moment indispensable et insuffisant. Qu'en est-il attendu, la chronologie d'une vie et des activités qui l'ont remplie peut-elle la signifier ? En espère-t-on des éléments ou des événements qui recèleraient le sens et la raison du passage à l'acte ? Peut-être simplement que soit éventuellement perçu ce qui dans l'histoire du sujet a pu le meurtrir et le marquer ?

Jean, le beau-père d'Agnès dont nous parlions plus haut, était le dernier d'une fratrie de quatre enfants. Son père qui avait fait savoir que trois lui suffisaient amplement, et considérant que sa femme lui avait « fait un enfant dans le dos », ne le supportait pas. Et voilà Jean, enjeu des conflits parentaux, collé à sa mère jusqu'à ce que celle-ci n'aille voir ailleurs, abandonnant la famille. Il avait 7 ans. Commence alors un enfer à bas bruit : les mauvais résultats scolaires, la maison où en place de réconfort il ne trouve que sécheresse affective. Son instabilité l'enferme dans le cercle vicieux du désinvestissement scolaire, des brimades et des provocations. À 17 ans il retrouve sa mère malade et va se consacrer à elle, n'obtenant en retour que rabrouement. Elle mourra 5 ans plus tard. Quelque temps après il rencontre Marguerite, divorcée et mère de la petite Agnès alors âgée de 5 ans. Marguerite est atteinte d'une maladie qui la vieillit terriblement et endommage sérieusement son apparence physique. Qu'à cela ne tienne, il l'épouse et un an plus tard un fils leur naît. Agnès a 7 ans et son frère 18 mois lorsque commencent, comme dans un « jeu » les attouchements qui, de caresses furtives, se feront de plus en plus précis. Terrorisés par les menaces, les enfants ne disent rien. Mais les « jeux » deviennent sadiques — surtout à l'égard du plus jeune et Agnès, à bout de résistance, surmonte sa peur et se confie à sa mère qui immédiatement prend les mesures adéquates. Écoutant le récit de cette vie, nous ne pouvions que nous interroger sur la position sacrificielle de Jean, chevalier au service des femmes malades. Nous interroger également sur ce que ces enfants venaient incarner pour lui, peut-être un seul et même objet clivé : l'enfant malmené/l'enfant enfin parvenu à se faire aimer.

c) **L'expertise psychiatrique** est alors convoquée et, si sa mission est d'estampiller la responsabilité, elle n'en est pas moins attendue pour la mise en perspective d'un individu et de son acte. Pour l'expert aussi il s'agit, le jour de l'audience, d'une re-création de l'acte, cet acte qu'est une expertise. Celle-ci est d'une certaine manière une négation de sa vocation de psychiatre : sensé examiner les motivations d'un sujet, il est amené à se servir de la clinique pour, au terme de sa recherche, lui assigner sa responsabilité, imposer la faute. À l'audience les jeux sont faits concernant la responsabilité — puisqu'audience il y a ; il peut donc parler du sujet pour « rien », parler au sujet de lui et tenter d'éviter que le rapport d'expertise ne le fige dans une image qui serait l'*alpha* et l'*oméga* de son être. Avec la déposition de l'expert, apparaît le fossé qu'il y a entre la description d'une personnalité et l'acte qu'elle aurait commis, l'absence de solution de continuité. L'investigation psychologique ne peut résoudre la question de la causalité[1]. Si ses capacités de clinicien ne sont pas obscurcies (ce qui est parfois le cas) par son propre jugement moral, s'il ne se contente pas de dire que « le criminel

1. Pour la question de l'expertise voir : Claude Cherki-Nicklès & Michel Dubec (1992) : *Crimes et sentiments*, Seuil, Paris [notamment les chap. 8 & 9].

ressemble à son crime » comme le lui reprochait M. Foucault, et comme il lui est demandé par le Procureur et la *vox populi*, alors, sans alléger ni alourdir la tâche de juger, l'expert psychiatre signifie qu'il n'y a pas de vérité de l'acte et que la quête du sens est infinie.

d) Avec l'**analyse des faits** chaque détail est scruté et l'accusé sommé de s'en expliquer. Mais — et en cela les passages à l'acte commis à l'acmé d'une crise subjective sont des paradigmes — l'accumulation des détails, si elle cerne la cible qu'est l'acte, ne peut que la rater (5)[1]. Un acte ne fait pas sens en soi, il n'emporte pas sa signification avec lui. D'où la question inévitable qui surgit en nous face à tout crime : Pourquoi ? L'audience est la remise en scène théâtrale de cette question, et c'est là que la subjectivité de l'accusé est appelée à comparaître. Pourquoi Jean avait-il abusé de ses enfants, pourquoi ne s'en était-il pas satisfait et lui avait-il fallu les violer à l'aide d'un crayon ? Mais qu'est-ce qu'il en savait lui, Jean, il n'était même pas sûr de l'avoir fait ? Il avait oublié tout comme d'autres ont oublié l'acharnement qui fut le leur.

Le passage à l'acte est une sorte de lapsus corporel où le refoulé à peine surgi, le refoulement se rétablit massivement. À ces « pourquoi », le discours de l'accusé n'apporte aucune réponse satisfaisante et maintient le passage à l'acte dans son énigme et le crime comme trou où la signification s'est engloutie. Toute réponse apparaît dilatoire mais comment pourrait-il en être autrement ? L'accusé pourrait-il invoquer la haine ou la jouissance sans encourir la plus extrême sévérité ? Il ne s'agit pas que d'une défense utilitaire face à l'accusation, par ce non-dit c'est aussi sa propre image vis-à-vis de lui-même que le criminel protège, sa propre cohérence intérieure. S'il peut éventuellement faire face aux conséquences, il ne peut faire face à la figure que le pulsionnel de son acte lui renvoie.

D'une certaine manière, un procès travaille une aporie : posant la non division du sujet, de fait il la réinstaure. L'audience dramatise le postulat à l'œuvre : l'humain, comme être de raison, transparent à lui-même et dont le droit a institué la rationalité. Cette transparence supposée motive les questions alors posées, impliquant l'illusion que nous pourrions, au plus fort d'un passage à l'acte, maintenir le recul nécessaire à la perception de nos processus psychiques. Comme si le « être hors de soi » que la langue prête au passage à l'acte équivalait à « être face à soi ». En fait avec ce « face à soi » le judiciaire réclame un « face à l'acte ». Exigé certes dans l'après-coup, mais un après-coup qui prétendrait restituer l'acte tel qu'en lui-même au moment de son surgissement. Mais ce moment étant irrémédiablement perdu, il n'est pas illégitime de poser la réélaboration qu'est un procès comme le travail du deuil du « réel » de l'événement. Ce qui se serait passé réellement, au sens où comme psychiatres et/ou psychanalystes nous pourrions l'entendre, le juridique décide à un moment de n'en rien savoir, ce qui lui permet de trancher, de juger — sauf cas d'aliénation mentale.

Au vrai du scénario intime fantasmatique, le plus souvent d'ailleurs insu du sujet, et qui peut faire d'un meurtre un suicide, d'un lacet un collier enjolivant le cou de l'aimée ; à ce vrai que certains mettent en avant[2], il est objecté le vraisemblable, le partageable des significations collectives en cours dans une : pour enserrer le cou d'une femme avec un lacet il ne faut pas spécialement vouloir lui souhaiter bon anniversaire, il y a d'autres manières de se suicider que de tuer l'aimé(e). L'inconscient n'ayant affaire qu'à des représentations, il n'y a pas de hiérarchie de valeur entre elles. Le judiciaire quant à lui doit traiter les conséquences réelles de certaines de ces représentations, conséquences qui, elles, connaissent une gradation du bénin au pire. *La justice recherche non la vérité inconsciente du sujet mais ce qui est tenu pour vrai dans la conscience commune et qui intègre les circonstances dites atténuantes du fait du contexte et de l'histoire du sujet.*

Ce refus, cette méconnaissance des motivations inconscientes, peuvent, selon nous, entraîner un certain nombre de conséquences psychiques :

■ La nomination de l'acte comme crime et non comme suicide ou acte d'amour par exemple, véritable démenti de la signification subjective, équivaut à un jugement de réalité.

■ Sortir l'accusé de l'enfermement imaginaire et l'amener à percevoir que c'est un être réel qui a été meurtri et non un objet fantasmatique. Cet effet est peu fréquent dans les cas de crime passionnel.

1. Étymologiquement, *crime* est en rapport avec *cerner* et *cible* (cf. la revue « *L'Histoire* », n° spécial sur « *Le crime* », 168, juillet-août 1993 [page 129]).
2. ALTHUSSER L. (1992) : *L'avenir dure longtemps*, Stock, Paris.

■ Restaurer la rationalité consciente : un meurtre n'est pas un suicide, quelles que soient les identifications, le « je », pour être un semblable du « tu », en est différencié. L'interprétation psychanalytique (suicide par exemple), ne doit en aucun cas venir démentir l'interprétation juridique (crime) sauf à déresponsabiliser tout un chacun ; elles n'interviennent pas au même niveau. *La psychanalyse s'adresse au sujet de l'inconscient, le juridique et la responsabilité visent le sujet conscient, décrétant que l'inconscient ne peut équivaloir à l'inconscience.*

■ Rétablir la division du sujet — que le postulat de la transparence à soi-même prétendait annuler — laissant à la charge de celui-ci la liberté de partir à la recherche de sa vérité inconsciente, s'il le souhaite toujours, une fois le jugement prononcé.

1.3.2. Les réactions au procès pénal. La culpabilité et la honte dans le procès pénal

Les réactions psychologiques au procès pénal sont loin d'être univoques (dénégation, déni, révolte, fuite, sentiment de culpabilité, de honte...[1]). C'est ce dernier point que nous avons demandé d'étudier à Jean Naudin, qui, avec Jean-Marc Henry et Jean-Michel Azorin nous invite ici à une profonde réflexion phénoménologique.

La honte en psychiatrie

J. Naudin, J.-M. Henry, J.-M. Azorin

De l'étymologie nous apprenons que la honte est tout à la fois : (a) menace de rupture du lien social — la honte renvoie, depuis une racine francique commune, à la disgrâce de celui qui est « honni », autrement dit rejeté — et (b) peur de la révélation de ce qui est caché — l'équivalent anglais du mot, « shame », renvoie à la racine indo-européenne « skem » qui signifie « cacher » — racine dont il n'est pas indifférent de constater tout de suite qu'elle donnera aussi bien « skin », la peau, que « hide », cacher. La honte, comme sentiment, et la peau, comme frontière visible du Soi, sont intriqués à ce point qu'en les considérant tous deux, il est difficile de dire si la peau cache les profondeurs de l'âme — la honte présuppose le secret et la pudeur — ou si, au contraire, elle les révèle — le rougissement, Darwin l'a montré le premier, n'est pas simplement un phénomène physique, il présuppose que l'esprit soit affecté, il rend manifeste l'émotion qui accompagne la honte. En tant que phénomène visible pouvant rendre manifeste à autrui l'affectivité du sujet, le rougissement place précisément la honte à l'intersection des trois sphères de la corporéité, de l'intersubjectivité, et de l'affectivité. Sa spécificité est d'engager le Soi dans la réflexivité. La honte naît du regard que nous portons, depuis les yeux de l'autre, sur nous-mêmes. Comme Sartre l'a bien souligné d'une formule : « *J*'ai honte de *moi* devant *autrui*. » La dialectique du sujet et de l'objet est saisie dans la honte de façon *unitaire* depuis *trois* dimensions : le *Je*, le *Moi*, l'*Autrui*. La honte suppose un moi-objet pour l'autre, mais aussi une ipséité, constituée dans cet écart entre le *Je* qui éprouve la honte et le *Moi-même* qui est ainsi saisi comme objet par le *Je* du sujet réfléchissant. C'est cet engagement dans la réflexivité qui fait tout l'intérêt de l'étude de la honte en psychiatrie.

En psychiatrie, le phénomène de la honte est le plus manifeste dans l'éreutophobie. La peur de rougir, ce que soulignait déjà Darwin, augmente le rougissement. Elle se manifeste à

1. Il est classiquement opposé, dans « *l'univers morbide de la faute* », la honte à la culpabilité. Si l'enfant d'un grand tortionnaire aura honte de son père, il ne sera évidemment pas coupable des actes de ce dernier. Cet exemple nous paraît illustrer toute la différence entre les deux concepts : à la honte fait écho l'honneur, la loyauté et parfois la lignée — et l'on pensera ici à la thérapie systémique mise au point par Ivan Boszormenyi-Nagi — tandis que la culpabilité renvoie directement à l'estime de soi et à l'auto-accusation non transmissible. Honte pour les Orientaux, culpabilité pour les Occidentaux ? Ce serait oublier que la culture chrétienne du « péché originel » est née en Orient... Les deux sentiments peuvent conduire également au suicide : pensons à Judas qui va se pendre après avoir trahi Jésus pour de l'argent, aux militaires se tirant une balle dans la tête après une défaite (aux soldats nippons pratiquant le sepuku et à Mishima : cf. chap. I, § 1.2.4.2.), aux financiers ruinés qui se suicident, aux mafieux qui sont acculés au suicide faute de quoi ils « seront suicidés »... Mais dans les deux cas, le mécanisme de la crise suicidaire est différent : le sujet qui « perd la face » perd du même coup l'estime d'autrui, donc la sienne propre, et n'envisage qu'une non-existence, la mort [I, § 2.]. Le coupable s'inflige la peine, introjecte la sanction édictée par autrui à un point tel que son existence même devient une faute, source d'une souffrance qui impose un point final existentiel, mais dans un « temps suspendu », distendu, éternel...

l'évocation imaginaire du regard d'autrui posé sur soi, précisément sur soi *agissant*, l'action ou l'inaction rendant manifeste les motivations du sujet, son éventuelle défaillance ou tout au moins la non-conformité de ses intentions au système des valeurs communément admises dans sa culture ou dans le groupe familial. Ce n'est pas tant le regard direct de l'interlocuteur, posé sur le soi dans la simple réciprocité d'une situation duelle, que le regard indirect d'un observateur, réel ou virtuel, objectifiant le Soi agissant, en fait le Soi engagé, directement ou indirectement, réellement ou symboliquement, dans la relation avec l'autre. C'est pourquoi ce n'est pas tant le sujet que sa relation d'objet qui se trouvent ainsi objectifiés dans la honte. Certes, Sartre, dans son jargon phénoménologique, aura prudemment abordé cette question en termes de *pour-soi* et de *pour-autrui* : le phénomène de la honte est pour lui une des situations où la question de ma transcendance m'apparaît comme « ma transcendance transcendée » ; de même l'humiliation sera rapportée à une dialectique purement hégélienne. Mais cette conceptualisation n'est d'aucun secours si elle n'est pas au moins posée dans les termes de la deuxième topique freudienne.

L'éreutophobie illustre parfaitement la structure ternaire du phénomène de la honte. Pour que l'éreutophobie se manifeste, il faut au moins trois protagonistes : le sujet phobique, son interlocuteur, et un observateur latéral. Certes, comme toutes les phobies sociales, l'éreutophobie pose la question du narcissisme et de l'image du corps. Mais plus que toute autre peut-être, elle pose la question du regard d'autrui en tant qu'instance surmoïque. On ne s'étonnera pas de voir sa prévalence nettement augmentée dans les sociétés où l'identité du Soi est la plus dépendante du regard d'autrui. C'est ainsi que l'on oppose classiquement, depuis le travail de Ruth Benedict sur la civilisation japonaise, les cultures de la honte aux cultures de la culpabilité. Dans la culture européenne, où le Soi est nettement individualisé, où les processus mêmes d'individuation sont nettement valorisés, les interdits parentaux sont intériorisés comme une instance intrapsychique : on peut dire en simplifiant à l'extrême, ce dont ne s'était pas privée Ruth Benedict, que le surmoi est individuel. C'est le sentiment personnel de culpabilité, avant même toute honte, qui signale chez l'européen la reconnaissance par le sujet des fautes dont il pense porter la responsabilité. Au contraire, dans les cultures dites « de la honte », le surmoi est déclaré « collectif » car les interdits ne sont pas tant intériorisés que projetés sur l'ensemble du groupe dans un mécanisme d'identification projective propre aux sociétés qui privilégient les phénomènes de dépendance. Dans ces sociétés, la honte est le premier sentiment qui vient accompagner la conscience de la faute. On ne s'étonnera donc pas non plus que la thématique mélancolique puisse varier suivant les cultures : culpabilité dans les sociétés privilégiant l'identité personnelle, honte dans les sociétés privilégiant l'identité collective.

Il est toutefois plus intéressant encore de saisir dans l'étude de ces variations culturelles l'occasion d'en savoir plus sur le phénomène en lui-même, et de rechercher, comme l'a fait Devereux, les invariants, les traits essentiels qui dans toutes les cultures apparaissent indispensables à la saisie du phénomène comme tel. La honte manifeste sans doute dans toutes les sociétés la soumission à l'être collectif d'un Autrui anonyme. Que, dans certaines sociétés, le voisin incarne au moins autant cet être collectif que le père ne change rien à cette intériorisation du sens commun, à cette soumission du çà à l'emprise du On que le terme freudien de surmoi ne recouvre qu'en partie. La société européenne, pour avoir privilégié l'analyse de la faute sous l'angle du vécu personnel de culpabilité semble avoir quelque peu méconnu un trait fondamental du phénomène de la honte — à savoir la partageabilité et la référence à la norme commune — et l'avoir, de ce fait même, volontiers déniée. Un trait fondamental du phénomène de la honte est son caractère public. La honte est vécue face à autrui. La honte est communicative. La honte de l'un peut devenir celle de l'autre. La honte comme la fierté à laquelle elle s'oppose sont des sentiments qui répondent à des conduites sociales, à un code structurant à la fois les liens sociaux et la légitimité du soi, sa dignité. La honte renvoie en ce sens à la perte de l'honneur. Cette dynamique place la honte, comme phénomène narcissique, au centre des questions portant sur l'intériorisation des imagos parentales, et leur correspondance avec les images standard produites par la culture. L'image du père dans la famille n'est pas simplement intériorisée comme telle par les enfants, elle l'est en tant que clivée, saisie dans les multiples représentations internes et souvent contradictoires que se fait du père chaque membre de la famille. Il en va de même pour l'image de la mère. Lansky montre que l'enfant n'est pas simplement honteux parce qu'il ne parvient pas à saisir le tout de la personne dont il dépend, mais aussi parce que les autres membres de la famille n'y parviennent pas non plus. La communicativité de la honte s'explique ainsi par une forme essentielle de solidarité dans la dignité et le clivage.

Cette forme de solidarité est manifeste dans la constitution des « secrets de famille ». La volonté de préserver l'honneur peut conduire à cacher l'objet de la honte. C'est ainsi que se constituent parfois à un moment donné les « secrets de famille » sur le désaveu partagé d'une réalité trop menaçante. Si le secret est alors protégé, la honte, elle, n'en est que plus contagieuse. Le caractère pathogène du secret de famille ne fait guère de doute : il présuppose que l'individu se soumette au rejet de certaines perceptions sous la pression du groupe. On en retrouve souvent l'effet direct dans le contenu de certains délires comme de certains symptômes névrotiques.

Ce mécanisme vaut également pour les « fantômes » qui se transmettent de génération en génération, depuis la lacune que laisse au sein du discours le secret ainsi repoussé. Lorsque par exemple un adulte a connu un événement douloureux et, par culpabilité, n'est jamais parvenu à l'assimiler, il tend à se protéger du danger de voir cette douleur réveillée par ses proches. Il organise ses relations avec eux de façon à fortement inhiber toute manifestation verbale ou affective qui pourrait entrer en résonance avec son propre secret. S'il peut ainsi se protéger lui-même, il n'en va pas de même pour ses enfants qui faute de possibilités d'introjection sont incapables de symboliser pour leur propre compte la trace lacunaire laissée par le secret inavouable de l'autre. Nicolas Abraham appelle « fantôme » le retour de cette trace lacunaire sous la forme de comportements ou de pensées étrangers au sujet, comme notamment l'hallucination acoustico-verbale qui en est l'exemple le plus caricatural. Serge Tisseron a développé cette conception en mettant en exergue l'importance de la honte dans certaines manifestations pathologiques, et notamment l'influence sur l'enfant du déni de sa propre honte par le parent. Pour Tisseron, la honte pourrait bien constituer le sentiment-clef de l'approche des phénomènes transgénérationnels dans le transfert. Le secret est bien souvent destiné à protéger quelqu'un de la honte. Le patient est bien souvent porteur de la culpabilité d'un autre et tente également au cours de la cure de faire porter cette culpabilité par l'analyste.

Dans tous les cas, puisqu'il est question de clivage, il est important de constater que la honte peut conduire à briser le sens de la continuité historique du Soi. Cela est particulièrement net chez les survivants après un traumatisme collectif, ou bien encore par exemple dans la descendance des victimes de l'holocauste, parfois encline au déni, cherchant à conforter leur propre sentiment infantile d'omnipotence en imaginant que les persécuteurs réels étaient purement imaginaires. La cure de ces patients présuppose l'élucidation des forces historiques et sociales qui ont si gravement pesé sur les parents comme condition préalable au renoncement à leur propre sentiment d'omnipotence et à la construction narrative d'un Soi dans la continuité historique avec leurs contemporains.

Enfin, il est également vrai que la prise en considération du phénomène de la honte doit conduire le médecin à renoncer à ses propres fantasmes d'omnipotence. L'ordre médical repose en grande partie sur l'assimilation du malade à un objet. Le médecin ne doit pas ignorer que la honte du patient peut être renforcée, voire purement engendrée par sa propre attitude objectivante, corrélative de ses propres fantasmes de toute-puissance et du déni de son propre engagement pulsionnel dans la relation médecin-malade. La violence implicite de l'examen médical tient souvent au déni de la honte. Dans la situation expertale, notamment, l'exposition du corps propre comme la tentative de réification de l'histoire par l'expert peuvent être vécus par l'expertisé comme une profonde humiliation.

Bibliographie

(1) ABRAHAM N., TOROK M. (1978) : *L'écorce et le noyau*, Flammarion, Paris.
(2) BENEDICT R. (1946) : *The chrysantemum and the sword*, Mifflin, Houghton.
(3) DARWIN C. (1872, rééd.1981) : *L'expression des émotions chez l'homme et chez les animaux*, Complexe, Paris.
(4) KILBORNE B. (1996) : « *Truths that cannot go naked : shame in many forms* », Psychiatry, 58, 278-297.
(5) LANSKY M.R. (1992) : « *Fathers who fail : shame and psychopathology in the family system* », Analytic Press, New York.

(6) SARTRE J.-P. (1945) : *L'être et le néant*, Gallimard, Paris.
(7) TISSERON S. (1986) : « *Généalogie, honte et transfert* », in : « Mémoires, Transfert » (P. Fedida, J. Guyotat éd.), GREUPP, Paris.
(8) TISSERON S. (1992) : *La honte : psychanalyse d'un lien social*, Dunod, Paris.

1.3.3. Le cas particulier des acquittés au procès pénal

Errare humanum est, de façon plus ou moins grave... À une époque où les procès de médecins se multiplient, il nous a paru intéressant de demander à Didier Bourgeois, qui a exercé la psychiatrie pénitentiaire pendant plusieurs années à la Maison d'Arrêt d'Avignon, d'écrire quelques pages sur les erreurs judiciaires. Il a choisi d'aborder cette question sous l'angle victimologique des troubles psychiques chez les sujets acquittés.

Troubles psychiques chez les acquittés

D. Bourgeois

Les cas d'acquittement judiciaire à l'issue d'un procès sont exceptionnels et les sujets qui en bénéficient consultent rarement le psychiatre d'exercice pénitentiaire qui aurait pu avoir à les rencontrer en cours de détention. La prise en charge d'éventuels troubles psychiques réactionnels à leur acquittement relève, en conséquence, de modalités communes, dispersées, qui rendent difficile tout travail d'évaluation systématique de ces troubles. Il est cependant possible de confronter le matériel clinique restitué à l'occasion de prises en charge psychologiques et les récits écrits de sujets innocentés qui sont autant de témoignages.

L'énoncé du verdict est un temps solennisé, clef de voûte du procès pénal ; il constitue l'aboutissement logique d'un long processus psychosocial, ayant mobilisé la lourde machine judiciaire et très prégnant sur le sujet en cause. Il sanctionne un processus de réflexion collective dont il énonce les conclusions. De tous les verdicts, l'acquittement pur et simple est le plus spectaculaire et le plus rare, le plus espéré bien sûr, par le justiciable en cause.

Psychologiquement, l'acquittement en cours d'assise d'un sujet est un événement vital brutal, coup de tonnerre jupitérien à double composante, concluant heureusement le procès, mais aussi contribuant par lui-même à le remettre en cause dans ses fondements !

Ce verdict entraîne, chez le sujet (et dans l'assistance !) un bouleversement émotionnel, affectif et intellectuel majeur. Le spectre de l'erreur judiciaire apparaît aussitôt : celui de la condamnation d'un innocent qui a été frôlée ou celui d'un possible acquittement de coupable. Ces deux hypothèses infiltrent aussitôt les esprits lorsqu'on prononce le mot d'acquittement car sinon comment comprendre, justifier, tolérer, les années d'incarcération préalables au procès (trois ans en moyenne), et comment réparer ?

Nous ne sommes pas dans le cadre des erreurs judiciaires car pour qu'il y ait erreur judiciaire constituée, il faut que la justice revienne sur une de ses décisions par un autre jugement, ce qui n'est pas le cas d'une relaxe (équivalent de l'acquittement en correctionnelle) survenue normalement à l'issue d'un processus judiciaire.

La société a néanmoins prévu des modalités matérielles de réparation, adaptées et proportionnelles au préjudice subi, pour ces cas, ce qui est naturel, mais qu'en est-il des conséquences psychiques du verdict d'acquittement ?

Même s'il a sans doute été anticipé dans l'esprit du justiciable en cause, rêvé des nuits durant, attendu, espéré sans trop y croire, quelque soit sa culpabilité réelle, l'acquittement fait s'effondrer, y compris pour lui, tout un système intellectuel. En quelques secondes se condensent là, puis se dénouent, en conclusion du procès qui lui-même se caractérise par sa brièveté temporelle à l'égard des années d'instruction et d'attente en prison, pour la plupart des gens qui ne comparaissent pas en prévenus libres à l'audience (et dans une moindre mesure pour les prévenus libres), des mois, voire des années de stress intense tendu vers un seul but : l'issue de cette affaire.

Le verdict tombé, il suffit parfois de quelques heures pour que le sujet, ainsi libéré à l'audience par l'énoncé verbalisé de son attente la plus secrète et la plus intense, se trouve effectivement et concrètement hors les murs de l'institution carcérale qui avait constitué et structuré son univers quotidien des années durant. Le temps de passer au greffe signer quelques formalités, dont la levée d'écrou, le temps de faire un détour, comme dans un rêve éveillé, hâtivement, récupérer quelques affaires à la Maison d'Arrêt et le sujet se retrouve dehors plus ou moins entouré par ses proches, s'il lui en reste, et en tout cas dans une situation sociale et psychologique difficile et bien spécifique.

Le témoignage de Jean G., 61 ans, relaxé de l'accusation de meurtre sur sa femme après trois années d'incarcération préventive au cours desquelles, dans la Maison d'Arrêt où il se trouvait, il était déjà affublé par ses codétenus du surnom prémonitoire de « l'innocent » ; il y pu rapidement être « classé » et travailler à l'infirmerie. Son procès a duré deux jours, « *très dur, même si j'étais confiant...* ». « *Le président est revenu. Il m'a demandé de me lever et m'a dit que j'étais acquitté. Je me souviens du sentiment de bonheur que j'ai éprouvé... lorsque le verdict est tombé, ma famille était partie. J'ai donc décidé de dormir en prison. Je n'ai pas fermé l'œil. Nous avons discuté toute la nuit avec mon compagnon de cellule. Le lendemain, je suis sorti.* » Il trouve un toit chez sa nièce.« *Je me disais que le monde était grand. On perd l'habitude de tout, en prison ; là-bas tout est réglé. Pendant deux mois, tous les matins j'ai pleuré. J'étais déboussolé. J'étais tout seul. Je pensais à ma femme, savoir qui l'avait tuée... Je n'avais plus de logement, plus de travail, pas d'argent. Je me demandais ce qui allait se passer.* » Quatre mois après son acquittement, l'aide de son avocat lui permet de trouver un emploi. Il est logé sur place. « *C'est grâce à ça que je m'en suis sorti ; mais ce n'est pas facile. Dans l'entreprise, certains disaient que j'avais tué ma femme. Le directeur a dû intervenir en menaçant d'entamer des procès en diffamation.* » « *Aujourd'hui, à 61 ans, c'est comme si je devais repartir à zéro. De ma vie passée, il ne reste presque rien.* » (2)

Si la prise en charge des troubles psychologiques et psychiatriques en milieu carcéral commence à s'organiser et se développer, dans le cadre de la loi du 18.1.1994, à travers les SMPR qui sont déjà plus anciens, où les dispositifs de soins maintenant présents sous diverses formes dans la plupart des établissements pénitentiaires de France, rien n'est prévu en ce qui concerne les sujets acquittés, trop rares bien sûr, et qui échappent ainsi totalement au dispositif, se retrouvant plongés de plain-pied dans la collectivité sociale dont ils avaient été longtemps marginalisés.

La vie en institution carcérale, qui est une institution « totale », contenante, et par certains cotés sécurisante au sens de Goffmann, se caractérise par son extrême structuration sur le plan pratique. S'en trouver exclu brutalement, même si cela avait bien sûr été demandé et espéré, ne peut pas ne pas avoir de répercussions psychiques. Choc psycho-affectif intense et brutal, l'annonce de l'acquittement et la libération rapide qui y fait suite constituent une agression psycho-émotionnelle comparable aux traumatismes psychiques rencontrés en pathologie des catastrophes ou en pathologie de guerre. On peut y trouver trois composantes : le traumatisme chronique lié aux conditions habituelles d'une incarcération ; le choc lié à la « libération », retrouvé y compris chez les détenus normalement libérés après une peine ; le bouleversement psychique aigu lié à l'acquittement lui-même.

Toutes les réactions psycho-émotionnelles décrites au sujet de ces entités peuvent naturellement être retrouvées dans ce cas avec une coloration particulière et des variantes propres liées au contexte psychosocial. On peut donc logiquement attendre, enchaînés en séquences, les troubles psychiques immédiats et les troubles psychiques à distance, survenant après ou sans latence : réaction lors de l'énoncé du verdict : des premières minutes aux premières heures : l'euphorie ; les premiers jours après la libération : le temps des questions ; les premières semaines ou les premiers mois : le difficile temps de la réinsertion et de la mise en place des séquelles psychiques.

I. Le contexte social

Des années d'incarcération constituent, malgré les efforts des équipes éducatives et sociales travaillant en prison, une formidable machine à désinsérer et la vie en prison constitue une expérience affective et intellectuelle sans doute inoubliable. Il n'est pas rare que des sujets sortant de la logique carcérale, certes libres de leur dette envers la société, qu'ils aient été acquittés ou qu'ils aient simplement purgé leur peine, se retrouvent sans toit, sans travail, sans contact réel avec leur famille, sans amis. Pour un libéré, un des risques majeurs reste les mauvaises fréquentations d'anciens détenus qui lui ont donné rendez-vous à la sortie et qui constituent un temps, dans cette période de fragilité, son seul univers. L'acquittement judiciaire n'est en tout cas pas l'acquittement social.

Témoignage de Denis I., 53 ans, acquitté du meurtre de sa mère adoptive après trois ans de préventive : « *Deux heures après le verdict, j'étais dehors, en pleine nuit. Ma famille était venue me chercher. Je ne savais plus ce qui se passait. Pendant deux jours, je n'ai parlé que de la prison, du procès. Maintenant c'est fini. Je m'en sors parce que je suis très entouré par les miens... Je suis logé chez ma tante. Je passe mes journées à bricoler... depuis mon incarcération, ma femme touche le RMI. J'espère trouver très vite du travail pour m'en sortir... Malgré ma formation de menuisier, j'avais décidé de prendre un bar. Aujourd'hui il a été vendu parce que, moi en prison, nous ne pouvions plus payer les crédits. J'ai été obligé de mettre en vente une maison que nous avions à C. Mon fils est en dépression. Même si nous n'étions pas riches, avec ma femme, nous n'avons jamais vécu de situation aussi pénible... En trois ans, on prend des habitudes. Les lundi, je me dis que, là-bas, c'est le parloir. Le soir à 18h30, j'entends parfois claquer les verrous. J'écris aussi à un compagnon de cellule* » (2).

Les structures de suite éducative et les associations d'aide aux anciens détenus tentent avec leurs moyens, de pallier ces manques mais ils sont vécus, de fait, par les libérés comme un prolongement indirect de l'univers carcéral. Les anciens détenus les sollicitent souvent en désespoir de cause et faute d'autres solutions. Les acquittés, cas particulier, ont bien sûr d'autant plus de mal à y faire appel qu'ils sont eux-mêmes marginaux parmi cette population dont le verdict les a exclu !

II. Le contexte psychique

Le verdict constitue une acmé, un peu comme dans ce qui a été décrit comme « syndrome japonais » au sujet des étudiants qui s'effondrent au lendemain de leurs examens ; lui succèdent inévitablement :

– Une perte massive de repères, un deuil à faire de la situation antérieure qui pour désagréable qu'elle fut, avait été au fil des mois intégrée dans l'existence du sujet.

– Un sentiment profond de vide et de perte de sens à la vie car tous les efforts et toutes les pensées du sujet avant le jugement et le verdict se trouvaient polarisés sur cet instant attendu.

– Cet aboutissement nécessite un temps d'adaptation à la vacuité ainsi créée.

Se mêlent à la fois une expérience de « concrétisation d'un rêve » — et l'on sait qu'il peut être parfois dangereux de réaliser son rêve ! — et de concrétisation d'un vécu d'injustice car l'énoncé d'un verdict d'innocence matérialise bien aux yeux du justiciable le fait qu'il avait été jusqu'alors injustement inquiété, voire persécuté, qu'il avait été la victime d'un complot (de la part du vrai coupable !), d'erreurs procédurières ou de lacunes lors des investigations contribuant à le faire passer comme coupable. À la promiscuité bruyante et violente du monde carcéral succède sans transition réelle la solitude dans la ville propice à la rumination psychique ou la réimmersion brutale dans le milieu familial qui lui a évolué pendant le temps d'incarcération, même s'il a pu être préservé. Il s'agit en tout cas d'une rupture existentielle à laquelle le sujet n'a pu se préparer. La dépression et l'angoisse sont les deux modalités réactionnelles à attendre dans ces circonstances exceptionnelles.

III. Les modalités réactionnelles immédiates

Réagissant au « life event » notable, au bouleversement émotionnel et affectif considérable que constitue l'annonce de son acquittement, chaque individu a tendance, bien sûr, à mettre en action les moyens de défense à sa disposition et correspondant à sa structuration psychique de base :

■ Dans les premières minutes :

a) Dans la sphère émotionnelle : sidération émotionnelle, effondrement en larmes, sont classiquement décrits. On ne crie pas dans les cours d'assises !

b) Dans la sphère intellectuelle : la verbalisation d'une espérance par la bouche de l'autorité judiciaire si longtemps vécue comme hostile par le justiciable peut se heurter à un sentiment d'incrédulité, le sujet « n'en croyant pas ses oreilles ».

c) Des sentiment de dépersonnalisation, de déréalisation « comme si l'on parlait d'un autre » sont fréquemment décrits ; ils peuvent n'être que transitoires, avant que le sujet ne « recouvre ses esprits »...

■ Des premières heures aux premiers jours :

a) Dans le registre psychotique :

1 – Épisodes maniaques : il n'est pas rare et il est logique de rencontrer de véritables états dysthymiques maniaques, avec insomnie, excitation euphorique, chants et vociférations

favorisés bien sûr par la tendance à « fêter joyeusement ça » (libations alcooliques). Le contenu réel de ces états maniaques, eu égard au contenu de perte psychique décrit plus haut, contient évidement une composante mixte et on peut parler dans certains cas de véritables équivalents de manies de deuil : asyntonie et instabilité émotionnelle, mélange de colère et de joie, passage du rire aux larmes, subagressivité sans objet précis qui peut aboutir à un passage à l'acte.

2 – Moments féconds délirants : pourrait se voir théoriquement tout état paranoïde aigu, mais les sujets fragiles, prédisposés à délirer selon ces mécanismes ont le temps, généralement, de décompenser en prison ou d'être détectés avant le procès lors des expertises médico-psychologiques. Plus classique est l'extériorisation verbale par le sujet, devant tout interlocuteur, d'un vécu persécutif et quérulent d'intensité variable avec griefs expressément et délibérément dirigés contre la police, la justice, l'institution pénale ou contre ses « accusateurs », avec velléités de vengeance. Là encore, l'imprégnation éthylique peut compliquer le tableau. Il est évident qu'un acquittement, sanction de l'échec du processus judiciaire et reconnaissance publique d'une innocence jusque-là « bafouée », ne peut que relancer chez celui placé désormais, par ce retournement de situation, en position de victime après avoir été longtemps en position d'accusé, les mécanismes polémiques de ses griefs. Quelque soient les justifications éventuelles de ceux-ci, trouvant sans doute fondement puisque ces individus ont, dans la réalité, été inquiétés, sinon plus, pour une faute dont il a été reconnu par la loi et la collectivité humaine qu'ils ne l'avaient pas commise, nous sommes là à la limite d'états passionnels non pathologiques relevant d'une situation exceptionnelle. Si les mécanismes psychodynamiques mobilisés sont d'essence psychotique, le contexte dysthymique euphorique ou mixte peut, à lui seul, amplifier un tel épisode à condition qu'il reste passager et réactionnel et d'une thématique compréhensible dans le contexte. L'intrication réactionnelle de la dysthymie, de l'émotion du vécu persécutif et de la quérulence peut constituer, pour un temps limité, heureusement, un facteur de risque non négligeable de passage à l'acte hétéro-agressif, voire auto-agressif.

3 – Syndromes de dépersonnalisation : les sujets acquittés relatent souvent, au sujet des secondes qui suivent l'énoncé du verdict, cette impression de flotter, d'être sur un nuage, de ne pas être concerné, de façon un peu héautoscopique (comme s'ils voyaient quelqu'un d'autre entendre le verdict) qui s'apparente à un épisode d'étrangeté et qui peut s'accompagner, y compris de manifestations émotionnelles neurovégétatives de type lypothymique voire syncopal, de crises de larmes. En général, cet épisode est bref mais l'accélération subite de leur existence qui résulte du verdict (les démarches administratives à accomplir au pas de charge et comme dans un rêve) tranchant avec le rythme de vie lent et tout en attente frustrante, qui caractérise le milieu carcéral, peut contribuer à maintenir le sujet dans cet « état second » émotionnel et intellectuel pendant plusieurs heures et jusqu'à quelques jours ; en tout cas jusqu'à ce qu'il se « retrouve dehors » et se reconstruise quelques repères existentiels. Une amnésie partielle focale peut contribuer à rendre plus délicat, les jours suivants, la reconstitution temporo-spatiale de ces quelques instants d'exception dans une vie.

b) Dans le registre névrotique :

1 – La honte et la culpabilité : toute incarcération constitue un choc socio-affectif majeur dont les répercussions sont considérables dans les sphères personnelles, conjugales, familiales, professionnelles et tous les sujets, même les multi-récidivistes sans doute, ne peuvent qu'éprouver, à un moment ou à un autre, un sentiment de honte tant la prison, lieu de relégation et de châtiment fait partie, de nos jours encore, des lieux tabous et saturés en projections fantasmatiques diverses. L'acquittement ou la réhabilitation qui lavent théoriquement l'honneur du justiciable n'évitent pas, qu'aux yeux d'une partie de son entourage, ne subsiste un doute sur sa culpabilité exacte. Il peut en tout cas persister un doute dans l'esprit du sujet sur le sentiment exact de son entourage : « *Me croient-ils réellement innocent ?* » Être passé par la prison reste toujours une épreuve difficile pour l'individu quant à la promiscuité ou la situation de mise en dépôt, véritable objectalisation (1), et pour certains un stigmate. Même acquittés, certains conserveront longtemps un sentiment de honte.

2 – Le repli sur soi : sous l'emprise de ce bouleversement psycho-affectif, certains sujets peuvent rester un temps prostrés, comme incrédules ou anéantis, vidés de toute leur énergie, incapables de communiquer. Une fois libres et hors les murs, au contraire des sujets en états dysphoriques maniformes, certains acquittés vont ressentir le besoin de s'isoler un

temps, peut-être pour évacuer les conséquences de la promiscuité carcérale et du tourbillon judiciaire et rassembler leurs esprits se retirant volontairement, s'ils le peuvent, dans un lieu isolé, une chambre d'hôtel ou à la campagne.

3 – L'angoisse : une fois dehors, toute une vie doit recommencer, sur des bases nouvelles à reconstruire entièrement sur les plans affectifs, sociaux et intellectuels. Se soustraire à la logique carcérale, maîtriser ses émotions, prendre à nouveau des initiatives, retrouver et sélectionner ses repères sont des réapprentissages progressifs et difficiles. Les sujets ne manquent pas d'en être angoissés. Le phénomène est le même, bien sûr, dans le cas de détenus sortant après avoir purgé une peine. Les psychiatres d'exercice pénitentiaire sont classiquement l'objet de demandes de « fiole » par les détenus dans les jours précédant leurs libération prévue comme dans les jours précédant jugement ou confrontation.

4 – Autres mécanismes défensifs : pour certains, la meilleure défense pourrait être l'oubli, pur et simple, mécanisme en lui-même complexe et de composante affective autant qu'intellectuelle !

On a pu retrouver aussi des phénomènes présentant des analogies avec le syndrome de Stockholm décrit chez certaines victimes de prises d'otage ou de situations comparables. Est présente, atténuée et diffuse, dans le discours de certains sujets, l'expression d'un vécu paradoxalement positif pour ce qui est de la relation à leur situation traumatisante d'incarcération ou aux acteurs du drame qui s'est joué : accusateurs, policiers, juges d'instruction, codétenus, jurés, ce qui aurait dans ce cas quelques analogies avec le syndrome de Ganser, parfois rencontré en pathologie carcérale, par ses côtés déplacés, décalés par rapport à la réalité factuelle brute, pas toujours plaisante.

■ Les troubles psychiques à distance et au long cours : les sujets rencontrés décrivent le besoin de parler de leur expérience ce qui parait différent de la difficulté rencontrée chez les victimes survivantes des camps d'extermination nazis pour évoquer leur expérience. En ce sens, le traumatisme psychique lié à l'incarcération et l'acquittement reste « partageable » et non ineffable, ce qui autorise l'espoir d'une cicatrisation psycho-existentielle plus facile. Si peu à peu vient, normalement, le temps de l'oubli et de l'apaisement, chez certains se constituent, à l'instar des troubles survenant dans d'autres situations extrêmes, des troubles psychiques à distance. Ils surviennent après un temps de latence comme dans toute expérience traumatisante psychique ou se positionnent dans la continuité d'un fonctionnement initié en milieu carcéral :

– Troubles du sommeil, cauchemars, terreurs nocturnes, reviviscence oniroïde des faits vécus : leur arrestation ou leur jugement, leur vécu en prison (« le claquement des verrous ») ;

– Sentiment d'injustice et de colère pouvant se structurer en manifestations d'allure délirante à distance ou dans la continuité du vécu des premières heures sur une personnalité prédisposée.

– La constitution au long cours d'un syndrome dépressif, sur la base d'un vécu de pertes multiples, dans le champ social, dans le champ interrelationnel et à ses propres yeux, et en raison d'une vacuité existentielle, peut se retrouver si le sujet avec l'aide de son entourage ne parvient pas à donner un sens neuf et positif à cette existence renaissante, à tourner la page.

Les troubles psychiques des acquittés sont à attendre logiquement car ces sujets sont placés en position de grande fragilité sociale et relationnelle par leur double expérience traumatisante, celle de l'incarcération qui se déroule souvent sur plusieurs années et contribue à les déstructurer, puis celle de l'acquittement qui dénoue brutalement leur existence et les plonge dans un grand vide où tout est à reconstruire.

Bibliographie

(1) BOURGEOIS D., HAYEK J. (1995) : « *Psychiatrie en milieu carcéral : de la punition à la probation* », Communication aux 6e journées des UMD et des SMPR, Montfavet.

(2) PELOUX A. (1996) : « *La difficile réinsertion des acquittés* », Témoignages in : Le *Provençal*, 5.3.96.

2. Les possibilités de prise en charge

2.1. L'arsenal thérapeutique

2.1.1. Les thérapies institutionnelles

Nous avons demandé à Lucien Bonnafé, dont la vie et l'œuvre sont intimement liées dans un même combat de reconnaissance humaniste des droits des malades mentaux, de bien vouloir nous exposer sa vision de la prise en charge criminologique en ambiance institutionnelle. Cet apport historique et engagé est fondamental pour comprendre la logique du mouvement de désinstitutionnalisation à l'italienne (Franco Basaglia) et la politique de sectorisation à la française. Il n'a peut-être pas été suffisamment dit que le travail de réseau, en extra-hospitalier, n'a pu résister aux assauts du temps et des critiques hospitalo-centriques que grâce à l'existence de structures pavillonnaires fermées, capables d'accueillir des malades difficiles, en crise, que les équipes extra-hospitalières n'arrivaient pas à assumer, malgré toute leur compétence et leur bonne volonté.

La prise en charge criminologique en ambiance institutionnelle

L. Bonnafé

Il me revient, par la force de ce que j'ai pu personnifier, d'apporter dans cet ensemble un contexte de réflexions, en principe disparates, sur les facteurs d'*ambiance*, avec lesquels il se peut que la *criminologie* ait à voir.

En bonne méthode, examinons le dictionnaire. Il est dit que le substantif : « ambiance », traité en 1938 par A. Hermant, de « néologisme inutile », a été inventé par Edm. de Goncourt, puis adopté par l'Académie. Et, quant aux motifs profonds générateurs du sentiment d'« inutilité », il suffit de lire les définitions : « *Se dit de ce qui entoure, enveloppe, environne.* Voir Milieu (matériel, intellectuel, moral), atmosphère, climat, décor, entourage. *"Telle ou telle ambiance peut améliorer ou déformer un caractère." (Acad.). Les êtres sont plus ou moins sensibles à l'ambiance dans laquelle ils vivent.* »

Il y a eu le percutant : « *La thérapeutique est d'abord une question d'ambiance* », affiché à Saint-Alban pendant l'Occupation. Et aussi, conjointement, l'intérêt passionné pour le fait que, dans l'ambiance de l'Occupation, les risques de décompensation s'effondraient, ce qui fut illustré par le passage, à Paris, de 5.845 internements en 1938 à 2.325 en 1944. L'ensemble des rapports entre ambiance et perturbations s'illustrait dans l'histoire, aussi bien dans le champ des institutions soignantes que dans le « monde extérieur », ce qui fera dire par Henri Duchêne en 1959 : « *agir sur les activités familiales, professionnelles, sociales, qui conditionnent le trouble mental dans sa pathogénie, et donc dans sa thérapeutique* », dans la suite du : « *Ce que la guerre a fait, que ne le ferions-nous dans la paix, en envisageant des modes d'action sur le milieu... ?* », qui réagit, à la Libération, aux effets de l'ambiance oppressante de l'Occupation sur le « devenir fou ».

Il est intéressant de noter que, dans ces ripostes au climat de barbarie vécu sous l'Occupation, il y eut humanisation du regard sur les « enfants de Caïn », comme sur les autres citoyens, et nouvel intérêt pour la psychiatrie pénitentiaire. Franz Adam, participant à ce mouvement à la Centrale d'Ensiheim, présidait le Congrès de Tours en 1959 — celui où Henri Duchêne présenta son rapport sur la psychiatrie de secteur — et il y illustra cette humanisation avec la photo d'une image punaisée sur la porte d'une cellule avec une fleur et qui portait : « *J'aime ceux qui m'aiment et ceux qui me cherchent me trouvent.* »

Les préoccupations sur *ambiance et dangerosité* furent très stimulées dans ce vent de l'histoire. Il n'est pas surprenant que la question de ces rapports n'ait pu faire l'objet d'études soigneusement précises, au sens conventionnel du terme. La perspective de rendre compte avec clarté et précision d'une réalité par définition aussi confuse que possible est vraiment la tentation à laquelle il est le moins raisonnable de succomber. Mais, à défaut de réponses trop conventionnelles, il reste qu'on ne s'imprégnera jamais assez profondément des occasions de penser qui émaillent l'histoire, quant aux illustrations les plus diverses de ces rapports.

Déjà, les héritiers de l'ancien aliénisme ont été pris dans les mouvements de l'histoire à partir de l'*affaire du sergent Bertrand*, aliment des débats constituants de la médecine légale, à propos de nécrophilie. Puis, on a vu l'afflux des publications de « rapports médico-légaux », dans la période de conquête de la discipline médico-légale. Dans le déclin de ce besoin de publications, on observe la focalisation, dans cette période, sur les stigmates morphologiques, « particularités anatomiques », de l'interruption du sillon de Rolando à la largeur de la bouche, où la dimension d'« effet public » par magie scientiste reste très secrète, et relève d'une psychanalyse de la connaissance. Un intérêt spécial s'attache au magnicide, autour duquel se trameront les rapports médecine légale et opinion publique. En France, une certaine notoriété fut donnée à l'expertise déclarant responsable un paralytique général évidemment « dément » au sens de la loi, mais qui avait assassiné un président de la République. Aux États-Unis, terre de magnicides, eurent lieu des débats pleins d'intérêts sur le dilemme : « *Il faut être fou pour avoir l'idée de tuer le Président* » ou : « *Qui s'est montré criminel au sommet, au plus haut niveau des valeurs sociales, ne saurait être absous sous prétexte de folie.* »

L'exploration du panorama *délinquance et opinion publique*, offre, à coté du tragique, du cocasse : on a fourni à nos réflexions sur *responsabilité et opinion* un exemple illustrant les fonctions d'effets sur les consciences : au début du siècle, les « Grands Magasins » furent touchés par un fléau contagieux : la kleptomanie, vécue comme névrose distinguée, se répandait de façon inquiétante chez les femmes du monde. On cite là, comme exemple des possibilités d'action des aliénistes sur l'opinion, l'organisation d'une campagne de presse démentant l'idée reçue que les kleptomanes étaient irresponsables. Et on parlait de l'efficacité de cette intervention.

Dans le mouvement de remue-ménage d'opinions sur responsabilité ou non, il y eut des cas particulièrement marquants. L'affaire des sœurs Papin, qui imprégna le groupe surréaliste d'une émotion déclarée et inspira Jean Genêt, fut exemplaire. Le meurtre sauvage de la « patronne » par les « servantes », retint notamment l'attention de Louis le Guillant, dans son attention aux effets de la condition servile sur « *les bonnes* ».

En dépit des grandes audiences des grandes affaires, la question de la fonction de l'« ambiance » — [voir : Milieu : matériel, intellectuel, moral, etc.] — resta nécessairement très en suspens. C'est d'autant plus compréhensible qu'un problème aussi géant et touffu ouvre nécessairement la question des responsabilités à des niveaux où cette évocation est des plus dérangeantes ; car il est bien générateur d'esquives de poser les questions des responsabilités des fabricateurs d'opinion publique, des « médias », celles des images des institutions (modèle : « murs des asiles »), celle de positions, réelles et supposées, des instances de décision, législateurs et administrateurs, au plus cuisant celles des psychiatres et des juristes. Qu'est-ce qui engendre plus ou moins, et fait plus ou moins le jeu, des facteurs de dangerosité agissant sur les potentiels de passage à l'acte contenus dans le sujet humain ?

Au plus global, quant à ces potentiels chez les sujets « dérangés », il y a la puissance de l'idée reçue vivant et disant l'équivalence folie-dangerosité. Une des plus louables activités des psychiatres, au registre de l'opinion, est dans les efforts accomplis pour révéler que, dans le nombre des crimes et délits, la proportion des attribuables aux « fous » identifiés n'a pas d'écart significatif avec le taux ordinaire. Il est vrai que les occasions ne sont guère données aux praticiens de l'écoute, et l'écho avec les sujets humains perturbés-perturbants de dire qu'on ne saura jamais combien de personnes leur doivent la vie, grâce au travail thérapeutique de dédramatisation des vécus des patients, si communément offensés dans la réalité de leur vie et provoqués à « contre-attaquer ».

Toute la problématique du bouc émissaire, dans laquelle baigne toute la question de la dangerosité vécue, chargeant la tête du proscrit de « tous les péchés d'Israël », éclate avec le fait que les grands épisodes d'agressivité spectaculaire, grosses affaires d'« information », ne sont que rarement l'affaire de « fous » identifiés comme tels, et que c'est la sauvagerie de leurs actes qui fait vivre et déclarer « fous » leurs auteurs, après coup. Il parait là un peu saugrenu, mais instructif, de s'éclairer à la lumière de la référence au « bouc émissaire », illustrée quand est vécue et dite la « folie » des grands responsables d'inhumanité (Hitler, Staline, et autres...), en oblitérant la question des responsabilités de ceux dont ils avaient personnifié les vœux, et celles des systèmes d'exécution.

Il reste qu'en cherchant les échos de tant de références à *dangerosité et folie*, on trouve des lumières éclairantes — donc souvent aveuglantes — sur ce qui demeure la matière de base de la question : celle des responsabilités dans tout ce qui peut exalter la dangerosité du sujet humain, qui ne s'exalte pas autant qu'on le croît dans la folie, mais qui ne s'y éteint pas et où son exaltation pose les problèmes d'« ambiance », comme chez les citoyens ordinaires, en pire.

Comme les questions d'« ambiance » ont été évoquées d'abord à partir du champ relationnel dans les institutions de séjour, il est bon d'observer que la dangerosité de ces systèmes de séjour eux-mêmes a été très examinée par les novateurs. Il y a l'indication de méthode, due surtout à Daumézon, pour « évaluer la qualité » des services hospitaliers : on peut évaluer avec les papiers de l'économat, en décomptant les « bons de destruction » pour remplacer le matériel cassé, et ceux de la pharmacie, en décomptant les quantités de prescriptions de sédatifs, témoins du niveau de perturbations. Il y eut les preuves des réductions des perturbations, avec les liquidations des « isolements cellulaires ». Il y apparaît clairement qu'à la fois ces possibilités de suppression des « cellules » ont été effets de la qualité du travail relationnel déjà accompli, et qu'à la fois ce « nettoyage » a éliminé un moyen courant de stimulation de la dangerosité. De même, la réduction de la dangerosité institutionnelle a résulté du traitement des vécus de surveillance, illustrés par le vocabulaire « rapport », instrument persécuteur-perturbateur, autant que le niveau d'entretien nommé « interrogatoire » où se montre la dangerosité médicale dans les opérations de diagnostic.

Le dépistage et le traitement des facteurs générateurs d'agressivité, signant la dangerosité des institutions voulues soignantes elles-mêmes, en fonction de « facteurs d'ambiance », fut champ d'expérience à portée illimitée, quant à comprendre l'importance des mécanismes relationnels en cause dans le « monde extérieur ». « Hors les murs », la pratique d'une psychiatrie désenclavée, source de la « psychiatrie de secteur », fut définie dans son principe comme : « *Réduire l'intolérance de la société à l'égard du mauvais objet qu'elle contient.* »

Les bienfaits résultant de cette position de principe et des pratiques qu'elle inspire ont fait l'objet de vérifications probantes, mal « comptabilisables ». Il reste que ce travail « de détail » n'est qu'un aspect bien modeste par rapport à l'énormité du problème. Celui-ci reste immensément dominé par les effets globaux sur l'opinion publique, dans le conditionnement des réactions des dérangés face aux dérangeurs. Là, il faut reconnaître un certain privilège pour « les plus compétents », avec l'audience du « discours sur la folie » émanant des responsables. Les images issues du corps médical, et psychiatrique, du monde judiciaire, ne sont pas neutres ici. La ligne de recherche qui s'y impose est celle de la dangerosité de ces moyens d'imprégnation des mentalités. Tout ce qui, là, comme le débat sur la LOI en donne le grand modèle, exprime la vision ségrégative, les versions plus ou moins percutantes de quelque : « à séparer », l'inflation des thèmes de mesures spéciales pour, on ne dit plus « les aliénés » mais la problématique de l'aliénation reste le fond du problème, est la question-clef dans l'ensemble qui nous préoccupe. Esquiver le, certes difficile, mais impérieux problème d'une législation concernant tous les citoyens rendant caduque toute législation d'exception pour les fous est manque de discernement, quant aux dangerosités dont on peut être porteur.

Question-clef mais non la plus grosse. Il reste que les forces génératrices de dangerosité, opérant au registre de « tout ce qui n'est pas dans l'enveloppe corporelle du sujet », autrement dit l'ambiance, au plein sens, sont dans les grands systèmes manipulateurs des mentalités. Les façons de « parler au peuple de la folie » sont sans aucun doute les plus opérantes des forces capables de stimuler les potentiels de violence nichés dans la folie, avec encore plus de sensibilité que chez le commun des mortels. Mais ça porte bien au-delà du « parler de la folie » ; l'immensément vaste question de l'« anormal » grouille de triturations de sens.

Ne pas esquiver l'extrême profondeur et vastitude du problème s'avère fort dérangeant. Dans les violents tumultes provoqués dans les consciences par ces combles de passions dominatrices, d'appétits de mainmise de sujets humains sur sujets humains, que sont les affaires de pédophilie, peu nombreux sont les citoyens qui acceptent de considérer que l'immensité de l'emprise du vocabulaire « pédéraste », « pédé », pour nommer l'homosexualité masculine, n'est pas là innocente. Quelle responsabilité porte cet instrument de matriçage des mentalités dans la fabrication des modèles mentaux qui opèrent chez les acteurs de ces combles d'offense au prochain… pour lesquels le débat sur « Ces gens sont-ils ou non « fous » ? » révèle à quel point enfermer les problèmes de responsabilité, culpabilité, dans quelque schéma rigide, est inhumain comme modèle mental. Cela se passe dans une engeance humaine où il est acquis comme « naturel » que « le plus vieux métier du monde » soit objet de proxénétisme. Cela se passe dans un climat où le comble des passions dominatrices investies dans la vie sexuelle trouve son plus extrême accomplissement dans le « crime passionnel », vécu dans cette ambiance comme objet de « circonstances atténuantes », et non aggravantes.

Il est juste que le discours du psychiatre commence par la mise en question de sa propre dangerosité — le « *J'en suis devenu fou furieux* » du patient racontant comment le sujet souffrant qu'il était a été « interrogé » —, il est juste qu'il y approvisionne des leçons, quant à changer, non seulement les traditions investigatrices, mais aussi les ambiances de son héritage institutionnel. Il est juste qu'il s'applique à éclairer la conscience de ses partenaires dans l'aménagement du sort de la folie pour les aider à comprendre ce qu'un certain regard sur la folie peut comporter de dangerosité. La tâche est de faire comprendre qu'il y a plus de facteurs d'exaspération dangereuse dans les intolérances des témoins des perturbations que dans la personne du sujet en difficulté lui-même, avec son intolérance de ce qu'il perçoit.

Il convient qu'il engage autant que possible dans ce dialogue les responsables des équipements de santé. Il convient surtout que, sous le poids du déséquilibre de nos sociétés sur le dilemme aide/répression, dans une ambiance de culpabilisation qui a permis de formuler que « *nous vivons dans un bain de mentalités soumises au modèle pénitentiaire* », on formule comme grande tâche la révision de l'emprise du registre exclusion-partition-discrimination-ségrégation dans lequel le monde contemporain reste généralement plongé, champ judiciaire compris ; ce qui ne permet guère de saisir la problématique de la folie... et des facteurs de dangerosité qui pèsent sur elle.

Mais si la résistance à toute position de partition, suivant le modèle « *compréhension des enfants de Caïn* », reste le plus souverain principe, il découle que tout enfermement de la pensée sur toute vision étroite de délinquance et folie est pernicieux. Toute ouverture du regard sur tout ce qui peut fabriquer les sujets humains comme malfaisants pour leurs semblables est principe de lucidité par rapport auquel le psychiatre ne saurait se séparer ou cliver, réfugié en domaine réservé.

2.1.2. Les thérapies psychanalytiques

Si les psychanalyses de criminels sont rares et le nombre d'observations cliniques publiées ou objet d'étude insuffisant pour dégager un « consensus » — à supposer qu'une telle démarche soit compatible avec la praxis analytique... — l'apport de la théorie psychanalytique à la compréhension du fait criminel s'est révélé irremplaçable[1]. François Sauvagnat, professeur de psychopathologie (Rennes) et Alain Vaissermann, psychiatre des Hôpitaux (Villejuif), font ici le point de leurs recherches cliniques sur la prévention du passage à l'acte chez les malades psychotiques.

Contributions psychanalytiques à la prévention des passages à l'acte psychotiques

F. Sauvagnat, A. Vaissermann

La prévention des passages à l'acte en institution

Un certain consensus prévaut actuellement concernant le fait que des sujets présentant un certain type de psychopathologie sont particulièrement susceptibles de passages à l'acte spécialement dommageables. Dans la recension qu'ils consacrent à la littérature sur ce thème publiée depuis les années trente, Krakowski, Volavka et Brizer[2] font ressortir que parmi ce

1. Cf. dans l'ouvrage les contributions de : D. Widlöcher (I.), J. Bergeret (I, § 1.1.), Y. Périssé (I, § 3.2.), S. Frisch (I.), J.-C. Malleval (II, § 1.2.4.2.), S. Couraud (II, § 2.2.2.), B. Golse (II, § 3.6.1.), P.-L. Assoun (II, § 3.6.2.).
2. Pour une discussion d'ensemble, cf. KRAKOWSKI M., VOLAVKA J., BRIZER D. (1988) : « *Psychopathology & Violence* », Comprehensive psychiatry, 27, 2,131-148, qui comparent notamment 19 études parues entre 1941 et 1988. Notons que les opinions des auteurs cités dans ces articles diffèrent à propos de la plus grande dangerosité de patients selon s'ils sont qualifiés de schizophrènes paranoïdes ou non paranoïdes, voire schizoaffectifs. La plupart des auteurs cités associent l'agression à une phase psychotique aiguë, et les facteurs habituellement liés à une agression accrue dans la population normale sont régulièrement invoqués également pour les patients psychiatriques (sexe masculin, jeunesse, antécédents familiaux, maltraitance dans l'enfance, abus d'alcool ou de drogues, etc.).

qu'il est convenu d'appeler « états dangereux » chez des personnes présentant des troubles psychiatriques, ce sont au premier chef ceux survenant chez des patients schizophrènes ou paranoïaques[1] qui frappent par leur intensité, leur gravité et/ou leur focalisation sur une personne précise. Non que les passages à l'acte chez des sujets présentant des troubles psychopathiques, maniaques[2] ou certaines atteintes cérébrales soient bien sûr à négliger ; mais il semble que les agirs liés à ces types de troubles soient considérés par la majorité des cliniciens comme plus fréquemment repérables, voire prévisibles et de ce fait moins dangereux. On sait par ailleurs que le modèle « épileptique » des passages à l'acte, tel qu'il a dominé le courant lombrosien et s'est prolongé bien au-delà, n'est plus actuellement retenu comme susceptible d'expliquer de façon univoque de tels comportements[3].

Nous ne parlerons guère ici de problèmes expertaux, ni des modifications subjectives après l'acte[4]. Nous souhaitons uniquement évoquer ici la question de la prévention des passages à l'acte chez des sujets qui sont soit hospitalisés, soit pris en charge ou suivis en structures extra-hospitalières ; et nous tenterons d'exemplifier notre propos à l'aide de trois cas, qui nous paraissent assez typiques des difficultés fréquemment rencontrées dans la pratique, sans bien entendu prétendre le moins du monde épuiser le problème.

La clinique psychanalytique de l'acte

Mais avant cela, essayons de préciser brièvement le champ de notre propos. Il est constitué par ce que nous avons appelé la *clinique psychanalytique de l'acte*, que nous avons essayé de caractériser par ailleurs. L'acte est ici défini comme lié à des choix subjectifs paradoxaux dans un cadre qui est celui du fantasme, que l'analyste essaie de maintenir dans ce que S. Freud[5] appelait l'« arène du transfert » et que l'on appelle plus communément cadre thérapeutique. Ce cadre du fantasme a été caractérisé par J. Lacan comme relevant d'une logique dans laquelle « *il n'y a pas de "ou bien – ou bien"* » (selon l'expression utilisée par S. Freud pour caractériser une particularité du rêve), le sujet s'y trouvant confronté à des choix le plus souvent dramatiques (soit « forcés » dans le cas des « passages à l'acte », soit « impossibles » dans le cas des « actings out[6] »). La distinction entre ces deux versants nous semble précieuse, dans la mesure où elle permet de distinguer des agirs articulant une question, ou corrélatifs d'une perplexité (acting out), et des agirs dans lesquels c'est une réponse plus ou moins définitive à une situation vécue comme insoutenable qui est recherchée (passage à l'acte). C'est en référence expresse à cet espace paradoxal que nous envisageons les éventuels agirs des patients qui nous sont confiés, agirs dont il s'agit bien entendu, autant que faire se peut, d'éviter la réalisation ou la répétition.

Une des particularités de notre approche concerne sa focalisation sur les *phénomènes élémentaires* que peut présenter le patient[7]. Selon nous, les types de phénomènes élémentaires (humeur délirante, perplexité, intuitions délirantes, hallucinations, phénomènes de discordance dans les quatre registres décrits par Chaslin, etc.) dont peut témoigner le patient

---

1. Sur les passages à l'actes de patients hospitalisés en France, voir notamment les travaux de Bénézech, Bourgeois, Yesavage (1980) : « *Violence in the mentally ill : a study of 547 patients at a French hospital for the criminally insane* », J. Nerv. & Ment. Diseases, insistant notamment sur la dangerosité de sujets paranoïaques ; cf. également Addad, Bénézech & Bourgeois (1981) : « *Criminal acts among schizophrenics in French mental hospitals* », J. Nerv. Ment. Dis. L'élude classique de H. Stierlin [Stierlin Helm (1956) : « *Der gewalttätige Patient. Eine Untersuchung über die von Geisteskranken an ärzte und Pflegepersonen verübten Angrifle* », S. Karger, Basel), exploitant 92 enquêtes auprès d'établissements psychiatriques en Suisse et en Allemagne, mettait en évidence les éléments suivants : 56,4 % des agressions auraient été commises par des schizophrènes, et 2,8 % seulement par des paranoïaques ; rappelons que les catégories utilisées par Stierlin sont celles de Bleuler ou de K. Schneider, pour qui le concept de schizophrénie est tout de même assez large et celui de paranoïa particulièrement restrictif... Stierlin trouve par ailleurs que 12,4 % des agressions ont été commises par des épileptiques et 5,9 % par des psychopathes.
2. SCHIPKOWENSKI N. (1968) : « *Affective Disorders : Cyclophrenia & murder* », Int. Psy. Cli., 5, 59-75.
3. Sur ce point, voir par exemple BARTE H.N., OSTAPTZEFF G. (1992) : *Criminologie clinique*, Masson, Paris.
4. SAUVAGNAT F. (1988) : « *Le clinicien saisi par le passage à l'acte* », Actualités psychiatriques, 1.
5. FREUD S. (1915) : « *Remémoration, répétition, perlaboration* » in : *La technique psychanalytique*, PUF, Paris, 1976.
6. Sur les enjeux de la distinction acting out / passage à l'acte dans la clinique française, voir notre article : « *La mise en place de la distinction entre acting out et passage à l'acte : quelques repères historiques* », in : *Le souci de l'être*, GRAPP, 1992.
7. Pour une discussion sur la place des phénomènes élémentaires dans la structuration du délire, voir notre article : « *De quoi les phénomènes élémentaires psychotiques sont-ils l'indice ?* », in H. Grivois (dir.) (1991) : *Psychose naissante, psychose unique*, Masson, Paris.

renvoient assez directement au mode de forclusion qui lui est particulier et doivent être considérés comme indicatifs de la position subjective du patient par rapport à l'Autre qui constitue son monde. De la même façon que les formations de l'inconscient témoignent du fantasme fondamental spécifique au névrosé, et de ses prises de position vis-à-vis de ce fantasme fondamental, les phénomènes élémentaires psychotiques témoignent des particularités de la forclusion du *Nom-du-père* propre au psychotique, et des types de stratégies qu'il a pu mettre en place vis-à-vis de ce trouble fondamental. Il nous paraît essentiel que l'approche thérapeutique tienne compte de ces données ; il nous paraît peu réaliste en effet de tabler sur une simple abrasion de ces phénomènes sans tenir compte de la façon dont ils sont vécus par les patients.

Les phénomènes élémentaires peuvent être considérés sous au moins trois registres :

1 – Comme témoignant d'un échec de l'incidence régulatrice du symbolique dans son incidence sur l'imaginaire corporel ; ils nous disent donc quelque chose de la façon dont une faillite du sens a rendu non-symbolisable quelque chose de l'être du sujet. En termes heideggeriens, on pourrait dire qu'ils témoignent au premier chef de l'échec du « laisser-être » propre à l'être-là des patients psychotiques.

2 – Comme témoignant d'une impossibilité de séparation (bien repérée dans la tradition des travaux sur les « psychoses symbiotiques »), ou d'articulation entre la chaîne symbolique et ce que le sujet ressent comme son existence propre (articulation Réel-Symbolique).

3 – Comme témoignant d'un envahissement par la jouissance de l'Autre.

La tendance au *passage à l'acte,* défini selon ses coordonnées lacaniennes de tentative de sortie de la scène, semble selon nous pouvoir s'expliquer par l'intensité du trouble dans le domaine symbolique, à quoi le délire ne fournit pas forcément matière à stabilisation (le délire peut dans un certain nombre de cas être envisagé comme un équivalent d'acting out, puisqu'il se situe malgré tout, comme ce dernier, dans le registre d'une recherche de sens ou d'une tentative d'explication). Néanmoins, plus que le terme de tendance, il nous semble utile, du point de vue thérapeutique, de faire valoir le terme de choix subjectif, en insistant sur l'implication du sujet dans l'acte, même si ce choix apparaît forcé, paradoxal, etc. L'enjeu de cette clinique de l'acte est d'arriver à situer les coordonnées de l'acte en fonction du cadre du fantasme, et d'aider le sujet à assumer dans la mesure du possible une position différente vis-à-vis des apories auxquelles il se trouve confronté.

On le voit, cette orientation ainsi brièvement caractérisée s'oppose à d'autres façons d'envisager les agirs de nos patients, ne serait-ce que parce qu'elle se situe préférentiellement en amont des types d'interventions concernées, mais aussi et surtout parce qu'elle insiste plus fondamentalement sur le cadre du fantasme à l'intérieur duquel se décide le choix paradoxal du sujet :

- Le courant initié par l'École criminologique de Berlin (Alexander, Staub), et ses ramifications, notamment américaines (Healy, K. Menninger), focalisé sur une intervention en aval, beaucoup plus orientée sur une modification des cadres juridico-pénaux, faisant fond sur une « irréalisation du crime[1] » par l'éclairage psychanalytique proposé tant au « délinquant » (psychothérapies en prison) qu'aux divers acteurs sociaux concernés. Cette conception généreuse, qui a eu des retentissements jusque récemment, ne s'est vu que rarement attribuer les moyens de ses fins.
- Le courant de la psychologie sociale clinique du regretté J. Sélosse, faisant fond sur la notion d'acting-on, conçue comme une conduite d'appel envers les diverses instances sociales au fur et à mesure du développement du sujet[2].
- La conception du « passage à l'acte » (École de Pau) défini strictement et univoquement dans les termes de sa qualification juridique, et corrélé à un type de personnalité[3].

---

1. Selon l'expression de J. Lacan, in « *Introduction théorique aux fonctions de la psychanalyse en criminologie* », Écrits, Seuil, Paris, 1966, p. 129. Pour une étude historique sur l'École criminologique de Berlin, voir notre article : « *Le délinquant, le juge et le psychanalyste : quelques repères historiques* », in : *Psychanalyse et pratiques sociales : La Genèse des normes,* ouvrage collectif, Anthropos.
2. SELOSSE J. (1987) : « *L'acting-on* », Actes du colloque *Les passages à l'acte,* Laboratoire de psychologie clinique et sociale de l'Université de Paris-Nord (oct. 1987).
3. PINATEL J. (1975) : *Criminologie,* Dalloz, Paris.

Nous évoquerons successivement trois types de problématiques caractéristiques : les sujets entendant des ordres hallucinatoires, les sujet schizophrènes, et les sujets présentant à la fois des aspects schizophréniques et paranoïaques[1].

Ordres hallucinatoires

Les problèmes posés par les patients recevant des ordres hallucinatoires ont été assez fréquemment évoqués dans la littérature, mais d'une façon qu'on pourrait qualifier de marginale. Assez curieusement, il semble que jusqu'à une époque assez récente, ces troubles étaient plus fréquemment évoqués dans le cadre de syndromes ne mettant pas au premier chef les hallucinations, plutôt que dans des études plus globales concernant celles-ci.

Esquirol les évoquait dans le cadre des monomanies, mais pour les rapprocher des impulsions, et d'emblée, chez lui les ordres hallucinés apparaissaient volontiers comme un type d'hallucination limite, que le patient aurait des difficultés particulières à décrire au clinicien. On en trouve bien entendu des échos directs dans l'ancien article 64 du Code pénal, où est invoquée « *une force à laquelle il n'a pu résister* ». Les ordres hallucinatoires sont également rapprochés des impulsions chez Max Simon[2], qui envisage trois types de cas d'impulsions : un type dans lequel l'impulsion peut être maîtrisée pendant un temps, un type dans lequel la réalisation de l'impulsion se produit « *sans trace de lutte* », la causalité évoquée étant l'épilepsie, et un troisième type dans lequel l'impulsion est « *accompagnée d'une hallucination qui la soutient* ». Ainsi, « *un lypémaniaque sent une voix qui lui dit de se jeter par la fenêtre (...) il sentira une force qui l'y pousse et l'y précipite* ». L'hallucination est donc ici donnée comme une sorte d'appoint de l'impulsion, ne facilitant visiblement pas la « lutte » contre cette dernière... Classiquement, les ordres hallucinés sont considérés comme un facteur de risque majeur, incitant particulièrement le patient qui en est le siège à passer à l'acte. Telle était par exemple l'opinion exprimée par Noyes et Kolb dans leur manuel largement utilisé dans les années cinquante[3]. Corollairement, ce type de trouble est très largement utilisé, dans le domaine anglo-saxon pour invoquer, dans un cadre légal, une irresponsabilité pénale du sujet qui en est le siège et peut donc, en tant que tel, être simulé.

Un débat particulièrement intéressant a eu lieu ces dernières années dans diverses revues américaines concernant la validité de cette opinion classique. Rappelons-en brièvement le propos. Goodwin, Alderson et Rosenthal[4] dans une étude de 1971 ont fait valoir que les ordres hallucinés seraient beaucoup plus fréquents qu'on ne l'imagine, mais auraient des effets bien moindres que ne le voulait l'opinion classique. Dans une cohorte de 117 patients psychiatriques, ils ont relevé que « *trois ont déclaré que des voix leur avaient suggéré ou ordonné de se suicider ; deux souffraient de troubles de l'humeur et d'un était alcoolique. Aucun ne tenta de se suicider. Il n'était pas rare, néanmoins, que des voix tentent d'influencer le patient de façons variées (manger certains aliments, rester silencieux, etc.). 18 schizophrènes en ont fait état, 13 patients souffrant de troubles de l'humeur et 8 alcooliques. Les patients faisaient en général comme s'ils n'avaient pas entendu les ordres ou les suggestions hallucinatoires ; aucun n'avait commis d'actes destructeurs ou antisociaux à cause d'hallucinations.* » Selon une étude menée par leurs soins, environ un tiers des patients souffrant d'hallucinations entendent des ordres hallucinatoires lors des épisodes conduisant à hospitalisation ; or ces patients sont bien loin de passer tous à l'acte. Goodwin et coll. estiment que ce n'est que rarement le cas. Néanmoins, cet avis reste loin de faire l'unanimité. F.C. Depp[5] estime que les ordres hallucinatoires déclencheraient des passages à l'acte dans 15 % des cas ; Yesavage considère que la présence d'ordres hallucinatoires est associée à des « événements dangereux ». On voit que les opinions divergent donc.

---

1. Nous ne traiterons pas ici la question des passages à l'acte mélancolique, qui pourrait néanmoins également bénéficier dans une large mesure de cette clinique des phénomènes élémentaires.
2. SIMON P. M. (1886) : *Crimes et délits dans la folie*, J. B. Baillère et fils, Paris.
3. NOYES A.P., KOLB L.C. (1963) : « *Modern clinical psychiatry* », 6e éd., Saunders Co. éd., Philadelphia.
4. GOODWIN W., ALDERSON P., ROSENTHAL R. (1971) : « *Clinical Significance of Command Hallucinations in Psychiatric Disorders : a Study of 117 Hallucinatory Patients* », Arch. of Gen. Psychiatry, 24, 76-80.
5. DEPP F.C. (1983) : « *Assaults in public hospitals* », in : J.R. Lion, W.H. Reid : *Assaults within Psychiatric Facilities*, Grune & Strallon, New York.

Dans une étude portant sur 789 patients admis entre 1979 et 1980 à la *Payne Whitney Clinic* à New York, Hellerstein et coll.[1] ont repéré 151 patients présentant des hallucinations ; 38,4 % d'entre eux entendaient des ordres ; néanmoins, selon eux, ces patients ne sont pas significativement différents de patients ne présentant pas d'ordre hallucinatoire, en particulier en ce qui concerne les idées suicidaires et l'agressivité.

En revanche, dans un contexte médico-légal, les choses semblent être différentes ; des cliniciens canadiens de Toronto, Rogers et coll.[2] ont évalué le pourcentage de sujets ayant commis un passage à l'acte en obéissant directement à un ordre hallucinatoire à 5,8 %. Ceci représenterait tout de même 43 % de tous les sujets hallucinés vus dans un contexte médico-légal. Ces auteurs insistent sur le fait que les conséquences des ordres hallucinés sont souvent dramatiques, avec des risques d'automutilation, voire un risque léthal, ce qui a conduit à les faire classer parmi les sujets « gravement handicapés » (*severely impaired*) sur le *Global Assessment Scale*[3]. Étudiant l'importance des ordres hallucinatoires chez 65 patients (dont notamment 78,5 % de schizophrènes, et 13,8 % de troubles de l'humeur) reçus dans un service assurant l'évaluation diagnostique de patients impliqués dans des affaires médico-légales, les auteurs insistent sur les points suivants : beaucoup de patients dont il sera finalement admis qu'ils entendaient des ordres hallucinés étaient particulièrement réticents à en parler à l'équipe de recherche. Ils avaient pour presque moitié d'entre eux évité de mentionner ou dissimulé ces symptômes au personnel chargé du diagnostic d'admission. Les chercheurs proposèrent d'utiliser un certain nombre d'items du SADS susceptible d'aider à détecter la présence d'ordres hallucinatoires non exprimés. Quatre items simples s'avérèrent discriminants dans la moitié des cas : auto-reproches, retard psychomoteur, dépersonnalisation et dyspnée (avec un taux d'erreur, précisent les auteurs, de 2 %). Par ailleurs, les ordres hallucinés — qui semblent souvent associés à des insultes — sont en général très mal supportés par les patients, et seraient niés alors que des hallucinations ayant un contenu moins menaçant sont en général mieux supportées[4]. 80 % des patients ayant reçu des ordres hallucinatoires y obéiraient au moins à certains moments, et lorsqu'ils y obéissent, le résultat apparaît particulièrement dramatique. Il faut néanmoins rappeler que Rogers et coll. ont étudié une population de patients vus dans un cadre médico-légal, et que la proportion de patients obéissant à leurs voix risque d'être moindre chez un autre type de population. Néanmoins, on peut considérer que la thèse de la dangerosité potentielle de ce type de patients est assez largement confirmée, ainsi que la difficulté qui leur est propre à faire état du type particulier d'hallucinations qui les assiègent.

Dans un précédent travail, nous avons envisagé diverses manœuvres thérapeutiques possibles en présence de patients présentant des phénomènes élémentaires dont ils pouvaient sans trop de difficulté nous faire la confidence. Dans certains cas, nous avons pu montrer[5] que deux aspects peuvent être mis en évidence, permettant un abord thérapeutique de ces patients : d'une part, une perplexité de fond vis-à-vis du phénomène élémentaire psychotique ; d'autre part, la certitude d'être concerné personnellement par lui. Par ailleurs, il nous a semblé que les entretiens devaient être menés d'une façon qui mette en avant une ignorance foncière du clinicien, de façon à ce qu'il ne puisse être confondu avec le persécuteur « supposé-savoir » à qui devrait être directement imputé la causalité du phénomène. Il est certain que par rapport à ce dispositif de base, l'ordre halluciné — de

---

1. HELLERSTEIN D., FROSCH W., KOENIGSBERG H. (1987) : « *The Clinical Significance of Command Hallucinations* », Am. J. of Psychiatry, 144, 218-221.
2. ROGERS R., GILLIS J.R., TURNER R.E., FRISE-SMITH T. (1990) : « *The Clinical Presentation of Command Hallucinations in a Forensic Population* », Am. J. of Psychiatry, 147, 1304-1307.
3. SPITZER R.L., ENDICOTT J. (1978) : « *Global Assessment Scale* », New York State Psychiatric Institute, Biometrics Research, New York.
4. Cf. notamment LARKIN A.R. (1979) : « *The Form and Content of Schizophrenic Hallucinations* », Am. J. of Psychiatry, 136, 7, 940-943, qui estime que les hallucinations les plus menaçantes surviendraient lors de la phase aiguë, alors que les rémissions auraient tendance à être marquées par des hallucinations plus « amicales ». L'auteur, qui est infirmière et s'appuie sur les travaux de Lowe (« *The phenomenology of hallucinations as an aid to differential diagnosis* », Br. J. of Psychiatry, 123, 621-633, 1973), propose une échelle d'évaluation des hallucinations intégrant notamment des dimensions « facilitatives » (*Companionship, self-importance, evaluation, rote identity, entertainment)* et des dimensions « restrictives » (*Dependency, self-punishment, sexual identity, aggression, indecision*).
5. SAUVAGNAT F., VAISSERMAN A. (1991) : « *Phénomènes élémentaires psychotiques et manœuvre thérapeutique* », Revue Française de Psychiatrie.

même, dans une certaine mesure, que l'insulte hallucinée — pose un problème particulier, puisqu'il tend à conjoindre la désignation du sujet et une certitude quant à la qualification. Donc la séparation sur laquelle nous insistons, entre contenu énigmatique et désignation certaine, semble être difficilement opérante dans ces cas. Néanmoins, même si l'hallucination ne peut être entamée, car elle désigne ici ouvertement l'être même du sujet, il existe dans un certain nombre de cas une possibilité d'entamer la réponse que le sujet donne à la voix, en complémentation de l'hallucination. Ce que l'on peut tenter de mettre en place peut se comparer à la fonction de l'idéal chez le Président Schreber, qui lui permet de se différencier des phénomènes hallucinatoires au nom d'un ordre du monde qu'il se doit, en tant que juriste, de restaurer. Et effectivement on note, chez le Président Schreber, une protestation contre les phrases interrompues hallucinées. Néanmoins, Schreber est menacé, s'il ne répond pas aux voix, d'être laissé tomber par Dieu ; ce n'est que lorsque le délire est suffisamment élaboré (mise en place de la métaphore délirante) que les voix sont réduites à un serinage informe. De même, il y a effectivement lieu d'explorer les possibilités de séparation par rapport au message halluciné par le patient. Il nous semble qu'une manœuvre thérapeutique appropriée dans ce type de cas peut être de repérer et construire avec lui la marge de possibilité qu'il peut éventuellement avoir de ne pas répondre aux voix qui l'assaillent.

Cas 1 : Ce patient se retrouve régulièrement hospitalisé à la suite de passages à l'acte, à propos desquels il ne peut au départ strictement rien dire. Il casse des pare-brises de voiture, et est amené à l'hôpital par ses parents, ce qu'il considère comme une punition méritée ; ce n'est qu'après environ six mois de prise en charge qu'il admettra qu'il reçoit des ordres hallucinés. Il a au départ une forte adhésion à l'hallucination, qu'il considère comme inéluctable, et comme devant se payer par ces hospitalisations, comme s'il était condamné à 15 jours de prison, etc. Ce patient a été vu 2 fois par semaine en ambulatoire entre les hospitalisations, et journellement pendant celles-ci. Lors d'un entretien ambulatoire, il expliquera qu'entre deux entretiens, sa mère était absente, il a entendu une voix qui lui disait de tuer son père. Alors, explique-t-il, « *Je me suis fait hospitaliser* ». Cette explication était d'autant plus étonnante qu'il n'était pas venu à l'hôpital. Prié d'expliquer ce qu'il voulait dire par là, il expliquera : « *Oui, je suis resté dans ma chambre quatre jours, et mon père a fait l'infirmier* ». Le père se trouve donc promu à une curieuse fonction permettant de fait une séparation par rapport aux ordres hallucinatoires.

Lors d'une autre séquence, il se trouve dans un hôtel en Bretagne, une voix lui dit de rentrer chez lui, à 3 h du matin ; il le fait immédiatement, va à pied à la gare et prend le train. Il raconte également qu'il va dans les cafés, chose fortement désapprouvée par famille qui est juive orthodoxe. Il explique qu'il fait également cela sur ordre hallucinatoire. Nous avons alors insisté sur son implication personnelle dans le phénomène, lui demandant s'il est d'accord avec cette voix, il répond que non ; nous lui demandons pourquoi il le fait s'il n'est pas d'accord ; il répond que ça fait un tel chahut dans sa tête ! Nous lui demandons alors si ça fait moins de chahut dans sa tête quand il obéit à la voix, et il répond que non. « *Donc, concluons-nous, pourquoi obéissez-vous à vos voix ?* » En une autre occasion, il se présente à l'hôpital, à une heure du matin, explique qu'il a entendu une voix qui disait « *Tue ton père et tue ta mère !* ». Il a donc préféré venir à l'hôpital. Une certaine mutation de sa position par rapport aux ordres hallucinés a de cette façon été obtenue, qui a pu être confirmée par la suite.

La manœuvre proposée consiste donc à favoriser une prise de distance par rapport aux voix, en partant des particularités de celles-ci et non pas par une simple « critique » (Jaspers) de celles-ci.

Schizophrénie et passages à l'acte

Il semble que les passages à l'acte schizophréniques puissent être envisagés comme conséquence directe de l'absence pour ces sujets du nouage entre symbolique, imaginaire et réel, selon les formulations de J. Lacan, qui suivait ici à notre avis certaines indications de Chaslin sur la discordance[1]. Trois grands types de passages à l'acte peuvent s'en déduire :

- des passages à l'acte du type « laisser tomber », tels que des défenestrations, le sujet manifestant ainsi qu'il ne voit pas pourquoi il ne laisserait pas tomber son corps, puisque rien ne noue les dimensions réelle et symbolique ;
- des passages à l'acte par identification imaginaire immédiate, le sujet se sentant entraîné à adhérer directement à un comportement effectué devant lui. Ainsi de certains

1. LANTERI-LAURA G., GROS M. (1992) : « *Chaslin P. Essai sur la discordance dans la psychiatre contemporaine* », EPEL.

comportements de promiscuité sexuelle, d'agression, dans lesquels la part de transitivisme ou d'échopraxie sont évidemment à repérer etc. ;

■ des passages à l'acte de type « acte immotivé[1] », dans lesquels le sujet tente de se libérer d'un persécuteur élaboré de façon fruste (tentative de séparation d'un objet réel), ce que J. Lacan avait qualifié dans sa thèse de « crime du ça[2] ». Ceci nous invite à noter à quel point l'Autre préalable, comme lieu de la loi, peut être inconsistant dans la schizophrénie (discordant, disait Chaslin en 1912), alors même que le langage se trouve tout à fait à disposition du sujet, ce qui se manifeste sous divers modes, soit d'ironie schizophrénique (selon un terme qui a été remis en valeur récemment[3]), soit d'apathie ou d'indifférence, avec son cortège éventuel de « symptômes négatifs ».

Cas 2 : Il s'agit d'une patiente schizophrène ayant eu des relations sexuelles erratiques avec les sujets qu'elle rencontrait, enfermée dans sa chambre par ses parents pour éviter ses inconduites. Cette patiente s'est défenestrée dans les conditions suivantes. Les parents craignaient qu'elle ne soit enceinte, l'avaient enfermée pour la faire examiner par un médecin de façon à s'en assurer. Elle avait déjà fait une fausse-couche peu de temps auparavant. Elle regarde par la fenêtre et voit en face d'elle, de l'autre côté de la rue, derrière une fenêtre, une dame avec un bébé dans les bras. Elle en dira par la suite : « *J'ai eu peur que le bébé tombe, je me suis approchée de la fenêtre et je suis tombée* ». Elle désignera par la suite cet épisode par l'expression « *mon accident* ». Elle est donc tombée par la fenêtre, à la suite d'une relation en miroir, dans laquelle elle était identifiée de façon immédiate au bébé qu'elle voyait de l'autre côté de la rue. Elle ne savait visiblement pas comment étaient répartis sujet et objet, ni à plus forte raison comment se situer elle-même : de son côté ou du côté du bébé ? Tout se passe comme si elle se trouvait projetée réellement de l'autre côté de la rue. Il est visible que pour elle le cadre de la fenêtre ne faisait pas cadre : elle s'approche du miroir et de ce fait passe par la fenêtre. Ce n'est que dans l'après-coup qu'elle a pu saisir ce qui se passait sans qu'aucune intentionnalité n'ait jamais pu être évoquée. Elle fonctionne d'une façon générale sur un mode d'identification immédiate à l'autre. Lorsqu'elle a pu reprendre une activité, elle restait le soir à l'hôpital de nuit ; elle est allée voir un beau jour un médecin généraliste pour se faire faire un arrêt de travail, exactement comme une collègue, qui avait fait établir un arrêt de travail la veille, également par identification immédiate. Quand elle était dans le service, il lui arrivait d'appeler les infirmières de son propre prénom, ou bien elle disait s'appeler comme les infirmières. Si quelqu'un s'asseyait et tricotait, elle faisait de même. On note donc une sorte d'échopraxie, avec une indifférenciation de sa position. Rappelons que lorsque nous l'avons connue, elle suivait n'importe qui dans la rue. Concernant sa défenestration, sa version des faits a varié dans le temps, au fur et à mesure les choses se sont structurées davantage ; la version actuelle des faits est plus paranoïaque. « *J'étais dans la chambre, raconte-t-elle maintenant, j'ai entendu des pas dans l'escalier, je me suis jetée par la fenêtre pour échapper à celui ou celle qui venait* ». On assiste donc à une tentative de situer dans l'Autre une causalité.

L'abord thérapeutique de cette patiente a consisté à donner une certaine solidité à l'Autre, en la priant au cours des entretiens de bien vouloir dire tout ce qu'elle avait fait dans la journée, alors qu'elle déclarait de façon répétitive qu'elle n'avait rien à dire. Nous avons donc fait valoir l'existence de l'Autre ; à elle qui n'avait rien à dire, nous avons demandé de raconter ses rapports avec les autres. Cela n'a pas été sans effets : « *Chaque fois que je fais quelque chose, je pense à ce que je vais vous raconter* » a-t-elle fini par expliquer. Ceci a donc provoqué ce que nous pourrions appeler un *effet de tiers.* Cet effet est totalement artificiel, mais lui permet de se maintenir de cette façon. Du coup elle met en cause l'Autre dans son accident.

Cette patiente est suivie depuis 8 ans. Elle a été mariée, le mari a divorcé parce qu'elle suivait n'importe qui dans la rue semble-t-il. Le mariage a été néanmoins pour elle un élément de stabilité tant qu'il a duré. Il est certain que cette patiente présente des possibilités de passages à l'acte très nombreuses, qu'elle évite semble-t-il pour l'instant du fait qu'elle a à rendre des comptes de ses faits et gestes.

---

1. GUIRAUD P. (1931) : « *Les meurtres immotivés* », Évolution psychiatrique, Paris. Pour une étude détaillée de l'« immotivation » des « schizophrènes prodromiques », et une critique de la notion de froideur psychopathique (K. Schneider) qui leur est trop souvent à tort attribuée, voir K. Wilmanns : *Über Mord im Prodromalstadium der Schizophrenie,* Karger, 1939.
2. LACAN J. : « *De la psychose paranoïaque dans ses rapports avec la personnalité* », Le François, Paris, 1932, réédition Seuil, 1975, avec les « *premiers écrits sur la paranoïa* ».
3. Voir à ce propos F. SAUVAGNAT (1995) : « *Une passion psychotique du vrai : ironie et déréliction chez Attila József* », La Cause Freudienne, Revue de psychanalyse, 31, oct., 141-152.

Il est évident que d'autres types de cas peuvent être évoqués, où telle ou telle de ces tendances se trouve plus ou moins affirmée. Il nous semble toutefois très important de tenter de différencier les mécanismes en jeu, ce que l'« inconsistance » des symptômes schizophréniques rend parfois difficile. Un cas particulièrement délicat est évidemment celui où presque aucune trace de délire n'est apparente, comme dans les cas dits « prodromiques », l'acte constituant en quelque sorte pour le sujet une tentative de se constituer une identité là où l'univers, son propre destin et/ou son corps propre, lui apparaissent comme incohérents[1].

Cas présentant à la fois un aspect schizophrénique et paranoïaque

Un certain nombre de sujets présentent à la fois les deux aspects schizophrénique et paranoïaque : ils oscillent entre une discordance, avec les comportements correspondants, et des tentatives d'élaborer un délire plus ou moins systématisé, où l'aspect persécutif peut être prévalent. La fréquence de ces cas avait probablement été une des raisons pour lesquelles la clinique allemande du début du siècle[2] a proposé d'inclure la paranoïa à l'intérieur de la schizophrénie. Il est évident que dans ce type de cas, la vigilance devra en quelque sorte être double, puisque ces deux aspects des troubles psychotiques peuvent chacun à sa façon déterminer un passage à l'acte.

Cas 3 : Il s'agit d'un jeune homme originaire de l'Asie du Sud-Est, qui se présentait au départ comme un schizophrène. Il nous avait été adressé au CHRS d'Antony, venant de prison. Il avait été accusé d'avoir agressé une vieille dame dans la rue. Interrogé sur l'agression en question, il dit avoir demandé l'argent à la dame, qui a refusé, et s'est éloignée. Il l'a suivie, elle s'est mise à courir, il s'est mis à courir aussi. On a l'impression qu'il ne l'a pas poursuivie mais l'a simplement imitée ; la dame se sentant menacée a fait appel à la police, il a été arrêté et a fait l'objet d'un placement psychiatrique. Il semble qu'il se soit agi d'une identification immédiate à la vieille dame et non d'un acte pensé et calculé. Il est resté assez longtemps dans le service, très passif, sans rien demander, avec une allure presque déficitaire, sans grande élaboration verbale. Puis il est sorti de l'hôpital, il lui a été trouvé une place dans un CAT, tout en maintenant l'hospitalisation de nuit. Il a finalement élaboré un projet. Il se trouve que sa famille s'est réfugiée en France pour des raisons politiques après avoir subi diverses persécutions, vexations ainsi que des internements dans différentes sortes de camps en Asie du Sud-Est. Toute sa famille est venue en France, et de là certains d'entre eux sont partis aux États-Unis, notamment une sœur. En fait, il semble que pour sa famille, le chemin de la réussite passe par un court séjour en France de façon à préparer une émigration réussie aux États-Unis. Son projet est donc le suivant : faire de l'argent, aller aux États-Unis, trouver une femme, faire des enfants, donc un projet qui semble marqué au coin de la normalité. L'inconvénient est que pour lui ce projet est marqué de connotations entièrement délirantes : aller aux États-Unis semble aussi catastrophique que la rencontre directe de Dieu pour le président Schreber.

Nous n'avons pu apprendre qu'assez tardivement les détails de son projet délirant. Entre temps, il est passé à l'acte plusieurs fois, à la fois pour des motivations schizophréniques et paranoïaques. Il a frappé une interne, un surveillant, un infirmier. L'interne parce qu'elle posait des questions trop intrusives à son goût, le surveillant parce qu'il s'est interposé dans une discussion avec un autre patient avec qui il était dans une relation imaginaire de provocation réciproque, l'infirmier au motif qu'il était d'après lui Américain. On s'est aperçu qu'à l'époque où l'interne était trouvée par lui trop intrusive, il avait fait une demande de visa qui lui avait été refusé peu de temps auparavant, et le patient l'accusait d'avoir été l'agent de cet échec. Quand à l'infirmier, le patient a décrété qu'il était Américain parce qu'il avait des lunettes d'un certain type. On se trouve donc, avec ce patient, à la merci d'un passage à l'acte pour plusieurs raisons qui peuvent jouer concurremment. Quand il a agressé l'interne, il avait assisté à une bagarre dans le métro, s'identifiait aux gens qui se battaient, se sentait impliqué et il semble qu'il ait également transposé cette scène dans sa relation avec la praticienne. Le registre est double :

- L'identification imaginaire, avec toute l'agressivité qu'elle peut déclencher.
- Le projet délirant : tout ce qui vient se mettre en travers de son projet américain apparaît pour lui persécutif, mais en même temps la réalisation du rêve américain est pour lui extrêmement menaçante, comparable peut-être à l'approche de Dieu pour Schreber[3].

Récemment il s'est mis à refuser son traitement, sa famille l'avait ramené de permission prostré. En fait sa sœur était rentrée des États-Unis et lui avait offert un T-shirt marqué « Kansas City ». Ce

---

1. Voir notamment sur ce point le très intéressant ouvrage de K. WILMANNS : « *Über Mord im Prodromalstadium der Schizophrenie* », Karger, 1939.
2. SCHNEIDER K. (1970) : « *Psychopathologie clinique* », trad. Legrand, Nauwelaerts, Louvain & Paris.
3. SCHREBER D.-P. (1978) : *Mémoires d'un névropathe*, Seuil, Paris.

cadeau avait relancé la machine délirante du « projet américain ». Ce qui était au départ actes immotivés s'articule maintenant à un délire. Une chaîne logique s'est élaborée : s'il se met à travailler, il va gagner de l'argent, s'il gagne de l'argent, il va devoir aller aux États-Unis. Et cette perspective l'envahit d'une angoisse qui n'est pas sans évoquer une angoisse de fin du monde. Autant dire que les projets de réhabilitation sont ici tout à fait à relativiser... avant que le délire puisse s'articuler, peut-être, d'une façon différente. Néanmoins, à force de discussions, il a fini par saisir le rôle protecteur que peut avoir la temporisation de ses ardeurs à trouver du travail. On ne peut pas dire que ce soit le cas de sa famille. Ainsi par exemple, sa mère part de temps en temps aux États-Unis voir sa fille, qui envoie au patient des séries de T-shirt imprimés aux couleurs de New York, ce qui ne manque pas de relancer le délire ; sa famille est très étonnée lorsqu'on leur explique que son délire consiste à vouloir se marier et partir aux États-Unis, ce qui est pour eux un idéal culturel.

Dans ce cas précis, le travail thérapeutique a donc consisté à mettre en place une barrière à la jouissance de l'Autre dont le sujet est menacé dès qu'il met ses projets à exécution. Seul un repérage très précis des coordonnées du délire permet d'éviter assez largement les passages à l'acte et de ménager au sujet une position plus souple dans la structure qu'il s'est lui-même construite.

Conclusion

Il nous a semblé, à propos de trois cas de sujets psychotiques se trouvant entraînés à des passages à l'acte, que l'écoute précise des phénomènes élémentaires dont ils se sentaient affligés pouvait permettre de les guider vers des réalisations différentes de leur place dans le fantasme. Il s'agit notamment de leur faire sentir à quel point la précipitation vers une certaine réalisation de leur être peut être en quelque sorte programmée par une tendance à un choix forcé, soit vers la réalisation des ordres hallucinatoires par lesquels ils se sentaient contraints, sans pouvoir, pendant un long laps de temps, s'en expliquer (cas 1), soit vers une identification immédiate à l'objet dans le miroir (cas 2), soit vers la réalisation d'un projet délirant, ou à nouveau vers une identification immédiate à des protagonistes dans un rapport imaginaire (cas 3). Dans les trois cas, il s'est agi de provoquer une temporisation par rapport à la réalisation brute du programme implicite inclus dans le fantasme. Il nous semble avoir montré à quel point le repérage précis des particularités des phénomènes élémentaires, pour certains à peine esquissés, pouvait servir un tel souci thérapeutique.

2.1.3. Les thérapies systémiques

En complément à sa contribution portant sur l'apport du courant de pensée systémique à la compréhension du fait criminel [II, § 3.6.3.], Mony Elkaïm (Bruxelles) montre maintenant l'intérêt de cette approche dans la prise en charge concrète de la violence. Ce texte est suivi d'un exemple d'intervention en pratique de réseau, illustré ici par Frédéric Mauriac (Plaisir).

Délinquance et criminalité : les approches thérapeutiques

M. Elkaïm

I. Principes généraux d'une approche thérapeutique systémique

Les thérapeutes systémiques tentent de modifier le contexte qui a permis l'apparition et le maintien d'un comportement décrit comme symptomatique. Ce contexte est le plus souvent la famille, mais il peut aussi s'agir de systèmes humains plus larges. C'est ainsi que les thérapeutes systémiques travaillent aussi bien avec des familles élargies, qu'avec des groupes comprenant plusieurs familles ou avec des réseaux sociaux (Elkaïm, 1987).

Le thérapeute familial ne nie nullement qu'un symptôme puisse naître à la suite d'un assemblage complexe d'éléments, il privilégie simplement, dans son intervention, l'environnement qui a pu jouer un rôle initiateur ou/et, dans certains cas, amplificateur.

Nous envisagerons, dans ce court texte, les approches thérapeutiques des écoles décrites dans l'article intitulé « *Délinquance et criminalité : un regard systémique* » [II, § 3.6.3.].

II. Approche systémique et délinquance : quelques approches

1. H. Stierlin et le concept de délégation

Pour Helm Stierlin, l'enfant qui incarne le problème est pris dans une situation de double contrainte. Le thérapeute essaiera d'aider les parents et les enfants à comprendre les délégations contradictoires dans lesquelles se débat la personne en difficulté. Le travail thérapeutique aidera les parents à mieux comprendre l'origine de ces missions opposées dans leurs propres familles d'origine (Stierlin, 1978).

2. I. Boszormenyi-Nagy et la « légitimité destructrice »

Le thérapeute contextuel introduit, dans le champ de la thérapie, la notion d'« éthique relationnelle ». Faisant preuve de « partialité multidirectionnelle », il tient en ligne de compte l'intérêt de toutes les personnes affectées par ses interventions. Celles-ci s'inscrivent dans une perspective multigénérationnelle qui permet au thérapeute d'étudier les « legs » transmis aussi bien que les loyautés invisibles manifestées. Son but sera une réconciliation des différents membres de la famille, afin qu'une autonomie devienne possible. Cette autonomie ne résulte pas d'une simple coupure des relations, mais de la possibilité donnée à chaque membre de la famille de réaliser son propre potentiel de développement (Ducommun-Nagy, 1995).

3. G. Ausloos : familles à transactions délictogènes et passage à l'acte délinquant

Comme Boszormenyi-Nagy, Guy Ausloos estime que le but de la psychothérapie est de permettre à l'adolescent de reprendre son évolution vers l'autonomie. Là aussi, c'est la capacité des parents à faire face à leurs propres conflits qui permet à l'adolescent de se libérer du difficile héritage qui lui était imposé (Ausloos, 1983a & 1983b).

4. C. Chirol et P. Segond : le délit comme signal

Pour ces thérapeutes, il est fondamental de différencier l'être et l'avoir. L'adolescent n'est pas délinquant ; il n'est que le porteur d'un symptôme de délinquance. Le fait de transformer la perception que son environnement et lui-même ont de son identité, libère, chez les membres de la famille de ce jeune en difficulté, des potentialités jusqu'alors peu utilisées (Chirol & Segond, 1983).

5. M. Elkaïm : l'aspect « protecteur » de l'acte délinquant

Choisissant d'insister sur l'aspect apparemment paradoxal de la délinquance comme acte « protecteur » pour éviter à un système familial d'affronter un changement rendu nécessaire par les circonstances de la vie, M. Elkaïm transforme le regard que la famille porte sur l'adolescent délinquant. Il proposera aux membres de la famille de les aider à discuter des problèmes que le jeune aurait pu vivre d'une manière particulièrement amplifiée et de les aider à y faire face. Dans la situation spécifique décrite dans l'article « *Délinquance et criminalité : un regard systémique* » [II, § 3.6.3.], M. Elkaïm a travaillé avec un réseau constitué par des jeunes délinquants à l'absentéisme scolaire important, leurs familles, leurs amis ainsi que leurs enseignants. Ce travail a permis de renforcer le rôle des parents aussi bien par rapport à l'école que dans leurs propres familles et a permis l'évolution positive des jeunes en difficulté (Elkaïm, 1979).

6. Thérapie familiale, apprentissage social et délinquance

Cette approche, intitulée « *Social Learning Family Therapy* » (SLFT), insiste sur l'apprentissage social. Elle relève la manière dont le comportement déviant d'un membre de la famille est renforcé par au moins un autre membre de la même famille. Les tenants de cette approche vont donc modifier la structure des échanges qu'ils estiment dysfonctionnels et mettre l'accent sur l'acquisition par les parents de nouveaux outils éducatifs. Bank, Marlowe, Reid, Patterson et Weinrott (1991) ont comparé les effets de la thérapie familiale utilisant cette approche au traitement individuel offert à des jeunes délinquants récidivistes. Les adolescents vus en famille avaient un nombre d'incarcérations plus bas à la fin du traitement que les jeunes aidés individuellement. Cette amélioration continuait à se manifester toujours un an après le traitement.

7. Une lecture écologique de la délinquance

Ici aussi, l'accent est mis sur les ressources éducatives des parents, mais cette approche va insister sur l'intervention au niveau des groupes d'amis, des écoles, des communautés, etc. L'approche thérapeutique utilise de nombreuses tâches et se limite à l'ici et au maintenant. Deux études menées par Henggeler et al., et Mann et al. (citées in : Chamberlain et Rosicky, 1995), montrent que les jeunes délinquants qui ont pu bénéficier de thérapies multisystémiques (MST) présentaient moins d'incarcérations et moins de problèmes comportementaux que les jeunes traités individuellement.

8. Thérapie familiale structurale

La thérapie familiale structurale, créée par Salvador Minuchin, insiste sur une modification de la structure familiale. Elle met l'accent sur une réorganisation des sous-systèmes familiaux et sur l'importance des frontières entre les générations.

Alexander et Parsons ont utilisé une variation de la thérapie familiale structurale, qu'ils ont intitulée « Functional Family Therapy » (Thérapie familiale fonctionnelle). Les recherches menées par Alexander et Parsons (1973, 1982), et Klein, Alexander et Parsons (1977), indiquent que les résultats obtenus grâce à cette approche sont meilleurs que ceux obtenus dans le cas de jeunes bénéficiant d'une thérapie individuelle ou des membres du groupe de contrôle et ce, qu'il s'agisse de récidivisme ou d'interaction familiale.

Dans une étude citée par Chamberlain et Rosicky (1995, p. 444), les membres des fratries qui avaient bénéficié de thérapie familiale fonctionnelle avaient, trois ans plus tard, nettement moins de démêlés avec la justice que les membres des fratries suivis en thérapie individuelle ou les membres du groupe de contrôle.

III. Prévenir les cycles répétitifs menant au passage à l'acte

Les thérapeutes de famille se sont surtout attachés à l'étude de symptômes permettant d'éviter à la famille de se confronter à des difficultés apparemment insurmontables. Ces difficultés peuvent être liées à des moments du cycle de vie qui exigent la modification de règles familiales rigides (par exemple le départ du dernier enfant de la maison), à des secrets familiaux, à des conflits parentaux masqués, etc. Les actes délinquants ont été souvent compris par les thérapeutes systémiques comme ayant potentiellement le pouvoir de maintenir la famille dans un état d'équilibre malgré les tensions intérieures ou extérieures auxquelles cette dernière est soumise.

Les actes criminels intrafamiliaux, tels que les homicides, brisent l'équilibre d'un système en rompant les règles qui maintenaient ce dernier. À ce titre, l'homicide n'a fait l'objet que d'études restreintes chez les thérapeutes familiaux, dont les plus notables sont celles de Salvador Minuchin (1984). Ce thérapeute estime que, dans le contexte familial, l'auteur du passage à l'acte criminel comme l'abuseur se vivent comme souffrants des provocations de leur propre victime et de leur environnement. Minuchin ajoute que si l'intervention auprès de l'abuseur se limite exclusivement à un contrôle punitif, une personne violente de ce type risque de se vivre encore plus en victime. On peut craindre alors qu'au lieu d'assister à une diminution des actes violents ultérieurs, on soit confronté au contraire à leur multiplication.

Par ailleurs, dans l'article publié dans ce même ouvrage [II, § 3.6.3.], nous avançons l'hypothèse que le passage à l'acte homicide à la suite d'une situation d'abus peut surgir, dans une famille, à la suite de cycles interactifs auto-entretenus dont l'amplification progressive peut mener à une brusque bifurcation. Éviter ou interrompre ces cycles répétitifs auto-entretenus devient donc essentiel.

C'est ainsi que — commentant le contexte dans lequel une petite fille de sept ans, enlevée à sa famille d'accueil à l'âge de six ans pour être rendue à sa mère biologique, trouva la mort à la suite de mauvais traitements imposés par son beau-père — Minuchin propose une approche différente du placement (1984). Souhaitant éviter la rivalité trop fréquente entre famille d'accueil et famille biologique, Minuchin avance une idée originale : et si l'on proposait à la famille d'accueil de n'être pas seulement une famille d'accueil pour un enfant, mais une famille d'accueil pour une famille ? Le but de la famille d'accueil deviendrait alors de faciliter le retour de l'enfant à sa famille d'origine et d'éliminer la nécessité du placement.

Les familles d'accueil devraient bien sûr être supervisées par les services sociaux afin que ce projet soit réalisable (Minuchin, 1984).

Parmi différentes approches permettant d'interrompre ces cycles auto-entretenus, l'utilisation du concept de *résonance* créé par M. Elkaïm (1989) peut se révéler utile. Dans les situations d'aide à une personne responsable d'abus, il semble nécessaire, pour cet auteur, que deux personnes différentes se chargent de l'aspect aide et de l'aspect contrôle. Le thérapeute doit éviter de participer au renforcement mutuel de ses croyances profondes aussi bien qu'à celles de l'abuseur pendant le travail psychothérapeutique. Fréquemment, le thérapeute veut aider l'abuseur à changer, mais en même temps, n'arrive pas à croire qu'une personne de ce type puisse en être capable. En même temps, l'abuseur souhaite ne pas être rejeté, mais n'arrive pas à croire que cela puisse être le cas. L'analyse de la résonance et des « constructions du monde » de chacun des protagonistes de la psychothérapie devra permettre d'éviter le renforcement des croyances profondes des membres du système thérapeutique et d'ouvrir ainsi, pour l'abuseur, un nouveau devenir.

Bibliographie

(1) ALEXANDER J.F., PARSONS B.V. (1973) : « *Short-term behavioral intervention with delinquent families : Impact on family process and recidivism* », Journal of Abnormal Psychology, 81, 219-225.
(2) ALEXANDER J.F., PARSONS B.V. (1982) : « *Functional Family Therapy* », Monterey, CA, Brooks/Cole.
(3) AUSLOOS G. (1983a) : « *Familles à transactions délictogènes* », in : G. Ausloos, P. Segond : « *Marginalité, système et famille* », collection *Relectures*, C.F.R.E.S. Vaucresson, I.E.S. Genève.
(4) AUSLOOS G. (1983b) : « *Adolescence, délinquance et famille* », in : id. réf. (3).
(5) BANK L., MARLOWE J.H., REID J.B., PATTERSON G.R., WEINROTT M.R. (1991) : « *A comparative evaluation of parent training interventions for families of chronic delinquents* », Journal of Abnormal Child Psychology, 19, 15-33.
(6) CHAMBERLAIN P., ROSICKY J.G. (1995) : « *The effectiveness of family therapy in the treatment of adolescents with conduct disorders and delinquency* », Journal of Marital and Family Therapy, 21, 441-459.
(7) CHIROL C., SEGOND P. (1983) : « *Délinquance des jeunes, homéostase familiale et sociale* », in : id. réf. (3).
(8) DUCOMMUN-NAGY C. (1995) : « *La thérapie contextuelle* », in : M. Elkaïm : *Panorama des thérapies familiales*, Seuil, Paris.
(9) ELKAÏM M. (1979) : « *Système familial et système social* », in : *L'approche systémique en thérapie familiale*, Cahiers de thérapie familiale et de pratiques de réseaux, 1, 55-60.
(10) ELKAÏM M. (1987) : *Les pratiques de réseau : santé mentale et contexte social*, ESF, Paris.
(11) ELKAÏM M. (1989) : *Si tu m'aimes, ne m'aime pas*, Seuil, Paris.
(12) KLEIN N.C., ALEXANDER J.F., PARSONS B.V. (1977) : « *Impact of family systems intervention on recidivism and sibling delinquency : A model of primary prevention and program evaluation* », Journal of Consulting and Clinical Psychology, 45, 469-474.
(13) MINUCHIN S. (1984) : « *Family Kaleidoscope* », Harvard University Press, Cambridge.
(14) STIERLIN H. (1978) : « *Delegation und Familie* », Suhrkamp, Francfort.

Un exemple de prise en charge systémique des situations de crise avec violence : l'intervention à domicile en urgence

Les professionnels des *urgences psychiatriques* sont souvent confrontés aux situations conflictuelles ou violentes. Ces dernières ne sont d'ailleurs réellement compréhensibles que replacées dans leur contexte d'émergence. C'est pourquoi l'utilisation de la théorie systémique y trouve un domaine d'application particulièrement pertinent. Cloé Madanes écrivait[1] : « *La violence se présente sous la forme de l'urgence et de la crise. C'est une problématique où "l'ici et maintenant" de la souffrance ne semble admettre aucun délai dans l'intervention, même si les raisons et les déterminismes sont inscrits au plus profond des histoires individuelles.* » Frédéric Mauriac nous fait l'amitié d'exposer ici sa pratique originale de prise en charge psychiatrique intensive des individus ou de leurs familles en situation de grande souffrance psychique, là où les passages à l'acte hétéro- mais aussi auto-agressifs sont le plus à redouter. Ce travail d'équipe, qui peut paraître à première vue relativement simple, est en fait sous-tendu par une profonde réflexion théorique, qui doit beaucoup aux recherches de Mony Elkaïm et à la créativité institutionnelle de Serge Kannas.

1. MADANES C. (1995) : *Préface* à : *Violence et abus sexuels dans la famille*, R. Peyrrone & M. Nannini, ESF, Paris.

Aller au devant de la crise pour désarmer la violence

F. Mauriac

Lorsqu'une équipe d'urgence psychiatrique intervient dans un contexte de crise, en particulier quand il existe des enjeux de violence avec risques médico-légaux, la pratique des professionnels et leur savoir-faire dépend de deux critères : l'élaboration du projet de la structure et la créativité des personnes en situation. Cet article montre comment le fonctionnement de notre équipe d'intervention de crise[1] a été élaboré et, à travers un cas clinique, comment l'utilisation d'interrelations peut faire émerger la résolution de la crise.

L'urgence psychiatrique est associée à folie, violence, imprévisibilité et drame et donc à irréalité, agressivité, incontrôlabilité et danger. L'élaboration du projet a porté bien évidemment sur le contexte de l'intervention, c'est-à-dire comment une équipe intervenant sur place pourrait agir, réagir à une situation d'urgence psychiatrique sachant que le lieu n'est pas structuré comme cela peut être possible en milieu hospitalier. Être sur le lieu de l'émergence conduit à se retrouver dans des situations qui ont ainsi des conséquences fâcheuses : agressivité, menace, réaction face à une autorité et face à une spécialité (la psychiatrie) stigmatisante.

En premier lieu, le cadre de protection devant être posé par la hiérarchie, le chef de service[2] a fait deux recommandations qu'il a jugées indispensables :

- Protection la plus absolue (par la police et/ou les pompiers) face à quelqu'un susceptible d'être dangereux.
- Intervenir toujours à deux car cela permet de démultiplier les regards et les échanges.

Les prémices de la mise en place de cette équipe ont été déterminantes car la plupart des professionnels étaient novices en ce qui concerne l'urgence psychiatrique. Cette aventure avait pour corollaire un besoin de réassurance des futurs intervenants. Un cadre structurant était donc nécessaire afin de donner les moyens aux professionnels d'avoir l'esprit clair pour agir au mieux dans les moments les plus difficiles. Un travail d'échange sur une expérience déjà en cours aux États-Unis[3] a permis d'évaluer les risques les plus importants.

Les dialogues sur ce travail ont ainsi conduit à poser certaines limites à notre intervention :

- Évaluation de la demande et de sa pertinence, à travers l'appel faisant cas d'une situation.
- Mise en place d'un cadre d'intervention en faisant appel aux équipes du tissu social en charge de la loi, principalement la police, quelquefois accompagnée par les pompiers.
- Intervention psychiatrique en un deuxième temps, ou bien de façon concomitante.

Le modèle qui sous-tend notre intervention est le *modèle systémique* c'est-à-dire un modèle qui est centré sur la fonction du symptôme dans un contexte relationnel *in situ*. C'est pourquoi le premier appel est souvent déterminant, nous permettant d'évaluer la dangerosité. Nous sommes ainsi connectés à des professionnels qui nous font part de la problématique rapidement. Nous essayons de récolter des informations liées au trouble du comportement de la personne dangereuse. Nous tentons également de voir, avec le professionnel qui nous a contactés, s'il existe un entourage que l'on puisse joindre pour participer à notre intervention. *Notre principe de base est de considérer qu'une personne dangereuse reste malgré tout sensible à son entourage, celui-ci pouvant être différent de celui qui participe au contexte violent, et pouvant donc aider à créer un contexte de dédramatisation.*

En parallèle, l'intervention de la police est garante d'un cadre de protection, autant pour nous que pour les personnes se trouvant dans une situation qui pourrait être dangereuse. Nous considérons que la force publique (du fait des uniformes) a un effet constructif sur le patient dangereux. Elle donne une signification de la dimension délictueuse du comportement de la personne.

---

1. ERIC : Équipe Rapide d'Intervention de Crise, disponible 24/24 heures, proposant une prise en charge en urgence au domicile et un suivi en post-urgence pendant un mois, réalisant une alternative à l'hospitalisation lorsque cela est possible. Médecin Responsable : Docteur Mickaël Robin.
2. Docteur S. Kannas, Chef de Service Secteur XI des Yvelines dont dépend ERIC, Hôpital Charcot, Plaisir, France.
3. Diana EVERSTINE & Louis EVERSTINE (1993) : « *Des gens en crise* », Hommes et perspectives, DDB, Paris.

Lors de l'intervention avec ce cadre institutionnel, toute la difficulté consistera à créer un enjeu qui arrêtera la dangerosité de la situation, notre projet étant évidemment de ne pas la stigmatiser plus. Nous serons donc amenés, en collaboration avec la police, l'entourage du patient et ce dernier, à mettre en place un contrat minimum de compréhension. Quatre cas sont possibles :

- Le patient se montre déterminé, particulièrement dangereux et inapte à entendre raison quels que soient les arguments de l'entourage, de nous-mêmes ou des forces de l'ordre, sans pour autant présenter une symptomatologie psychiatrique. Dans ce cas, une mesure policière pure avec intervention d'un cadre judiciaire se mettra en place et notre rôle s'arrêtera là.
- Le patient présente des troubles du comportement et est en proie à un discours délirant. Par ailleurs, la famille, dans ce contexte, n'accepte pas de se positionner afin d'être participante d'une prise en charge psychiatrique. Dans ce cas, une mesure d'hospitalisation d'office sera nécessaire pour protéger le patient et son entourage.
- Le patient a un entourage qui accepte notre prise en charge et son état nécessite une hospitalisation. Une mesure d'hospitalisation sur demande d'un tiers sera faite par un tiers familial. Notre travail consistera alors à hospitaliser le patient en milieu spécialisé et en lit-porte (c'est-à-dire 24 ou 48 heures maximum), permettant de créer un contexte où l'hospitalisation sera utilisée comme moyen de : protéger le patient et traiter ses symptômes, lui signifier la gravité de ses troubles du comportement, protéger la famille, la responsabiliser (et non la culpabiliser) quant à sa relation avec le patient. Ainsi, la mise en place d'un travail avec l'entourage mobilisé et coparticipant pourra permettre, 24 ou 48 heures après l'acte dangereux, de mettre en place un suivi adéquat : un retour à domicile contractualisé (congé d'essai), ou un maintien à l'hôpital. Une sortie précoce nécessite auparavant l'acceptation par le patient d'un contrat tripartite (entourage/patient/équipe ERIC) qui exige un investissement intensif des professionnels : visites à domicile (VAD) deux à trois fois par jour, entretiens familiaux très fréquents (2 à 3 fois par semaines) et une réintervention à la moindre inquiétude.
- La prise en charge pourra se faire à domicile sans hospitalisation. L'exemple qui suit en éclaire les modalités.

Nous sommes appelés par la police pour un homme menaçant sa concubine avec une arme blanche. Cette dernière l'a trompé avec un autre homme. À l'arrivée de la police, prévenue par la mère du jeune homme, la femme choisit de disparaître. Devant les troubles du comportement qu'il présente, apparemment d'origine psychiatrique, les forces de l'ordre font appel à nous pour que nous l'hospitalisions en hospitalisation d'office. Arrivés au domicile, nous constatons une situation très difficile : dramatisation de la mère ; le fils Monsieur M, très sthénique, a les menottes aux mains. Les inspecteurs de police nous demandent la conduite à tenir, tout en évoquant déjà une hospitalisation d'office au centre hospitalier spécialisé Charcot. En premier lieu, nous négocions avec la police de pouvoir parler avec la famille et qu'elle retire les menottes au jeune homme. La police accepte, à condition de rester proche c'est-à-dire à la porte de la maison pour nous garantir un minimum de sécurité et après que nous ayons négocié un contrat de confiance avec le patient et son entourage. Nous pouvons ainsi commencer à dialoguer en essayant d'élargir le contexte relationnel. Le père n'étant pas joignable rapidement, le jeune homme réussit à contacter son frère qui arrive peu de temps après. Nous constatons alors que la situation empire car le frère aîné menace de faire appel à des gitans habitant proche de la cité, qui seraient à même de les venger en commettant un « assassinat anonyme ». La situation devenant ingérable, nous devons donc trouver quelqu'un qui puisse aller chercher le père à son travail. En effet, celui-ci serait le seul capable de calmer ses enfants. Cette information nous a été fournie par les deux sœurs arrivées entre temps et s'avère capitale pour faire baisser la pression. Le père présent, nous centrons tout l'entretien sur son autorité, ce qui permet, après plusieurs minutes de négociation, de remettre ses fils dans des considérations plus acceptables. Nous parlons également avec le père de la souffrance que ressent son fils trompé. Le père sait trouver les mots pour apaiser celui-ci.

La police, ayant encore des inquiétudes face au geste de violence de Monsieur M, nous devons étudier les différentes possibilités acceptables pour elle et qui permettraient, si possible, le maintien du patient à domicile. Notre rôle est donc de négocier un cadre suffisamment explicite pour permettre à la famille de garder le fils à la maison. Compte tenu de l'importance de ses souffrances et de sa dangerosité, la présence d'un membre de sa famille 24/24 heures, est posée explicitement comme indispensable. Le père accepte donc de s'arrêter de travailler pendant un certain temps afin d'accompagner son fils en permanence et de l'aider à supporter l'affront et la séparation d'avec sa concubine. Notre équipe étant prête à faire un travail intensif (entretiens familiaux réguliers, VAD deux fois par jour pour contrôler la situation à domicile, intervention en cas de besoin d'une hospitalisation du jeune homme) et ceci ayant été clairement expliqué à la famille, la police accepte de ne pas maintenir la demande d'hospitalisation d'office.

Nous avons ainsi réussi à travailler sur plusieurs niveaux en même temps et à désamorcer une crise avec des risques criminels potentiels. L'hospitalisation d'office n'a pas été nécessaire. La résolution de la crise a pu se faire dans les quinze jours qui ont suivi, au cours desquels la famille, avec notre aide, a pu discuter avec la belle-fille et trouver un consensus acceptable pour tous.

À travers cet exemple, nous pouvons tirer les enseignements qui alimentent notre pratique. Nous avons tout d'abord créé un cadre minimum de protection, demandant à la police d'être proche et vigilante afin de maintenir une protection légale. Par ailleurs, notre négociation pour retirer les menottes au jeune homme aura eu l'intérêt de créer un contexte d'alliance avec le patient et son entourage. Nous avons ensuite essayé d'ouvrir l'entretien à la famille. Au premier abord, ceci a complexifié la situation car la violence potentielle s'en est trouvée accrue. L'idée, exploitée par nous, d'aller chercher le père, a été proposée par les sœurs nous montrant ainsi les ressources dont dispose cette famille.

Le père présent, nous avons commencé à dialoguer avec lui sur la situation ayant amené l'intervention de la police et sur la réaction immédiate des deux fils face au déshonneur du cadet. Nous avons analysé avec le père ce qu'il ressentait face aux comportements de sa belle-fille puis de ses fils. Il a pu formuler une explication qui soutenait Monsieur M et en même temps ne disqualifiait pas complètement sa « belle-fille ». Ses paroles ont eu un impact très important pour apaiser le jeune homme. Lorsque nous avons demandé au père ce qu'il pensait de la colère de ses fils, et s'il était lui-même un homme colérique, il nous a orienté vers une solution. '

L'histoire de la famille M est une histoire où les jeunes hommes sont des êtres fiers et emportés mais qui, avec le temps, peuvent prendre du recul. Ainsi ce père a pu parler à son fils de sa propre violence, lorsqu'il était jeune adulte, qu'il avait réussi à juguler, ce qui fait de lui un homme aujourd'hui respecté. Nous voyons ici que la culture familiale a donné du sens à ce qui se passait. Ce père a aussi trouvé les ressources lui permettant de convaincre son fils de coopérer à une solution acceptable pour tous.

Notre travail n'a pu se faire que dans le plus grand respect de ce qui se vivait dans l'instant, tout en confrontant les intervenants aux réalités de la loi. Notre intervention, à caractère relationnel et au tout début de la crise, a aussi permis de nous allier avec cette famille. La prise en charge précoce et à domicile permet de créer un climat de confiance et assure du sérieux de notre implication. Par ailleurs, nous reprenions les termes très simples utilisés par les différents membres de la famille, afin de formuler le plus clairement possible le problème, en évitant d'utiliser une terminologie d'expert (langage psychiatrique). Ceci a permis une collaboration, sans sous-estimer les compétences de chacun, pour trouver ensemble des solutions. Notre investissement a permis à la police de ne pas stigmatiser cette situation en acceptant le contrat que nous avions passé avec la famille. Le fait que les forces de loi se soient retirées sans sanction policière a permis de sceller nos engagements avec cette famille.

Depuis la création d'ERIC, il y a trois ans, notre pratique continue à nous mobiliser. Nous sommes perpétuellement en élaboration afin de trouver des solutions. En effet, la meilleure protection possible des professionnels leur permet de trouver des moyens afin d'utiliser au mieux la créativité des réseaux (la famille, les forces de l'ordre, nous-mêmes). La violence est un symptôme qui, pris objectivement entraîne naturellement une rigidification des réactions. Si nous avons un regard différent, d'autres voies sont possibles afin de maintenir un lien relationnel et créer d'autres ouvertures.

2.1.4. Les thérapies cognitives et comportementales

Les stratégies thérapeutiques cognitive et comportementale dans le domaine de la criminologie sont loin de faire l'objet d'un consensus. Elles rendent pourtant des services appréciables dans l'aide apportée aux victimes ou en matière de prise en charge des délinquants sexuels. Cependant, en ce qui concerne les malades psychotiques criminels, nous manquons de recul pour pouvoir conclure à leur efficacité réelle. Jean-Pierre Bouchard, diplômé en thérapie comportementale et cognitive, psychologue clinicien à l'Unité pour Malades Difficiles de Cadillac, et docteur en Droit, pense toutefois que, dans le cas des délires de persécution par exemple, « *ces traitements, en modifiant ou en tarissant les croyances erronées et, par là même, en abrasant la dynamique criminelle, semblent donc avoir une très forte valeur préventive, par rapport aux risques de passage à l'acte agressif*[1] ».

Les grands principes thérapeutiques

J.-P. Bouchard, V. Moulin

Ces thérapies se sont largement développées ces dernières années. Les thérapies comportementales reposent sur une *théorie de l'apprentissage* qui peut s'appliquer à « l'état de stress post-traumatique ». Les symptômes caractéristiques de ces états de stress peuvent être considérés comme ayant été « appris » par un processus de conditionnement relatif aux stimuli traumatogènes et, par la suite, généralisé à d'autres stimuli qui présentent des analogies avec le premier. Cette technique se complète d'une *théorie cognitive*. Cette dernière part de l'hypothèse que certains affects sont créés ou majorés par une distorsion des informations reçues. Ces thérapies consisteront à amorcer un processus de déconditionnement et de modification du traitement de l'information. On distingue :

- Les *thérapies d'exposition*. Ces thérapies sont variées, elles vont de la désensibilisation systématique aux méthodes d'expositions directes par *immersion* ou par *implosion* . Le patient est confronté de manière progressive ou massive au stimulus traumatogène (exposition *in vivo*, technique d'*imagerie mentale*) ; ces méthodes sont poursuivies jusqu'à diminution, voire extinction de la réponse anxieuse.
- La *gestion du stress*. Ces thérapies proposent différentes techniques en fonction des symptômes présentés par le sujet (relaxation, arrêt de la pensée, résolution de problèmes, etc.).
- Les *thérapies cognitives*. Ce sont des *thérapies brèves* qui permettent au patient de prendre conscience, de remettre en question et de modifier ses pensées et sa manière d'appréhender l'environnement afin de les remplacer par une perception plus réaliste.

Ces différentes techniques se combinent entre elles en fonction des indications, d'où le concept de thérapies cognitives et comportementales.

2.1.5. Les thérapies à médiation corporelle

Le *corps* du condamné a longtemps été l'objet d'une sollicitude très particulière ; les pratiques de torture ont fait partie des méthodes d'interrogatoires policier ou judiciaire — et continuent hélas souvent encore à être pratiquées dans de nombreux pays [II, § 1.2.4.3.]. De même, l'entraînement physique, avec la pratique des arts martiaux, a été de tout temps à la base de la formation des militaires, des policiers, et d'une manière générale de tous ceux qui, disant désirer bien savoir se défendre, voulaient aussi savoir comment agresser plus efficacement autrui[2]. Certains médecins ont d'ailleurs eux-mêmes prêté leur concours pour améliorer et les techniques de torture, et les techniques de combat. De nombreux prisonniers, désœuvrés, s'adonnent de nos jours à la musculation. Mais ce n'est pas sous cet angle que nous envisagerons les choses ici...

L'idée d'une *perte d'auto-contrôle* à l'origine du passage à l'acte criminel est séduisante, mais réductrice ; si elle trouve une validation privilégiée dans la dynamique du crime passionnel [II, § 1.2.1.2.] elle n'explique pas par exemple les crimes longuement mûris, « froids » et vengeurs, ni ceux des « professionnels du crime » que sont les « tueurs à gages » et certains mafieux. Le concept d'une *perte criminogène de contrôle de soi* a donné l'idée d'un certain travail possible sur la *maîtrise de soi*, notion relativement délaissée dans la pensée occidentale. Les Asiatiques en revanche, considérant l'individu de manière holistique, ont pris l'habitude d'accéder indirectement à l'esprit par des techniques corporelles. L'enveloppement humide thérapeutique ou « *packs* », par exemple, a rendu des services inestimables dans de grands états d'agitation, ou à l'inverse lors d'épisodes psychotiques très régressifs avec automutilation ou refus de nourriture, à une époque où la chimiothérapie psychotrope était peu développée, et même encore maintenant dans quelques situations institutionnelles

1. BOUCHARD J.-P. (1996) : « *Persécutés et criminels : la dimension criminogène des délires de persécution* », Synapse, 127, 56-60. [L'extrait suivant, corédigé avec Valérie Moulin (Centre d'Études et de Recherches en Psychopathologie de l'Université de Toulouse II), ne représente qu'une petite partie de leur travail « *Agressions, psychotraumatismes et victimes psychiques* » qui n'a malheureusement pu être publié ici *in extenso*].
2. La pratique régulière d'arts martiaux semble cependant diminuer l'agressivité dans des situations de provocation ou de stress quotidien.

bloquées[1]. Il nous a paru intéressant de demander à Henri Nhi Barte, chef de service du 29e secteur de santé mentale de Paris, également connu pour ses travaux sur les thérapies à médiation corporelle[2], de nous donner ici son point de vue original.

Relaxation et Yoga

H.N. Barte

Il peut paraître surprenant de voir exposer, dans un ouvrage de criminologie, les techniques de relaxation et de Yoga. Le développement de ces disciplines dans la société occidentale, comme leur introduction ces trente dernières années dans les milieux institutionnels spécialisés, hospitalier, pénitentiaire, etc., justifient largement cette prise en compte. Obtention d'un meilleur contrôle de son corps, de sa personne, bref meilleure maîtrise de soi, épanouissement de sa personnalité, mieux-être, les méthodes de relaxation ou la pratique du Yoga, font désormais partie de la panoplie de l'homme désireux de s'affranchir de ses tensions, de sa crispation, de sa nervosité, et de son anxiété. Utilisées dans une visée psychopédagogique ou psychothérapeutique, la relaxation et surtout le Yoga, ont une dimension certaine de réduction de l'agressivité et de la violence. Le Yoga, appréhendé dans son contexte global, peut avoir même une dimension spirituelle de sérénité. Celle-ci dépend naturellement de l'envergure de l'enseignant, comme des aspirations du pratiquant.

Qu'entend-on par relaxation ?

Dans son acceptation banale et commune, la relaxation ne signifie pas autre chose que relâchement musculaire. Le terme peut prendre un sens plus large, désignant un état de bien-être, entremêlant détente physique et détente mentale, voire même une modalité d'être-au-monde. Cette vocation ultime n'est, à dire vrai, guère inscrite dans les différentes méthodes de relaxation. Celles-ci veulent surtout s'ériger comme des *psychothérapies psychocorporelles*, c'est-à-dire un ensemble de procédés visant, à travers le travail du corps, à modifier le comportement et le vécu, à changer la relation de la personne à soi-même et à autrui.

Les méthodes de relaxation sont fort nombreuses, difficilement classables. En effet elles diffèrent considérablement les unes des autres par leurs soubassements théoriques. Leurs finalités sont plus ou moins grandioses suivant l'ambition de leurs créateurs, de leurs promoteurs et en bout de chaîne de leurs utilisateurs. Avec *Kammerer* et *Durand de Bousingen*, de l'école de Strasbourg (1967) nous pouvons tenter de les classer à partir de leurs mécanismes théoriques d'action en trois groupes :

- Les méthodes à point de départ neurophysiologique, issues des travaux du physiologiste E. *Jacobson* (1974).
- Les méthodes de rééducation psychotonique, qui abordent le problème de la personnalité sous l'angle des vécus toniques, de l'état tonique conçu comme une forme de relation avec l'autre et avec soi-même.
- Les méthodes de relaxation, issues de l'hypnose [cf. chap. IV, § 2.1.7.], dont la plus connue et la plus emblématique est sans conteste l'*auto-training* de *J.H. Schultz*. Celle-ci comporte des analogies incontestables avec certaines techniques du Yoga. Aussi sera-t-elle rapportée un peu plus longuement dans cet exposé.

Pour les autres méthodes de relaxation, le lecteur intéressé pourra se reporter aux multiples ouvrages collectifs qui les recensent et les exposent abondamment. Toutefois, il nous faut noter que les méthodes de relaxation ne connaissent plus à l'heure actuelle de grand engouement de la part du public. En effet leur cadre, c'est-à-dire leur système de référence, s'est considérablement fragilisé avec la dévitalisation du concept même de relaxation. Les auteurs, s'intéressant à la relaxation — en mettant l'accent, tantôt sur le corps lui-même, corps émotionnel, corps sensoriel voire sensuel, corps groupal comme dans les « nouvelles thérapies », etc., tantôt sur la relation transférentielle relaxateur et client — ont fini par affadir l'originalité première de ces techniques.

---

1. ALBERNHE T. dir. (1992) : « *L'enveloppement humide thérapeutique* », Delagrange/Synthélabo, « *Les empêcheurs de penser en rond* », Paris.
2. BARTE H.N. (1972) : *Yoga et psychiatrie*, Éd. de la Tête des Feuilles, Paris. – (1978) : «*Les Chemins de la Libération* », EPI, Paris.

On saisit mieux le peu d'empressement manifesté notamment en France pour la méthode de E. Jacobson, basée sur une conception psycho-physiologique du tonus musculaire, conception considérée comme désuète et jugée trop mécaniciste. L'entraînement est vécu aussi comme trop obsessionnellement pédagogique. On retiendra en effet essentiellement de cette méthode : les exercices de contraction et de décontraction des groupes musculaires, membres, tronc, épaules, cou, face, yeux, etc. Allongé sur le dos, au calme, le sujet va s'exercer par la contraction (par exemple flexion d'un avant bras) à percevoir, puis à prendre conscience d'abord de la sensation de relâchement qui suit la disparition de la contraction, puis la sensation de contraction elle-même en s'habituant progressivement à ressentir ces contractions accomplies de plus en plus faiblement. « *Tous les groupes musculaires seront ensuite étudiés successivement. Ainsi le même travail se poursuit au niveau des muscles qui intéressent la parole. Le patient compte jusqu'à dix à voix haute, puis de plus en plus faiblement et éprouve des sensations de tensions dans les muscles de la langue, du larynx et dans la musculature respiratoire, pour ensuite apprendre à détendre ces diverses régions.* » Le sujet arrive, étape par étape, à celle du visage, des yeux et de l'appareil de la parole. Il assiste alors graduellement à la disparition spontanée de l'activité mentale et cet état, pour peu qu'il se prolonge, aboutit au sommeil. Le patient parvient ainsi à une commande parfaite et immédiate de la relaxation. Puis à une deuxième étape il s'entraîne à ce qu'appelle E. Jacobson « *la relaxation différentielle* ». Le sujet assis, et non plus couché, reprend les mêmes exercices pour tous les groupes musculaires qui ne contribuent pas à la statique de son corps, d'où la coexistence de zones en tension et de zones relaxées. À la phase ultime, il doit prendre conscience des tensions musculaires régionales ressenties dans la vie courante à l'occasion des troubles affectifs dont il a à se plaindre, et s'emploiera à les réduire. La cure selon E. Jacobson peut durer plusieurs mois, un an voire plus, selon les résistances du sujet. Le rôle du thérapeute est de contrôler, évaluer le degré de détente du patient, de le guider dans ses progrès et ses résistances.

Dans le prolongement de E. Jacobson, on peut citer la *méthode de R. Jarreau et R. Klotz*, qui n'a guère connu de succès en dehors des milieux médicaux. La pratique comprend des exercices de relaxation puis l'application dans la vie active de la capacité de détente acquise au cours des exercices. L'entraînement débute par des exercices en décubitus visant à la détente de l'ensemble de l'appareil de motricité volontaire ? « *À la première séance, le moniteur donne quelques explications sur le principe de ce traitement. Il insiste sur la solidarité qui existe entre les tensions musculaires et ce que l'on appelle vulgairement la nervosité, en énonçant les traits que revêt celle-ci chez le malade considéré [...] Tout en laissant à cet égard libre choix au malade, nous préconisons souvent la perception initiale de la sensation du membre, à transformer secondairement en sensation de pesanteur, en exploitant les sensations de pression sur les surfaces cutanées en contact avec le lit et en combinant à ces moyens sensitivo-sensoriels la notion tonique de laisser peser, abandonner.* »

Nous utilisons de même, quand cela s'avère nécessaire, une induction au calme respiratoire, et également des exercices de respiration contrôlée. Dès qu'existe, dans l'exercice couché, une pesanteur, nous commençons les exercices assis. Dans la vie active, la relaxation sera ici moins poussée, limitée par deux préoccupations : le souci de conserver une attitude normale devant autrui et le maintien du niveau de vigilance minimum nécessaire à l'activité. Les exercices sont contrôlés par le médecin. La psychothérapie est ici employée en association, disent les auteurs pour : valoriser l'effort personnel du patient, le rassurer au niveau de l'expérience de la détente qu'il a entreprise et au cours de laquelle il doit renoncer à des défenses sécurisantes, le stimuler et soutenir sa progression.

Pour les méthodes de *rééducation psychotonique*, il convient naturellement de se référer à la méthode de J. de Ajuriaguerra (Genève) et M. Cahen (Paris). L'état tonique, pour ces auteurs, est un mode de relation, comme un mode d'être de la personne. Il est ainsi « *difficile de séparer des vécus toniques de l'ensemble de la personnalité en formation.* » À partir de leurs expériences, les auteurs décrivent six groupes d'individualités, caractérisés par une réactivité et une évolution thérapeutique commune. De même pour eux le dynamisme profond de la cure repose sur l'investissement du corps, le remaniement de la personnalité à travers ce mécanisme et la relation transférentielle avec le thérapeute. Cela ne va pas sans difficultés ou dangers. En effet il existe des résistances ou des surinvestissements à certaines régions du corps comme des désinvestissements de la réalité, des ébauches d'expériences de dépersonnalisation et de déréalisation. La relation dépendante avec le thérapeute peut provoquer une régression qu'il convient de ne pas négliger.

L'accent mis par J. de Ajuriaguerra sur la relation transférentielle va être reprise et amplifiée par M. Sapir et ses collaborateurs dans leur méthode de relaxation de sens psychanalytique à inductions variables.

Ainsi, la plupart des méthodes de relaxation diffusées en France, malgré leur différence d'interprétation sur le processus thérapeutique, adoptent comme base pratique, mais de façon plus ou moins partielle, la méthode princeps de J.H. Schultz. Celle-ci, pour son créateur, est une technique psychothérapique dérivée de l'hypnose, une sorte d'auto-hypnose fractionnée. À partir des travaux du neurologue O. Vogt sur la possibilité qu'avaient certains sujets de se laisser glisser dans un état hypnotique par une sorte d'empathie, J.H. Schultz a mis au point des exercices corporels induisant d'une manière somatogène la déconnexion organismique. Invité à se mettre soit en position allongée, soit en position assise (position du cocher de fiacre assoupi), le sujet — dans l'un comme dans l'autre cas : les yeux fermés, après une induction au calme « *je suis tout à fait calme* », — se représente mentalement avec intensité la formule suivante : « *mon bras droit* [s'il est droitier] *est lourd, tout à fait lourd* ». L'expérience montre que, sans aucune intervention volontaire du sujet, la sensation de pesanteur surgit. Elle se fait également sentir dans les autres membres. Cette généralisation sera naturellement favorisée par des inductions mentales, mettant l'accent sur cette diffusion aux quatre membres puis au corps entier. Ce premier exercice s'achevant par une extension et flexion énergique du bras entraîné, ainsi que par un mouvement de respiration profonde, doit se poursuivre sur deux à trois semaines. Il peut s'effectuer et se répéter à domicile, mais les résultats doivent toujours être contrôlés par le médecin.

Le deuxième exercice est abordé quand le premier aura été maîtrisé. Après l'induction à la pesanteur, le sujet ajoute celle à la chaleur : « *mon bras droit est tout à fait chaud* » ; l'exercice de la chaleur exige en moyenne deux à trois semaines d'entraînement. Se succèdent ensuite l'exercice de la régulation cardiaque, qui exige aussi deux à trois semaines de pratique, puis vient celui du contrôle respiratoire, suivi de celui de l'intégration de l'abdomen par concentration sur le plexus solaire, que l'on se représente irradiant de chaleur. Ainsi petit à petit, grâce à un entraînement régulier et continu, l'état de décontraction organismique va produire « *un état de repos qui s'enracine jusque dans les profondeurs vitales de la personne* ». Le cycle se complète par la recherche de diverses sensations, comme celle de la fraîcheur du front, que l'on peut obtenir par la formule : « *mon front est frais, agréablement frais* ». Ce cycle inférieur peut s'effectuer seul ou en groupe, mais toujours sous le contrôle du relaxateur, le plus souvent, pour J.H. Schultz, un médecin. Le cycle supérieur entre dans le cadre proprement dit des psychothérapies spécialisées. Le travail, ici nettement plus délicat, nécessite une durée plus grande, de trois mois à quatre ans, et surtout la présence d'un thérapeute confirmé. Il s'agit d'une hypnagogie induite et dirigée qui amène le pratiquant — à travers des procédés d'absorption intérieure, de visualisation, de concentration sur des objets, des personnes ou des données abstraites, d'interrogation même de l'Inconscient (« *Qu'est-ce que je désire ? L'immortalité ? L'éternité ?* ») — à être confronté avec les niveaux les plus conflictuels de sa personnalité.

La méthode de J.H. Schultz comporte des analogies certaines avec le Yoga. Mais il s'agit de similitudes superficielles, souligne J.H. Schultz. Ainsi écrit-il en parlant du Yoga : « *Toute la série si extraordinairement riche des asanas avec gymnastique active n'a pas plus de rapport avec le training autogène que la méthode de respiration spécifique (pranayama), aussi pouvons-nous passer sur ces questions.* » Nous verrons plus loin l'exactitude de ses affirmations. J.H. Schultz, en effectuant son étude comparative, apparaît avant tout désireux de se démarquer du Yoga, considéré à son époque comme une pratique mystique douteuse.

Qu'entend-on réellement par Yoga ?

Nouvelle manière de vivre, voie de salut, gymnastique exotique compliquée, le Yoga en Occident est mal connu. Nous n'aborderons ici cette discipline, ni dans sa tradition, ni dans son histoire, ni dans ses différentes variétés (*Bakhti-Yoga* ou Yoga de la dévotion et de l'amour, *Jnana Yoga* ou Yoga de la connaissance, *Karma-Yoga* ou Yoga de l'action, etc.), mais seulement dans son but et dans ses effets psychosomatiques. Ainsi nous ne traiterons dans cet exposé que du *Raja-Yoga* ou Yoga royal, enseigné par les *yogasutras* attribués à *Patanjali*

(IVe siècle avant notre ère, ou plus tard), le plus diffusé en Europe, notamment sous la forme du *Hatha-Yoga*, c'est-à-dire dépouillé de son halo mystico-religieux.

Yoga, en sanskrit, signifie : joug, union, lien. Il s'agit d'une pratique, d'un entraînement, d'un « dressage des facultés sensorielles et motrices » (J. Filliozat) pour modérer le Devenir, se réaliser, atteindre un état de Conscience spécifique, celui du *Libéré vivant*. Le pratiquant doit traverser pour cela huit degrés (*angas*). On distingue traditionnellement :

1 - Les refrènements (*yama*)
2 - Les disciplines (*niyama*)
3 - Les postures (*asana*)
4 - Le contrôle du souffle (*pranayama*)
5 - La rétraction des sens (*pratyahara*)
6 - La fixation (*darhana*)
7 - La méditation (*dhyana*)
8 - La position du psychisme en état stable et vide (*samadhi*).

Les deux premiers sont le respect des cinq réfrènements (*yama*) et celui des observances (*niyama*, observance de propreté, de sérénité, de frugalité, etc.). Ces commandements ou prescriptions visent à la purification corporelle et mentale du pratiquant. Les deux premiers degrés introduisent le pratiquant à un mode de vie ascétique ou du moins de recherche de pureté. Succède ensuite l'étape psycho-somatique, celle du *Hatha-Yoga*, la plus connue en Occident. Il s'agit ici d'un entraînement qui repose sur le contrôle corporel, et par voie de conséquence, l'obtention d'une grande maîtrise mentale. La pratique s'effectue à l'aide de postures (*asanas*), de contrôle de la respiration (*prana-yama*) et de contractions (*bandhas*). On trouve la description de toutes ces postures dans les Traités de *Hatha-Yoga*. Indiquons simplement que l'*asana* est définie comme « *une posture stable et agréable* ». Elle doit s'apprendre d'un Maître et non par voie de description. Elle donne une stabilité au corps et en même temps réduit l'effort physique au minimum. Par cette stabilité, on évite fatigue, énervement. L'attention pourra s'occuper ainsi exclusivement de la partie fluide de la Conscience. Le Traité de *Gheranda Samhita* décrit trente-deux variétés de postures. Le résultat de cet entraînement est naturellement de fortifier la santé et d'obtenir symboliquement des pouvoirs, ou tout simplement pouvoir sur la mort.

Vient ainsi ensuite la plus importante des étapes, la maîtrise de la respiration (*prana-yama*). L'objectif consiste à rythmer la respiration car le calme de celle-ci procure la stabilité des états mentaux. Pour obtenir cette stabilité, il suffit de se concentrer sur le souffle, de pratiquer l'inspiration, l'expiration et l'apnée. On retrouve cette technique de rétention du souffle dans la pratique Taoïste (respiration embryonnaire), dans la pratique mystique de l'Islam, celle de l'Hésychasme où on regarde son nombril en répétant de façon infinie : « *Seigneur Jésus-Christ Fils de Dieu, ayez pitié de moi* ». En répétant cet exercice sans relâche, en l'accompagnant toujours de la même invocation suivant le rythme de la respiration — ralentie le plus possible —, on finira par découvrir le lieu du Cœur et avec lui toutes sortes de merveilles et de connaissances.

Les trois derniers stades du Yoga sont dits intérieurs parce que le travail se poursuit à l'intérieur de l'esprit (*pratyahara*). Le pratiquant doit ici réduire son activité sensorielle, effectuer une rétraction des sens. Immobile, en posture parfaite, contrôlant son souffle, il crée un effet de monotonie en répétant le son mystique : *Aum*. La méditation dite *transcendantale*, préconisée dans les années 1960 par Mayesh Yogi, se base sur cette répétition inlassable du son ou du mantra sacré, confié en théorie secrètement à chaque adepte, moyennant finances.

La posture de *Siddhasana*, paumes des mains appliquées sur le visage, l'index obturant l'œil, le médius la narine, l'annulaire la lèvre supérieure et l'auriculaire la lèvre inférieure, respiration plus ou moins retenue, illustre de façon exemplaire la situation expérimentale d'isolement sensoriel étudiée par Hebb et bien d'autres auteurs par la suite, dont nous-mêmes dans les années 1960. On connaît les effets d'une telle déafférentation sensorielle.

Pour le Yoga, la rétraction des sens prépare la concentration ; c'est-à-dire la fixation sur un point (*dharana*), puis la méditation. La concentration peut s'effectuer par la fixation de l'attention sur le nombril, le lotus du cœur, la pointe du nez, l'espace entre les deux sourcils avec convergence des globes oculaires ou sur n'importe quel objet extérieur, voire sur une idée, une pensée. On retrouve ce procédé dans les techniques d'hypnose ou d'auto-hypnose. La méditation (*dhyana*) est l'étape ultime qui couronne cette préparation. Il s'agit d'une autoconcentration isolante (Barte H.N) qui introduit le pratiquant à affronter son monde intérieur, à atteindre le *Samadhi* c'est-à-dire à abolir la conscience profane au profit d'une conscience qualitative. Le *Samadhi* est un état de conscience modifié dans lequel la pensée saisit immédiatement la forme de l'objet, sans l'aide des catégories et de l'imagination. Il s'agit en quelque sorte d'une rencontre de l'être au fond de lui-même.

Comme on le voit, les méthodes de relaxation et plus particulièrement l'auto-training de J.H. Schultz sont, comme le Yoga, hiérarchisées en étapes. Pour l'auto-training il y a deux cycles d'entraînement, le Yoga a huit *angas* ou membres de progression. Relaxation ou Yoga requièrent donc tous deux une pratique plus ou moins longue effectuée sous la conduite d'un instructeur. Si on compare rapidement les deux techniques, il est évident que le Yoga est davantage une discipline de vie et l'auto-training de J.H. Schultz une simple méthode psychothérapeutique. Mais les procédés techniques psycho-physiologiques et psycho-mentaux du second sont très proches de certains préconisés et employés dans le Yoga. Sur le terrain technique, nous pouvons remarquer que le cycle inférieur de J.H. Schultz a peu de rapport avec la pratique des nombreuses des postures du Yogi, même si celle du cadavre (*savasana*) et celle du lotus (*padmasana*) sont comparables à celles de base préconisées par la relaxation (posture allongée ou posture du cocher de fiacre assoupi).

La maîtrise du souffle est superficiellement identique avec ce que préconise J.H. Schultz. Dans le Yoga, le temps de rétention du souffle est important. La respiration est ralentie avec un rythme à trois temps. L'exercice de la chaleur rappelle la doctrine de la chaleur illustrée surtout dans le Yoga tibétain (*tummo*), que rapporte A. David Neil qui décrit l'épreuve terrible des draps mouillés où le candidat au titre de *repa*, doit dégeler et sécher sur son corps nu ces linges plongés dans l'eau glacée, et ce par des nuits d'hiver. La pratique yogique connaît parfaitement l'éprouvé de la pesanteur et de la chaleur. L'entraînement yogique est nettement plus complet par la variété des positions à réaliser, la rigueur des efforts à accomplir et par son résultat plus global pour l'adepte (bien-être physique, souplesse de la musculature, harmonie des formes, etc.).

Le cycle supérieur de l'auto-training est, par contre, très proche des étapes de concentration et de méditation du Yoga. Il s'agit pour l'une ou l'autre méthode de réaliser un *état de conscience modifiée* en utilisant des procédés anciens d'absorption intérieure, d'auto-hypnose. Cette modification de la conscience a pu être plus ou moins caractérisée sur le plan électro-encéphalographique. Au niveau pratique, l'adepte est invité à converger les yeux vers le haut et vers la ligne médiane, pour réaliser un état de concentration. Le pratiquant de la méthode de J.H. Schultz doit laisser surgir dans son imagination une couleur informe puis une couleur déterminée et enfin des objets abstraits, comme la notion de justice, de bonheur, etc. La découverte de ce monde intérieur ne représente, dit J.H. Schultz, pas seulement un enrichissement momentané, mais une transformation de la vie quotidienne. À un certain degré, le sujet en état de concentration en arrive au point « *de se mettre en interrogation devant lui-même et d'observer les expériences internes qui surgissent alors et qui constituent en quelque sorte des réponses de l'inconscient.* » Le point culminant des possibilités psychothérapiques de la méthode, écrit J.H. Schultz, est de permettre à la conscience de résoudre le problème de la productivité vitale et spirituelle de l'être humain et d'entrevoir le sommet élevé de la réalisation de soi-même.

Le pratiquant du Yoga dans sa recherche de libération est beaucoup plus ambitieux. Pour parvenir à son but, il emprunte dans son travail d'intériorisation ses images ou son vécu à des modes confessionnels, ce qui dans un premier stade est moins angoissant. Par la suite il affronte son propre Moi, d'où une meilleure préparation. Quoiqu'il en soit, il faut savoir qu'à cette étape l'imaginaire ouvert par le Yoga comporte une dimension spirituelle et renvoie à une ouverture au cosmos. Dans le cycle supérieur de J.H. Schultz, comme dans celui de la phase de méditation du Yoga, il existe, comme nous l'avons montré dans nos travaux, un double mouvement de l'être conscient : un processus de dissolution du champ de la Conscience (H. Ey) et un processus de libération des couches inférieures dont l'Inconscient.

Seul le Yoga dans son intentionnalité ose affronter la désorganisation de l'être conscient pour, non seulement modifier la personne, mais s'introduire dans le « *lieu magique des expériences lyriques et mystiques de l'Humanité qui nous font communiquer entre nous avec la Nature au niveau des Archétypes qui sont comme des étincelles qui brillent dans la profondeur abyssale de notre commune humanité* » (H. Ey). Ceci ne va pas sans risques. On comprend que J.H. Schultz insiste sur la nécessité absolue de la présence d'un psychothérapeute confirmé au cycle supérieur. Pour le Yoga, il va de soi que la présence d'un véritable Maître est nécessaire. Nous n'insisterons pas sur les dangers de ces pratiques, notamment sur celle du Yoga, encore trop souvent livrée à des enseignants peu formés à maîtriser les problèmes transférentiels. Toutefois il faut reconnaître que l'auto-training n'est guère utilisé au niveau du cycle supérieur. Pour le Yoga, l'enseignement se résume aux stades du *Hatha-Yoga* et la méditation ne va guère au-delà de l'exercice psychologique de la concentration avec visualisations ou non, du moins en Occident. Ainsi cette limitation permet aux instructeurs d'être moins confrontés avec les expériences angoissantes de retrait du réel, de dépersonnalisation, de régression aiguë, etc.

Indications thérapeutiques

Elles sont nombreuses pour les méthodes de relaxation. Elles concernent pratiquement tout le champ de la médecine et une grande partie de la neuropsychiatrie. Ainsi le training autogène est utilisé pour des syndromes cardio-vasculaires, l'hypertension artérielle, différentes affections psycho-somatiques, les dysfonctionnements digestif, sexuel..., pour des désordres psycho-affectifs.

Le Yoga, comme nous l'avons montré après bien d'autres chercheurs, est tout à fait utile, dans une perspective prophylactique : hygiène de vie, épanouissement et santé, mieux-être. Il peut avoir un aspect thérapeutique dans les mains d'un enseignant compétent. Ainsi le yoga a été employé en médecine psychosomatique (respiration alternée dans les rhinites à bascule, posture du cobra pour solliciter les reins, posture de la chandelle pour stimuler les glandes endocrines, la thyroïde, etc.), en psychiatrie dans les états névrotiques, certaines formes d'alcoolisme ou de toxicomanie.

Le maniement correct de la pratique méditative, des visualisations, des expériences insolites de vécus inhabituels, des expériences vitales de résonances anxieuses, de la relation transférentielle, permet au Yoga de se révéler comme une authentique psychothérapie (Barte H.N. ; Jung C. ; Frankl V.F. ; Fromm E. ; Frétigny R. et Virel A. ; Vigne J. ; Tyrode Y. etc.).

Quoiqu'il en soit, soulignons que la relaxation ou le Yoga, par le travail sur le corps, les attitudes toniques, les postures et le vécu de détente ou de sérénité, constituent incontestablement des techniques d'action sur la personnalité, notamment sur l'agressivité. Agir sur le vécu de détente a une valeur, non seulement formatrice, créatrice, mais aussi de maîtrise sur la violence. Pour le pratiquant de ces techniques, il y a la découverte de soi, la possibilité d'un contrôle de sa tension nerveuse, de ses mouvements impulsifs et clastiques. Sous l'aspect de pratique en groupe, en milieu institutionnel, ces techniques constituent incontestablement des réponses intéressantes sinon utiles pour aider les individus à acquérir une meilleure maîtrise de leur violence et de leur agressivité. L'expérience de la méditation, comme celle de la relaxation est celle de la quiétude. Méditer accroît pour chacun de nous sa capacité de regarder au-dedans de nous-mêmes, ce qui nous apporte le besoin de moins courir après des besoins secondaires, de mieux maîtriser nos frustrations, stress et pulsions agressives.

2.1.6. Les thérapies médicamenteuses

Si le recours aux substances psychotropes pour calmer les conduites agressives est ancien, et fait désormais partie intégrante de la pharmacopée psychiatrique — depuis les travaux princeps sur la chlorpromazine de Henri Laborit d'une part, de Jean Delay et Pierre Deniker d'autre part[1] —, l'usage *prophylactique* de ces produits est en revanche relativement récent. Il suscite malgré tout de violentes polémiques. Il y a une trentaine d'années, les antipsychiatres ne se sont pas privés d'utiliser la métaphore — bien trouvée — de « camisole chimique » pour désigner les neuroleptiques aux effets les plus sédatifs, ce qui n'a d'ailleurs pas beaucoup entravé la carrière de ces médicaments. Les critiques d'aujourd'hui, moins sthéniques que leurs prédécesseurs, parlent toutefois de « castration chimique » des délinquants sexuels soumis à l'acétate de cyprotérone... Il s'agit évidemment d'un grave problème

1. ALBERNHE T., BERNARD H. (1994) : « *Neurolepsie & schizophrénie* », Histoire de la schizophrénie, n°spécial, Agilis/Diamant, Paris.

d'ordre éthique, qu'aborderont Georges-F. Pinard [IV, § 2.3.2.] et Claude Balier [IV, §. 2.3.2.]. Mais pour en comprendre réellement les tenants et les aboutissants, il s'avérait nécessaire de connaître les propriétés et les indications précises de ces produits. Nous avons donc fait appel à l'autorité de Henri Lôo, professeur de psychiatrie, et de Jean-Marie Vanelle, psychiatre des Hôpitaux au Centre Hospitalier Sainte Anne (Paris).

Chimioprophylaxie des conduites agressives

J.-M. Vanelle, H. Lôo

Partant du postulat de Karli (12) selon lequel « *il n'y a pas d'agressivité, il n'y a que des comportements agressifs* », l'agressivité peut être définie comme un comportement qui vise à nuire, voire à détruire un objet ou une personne. Le déclenchement d'un tel comportement fait donc intervenir divers déterminants : l'agresseur et l'agressé (susceptibles de se confondre dans l'auto-agressivité), mais aussi le lieu de survenue, le contexte... qui sont autant de facteurs à prendre en compte tant pour la compréhension que pour la résolution de la conduite agressive.

Bon nombre de comportements agressifs pathologiques sont susceptibles d'être rapportés à un certain nombre de troubles mentaux, dont ils constituent, alors, un des symptômes : psychoses aiguës ou chroniques, troubles cérébraux organiques, psychopathie, névroses, troubles de la personnalité, etc. Mais peut-il exister une agressivité pathologique, indépendamment de tout trouble mental patent ? Le DSM-IV propose d'isoler un trouble explosif intermittent, qui ne s'explique pas par un autre trouble mental (2).

La prescription d'une chimiothérapie anti-agressive s'inscrit donc dans une stratégie diagnostique puis thérapeutique qui privilégie, pour une durée variable, cette approche sans exclure ni d'autres cibles ni d'autres moyens. Le traitement s'adressera, d'abord, à l'affection mentale qui favorise la conduite agressive. Le traitement de la crise d'agitation aiguë ne rentre pas dans le cadre d'une chimioprophylaxie, à moins qu'elle ne se révèle être une conduite répétitive à prévenir.

Beaucoup d'études concernant l'appréciation des propriétés antiagressives de telle ou telle molécule soulèvent des réserves méthodologiques :

- absence ou insuffisance de définition et/ou de caractérisation des conduites agressives ;
- études en ouvert, portant sur un petit nombre de patients ;
- durée limitée des études, 2 à 4 semaines, n'évaluant pas l'efficacité à moyen et long terme ;
- présence de traitements associés ;
- absence de dosage plasmatique des produits administrés ;
- occultation du lieu d'observation ou d'étude qui peut être un facteur d'amélioration non négligeable. On sait ainsi la tendance spontanée à l'amélioration des comportements agressifs en milieu hospitalier, en dehors de toute autre mesure thérapeutique, particulièrement de certaines conduites agressives réactionnelles et dépendantes du milieu social ou familial.

I. Les neuroleptiques

Chez l'animal, l'effet anti-agressif des neuroleptiques est notamment objectivé par leur capacité à antagoniser l'agressivité de groupe induite par l'amphétamine. Chez l'homme, les propriétés communes des neuroleptiques telles qu'elles ont été individualisées par Delay et Deniker (Deniker, in 6) font des neuroleptiques le traitement traditionnel des conduites agressives symptomatiques des psychoses. Ainsi, l'étude de Wolf et coll. (34) montre-t-elle les conséquences de 4 à 8 semaines de sevrage neuroleptique chez des schizophrènes pourtant considérés comme résistants : seule est observée une aggravation de symptômes aspécifiques comme l'irritabilité, l'agressivité et l'excitation.

Le choix du neuroleptique peut être déterminé par la prévalence et l'influence de certains symptômes dans le passage à l'acte : un neuroleptique hallucinolytique comme l'halopéridol en cas d'hallucinations importantes, la clozapine en cas de schizophrénie résistante, etc.

À la différence des auteurs anglo-saxons, l'usage (6, 32) propose divers produits dans les états d'agressivité, en précisant ou non le cadre nosographique (états psychotiques aigus ou chroniques mais aussi oligophrénies et états démentiels, voire manifestations agressives au cours des déséquilibres psychiques graves ou des alcoolismes chroniques) : benpéridol, chlorpromazine (Largactil*), cyamémazine (Tercian*), dropéridol (Droleptan*), fluphénazine (Moditen*), loxapine (Loxapac*), levomépromazine (Nozinan*), piampérone (Dipiperon*), pimozide (Orap*), propériciazine (Neuleptil*), sultopride (Barnétil*), tiapride (Tiapridal*), zuclopenthixol dichlorhydrate (Clopixol*)...

L'intérêt des formes retard a pu être vérifié, par exemple avec la pipotiazine (Piportil L4) chez des retardés mentaux (18).

Choisir de prescrire un neuroleptique implique, enfin, de tenir compte du bénéfice thérapeutique escompté et de la survenue éventuelle d'effets secondaires, au premier rang desquels figure le risque potentiel de dyskinésies tardives.

II. Les sels de lithium

Leur action sur l'agressivité et l'hypersexualité des maniaques est bien connue, comme leur action préventive sur le taux de suicide des bipolaires. La plupart des études recensées (29) notent une efficacité significative sur les conduites agressives en cas de retard mental moyen ou sévère résistant aux traitements classiques (28).

Les données sont contradictoires chez l'épileptique, l'interprétation des résultats étant parfois limitée par la prescription concomitante d'anticonvulsivants.

Chez le schizophrène, l'amélioration est surtout sensible en cas de troubles thymiques associés ; aucune réelle propriété antipsychotique n'a été démontrée.

Il faut enfin signaler les bons résultats obtenus par comparaison lithium/placebo, chez le délinquant violent emprisonné ne présentant pas de pathologie psychiatrique associée (26). En ambulatoire, l'obstacle majeur réside dans une bonne observance, hypothétique chez des sujets volontiers instables.

La lithiémie préconisée est celle habituelle, comprise entre 0,6 mmol/l et 0,9 à 1 mmol/l. La latence d'action est de 5 jours à 1 mois.

Le mécanisme d'action mettrait en jeu l'augmentation de l'activité sérotoninergique mais aussi la réduction de l'activité noradrénergique.

III. Les anticonvulsivants

A. La carbamazépine

Une amélioration des troubles caractériels associés a été décrite chez la moitié des 2.500 épileptiques traités par carbamazépine, indépendamment de son efficacité anti-comitiale (7). Son action préventive sur les troubles caractériels intercritiques de l'épileptique est reconnue, toute forme de comitialité confondue (32), bien qu'il soit le traitement de choix des épilepsies temporales.

Un effet préventif de la carbamazépine sur les crises comitiales, mais aussi une réduction de l'irritabilité et de la dysphorie, sont rapportés dans le sevrage alcoolique (4).

Son effet thymorégulateur curatif et prophylactique justifie sa prescription en cas de comportements agressifs liés à un trouble de l'humeur.

Dans les comportements agressifs observés chez des schizophrènes l'association carbamazépine + neuroleptique est souvent jugée plus efficace que l'administration de neuroleptiques seuls (13).

D'autres indications ont été proposées (30) : les conduites agressives dans les état-limites (10), le trouble explosif intermittent (21) surtout s'ils coexistent des anomalies cérébrales et *a fortiori* si elles sont temporales (22).

La posologie moyenne est de 600 à 1.200 mg/j, afin de se situer dans la fourchette thérapeutique établie en épileptologie (entre 4 et 10 ng/ml). La surveillance hématologique et hépatique est celle habituelle à l'instauration de cette molécule. Les propriétés anti-kindling de la carbamazépine au niveau limbique sont incriminées comme possible mécanisme d'action (35).

B. Le valpromide

Lambert et al. ont rapporté l'intérêt du valpromide chez l'épileptique caractériel en association avec un neuroleptique (thioridazine) dont il permettait de réduire la posologie

(14). L'indication du valpromide a été étendue aux états d'agressivité d'origine diverse (32), pour une posologie de 2 à 4 comprimés par jour (15).

C. Les hydantoïnes

Les données disponibles remontent aux années 1970 et fournissent des résultats contradictoires (17,19). En cas de réponse favorable, il n'a pas été établi de corrélation entre la présence d'anomalies EEG et la réponse au traitement (19).

IV. Les benzodiazépines

Certaines molécules (chlordiazépoxide, lorazépam et oxazépam) ont été testées dans cette indication, en général, pour leurs propriétés sédatives lors d'un épisode aigu. Leur utilisation à plus long terme chez le sujet anxieux agressif doit prendre en compte :

– le risque d'effets paradoxaux et de recrudescence de l'agressivité (25) ;

– la réévaluation régulière (au maximum tous les 3 mois) du rapport bénéfice-risque d'une telle prescription.

Le mécanisme d'action supposé fait intervenir les propriétés sédatives et anti-conflit, peut-être les propriétés anticonvulsivantes par l'intermédiaire de l'activité progabaergique.

V. Les β-bloquants

À partir d'une expérience initiale sur 7 patients (8), plus d'une centaine de malades atteints de lésions cérébrales, d'intensité modérée à sévère, ont vu leurs troubles du comportement améliorés par l'adjonction d'un traitement par propranolol. La posologie est habituellement comprise entre 40 et 960 mg/j et répartie en 2 à 4 prises. Après avoir éliminé une contre-indication aux β-bloquants (asthme, hypotension, bradycardie inférieure à 45-50 pulsations/minute), le traitement par propranolol est instauré progressivement (palier de 60 mg tous les 3 jours) sous surveillance stricte du pouls et de la tension artérielle. Les fortes posologies peuvent s'accompagner d'ataxie et de sédation.

Des résultats favorables ont aussi été rapportés avec le nadolol (1,24) à la dose de 50 à 160 mg/jour et le pindolol (11), avec une réduction significative de l'agressivité chez les sujets atteints de syndrome cérébral organique ou de schizophrénie (27).

L'augmentation des taux plasmatiques de certains neuroleptiques comme la chlorpromazine et la thioridazine a été décrite sous propranolol.

Les β-bloquants agiraient en réduisant l'activité noradrénergique périphérique et les réponses somatiques au stress. Leur action centrale est aussi invoquée ; le recours aux β-bloquants les plus lipophiles, comme le propranolol et le pindolol, devrait être privilégié.

VI. Les antiandrogènes

L'acétate de cyprotérone (Androcur*) est proposé chez les délinquants sexuels ; il pourrait leur permettre d'accéder à d'autres mesures thérapeutiques, notamment psychothérapiques (31). Les posologies varient de 150 à 250 mg/jour. Un bilan hépatique complet et un dosage de la testostéronémie seront effectués avant traitement et pour la surveillance.

L'acétate de médroxy-progestérone (Provera*) serait efficace dans l'agressivité de l'épileptique temporal (3), des sujets agressifs XYY (3), et des schizophrènes (23). La posologie est de 300 mg IM par semaine dans les troubles des conduites sexuelles chez l'homme et de 100 mg IM tous les 7 jours dans les comportements agressifs. La latence d'action du produit est de 4 à 8 semaines. Les effets secondaires sont centraux : sédation, prise de poids et augmentation légère de la température avec sueurs nocturnes.

Le mécanisme d'action se réfère au rôle des androgènes dans l'agressivité et dans certaines déviances sexuelles chez l'homme. Un effet dépresseur central direct de la progestérone sur les fonctions cérébrales a été aussi évoqué.

Ces traitements n'ont pas reçu l'Autorisation de Mise sur le Marché pour ces indications, et leur usage doit être réservé aux cas sévères, résistant aux thérapeutiques conventionnelles.

VII. Les antagonistes opioïdes

Ils sont parfois utilisés chez les enfants autistes ayant des comportements auto-agressifs (16). Le but serait d'antagoniser l'hyperactivité de base des peptides opioïdes endogènes, responsable d'une insensibilité à la douleur.

VIII. Les composés sérotoninergiques

La sérotonine serait impliquée dans la physiopathologie des conduites agressives mais aussi dans celle de certaines affections psychiatriques comme les états dépressifs, susceptibles eux-mêmes de s'accompagner de manifestations caractérielles (dépressions hostiles).

A. Les sels de lithium (cf. chapitre II)

B. Le tryptophane

Les posologies préconisées sont élevées, jusqu'à 6 grammes/jour, d'efficacité limitée et susceptibles de poser des problèmes de tolérance (33).

C. La fluoxétine (Prozac*)

Son intérêt à la posologie habituelle de 20 à 40 mg/j a été décrit :

– en monothérapie des patients déprimés agressifs (5) ou présentant des explosions de colère (9) ;

– en association avec d'autres molécules antiagressives chez des débiles moyens ou profonds, hétèroagressifs et automutilateurs (20).

IX. Amphétamines et psychostimulants

Leur usage est limité à la pédo-psychiatrie, où des effets positifs du méthylphenidate (Ritaline*) ont été décrits chez l'enfant hyperkinétique.

Conclusion

Cette longue énumération de médicaments anti-agressifs fait écho à la diversité des pathologies susceptibles d'induire des conduites agressives. Les répondeurs aux psychotropes agressivolytiques ont-ils un profil particulier ? Souvent, l'analyse des symptômes associés oriente vers le traitement symptomatique de l'affection causale.

Cependant, des indications préférentielles, à confirmer par des études méthodologiquement plus fiables, peuvent être proposées : c'est le cas des bêtabloquants dans les atteintes cérébrales organiques, de la carbamazépine chez l'épileptique et le schizophrène (en association aux neuroleptiques), et du lithium dans le retard mental et la psychopathie.

L'analyse approfondie de la signification du geste agressif et des circonstances de sa survenue s'impose toujours. Un médicament, modificateur du comportement, n'est qu'un moyen d'instaurer une relation thérapeutique qui peut assurer la compliance au traitement et permettre la mise en place d'autres mesures non chimiothérapiques.

Bibliographie

(1) ALPERT M., ALLAN E.R., CITROME L. et al. (1990) : « A double blind placebo controlled study of adjunctive nadolol in the management of violent psychiatric patients », Psychopharmacol. Bull., 26, 367-371.

(2) American Psychiatric Association (1994) : « *Diagnostic and statistical manual of mental disorders* », fourth edition (DSM-IV), Americain Psychiatric Association ed, Washington, 886 p.

(3) BLUMER D., MIGEON C. (1975) : « *Hormone and hormonal agents in the treatment of aggression* », J. Nerv. Ment. Dis, 160, 2, 127-137.

(4) BUTTLER D., MESSIHA F.S. (1986) : « *Alcohol withdrawal and carbamazepine* », Alcohol, 3, 113-129.

(5) CASTROGIOVANNI P., DI MURO A., MAREMANNI I. (1992) : « *Fluoxetine reduces aggressive behavior in depressive outpatients* », New Trends in Experim. Clin. Psychiatry, 8, 57-62.

(6) COLONNA L., PETIT M., LEPINE J.P. (1989) : *Dictionnaire des neuroleptiques*, Baillière, Paris, 511 pages.

(7) DALBY M.A. (1971) : « *Anti-epileptic and psychotropic effect of carbamazépine (Tégrétol®) in the treatment of psychomotor epilepsy* », Epilepsia, 12, 325-334.

(8) ELLIOTT F.A. (1977) : « *Propanolol for the control of belligerent behavior following acute brain damage* », Ann. Neurol., 5, 489-491.

(9) FAVA M., ROSENBAUM J.F., PAVAJ.A. et al. (1993) : « *Anger attacks in unipolar depression, part 1 : Clinical correlates and response to fluoxetine treatment* », Am. J. Psychiatry, 150, 1158-63.
(10 GARDNER D.L., COWDRY R.W. (1986) : « *Positive effects of carbamazepine on behavioral dyscontrol in borderline personality disorder* », Am. J. Psychiatry, 143, 519-522.
(11) GREEDYKE R.M., KANTER D.R. (1986) : « *Therapeutic effects of Pindolol on behavioral disturbances associated with organic brain disease : a double-blind study* », J. Clin. Psychiatry, 47, 423-426.
(12) KARLI P. (1971) : « *Les conduites agressives* », La recherche, 18, 1013-1021.
(13) KLEIN E., BENTAL E., LERER B., BELMAKER R.H. (1984) : « *Carbamazepine and haloperidol versus placebo and haloperidol in excited psychoses* », Arch. Gen. Psychiatry, 41, 165-170.
(14) LAMBERT P.A., BORSELLI S., MARCOU G. (1966) : « *Propriétés neuropsychotropes du dépamide : action psychique chez les épileptiques et les malades présentant des troubles caractériels* », C.R. Congrès. Psychiatr. Neurol. Langue Française, Masson éd, Paris, 64, 1034-39.
(15) LAMBERT P.A., VENAUD G. (1987) : « *Utilisation du Valpromide en thérapeutique psychiatrique* », Encéphale, 1, 367-373.
(16) LEBOYER M., BOUVARD M.P., DUGAS M. (1988) : « *Effects of naltrexone on infantile autism* », The Lancet, March, 26, 715.
(17) LEFKOWITZ M.M. (1969) : « *Effects of diphenylhydantoïne on disruptive behavior : study of male delinquents* », Arch. Gen. Psychiatry, 20, 645-651.
(18) LYNCH D.M., ELIATAMBY C.S.L., ANDERSON A.A. (1985) : « *Pipothiazine palmitate in the management of aggressive mentally handicapped patients* », Br. J. Psychiatry, 146, 525-529.
(19) MALETZKY B.M. (1973) : « *The episodic dyscontrol syndrome* », Dis Ner Syst, 34, 186-189.
(20) MARKOWITZ P.L. (1992) : « *Effect of fluoxetine on self-injurious behavior in the developmentally disabled : a preliminary study* », J. Clin. Psychopharmacol., 62 : 27-31.
(21) MATTES J.A., ROSENBERG J., MAYS D. (1984) : « *Carbamazepine versus propranolol in patients with uncontrolled rage outbursts : a random assignment study* », Psychopharmacol. Bull., 20, 98-100.
(22) NEPE V.M. (1981) : « *Carbamazepine as adjunctive treatment in non epileptic chronic in patients with E.E.G. temporal lobe abnormalities* », J. Clin. Psychiatry, 44, 326-331.
(23) O'CONNOR M., BAKER H.W.G. (1983) : « *Depomedroxy progesterone acetate as an adjunctive treatment in three aggressive schizophrenic patients* », Acta Psychiatr. Scand., 67, 399-403.
(24 RATEY J.J., SORGI P. O'DRISCOLL G.A. et al. (1992) : « *Nadolol to treat aggression and psychiatric symptomatology in chronic inpatients : a double-blind, placebo-controlled study* », J. Clin. Psychiatry, 53, 41-46.
(25) SALZMAN C., KOCHANSKI G.E., SHADER R.I. et al. (1974) : « *Chlordiazepoxide induced hostility in a small group setting* », Arch. Gen. Psychiatry, 3, 401-405.
(26) SHEARD M.H., MARINI J.L., BRIDGES C.I. et al. (1976) : « *The effect of lithium on impulsive aggressive behavior in man* », Am. J. Psychiatry,133,1409-13.
(27) SORGI P.J., RATEY J.J., POLOKOFF S. (1986) : « *Beta adrenergic blockers for the control of agressive behaviors in patients with chronic schizophrenic* », Am. J. Psychiatry, 143, 775-776.
(28) SPREAT S., BEHAR D., RENESKI B. et al. (1989) : « *Lithium carbonate for aggression in mentally retarded persons* », Compr. Psychiatry, 30, 505-511.
(29) THIBAULT F., COLONNA L. (1992) : « *Lithium et agressivité chez l'adulte* », Encéphale, 18, 193-8.
(30) THIBAULT F., COLONNA L. (1992) : « *Carbamazépine et agressivité* », Encéphale, 18, 651-6.
(31) VAN MOFFAERT M. (1976) : « *Social reintegration of sexual delinquents by a combination of psychotherapy and anti androgen treatment* », Acta Psychiatr. Scand., 53, 29-34.
(32) VIDAL (1996) : Édition du Vidal, Paris, 72e édition.
(33) VOLAVKA J., CROWNER M., BRITER D. et al. (1990) : « *Tryptophan treatment of aggressive psychiatric inpatients* », Biol. Psychiatry, 28, 728-732.
(34) WOLF M.A., BAILLY L., DIENER J.M., MARTINET J.P., PERETI S., GARNEAU Y. (1991) : « *Sevrage neuroleptique complet chez des patients schizophrènes présentant une symptomatologie intense et résistant au traitement* », Encéphale, 17, 255-261.
(35) YATHAM L.N., Mc HALE P.A. (1988) : « *Carbamazepine in the treatment of aggression : a case-report and a review of the literature* », Acta Psychiat. Scand., 78, 188-190.

Après avoir envisagé le traitement médicamenteux de l'agressivité chez l'adulte, il convenait d'étudier celui chez l'enfant et surtout chez l'adolescent, puisque les troubles du comportement liés à des décharges agressives excessives motivent quantité de consultations pédo-psychiatriques. Probablement ici plus qu'ailleurs, la capacité de tolérance de l'entourage paraît être le facteur déterminant du recours à la psychiatrie. Marie-Christine Mouren-Simeoni, professeur de psychiatrie, et Valérie Vantalon, chef de clinique dans le service de psychopathologie de l'enfant et de l'adolescent de l'Hôpital Robert Debré (Paris), abordent cette question délicate.

Traitement médicamenteux de l'agressivité chez l'enfant et l'adolescent

V. Vantalon, M.-C. Mouren-Simeoni

L'agressivité est un motif fréquent de consultation chez l'enfant car elle alerte parents et enseignants. Elle peut être en rapport avec une phase normale du développement. Lorsqu'elle est durable ou excessive, elle témoigne d'un trouble psychopathologique sous-jacent. Les conduites agressives ne constituent pas chez l'enfant un groupe homogène : elles s'observent isolément ou en association à différents tableaux cliniques. Devant une telle complexité clinique, une évaluation précise est donc indispensable avant de déterminer le traitement le mieux adapté. La chimiothérapie constitue l'une des approches thérapeutiques possibles de l'agressivité chez l'enfant. Elle n'est pas la seule et doit le plus souvent être replacée dans un projet associant d'autres modalités de soins.

Agressivité, développement et catégories cliniques

D'un point de vue développemental

L'agressivité apparaît comme un trait de comportement présent précocement chez l'enfant, caractérisé, d'une part, par sa stabilité au cours du développement et d'autre part, par les modifications de son expression en fonction de l'âge (Shaffer et coll. 1980). Nombre d'études témoignent de la stabilité du comportement agressif de l'enfance à l'âge adulte. Les comportements tels que les colères, jets d'objets, voire l'agressivité physique sont fréquents entre deux et trois ans, mais seuls les comportements agressifs persistant au-delà de trois ans seraient prédictifs de comportements agressifs ultérieurs. Indépendamment du caractère pathologique ou non de l'agressivité, différents facteurs interviennent dans son développement et agissent en étroite relation avec l'entourage, ses attitudes et ses réponses. Parmi les facteurs d'ordre constitutionnels, la prédominance masculine des conduites agressives demeure inchangée au cours du développement et semble indépendante du contexte culturel. Certains facteurs organiques, comme les anomalies chromosomiques ou endocriniennes ont également été évoqués dans la survenue de conduites agressives mais l'ensemble des conduites agressives ne peut être limitées à une origine biologique. Les facteurs psycho-environnementaux ont également été impliqués dans la persistance de ces conduites et dans l'installation de l'agressivité comme mode d'adaptation habituelle du sujet. L'environnement familial, notamment, intervient à différents niveaux du développement de l'agressivité, par des frustrations lors des relations précoces, des attitudes éducatives de renforcement ou l'exposition répétée à des situations de violence.

Pour chaque enfant, le développement s'accomplit selon un rythme propre qui dépend de l'ensemble de ces facteurs. Cette évolution constante fournit à l'enfant des modalités d'expression particulières et variables dans le temps. Typiquement, plus l'enfant est jeune, plus son mode d'expression d'une tension psychique et de réponse passe par l'agir. Le nombre des colères avec agressivité physique diminue, entre le début et la fin de l'adolescence, du fait de la mise en place de mécanismes alternatifs à l'expression des sentiments d'hostilité et d'un meilleur contrôle moteur, émotionnel et comportemental. Ainsi, l'étude psychogénétique du développement de l'enfant a montré qu'il n'y a pas de différence de nature entre des comportements considérés comme normaux à un certain âge et les troubles du comportement d'enfant plus âgés. Le diagnostic de troubles du comportement agressifs doit donc, chez l'enfant, tenir compte de l'âge et surtout du niveau de développement atteint. Par ailleurs, c'est plus l'âge de survenue, l'intensité et la durée anormalement prolongée des conduites agressives que leur nature qui indiqueront leur caractère pathologique. De ce fait, la détermination du seuil entre normal et pathologique dans les conduites agressives de l'enfant est complexe. Enfin, les comportement agressifs de l'enfant et leur persistance peuvent à leur tour être à l'origine de multiples conflits et entraver le développement ultérieur. Ainsi, les enfants ayant des conduites agressives ont fréquemment une image d'eux-mêmes dévalorisée du fait des expériences répétées de frustration et d'échec occasionnées par leurs comportements.

D'un point de vue dimensionnel

L'agressivité est présente dans de nombreux troubles psychiatriques de l'enfant. Considérée comme symptôme, elle s'associe à d'autres éléments sémiologiques prédominants et s'inscrit dans certains cadres précis qui vont conditionner la thérapeutique. Ainsi, les troubles de l'humeur chez l'enfant peuvent se manifester par des comportements agressifs. L'irritabilité, les colères, les violences physiques, sont présentes chez un tiers des enfants prépubères déprimés (Puig-Antich, 1982), leur traitement se confondant alors avec celui de la dépression. Dans les troubles anxieux, qui sont d'une grande fréquence chez l'enfant et l'adolescent, puisque leur prévalence globale excède 10 % (Mouren-Simeoni et coll. 1993), l'agressivité peut, par exemple dans le trouble angoisse de séparation, se traduire sous forme d'explosions agressives contre les parents au moment de séparations forcées ou de tyrannie intrafamiliale. Le traitement de l'agressivité ne se distingue alors pas de celui du trouble anxieux en cause.

Chez l'enfant, le retard mental, l'autisme et les troubles spécifique du développement peuvent également, à un moment de leur évolution, se manifester par des troubles du comportement agressifs sans que l'agressivité constitue le symptôme principal. Cependant, lorsque les conduites auto- et hétéro-agressives, rencontrées dans ces populations, gênent l'adaptation sociale, le recours à une prescription médicamenteuse s'avère parfois nécessaire.

D'un point de vue catégoriel

L'agressivité, paroxystique ou permanente, peut s'intégrer à des ensembles syndromiques où elle constitue un symptôme majeur. Trois catégories diagnostiques où l'agressivité verbale ou physique tient une place importante sont isolées dans le DSM-IV, quatrième révision de la classification américaine des troubles mentaux (APA 1994). Il s'agit de deux troubles spécifiques à l'enfant et l'adolescent, le trouble oppositionnel avec provocation et le trouble des conduites et du trouble explosif intermittent, moins fréquent et plus rarement étudié chez l'enfant.

Le trouble oppositionnel avec provocation se manifeste, selon le DSM-IV, par un ensemble de comportements provocateurs, désobéissants et hostiles envers les personnes en position d'autorité. Ce diagnostic ne peut être porté que si ces comportements persistent pendant au moins six mois, si ils surviennent plus fréquemment que ceux observés habituellement chez des sujets d'âge et de niveau de développement comparable, si ils entraînent une altération significative du fonctionnement social ou scolaire, si ils ne répondent pas aux critères du trouble des conduites et enfin si ils ne sont pas symptomatiques d'un trouble thymique ou psychotique. Les comportements négativistes et provocateurs se manifestent par une obstination, une résistance à suivre les consignes, un refus de transiger avec l'adulte ou les pairs. La provocation peut se traduire par une attitude délibérée et permanente consistant à tester les limites, à ignorer les ordres ou à les contester. L'hostilité se manifeste par une volonté délibérée d'ennuyer les autres ou par une agressivité verbale, sans agressivité physique en général. Les manifestations du trouble sont presque invariablement présentes au domicile, mais ne sont pas toujours notables en collectivité ou à l'école, car c'est typiquement dans les interactions avec les adultes et les pairs « familiers » que les symptômes sont évidents. Habituellement ces sujets ne se reconnaissent pas comme hostiles ou provocateurs, mais justifient leurs conduites comme des réponses à des circonstances injustes. Le taux de prévalence de ce trouble varie, selon les populations étudiées et les méthodes d'investigation utilisées, de 2 à 16 %. Avant la puberté, le trouble est plus fréquent chez le garçon que chez la fille. Après la puberté, les taux de prévalence sont proches entre les deux sexes. Le trouble oppositionnel avec provocation se révèle habituellement avant l'âge de huit ans et généralement pas après l'adolescence. Les familles de bas niveau socio-économique sont plus souvent représentées. L'étude de la comorbidité du trouble oppositionnel avec provocation retrouve une association fréquente avec le trouble hyperactivité/déficit de l'attention et les troubles des apprentissages. Dans un pourcentage substantiel de cas, le trouble oppositionnel avec provocation représente, dans le développement du sujet, un antécédent du trouble des conduites. Ce trouble a suscité jusqu'alors peu d'attention en tant que catégorie diagnostique individualisée et, dans la plupart des études, il est regroupé avec le trouble des conduites. On a d'ailleurs montré que les symptômes définissant ces deux troubles sont étroitement corrélés, ce qui explique leur fréquente association, mais pose également le problème de leurs limites diagnostiques. Le traitement du trouble oppositionnel avec provocation ne fait généralement pas appel aux psychotropes, sauf lors de l'association comorbide à une hyperactivité avec déficit attentionnel. De nombreuses modalités de prises en charge isolées ou en association ont été proposées : psychothérapie comportementale, psychothérapie familiale, psychothérapie individuelle, guidance parentale.

Le trouble des conduites se manifeste par un ensemble de conduites antisociales, agressives ou provocatrices, répétitives et persistantes, conduisant l'enfant à bafouer les droits fondamentaux d'autrui et les règles sociales correspondant à son âge (vol avec ou sans affrontement avec la victime, fugues répétées, école buissonnière, pyromanie...). Ces conduites doivent persister au moins douze mois et entraîner un retentissement social et scolaire. Les comportements violents font partie intégrante du tableau, s'exerçant sur autrui (agression, vol avec affrontement de la victime, viols, rixes), sur les animaux ou sur des objets volontairement dégradés. Les sujets ayant un trouble des conduites éprouvent généralement peu d'empathie pour les sentiments et les désirs des autres. En situation ambiguë, ils interprètent souvent à tort les intentions d'autrui comme hostiles et menaçantes et réagissent avec une agressivité qu'ils estiment justifiée. Ils peuvent ne ressentir ni culpabilité, ni remords et attribuer à d'autres leurs méfaits. Une faible tolérance à la frustration, des accès de colère et des prises de risque inconsidérées sont fréquemment associés. Ces conduites pathologiques ont souvent pour conséquences des problèmes avec la justice et compromettent la scolarité comme la vie de famille. Une précocité des relations sexuelles, la prise d'alcool et de tabac et la consommation de produits illicites sont souvent retrouvées. Le trouble des conduites touche essentiellement les garçons et débute le plus souvent à la fin de l'enfance ou au début de l'adolescence, mais il peut survenir dès l'âge de 5 ou 6 ans. Les symptômes du trouble varient alors à mesure que le sujet grandit et que ses capacités physiques et cognitives se développent.

Rarement « pur », le trouble des conduites peut s'accompagner d'un niveau d'intelligence inférieur à la moyenne ou de troubles des apprentissages. Enfin, un trouble hyperactivité avec déficit attentionnel, précédant sur le plan chronologique l'apparition du trouble des conduites, persiste dans un grand nombre de cas en association.

Le trouble des conduites constitue le trouble mental le plus fréquent chez l'enfant et l'adolescent. Pour les garçons âgés de moins de 18 ans, les taux de prévalence varient de 6 % à 16 %, pour les filles de 2 % à 9 %. Sa prévalence semble avoir augmenté au cours de ces dernières décennies et il constitue actuellement l'un des diagnostics les plus fréquemment portés dans les services d'hospitalisations et de consultations psychiatriques de l'enfant et de l'adolescent.

L'évolution du trouble des conduites est variable. Certaines formes, notamment celles à début précoce, se pérennisent à l'âge adulte sous forme de personnalité antisociale, souvent aggravées de troubles liés à l'abus de substances psychoactives ; d'autres sont bénignes et tendent à s'amender à l'âge adulte.

Le trouble explosif intermittent se caractérise, pour le DSM-IV, par des épisodes récurrents de perte de contrôle des impulsions agressives aboutissant à des voies de fait graves ou à la destructions de biens. L'agressivité y est disproportionnée, sans commune mesure avec une provocation ou un stress psychosocial et son expression n'est pas en rapport avec un autre trouble mental, une prise de toxiques ou une autre pathologie somatique. Le début et la fin des accès sont brutaux, leur durée variable. Des signes prodromiques sont parfois ressentis avant le passage à l'acte et une amnésie partielle ou une hypersensibilité aux stimuli sensoriels post-critiques sont parfois retrouvés. Au décours de l'épisode, le sujet peut exprimer des remords ou de la culpabilité quant aux conséquences de ses actes. Entre les épisodes, il existe des signes d'impulsivité ou d'agressivité. Plusieurs facteurs contribuant au développement du trouble explosif intermittent ont été évoqués. L'hypothèse d'un facteur organique, notamment un dysfonctionnement des lobes temporaux et du système limbique sous-jacent, a été la plus fréquemment étudiée, s'appuyant sur la présence d'anomalies paroxystiques temporales observées dans certains cas à l'électro-encéphalogramme. D'autres facteurs, socio-environnementaux, génétiques et psychiatriques ont également été impliqués. Ainsi, le trouble explosif intermittent a tour à tour été rapproché d'autres catégories diagnostiques comme les troubles de l'humeur ou les troubles anxieux, spécialement les attaques de panique (Fava et coll. 1990). L'association d'un trouble hyperactivité avec déficit attentionnel serait également un facteur prédisposant au trouble explosif intermittent (Kaplan, 1995). Il s'agit d'un trouble rare, dont le début se situe habituellement à la fin de l'adolescence ou à l'âge adulte. Chez l'enfant, la prévalence du trouble explosif intermittent n'est pas déterminée et peu de travaux ont porté sur son traitement

La présence d'une agressivité chez l'enfant et l'adolescent nécessite donc une évaluation diagnostique préalable à l'élaboration de toute stratégie thérapeutique. Cette évaluation implique un examen somatique, notamment neurologique, avec la recherche d'atteintes du système nerveux pouvant être à l'origine de ces comportements (antécédents de souffrance cérébrale, d'épilepsie, d'encéphalopathie, de traumatisme crânien, etc.). L'examen psychiatrique permet de déterminer, à l'aide de plusieurs sources d'informations (l'enfant, les parents et les enseignants), la présence ou non d'un trouble des conduites avéré en recueillant des informations sur (1) le nombre des symptômes, (2) l'histoire du trouble et du sujet (3), son caractère chronique, transitoire ou réactionnel, (4) le nombre et le type de situations (familiales, scolaires ou extra-scolaires) où les conduites agressives sont présentes et (5) la qualité des relations intrafamiliales, scolaires et sociales avec les pairs. Il s'oriente également vers la recherche de troubles mentaux éventuellement associés au trouble des conduites : trouble hyperactivité avec déficit de l'attention, troubles anxieux, troubles de l'humeur, abus de substances psychoactives dont la présence joue un rôle pronostique et nécessite la mise en place d'un traitement médicamenteux spécifique. Enfin, une évaluation neuropsychologique peut estimer l'efficience intellectuelle et de déceler un trouble des apprentissages associé. Cette évaluation permettra, devant des conduites agressives, de définir le type de traitement et d'intervention le plus adapté à chaque cas en tenant compte de l'intensité des troubles, des secteurs où le dysfonctionnement est le plus important, de la qualité des relations interpersonnelles et de la psychopathologie familiale.

Ainsi, le traitement du trouble des conduites repose sur la combinaison de plusieurs niveaux d'interventions ayant pour cible : (1) l'individu, (2) les interactions familiales, (3) les parents, (4) le milieu scolaire et (5) le milieu communautaire. Ces interventions ont le plus souvent lieu en ambulatoire et ont pour objectif de permettre à ces enfants d'apprendre à répondre de façon adaptée à des situations quotidiennes. Cependant lorsque les troubles sont massifs, aigus, ou lorsque la famille est maltraitante ou trop dysfonctionnelle, il faut éloigner l'enfant du foyer et lui proposer une structure d'accueil avec des règles cohérentes et constructives en milieu institutionnel (externat socio-éducatif, internat, lieux de vie, famille d'accueil, foyer éducatifs, etc.). Enfin, l'implication des représentants de la loi est souvent nécessaire. La place de la chimiothérapie, qui constitue l'une des approches thérapeutiques possible de l'agressivité chez l'enfant, se situe au sein de ce dispositif de soins multimodal. Dans le trouble des conduites, elle est ainsi limitée (1) au traitement d'éventuels troubles associés et (2) aux comportements hétéro-agressifs survenant de façon aiguë en milieu institutionnel.

Les différentes familles chimiques utilisées chez l'enfant et l'adolescent agressif

Les neuroleptiques

Les neuroleptiques sont traditionnellement prescrits dans les manifestations agressives de l'enfant et de l'adolescent, en particulier dans les états d'agitation aiguë. Plusieurs situations cliniques, impliquant l'agressivité chez l'enfant, ont fait l'objet d'essais thérapeutiques :

Dans les états d'agitation aiguë non spécifiques observés au cours de pathologies variées comme l'autisme et les troubles globaux du développement, les troubles thymiques (accès maniaque, mélancolie délirante) ou le trouble angoisse de séparation, les neuroleptiques sédatifs ont une action symptomatique et transitoire en faisant le traitement de choix en situation d'urgence. Il n'existe pas, dans cette indication, de produits spécifiques à l'enfant. Les critères pharmacocliniques et le faible nombre de substances autorisées réglementairement en déterminent le choix (tableau 1). Parmi les produits sédatifs, la chlorpromazine [Largactil®] est la plus prescrite avec la levomépromazine [Nozinan®], la cyamémazine [Tercian®] et la thioridazine [Melleril®]. Les posologies optimales pour ces différents produits sont extrêmement variables d'un sujet à l'autre. En situation d'agitation aiguë, per os, les doses de chlorpromazine varient de 1 à 5 mg/kg et les doses de lévomépromazine de 1 à 3 mg/kg, en une seule prise de solution buvable à 4 %. En intra-musculaire, elles varient pour ces deux molécules de 1 à 2 ampoules de 25 mg en une injection. Ces traitements peuvent éventuellement être répétés dans la journée en fonction de l'évolution et doivent s'accompagner d'une surveillance tensionnelle, neurologique comme de la tolérance générale au produit administré. En revanche, la prescription au long cours de neuroleptiques à visée purement sédative et non spécifique paraît actuellement en déclin et passe en second plan au profit de chimiothérapies adaptées à chaque type de trouble.

Les comportements d'automutilations rencontrés dans les retards mentaux ou les troubles envahissants du développement ont été l'une des premières indications des neuroleptiques et ont fait l'objet d'études contrôlées chez l'enfant (Anderson et coll. 1989). De nos jours, ce traitement, dont l'efficacité est démontrée, peut être prescrit au long cours lorsque les automutilations sont chroniques, sévères et résistantes aux autres thérapeutiques (psycho-stimulants, antidépresseurs ou anticonvulsivants en particulier). L'haloperidol [Haldol®], à des doses de 0,02 à 0,2 mg/kg/j est le plus souvent choisi. L'origine de l'efficacité de ces molécules dans les automutilations reste incertaine et est attribuable soit à une action spécifique de bloqueur des récepteurs dopaminergiques soit à un effet sédatif plus général.

Dans les troubles des conduites, l'action positive de l'haloperidol à des doses de 0,05 à 0,15 mg/kg/j a été prouvée sur les comportements agressifs dans des essais contrôlés contre placebo (Campbell et coll. 1984). Il reste le produit de référence dans cette indication par rapport à la thioridazine ou à la chlorpromazine, plus sédatives. La prescription est basée sur des règles simples : début du traitement à des doses faibles, augmentation progressive sans dépasser deux fois par semaine, établissement d'une posologie optimale en fonction d'un équilibre entre efficacité thérapeutique et signes latéraux, surveillance régulière avec éventuellement taux plasmatiques.

L'étude du retentissement cognitif des neuroleptiques chez l'enfant prépubère a fait l'objet de deux études en double aveugle contre placebo. L'une porte sur des hyperactifs prépubères traités durant 12 semaines par thioridazine (Klein 1990) et la seconde sur des prépubères ayant un trouble des conduites traités par haloperidol (Platt et coll. 1984). Seule, une altération significative de la mémoire à court terme, des capacités de planification et des compétences verbales avec des doses maximales d'haloperidol (0.05mg/kg/j) a été retrouvée. La survenue d'effets secondaires à type de sédation, de prise de poids, de dyskinésie aiguë, de syndrome extra-pyramidaux ou de dyskinésie tardive limite également la prescription des neuroleptiques traditionnels (Campbell et coll. 1984). Les syndromes extra-pyramidaux se voient essentiellement au cours des traitements prolongés, plus souvent chez l'adolescent que chez l'enfant. Ils cèdent à l'adjonction d'antiparkinsoniens de synthèse ou à l'arrêt progressif du traitement. Cependant, l'association systématique en début de traitement d'antiparkinsoniens de synthèse par voie orale est discutée chez l'enfant du fait du risque d'état confusionnel ou d'épisode hallucinatoire. Les dyskinésies tardives surviennent au cours des traitements prolongés, lors d'une diminution des posologies ou d'un arrêt du traitement neuroleptique. Leur survenue constitue un risque important du fait de l'incertitude évolutive de ces mouvements anormaux. Devant le risque d'effets neurologiques importants après trois mois de traitement cumulatif, des fenêtres thérapeutiques répétées sont parfois proposées dans les traitements prolongés.

Les nouveaux agents neuroleptiques, clozapine [Leponex®] et risperidone [Risperdal®], dont la moindre fréquence des effets sédatifs et extra-pyramidaux pourrait présenter un grand avantage, n'ont pas fait l'objet d'études contrôlées dans le traitement de l'agressivité de l'enfant. De même, ni chez l'enfant ni chez l'adolescent, les neuroleptiques à action prolongée n'ont d'indication étayée par des études thérapeutiques.

La prescription de neuroleptiques dans les comportements agressifs de l'enfant doit être réservée aux situations aiguës et transitoires où l'agressivité est invalidante et gêne les interactions sociales et les apprentissages. En revanche, au long cours (notamment dans le trouble des conduites), leur prescription reste limitée du fait de leur action sédative, leur manque de spécificité et de leur mauvaise tolérance. La survenue d'effets secondaires demeure l'un des éléments de choix de la posologie, voire de l'interruption du traitement et a conduit à l'emploi d'autres familles chimiques, dont certaines sont encore du domaine de la recherche.

Tableau 1 • ***Neuroleptiques administrables en urgence lors de crises d'agitation aiguës de l'enfant et de l'adolescent***

Molécules	Voies d'administration	Posologies
Chlorpromazine		
Largactil®	solution buvable 4 %	1-5 mg/kg en une seule prise
	ampoule injectable 25 mg	1-2 ampoules en intra-musculaire
Thioridazine		
Melleril®	solution buvable 2 mg/ml	1-4 mg/kg en une seule prise
Lévomépromazine		
Nozinan®	solution buvable 4 %	1-3 mg/kg en une seule prise
	ampoule injectable 25 mg	1-2 ampoules en intra-musculaire
Cyamémazine		
Tercian®	solution buvable 50 mg/5 ml	1-3 mg/kg en une prise
	ampoule injectable 50 mg	1 ampoule en intra-musculaire

Tableau 2 • ***Schéma d'ajustement thérapeutique du lithium chez l'enfant et l'adolescent***
(d'après Weller et coll., 1986)

Enfant de moins de 12 ans		Enfant de plus de 12 ans
< 25 kg	600 mg/j en 3 prises	dose initiale de 300 mg/j
25-40 kg	900 mg/j en 3 prises	augmentation par paliers de 150 mg tous les 5 jours
40-50 kg	1200 mg/j en 3 prises	
50-60 kg	1500 mg/j en 3 prises	

Le carbonate de lithium

L'efficacité du carbonate de lithium [Téralithe®], dans le traitement de l'agressivité du trouble des conduites, est étayée par l'étude contrôlée de Campbell et coll. (1984), dont les résultats ont pu être répliqués en 1995 (Campbell et coll. 1995). Ces deux études contrôlées, en double aveugle, contre placebo, portant sur un total de 111 prépubères ayant un type de trouble des conduites caractérisé par un comportement agressif et explosif, de même que plusieurs études ouvertes portant sur un plus faible nombre de patients, retrouvent une efficacité sur l'agressivité comparable à celle de l'haloperidol, avec une meilleure tolérance à long terme, notamment sur les performances cognitives.

En revanche, une troisième étude contrôlée contre placebo (Klein 1991), portant sur 35 enfants et adolescents ayant un trouble des conduites suivis en ambulatoire, relève une absence d'efficacité du lithium comparé au placebo. Ces conclusions contradictoires soulèvent l'intérêt de distinguer deux sous-types de troubles des conduites : l'un caractérisé par un comportement délictueux, contrôlé et dissimulé, pour lequel le lithium n'aurait pas d'indication, l'autre, dit « agressif-affectif », caractérisé par une absence de contrôle de l'agressivité et un comportement explosif et impulsif, pour lequel le lithium aurait une indication préférentielle (Campbell et coll. 1995).

Chez l'enfant prépubère, un guide de prescription du lithium a été publié par Weller (1986) (Tableau 2). À partir de 12 ans, une posologie initiale de 150 à 300 mg/j et une augmentation graduelle de 150 mg tous les 5 à 7 jours sont préconisées, avec un fractionnement en 3 à 4 prises sur la journée et une administration après les repas afin de diminuer les intolérances digestives. Les conditions de surveillance n'ont pas de particularités par rapport à l'adulte. Les doses préconisées dans ces études varient de 500 à 2000 mg/j, avec des taux plasmatiques entre 0.8 et 1.2 mEq/l. Un délai d'action de 3 à 6 semaines à dose optimale est préconisé pour juger de l'efficacité thérapeutique. Les effets secondaires les plus fréquemment notés sont des nausées, des vomissements, des douleurs abdominales, des tremblement des mains et une prise de poids modérée. À long terme, la tolérance est bonne, avec une efficacité comparable à celle de l'haloperidol sur l'agressivité, mais une surveillance de la fonction rénale, thyroïdienne et de la croissance reste nécessaire (Campbell et coll. 1995).

La carbamazépine

L'action anti-agressive de la carbamazépine [Tégrétol®] est étayée par de nombreuses études ouvertes chez l'adulte (Thibaut & Colonna 1993). Chez l'enfant, dans le trouble des conduite, son utilisation repose sur les résultats positifs d'études antérieures à l'utilisation de systèmes de classification consensuels dont la méthodologie est peu rigoureuse (Silva et coll. 1996). Une étude contrôlée de Cueva et coll. (1996), randomisée contre placebo, sur des sujets âgés de cinq à douze ans avec un trouble des conduite, de type "affectif agressif", résistant au traitement ambulatoire, ne retrouve pas d'efficacité de la carbamazépine à six semaines de traitement. Cette étude récente remet en cause l'action anti-agressive de la carbamazépine dans le trouble des conduites de l'enfant et appelle à développer d'autres études thérapeutiques contrôlées en distinguant des sous-types de troubles des conduites agressives.

Peu de travaux ont porté sur le traitement médicamenteux du trouble explosif intermittent. La plupart de ces études sont non contrôlées, ne concernent pas spécifiquement l'enfant et l'adolescent et, quelle que soit la classe thérapeutique étudiée (carbonate de lithium, carbamazépine, bêtabloquants ou tricycliques), ne permettent pas de formuler d'indication précise à ce jour. Seule, une étude récente portant sur 80 adolescents compare l'effet du propanolol et de la carbamazépine dans le traitement des comportements agressifs du trouble explosif intermittent. Elle relève une efficacité supérieure de la carbamazépine (Mattes 1990).

Les modalités de prescription et de surveillance de la carbamazépine sont les mêmes que dans le traitement de l'épilepsie. Les posologies préconisées dans les études sur l'agressivité sont 10-50 mg/kg/j (taux sanguins : 5-10 mg/l). La réduction graduelle des symptômes n'est observée qu'après deux semaines de traitement minimum, les symptômes les plus rapidement améliorés étant la labilité affective, l'impulsivité et l'agressivité. Les principaux effets secondaires sont la somnolence, les nausées et les sensations vertigineuses, souvent transitoires en début de traitement. Le retentissement cognitif de la carbamazépine est mal connu, mais elle augmenterait les capacités attentionnelles et la vigilance des enfants épileptiques. Dans un petit nombre de cas, des effets paradoxaux ont été rapportés avec recrudescence de l'agitation et de l'agressivité (Rosenberg et coll. 1994).

Les psychostimulants

L'indication des psychostimulants dans le trouble hyperactivité avec déficit attentionnel est actuellement bien établie. L'efficacité du méthylphénidate [Ritaline®] chez les enfants hyperactifs est documentée par de nombreuses études contre placebo conduites aux États-unis depuis les années 1960. Cette amélioration porte tant sur l'agitation, l'impulsivité et les capacités attentionnelles que sur les comportements relationnels et sociaux avec, pour corollaire, une amélioration des performances scolaires (Pelissolo et coll. 1996). Les symptômes tels que l'agressivité et l'impulsivité, parfois retrouvés dans ce trouble, sont également sensibles aux psychostimulants chez l'enfant (Pelham et coll. 1991, Hinshow et coll. 1992).

Dans l'association comorbide d'un trouble hyperactivité avec un trouble oppositionnel ou un trouble des conduites, l'efficacité des psychostimulants sur l'agressivité est argumentée par plusieurs études contrôlées en double aveugle contre placebo chez l'enfant (Gadow et coll. 1990, Kaplan et coll. 1990, Hinshow et coll. 1992). En revanche, les psychostimulants ne semblent pas avoir d'efficacité sur les troubles des conduites ni sur le trouble oppositionnel avec provocation isolés (Rosenberg et coll. 1994). Seule l'étude de Klein (1991) retrouve une supériorité du méthylphénidate sur le placebo chez 35 enfants et adolescents ayant un trouble des conduites.

Les doses préconisées dans la littérature anglo-saxonne pour le methylphénidate, amine sympathomimétique administrée par voie orale, varient de 0,3 à 1 mg/kg/j, soit 15 à 20 mg/jour pour des enfants de 8 à 10 ans. Son délai d'action varie entre 30 à 60 minutes et sa demi-vie plasmatique est de 1 à 2 heures. Un examen clinique et la recherche d'antécédents personnels et familiaux de mouvements anormaux sont nécessaires avant l'instauration du traitement. Au cours du suivi, l'attention doit porter sur l'apparition éventuelle de tics et de mouvements anormaux. Le poids, la taille, la tension artérielle et le pouls doivent être contrôlés régulièrement et lors de l'augmentation de la posologie. La contre-indication du méthylphénidate est l'existence de tics, pouvant être aggravés par les stimulants. À court terme, une perte d'appétit, une perte de poids, une insomnie et une irritabilité sont les effets secondaires les plus fréquemment observés. Le plus souvent transitoires, ils sont proportionnels à la dose prescrite et doivent conduire à une diminution de la posologie. Un ralentissement du développement staturo-pondéral, réversible, n'a été observé que pour des doses importantes et des durées de prescription supérieures à deux ans sans interruption (ces effets sur la croissance n'apparaissent pas pour des doses et des modalités de prescription usuelles). En pratique, la prescription de méthylphénidate est soumise en France à l'utilisation du carnet à souches du fait de son inscription au tableau des stupéfiants. Elle peut se faire légalement pour un délai de vingt-huit jours. Une autorisation de mise sur le marché a récemment été obtenue dans la seule indication du trouble déficitaire de l'attention avec hyperactivité chez l'enfant de plus de six ans, sans limite supérieure d'âge. Ce traitement est soumis à une prescription initiale hospitalière annuelle, réservée aux spécialités neurologiques, psychiatriques et pédiatriques et est disponible en officine de ville.

Certaines médications dans le traitement de l'agressivité de l'enfant sont encore du domaine de la recherche

La clonidine

La clonidine [Catapressan®] est un agoniste des récepteurs alpha-2 dont l'action sur les comportements agressifs et l'agitation a fait l'objet de plusieurs études préliminaires, en particulier dans le trouble des conduites associé ou non à une hyperactivité avec déficit attentionnel. Il s'agit de l'étude ouverte de Kemph et coll. (1993) portant sur 17 enfants ayant un trouble des conduites et de l'étude rétrospective de Schvehla et coll. (1994) sur 18 enfants hyperactifs avec déficit attentionnel et trouble des conduites résistant aux traitements par psychostimulants. Les résultats de ces études préliminaires paraissent prometteurs, avec une atténuation de l'agressivité et de l'impulsivité de ces enfants, mais des études contrôlées portant spécifiquement sur le traitement du trouble des conduites de l'enfant sont encore nécessaires.

Les doses moyennes préconisées dans ces études sont de 3-4 µg/kg/j avec une dose initiale de 0,05 mg/j et une augmentation de 0,05 mg tous les trois jours jusqu'à l'obtention d'une posologie moyenne de 0,25 à 0,3 mg/j, fractionnée en trois prises pour les sujets de 8 à 12 ans. L'évaluation d'une réponse thérapeutique exige la poursuite du traitement durant plusieurs semaines. Les effets secondaires les plus fréquemment notés sont une sédation, une irritabilité et une hypotension. Au long cours, des ajustements de posologie sont parfois nécessaires du fait de l'effet auto-inducteur hépatique de cette molécule.

Les bêtabloquants

L'utilisation des bêtabloquants dans le traitement de l'agressivité de l'enfant et de l'adolescent n'a pas fait l'objet d'études contrôlées. La plupart des études ouvertes concluent à une efficacité de ces traitements, mais portent sur des échantillons réduits et hétérogènes sur le plan du diagnostic et du fonctionnement intellectuel des sujets (retard mental, trouble global du développement) (Rosenberg et coll. 1994). D'autres travaux restent donc à entreprendre dans des populations rigoureusement définies.

La dose initiale de propanolol [Avlocardyl®], préconisée dans ces études, est de 10-40 mg/j, en prises fractionnées sur la journée. Elle doit être associée à une surveillance de la tension artérielle et du pouls. Chez l'adolescent, la dose efficace au long cours varie de 10 à 300 mg/j pour le propanolol. Les effets secondaires seraient modérés (hypotension, bradycardie, sédation) sous réserve du respect des contre-indications des bêtabloquants, mais l'association à d'autres médications psychotropes doit être particulièrement surveillée du fait de la possible induction d'une augmentation des taux thérapeutiques. Un délai d'action de 1 à 3 mois à dose optimale est préconisé pour juger de l'efficacité thérapeutique (Rosenberg et coll. 1994).

Les antidépresseurs

Du fait de la fréquente association comorbide entre troubles des conduites et dépression, les imipraminiques ont été précocement utilisés dans le traitement de l'agressivité des troubles des conduites, avec des résultats controversés (Puig-Antich 1982, Carlson et coll. 1995). Cependant, aucune étude contrôlée n'a été publiée sur l'action anti-agressive spécifique de ces molécules dans le trouble des conduites isolé.

L'apparition plus récente des inhibiteurs sélectifs de recapture de la sérotonine et l'étude du rôle de la sérotonine dans l'agressivité, chez l'adulte comme chez l'enfant et l'adolescent, ont entraîné un intérêt vis à vis de ces nouvelles molécules dans le traitement de l'agressivité. Deux études en ouvert avec la trazodone [Pragmarel®] ont montré une efficacité clinique sur la symptomatologie agressive, à la dose de 0,35 mg/kg/j environ. L'une porte sur trois enfants de 7 à 9 ans avec des troubles du comportement perturbateur et retrouve une efficacité marquée sur le comportement après sept à dix jours de traitement (Ghaziuddin & Alessi 1992). La seconde relève, sur 22 patients hospitalisés pour troubles du comportement perturbateur résistants au traitement ambulatoire, une efficacité tant à court qu'à long terme, avec un suivi moyen de huit mois (Zubieta & Alessi 1992).

Les benzodiazépines et la buspirone

Les benzodiazepines sont peu utilisées dans le traitement de l'agressivité de l'enfant en raison du risque de phénomènes d'abus et de dépendance induits par ces molécules et de l'existence de réactions paradoxales avec désinhibition, agressivité et perte de contrôle relevé dans près de 10 % des enfants et adolescents traités. La buspirone dans le traitement de l'agressivité de l'enfant n'a fait l'objet que de rares publications de cas isolés (Ratey et coll. 1991), relevant une efficacité qui reste à confirmer par des études méthodologiquement plus rigoureuses.

Conclusion

En conclusion, l'agressivité chez l'enfant est une dimension transnosographique pour laquelle l'application d'instruments d'évaluation plus précis, la prise en compte de facteurs de maturation et de développement et les paramètres psychosociaux, sont certainement essentiels à la compréhension de la phénoménologie et à l'identification de sous-populations particulières. À l'hétérogénéité des populations concernées correspond actuellement une diversité des modalités thérapeutiques et une variété de familles chimiques dont les indications respectives mériteraient d'être mieux définies. Sur le plan chimiothérapique, deux situations doivent être distinguées :

– lorsque l'agressivité et l'agitation sont aiguës, la prescription de neuroleptiques sédatifs est préconisée et permet d'obtenir une efficacité symptomatique non négligeable. Actuellement, pour ces situations d'urgence, aucune molécule alternative n'a pu faire preuve d'une efficacité comparable ;

– lorsque les conduites agressives sont chroniques ou récurrentes, par exemple dans le trouble des conduites et le trouble explosif intermittent, des alternatives aux neuroleptiques ont été développées et sont utilisées avec des résultats favorables comme le carbonate de lithium ou la carbamazépine et, lorsqu'un trouble hyperactivité avec déficit attentionnel ou un trouble de l'humeur est associé aux comportements agressifs, les psychostimulants ou les antidépresseurs tricycliques. L'utilisation de certaines médications, notamment de la clonidine et des bêtabloquants, est encore du domaine de la recherche dans cette indication et nécessite la poursuite d'études contrôlées.

Bibliographie

(1) ANDERSON L.T., CAMPBELL M., ADAMS P. (1989) : « *The effects of haloperidol on discrimination learning and behavioral symptoms in autistic children* », J. Autism Dev. Disord., 19, 2, 227-239.

(2) CAMPBELL M., SMALL A.M., GREEN W.H., JENNINGS S.J., PERRY R., BENNETT W.G., ANDERSON L. (1984) : « *Behavioral efficacy of haloperidol and lithium carbonate* », Arch. Gen. Psychiatry, 41, 650-656.

(3) CAMPBELL M., ADAMS P.B., SMALL A.M., KAFANTARIS V., SILVA R.R., SHELL J., PERRY R., OVERALL J.E. (1995) : « *Lithium in hospitalized aggressive children with conduct disorder : a double-blind and placebo-controlled study* », J. Am. Acad. Child Adolesc. Psychiatry, 34, 4, 445-453.

(4) CARLSON G.A., RAPPORT M.D., KELLY K.L., PATAKIS C.S. (1995) : « *Methylphenidate and desipramine in hospitalized children with comorbid behavior and mood disorders. Separate and combined effects on behavioral and mood* », J. Child Adolesc. Psychopharmacol., 5, 191-204.

(5) CUEVA J., OVERALL J., SMALL A.M., ARMENTEROS J., PERRY R., CAMPBELL M. (1996) : « *Carbamazepine in children with conduct disorder : a double-blind and placebo-controlled study* », J. Am. Acad. Child Adolesc. Psychiatry, 35, 4, 480-490.

(6) FAVA M., ANDERSON K., ROSENBAUM J.F. (1990) : « *"Anger attacks" : possible variants of panic and major depressive disorders* », Am. J. Psychiatry, 147, 7, 867-870.

(7) GADOW K.D., NOLAN E.E., SVERD J., SPRAFKIN J., PAOLICELLI L. (1990) : « *Methylphenidate in agressive-hyperactive boys : Effects on peer aggression in public school settings* », J. Am. Acad. Child Adolesc. Psychiatry, 29, 5, 710-718.
(8) GHAZIUDDIN N., ALESSI N. (1992) : « *An open clinical trial of trazodone in agressive children* », J. Child Adolesc. Psychopharmacol., 2, 291-298.
(9) HINSHAW S.P., HELLER T., McHALE J. (1992) : « *Covert antisocial behavior in boys ADHD : external validation and effects of methylphenidate* », J. Counsel. Clin. Psychol., 60, 274-281.
(10) KAPLAN S.L., BUSNER J., KUPIETZ S., WASSERMAN E., SEGAL B. (1990) : « *Effects of methylphenidate on adolescents with aggressive conduct disorder and ADDH : a preliminary report* », J. Am. Acad. Child Adolesc. Psychiatry, 29, 719-723.
(11) KAPLAN H.I., SADOCK B.J., GREBB J.A. (1994) : « *Disruptive behavior disorders* », in : *Synopsis of Psychiatry*, 7th ed., Williams & Wilkins, 1069-1075.
(12) KEMPH J., De VANE C., LEVIN G. (1993) : « *Treatment of aggressive children with clonidine : results of an open pilot study* », J. Am. Acad. Child Adolesc. Psychiatry, 32, 577-581.
(13) KLEIN R.G. (1990) : « *Thioridazine effects on the cognitive performance of children with attention-deficit hyperactivity disorder* », J. Child Adolesc. Psychopharmacol., 1, 263-270.
(14) KLEIN R.G. (1991) : « *Preliminary results : lithium effects in conduct disorders* », CME Syllabus and Proceedings Summary, Symposium. The 144th Annual Meeting of the American Psychiatric Association, New Orleans, LA, 11ç-120.
(15) MATTES J. (1990) : « *Comparative effectiveness of carbamazepine and propranolol for rage outbursts* », J. Neuropsychiatry Neurosciences, 2, 159-164.
(16) MOUREN-SIMEONI M.C., VILA G., VERA L. (1993) : « *Troubles anxieux de l'enfant et de l'adolescent* », Maloine éd., Paris.
(17) PLATT J.E., CAMPBELL M., GREEN W.H., GREGA D.M. (1984) : « *Cognitive effects of lithium carbonate and haloperidol in treatment-resistant aggressive children* », Arch. Gen. Psychiatry, 41, 657-662.
(18) PELHAM W.E., MILCH R., CUMMINGS E. (1991) : « *Effects of background anger, provocation and methylphenidate on emotion arousal and aggressive responding in ADHD-disordered boys with and without concurrent aggressiveness* », J. Abnormal Child Psychol., 19, 407-426.
(19) PELISSOLO A., BOUVARD M., LECENDREUX M., MOUREN-SIMEONI M.C. (1996) : « *Psychostimulants* », E.M.C., 37-860 C 10, Paris.
(20) PUIG-ANTICH J. (1982) : « *Major depression and conduct disorder in prepuberty* », J. Am. Acad. Child Adolesc. Psychiatry, 21, 118-128.
(21) RATEY J., SOVNER R., PARKS A., ROGENTINE K. (1991) : « *Buspirone treatment of aggression and anxiety mentally retarded patients : a multiple-baseline, placebo lead-in study* », J. Clin. Psychiatry, 52, 4, 159-162.
(22) ROSENBERG D.R., HOLTTUM J., GERSHON S. (1994) : « *Textbook of Pharmacotherapy for Child and Adolescent Psychiatric Disorders* », Brunner / Mazel Publishers, New York.
(23) SILVA R., MUNOZ D., ALPERT M. (1996) : « *Carbamazepine use in children and adolescents with features of attention-deficit hyperactivity disorder : a meta-analysis* », J. Am. Acad. Child Adolesc. Psychiatry, 35, 3, 352-358.
(24) SCHVEHLA T.J., MANDOKI M.W., SUMMER G.S. (1994) : « *Clonidine therapy for comorbid attention deficit hyperactivity disorder and conduct disorder : preliminary findings in a children's inpatient unit* », Southern Medical Journal, 87, 7, 692-695.
(25) SHAFFER D., MEYER-BAHLBURG H.F., STOKMAN C.L. (1980) : « *The development of aggression* », in : *Developmental Psychiatry*, M. Rutter éd., American Psychiatry Press, Washington.
(26) THIBAUT F., COLONNA L. (1993) : « *Carbamazépine et agressivité. Revue de la littérature* », L'Encéphale, 19, 651-656.
(27) WELLER E.B., WELLER R.A., FRISTAD M.A. (1986) : « *Lithium dosage guide for prepubertal children* », J. Am. Acad. Child Adolesc. Psychiatry, 25, 92-95.
(28) ZUBIETA J.K., ALESSI N.E. (1992) : « *Acute and chronic administration of trazodone in the treatment of disruptive behavioral disorders of children* », J. Clin. Psychopharmacol., 12, 346-351.

2.1.7. Le cas particulier de l'utilisation de l'hypnose médicale en criminologie

Quel a été l'apport de l'hypnotisme à la criminologie ? Peut-on réellement commettre un crime sous la seule influence hypnotique ? Quel est l'état des lieux actuel de l'utilisation des techniques liées à — ou dérivées de — l'hypnose dans le cadre de la prise en charge de victimes (pensons plus particulièrement aux victimes d'actes de tortures et de barbarie, ou aux victimes du terrorisme) ? Jusqu'où peut également aller l'expert dans son investigation diagnostique et dans sa recherche compréhensive de la dynamique criminelle lorsqu'il se propose d'utiliser l'hypnose ?

Autant de questions que délaissent en général les ouvrages de criminologie clinique. L'hypnose intéressa pourtant fortement Lombroso (cf. « *Hypnotisme et spiritisme* ») et fut au centre de débats particulièrement passionnés à la fin du XIXe siècle, par exemple à l'occasion de la très célèbre affaire de l'assassinat de l'huissier Gouffé[1] : Gabrielle Bompard, une jeune femme à la personnalité hystérique fortement marquée, alla spontanément se livrer à la Préfecture de police, le 22.1.1890, en s'accusant d'avoir tué Gouffé parce que son amant, Michel Eyraud, l'aurait hypnotisée et conditionnée depuis longtemps à cette seule fin criminelle... Il s'en suivit un procès très médiatisé pour l'époque, qui donna lieu à une mémorable « bataille d'experts », entre d'un côté l'École de la Salpêtrière (avec Charcot, puis Babinski et Gilles de la Tourette) et de l'autre d'École de Nancy (avec Hippolyte Bernheim, fondateur de l'« *École d'hypnotisme* » et de la *théorie de l'idéodynamisme*, mais aussi Liebault). L'enjeu était de taille : il s'agissait de déterminer le degré de responsabilité pénale, donc de punissabilité, d'une personne ayant commis un crime de sang en état d'« obnubilation passionnelle hypnotique », sur injonction longuement programmée d'un hypnotiseur, « cerveau criminel » de l'affaire[2].

Des savants affirmaient d'ailleurs la nature universelle des phénomènes de suggestion. Le médecin militaire L. Lefèvre[3], fasciné par l'hypnose, écrivait : « *L'homme politique qui brigue un mandat recourt à la suggestion. Il fait placarder des affiches, envoie des circulaires, donne des conférences, fait prôner sa*

---

1. CIARDI M. (1987) : *Le cadavre de "l'hypnose" dans la malle sanglante*, Synapse, 38, 68-79. Ainsi que : LACASSAGNE A. (1891) : *L'affaire Gouffé*, Stock.

2. L'influence de l'hypnotiseur sur l'hypnotisé a pu être comprise comme résultant d'une relation passionnelle, paradigme d'un lien transférentiel particulier (cf. FREUD S. : « *État amoureux et hypnose* », in : *Essais de psychanalyse*, S. Jankélévitch trad., Payot, 1975). Freud écrit : « *De l'état amoureux à l'hypnose, la distance n'est pas grande. Les points de ressemblance entre les deux sont évidents. On fait preuve à l'égard de l'hypnotiseur de la même humilité dans la soumission, du même abandon, de la même absence de critique qu'à l'égard de la personne aimée. On constate le même renoncement à toute initiative personnelle ; nul doute que l'hypnotiseur n'ait pris la place de l'idéal du moi* ». La grande question a donc longtemps été de savoir quelles pouvaient être les limites du « pouvoir » de l'hypnotiseur sur l'hypnotisé (ou mieux, sur l'hypnotisant, afin de souligner l'engagement relationnel interactif de ce dernier). Le monde du spectacle a finalement nui à la pratique médicale de l'hypnose, en attirant des spectateurs en mal de sensations fortes et qui ne demandaient qu'à être fascinés... N'oublions pas qu'en France les premières manifestations publiques d'hypnotisme, alors vulgarisé sous l'appellation confusiogène de « magnétisme animal », furent l'œuvre de personnalités charismatiques, telles Mesmer ou Armand de Puységur ; adulés par les uns, traités de charlatans par les autres, mais en tout cas faisant beaucoup parler d'eux, ces pères fondateurs de l'hypnotisme moderne n'hésitèrent pas à utiliser les médias de l'époque pour faire connaître leurs théories, quitte parfois à caricaturer leur praxis pour mieux frapper les esprits. Pierre Janet également, lorsqu'il étudia la « passion somnambulique » de l'hypnotisé pour son hypnotiseur, arriva à la conclusion que la charge affective considérable qui liait les deux protagonistes aboutissait chez les patients hystériques à une dissociation particulière de leur personnalité (théorie du *néodissociationnisme*, reprise en 1965 par E.R. Hilgard, puis par les cognitivistes). Il semble que dès la découverte des phénomènes hypnotiques, prévalut l'idée selon laquelle une suggestion efficace était capable de « l'emporter » en quelque sorte sur une réalité ; en d'autres termes, l'hypnotisé s'approprie en quelque sorte, s'introjecte l'ordre (ou plus exactement le désir lié à cet ordre) de l'hypnotiseur, et finit par se représenter cet ordre comme faisant partie intégrante de la néoréalité ainsi créée (ou désirée) : la déconnexion hypnotique d'avec la réalité vigile induirait un nouveau système intrapsychique de représentations qui falsifieraient la réalité extérieure au profit d'une réalité intérieure ainsi réaménagée selon un compromis entre le désir de l'hypnotiseur et celui de l'hypnotisé-hypnotisant. Ainsi E. Coué arrivait-il à persuader de l'existence de certaines potentialités ou vertus personnelles, par un mécanisme finalement voisin de celui de l'auto-hypnose. Celui que ses disciples appelèrent, par vénération, « le Maître de Bonneval », Henri Ey, qui n'était pas particulièrement un défenseur de l'hypnose clinique, reprenait d'ailleurs cette représentation sociale classique des phénomènes hypnotiques en écrivant que l'état d'hypnose réalisait une « *mise en état d'esclavage du patient relativement au maître hypnotiseur* », sans toutefois en expliquer la raison, et certainement en en majorant les effets réels. Mais à notre époque, il n'est plus aucun praticien sérieux de l'hypnose pour affirmer de manière péremptoire que cette technique permette de vaincre le consentement du sujet, c'est-à-dire de lui faire faire en état d'hypnose ce qu'il aurait refusé en état de veille. [EY H. : « *Préface* » au livre de L. Chertok : *L'hypnose*, Masson, Rééd. Payot, Paris, 1975.] Henri Ey s'est également interrogé sur les aspects éthiques de la démarche même « *des conditions de la valeur suggestionnante de l'acte thérapeutique* » et reprend la formule d'« *effraction de la personnalité* » pour caractériser l'influence hypnotique. Pourtant Léon Chertok avait pris soin d'écrire, dans un chapitre consacré aux « *dangers de l'utilisation de l'hypnose* » : « *Un sujet au Moi fragile, ou sentant un danger pour sa personnalité, possède des défenses suffisantes pour s'engager ou non dans la relation hypnotique. Mais même s'il s'y engage, il ne devient jamais un automate absolu : les défenses et les résistances ne sont pas complètement abolies. Nous avons constaté personnellement que les sujets profondément hypnotisés gardent encore assez de liberté pour déformer la vérité à certaines occasions* ». La réalisation effective des suggestions, et surtout leur persistance en période post-hypnotique, dépend de l'état psychique du sujet qui se prête à l'expérience, et a d'autant plus de chances d'aboutir que ce dernier a une imagination vive et active, a précédemment exprimé le désir de participer du mieux qu'il pourrait le faire à la séance d'hypnotisme et se trouve en relation de confiance emphatique avec l'hypnotiseur, auquel il délègue par conséquent la « possibilité d'agir sur lui », dans une certaine mesure, qui ne saurait en aucun cas lui ôter son imputabilité pénale.

3. LEFÈVRE L. (1903) : « *Les phénomènes de suggestion et d'auto-suggestion, précédés d'un essai sur la psychologie physiologique* », Henri Lamertin, Bruxelles.

candidature, met en mouvement la presse dont le pouvoir suggestif est immense. Faut-il s'en réjouir ? Le peu de bien dont elle est cause tend peut-être à lui faire pardonner une partie du mal qu'elle produit. Il serait d'ailleurs inutile de chercher à diminuer sa liberté ; son intérêt est de ne pas se laisser faire et ses plus ardents défenseurs se recruteraient précisément parmi ceux qu'elle trompe, ou du moins qu'elle suggestionne. Le commerçant qui vend son chocolat, le pharmacien qui débite sa spécialité, l'agent financier qui émet des actions, ont recours à la réclame, c'est-à-dire à la suggestion, et ce qui fait son éternel succès, c'est qu'elle réussit toujours. Jugeons d'ailleurs par nous-mêmes. Le journal nous annonce tous les jours telles pilules qui guérissent la migraine par exemple. Nous n'y prêtons pas attention, parce que nous ne sommes pas souffrants, mais dès que nous sommes atteints de migraine, il est certain que le souvenir de ces pilules tant vantées nous reviendra à l'esprit, que nous aurons l'idée de les essayer et que, pour ne pas céder à cette suggestion, un acte de jugement sera nécessaire. » [Un très intéressant texte, écrit dans le style particulier d'une époque, et qui annonce les futures études de psychosociologie sur le conditionnement des masses et les comportements des groupes d'appartenance]. Milton H. Erickson n'estimera-t-il pas, plus tard, que plus des trois quarts des relations interhumaines sont de nature hypnotique ? Mais ne nous y trompons pas : lorsque Bernheim — ou Lefèvre — parlent de suggestion, ce n'est pas forcément dans l'acception « suggestion hypnotique » : « *La suggestion est toute idée acceptée par le cerveau* » écrit J. Grasset[1], « *que cette idée vienne par l'oreille, exprimée par une autre personne, par les yeux, formulée par écrit ou consécutive à une expression visuelle, qu'elle naisse en apparence spontanément, réveillée par une impression interne ou développée par les circonstances du monde extérieur, quelle que soit l'origine de cette idée, elle constitue une suggestion* » disait Bernheim, d'où une dénaturation par extension du concept...

Victime d'une suspicion certaine pour les uns, d'un désintérêt postfreudien (après la cure hypnotique de Emmy Von N. par Sigmund Freud) finalement assez peu argumenté pour les autres, d'une indifférence polie par ceux qui ne l'ont jamais étudiée ni pratiquée, l'hypnose occupe une place très particulière au sein des rapports complexes entre la psychiatrie et la criminologie. Il était donc nécessaire de lui consacrer un chapitre copieux, dont la rédaction courageuse a été acceptée par Gérard Amphoux, médecin chef du service de Psychiatrie au Centre Hospitalier Universitaire de Nîmes, qui nous fait bénéficier ici de sa grande pratique d'expert près les tribunaux et de praticien hypnotiseur. Sera donc ici discutée la question primordiale du cadre réglementaire et éthique de la technique, « garde-fou » nécessaire à l'utilisation perverse d'une puissante technique d'investigation psychologique dont les indications et l'usage doivent être particulièrement surveillés.

L'hypnose

G. Amphoux

I. Qu'est-ce que l'hypnose ?

L'hypnose est l'objet d'une méconnaissance assez répandue, de contresens et de jugements passionnels. Il nous paraît donc utile de la décrire rapidement et d'exposer les hypothèses dont elle a fait l'objet. Ce n'est qu'ainsi que son fondement scientifique pourra être établi et qu'il sera possible d'évaluer le crédit qu'on lui accorde.

A. La description de l'état hypnotique

Il s'agit d'une *modification de l'état de conscience*, difficile à décrire, intermédiaire entre la veille et le sommeil. Au cours de celui-ci, s'observent des phénomènes corporels qui paraissent soustraits au contrôle de la volonté ; le sujet relate des souvenirs des événements de sa vie passée, qui paraissent avoir été jusqu'alors oubliés ou censurés. C'est la relation spécifique qui s'établit avec l'hypnotiseur qui est à l'origine de ces phénomènes.

Selon le but recherché, l'hypnose peut être plus ou moins profonde. Le somnambulisme en est la forme la moins poussée, puisque la marche et le comportement moteur sont maintenus. La léthargie est le stade le plus avancé. Entre les deux, se place la catalepsie, dans laquelle le corps est figé, mais répond aux injonctions formulées par l'hypnotiseur.

1. Les manifestations d'ordre somatique

Il s'agit de comportements et d'attitudes qui, par leur caractère inattendu, inhabituel ou spectaculaire, frappent l'imagination, suscitent la curiosité, mais aussi le doute. Ils sont toujours présents dans l'hypnose dont ils facilitent l'installation ; mais ce sont des phénomènes latéraux, sans aucun intérêt pour l'exploration du psychisme ou la conduite d'un traitement. Il s'agit d'immobilité absolue et prolongée, de contractures musculaires, d'une rigidité massive d'un membre ou bien de sa lévitation, d'un automatisme ambulatoire, de

1. GRASSET J. (1914) : *Demifous et demiresponsables*, Félix Alcan, Paris.

contorsions diverses. Ces manifestations sont soit spontanées, soit suggérées par l'hypnotiseur.

Certains font valoir qu'elles sont susceptibles d'être reproduites à l'état de veille par une décision parfaitement volontaire. Mais en serait-il de même pour d'autres phénomènes que l'on peut observer comme des anesthésies, des cécités ou des surdités ? Et à plus forte raison, des vésications, plaies, ou autres stigmates que certains disent avoir provoqués ? Alors, simulations ? Phénomènes scientifiquement incontestables ? Les opinions divergent là-dessus...

2. Les manifestations d'ordre psychique

Ce sont celles qui nous intéressent dans la mesure où l'hypnose a pour but l'exploration de la personnalité en mettant à jour des événements refoulés.

En fait, au cours de la transe hypnotique, un individu est capable de relater des pensées ou des souvenirs, et présente un état affectif surtout que rien ne laisse soupçonner à l'état de veille.

On peut voir aussi une personne revivre une situation passée avec une charge émotionnelle considérable ; cette « abréaction » pouvant supprimer les tensions et les blocages que l'événement refoulé entretenait.

L'hypnose peut faire apparaître une régression du comportement, du langage, de l'affectivité. À ce stade antérieur de son existence, le sujet avait vécu une situation conflictuelle qui se réactualise ainsi.

On a prêté encore à l'hypnotisé une faculté de clairvoyance ou de télépathie mais qui n'a jamais été prouvée.

Toutes ces manifestations posent le problème central de l'hypnose : *s'agit-il d'un reflet objectif de toute une vie inconsciente ainsi décryptée ? Ou sont-elles d'ordre fabulatoire, mythomaniaque ou mensonger ?*

B. Les techniques de l'hypnose

Précisément, une grande rigueur technique s'impose dans la conduite de l'hypnose si l'on veut éviter tous les pièges que trop de laxisme favorise. Les indications doivent être respectées et les contre-indications bien précisées.

Cette pratique doit être réservée à des praticiens expérimentés, observant une éthique rigoureuse. Ceux-ci réussissent d'autant mieux qu'un nécessaire charisme émane de leur personne, ce qui bien sûr ne s'apprend guère... En revanche, la maîtrise de la relation intersubjective qui s'établit avec le patient est essentielle. Elle s'acquiert au terme d'une expérience doublée d'une formation ; celle-ci est proposée par plusieurs Instituts de formation, qui agréent les membres de leur groupe et délivrent des qualifications. Le médecin expert qui serait amené à recourir à l'hypnose doit bien entendu avoir une telle compétence.

Celui qui est amené à être hypnotisé doit être consentant et avoir compris parfaitement ce qui est attendu de la transe. Il faut obtenir sa coopération active. Il est nécessaire parfois de l'y préparer longtemps pour faire naître sa demande confiante. Si tel n'est pas le cas, aucun résultat valable n'est à espérer : soit échec total de la tentative, soit productions fallacieuses. Si au contraire toutes les conditions sont respectées, tout le monde peut parvenir, plus ou moins, à l'état hypnotique.

Peu importent alors les procédés utilisés pour obtenir la transe et son degré de profondeur désiré. Certains praticiens utilisent le contact physique (imposition des mains) comme les anciens magnétiseurs. D'autres recourent à la fascination du regard ou à la captation de l'ouïe. D'autres pratiquent des injonctions verbales ; celles-ci sont sécurisantes (« tout est calme... vous avez sommeil... »), ou bien déconcertent et surprennent en brouillant les messages, ou encore prédisent des phénomènes dont l'imminence est évidente, sauf pour le sujet (« vos paupières sont lourdes et vos yeux vont se fermer... »).

Ce n'est d'ordinaire qu'après plusieurs séances préparatoires de ce type que se trouvent atteints le degré de dépendance à l'hypnotiseur souhaité, la profondeur de la transe recherchée et la qualité de la relation désirée. Les exercices moteurs préalables (lévitations, contractions...) ne sont alors plus nécessaires.

Il faut savoir enfin que l'hypnose peut être bloquée dans son déroulement par toutes sortes de résistances qu'il convient de déceler et de contourner.

Elle peut aussi présenter un certain nombre d'inconvénients pour le sujet, comme par exemple une dépendance prolongée et massive par rapport à l'hypnotiseur ; d'où une attitude de passivité et de démission qui fait obstacle à toute progression des investigations. Tout cela suppose une rectification de la relation, un retour en arrière, une modification des injonctions.

C. Les mécanismes de l'hypnose

L'essentiel de l'hypnose réside dans un affaiblissement de la volonté et du pouvoir de synthèse mentale, comme l'a très bien démontré Pierre Janet. On s'accorde aussi pour penser que le comportement moteur est soustrait au contrôle efficace de la conscience et devient automatisé. Mais les mécanismes dont dépendent ces manifestations sont fort mal connus ; explications et hypothèses avancées ne donnent que des éclairages fragmentaires ; d'où la méfiance sceptique de la communauté scientifique.

1. Sur le terrain neurophysiologique

Il semble exister un type de fonctionnement du cortex cérébral propre à l'hypnose. Ces mécanismes ont été mis à jour chez l'animal par Pavlov et ses élèves. Mais les modèles élaborés en laboratoire sont-ils transposables à l'homme ? Ils ne résolvent d'ailleurs pas l'ensemble des problèmes soulevés. Beaucoup de paramètres neurophysiologiques ne sont, en outre, assez curieusement, jamais modifiés au cours de la transe : l'électro-encéphalogramme est celui de l'état de veille ; les potentiels évoqués, les vitesses de conduction nerveuse, ne sont pas modifiés de façon significative ou spécifique. Mais il est vrai que Pavlov avait provoqué chez l'animal des états léthargiques ou cataleptiques par la méthode des réflexes conditionnés. Les modèles en sont multiples. Rappelons simplement celui qui consiste à proposer à l'animal deux stimuli à effet opposé (l'un suivi d'une récompense et l'autre d'une punition) ; si dans ces conditions la discrimination entre les deux stimuli devient très difficile (on les rend presque semblables), la léthargie se produit. Dans ces conditions, on constate des territoires d'inhibition du fonctionnement de certaines zones de l'encéphale. Là s'arrêtent nos connaissances théoriques.

2. Sur le terrain psychologique

La relation qui s'établit entre l'hypnotiseur et l'hypnotisé a donné lieu à des explications différentes, mais qui peuvent se compléter.

La suggestion

Pour certains, c'est là l'essentiel de l'hypnose : du pouvoir de suggestion de l'hypnotiseur dépend le succès de l'hypnose, en tant qu'investigation ou traitement. Le patient est décrit comme à la fois confiant et dépendant, soumis même. Les interventions de l'hypnotiseur sont de type directif ; il suggère, ou même ordonne des tâches à accomplir ou des décisions à prendre après le réveil.

Cette situation est décrite aussi bien dans les formes légères d'hypnose (sophrologie, relaxation...) que dans les invigorations très insistantes que l'on pratique chez les hystériques. Elle est bien sûr essentiellement en jeu dans les applications à visée pédagogique de l'hypnose (école bulgare par exemple).

Une relation régressive

D'autres insistent sur le caractère de dépendance régressive dans laquelle semble se trouver l'hypnotisé ; soumission passive comme celle de l'enfant par rapport au père ou à la mère. C'est grâce à cela qu'un nouveau modèle de comportement ou de relations affectives peut être obtenu (action thérapeutique) et que des échanges d'un type différent (spontanéité, etc.) sont recréés. Le modèle de comportement dit « de suite » observé en éthologie serait assez voisin (le nouveau-né adopte le comportement de celui qui le prend en charge).

Une relation de transfert

L'hypnotisé serait en outre amené dans certains cas à revivre avec son hypnotiseur quelques-unes de ses conduites passées, à les réactualiser grâce à lui. C'est ce qu'avait senti Freud ; mais il renoncera à l'hypnose au profit de la psychanalyse qui réalise un transfert bien plus achevé.

Cependant, si tous ces types de relation peuvent être décrits et utilisés efficacement, on n'est pas en mesure pour autant d'en connaître la véritable essence.

II. L'utilisation de l'hypnose en dehors du cadre judiciaire

Nous indiquons successivement les applications et l'usage qui ont été faits de l'hypnose avant même qu'elle se soit vraiment constituée au XVIIIe siècle ; ensuite quand elle est devenue une technique bien définie.

A. La préhistoire de l'hypnose

Des procédés voisins de ceux codifiés de nos jours étaient connus empiriquement de tout temps et utilisés par des personnes ayant un pouvoir d'exploration du psychisme. Tels étaient dans les sociétés anciennes les chamans, prêtres, devins ou sorciers et aussi plus tard les exorcistes. Dotés d'un statut particulier, ils exerçaient toute une série de fonctions (sacrées, de divination, de normalisation sociale...). Le don qu'ils détenaient était longtemps considéré comme de nature surnaturelle. Il était attendu d'eux soit une action curatrice, soit une normalisation sociale.

Les procédés utilisés consistaient en la fixation du regard (miroir, bassine d'eau, regard du maître du jeu...), manipulation corporelle, fascination par la voix, etc. Le recours à des drogues était parfois associé pour faciliter l'émergence des souvenirs (plantes hallucinogènes dans maintes sociétés primitives).

Dans les livres sacrés de l'ancienne Perse (Avesta) on trouve des traces de l'utilisation de méthodes de suggestion et de fascination, associés au recours à la parole divine à des fins thérapeutiques. Dans la Grèce antique, la guérison dans les temples d'Asclépios était obtenue dans un état de torpeur suggéré au cours duquel le prêtre inspirait au patient des rêves et lui révélait ensuite les prescriptions à suivre. Durant tout le Moyen Âge et la Renaissance, les pratiques de suggestion et les attouchements magiques (les écrouelles guéries de la sorte par les rois de France) sont pratiques courantes.

De nos jours encore, les médecines « traditionnelles » pratiquées dans de nombreuses sociétés, comportent de très nombreux procédés hypnotiques, la plupart du temps collectifs : le guérisseur entre généralement lui-même en transe au préalable (auto-hypnose favorisée parfois par la prise de drogues) ; il induit ensuite par suggestion l'évacuation par le patient de tous les maléfices qui s'étaient emparés de son corps (Macamba au Brésil, N'Deup en Afrique noire...). Tous ces procédés sont aussi utilisés à des fins de normalisation sociale.

Non seulement alors sont mis en œuvre la suggestion et les pressions psychologiques, mais aussi contraintes et violences physiques et tortures plus ou moins élaborées. C'est ainsi que la lutte contre les déviations religieuses de masse (Cathares, etc.) ou individuelles (chasse aux sorcières) ont entraîné persécutions et procès en sorcellerie. Les suggestions collectives sont fréquentes (convulsionnaires du cimetière de Médar, possédés de Loudun...). Tout cela ne prend fin qu'à la veille de la Révolution française.

B. L'utilisation de l'hypnose proprement dite. Les premiers magnétiseurs.

Après une naissance chaotique, pleine de péripéties, l'hypnose s'est rapidement rattachée au courant psychiatrique du XIXe siècle.

Un médecin autrichien, Mesmer, constate chez lui un pouvoir de guérison qu'il attribue à une force « magnétique » qui est en lui. Après des succès retentissants, quelques échecs spectaculaires aboutissent à la condamnation de sa méthode par des commissions scientifiques mises en place par Louis XVI. Mais les pratiques se renouvellent, tandis que les conceptions théoriques se modifient. Le marquis de Puységur remarque que le « fluide » n'est en rien lié au magnétisme (ce que les scientifiques avaient montré), mais est le fait de la relation, psychologique, entre le magnétiseur et l'hypnotisé. Il a recours à des « attouchements » pour la matérialiser. Les manifestations théâtrales et collectives qu'obtenait Mesmer disparaissent. En Angleterre, Braid obtient les mêmes effets par des procédés de fatigue sensorielle.

1. L'hypnose médicale

À Nancy, Bernheim (1883) montre que la transe légère suffit pour obtenir une action thérapeutique, et il pense que c'est par un effet de suggestion qui soutend la relation. Dans le même temps, à la Salpêtrière, Charcot traite avec succès un grand nombre de malades, par la suggestion. Il pense que ce sont des sujets fragiles, surtout hystériques, qui peuvent en bénéficier.

Dès la fin du XIXe siècle, l'hypnose n'est plus utilisée que comme moyen psychothérapique. Pour des raisons théoriques, Freud y renonce au profit de la psychanalyse. Mais Pierre Janet l'emploie jusqu'après la première guerre mondiale.

À partir des années 50, apparaît un intérêt nouveau pour l'hypnose, sa « résurgence » comme le dit Chertok, qui en devient en France l'un des représentants les plus actifs. De nombreux Instituts de formation voient le jour. Les élèves de Pavlov précisent leurs explications scientifiques (processus d'inhibition corticale). Plusieurs courants de la psychologie américaine s'intéressent à elle, et l'intègrent (Erikson, par exemple, met au point une pratique thérapeutique qui a de très larges indications). C'est dire que le champ d'application de l'hypnose à la thérapeutique s'étend de nos jours de plus en plus, se dilue peut-être même en prenant en charge des problèmes psychologiques légers (par la sophronisation). Le traitement de la douleur, la relaxation, entre autres, font appel à elle.

2. L'hypnose dévoyée

Aucune application en matière judiciaire n'est envisagée jusqu'à la deuxième guerre mondiale, si ce n'est d'une façon exceptionnelle, comme nous allons le voir. Cependant, il faut citer une application dévoyée qui a pris jour à partir de cette période et qui est de type policier, remplaçant ainsi les anciennes tortures (ou s'associant à elles) : détournement à des fins politiques pour obtenir des aveux, « lavages de cerveaux » dans les camps de rééducation organisés par différents régimes totalitaires, en vue d'un endoctrinement idéologique.

3. L'hypnose spectacle

En dehors du champ médical, rappelons enfin la persistance de l'hypnose-spectacle, dans laquelle à côté de la suggestion proprement dite, la supercherie occupe probablement une large place. Cela permet du reste au grand public et aux médias de s'intéresser à tout ce qui concerne l'hypnose et les usages qu'on peut en faire.

4. L'usage didactique

La formation à la psychologie clinique peut intégrer dans son programme une initiation à l'hypnose qui comporte non seulement une approche théorique mais aussi une expérience vécue de cette forme de relation intersubjective (suggestion, dépendance, régression...).

III. Les applications judiciaires

A. Les divers domaines

Des difficultés très importantes d'ordre scientifique, éthique et juridique ont freiné considérablement le recours à l'hypnose dans le domaine judiciaire. Des tabous, des prises de position dogmatiques, des doutes portant sur l'objectivité des constatations faites et la validité des conclusions, ont abouti à discréditer largement cette technique. C'est, du reste, non pas à partir de l'hypnose que ce sont développées les premières polémiques, mais autour de l'utilisation de produits chimiques provoquant un état de narcose ou certaines modifications du psychisme. Les médecins s'intéressaient depuis longtemps à ces types d'exploration psychologique puisque, dès 1845, le grand psychiatre qu'était Moreau de Tours utilisait pour cela le haschisch. Au même moment Sauvet employait l'éther, et Lange la cocaïne. En 1925, Mlle Pascal essaye le protoxyde d'azote. J. Delay dans les années 50 fait de nombreuses études sur le LSD et J. Borel, à Montpellier, pratique des injections d'amphétamines. Mais c'est à partir du moment où, dans l'armée américaine, le penthotal est utilisé pour mettre à jour la simulation chez certains soldats que la polémique s'est développée, et que s'est posé le problème de la légitimité d'un tel emploi dans le cadre judiciaire.

C'est donc uniquement pour mémoire que nous rappelons « l'affaire du sérum de vérité », parce qu'elle a eu le mérite d'exposer avec clarté tous les aspects litigieux du recours à certaines explorations de l'inconscient.

1. Victimologie et délinquance liées à un état de transe

L'hypnose ici a été mise en cause pour avoir pu modifier la responsabilité de l'auteur présumé d'une infraction, ou transformé un innocent en victime.

Victimologie

Seelig dans son ouvrage de psychiatrie médico-légale relate le cas d'une débile mentale hypnotisée régulièrement contre rémunération par une personne non médecin. Dans l'état de transe, elle était violée par ce dernier et par d'autres hommes qu'il recrutait.

Nous avons vu que, selon Bernheim, tout le monde peut de la sorte devenir un jouet soumis à son hypnotiseur, alors que Charcot pensait que ce n'était possible que pour des sujets fragiles et prédisposés. Les gouroux de certaines sectes sont, de même, mis en cause, pour pratiquer des manipulations et des suggestions qui créent chez leurs adeptes un état de dépendance prolongée.

Conduite délinquante

Il s'agit ici de suggestions post-hypnotiques délictueuses ou criminelles, qui sont exécutées dans une sorte d'état second. Quand la réalité de ce mécanisme est acceptée, la responsabilité de l'auteur se trouve diminuée ou supprimée.

Ainsi Langelaan cite le cas d'un hypnotiseur danois, condamné en 1951 à un emprisonnement à vie pour avoir manipulé un homme de trente trois ans ; celui-ci, honnête jusque-là, avait tué un caissier et un directeur de banque, sans emporter du reste l'argent de la caisse ; il avait été arrêté peu après dans un état d'allure stuporeuse ; il aurait alors été établi que depuis plusieurs mois, il était hypnotisé à raison de trois fois par semaine : le scénario de suggestion post-hypnotique visait à mettre au point le hold-up.

2. Témoignages et aveux obtenus en état d'hypnose

Faux aveux

Seelig en relate de nombreuses formes et en cite plusieurs exemples dans son ouvrage. C'est chez des enfants, facilement mythomanes et aisément suggestionnables ou intimidables, que de tels aveux sont obtenus ; ce qui aboutit à des erreurs judiciaires dont on connaît maints exemples. Les victimes de ces aveux sont souvent des enseignants ou même des parents.

Recherche d'aveux dans le cadre d'une enquête

• *En dehors du cadre de l'expertise*

En dehors des expertises demandées par un magistrat, l'hypnose a pu être utilisée, à l'étranger, dans le cadre d'une enquête judiciaire ou policière. Deux cas sont cités par Langelaan.

La police canadienne avait eu recours à un hypnotiseur non médecin, très réputé. Cinq personnes avaient été tuées par balles reçues dans la tête. Un fils de l'une des victimes était suspecté et incarcéré, mais niait énergiquement être concerné. L'hypnotiseur l'avait fixé du regard, sans prononcer une parole, pendant plusieurs heures. Le suspect avait fait alors une violente crise de nerfs dans sa cellule et l'hypnotiseur aurait « lu dans sa pensée » l'endroit où il avait caché l'arme, ce qui avait prouvé sa culpabilité.

Dans une deuxième affaire, assez similaire, le corps d'un homme tué trois ans auparavant avait été retrouvé et l'auteur du crime démasqué.

Nous pouvons ici évoquer une affaire toute récente, qui ne concerne pas l'hypnose, mais l'utilisation aux États-Unis de l'enregistrement polygraphique, dit « détecteur de mensonge ». Elle pose en effet les mêmes problèmes que l'hypnose. Il s'agit ici d'une utilisation dans le cadre d'une procédure contradictoire et non d'une expertise. C'est de l'attentat criminel survenu en août 1996 à Atlanta dans le cadre des Jeux Olympiques : le policier privé qui avait pu limiter les dégâts causés par l'attentat était considéré comme un héros, jusqu'à ce que des soupçons planent sur lui. Pour se disculper, il avait demandé le recours au détecteur ; celui-ci a conclu à la véracité du récit fourni par celui qui était devenu un suspect et qui dès lors a bénéficié d'un préjugé favorable.

• *Utilisation dans le cadre de l'expertise*

Dans le droit français, cette éventualité ne peut se produire, comme nous le verrons. On ne peut donc citer aucun exemple dans ce cadre. S'il advenait qu'un expert ait la révélation de certains faits dans le cadre de sa mission, il n'aurait pas le droit d'en faire état.

Nous pouvons toutefois signaler que de tels aveux obtenus dans le cadre d'une enquête ou d'une expertise sont sujets à caution. Certaines personnes en effet fournissent des aveux inexacts ou délibérément mensongers ou fantaisistes, et d'autres continuent à être efficacement réticentes sous hypnose. Il en va de même lorsque l'on utilise certaines drogues dans le but d'obtenir des aveux. C'est ce qu'a observé R.E. House en 1931 avec la scopolamine, alors qu'avec le même produit Dario Baront aurait obtenu des révélations exactes. Nous ignorons par contre le crédit qui a pu être accordé dans les camps hitlériens à la scopolamine utilisée pour certains interrogatoires (Divry et Bobon, cités par Laigniel-Lavastine dans le « *Monde Médical* » de juin 1949).

• *Utilisation dans l'évaluation du dommage corporel (diagnostic médical dans le cadre d'une expertise)*

Suttel (cité par Porot) relate le cas d'un malade pour lequel une mission d'expertise lui avait été confiée. Il était considéré comme un simulateur. Il sollicitait lui-même des investigations plus fouillées en vue de démontrer la réalité organique des troubles neurologiques qu'il présentait. L'hypnose avait permis de confirmer son point de vue et avait donc servi sa cause.

En revanche une narcose par injection de barbituriques peut aboutir à un résultat inverse. Il s'agit du célèbre cas Cens, qui a été à l'origine, de 1946 à 1949, de l'affaire du penthotal, qui a déchaîné toutes les passions. Nous le reportons brièvement car il soulève les mêmes problèmes que le recours à l'hypnose.

Monsieur Cens est inculpé pour un crime grave. Il présente une hémiplégie avec aphasie, ce qui interrompt la procédure. Cet état est la conséquence d'une balle tirée par un policier. Un an plus tard, l'état s'est un peu amélioré, mais l'inculpé ne parle toujours pas. Les experts pratiquent une narcose et constatent la réapparition du langage. Une simulation s'était donc ajoutée à la lésion cérébrale provoquée par la balle. L'instruction peut donc reprendre sur de nouvelles bases. Mais cela provoque de violentes réactions des avocats de la défense qui déposent une plainte contre les experts.

• *Deux observations personnelles*

Nous nous permettons pour terminer de relater deux observations personnelles qui se rapportent indirectement aux aspects médico-légaux de l'hypnose. Elles montrent le caractère très aléatoire des constatations faites.

Une curieuse coïncidence a fait, qu'à quelques mois d'intervalle, deux malades (il s'agissait chaque fois d'états psychotiques certains) nous ont demandé avec insistance d'être hypnotisés. Ils désiraient savoir, disaient-ils, s'ils étaient bien ou non les auteurs de crimes pour lesquels ils avaient été inculpés plusieurs mois auparavant pour l'un, plusieurs années pour l'autre. Ils n'auraient gardé aucun souvenir des faits et des motivations. Après de longues hésitations, nous avons fini par accéder à leur demande. À leur grande déception, dans un état de transe moyenne aisément obtenue, aucun d'eux n'a été capable de retrouver les souvenirs personnels de ces événements, dont ils espéraient un soulagement de leur insécurité persistante ; ce qui confirme en revanche la faible valeur objective de témoignages recueillis dans ces conditions.

Le premier de ces malades, alors âgé de dix-huit ans, avait égorgé le client d'un charcutier, dont il était le livreur. Seul un état d'imprégnation alcoolique avait été retenu au début de l'instruction. L'expertise n'avait donc pas conclu à un « état de démence ». Mais un grave épisode délirant paranoïde étant survenu alors, de très longs séjours dans des services de psychiatrie étaient nécessaires. Ce n'est que longtemps après que le dossier d'instruction a pu être clôturé (non-lieu après une nouvelle expertise).

Le deuxième malade avait par contre bénéficié rapidement d'un non-lieu, l'état schizophrénique constaté au moment des faits ayant été retenu. Il s'agissait d'une tentative d'homicide de l'un de ses proches, dont il n'avait, semble-t-il, conservé aucun souvenir, mais qui le culpabilisait beaucoup.

Nous ne faisons qu'évoquer, enfin, ce qui montre la curiosité et l'intérêt de l'opinion publique pour l'hypnose, les nombreuses œuvres littéraires qui traitent depuis le XIXe siècle de l'aspect médico-légal de ces explorations psychologiques. Sans remonter à Macbeth, elles vont des œuvres littéraires de valeur (Balzac...) à la littérature policière de grande consommation.

B. Les cadres juridiques

Il nous appartient maintenant d'indiquer le cadre juridique dans lequel le recours à l'hypnose peut s'inscrire et surtout de signaler les difficultés et les problèmes que cela peut soulever.

1. Ancien droit français

Le souci de personnaliser les sanctions se rencontre dans des textes très anciens (Droit hittite par exemple, ou Droit hébraïque...). Il est présent dans le Droit romain. Cependant jusqu'à l'aube des temps modernes, c'est la recherche des preuves qui en matière de procédure constitue l'essentiel des problèmes.

La loi du Talion, le châtiment imposé à une victime innocente (sacrifice), la sanction infligée à un cadavre ou à un animal, sont des pratiques qui, quoique exceptionnelles, se rencontraient encore tout au long du Haut Moyen Âge. C'est dire que, dans un tel contexte, les moyens d'investigation comme l'hypnose n'auraient pu se concevoir que comme une façon de recherche de preuves.

Le Droit romain précisait que l'obtention d'aveux ne suffisait pas et que le juge était tenu de rassembler tous les éléments de la preuve (témoignages, documents écrits, serments, présomption). Cependant la torture était restée un moyen légal pour obtenir un aveu. Réservée sous la République aux seuls esclaves, elle avait même été étendue sous l'Empire aux hommes libres.

Le suspect peut donc subir en toute légalité maintes contraintes de tous ordres. Les procédés de torture physique sont extrêmement élaborés et souvent d'une cruauté majeure (huile bouillante, constriction des membres, supplice de la roue, écartèlement). La torture morale est tout aussi perfectionnée. Les décisions peuvent résulter aussi des ordalies : le suspect doit sortir vainqueur des épreuves imposées pour être innocenté (fer chaud, eau bouillante, duel...). Les procès en sorcellerie, les exorcismes, l'Inquisition, l'extermination des Cathares et des Albigeois, ont vu le triomphe de ces pratiques. Cependant l'Église, d'abord favorable à ce qui était considéré comme un « jugement de Dieu », les condamne au XIIIe siècle. Saint Louis, lui aussi, en 1258, dit préférer obtenir des preuves par des témoignages libres. La torture est restée légale en France pour l'obtention des aveux jusqu'au XVIIIe siècle. Elle a été abolie par une ordonnance de Louis XVI. Cependant, elle n'était plus guère pratiquée alors et, à la veille de la Révolution de 1789, les juges étaient tenus d'apprécier les circonstances dans lesquelles étaient obtenus aveux et confessions.

2. Droit pénal actuel

Au siècle des Lumières, vont s'imposer un certain nombre de principes qui inspireront le Code d'instruction criminelle et le Code pénal de Napoléon, qui vont peu à peu être adoptés par l'Europe entière. Il s'agit de la sauvegarde des libertés individuelles (donc suppression de la torture et des pressions psychologiques), et de l'égalité pour tous devant la justice (suppression des privilèges). La médecine psychiatrique se développe simultanément en devenant beaucoup plus objective. Cela va amener le médecin à intervenir dans le prétoire, et ce dans des domaines différents :

La recherche des preuves

Les aveux sont désormais libres et non plus extorqués. Ils traduisent la volonté de celui qui les fait. Cela rend plus sûre la recherche des preuves, mais celle-ci est bien plus difficile à obtenir. Le magistrat devient un invalide, avec la disparition des moyens de torture et Ley cite à ce sujet La Bruyère « *qui tient la torture pour "une invention merveilleuse et tout à fait sûre pour perdre un innocent qui a la complexion faible et sauver un coupable qui est né robuste"* ». « *La torture "par le temps" des longs interrogatoires policiers* » écrit Porot « *ne la remplace qu'en partie.* »

L'aveu spontané qui libère une conscience coupable à la manière d'une confession est fréquent, mais combien souvent il est trompeur, aléatoire ou mensonger. Le magistrat sait très bien qu'il y a à cela des raisons multiples. Il n'est pas du tout question dans notre droit pénal de faire intervenir l'expert médical dans la recherche directe des preuves et l'obtention des aveux. En revanche, l'expert peut être conduit à éclairer le magistrat sur la personnalité du suspect ou du prévenu. Ce qu'il peut exposer relativement à la suggestibilité, à des traits de mythomanie, à l'existence d'un masochisme moral, est alors de nature à orienter la conviction du juge, à limiter par là même les risques d'erreurs judiciaires. De toute façon, dans notre Droit, le Code de procédure pénale réglemente avec précision la recherche des preuves. Il exclut le recours à toute pratique d'exploration de la personnalité en dehors des missions qui peuvent être confiées à l'expert. Mais elles ne portent jamais sur les faits incriminés eux-mêmes.

La responsabilité pénale

Le Code de 1810 prévoyait dans son article 64 qu'une infraction était annulée si l'acte était commis par une personne privée de son libre arbitre. Cet « état de démence » était considéré comme le résultat d'un manque de lucidité (trouble du jugement, déficit de l'intelligence) ou de l'action d'une force à laquelle on ne peut pas résister (délire, impulsion...). Cela impliquait donc un diagnostic d'ordre psychiatrique, pour lequel il est évident que le médecin devait être consulté. Ce n'est pourtant que très progressivement que le magistrat a fait appel au psychiatre en vue de fournir cet avis, considéré comme technique. Cela est lié à une méfiance portant sur l'objectivité et le caractère scientifique des conclusions. D'abord contesté, le psychiatre voit s'étendre peu à peu le champ de ses interventions.

La notion de « responsabilité atténuée » définie par la circulaire Chaumié a exigé une analyse plus fine du fonctionnement mental des suspects et des inculpés, et les progrès de la psychiatrie ont permis de fournir des explications bien plus fiables des comportements délictueux. Si bien que l'expertise psychiatrique est devenue une obligation dans toutes les affaires criminelles. Les récentes définitions de la responsabilité, la notion de punissabilité introduite dans la réforme de Code pénal, n'ont pas modifié le rôle de l'expert dans ce domaine. Le recours à des techniques comme l'hypnose relève donc de l'intérêt que l'expert peut lui accorder.

3. Dans le domaine de la réadaptation et des soins à donner aux délinquants et aux criminels

La réforme de 1968 prévoyait la possibilité d'examens médico-psychologiques destinés à éclairer la criminogenèse et à retenir les mesures propres à permettre la réadaptation. Le champ d'investigations de l'expert, dans ce domaine, est très vaste. Il est admis que la reconnaissance de la maladie, les facteurs de délinquance, les possibilités ou les difficultés d'amendabilité, l'évaluation de la dangerosité, sont en partie tout au moins affaire de médecins. Dans ces domaines par conséquent l'expert psychiatre peut être amené à envisager des explorations de l'inconscient. Mais bien sûr, comme dans toute expertise, le juge n'est pas lié par les conclusions dont il doit faire la critique, et qu'il confronte avec les autres éléments dont il dispose.

Le psychiatre peut encore intervenir (en dehors du cadre de l'expertise) en aval d'une condamnation ; il s'agit du suivi thérapeutique d'une personne incarcérée, ou bien lors d'une peine substitutive à l'incarcération.

4. Dans le domaine civil

L'intervention du psychiatre, et éventuellement de l'hypnose, y est très différente. Le problème de l'aveu ne se pose pas ici, puisque celui-ci est libre et s'impose dans tout son contenu à toutes les parties. Ce n'est que s'il n'est pas fait devant le juge que celui-ci peut le révoquer et en apprécier la valeur. Le juge dans ce cas-là ne peut-il pas solliciter un avis médical ?

En matière d'appréciation de la capacité, la place de l'investigation psychologique est plus évidente et requiert de ce fait l'intervention de l'expert : capacité en matière de mariage et de divorce, capacité d'élever des enfants, capacité de rédiger un testament, capacité d'administration et de disposition de biens surtout (interdiction selon la loi du 3.1.1968).

Mais c'est surtout en matière d'appréciation du dommage corporel que l'investigation psychologique s'impose : chaque fois que l'évaluation concerne le domaine mental, mais aussi chaque fois qu'un trouble de nature ou d'apparence somatique peut être sous la dépendance d'une perturbation psychique. C'est donc dans ce domaine que le recours à l'hypnose peut être envisagé le plus aisément et qu'il a ses meilleures indications ; les seules peut-être comme nous allons le voir, celles où les renseignements fournis sont les plus précieux.

5. Droit étranger

Belgique

La loi belge dite de « défense sociale » du 9.4.1930 permet le placement des délinquants anormaux, par la juridiction d'instruction ou de jugement, dans des annexes psychiatriques et un internement (reconductible de six mois en six mois) si la dangerosité est confirmée (et en fonction de la curabilité). Cela renforce une tendance générale de l'évolution (dénoncée par Michel Foucault) vers la normalisation des déviants, et le « renfermement » négateur de la liberté. Il s'agit donc là d'un problème majeur d'éthique.

Angleterre et États-Unis

Le débat pénal n'a lieu que si l'inculpé plaide non coupable. C'est au cours du débat pénal que les avis des techniciens appelés par les parties sont confrontés. Le débat est donc contradictoire, au civil comme au pénal.

Dans beaucoup de cas, les abus en matière d'exploration psychologique sont dénoncés. Mais aux États-Unis, les lois et les usages varient d'un État à l'autre. C'est ainsi qu'en matière d'investigation psychologique, le Tribunal de New York, la cour du Wisconsin et la Cour suprême du Michigan ont décidé que les résultats du détecteur de mensonges, ou de la narcose, étaient trop aléatoires pour avoir valeur de preuve.

Allemagne et Autriche

Les règles sont très semblables à celles de la France. Il semble que des atteintes au droit de la défense soient attribuées à certaines techniques influant sur la conscience qui de ce fait sont très réglementées.

C. Problèmes soulevés par le recours à l'hypnose

Le recours à l'hypnose dans le cadre d'une mission d'expertise judiciaire (et par extension dans des pratiques voisines) a soulevé des polémiques souvent passionnelles. Celles-ci seraient plus sereines si l'on n'oubliait pas que cette technique est pratiquée en France uniquement par des médecins, et dans le cadre d'une mission précise d'expertise, obéissant nécessairement à des règles très précises. D'une part, les conclusions ne lient en aucun cas le juge. D'autre part, le praticien est tenu de respecter son Code de déontologie. Celui-ci prescrit certes que le secret professionnel est levé pour tout ce qui concerne les problèmes techniques qui sont posés, mais rien de ce qui aurait été constaté ou appris concernant les faits ne peut être relaté. En outre, la liberté du sujet doit être respectée et son consentement éclairé à tout entretien ou méthode d'exploration doit être obtenu (il peut même refuser de se soumettre à l'expertise).

Dans la mesure où la technique (hypnose ou autre) n'est pas pratiquée par un médecin, ni dans le cadre d'une expertise, la situation, au contraire, soulève des problèmes plus importants.

1. Secret médical et expertise

Les arguments le plus souvent exposés pour s'opposer aux diverses techniques d'investigation psychologique sont centrés sur la violation du secret médical qu'elles risquent d'entraîner. Le Professeur Tahon, de Liège (cité par Porot) pense que l'expertise psychiatrique est un acte d'instruction et que, de ce fait, l'expert ne peut pas utiliser des méthodes qui privent le détenu de ses moyens de défense. Les prises de position de l'Académie nationale de médecine et du Conseil national de l'Ordre des avocats (dans l'affaire du penthotal) vont dans le même sens. Dans cette dernière affaire, la violation du secret avait été dénoncée par les avocats de l'inculpé.

Ces arguments ne sont guère valables dans la mesure où ils visent des expertises médicales respectant les règles qui les concernent. Le respect du secret professionnel est imposé par le Code de déontologie médicale (art. 4), mais une dérogation légale est prévue en matière d'expertise, le praticien ayant alors un statut particulier. En cas d'infraction au respect du secret, l'expert risque une condamnation pénale, puisque celle-ci est prévue par l'art. 226-13 & 226-14 du Code pénal. Cette infraction ne peut survenir que si l'expert révèle des faits qui sont étrangers à sa mission (c'est-à-dire par exemple des faits relatifs à l'instruction proprement dite, pouvant fournir des renseignements sur le déroulement d'une affaire, ses circonstances, ses auteurs...). Or précisément, et c'est ce que semblent ignorer ceux qui invoquent l'argument du secret, la mission confiée à l'expert n'est que d'ordre « technique » : elle a pour but de fournir des renseignements au magistrat portant sur la personnalité du sujet et non pas sur les faits. Ce n'est donc qu'indirectement que le praticien peut en être instruit, mais il a l'obligation alors de se taire (art. 108 du Code de déontologie médicale). S'il ne le fait pas, il est condamnable. Et même dans ce cas de figure, les conclusions ne seraient pas recevables (cela a été confirmé dans les attendus du jugement en appel dans l'affaire du sérum de vérité). Les experts font valoir que leur mission n'est en rien un interrogatoire ou une recherche de vérité. Si cela leur était demandé dans leur mission, ils auraient le devoir de se récuser, comme l'exige leur Code de déontologie (art. 106).

Leur investigation vise à l'établissement d'un diagnostic, comme dans tout examen psychiatrique ou médico-psychologique. Ils ne fournissent donc que des renseignements concernant la personnalité du sujet. Ils ont une mission d'intérêt général. Ils ne peuvent cependant pas entendre les témoins sous serment et toute investigation supplémentaire est soumise à une autorisation préalable du juge.

2. Consentement éclairé

La déontologie médicale exige que tout malade donne son consentement éclairé aux examens ou traitements qui lui sont proposés. Cette exigence s'impose sans cesse davantage, comme le montrent les jurisprudences successives (art. 36 du Code de déontologie médicale) ; et cela, en dépit des nombreuses difficultés posées (mineurs, malades mentaux, déficiences du jugement...). En matière d'expertise juridique, il convient que le sujet soit éclairé sur le statut de l'expert et sache clairement qu'il est exempté du secret professionnel, mais que, en dehors des questions médicales qui lui sont posées, il ne doit transmettre au magistrat aucune autre information se rapportant aux faits incriminés.

En matière d'hypnose, il est évident, en outre, qu'il doit en connaître le déroulement et ce qu'elle peut dévoiler. C'est pourquoi, en fait, il n'acceptera de s'y prêter que dans la mesure où il pensera qu'elle apportera des informations propres à lui servir de moyen de défense. Il ne craindra pas non plus que certaines « confidences » en rapport avec la matérialité des faits figurent dans les conclusions de l'expert. Dès lors que l'hypnose n'est pas considérée dans le Droit français comme une méthode d'interrogatoire, le sujet à qui on la propose doit recevoir de cela les assurances les plus nettes. Dans ces conditions, aucun argument sérieux ne peut être retenu contre l'hypnose, dans la mesure où les informations objectives ont été fournies et qu'elles ont été bien comprises. D'ailleurs, si le sujet ne s'y prêtait pas, ou se montrait réticent, s'il ne coopérait pas activement, cette investigation ne donnerait aucun résultat.

Le détecteur de mensonges poserait le même type de problèmes. C'est pour cela que, dès lors qu'il était réclamé dans un but qui n'était pas technique par Christine Villemin, la demande avait été rejetée par les magistrats eux-mêmes.

3. Coups et blessures

Serait-il théoriquement possible d'assimiler la pratique de l'hypnose à des coups et blessures, sanctionnables par le Code pénal ? Peut-être, puisque cela a été invoqué pour la narcose au penthotal dans l'affaire Cens que nous avons relatée. L'atteinte à l'intégrité corporelle n'est pas soutenable (d'après le Code de déontologie médicale) s'il s'agit d'un acte à visée thérapeutique (par exemple une castration). Ou ici il ne s'agit que d'un acte de diagnostic qui ne vise pas à déboucher sur une option thérapeutique. Transes, modifications neurologiques ou sensorielles sont-elles assimilables à des altérations de l'intégrité corporelle ? En outre, il est exigé par le Code de déontologie (art. 40) que le médecin (et ceci s'applique à l'expert) ne fasse courir aucun risque injustifié à son patient. Dans le cas contraire, il s'exposerait à des sanctions pénales (coups et blessures involontaires).

Or l'hypnose peut créer un état de dépendance psychologique (dans la mesure où elle est pratiquée d'une façon répétitive). Elle peut entretenir des comportements hystériques. On a même rapporté des cas où elle aggravait une décompensation psychotique. Des risques beaucoup plus graves existent, mais seulement s'il s'agit d'une pratique dévoyée. Nous ne les citons donc que pour mémoire : qu'il s'agisse de gouroux non expérimentés ou malhonnêtes, ou agissant dans le cadre d'une secte, ou de pratiques de réadaptation à des fins politiques, l'atteinte à l'intégrité corporelle devient effective. De nombreux cas ont été relatés, qui mériteraient cependant une confirmation objective, de sujets que leur « hypnotiseur » n'arrive pas à faire sortir de leur état léthargique, ou d'autres qui accomplissent un crime par suggestion...

Ces problèmes ont reçu quelques éléments de réponse à propos de l'affaire du penthotal. La juridiction d'appel a en effet fait valoir que « *la modification de psychisme réalisée et théoriquement admise par certains lorsque l'intérêt social l'exige, et réprouvée par d'autres, ne saurait en tout cas être assimilée aux violences physiques, seules réprimées en l'état de notre législation.* » Selon les attendus, cette méthode (cependant condamnée en première instance) est qualifiée d'inoffensive et d'anodine ; elle ne saurait donc, à ce titre, être interdite à un praticien ; elle n'est pas non plus douloureuse. Enfin, le sujet reste capable de s'y opposer physiquement, ajoutent ces attendus.

4. Atteinte à la liberté et à la dignité individuelles

C'est sur ce plan, plus flou que les précédents, que les critiques les plus véhémentes s'expriment.

Critiques formulées

Une telle atteinte serait bien évidemment inacceptable. Depuis le XVIIIe siècle, se manifeste en effet le souci d'éviter l'arbitraire et la contrainte. Même alors que les lettres de cachet restaient une prérogative royale, leur signature était d'ordinaire précédée d'une enquête confiée au lieutenant général de la police. De nos jours, alors que l'internement d'un aliéné est une décision administrative et non le résultat d'un jugement, toute une série de garanties est mise en place pour éviter l'arbitraire. Cette exigence se renforce même progressivement. Le Code de déontologie médicale, dès son article 2, en fait une nécessité : « *Le médecin, au service de l'individu et de la santé publique, exerce sa mission dans le respect de la vie humaine, de la personne et de sa dignité [...]* ». C'est pourquoi les investigations psychologiques ne doivent avoir aucun caractère dégradant ou coercitif.

Sur le plan juridique, les explorations du psychisme ne sont pas admises comme un moyen d'investigation judiciaire, faute de quoi il serait possible de voir là une forme d'effraction de la conscience. Aussi policiers ou magistrats ne peuvent pas y recourir. C'est pour cette raison qu'un juge d'instruction a été sanctionné le 26.1.1922 en France, pour avoir pratiqué une hypnose, à la raison que « *le juge ne doit pas ruser et que l'aveu doit être libre.* » C'est pour éviter de telles atteintes à la liberté (par des révélations en matière de culpabilité) que les examens psychologiques et les investigations comme la narcose, le polygraphe et l'hypnose, ne peuvent être envisagés que dans le cadre d'une expertise (ce n'est pas le cas, nous l'avons vu, aux États-Unis). C'est pour cette raison que le recours au détecteur de mensonge demandé par Christine Villemin lui a été refusé. Le même refus a été opposé à un avocat de Mulhouse le 23.5.1955. On doit cependant signaler qu'à titre exceptionnel certains juristes admettent qu'il est acceptable d'enfreindre les règles de la protection de la personne humaine, quand l'intérêt général est en jeu. Porot cite à ce sujet le professeur Faber et les juristes Legal, Lebret, Foucher... qui légitimisent l'emploi des explorations pour lesquelles des experts sont compétents, mais à condition de respecter le secret professionnel.

Cependant, de nombreuses critiques sont développées autour de ces principes : méconnaissant les règles de procédure et de déontologie qui régissent les pratiques expertales, de nombreuses voix s'élèvent pour condamner et interdire les investigations psychologiques. L'opinion publique, relayée par les médias, exige de plus en plus que soient respectées liberté et dignité humaines, et parfois sur un mode passionnel et agressif. Il est donc assez habituel à l'heure actuelle en France de considérer que l'utilisation dans le domaine judiciaire d'explorations comme le « sérum de vérité », le « détecteur de mensonge », ou l'hypnose, est contraire à la dignité. Des prises de positions très officielles ont même été exprimées. Nous en citerons quelques-unes, qui en fait ont été liées à l'affaire du penthotal, mais dont l'argumentation peut parfaitement s'appliquer à l'hypnose.

L'Ordre national des avocats fait valoir que cette exploration prive les sujets de leur libre détermination ; mais il l'assimile (ce qui n'est pas le cas si l'on respecte le cadre de l'expertise médicale) à une information judiciaire (1948).

L'Académie nationale de médecine émet un vœu similaire dans son contenu, en entérinant un rapport du professeur Lhermitte, du 22.3.1949. Son opposition est même plus nette : l'emploi doit être proscrit, même dans un but de diagnostic. Il constitue une atteinte à l'intégrité psychique, prive le prévenu du contrôle de sa volonté libre. Il est de plus contraire aux droits légitimes de la défense. L'expert doit la refuser, même si elle est réclamée par l'avocat de l'inculpé ou par le juge d'instruction.

De même, Richet et Desoile pensent qu'il y a là privation de liberté chez un individu présumé innocent par le Droit français, et l'investigation risque de devenir policière. Ils font valoir à l'appui de leur thèse que Hitler en avait introduit l'usage.

En quoi ces critiques sont largement injustifiées

Dans la mesure où les règles que nous avons précisées et où l'expertise se déroule dans son cadre légal, rien ne justifie une condamnation aussi radicale. Certes il peut y avoir mauvais usages de toute exploration ; mais un dérapage n'entraîne pas nécessairement une condamnation de principe.

Sur le plan juridique, ce problème a été jugé à propos de la subnarcose par le penthotal. Les conclusions du jugement en appel ont relaxé les médecins inculpés. Elles sont ainsi rédigées : « *La responsabilité pénale de ses auteurs ne saurait dans le silence des textes, être tenue pour passible d'une sanction* » même « *si une telle intervention est susceptible de constituer une atteinte au libre arbitre.* »

De son côté, la Société de médecine légale de France a déclaré « *licite en expertise médico-légale, à titre purement diagnostique, la narcose chimique.* » De même, Di Tullio cite l'hypnose parmi les procédés d'exploration de la personnalité en médecine légale. Donnadieu de Vabre a estimé (dans l'affaire Cens) que l'exploration par narcose était légitime dans un but de diagnostic, s'il y a accord du sujet. Henri Ey de son côté a pris position en ces termes : « *Quand un expert, conscient de son devoir et de ses responsabilités, recourt à ces procédés d'exploration pour étayer d'un argument de plus son diagnostic, il est honteux de l'assimiler à un tortionnaire de la Gestapo.* »

Deshaie, dans son rapport sur l'aveu, rappelle que les médecins experts ne sont jamais dénonciateurs et qu'ils sont respectueux de la dignité humaine. Celle-ci, écrit-il, serait par contre souvent bafouée dans le déroulement de la procédure judiciaire, qui révèle en toute légalité au grand public une foule d'éléments de la vie privée des intéressés. L'instruction et l'audience fouillent et étalent en public la biographie intime de l'inculpé, ajoute-t-il, et c'est une assez curieuse manière de comprendre la situation que de considérer l'expert comme indigne.

5. L'hypnose apporte-t-elle des renseignements sûrs et objectifs ?

Le Code de déontologie médicale exige que les médecins ne recourent pas à des « remèdes illusoires » (art. 39) et que, au contraire, ils fassent bénéficier leurs patients de soins attentifs en utilisant pour cela les données actuelles de la science (art. 33). Si l'hypnose est utilisée par des praticiens compétents et expérimentés, selon des indications indiscutables et conduite selon des techniques sérieuses et reconnues, les objections précédentes (procédés illusoires) ne sauraient être retenus. Par contre, on doit se poser la question du caractère scientifique de l'hypnose et du crédit que l'on peut accorder à ses réponses. Les praticiens du XVIIIe siècle faisaient valoir que leur action traduisait le passage du religieux au règne de la science (Wier-Zacchari). Les grands aliénistes du XIXe siècle réclamaient avec force d'être entendus par les tribunaux (citons Georget, Leuret, et à côté d'eux Royer-Collard). Plus près de nous, les investigations psychologiques ont été défendues par Claude, A. Borel, J. Delay, G. Heuyer, Genil-Perin, Laigniel-Lavastine…, aussi bien en ce qui concerne la psychométrie que les autres méthodes d'investigation. L'hypnose est devenue en effet progressivement beaucoup plus rigoureuse et a été étudiée scientifiquement. Des congrès, des réunions internationales, des revues spécialisées, comme nous les indiquons dans la bibliographie, ont vu le jour. En dépit de sa dilution récente et de sa fragmentation en pratiques diversifiées, les laudateurs enthousiastes du siècle passé ont fait place à des défenseurs beaucoup plus mesurés et conscients des limites de l'hypnose dans le domaine qui nous concerne.

Les détracteurs par contre ont beau jeu de signaler le caractère souvent très aléatoire de l'hypnose en matière judiciaire. La longue rencontre de l'hypnose avec spirites et médiums, son utilisation récente dans le music-hall, les supercheries qui longtemps ont abusé des scientifiques pourtant très vigilants, l'ont beaucoup déconsidérée. On fait valoir d'autre part que sous hypnose des souvenirs (faux) peuvent être suggérés, qu'à l'inverse les réticences peuvent persister, que des condamnations injustifiées ont été prononcées à cause d'accusations indues faites par des enfants ou des adultes influençables par simple suggestion. L'hypnotisé rapporte souvent ce qu'il perçoit dans le désir ou l'opinion de son praticien. D'autres « avouent » des actes qu'ils n'ont pas commis. Bergson signale ainsi des cas de simulation inconsciente en état hypnotique ; et certains sujets ont déclaré avoir feint un état de transe. De tout cela il résulte une légitime méfiance à l'égard de l'usage judiciaire de l'hypnose.

6. Applications de l'hypnose dans le domaine thérapeutique

Nous avons peu signalé jusqu'à maintenant un domaine dans lequel le recours à l'hypnose pourrait se concevoir : c'est celui de la prise en charge thérapeutique de délinquants ou de criminels.

On sait en effet que l'hypnose est parfois employée dans le traitement de certaines anomalies sexuelles et de quelques troubles du comportement (par exemple associée au biofeedback, Denchouk l'a utilisée avec succès dans des troubles de la sexualité). C'est dire qu'en milieu pénitentiaire, au sein des SMPR et dans le cadre des injonctions thérapeutiques, des prises en charge peuvent être envisagées. Rappelons bien sûr que les mêmes règles qui régissent la pratique d'expertise s'appliquent ici. En outre, en milieu pénitentiaire, aucun traitement ne peut être imposé ou pratiqué sans l'assentiment du délinquant ou du criminel.

Pour conclure

Il est donc essentiel de rappeler qu'en Droit français, si la maladie est d'ordre médical, ses conséquences sont d'ordre judiciaire. Du reste, pendant très longtemps, les magistrats ont freiné l'intervention des psychiatres dans le prétoire. C'est le juge et non l'expert qui décide, ont rappelé de nombreux magistrats. Pendant tout le XIXe siècle, les juridictions ne tenaient pratiquement aucun compte des conclusions médicales. On reproche encore aux experts médicaux (et souvent à juste titre) de ne pas parler le langage de la loi, d'outrepasser le cadre de leur mission et de leur savoir. À l'inverse, aujourd'hui, existe une tendance qui vise à reporter sur l'expert la responsabilité du verdict.

Il n'en reste pas moins que l'expertise n'est autorisée que pour résoudre des problèmes techniques. L'aveu n'est qu'un élément d'information selon le Code de procédure pénale, et l'expert n'a jamais à se pencher sur ce problème. Toutes sortes d'informations peuvent tempérer ou rectifier les conclusions d'une expertise. Le juge n'est jamais lié par elles et en tout état de cause, c'est sa seule conviction qui emporte sa décision. Dans les pays où l'hypnose est considérée comme une méthode scientifique d'interrogatoire, elle se heurte à des débats contradictoires.

Toutes ces considérations sont donc de nature à réduire l'importance qu'à tort certains veulent attribuer à l'expertise. Dans le cadre ainsi reprécisé de l'expertise médico-légale, il n'en demeure pas moins que le recours à l'hypnose présente un certain nombre de limites ou de difficultés qu'il conviendra de connaître. En outre, l'hypnose est souvent infidèle et de ce fait elle apporte des renseignements qui ne peuvent que s'inscrire dans un éventail beaucoup plus large. C'est pourquoi elle n'est utilisée que par exception. Dans le domaine de l'expertise, elle n'a pratiquement que des indications limitées à l'appréciation des dommages corporels.

Aussi nous faisons nôtre l'appréciation portée par le professeur Sutter qui a une grande expérience de la psychiatrie médico-légale. Après avoir rapporté le cas d'une malade chez qui l'hypnose avait fourni des renseignements essentiels, il écrit qu'il s'agit là d'un « *cas de conscience que vit le médecin expert ; problème éthique sans barème. Les explorations ne sont à demander que par exception, s'il n'y a pas de contre-indication, si le sujet est consentant et si le médecin est compétent.* »

Bibliographie

(1) ALEXANDER F.G., SELESNICK S. (1971) : *Histoire de la psychiatrie*, Armand Colin, Paris.
(2) BARUCAND D., PAILHE F. (1986) : « *Thérapeutique et suggestion* », Ann. médico-psychol., 144, 10, 1045-1060.
(3) BARUCAND D. (1987) : « *Naissance de l'école de Nancy* », Psychol. Méd., 19, 2, 233-236.
(4) BENCHOUK D.K. (1985) : « *Biofeedback et hypnose* », Psychol. Méd., 17, 10, 1589-1591.
(5) BIEDER J. (1971) : « *Freud. Suggestion et hypnose* », Ann. médico-psychol., 129, 33, 423-429.
(6) CHERTOK L. (1982) : « *Hypnose et hystérie* », Ann. médico-psychol., 3.
(7) CHERTOK L. (1984) : « *Résurgence de l'hypnose* », Desclée de Br. éd., Paris.
(8) CHAUCHARD P. : *Hypnose et suggestion*, PUF, « Que sais-je ? », Paris.
(9) Di TULLIO B. (1967) : *Principes de criminologie clinique*, PUF, Paris.
(10) DELMAS-MARSALET P. (1948) : « *La narco-analyse a-t-elle une valeur médico-légale ?* », Ann. médico-psychol., 460-467.
(11) EY H. (1949) : « *L'emploi des substances narcotiques dans l'expertise médico-légale psychiatrique* », Presse méd., 1.1.1949.
(12) EY H., BERNARD P., BRISSET C. (1962) : *Manuel de psychiatrie*, Masson, Paris.
(13) DESHAIE G. (1955) : « *L'aveu* », LIIIe Congrès des médecins aliénistes et neurologues de France et des pays de langue française, Nice, Masson, Paris.
(14) FOUCAULT M. (1975) : *Surveiller et punir*, Gallimard, NFR, Paris.
(15) HEUYER G. (1949) : « *Narcoanalyse et narcodiagnostic. Leurs utilisations en médecine légale* », Ann. médico-psychol., 355-361.
(16) LAIGNIEL-LAVASTINE M., STANCIU V.V. (1950) : *Précis de criminologie*, Payot, Paris.
(17) MEGGLE D. (1988) : « *L'hypnose éricksonienne* », Ann. médico-psychol., 14, 64, 311-409.
(18) POSTEL J., QUETEL C. (1983) : *Nouvelle histoire de la psychiatrie*, Privat, Toulouse.
(19) SCHRENCK (Baron Von), NOTZ J. (1902) : « *La suggestion et l'hypnotisme dans leur rapport avec la jurisprudence* », IIe Congrès inter. de l'hypnotisme, Paris, 1900, Vigot, Paris.
(20) SEELIG E. (1956) : *Traité de criminologie*, PUF, Paris.
(21) Ainsi que : Revue de l'hypnotisme expérimental et thérapeutique (1886-1889) & Revue de l'hypnotisme et de la psychologie physiologique (1890-1909).

2.2. Le cadre institutionnel

Après la présentation de l'*arsenal thérapeutique* actuel mis à la disposition des équipes soignantes pour prévenir ou enrayer les phénomènes de violence [IV, § 2.1.], puis proposons un tour d'horizon des *milieux de contrainte* [IV, § 2.2.], étant entendu que l'on ne saurait mettre sur le même plan une UMD (lieu de soins contraints en milieu de contrainte) et un SMPR (lieu de soins non contraints en milieu de contrainte). La prise en charge des victimes dépendra, pareillement, à la fois des possibilités institutionnelles et de celles thérapeutiques, avec la différence que, pour de nombreuses victimes, la reconnaissance sociale de leur statut constitue un élément décisif vers la guérison (à l'inverse de ce qui se passe pour un agresseur : ce n'est pas parce qu'il sera reconnu comme tel que l'agresseur le sera moins...).

2.2.1. L'hôpital et les unités fermées

Afin d'éviter les grandes concentrations pathogènes de patients, largement dénoncées par le courant antipsychiatrique comme étant source de chronicisation de l'expression de la maladie mentale, les pères-fondateurs — dont Lucien Bonnafé — de la *politique de sectorisation* ont mis en place, dans les années 60 les bases d'une praxis psychiatrique originale à l'époque qui ne s'est avérée possible que grâce au maintien d'unités dites fermées, accueillant des patients dangereux ; d'où une prise en charge très particulière de ces malades, et surtout un « *difficile compromis entre politique de secteur et mythe de l'enfermement*[1]. » C'est à Gérard Massé (Paris), auteur d'un célèbre Rapport de politique sanitaire psychiatrique, que nous avons confié le soin de traiter de cette question, absolument centrale en matière de gestion de la santé mentale en France. Sa contribution est suivie de celle de Jean-Luc Senninger et Vincent Fontaa (Sarreguemines) portant sur la population des malades soignés en Unités pour Malades Difficiles.

1. BOUCHARD J.-P., BABIN H., LAPAQUELLERIE B., GERARD H. (1993) : *La prise en charge des patients « perturbateurs » ou le difficile compromis entre politique de secteur et mythe de l'enfermement*, Synapse, 101, 42-49.

Les politiques de santé mentale face à la dangerosité

G. Massé

« *Aucun apport technique particulier, aucune mesure législative nouvelle ne réduisent ou ne subdivisent un domaine qui ne connaît qu'une réponse : l'exclusion.* »
(Ph. Cujo [11])

Jusqu'à aujourd'hui, la France a retenu comme principale réponse aux problèmes posés par les malades dits difficiles la formule des « Unités pour Malades Difficiles », réparties presque aux quatre coins du territoire national. Leur architecture est encore ouvertement carcérale, malgré les efforts consentis par ceux qui y travaillent au quotidien (1) et qui ne peuvent que, trop souvent, du fait de leur propre isolement du reste des services de soins, se vivre comme faisant « le sale boulot » que ces derniers ne désirent pas assumer. Pourtant ces unités, qui font partie intégrante du dispositif de soins psychiatriques public, ont permis à d'autres une ouverture facilitée par la politique de secteur (3).

Il importe dans ce domaine, primordial pour la cohérence de l'ensemble des soins psychiatriques, de sortir de la subjectivité pour recourir à une rationalité. La logique de l'intérêt des usagers et de la société doit remplacer celle des institutions. Le débat nécessaire, déjà engagé, est celui des libertés individuelles et concerne la révision de la loi de 1990. De fait, une fois de plus, l'institutionnel domine, alors que les préconisations du rapport Barrès-Fuchs gardent toute leur pertinence (2). L'actualité de la nécessité d'unités fermées intersectorielles de proximité, sur prescriptions médicales bien cernées, pour un temps donné (dont le niveau : établissement, département, région dépend des situations locales) côtoie celui de leur articulation avec des UMD gérant la dangerosité au sens strict du terme, à légitimer par une base législative. Règlement intérieur, soins sous contrainte, structuration de l'ensemble du dispositif de soins : tout se tient dans un contexte actuel, limité par le temps.

La solution néo-aliéniste de l'asile spécial

Dès la seconde partie du XIXe siècle, le débat autour de « l'asile spécial » s'inscrit au sein de celui qui concerne la critique et la remise en question du projet esquirolien de l'asile d'aliénés par le courant désirant imposer l'« *open door* », les colonies familiales ou les sociétés de patronage autour de l'école de V. Magnan, préfigurant le développement ultérieur des services ouverts et des consultations externes mises en place par E. Toulouse. L'aliénisme s'est construit, de fait, en distinguant les malades des délinquants, des mendiants et des marginaux, distinctions qui ont pu faire relever que les moyens mis en œuvre pour conquérir le champ de l'aliénation mentale, furent essentiellement une série de clivages effectués sur la population marginale (17), l'augmentation considérable des aliénés internés à la fin du XIXe ne correspondant en aucune façon aux espoirs permis par les promoteurs de la loi de 1838 (13).

Si du fait du surpeuplement des asiles, Brierre de Boismont, par exemple, mit en cause les processus parfois sauvages de l'industrialisation et de l'exode rural (5), les inspecteurs généraux Constans, Lunier et Dumesnil, incriminèrent des facteurs socio-économiques tels que l'extension de l'assistance, l'éclatement de la famille élargie et l'apparition de la cellule conjugale restreinte liés aux déplacements de population vers les centres d'industrialisation, le système du salariat et la transformation du temps de vie en temps de travail, enfin l'amélioration des services d'aliénés qui, diminuant la mortalité, prolongeaient les séjours à l'asile (10). Dans ce contexte, en 1867 le Sénat a demandé que seuls les « aliénés dangereux » soient accueillis dans les asiles. En effet, les solutions alors proposées en « alternative » pour les autres malades, consistaient à renvoyer dans leur famille ceux qui avaient été jugés « inoffensifs et incurables » ou à les mettre au travail dans des colonies agricoles. Il est à noter qu'en règle générale, si les médecins proposèrent une diversification des modes d'assistance et de soins, l'administration prônait l'agrandissement des structures existantes (6, 7).

L'opposition ne fera que grandir entre la vision des politiques et des administrateurs pouvant être résumée par les propos d'un rapporteur d'un projet de réforme de la loi de 1838 à la Chambre :« *les médecins sont presqu'unanimes à le confesser, ils ne guérissent presque jamais la folie totale...* » et celle des néo-aliénistes qui fait répondre à P. Sérieux que la « *"folie totale", au contraire, est souvent guérissable alors que la "folie partielle" s'avère beaucoup plus délicate à traiter et que dans l'état des asiles, il est impossible au médecin de connaître et de soigner ses malades comme il le conviendrait.* »

Les argumentants concernant la défense sociale et la libéralisation, n'ont cessés d'être développés. L'asile spécial apparaît pour ses promoteurs comme un moyen de lutter contre ce que Marandon de Montyel perçoit comme des *« fabriques d'incurables »* (18), sans thérapeutique individuelle possible, avec un personnel non motivé et un manque de crédits flagrants d'où la proposition parmi d'autres structures spécifiques de la formule d'une annexe à mi-chemin de l'asile et de la prison : les quartiers spéciaux, dits encore « secrets » destinés aux prévenus ou condamnés atteints d'aliénation mentale et aux malades signalés par les médecins comme dangereux. Ainsi, satisfaisant aux règles de police instituées dans les établissements, ils devaient permettre, en outre, de décharger les prisons de ceux ne correspondant pas au profil du détenu préservant l'ordre et la sécurité, à la fois dans les prisons et dans les asiles (28).

Devait-on distinguer entre « aliénés criminels » et « criminels devenus aliénés » ? Accepter les uns, refuser les autres ? Fallait-il créer un établissement spécial où seraient confondus les deux cas ? En 1890, au congrès des aliénistes, une majorité opta pour une notion de séparation : seuls les aliénés criminels ou dangereux devaient être accueillis dans les asiles, quant aux criminels devenus aliénés, ils devaient demeurer attachés à l'administration pénitentiaire et envoyés par conséquent dans des « maisons de force ».

P. Sérieux du fait de ses compétences, de sa connaissance des situations étrangères est sans doute un de ceux qui représentent le mieux la position aboutie des « néoalénistes » (22). Il pense que les malades seront mieux surveillés, classés et traités, dans un asile central qu'au sein de multiples quartiers spéciaux, n'accueillant qu'un nombre restreints de patients. Ces derniers, annexés aux établissements pénitentiaires ne sauraient être des lieux d'observation passagère comme en Allemagne, mais des quartiers destinés à garder les aliénés dangereux, sinon jusqu'à la résolution de l'épisode pathologique, du moins jusqu'à l'expiration de la peine. En ce qui concernait les « psychopathes dangereux », Sérieux émet le souhait de les voir reçus dans des asiles spéciaux, dits « asiles de sûreté », les aliénés « malfaisants » ne devant en aucun cas être confondus avec les condamnés devenus aliénés, ou les aliénés ayant commis des actes criminels (27). Ses propositions peuvent être résumées de la façon suivante :

- création d'un asile central d'État, ou mieux, de quatre quartiers spéciaux, annexés à des établissements pénitentiaires situés près d'une ville universitaire, pour les condamnés devenus aliénés en cours de peine,
- création de trois « asiles de sûreté » régionaux pour les « psychopathes dangereux ».

Ces conceptions n'ont été appliquées que de façon très parcellaire. L'ouverture du quartier des condamnés aliénés annexé à la maison centrale de Gaillon en 1876 suit celle d'un quartier *« réservé aux malades difficiles à soigner et sujets à se livrer à des actes de violence »* à l'asile Saint Robert près de Grenoble en 1840 et de « La Sûreté » à Bicêtre, quartier spécial pour aliénés criminels en 1846 (l'un sera fermé en 1890, l'autre en 1901).

De Henri Colin au secteur

Les thèses des partisans des quartiers et asiles spéciaux, adoptées dans le cadre du projet Roussel en 1887 par le Sénat, ont été repoussées par la Chambre des députés mais reprises et répétées par un certain nombre de psychiatres, au premier rang desquels H. Colin qui parvient, après de longs efforts, à être nommé à Villejuif en 1901 *« Médecin en chef des asiles de la Seine chargé de l'organisation d'un quartier d'aliénés vicieux »* (9). Ce succès est obtenu grâce à un proche : Paul Brousse, conseiller général, en dehors de tout contexte législatif et de la consultation de la commission de surveillance des asiles de la Seine.

Il faut attendre 1910 pour voir la construction de la troisième section de ce service (appelé Henri Colin en 1932) et 1933 pour qu'une unité pour femmes de 16 lits s'ajoute aux 48 lits existants. C'ést très progressivement que furent installés :

- en 1947, le service spécial pour malades difficiles au Centre Hospitalier de Montfavet (91 lits dont 25 de femmes) ;
- en 1957, le service Lauzier puis en 1959 le service Cabanis au Centre Hospitalier de Sarreguemines (216 lits d'hommes) ;
- en 1963, l'unité Boissonnet au Centre Hospitalier de Cadillac (150 lits d'hommes).

Quant aux textes, bien peu d'éléments aménagent le socle général de la loi de 1838 qu'il s'agisse de la circulaire du 2.9.1946 recommandant de regrouper les malades difficiles *« gênant un climat psychothérapique convenable »* ou de la circulaire du 5.6.1950 qui finit par reconnaître la spécificité des services recevant les malades difficiles définis en trois catégories : agités, déséquilibrés antisociaux, grands déséquilibrés antisociaux généralement médico-légaux :

- les malades agités, en raison de leurs réactions destructrices constituent un élément perturbateur constant dans les services où ils se trouvent placés ;
- les déséquilibrés antisociaux, médico-légaux ou non, présentent des troubles du comportement les rendant très difficiles à supporter par les autres malades, sans exiger essentiellement des mesures de surveillance ;
- les grands déséquilibrés antisociaux, généralement médico-légaux, ont des troubles du comportement plus graves, avec possibilité de réactions criminelles, préméditées et complotées.

Les deux premières catégories *« demandent simplement un effort particulièrement attentionné d'organisation du service dans tous ses détails, ainsi que l'affectation d'un personnel qualifié plus nombreux que dans un service ordinaire... »*. Seule, la troisième relève de services spécialisés pour malades difficiles, dont la création est prônée dans chaque région sanitaire, et qui ne sont toujours restés qu'au nombre de quatre. Toutefois, les instructions ministérielles du 20.1.1959 instaurent un règlement intérieur pour chaque établissements précisant l'origine géographique des malades, leurs modalités d'admission et de sortie (une commission médicale est instaurée, qui peut donner son avis sur les sorties), les effectifs du personnel infirmier.

Les Unités pour Malades Difficiles

Bien après la mise en place de la sectorisation l'article 8 de la loi du 25.7.1985, au sein de nombreuses mesures d'ordre social légalise le secteur rappelant les actions de prévention, de diagnostic et de soins dans la lutte contre les maladies mentales alors que, peu après, le décret du 14.3.1986 précise trois types de secteur : de psychiatrie générale, infanto-juvénile et en milieu pénitentiaire.

L'arrêté du 14.10.1986, dans ce contexte, fixe le règlement intérieur des « Unités pour malades difficiles » (nouvelle appellation des « services spécialisés pour malades difficiles »), pris en application du décret du 14 mars 1986, conséquence de la législation du secteur (ces unités ne font pas partie de l'appareil sectoriel et lorsque implantées dans un CHS, elles ont une vocation inter-régionale). Il est précisé que les patients concernés doivent présenter *« pour autrui un danger tel qu'ils nécessitent des protocoles thérapeutiques intensifs adaptés et des mesures de sûreté particulières »*. Les dispositions du placement d'office doivent leur être applicables mais *« l'état dangereux majeur, certain ou imminent »* qu'ils manifestent rend *« incompatible leur maintien dans une unité d'hospitalisation habilitée à recevoir des malades placés dans le cadre de la loi de 1838 »*. Chaque patient, sa famille, son représentant légal ou ses proches ont le droit d'être informés des dispositions légales, et réglementaires, et de consulter le règlement intérieur. Chaque Unité pour malades difficiles est placée sous l'autorité d'un psychiatre hospitalier désigné dans les mêmes conditions que les psychiatres exerçant les responsabilités afférentes aux fonctions de chef de service. Si sa capacité n'est pas définie, elle doit être divisée en sous-unités de 20 lits au plus. Une commission de suivi médical est instituée, les modalités d'admission et de sortie précisées mais, au bout du compte, ces nouvelles dispositions ne modifient pas grand chose (certains passages des règlements antérieurs sont repris dans leur intégralité).

Les unités pour malades difficiles ne sont pas définies comme appartenant à l'équipement sectoriel : leur vocation inter-régionale confirme une exclusion des patients qui leur sont confiés. On peut remarquer qu'un tel « toilettage » s'imposait du fait de l'aspect obsolète des règles antérieures qu'il s'agisse :

- des contrôles des placements et des problèmes qu'ils posent quant à la « liberté des personnes »,
- de la « dangerosité » des malades dont, bien souvent, une minorité seulement répond à la définition de la troisième catégorie de la circulaire de 1950 ; dont les termes étaient imprécis sur le plan juridique et psychiatrique,
- de l'aire géographique de recrutement.

Une codification, impliquant précisément les secteurs de psychiatrie générale avait pour ambition un meilleur fonctionnement induit par de nouvelles modalités d'admission et de sortie limitant une pratique d'échanges, exécrable, du fait d'un encombrement par des malades ne correspondant pas aux critères retenus, aboutissant à un encombrement entretenu par une moindre tolérance des services de secteur amenés à se libéraliser voire à refuser un retour.

Les critiques formulées, anciennes (12), demeuraient sans réponse (aspect carcéral, éloignement et non adaptation à la réinsertion, capacité excessive) alors que les acquis apparaissaient modestes : statut plus clair des malades même si il est restrictif (P.O.), précision du rôle de la commission de suivi médical, droit des patients et des familles à être informés des dispositions réglementaires (garantie de la liberté des personnes). Certains n'ont pas manqué de relever que la définition des patients accueillis demeurait soumise à *« un danger majeur, certain ou imminent »* et que l'augmentation de 15 à 30 jours du délai au cours duquel le médecin responsable de l'unité peut renvoyer dans son service d'origine un patient ne remplissant pas les critères d'admission, paraissait peu susceptible d'améliorer les échanges. Surtout le calquage du texte sur les règlements antérieurs, n'engageait pas un remaniement radical, faisant craindre le maintien de lieux d'exclusion.

Les débats actuels

Les modifications récentes du champ et du fonctionnement de la psychiatrie, l'émergence de demandes non repérées sur un plan clinique auparavant ont été récemment à l'origine de la prise de conscience, de la nécessité de penser notre système de soins non pas en termes d'institutions mais, de façon définitive, en termes de demandes et de flux de patients. Ces conceptions n'ignorent pas l'avenir de ce qui apparaît désespérément figé à leurs yeux et qui concerne les quatre services pour malades difficiles : l'UMD de Villejuif, d'une capacité de 84 lits (service pour hommes de 64 lits ; service pour femmes de 20 lits) ; l'UMD de Montfavet de 91 lits (dont un service pour femmes de 20 lits) ; l'UMD de Sarreguemines de 375 lits et l'UMD de Cadillac de 198 lits. Rappelons que sur le plan géographique, ces services sont placés pour desservir les régions parisienne (Villejuif), du Sud-Ouest (Cadillac), du Sud-Est (Montfavet) et du Nord-Est (Sarreguemines).

Plusieurs rapports récents ont formulé des préconisations concordantes :

■ *Moderniser et diversifier les modes de prise en charge de la psychiatrie française* (F. Zambrowski, 1986) propose de réduire la capacité des UMD en les restructurant et en déplaçant, pour partie, leur activité dans des établissements plus petits dans des régions dépourvues (avec maintien de l'offre globale).

■ *Les Unités pour Malades Difficiles* (M. Barrès et M. Fuchs, 1990 – Direction des Hôpitaux) après un bilan épidémiologique et administratif préconise un certain nombre de données éthiques et méthodologique puisqu'il :

– réaffirme la nécessité des UMD et leur intégration dans le dispositif psychiatrique,

– propose de poursuivre la restructuration des unités existantes (et donc la réduction du nombre de leurs lits) mais en complétant le dispositif existant par la création de petites unités implantées dans l'Ouest et le Nord du pays qui en sont dépourvus,

– s'interroge sur la pertinence de certaines admissions concernant les malades plus perturbateurs que véritablement dangereux,

– suggère la création d'un réseau, sur tout le territoire, de petites unités intersectorielles, fermées, destinées à traiter les patients perturbateurs et à servir éventuellement de lieu intermédiaire avant l'envoi en UMD des malades demeurant dangereux,

– rappelle les droits et les garanties des patients hospitalisés en UMD,

– répète que les UMD font partie intégrante du dispositif de psychiatrie publique, prenant en charge pour un temps déterminé des patients dont la place habituelle est dans les services de psychiatrie générale (2).

■ *La psychiatrie ouverte – Une dynamique nouvelle en santé mentale* (G. Massé 1992). Ce rapport rappelle comme le précédent l'appartenance des UMD au dispositif de psychiatrie public. L'inquiétude liée au risque de déséquilibre entraîné par la réduction de lits des UMD fait proposer également la création d'unités intersectorielles fermées *« échelon intermédiaire entre services de psychiatrie générale et unités pour malades difficiles »*, nécessaires pour que les UMD se recentrent sur les malades présentant réellement un état dangereux majeur (19).

Peut-on faire un bilan ?

Il n'est pas inutile de rappeler à nouveau que les unités pour malades difficiles font partie intégrante du dispositif de soins psychiatriques public ayant facilité l'évolution de la politique de sectorisation en prenant en charge un nombre croissant de patients pouvant être considérés comme « perturbateurs » dans les services de psychiatrie générale, sans présenter le plus souvent un état dangereux majeur défini par l'arrêté du 14.10.1986 (8).

La « *responsabilisation* » des malades mentaux a fait chuter la proportion des patients médico-légaux admis en UMD alors que les états d'agitation, d'agressivité, non constitutifs d'un délit, rendant problématique leur maintien en service de psychiatrie générale, sont reçus de façon croissante.

La « *libéralisation* » de la psychiatrie dans son ensemble, mais aussi la féminisation du personnel, l'absence parfois de mise en place de réponses adaptées à la violence représentent autant de facteurs favorisants (14, 21). Alors que 15 % des patients sont adressés par des services de psychiatrie générale implantés en centre hospitalier général, ce chiffre apparaît minimisé du fait de l'accueil encore assez fréquent de leurs patients en soins obligatoires dans des CHS (situation déplorable, souvent ancienne, que le manque de moyens n'explique pas toujours à lui seul). La diminution programmée du nombre de lits en UMD risque de ne pas être sans conséquences. Ces derniers, toutefois, reçoivent moins de déséquilibrés, souvent considérés comme ne relevant pas du soin en amont, d'où l'inquiétude des psychiatres exerçant en maison d'arrêt ou en SMPR, amenés à les rencontrer dans un contexte de décompensations diverses (24).

Les troubles du comportement induits par les maladies mentales doivent être pris en compte dans l'évolution souhaitée du dispositif global. Une politique de sectorisation mal comprise ou portée à l'excès du « tout extrahospitalier » risque de déstabiliser, alors que jusqu'à présent était maintenu difficilement un équilibre subtil et fragile : secteur — hospitalisation en psychiatrie générale — unités pour malades difficiles (25).

Des solutions espérées par beaucoup

Il apparaît possible de proposer une formule, associant des démarches graduées de réponses. En amont, le développement de l'extrahospitalier sous toutes ses formes, celui de la psychiatrie de liaison avec les structures sanitaires mais aussi sociales et médico-sociales, de la présence organisée de la psychiatrie de secteur au sein des services d'urgence des centres hospitaliers généraux représentent autant de modalités préventives que thérapeutiques de certains patients agités et/ou agressifs. Quelque soit leur type d'implantation (CHS ou CHG) les services d'hospitalisation plein temps de psychiatrie doivent se donner et obtenir les moyens humains et architecturaux de prendre en charge leurs patients nécessitant une hospitalisation sous contrainte, ou présentant plus simplement des troubles du comportement (29).

Une enquête concernant les chambres d'isolement en France a été menée en 1993 auprès de tous les secteurs de psychiatrie générale (20). Elle permet d'estimer à environ 1.560 le nombre total de chambres existantes. La plupart des services les trouvent indispensables mais plus du tiers n'en sont pas satisfaits. De dimension réduite, la chambre d'isolement qui n'est pas obligatoire apparaît le plus souvent mal adaptée en raison d'une surveillance difficile et d'un équipement insuffisant tout particulièrement contre le bruit et l'incendie ; de très nombreux services ont eu un accident grave ces dix dernières années (incendie, suicide, évasion), le mobilier est sommaire. La chambre d'isolement est utilisée pour les états d'agitation chez les malades psychotiques (84 %) et déséquilibrés (16 %). Demandée par les praticiens mais aussi parfois par les malades, ses modalités d'utilisation et sa conception sont trop souvent à l'origine de dangers aussi bien pour les patients que pour le personnel soignant. L'investissement financier qui lui est consacré apparaît très variable (2.000 à 160.000 F environ) et son installation n'est soumise à aucune réglementation particulière. Sa construction devrait être conforme à un cahier des charges défini avec le concours des spécialistes (dans 57 % des services, elle résulte de la transformation d'une chambre ordinaire). La littérature n'apporte pas de réponses claires à cette question et un travail de l'ANDEM sur ce thème est attendu avec impatience.

Des unités en tant « *que lieu de soins fermé* » et respectant une certaine sécurité, qui aurait un recrutement départemental et se situerait en amont des UMD, s'imposent à notre avis. Ces unités intersectorielles seraient adaptées à la prise en charge de malades difficiles du fait de troubles du comportement trop importants, représentant un échelon intermédiaire entre services de psychiatrie générale et UMD sous le contrôle de la commission départementale des hospitalisations psychiatriques. Il apparaît impératif qu'elles fonctionnent selon le principe d'une durée de séjour obligatoirement limitée, impliquant un retour dans le service d'origine ou un transfert en UMD. Les moyens humains devront être adaptés (volontarisme, projet de service, architecture adéquate, moyens à la hauteur de l'enjeu). Ce type d'unité est un outil typiquement intersectoriel, mis à la disposition de plusieurs secteurs, en complémentarité, et répondant à une spécificité de demande, effectuant un travail en partenariat. Il convient d'évoquer la création princeps à Cadillac d'un pavillon, à titre expérimental au sein de l'UMD, selon des principes proches. Malgré une abondante littérature (4, 15, 16), cette initiative demeure isolée en dehors d'une unité à Nice accueillant tous types d'urgence médico-légale et liées à des troubles du comportement, sans pouvoir compter sur la proximité d'une UMD (23).

Enfin, les UMD, du fait des structures précédentes, pourraient recentrer leur activité sur les patients présentant réellement un état dangereux majeur. Le risque serait bien entendu celui de leur chronicisation avec augmentation des durées de séjour.

Ce dispositif hiérarchisé devrait pour des raisons évidentes, offrir une grande souplesse, avec des passages possibles en tous sens et entre chaque niveau (par exemple, si c'est nécessaire, directement entre extrahospitalier et UMD). Nous sommes convaincus qu'il s'agit du seul dispositif capable de résister à une analyse des problèmes concrets posés et qui intègre le développement inéluctable et souhaitable de la psychiatrie dans ses diverses composantes : public, libéral et associatif (26).

Un des points de crédibilité de la psychiatrie publique

Les missions d'unités spécialisées, à haute technicité, bénéficiant de moyens à la hauteur des enjeux, s'imposent comme des missions de soins, de recherche et d'enseignement, pour les seuls malades dits dangereux dans la durée. Ces unités, ceux qui y travaillent, tous professionnels confondus, doivent être valorisées en tant que « surspécialistes », ayant acquis et approfondissant une compétence dans un champ clinique particulier où des recherches épidémiologiques, psychopathologiques et thérapeutiques d'envergure doivent être privilégiées. Ces unités devront s'inscrire au sein d'un réseau de services, et dans un contexte intersectoriel, comme pour les intersecteurs d'alcoologie et de toxicomanie et les secteurs de psychiatrie en milieu pénitentiaire. Les orientations de malades vers ces unités doivent répondre à des indications et des critères précis, afin de permettre une couverture mieux adaptée à des besoins dépassant l'aire classique du recrutement sectoriel, car il existe un phénomène de « masse critique » pour qu'une équipe se spécialise et améliore sa technicité et son « savoir-faire » dans un domaine particulier. Encore faut-il que ces unités voient respecter leurs missions, qu'elles se situent en aval de lieux de soins fermés de proximité, respectant une certaine sécurité avec un recrutement départemental. Ces unités départementales représenteraient un échelon intermédiaire entre services de psychiatrie générale et unités pour malades difficiles.

Aucun argument technique majeur ne s'oppose, comme pour l'ensemble du dispositif, à ce que les réponses apportées aux malades « dangereux » évoluent favorablement en quelques années. La crédibilité d'une discipline médicale ne peut s'affirmer tant qu'elle ne donne pas le meilleur d'elle-même aux malades les plus déshérités et les plus graves, au premier rang desquels « les malades difficiles ».

Bibliographie

(1) ALBERNHE T., DEXTREIT J. (1988) : « *Dépressions et suicides en service psychiatrique de sureté* », L'Inform. Psychiatrique, 64, 3, 297-304.

(2) BARRES M., FUCHS D. (1990) : « *Les Unités pour Malades Difficiles* », Rapport au ministre de la Solidarité, de la Santé, et de la Protection Sociale, Direction des Hôpitaux.

(3) BÉNÉZECH M., GAUSSARES C. (1990) : « *Unités pour Malades Difficiles* », Encycl. Med. Chir., 37952 A10.

(4) BOUCHARD J.P., GERARD H., LAPAQUELLERIE B. (1992/1993) : « *L'UPID : nouveau moyen de traiter les malades perturbateurs* », Soins psychiatrie, 146/147.
(5) BRIERRE DE BOISMONT A. (1839) : « *De l'influence de la civilisation sur le développement de la folie* », Ann. d'Hygiène Publique et de Médecine Légale, 21, 241-295.
(6) BRIERRE DE BOISMONT A. (1846) : « *De la nécessité de créer un établissement spécial pour les aliénés vagabonds et criminels* », Ann. d'Hygiène Publique et de Médecine légale, 35, 396-412.
(7) BRIERRE DE BOISMONT A. (1848) : « *De la nécessité de créer un établissement spécial pour les aliénés vagabonds et criminels* », Ann. Médico Psychologiques, 8, 138, 118-121.
(8) BUJON-PINARD P., LEHNERT A. (1993) : « *L'UMD a-t-elle une place dans la psychiatrie de l'an 2000 ?* », Actualités Psychiatriques, 23, 1, 3-6.
(9) COLIN H. (1912) : « *Le quartier de sureté de Villejuif* », Ann. Méd.-Psycholo., 2, 370-391.
(10) CONSTANS A. (1888) : « *Directeurs ou directeurs médecins ?* », Ann. Méd.-Psychol., 7, 5-20.
(11) CUJO P. (1981) : « *Les établissements spécialisés* », Encycl. Méd. Chir., 37952 A10.
(12) CUJO P., DESSAIGNE J., HORASSIUS M., KOECHLIN P. (1978) : « *Le secteur des malades difficiles* », L'Inform. Psychiatrique, 54, 2, 127-133.
(13) DAUMEZON G. (1960) : « *Essai d'historique critique de l'appareil d'assistance aux malades mentaux dans le département de la Seine* », L'Inform. Psychiatrique, 36, 5, 29.
(14) FERRERO F. (1986) : « *La violence dans les unités psychiatriques hospitalières* », Ann. Méd.-Psychol., 10, 1085-1098.
(15) GERARD H., DELAUNAY V., BOUCHARD J.P., BABIN H. (1993) : « *Unité pour Malades Difficiles, mouvance psychiatrique contemporaine, aspects législatifs et thérapeutiques* », Forensic, 2, 38-40.
(16) GERARD H., DUPAIN-JOURDAIN N., DELAUNAY V. (1993) : « *La prise en charge des patients « perturbateurs » ou le difficile compromis entre politique de secteur et le mythe de l'enfermement* », L'Inform. Psychiatrique, 69, 7, 619-622.
(17) LAMARCHE-VADEL G., PRELI G. (1978) : « *L'asile* », Recherches, 31.
(18) MARANDON DE MONTYEL E. (1985) : « *Des éléments communs à tous les quartiers d'aliénés* », Archives de Neurologie, 29, 417-435.
(19) MASSE G. (1992) : « *La psychiatrie ouverte - Une dynamique nouvelle en Santé Mentale* », Éditions de l'ENSP.
(20) MORELLO R., RIOU M., MOREL P., THOUIN A. (1996) : « *Les chambres d'isolement en milieu psychiatrique* », Rev. d'Epidémio. et de Santé Pub., 44, 214-216.
(21) MIGNOT H. (1975) : « *Malades rejetés par les équipes de Secteur* », L'Evol. Psychiatrique, 40, 4, 711-717.
(22) PARADAS C. (1994) : « *L'œuvre de Paul Sérieux (1864-1947)* », Thèse Méd., Paris Ouest.
(23) ROURE L. (1995) : « *Bilan et perspectives d'une structure intersectorielle pour malades difficiles* », UMAP, non publié.
(24) SENNINGER J.L., REICHENBACH S. (1991) : « *Le malade difficile : archétype de l'exclu du secteur* », Nervure, 4, 8, 40-42.
(25) SENNINGER J.L., TAPELLA P. (1995) : « *Le concept de malade difficile au risque de la sectorisation* », Nervure, 8, 1, 40-47.
(26) SENNINGER J.L., FONTAA V. (1994) : « *Observatoire de la violence psychiatrique - Les Unités pour Malades Difficiles - Préface de G. Massé* », Heures de France éd.
(27) SERIEUX P. (1905) : « *Les asiles spéciaux pour les condamnés aliénés et les psychopathes dangereux* », *Revue de Psychiatrie*, 9, 15.
(28) VAILLANT P. (1985) : « *De l'évolution de la réflexion psychiatrique sur les asiles pour les aliénés criminels en France au XIXe siècle* », Thèse Méd. Paris V.
(29) Rapports de la *Mission Nationale d'Appui en Santé Mentale.*

Les unités pour malades difficiles

J.-L. Senninger, V. Fontaa

Les Unités pour malades difficiles sont des services hospitaliers s'intégrant à part entière dans le dispositif sanitaire de la psychiatrie publique. En raison de leur dénomination, la mission de ces unités semble aller de soi : les soins aux malades difficiles. Pourtant leur définition réglementaire fait explicitement référence à des *malades présentant un état dangereux majeur*. Il importe alors de se pencher sur cette notion d'état dangereux (ou de dangerosité) pour saisir au mieux le rôle et la fonction de ces services. Ce faisant, nous sommes confrontés à un concept aisément identifiable en pratique et proprement indéfinissable sans faire référence à d'autres notions telles : l'agressivité, la violence, etc. Ces termes recouvrent des attributs universels de la nature humaine, de la vie même, auxquelles ils sont indissociablement liées. Au plus intime de l'individu, comme moteur de sa vie psychique, se trouverait l'agressivité dont la nature instinctive ne peut faire de doute. Aussi troublante que puisse être cette réalité, force est de constater que cette potentialité agressive est inscrite dans la sphère la plus primitive de notre être. Mais agressivité ne signifie pas agression. Il y a dans cette nuance l'espace du fonctionnement mental. Le comportement violent dérive toujours de l'agressivité mais à l'inverse, toute agressivité ne génère pas de violence. De plus, cette dernière se teinte de la subjectivité de la réalité sociale en tant que comportement déviant (en tant que transgression d'une norme sociale).

En marge de ces concepts centraux, se situent ceux, plus connexes, de dangerosité et d'état dangereux. Ceux-ci affectent un individu d'une potentialité et impliquent un calcul de probabilité, une prédiction d'un comportement dont la survenue reste par essence aléatoire. Dire d'un être humain qu'il est dangereux ou qu'il présente un état dangereux, c'est à la fois émettre un jugement anticipatoire non totalement fondé et donc prendre un risque dont l'éthique est discutable. Nous sommes là pourtant dans la réalité quotidienne des Unités pour malades difficiles. On peut bien sûr à loisir polémiquer sur les droits de l'Homme dans ses rapports avec ces structures, voire même, plus prosaïquement, les opposer aux droits des victimes (réelles ou potentielles). Nulle polémique ne saurait cependant ternir la légitimité de ces services dont le meilleur gage est leur pérennité à travers l'histoire de la psychiatrie.

Ce dont il est question au travers des Unités pour malades difficiles (et qui pose problème dans les services de psychiatrie générale) est bien l'agressivité pathologique et non l'agressivité fondatrice de la vie psychique de tout un chacun, y compris de celle des malades mentaux. Il s'agit d'une agressivité caricaturale, mobilisée et transfigurée par la maladie mentale. De plus, elle apparaît conjoncturelle tant d'un point de vue social, qu'historique. Elle ne peut s'appréhender qu'à travers la réalité et l'histoire d'une société, de ses institutions judiciaire et psychiatrique, tout autant qu'à travers la psychopathologie humaine. C'est pourquoi l'étude de la psychopathologie dans ses rapports avec l'agressivité, sera précédée par l'examen du cadre institutionnel propre aux unités pour malades difficiles.

I. Le cadre institutionnel

A. La psychosociologie des Unités pour malades difficiles

1. La définition réglementaire des Unités pour malades difficiles

L'histoire réglementaire des Unités pour malades difficiles est récente et dans ce domaine (comme dans bien d'autres), les réalisations ont largement devancé leurs inscriptions législatives. La réglementation actuelle des Unités pour malades difficiles résulte de l'arrêté du 14.10.1986, relatif au règlement intérieur type des UMD. Il entame magistralement son article 1er par une définition des malades difficiles. Cette définition implique la coexistence nécessaire de deux critères :

- Tout d'abord, les malades doivent être internés sur le mode de l'hospitalisation d'office, donc présenter des « *troubles mentaux compromettant l'ordre public ou la sûreté des personnes* ». Il s'agit en quelque sorte d'un critère *a minima* et non suffisant.
- Il s'y ajoute obligatoirement un second critère, de nature plus structurelle, selon lequel les malades difficiles doivent « *présenter pour autrui un danger tel qu'ils nécessitent des protocoles thérapeutiques intensifs adaptés, et des mesures de sûreté particulières...* ». Ainsi, l'accent est mis sur le terme de danger, lequel est explicité dans l'alinéa 2 de l'article 1er : « *Ces patients doivent présenter en outre un état dangereux majeur, certain ou imminent, etc.* ». En pratique, si ce 2e critère est rempli, le 1er l'est de fait ; autrement dit, le « plus petit dénominateur commun » des malades difficiles est cet *état dangereux* dont nous avons déjà relevé plus haut la subjectivité d'appréciation ainsi que son caractère nécessairement aléatoire. Pour autant, le malade difficile, dont il est question, est avant tout un malade dangereux.

2. La dangerosité des malades difficiles

Le malade difficile est fondamentalement spécifié par sa *dangerosité*. C'est cette équivoque qu'il convient de lever pour mieux comprendre la réalité des UMD. Le malade difficile est un individu obligatoirement mis en situation et qui pose des problèmes à des éléments extérieurs à son être : la société, l'institution psychiatrique, les soignants, etc.

Plus précisément, ces malades sont difficiles en tant qu'ils mettent en échec un certain idéal thérapeutique, ne serait-ce qu'en posant les limites des possibilités des soignants à leur égard. L'agressivité, la violence viennent révéler ces bornes de façon flagrante et insupportable. Il en résulte alors des attitudes de rejet, de mise à l'écart, voire d'exclusion. On le comprend ; le malade difficile représente bien plus qu'un malade dangereux. Il faut que sa dangerosité soit insupportable. Autrement dit, bien que le malade difficile soit avant tout un patient intrinsèquement dangereux, il est également un malade dangereux pour un système, pour une institution. Le malade difficile met en péril l'existence même de l'institution psychiatrique ; il compromet et révèle la fragilité du système de soins. Celui-ci, pour survivre, ne peut qu'exclure le malade difficile et cette dernière attitude (assimilable à un refus de soins ?) renforce le caractère intolérable de ces malades. Les UMD ne seraient-elles dès lors que la soupape de sécurité du système de soins psychiatriques ?

3. La sociogenèse des Unités pour malades difficiles

Au début était l'enfermement. Avant même tout discours médical sur la folie, la dangerosité des malades mentaux était appréhendée comme une réalité incompréhensible dont il s'agissait de se protéger. Quelle réponse fallait-il lui opposer. Plus exactement, le sort des aliénés criminels a de tout temps posé problème. Étaient-ils avant tout aliénés ou avant tout criminels ? La loi du 30.6.1838, en tant qu'édifice légal de la psychiatrie, règle en apparence cette difficulté en ignorant tout simplement la spécificité des aliénés criminels.

Mais leur réalité demeurait, malgré les déclarations de principe : « *À partir du moment où le criminel est reconnu comme aliéné, c'est un malade digne de sympathie et de pitié. L'idée de créer des asiles spéciaux pour aliénés criminels parait au premier abord comme une monstruosité* » (Falret, 1868). Plus prosaïquement et en quelque sorte en écho à ces principes louables, le caractère « difficile » de ces aliénés criminels est mis en avant : « *ils sont dangereux et troublent la tranquillité des autres malades dont la liberté se retrouve restreinte à cause des mesures de précaution qu'exigent les aliénés criminels* » (Brierre de Boismont, 1846).

Ce débat était pourtant pour le moins stérile car la conjonction de l'article 64 du Code pénal de 1810 et de la loi du 30.6.1838 avait scellé le sort des aliénés criminels. La Justice s'en est désintéressée en 1810 et la Psychiatrie s'est fait un devoir de les soigner en 1838 sans en avoir ni le savoir, ni les moyens. Comment s'étonner dès lors de la création en 1840 de la Sûreté de l'hôpital Bicêtre destinée aux malades mentaux perturbateurs non criminels en provenance des services ordinaires et aux aliénés criminels ?

En somme, il s'agissait avant tout de résoudre le problème socio-juridique et éthique des aliénés criminels. La solution mis en place a permis de régler par la même occasion la question des malades difficiles. Ainsi H. Colin, à l'origine de l'ouverture du premier service officiel de sûreté à Villejuif en 1910, souhaitait n'y admettre « *que des aliénés vicieux qui sont une cause de troubles pour les services ordinaires...* » mais se voit contraint d'y admettre également, sur décision du Conseil Général de la Seine, les aliénés criminels. Les réalisations suivantes (Montfavet, Sarreguemines, Cadillac) se sont faites au cours des deux décennies suivant la seconde guerre mondiale.

4. La typologie médico-légale des malades dangereux

Les malades dangereux sont admis en UMD après un parcours institutionnel recouvrant schématiquement trois types de trajectoires différentes, uniquement en fonction du lieu de production de l'acte agressif. Dans la situation la plus commune, le malade, hospitalisé d'office en service de psychiatrie générale, perturbe tant le fonctionnement du service que ses actes agressifs ne peuvent plus être contenus par les soins prodigués. Le transfert en UMD est alors requis. Cette modalité d'admission est la plus habituelle (environ 75 % des admissions). Il est possible de qualifier ces patients, relevant uniquement de la loi du 27.6.1990, de « patients de droit commun ».

Beaucoup plus rarement (environ 20 % des admissions), le sujet révèle brutalement sa violence dans la société par un acte constitutif d'une infraction (crime ou délit) au sens légal du terme. S'il est considéré, en application de l'article 122-1 du Code pénal, comme irresponsable pénalement de cet acte, le juge d'instruction rendra à son égard une ordonnance de non-lieu et le préfet prendra dans la foulée un arrêté d'hospitalisation d'office. Le sujet (reconnu malade) sera transféré en hôpital psychiatrique ou en UMD (si des réactions agressives incontrôlables ou des fugues sont redoutées). Ces patients relevant conjointement de l'art. 122-1 CP et de la loi du 27.6.1990, sont communément dénommés « médico-légaux ».

Enfin, plus exceptionnellement, le malade mental peut manifester son agressivité lorsqu'il est détenu (prévenu ou condamné). En vertu de l'article D. 398 du Code de procédure pénale, il ne peut être maintenu en établissement pénitentiaire. Il sera alors transféré en UMD s'il est estimé présenter un état dangereux majeur. Ces patients relevant de l'art. D. 398 CPP sont communément désignés comme « détenus » en UMD. Ils conservent en effet lors de leur hospitalisation, une situation singulière par rapport aux autres malades difficiles, avec certains droits et devoirs propres aux détenus.

Les UMD sont ainsi l'aboutissement de trois cheminements institutionnels possibles. L'inscription de ces sujets dans une trajectoire psychopathologique singulière est d'une tout autre complexité que l'admission dans cette voie finale commune. Cet autre aspect de l'existence du malade difficile met l'accent sur les rapports pouvant exister entre sa violence et sa pathologie. Est-il possible de déterminer les moments privilégiés susceptibles de produire de la violence au vu du profil évolutif des différentes pathologies, avec la réserve qu'il ne s'agit que de la vision schématique d'une réalité aussi variée que celle de la nature humaine ? Ainsi, très simplement, peut-on repérer cinq types de trajectoires psychopathologiques de la violence :

- Le « médico-légal précoce », c'est-à-dire le sujet qui inaugure sa pathologie mentale par un acte criminel. Le prototype pourrait en être le crime immotivé du schizophrène [II, § 2.1.4.1.].
- Le « médico-légal tardif », c'est-à-dire le malade qui requiert, pour passer à l'acte, une longue maturation de sa pathologie. Ainsi le délirant paranoïaque persécuté n'agit son délire que lorsque celui-ci prend une ampleur telle que le malade n'a d'autre alternative que le meurtre du persécuteur [II, § 2.1.4.2.].
- Le « dangereux par intermittence » dont la dangerosité suit l'évolution discontinue de la maladie. Le prototype pourrait en être la psychose maniaco-dépressive.
- Le « dangereux aigu » qui surprend par le caractère imprévisible de son passage à l'acte. Il ne correspond pas obligatoirement à une pathologie aiguë (comme la confusion mentale). Une pathologie chronique comme la psychose hallucinatoire chronique, peut elle aussi générer des violences inattendues par exécution d'un ordre hallucinatoire de tuer.
- Le « dangereux chronique » dont l'agressivité apparaît comme une modalité d'être. Le déséquilibre psychique correspond le mieux à ce type d'existence dont la violence semble une nécessité vitale impérieuse [II, § 2.1.5.].

Ainsi spécifié sur le plan social, juridique et psychopathologique, le malade dangereux s'inscrit dans un parcours institutionnel bien singulier, celui des UMD. Il convient maintenant d'en décrire succinctement deux composantes essentielles : le séjour et la sortie.

B. La situation légale du malade difficile

1. Lors de son séjour

Tout malade hospitalisé en UMD est dans la situation juridique de l'hospitalisé d'office telle qu'elle résulte de la loi du 27.6.1990. Sa situation institutionnelle se singularise toutefois par la nature des soins car il requiert « *des protocoles thérapeutiques intensifs adaptés et des mesures de sûreté particulières* », selon les termes de l'arrêté du 14.10.1986.

Les protocoles thérapeutiques dont il est question ne consistent pas en des méthodes de soins spécifiques. En UMD, les soins ne diffèrent pas qualitativement des soins psychiatriques habituels. Ces mêmes techniques de soins sont toutefois adaptées à l'objectif des UMD : *la réduction de la dangerosité des patients*. Toutes les modalités thérapeutiques sont orientées dans ce seul but, et cela indépendamment de l'impact des soins sur la pathologie proprement dite. En effet, l'amélioration de la dangerosité ne coïncide pas toujours exactement avec l'atténuation des troubles sur le plan clinique.

Les mesures de sûreté sont renforcées en UMD par rapport au service hospitalier de psychiatrie générale, eu égard au risque hétéro-agressif entre malades et à l'encontre du personnel soignant et aux risques qui résulteraient d'une fugue. Ces mesures de sûreté ne peuvent pas être dès lors considérées uniquement comme des mesures de coercition. Elles font partie intégrante du processus thérapeutique puisqu'elles s'attachent à atténuer, comme les soins, la dangerosité des malades difficiles. Pour autant, la nécessité de mesures de sûreté particulières pose problème au regard des Droits de l'Homme. Mais, paradoxalement pourrait-on dire, cette réalité protège davantage les patients hospitalisés en UMD que les autres malades mentaux contre d'éventuels abus vis-à-vis de leurs libertés individuelles. En effet, conscient de ce risque, le législateur a multiplié les contrôles et les recours administratifs et juridiques (peut-être même à l'excès, si l'on en croit par exemple les chevauchements de compétence possibles entre la Commission départementale des hospitalisations psychiatriques et la Commission du suivi médical). Dans la mesure surtout où tout échec thérapeutique peut être lourd de conséquences sur d'éventuelles victimes des violences de ces patients, aucun risque ne saurait être pris. Cela est la principale explication de la longueur des séjours des patients en UMD. En outre, comme il a déjà été précisé, le transfert en UMD signe l'échec de tous les soins déjà entrepris. En ce sens, le malade difficile peut être considéré comme un malade *a priori* « résistant » aux thérapeutiques psychiatriques habituelles.

L'ensemble de ces arguments rend compte de la longue durée moyenne de séjour en UMD. Celle-ci varie statistiquement selon deux paramètres : le diagnostic psychiatrique et le motif d'admission (la nature et la gravité du principal acte de violence ayant justifié le recours aux UMD). À titre d'exemple, la commission d'un crime double statistiquement la durée moyenne de séjour pour une même pathologie psychiatrique. Ainsi toutes les précautions sont prises afin d'éviter, autant que faire se peut, que le malade dangereux récidive.

2. Lors de sa sortie

Ainsi, la sortie des patients d'unité pour malades difficiles fait l'objet d'une attention toute particulière. Celle-ci ne peut avoir lieu qu'après avis d'une commission médicale spécialement créée à cette fin par l'arrêté du 14.10.1986 : la Commission du suivi médical. En théorie, elle émet un avis, destiné au préfet, seule personne habilitée à ordonner le transfert du malade (habituellement dans son service d'origine). En réalité, les pouvoirs de cette commission, et partant ses responsabilités, sont en fait considérables. Cela n'est que faiblement contrebalancé au regard du respect des Droits de l'Homme par l'étendue des détenteurs du pouvoir de saisine de cette commission (en premier lieu « *la personne hospitalisée dans l'unité, sa famille, son représentant légal ou ses proches* »).

Signalons en outre, un peu en marge de notre propos, un autre « verrou de sécurité » à l'encontre du risque de récidive agressive et qui est propre aux patients « médico-légaux » : l'article L. 348-1 du Code de la santé publique, tel qu'il résulte de la loi du 27.6.1990. Toutes ces remarques renforcent l'impression du rôle qui semble dévolu aux UMD : celui de *contrôle social de la violence pathologique*.

C. La population des malades difficiles

1. Les malades hospitalisés en unités pour malades difficiles

En dépit du « plus petit dénominateur commun » que constitue l'état dangereux majeur, les troubles du malade difficile ne se réduisent pas à une seule et même pathologie. Ainsi, l'état dangereux apparaît comme un concept transnosographique et se retrouve dans toutes les maladies mentales. L'approche statistique de la répartition diagnostique des malades admis en UMD demeure intéressante, même si des variations importantes peuvent y être repérées au fil des années.

Un regard sur l'évolution de la répartition nosographique des malades hospitalisés dans les UMD du Centre Hospitalier de Sarreguemines peut être porté à partir de trois études distantes dans le temps :

- Viret et coll. (13), en 1964, ont abouti à la répartition suivante : 24 % de délires chroniques, syndromes délirants, psychoses maniaco-dépressives, schizophrénies et états confusionnels ; 15 % de névroses, épilepsies, alcoolisme et paralysie générale ; 29 % de déséquilibres mentaux, de personnalités pyschopathiques et perversions ; 32 % d'oligophrènes.
- Defranoux et coll. (6), en prenant comme population de référence tous les patients admis entre 1978 et 1988, en répartissent les diagnostics de la façon suivante : schizophrènes : 29 % ; psychoses paranoïaques : 12 % ; débiles : 7 % ; psychoses infantiles : 5 % ; pervers : 7 % ; psychopathes : 34 % ; et donnent un aperçu des motifs d'admission : meurtres : 20 % ; tentatives de meurtre : 8 % ; agression d'un médecin : 3 % ; agression d'un infirmier : 27 % ; agression d'un patient : 22 % ; impulsivité, agitation, violence : 20 %.
- Enfin nous avons noté nous-mêmes la répartition suivante des diagnostics et motifs d'admission des malades hospitalisés au 01.01.96 : schizophrénies : 41 % ; autres psychoses chroniques : 18 % ; psychopathie : 26 % ; déficience intellectuelle : 6 % ; perversion

pathologique : 5 % ; autres diagnostics : 4 % ; crimes de violence physique : 22 % ; crimes de violence sexuelle : 6 % ; violence à l'encontre des soignants : 41 % ; violence à l'encontre des patients : 28 % ; violence non criminelle hors institution : 3 %.

Ainsi, au vu de ces chiffres, plusieurs constats peuvent être faits. En premier lieu, certaines pathologies sont plus particulièrement concernées par un état dangereux important. Par ailleurs la répartition des maladies engendrant un état dangereux majeur semble subir une évolution dans le temps. En particulier, la psychose schizophrénique est de plus en plus en plus représentée en UMD, alors que le déséquilibre psychopathique subit une évolution inverse. Nous pensons (mais cela demanderait à être confirmé) que cela n'est pas le reflet d'une modification sémiologique de ces pathologies dans le temps. Ces évolutions traduisent vraisemblablement les variations de la tolérance des secteurs de psychiatrie générale à l'égard de telle ou telle pathologie. Ce constat peut s'appuyer plus valablement encore sur l'étude des demandes d'admission adressées par les secteurs aux UMD.

2. Les demandes d'admission en Unités pour malades difficiles

Senninger et Tapella (12) ont réalisé une telle étude à partir de toutes les demandes d'admission dans les UMD de Sarreguemines, faites de 1957 à 1990. Certaines variations temporelles dans la répartition diagnostique de ces demandes sont particulièrement significatives.

Le déséquilibre psychopathique est représenté dans une proportion qui reste stable au fil du temps. Or, comme nous l'avons vu, le nombre d'admission de ces patients en UMD diminue progressivement. Aussi peut-on dire que le psychopathe reste invariablement perçu comme un malade difficile par le psychiatre hospitalier « généraliste » alors que le psychiatre d'UMD est de moins en moins enclin à admettre ce type de patient dans son service. Est-ce la conséquence de la perception de ses propres limites à prendre en charge les psychopathes ? Ou alors la pression générée par les demandes d'admission de plus en plus nombreuses pour des patients schizophrènes ?

En effet, les demandes d'admission en UMD concernant ces malades, croissent dans des proportions très importantes, plus particulièrement pour les schizophrènes paranoïdes. Ces derniers sont de plus en plus perçus par les psychiatres de secteur comme des malades difficiles, et cela malgré l'efficacité croissante des thérapeutiques à leur disposition. Tout semble se passer comme si l'outil hospitalier sectoriel, mis en place plus spécifiquement pour les patients schizophrènes, devenait de plus en plus inadapté à la prise en charge de ces patients. Cela est-il le reflet de l'évolution du dispositif sectoriel, de moins en moins enclin à tolérer ces patients schizophrènes qui ont la fâcheuse tendance à « résister » aux soins dans des proportions significatives ? Ou cela traduit-il une évolution de l'expression de la schizophrénie elle-même, en particulier dans ses rapports avec une de ses composantes ; à savoir l'agressivité pathologique ? Pour le moins, la dangerosité reste la « pierre d'achoppement » de la schizophrénie. Les variations concernant les autres pathologies sont moins instructives.

Quant aux motifs d'admission, l'évolution la plus notable concerne les patients, auteurs de violences à l'encontre de victimes « institutionnelles » : soignants et malades. Ceux-là font de plus en plus l'objet de demandes d'admission en UMD. Pourtant, il est peu vraisemblable que la violence institutionnelle ait augmenté de façon aussi substantielle. Cette variation significative semble la conséquence d'une intolérance croissante des services de psychiatrie vis-à-vis d'un élément inhérent à la pathologie mentale : l'agressivité. La microsociété, constituée par l'institution psychiatrique évoluerait-elle de la même façon que la société dont elle est issue ? À savoir que, paradoxalement, plus l'agressivité y est absente, plus elle est perçue comme un phénomène exceptionnel, et plus elle devient inacceptable ? En d'autres termes, la psychiatrie adopte-elle une position de plus en plus irrationnelle vis-à-vis de la violence pathologique ?

II. Les trajectoires psychopathologiques

Les malades difficiles mettent en acte des caricatures de la violence pathologique. Chacun possède en lui une histoire singulière de cette violence, laquelle peut être au mieux restituée par un abord criminodynamique. Toute tentative de synthèse en vue d'une formalisation constitue dès lors une simplification de la réalité à travers une vision nécessairement réductrice. Il ne saurait cependant être question de reprendre les histoires pathologiques au cas par cas. Il nous semble que la notion qui reflète au mieux les dénominateurs communs de ces histoires singulières est celle de *trajectoires psychopathologiques*. Nous y incluons notamment l'évolution de la maladie, la trajectoire institutionnelle et la dynamique du passage à l'acte.

Si l'on veut bien se référer à cette notion de trajectoires psychopathologiques, l'expérience clinique en UMD nous enseigne qu'il faut habituellement abandonner le point de vue diagnostique et prendre appui sur des considérations symptomatiques ou syndromiques. En effet, l'agressivité pathologique entretient des rapports plus étroits avec le symptôme qu'avec le diagnostic.

Après avoir mis en place les principales trajectoires psychopathologiques en fonction de notre expérience en UMD, nous avons repris l'ensemble des admissions réalisées au cours des cinq dernières années. Les proportions respectives de ces différentes trajectoires psychopathologiques que nous donnerons au fur et à mesure de leur description sont issues de cette population de référence.

1. Les troubles de l'humeur

Les variations de l'humeur peuvent s'intégrer dans des pathologies diverses. Elles se rencontrent toutefois de façon la plus pure dans la *psychose maniaco-dépressive* où le caractère cyclique des troubles de l'humeur est remarquable. Les variations de l'humeur se font dans deux sens opposés et l'agressivité qui peut en découler s'oriente alors dans deux directions préférentielles : vers les autres dans l'accès maniaque et vers soi-même dans l'accès dépressif. Enfin, la violence engagée ne semble pas proportionnelle à l'intensité du trouble de l'humeur.

Le *dépressif* associe une estime de soi fortement dépréciée et une souffrance morale intense. Cela l'incline vers des velléités suicidaires. Son rapport à la réalité n'est que peu perturbé et il perçoit souvent avec une acuité toute particulière, alimentée par son sentiment de culpabilité, l'impact de sa souffrance parmi ses proches, douloureusement affectés. Cette pensée génère un risque d'homicide altruiste. Ce risque est encore plus élevé lorsque les idées délirantes du mélancolique incluent l'entourage : idées de ruine, de damnation, etc. Parfois le dépressif passe à l'acte de façon apparemment impulsive, réalisant ainsi un raptus hétéro-agressif. L'analyse de ce type d'agression montre toutefois à quel point elle a été soigneusement préparée et constitue parfois un équivalent suicidaire, sans toutefois de velléité suicidaire au sens strict. Le dépressif tue les êtres chers dans une volonté autopunitive, afin de souffrir de la façon la plus atroce possible, en tant que survivant d'une tragédie dont il est responsable. Au total, le risque hétéro-agressif chez le déprimé mériterait autant de considération de la part des cliniciens que le risque suicidaire.

L'humeur excessive entre dans le contexte syndromique de la *manie*, dont le symptôme le plus apparent est l'excitation psychomotrice, propre à générer tous les débordements possibles, y compris agressifs. Les actes violents du maniaque ne se résument pas à une agitation désordonnée et sans grande conséquence. L'agitation est parfois tellement intense qu'elle prend la forme d'une crise de « fureur aveugle ». Mais actuellement le risque hétéro-agressif du maniaque est autre, en raison de l'efficacité rapide des thérapeutiques. Le maniaque vit dans l'immédiateté. Son vécu de toute-puissance l'incline à percevoir son entourage comme une donnée insignifiante. La vie humaine des autres n'est plus respectée à sa juste valeur. De plus, l'entourage est habituellement perçu comme étant de nature hostile, surtout si celui-ci refuse d'être entraîné dans le tourbillon de la surestimation de soi. Le maniaque, à l'affectivité à fleur de peau, ne saurait tolérer la moindre mise en doute de sa toute-puissance. Attention dès lors aux « gestes malheureux » dont la sanction immédiate est de déchaîner une violence extrême autant qu'imprévue de la part du maniaque. La libération instinctive sexuelle n'induit en général que des agressions modérées à type d'outrages à la pudeur. Toutefois si cette désinhibition se teinte d'une volonté de domination, les gestes de défense de la victime d'une agression sexuelle peuvent produire des violences graves. Alors l'agression qui avait débuté dans le domaine sexuel, se solde par un déchaînement de violence purement physique, allant parfois jusqu'à l'homicide. Le risque hétéro-agressif, tel qu'il vient d'être décrit, évolue de façon synchrone aux variations des troubles de l'humeur. La répétition des accès (dépressifs et/ou maniaques) peut induire une certaine cyclicité des actes de violence. Ou alors, un acte médico-légal gravissime vient ponctuer une évolution qui jusqu'alors était exempte de toute violence. Dans ce type de rapport entre les variations de l'humeur et l'agressivité, les facteurs situationnels sont prépondérants par rapport aux facteurs psychopathologiques.

La nécessité du recours aux UMD reste exceptionnelle. Il représente dans notre statistique seulement 2 % des admissions. Il faut en effet, pour que des soins en unités pour malades difficiles soient justifiés, d'une part un ou plusieurs actes agressifs venus signer l'acte dangereux majeur, et d'autre part, des troubles résistants aux thérapeutiques usuelles.

2. Les troubles de la conscience [cf. également : II, § 2.1.3.]

Les étiologies des *déstructurations transitoires de la conscience* sont multiples. Le tableau clinique est souvent impressionnant et entre dans le cadre des situations d'urgence nécessitant une réponse thérapeutique immédiate. Aussi, le recours aux UMD n'est-il que rarement indiqué (2 % des admissions dans notre statistique). Il nécessite la conjonction exceptionnelle de la réalisation d'un acte médico-légal et d'un risque de récidive d'un tel acte du fait de la réitération des causes de la déstructuration de la conscience.

La violence n'est habituellement pas consécutive à la désinhibition instinctuelle. En particulier, le risque d'agression sexuelle nous semble avoir été exagéré dans ce cadre. Par contre, l'agressivité peut être directement liée à la déstructuration proprement dite de la conscience, laquelle est d'intensité variable. Si elle est telle qu'elle engendre un bouleversement du vécu immédiat avec production de phénomènes hallucinatoires ou d'idées délirantes, le risque hétéro-agressif est majeur. En effet, le vécu du patient devient effrayant et s'impose à lui de façon ineffable. Ce vécu abominable peut déclencher une réaction défensive par l'attaque, lorsqu'il devient celui de l'imminence de sa propre mort. Dans d'autres situations, la prégnance d'un ordre hallucinatoire de tuer est telle qu'elle impose l'obéissance totale et immédiate à cet ordre. D'une façon générale, le risque d'agression apparaît proportionnel à l'intensité de l'angoisse, elle-même secondaire au vécu tragique du patient. Le risque est majoré si l'entourage est perçu comme une menace et non comme une aide possible.

3. Le pervers sexuel [cf. également : II, § 1.2.5.]

La confrontation du soignant d'UMD avec les patients pervers sexuels est particulièrement pesante et douloureuse. Fort heureusement, ceux-ci y sont peu nombreux : environ 6 % des admissions. Non seulement ces patients nous exposent jusqu'à la nausée, et cela avec une certaine délectation, toute l'horreur des actes qu'ils ont perpétrés, mais de plus, ils redoutent et sont réfractaires à toute tentative de soins. Surtout ils nous font perdre nos repères habituels de soignants. En effet, qui sont ces êtres effrayants, capables en toute lucidité des pires atrocités ? Et en premier lieu, sont-ils authentiquement malades ? Ils commettent des actes monstrueux, proprement anormaux, mais ne présentent aucun trouble susceptible de les exonérer de leur responsabilité pénale. En second lieu, leur structure psychique est-elle de l'ordre de la perversion, de la psychose ou de la névrose ? Quelle est la nature de la structure perverse de la personnalité ? Un mode archaïque et exclusif d'obtention du plaisir à la dimension violente prévalente, une fixation prégénitale sans angoisse et sans conflit intrapsychique qui se rapproche de la structuration psychotique de la personnalité sans en posséder la fragilité qui l'exposerait à l'anéantissement psychique.

Le pervers se singularise avant tout par le caractère pathologique de la relation qu'il noue avec sa victime. Il a l'impériosité de « désubjectiver » sa victime, de la dominer en lui retirant tout affect, de la réduire à un objet, quitte à devoir parfois la tuer. La sexualité n'apparaît pas comme une fin en soi, comme un besoin, mais n'est que le moyen ultime de « déshumanisation » de la victime. Le pervers accomplit son acte avec une froideur remarquable. En fait, il redoute surtout toute émergence d'affect chez lui, ce qui le confronterait au risque de son propre anéantissement psychique. Ses défenses psychiques sont certes solides mais non invulnérables. Sa fragilité psychique lui apparaît avec une particulière acuité lors de la confrontation à des événements de vie réactivant sa propre atteinte narcissique. Il a alors recours à l'acte pervers qui lui permet de contrôler à nouveau sa personnalité chancelante. Il est cependant extrêmement difficile de repérer dans le cours de leur vie, ces moments d'instabilité psychique. C'est pourquoi, il est quasiment impossible de prévenir le risque de récidive. Le pervers a parfois la nécessité de répéter de façon itérative sur une courte période ses comportements pervers, d'où des périples émaillés de viols en série. Dans ce cas, l'arrestation, tant redoutée, est également source d'un sentiment de soulagement, tant le besoin de violence est ressenti comme une impérieuse et douloureuse nécessité. Ce type de conduites n'est pas sans rappeler la psychopathologie du meurtrier en série qui, elle-aussi, s'apparente à la psychose mais sans en avoir les symptômes patents.

Signalons enfin le caractère aléatoire de la confrontation du pervers avec le système judiciaire ou avec le système psychiatrique. Le pervers passe fréquemment au cours de son existence de l'un à l'autre, sans que personne, a fortiori lui-même, ne puisse donner sens à ces passages. Le recours aux UMD ne prend alors souvent le sens que d'une ultime tentative, totalement dérisoire et illusoire, où soigner et punir remplaceraient soigner ou punir.

4. Le débile mental [cf. également II, § 2.1.7.]

Un certain nombre de patients d'UMD ont une déficience intellectuelle qui se surajoute à d'autres troubles, ces derniers étant directement en rapport avec la commission d'actes violents. Si l'on se limite aux insuffisances intellectuelles qui apparaissent impliquées dans la production de comportements violents, ceux-ci ne représentent que 11 % des admissions dans notre statistique.

Le type d'agression en rapport avec la débilité mentale est souvent décrit en fonction de la gravité du déficit intellectuel : la décharge de fureur aveugle serait dévolue aux débiles profonds, l'acte par déficit du sens moral aux débiles moyens et les comportements caractériels aux débiles légers. Cette mise en relation simpliste entre agressivité et déficience intellectuelle ne résiste pas à l'épreuve de la réalité. L'insuffisance intellectuelle n'apparaît jamais être la cause immédiate de la violence chez le débile mental. La déficience intellectuelle agit en fait indirectement sur l'agressivité pathologique par différents biais, tous liés à une altération de l'affectivité : par insuffisance de structuration affective ou par conséquence du déficit intellectuel sur le vécu affectif. On peut citer l'insuffisance d'intégration des valeurs morales, la désinhibition instinctive, l'immaturité affective, l'intolérance aux frustrations, l'irritabilité, la suggestibilité, le sentiment d'infériorité, le besoin d'affirmation de soi, etc. Toutes ces composantes affectives influenceront la forme prise par les comportements agressifs des débiles mentaux. C'est uniquement sur ces éléments affectifs que peuvent agir les traitements, essentiellement à orientation psychothérapique. Faute de l'avoir compris assez tôt, les récidives se multiplient et l'aide des unités pour malades difficiles est alors requise.

5. Le dépendant [cf. également II, § 2.1.9. & § 2.1.10.]

La dépendance à un toxique recouvre des réalités psychopathologiques multiples et, qui plus est, cause des remaniements psychiques variés qui s'intriquent de façon complexe avec les « prédispositions psychologiques ». La dépendance aux médicaments psychotropes est insuffisamment prise en compte en matière de criminogenèse. Pourtant, elle peut générer des comportements violents par état de manque, par altération de la conscience, voire par réaction paradoxale de violence. La dépendance aux autres produits toxicomaniaques a des rapports tout aussi complexes avec l'agressivité mais qui restent très imparfaitement connus. Signalons l'épineux problème de la pharmacopsychose ou plus globalement des remaniements psychotiques de la personnalité du toxicomane qui peuvent induire des comportements violents par des mécanismes purement psychotiques.

En UMD, la dépendance la plus fréquemment rencontrée, reste celle à l'*alcool*. Le recours au terme d'état dangereux alcoolique est un raccourci saisissant mais sans intérêt. L'alcool peut être responsable de comportements violents par de multiples mécanismes psychiques. Il n'y a pas lieu de tous les énumérer. Par contre, il est d'un intérêt thérapeutique indéniable de distinguer les violences secondaires aux intoxications éthyliques aiguës et celles liées aux complications psychiques de l'intoxication éthylique chronique. L'éthylisme aigu ou ivresse a des rapports étroits avec la violence, principalement dans ses formes d'ivresses pathologiques. Pourtant la plupart des actes de violence de l'alcoolique entrent dans le cadre de l'ivresse simple qui agit sur l'agressivité par le biais de la déstructuration de la conscience, de la désinhibition pulsionnelle (allant parfois jusqu'au viol, le plus souvent incestueux) ou de l'exacerbation des troubles de la personnalité. Signalons surtout la facilitation par l'alcool des passages à l'acte liés à des affects banals de ressentiment, de haine, de colère... parfois dans le cadre paradoxal du crime passionnel.

Parmi les altérations psychiques durables de l'alcoolisme chronique, les états délirants alcooliques, notamment le délire de jalousie, restent d'actualité en unité pour malades difficiles. Plus globalement, les dépendances toxiques représentent 12 % des admissions en unités pour malades difficiles. Le plus souvent, le recours aux UMD est très tardif dans l'évolution de la dépendance. Ce symptôme a alors pris une place secondaire par rapport au trouble psychique ayant induit les actes agressifs et qu'il convient alors de réduire.

6. Le déséquilibre psychopathique [cf. également II, § 2.1.5.]

Le psychopathe est un être instable, tant sur le plan psychique que sur le plan institutionnel. Dans sa mouvance, il peut être amené à rencontrer les UMD. Ce trouble fréquent de la personnalité ne représente que 19 % des admissions en UMD. Bien que la violence soit pour le psychopathe un recours privilégié à ses difficultés existentielles, elle a rarement une ampleur telle qu'une hospitalisation en UMD soit justifiée.

Quand elle survient, elle sera souvent vécue comme une sanction et une agression de la part de la société et de ses représentants, tant le mécanisme de la projection psychique l'amène à se positionner en tant que victime. Il fait ainsi l'économie du sentiment de culpabilité. Être mouvant sur le plan psychique, il n'apparaît pas doté d'une organisation psychique durable. Il apparaît tantôt névrosé, tantôt psychotique, tantôt pervers, sans être vraiment l'un ou l'autre. Il n'est jamais le même et sa vie est émaillée de décompensations multiples et variées, témoins de son indéniable fragilité psychique. Ce qui le caractérise en apparence, à savoir l'instabilité, l'impulsivité, l'irritabilité et l'intolérance aux frustrations, n'est que la traduction de son rapport de proximité avec l'agressivité. Ces symptômes ne sont que la partie visible de sa fragilité narcissique. Le psychopathe est un être profondément blessé, un écorché affectif. Son narcissisme est précaire. Il est souvent au bord de l'anéantissement psychique et cela, spécialement lorsqu'il est confronté à des situations existentielles entrant en résonance avec un vécu abandonnique primitif. Le psychopathe devient, à l'âge adulte, l'archétype de la dangerosité en tant qu'il est l'expression de la violence primitive de l'abandon infantile.

7. Le dissocié [cf. également II, § 2.1.4.1.]

La dissociation, symptôme schizophrénique, peut atteindre toutes les sphères de la vie psychique. Elle est cependant particulièrement flagrante en ce qui concerne notre propos, lorsqu'elle atteint la sphère affective, se révélant alors par la désorganisation, l'inadaptation de l'affect, l'inaffectivité et l'ambivalence affective. La dissociation psychique confère à l'agression du schizophrène des caractères particuliers.

Elle apparaît toujours *a priori* incompréhensible et immotivée. Sa nature apparemment impulsive est le témoin de l'émergence d'une force instinctive primitive. Le schizophrène accomplit son acte agressif sans affect apparent et avec une froide détermination. Après l'acte, il étonne par son absence de culpabilité, par sa froideur et son indifférence. Pourtant il nous semble que l'on peut distinguer deux types d'agression en fonction de l'existence ou non d'un lien affectif avec la victime.

Parfois la victime n'a aucun lien avec l'agresseur. La victime ne l'est que parce qu'elle croise par hasard la vie du schizophrène dans ses déambulations. Elle est un passant anonyme, n'ayant aucune caractéristique particulière. Plusieurs patients dissociés ayant commis ce type d'agression nous ont révélé l'importance de l'échange d'un regard. Ils ont agressé la personne avec laquelle leurs regards se sont croisés et ils ont tous eu l'impression fulgurante de leur néantisation dans le regard de leurs victimes. Aucun de ces patients n'a pu expliciter plus avant cette impression de mort imminente.

Parfois la victime avait un lien affectif fort avec le schizophrène et il s'agit le plus souvent d'un membre de l'entourage familial, notamment la mère. Dans ce cas, l'être aimé est particulièrement en danger. Ce qui relève en apparence de l'ambivalence affective prend en fait à notre avis une autre dimension, de nature sexuelle. Nous avons d'une part été confronté à plusieurs schizophrènes meurtriers d'un ami proche sur le plan affectif, du même sexe, lorsque l'homosexualité latente de leur être était particulièrement refoulée et exécrée. Par ailleurs, plusieurs cas de matricide psychotique nous ont interpellés sur l'ampleur du désir incestueux et de son rejet. On ne peut dès lors que s'interroger sur cette dimension sexuelle, comme si le schizophrène éliminait par le meurtre un désir proprement inacceptable.

Très souvent, le meurtre psychotique par dissociation semble inaugurer la maladie. Dans ce cas, l'hospitalisation en unités pour malades difficiles est requise surtout devant la froideur apparente des affects, parfois devant le caractère monstrueux des faits (meurtres en masse ou meurtres d'enfants). Ce type de patients représente 10 % des admissions en UMD.

8. Le délirant

Le délire chronique s'inscrit dans des configurations pathologiques variées. En UMD, il est à la source de la dangerosité du patient pour 38 % des admissions, ce qui est remarquable. Cependant, parfois la motivation délirante ne s'impose pas de prime abord et plus souvent encore, l'acte violent ne peut pas être mis facilement en relation avec le délire. En UMD, le délire chronique s'intègre le plus souvent dans le cadre d'une schizophrénie ou d'une paranoïa, beaucoup plus rarement dans le cadre d'une psychose hallucinatoire chronique. Dans ce dernier cas, l'agression représente généralement l'exécution d'un ordre hallucinatoire de tuer dont la prégnance est telle qu'elle constitue une nécessité vitale, surtout lorsque cet ordre s'accompagne de persécutions majeures : « c'était lui ou moi ».

La structure du délire n'a qu'une importance criminodynamique de second ordre. Un délire bien structuré, de type paranoïaque, aide simplement à la compréhension du passage à l'acte, lequel est alors en cohérence totale avec les idées délirantes, selon une logique implacable. Par contre, le thème du délire revêt une importance criminodynamique essentielle. D'une façon un peu artificielle, on peut corréler les thèmes délirants avec le risque de passage à l'acte qui leur est associé.

Le délire de persécution tient en la matière une place centrale. L'attitude du patient face aux persécutions est cependant fortement dépendante de la structuration prémorbide de sa personnalité. Le caractère paranoïaque prédispose à l'action contrairement à la personnalité sensitive plus encline à la passivité et à la résignation face aux persécutions. Les délires d'influence apparaissent moins criminogènes que le délire de persécution, sauf si une composante mystique est présente, avec son risque de massacre familial. Le délire érotomaniaque est rare mais très criminogène. Le meurtre de l'être aimé est à redouter lorsque l'imaginaire de l'érotomane délirant s'effondre et nécessite le recours à l'action. Le délire de jalousie, notamment de structure paranoïaque, est singulièrement dangereux pour le persécuteur principal (conjoint ou rival) qui a, aux yeux du délirant jaloux, joué un rôle actif dans l'infidélité réelle ou fantasmée.

Le mécanisme du délire est également important à prendre en compte. En général, plus l'expérience vécue apparaît prégnante dans son immédiateté, plus un passage à l'acte est à redouter. Ainsi les hallucinations alimentent volontiers une impression de risque de mort immédiate et de ce fait, sont à l'origine d'une réaction de défense par l'attaque. Les interprétations sont moins redoutables sauf dans le cadre d'un délire interprétatif systématisé évoluant de longue date et provoquant un harcèlement persécutif incessant et omniprésent rendant toute fuite inutile. Enfin le mécanisme imaginatif est peu criminogène.

Bien entendu plus la conviction qui se rattache au délire est forte, plus sa réactivité est prononcée. Parfois l'agression apparaît d'emblée brutale et majeure. Il en est ainsi paradoxalement après un long temps d'évolution du délire lorsque le patient est exaspéré ou lorsqu'il est épuisé, après tant de persécution. Le plus souvent néanmoins, l'agression majeure, à type de meurtre, ne survient qu'après une succession de réponses agressives : menaces, injures, agressions légères, etc.

Le délire est une construction imaginaire, une néoréalité qui s'impose au sujet. Il est plus ou moins pénible à supporter. L'individu y réagit, en particulier selon sa personnalité et les rapports qu'entretient son psychisme avec sa propre agressivité. Il expérimentera alors plus ou moins durablement différentes réactions, dont la fuite, avant de recourir à la violence. L'expression de celle-ci sera entre autres dépendante de la structure du délire, de ses thèmes, de ses mécanismes et de la conviction qui s'y rattache.

Conclusion

La modélisation de la criminogenèse à travers les trajectoires psychopathologiques telle que nous l'avons esquissée, est fondamentalement réductrice en ce sens qu'elle ignore le caractère plurifactoriel du déterminisme criminel. Ce dernier résulte d'une globalité situationnelle née de la rencontre et du devenir de plusieurs paramètres. Certes, la psychopathologie est impliquée dans l'agressivité pathologique. Encore nous faut-il admettre que les principaux aspects de la causalité psychologique de la violence restent inconnus.

La dangerosité d'un individu, malade ou non, résulte *in fine* de la confrontation d'un psychisme singulier avec une victime particulière et cela dans le cadre d'une situation environnementale unique. Cette triade interactive est en perpétuelle mouvance, tant avant que pendant et après l'acte agressif. Autrement dit, la criminogenèse résulte d'une multitude de dynamiques de dangerosité singulières.

Cela ne saurait se satisfaire d'une approche purement psychiatrique qui privilégierait de facto une des composantes de ces dynamiques. Le soin en unités pour malades difficiles exige en quelque sorte un regard criminologique. Le psychiatre d'unité pour malades difficiles y perd certainement une part de son identité mais y gagne en efficacité... et le malade en dignité.

Bibliographie

(1) ALBERNHE T., TYRODE Y. (1994) : « Législation en santé mentale », Tome III, Sédip médical éd., Lyon.
(2) BARBIER D. (dir.) (1991) : *La dangerosité : approche pénale et psychiatrique*, Privat, Toulouse.
(3) BARBIER D., CHOMPRET P., OLIVARES J.-M., VAQUETTE D. (1993) : *Guide de l'intervention en santé mentale*, Privat, Toulouse.
(4) BARTE H.N., OSTAPTZEFF G. (1992) : *Criminologie clinique*, Masson, Paris.
(5) BÉNÉZECH M., ADDAD M., GRASSET A. (1981) : « *Criminologie et psychiatrie* », E.M.C., Psychiatrie, 37906 A10, Paris.
(6) DEFRANOUX L., HUCK F., SENNINGER J.-L. (1989) : « *Réflexions à propos des unités pour malades difficiles* », Rev. Franç. de Psychiatrie, 4, 40-45.
(7) LEYRIE J. (1977) : *Manuel de psychiatrie légale et de criminologie clinique*, Vrin, Paris.
(8) POUGET R., COSTEJA J.-M. (1987) : « *La dangerosité* », Congrès de psychiatrie et de neurologie de langue française, Bordeaux, 1987, Masson, Paris, 1988.
(9) ROURE L. (1991) : *L'état dangereux : aspects sémiologiques et légaux*, Masson, Paris.
(10) SENNINGER J.-L., FONTAA V. (1994) : « *Les UMD : observatoire de la violence psychiatrique* », Heures de France éd., Paris.
(11) SENNINGER J.-L., FONTAA V. (1996) : *Psychopathologie des malades dangereux*, Dunod, Paris.
(12) SENNINGER J.-L., TAPELLA P. (1995) : « *Le concept de malade difficile au risque de la sectorisation* », Nervure, 1, 40-47.
(13) VIRET G., VIRET E., PATUREAUX G. (1964) : « *Quelques réflexions à propos des quartiers de sûreté* », L'Inform. Psychiatrique, 3, 196.

2.2.2. Les relations Hôpital-Prison

Marcel Colin et l'École lyonnaise de psychiatrie légale ont particulièrement œuvré non seulement pour « humaniser » les prisons mais aussi, à un niveau théorique et interinstitutionnel, pour amener magistrats et pouvoirs publics à prendre conscience qu'il fallait abandonner définitivement les clivages réducteurs du style {malade mental = article 64 ; pas malade mental = responsable}, {hôpital = malade ; prison = pas malade}. Les sujets psychopathes par exemple, souvent rejetés par l'institution psychiatrique traditionnelle, se retrouvent incarcérés [II, § 2.1.5.]. Il existe une population de « l'entre-deux », qui semble hésiter à trouver sa place. Interrogé par Bruno Gravier sur la « double polarité » prison-hôpital, Marcel Colin[1] expliquait que la dépsychiatrisation et la décriminalisation de groupes d'appartenance pouvait pousser certains sujets à venir consulter dans des unités d'urgence psychosociale : « *On estimait [...] que certains de ces sujets seraient mieux soignés en dehors des murs de l'asile et que les autres ne méritaient pas le choc carcéral. Il s'est donc développé ce que les sociologues ont appelé la "déviance", cette frange de clientèle qui se situe entre le mental et le pénal, entre l'asile et la prison, où nous rencontrons l'alcoolisme, le suicide, l'avortement, les marginaux, les sociopathes, les toxicomanes... Cette population a tendance à ne contracter avec les systèmes de santé qu'à la faveur d'une crise, d'un paroxysme* ». En France, avec le problème du suivi sanitaire imposé aux délinquants sexuels et surtout la réforme de la psychiatrie pénitentiaire, les relations hôpital-prison sont actuellement au centre du débat.

1. Entretien avec le Professeur Marcel Colin, in « Dossier : Expertise », Nervure, n° d'oct. 1988.

Historique du concept de Médecine Pénitentiaire

M. Colin

« *Depuis longtemps, et même aux pires moments, une assistance médicale fut octroyée au prisonnier* ». Sans s'inscrire en faux contre cette rassurante assertion, que l'on trouve dans la préface de « *La relation clinique en milieu pénitentiaire*[1] », force est de constater que le concept de Médecine Pénitentiaire s'est forgé laborieusement et tardivement. Sans remonter aux ergastules de la Rome esclavagiste, ni à la prison Mamertime, réservée aux vaincus en bordure du Forum, aucune sollicitude n'est accordée aux prisonniers. Plus tard, les prisons célèbres, sous les anciens régimes, n'ont pas davantage de préoccupations humanitaires : la Tour de Londres, la prison Pierre et Paul à Saint-Pétersbourg, le Temple dans le Marais parisien, sont aussi sourds aux plaintes de leurs plus illustres pensionnaires ; on n'a jamais ouï-dire que le concierge du Temple fut allé quérir le médecin !

Les préoccupations d'assistance clinique ont longtemps été absentes dans le système carcéral, tant il paraissait y avoir *antinomie* entre sanction et thérapeutique, droit de punir et droit aux soins. Tant que la prison n'était que l'antichambre du supplice, avec les tortures de la question ordinaire et extraordinaire, la délivrance des soins était contradictoire et exclue. C'est au tournant du siècle des Lumières, quand la peine privative de liberté (perte de la faculté d'aller et venir librement) s'est substituée aux châtiments corporels que peu à peu, et très lentement, le défaut de soins a pu apparaître comme une survivance inavouée des anciens supplices. Alors que l'Histoire, en médecine comme en religion, souligne les aberrations du passé pour mieux éclairer les progrès réalisés par les institutions, c'est l'audace de Foucault d'avoir suggéré que dans l'univers du « surveiller et punir », les choses étaient allé plutôt en empirant : l'asile entretient la folie, et la prison, elle, consacre la criminalité.

Passons à la Monarchie de Juillet, période faste de l'administration française : le territoire se couvre d'asiles et de prisons pour répondre sans doute à la double angoisse du crime et de la folie, qui fermente toujours activement dans l'inconscient collectif. Mais quel modèle adopter pour ces établissements ? L'asile aura opté pour la colonie agricole : cent hectares à la campagne, cernés de murs, et vivant en autarcie. Pour la prison, la grande question est de décider entre le cellulaire et le communautaire. Pour s'éclairer, on enverra aux Amériques Alexis de Tocqueville (accompagné de son ami Beaumont) pour comparer les mérites respectifs d'Auburn et de Philadelphie, « *le modèle pennsylvanien, prototype de la pénalité puritaine* ». Il est étonnant que l'esprit le plus doué de sa génération, plus connu pour ses vues pénétrantes sur la démocratie américaine, se soit empêtré dans ce faux dilemme — alors qu'à l'évidence, il fallait envisager une combinatoire — et se soit obstiné en faveur d'un système de strict isolement. Peut-être quelques relents des bienfaits moralisants de l'érémitisme monarchique ; plus sûrement une visite qu'il fit avant son départ à la Centrale de Poissy, et qui le plonge dans l'horreur : « *Il n'est sorte d'infamie qui ne se commette entre les détenus* » (sur sept cent quinze détenus, il y a cent jeunes de 12 à 18 ans, et douze enfants de moins de 12 ans). D'où l'obsession de l'isolement total, l'absence de toute communication : à la petite Roquette, l'aumônier couvre d'un voile opaque les enfants qui s'approchent de la sainte table.

Et la médecine ne manque pas d'intervenir dans le débat ; à l'Académie Royale de Médecine, Esquirol nous dit que « *le système de l'emprisonnement individuel, non seulement pouvait avoir pour résultat d'altérer la santé et la raison des condamnés, mais devait au contraire refaire l'une et l'autre en les enlevant au milieu de dépravation et de crime.* » De même, faut-il retirer le fou du monde pour le rendre à lui-même… L'analogie entre le « traitement moral » des aliénistes et la « réforme morale » des pénalistes est frappante, comme d'ailleurs le parallélisme des problèmes et parfois des solutions dans les asiles psychiatriques et les prisons… En somme la prison, c'est bon pour la santé[2] ! Seulement faudrait-il purifier l'air des prisons qui véhicule des miasmes…

Cependant, en plein débat, de fâcheuses nouvelles parviennent du monastère du Mont St. Michel, où sont détenus les opposants de la société des Saisons, Barbès, Martin Bernard, Blanqui. On les « met aux loges », dans des cachots dignes du Moyen Âge : plusieurs tombent gravement malades, meurent ; d'autres se suicident. Tocqueville déplore le discrédit

1. HOCHMANN J. (1964) : *La relation clinique en milieu pénitentiaire*, Masson, Paris.
2. Michelle Perrot : « *Écrits sur le système pénitentiaire en France et à l'étranger* », Tome IV, *Œuvres complètes*.

que cette affaire risque de porter à l'emprisonnement solitaire. Il n'en continue pas moins de défendre son projet à la Chambre (5 juillet 1843), à l'Académie des sciences morales et politiques (avril-mai 1844), puis dépose un nouveau rapport en 1845. La loi sera finalement votée à la Chambre des Pairs en avril 1947. En définitive, elle ne fut jamais appliquée (Michelle Perrot). Pas une seule fois, dans tous ces débats, n'apparaît un médecin de prison. Notons que Tocqueville est à la fois opposé au « panopticum » de Jeremie Bentham, et à l'humanisme lénifiant des philanthropes. Parfois son discours de défense sociale qui vise les « classes dangereuses » autant que la criminalité organisée, rationnelle, pourrait s'inscrire dans quelque projet « Sécurité et liberté » (Michelle Perrot).

Cependant, le châtiment corporel garde toujours ses partisans. Au Grand Siècle, un éminent prélat, le Cardinal de Ballarlin déclare : « *Le fouet est excellent, parce qu'il invite la pensée du coupable à se replier, comme fait la lanière de cuir, et à se retourner vers la vie intérieure.* » Rêverie ecclésiastique assimilant le mouvement de la mèche à l'introspection de la sanction, qui eût enchanté G. Bachelard[1].

Le Docteur Cesare Lombroso, père fondateur du mouvement criminologique, dans « *Crime, causes, remèdes* », se prononce pour le fouet. Le Docteur Laurent écrit : « *La bastonnade est un supplice que redoutent les plus audacieux.* » Le Docteur Legrand (à Cayenne) : « *Le fouet, la corde, que ça pour la canaille.* » De l'atteinte à l'intégrité physique, on passe vite à l'euthanasie, et de la population pénale à tous les « *dégénérés* ».

Charles Richet, Prix Nobel de Médecine et de Physiologie en 1913 : « *C'est barbarie que de forcer à vivre un sourd-muet, un idiot, un rachitique ; il y a de la mauvaise matière vivante qui n'est digne d'aucun respect, ni d'aucune compassion...*[2] »

Alexis Carrel, Prix Nobel de Médecine (dont les travaux remarquables ont ouvert la voie à la chirurgie des greffes), nommé par Pétain, en 1941, régent de la Fondation française pour l'étude des problèmes humains, écrit[3] : « *Les familles où existent la syphilis, le cancer, la tuberculose, le nervosisme, ou la faiblesse d'esprit, devraient être considérées comme aussi indésirables que les familles pauvres. En réalité, elles sont plus dangereuses que celles des voleurs et des assassins. Aucun criminel ne cause de malheurs aussi grands que l'introduction dans une race de la tendance à la folie... Les maladies de l'esprit deviennent menaçantes [...] car elles détériorent de plus en plus les races blanches. Un effort naïf est fait par les nations civilisées pour la conservation d'êtres nuisibles et inutiles. Quant aux autres qui ont volé, enlevé des enfants, gravement trompé la confiance du public, un établissement euthanasique, pourvu de gaz appropriés, permettrait d'en disposer de façon humaine et économique. Le même traitement ne serait-il pas applicable aux fous qui ont commis des actes criminels ?* » (cf. Michel del Castillo : « *Le Crime des Pères* »).

Il convient de remarquer la profonde liaison qui unit le statut du fou et celui du criminel : ils sont tous deux aux avant-postes, sur une ultime ligne de défense, qui une fois franchie ouvre sur l'escalade de l'extermination (P. Truche).

Pour comprendre l'évolution actuelle de la médecine pénitentiaire, il faut la situer dans le prolongement direct du cataclysme anthropologique qui a marqué notre siècle. Au cours des années d'épouvante et de terreur, le système pénitentiaire nazi a atteint un point d'horreur qui dépassait tous les crimes de l'Histoire. Le système du *Läger* a développé, avec toutes les ressources de la technique, une entreprise de destruction physique, et d'anéantissement de la personne qui aurait pu faire craindre pour la survie de l'espèce. Monsieur le Premier président Pierre Truche[4] met en garde les psychiatres contre leurs pires tentations : « *Sous le nom de Code T4, les nazis avaient donné la mort à des dizaines de milliers de malades incurables entre octobre 1940 et août 1941.* »

Avec Primo Levi (Auschwitz : « *Que se un uomo ?* ») et Robert Anthelme (Dachau : « *L'espèce humaine* »), le constat s'est établi d'une stupéfiante résistance de la personne, qui a survécu, par quelque solidarité, du règne vivant, à une expérimentation programmée, véritable « métamorphose » au sens de Kafka, visant à la réduction de l'homme à l'esclave, de l'esclave à la bête, de l'animal à la larve qui rampe dans la boue du camp.

1. Cité par HOCHMANN J. (1964) : *La relation clinique en milieu pénitentiaire*, Masson, Paris [cf. p. 108].
2. Cité par Mireille Delmas-Marty, lors du congrès « *Le crime contre l'humanité* », Lyon, 1989.
3. TIERQUET Y. (1994) : « *Approche historique de la naissance de la psychothérapie institutionnelle* », Thèse Méd., Lyon.
4. P. Truche, Premier président de la cour de cassation. Préface : solennel avertissement aux psychiatres. In : *Guide de l'intervention en santé mentale*, D. Barbier, Privat, Toulouse, 1996. « *Sous le nom de Code T4, les nazis avaient donné la mort à des dizaines de milliers de malades incurables entre octobre '40 et août '41* ».

La médecine pénitentiaire du régime à croix gammée a été honteusement complice, depuis les sélections arbitraires jusqu'aux expérimentations sadiques : le lazaret est un mouroir qu'il faut éviter à tout prix. Les égarements des plus hautes sommités médicales sous le régime nazi montrent jusqu'où peut aller le médecin lorsqu'il se fait le porte-parole exclusif des impératifs normatifs de son groupe. Le Docteur Brandt déclare au Tribunal de Nuremberg : « *Pendant la guerre, l'État totalitaire prend entièrement à son compte la responsabilité des médecins : le médecin n'est plus qu'un instrument.* » Le Docteur Mrugowsk, autre médecin du Läger, affirme : « *Les détenus ne se confiaient pas au médecin. C'est l'État qui les lui confiait pour faire des expériences.* »

Après un inventaire aussi incomplet de turpitudes et d'erreurs, il faudrait rappeler qu'il y eut aussi des *médecins de l'impossible* qui tentèrent de sauver l'honneur. C'est ainsi que le concept de médecine pénitentiaire s'est forgé à partir d'une exigence de *réparation*, au sens kleinien du terme. Il fut un temps où, dans les Directions de la Place Vendôme, on trouvait des rescapés des camps : à la condition pénitentiaire, un magistrat qui deviendra ministre porte à l'avant-bras gauche le tatouage d'Auschwitz, Edmond Michelet (Dachau), Garde des Sceaux, dont le chef de cabinet Joseph Rovan (Dachau) cite dans ses Mémoires « *le petit Fully qui lui massait les pieds engourdis par la neige.* » Le Docteur Georges Fully (Dachau), premier médecin-inspecteur de l'administration pénitentiaire, jette les bases d'une déontologie du médecin de prison. Les articles du Code médical (de droit coutumier) concernant les grèves de la faim, le refus de l'emploi complice de la torture, l'assistance aux suicidants, sont directement inspirés par lui. En novembre 1961 (à la demande du procureur général G. Schmelck), il dirigera une mission à Alger (Docteur Petit, Docteur Martin) pour dénoncer les hospitalisations abusives suivies d'évasion, de Maison Carrée à l'Hôpital Mustapha. Il succombera victime d'un colis piégé, pour avoir résisté au chantage de la Mafia locale. Il doit être salué comme un des plus courageux martyrs de la médecine pénitentiaire. Il a lavé la honte et le déshonneur de ceux des nôtres qui avaient trahi les valeurs transmises depuis des siècles par la tradition hippocratique, pansé cette terrible blessure narcissique : il nous a délivrés du complexe de Menguelé.

Au décours des « glorieuses » sixties, la médecine pénitentiaire connaît un regain d'intérêt : la cancérologie est entrée dans une phase expérimentale. À Strasbourg, à la Commission spécialisée pour la prévention du crime et le traitement des délinquants, une mission d'exploration est constituée ; on devra visiter les établissements, dans les pays membres, en vue de détecter tous les signes évolutifs d'innovation, de progrès, en un mot de démocratisation de la prison ; les messagers sillonnent l'Europe de part en part. Au royaume de Danemark, tel Zadig, ils rencontrent, le Docteur S. Sturup qui à Herstedvester (complexe pénitentiaire dans la banlieue de Copenhague) applique une intervention radicale, *traitement orthopédique*, dit-il, aux délinquants sexuels, notamment pédophiles. À Marneffe, près de Namur, une expérience très ouverte de scoutisme d'extension (avec badges, totems) où populations juvéniles et adultes coexistent sans dommage.

À Castelgandolfo, on a reconduit les détenus sur les bancs de la classe, fidèle à l'adage : « *ouvrez une école, vous fermez une prison.* » À Rebibia, le Docteur Fontanesi, sur les pas de son Maître le Professeur Benigno di Tullio, pratique « l'examen médico-psychologique et social ». La clinique criminologique italienne fut toujours plus portée sur l'observation que sur l'engagement thérapeutique.

À San Vittore Carcere, très délabrée, le médecin pense que « *même dans les vieilles marmites on peut faire de la bonne soupe* », mais le Directeur déplore que lors des dernières émeutes le centre médico-psychologique auquel il accordait tous ses soins, ait été particulièrement éprouvé.

À Bellaria, dans la vallée du Ticcino, le Professeur Ponte téléguide une expérience qui allie l'application aux tâches parcellaires et répétitives de l'industrie automobile, à des séances de psychothérapie de groupe, diligentées par le Docteur Merzagora.

Au Royaume-Uni, l'expérience de Greendom avec le Docteur Green, est attentivement suivie par le Professeur Jacques Bernheim ; il découvre là une tentative inspirée par Maxwell Jones qui ambitionne de faire de la prison une « communauté thérapeutique ».

La Hollande est particulièrement féconde en expériences originales. À Gröeningen, dans le Nord du Pays, le Docteur Van Belkum applique à ses pensionnaires trois séances hebdomadaires de psychanalyse, à l'exclusion de toute autre mesure. Près de Nimègue, à la

Pump Klinic, le Docteur Maus s'inspire d'un non-directivisme radical, à la Carl Roggers, et son expérience a de quoi laisser rêveur. À Svreningen, près de La Haye, avec une forte concentration de délinquants sexuels, certains détenus préfèrent renoncer à leurs permissions, plutôt que d'affronter l'épreuve de la réincarcération ; le médecin soumet le suicidant à une séance prolongée de contention physique. Plus souvent qu'à la médecine, la Direction fait gérer les problèmes humains, tantôt par l'aumônerie, et plus volontiers par l'assistante sociale.

Signalons à Utrecht la persévérante expérience de la clinique Van der Hooven, et à Corridor, sous la direction de Monsieur Pick, une significative expérience de *SSS treatment* (*sharp, short, shock*), associant une exténuation physique par des exercices harassants, à des séances de dynamique de groupe. En Suisse, le circuit Bellechasse, Witz-Will, Thornberg s'achève à la prison de Chamdollon où le Professeur Bernheim, assisté de Madame de Montmolin, expérimente un modèle sociothérapique sans neuroleptique, avec des détenus difficiles...

Un tel périple inachevé et trop impressionniste reconduit cette forme de tourisme pénitentiaire, inauguré par Tocqueville un siècle auparavant, selon lequel Madrid c'est Carabancel, Rome Regina Coeli, Bruxelles St. Gilles, etc.

La prison ne peut se soustraire à l'inspiration d'un modèle ; tantôt colonie agricole (Casablanca) ou école d'apprentissage (Eishisheim) ; tantôt atelier d'usinage, camp retranché, ou ferme modèle. « *La prison est toujours une prison-modèle* » disait Étienne de Greeff, « *elle est construite sur le modèle de la délinquance.* » On aura remarqué son affinité pour l'architecture militaire, et les remparts de Vauban (St. Martin), ainsi que pour la réclusion des cloîtres et monastères (Clairvaux, et pas si loin Fontevrault où la hotte surélevée des cuisines annonce déjà la cheminée des crématoires).

Sans prétendre à une systématisation de ces nombreux modèles, qui tous diffèrent, et qui ont tous une racine commune, il paraît se dessiner une nouvelle alternative : non plus l'isolement ou le groupe, mais le normatif ou la thérapeutique. Deux types d'établissements s'opposent :

- l'un psychopédagogique, dirigé par un socio-éducateur, centré sur l'ici et maintenant, volontariste et sans anamnèse ;
- l'autre clinico-thérapeutique, dirigé par un médecin psychiatre de préférence, orienté vers une optique de soins, et prenant en compte les complexes de la petite enfance.

La mixité des approches est désormais inscrite dans la loi.

Un événement marque les années 60 : c'est le développement, à la faveur du paraxysme social de mai 68, de l'antipsychiatrie ; l'asile est mis en cause, devenu suspect d'entretenir la folie. Une sociologie de contestation (dénigrement) entreprend de faire table rase de toutes les institutions ; les agences de contrôle sont accusées de créer de toutes pièces le fléau qu'elles étaient chargées d'endiguer. On propose de démolir les établissements au lieu de les transformer. La prison n'échappe pas (avec quelques années de retard) à la vague contestatrice. Mais le reflux fait apparaître que « *pour soigner un schizophrène on ne peut pas se passer d'institution* » (J. Hochmann). Il en est de même pour la prison où la population ne fait que s'accroître ; et plutôt que de déplorer sans cesse, il vaudrait mieux considérer que cela correspond à un besoin, besoin concrétisé par la privatisation du programme 13.000.

Est-il permis de supposer qu'il y aurait transfert de population entre les hôpitaux et les prisons ? Si l'hôpital psychiatrique se désertifie quand la prison se surpeuple, c'est sans doute qu'une grande partie des malades de l'ancien asile est maintenant traitée sur le mode ambulatoire (au dispensaire, à domicile). C'est aussi pour une grande part que ce nouveau centre hospitalier spécialisé s'est démis de sa fonction sécuritaire traditionnelle, et n'absorbe plus qu'une part réduite de violence. Hôpitaux et prisons se renvoient dos à dos leurs griefs réciproques. Jusqu'à quand entendra-t-on : « *Tel individu n'a pas sa place ici* » ? (formulée par les mêmes praticiens des mêmes services publics).

L'hôpital psychiatrique se débarrasserait sur la prison de ses patients indociles, indésirables et dangereux ; la prison rejetterait sur l'hôpital, sous prétexte (hypocrite) de non consentement aux soins, les détenus les plus perturbés. Le psychiatre hospitalier se verrait reproché d'avoir laissé sortir des patients dangereux, incomplètement guéris ; lequel rétorque que les prisons relâchent tous les jours des sujets incomplètement amendés, sous prétexte qu'ils ont purgé leur peine. C'est ainsi que plus du tiers de la clientèle des UMA

(Unité Médicale d'Accueil), présentée pour diverses conduites de violence reconnaît des antécédents pénaux. Il faudrait deux experts (art. L. 348-1 CSP) pour dire : tel criminel aliéné, hospitalisé d'office en vertu de l'art. 122-1 CP, peut sortir sans danger. Faudrait-il deux magistrats, versés dans l'application des peines, pour dire que tel criminel « élargi » n'est plus dangereux[1] ?

La ligne de partage entre les compétences respectives ne sera pas marquée par l'appréciation d'un concept abstrait de responsabilité, ni par la nomenclature nosographique de quelque DSM. À cette frontière devenue moins étanche, seul compterait le niveau de seuil de prise en charge de chaque établissement. Et à ceux qui s'affligeront de rencontrer des psychotiques en prison, il faudrait rappeler l'intuition fondamentale de Philippe Pinel — idée fondatrice de la Psychiatrie — que « *le fou n'est jamais complètement fou* », proposition reprise un siècle plus tard par Freud, qui tente de deviner le sens du délire, et qui aboutirait de nos jours à la restitution au malade mental de sa capacité pénale, telle une exigence de l'éminente dignité de la personne.

La même analyse de transfert pourra être conduite à partir de l'Hôpital Général. En effet une mutation significative de clientèle a conduit en moins d'un demi-siècle les classes moyennes (ou les couches culturellement développées de la population) à prendre position massivement en faveur des services hospitaliers publics, autrefois réservés aux seuls « sous-privilégiés ». Actuellement, ceux-ci sont plus souvent orientés vers les organisations caritatives et humanitaires (si l'on excepte toutefois les services d'Urgences, dont la croissance exponentielle donne la mesure, contrepartie des difficultés d'admission dans les canaux de plus en plus serrés des spécialités de haute technologie). Le Haut Comité de la Santé Publique jette un cri d'alarme ; il veut dénoncer l'inégalité croissante d'accès aux soins, reprochant aux systèmes de santé, du fait d'une conception purement gestionnaire de leur service, d'aggraver le processus d'exclusion, rappelant l'existence d'une frange de population qui, du fait de sa précarité, n'a plus accès aux soins. Ce n'est pas dans la file d'attente des RMIstes que l'on trouve le plus de prothèse de hanche, greffe de cornée, pontage coronarien ou greffe du foie...

Cette rupture épistémologique et éthique s'est produite du fait de la révolution thérapeutique, alors qu'auparavant priorité absolue était accordée au plus malade ; désormais cette priorité va à celui qui réunit le plus de chance de bénéficier de traitements très sophistiqués, à des coûts exorbitants. Dans une telle conjoncture, différents facteurs contribuent à assigner à l'univers pénitentiaire une fonction de substitution ou de suppléance, alors qu'augmente le nombre de ceux qui ne peuvent espérer qu'en la prison pour obtenir une réponse des systèmes de santé. C'est ainsi que parfois le juge va justifier l'incarcération d'un jeune toxicomane délinquant par l'assurance que là au moins il va rencontrer une équipe soignante, des intervenants compétents, une antenne spécialisée, sans compter les bénéfices secondaires du sevrage, et d'une hygiène alimentaire et corporelle décente. Ce n'est pas faire l'apologie de la prison que se préparer aux nouvelles tâches qui lui incombent.

Comme l'antipsychiatrie voulait détruire le vieil asile au lieu de le révolutionner, au motif qu'il était la réduplication en miroir de la schizophrénie ambiante, de même la prison toujours remise en question, doit sans cesse se défendre contre l'érosion des positionnements pervers, au risque d'être à son tour une réduplication de la sous-culture délinquante[2].

C'est cette tentative de perversion du ministère clinique qui lui assignait une seule fonction de « maintenance », au risque de méconnaître sa finalité première de lutte contre la souffrance, une souffrance dont la valeur rédemptrice et expiatoire sera refusée[3]. Le contrôle social de la déviance ne peut se développer sans une prise en compte de la souffrance, et une lutte contre la douleur.

Les pionniers de cette entreprise ont dû s'interroger pendant des années dans la froidure carcérale, tenter de réintroduire la parole, là où il n'y avait que jargon, fabulation et

1. Marie-Noëlle Clément : « *Institution psychiatrique et violence* », Thèse Méd., Lyon, 4.10.1996.

2. HOCHMANN J. (1994) : *La Consolation*, Odile Jacob, Paris.

3. Philippe Combesse oppose les missions les plus nobles, celles qui relèvent directement de la logique humanitaire, aux missions de conservation : « *pour pouvoir les restituer ensuite en bon état* ». Ce thème de la « restitution en bon état » est un stéréotype tenace véhiculé par la sous-culture pénitentiaire, et adopté par des observateurs superficiels (dans son langage propre : essayer de sortir dans le même état qu'à l'entrée : fantasme d'abolition du temps, de réduction de la durée...).

bavardage. Simone Buffard en a exploré l'échelle des températures, dans le « *froid pénitentiaire* », et Daniel Gonin, dans la « *santé incarcérée* », tout le registre des odeurs et d'une dépravation de tous les sens. Il excelle à resituer la place du corps dans l'économie pénale, à décoder le langage du corps, cette réplique charnelle de l'argot pénitentiaire, qu'on dit un des plus beaux de France. Jacques Bernheim, à Genève, a poussé l'engagement thérapeutique jusqu'au point extrême où la parole peut se substituer aux médicaments.

Cette histoire s'arrête là où une autre histoire prend naissance, portée par une autre génération : la loi du 18.1.1994 dispose que la prise en charge sanitaire des détenus est transférée du service public pénitentiaire au service public hospitalier. Dès l'origine, l'administration pénitentiaire, émanation de l'appareil d'État, a fait sous-traiter le service des soins par le secteur privé, de la médecine libérale. La nationalisation en cours de ce système de santé paraît en contradiction avec le mouvement général de privatisation, et en particulier avec le *programme treize mille*, confié au secteur privé. Il manifeste plutôt la nécessité d'une association en participation des deux secteurs, seule capable de faire face à l'ampleur de la tâche qui lui est désormais dévolue. Il faudra rendre hommage à ces très nombreux médecins, dévoués, souvent obscurs et sans grade, qui pendant des années, avec un statut précaire, des moyens dérisoires, sans un soupçon de retraite, ont assuré dans 180 prisons de France l'assistance médicale des détenus ; il faut espérer qu'ils seront associés dans la nouvelle organisation (ainsi que les infirmiers). Celle-ci comprend la généralisation de la protection sociale, comme exigence d'un devoir de solidarité, l'affiliation obligatoire des détenus au régime général de la Sécurité Sociale (par le moyen d'une cotisation forfaitaire).

Par le jumelage des prisons et des hôpitaux de secteur, la médecine pénitentiaire se trouve intégrée dans le système de santé général aussi bien somatique que psychiatrique. Certes, la psychiatrie, depuis la création des SMPR, a précédé la médecine générale. Mais la médecine ne peut être déclarée générale que si elle inclut la psychiatrie. Ainsi, une médecine militaire, injustement décriée par les civils, prend en charge la totalité d'une population donnée, et ambitionne de couvrir tout le spectre de la morbidité : « *soigner tout le monde, de toutes les maladies.* » Ainsi la médecine pénitentiaire s'oriente-t-elle vers l'élaboration d'une systématique de soins, et il est à peine utopique de souhaiter que le clivage, qui persiste dans la société civile entre hôpital général et hôpital psychiatrique, soit aboli en milieu pénitentiaire (tout en respectant l'autonomie de chacun).

La création dans chaque prison d'une Unité de consultation et de soins ambulatoires permettra d'œuvrer à une équipe pluridisciplinaire, ayant statut de personnel hospitalier, rattaché à la tutelle sanitaire, garantissant la qualité et la continuité des soins (identiques à ceux de la population civile), l'indépendance des praticiens, la prévention des mauvais traitements. Un service de secteur hospitalier, implanté dans l'hôpital général, doit compléter ce dispositif rendu nécessaire si l'on sait les ravages occasionnés par le SIDA, et le taux de suicide mortel, dix fois plus important que dans la population civile. Voit-on se profiler à l'horizon un hôpital-prison ou une prison hospitalière, fruit d'un métissage ou plutôt d'une diversification des fonctions évitant de cumuler les charges factorielles aliénantes des modèles d'origine, échappant à la malédiction du « grand renfermement », dénoncé par Michel Foucault ? Une institution polyvalente qui assumerait dans la diversité des tâches et la spécialisation des fonctions la vocation nouvelle que lui assigne la société, dans sa triple dimension sécuritaire, rétributive, mais aussi soignante.

Ainsi, la loi du 18.1.1994 apparaîtra comme la plus grande avancée criminologique depuis l'abolition de la peine de mort.

Bibliographie

(1) BUFFARD S. : *Le froid pénitentiaire*, Seuil, Paris.
(2) GONIN D. (1991) : *La santé incarcérée*, Archipel éd.
(3) HOCHMANN J. (1964) : *La relation clinique en milieu pénitentiaire*, Masson, Paris.
(4) De TOCQUEVILLE A. : *Écrits sur le système pénitentiaire en France et à l'étranger*, Gallimard, Paris. Introduction : « *Tocqueville méconnu* », par Michelle Perrot.
(5) BOUCAUD P. (1996) : « *De la prévention des traitements inhumains et dégradants en France* », Cahiers de l'Institut des droits de l'Homme, n°2, oct. 96.
(6) HOCHMANN J. (1994) : *La consolation*, Odile Jacob, Paris.

2.2.3. La prison et la psychiatrie pénitentiaire

La pratique pénitentiaire actuelle confronte de plus en plus les équipes soignantes au problème de la prise en charge des toxicomanes incarcérés. Gérard Niveau, psychiatre à l'Institut universitaire de médecine légale de Genève livre ici son expérience en Suisse et pose à nouveau la grande question de la décriminalisation de la simple consommation personnelle [I, § 4.].

L'autodestruction par le toxique n'est évidemment pas la seule forme d'expression de l'agressivité. Les manifestations agressives peuvent se comprendre comme résultant à la fois d'un phénomène d'introjection institutionnelle de l'agressivité que vit au quotidien le détenu, et comme la réponse à une situation de stress intense liée à la déprivatisation de l'intimité et de la pudeur, à la promiscuité et aux sollicitations homosexuelles importantes, aux abus de pouvoir des gardiens et à l'incertitude quant au devenir non seulement personnel, mais aussi familial (puisqu'un détenu ne peut plus protéger les siens, libres au dehors mais livrés à d'autres types de dangers). Ne pouvant facilement s'extérioriser vers le personnel de surveillance, l'agressivité peut se détourner vers d'autres codétenus, voire vers le corps même du détenu sous diverses formes : auto-offenses et automutilations, refus de nourriture (pouvant aller jusqu'à la « grève de la faim », consciente et volontaire), parfois suicide, tenté ou réussi, mais aussi sous toutes sortes de conduites de risque : provocations d'un caïd, vols graves, abus sexuels, constituent des « équivalents suicidaires » en ce sens que de tels actes imposent des représailles rapides et sévères ; le détenu se sert ici de ses codétenus pour faire en sorte que la violence — qu'il a induite — lui revienne par effet de boomerang, d'autant plus destructrice qu'amplifiée. Le personnel de surveillance est toujours gêné par la survenue de telles manifestations, qui signent l'échec sinon de la tentative de réhabilitation ou de resocialisation du détenu, au moins de la capacité du personnel d'encadrement à gérer la structure institutionnelle et sa population avec le moins de « casse » possible. Certains suicides ne peuvent cependant pas être évités, malgré toutes les précautions de surveillance mises en œuvre, par exemple lorsqu'un ancien patient réalise la gravité de l'acte qu'il a commis, réalité pour lui insupportable et dont la seule solution lui paraît fatale. Nous avons confié à Daniel Glézer, chef de service du SMPR de Marseille, le soin de rédiger ce délicat chapitre. Il s'est pour cela entouré de ses collaborateurs à la Maison d'Arrêt des Baumettes, Félix Sciorato et Jean-Marc Chabannes, psychiatres des Hôpitaux, pour nous présenter une vision particulièrement vivante et vécue de l'univers pénitentiaire.

Toxicomanie et prison

G. Niveau

L'augmentation considérable du nombre des toxicomanes dans les prisons est un phénomène général commun aux pays occidentaux. Son émergence date des années 30 aux États-Unis (Arcidiacono & Saum, 1995) et '70 en Europe (Jeanmonod & Harding, 1988), avec une augmentation rapide jusqu'au milieu des années 80, suivie d'une relative stabilisation (Eichenberger, 1994). Actuellement la répression de la toxicomanie et de la délinquance qui y est liée pose un problème majeur d'engorgement de tout l'appareil juridique et pénitentiaire (Leukefeld & Tims, 1993). Le constat de cette évolution a évidemment amené à la remise en question d'une approche répressive qui n'a pas semblé amener de résultats à la hauteur des moyens mis en œuvre.

Parallèlement à l'aggravation quantitative du phénomène, un certain nombre de transformations qualitatives ont été constatée. Les modalités de consommation de drogue dans les prisons, en terme de nature de produit et de moyen d'absorption, reflètent les variations de la prise des produits hors de la prison, elle même fonction de différents facteurs locaux tel que les prix du marché, la plus ou moins grande réussite de la répression, les complications somatiques liées à un produit où les habitudes et l'histoire de la sous culture locale. Cependant il est certain que la tendance lourde de l'évolution se fait vers une polytoxicomanie alliant consommation d'héroïne, de cocaïne, d'alcool, de cannabis et de médicaments (Eichenberger, 1994). Ces produits, ainsi que d'autres, sont introduits en quantité suffisante dans les prisons (Bénézech, Serin & Labarre, 1995 ; Turnbul & Stimson, 1994) pour permettre l'organisation d'un trafic interne (à tel point d'ailleurs qu'il a pu arriver que les prix des doses en arrivent à y être plus bas que dans le contexte « extérieur »).

Le problème de l'incarcération des toxicomanes, initialement question de philosophie médico-juridique, a pris une autre dimension en devenant, à l'occasion de la pandémie sidéenne, une question majeure de santé publique. L'effet de l'emprisonnement sur la santé de la personne toxico-dépendante ne s'est dès lors plus posé uniquement en terme de contrôle du comportement toxicomaniaque, mais également en ce qui concerne le risque de diffusion d'une maladie infectieuse à l'intérieur de la population toxicomane et, partant, de la population générale (Harding, 1987).

I. Phénoménologie de l'incarcération en regard de la toxicomanie

A. Les circonstances de l'incarcération

Si tous les toxicomanes sont confrontés à la question de l'interdit et de la loi, tous ne connaissent pas la prison, ni même la machine judiciaire. Il est évidemment complexe de connaître, comme pour toute activité illégale, la nature et le pourcentage des populations non circonscrites par la justice.

Au début des années 80 il était encore possible de croire à l'existence de deux populations distinctes, respectivement prises en charge soit par les institutions sanitaires soit par le système judiciaire (Ingold & Ingold, 1986), mais il est par la suite clairement apparu qu'un groupe mixte d'individus fréquentant alternativement ces deux types d'institutions était largement représenté (Friedberger, 1991).

Selon Covell R.G. et al. (1993) cinq études faites en Grande Bretagne entre 1988 et 1990 permettaient d'évaluer qu'entre 55 % et 70 % des toxicomanes à l'héroïne ont été incarcérés au moins une fois dans leur vie ; dans leur propre étude ces auteurs trouvent que 52 % des toxicomanes interrogés avaient connus la prison dans les 6 derniers mois. À Londres, sur 99 toxicomanes interviewés, 76 déclaraient avoir été incarcérés au moins une fois (Turnbul & Stimson, 1994). Les études françaises font état de chiffres beaucoup plus bas, de l'ordre de 25 % (Rotily ; Galinier-Pujol & Vernay-Vaisse, 1995). Il faut également avoir à l'esprit qu'il existe par ailleurs une population d'usagers « récréatifs » qui échappe à tout recensement ; elle est évaluée à Genève en nombre égal a celui des toxicomanes « avérés » soit 2.500 pour une population d'environ 400.000 habitants (Eichenberger, 1994).

Deux facteurs dictent la survenue d'une incarcération dans la biographie du toxicomane : le seuil de tolérance des autorités d'une part, le degré de contrôle du toxicomane sur sa pathologie d'autre part. En ce qui concerne l'action policière, il existe une grande latitude des politiques de répression ; la libéralisation de la consommation peut faire espérer une stabilisation du nombre des toxicomanes détenus alors qu'à l'inverse la répression de la simple consommation amène un engorgement rapide du système pénal (Martin, 1995). Un exemple frappant est donné par la décision de certains états des USA de criminaliser la prise de drogue par les femmes enceintes, ce qui aboutit à l'incarcération d'un nombre non négligeable de celles-ci (Feeg, 1992 ; Wolski & Township, 1995). Dans la plupart des pays d'Europe un nombre élevé de toxicomanes est maintenu dans les prisons du seul fait du petit trafic inhérent au coût de la consommation.

En ce qui concerne le rôle de l'attitude du toxicomane dans l'arrestation, une étude de Ingold et Ingold (1986) montre que pour 71 % des détenus l'incarcération est survenue dans un délai égal ou inférieur à 3 ans après la première prise d'héroïne. Il semble que la perte de la maîtrise de sa consommation par le toxicomane joue un rôle essentiel en ce qui concerne le moment de cette arrestation. Ceci peut amener à penser qu'il existe chez certains toxicomanes, une volonté, consciente ou non, de se faire interpeller dans le but de mettre fin à leur fuite en avant dans la prise de produit (Deveaux, 1991).

B. Le vécu de l'incarcération pour la personne toxicodépendante

L'idée a longtemps prévalue et persiste encore chez certains selon laquelle le passage en prison est pour le toxicomane l'occasion d'une pause et d'un répit dans sa course au produit (Bénézech, Serin & Labarre, 1995), d'où l'idée parfois avancée que ce moment devrait être mis à profit sur le plan thérapeutique (Leukefeld & Tims, 1993 ; Wexler, 1995). Il est certain que tout praticien travaillant en milieu pénitentiaire peut faire le constat objectif de l'amélioration de l'état de santé de la plupart des toxicomanes dans les semaines qui suivent leur entrée en prison : prise de poids, état veineux, status dermatologique, soins dentaire etc. Mais cette évolution résulte surtout de l'encadrement institutionnel et ne reflète pas forcément les variations de l'état psychologique de la personne. Nous allons suivre les vicissitudes du parcours du toxicomane tout au long de son incarcération.

Dans les heures qui suivent son emprisonnement le toxicomane est confronté au manque (Sigurdsson & Gudjonsson, 1994). Il doit en même temps s'adapter au monde carcéral et affronter le processus judiciaire en organisant sa défense dès les premiers actes d'instruction (Jeanmonod, Harding & Staub, 1991). Les premiers jours de l'emprisonnement sont donc extrêmement pénibles pour le toxicomane et un sevrage mal conduit peut avoir des répercussions considérables tant sur sa santé que sur son avenir pénal. L'état de manque peut faire naître des comportements hétéro-agressifs ou des gestes d'automutilation voire de suicide. Le besoin impérieux du produit peut être à l'origine de pratiques à très haut risque, tel l'échange de seringues souillées (Pickering & Stimson 1993 ; Turnbul & Stimson, 1994) ou l'utilisation de substances mal connues exposant aux surdoses (Bénézech, Serin & Labarre, 1995).

Après une semaine, quand le traitement spécifique du sevrage cesse et que les réalités du vécu carcéral s'imposent, une recrudescence des demandes des toxicomanes auprès du service médical peut s'observer (Deveaux, 1991). À ce stade les plaintes médicales présentées par le groupe des toxicomanes rejoignent celles de l'ensemble des détenus, à savoir principalement les trois symptômes suivant : insomnie, maux de tête, et angoisse ; ceci se traduit par une importante prescription d'analgésiques et de psychotropes, en particulier de somnifères (Zimmermann & von Allmen, 1985).

On observe habituellement un tassement de la consommation médicamenteuse vers la troisième ou la quatrième semaine.

Tout au long de son séjour en prison le toxicomane va osciller entre l'intégration au monde carcéral et l'isolement dans le sous-groupe particulier des toxico-dépendants. Ce phénomène dépend essentiellement de la longueur de la peine. Lorsque celle-ci est courte le toxico-dépendant conserve habituellement son identité de toxicomane ; il côtoie d'autres détenus dans la même situation que lui, cherche un soutien auprès d'eux, parle de toxicomanie à longueur de temps et reste finalement très toxicophile, indépendamment du sevrage imposé par les circonstances. S'ajoute à cela une extrême passivité inhérente à la situation de détention préventive et au milieu pénitentiaire en général. Si le maintien en milieu carcéral est long et surtout s'il s'accompagne d'un transfert en pénitencier, l'absence prolongée de consommation régulière et la fréquentation d'autres détenus peuvent permettre une relative prise de distance par rapport au milieu des toxico-dépendants. Mais les troubles sous-jacents à la toxicomanie sont évidemment de nature à empêcher le déploiement d'une adaptation autonome de la personnalité au monde carcéral. Le détenu anciennement toxicomane va chercher des modèles identificatoires et un milieu de soutien parmi ses congénères. Se mettent alors en place les phénomènes bien connus d'apprentissage criminel et d'intégration au milieu de la délinquance.

Dans de rares cas cependant la rencontre avec un chef d'atelier, un éducateur ou un gardien particulier peut être à l'origine d'une remise en question identitaire salvatrice ; encore faut-il que cette relation puisse se maintenir malgré les changements d'affectation et les impératifs de sécurité.

La période qui précède la sortie est caractérisée par une résurgence des affects anxieux et dépressifs. La perspective des réalités extérieurs à affronter et surtout la confrontation avec la possibilité de la rechute réactivent l'angoisse restée latente tout au long de l'incarcération (Ingold & Ingold, 1986). La recherche tardive de soutiens extérieurs, de lieux de vie, de traitements médicaux et de cure de maintenance constitue le plus souvent des préparatifs de sortie dont la fonction de réassurance est trahie par le caractère peu réaliste des projets.

Rares sont les études faites sur la question de savoir ce que devient réellement le toxicomane après son séjour en prison. Il apparaît clairement que, comme pour toute personne incarcérée, le séjour en prison ne peut qu'accentuer une marginalité préexistante. Un éventuel travail est perdu, sans espoir d'en retrouver un dans la conjoncture socio-économique actuelle ; les liens familiaux, conjugaux et amicaux sont distendus ou rompus ; le lieu de vie et les ressources financières sont ceux que fournissent les organismes caritatifs ou les connaissances du milieu de la délinquance. La vulnérabilité sociale et psychologique du toxicomane à la sortie de prison est donc extrême, en particulier par rapport au risque de rechute. Selon Harding-Pink (1990) le taux de mortalité pendant l'année qui suit la sortie de prison à Genève est de 5 pour 1000, soit 5 fois le taux de la population générale à âge équivalent. Les 2/3 de ces décès sont dus à des surdoses d'héroïne et les suicides représentent la majorité des décès du tiers restant. Par ailleurs si l'on considère la mortalité associée à la méthadone, la sortie récente de prison apparaît comme un facteur de risque majeur (Harding-Pink, 1991).

Le bilan final du séjour du toxicomane en prison est incontestablement négatif. Certes, dans le meilleur des cas, l'incarcération aura permis une pause, ou tout au moins un ralentissement dans le cycle de consommation du produit. Le cadre institutionnel aura parfois aidé l'individu à se situer par rapport à certaines réalités parmi lesquelles la loi n'est pas la moindre. Quelques liens thérapeutiques auront parfois pu se créer. Mais ceci semble bien ténu par rapport à l'immense dévalorisation tant narcissique que social que représente la prison. L'incarcération favorise les comportements à risque pendant l'emprisonnement et accentue la marginalisation après la sortie (Connor, Christie, Zinn, Mudur, Dolley, Roberts, Dorozynski, Sheldon, Karcher, Hunt & Siegel-Itzkovich, 1995). Globalement il faut donc faire le constat que la prison favorise l'aggravation de la toxico-dépendance.

II. Traitement de la toxicomanie en milieu pénitentiaire à Genève

Dans le but d'atténuer les effets négatifs de l'emprisonnement du toxicomane, l'Institut de Médecine Légale de Genève, auquel a été confiée la gestion de la médecine pénitentiaire à la prison préventive du canton, a développé, au fil des années, un certain nombre de programmes de soins et de prévention.

A. Historique

La toxicomanie fait son apparition en tant que phénomène de société à Genève dans les années 70. Les produits en vogue sont alors surtout les oniroïdes et les stimulants. Les premiers morphinomanes sont dépistés en milieu carcéral au début de cette décennie. Dans les années qui suivent le trafic de stupéfiants s'organise et se professionnalise. Dès 1976 la méthadone est utilisée pour réaliser des sevrages en prison (Eichenberger 1976). Des médecins praticiens l'utilisent pour tenter des sevrages ambulatoires, pratique réglementée par une loi cantonale à partir de 1978.

Au début des années 80 l'usage de l'héroïne intraveineuse devient dominante, alors que celui du LSD et des amphétamines tend à disparaître. Puis s'installent les tableaux de polytoxicomanie avec consommation conjointe de stupéfiants, d'alcool et de médicaments. La toxicomanie devient un phénomène qui touche toutes les classes sociales et toutes les zones géographiques. Dans certaines autres grandes villes de Suisse apparaissent « des scènes ouvertes » où se concrétisent, aux vues et aux sus de tous, tant l'échec social que la catastrophe médicale. Pendant ces années 80 l'utilisation de la méthadone est mise à l'étude par différentes équipes d'institutions publiques ou du secteur privé. Citons à titre d'exemple la clinique psychiatrique de l'université de Zurich (Uchtenhagen et al. 1985), celle de Bâle (Ladewig et al. 1984) et à Genève l'étude d'un cabinet privé (Deglon 1982) ainsi que celle menée par le médecin cantonal (Bahy 1986). Toute ces études montrent des résultats très favorables et incitent à la poursuite des traitements de ce type en insistant sur la nécessité de protocoles très stricts. Dans le domaine pénitentiaire l'utilisation de la méthadone devient systématique pour les cures de sevrage des héroïnomanes. Celles-ci se font selon un schéma classique d'arrêt progressif en huit à dix jours (Jeanmonod & Harding, 1988). Aucun traitement de maintenance n'est réalisé en milieu carcéral à cette époque.

À partir du milieu des années 80 la prise de conscience du risque lié à la contamination par le VIH bouleverse la totalité des données thérapeutiques. Par ailleurs la publication en 1989 du rapport de la sous-commission fédérale des drogues amène au constat incontournable de l'échec de la politique de répression. À partir des années 90 la notion de politique de réduction de risque » fait son apparition et devient rapidement prééminente. Alors que de nombreux praticiens ainsi qu'une structure privée (Fondation Phénix) traitent des patients en utilisant de la méthadone, le département de la santé publique décide l'ouverture d'un « programme inter-institutionnel de méthadone » comprenant 100 places. 1141 cures de méthadone étaient en cours pendant l'année 1994, maintenances et sevrages ambulatoires confondus, chiffre auquel il conviendrait d'ajouter les sevrages très cours effectués dans des institutions telles les établissements de détention et les services de psychiatrie.

Au service médical à la prison de Genève, la question des moyens de prévention des risques liés à la consommation de drogue dans l'établissement carcéral est posée dès la fin des années 80 (Harding, 1989 ; Harding 1990). Le traitement de l'état de manque par la prescription de méthadone est l'un de ces moyens (Wietlisbach, Meystre-Agustoni & Martin, 1995). Les sevrages, en nombre absolu, ont augmenté considérablement, passant progressivement de 118 en 1975 à 218 en 1984 et à 360 en 1994. Cependant, calculé en pourcentage du nombre des entrées en prison, le taux de détenus recevant une cure de sevrage à la méthadone n'a été que progressivement croissant : entre 7 et 10 % jusqu'en 1986 puis 12-13 % de 1987 à 1991 et 16-17 % de 1992 à 1995. Cette dernière augmentation peut être rapprochée de l'accroissement, pendant la même période, du nombre de cures en cours dans le canton. Le principe du sevrage systématique a été remis en question depuis 1992 et des cures de maintenance sont réalisée sous certaines conditions, principalement en rapport avec la cohérence globale de la prise en charge de la personne toxicodépendante. Ces cures de maintenance ont été de 32 en 1992, 49 en 1993 et 70 en 1994 et 146 en 1995. Cette augmentation rapide en nombre absolu ne doit pas masquer le fait qu'il s'agit en réalité d'un chiffre faible par rapport au nombre total des entrées (2275 en 1994). Ces données doivent être interprétées en fonction du fait que certains détenus peuvent faire plusieurs entrées dans l'année et donc avoir plusieurs cures. Inversement un certains nombre de toxicomanes n'ont pas de contact avec le service médical, soit parce qu'ils sortent rapidement, soit parce qu'ils ne sont pas demandeur de soins.

Le traitement de la toxicomanie en prison et la réduction des risques qui y sont liés ne peuvent évidemment pas se limiter à l'utilisation d'un produit de substitution ; la mise en place d'autres moyens de prévention passe nécessairement par une phase de négociations avec les autorités de justice et de police (Harding, 1991).

B. Traitement de l'état de dépendance

Au service médical à la prison préventive de Genève sont actuellement délivrées deux sortes de cure utilisant de la méthadone : les cures de sevrage et les cures de maintenance.

1. Les cures de sevrage

Le sevrage médicalisé d'une dépendance aux opiacés peut se faire par le recours à différents produits : clonidine, benzodiazèpines, neuroleptiques et quelques autres médicaments et associations médicamenteuses. À Genève, depuis 1974, la méthadone est utilisée en milieu carcéral, à l'exclusion de tout autre produit, du fait de différents avantages qu'elle présente : forme liquide, prise quotidienne unique, facilité de maniement, absence d'effets secondaires pénibles, relatif confort du sevrage permettant l'adaptation à la situation pénale (Jeanmonod & Harding, 1988).

L'état de manque est évalué par une liste de symptômes objectifs et subjectifs permettant d'établir un score de sevrage. L'appréciation personnel du médecin selon sa connaissance du patient entre également en ligne de compte. Ainsi est fixée une dose initiale : elle est de 50 mg au maximum. Toute prescription supérieure à ce chiffre est administrée en deux fois. La diminution est habituellement de 5 mg par jour, avec des variations individuelles, selon la tolérance du patient. Pendant la période de sevrage à la méthadone, qui dure habituellement 10 à 15 jours, aucun autre psychotrope n'est prescrit. Par la suite un relais médicamenteux peut être pris, le plus souvent par benzodiazépines et somnifères, pour une période déterminée.

Les risque du sevrage à la méthadone sont faibles en ce qui concerne le produit lui-même : erreur d'évaluation de la dose de début, mauvaise tolérance au produit très rare. Les risques les plus importants sont ceux liés à la situation carcérale : prise concomitante d'un produit de trafic interne, libération inattendue en cours de cure.

2. Les cures de maintenance

Les cures de maintenance ne sont effectuées au service médical à la prison préventive de Genève que depuis 1992. Initialement elles avaient pour but de ne pas créer une rupture par rapport au traitement entrepris à l'extérieur et ne concernaient donc que les détenus incarcérés pour une période de moins de trois mois. Par le suite, selon le principe d'égalité des soins avec les patients non détenus, la possibilité d'une maintenance a été mise en place pour les toxicomanes devant être maintenus plus longtemps en prison, une restriction étant représentée par le transfert dans un pénitencier où la maintenance n'est pas possible. Si le principe reste en général de ne donner que la possibilité de poursuivre une cure débutée avant l'emprisonnement, il se peut qu'exceptionnellement une cure soit débutée en prison, dans l'idée de l'intégration à un programme de maintenance à la sortie.

La cure de maintenance au service médical de la prison se fait à la dose de 40 mg par jour. Le traitement d'un entrant est donc ramené au maximum à cette posologie. Si la dose qu'il absorbait à l'extérieur était très élevée, elle est d'emblée réduite d'un tiers puis ramenée progressivement à 40 mg.

Les risques liés aux cures de maintenance en milieu carcéral sont comparables à ceux décrits pour les cures de sevrage. L'effet sur la rechute à la sortie de prison est en cours d'évaluation.

C. Méthodes de prévention

Les méthodes visant à prévenir les complication de la toxicomanie en prison sont l'expression carcérale de la politique de réduction de risque. Elles concernent le risque d'overdose et les infections locales et générales (HIV, hépatites, tuberculose).

1. Le sevrage et la maintenance

Les méthodes de sevrage et de maintenance décrits plus haut constituent non seulement des traitements de l'état de manque mais également, en diminuant les comportements de consommation de drogue en milieu carcéral, elles concourent à la prévention de l'ensemble des risques liés à la toxicomanie. L'attitude médicale d'acceptation à fournir des cures s'est donc muée en attitude d'offre de traitement à la méthadone (comme le font également les services de soins publics) dans le but d'attirer le plus de toxicomanes possible à l'intérieur des filières de soins médicalisées.

2. L'information

Une information concernant les risques de transmission des maladies infectieuses ainsi que les moyens de dépistage est fournie à toute personne entrant en prison par une plaquette écrite et dessinée qui lui est fournie. Sur demande, l'information est précisée ou complétée par le personnel médical.

Par ailleurs un enseignement sur le sujet est également fourni au personnel de surveillance afin qu'il puisse répondre aux questions des détenus et si besoin les orienter.

3. La mise à disposition de préservatifs

À la consultation du service médical des préservatifs sont directement accessibles, gratuitement, sans en faire la demande.

4. Échange de seringue

Tout détenu qui se présente au service médical avec une seringue souillée peut obtenir en échange une seringue propre, sous le couvert du secret médical et sans qu'aucune explication ne lui soit demandée.

5. Kit de prévention

À la demande, il est distribué gratuitement aux toxicomanes qui sortent de prison un kit prophylactique contenant le matériel nécessaire pour plusieurs injections, des préservatifs, des instructions et une liste des services de la ville pour les toxicomanes.

D. Traitement de la toxicomanie

Le traitement de la toxico-dépendance elle-même est peu développé, du point de vue médical, au sein des prisons du canton de Genève. Il est en effet apparu illusoire de vouloir développer des programmes de soins visant à l'abstinence alors que le toxicomane se trouve dans une situation de contrainte et que son éloignement par rapport au produit est artificiellement maintenu. Cependant quelques possibilités existent dans l'optique d'offrir une réponse adaptée aux personnes pour lesquelles l'incarcération constituerait un épisode évolutif signifiant vis-à-vis leur toxico-dépendance.

1. Psychothérapies

Au service médical à la prison préventive, des psychothérapeutes, psychiatres ou psychologues, réalisent, pour les toxicomanes comme pour d'autres détenus, des prises en soins de nature analytique ou cognitiviste. L'orientation générale vise à l'élaboration des conflits actuels et à l'introduction à une méthode thérapeutique ; plutôt que la privation de liberté elle-même, c'est le risque permanent d'un transfert inattendu qui limite les possibilités de psychothérapie plus ambitieuse.

2. Antenne toxicomanie

Début 1994 fut mis sur pied une antenne toxicomanie destinée à tenter d'organiser la sortie des détenus ayant un problème de toxicodépendance. Le but visé était essentiellement de palier au fait que la plupart des toxicomanes sortent de prison sans projet ni contact solide pouvant favoriser leur réinsertion. Il s'agissait donc de créer une structure de liaison entre l'intérieur de la prison et les réseaux de soins et de soutien extérieurs.

L'antenne ne s'occupe que des personnes elles-mêmes demandeuses et qui ne sont pas libérées avant de pouvoir consulter. Pour cette fraction des toxicomanes incarcérés l'antenne a été à la fois un lieu de bilan et un lieu d'orientation. Elle a permis de mieux connaître cette population et de suivre son cheminement dans les semaines qui suivent la libération de prison. Il est apparu qu'une sortie mieux organisée favorise nettement le maintien des toxicomanes dans les réseaux de soins (Niveau & Sirdey, 1995).

3. La Fondation romande pour toxicomanes internés et condamnés

Cet établissement, non médicalisé, est une maison de détention pour toxicomanes motivés à suivre un traitement. D'une capacité de 17 places, il n'accueille que des personnes faisant l'objet d'une mesure pénale, pour une durée minimum de 18 mois. L'entrant est sensé être sevré physiquement de son produit. L'abstinence est surveillée par des prises d'urines durant tout le séjour. La cure se déroule selon un schéma classique en quatre étapes : coupure avec l'extérieur et vie communautaire pendant les trois premiers mois, reprise progressive des relations sociales avec l'extérieur pendant cinq mois, recherche d'une situation socio-professionnelle pendant quatre mois et réapprentissage de la vie quotidienne pendant les six derniers mois. L'approche est donc essentiellement socio-éducative, mais le soutien psychologique et l'approche familiale ne sont pas négligés. L'évaluation des résultats est en cours.

III. Quelques aspects internationaux

Les politiques de soins aux toxicomanes incarcérés sont extrêmement variables d'un pays à l'autre. Être exhaustif dans ce domaine relevant de la gageure, nous nous limitons à évoquer quelques cas particuliers.

A. Les Pays-Bas et la décriminalisation

Nous ne reviendrons pas sur la politique de décriminalisation ayant abouti au Pays-Bas à la libéralisation de la consommation des drogues dures et à la tolérances du commerce du cannabis (Grund, 1992).

Cependant de nombreux usagers de drogues sont poursuivis pour des délits associés (vols, cambriolages, etc.). Intervient alors le service de probation qui dans un premier temps peut être appelé à présenter un rapport sur les antécédents de la personne, puis propose un projet de travail au profit de la communauté pouvant remplacer la peine de prison. Dans certains cas ce sont des traitements obligatoires qui sont proposés en substitution de la peine. Malgré tout il apparaît que le nombre des toxicomanes incarcérés est en hausse constante. En pourcentage le taux de personnes toxico-dépendantes parmi les détenus a doublé entre 1981 et 1987. Les Pays-Bas se trouvent donc confrontés au problème de la consommation de drogues dans les prison au même titre que les autres pays d'Europe (Silvis, 1996).

Suite aux propositions du groupe de travail Nijborg, il a été créé 12 sections de prison où la drogue est proscrite. Dans ces sections il est pratiqué des contrôles techniques très stricts : fouille à corps, surveillance, analyse d'urine jusqu'à deux fois par jour. Des programmes de soin spécifique sont proposés.

Mis à part ces sections particulières, la politique de soin des toxicomanes dans les prisons néerlandaises vise à la réduction des risques et à l'abstinence progressive ; les programmes de prescription de méthadone entrent dans cette optique de soin.

B. Le Royaume-Uni et la lutte contre l'épidémie HIV

Comme tous les pays d'Europe, le Royaume-Uni a été frappé par la pandémie de SIDA en premier lieu à travers les groupes de populations toxicomanes et homosexuelles. Comme pour beaucoup de pays également, la situation à risque que constitue l'incarcération pour les personnes toxico-dépendantes n'est pas apparue dès les premières années de l'épidémie. En 1990 encore le traitement des toxicomanes incarcérés dans des unités de thérapie communautaire pouvait sembler être la solution la plus pertinente (Glatt, 1990). Dans les années qui suivirent, différentes études mirent en évidence d'une part le taux élevé (15 à 20 %) de toxicomanes qui poursuivaient leur consommation par injection en prison (Covell et al., 1993) et d'autre part les comportements à haut risque que leur situation les amenait à avoir : échange de seringues souillées, rapports non protégés, etc. (Bird AG., 1993).

La mise en évidence d'une épidémie d'infection VIH en 1993, à la prison de Glenochil, en Écosse, produisit un choc dans les milieux de la médecine pénitentiaire (Chritie, 1993). Il fut établi de façon certaine qu'au moins 8 détenus avaient été contaminés dans cette prison durant les six premiers mois de l'année suite à un échange de seringues souillées (Taylor et al., 1995). Des mesures de prévention furent exigées de toute urgence. Celles-ci ne furent pas aisées à mettre en place. En 1995 encore un article du British Médical Journal dénonçait leur insuffisance et constatait la poursuite de la consommation de drogue par injection dans les prisons (Connor, 1995). Actuellement dans les prisons du Royaume-Uni les détenus reçoivent une information sur les pratiques à risque, ils peuvent bénéficier d'un test HIV en toute confidentialité et il n'existe pas de ségrégation vis-à-vis des prisonniers séropositifs. Les cures de maintenance à la méthadone ne sont possibles que dans certains établissements. Par contre, dans la plupart des lieux de détention, l'échange des seringues n'est pas pratiqué et les préservatifs ne sont pas fournis.

C. Les États-Unis et les communautés thérapeutiques

La question de l'incarcération des personnes toxico-dépendantes a touché les États-Unis beaucoup plus massivement et précocement que les pays d'Europe. Selon certains organes officiels (Drug Use Forecasting System, Federal Bureau of Prisons) le taux des détenus usagés de drogue, alcool excepté, était de l'ordre de 60 à 70 % durant les années 1994, 1995 !

La mise en place des traitements pour toxicomanes incarcérés débuta dès 1935 avec l'ouverture d'un service spécialisé à Lexington dans le Kentucky, suivi par l'ouverture d'une autre unité à Fort Worth dans le Texas en 1938. Dès cette époque les traitements pour toxicomanes incarcérés furent influencés par le mouvement des communautés thérapeutiques.

Un coup d'arrêt fut provoqué par le rapport Martinson, en 1974, qui concluait à l'inefficacité des traitements et fut à l'origine d'un véritable phénomène « d'antiréhabilitation » : arrêt des programmes en cours, abandons des projets nouveaux (Leukefeld & Tims 1993).

Dans ce contexte les études dont les conclusions étaient favorables aux traitements passèrent longtemps inaperçues, mais à la fin des années 80 l'augmentation du nombre des toxicomanes incarcérés fut telle que la reprise des programmes de soins s'imposa d'elle-même.

En 1990 le taux de prévalence de l'infection VIH dans les prisons des différents États variait de 7 % (Maryland) à 17,4 % (New York) (Hammet, 1990). En 1992 une étude de Peters et May montrait qu'environ seulement 30 % de l'ensemble des établissements de détention disposaient de moyens de traitement pour les toxicomanes. Dans les années qui suivirent les programmes de soin pour les personnes toxico-dépendantes incarcérées se multiplièrent. Actuellement il existe des moyens très variables selon les États et les prisons : éducation, prévention des risques, thérapies individuelles ou de groupe, unités spécialisées, etc. Parmi ceux-ci les communautés thérapeutiques occupent une place particulière (Arcidiacono & Saum 1995).

Le terme de communauté thérapeutique (Thérapeutic Community) est devenu synonyme de traitement intensif en milieu fermé. Il trouve pourtant son origine dans la philosophie anglo-saxonne du « self-help » et des « self-help groups ». Les communautés thérapeutiques existent aux États-Unis depuis les années 60 et ont pour terrain d'élection le traitement de différentes addictions et en particulier l'alcoolisme. Leur adaptation au traitement des toxicomanes en milieu fermé a été essentiellement étudiée à travers deux unités : la Stay'N Out TC à New York et l'Amity TC en Californie ; d'autres communautés thérapeutiques carcérales existent dans certains États comme la Cornerstone TC dans l'Oregon.

Les toxicomanes admis dans les communautés thérapeutiques en milieu carcéral sont isolés des autres détenus. Ils s'engagent pour une durée d'environ un an. L'équipe soignante comprend le maximum d'ex-toxicomanes qu'il est possible, dans le but d'offrir aux participants des modèles identificatoires crédibles et acceptables. Une véritable collaboration active est attendue entre l'équipe et les participants. Le programme se divise en trois phases : la première phase comprend l'information sur les règles et l'élaboration des buts à atteindre ; la deuxième phase est celle du traitement lui-même et la troisième phase est celle de la préparation à la sortie. Le traitement quotidien consiste en travail individuel, activités communes et groupes d'élaboration. Durant ces groupes les comportements et attitudes de chacun peuvent être mis en cause et une certaine auto-analyse est attendue de la part des participants. La hiérarchisation des relations est variable selon les unités (Wexler 1995).

Une évaluation de la Stay'N Out TC (Wexler, Lipton & Johnson 1990) montrait une nette diminution des rechutes et récidives pour les sujets ayant suivi le programme de communauté thérapeutique de 9 à 12 mois, alors que les résultats étaient moins bons pour ceux restés dans l'unité plus de un an. Une étude portant sur l'Amity TC (Wexler 1994) indiquait que 34 % des participants étaient réincarcérés dans l'année qui suivait leur sortie, contre 60 % de réincarcération pour un groupe contrôle.

Le traitement de la toxicomanie en prison semble donc devoir rester une pièce maîtresse du dispositif de soin aux toxicomanes aux États-Unis.

Conclusion

L'observation des différentes politiques de lutte et de soins adoptées vis-à-vis de la toxicomanie dans les pays occidentaux fait apparaître qu'inéluctablement il se trouvera toujours une fraction de la population carcérale qui sera toxico-dépendante. Tout au plus peut-on espérer réduire cette fraction par la décriminalisation de la simple consommation. L'intérêt porté à la prise en charge des toxicomanes incarcérés s'est massivement porté au début des années 90 sur la nécessité impérieuse de réduire les risques liés au comportement toxicomaniaque. Ce mouvement se concrétisa en 1993 par « *les recommandations du comité des ministres du Conseil de l'Europe concernant les aspects pénitentiaires et criminologiques du contrôle des maladies transmissibles et notamment du SIDA et les problèmes connexes de santé en prison* » ainsi que par « *les directives de l'OMS sur l'infection à VIH et le SIDA dans les prisons* ». Il importe évidemment de poursuivre l'effort de prévention tout en ne perdant pas de vue la nécessité de saisir, pour chaque toxicomane, la signification de son addiction et de lui proposer une orientation en vue de s'en libérer. L'égalité des soins offerts au toxicomanes détenus, par rapport à ceux qui ne le sont pas, est une pierre angulaire en matière d'éthique de la médecine pénitentiaire.

Bibliographie

(1) ARCIDIACONO A., SAUM C.A. (1995) : « *Substance abuse treatment options : a fédéral initiative* », J. Psychoactive Drugs, 27, 1, 105-107.

(2) BAHY M. (1986) : « *Evaluation des traitements à la méthadone dans le Canton de Genève* », Rapport du médecin cantonal, Genève.

(3) BÉNÉZECH M., SERIN N., LABARRE P. (1995) : « *Alcoolisme, toxicomanie et surdose en prison. De la poursuite et de l'incitation toxicomaniaque chez les détenus* », Journal de Médecine Légale Droit Médical, 38, 7-8, 575-578.

(4) BIRD A.G., GORE S.M., BURNS S.M., DUGGIE J.G. (1993) : « *Study of infection with HIV and related risk factors in young offenders'institution* », British Médical Journal, Jul. 24. 307, 6898, 228-231.

(5) CHRISTIE B. (1993) : « *HIV outbreak investigated in Scottish jail* », British Médical Journal, 307, 151-52.

(6) CONNOR S., CHRISTIE B., ZINN C., MUDUR M., DOLLEY M., ROBERTS J., DOROZYNSKI A., SHELDON T., KARCHER H.L., HUNT P., SIEGEL-ITZKOVICH J. (1995) : « *Prison policies put inmates at risk* », British Médical Journal, 310, 278-283.

(7) Council of Europe (1993) : *Recommendation N° R(93)6 of the committee of Ministers to Member States*, Strasbourg.
(8) COVELL R.G. & al. (1993) : « *Prison expérience of injecting drug users in Glasgow* », Drug and Alcohol dépendence, 32, 9-14.
(9) DEGLON J-J. (1982) : « *Le traitement à long terme des héroïnomanes par la méthadone* », Médecine et Hygiène éd., Genève.
(10) DEVEAUX N. (1991) : « *La prison et le toxicomane* », Soins, Feb., 545, 47-52.
(11) EICHENBERGER G. (1976) : « *Traitement des patients drogués incarcérés à la prison St. Antoine à Genève* », Bulletin de Médecine Légale, Centre Anti-Poisons, 4, 269-275.
(12) EICHENBERGER G. (1994) : « *La toxicomanie à Genève* », Les cahiers de la santé, Genève.
(13) FEEG V.D. (1992) : « *Solving health problems with treatment, not jail* », Pediatr Nurs, Jan-Feb., 18, 1, 8.
(14) FRIEDBERGER M. (1991) : « *Drogués des prisons et toxicomanes des centres de cure* », Psychotropes, 7, 1, 33-38.
(15) GLATT M.M. (1990) : « *Drug abusers in prison* », The Lancet, 15, 336, 8729, 1512.
(16) GRUND J.-P. C. (1992) : « *The Rotterdam example : A case study of normalization of drug use* », in : *Drogues et droits de l'homme*, Ligue suisse des Droits de l'Homme, Genève.
(17) HAMMETT T.M. (1990) : « *Update 1989 : AIDS* », in : *correctional facilities*, National Institut of Justice, Washington.
(18) HARDING T.-W. (1987) : « *AIDS in prison* », The Lancet, 11, 8570, 1260-1263.
(19) HARDING T.-W. (1989) : « *Toxicomanie et SIDA : aspects épidémiologiques, psychosociaux et éthiques en milieu pénitentiaire* », Cahiers Psychiatriques Genevois, 6, 29-43.
(20) HARDING T.-W. (1990) : « *HIV infection and AIDS in the prison environment : a test case for the respect of human rights* », in : *AIDS and drug misuse*, London and New York, Routledge, 197-207.
(21) HARDING T.-W. (1991) : « *Can prison medecine be ethical ?* », Journal of the Irish colleges of Physicians and Surgeons, 20, 4, 262-65.
(22) HARDING-PINK D. (1991) : « *Les décès associés à la méthadone* », Journal de toxicologie clinique et expérimentale, 11, 1, 31-49.
(23) HARDING-PINK D. (1990) : « *Mortality following release from prison* », Médecine, science and the law, 30, 1, 12-16.
(24) INGOLD S., INGOLD F.R. (1986) : « *Le passage des toxicomanes en prison : l'incarcération et son enjeu* », Psychotropes, 3, 2, 23-34.
(25) JEANMONOD R., HARDING T.-W. (1988) : « *Le toxicomane en milieu carcéral : la réponse médicale et ses limites* », Médecine sociale et préventive, 33, 274-280.
(26) JEANMONOD R., HARDING T.-W., STAUB C. (1991) : « *Treatment of opiate withdrawal on entry to prison* », British Journal of Addiction, 86, 457-463.
(27) LADEWIG D., RENGGLI R., NEUBAUER H.W. (1984) : « *Methadon-Erhaltungsprogramm Sorgfalt entscheidet über die Behandlungseffizienz* » Schw. Rundschau für Medizin (praxis) 73, 23, 732-34.
(28) LEUKEFELD C.G., TIMS FR. (1993) : « *Drug abuse treatment in prisons and jails* », J. Subst. Abuse Treat., Jan-Feb. 10, 1, 77-84.
(30) MARTIN J. (1995) : « *Politique en matière de drogue et de toxicomanie* », Médecine et Hygiène, 53 èmc annèc, 18 octobro.
(31) NIVEAU G., SIRDEY C. (1995) : « *Méthadone et prison* », Synapse, 119, 35-39.
(32) OMS (1993) : « *Programme de lutte contre le SIDA. Directives de l'OMS sur l'infection à VIH et le SIDA dans les prisons* », Genève.
(33) PETERS R., MAY B. (1992) : « *Drug treatment services in jails* », in : C.G. Leukefeld & F.M. Tims (Eds.) : *Drug abuse treatment in prisons and jails*, 38-50, U.S. Government Printing Office, Washigton.
(34) PICKERING I I., STIMSON G.V. (1993) : « *Syringe sharing in prison* », The Lancet, 4, 342, 8871, 621 622.
(35) ROTILY M., GALINIER-PUJOL A., VERNAY-VAISSE C. (1995) : « *Risk behaviours of inmates in south-eastern France* », AIDS Care, 7 suppl. 1P S, 89-93.
(36) SIGURDSSON J.F., GUDJONSSON G.H. (1994) : « *Alcohol and drug intoxication during police interrogation and the reason why suspects confess to the police* », Addiction, 89, 985-97.
(37) SILVIS J. (1996) : « *La mise en œuvre de la législation sur les stupéfiants aux Pays-Bas* », in : *Usage de stupéfiants, politiques européennes*, Georg éd., Genève, 181-204.
(38) TAYLOR A. & al. (1995) : « *Outbreak of HIV infection in a Scottish prison* », British Médical Journal,310, 289-292.
(39) TURNBUL P., STIMSON G. (1994) : « *Drug use in prison* », British Médical Journal, 308, 1716.
(40) UCHTENHAGEN A., ZIMMER-HÖFLER D. (1985) : « *Heroinabhängige und ihre "normalen" Altersgenossen* », Haupt, Berne-Stuttgart.
(41) WEXLER H.K. (1995) : « *The success of therapeutic communities for substance abusers in American prisons* », J. Psychoactive Drugs, jan-mar. 27, 1, 57-66.
(42) WEXLER H.K. (1994) : « *Progress in prison substance abuse treatment : A 5 years report* », Journal of drug issues, 24, 2, 361-72.
(43) WEXLER H.K., LIPTON D.S., JOHNSON B.D. (1990) : « *A criminal justice strategy for treating drug offenders in custody* », National Institut of Justice, Issues and practices, Washington.
(44) WIETLISBACH V., MEYSTRE-AGUSTONI G., MARTIN J. (1995) : « *Methadone treatment and risk of HIV infection in drug users without legal access to clean injection equipment* », Soz Praventivmed, 40, 3, 183-190.

(45) WOLSKI K.R., TOWNSHIP L. (1995) : « *Jail won't cure addiction* », Am. J. Nurs, Aug, 8, 8.
(46) ZIMMERMANN E., von ALLMEN M. (1985) : « *Consultation médicale et consommations médicamenteuses en cours de détention préventive à la prison de Champ-Dollon* », Médecine sociale et préventive, 30, 312-321.

Le passage à l'acte auto-agressif en milieu carcéral

F. Sciorato, D. Glézer, J.-M. Chabannes

Nous entendons par passage à l'acte auto-agressif le retournement de la violence d'un individu sur lui-même. Le concept de violence porte en lui les notions de force, de puissance mais aussi de transgression et d'interdit. Ces notions, nous pouvons le remarquer, entrent en résonance avec celles de violation de la loi, de sanction et *ipso facto* avec la prison, lieu de « traitement » social de la violence. Le passage à l'acte auto-agressif du détenu, manifestation violente contenue à l'intérieur des murs et retournée sur lui-même, marque la mise en échec de ce traitement. Les conduites auto-agressives ne sont pas propres au milieu carcéral, elles couvrent tout le champ de la psychiatrie et de la psychopathologie, et doivent être envisagées comme l'expression d'une souffrance psychique. Leur fréquence élevée au sein de la prison témoigne de cette souffrance chez l'individu incarcéré. L'incarcération stigmatise la faute et la répression sociale ; en prison les frustrations sont multiples : tout d'abord la privation de liberté, la soumission au règlement et son corollaire la possibilité de sanctions disciplinaires internes, mais aussi l'absence d'écoute et de réponse. Dans ces conditions, la parole se tarit et le passage à l'acte devient un mode d'expression privilégié, une forme non verbale de discours qui interpelle l'autorité et prend à témoin le corps social. Le corps, dernière possession du détenu, est pris en otage dans un processus de revendication ou de détresse.

Nous avons choisi de privilégier les aspects de l'auto-agression plus spécifiquement liés à l'emprisonnement et de ne pas insister sur les passages à l'acte survenant au cours d'une pathologie psychiatrique avérée qu'elle soit d'origine psychotique ou névrotique. De telles pathologies sont toutefois représentées dans la population pénale, les passages à l'acte perdent alors caractère spécifique pour s'intégrer dans le processus évolutif de la maladie. Nous avons tenté de regrouper les différentes formes de conduites auto-agressives suivant leur caractère impulsif ou prémédité et traiterons à part les actes suicidaires.

I. Les conduites auto-agressives impulsives

On retrouve parmi ces conduites les coupures superficielles, les brûlures de cigarette et les comportements d'ingestions d'objets divers. Les coupures superficielles et les brûlures de cigarette concernent toutes les parties du corps accessibles : les membres, le thorax et l'abdomen. Ce sont le plus souvent des conduites répétitives dont le sujet est coutumier. Le caractère anxiogène pour l'entourage tient à la menace de nouveau passage à l'acte, voire d'escalade dans la gravité. Certains sujet sont recouverts de cicatrices, d'âges différents, disséminées sur tout le corps. Les détenus avaleurs d'objets sont plus inquiétants du fait du risque fonctionnel et vital de leur passage à l'acte. Tous les objets peuvent être avalés : lames de rasoir, cuillères, fourchettes, dents de fourchettes, briquets... Ces conduites peuvent amener à de multiples interventions endoscopiques ou à des laparotomies répétitives.

Le plus souvent ces passages à l'acte impulsifs surviennent en réponse à une situation carcérale de frustration, comme une sanction de quartier disciplinaire ou une suspension de parloir. Le mode de passage à l'acte est le plus souvent stéréotypé, ainsi certains sujets sont qualifiés « d'avaleurs », parfois certains sujets alternent les différents modes. D'un point de vue psychopathologique, ces actions sont sous-tendues par un état de tension extrême avec une carence des processus de mentalisation. Cette abréaction a semble-t-il un effet résolutoire temporaire sur l'angoisse du sujet. Les personnes en cause sont pour la plupart des psychopathes ou des personnalités « état limite » aménagés sur un mode psychopathique. En bute à une frustration anxiogène ils sont conduits lors du raptus anxieux à une décharge pulsionnelle auto-agressive. Certains sujets ayant des aménagements pervers éprouvent une jouissance de l'angoisse que génère chez l'entourage leur passage à l'acte. Ainsi chez certains cette jouissance les amène à une escalade dans la gravité mettant en jeu le pronostic fonctionnel et vital, les interventions médicales et chirurgicales se succèdent comme les transferts d'urgence à l'hôpital.

La prise en charge psychiatrique se fixe pour objectif d'apaiser l'angoisse, de travailler sur la signification du passage à l'acte en aidant le sujet à mentaliser par la verbalisation de ses affects. Des séjours de « décompression » peuvent être proposés notamment par des hospitalisations en Service médico-psychologique régional. Cela permet de faire retomber la tension interne de la personne et de rompre des situations conflictuelles en escalade symétrique avec l'administration pénitentiaire.

II. Les conduites auto-agressives préméditées

Ces conduites sont des actions délibérées que le sujet met au point comme autant de stratégie visant à obtenir un résultat. Leur but est d'exercer une pression sur un partenaire cible qui peut être l'autorité judiciaire ou l'administration pénitentiaire en prenant à témoin le groupe social. L'auto-agression aura d'autant plus d'emprise sur le groupe social que son caractère sera impensable, effroyable pour ce groupe.

A. Les mutilations

Ce sont des conduites auto-agressives graves compromettant le pronostic fonctionnel et l'intégrité de l'individu. Les plus fréquentes sont les amputations de phalanges, de doigts, d'oreilles. Leur caractère répétitif et leur gravité en font des conduites particulièrement angoissantes d'autant plus que le sujet fait preuve de détermination et de froideur affective. Le plus souvent elles s'intègrent dans un conflit relationnel ou processus de revendication. Le motif est variable, il peut s'agir de revendiquer un parloir, une libération conditionnelle, étayer par la gravité de l'acte son innocence ou protester contre la lenteur de la procédure judiciaire...

Leur caractère dramatique a pour objectif de faire fléchir l'interlocuteur détenant le pouvoir par un « bras de fer » où le sujet prend son corps en otage. Ce corps est la dernière possession inaliénable du détenu dans notre société où la sanction pénale est une privation de liberté mais où le châtiment corporel est banni. Faire fléchir le partenaire cible judiciaire ou pénitentiare nécessite la médiatisation du passage à l'acte auprès des personnels pénitentiaires et non pénitentiaires comme les soignants de la prison. Parfois cette médiatisation du passage à l'acte s'étend à l'extérieur des murs (avocat, famille, presse...). Le choix de ce mode d'action marque leur détermination dans le processus de revendication.

Le plus souvent nous sommes en présence de personnalité présentant une structure paranoïaque ou des traits de caractère pervers. Dans les deux cas la structure psychologique de ces individus les conduit a tenter d'atteindre le partenaire cible en tant que persécuteur ou partenaire d'une relation sadomasochiste. Nous noterons que les mutilations concernant les organes sexuels sont exceptionnelles et que leur survenue entre le plus souvent dans le processus évolutif d'une pathologie psychotique.

B. Les grèves de la faim

La grève de la faim peut être définie comme le refus volontaire de s'alimenter en dehors du cadre d'une pathologie mentale avérée. Son but est le plus souvent utilitaire et adapté. Elle vise à obtenir du partenaire cible certaines modifications. Les grèves de la faim ne sont pas spécifiques au milieu carcéral mais peuvent intervenir dans toute situation conflictuelle comme moyen de pression au cours d'un rapport de force avec une institution, une administration, une juridiction ou un particulier... Nous citerons pour exemple la grève de la faim des « sans papiers » de l'église Saint Bernard (Paris, 1996) ; cette grève collective visait à obtenir la régularisation administrative de personnes en situation illicite.

La grève de la faim s'inscrit dans un processus de revendication avec une situation bien réelle et doit être différenciée de la sitiophobie et de l'anorexie. Ces dernières sont les symptômes d'une pathologie mentale décompensée ; dans ces cas le refus alimentaire doit être traité comme tel. À la différence des grèves de la faim, on ne retrouve pas dans le refus d'alimentation pathologique le schéma triangulaire propre à la revendication : gréviste, partenaire cible et groupe social témoin. Dans la mélancolie, le sujet s'inscrit dans un processus de désocialisation dépressif, dans l'anorexie mentale il existe un refus du corps sexué, mais en aucun cas ces deux affections ne répondent au schéma triangulaire. En ce qui concerne le paranoïaque délirant, la revendication a bien un partenaire cible et parfois le groupe social peut être pris à témoin. Cependant, si le gréviste de la faim demande un aménagement de la loi ou d'un état de fait qui lui donne tort, le paranoïaque fait appel à un tiers qualifié ou au groupe social pour que la loi soit appliquée et cela dans une acception délirante de la réalité.

En milieu carcéral, le motif de revendication porte le plus souvent sur le plan judiciaire ou sur le plan pénitentiaire. Nous citerons les motivations les plus fréquentes : protester contre un chef d'inculpation, demander une mise en liberté provisoire, protester contre la lenteur de la procédure judiciaire, réclamer une amélioration des conditions de détention, demander un transfert pour rapprochement familial...

Il faut distinguer plusieurs formes de grève de la faim suivant leur sévérité :

- le refus total d'aliment et de boisson assez exceptionnel et dont l'évolution vers les complications médicales est rapide (cela représente environ 10 % des grèves) ;
- le refus d'aliment nutritif mais pas de boisson, le sujet acceptant de boire de l'eau (cette forme est la plus fréquente : environ 73 % des grèves) ;
- les grèves de la faim partielles où le sujet accepte de boire des boissons nutritives comme le café ou l'eau sucré (environ 17 %). [Ces chiffres sont issus d'un travail réalisé par madame G. Casile sur la population pénale de la maison d'arrêt des Baumettes (Marseille) de 1975 à 1983].

Il existe des grèves de la faim individuelles ; la revendication est alors le plus souvent un avantage personnel. Parfois la grève de la faim individuelle correspond à la recherche de retombés collectives ; c'est ce qui s'est passé en Grande-Bretagne pour les détenus de l'I.R.A qui à tour de rôle ont fait la grève la faim pour l'obtention du statut de détenu politique. Le gréviste de la faim dans ces cas personnifie une collectivité.

D'autres grèves de la faim sont collectives ; elles ont pour objectif l'obtention de retombées la collectivité des grévistes. Ces grèves sont plus fréquentes et plus déterminées chez les détenus politiques que chez les détenus de droit commun, les premières étant sous-tendues par une idéologie unificatrice. Parfois la grève de la faim collective a pour objectif l'obtention d'aménagement pour un seul individu ; en fait, le résultat recherché est alors implicitement collectif et procède de mécanismes d'identification.

Comme nous l'avons déjà souligné, la grève de la faim a pour but de faire fléchir le partenaire cible qui est dans cette situation soumis aux exigences contradictoires afférentes à sa fonction et à sa position d'être humain faisant lui-même parti du groupe social. Ce groupe joue le rôle de référence ; il a pour fonction de récupérer et d'amplifier l'angoisse de mort. Pour cela il est nécessaire que le groupe social soit régi par la règle tacite de l'alimentation et que la médiatisation soit possible afin de le toucher. Ainsi durant les périodes de restriction de la seconde guerre mondiale et de l'immédiate après guerre, la grève de la faim n'était pas un mode de revendication envisageable. Par ailleurs le détenu de droit commun ayant transgressé la loi du groupe social a d'autant plus de difficulté à sensibiliser ce même groupe.

D'un point de vue psychopathologique, il n'y a pas de structure de personnalité particulière prédisposant au choix de la grève de la faim comme moyen d'action. Les traits de personnalité mis en jeu sont le plus souvent des aménagements paranoïaque, psychopathique et pervers. Il s'établit entre le sujet et le partenaire cible une relation de type sadomasochiste avec des pulsions de mort et érotisation de la souffrance corporelle du sujet.

Le psychiatre intervient pour dépister une pathologie psychiatrique avérée, le plus souvent à la demande du service médical de la prison ou de l'administration pénitentiaire. Celle-ci éliminée le choix du mode de revendication appartient au détenu. S'efforcer de lui faire reprendre l'alimentation équivaudrait à tarir son message dans une alliance tacite avec le partenaire cible. Éclairé sur les conséquences de sa grève de la faim, le détenu doit garder la liberté d'user de son corps comme il l'entend. Le détenu qui débute une grève de la faim est tenu d'en faire la déclaration. Un suivi somatique est alors effectué par le service médical qui doit rendre compte de l'état clinique du détenu par un rapport hebdomadaire aux autorités. Dans le cas d'une grève de la faim sévère qui se prolonge, la dénutrition s'accompagne d'une dégradation physique importante mais aussi de manifestations neuropsychiques, comme l'altération de la conscience. Quand les troubles psychiques ne permettent plus au détenu de disposer de son libre arbitre et que le pronostic vital est en jeu, une alimentation « forcée » est alors mise en place par voie entérale ou parentérale. Le psychiatre peut être sollicité pour évaluer la capacité psychique de l'individu à disposer en toute conscience de sa personne. Entre le respect de la liberté individuelle et la non assistance à personne en péril, le psychiatre et le médecin de la prison sont confrontés au risque de dérive éthique.

C. Le refus de soins

Il arrive en milieu carcéral que des sujets porteurs de pathologies somatiques chroniques, comme le diabète ou l'épilepsie, refusent de poursuivre le traitement. D'autres alcooliques ou toxicomanes vont omettre de signaler leur dépendance au moment de l'incarcération, s'exposant de ce fait au risque de syndrome de sevrage. Souvent ces conduites ne s'intègrent pas dans un processus de revendication ou de contestation. Ainsi certains diabétiques insulino-dépendants jusque là bien stabilisés ne parviennent pas lors de leur incarcération à poursuivre correctement la gestion de leur traitement. Il semble s'agir d'une perte de repères liée à la sidération anxieuse réactionnelle. En conséquence ces situations ne peuvent être considérées comme de véritables refus de soins au sens strict et ne sont pas à envisager comme moyen de pression dans un processus revendicatif et contestataire. Par contre, le refus d'insuline proprement dit entre le plus souvent dans le cadre d'un processus revendicatif et conflictuel. Le sujet refuse dans ce cas de manière délibérée la gestion de son insulinothérapie. La gravité potentielle de cet état de fait peut apparenter ce comportement à une conduite suicidaire qui va alerter l'entourage et notamment le service médical en charge de la santé somatique des détenus. Le sujet revendicatif se place dans une attitude d'opposition passive proche de celle du gréviste de la faim. À la Maison d'Arrêt des Baumettes, les sujets insulinodépendants sont, durant leur séjour, incarcéré au service médical de l'établissement afin d'assurer au mieux le contrôle du traitement.

De même, pour l'épileptique, le refus de traitement anti-convulsivant l'exposant à la survenue de crises comitiales semble répondre aux mêmes mécanismes psychopathologiques d'opposition passive. Le plus souvent la comitialité n'expose pas le sujet à un danger vital, cependant la survenu de crise est tout particulièrement spectaculaire et angoissante. Cette angoisse retentir sur le personnel de la prison mais on le conçoit aussi aisément sur les codétenus. Bien souvent le sujet confronté à la répétition aléatoire des crises cesse de lui-même cette grève des soins dont l'impact sur le partenaire cible est peu important du fait de la récupération post-critique. Dans les deux affections précédentes, le détenu se comporte comme s'il souhaitait se soumettre à l'épreuve du destin comme réassurance du droit de vivre. Les pulsions de mort sont prévalentes sous-tendues par la culpabilité surmoïque.

Certains sujets éthyliques et toxicomanes ne signalent pas à leur arrivée en détention leur pharmacodépendance. Cela les expose aux accidents de sevrage brutal comme l'état confusionnel ou le délirium tremens. Il apparaît que cette omission procède de deux mécanismes : tout d'abord le déni et la banalisation, ensuite une composante auto-agressive masochiste liée à la culpabilité. Cette culpabilité apparaît liée au fait que la toxicomanie est au mois en partie responsable de leur incarcération de manière directe ou indirecte, d'où l'émergence du désir de « décrocher à la dure ».

III. Les suicides et tentatives de suicide

Nous ne reviendrons pas sur les difficultés de l'univers carcéral et sur les souffrances générées par la détention et la procédure judiciaire. À cela s'ajoutent les souffrances consécutives aux bouleversements familiaux : rejet du détenu, ruptures sentimentales avec bien souvent éloignement des enfants... Tout cela est source de désespoir et de détresse et peut expliquer l'incidence considérable du suicide en milieu carcéral. En effet une étude effectuée par N. Bourgoin, et reprise par la Direction de l'administration pénitentiaire, révèle un incidence du suicide en prison de 142/100.000/an alors que dans la population générale l'incidence est de 25/100.000/an après correction de la sous-évaluation des décès par suicide. L'incidence du suicide en milieu carcéral est multipliée par 5,7. Si l'on compare avec une population de même structure (même âge et même sex ratio) le risque en milieu carcéral est multiplié par 3,3. Pour l'année 1990, l'administration pénitentiaire à comptabilisé 59 suicides et 377 tentatives de suicide, soit au total 436 actes suicidaires pour une population pénale 45.419 détenus. En 1991 et 1992, la tendance s'est encore accentuée avec les chiffres respectifs de 67 et 95 suicides pour un effectif d'environ 50.000 détenus.

Le moyen le plus utilisé est la pendaison, qui représente environ 90 % des cas de suicide ; pour le reste on retrouve les automutilations et les projections dans le vide malgré l'existence de filets de protection. Les périodes de l'année les plus propices sont la période de Noël pour des raisons évidentes et l'été probablement en raison de la vacance judiciaire à cette époque et des difficultés liées aux conditions de détention et de promiscuité. Le risque suicidaire est présent dès l'incarcération mais le plus souvent la sidération anxieuse liée à l'emprisonnement réduit ce danger dans les premiers jours. Par contre, cette période passée, c'est en début de détention que l'on peut observer un pic de fréquence et cela durant la phase préventive où les difficultés d'adaptation entrent en résonance avec l'incertitude du devenir. Ainsi, plus du quart des suicides de prévenus survient durant le premier mois d'incarcération et 60 % durant les trois premiers mois. La condamnation ne semble pas influencer fortement le risque suicidaire. Cette prédominance du début de l'incarcération explique que le suicide soit largement plus fréquent en maison d'arrêt que dans les établissements pour peine. Le taux de suicide semble augmenter avec la gravité du délit, notamment quand il est question de violence, de meurtre ou de délit sexuel. Enfin, comme dans la population générale, l'incidence du suicide augmente avec l'âge du détenu alors que les tentatives de suicide sont plus fréquentes chez les jeunes.

Nos pouvons semble-t-il distinguer deux modes de passage à l'acte suicidaire : l'acte prémédité et l'acte impulsif. Dans le premier cas l'action est mûrement réfléchie et déterminée. Le sujet organise le déroulement de son acte de manière à laisser peu de chance aux secours. Le moment du suicide correspond à une période de la journée où la surveillance est minimale où il est seul en cellule ; ainsi s'explique la plus grande fréquence des suicides au moment des promenades, quand les codétenus sont absents, entre 12 h et 14 h, le soir ou le week-end. Ces gestes déterminés, correspondant à une volonté destructrice maximale, sont le plus souvent consécutifs au désespoir réactionnel lié à la situation personnelle de l'individu qui entre en résonance avec sa structure psychopathologique. Il n'y a pas de structure de personnalité prédisposant particulièrement au suicide mais plus généralement, quelque soit la structure, le sentiment d'être dans une situation sans issue. D'un point de vue clinique, l'examen peut mettre en évidence des affects anxio-dépressifs qui sont autant de témoins du malaise. Ceci dit, dans un lieu où le malaise psychologique est le lot commun des individus, le psychiatre se trouve confronté aux limites de ses compétences en matière de prédictivité des passages à l'acte.

Certains suicides apparaissent comme des actes impulsifs consécutifs à l'émergence de l'angoisse ; ils sont plus particulièrement le fait de personnalités impulsives souvent rencontrées en milieu carcéral comme les psychopathes et les états limites aménagés sur un versant psychopathique. De la même manière que pour les autres catégories de passages à l'acte impulsifs, ils semblent résulter du caractère anxiogène des frustrations pénitentiaires.

La frontière entre suicide et tentative de suicide est bien difficile à établir. Car il serait trop réducteur de tirer des conclusions hâtives *a posteriori*, d'autant plus que les suicides « réussis » sont bien souvent précédés de tentatives (près du tiers des suicidés ont fait une tentative au cours d'une détention antérieure ou depuis l'incarcération). Parfois seules les circonstances externes, favorables ou défavorables, influerons sur la gravité de l'acte. Comment quantifier la volonté destructrice ? Entrent dans le cadre des tentatives de suicide les phlébotomies et les ingestions médicamenteuses. Pour ces dernières, jusqu'à présent, les médicaments utilisés étaient pour l'essentiel des produits entrés en prison de manière illicite à l'occasion de parloirs, car le mode de distribution « dilué » des psychotropes à l'intérieur de la prison ne permettait pas le stockage. Avec les nouvelles modalités de distribution qui sont en cours de mise en place, on peut à présent envisager des stockages et ingestions massives de produit prescrits.

Conclusion

La prison, lieu de la répression sociale, contraint l'individu, et en cela génère de la souffrance psychique. Comme nous avons pu le constater cette souffrance s'exprime par différents symptômes. Les passages à l'acte auto-agressifs sont les symptômes de cette souffrance qui peut aussi s'exprimer différemment : hétéro-agressions, manifestations psychosomatiques, décompensations psychiatriques… Il peut apparaître paradoxal d'incarcérer un individu et de tenter de le maintenir en bonne santé. C'était il y a peu de temps la tâche contradictoire de l'administration pénitentiaire. À présent la charge des soins en prison incombe au ministère de la santé. Cette dissociation des compétences permet la neutralité et l'indépendance nécessaire des soignants. Le psychiatre intervenant en milieu carcéral a pour mission de soulager le patient qui sollicite une aide médicale, de protéger le détenu contre lui-même quand les troubles entravent son discernement, mais il n'est pas possible d'entraver les moyens d'action qu'il choisit, fussent-ils auto-agressifs.

Bibliographie

(1) BOURGOIN N. (1991) : « *Le suicide en prison* », Dir. de l'administr. pénitentiaire, min. de la Justice.
(2) CASILE-HUGUES G. (1994) : « *La grève de la faim en milieu carcéral* », Pres. Univ. d'Aix, Fac. droit & sci. pol.
(3) ESPINOZA P. (1990) : « *L'auto-agression en milieu carcéral* », La rev. du prat., 1, 1.1.90.
(4) GAYDA M., VACOLA G., TROISIER S. (1984) : « *Suicides et structures pénitentiaires* », J. méd. lég & droit méd., 27, 1,105-110.
(5) TROISIER S. (1976) : « *La grève de la faim en milieu pénitentiaire* », Gazette méd. de France, 83,31, 15.10.76.

2.3. La prise en charge psychiatrique des agresseurs

2.3.1. Les itinéraires des agresseurs

Quels sont les itinéraires procéduraux des criminels reconnus (secondairement) comme étant des malades mentaux ? Nous avons choisi deux exemples significatifs, empruntés l'un au droit français, l'autre au droit canadien. Didier Bourgeois, psychiatre des Hôpitaux à Montfavet, expose donc l'itinéraire procédural français. Pour relater l'expérience québécoise, nous avons fait appel à Frédéric Grunberg, professeur titulaire de psychiatrie à l'Université de Montréal, responsable du module de bio-éthique et psychiatrie légale, Hôpital Louis-H. Lafontaine, et Commissaire à la Commission québécoise d'examen.

Déviances criminelles, déviances maladives : le cadre de leurs prises en charge

D. Bourgeois

À notre époque, tout acte criminel relève, au départ, du droit commun mais très vite, si elle est évoquée, la coexistence de troubles psychiques complexifie les modalités de prise en charge de l'auteur de cet acte, doublement déviant par rapport à la loi sociale (notion de déviance criminelle sociologique) et à la norme mentale. Nous allons tenter dans ce chapitre de démonter les articulations fonctionnelles du dispositif judiciaire et sanitaire en place.

D'une réponse institutionnelle univoque aux troubles de l'ordre public, à l'émergence de la folie comme objet médical

Autrefois, l'« embastillement » par *lettre de cachet* des malades, ainsi mêlés aux criminels, était, de la part de l'État, la réponse univoque aux troubles du comportement ; la peine de mort publiquement, férocement et fréquemment appliquée ainsi que l'exil complétant l'arsenal répressif en vigueur. La révolution française, à travers le geste « historique » de Philippe Pinel, à la Salpêtrière, libérant les aliénés de leurs chaînes, concrétisa un tournant théorique dans l'approche de ces déviances multiples (le traitement moral des insensés devenus sujets, confronté à la Déclaration Universelle des Droits de l'Homme et du Citoyen) mais ne changea pas radicalement les pratiques. Les malades mentaux, marginalisés, restaient retenus ou hébergés « *dans des maisons de forces, hospices, voire prisons pour ceux qui avaient commis des actes médico-légaux* » (1).

La volonté de l'Assemblé Constituante de la première République de fonder un ordre neuf, y compris en matière pénale, rompant avec l'arbitraire de l'Ancien régime, s'est concrétisé à la fois par le décret du 16-26 mars 1790 ordonnant la libération des personnes détenues sans titre, à l'exception des fous dont la libération reste soumis à avis médical (4) et, dès le projet initial de Code pénal, inscrit dans une utopie sociale, par le principe d'une fonction d'éducation nationale à la prison, reposant sur trois piliers : la surveillance, l'éducation, l'assistance. Dans ce projet présenté et défendu par Le Peletier de Saint-Fargeau (mai 1791), est attribuée à la prison une valeur dissuasive importante, la peine devant être à la fois démonstrative, pédagogique et utile à la société. Dès lors, isolée du strict pénal, peu à peu, la folie, y compris dans ses conséquences dramatiques meurtrières, a pu s'ériger en objet médical.

Depuis, l'ambivalence institutionnelle a perduré et tour à tour, selon les circonstances, se sont développées des réponses à composantes répressives soignantes, judiciaires et sanitaro-éducatives. La loi du 30.6.1838, à son niveau, constitua, à l'image de son époque et jusqu'à son abolition récente (1990), un système unique, complété par l'article 64 CP, articulant les différentes modalités de prise en compte sanitaires du criminel-malade mental.

Les dilemmes actuels

Un premier dilemme réside dans l'antinomie supposée exister entre, d'une part la nécessité sociale, à but exemplaire, de sanctionner tout acte criminel et d'autre part, la nécessité éthique de ne pas punir un malade, ainsi défini comme irresponsable de son acte et victime de sa maladie. L'article 122-1 nouveau du Code pénal succédant à l'article 64, est censé prendre en compte et donner issue à cette double contrainte. Il constitue le socle légal privilégié de la résolution de ce problème à dimensions multiples.

Le sujet est-il responsable de son geste, le comprend-il ? Est-il accessible à une sanction pénale et si oui, laquelle ? Est-il améliorable, curable, partiellement ou totalement et dans ce cas, quels seront les risques de récidive ? Cet échantillonnage de questionnement, non exhaustif, concerne l'expert psychiatre ou psychologue mais aussi le magistrat devant statuer en dernier ressort sur la nature de l'acte d'un sujet mis en examen (cet acte relève-t-il de la justice ou bien son auteur doit-il bénéficier d'un non-lieu ?).

Un second dilemme réside dans le fait qu'il faille néanmoins surveiller tout sujet, même malade, susceptible de récidiver et l'empêcher de commettre à nouveau un acte dangereux pour la société des hommes (notion de trouble de l'ordre public) et qu'il soit nécessaire, d'autre part de soigner « dans les règles de l'art », c'est-à-dire en utilisant toutes les modalités thérapeutiques en vigueur, tout sujet supposé malade. Les lieux de soins classiques ne sont pas toujours les lieux les plus sûrs et les lieux d'enfermement traditionnels ne sont généralement pas des milieux idéaux pour soigner.

Les réactions de l'opinion publique à la libération après peine d'individus récidivant gravement par la suite, les pervers sexuels meurtriers d'enfants en particulier, ont entraîné la mise en place, dans le dispositif pénal, de la notion de peine incompressible et d'une expertise préalable à la sortie de ces sujets, leur peine purgée. Bien que compréhensible affectivement, ces dispositions spéciales d'exception introduisent une inégalité de fait dans le traitement des criminels, les uns pouvant bénéficier des grâces et remises de peines ordinaires, les autres en étant d'avance exclus de par la nature de leur crime. Une responsabilité énorme est ainsi confiée au psychiatre placé alors en garde-fou ultime à qui il sera aisément reprochable d'avoir libéré un « danger public » ! Ce dispositif sécuritaire a été accusé, en conséquence, d'aboutir à la notion de « double peine », pénitentiaire et psychiatrique, qui n'a, aux yeux du droit, jamais lieu d'être.

Le malade-criminel, malade hors-normes de prise en charge ?

Deux exemples illustrent le fait que le « criminel-malade mental » relève encore actuellement d'exceptions au droit commun.

Chimiothérapies et perversion sexuelle

La mise au point de traitements chimiothérapiques anti-androgéniques efficaces dans des indications reconnues (traitements de cancers hormonodépendants) a entraîné, par dérive expérimentale, la tentation de les utiliser chez les pervers récidivants, et ce, hors AMM jusqu'à présent, en tant qu'inhibiteur libidinal.

La situation personnelle de ces sujets, soumis à une alternative sociale illusoire, « emprisonnement de longue durée ou traitement antiandrogénique », fait qu'un certain nombre d'entre eux revendique, en connaissance de cause, la deuxième solution. Au delà de la polémique sur l'efficacité statistique à terme du produit et sur les difficultés éthiques pour le médecin traitant de s'assurer, après la sortie de prison, de l'observance de cette « obligation de soins », voire de prévenir les autorités judiciaires si son malade ne s'y conforme pas, au delà de la réflexion philosophique sur la définition de la cible comportementale du médicament, il s'agit, de fait, d'une exception au droit commun sur la prescription de médicaments.

La fiole en prison

En milieu carcéral ordinaire, malgré l'évolution politique imposée par la loi du 18.1.1994, la délivrance aux détenus des médicaments psychotropes, et d'eux seuls, relève encore de l'exception eu égard aux risques de trafic ou de dissimulation en vue de tentative de suicide ultérieure de produits réputés dangereux. Il est bien connu que l'on peut se suicider avec tout médicament, y compris les plus banals, mais la délivrance de la « fiole » liée à la pénurie en personnel pénitentiaire qui limite, de fait, dans la plupart des établissements, le nombre des distributions de médicaments à deux par jour, ne concerne plus que les psychotropes.

La « fiole » est un composé extemporané de médicaments pilés (si ce sont des comprimés), ouverts (si ce sont des gélules), mélangés abusivement parfois, et éventés si ce sont des liquides. En tout état de cause, ce mélange ne répond pas aux critères galéniques de l'AMM de chacun des produits et donc à ceux de la Convention des Droits de l'Homme concernant le fait qu'un individu malade, même incarcéré, doive bénéficier des soins appropriés et strictement conformes aux normes de délivrance.

Ces deux exemples montrent que dans notre pays, la situation de « criminel », déviant social, peut encore prévaloir sur celle de malade, en particulier pour ce qui concerne la maladie mentale. Toutes les difficultés concrètes concernant la prise en charge institutionnelle de ces sujets en découle. La marginalisation psychotique est parfois l'occasion de délinquance, symptomatique, ou d'essence sociale liée à la misère, entraînée par la désinsertion des sujets, sans parler du cas d'école de l'Angleterre qui rejetant, il y a quelques années, hors des murs psychiatriques, une partie de ses malades mentaux les a précipité, pour partie dans le milieu pénitentiaire : augmentation significative du taux de malades mentaux en prison dans ce pays.

Il peut pourtant être « thérapeutique » de sanctionner, au sens étymologique, un délit, même et surtout chez un malade mental, car un parti-pris de non-sanction systématique l'aliénerait de la communauté humaine, si ce délit, bien sûr, n'est pas en rapport avec la maladie mentale en question. Le cas des conduites psychopathiques est en ce sens exemplaire de la difficulté du problème, les sujets psychopathes relevant, traditionnellement, d'alternances aléatoires et donc peu structurantes entre prises en charge psychiatriques et sanctions judiciaires. Mais ce qui est vrai pour les psychopathes l'est aussi pour ce qui concerne l'ensemble des sujets à personnalité « narcissiques », « état limite » au sens de Bergeret : les toxicomanes dont la prise en compte par la société va du « tout répressif » au « tout soignant » au gré des variations de l'opinion du politique, les alcooliques qui peuvent, selon les circonstances, être punis de prison ou relever simplement d'une injonction thérapeutique, les « pervers constitutionnels » (pédophiles sadiques ou « simples exhibitionnistes ») au centre de controverses aiguës sur les modalités de leur prise en charge, les caractériels...

Toutefois, la plupart des troubles psychiques et psychiatriques sont susceptibles d'interpeller à la fois les sphères judiciaires et psychiatriques :

Les états dépressif à travers les suicides altruistes, les démences et débilités mentales, les états psychotiques maniaques (grivèlerie euphorique ou questionnement médico-légal sur la nécessité d'une protection de type tutélaire), les états schizophréniques paranoïdes (les « meurtres immotivés ») ou héboïdophréniques (violence contre les biens), bien sûr, mais aussi les troubles paranoïaques (délires de jalousie ou quérulence processive). L'enquête de Bénézech et Addad (2) portant sur 109 psychotiques meurtriers placés en UMD fournit des statistiques intéressantes : 40 % de schizophrènes, 20 % de paranoïaques, 5 % de psychoses hallucinatoires chroniques...

Les troubles collectifs d'allure paranoïaque, composante éventuelle des mécanismes sectaires à conséquences dramatiques, sont une variante très actuelle du questionnement criminologique psychiatrique : du suicide collectif d'une secte entière au GUYANA (1978) dont le leader tout puissant craignait l'intervention des G.I. américains, aux suicides collectifs successifs, compliqués de l'assassinat supposé de réticents, d'adeptes de l'Ordre du Temple Solaire en SUISSE, au CANADA et en FRANCE.

Ces différents écueils enrichissent le problème et le complexifient. Ils contribuent à l'intérêt d'une approche criminologique psychiatrique et constituent les bornes naturelles et sociales entre lesquelles oscillera la prise en charge des criminels et/ou malades mentaux. L'apport de la victimologie a enrichi encore l'approche de la dynamique criminogène ; dans le cas des suicides sectaires bien sûr où peut apparaître le concept de consentement des victimes mais aussi dans les cas d'homicides plus classiques à travers la notion de « prise de risque » par la victime : fréquenter un lieu peu sûr, traverser sans précaution une rue passante, être en état d'ivresse aiguë, voire de « légitime défense »...

Les trajectoires des malades difficiles

Si le sujet criminel est manifestement et spectaculairement en état de folie au moment de son arrestation, s'il est ce que la presse appelle un « forcené », il sera adressé, après les constatations policières d'usage, et sous bonne escorte, vers le service psychiatrique le plus proche, via les urgences de l'hôpital général où il sera examiné par un médecin voire un psychiatre de garde. Un sujet « non psychiatrique », blessé par exemple, relèverait bien sûr d'une hospitalisation en milieu chirurgical adéquat, sous étroite surveillance policière jusqu'à ce qu'il soit interrogeable puis transportable en milieu pénitentiaire approprié.

Le cas de la ville de Paris est exceptionnel ; la présence d'un Centre Psychiatrique d'Orientation et d'Accueil (CPOA) et d'une Infirmerie Psychiatrique de la Préfecture de Police permet de condenser en un même lieu ces premiers temps cruciaux de la prise en charge d'un criminel malade mental. Le reste du pays ne bénéficie pas de ce type de structure et le parcours du malade criminel reste décomposé en plusieurs séquences, soumises à l'élucidation d'un arbre décisionnel spécifique.

M. A., 44 ans, provincial résidant depuis peu à Paris, a fait l'objet d'une plainte de la part d'une jeune femme qui l'accuse de l'avoir entraînée dans son appartement, de l'avoir violée, puis de s'être endormi. Profitant de son sommeil, la jeune femme s'est enfuie vers le poste de police le plus proche et a ramené les forces de l'ordre chez son agresseur ; réveillé en sursaut, il a été conduit au CPOA où sa présentation et ses propos, manifestement délirants, ont motivé un examen psychiatrique. Le patient, par ailleurs schizophrène traité dans sa ville natale, a été hospitalisé (HO) dans le Centre Hospitalier psychiatrique parisien de garde, avant son transfert, toujours en HO vers son hôpital d'origine. La plainte a néanmoins suivi son cours et le sujet, dès la levée de son HO, a été convoqué par le juge d'instruction.

Les modalités d'hospitalisation sans consentement d'un sujet manifestement malade mental, dépendent de la loi n°90-527 du 27.6.1990 : HO (hospitalisation d'office) ou HDT (hospitalisation sur demande d'un tiers). Si la folie n'est pas prépondérante, il pourra, après audition par le juge d'instruction, être placé sous mandat de dépôt et incarcéré, en prévention, à l'issue de la garde à vue ; il pourra aussi, parfois, bénéficier d'une mise en liberté provisoire et être convoqué ultérieurement par la justice.

Soins psychiatriques en détention préventive

Si le juge d'instruction a un doute sur l'état psychique du prévenu (idées délirantes exprimées ou risque suicidaire), il sera en droit de demander que le patient soit examiné en urgence par un psychiatre en détention. Cette demande, transcrite sur le formulaire d'écrou, impose au directeur de l'établissement pénitentiaire de trouver rapidement un psychiatre pouvant donner l'avis clinique nécessaire et prendre la responsabilité de définir la conduite à tenir. Cet examen peut déboucher sur une indication de transfert rapide en milieu de soins psychiatriques (article D. 398), sur une consigne précise de surveillance particulière eu égard aux risques suicidaires qui laisse entière la responsabilité de l'administration pénitentiaire ou sur la simple prescription d'un traitement anxio-sédatif d'entrée.

Les tentatives de suicide dans les premières heures d'incarcération, survenant chez des sujets en état de choc émotionnel intense avec vécu d'anéantissement de tous leurs repères existentiels, sont une hantise en maison d'arrêt. La pratique, bien sûr, est de ne pas laisser seul le sujet, ainsi confié, de fait, à la vigilance bienveillante de ses codétenus.

Placé en détention, après l'examen médical d'entrée d'usage, le sujet sera suivi si besoin, en consultations, sur le plan psychique comme sur le plan physique par les médecins intervenant en prison devenus médecins traitants, au titre maintenant de la loi du 18.1.1994. Il s'agit, par définition, de soins ambulatoires et non d'hospitalisation, le sujet, pouvant tout au plus être placé si nécessaire à « l'infirmerie » de la prison, restera détenu. Ce médecin traitant ne peut être choisi par le détenu ; il ne peut être que celui agréé conventionnellement par l'administration pénitentiaire.

En cas de décompensation psychique ou psychiatrique, le psychiatre consultant, désormais médecin traitant, est habilité à prescrire le traitement approprié, à la différence que le sujet en prison peut « refuser la fiole » et que les impératifs pénitentiaires priment absolument sur les impératifs soignants en particulier pour ce qui est des modalités de distribution de la fiole, ce qui pose problème pour ce qui est de l'horaire, traditionnellement trop précoce, de distribution des hypnotiques en prison.

Le psychiatre traitant est à même de faire hospitaliser son patient si son état le nécessite. Cette hospitalisation peut se faire selon deux modalités :

En Service Médical Pénitentiaire Régional (SMPR), qui possède la particularité de ne pouvoir recevoir que des patients consentants ou, si le patient n'est pas consentant, selon les modalités définies par l'article D. 398 du Code de procédure pénale, définissant une HO, dans l'établissement de psychiatrie générale le plus proche ou conventionné avec la maison d'arrêt. Le SMPR, « hôpital dans la prison » est donc, paradoxalement, un lieu de soins « non contraints » inclus dans un univers de contrainte (la prison) alors que l'hôpital psychiatrique, dans ce cas, sera un lieu de soins contraints.

Alors que les détenus hospitalisés en hôpital général sont réglementairement gardés durant ce temps, les détenus placés sous le régime de l'HO D. 398 ne le sont pas et sont alors, bien que leur incarcération continue et qu'ils continuent à émarger sur les effectifs de la prison dont ils dépendent, simplement confiés à l'établissement psychiatrique. Il n'y a pas de levée d'écrou, ce qui a une conséquence pratique : la prédominance du statut de détenu sur celui de malade (article D. 387 CPP).

Le patient soumis aux deux statuts coexistants ne peut ni communiquer librement avec l'extérieur, ni bénéficier de sorties d'essai, à la discrétion du psychiatre traitant hospitalier, car ses contacts avec l'extérieur restent placés sous le contrôle effectif des autorités judiciaires ou pénitentiaires. La liberté de correspondance peut de même être limitée par ces autorités, ce qui contredit la loi du 27.6.1990. Cette situation de « détenu soigné » entraîne, de par les risques d'évasion dans un milieu psychiatrique ordinaire et la promiscuité ainsi créée, de sujets d'origine différente, des problèmes thérapeutiques difficiles à résoudre en pratique, mais elle peut parfois, paradoxalement, se révéler un levier thérapeutique puissant agissant aussi bien sur le « détenu-malade » que sur le système pavillonnaire.

Ainsi placé, le sujet doit donc être à la fois gardé et soigné par la même équipe, ce qui n'est pas le cas lorsqu'il se trouve hospitalisé en milieu médical ordinaire puisque sa garde relève alors du personnel de police (dernier alinéa de l'article D. 398 CPP, qui introduit une discrimination entre les malades mentaux et les autres malades, mais se comprend aussi par l'incongruité à faire pénétrer la police en milieu psychiatrique).

À l'issue des soins en milieu psychiatrique, le patient réintègre son établissement pénitentiaire d'origine et l'HO est levée. Les jours d'hospitalisation comptent pour des jours d'incarcération. L'hospitalisation selon l'article D. 398 CPP ne lève donc pas toutes les hypothèques administrativo-judiciaires qui en demeurent le cadre et biaise, de fait, la marge de manœuvre thérapeutique.

Soins psychiatriques après la condamnation

Une fois condamnés, les détenus vont, après évaluation individuelle, purger leur peine dans les structures pénitentiaires adaptées : Centre de détention ou Maison Centrale. Là, ils y sont placés sous la responsabilité des psychiatres de ces établissements et relèvent aussi, en cas de besoin d'hospitalisation en milieu psychiatrique, de l'article D. 398 CPP. Le traitement des prisonniers a longtemps été identifié au traitement pénitentiaire, traitement social. L'organisation de base carcérale initiale est conçue comme un réapprentissage à la vie en collectivité et aussi, dans une certaine mesure, comme punitive. Elle a connu des aménagements au fil du temps.

Citons le « *Système pennsylvanien* » (régime cellulaire jour et nuit), le « *Système auburnien* » (régime cellulaire nocturne avec travail en commun silencieux diurne), le

« *Système progressif* » qui soumet le condamné à des modes de vies évolutifs jusqu'à l'étape de la semi-liberté. Cette immersion dans un mode de vie bien particulier, l'univers carcéral, était censée avoir un effet bénéfique sur le psychisme et les capacités d'intégration à la collectivité des prisonniers. Il n'y avait alors pas de préoccupation particulière concernant la santé psychique des détenus.

Il existe des variantes modernes à la sanction juridiques : la probation, l'incarcération programmée à date prédéfinie par accord entre le justiciable et son juge, les « travaux d'intérêt général », les incarcérations de nuits destinées à permettre au détenu une réinsertion professionnelle précoce, le suivi éducatif post-pénal, l'injonction de soins...

Ces techniques, diverses, tant par les logiques internes qui les sous-tendent que par le champ de leur application, s'érigent en indices fidèles de l'évolution des mentalités, des conceptions en criminologie et de l'imprégnation psychologique grandissante du milieu judiciaire. Le cas spécifique des sujets libérés à l'audience par acquittement, relaxés, fait l'objet d'un chapitre particulier.

L'expertise psychiatrique et médico-psychologique

Cet examen n'est pas un soin, bien que les prévenus aient tendance à confondre psychiatre-expert et psychiatre carcéral traitant. Il est demandé par la justice ou par le prévenu, via son avocat, et peut déboucher sur l'application de l'article 122-1 par « Non-lieu » pénal. Le sujet bénéficie alors d'une levée d'écrou. Cette levée d'écrou entraîne la libération pénale immédiate du patient assortie ou non d'obligation de soins psychiques avec mise en HO au titre de l'article 122-1 CP. Dans cette hypothèse, le patient, sorti du registre pénal, relève alors du soin psychiatrique pur. Cette hospitalisation sans consentement peut se dérouler en milieu psychiatrique ordinaire (Établissement psychiatrique public habilité à recevoir les HO) ou en Unité pour Malades Difficiles (UMD) si le cas spécifique du patient le nécessite [IV, § 2.2.1.].

Ce type d'HO (122-1) ne peut être levé qu'après décision conforme et concordante de deux psychiatres experts n'appartenant pas à l'établissement, choisis par le préfet sur une liste établie par le procureur de la République. Quoique hospitalisés en milieu ordinaire de soins, ces sujets restent des malades exceptionnels puisque le psychiatre traitant n'est pas libre de prendre pour eux toute initiative thérapeutique, en particulier pour ce qui est des modalités de sorties de l'établissement, que ce soit pour des sorties thérapeutiques accompagnées par des soignants ou *a fortiori* pour une sortie d'essai ou définitive. Tout geste thérapeutique doit se dérouler dans le strict cadre défini par l'arrêté d'internement.

Bibliographie

(1) ALBERNHE T., TYRODE Y. (1993) : « *Législation en santé mentale. Pratique médico-hospitalière* », T. II, Sédip médical & Duphar/Upjohn éd., Lyon.
(2) BÉNÉZECH M., ADDAD M. (1982) : « *L'homicide des psychotiques en France. À propos d'une enquête portant sur cinq années (1977-1981)* », Communication à la Société médico-psychologique, Paris, 20.12.1982.
(3) BERGERET J. (1970) : « *Les états limites* », E.M.C., T. III, 37395 A 10, 1-13, Paris.
(4) FAUGERON C., LE BOULAIRE J.-M. (1992) : « *Prisons, peines de prison et ordre public* », *Revue française de sociologie*, XXXIII, 1992, 3, 32, CNRS éd.
(5) Textes cités :
- Projet de Code pénal, Assemblée constituante, mai 1791.
- Loi n°7443 du 30.6.1838 sur les aliénés.
- Ordonnance n°45-174 du 2.2.1945 relative à l'enfance délinquante.
- Loi n°54-439 du 15.4.1954 sur le traitement des alcooliques dangereux pour autrui.
- Ordonnance n°58-1274 du 22.12.1958 relative à l'organisation des juridictions pour enfants.
- Loi n°70-1320 du 31.12.1970 relative aux mesures sanitaires de lutte contre la toxicomanie et à la répression du trafic et de l'usage illicite des substances vénéneuses.
- Loi n°90-527 du 27.6.1990 relative aux droits et à la protection des personnes hospitalisées en raison de troubles mentaux et à leurs conditions d'hospitalisation.
- Loi n°92-683 du 22.7.1992 portant réforme des dispositions générales du Code pénal (CP, 1993, livre I, titre II, art 121-1 à 122-8).
- Loi n°94-43 du 18.1.1994 relative à la santé publique et à la protection sociale (Titre I, chapitre II).

Troubles mentaux et responsabilité pénale au Québec

F. Grunberg

Au Québec le Code pénal, à l'encontre du Code civil, législation provinciale d'inspiration napoléonienne, dépend du Code criminel du Canada, législation fédérale qui s'applique uniformément à toutes les provinces de la fédération. Le Code criminel canadien trouve ses racines dans le droit coutumier « *common law* » anglo-saxon où la notion de « *mens rea* » (intention coupable) est centrale à la notion de responsabilité criminelle.

De plus au Québec, comme dans le reste du Canada, comme au Royaume-Uni, aux États-Unis et dans la plupart des pays du *Commonwealth*, le procès dans une cause pénale s'instruit et se déroule sous un système contradictoire et non pas inquisitorial comme en France et d'autres pays européens. Au Québec, il n'existe pas de magistrat équivalent au juge d'instruction en France. L'instruction se fait par le procureur de la Couronne, un avocat à l'emploi du ministère de la justice qui généralement représente et plaide pour la poursuite lors du procès. L'accusé est présumé innocent à moins que sa culpabilité soit prouvée hors de tout doute raisonnable. Sous ce système contradictoire, le juge, qui préside seul au déroulement du procès, intervient très peu jusqu'à la fin des plaidoiries des deux parties. Essentiellement il joue un rôle d'arbitre au cours des débats. Il instruit cependant le jury sur des points de droit et sur les diverses options qui lui sont ouvertes en ce qui concerne le verdict qu'il aura à rendre, y compris la possibilité de retenir un verdict de non responsabilité criminelle pour cause de troubles mentaux.

Avec ce cadre légal en toile de fond, nous nous proposons d'examiner les étapes des procédures judiciaires d'une personne aux prises avec un trouble mental impliqué dans un délit criminel, ainsi que le rôle du psychiatre.

Diversion du judiciaire au psychiatrique après l'arrestation

Après l'arrestation d'une personne qui aurait commis une infraction au Code criminel, il peut arriver qu'aucune accusation ne soit retenue contre cette personne, surtout si le délit est mineur et que son comportement soit manifestement anormal. Dans ce cas cette personne est remise par la police entre les mains des services psychiatriques, généralement à l'urgence psychiatrique d'un hôpital.

Le psychiatre évaluateur qui aura reçu cette personne disposera du cas en se laissant guider par son jugement clinique et par la législation d'assistance psychiatrique provinciale, en l'occurrence le Code civil et la Loi de la protection du malade mental ainsi que la Loi de la santé et des services sociaux du Québec. Le psychiatre n'est sous aucune obligation légale d'hospitaliser le malade et n'a pas à faire rapport aux autorités judiciaires (au Québec l'internement d'office d'une personne qui n'est pas accusée d'un délit criminel n'existe pas). Il peut arriver quelquefois qu'un magistrat suspende ou ajourne la procédure judiciaire, à condition que l'inculpé se soumette de son plein gré à un traitement psychiatrique. Dans ce cas, le psychiatre n'a aucun compte à rendre aux autorités judiciaires et n'intervient pas dans l'accord préalable entre l'accusé et la Justice. Il est aussi tenu au secret professionnel à moins qu'il en soit libéré par le patient ou qu'il soit assigné par le tribunal[1].

De l'inculpation, du procès, du verdict et du jugement

Généralement, une fois que les procédures judiciaires sont mises en branle, le Code criminel autorise la Cour à remettre, sous garde obligatoire aux services psychiatriques, un prévenu afin de déterminer :

1er. L'aptitude de l'accusé à subir son procès.

2e. La défense de non responsabilité criminelle pour cause de troubles mentaux.

L'aptitude de l'accusé à subir son procès

Le « *common law* » exige que l'accusé d'un délit criminel soit présent en corps et en esprit à son procès. La mise en accusation, le procès et la condamnation « *in absentia* » sont étrangers à la jurisprudence relevant du « *common law* ». L'accusé doit être présent pour confronter ses accusateurs et participer à sa propre défense en collaboration avec son avocat.

---

1. En matière criminelle, sous le « *common law* », le secret professionnel du médecin n'est pas protégé. Le tribunal peut contraindre le médecin à témoigner et remettre le dossier médical de son malade.

Dans ce contexte, il est reconnu qu'un trouble mental peut rendre un accusé « absent en esprit » au cours de son procès.

L'article 2 du Code criminel du Canada tel que modifié par la Loi C-30 indique : « *INAPTITUDE À SUBIR SON PROCÈS : Incapacité de l'accusé en raison de troubles mentaux d'assumer sa défense ou de donner des instructions à un avocat à cet effet, à toutes étapes des procédures, avant que le verdict ne soit rendu et plus particulièrement incapacité de :*

Comprendre la nature ou l'objet des poursuites
Comprendre les conséquences éventuelles des poursuites
Communiquer avec son avocat. »

La question de l'aptitude de l'accusé à subir son procès n'est pas nécessairement liée au délit. Un individu peut être parfaitement normal au moment de son arrestation et inculpation et développer avant ou au cours du procès une psychose aiguë le rendant inapte.

D'un point de vue pratique, dans son examen psychiatrique, le psychiatre expert devra répondre, quelque soit son diagnostic aux questions suivantes au sujet de l'accusé :

Comprend-il les accusations portées contre lui ?
Saisit-il les conséquences s'il était trouvé coupable ?
Comprend-il la signification du serment et les conséquences du parjure ?
Est-il en mesure de saisir l'objet du procès (juge, jury, procureur de la couronne, avocat de la défense) ?
Est-il au courant des diverses options de plaidoirie qui lui sont offertes après avoir consulté son avocat (option : plaider coupable ou non coupable) ainsi que les conséquences des diverses options ?
Peut-il communiquer et collaborer avec son avocat ?

Il est évident que pour le psychiatre évaluateur il ne s'agit pas d'évaluer si l'accusé a les connaissances d'un licencié en droit, mais s'il est suffisamment en contact avec la réalité pour saisir et comprendre la situation dans laquelle il se trouve vis-à-vis de la Justice.

Dispositions de l'accusé trouvé inapte à subir son procès

Si l'accusé est trouvé inapte à subir son procès, il est confié par ordonnance à un établissement psychiatrique où il est hospitalisé sous garde obligatoire jusqu'à ce qu'il comparaisse devant la *Commission québécoise d'examen*. Cette dernière est un tribunal administratif relevant du ministère de la Santé et des services sociaux, présidé par un avocat assisté d'au moins un psychiatre et d'un autre professionnel de la santé tel qu'un psychologue ou un médecin généraliste. La Commission québécoise d'examen se déplace pour audition à l'établissement psychiatrique où est détenu l'accusé pour statuer sur son aptitude à subir son procès. Cette audition doit se faire dans un délai maximun de quarante cinq jours en présence obligatoire d'un avocat représentant l'accusé. La Commission a le pouvoir de libérer, sous réserve de modalités, l'accusé de sa détention de l'établissement psychiatrique durant l'attente de son procès, dépendant de la gravité du délit ou de l'état mental de l'accusé. Nous examinerons plus loin le rôle de cette Commission dans la disposition de l'accusé non criminellement responsable pour cause de troubles mentaux.

La défense de non responsabilité criminelle pour cause de troubles mentaux

Cette défense est régie par l'article 16 du Code criminel du Canada :

« *(1) La responsabilité criminelle d'une personne n'est pas engagée à l'égard d'un acte ou d'une omission de sa part survenu alors qu'elle était atteinte de troubles mentaux qui la rendait incapable de juger de la nature et de la qualité de l'acte ou de l'omission ou de savoir que l'acte ou l'omission était mauvais.*

(2) Chacun est présumé ne pas avoir été atteint de troubles mentaux de nature à ne pas engager sa responsabilité criminelle sous le régime du paragraphe (1) ; cette présomption peut toutefois être renversée, la preuve des troubles mentaux se faisant par prépondérance des probabilités.

(3) La partie qui entend démontrer que l'accusé était affecté de troubles mentaux de nature à ne pas engager sa responsabilité criminelle a la charge de le prouver. »

Généralement cet article s'inspire directement des *Règles de Mc Naughten* et remonte à son fameux procès en Angleterre en 1843. En effet dans cette célèbre affaire, Daniel Mc Naughten, nationaliste écossais, se sentait persécuté par le gouvernement conservateur au pouvoir à l'époque au Royaume-Uni. Dans son délire, il décida de se défendre en tentant de supprimer le Premier ministre, Sir Robert Peel, à la sortie de sa résidence. En fait, il réussit à abattre Édouard Drumont, un secrétaire qui sortait du 10 *Downing stree*t à Londres que Mc Naughten avait pris pour le Premier ministre. À son procès, il fut acquitté pour cause d'aliénation mentale et passa le restant de ses jours dans un hôpital psychiatrique. Cet acquittement créa beaucoup de remous à l'époque et la Reine Victoria, qui venait d'échapper elle-même à une tentative d'assassinat par un individu qui fut aussi acquitté pour cause d'aliénation mentale, ordonna à la Chambre des Lords de clarifier la notion de responsabilité criminelle par rapport à l'aliénation mentale. Cette clarification a abouti aux *Règles de Mc Naughten* qui sont à la base de l'article 16 cité plus haut.

L'expertise psychiatrique au cours du procès

À l'encontre du droit pénal français où la responsabilité criminelle se décide au cours de l'instruction sous l'article 122-1 du Code pénal français, la non responsabilité pour cause de troubles mentaux se décide au Québec par un verdict et jugement en fin du procès.

Évidemment, les experts psychiatres sont appelés à éclairer le juge et le jury, à déterminer la non responsabilité pour troubles mentaux de l'accusé lorsque celle-ci est soulevée au cours du procès. Il est extrêmement rare que le tribunal nomme les experts psychiatres. Ceux-ci sont généralement retenus par les deux parties au procès, la poursuite et la défense, qui sont aussi responsables de défrayer les honoraires de leurs experts respectifs.

La qualité d'expert est aussi déterminée à chaque procès par le juge qui le préside sur l'évaluation des qualifications, expériences et titres de l'expert. Au Québec il n'existe pas comme en France une liste d'experts auprès de la Cour. Compte tenu de toute l'ambiguïté du langage de l'article 16 du Code criminel canadien, il s'ensuit assez souvent une joute d'experts au cour des débats du procès criminel surtout s'il est médiatisé.

Disposition de la personne tenue criminellement non responsable pour cause de troubles mentaux

La personne tenue criminellement non responsable pour cause de troubles mentaux est confiée par le tribunal à un établissement psychiatrique sous garde stricte et tombe alors sous la juridiction de la Commission québécoise d'examen. La Commission québécoise d'examen doit tenir une audition de révision de chaque cas détenu dans un établissement psychiatrique au moins une fois par an. Ses pouvoirs sont décisionnels. Les auditions se tiennent dans l'établissement où le patient est hospitalisé dans un cadre beaucoup plus informel qu'un tribunal. Au cours de cette audition, le psychiatre traitant fait un rapport sur l'évolution de la maladie de son patient et fait part de ses recommandations sur la disposition du malade et ainsi que de son potentiel de dangerosité et de réinsertion sociale. Le patient se fait aussi entendre et peut réagir au rapport et aux recommandations de son psychiatre. Il peut aussi s'il le désire se faire représenter par un avocat.

Les dispositions du Code criminel du Canada donnent plusieurs options à la Commission québécoise d'examen :

1) Elle doit libérer le patient sans condition si elle est convaincue par les preuves qui lui ont été soumises qu'il ne présente pas un risque important pour la sécurité du public.

2) Si le patient présente toujours un danger contrôlable par le traitement mais est disposé à collaborer avec l'équipe traitante, la Commission peut le libérer sous réserve de modalités, telles que :

- s'engager à résider dans un endroit connu par l'hôpital ;
- s'engager à suivre ses traitements et à collaborer dans un programme de réinsertion sociale ;
- s'abstenir de consommer de l'alcool et des drogues.

3) Si l'état clinique du patient requiert le maintien de l'hospitalisation et que la dangerosité de son comportement ne serait pas contrôlée, la Commission maintiendra la détention avec modalités lui accordant des sorties de quelques heures à quelques jours à la discrétion de l'équipe traitante qui travaille à sa réinsertion sociale.

4) Si l'état clinique et la dangerosité du patient ne permet pas de prendre un risque, la Commission maintiendra la garde stricte en établissement, ne permettant aucune sortie sans être accompagné par un membre du personnel de l'établissement.

Il faut ajouter que le Code criminel du Canada accorde au patient le droit de faire appel de la décision de la Commission québécoise d'examen auprès de la Cour d'appel du Québec, l'instance judiciaire provinciale la plus élevée avant la Cour suprême du Canada.

En conclusion, nous avons présenté succinctement les procédures judiciaires lorsque la question de la responsabilité criminelle pour troubles mentaux est soulevée au Québec ainsi que le rôle de l'expertise psychiatrique dans le processus. Nous avons essayé de souligner les différences entre la France et le Québec en matière criminelle, le Québec étant un des seuls territoires francophones où prévaut le droit coutumier anglo-saxon dans son Code pénal.

Bibliographie

(1) CODE CIVIL DU QUEBEC (1994), Les éditions Yvon Blais Inc., 1993.
(2) Code criminel, L.R.C. (1985), ch. C46, Wilson & Lafleur Ltée, Montréal 1994.
(3) DAVIS, S. (1993) : « *Changes to the Criminal Code provisor for mentally disordered offenders and their implication for Canadian psychiatry* », *Revue canadienne de psychiatrie*, 38(2) : 121-126.
(4) GODFRYD M. (1987) : « *Précis de psychiatrie légale* », Frison-Roche/Sidem éd., Paris.
(5) GRUNBERG F. (1993) : « *Éditorial : La Loi C-30 et la psychiatrie canadienne* », *Revue canadienne de psychiatrie*, 38(5) : 303.
(6) Projet de Loi C-30 (*Troubles mentaux*), Gouvernement du Québec, ministère de la Justice, Direction générale des affaires criminelles et pénales, Québec 1992.
(7) SCHIFFER M.A. (1978) : « *Mental disorder and the criminal trial proces in Canada* », Butterworth & Co. Ltd.
(8) ROY R., GRUNBERG F. (1988) : « *Psychiatrie légale* », in *Psychiatrie clinique : approche bio-psycho-sociale*, Gaëtan Morin éd. Montréal.

2.3.2. Le traitement des délinquants sexuels

Nul ne nous a paru mieux placé en France pour traiter de la délicate question de la prise en charge des « criminels sexuels » que Claude Balier, rapporteur du *Groupe de travail « santé-justice »* sur ce sujet. Les questions d'ordre éthique sont ici considérables ; la plus « chaude » d'entre elles est certainement celle du « prix à payer » de la libération — sous conditions, et c'est là qu'intervient aussi le psychiatre — des pédophiles et des récidivistes : prison versus castration ? Quels seraient les réels moyens de suivi — pour ne pas dire de surveillance — de ces sujets, dans un contexte de pénurie sanitaire grave pour cause économique ? Nombreux sont les psychiatres qui se déclarent incompétents, ou insuffisamment formés, pour prendre en charge efficacement de tels patients. Qu'en serait-t-il de la responsabilité professionnelle des soignants en cas d'échec du programme de traitement ? Et de la réaction des familles des nouvelles victimes ? Remercions également Georges-F. Pinard, de l'Institut Philippe Pinel (Montréal) de traiter ci-après du grand problème du récidivisme des délinquants sexuels.

Le traitement des auteurs de crimes et délits sexuels en France

C. Balier

Les inculpations pour crimes et délits sexuels ont augmenté de manière constante au cours des dernières années, avec une très nette progression en 89 et 90. Ceci a provoqué en France une prise de conscience et une recherche des moyens à mettre en œuvre face à ce phénomène. La politique de répression s'est durcie : la réforme du Code pénal a proposé de nouvelles définitions, tandis que des moyens de traitement ont été mis en place. C'est de ce dernier problème dont je vais parler, y ayant participé de près.

Il convient de laisser de côté les aphorismes : « C'est une pathologie incurable » ou « En France on ne fait rien », et d'abandonner les clivages improductifs entre psychiatrie — psychanalyse — comportementalisme et cognitivisme — systémie — biologie : nous avons besoin, au contraire, d'une approche globale dont la seule référence est une clinique toujours mieux explorée. C'est pourquoi je ne peux éviter de reprendre une analyse de la pathologie pour mieux expliciter les fondements d'une politique de traitement.

I. Historique

C'est en 1991 qu'une mission — composée de l'Inspection Générale de l'Action Sanitaire, de la Direction des Hôpitaux, de la Direction Générale de la Santé, de l'Administration Pénitentiaire — se rendait à Montréal pour tirer les enseignements de l'expérience de l'Institut Pinel qui avait dû faire face à l'augmentation des crimes et délits sexuels au Canada vingt ans avant nous. À son retour cette mission a proposé la mise en place d'un groupe de travail « santé-justice » comportant des représentants des deux administrations et de l'IGAS, ainsi que des chefs de service de divers Services Médico-Psychologiques Régionaux installés dans des maisons d'arrêt. À la demande des participants, j'en suis devenu rapidement l'animateur. Deux solutions exerçant un certain pouvoir de séduction se présentaient alors :

■ Acquérir un « Pinel » français, clef en mains, comprenant une formation des personnels basée sur des apprentissages aisément assimilables.

■ Se fier aux vertus d'un traitement anti-androgènes. Cependant une expérience menée un peu rapidement dans un Centre de détention avait inquiété l'Administration Pénitentiaire.

La réflexion du groupe s'est poursuivie jusqu'en 1995 et a donné lieu à un rapport présenté officiellement au ministère des Affaires sociales le 21.3.1996, par Mesdames Parayre, Parpillon et moi-même. Le rapport a été publié sous forme d'un fascicule intitulé : « *Traitement et suivi médical des auteurs de délits et crimes sexuels* ». Cette journée a été également l'occasion de faire connaître différents travaux : expériences dans certains SMPR, recherche sur les inhibiteurs centraux des hormones androgènes (dirigée par les Docteurs Cordier, Thibaut et Kuhn), recherche-action sur les éléments organisateurs et prédicteurs des conduites d'agressions sexuelles (dirigée par A. Ciavaldini et M. Khayat, docteurs en psychologie, sous ma responsabilité scientifique), création de l'Association pour la Recherche et le Traitement des Auteurs d'Agressions Sexuelles (ARTAAS), bilan de mes fonctions de chargé de mission. C'est qu'en effet il s'était passé des choses importantes au cours de ces années :

■ Le 12.5.1993 Monsieur Girard, directeur général de la santé, m'avait chargé d'une mission pour une durée de trois ans « *ayant pour but de confronter les connaissances, de favoriser une réflexion commune sur les pratiques, de permettre l'émergence de programmes d'action et d'en évaluer la pertinence et la cohérence thérapeutiques.* » C'était en somme officialiser mes contacts et discussions avec les équipes traitantes soucieuses de chercher des solutions.

■ C'est à cette époque qu'un confrère, chef de service d'un SMPR, renonçait à entreprendre une recherche sur les agresseurs sexuels pour laquelle il avait obtenu un financement conséquent. La Direction Générale de la Santé décidait alors de me confier cette recherche.

Pendant près d'un an, A. Ciavaldini et M. Khayat ont mis au point, avec l'équipe du SMPR de Varces, déjà habituée à de telles investigations, un questionnaire approfondi pour apprécier les données quantitatives et les modes de fonctionnement psychologique d'ordre psychodynamique des agresseurs. Puis la phase de terrain fut réalisée avec la participation de 12 SMPR, et 5 autres sites. Un échantillon de 182 agresseurs sexuels a ainsi été réuni, comparé à un groupe témoin de 30 sujets. Les données actuellement en cours de dépouillement seront publiées en 1997 mais d'ores et déjà certaines d'entre elles ont été présentées dans des communications scientifiques. À la fin de ce travail il sera possible de construire un *guide d'entretien* à la disposition des équipes traitantes, qui permettra de suivre dans l'avenir l'évolution de la population incarcérée après infractions sexuelles.

L'un des faits déterminants de la phase de terrain a été la modification radicale de la relation intersubjective thérapeute-patient. Car tel était bien l'un des buts de la recherche-action : provoquer une demande de traitement après la prise de conscience de la pathologie à l'origine des comportements. Ce qui fut réalisé dans 50 % des cas immédiatement après le dernier entretien prévu pour clore le questionnaire. D'autres sujets ont demandé à réfléchir.

La particularité de la pathologie explorée, recelant un clivage de la personnalité, exigeait la recherche d'une information précise sur la vie affective et sexuelle du sujet ainsi que sur les conditions dans lesquelles s'était déroulée l'agression. Quittant un *modus operandi* attentiste de certains psychiatres français, les participants à la recherche ont dû établir une rencontre à un niveau profond avec leur interlocuteur, franchissant lorsque cela était possible, la barrière du déni. On pourrait s'en offusquer et crier au viol psychique. Or les deux tiers des sujets ont vécu la passation du questionnaire comme une expérience positive.

■ Après la phase de terrain, les participants à la recherche ont décidé de continuer à travailler ensemble. Ainsi est née l'ARTAAS, fin 1995, animée par la secrétaire générale : Sophie Baron-Laforet. Le but de l'association est de préparer des possibilités de formation pour les équipes psychiatriques qui travaillent maintenant dans les maisons d'arrêt, les centres de détention, les maisons centrales, les programmes 1300, ou d'une manière générale en milieu judiciaire. Malgré la limitation volontaire des inscriptions en cette phase de préparation, les demandes sont nombreuses.

II. Une conception de la pathologie

Un traitement adapté ne peut être conçu qu'à partir d'une bonne connaissance des mécanismes producteurs de pathologie. Biologie, sociologie, anthropologie, sont en cause, de même que les processus conscients et inconscients du fonctionnement psychologique. Il ne s'agit donc pas de se référer exclusivement à une seule approche théorique pour expliquer les phénomènes observés.

A. Classification générale

Face aux prises de position à l'emporte-pièce : « *c'est une pathologie comme une autre* », « *ce sont tous des pervers* », « *la perversion n'existe pas* » etc., il est bon d'avoir à l'esprit des repères qui vont servir de cadre général. Les classifications américaines basées sur un type de conduite mènent à une impasse : A. Mac Kibben (8) en a fait la critique, de même que H. Van Gijseghem (10). B. Gravier (6) les a également analysées dans ce sens. H. Van Gijseghem utilise la notion de « relation d'objet », d'inspiration psychanalytique, et montre que des infractions peuvent être commises par des sujets ayant une structure névrotique, narcissique... de même que perverse.

Afin de donner un certain relief à une classification, j'ai proposé[1] de distinguer les cas où l'acte est *contingent*, et prend alors les caractéristiques propres à l'organisation mentale du sujet (la culpabilité chez le névrosé, l'intolérance à la frustration chez le psychopathe, l'inconscience chez le débile...), et ceux où il est *prévalent*, constituant le mode de défense électif par rapport à une angoisse sous-jacente. L'acte est alors répétitif et nécessite des méthodes de soins particulières : on se trouve évidemment dans le domaine de la perversion sur lequel je reviendrai. Pour l'acte contingent, le traitement concerne l'organisation psychique en cause dans son ensemble.

B. Un exemple d'analyse psychopathologique : le viol

Il y a plusieurs raisons de choisir le viol comme exemple d'analyse psychopathologique. Certes ce n'est certainement pas la plus fréquente des agressions sexuelles ; le record est vraisemblablement détenu par la pédophilie sous forme d'attentat à la pudeur, sans pénétration donc, et qui échappe bien souvent à des poursuites judiciaires. Mais le viol est la forme d'agression la plus souvent rencontrée en milieu carcéral, surtout si on prend en compte les nombreux cas d'inceste qui entrent dans cette catégorie.

Or, paradoxalement, il est remarquablement méconnu dans le champ de la pathologie. Je rappellerai pour mémoire l'ahurissante définition des classifications générales des maladies : CIM 10 et DSM-IV, pour lesquelles il est nécessaire qu'il y ait des manifestations de sadisme pour que le viol soit reconnu comme étant de nature pathologique, ce qui arriverait dans 10 % des cas seulement.

Il est fort peu étudié dans la littérature. Les études américaines reposant sur l'observation comportementale ne livrent que des éléments fragmentaires : viol par vengeance, par jalousie, par recherche de puissance sexuelle, etc. Cependant J.R. Stoller (9) est peut-être celui qui a approché au mieux la réalité de l'acte lorsqu'il parle d'une « crypto-perversion », tenant compte, par ce terme, de la coexistence d'un comportement de viol et d'une vie sexuelle banale. Pour cet auteur, le violeur a été soumis dans son enfance à des traumatismes réels infligés par la mère, ce qui l'amènerait plus tard à recourir à une « forme érotique de la haine ».

Lorsqu'on part de la pulsion pour expliquer le viol on parvient vite à une impasse. En effet, il ne s'agit pas d'une pulsion sexuelle, sinon cela reviendrait à dire : « *tous les hommes sont des violeurs en puissance* », en confondant comportement actif et agression. On comprend alors l'esquive des classifications « officielles ». En fait il s'agit d'un comportement phallique défensif, ultime surinvestissement narcissique de toute-puissance, pour éviter l'effondrement

1. Voir le tableau p. 716.

néantisant qui conduit à la psychose. On voit bien l'erreur de certaines études américaines (Cohen, cité par A. Mac Kibben [8]) qui font état d'une tentative du violeur pour confirmer sa toute puissance certes, mais dans le domaine de la sexualité virile et non du narcissisme.

Il faut répéter : le viol est un acte sexué et non sexuel selon la formule de D. Welzer-Lang (11). La compréhension est à chercher du côté de la construction psychique qui fait l'identité du sujet, du côté donc des rapports entre l'hallucination de désir des premiers temps de l'existence, du registre de la psychose, et la réalité externe découverte, acceptée, intégrée progressivement. Le violeur parvient à rester entre les deux pôles, évitant de devenir un psychotique qui lui, violerait directement sa mère. Il est clair que nous allons toucher aux mécanismes les plus intimes, du côté de l'originaire.

Je vais prendre l'exemple de ce que j'ai appelé le « *viol compulsif* » (2), le plus caractéristique car il nous montre bien l'enjeu d'existence face à une angoisse terrifiante. La naissance de cette angoisse est à rechercher du côté de graves défaillances lors des premières relations avec la mère. Elle est parfois réactivée plus tard, dans un tiers des cas par un traumatisme sexuel. Elle peut survenir lors de la rencontre inopinée avec une femme, créant un effet de surprise. Elle peut encore tarauder le sujet, de l'intérieur, à certains moments de sa vie ; de toute façon il existe une situation d'infériorité réveillant une menace d'effondrement.

La femme rencontrée ou recherchée évoque irrésistiblement la mère des premiers temps, la mère dans la psyché de l'enfant, menaçante dans son mouvement contradictoire : fusion-séparation, non encore élaboré. Il faut d'urgence abolir cette perception par une hallucination négative qui annule toutes les associations qui s'établissent entre la femme rencontrée et l'évocation de la mère ; autrement dit abolir ce qui se tient dans le préconscient. Mais voici que la femme, qui n'est plus alors qu'une chose féminine, se trouve mise directement en relation, du fait du court-circuitage du préconscient, avec l'inconscient le plus primaire qui recèle ce que P. Castoriadis-Aulagnier (4) a appelé un pictogramme « pénétrant-pénétré » sur le modèle « bouche-sein » condensation violente de la scène primitive. Qui est donc celui qui est encore, à ce stade, le futur violeur ? Lui-même ou la femme qui a pénétré en lui, ayant pris valeur d'hallucination ? Pour éviter l'effondrement psychotique, il faut impérativement la replacer à l'extérieur, lui redonner un statut de perception externe, rétablir des limites dedans-dehors : c'est dans un triomphe narcissique phallique de toute-puissance que le sujet se retrouve pénétrant. Car le pénétrant vient si bien en première place que l'orgasme parfois n'a pas lieu, tant il est secondaire. Ceci explique également que la « chose » à pénétrer peut aussi bien être une très vieille femme, un homme parfois, un enfant, ou même un nourrisson. Et les mécanismes décrits sont si rapides, avec une telle dépense d'énergie, que l'acte apparaît de l'extérieur comme une pure décharge pulsionnelle, et que l'homme peut dire qu'il n'a pensé à rien. Il a raison. Les cognitivistes affirment retrouver cependant des fantasmes préalables. Leur ténacité, lors d'une investigation intrusive, leur a-t-elle fait franchir la barrière du déni ou a-t-elle fait naître des images après-coup ?

C. Entre perversion et psychose

Il est donc tout à fait erroné de prendre comme modèle la perversion telle que les analystes peuvent l'appréhender dans leur pratique habituelle pour faire une étude clinique des comportements des auteurs d'agressions sexuelles incarcérés. Cependant, nous trouverons bien entendu aussi des cas de perversion (1) : lorsque l'érotisation est au premier plan, par exemple lors d'agressions dirigées contre des mineurs. En suivant la formulation de J. Bergeret, on dira que la violence alors est mise au service de la pulsion sexuelle. Si l'on veut construire un traitement efficace, il convient de différencier ce type d'agressions d'un autre, plus fréquemment commis par les sujets incarcérés, où les pulsions sexuelles sont mises au service de la violence qui prédomine. Afin de bien éclairer cette différence, j'ai élaboré le concept de « perversité sexuelle » (1d) qui théorise les comportements phalliques violents : viols, meurtres à caractère sexuel, inceste « dictatorial », pédophilie avec de jeunes enfants, et aussi exhibitionnisme, pour les distinguer de ce qu'on appelle ordinairement les perversions.

Le scénario pervers ludique (J. Mac Dougall) est bien la marque de la perversion, représentant de façon complexe la scène primitive. Ce n'est pas le cas pour la perversité : il y a bien scénario mais il n'est qu'ébauché, et surtout il n'est pas joué. Cela veut dire que dans le premier cas le sujet est capable de se représenter lui-même, de se voir en train de jouer, alors que dans le second cas il ne le peut pas. C'est pourquoi j'ai rangé l'exhibitionniste, qui parait bien inoffensif, avec le violeur et le meurtrier : il manque chez lui, comme chez les autres, le processus si important du double retournement : se voir dans le regard de l'autre, ce qui donne la conscience d'exister face à autrui. Il n'y a donc pas de jeu possible ; le sujet est tout entier dans l'acte en train de se dérouler, comme si le cours de l'acte jusqu'à son terme était indépendant de sa volonté.

Serait-il donc irresponsable ? Non pas. Tout se passe comme s'il avait « choisi », afin d'échapper à l'angoisse, de recourir à un état de passivation (1), celui des temps mythiques de l'union totale avec la mère, où ce que l'enfant vit et ressent n'est que le prolongement de ce que vit et ressent la mère. Encore faut-il une mère ayant des problèmes, traumatisée elle-même, coupée du père, pour entretenir un tel mode de relation. C'est renoncer à un état de sujet, désinvestir totalement le Soi, pour n'être plus qu'un rouage au sein des processus qui marquent les relations les plus primaires et qui se déroulent alors d'eux-mêmes : la fusion – la recherche du double – la captation spéculaire – la toute-puissance – le « pénétrant-pénétré » – la fétichisation de l'autre, etc. Tous processus qui se mettent en marche lorsque se profile une menace d'effondrement, un risque de néantisation. « *Disparaître en tant que sujet, tout en étant animé par les messages pulsionnels émanant de la mère et au-delà par les objets de la mère, tel est le tour de force de l'agresseur qui lui permet d'être, sans perdre son objet mais sans non plus risquer de se laisser aspirer par lui* » (1).

On aura compris que l'essentiel du traitement va porter sur la *restauration du patient en tant que sujet.* C'est ce à quoi tendent l'action judiciaire et le travail psychothérapique, *mais chacun pour son propre compte.*

Agressions sexuelles

	Référence psychiatrique	**Référence metapsychologique**	**Processus en cause**	**Actes préférentiels**
Hors approche psychiatrique	Influence environnementale majeure			
	Non reconnaissance des faits imputés			
Contingentes	Névrose - psychose - psychopathie - débilité	L'acte est secondaire par rapport à l'organisation psychique	Manque de contrôle de la pulsion Intolérance à la frustration	du meurtre du psychotique ou de l'attentat à la pudeur du psychopathe au dérapage du névrotique - viols
Défensives prévalantes	Perversions	– Persistance d'un « Soi » – Scénarios ludiques – Fantasmes – Violence au service de l'érotisation	Fusion Séduction Double Toute-puissance Fétichisation	Pédophilie avec de grands enfants Violence avec sadisme Inceste avec séduction
	Perversité	– Le « Soi » est dilué dans les processus – Pulsions sexuelles au service de la violence		Viols compulsifs Pédophilie avec de jeunes enfants Meurtre à caractères sexuels Inceste dictarorial Exhibitionnisme
Valeur régressive	Pathologie de l'adolescence	MOI - fragile	Support groupal	Viols en groupe Attentats à la pudeur Inceste régressif
	Échec de la vie adulte	MOI - faible		

III. Des moyens thérapeutiques

Le fascicule « *Traitement et suivi médical des auteurs de délits et crimes sexuels* », publié, de façon conjointe, par les ministères de la Justice et des Affaires sociales, adopte la conception psychodynamique que je viens d'exposer, ainsi que les techniques thérapeutiques décrites en termes de fonctions s'adressant à la totalité de la personnalité du patient. Je les reprendrai d'une autre façon, en posant que la restauration de l'identité peut être recherchée de trois façons :

■ en s'adressant au Moi dont on connaît la tâche d'articuler pulsions internes et réalité environnante,

■ en essayant d'atteindre les processus de base, entreprise beaucoup plus difficile,

■ en développant les qualités relationnelles et la confrontation à l'autre.

Évidemment il n'y a pas de technique qui s'adresse de façon univoque à une fonction particulière ; c'est au thérapeute d'organiser une approche spécifique en jouant de plusieurs techniques, après évaluation de la personnalité du patient.

A. Relation d'étayage

Il faut en priorité lui donner toute sa place et reconnaître son efficacité, même et peut-être surtout dans les cas les plus graves. Elle est basée sur le fait que le patient investit le thérapeute comme un substitut parental. De cette façon il conforte son Moi en s'appuyant sur celui du thérapeute. Le cadre de la psychothérapie de soutien répond à cette attente : le patient est vu très régulièrement ; les interventions se situent au niveau du conscient, mais n'empêchent pas l'écoute des manifestations de l'inconscient ; le thérapeute n'est pas une surface réfléchissante des projections du patient mais intervient activement par des conseils, des apaisements, des encouragements ; évidemment il garde bien à l'esprit qu'il n'est pas un vrai parent, mais que la relation se déploie dans un espace de jeu transitionnel. Le suivi psychiatrique traditionnel remplit ces fonctions quand il ne met pas au premier plan les prescriptions médicamenteuses, lorsqu'il se soucie de la reconstruction de l'histoire personnelle du patient et qu'il apprécie constamment des éléments du fonctionnement mental.

Il faut observer que la relation d'étayage est parfaitement réalisée par certains travailleurs sociaux : assistants sociaux, éducateurs, délégués à la liberté surveillée, responsables d'atelier de sociothérapie ; les qualités personnelles des intéressés, jointes au statut de leurs fonctions permettent au patient de trouver là un substitut parental. Dès lors un suivi efficace est possible, évitant la récidive d'actes, y compris les plus graves.

B. Le traitement médicamenteux

Il facilite la relation d'étayage en représentant une médiation manifeste. Mais l'apaisement de fantasmes obsédants en est l'effet le plus clair ; croire à la seule vertu biologique de l'effet médicamenteux est un point de vue limité, qui désengage le thérapeute dans sa fonction représentative.

C. Accès à l'inconscient et au jeu des processus

Il s'agit d'une toute autre entreprise, cependant plus facile d'accès qu'on ne le croit, à condition toutefois d'avoir une formation psychanalytique. Il faut tout d'abord se dégager de lieux communs qui, appliqués à la pathologie rencontrée en prison, constitueraient une absurdité : allonger le patient pour qu'il ne voit pas le thérapeute, celui-ci intervenant le moins possible, à l'écoute neutre des productions de l'inconscient. Ce serait oublier que le déni va laisser de côté précisément le secteur le plus actif dans la réalisation des actes, oublier que le patient a besoin d'un support de réalité tangible pour ne pas perdre pied dans un monde si proche des hallucinations, oublier que le surinvestissement des données les plus primaires, vécues comme dangereuses, va entraîner au mieux un silence obstiné (« je ne pense à rien »), au pire un passage à l'acte qui aura valeur de répétition du délit pour éviter de s'en prendre directement au thérapeute.

J'ai personnellement élaboré (1) un cadre de travail adapté à la pathologie en cause. S'il peut donner l'impression d'être aux antipodes du cadre analytique classique, il n'en a pas moins fait ses preuves saluées par les analystes même les plus attachés à l'orthodoxie freudienne :

■ Il s'agit en fait d'une psychothérapie psychanalytique qui se pratique en face à face, et je dirai même « les yeux dans les yeux », tant l'effet de « présence » du thérapeute est essentiel. On retrouve là toute l'importance donnée à l'objet externe par le mouvement le plus avancé de la psychanalyse.

■ Le patient est suivi, lors d'entretiens, par trois personnes différentes, dont une au moins est analyste. Entre ces trois il n'y a pas de secrets concernant le contenu des entretiens et les impressions ressenties, ceci afin d'échapper aux effets du clivage entretenus par cette pathologie et également pour éviter les redoutables pièges de la séduction, auxquels même les meilleurs et les plus avertis peuvent se laisser prendre. N'oublions jamais que nous sommes entraînés, dans l'écoute et l'empathie, vers les affects les plus primaires qui mettent à mal nos repères habituels.

■ Il s'agit plus d'être attentif à la régulation des processus : déclenchement de l'angoisse… et de juger du moment où ils peuvent être soulignés que d'interpréter des contenus psychiques peu accessibles en raison de l'intensité des charges affectives conscientes ou inconscientes.

■ Enfin, si le secret professionnel, notamment vis-à-vis de la justice, demeure évidemment une préoccupation fondamentale, on ne saurait transiger avec la Loi, sinon en créant un climat de complicité qui annulerait tout effet thérapeutique. C'est dire que le thérapeute doit être bien au clair sur la conduite à tenir, au cas où il aurait à connaître dans le cadre de ses fonctions des actes que la Loi lui fait obligation de dénoncer.

Les résultats sont difficiles à apprécier : la bonne acceptation des règles pouvant aller jusqu'à une élaboration jugée satisfaisante, peut néanmoins laisser de côté l'essentiel à l'abri du déni ; le sentiment de culpabilité n'est pas forcément déterminant ; mais la réduction du clivage, oui, dont le meilleur signe sera peut-être un changement dans la perception des objets primaires qui ont présidé à l'organisation de la pathologie.

D. Approche cognitiviste

En se situant dans une perspective pragmatique, on ne saurait opposer tout simplement la psychanalyse qui repose sur une méthodologie permettant la découverte des processus inconscients, aux sciences cognitives dont la référence essentielle est l'étude des processus conscients. On en arriverait vite alors, et c'est ce qui se passe bien souvent, à des querelles d'école où tout l'un est opposé à tout l'autre.

Les thérapies cognitivo-comportementalistes s'attaquent au symptôme. Elles obtiennent certains résultats. Ce qui interroge, c'est que les neuroscientifiques nient, dans leur furia de positivité, tout ce qui se passe dans l'intersubjectivité. Alors qu'à l'évidence la relation de soumission du patient au technicien joue un rôle dans l'éradication du symptôme lorsqu'il y a succès. Mais précisément cette négation devient une force lorsque le patient développe une résistance au transfert, une réaction thérapeutique négative qui non seulement gèle le mouvement d'analyse mais peut renforcer des troubles du comportement ; il faut également penser aux impasses, fréquentes, créées par des effets de séduction tout à fait primaires de la part du patient, qui paralysent le thérapeute. Il devient alors habile de s'adresser à des thérapeutes qui vont contourner l'effet de relation en mettant l'accent exclusivement sur des techniques. « *Dans tous ces cas* », écrit Ph. Jeammet en parlant des réactions thérapeutiques négatives en psychanalyse, « *il peut être intéressant de faire appel à des médiations, c'est-à-dire à l'usage de techniques suffisamment bien codifiées pour qu'elles puissent apparaître comme l'élément moteur de la thérapie et servir de paravent à une relation qui peut être alors d'autant plus mobilisatrice qu'elle est utilisée sans jamais avoir à être reconnue.* » (7)

E. Les ateliers

Sans nier, bien au contraire, les relations affectives établies, les ateliers les mettent au service d'une activité : ateliers de sociothérapie, de médiation, d'expression, de créativité, ils sont à effets multiples, jouant de la restauration du narcissisme, du soutien, de l'apprentissage des habiletés sociales, de la capacité d'empathie, de la maîtrise des pulsions, de la gestion des conflits etc. Encore faut-il pouvoir faire des évaluations périodiques pour échapper à l'enlisement du train-train quotidien.

F. Les techniques de groupe

Groupes de parole, jeux de rôles, psychodrame, analyse groupale, thérapeutiques familiales analytiques ou systémiques, ont chacun leurs indications et sont utilisés en fonction des possibilités des équipes traitantes. Des effets de socialisation, de facilitation d'expression des vécus, des identifications réciproques, de support du narcissisme, peuvent être attendus.

IV. Une politique pour la France

A. Principes généraux

Nous disposons en France d'une expérience, celle des Services Médico-Psychologiques Régionaux (SMPR) créés dans les années 75 et rattachés aux services de santé psychiatriques. Ils sont en voie d'extension et disposent d'équipes conséquentes implantées dans les maisons d'arrêt ou dans les centres de détention. La loi du 18.1.1994 a confirmé la séparation entre les services de santé et d'administration pénitentiaire : elle permet, de plus, aux secteurs de psychiatrie générale d'intervenir dans tous les établissements pénitentiaires, y compris maisons centrales et centres de détention, et de couvrir ainsi en équipements l'ensemble du dispositif.

La création d'un établissement spécialisé pour traiter les auteurs d'infractions sexuelles a été dénoncée par le groupe de travail comme une aberration : les arguments évoqués étaient les suivants :

■ Le pourcentage des sujets incarcérés pour agressions sexuelles est tel que la création d'un établissement spécialisé serait dérisoire.

■ les personnels des SMPR et des équipes de secteur intervenant en prison sont compétents pour traiter sur place, sous réserve de formations complémentaires.

■ La réussite et l'efficacité du traitement repose sur un suivi régulier pendant de longues années. Le mythe d'une guérison radicale et définitive repose sur l'illusion qu'un trouble de la personnalité peut se traiter comme une maladie somatique aiguë, ou encore sur l'espoir d'un effet semblable à une castration chirurgicale, éradication du mal à tout jamais.

■ L'idée directrice pour une politique générale est précisément basée sur la nécessité d'un suivi au long cours, depuis l'inculpation jusqu'à la fin de la liberté conditionnelle, en cherchant les moyens d'aller au-delà de cette limite (1).

B. Application effective

Le schéma de la prise en charge se déroulerait de la façon suivante :

a) Une évaluation dès l'entrée en prison : il s'agit d'un entretien d'accueil indiquant la possibilité d'un traitement si l'inculpé le souhaite. Ceci est réalisé dans les lieux de détention disposant d'un SMPR sauf dans les grands établissements, difficilement gérables comme Fleury-Mérogis. Il pourrait être étendu rapidement à toutes les maisons d'arrêt avec l'aide d'un guide d'entretien mis au point à partir du questionnaire utilisé pour la recherche.

b) Il y a actuellement 20 SMPR existant ou en cours de création, implantés dans des maisons d'arrêt ou des centres de détention. Ils sont chargés de la coordination avec les autres établissements de la région dont ils ont la charge. Ils sont à même de dispenser des thérapeutiques de fond en profitant de la phase active de réflexion qui suit l'inculpation. Dans les cas graves, ils disposent du long temps de préparation du procès d'assises. Ils peuvent prolonger le traitement au-delà de la condamnation après accord passé avec l'administration pénitentiaire.

c) Les établissements pour peines : centres de détention et maisons centrales, sont maintenant pourvus en personnel sanitaire par application de la loi du 18.1.1994. Ce sont les secteurs de psychiatrie générale qui interviennent comme indiqué plus haut. Le traitement de fond ayant été réalisé dans les SMPR, entraînant une mobilisation conséquente des processus psychologiques, il s'agit dès lors d'entretenir les acquis en maintenant une vie psychique tout au long des années d'incarcération grâce à des équipements plus légers : ateliers, groupes de parole par exemple. La politique du ministère des Affaires Sociales est de favoriser les équipements en personnel dans les établissements recevant une proportion importante de détenus pour infractions d'ordre sexuel (Casabianda, Caen, Mauzac, Eysses, Muret, St Maur, etc.), et de ne pas interférer avec les choix de l'administration pénitentiaire qui répondent à des nécessités de gestion de la peine.

e) Évaluations périodiques : il s'agit de faire le bilan du chemin parcouru avec les détenus engagés dans un traitement, et avec ceux qui s'y sont refusés jusqu'à maintenant. La commission « Cartier » a conseillé, pour cela, la création de Centres Régionaux d'Observation, à l'image du CNO.

J'ai personnellement eu l'occasion de proposer une autre formule en tenant compte des deux populations précédemment décrites :

– pour les détenus ne présentant pas, du moins en apparence, des troubles psychopathologiques ou se refusant à un engagement dans un traitement (la catégorie « hors approche psychiatrique » dans le tableau) : le problème reste d'ordre pénitentiaire. Ce serait à des experts nommés d'apprécier la situation et éventuellement de convaincre le détenu de la nécessité de se faire soigner ;

– pour les autres, à l'instar de ce qui se fait dans le canton de Vaud en Suisse, une commission composée de médecins, psychologues, travailleurs sociaux, impliqués dans des thérapeutiques de la pathologie en question, agissant à un échelon départemental ou régional, pourrait donner un avis éclairé et consultatif, aussi bien pour un bilan périodique que pour un changement de régime pénitentiaire. La formule serait beaucoup plus souple et bien plus facile à réaliser qu'un CRO.

f) La poursuite du traitement devrait se faire en situation de liberté conditionnelle sous bénéfice d'une obligation de soins dûment explicitée au patient et acceptée par lui. Pour les cas difficiles, ceux pour lesquels une appréciation du danger de répétition de l'acte, lourd de conséquence, (récidive des juristes), n'est pas évidente à apprécier, il y aurait la possibilité de demander l'avis de la commission dont il a été question plus haut.

g) Chaque direction générale de l'administration pénitentiaire dispose d'un poste de psychologue dont le rôle est d'améliorer le suivi pénitentiaire des détenus en permettant une meilleure individualisation des affectations régionales.

h) Les problèmes de formation des thérapeutes ne sont pas résolus. L'ARTAAS n'est pas un organisme de formation. Mais elle s'emploie à diffuser les méthodes de traitement et les expériences des équipes.

Conclusions

Ainsi, face à une pathologie réputée comme étant inaccessible aux soins, il apparaît en fait que nous connaissons les méthodes de traitement donnant des résultats. Contrairement à ce qu'on lit ça et là, nous avons vu que un sur deux des intéressés étaient prêts à s'engager dans une thérapeutique immédiatement après un entretien approfondi ; d'autres le font dans un second temps.

Il existe ensuite un dispositif de soins : d'abord dans les SMPR ; dès l'incarcération un traitement approfondi est initié, relayé au long des années de détention par un travail permettant l'entretien des acquis et la mobilisation psychique. Ces traitements perdurent lors de la liberté conditionnelle. Certes il s'agit d'une infrastructure en voie d'installation. Beaucoup de choses restent à faire ; mais il existe une conception générale par rapport à laquelle chacun peut se situer, réfléchir, entreprendre.

Bibliographie

(1a) BALIER C. (1988) : *Psychanalyse des comportements violents*, PUF, Paris – (1b) : « *Viols et incestes. Auteurs et victimes* », in *Les troubles de la sexualité*, Monographie de la revue fr. de psychanalyse, ss. la dir. A. Fine, A. Le Guen, A. Oppenheimer, 1993,159-182 – (1c) : *Entre perversion et psychose : le pays de tous les dangers*, L'Évolution psychiatrique, 1996,1 – (1d) : *Psychanalyse des comportements sexuels violents*, PUF, Paris, 1996.

(2) BALIER C., LEGENDRE C. (1995) : « *La compulsion au viol : une problématique peu connue* », Nervure, Oct., 31-40.

(3) BERGERET J. (1984) : *La violence fondamentale*, Dunod, Paris.

(4) CASTORIADIS-AULAGNIER (1975) : *La violence de l'interprétation. Du pictogramme à l'énoncé*, PUF, Paris.

(5) CORDIER B., THIBAUT F. (1994) : « *La prescription d'antiandrogènes pour modifier le comportement sexuel* », Forensic, 6.

(6) GRAVIER B., DEVAU C. (1995) : « *Délinquance sexuelle. État des lieux* », Nervure, Oct., 10-22.

(7) JEAMMET P. (1996) : « *Sciences cognitives, thérapies cognitives et psychanalyse* », Revue fr. de psychanalyse, Monographie, 115-122.

(8) Mc KIBBEN A. (1993) : « *La classification des agresseurs sexuels* », in : *Les agresseurs sexuels*, J. Aubut (dir.), Éd La Chenelière, Montréal, p. 58-78.

(9) STOLLER R.J. (1978) : *La perversion, forme érotique de la haine*, Payot, Paris.

(10) VAN GIJSEGHEM H. (1988) : *La personnalité de l'abuseur sexuel : typologie à partir de l'optique psychodynamique*, Éd. Méridien, Montréal.

(11) WELZER-LANG D. (1988) : *Le viol au masculin*, L'Harmattan, Paris.

La récidive chez les délinquants sexuels

G.-F. Pinard

Il importe d'étudier la récidive chez les délinquants sexuels pour plusieurs raisons :

- les délinquants sexuels, et particulièrement les pédophiles, font de très nombreuses victimes ;
- malgré les sanctions pénales et l'existence de traitements d'une certaine efficacité, un nombre important de délinquants sexuels continueront à commettre de nouveaux délits ;
- une proportion significative de ces nouvelles victimes sera susceptible à son tour de perpétuer l'agression ;
- les répercussions physiques et psychologiques sur les victimes et les familles, ainsi que les coûts sociaux engendrés sont d'une ampleur difficilement estimable ;
- la connaissance de la tendance habituelle pour un même agresseur à reproduire ses délits dans des contextes situationnels, cognitifs et affectifs similaires permet à ceux qui le suivent en externe de prévenir de nouveaux délits en l'aidant à développer des comportements alternatifs et en intervenant rapidement par différentes mesures de retrait avant que le suivi ne devienne plus assumable dans la communauté ;
- enfin, l'étude de la récidive est nécessaire pour évaluer l'efficacité d'un traitement et pour tenter de le rendre encore plus adapté aux déficits de ceux qui seraient considérés davantage à risque de récidiver.

Ce chapitre résume les principales considérations méthodologiques concernant l'étude de la récidive ; révise des études récentes portant sur les délinquants sexuels (violeurs, pédophiles, exhibitionnistes) et d'autres sur la prédiction de l'agression sexuelle (évaluation du risque) ; examine des études récentes traitant plus spécifiquement des pédophiles et des incestueux ; rapporte des études utilisant la récidive comme indicateur de l'efficacité de différentes modalités thérapeutiques. Enfin, il aborde deux populations particulières, soit les délinquants sexuels juvéniles et les enfants « sexualisés » ou « au comportement sexuellement inadéquat ».

Considérations méthodologiques

La littérature sur la récidive chez les délinquants sexuels peut paraître complexe, fastidieuse, voire rébarbative. Pour y voir plus clair, pouvoir comparer les études les unes aux autres et être plus critique à leur égard, il faut garder à l'esprit un certain nombre de considérations méthodologiques. Nous avons résumé les principales en six points dans le tableau 1.

Études de suivi récentes chez les délinquants sexuels

Nous référons ici le lecteur au tableau 2.

Parmi un total de 1.071 criminels, les dossiers de 541 délinquants sexuels qui avaient reçu leur première sentence d'incarcération pour un délit sexuel entre les années 1970 à 1974 ont été étudiés sur une période moyenne de douze ans (Grünfeld et Noreik, 1986). Le taux de récidive global était de 12,8 %. Les délinquants impliqués uniquement dans des délits sexuels étaient relativement rares. Les délits sexuels étaient moins susceptibles d'être répétés que les délits de nature économique. Parmi les délinquants sexuels, les violeurs étaient les plus susceptibles de répéter leurs délits. Les délits comme l'inceste, l'exploitation de quelqu'un sous la garde du sujet ou encore contre la morale publique étaient moins susceptibles d'être répétés.

Le taux de réincarcération de 560 délinquants sexuels a été étudié sur une période de douze ans après leur libération (Broadhurst et Maller, 1992). La plupart des récidivistes étaient susceptibles d'avoir été incarcérés pour des délits de nature variée. Le modèle des comportements agressifs qu'ils présentaient évoquait pour les auteurs que la dimension agression semblait primer sur la perversion chez les délinquants sexuels. Sur 170 délinquants sexuels qui avaient participé à un programme de traitement en prison, 58 ont été identifiés comme ayant récidivé deux ans plus tard, soit 9 % des violeurs, 51 % des pédophiles et 75 % des exhibitionnistes (Wiederholt, 1992). Selon l'auteur même, ces chiffres semblent partiels et sont préliminaires. Cependant, le dernier chiffre rappelle que les exhibitionnistes sont les délinquants sexuels ayant le taux de récidive le plus élevé.

Une autre étude concerne la récidive de 178 délinquants sexuels (violeurs, pédophiles ou « les deux ») sur une période moyenne de 59 mois (Quinsey et al., 1995b). 27,5 % d'entre eux avaient récidivé sexuellement et l'ensemble des violeurs étaient plus susceptibles de récidiver que les pédophiles. Sur le total des sujets évalués, 40,4 % avaient commis un nouveau délit violent (sexuel ou non).

De ces études comportant un grand nombre de délinquants sexuels, on peut retenir :

■ que les taux de récidive varient selon le type de délinquant sexuel (incestueux, pédophiles, violeurs, exhibitionnistes) ;

■ qu'une récidive plus importante chez les violeurs que chez les pédophiles est rapportée par certaines études. Ceci peut être expliqué de différentes façons. Les violeurs sont en général plus agressifs et plus antisociaux et leurs délits a moins de chance de passer inaperçu que les pédophiles dont la majorité se contente de caresses ou d'attouchements. Par ailleurs, certains incluent dans la catégorie « violeur » des sujets qui ont fait ou tenté un assaut sexuel sur une victime mineure mais âgée de 14 ans ou plus (Quinsey et al., 1995b). Pour d'autres, ces mêmes individus pourraient être classés « pédophiles » ;

■ que les violeurs ont une criminalité hétérogène ; ces derniers ayant tendance à commettre davantage de délits non sexuels et de délits violents que les autres délinquants sexuels.

Tableau 1 • ***Considérations méthodologiques dans l'étude de la récidive chez les délinquants sexuels***

Critères utilisés concernant la récidive : – sources de renseignements : officielles (fichiers de services de police, d'agences sociales), non-officielles (auto-révélation, dénonciation par un tiers) – types de récidive : sexuelle/non sexuelle violente/non violente caractéristiques et catégorisations des délits, des victimes – période de suivi : longueur délai de récidive (court terme/long terme) temps réel d'opportunité à récidiver (périodes d'incarcération concourantes pour des délits non sexuels) présence d'un encadrement légal (probation/libération conditionnelle) présence d'un encadrement thérapeutique
Facteurs liés à l'échantillon considéré : – taille de l'échantillon – caractéristiques des sujets (description) – homogénéité/hétérogénéité de l'échantillon inclusion de sujets à risque élevé (ex. : exhibitionnistes) ou à risque moindre (ex. : incestueux)
Devis de recherche utilisé : – présence de groupes de comparaison appropriés – groupes équivalents ne différant que par une variable – groupe unique, non homogène, évalué à différentes étapes dans le temps
Facteurs liés au traitement : – récidive post-traitement/récidive sans traitement/récidive en cours de traitement – lieu du traitement : interne (prison, milieu thérapeutique)/externe – modalités thérapeutiques suivies – durée
Paramètres mesurés (exemples) : – utilisation d'instruments de mesures standardisés et validés – évaluation phallométrique des préférences sexuelles – connaissances et habiletés dans différentes sphères – variables cognitives, affectives – moment : pré-traitement, post-traitement, durant le suivi
Méthodes statistiques utilisées : – analyses paramétriques avec un nombre de sujets adéquat – choix d'analyses paramétriques approprié à l'objectif de l'étude

Tableau 2 • *Études récentes portant sur la récidive chez les délinquants sexuels*

Auteurs	Pays	Délinquants sexuels (n)	Suivi	Récidive sexuelle
Grünfeld et Noreik (1986)	Norvège	541 83 violeurs 279 abuseurs de mineurs 152 conduite obscène	9-14 ans moyenne : 12 ans	12,8 % violeurs 21,7 % abuseurs de mineurs 10 % conduites obscènes 14,5 %
Broadhurst et Maller (1992)	Australie	560 libérés de prison	12 ans	non-aborigènes 34 % (récidive de toute nature)
Wiederholt (1992)	Allemagne	170 ayant reçu un traitement libérés de prison	2 ans	34,1 % violeurs 9 % pédophiles 51 % exhibitionnistes 75 %
Quinsey et al. (1995b)	Canada	178 évalués en établissement psychiatrique à sécurité maximale 28 violeurs 124 pédophiles 26 « les deux »	50-88 mois moyenne : 59 mois	27,5 % 40,4 % délit violent (sexuel ou non) 20 % 27 % 34,6 %

Prédiction de l'agression sexuelle (évaluation du risque)

À ce stade, il nous paraît opportun d'apporter quelques clarifications simples concernant certains concepts. Prenons le cas de Monsieur X, un exhibitionniste pour lequel la Cour nous demande de répondre à des questions comme : Monsieur X va-t-il récidiver ? Quelles sont les chances de récidive de Monsieur ? Monsieur X est-il dangereux ?

La première question fait référence à la notion de *prédiction de la récidive*. Prédire implique un niveau de certitude à propos duquel on ne peut habituellement se prononcer à 100 % Ainsi, on ne peut pas dire que Monsieur X va récidiver à coup sûr mais on ne peut pas dire non plus qu'il ne va pas récidiver.

La deuxième question fait référence à l'*évaluation du risque de récidive*. Elle implique l'évaluation des probabilités que Monsieur X récidive. Cette question peut être répondue en partie à la lumière des antécédents de Monsieur X et on peut possiblement identifier dans son cas certains contextes dans lesquels il est plus susceptible de récidiver, par exemple, certains stresseurs situationnels (conflits avec l'épouse, grossesse, difficultés financières, etc.), certaines cognitions (l'impression d'être rabaissé, diminué, mis de côté), certains états affectifs (affects dysphoriques).

La troisième question porte sur la *dangerosité* qui ne doit pas être confondue avec violence physique. En effet, Monsieur X peut avoir récidivé souvent dans le passé sans avoir porté atteinte à l'intégrité physique d'autrui. Sa dangerosité devient toute autre si on sait qu'il a des fantaisies d'agression sexuelle ou de meurtre, qu'il répète des scénarios qu'il a imaginés, qu'il a commencé à suivre des femmes.

Ces distinctions étant faites, abordons les études portant sur la prédiction de l'agression sexuelle. L'utilité de variables criminologiques en tant que prédicteurs de la récidive a été évaluée chez 342 délinquants sexuels (Nagayama-Hall et Proctor, 1987). Une analyse de régression multivariée a indiqué que des arrestations pour des délits sexuels contre des victimes adultes étaient associées à des arrestations pour des récidives du même type (12 % de la variance) et à des réarrestations pour des délits violents non sexuels (15 % de la variance). Malgré plusieurs relations statistiquement significatives, les auteurs ne préconisent pas l'utilisation unique de variables criminologiques pour se prononcer sur la dangerosité d'un agresseur sexuel donné.

Une revue de données empiriques et cliniques portant sur les variables associées au risque de récidive chez les délinquants sexuels (violeurs, pédophiles ou exhibitionnistes) s'attarde sur différents facteurs de risque (McGrath, 1991). Parmi ceux-ci : le niveau de déni du délinquant, le type de délit sexuel, la coexistence de plusieurs paraphilies chez un même sujet, la criminalité antérieure sexuelle et non sexuelle, les patterns d'excitation sexuelle déviante à l'évaluation phallométrique, l'impulsivité, l'abus d'alcool, l'utilisation de force lors du délit, l'approche envers la victime, le manque de support social et l'absence de ressources de supervision et de traitement.

L'efficacité de différents instruments pour tenter d'évaluer le risque de récidive violente ou sexuelle chez des délinquants sexuels libérés a été étudiée (Furr, 1993). Parmi ceux-ci, le *Psychopathy Checklist-Revised* (PCR) et le *Statistical Prediction of Violent Recidivism Instrument* (SPVRI) permettaient une prédiction raisonnablement précise de récidive violente ou sexuelle sans toutefois donner beaucoup d'informations sur le type de délit sexuel ou violent pouvant se produire. De plus, l'applicabilité de ces instruments à des populations spécifiques d'agresseurs sexuels n'a pas encore été démontrée.

Une approche actuarielle a été utilisée pour étudier la prédiction de la récidive sexuelle chez des délinquants sexuels (Quinsey et al., 1995a ; Quinsey et al., 1995b). L'histoire criminelle antérieure, les mesures de psychopathie et les index phallométriques d'intérêts sexuels déviants étaient des prédicteurs utiles de la récidive sexuelle. Ces auteurs ont conçu un instrument de prédiction du risque pour les violeurs et les pédophiles. Son applicabilité pour le clinicien est toutefois discutable. De ces études, on peut retenir que certaines variables paraissent associées à la récidive mais nous sommes encore loin de pouvoir la prédire comme on pourrait le souhaiter.

Récidive chez les pédophiles

Nous référons le lecteur au tableau 3.

Tableau 3 • *Études récentes portant sur la récidive chez les pédophiles*

Auteurs	Pays	Pédophiles (n)	Traitement	Période de suivi	Récidive sexuelle
Barbaree et Marshall (1988)	Canada	35 extra-familiaux	non-traités	moyenne 45,5 mois	42,9 %
Prentky et Burgess (1990)	États-Unis	129	traités libérés d'un centre de traitement	5 ans	25 %
Rice et al. (1991)	Canada	136 extra-familiaux	évalués dans une institution psychiatrique à sécurité maximale, 50 ayant suivi un traitement comportemental 86 non traités	moyenne 6,3 ans	31 % 43 % délit violent ou sexuel 58 % délit quelconque ou retournés à l'institution
Hanson et al. (1993)	Canada	197 relâchés de prison	106 traités 31 non traités 60 non traités	ad 31 ans moy. 19 ans moy. 28 ans moy. 20 ans	42 % délits sexuels, violents ou les deux 23 % des récidivistes réincarcérés plus de 10 ans après libération
Hanson et al. (1995)	Canada	191 mêmes sujets que précédemment comparés à 137 criminels « non sexuels »	un seul groupe traité	15-30 ans	pédophiles réincarcérés 61,8 % criminels « non sexuels » réincarcérés 83,2 %

Certains se sont attardés à étudier la récidive de façon plus spécifique chez les pédophiles. Après avoir estimé les coûts liés à la victime, à l'agresseur, à l'incarcération et au traitement, des auteurs (Prentky et Burgess, 1990) ont bien étayé l'importance à accorder à la réhabilitation des pédophiles.

Un ensemble de variables a été étudié chez un groupe de 35 pédophiles extra-familiaux non traités (Barbaree et Marshall, 1988). Une analyse factorielle des variables prédictrices a donné trois grands facteurs. Un premier facteur désigné « déviance sexuelle » comprenait la mesure de l'excitation sexuelle déviante par évaluation phallométrique, la force utilisée durant le délit, la présence ou non de relation sexuelle avec la victime, le nombre de victimes antérieures. Un deuxième facteur « statut social » comprenait le statut socio-économique et la mesure du quotient intellectuel. Le troisième facteur, « âge de l'agresseur » comprenait l'âge de l'agresseur et celui de la victime. Le facteur « déviance sexuelle » était un prédicteur significatif de la récidive et du nombre de récidive. Les facteurs considérés par les auteurs expliquaient 20 % de la variance pour la récidive et 30 % pour le nombre de récidives. Un groupe d'agresseurs caractérisés par un statut socio-économique et un quotient intellectuel bas et des scores de déviance sexuelle plus élevés avaient un taux de récidive élevé.

La récidive chez 136 pédophiles extra-familiaux dont 50 ont participé à un traitement comportemental a été déterminée sur une période moyenne de 6,3 ans (Rice et al., 1991). Les sujets incarcérés pour un nouveau délit sexuel avaient commis antérieurement davantage de délits sexuels et avaient été admis plus fréquemment dans des institutions correctionnelles. Ils étaient plus susceptibles de n'avoir jamais été mariés et d'avoir reçu un diagnostic de trouble de la personnalité. Ils avaient aussi montré davantage de préférences sexuelles déviantes lors de l'évaluation pléthysmographique initiale.

Chez 197 pédophiles suivis à long terme après leur libération de prison, le fait de n'avoir jamais été marié et la présence de délits sexuels antérieurs étaient, là aussi, associés à un récidivisme accru (Hanson et al., 1993).

La récidive à long terme de ces mêmes pédophiles a été comparée à celle de 137 criminels ayant commis des délits non sexuels (Hanson et al., 1995). Les pédophiles étaient responsables de presque toute la récidive sexuelle (35,1 % contre 1,5 %) et les criminels « non sexuels » de presque toute la récidive violente non sexuelle (32,8 % contre 1,0 %). De façon générale, des délits antérieurs d'un type spécifique prédisaient souvent des délits du même type. Les auteurs concluent à la pertinence des approches spécialisées dans la prise en charge des pédophiles.

En résumé, les difficultés relationnelles, les délits sexuels antérieurs et les préférences sexuelles déviantes paraissent des variables importantes dans la récidive chez les pédophiles.

Récidive chez les incestueux

Les incestueux, une fois que leur délit est mis à jour, récidivent moins que les pédophiles extra-familiaux. Une étude indique que les taux de réincarcération des plus rapides aux plus lents concernent les pédophiles homosexuels, les pédophiles hétérosexuels et les incestueux (Hanson et al., 1993). Ceci est en continuité avec le fait que les pédophiles homosexuels ont un taux de récidive plus élevé que les pédophiles hétérosexuels.

Études portant sur les traitements

La récidive est également utilisée comme mesure de l'efficacité d'un traitement. Des méta-analyses ont été faites sur douze études récentes portant sur le traitement des délinquants sexuels et totalisant 1.313 sujets (Nagayama-Hall, 1995). Le taux de récidive d'ensemble pour les sujets traités était de 19 % comparé à 27 % pour les non-traités. Après avoir révisé la littérature sur le sujet, des auteurs (Marshall et Pithers, 1994) en sont venus à la conclusion qu'un traitement pour délinquants sexuels doit être à base cognitive-comportementale avec un volet prévention de la récidive pour avoir une efficacité optimale. Dans l'étude méta-analytique (Nagayama-Hall, 1995), les traitements cognitifs-comportementaux et les traitements hormonaux s'avéraient significativement plus efficaces que les traitements comportementaux mais n'étaient pas significativement différents l'un de l'autre. Dans une autre étude (Rice et al., 1991), le traitement comportemental n'affectait pas la récidive.

Traitements cognitifs-comportementaux

Pour mesurer l'efficacité d'un programme de traitement cognitif-comportemental, 126 pédophiles (familiaux et extra-familiaux) ont été étudiés sur une période moyenne de 4 ans (Marshall et Barbaree, 1988). Il y avait 68 pédophiles traités et 58 non traités. Les sujets traités (13,2 % de récidive contre 34,5 %) et particulièrement les pédophiles hétérosexuels extra-familiaux montraient les bénéfices les plus clairs. Les sujets plus jeunes (moins de 40 ans) et ceux dont le délit impliquait un contact génital-génital avec la victime étaient plus susceptibles de récidiver même s'ils avaient été traités. De plus, les indices phallométriques de préférences sexuelles déviantes ne prédisaient pas les résultats du traitement.

Pour mesurer l'efficacité d'un autre traitement cognitif-comportemental, une étude a comparé trois groupes sur 5 ans (Marques et al., 1994a) : un groupe traité, un groupe contrôle constitué de volontaires pour le traitement mais qui n'en ont pas reçu et un groupe contrôle de non volontaires, c'est-à-dire de sujets ayant refusé l'opportunité d'avoir du traitement. Le premier groupe avait le plus bas tôt de récidive pour les délits sexuels et pour les délits violents autres. Cependant, des analyses d'effets n'ont pas donné de résultats probants concernant l'efficacité du programme.

Une modalité cognitive-comportementale, appelée la *prévention de la récidive*, vise à rendre le sujet davantage capable de contrôler ses pulsions sexuelles déviantes. Elle lui permet, entre autres, de mieux identifier les situations à risque, de connaître les cognitions et les affects susceptibles de précéder un passage à l'acte et lui apprend des stratégies d'évitement. Ses fondements, ses applications, les paramètres considérés lors de l'évaluation initiale des sujets, ses composantes sont décrites par différents auteurs (Nelson et al., 1988 ; Pithers et al., 1988).

Cinquante délinquants sexuels ayant participé à un programme de prévention de la récidive ont été comparés à 48 sujets contrôles sur une période de deux ans (Miner et al., 1990). À la fin du traitement, les sujets montraient une acceptation accrue de leur responsabilité pour leur comportement sexuel déviant, moins de distorsions cognitives, une plus grande habileté à composer avec les situations à risque et moins d'excitation sexuelle déviante. La récidive fut de 8 % pour les sujets traités, 20 % pour les contrôles volontaires et 21 % pour les contrôles non volontaires.

Dans une autre étude, 76 pédophiles ayant participé à un programme de prévention de la récidive ont été comparés à 79 pédophiles non traités, sur une période moyenne de 38,4 mois (Marques et al., 1994b). Les sujets traités avaient tendance à avoir un risque moindre de commettre des délits sexuels (7,9 %) et des délits violents (4,0 %) que les contrôles (10 % et 13,9 % respectivement). Ces sujets ont aussi montré des progrès significatifs dans le niveau de leur responsabilisation ainsi qu'une diminution de leur excitation sexuelle déviante. Les sujets qui avaient une plus grande capacité à mettre en application les principes du traitement étaient moins susceptibles d'une récidive sexuelle.

Récidive chez les délinquants sexuels juvéniles

Nous référons le lecteur au tableau 4.

Tableau 4 • *Études récentes portant sur la récidive chez les délinquants sexuels juvéniles*

Auteurs	Pays	Délinquants sexuels juvéniles (n)	Âge	Traitement	Période de suivi	Récidive sexuelle
Kahn et Chambers (1991)	États-Unis	221	8-18 ans	traitement externe vs incarcération 1 à 10 programmes	moyenne 20 mois	7,5 % environ 50 % récidive criminelle
Bremer (1992)	États-Unis	193	12-18 ans à l'admission	programme correctionnel résidentiel	< 6 à 102 mois	6 % 11 % auto-révélée
Hagan et al. (1994)	États-Unis	50 (délits sur enfants)	non mentionné	établissement correctionnel juvénile d'état	2 ans post-traitement	46 % R criminelle 20 % contre la personne dont 8 % sexuelle 26 % contre la propriété

Depuis maintenant plusieurs années, le problème des délinquants sexuels juvéniles est bien identifié (Davis et Leitenberg, 1987 ; Becker et al., 1993) et de nombreux programmes de traitement s'adressent spécifiquement à cette clientèle. Dans une étude portant sur 112 délinquants sexuels juvéniles, les auteurs (Smith et Monastersky, 1986) identifient cinq facteurs influençant la récidive sexuelle et non sexuelle : la compréhension d'une dimension d'exploitation dans le délit, la capacité à identifier des forces personnelles, la présence d'attitudes malsaines envers la sexualité, la compréhension du sérieux du délit initial, le manque d'ouverture à discuter du délit.

Dans une étude rétrospective portant sur 221 délinquants sexuels juvéniles (Kahn et Chambers, 1991), on comptait plus de 20 délinquants masculins pour un de sexe féminin. Plus de 50 % des sujets avaient une histoire délictuelle non sexuelle antérieure. Les sujets à qui on avait évité un jugement formel avaient tous connu une récidive sexuelle. Les sujets qui blâmaient leur victime et qui avaient proféré des menaces verbales avaient souvent des taux de récidive sexuelle plus élevés.

Les chiffres de récidive de deux autres études (Bremer, 1992 ; Hagan et al., 1994) figurent au tableau 4. Dans la première de ces deux études, il est intéressant de constater que la récidive rapportée par les sujets dépassait la récidive officielle. Ceci appuie le fait que la valeur des données sur la récidive non officielle doit être considérée dans les études sur le sujet.

De ces études, on remarque certains parallèles avec les facteurs de récidive identifiés chez les délinquants sexuels adultes.

Enfants « sexualisés » ou « au comportement sexuel inapproprié »

Plus récemment encore, l'importance de s'attarder dès l'enfance à des comportements sexuels inappropriés apparaît. Chez ces enfants, un certain nombre de facteurs semblent associés à un risque accru de récidive (Gil, 1993) :

- l'utilisation de menaces, force ou violence ;
- une histoire de comportement agressif-impulsif ;
- une histoire de victimisation demeurée non traitée ;
- un comportement prédateur, compulsif et répétitif ;
- le déni de la famille ;
- la sélection de plusieurs victimes ;
- des comportements sexuels qui perdurent à travers différents milieux ;
- un manque de remords et le refus d'arrêter ces comportements.

Sous le titre « index de risque », une trentaine de facteurs de risque basés sur l'expérience clinique ont été classés en facteurs liés au comportement sexuel inadéquat, liés à l'enfant, à la famille et à l'environnement (Johnson, 1993). Cependant, le poids relatif de chacun de ces facteurs, selon l'auteur même, demeure à être vérifié empiriquement.

Conclusion

À partir des résultats des études présentées précédemment, on comprend toute l'importance de faire une anamnèse détaillée de tout délinquant sexuel rencontré dans la pratique. L'investigation des antécédents criminologiques s'attardera, entre autres, à rechercher la présence de délits officiels et non officiels (le nombre de délits officiels pouvant parfois être beaucoup plus bas que le chiffre réel), sexuels et non sexuels, violents et non violents. Le développement psychosexuel du sujet sera une autre sphère d'importance à approfondir.

L'expérience clinique nous indique que le poids relatif de certains facteurs liés à la personnalité de l'agresseur mériterait d'être étudié davantage de façon empirique. Parmi ceux-ci mentionnons le niveau de tolérance à la frustration (irritabilité) et l'impulsivité, l'aspect égosyntone ou égodystone des préférences sexuelles déviantes et certains processus cognitifs (rationalisations, justifications, distorsions et degré de responsabilisation dans le délit).

Selon l'état des connaissances actuelles, on ne peut encore prédire à coup sûr si un individu va récidiver. Toutefois, les recherches empiriques et cliniques nous livrent un certain nombre de facteurs ou variables pouvant étayer le jugement dans l'évaluation du risque de récidive.

Enfin, l'ampleur du problème de la récidive chez les délinquants sexuels avec les répercussions énormes mais difficilement quantifiables qui en découlent et l'existence de traitements ayant une certaine efficacité justifient pleinement que des efforts continuent à être déployés dans l'étude de ce phénomène de même que dans l'implantation et le raffinement de différents programmes de traitement chez ces agresseurs. Il convient également d'étudier les différents facteurs de résistance au traitement chez les agresseurs qui refusent et chez ceux qui abandonnent prématurément un traitement en cours.

Enfin, la longue carrière délictuelle de certains délinquants sexuels (particulièrement les pédophiles) attire l'attention sur la nécessité d'une intervention précoce lors de l'apparition de comportements sexuels inadéquats.

Bibliographie

(1) BARBAREE H.E., MARSHALL W.L. (1988) : « *Deviant sexual arousal, offense history, and demographic variables as predictors of reoffense among child molesters* », Behavioral Sciences and the Law, 6(2), 267-280.
(2) BECKER J.V., HARRIS C.D., SALES B.D. (1993) : « *Juveniles who commit sexual offenses : A critical review of research* », in : G.C. Nagayama Hall, R. Hirschman, J.R. Graham et M.S. Zaragoza (Eds.) : *Sexual aggression : Issues in etiology, assessment, and treatment* (p. 215-228), Taylor & Francis, Washington.
(3) BREMER J.F. (1992) : « *Serious juvenile sex offenders : Treatment and long-term follow-up* », Psychiatric Annals, 22(6), 326-332.
(4) BROADHURST R.G., MALLER R.A. (1992) : « *The recidivism of sex offenders in the Western Australian prison population* », British Journal of Criminology, 32(1), 54-80.
(5) DAVIS G.E., LEITENBERG H. (1987) : « *Adolescent sex offenders* », Psychological Bulletin, 101(3), 417-427.
(6) FURR K.D. (1993) : « *Prediction of sexual or violent recidivism among sexual offenders : A comparison of prediction instruments* », Annals of Sex Research, 6(4), 271-286.
(7) GIL E. (1993) : « *Individual therapy* », in : E. Gil et T.C. Johnson (Eds.), *Sexualized children : Assessment and treatment of sexualized children and children who molest* (p. 179-210), Launch Press, Rockville.
(8) GRÜNFELD B., NOREIK K. (1986) : « *Recidivism among sex offenders : A follow-up study of 541 norwegian sex offenders* », International Journal of Law and Psychiatry, 9(1), 95-102.
(9) HAGAN M.P., KING R.P., PATROS R.L. (1994) : « *Recidivism among adolescent perpetrators of sexual assault against children* », Journal of Offender Rehabilitation, 21(1-2), 127-137.
(10) HANSON R.K., SCOTT H., STEFFY R.A. (1995) : « *A comparison of child molesters and nonsexual criminals : Risk predictors and long-term recidivism* », Journal of Research in Crime and Delinquency, 32(3), 325-337.
(11) HANSON R.K., STEFFY R.A., GAUTHIER R. (1993) : « *Long-term recidivism of child molesters* », Journal of Consulting and Clinical Psychology, 61(4), 646-652.
(12) JOHNSON T.C. (1993) : « *Clinical evaluation* », in : E. Gil, T.C. Johnson (Eds.) : *Sexualized children : Assessment and treatment of sexualized children and children who molest* (p. 211-274), Launch Press, Rockville.
(13) KAHN T.J., CHAMBERS H.J. (1991) : « *Assessing re-offense risk with juvenile sexual offenders* », Child Welfare, 70(3), 333-345.
(14) MARQUES J.K., DAY D.M., NELSON C., WEST M.A. (1994a) : « *Effects of cognitive-behavioral treatment on sex offender recidivism : Preliminary results of a longitudinal study* », Criminal Justice and Behavior, 21(1), 28-54.
(15) MARQUES J., NELSON C., WEST M.A., DAY D.M. (1994b) : « *The relationship between treatment goals and recidivism among child molesters* », Behaviour Research and Therapy, 32(5), 577-588.
(16) MARSHALL W.L., BARBAREE H.E. (1988) : « *The long-term evaluation of a behavioral treatment program for child molesters* », Behaviour Research and Therapy, 26(6), 499-511.
(17) MARSHALL W.L., PITHERS W.D. (1994) : « *A reconsideration of treatment outcome with sex offenders* », Criminal Justice and Behavior, 21(1), 10-27.
(18) McGRATH R.J. (1991) : « *Sex-offender risk assessment and disposition planning : A review of empirical and clinical findings* », International Journal of Offender Therapy and Comparative Criminology, 35(4), 328-350.
(19) MINER M.H., MARQUES J.K., DAY D.M., NELSON C. (1990) : « *Impact of relapse prevention in treating sex offenders : Preliminary findings* », Annals of Sex Research, 3(2), 165-185.
(20) NAGAYAMA HALL G.C. (1995) : « *Sexual offender recidivism revisited : A meta-analysis of recent treatment studies* », Journal of Consulting and Clinical Psychology, 63(5), 802-809.
(21) NAGAYAMA HALL G.C., PROCTOR W.C. (1987) : « *Criminological predictors of recidivism in a sexual offender population* », Journal of Consulting and Clinical Psychology, 55(1), 111-112.
(22) NELSON C., MINER M., MARQUES J., RUSSEL K. et al. (1988) : « *Relapse prevention : A cognitive-behavioral model for treatment of the rapist and child molester* », Journal of Social Work & Human Sexuality, 7(2), 125-143.
(23) PITHERS W.D., KASHIMA K.M., CUMMING G.F., BEAL L.S. et al. (1988) : « *Relapse prevention of sexual aggression* », in : R.A. Prentky et V.L. Quinsey (Eds.) : *Human sexual aggression : Current perspectives*, Annals of the New York Academy of Sciences, 528, 244-260.

(24) PRENTKY R., BURGESS A.W. (1990) : « *Rehabilitation of child molesters : A cost-benefit analysis* », American Journal of Orthopsychiatry, 60(1), 108-117.
(25) QUINSEY V.L., LALUMIERE M.L., RICE M.E., HARRIS G.T. (1995a) : « *Predicting sexual offenses* », in : J.-C. Campbell (Ed.) : *Assessing dangerousness : Violence by sexual offenders, batterers, and child abusers* (p. 114-137), Thousand Oaks : Sage Publications, Inc.
(26) QUINSEY V.L., RICE M.E., HARRIS G.T. (1995b) : « *Actuarial prediction of sexual recidivism* », Journal of Interpersonal Violence, 10(1), 85-105.
(27) RICE M.E., QUINSEY V.L., HARRIS G.T. (1991) : « *Sexual recidivism among child molesters released from a maximum security psychiatric institution* », Journal of Consulting and Clinical Psychology, 59(3), 381-386.
(28) SMITH W.R., MONASTERSKY C. (1986) : « *Assessing juvenile sexual offenders'risk for reoffending* », Criminal Justice & Behavior, 13(2), 115-140.
(29) WIEDERHOLT I.C. (1992) : « *The psychodynamics of sex offenses and implications for treatment* », Journal of Offender Rehabilitation, 18(3-4), 19-24.

2.4. La prise en charge des victimes

2.4.1. Les adultes victimes

La prise en charge juridique et sociale d'une victime passe actuellement par la *reconnaissance du statut de victime,* qui procure un ensemble de « compensations », liées à des *droits nouveaux* (prenant la forme d'une « priorité » pour l'obtention de places assises réservées dans les transports en commun lorsque la victime présente un handicap physique, par exemple) parfois à une *indemnisation,* et bien sûr à une *prise en charge médico-psychologique.* L'estimation d'un *pretium doloris* constituera cependant toujours une tâche délicate, malgré les progrès de la barémologie moderne[1]. Le rôle de l'État en matière de protection des victimes n'a cessé de croître, ainsi que le souligne Hugues Lagrange[2] lorsqu'il écrit qu'une « *double relation criminel-justice et victime-justice va remplacer le rapport direct entre les protagonistes des litiges* ». Cependant, les actions de *guidance associative* représentent un inestimable soutien psychologique, et matériel, apporté aux victimes de toutes sortes (de violences intra-familiales, d'agressions sexuelles, d'accidents de circulation...). Didier Bourgeois (Montfavet) fait le point sur la question.

La législation en matière de victimologie et les associations d'aide aux victimes

D. Bourgeois

La victime, parce qu'elle est en France partie civile au procès pénal, se trouve assignée à une place qui la fait en quelque sorte participer indirectement à l'ordre public. Il est cependant tout à fait concevable qu'elle n'ait qu'une place de témoin (pays du Common Law), mais il s'agit là d'une autre logique pénale. La grande question est cependant de savoir dans quelle mesure la réaction de la victime peut, ou doit, influencer le déroulement ou les conclusions du procès pénal ; en d'autres termes, le pardon accordé par une victime à son agresseur peut-il modifier la sanction, ou à l'inverse le fait qu'une victime s'estime lésée par un trop important décalage entre la rétribution et la réparation est-il un facteur dont il convient de tenir compte à un niveau pénal — il en est évidemment tenu compte au niveau psychologique ?

1. En France, Marc Ancel a œuvré pour renouveler les conceptions classiques de la *défense sociale,* en remettant par exemple en cause la liaison systématique entre la réparation, par indemnisation de la victime, par le coupable (lorsque ce dernier est insolvable, la victime ne peut être indemnisée, ce qui est injuste, à moins que la société ne mette en place une solution de remplacement, ce qui a eu lieu par la création de la *Commission d'indemnisation des victimes).* La réparation se fait ici aux frais de l'État, ou plus exactement grâce à un Fonds de garantie, à la fois au titre de l'entraide sociale et au titre de la responsabilité de l'État qui n'a pas été capable de juguler les débordements criminels interindividuels. Si un consensus s'est établi sur le principe, la pratique de terrain montre d'une part l'existence de dérives et d'abus dans le phénomène d'assistance et d'autre part développe une sous-population dont certains membres se complaisent parfois dans leur nouveau statut de victime. Les questions qui se poseront au psychiatre seront celles de l'imputabilité des troubles psychiques d'une victime, de leur juste estimation barémologique (avec tout le problème de la sursimulation utilitaire), de l'orientation et de la guidance des victimes et enfin de la prise en charge spécialisée de celles qui en ont réellement besoin. [Pour les détails de la législation et de la barémologie psychiatrique française, cf. : ALBERNHE T. & coll. (1997) : *Psychiatrie et handicap : aspects médico-légaux et administratifs,* Masson, Paris].
2. LAGRANGE H. (1995) : *La civilité à l'épreuve. Crime et sentiment d'insécurité,* PUF, Paris.

Il est d'usage que la collectivité vienne en aide aux malades, blessés, infirmes de toute origine, aux victimes d'accidents de la circulation comme à celles de catastrophes naturelles. Il s'agit d'une démarche solidaire dont l'approche historique montre qu'elle fait suite, socialement, à une position charitable (1) restée souvent proportionnelle à l'émotion ou à l'empathie que pouvait susciter la victime jusqu'à ce qu'un dispositif législatif soit érigé. Il existe maintenant une ossature générale à l'aide à toutes victimes mais, de façon récente, dans certains pays dont la France, sous la pression de l'opinion publique et des victimes elles-mêmes se regroupant en *lobbies,* s'est développé un cadre plus spécifique à l'assistance aux victimes d'infractions comme à l'assistance aux victimes des grands fléaux. Ce mouvement n'est pas propre à la France, dont les associations se calquent parfois sur des groupes précurseurs présents dans les pays anglo-saxons. Précisons que tout ceci n'a rien à voir avec ce qui est communément entendu par « groupes ou milices d'autodéfense ».

Jusqu'alors, les victimes relevaient de l'usage commun et l'on sait les difficultés pour un justiciable moyen de connaître son droit et d'évoluer efficacement dans le maquis administrativo-juridique afin d'obtenir réparation d'un préjudice quelconque. À l'image du modèle suédois de l'*ombudsman* (1809), existent maintenant des *médiateurs,* mandataires ou représentants dans la plupart des pays à législation développée (4). En France, le concept de médiateur exprime plutôt le souci de protection des libertés publiques par accélération ou simplification des procédures juridiques ; dans les cas où il s'avère nécessaire d'assister une victime d'action criminelle ou délictueuse, ce sont le plus souvent ces associations, de type « loi de 1901 » qui font le truchement, ces associations ciblant chacune un fait de société.

Psychologiquement il semble encore plus intolérable (injuste) aux yeux de l'opinion, qu'un sujet se trouve victime d'une infraction ou d'un grand fléau, en tout cas d'un fait ne relevant pas de la fatalité, comme s'il existait une parenté affective entre ces deux représentations victimaires. Des événements médiatiques tels le « Sidaction » montrent que la sensibilisation du public aux grands fléaux sanitaires tels le SIDA se produit davantage en présence de « victimes innocentes », enfants contaminés par transfusion par exemple, qu'en présence de contaminés par voies sexuelles ou toxicomaniaques ; ce fait étant quantifiable par l'évolution instantanée du taux de « promesses de don » en fonction du type de victimes présenté à l'antenne. Un phénomène identique se retrouve lors du « Téléthon ».

Réciproquement, la victime directe d'actes et de situations injustes est ainsi intensément et affectivement prise en considération par la collectivité ou l'opinion publique car son statut lui confère une aura d'innocence même si la science victimologique, à travers certains de ses développements, tend à pondérer cette notion. La réflexion malheureuse d'un ancien premier ministre parlant de « victimes innocentes » en commentant à chaud un attentat à caractère raciste antisémite et les réactions indignées qui s'ensuivirent immédiatement illustrent qu'aux yeux de l'opinion il n'est de victime légitime qu'innocente, injustement victime. La part émotionnelle et l'évolution historique des modalités d'entreprises antisociales expliquent qu'il se soit établie une chronologie différentielle à l'apparition d'associations spécialisées ouvrant chacune sur une prise en compte ciblée : enfants, femmes, sujets âgés, victimes d'agressions sexuelles, victimes de racket, victimes d'attentats...

Dans une perspective psychologique, il faut noter que pour que des victimes se regroupent et agissent, elles ont à dépasser préalablement un sentiment de honte. L'habileté et l'impunité en résultant, de certains escrocs résident justement dans le fait que leurs victimes, culpabilisées, grugées parce que trop crédules ou dupées par leur propre avidité et malhonnêteté répugnent à porter plainte. Analogiquement il est difficile parfois pour des parents d'aider un enfant victime de racket en milieu scolaire, réticent à avouer sa peur et les petits larcins initiaux que les pressions dues au racket ont entraîné. À une autre échelle, les « petits porteurs, actionnaires d'Euro-tunnel » ont su dépasser ce sentiment de « honte de s'être fait dépouiller », eux qui comptaient bénéficier de leur spéculation capitaliste. Ils se sont regroupés et agissent dans le sens de leurs intérêts.

La complexité générale de l'évaluation d'un préjudice a rendu nécessaire une barèmologie officielle, issue pour ce qui est des affections physiques, des barèmes en usage pour la reconnaissance et la prise en compte des déficits et incapacités des blessés et mutilés de guerre ce qui permet, *in fine,* leur indemnisation (2). La phase de réparation, aspécifique et dépassionnée, n'est que l'aboutissement d'une prise en compte de la victime et elle en signe même l'échec car la prévention des infractions (et des séquelles) devrait éviter d'en arriver là.

L'aide correcte aux victimes d'actes délinquants ou criminels commence dès leur réception au commissariat. Les fonctionnaires de police, sous la pression d'associations féministes, sont maintenant incités par circulaires, formés et sensibilisés aussi, à prodiguer comme à toutes victimes d'ailleurs, un accueil courtois et respectueux en particulier aux femmes victimes d'agressions sexuelles, ainsi qu'à enregistrer les plaintes avec diligence et tact.

Il existe dans certains grands hôpitaux des Unités spécialisées d'accueil en Médecine légale où sont concentrés et articulés les moyens spécifiques d'investigation (examen gynécologique par un spécialiste assermenté après tentative de viol) et de soutien socio-psychologique aux victimes (du *debriefing* initial à l'accompagnement durant l'instruction judiciaire et les confrontations éprouvantes), jetant les bases d'une néo-spécialité située aux frontières du médico-social, du psychologique et du juridique (5).

Mais, selon la plupart des victimes d'infractions, ce sont les conséquences à moyen et long terme qui restent les plus difficiles à gérer (7, 8). Être victime d'un acte criminel ou délictueux quelqu'il soit, est à la fois un considérable traumatisme psycho-relationnel et un séisme social. La prise en charge et le traitement psychologique abréactif des victimes doivent donc impérativement articuler une approche psychique immédiate (et à terme), destinée à limiter la diffusion du sentiment de peur et du vécu d'insécurité et à éviter la structuration du syndrome de répétition chronique, avec un accompagnement social considérable (9, 10).

Le certificat d'ITT initial est un acte médical à portée sociale car la durée de cette ITT conditionnera en partie la qualification de l'acte et donc la nature des peines encourues par le délinquant. L'indemnisation d'éventuelles séquelles est elle aussi un acte d'essence médico-sociale, basé sur une expertise, se concluant par la réparation sociale, la collectivité pouvant désormais se substituer au délinquant, si celui-ci s'avère insolvable, pour indemniser l'incapacité résiduelle. Le processus expertal représente, pour les victimes, de réelles épreuves répétitives et l'enjeu de la réinsertion sociale sous-tend le dispositif d'accompagnement médico-social.

La société étant jusqu'alors peu organisée pour prendre en compte efficacement les problèmes des victimes sur la durée, tant au point de vue social que psychosanitaire (emploi et handicap physique, conséquences du traumatisme individuel sur le système familial ou socio-professionnel, dols esthétiques et algiques), ceci étant conjugué au principe éthique, d'envisager une « indemnisation intégrale », des structures complémentaires se sont développées et s'articulent maintenant en un réseau.

Le dispositif législatif

La France a considérablement renforcé son dispositif sur deux axes, à partir des textes antérieurs aux premières vagues d'attentats qui ont servi de « détonateur » émotionnel et en référence, aussi, à la « montée de la criminalité » ressentie émotionnellement dans notre société :

- Simplification et accélération des procédures.
- Indemnisation effective des victimes.

La loi du 3.1.1977 prévoyait l'indemnisation des dommages corporels résultant d'une infraction, celle du 2.2.1981 élargissait les possibilités d'indemnisation aux victimes de vol, de banqueroute et d'escroqueries diverses. La loi du 30.12.1985 inclue désormais les attentats aux mœurs, mais il faut attendre la loi du 9.9.1986 (à effet rétroactif pour l'année 1985) pour réglementer la « première indemnisation » des victimes d'attentats terroristes, assurée par la mise en place d'un « fonds de garantie ». Avant cette date, « *la destruction des biens matériels, les dommages corporels et leurs conséquences temporaires ou définitives, la part des frais médicaux non remboursables par la sécurité sociale et les mutuelles, pouvaient être plus ou moins pris en charge par les différents contrats des compagnies d'assurance. Mais les garanties (...) restaient (...) facultatives et plafonnées* » (3). Il y a donc eu dans cette loi une ambition éthique d'indemnisation intégrale. La responsabilité de l'État ne pouvait jusqu'alors être mise en cause que si l'attentat avait lieu au cours d'un « attroupement dans un lieu public », mais c'était à la victime de prouver, parfois difficilement, le caractère collectif de l'action terroriste. Le « fonds de garantie » peut être saisi par tout citoyen français victime d'un attentat dans n'importe quelle partie du monde et aussi par tout non-citoyen français victime d'un attentat sur le sol français.

La loi du 6.7.1990 uniformise les systèmes d'indemnisation, jusque-là hétérogènes, pour les victimes d'attentats et d'infractions pénales. Cette convergence est indice de dépassionalisation du problème.

Ces dispositifs en cascade illustrent l'efficacité d'associations *lobbies* telle *SOS attentats*, fondée par F. Rudetski, victime et survivante. L'association a réussi à sensibiliser les pouvoirs publics sur les insuffisances régnant et son activité fait maintenant référence en ce qui concerne les associations de victimes.

Parallèlement, dans un contexte politico-social comparable, des structures d'assistance juridique et psychologique se développaient dans les pays anglo-saxons, le système français étant en la matière, précurseur.

Le système juridico-social français actuel comporte :

■ Les institutions basales sanitaires, sociales ou juridiques concernées par l'assistance aux victimes : soignants, assistants sociaux, juges et avocats sont les intervenants génériques dans ce type de situation.

■ Les structures ponctuelles issues, et constituées en réseau, de ces institutions, souvent constituées en « *Association loi 1901* », et bénéficiant du soutien technique des grandes institutions suscitées, agissant en « *ombudsman* ».

Le ministère de la justice a institué en 1986, dans le contexte des premières vagues d'attentats terroristes, un réseau associatif destiné à répondre aux besoins des victimes. L'INAVEM (Institut National d'Aide aux Victimes et de Médiation) (6) coordonne à ce jour près de 150 associations au sein desquelles l'aide juridique et l'assistance socio-psychologique sont conjuguées et a élaboré une charte du « droit des victimes ». Par exemple, est maintenant réglementé le droit pour les victimes à une « pudeur médiatique » (ne pas voir sa photographie de victime défigurée dans les journaux). L'INAVEM assure également une mission de formation de consultants.

Une réalisation concrète illustre l'intérêt et le rôle de ces associations : l'association « *Provence Aide aux Victimes d'Infractions Pénales* » (PAVIP), du ressort d'un tribunal d'instance, assure des permanences l'été, saison touristique où la concentration humaine multiplie les cas de vols à la roulotte, agressions ou autres formes de délit, pour « *entendre, aider, secourir, apporter le soutien psychologique nécessaire après le traumatisme et pour aider les victimes à résoudre les problèmes matériels immédiats.* » L'association met à la disposition des victimes :

– Un conseiller juridique afin de faciliter les premières démarches administratives et juridiques.

– Une aide à la constitution de partie civile en cas de comparution directe de l'auteur.

– La possibilité de prendre contact avec la famille et les autorités consulaires.

– Un relais avec les services d'assistance.

– Un contact avec un interprète pour résoudre les difficultés de dialogue.

– La possibilité, grâce à la coopération du syndicat des hôteliers, d'hébergement en urgence d'une nuit.

– Le maintien dans la chambre d'hôtel occupée par le touriste durant son séjour.

– La prise en charge d'un repas.

– Un relais financier.

– Un soutien psychologique et un accompagnement pratique.

■ Les associations spécialisées « *loi de 1901* », coordonnées par l'INAVEM : il existe deux composantes complémentaires et non contradictoires dans ces associations : les associations de victimes directes et celles de sujets « concernés » ; la plupart d'entre elles fonctionnant sur un modèle de recrutement mixte :

1 – Association de victimes directes : le prototype en est *SOS attentats*. Les attentats sont un fléaux d'apparition (réapparition) historiquement récente ; ils peuvent toucher n'importe qui, n'importe quand et ont donc un impact émotionnel considérable sur l'opinion publique ce qui est d'ailleurs l'un de leurs buts [II, § 1.1.2.]. À cette occasion, des sujets jeunes, actifs, si survivants, se sont trouvés brutalement et irrémédiablement fauchés, confrontés à la souffrance, à des sentiments de pertes multiples, de déchéance et à l'absence béante de réponse de la société. Lutter pour ses droits et pour ceux des autres est une façon de se sentir « *plus survivant que victime* » selon l'expression de Martin Gray qui, lui, avait

survécu à l'holocauste nazi au cours duquel sa famille entière avait disparu. C'est une manière aussi de payer sa dette à la providence, comme de sublimer l'implacable sentiment de culpabilisation d'avoir survécu (« pourquoi moi ? »), écho dramatique à ce sentiment profond de culpabilité qui étreint toujours, à un moment ou à un autre, toutes les victimes, celles de racket en milieu scolaire comme les petits porteurs d'Euro-tunnel, les victimes de viol, d'inceste, comme celles de la Shoa. Se regrouper, revendiquer pour soi et pour les autres est alors une ébauche roborative d'auto-prise en charge d'un « Groupe-victime » par lui-même, une ré-appropriation par chacun des individus et du groupe de son histoire et de sa souffrance, une re-subjectivation, une démarche à contenu thérapeutique.

2 – Les associations de victimes indirectes et de personnes se sentant concernées : ces structures, vouées à l'aide à des victimes intrinsèquement fragiles, vulnérables (enfants prostitués dans les pays sous-développés ou victimes d'actes incestueux, sujets âgés victimes de violences en institution...), incapables de se défendre, regroupent principalement des bénévoles, non directement victimes, mais se sentant impliqués et « interpellés » par le problème. Est souvent mis dans ce cadre à la disposition du public un *numéro vert* anonyme destiné à faciliter l'accès téléphonique des victimes à une aide. Les membres de ces associations assurent un travail de sensibilisation de l'opinion publique, préparant la mise en place d'un dispositif législatif national, voire international, par l'intermédiaire de relais actifs dans les grandes institutions internationales (ONU, UNESCO, OMS). Il s'agit de dispositifs spécifiques de prévention, de répression ou d'aide aux victimes de ce type d'acte criminel ou délinquant : Associations d'aide aux enfants victimes du tourisme sexuel, Associations de lutte contre les trafics d'organes d'origine humaine...

Un bref catalogue, forcement incomplet (voir la liste de l'INAVEM), illustre la diversité de ce type d'association et l'état des lieux des préoccupations ponctuelles parfois contradictoires de notre époque : ces associations couvrent un champ très large pouvant même, si l'ampleur du problème l'exige, se structurer ou se fédérer en « Organisations Non Gouvernementales », ces fameuses ONG qui font parfois trembler les dispositifs politiques.

– En France :

SOS attentats : aider les victimes d'attentats.

Ligue Contre le Racisme et l'Antisémitisme (LICRA), *Mouvement contre le Racisme et pour l'Amitié entre les Peuples* (MRAP) : mouvements antiracistes et anti-discriminations.

SOS inceste, SOS femmes battues...

Le nid : association d'aide à la réinsertion des femmes prostituées.

– Dans le monde :

Les « ONG ».

Greenpeace : défense de l'environnement.

Amnesty International : lutte contre les atteintes aux droits de l'Homme.

La prise en charge des victimes d'actes antisociaux relève maintenant de la responsabilité collective. Les infractions, conduites déviantes, constituant par définition une atteinte à l'ordre social, il est logique que la société ait élaboré, peu à peu, un cadre global à sa réponse. Ce cadre ayant naturellement tendance à se situer « à la remorque » de l'évolution culturelle de la délinquance et de la criminalité, se constituent alors des associations ponctuelles pouvant devenir des groupes de pression ou d'initiative, modalités de réponses spécifiques et souples. En France, ces associations sont maintenant regroupées en un réseau cohérent sous l'égide de l'INAVEM.

Bibliographie

(1) BOURGEOIS D. (1997) : « *Approche historique du handicap* » in T. ALBERNHE (dir.) : *Psychiatrie et handicap : aspects médico-légaux et administratifs*, Masson, Paris.
(2) BOURGEOIS D. (1997) : « *Eléments de barèmologie* » in T. ALBERNHE (cf. (1)).
(3) CASTERET A.M. (1991) : « *Victimes d'attentats : le mythe de l'indemnisation intégrale* » in : « *Les victimes* », PSYNERGIE, Lab. Ciba-Geigy éd., 24-25.
(4) GODFRYD M. (1996) : « *Médiateur de la République et Psychiatrie* », rubrique administrative et médico-légale, Act. Méd. Int., Psychiatrie (13), 189, 3144.
(5) GRAVIER V., BATISTA G., CREMNITER D. (1996) : « *Prévention des séquelles psychiques post-traumatiques : le "debriefing"* », Therapsy, 3, 2, 17-19.

(6) INAVEM : 4, 14, rue de Ferrus 75014 Paris. Tél : (16-1)-45-88-19-00. Fax : (16-1)-45-88-94-02. On peut y obtenir la liste des associations d'aide aux victimes existant en France.
(7) LALOU Y. (1995) : « *Attentats, violences : aider les victimes* », Le Journal des Psychologues, Oct., 131, 10-14.
(8) LIENHARD C. (1990) : « *Aide aux victimes, mobiliser les solidarités* », Le journal des Psychologues, Nov., 82, 44-47.
(9) RAYMOND S.G. (1993) : « *Crimes de sang et faits de violence* », Hommes et perspectives éd.
(10) VIAUX J.-L. (dir.) : « *Victimes. Actes et Silences* », Publications de l'Université de Rouen, 1995.
(11) Textes de loi :
- Loi n°77-5 du 3 janvier 1977 « garantissant l'indemnisation de certaines victimes de dommages corporels résultant d'une infraction ».
- Loi n°81-82 du 2 février 1981 (dite « loi Sécurité et liberté ») « renforçant la sécurité et protégeant la liberté des personnes », Titre III : protection de la victime.
- Loi n°85-677 du 5 juillet 1985 « tendant à l'amélioration de la situation des victimes d'accident de la circulation et à l'accélération des procédures d'indemnisation ».
- Loi n°85-1407 du 30 décembre 1985 « portant diverses dispositions de procédure pénale et de droit pénal ».
- Loi n°86-1020 du 9 septembre 1986 « relative à la lutte contre le terrorisme et aux atteintes à la sûreté de l'État ».
- Loi n°90-589 du 6 juillet 1990 « modifiant le Code de procédure pénale et le code des assurances et relative aux victimes d'infractions ».

2.4.2. Les mineurs victimes et leurs familles

Ce dernier chapitre envisage, séparément, la prise en charge des mineurs maltraités (Thierry & Karine Albernhe), et le traitement des mineurs victimes d'abus sexuels et de leurs familles (Jean-Yves Hayez).

Le traitement de la maltraitance infanto-juvénile

T. & K. Albernhe

Le repérage adapté d'une situation de maltraitance dépend de l'articulation intelligente entre les interventions du registre socio-juridique et celles du registre thérapeutique. Il va de soi que cette articulation n'a de chances de réussite que dans la mesure où elle arrive à parfaitement s'insérer dans le contexte culturel ambiant. Certaines familles récemment acculturées n'ont pas forcément en effet le même système de valeurs éducatives que celles de la population-hôte, d'où des « heurts » qui peuvent prendre la forme de sévices à l'égard d'enfants (pensons à la pratique de l'excision par exemple, rigoureusement interdite en France [II, § 1.2.5.8.]). Rien ne semble en effet plus variable, culturellement, que les conceptions éducatives et la référence à ce que l'on dénomme, faute de mieux, le « droit de correction[1] ». Nombre de professionnels trouvent cependant que la « correction parentale » sert trop souvent d'alibi à des débordements éducatifs violents et totalement démesurés avec les éventuelles « fautes » commises par les enfants (de nombreux parents maltraitants accusent en effet leurs enfants, sans se rendre compte que ces derniers sont incapables de mesurer la gravité des actes qui leur sont reprochés).

La nouveauté en matière de prévention et de prise en charge des actes de maltraitance et d'abus sexuels a peut-être consisté surtout en la reconnaissance à l'enfant de *droits* inaliénables, contrepartie des devoirs envers les parents. Les organisations non gouvernementales, qui représentent la société civile, ont joué ici un rôle historique de premier plan dans l'élaboration de la *Convention des Nations Unies relative aux droits de l'enfant.* Citons également Amnesty International, Save the Children, le Bureau International Catholique de l'Enfance, Défense des Enfants International et d'autres organismes, moins connus, qui ont patiemment œuvré pour que l'enfant soit enfin reconnu comme étant une personne à part entière, et particulièrement vulnérable.

A. Le cadre juridique et social

Il est ici capital d'être très clair avec le cadre juridique et social dans lequel se situe l'intervention familiale ; en effet, les familles à transactions violentes se réfèrent souvent à

1. Dans cette logique, l'abus sexuel par exemple est d'abord un *abus de pouvoir* [II, § 1.2.5.6.].

leur propre loi, interne (intra-familiale) en excluant — ou en évitant d'avoir à affronter — *la* loi, externe (sociale). L'alliance thérapeutique d'un membre de l'équipe soignante avec tout ou partie de la famille ne peut donc s'établir que sous couvert d'une supervision sérieuse, seul garde-fou contre des dérapages liés à l'engloutissement du soignant dans le système familial. La loi sera donc à clairement repréciser, au besoin à expliquer (mise des enfants au courant de leurs droits, par exemple), et dans tous les cas à verbaliser.

Les autorités françaises ont actuellement bien pris la mesure de la gravité du phénomène de la maltraitance et de celui des abus sexuels de mineurs. La législation est ici assez complexe, faisant référence à des dispositions contenues à la fois dans le Code pénal, dans le Code civil et dans le Code de la famille et de l'aide sociale[1]. Le système de protection de l'enfance fait donc intervenir de nombreux professionnels, appartenant à des institutions différentes (secteur associatif par exemple, organismes placés sous la responsabilité du conseil général ou de l'État...), qui conjuguent leurs efforts en matière de protections administrative et judiciaire. Les services départementaux de protection de l'enfance (Aide sociale à l'enfance, Protection maternelle et infantile, Service départemental d'action sociale) s'articulent avec les services et établissements du secteur associatif pour mettre en place des mesures d'actions éducatives en milieu ouvert (AEMO administratives ou judiciaires). Le placement du mineur en danger peut également se faire directement par ordonnance de garde provisoire, mesure prise par le Juge des enfants, après enquête sociale, éducative, et parfois rapport médical. L'ordonnance de placement provisoire peut assigner le mineur à résider dans un lieu de vie, un foyer, un service de psychiatrie infanto-juvénile (par exemple en attendant les résultats d'une instruction judiciaire menée à l'encontre de parents supposés être maltraitants).

1. Le signalement de la maltraitance

La loi n°89-487 du 10.7.1989 relative à la prévention des mauvais traitements à l'égard des mineurs et à la protection de l'enfance indique qu'il appartient au président du conseil général de gérer « *un dispositif permettant de recueillir en permanence les informations relatives aux mineurs maltraités et de répondre aux situations d'urgence, selon des modalités définies en liaison avec l'autorité judiciaire et les services de l'État dans le département.* » Ce dispositif complexe bénéficie de l'aide d'organismes associatifs concourant à la protection de l'enfance et de la famille. Un service d'accueil téléphonique gratuit est également créé à l'échelon national, dans le but de répondre « *à tout moment aux demandes d'information ou de conseil concernant les situations de mineurs maltraités ou présumés l'être*[2] ».

Le signalement d'une situation de maltraitance est obligatoire, pour tout tiers sachant, et constitue, en plus d'une règle éthique finalement de bon sens (puisqu'il s'agit d'apporter un secours à une personne — ici l'enfant — en danger), un cas de dérogation légale au secret professionnel sanitaire. Le signalement d'une situation de maltraitance grave est donc l'affaire de chacun (voisin, assistante sociale, professeur, pédiatre, etc.). Il aboutit en général aux services de l'ASE (aide sociale à l'enfance) en cas d'incertitude ou de plus forte présomption. Une procédure de saisine directe du JDE (juge des enfants) est prévue, ainsi qu'un signalement au procureur de la République en cas de certitude et d'urgence. L'enfant peut alors être accueilli en urgence dans une structure dépendant de l'ASE, voire hospitalisé en cas de nécessité, cependant qu'une enquête sociale et/ou policière est diligentée. Le mineur est toujours entendu, et le juge s'efforce de tenir compte de son choix, dans la mesure du possible (par exemple rester avec une grand-mère plutôt que de retourner vivre tout de suite chez ses parents). L'urgence est en général en effet à la protection immédiate de l'enfant, le JDE prenant ensuite son temps pour analyser en profondeur les tenants et aboutissants de la situation de maltraitance. La tendance actuelle, très critiquée par de nombreux spécialistes de l'enfance, consiste cependant à ne pas retirer les mineurs de leur famille pendant un trop grand laps de temps, afin de ne pas leur faire perdre leurs repères identificatoires et leur place à la maison (les parents gardent en tout cas, au minimum, un

1. Pour de plus amples informations, se reporter à : ALBERNHE T., TYRODE Y. (1996) : « *Législation en santé mentale. Pratique médico-éthique* » (Tome IV), Sédip méd. éd., Lyon.
2. Il est institué un « numéro vert » (appel téléphonique gratuit) d'une permanence d'aide sociale à l'enfance : 05.05.41.41.

droit de visite de leur enfant, lorsque ce dernier est placé en institution ou en famille d'accueil).

2. Les différentes saisines de signalement

Le *flagrant délit* : il est exceptionnel que des mineurs soient retirés de leur milieu de vie habituel directement par les forces de l'ordre. Parfois la situation de maltraitance a généré une crise familiale que l'enfant (ou plus souvent l'adolescent) a résolue, à sa façon, par une fugue, et c'est à cette occasion que l'interpellation, salvatrice, a lieu, permettant de reconstituer l'enchaînement logique du passage à l'acte, à partir des révélations du mineur.

Une dénonciation, parfois anonyme, peut conduire à une *enquête préliminaire*, par exemple sur initiative du Parquet ; elle sera généralement à l'origine d'une enquête sociale, avec visites à domicile, et audition systématique de l'enfant.

Une *commission rogatoire*, émanant d'un juge d'instruction, avec information ouverte contre X, peut également conduire à un interrogatoire serré de l'entourage de l'enfant.

Une *demande d'hospitalisation de l'enfant*, en urgence, par les parents, peut être considérée comme une demande, sinon de reconnaissance des dysfonctionnements intra-familiaux à l'origine des sévices, du moins de recherche d'une résolution de la crise. L'absence d'explication spontanée, les contradictions entre les parents, parfois l'incohérence flagrante dans la chronologie des événements, orientent sans trop de difficulté les praticiens vers une suspicion de sévices. Parfois à l'inverse, c'est lors d'un bilan médical de routine, ou à l'occasion d'une hospitalisation de l'enfant pour une tout autre raison, que le diagnostic de mauvais traitements vient à se discuter.

En *milieu scolaire*, les difficultés d'adaptation et les troubles du comportement inexpliqués peuvent faire penser à des sévices, en particulier si l'enfant présente une négligence vestimentaire et corporelle. L'orientation vers une consultation spécialisée, psychologique ou psychiatrique, s'avère ici nécessaire, d'autant que le diagnostic différentiel avec une psychose, ou d'autres troubles psychoaffectifs, n'est pas toujours d'emblée évident. Les professeurs d'école et de collège sont généralement attentifs à des signes tels que le refus d'un enfant de rentrer chez lui, d'embrasser le parent qui vient le chercher, « l'oubli » itératif d'un enfant à l'école, ou à l'inverse les absences répétées et apparemment immotivées.

3. Les mesures de protection

Nous avons vu qu'un enfant signalé comme étant en situation de danger pouvait être momentanément retiré de son lieu de vie habituel. L'art. 375 C.C. (loi n°70-459 du 4.6.1970 relative à l'autorité parentale) indique en effet ceci : « *Si la santé, la sécurité ou la moralité d'un mineur non émancipé sont en danger, ou si les conditions de son éducation sont gravement compromises, des mesures d'assistance éducative peuvent être ordonnées par justice à la requête des père et mère conjointement, ou de l'un d'eux, du gardien ou du tuteur, du mineur lui-même ou du ministère public. Le juge peut se saisir d'office à titre exceptionnel. Elles peuvent être ordonnées en même temps pour plusieurs enfants relevant de la même autorité parentale.* »

C'est donc dans le cadre de *l'assistance éducative* que l'enfant peut se trouver placé, parfois sans trop comprendre ce qui lui arrive, dans un autre lieu que celui qui lui était habituel, pour une observation (par exemple en milieu psychiatrique) ou pour un « séjour de rupture » plus prolongé. Une AEMO se met alors en place, un éducateur-référent étant en général désigné pour guider l'enfant et rassembler les informations sur les problèmes qu'il pourrait secondairement poser.

L'esprit du législateur était cependant de maintenir, chaque fois qu'il est possible, le mineur dans son milieu actuel. Il existe ici un débat doctrinal, qui oppose les partisans d'une séparation radicale de l'enfant d'avec ses parents maltraitants (ou leurs faisants fonction) aux partisans de ceux qui pensent que les liens de parentalité doivent être maintenus, coûte que coûte, chacun argumentant en fonction de ses expériences personnelles et de l'idée qu'il se fait de l'intérêt de l'enfant.

Le juge peut également décider d'une délégation (art. 376 à 377-3 CC) ou d'une déchéance ou du retrait partiel (art. 378 à 381 CC) de l'autorité parentale. Ces mesures sont en pratique relativement rares et révisables dans le temps, la situation de l'enfant devant en effet faire l'objet de réévaluations systématiques. Rappelons enfin que l'enfant est ici assisté du conseil d'un avocat. Il est en effet souvent dépassé par les événements et se culpabilise d'autant plus facilement d'avoir parlé et dénoncé un membre maltraitant de sa famille qu'il peut faire l'objet de toutes sortes de pressions.

4. Les mesures répressives

En France, la réforme du Code pénal a conduit à une réflexion en profondeur sur les mesures législatives nécessaires pour enrayer le phénomène explosif de la maltraitance et des abus sexuels de mineurs. Certains extrémistes ont profité de l'occasion pour demander le rétablissement de la peine de mort... Les peines sont ici sévères :

■ Art. 221-4 CP : « *Le meurtre est puni de la réclusion criminelle à perpétuité lorsqu'il est commis [...] sur un mineur de quinze ans [...].* »

■ De même, l'article 222-8 envisage la réclusion criminelle pendant une période de vingt ans pour les violences ayant entraîné la mort, sans intention de la donner, d'un mineur de moins de quinze ans.

■ L'art. 222-10 prévoit quinze ans de réclusion criminelle pour les auteurs de violence ayant entraîné une mutilation ou une infirmité permanente, ce qui pose d'ailleurs le problème des mutilations sexuelles motivées par une croyance religieuse des parents [II, § 1.2.5.8.].

■ L'art. 222-13 indique que « *les violences n'ayant pas entraîné une incapacité totale de travail pendant plus de huit jours sont punies de trois ans d'emprisonnement et de 300.000 F d'amende* » lorsqu'elles sont commises « *sur un mineur de quinze ans* » ou sur une personne particulièrement vulnérable (le mineur pouvant entrer dans cette catégorie, *a fortiori* s'il est en situation de handicap mental).

■ Le chapitre VI, du Titre II du Livre II (« *Des crimes et délits contre les personnes* ») de la loi n°92-684 du 22.7.1992 portant réforme des dispositions du Code pénal relatives à la répression des crimes et délits contre les personnes, indique les peines attribuées en cas de « *mise en péril des mineurs* » : « *Le fait, par un ascendant légitime, naturel ou adoptif ou toute autre personne exerçant à son égard l'autorité parentale ou ayant autorité sur un mineur de quinze ans, de priver celui-ci d'aliments ou de soins au point de compromettre sa santé est puni de sept ans d'emprisonnement et de 700.000 F d'amende* » (art. 227-15). Si l'enfant décède, la peine est portée à trente ans de réclusion criminelle (art. 227-16). De même, l'art. 227-17, al. 1 indique que « *le fait, par le père ou la mère, légitime, naturel ou adoptif, de se soustraire, sans motif légitime, à ses obligations légales au point de compromettre gravement la santé, la sécurité, la moralité ou l'éducation de son enfant mineur est puni de deux ans d'emprisonnement et de 200.000 F d'amende.* » Sont également fortement réprimées l'abandon moral d'un enfant ou son délaissement, l'incitation d'un mineur à mendier ou consommer des boissons alcoolisées ou des stupéfiants, l'utilisation d'un mineur à des fins pornographiques, etc. Tous les délits et les crimes commis contre les enfants se trouvent ainsi répertoriés, et laissés à l'appréciation du Parquet quant à la suite à donner (classement sans suite, ouverture d'une instruction, non-lieu, instauration simultanée de mesures d'assistance éducative).

B. La prise en charge psychologique de l'enfant et de sa famille

Il n'est plus possible actuellement de considérer l'enfant d'un côté et la famille de l'autre : les courants de *thérapies familiales*, d'inspirations psychanalytique ou systémique, ont montré l'importance d'une prise en considération globale du phénomène intra-familial de maltraitance, ou d'abus sexuel intranucléaire (en dehors du milieu familial, la prise en charge est évidemment différente). Cette prise en charge est en général collective et inter-institutionnelle (par exemple résultant de la collaboration étroite entre le service de l'ASE et l'équipe de secteur infanto-juvénile). Elle est souvent conditionnée par le cadre juridique dans lequel elle s'effectue (mise en place d'une mesure éducative, suspension du droit de visite des parents, placement provisoire du mineur en famille d'accueil, etc.). Elle est enfin souvent conditionnée par l'évaluation du danger potentiel que risque de vivre l'enfant (ou, à défaut de danger, d'une situation de *perte de chances* pour l'enfant). Son principal objectif enfin est d'arriver à faire prendre conscience à chaque protagoniste du rôle qu'il a pu jouer dans la dynamique agresseur-agressé, ce qui lui permettra d'opérer un nouveau départ dans la vie, en évitant de rester prisonnier de son propre statut : « *Les mots de "bourreau" et de "victime" sont à eux seuls un enfermement. Ils amputent de toute possibilité d'évolution. [...] nulle "victime" ne sortira de son statut si elle ne peut entrevoir en quoi elle participe de ce statut et donc de sa modification ; nul "bourreau" ne pourra sortir de son état s'il ne peut entrevoir quelle liberté il a de le faire* » écrivent Reynaldo Perrone et Martine Nannini[1].

1. L'expertise de l'enfant victime

L'expertise d'un enfant victime (réelle ou supposée) de maltraitance pose de nombreuses questions, dont en voici quelques-unes :

■ L'enfant, par son statut de mineur, par la façon souvent maladroite dont il s'exprime, par ses « silences éloquents », « colore » en quelque sorte la praxis expertale d'une manière toute particulière, que seuls des professionnels avertis et entraînés peuvent réellement décoder au mieux de toutes les richesses que cette situation comporte. L'enfant, surtout avant la période pubertaire, éprouve d'importantes difficultés à se repérer dans le temps, et il est très facile pour un adulte de le mettre en difficultés, voire en contradiction, avec ses propos précédents. Le dessin est souvent un recours précieux, ainsi que le récit d'histoires allusives évoquant indirectement ou à la cantonade des situations de violence ou de danger. L'utilisation d'une poupée peut être nécessaire pour vérifier les connaissances anatomiques et fonctionnelles de base d'un enfant. La technique expertale est donc ici spécifique, de même que le retour qui peut être fait à l'enfant de la situation d'examen.

■ La façon dont la situation est présentée à l'enfant importe finalement autant que le contenu même des entretiens. Selon que l'enfant pourra comprendre pourquoi « le Monsieur — ou la Dame — veut lui parler » et selon que l'expert saura, ou hélas pas, se faire « accepter » par l'enfant, les résultats obtenus varieront considérablement. Il importera donc de faire comprendre à l'enfant qu'il « ne risque rien » présentement, que l'on ne s'« attaquera » pas à un de ses proches (surtout s'il est en relation affective et/ou en relation d'autorité avec lui), et que l'on ne « juge » pas ici.

■ La question de la *crédibilité* est en fait une « question d'adultes », en ce sens que c'est souvent la parole de l'enfant qui fonde la maltraitance : en matière d'abus sexuel par exemple, c'est ce qu'en a dit l'enfant, un jour à un autre enfant ou à un adulte, qui a créé le fait que des adultes justement s'intéressent à ce qu'il dit et veuillent en savoir davantage. L'évaluation de la crédibilité peut utiliser divers moyens, dont le tableau de E.P. Benedek et D.H. Schetky (1986) par exemple. De plus, ce n'est pas parce que l'enfant ment qu'il ne souffre pas ou n'a pas souffert ; bien au contraire, il peut protéger ses parents, embourbé dans un conflit de loyauté envers eux, d'autant qu'il n'est pas toujours évident pour lui de mesurer le caractère « anormal » des actes qu'il subit. Enfin, lorsque les adultes s'arrangent pour obtenir une participation active de l'enfant (ce qui est fréquent en matière d'abus sexuel par exemple), ce dernier peut se vivre culpabilisé par ses précédentes conduites et tout faire pour les dissimuler.

■ Il arrive que l'expertise psychologique, ou psychiatrique, accompagne une expertise somatique de l'enfant (laquelle se basera sur un examen médical approfondi, avec documents photographiques au besoin à l'appui, clichés radiographiques, etc.). L'examen des organes génitaux ou de la marge anale cutanée peut s'avérer traumatique ou au contraire insignifiante, selon le contexte et surtout le savoir-faire du praticien. En théorie, il conviendrait que l'expertise somatique précède celle psychopathologique et soit communiquée au psychologue ou au psychiatre, au moins dans ses conclusions, pour éviter les situations, non exceptionnelles, dans lesquelles les deux expertises se contredisent.

2. Le bilan global d'orientation

Il s'avère en pratique particulièrement difficile de procéder à une juste estimation des risques réels encourus par l'enfant. Des décisions que prendront en effet les adultes dépendra l'avenir de l'enfant, dans sa santé physique mais aussi, et peut-être surtout, dans sa santé mentale. Deux grandes situations sont ici à envisager séparément :

■ Avant que le phénomène de maltraitance n'ait eu le temps de s'installer vraiment, c'est-à-dire avant que la violence ne devienne le principal mode de communication intra-familiale. Déjà les actions de prévention primaire peuvent évaluer les facteurs de risque (misère, désinsertion, alcoolisme parental, etc.). La concertation de plusieurs travailleurs de terrain est ici nécessaire pour aboutir à une vision d'ensemble de la famille (médecin,

1. PERRONE R., NANNINI M. (1995) : *Violence et abus sexuels dans la famille*, ESF, Paris.

assistant socio-éducatif, personnel de PMI ou enseignant, etc.). Le risque de dérive dans la maltraitance doit pouvoir s'entendre dans le discours de parents parfois débordés, par exemple : « *Si je m'écoutais, je le passerai par la fenêtre tellement il m'énerve...* », véritable appel à l'aide, du style « *Retenez-moi ou je fais un malheur !* ». Le bilan s'effectuera donc sur plusieurs plans : médical et somatique, psychologique et psychiatrique, social et éducatif, ainsi que sur le plan juridique (puisque se posera la question de l'opportunité d'un signalement qui n'« enfonce » pas davantage la famille).

■ Tout différent est le problème du bilan global d'orientation d'un enfant reconnu maltraité, qui a déjà souffert depuis plusieurs mois et parfois années, sans qu'une prise en charge familiale ait pu être effectuée. La priorité sera ici donnée à l'*expression* de la souffrance de l'enfant, sous diverses formes : *verbalisation* si possible, mais celle-ci est souvent bloquée ou alors très particulière, avec un discours paraissant plaqué, inaffectif, très dur, simplement descriptif et non explicatif ; mais aussi expressions graphique et plastique, corporelle, ludique, avec médiation d'histoires ou de contes. Il s'agit là d'une prise en charge hautement spécialisée, nécessitant des thérapeutes rompus à ces techniques et supervisés périodiquement par d'autres soignants. C'est en fonction de ce premier bilan que pourra être évaluée la gravité de l'entreprise de destruction qu'est la maltraitance infantile, et ce ne sera donc que dans un second temps que sera décidée l'orientation de l'enfant, si besoin vers une structure spécialisée (par exemple sous forme d'une hospitalisation en service de psychiatrie).

3. La prise en charge personnelle de l'enfant

Le bilan effectué, de manière souvent pluridisciplinaire, permettra de trouver la meilleure adéquation entre l'enfant et la structure d'accueil qui lui sera proposée (unité d'hospitalisation, famille d'accueil, voire même dans certains cas un retour dans la famille autrefois maltraitante, avec évidemment un suivi particulier et l'obtention de certaines garanties). C'est en effet en fonction du lieu choisi par les adultes — avec l'accord de l'enfant, dans la mesure du possible — que pourra véritablement s'effectuer une *réparation psychique* de l'enfant. Ce concept de réparation est ici fondamental, non seulement parce qu'il constitue une démarche de base dans la reconnaissance d'un statut de victime, mais aussi parce qu'il incite les intervenants à considérer l'enfant en tant qu'« être en devenir », et donc à travailler sur sa « plasticité psychique », *i. e.* ses capacités adaptatives et évolutives. La réparation (terme qui suppose l'existence de potentialités restantes, tout n'ayant pas été détruit), dépend donc du cadre de la prise en charge, mais surtout de la manière dont les adultes entourent l'enfant maltraité, le prenant d'abord tel quel, au point où il en est, puis s'efforçant de le guider délicatement, à son rythme personnel, vers de nouvelles acquisitions (car la maltraitance provoque souvent une véritable sidération des acquis et des habiletés sociales) et surtout vers un autre type d'échanges transactionnels (amenant ainsi l'enfant à reprendre confiance en lui, à travers la confiance des adultes à son égard et réciproquement, et à reconsidérer le fait qu'il n'est pas nécessaire d'agresser ou de se faire agresser pour exister).

L'abord initial de l'enfant peut se faire indirectement, en utilisant le jeu, le dessin, les contes, ou même se situer sur un plan physique par exemple dans le cadre d'un bilan psychomoteur, autant d'approches dont la finalité est d'amener l'enfant à verbaliser sa souffrance, lorsqu'il le pourra, sans forcing relationnel, dans un milieu suffisamment sécurisant et cadré.

La question de l'indication d'une *psychothérapie individuelle* de l'enfant mérite une réflexion particulière, en ce sens qu'elle est trop souvent posée de manière systématique, comme si l'on confondait — un peu facilement — une authentique psychothérapie d'enfant et un simple « lieu de paroles ». Ce ne devait être qu'une fois que l'enfant a trouvé une stabilité suffisante, bénéficiant d'un cadre de vie satisfaisant, qu'une telle thérapie devrait être entreprise, au besoin avec un soutien infirmier sous forme de soins à domicile, car l'enfant peut se trouver particulièrement « secoué » par l'évocation des traumatismes subis et la relation très particulière, de nature transférentielle, qu'il établit avec le thérapeute. Le silence de l'enfant peut ici être un mode relationnel, à respecter, car témoin d'une souffrance difficile à mettre en mots tant elle a été profonde et refoulée, surtout s'il est question d'actes graves commis par les parents. L'enfant, devenu adolescent, manifestera toutefois très souvent une avidité affective et une méfiance particulière envers les adultes.

4. La prise en charge de la famille

Ce travail ira évidemment de pair avec une aide de la famille maltraitante, qui sera amenée à donner une nouvelle place à l'enfant et à l'envisager différemment. L'expérience montre en effet que l'enfant, lorsqu'il reste placé au sein de sa famille maltraitante, ne peut réellement se construire en tant que sujet que dans la mesure où chaque autre membre de la famille arrive à occuper clairement la place qui doit être la sienne. La principale difficulté à laquelle se heurtent les professionnels de l'enfance maltraitée est l'obtention de l'assentiment de la famille — évidemment dysfonctionnelle — dans la mise en place d'un projet thérapeutique cohérent. Les familles maltraitantes ont en effet très souvent d'importantes difficultés à respecter un cadre thérapeutique, qui distingue clairement les places et les rôles de chacun.

La prise en charge thérapeutique de la famille ira évidemment de pair avec un étayage social, réalisé, nous l'avons vu, sous forme d'un soutien en réseau, lequel peut prendre la forme d'une action éducative en milieu ouvert, par exemple, sous contrôle judiciaire. Il est ici important que la famille se sente responsabilisée dans le nouvel aménagement relationnel proposé par les soignants. Il s'agira donc d'un travail de longue haleine, dans lequel l'implication personnelle des thérapeutes, ainsi que leurs capacités de *coping*, peuvent être mises à rude épreuve (en particulier lors de prises en charge de parents psychopathes ou limites).

Ce n'est qu'une fois que l'enfant aura été convenablement placé et protégé, que la situation de crise aura rétrocédé, qu'une prise en charge thérapeutique de la famille, d'inspiration systémique ou psychanalytique, pourra commencer. Il s'agit toutefois de thérapies souvent au long cours, nécessitant de profondes remises en question des participants, et engageant également les thérapeutes dans un travail délicat nécessitant des supervisions régulières et une solide expérience professionnelle.

Un travail psychothérapique de groupe, avec plusieurs adultes maltraitants issus de familles différentes, peut également aboutir à des résultats thérapeutiques intéressants (un peu sur le modèle des groupes de patients alcooliques ou des groupes de victimes de viol).

Enfin, une surveillance toute particulière du reste de la fratrie est ici préconisée, l'important étant que les parents soient conscients du fait que les soignants ne relâchent pas la « pression » et restent bienveillants tout en demeurant des « professionnels en alerte ».

Il importe enfin de souligner le fait que, malgré une législation particulièrement rigoureuse en la matière, peu de signalements aboutissent à une sanction des auteurs — et ceci peut-être encore davantage en cas d'allégations d'abus sexuels. L'enfant ne comprend alors pas pourquoi l'agresseur échappe à la sanction. Et pourtant, de cette sanction dépendrait la reconnaissance du statut de victime, donc un long cheminement vers une reconstruction possible avec l'aide d'une prise en charge psychothérapique de qualité.

Le traitement des mineurs abusés sexuellement et de leur famille

J.-Y. Hayez

Traitement doit être pris dans l'acception large du terme anglais *management* : elle couvre tout ce qui est fait pour détecter, diagnostiquer, favoriser une mobilisation positive des attitudes des personnes impliquées et empêcher la récidive de l'abus.

Par manque de place, nous raisonnerons en référence à une seule situation paradigmatique : un inceste commis sur un mineur par quelqu'un qui exerce la fonction parentale. Cet abus fréquent est aussi le plus difficile à traiter ; tout le reste est plus facile[1], et au lecteur à faire les adaptations créatives qui lui permettront d'y faire face !

Dans les pays européens de tradition latine, deux grands modèles de traitement ont été mis en place pour faire face à ces abus sexuels : un modèle judiciaire ou à prédominance judiciaire, et un autre, psycho-social avec une inclusion inconstante des autorités judiciaires. Nous décrirons davantage le second, qui correspond à notre pratique clinique. Nous dirons alors quelques mots d'un modèle mixte, davantage d'usage au Québec qu'en Europe. Enfin,

1. Dans ce texte, nous appellerons « pédophiles » les auteurs d'abus sexuels externes. Leur traitement individuel peut s'avérer très ardu, surtout lorsqu'ils présentent une structure de personnalité perverse. Mais la description de leur prise en charge dépasse le propos de ce chapitre, centré davantage sur le mineur d'âge et sa famille.

nous terminerons par l'exposé d'une question préoccupante : ces trois modèles, qui font chacun appel à l'efficacité de grandes institutions, sont-ils vraiment efficaces ?

I. Le modèle judiciaire ou à prédominance judiciaire

1) Il s'articule autour de l'idée que l'aveu fait aux autorités judiciaires est indispensable, ainsi que la sanction pénale qu'il entraîne. Selon les tenants du modèle, celle-ci — et principalement celle-ci — a un poids dissuasif à la fois réel et symbolique ; après expiation, l'abuseur voit sa culpabilité soulagée et peut repartir de l'avant ; corollairement, la punition de l'abuseur répare chez la victime le sentiment d'une injustice commise et lui redonne confiance dans la valeur protectrice de son environnement.

2) Lorsqu'un tel modèle s'impose, on constate que :

– Il existe souvent des programmes qui sensibilisent la population au repérage de l'abus et des incitations à ce que ceux qui sont abusés parlent, avec la perspective d'un signalement rapide aux autorités judiciaires des situations avérées ou suspectes. Inversement, ceux qui ne les leur signalent pas sont objet d'intimidations, si pas de poursuites.

– L'acte central du traitement, c'est la confrontation du supposé abuseur aux autorités répressives, l'obtention d'aveux et la sanction. Si l'abuseur nie les faits, il s'exerce une compétence variable de ces autorités à valider d'autres éléments de preuve, tels la parole de l'enfant, mais, quoi qu'il advienne, le plus important a été accompli.

– S'il y a emprisonnement de l'abuseur, des mesures psycho-sociales à son égard sont envisagées, mais inconstamment.

– L'aide aux victimes, via thérapies individuelles et familiales ou/et mesures sociales est inconstante elle aussi, et organisée sans lien organique fort avec le travail des autorités répressives. Selon les cas, elle émane des Tribunaux pour mineurs ou/et d'agences psycho-sociales variées. Quand elle existe, elle est analogue ou identique à celle que nous décrirons dans le second paragraphe.

3) S'il est vrai que la sanction pénale a parfois les effets positifs qui lui sont attribués par les tenants du modèle, tant sur l'abuseur que sur la victime, trois constatations de terrain nous font cependant redouter la généralisation du modèle :

– Les autorités répressives s'abritent parfois excessivement derrière le concept de « présomption d'innocence », sans s'être donné une compétence optimale quant à une validation scientifique du discours de l'enfant et d'autres éléments du diagnostic. Alors, elles proclament le non-établissement des faits de façon arbitraire et imprévisible. Quand c'est le cas, les victimes, qui avaient mis leur espoir en elles, sont renvoyées à l'horreur de l'abus. Le remède apparent le plus radical à la difficulté est du côté de la formation des magistrats. Néanmoins, nous y reviendrons dans le quatrième paragraphe et nous y verrons que la résistance est peut-être plus compliquée à interpréter et à gérer qu'il n'en a l'air. Provisoirement, on peut espérer que les Tribunaux pour mineurs prennent leurs responsabilités de façon dissociée des autorités répressives, et imposent un cadre protectionnel là où celles-ci abandonnent la partie... mais c'est quand même là un aménagement institutionnel assez boiteux !

– À l'inverse, quand ils considèrent les faits établis, les Tribunaux pénaux recourent assez souvent à des sanctions lourdes ; elles ont pour corollaire une misère plus grande de la famille et la culpabilisation supplémentaire de l'enfant, drames humains qui battent en brèche l'idée que la sanction pénale pourrait être toujours reconstructrice pour tous !

– Une troisième difficulté réside dans le fait que les rencontres entre l'enfant abusé (et sa famille) et les autorités judiciaires ou de police, sont parfois trop traumatisantes. Par exemple, les interrogatoires et les interrogateurs de l'enfants se multiplient, parfois dans une ambiance de suspicion si pas d'extorsion de contre-aveux ; on organise des « confrontations » de l'enfant avec le supposé abuseur occupé à nier, démarche largement inutile dans la perspective d'une avancée de la vérité, mais souvent très anxiogène pour l'enfant, etc. Ici aussi, une meilleure formation pourrait atténuer ce que l'on appelle parfois une victimisation secondaire.

Aucune des difficultés que nous venons de signaler n'est vraiment irréductible ; nous verrons dans le troisième paragraphe que certains pays les ont largement dépassées, et ont développé une ambiance de « coexistence positive efficace » entre intervenants psycho-sociaux et autorités judiciaires.

Là où cette ambiance n'existe pas encore, et tout en œuvrant à ce qu'elle s'installe progressivement, d'autres pays, dont la Belgique francophone, ont mis au point un autre modèle, que nous allons décrire maintenant.

II. Le modèle psycho-social avec inclusion inconstante des autorités judiciaires

Ici également, il existe des programmes de sensibilisation de la population, et d'invitations faites à l'enfant abusé pour qu'il parle ; mais on a veillé à ce que les révélations qui s'en suivent, ou les suspicions des témoins, *circulent d'abord dans le réseau psycho-social*[1].

Dans ce cadre, nous commencerons par parler des enfants qui font une révélation à un confident extra-familial ; puis nous dirons quelques mots des parents qui font part de leurs suspicions ou certitudes quant à un abus ; enfin nous parlerons des suspicions vécues par des témoins extra-familiaux de la vie de l'enfant.

A. Lorsque l'enfant parle à un confident extra-familial

De premier confident en éventuels relais, on essaie que l'enfant et ce premier confident arrivent rapidement[2] et discrètement à une Instance psycho-sociale spécialisée, qui s'assume comme pleinement responsable *et* d'une étape d'évaluation *et* de la mise en route ultérieure d'une prise en charge incluant ou n'incluant pas les autorités judiciaires. En Belgique francophone c'est par exemple une équipe « SOS-Enfants » que l'État a spécialement créée à cet effet[3]. Dorénavant, nous appellerons cette Instance « l'équipe ».

1. Une première phase d'évaluation

a) Pour commencer, l'équipe doit remplir les tâches que voici, intensément mais sans précipitation :

– Accueillir le premier confident qui réfère l'enfant ; entendre et comprendre sa demande ; continuer à le responsabiliser et lui proposer de se mettre en « réserve active », susceptible d'aider par la suite.

– Recevoir l'enfant pour un ou plusieurs entretiens dits de révélation. L'enfant y expose les faits en détails[4] ; il y parle aussi de lui, de ses besoins, de sa famille et de son environnement. L'équipe conduit les entretiens et analyse ce qu'il dit en référence à des techniques spécifiques et à des grilles de validation du discours et de la manière d'être de l'enfant ; elle enregistre souvent en vidéo[5] les dires de l'enfant, en lui en expliquant le sens.

De rares fois — essentiellement lorsqu'elle est informée d'une relation sexuelle avec éjaculation sur le corps de l'enfant datant de moins de 72 heures — elle peut faire procéder à un examen somatique en urgence, ce que lui autorise son devoir d'assistance à personne en danger ; beaucoup plus souvent, l'examen somatique a lieu par la suite, après que les parents aient été associés au processus.

On aura compris en effet que, jusqu'à présent, ils ne le sont pas encore : même si ce peut paraître étrange, l'expérience montre que, lorsqu'on informe le parent supposé non-abuseur — au moins lui — dans l'urgence et sans bonne documentation, l'effet est plus souvent négatif que positif.

---

1. Il n'existe évidemment pas de contrôle absolu à ce sujet ; dans une minorité non négligeable de cas, la parole de l'enfant, voire les simples suspicions, sont d'abord référées au Parquet, qui réagit selon sa logique propre comme exposé dans le premier modèle.

2. En huit à dix jours...

3. Mais bien d'autres formules sont possibles... et là où il n'existe pas déjà vraiment de spécialistes, les intervenants de première ligne mobilisés d'abord peuvent constituer une petite association de fait, humble mais déterminée.

4. L'enfant est invité à être très détaillé, souvent bien plus qu'il ne l'a été avec le premier confident. Il est essentiel que l'équipe s'imprègne de cette version détaillée et des émotions qu'elle véhicule pour se forger une intime conviction. Le premier confident est souvent présent à un premier entretien de passage, comme une présence amicale et soutenante, mais plutôt silencieuse : c'est à l'enfant de parler et de se faire comprendre.

5. Chaque fois que c'est possible ; sinon en audio ; au pire, au mot à mot, avec un animateur principal de l'entretien et un autre qui prend note : on estime que c'est dans ces premiers entretiens que l'enfant est le plus près de la vérité ; en outre, ces enregistrements réduiront peut-être la multiplication ultérieure des interrogatoires.

– Souvent, obtenir des compléments d'information en contactant l'un ou l'autre professionnel psycho-médico-social qui gravite déjà autour de la famille ; l'équipe en profite pour lui expliquer sa démarche et parfois pour l'inviter à s'associer à la planification et à la réalisation du travail à venir.

b) Lorsque la récolte des informations se passe bien, l'équipe voit sa suspicion disparaître environ une fois sur vingt. Toutes les autres fois, sa conviction quant aux faits devient très forte. En outre, elle se fait souvent une idée sur :

– la capacité de la famille de l'enfant à collaborer (C) à un programme de remédiation psycho-sociale qui lui serait proposé : C+, C? ou C- [1] ;

– la « capacité protectrice » (P), capacité de protéger l'enfant contre la récidive des faits et émanant en proportions variables de la seule famille, des institutions qui l'entourent ou/et de l'interaction famille-institutions : P+, P?, P- [2].

C'est en fonction de ces impressions qu'elle organise un des trois grands types de prise en charge que nous allons décrire. Nous sommes cependant conscients que ces impressions ont une dimension spéculative ; en outre, les paramètres C et P ne sont jamais que des références théoriques, des « pôles » entre lesquels « navigue » et se mobilise au fil du temps le Réel des familles et des individus qui les constituent ; en vertu de quoi il faudra souvent adapter la programmation, voire passer d'un type de prise en charge à l'autre. Les descriptions qui suivent sont donc des plus schématiques.

2. Prise en charge des familles que l'équipe suppose relever de la catégorie C+ P+

L'équipe interpelle elle-même directement, séparément et quasi-simultanément le supposé abuseur et son conjoint, les confronte à sa conviction quant aux faits et leur fait part de son désir d'aide. Elle s'efforce d'obtenir une large reconnaissance des faits et leur collaboration au programme de prise en charge. Au moment où elle réalise cette première interpellation, elle veille à ce que l'enfant soit matériellement non-joignable.

Parfois, cette interpellation échoue définitivement, et l'on passe alors de la catégorie C+ P+ à C- P+, voire C- P- : nous y reviendrons par la suite.

Parfois, elle amène rapidement — tout au plus en l'espace de 2,3 jours de résistance et de négociations[3] — une large reconnaissance des faits et une adhésion de principe à la prise en charge.

Alors, l'équipe est en droit de considérer que la famille se positionne toujours bien dans la catégorie C+ P+ ; elle met donc en place un programme de remédiation psycho-social, qu'elle prend en charge en tout ou en partie, ou pour lequel elle passe la main à d'autres intervenants spécialisés.

Ce programme comprend souvent :

– des mesures sociales : éloignement temporaire du domicile pour l'enfant ou/et pour l'abuseur ; actes effectifs de dédommagements demandés à l'abuseur ; aide socio-matérielle éventuelle à la famille ; constitution d'un petit comité de vigilance qui surveille la non-récidive dans la durée[4] ;

– des « rencontres de paroles instituées », réalisées à la demande des intervenants ou constituant de véritables psychothérapies, et adressées à chaque membre de la famille, à des parties ou à l'ensemble de celle-ci. Sur le terrain, beaucoup d'applications sont possibles et nous nous limiterons à présenter un tableau qui résume les intentions thérapeutiques principales qui s'y véhiculent :

---

1. Quand l'équipe ne peut pas évaluer ces paramètres C et P, elle peut faire comme si l'on se trouvait très provisoirement dans un contexte C+ ou/et P+ : elle organise son action en conséquence, et observe de très près ce qui se passe.
2. Par ex., il est tout simplement à l'école, mais il est convenu avec celle-ci qu'il n'en sera pas retiré sans l'accord de l'équipe : si une tentative en a lieu, et pour autant qu'on ne pourrait pas ramener les parents à la raison, cela signifierait probablement que l'on passe de la catégorie C+ P+ à C- P+ ou C- P- : pas question, alors, de laisser partir l'enfant ; il s'agit plutôt de demander une protection judiciaire en urgence.
3. Alors, il faut qu'un des parents au moins donne l'autorisation écrite que l'enfant reste à l'abri. Sinon, on change de catégorie et l'on doit demander la protection judiciaire.
4. Comme nous l'avons déjà évoqué, le premier confident est souvent réinterpellé pour en faire partie.

Intentions des thérapeutes lors des rencontres de paroles instituées

LES INTENTIONS	LEURS DESTINATAIRES		
	L'ENFANT	LES MEMBRES NON ABUSEURS DE LA FAMILLE NUCLÉAIRE	L'ABUSEUR
1. *Écoute et partage d'informations* – Écouter ; encourager une recherche sur le sens	OUI (enfant en désarroi, culpabilisé, embarrassé du plaisir qu'il a éventuellement connu...)	OUI (ambivalence face à l'enfant et à l'abuseur ; honte, altération de l'image de soi)	OUI (honte ; incompréhension, révolte ; dépression ; sentiment de vide)
– Parler « fondamentalement » sur l'être humain, la sexualité, la Loi, les transgressions, etc...	OUI (clarifier ; situer sa responsabilité ; la place du plaisir ; le droit à s'auto-protéger)	OUI (comme pour l'enfant)	OUI (situer sa responsabilité en ordre principal ; l'intérêt à l'assumer)
– Informer quant à l'avenir	OUI	OUI	OUI
2. *Réénoncer l'interdiction*	OUI	OUI	OUI
3. *Entraîner à des comportements plus efficaces de protection de soi et des autres*	OUI (entraîner à mieux se protéger)	OUI (apprendre une fonction protectrice, non hyperprotectrice)	OUI (entraîner à se discipliner)
4. *Encourager la réalisation du potentiel positif de soi*	OUI	OUI (restaurer l'image de soi en général, la « capacité protectrice »)	OUI (« Vous ne vous réduisez pas à cette dimension de vous qui a transgressé »)
– et, entre autres, chercher de nouveaux buts ; des lieux d'investissement de soi et de satisfaction des besoins et désirs autres que l'abus	OUI	OUI	OUI
– et, entre autres, accroître les liens sociaux	OUI	OUI	OUI
5. *Restaurer l'estime envers les autres membres de la famille*	OUI, si c'est possible, sans faire violence	OUI, si c'est possible, sans faire violence	OUI (sans violence : un retour vers l'enfant et vers la famille est-il possible, pour demander pardon, puis reprendre sa place ?)

3. Prise en charge des familles que l'équipe suppose relever de la catégorie C- P+

Ces familles — ou les interactions existant entre ces familles et les institutions — sont supposées pouvoir protéger l'enfant contre la récidive, malgré qu'il n'y a pas collaboration à un programme centré sur une mobilisation positive des attitudes !

Comment est-ce possible ? Toutes les fois où l'équipe fait l'hypothèse qu'il en sera ainsi, et toutes celles où elle le constate sur le terrain — parce qu'une famille imaginée être en catégorie C+ P+ passe en fait en catégorie C- P+ —, il est pratiquement indispensable de demander l'aide des autorités judiciaires.

a) S'il s'en suit une coopération entre le Tribunal pour mineurs et l'équipe, la protection pourrait être obtenue :

– dans les cas les moins favorables, par le seul placement du mineur en institution ;

– dans des cas plus favorables, les parents — surtout le non-abuseur — prennent *de facto* des mesures pour empêcher la récidive, mais ceci, sans avouer quoi que ce soit ! Si l'on pense qu'il en est ainsi, le Tribunal pour mineurs peut considérer que c'est la moins mauvaise solution *et* imposer des entretiens sous contrainte avec l'équipe. Ils sont consacrés à travailler sur les résistances de la famille à reconnaître l'abus, ainsi que sur l'examen du fait que l'enfant reste bien protégé à domicile (*Denial work* selon Furniss, 1993).

b) La mise en route des autorités judiciaires inclut que parfois, les autorités répressives, elles aussi, œuvrent au côté du Tribunal pour mineurs. Nous avons déjà plaidé par ailleurs pour qu'elles n'en fassent ni trop peu, ni trop ; ajoutons que, tout en gardant leur indépendance, il est souhaitable qu'elles se concertent avec les autres intervenants et encouragent ou à tout le moins permettent leur part de travail. Dans les cas les plus défavorables de cette catégorie, c'est seulement à partir de l'éloignement de l'abuseur via sanction pénale que la protection de l'enfant est assurée !

4. Prise en charge des familles que l'équipe suppose relever de la catégorie C- P-

a) Dans certains cas, l'équipe fait cette hypothèse avant tout contact avec la famille : elle est convaincue que celle-ci habite dans une sorte de forteresse imprenable, et que c'est l'enfant qui paierait à lui tout seul la note de toute manœuvre d'approche, par davantage de rétorsion.

Alors, l'équipe peut malgré tout se conduire comme dans la catégorie précédente, en pariant sur la compétence des autorités répressives à obtenir des aveux : néanmoins, si son hypothèse était exacte, ce pari n'est gagné que dans une petite minorité de cas !

Aussi peut-on accepter comme éthique le raisonnement alternatif que voici : la moins mauvaise façon d'assister une personne en danger, ici, c'est de s'abstenir pour une durée indéterminable de toute confrontation de l'abuseur aux faits. L'équipe met donc en place un *non-interventionnisme actif* où :

– elle garde discrètement contact avec le mineur, dans la double perspective d'une présence thérapeutique à sa misère, et d'une recherche, avec lui, d'éventuelles manières de mieux se protéger ;

– à sa recherche d'une porte d'entrée dans la forteresse ou/et d'une meilleure protection du mineur, l'équipe associe souvent d'autres intervenants ou familiers qui gravitent déjà autour de la famille. Le parent non-abuseur en fait éventuellement partie.

Si, par la suite, l'équipe a l'impression de repasser en catégorie C- P+, elle agit comme il a été décrit pour cette catégorie ; sinon, elle maintient le cap d'un non-interventionnisme actif.

b) Parfois, c'est l'expérience faite sur le terrain avec une famille qui amène à la positionner dans la catégorie C- P- : on peut s'inspirer de l'état d'esprit qui précède pour déterminer la conduite à tenir. Comme c'est tout sauf facile, redisons encore que l'excès d'insistance fait régulièrement pis que bien... mais que ceci ne doit pas être entendu comme un blanc-seing pour la phobie ou la lâcheté !

B. Lorsque c'est un parent qui a des suspicions ou une conviction quant à un abus

1. Imaginons d'abord qu'il en fasse part à un premier confident, sur base de révélations faites par l'enfant, spontanément ou non. Comme dans l'éventualité A, on cherche rapidement à ce qu'une équipe psycho-sociale spécialisée soit informée et s'assume responsable de l'évaluation et de la mise en route de la prise en charge.

La phase d'évaluation qui s'en suit est très analogue à ce que nous avons déjà décrit. Le paramètre différent, ici, c'est qu'au moins un des parents est alarmé d'emblée, *et que sa fiabilité est très variable* : dans certains cas, l'impression d'authenticité est très forte (p. ex., lors d'abus sexuels externes à la famille — dans ces cas, d'ailleurs, ce sont souvent les deux parents qui réfèrent) ; dans d'autres, c'est l'inverse (par ex., discours délirant paranoïaque — folie à deux) ; mais dans la majorité, c'est incertain (par ex., lors des allégations d'abus après séparation du couple, il semble que la fiabilité de l'allégation soit de 50 %).

Il faut donc des adaptations techniques à la démarche d'évaluation, comme par exemple :

– S'interdire de recevoir ensemble parent référent et enfant lors d'un premier entretien : l'occasion y est trop belle pour le premier d'y imprégner le second de ses convictions, en présence d'un examinateur dont la discrétion quasi inévitable passe pour une approbation.

– Mener des entretiens individuels séparés ; ceux qui ont lieu avec le parent référent donnent de précieuses indications sur sa fiabilité.

– Terminer la série par une mise en commun parent référent-enfant-équipe : ce qui se vit dans la relation parent-enfant est très indicatif, lui aussi.

– Inclure le parent suspect à la démarche, soit dès qu'il le demande — parce que l'accusation aurait été éventée —, soit quand l'équipe s'est faite une opinion ; s'interdire les confrontations entre lui et l'enfant autour de la reconnaissance des faits.

– En cas de grand doute quant aux faits, une aide psycho-sociale à la famille s'indique souvent, puisque l'enfant y est bel et bien abusé... mais par l'emprise émanant du parent référent[1].

2. Lorsque le parent référent ne fait part que de suspicions, soit sa hâte oblige à accélérer les choses et à fonctionner comme ci-dessus, soit il accepte de ne pas confronter trop vite l'enfant à sa suspicion, et l'on peut fonctionner comme ci-dessous.

C. Lorsque le comportement de l'enfant est suspect aux yeux de professionnels — témoins de sa vie

Imaginons un enfant d'âge scolaire qui donne à voir à son instituteur des signes d'un syndrome de stress post-traumatique, et, à l'occasion, une certaine dysrégulation sexuelle (par ex., invitations sexuelles sauvages à des tiers). Dans les toutes grandes lignes, nous recommandons que :

– Les adultes-témoins fassent preuve d'énormément de discrétion (ne pas effaroucher l'enfant ; ne pas convoquer intempestivement le parent témoin ; se taire dans leur propre réseau) ; qu'ils s'adressent, eux aussi, à un intervenant psycho-social spécialisé — « l'équipe » — pour faire part de leurs suspicions et qu'il se constitue alors un petit groupe d'évaluation.

– Celui-ci peut prendre des dispositions pour approcher l'enfant dans une perspective d'apprivoisement, comme Saint-Exupéry approchait le renard dans le désert : observation plus fine et entretiens qui, à travers des histoires racontées ou plus directement, évoquent progressivement la possibilité de l'abus et les craintes et résistances éprouvées à l'idée de le révéler.

– Le groupe d'évaluation peut également interpeller, toujours très discrètement, d'autres témoins de la vie de l'enfant et de sa famille et partager ses préoccupations avec eux. Dans certains cas, il peut décider d'y inclure le parent estimé non-abuseur.

– Selon que cette collecte d'informations progresse vers une révélation claire et fiable, le maintien de la suspicion, ou la diminution ou disparition de celle-ci, le groupe peut se constituer un chronogramme qui planifie son action : appel ou non aux autorités judiciaires, confrontation ou non à la famille, maintien ou non d'un contact avec le mineur, tels sont les trois grands axes, non organiquement liés les uns aux autres, au long desquels il lui faudra s'organiser.

III. Le modèle mixte, judiciaire *et* psycho-social

Ce modèle n'est pas vraiment appliqué en Europe de tradition latine ; c'est très probablement le Québec qui le concrétise le plus. Si nous sommes bien informés, il n'y existe pas vraiment de lois qui régleraient les procédures de coopération inter-institutionnelle. La réalité de terrain est bien plus simple : chaque institution croit en ce qu'elle peut apporter, mais a également de la considération pour l'autre et, de facto, prend des dispositions pour que les modalités de son propre fonctionnement ne mettent pas l'autre en condition d'impossibilité. En outre, chacune fait des efforts de concertation et de synergie, de telle manière que la coexistence des deux n'amène pas trop d'inconvénients pour l'enfant et sa famille.

Concrètement, voici quelques exemples de ce que cela donne :

– Les autorités judiciaires se sont donné les moyens d'être compétentes pour valider les éléments de preuve existant, et notamment le discours de l'enfant.

– Le signalement aux autorités judiciaires est systématique et rapide.

1. Hormis quelques cas où celui-ci s'est trompé de bonne foi et le reconnaît facilement.

– S'il y a révélation claire par l'enfant, les agences sociales d'État ont un droit officiel de le mettre à l'abri pour 24 heures.

– Le premier entretien de révélation est fait simultanément par un policier expérimenté et un intervenant psycho-social ; il est pris sur vidéo.

– Les Tribunaux répressifs prennent en charge d'exiger rapidement la sortie de l'abuseur de son milieu familial, pour peu qu'ils le laissent en liberté conditionnelle ; cette mesure est effectivement surveillée.

– L'application des sanctions pénales est bien dissociée de la présence des thérapies, etc.

Lorsqu'on s'approche de telles conditions, le modèle apparaît comme bien intéressant, car la mise en œuvre simultanée de deux institutions apporte bien plus de richesses qu'elle ne cause de problèmes[1]. Nous devrions gagner du terrain dans cette direction en Europe de tradition latine.

IV. Les modèles de prise en charge centrés sur l'engagement prépondérant des grandes institutions sont-ils efficaces ?

A. Quels que soient leur compétence et leur dévouement, les grandes institutions judiciaires et psycho-sociales apparaissent de plus en plus entravées par deux « limites » considérables, l'une quantitative et l'autre qualitative.

– Sur le plan quantitatif, énormes sont les moyens en argent et en temps dont elle devraient pouvoir disposer pour gérer toutes les demandes que la société leur adresse. De facto, on est à des années-lumière du compte !

Un exemple : si l'institution judiciaire fonctionnait jusqu'au bout de sa logique, et allait jusqu'à une sanction pénale *exécutée* de 2 à 3 ans de prison pour tous les abuseurs (quelques pourcents de la population), il faudrait probablement construire l'une ou l'autre *ville-prison*.

Il n'est pas inutile de rappeler que ces nécessités théoriques prennent place dans des sociétés occidentales de consommation, qui investissent la grande majorité de leurs capitaux dans le TGV, Internet, et le confort matériel quotidien... et pas vraiment dans des programmes de « sollicitude à l'humain en souffrance »...

– Sur le plan qualitatif, les invitations de prise en charge via les grandes institutions entraînent que les faits dénoncés deviennent publics. Or ceci va à l'encontre d'un prescrit culturel puissant, en vertu duquel ce qui a trait à la sexualité — même à ses déviances ou/et ce qui a trait aux relations parents-enfants, reste privé, conservé au sein de la famille[2], sans vagues à l'extérieur. Il n'y est fait exception que lorsque la déviance entraîne blessures ou mort : alors, la culture admet que *cette dimension* de la déviance fasse l'objet d'un jugement public : le tabou du meurtre est davantage géré publiquement que celui de l'inceste !

Ce prescrit culturel est clairement battu en brèche depuis 1970 par une minorité de citoyens — intervenants psycho-sociaux et autres représentants de la conscience collective — qui clament que la maltraitance contre enfants doit cesser, mais sans avoir vraiment imaginé d'autres moyens de prise en charge que le recours à de grandes institutions, en place ou/et à créer.

Comme il s'agit d'une proposition de minorité, elle n'entraîne dans la majorité de la population qu'une adhésion superficielle « de foule », liée à quelques cas spectaculaires, scandaleux et lointains. Au fur et à mesure que les personnes sont plus directement concernés, l'idée d'un « traitement en public » amène surtout angoisse et résistance : elles ne comprennent pas bien quels réels bienfaits on peut attendre de la publicité, alors qu'elles n'en voient que trop bien ce qu'on peut en redouter (... si jamais « ça » leur arrivait à elles).

Reflet de l'attitude ambivalente et angoissée de la population, le fonctionnement de l'institution judiciaire est probablement marqué par cette résistance. À l'inverse d'une minorité de cas dont elle montre qu'elle peut les sanctionner durement — parce que c'est

1. Tout n'est cependant pas rose au Québec : bien des professionnels s'y plaignent, p. ex., d'un excès de bureaucratisation – institutionnalisation des problèmes ; ceci touche même les interventions soi-disant thérapeutiques, qui apparaissent trop souvent comme des *obligations institutionnelles* ; enfin, dans la mesure où les abuseurs nient, le témoignage des enfants au Tribunal, avec examination croisée typique des lois anglo-saxonnes, est une grande source de traumatisme secondaire !

2. De façon analogue, si l'abus est externe à la famille, les faits doivent rester abrités dans des communautés de vie : couvents, casernes... (« en famille » au sens large : c'est là qu'on lave le linge sale).

inévitable —, pour la majorité des situations, l'attitude judiciaire est plus souvent ambivalente. Ceci pourrait expliquer pourquoi, malgré leur honnêteté et leur dévouement, une majorité de magistrats ne suivent pas les activités de formation nécessaire pour mieux valider scientifiquement les éléments de preuve afférents aux situations d'abus — et notamment le discours d'enfant — ; à ne pas le faire, ils peuvent continuer à s'abriter derrière la « présomption d'innocence » en déclarant que les faits ne sont pas établis et qu'il y a non-lieu... et donc, il se pourrait qu'ils participent de la sorte au prescrit culturel : « Pas de vagues ».

B. Ces deux énormes limites sont-elles dépassables, ou, plus radicalement, doivent-elles être dépassées ? À l'heure actuelle, je ne puis esquisser que quelques pistes de réflexion à ce sujet :

1. D'abord et avant tout, à chacun de décider jusqu'à quel point il désire influencer les choix de sa société et les orientations de sa culture, pour renforcer ou changer ce qui existe déjà ! Sans être ni fataliste-impuissant, ni utopiste, il faut constater que s'attellerait à une tâche considérable celui qui désirerait que soit *vraiment effectif* le message pro-institutionnel actuel !

2. Avant que cette tâche ne soit menée à bien, ne pourrions-nous pas encourager que l'on gère d'abord beaucoup de situations d'abus *sur place, dans le tissu social même d'où elles ont jailli ?*

a) Les agents de cette gestion seraient la population elle-même, mieux sensibilisée à cette nouvelle mission, et des structures légères d'appui et de stimulation, mais qui ne seraient pas chargées pour autant à elles toutes seules de la majeure partie de la prise en charge directe. Ces « structures » pourraient être des petites institutions psycho-sociales proche du terrain... ou même, des professionnels *de première ligne* mieux formés, seuls ou en association pour les circonstances (médecins traitants, pédiatres, psychologues scolaires, travailleurs sociaux, etc.).

b) La « gestion locale » de l'abus aurait pour objectifs : se solidariser avec l'enfant abusé et constituer avec lui une force qui dit « Non » ; dissuader l'abuseur de récidiver ; se solidariser avec la famille où l'abus a eu lieu et l'aider à mieux fonctionner, en ce compris une invitation faite à l'abuseur à donner davantage du meilleur de lui-même. La réalisation de ces objectifs entraîne que la gestion de l'abus sexuel sorte « un peu » du strict cercle familial, mais il s'agit d'une sortie discrète, donc plus acceptable, sans la publicité très officielle qu'exigent *de facto* les grandes institutions.

c) Concrètement :

– Nous pourrions continuer les campagnes de sensibilisation qui invitent les victimes d'abus à parler de ce qui leur arrive, mais sans leur faire croire que, après avoir parlé, l'aide viendra d'abord et principalement des grandes institutions judiciaires ou psycho-sociales auxquelles elles pourraient s'adresser.

– Nous pourrions plutôt les encourager à constituer, *sur place*, un petit *groupe de solidarité* : confidents de leurs malheurs, qui les croient et sont déterminés à agir *avec eux* pour mieux les protéger.

Il me semble que la taille optimum de ce groupe serait de 4 à 5 personnes.

– Ce groupe doit s'expliquer sans tarder avec l'abuseur : c'est-à-dire lui clamer sa conviction et le fondement de celle-ci avec une persistance tranquille ; obtenir de lui une reconnaissance des faits ; demander qu'ils cessent ; examiner avec l'abuseur et ses proches comment la protection de l'enfant sera mieux assurée à l'avenir.

Au fil de ce dialogue, le « groupe de solidarité » doit arriver à montrer à l'abuseur qu'il le considère comme un être humain, c'est-à-dire comme un être porteur d'une part de souffrance morale, d'une part de rapport libre au Mal (destruction d'autrui), mais aussi d'une part de richesses qui pourraient être mieux exploitées : il n'est pas tout à fait juste de cibler 5 à 10 % de nos concitoyens comme les parfaits monstres-épaves de cette fin de XXe siècle, là où tous les autres seraient les « bons » !

– S'il y a accord sur la non récidive et la protection de l'enfant, le « groupe de solidarité » doit rester longuement présent et opérant, dans une fonction de vigilance continue et de manifestation de solidarité à la famille concernée.

3. Comme on le voit, je propose que ce soit des « stratégies de proximité et de concitoyenneté » qui prennent d'abord et souvent en charge des fonctions de confrontation et

de protection qui, jusqu'à présent, étaient officiellement dévolues à d'autres institutions. Celles-ci doivent rester en place, mais avec des missions spécialisées ou subsidiaires.

Missions spécialisées ? Le dialogue entre l'abuseur et sa famille, d'une part, et le « groupe de solidarité », de l'autre, pourraient provoquer que les premiers, en tout ou en partie, demandent des soins psychologiques ou/et une aide sociale qu'ils ressentent comme nécessaire : celle-ci devrait demeurer accessible.

Missions subsidiaires ? Même si l'on gagne un certain terrain par rapport aux pratiques existantes, il restera des cas assez nombreux où le groupe de solidarité ne pourra pas se constituer, estimera que les risques d'une intervention non spécialisée sont trop élevés, ou échouera dans sa mission. Alors, l'enfant abusé ou/et le groupe devront toujours pouvoir faire appel à des institutions plus spécialisées, soit purement psycho-sociales, soit judiciaires du type Tribunal pour mineurs (à cause du cadre contraignant qu'il est à même d'imposer si l'enfant est en danger).

Quant aux autorités répressives, je limiterais leur intervention aux cas les plus inacceptables, jugés tels d'emblée ou après échec du groupe de solidarité. Reste à dresser une liste approximative de ces inacceptabilités : j'y mettrais d'ores et déjà les récidives avérées, l'entretien de réseaux de prostitution ou de pornographie, les abuseurs-collectionneurs d'enfants, ceux qui blessent les corps, etc. — la discussion est ouverte !

Si on restreint de la sorte leur champ d'intervention, reste à espérer que ces autorités répressives interviennent énergiquement : qu'elles fassent ce qu'il faut pour améliorer leur compétence, et qu'elles n'acceptent plus non plus que les églises, loges et autres copinages politiques cherchent à étouffer des poursuites qui seraient alors mille fois méritées, tant par les puissants de ce monde que par les humbles.

Bibliographie

Les idées et méthodes esquissées dans ce texte sont développées de façon détaillée dans l'ouvrage :
J.-Y. HAYEZ, E. DE BECKER (1997), *L'enfant victime d'abus sexuel et sa famille : évaluation et traitement*, PUF, coll. « Monographies de la psychiatrie de l'enfant », Paris.

Nous recommandons également :
- L'ensemble des articles et livres de H. VAN GIJSEGHEM
- T. FURNISS (1993) : *The multiprofessionnel handbook of child sexual abuse*, Routlegde, London.
- J. FRENKEN (1994) : « *Treatment of incest perpetrators : a five-phase model* », Child abuse and neglect, 1994, 18-4, 357-366.

Index

Achevé d'imprimer chez Gibert Clarey(05110060)
Chambray-les-Tours-France
Dépôt légal DECEMBRE 2005